U0177317

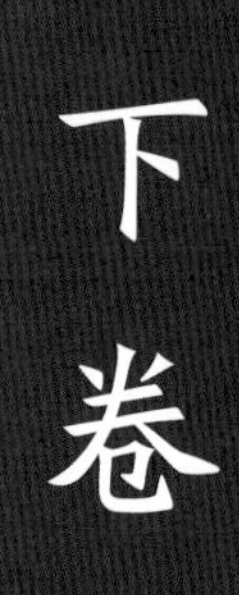

Bridwell and DeWald's Textbook of Spinal Surgery

Bridwell & DeWald 脊柱外科学

4th Edition
原书第4版

原著 [美] Munish C. Gupta
[美] Keith H. Bridwell

主译 王 征 仉建国 李危石 毛克亚

中国科学技术出版社
·北 京·

图书在版编目（CIP）数据

Bridwell & DeWald脊柱外科学 : 原书第4版 . 下卷 / (美) 穆尼什 ·C. 古普塔 (Munish C. Gupta) , (美) 基思 · H. 布里德韦尔 (Keith H. Bridwell) 原著 ; 王征等主译 . — 北京 : 中国科学技术出版社 , 2022.5

书名原文 : Bridwell and DeWald's Textbook of Spinal Surgery, 4e

ISBN 978-7-5046-9517-8

Ⅰ . ① B… Ⅱ . ①穆… ②基… ③王… Ⅲ . ①脊柱病 —外科学 Ⅳ . ① R681.5

中国版本图书馆 CIP 数据核字 (2022) 第 050296 号

著作权合同登记号: 01-2022-1201

This is translation of *Bridwell and DeWald's Textbook of Spinal Surgery, 4e.*

ISBN：978-1-4963-8648-9

免责声明：这本书提供药物的准确标识、不良反应和剂量表，但是它们有可能改变。请读者务必查看所提及药物生产商提供的包装信息数据。此书的作者、编辑、出版商、分销商对于应用该著作中的信息而导致错误、疏漏或所产生后果不承担任何责任，并不对此出版物内容做出任何明示或暗指的担保。此书的作者、编辑、出版商、分销商对出版物所引起的人员伤害或财产毁坏不承担任何责任。

Accurate indications，adverse reactions, and dosage schedules for drugs are provided in this book, but it is possible that they may change. The reader is urged to review the package information data of the manufacturers of the medications mentioned. The authors, editors, publishers, or distributors are not responsible for errors or omissions or for any consequences from application of the information in this work，and make no warranty, expressed or implied, with respect to the contents of the publication. The authors, editors, publishers, and distributors do not assume any liability for any injury and / or damage to persons or property arising from this publication.

4th Edition

内容提要

本书引进自世界知名的 Wolters Kluwer 出版社，由国际著名骨外科专家 Munish C. Gupta 教授和 Keith H. Bridwell 教授倾力打造，由国内脊柱外科领域众多知名专家教授共同翻译。本书自初版以来，不断更新再版，目前已更新至全新第 4 版，是一部历经了 30 余年学术辉煌的国际脊柱外科专著。

全书共十四篇 157 章，内容极为丰富，涵盖了脊柱外科总论、脊柱退行性疾病（颈椎、胸椎和腰椎）、脊柱创伤、脊柱畸形、脊柱肿瘤及脊柱疾病相关并发症等内容，同时结合最新研究进展，探论了每一种技术目前存在的问题及局限性。全新版本的著者团队新加入了一批在国际领域上非常活跃的脊柱外科专家，他们对许多章节的内容进行了修订和调整，补充了目前脊柱外科领域的国际最新诊疗规范和新技术，尤其在脊柱微创与脊柱畸形方面，充分体现了脊柱外科领域近年来的理念更新及新材料、新技术与新器械的发展。

本书内容系统，深入浅出，图表明晰，脊柱外科相关疾病的介绍详细全面，可为脊柱外科及相关专业临床医生和研究者了解本领域最新发展、解决疑难临床问题提供参考。

译者名单

主　审　王　岩　邱贵兴　马真胜　桑宏勋

主　译　王　征　仉建国　李危石　毛克亚

副主译　高延征　董　健　王　冰　李方财　杨　操　朱泽章

译　者　（以姓氏笔画为序）

丁文元　丁浚哲　刁垠泽　于　斌　于海龙　万　勇　万世勇
马　君　马　荣　马　雷　马向阳　马学晓　马真胜　马晓生
马骏雄　王　飞　王　乐　王　冰　王　欢　王　征　王　亮
王　峰　王　琨　王　超　王　斐　王　静　王升儒　王永刚
王向阳　王连雷　王林峰　王洪伟　王智伟　戈朝晖　毛克亚
毛克政　毛赛虎　仉建国　方　煌　孔庆捷　申才良　史本龙
史建刚　付索超　冯　磊　冯亚非　宁广智　皮国富　权正学
吕　欣　朱　锋　朱卉敏　朱泽章　乔　军　华文彬　庄乾宇
刘　晖　刘玉增　刘立岷　刘永刚　刘华玮　刘向阳　刘宏建
刘宝戈　刘建恒　刘树楠　刘祖德　刘铁龙　刘新宇　齐　强
闫景龙　安　博　许晓林　孙　旭　孙卓然　孙垂国　严望军
杜　悠　杜　琳　李　帅　李　利　李　君　李　放　李　宪
李　源　李长青　李方财　李玉希　李亚伟　李危石　李宗泽
李海音　李淳德　李嘉浩　李熙雷　杨　军　杨　强　杨　群
杨　操　杨军林　肖嵩华　吴　兵　吴　南　吴子祥　吴太林
吴星火　吴炳轩　吴家昌　邱　浩　邱奕云　何　达　邹小宝
沈雄杰　宋　飞　宋迪煜　宋滇文　初同伟　张　宁　张　扬
张　帆　张　阳　张文志　张华峰　张志成　张昊聪　张国莹
张忠民　张泽佩　张学军　张建党　张振辉　张雪松　陆　宁
陆　声　陈　欣　陈　亮　陈　崇　陈　超　陈华江　陈建庭
陈家瑜　邵振轩　苗　军　林莞锋　昌耘冰　罗　飞　罗小辑
罗建周　罗德庆　周　健　周　磊　周江军　周许辉　周非非
周晓岗　郑国权　郑振中　孟　浩　项良碧　赵　宇　赵　栋
赵　雄　赵　耀　赵仁礼　赵永飞　赵衍斌　赵剑佺　赵晓蕾

赵康成　胡　俊　胡　博　胡凡奇　胡文浩　钟沃权　姚子明
秦晓东　班德翔　袁　硕　粟　喆　夏　磊　顾　勇　钱邦平
徐　仑　徐　峰　徐正宽　徐洁涛　高延征　高兴帅　高荣轩
郭新虎　陵廷贤　陶惠人　姬　烨　姬彦辉　桑宏勋　黄　逸
黄　鹏　黄　霖　黄天雰　黄约嘉　梅　伟　崔　轶　崔　赓
康学文　章仁杰　隋文渊　董　健　董玉雷　韩　钰　韩　渤
韩应超　鲁世保　童　通　曾宪林　曾翔超　温　轩　蔡思逸
漆龙涛　熊承杰　潘长瑜　藏　磊

主译简介

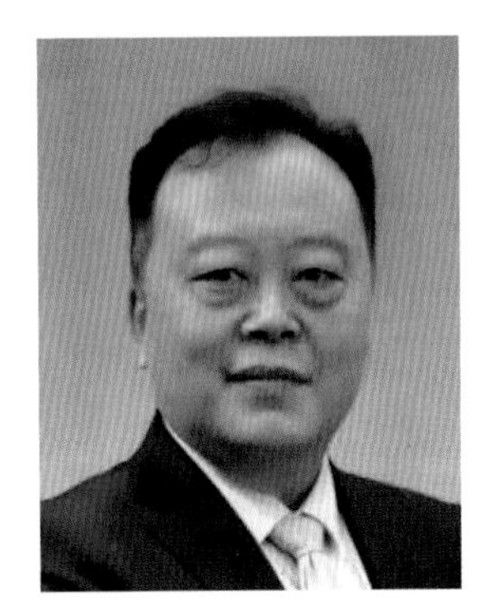

王　征

医学博士，解放军总医院第四医学中心骨科医学部副主任，主任医师，教授，博士研究生导师。第十二届中华医学会骨科分会候任全国委员，中国医师协会显微外科医师分会显微神经脊柱专业委员会主任委员，中国医师协会骨科医师分会胸腰椎学组副组长，中国康复医学会脊柱脊髓专业委员会脊柱畸形学组副组长，北京市医学会骨科分会常务委员。主要工作聚焦脊柱畸形、脊柱退变、脊柱感染、骨质疏松的临床研究。主持国家重点研发计划、国家自然科学基金、国家骨科与运动康复临床医学创新基金等国家级科研课题。获国家发明专利 2 项、实用新型专利 5 项。获中华医学科技奖一等奖 1 项、军队科技进步一等奖 2 项。发表 SCI 收录论文 40 余篇。

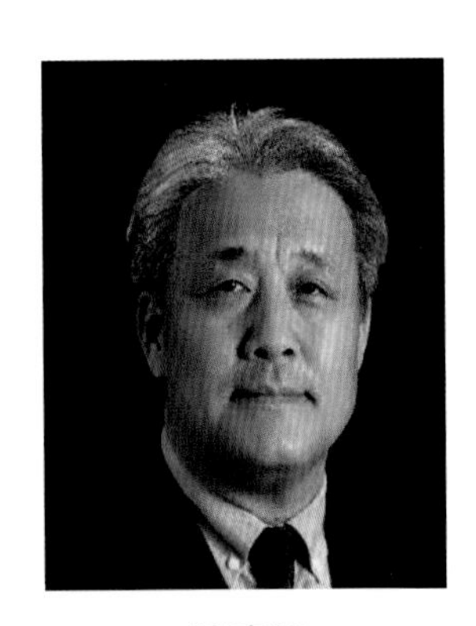

仉建国

北京协和医院骨科主任，主任医师，教授，博士研究生及博士后导师。北京医学会骨科分会副主委，中华预防医学会脊柱疾病预防与控制专业委员会副主委，中华医学会骨科分会委员，中国康复医学会骨质疏松防控委员会副主委，中华医学会骨科分会脊柱学组委员，中国医师协会脊柱学组及脊柱畸形学组副组长。主要从事脊柱畸形和脊柱退变性疾病的研究，目前已完成 4000 余例脊柱矫形手术，其治疗的患者构成了世界上最大的半椎体切除病例数据库，在全世界首次提出截骨联合生长棒技术治疗重度早发性脊柱侧弯。特发性脊柱侧弯协和分型（PUMC 分型）的主要创立人之一，2005 年获得国家科技进步二等奖。主持国家自然科学基金面上项目，国家重点研发计划，北京市自然科学基金重点项目。发表 SCI 收录论文 50 余篇。

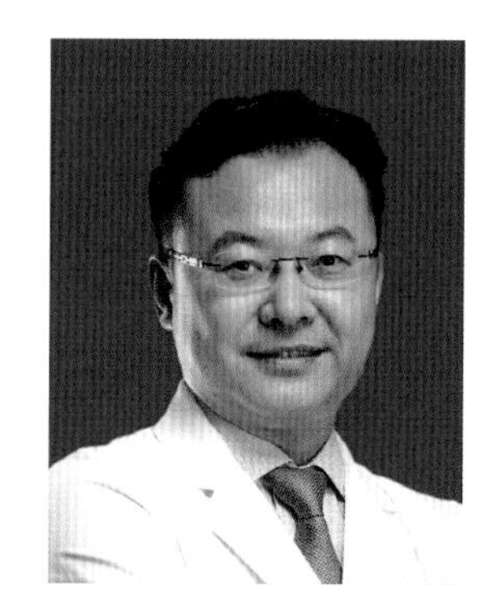

李危石

北京大学第三医院骨科主任，脊柱外科主任，骨与关节精准医学教育部工程研究中心主任，教授，主任医师，博士研究生导师。中华预防医学会脊柱疾病防控专委会副主任委员兼脊柱退变学组组长，中国医师协会骨科分会委员兼副总干事，中国康复医学会骨质疏松预防与康复专委会副主任委员，北京医学会骨科学分会副主任委员，中国医药教育协会骨科分会脊柱学组副主任委员，中国医疗保健国际交流促进会骨科分会脊柱学组委员兼秘书，AO 脊柱中国教育官。先后承担国家科技部重点研发计划、国家自然科学基金等多项国家级科研项目。

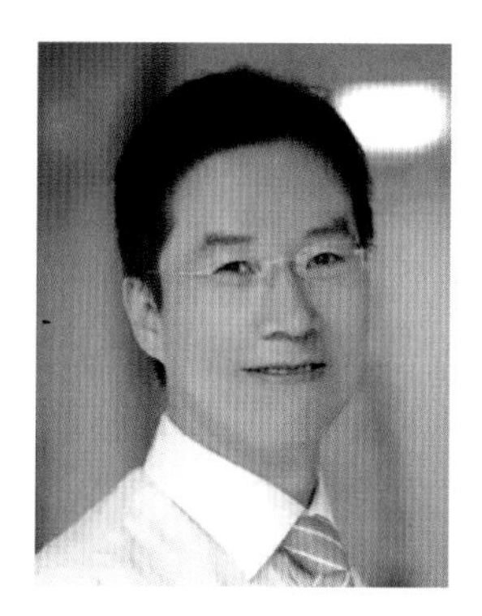

毛克亚

中国人民解放军总医院第一医学中心脊柱外科主任，主任医师、教授、博士生导师。中国医药教育协会骨科专委会微创脊柱外科分会主委，中华中医药学会脊柱微创专家委员会经皮脊柱内镜技术学组副主任委员，中国医师协会学会脊柱微创分会委员，中国医师协会脊柱内镜专业委员会常委。长期致力于脊柱退行性疾病、脊柱畸形与骨质疏松性脊柱骨折的诊断与治疗，尤其擅长脊柱相关疾病的系列微创治疗。创新和改良脊柱系列微创手术技术、工具和配套设备，并实现临床转化，研究成果发表于脊柱外科国际顶级期刊如 *Spine*、*Eur Spine J* 等。以第一完成人获军队科技进步一等奖（2009），作为主要完成人获国家科技进步一等奖 2 次（2016、2005）、军队科技进步一等奖（2018）、中华医学科技进步一等奖（2018）、解放军总医院科技进步一等奖（2009）。作为负责人承担国家 863 课题、国家自然科学基金、全军后勤科研计划等 10 余项科研项目，授权国家专利 33 项，其中发明专利 23 项，发表学术论文 130 篇，其中 SCI 收录 25 篇。

目　录

上　卷

第一篇　总　论

第二篇　生物力学

第三篇　解剖入路

第四篇　颈椎退行性变

第五篇　胸腰椎退行性变

第六篇　脊柱滑脱

下　卷

第七篇　特发性脊柱侧弯

第八篇　成人脊柱畸形

第九篇　发育不良与先天畸形

第十篇　脊柱神经肌肉畸形

第十一篇　脊柱后凸与椎板切除术后畸形

第十二篇　创　伤

第十三篇　肿瘤与骨髓炎

第十四篇 并发症

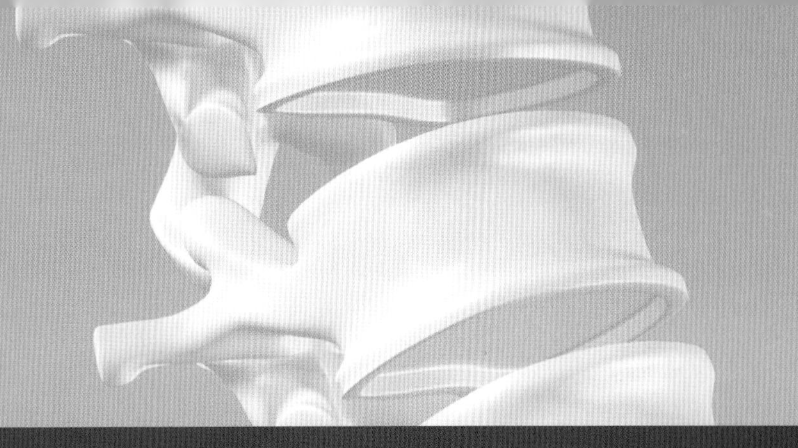

第七篇　特发性脊柱侧弯
Idiopathic Scoliosis

第 70 章

自然史以及成熟度评估

Natural History Including Measures of Maturity

Susan E. Nelson　James O. Sanders　著
仉建国　林莞锋　译

一、概述

脊柱侧弯的治疗目标是获得自然病程上的改善，而正确的治疗决策依赖于对畸形自然史的充分了解。我们对特发性脊柱侧弯自然史的了解源于有限的一些重要研究，但其中很少采用正确的功能评估方法，这让我们丢失了一些重要的信息，但也让我们获得了部分对治疗决策有用的信息。目前，我们正逐渐对特发性脊柱侧弯的自然史有更充分的认识。本章将基于目前最好的证据对特发形脊柱侧弯的进展和患者的功能等自然史进行总结。

二、患病率和发病率

轻度的脊柱侧弯和脊柱双侧不对称，如翼状肩、双肩不等高或肋骨突出非常常见，在青少年中发生率为 3%～15% [1, 2]。严重的脊柱侧弯发病率较为罕见，且男性的患病率远低于女性（表 70–1）。大于 40° 的脊柱侧弯在儿童中的发病率小于 1/1000。目前全美国青少年特发性脊柱侧弯的总发病率尚不清楚，但最近对美国的一个全国性大型数据库的回顾分析发现，接受手术治疗的青少年特发性脊柱侧弯患者明显增多。2012 年 [3] 约有 5228 名患者入院接受脊柱侧弯矫形手术，

表 70–1　基于严重程度的脊柱侧弯患病率

Cobb 角（°）	女 : 男	患病率（%）
＞5	1 ：1（6°～10°）	4.5
＞10	1.4 ：2.1	2～3
＞20	5.4 ：1	0.3～0.5
＞30	10 ：1	0.1～0.3
＞40		＜0.1

数据来源：Weinstein[41]；Rogala EJ, Drummond DS, Gurr J. Scoliosis: incidence and natural history. A prospective epidemiological study. *J Bone Joint Surg Am* 1978; 60（2）: 173–176.

而 1997 年仅有 1783 名患者。

三、特发性脊柱侧弯分型

特发性脊柱侧弯是根据发病年龄和侧弯的表型来进行分型的。

四、发病年龄

按发病年龄不同，特发性脊柱侧弯可分为婴儿型、幼儿型和青少年型三种。婴儿型脊柱侧弯定义为出生到 3 岁起病，而幼儿型为 4—9 岁起病，青少年型从 10 岁到发育成熟起病。但是，区分脊柱侧弯的发病年龄与被发现的年龄是很困难、甚至是不可能的。一个单独的分型系统发

现，5 岁以后起病的脊柱侧弯导致心肺功能障碍的发生率低于 5 岁之前起病的脊柱侧弯，因此该分型不考虑脊柱畸形的病因，将出生到 5 岁起病的所有脊柱侧弯定义为早发性脊柱侧弯，而将 5 岁以后起病的脊柱侧弯定义为迟发性脊柱侧弯。发病年龄与死亡率明显相关，婴儿期及幼儿期起病的脊柱侧弯的死亡率高于青少年期起病的脊柱侧弯[4]。最近脊柱侧弯研究学会（Scoliosis Research Society，SRS）[5] 将早发性脊柱侧弯定义为 10 岁之前出现的脊柱畸形。尽管该年龄分型有其局限性，且 SRS 对早发性脊柱侧弯进行了重新定义，但基于婴儿型、幼儿型和青少年型的脊柱侧弯分型仍有其意义；这三种类型的畸形预后显著不同，且伴发脊髓病变的概率也不同。神经系统异常在婴幼儿型脊柱侧弯患者中的发病率为 20%，因此对这些患者进行脊柱磁共振成像（magnetic resonance imaging，MRI）检查很重要[6, 7]。而对于青少年特发性脊柱侧弯而言，除非患者存在脊柱后凸或其他需要做 MRI 检查的指征[8, 9]，MRI 检查不是必要的。

五、侧弯的表型

我们通过侧弯的位置、顶点方向和 Cobb 角对脊柱侧弯进行描述。通常情况下，尽管不一致，医生仍会对接受保守治疗脊柱侧弯患者的畸形进行个体化描述。一些作者也提出了基于侧弯类型的分型系统，但没有一种在脊柱侧弯的保守治疗中得到广泛应用。用于指导手术治疗的脊柱侧弯分型依赖于脊柱侧弯的柔韧性，而脊柱柔韧性需要行脊柱侧曲或牵引位 X 线检查来评估，但接受保守治疗的脊柱侧弯患者很少做这些检查。King 分型[10] 是在节段性内固定时代前提出的，目的是确定选择性胸椎融合的可行性。而广泛应用的 Lenke 分型[11] 试图阐述上胸弯、主胸弯和胸腰弯中哪些畸形需要内固定矫形融合。对不同类型的脊柱侧弯进行区分很重要，因为不同类型的脊柱侧弯在生长发育过程中的变化和进展的风险都不同。Thompson 等[13] 提出了基于 Lenke 分型改良的 mLenke 分型[12, 13] 来指导无脊柱侧曲相的脊柱侧弯的保守治疗。

这些不同的分型系统均使用二维的影像学资料来描述并预测复杂的三维畸形变化。关于脊柱的三维特征以及将其转化为可指导临床治疗的分型系统仍在研究当中。一些研究表明，Lenke 分型系统的各型畸形可能还存在不同的亚型，这些亚型表现出不同的变化过程，而旋转是区分这些亚型中的关键因素[14-17]。但这些发现将如何改变治疗实践或我们对脊柱侧弯自然史的理解仍有待观察。

脊柱侧弯的评估 – 未发育成熟时期畸形的进展

有关生长发育和脊柱侧弯进展之间的关系早已明确。Duval-Beaupere[18] 发现，特发性脊柱侧弯和神经肌肉型脊柱侧弯患者的脊柱畸形在青少年快速生长高峰期明显加重，从而证明了身高发育和脊柱侧弯进展之间存在密切关联。

大多数早期的脊柱侧弯相关研究将侧弯进展定义为度数增加 5°～6°。由于侧弯会在短暂的快速生长期明显进展，因此我们建议不能仅依据脊柱侧弯进展的这一定义做出治疗决策，还需要参考生理发育的关键要素，如婴儿快速生长期的减缓、生长高峰期的开始和结束，以及成人期的进展。理想情况下，应该优先采用功能方面的要素，如外观不佳、疼痛或肺功能障碍，但这些要素目前难以明确。最近的研究使用了一些更加确定的因素，如公认的需要手术干预的畸形度数，但这些评价因素依然存在争议。脊柱侧弯的进展速度可以反映大多数快速生长发育期。这些时期包括婴儿快速生长期、幼儿缓慢生长期、青少年快速生长期和成熟后缓慢生长期（图 70-1）。当以时间为轴绘制图表时，可以发现脊柱侧弯会在婴儿快速生长期迅速进展。在此之后，畸形在幼年缓慢生长期会有一个典型的长平台期，几乎不进展。在青少年生长高峰期，进展性脊柱侧弯的进展类型显著不同。在这一时期，根据进展速度，可将脊柱侧弯分为快速、中等和缓慢进展三种类型。随后，在生长结束的成熟时期，侧弯进展显著减慢或停止。身高增速拐点与身高增速高峰（peak height velocity，PHV）相对应。与脊柱侧弯加速进展期（curve acceleration phase，CAP）相关的时间段可以用身高增速拐点（记为 CAP 0）前后的几个月来描述，例如，CAP−6 指加速进展期前 6 个月，CAP+12 指加速进展期后 1 年，CAP+24 指加速进展期后的 2 年。此时影像学检查提示骨骼发育接近成熟，这与身高增速下降、脊柱侧弯稳定和发育成熟早期相对应。CAP 0 之后脊柱侧弯进展被划分为快速、中速和低速的增长模式，参考图 70−1。脊柱侧弯的表型在生长过程中也可能改变，如从最初的单的胸弯发展出继发的腰弯。

六、婴儿型

婴儿型脊柱侧弯好转或进展的可能性均存在，高达 92% 的婴儿型特发性脊柱侧弯病例可好转[19−22]。Mehta 在 1972[22] 年提出了婴儿型特发性脊柱侧弯进展的重要预测因素，包括 Cobb 角＞ 20°，肋椎角度差（rib−vertebra angle difference，RVAD）≥ 20°，以及 2 期肋椎关系。

肋椎角是顶椎垂线与两侧肋骨头的角度差值（图 70−2）。如果侧弯顶点凸侧的肋骨不与椎体重叠，则肋骨分期为 1 期；如果重叠，则为 2 期

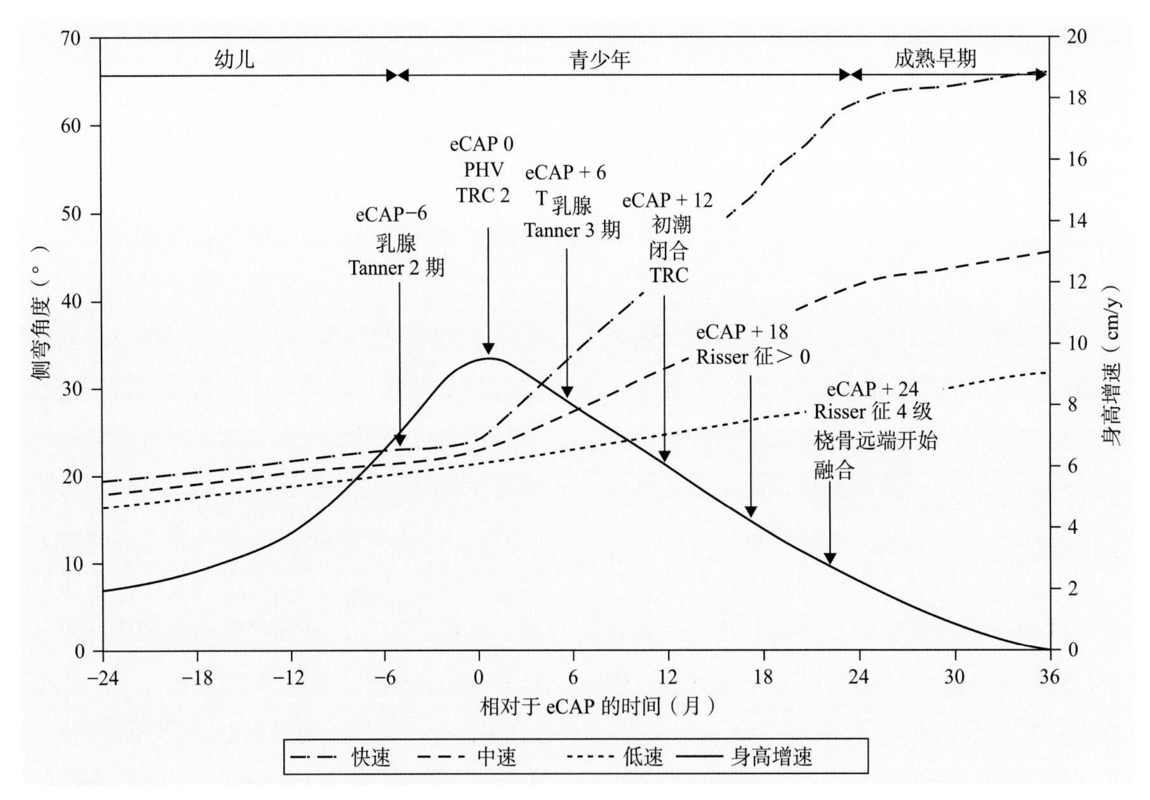

▲ 图 70−1　脊柱侧弯进展的基本阶段

以身高增速为参考，并结合成熟度标识，（乳腺 Tanner 分期、身高增速高峰值、三角软骨和 Risser 征分级）展示了生长过程中脊柱侧弯进展的基本时段。婴儿期快速生长期未予展示。PHV. 身高增速高峰；TRC. 三角软骨；eCAP. 预期侧弯加速期［转载自 Sanders JO，Brown RH，McConnell SJ，Margraf SA，Cooney TE，Finegold DN. Maturity assessment and curve progression in girls with idiopathic scoliosis. *J Bone Joint Surg Am* 2007；89（1）：64−73.］

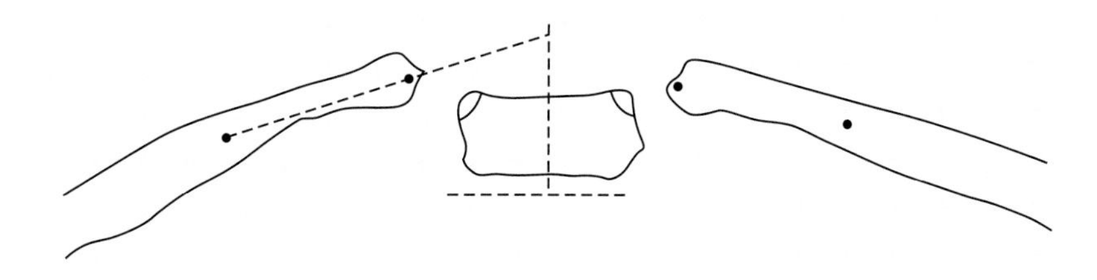

▲ **图 70-2　Mehta 所述测量肋椎角度差（RVAD）的方法**

肋椎角由穿过顶椎相应肋骨颈部的线和顶椎下终板垂线向下方形成的成角。肋椎角度差的计算方法是凸侧肋椎角减去凹侧椎角［经 Mehta MH 许可重新绘制。The rib-vertebra angle in the early diagnosis between resolving and progressive infantile scoliosis. *J Bone Joint Surg Br* 1972；54（2）：230–243.］

（图 70-3）。随着侧弯进展，旋转畸形加重，RVAD 增大，肋骨分期从 1 期逐渐发展到 2 期。83% 的侧弯进展减缓者的 RVAD ＜ 20°，而 83% 的侧弯进展者的 RVAD ＞ 20°，这些发现反映了 RVAD 的重要性。存在双弯的婴儿型特发性脊柱侧弯大多呈进展趋势。双弯型脊柱侧弯的 RVAD 可能很小，如果凸侧第 11 或 12 肋倾斜且伴有腰椎旋转，提示畸形预后较差。然而，尽管 RVAD 有其实用性，但它对预后评估也可能存在问题。尽管婴儿脊柱侧弯的 Cobb 角和 RVAD 的观察者间和观察者内可信度很高，肋骨分期也表现出足够的观察者间可信度，但在对顶椎的确认上观察者间可信度很差。尽管统计学可信度较高，18% 的 RVAD 测量显示出＞ 10° 的差异[23]。这尤其影响 RVAD 接近 20° 的脊柱侧弯。对这些脊柱侧弯而言，通过 3 个月的观察 RVAD 是增加而不是减小，即可将进展性畸形与改善性畸形区分开。

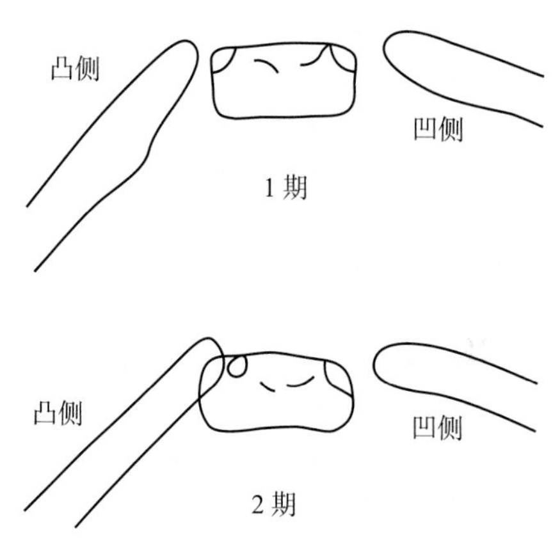

▲ **图 70-3　肋骨分期通过肋骨头与顶椎椎体在前后位 X 线片上是否重叠来区分，1 期无重叠，2 期有重叠**

经许可转载，引自 Mehta MH. The rib-vertebra angle in the early diagnosis between resolving and progressive infantile scoliosis. *J Bone Joint Surg Br* 1972；54（2）：230–243.

七、幼儿型

幼儿型脊柱侧弯畸形进展的发生率为 95%，只有 5% 可自行改善[24]。此类畸形在青少年快速生长高峰期易快速进展。研究已经发现原发侧弯顶点的位置与畸形预后密切相关。若顶点位于胸椎，即使予以支具治疗，胸弯也将不可避免地会进展到需要手术干预的程度，而腰弯和胸腰弯很少会进展到需要手术治疗的程度。RVAD 和胸后凸过小不是判断预后的重要因素[24]。

八、青少年型

青少年型脊柱侧弯的发展趋势因其侧弯表型和严重程度的不同而不同。已有重要的自然史相关研究表明，胸弯最易进展，其次是双弯，而腰弯和胸腰弯进展的可能性较小[25–28]。与其他分型（Lenke2 型、4 型、5 型和 6 型）相比，主胸弯型和以胸弯为主的双主弯型（Lenke1 型和 3 型）可能表现相似，畸形的进展更早、更快[29]。在 CAP 期间，快速进展的脊柱侧弯（1 型和 3 型）平均每月增加 1.6°，侧弯角度最终超过 60°。中速进展的侧弯（所有其他类型）平均每月增长 0.8°，最终达到 40°～60°。缓慢进展组患者（任何脊柱侧弯类型）的畸形在发育成熟时不会达到40°（图70-1）。

（一）支具治疗患者的进展情况

截至目前，几乎没有证据表明支具治疗对AIS有效。多中心青少年特发性脊柱侧弯支具试验（Bracing in Adolescent Idiopathic Scoliosis Trial，BrAIST）[30]为临床医生提供了支具治疗有效的有力证据。与观察组相比，在骨骼发育成熟时，支具治疗可将侧弯进展到需要手术治疗程度的相对风险降低56%。由于支具治疗表现出的显著有效性，该试验提前终止。在对支具治疗效果的客观评测过程中还发现了与支具治疗成功的正性剂量效应；每天佩戴支具至少12.9h可使需要手术干预的风险降低90%～93%。采用对支具治疗的客观评测方法，该研究将进一步明确哪些患者将从支具治疗中获益最多。最近研究发现，侧弯形态可影响支具治疗的成功与否。与主腰弯型脊柱侧弯相比，主胸弯型脊柱侧弯治疗失败的风险更高[13]。随着成功的预后因素不断被阐明，外科医生就支具和预后向患者及其家属提供咨询的能力将会增强。

（二）生理成熟度评估

脊柱侧弯的发展趋势与侧弯的严重程度和生理成熟度密切相关，因此正确的认识和评估成熟度对脊柱侧弯的治疗至关重要。侧弯进展与生长高峰期身高的快速增长密切相关，但在临床实践中对生长高峰期的评估具有一定难度。在出生后的第一年躯干生长非常迅速，之后大约在5岁后生长速度逐渐减慢并保持相对稳定，直至青春期到来。在青春期，生长再次急剧加快，这被称为青春期或青春期前的生长高峰期。该生长高峰期生长的速度是儿童早期生长速度的2～3倍，女孩出现的生长突增比男孩更早，但是增长量比男孩少。这种急速增长主要来自躯干和脊柱的生长，而非来自下肢的生长，下肢的生长速度更加恒定，在生长高峰不那么明显。任何病因所致脊柱侧弯的进展都与该快速生长期密切相关，女孩通常在10—13岁时出现，男孩出现的时间较女孩约晚2年[31]。

青少年的生长高峰可通过生长最快时间或PHV来确定。Little等[32]发现，PHV时侧弯＜30°的女孩，畸形进展到需要手术干预程度的概率只有4%；PHV时侧弯＞30°的女孩即使接受支具治疗，畸形进展到需要手术的概率仍有83%。另一项研究[33]表明，男孩畸形的发展情况类似，侧弯＞30°的男孩，畸形进展到需要手术程度的概率为100%，而在侧弯＜30°的患者中，这种概率只有14%。然而，PHV只能通过回顾性分析确定，这使得PHV难以成为临床上可用的成熟度评估标准。传统上，成熟度通过年龄段、Tanner分期、月经初潮、骨龄和Risser征分级来评估。

发育期或Tanner分期[31]虽然与生长高峰期和PHV不完全一致，但与其高度相关，是很好的成熟度评估方法，但骨科医生很少在临床实践中使用。女孩通常在乳房发育的2～3期和阴毛发育的2～3期到达PHV，而男孩在阴茎和睾丸发育的3～5期到达PHV。乳房的快速发育往往与快速生长期一致。月经初潮发生在PHV之后，是一个容易确认的成熟度标识[31, 34]。一些研究表明，在月经初潮之后，脊柱侧弯进展的风险明显低于月经初潮之前，这通常是生长减缓的可靠征象[35–37]，然而对于准确的评估而言它的变化太大。

Risser征[38]是一种基于髂嵴骨化进程的影像学表现的常用成熟度评估方法（图70-4）。

虽然Risser征很常用，但是也有其局限性。为了减少乳房辐射，通常采用后前（posterior to anterior，PA）位而不是前后（anterior to posterior，AP）位拍摄X线片，因此产生了视差问题。由于投照角度的原因，PA 位 X 线片成像较差，与 AP 位的 Risser 征有很大的不同[39]。此外，Risser 征 1 级通常出现在生长高峰期之后，这限制了其在重要的快速生长阶段的应用。Risser 征 0 级涵盖了很长时间段的生理发育期，再者女孩在任一 Risser 征的任何一级都比男孩发育得更快，这意味着使用这一评估方法可能会误导治疗[29, 40]。最近对 Risser 征的研究表明，此种方法高估了骨骼成熟度，因此反对将其作为最重要的成熟度标识[41]。在结合考虑三角软骨（triradiate cartilage，TRC）情况后，Risser 分级的评估准确性得到了显著改善[42]，主要是因为 TRC 闭合高度提示儿童已度过 PHV。虽然儿童之间骨骺骨化和闭合的顺序相似，但时机不同，所以在 TRC 闭合后再使用 Risser 征分级有一定问题。

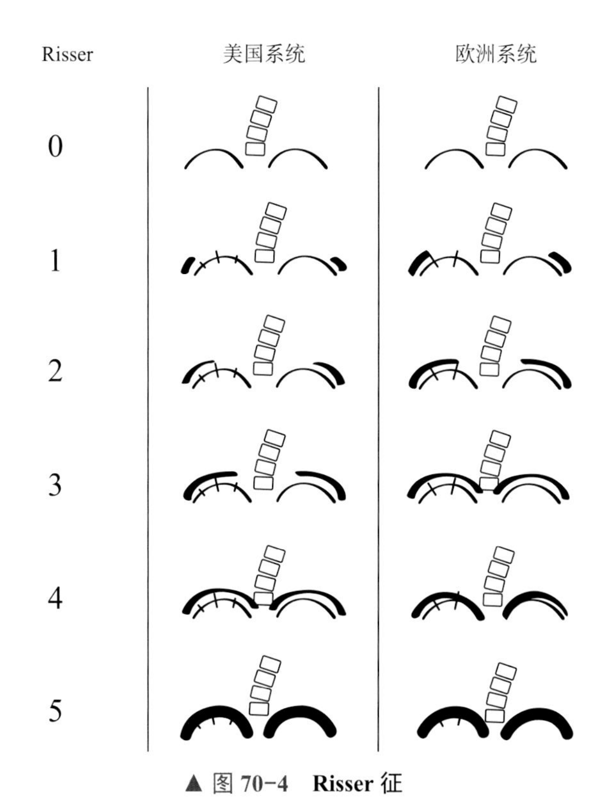

▲ 图 70-4 Risser 征

髂嵴骨化通常始于髂前上棘，再向后方发展。美国系统把 ASIS（髂前上棘）到 PSIS（髂后上棘）间分成 4 等份，其中 4 代表完全骨化，5 代表完全融合。欧洲系统则把其分成 3 等份，其中 3 表示完全骨化，4 表示早期融合，5 表示完全融合［经许可转载，引自 Nault ML, Parent S, Phan P, Roy-Beaudry M, Labelle H, Rivard M. A modified Risser grading system predicts the curve acceleration phase of female adolescent idiopathic scoliosis. *J Bone Joint Surg Am* 2010; 92（5）: 1073–1081.］

由于传统成熟度评估方法的局限性，有学者提出新的评估方法。Sanders 等[12]发现，手骨成熟度与 CAP 及脊柱侧弯最终进展的关系比其他一些成熟度标识（包括年龄段、月经初潮情况和 Risser 征）更为密切。有学者根据手骨成熟度的分期发展出了一个与侧弯进展密切相关的简化系统[29]，并已被证实具有良好的可重复性和可靠性[29, 41, 43, 44]。

手的骨骺有序地形成和融合。重要的阶段分为裸露期、覆盖期、封顶期、融合中期和融合期（图 70-5）。覆盖期，即骨骺从手的桡侧向尺侧生长，变得和干骺端一样宽；封顶，即骨骺从近端向远端卷曲在干骺端的边缘上；融合，即骨骺从远端向近端与干骺端结合。

在 X 线片上，CAP 与手部指骨和掌骨的骨骺端封顶的骨龄相对应。从 CAP 开始到 CAP+24，女孩青春期脊柱侧弯快速进展期通常持续大概 2～3 年。这也大致相当于 Risser 征 4 级，剩下的生长潜能不足 2cm。CAP+24 后大约还有一年的缓慢生长期。表 70-2 和图 70-6 描述了基于手部生长中心有序出现的不同分期，表 70-3 展示了这些分期与侧弯预后的关系。最近报道的两个判断骨成熟度与侧弯进展关系的系统也可能有效，一个基于尺骨和桡骨远端[45–47]，另一个基于拇指[48]。

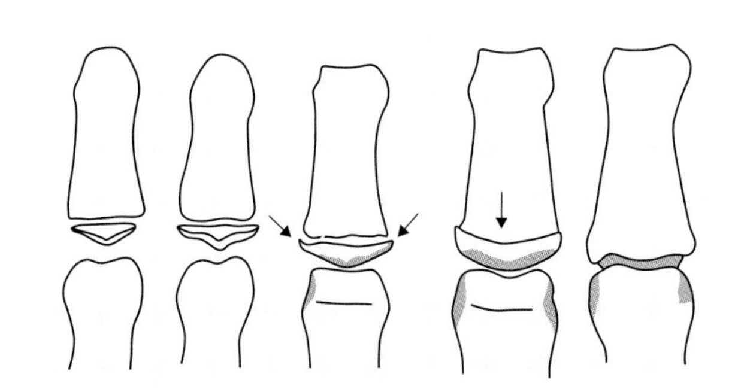

▲ 图 70-5 指骨骨骺形态与干骺端宽度比较

从左到右分别为骨骺裸露、覆盖（与干骺端一样宽）、封顶（边缘向远端卷曲）、融合中和融合。融合的干骺端可能有明显的骨骺瘢痕

表 70-2　脊柱侧弯的成熟度分期

分　期	主要特征	Tanner-Whitehous 分期	Greulich-Pyle 法	相关成熟度标识
1. 幼儿缓慢生长期	手指（骨骺）裸露	一部分手指达到或低于 "E" 期	女 8+10 男 12+6 （注意第五中节指骨）	Tanner 1 期
2. 青春期前缓慢生长期	全部手指（骨骺）覆盖	全部手指为 "E" 期	女 10 男 13	Tanner 2 期 生长高峰期开始
3. 青少年快速生长早期	大多数手指（骨骺）已封顶，掌骨 2～5 骨骺比干骺端宽	手指为 "G" 期	女 11 和 12 男 13+6 和 14	身高突增高峰 Risser 征 0 级 三角软骨开放
4. 青少年快速生长晚期	远端指骨均开始闭合。不要错失（参考文中详细描述）	远端指骨为 "H" 期	女 13（第 2，3，4 手指） 男 15（第 4，5 手指）	女孩常为 Tanner 3 期 Risser 征 0 级 三角软骨开放
5. 青少年中度生长早期	远端指骨全部闭合。其余仍开放	远端指骨和拇指掌骨"I" 期，其他仍为 "G" 期	女 13+6 男 15+6	Risser 征 0 级 三角软骨闭合 通常月经初潮稍早于此
6. 青少年中度生长晚期	中节或近端指骨正在闭合	中近节指骨 "H" 和 "I" 期	女 14 男 16（晚期）	Risser 征阳性（≥ 1 级）
7. 成熟早期	仅桡骨远端仍开放。掌骨可能存在骨骺瘢痕	所有手指 "I" 期，桡骨远端 "G" 或 "H" 期	女 15 男 17	Risser 征 4 级
8. 成熟晚期	桡骨远端完全闭合	均为 "I" 期	女 17 男 19	Risser 征 5 级

经许可转载，引自 Sanders JO, Khoury JG, Kishan S et al. Predicting scoliosis progression from skeletal maturity: a simplified classification during adolescence. *J Bone Joint Surg Am* 2008; 90 (3): 540–553.

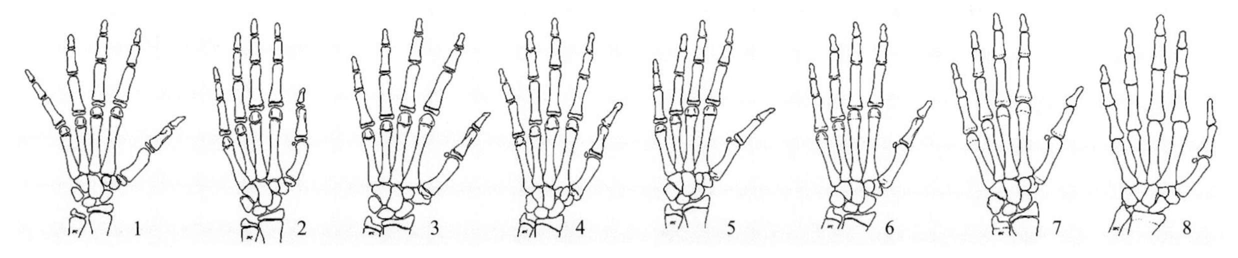

▲ **图 70-6　基于 X 线片手部骨骼成熟的不同阶段**

表 70-2 中描述了各个阶段的特征［经许可转载，引自 Sanders JO, Khoury JG, Kishan S et al. Predicting scoliosis progression from skeletal maturity: a simplified classification during adolescence. *J Bone Joint Surg Am* 2008; 90 (3): 540–553.］

Montpellier 研究小组提出了另一种基于尺骨鹰嘴隆突发育的可靠方法[49, 50]。采用 Sauvegram 方法（图 70-7）和仅参考尺骨鹰嘴（图 70-8）的改良法，肘部骨骼成熟度可高度反映青春期快速生长高峰期。在图中可见这种方法与青春期快速生长高峰期相关。初步研究表明，与 Risser 征不同，手部和肘部骨骼成熟分期对男女的预测效果相似[51]。

Dolan 等[52] 基于对 BrAIST 结果的详细评估，采用 Sanders 成熟度分期、Cobb 角，以及至少存在一个胸弯，建立了一个经验证有效的可判断畸形预后的模型，用来预测骨骼成熟前侧弯进展到 45° 以上的风险。

（三）成熟后脊柱侧弯的进展

我们对脊柱侧弯长期自然史的认识建立在一些重要研究的基础上。从这些研究中我们可以发现，严重的脊柱侧弯在成年期会继续进展。Ascani 等[53] 对 187 名患者在骨骼成熟后随访 15～47 年，结果发现在成熟时＜ 40° 的畸形在成年期平均增加了 9°，而＞ 40° 者平均增加了 20° 。

Edgar[25] 报道了对 78 名患者在成熟后随访 10～27 年的结果。调查显示，末次随访时平均年龄为 33.7 岁，成年后侧弯每年继续进展 0.5°～1.0°。

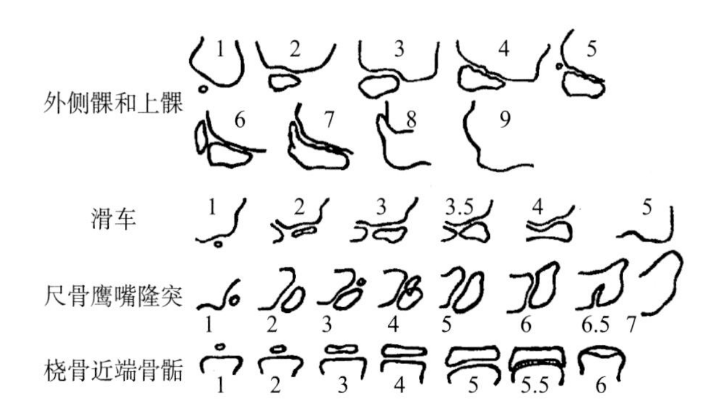

▲ 图 70-7 肘部成熟度的 Sauvegrain 分级

总分是每个部分分数的总和［经许可转载，引自 Diméglio A, Charles YP, Daures JP, de Rosa V, Kaboré B. Accuracy of the Sauvegrain method in determining skeletal age during puberty. J *Bone Joint Surg Am* 2005；87（8）：1689–1696.］

成熟时 90°～100° 的胸弯增长幅度最大，腰弯的 Cobb 角增长较少，但旋转加重和侧方半脱位较多，尤其是在腰椎中部；双胸弯型脊柱侧弯的预后最佳。

最长时间及最详细的随访研究来自爱荷华大学[26-28, 54-58]。其中最近的一项研究[26] 报道了 50 年的随访结果，纳入了在先前研究中随访丢失的患者，最终 219 名患者的随访率为 93%。研究发现，小于 30° 的脊柱侧弯在成年时几乎没有进展的趋势；50°～75° 的胸弯进展风险最大，每年进展 0.75°～1.0° ；在 50 年随访时，侧弯仍继续进展。其他的进展危险因素在表 70-4 中列出。

（四）脊柱侧弯进展的原因

最普遍被接受的机制是最初在未成熟的脊柱中有轻度侧弯形成，然后凹侧的生长软骨受压过大，其生长受抑制，最终导致了侧弯进展。我们发现，在生长高峰期，最早的脊柱侧弯进展是

表 70–3 基于成熟分期和侧弯程度的主胸弯（Lenke 1 型）或胸弯更大的双主胸弯（Lenke 3 型）进展到≥ 50° 的风险

侧弯 / 分期	1 期	2 期	3 期	4 期	5 期	6 期	7 和 8 期
10°	2%（0%～40%）	0%（0%～15%）	0%（0%～0%）	0%（0%～0%）	0%（0%～0%）	0%（0%～0%）	0%（0%～1%）
15°	23%（4%～69%）	11%（1%～58%）	0%（0%～2%）	0%（0%～0%）	0%（0%～0%）	0%（0%～0%）	0%（0%～7%）
20°	84%（40%～98%）	92%（56%～99%）	0%（0%～14%）	0%（0%～1%）	0%（0%～1%）	0%（0%～1%）	0%（0%～26%）
25°	99%（68%～100%）	100%（92%～100%）	29%（3%～84%）	0%（0%～5%）	0%（0%～5%）	0%（0%～2%）	0%（0%～64%）
30°	100%（83%～100%）	100%（98%～100%）	100%（47%～100%）	0%（0%～27%）	0%（0%～22%）	0%（0%～11%）	0%（0%～91%）
35°	100%（91%～100%）	100%（100%～100%）	100%（89%～100%）	0%（0%～79%）	0%（0%～65%）	0%（0%～41%）	0%（0%～98%）
40°	100%（95%～100%）	100%（100%～100%）	100%（98%～100%）	15%（0%～99%）	0%（0%～94%）	0%（0%～83%）	0%（0%～100%）
45°	100%（98%～100%）	100%（100%～100%）	100%（100%～100%）	88%（2%～100%）	1%（0%～99%）	0%（0%～98%）	0%（0%～100%）

a. 括号内为 95% 置信区间。白色格代表极有可能进展到≥ 50° ，暗色格代表不太可能进展，而渐变色格代表中度进展风险［经许可转载，引自 Sanders JO, Khoury JG, Kishan S, et al. Predicting scoliosis progression from skeletal maturity: a simplified classification during adolescence. *J Bone Joint Surg Am* 2008；90（3）：540–553.］

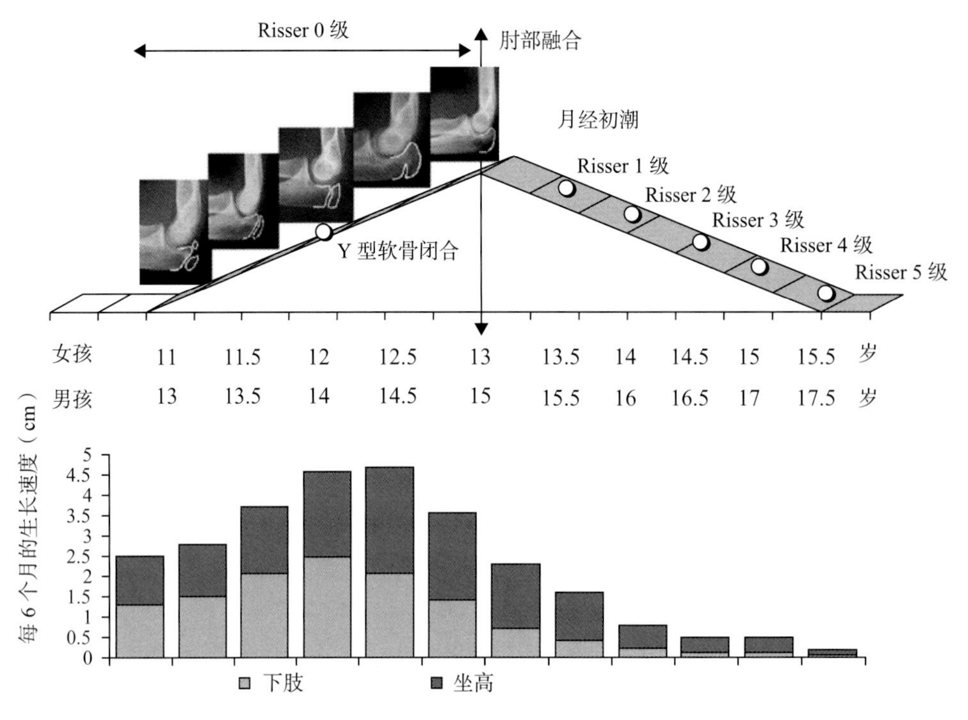

▲ **图 70-8　青少年生长高峰与尺骨鹰嘴成熟度简化 Sauvegrain 分级的关系**

经许可转载，引自 Charles YP，Diméglio A，Canavese F，Daures JP. Skeletal age assessment from the olecranon for idiopathic scoliosis at Risser grade 0. *J Bone Joint Surg Am* 2007；89（12）：2737–2744.

表 70-4　成熟时侧弯进展超过 30° 的相关因素

胸　段	腰　段	胸腰段	混　合
Cobb 角 > 50°	Cobb 角 > 30°	Cobb 角 > 30°	Cobb 角 > 50°
AVR > 30°	侧弯方向	AVR > 30°	AVR > 30°
肋椎角度差 > 30°	L_5 至髂脊连线侧方滑移	侧方滑移	

通过椎间盘发生的，骨骼畸形发生时间较晚，这意味着最初出现的是软组织失衡，随后 Heuter-Volkmann 定律在成熟期起作用[59]。学者们认为成人脊柱畸形的进展主要是通过椎间盘退变产生的，但其尚未有详细研究报道。

九、脊柱侧弯的后果

（一）脊柱畸形对肺部的影响

严重的脊柱侧弯可导致严重的限制性肺部疾病和肺心病。然而，只有少数高质量的研究评估了脊柱侧弯患者的胸廓和肺部发育及肺的远期预后。直到大约 8 岁，肺的发育伴随着大量肺泡数量的增加，随后肺的体积增大[60, 61]（图 70-9）。最终问题的关键可能是可进行呼吸及换气的肺泡表面积与需氧量的关系。发病年龄越早，侧弯越严重，发生肺功能衰竭的可能性就越大。婴幼儿型脊柱侧弯特别是婴儿型脊柱侧弯，比青少年型脊柱侧弯更易导致成年后早中期的肺限制性疾病，而青少年型脊柱侧弯除非存在明显的胸椎前凸，很少导致此类问题。Scandinavian[62] 的一项 20 年的随访研究发现，早期随访时就出现肺活量降低且侧弯 > 110° 的患者会发生呼吸衰竭。因为像所有成年人一样，这些患者在正常衰老过程中肺活量会进一步降低，随后出现失代偿。

Weinstein 等[28] 对未接受治疗的青少年患者进行了长期随访，发现除了吸烟者的情况更差，只有胸弯超过 100°～120° 者才会出现肺功能衰

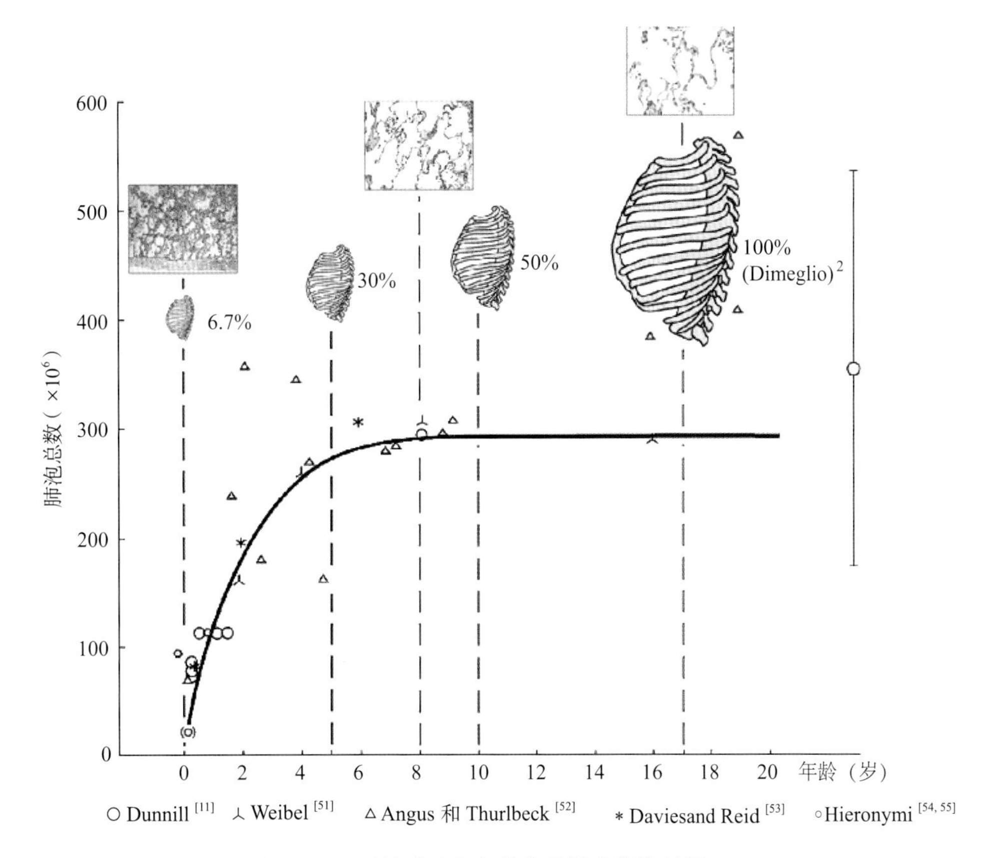

▲ 图 70-9　肺泡发育与年龄和胸腔容积的关系

经许可转载，引自 Campbell RM Jr, Smith MD. Thoracic insufficiency syndrome and exotic scoliosis. *J Bone Joint Surg Am* 2007；89（Suppl 1）：108–122.

竭。双弯型脊柱侧弯畸形不会如此严重，也不会出现肺疾病。

总而言之，在未经治疗的脊柱侧弯中，只有婴幼儿型脊柱侧弯或严重的胸椎前凸才可能出现肺部的病变。通常情况下，青少年型脊柱侧弯尽管仍会导致一些肺限制性疾病，但不会显著影响远期肺功能。

（二）胸廓发育不良综合征

Campbell 和 Smith 提出了胸廓发育不良综合征（thoracic insufficiency syndrome，TIS）的概念 [63, 64]。这一观点认为胸廓类似于可通气的盒子，脊柱仅仅是其组成部分之一，但其对胸廓的纵向生长非常重要。早期脊柱融合或发育不良，如多发先天性脊柱畸形，将导致胸廓的轴向生长减少，继而容量减少。除容量减少引起 TIS 外，肌肉无力引起机械运动不足、肋骨融合、肋骨运动功能不全或先天性肺疾病，也可导致肺功能下降。

（三）死亡率

早期的研究认为特发性脊柱侧弯死亡率极高，但这些研究存在影像学检查缺失和误诊等严重的方法学问题。Ascani 等 [53] 发现心肺功能异常更常见于严重的脊柱侧弯患者，成熟时侧弯超过 40° 者出现的比例为 35%，而小于 40° 者出现的比例为 10%，但该研究未考虑到吸烟史等重要的混杂因素。两项长期研究评估了特发性脊柱侧弯的死亡率 [4, 26]。如前所述，Pehrsson 等 [4] 发现，与普通人群相比，婴幼儿起病的脊柱侧弯的死亡率显著增加，但青少年脊柱侧弯的死亡率并未显著增加。婴儿型脊柱侧弯的死亡率最高，而青少年特发性脊柱侧弯即使畸形严重，死亡率也没有增加。

（四）背痛

以背痛的生物力学观点预测，脊柱侧弯患者退变性关节炎和背痛的发病率高，不过这只得到了部分确认。由于背痛非常普遍，许多研究都存在选择偏倚（例如，只纳入在腰背痛门诊就诊的患者）、缺乏对照，以及无法区分特发性脊柱侧弯和成人退变性脊柱侧弯。

据报道，患有特发性脊柱侧弯的青少年中约有 32% 存在背痛[65]。发育成熟后背痛发病率进一步增加，且与侧弯严重程度无关。然而，因背痛在青少年中普遍存在，且随着年龄增长而增加，所以这一现象难以解释。成人脊柱侧弯患者和年龄相匹配的对照组进行比较的研究经常存在选择偏倚。几项纵向研究[27, 28, 54, 55, 57, 66, 67]评估了随时间推移背痛的变化。爱荷华州（The Iowa）的研究纳入了脊柱侧弯组与年龄相匹配的对照组，从青春期开始随访，对背痛情况进行检查评估[26–28, 67]。经过平均随访 50 年的研究发现，脊柱侧弯患者和对照组之间慢性腰背痛总发生率有显著差异。未接受治疗的脊柱侧弯患者背痛的总患病率为 77%，而对照组为 35%，这种差异不受脊柱侧弯分型的影响。脊柱侧弯患者中，慢性疼痛的患病率为 61%，而对照组为 35%。疼痛发作频率和持续时间与对照组相似。目前尚无证据表明背痛的强度和骨关节炎之间存在关联。在胸腰弯型脊柱侧弯患者中，侧方滑移不仅与背痛的发生有关，还与侧弯进展有关[27, 28]。脊柱侧弯患者尽管会感觉不适，但不影响工作状态。他们的功能仍然良好，在工作和日常活动能力方面与对照组没有差异。Ste-Justine 也报道了关于青少年特发性脊柱侧弯的研究[66]，但其随访时间要短得多。虽然中位随访时间仅有 14 年，该研究获得了与前述研究相似的结果，44% 的患者目前存在疼痛症状，而对照组为 24%；73% 的脊柱侧弯患者一年内曾有疼痛症状，而对照组为 56%。脊柱侧弯患者疼痛程度更强烈，但并未因侧弯分型或严重程度的不同而有显著差异。畸形严重的脊柱侧弯患者（定义为＞ 40°）和接受手术治疗的患者在起立、行走和疼痛管理方面更为困难，且他们经常因为疼痛而不得不在白天躺下休息。

这些研究表明，与对照组相比，脊柱侧弯患者的背痛发生率更高，疼痛程度更严重，但生理性失能的情况很少。

（五）妊娠

之前有一些研究表明，妊娠可能对脊柱侧弯有负面影响[68, 69]，但随后一项更全面的研究将至少妊娠一次的脊柱侧弯患者与从未妊娠的脊柱侧弯患者进行对比研究[70]，发现妊娠组的侧弯严重程度及背痛发生率并未增加，且产科方面的结果也无差异。在分娩方式方面，脊柱侧弯患者与正常人群之间并无差别[71]。最近的一项系统性回顾研究纳入了孕次、背痛、侧弯进展及产科方面的关注点[72]，但只发现了低、中等质量的证据。不论是否接受治疗，AIS 患者的产龄或孕次与非 AIS 的女性并无差异。但研究发现另一种可能，与对照组相比，患有 AIS 的女性更难怀孕，且需要进行辅助生育治疗。许多女性罹患了非致残性的背痛。虽然笔者发现研究表明，在妊娠期侧弯可能加重，但其在临床和功能上的意义尚不明确。后路脊柱融合术后的女性分娩时可接受椎管内麻醉，且采用剖宫产的概率没有差异。

（六）外观

脊柱的外观通常是一个重要的关注点，也是一个经常被忽视但却很重要的治疗结果。用“cosmesis”这个词来形容脊柱畸形所导致的外观缺陷并不恰当。“cosmetic”一词源于希腊语 kosmetikos，意思是“善于装饰”，通常不适用于畸形相关疾病，用“外观”和“缺陷”来形容畸形更为准确。目前可以对脊柱侧弯患者的外观和术后的变化进行评估[73]，但我们对其重要性的理解仍处于初级阶段。SRS 量表的外观部分是其对外科治疗最灵敏的反馈[53]。Ascani 等[74]报道，脊柱的外观会随着时间的推移而改善，但这都是基于研究者而非患者的观察。最近对 BrAIST[75]中支具治疗和观察的患者的外观和生活质量（quality of life，QOL）进行的有效评估分析发现，随访时最大侧弯≥ 40° 的患者的外观形象较差。此外，尽管两组患者的生活质量评估接近正常对照组，在两年随访时，两组患者的外观形象与生活质量更差，且两者存在关联。

（七）功能

很少有脊柱侧弯相关研究采用有效的健康相关生活质量评分量表来评估未接受治疗及接受治疗的脊柱侧弯患者的远期功能情况。这些量表在早期进行的脊柱侧弯自然史相关研究时尚未出现，但它们既可以作为疾病特异的量表用与脊柱畸形多方面的评估，也可作为普通健康量表用于脊柱畸形患者和其他疾病患者的对比研究，因此在未来的研究中将必不可少。

十、结论

脊柱侧弯进展的主要危险因素为成熟度低和侧弯角度大。最近的研究结果表明，骨骼成熟度是评估脊柱侧弯患者生理成熟度的最重要方法。成人期侧弯严重的患者进展风险较高，但患者的功能一般并不差于对照组。

结语

文献研究结果表明，仅有婴儿型、幼儿型或先天性脊柱侧弯是致命的；除非侧弯极严重，青少年型脊柱侧弯很少导致心肺功能障碍或背痛，因此治疗目标难以明确。最终，我们为什么要治疗脊柱侧弯便显得很重要。如果脊柱侧弯的治疗费用低廉，效果完美且无风险，那么即使是对轻度侧弯进行治疗，可能也没有人会反对。但是以目前的知识和技术，我们离这个目标还很远，因此，脊柱侧弯的治疗必须平衡风险、成本和预期获益。关于治疗方案的最终选择以及对这三个因素的平衡，可能会因文化和家庭、患者个人意愿和支付治疗费用的能力或期望而有所不同。几乎所有关于脊柱侧弯相关后果的文献均来自西方国家，而对其他人种的适用性尚不清楚。

对于早发性脊柱侧弯，治疗目标必然是提供充分和正确引导的脊柱生长以保证患者成年后良好的肺功能。对于严重的胸弯，改善胸壁力学性能、肺功能和生活质量的目标也很明确。对于大多数青少年脊柱侧弯来说，治疗目标并不与上述相同。因为轻微外观问题而进行的脊柱侧弯手术可以纳入美容范畴。从这点上看来，对那些仅有轻微外观改善而无实质获益、相应风险却很高的治疗，应持怀疑态度。若在外观程度上脊柱侧弯是一种严重畸形，对自身外观缺陷进行纠正是人的本能，这一点也表现在患有其他疾病的患者身上，如患有唇裂的儿童、乳腺癌切除术后乳房缺损的妇女、因外伤或先天性原因所致的肢体缺损患者。尽管他们即使不接受治疗也能具有与其他人类似的“功能”，也没有人会质疑对这些患者进行治疗以恢复其完整性的重要意义。脊柱侧弯造成的缺陷亦是如此。恢复完整的重要性和外观与他人相同的愿望可以说是人之本性。然而就像上述其他疾病一样，治疗还涉及风险和费用，需要对这些因素进行慎重考虑并进行权衡。

第71章 特发性脊柱侧弯临床评估和家长-患儿的治疗期望

Clinical Assessment and Parent-Patient Expectations

Scott J. Luhmann 著
周许辉 赵剑佺 译

一、临床评估

（一）概述

患者评估首先应详细的询问病史和体格检查。在大多数情况下，脊柱外科专家是第一个对患者进行全面肌肉骨骼检查的临床医生。重要的是，医生应意识到特发性脊柱侧弯是一个排除性诊断。通过仔细的询问病史和体格检查，可以发现未检测到的潜在疾病（表71-1）。此外，临床检查可以评估患者的生长潜能、保守治疗的有效性，以及发现可能影响治疗措施和疗效的畸形特征。

（二）患者病史

详细的询问患者病史是评估儿童和青少年脊柱畸形的第一步。询问病史的一个重要目标是区分特发性侧弯和非特发性侧弯，以便更好地了解患者的脊柱生长模式。脊柱侧弯伴随潜在的异常，如神经轴异常（即脊髓空洞、脊髓栓系）、结缔组织疾病或脊柱裂都归类为非特发性。患儿的基本情况通常在其父母/照料者处获得，应根据患者的年龄组（婴幼儿、少儿或青少年）关注不同的问题。了解患者本人的担忧和期望也很重要，因为父母的评价往往不能准确代表患者自己的观点，这一点在青少年中尤为突出，这将在本章后面进行深入探讨。所有年龄组的患者，都应记录首次发现畸形的时间、畸形进展情况和既往治疗情况。脊柱畸形的家族史也很重要，还应了解家庭成员的治疗情况。Grauers 等报道了1463例特发性脊柱侧弯患者，其中51%的患者有一

表71-1 提示可能存在非特发性脊柱侧弯的体格检查

体格检查发现	可能的病因
皮肤改变	
瘢痕	多种病因
异常毛发生长	脊柱裂或脊髓纵裂
皮下肿瘤	神经纤维瘤病
色素沉着	神经纤维瘤病
四肢改变	
关节过伸	Ehlers-Danlos 综合征或马方综合征
关节挛缩	脑瘫或关节挛缩症
肢体畸形	多种病因
需要辅助器具	神经肌肉疾病或肢体问题
颅面畸形	综合征性脊柱侧弯
面容改变	
唇或硬腭异常	
耳部畸形	

个或多个亲属患有脊柱侧弯[1]。性别在少儿组和青少年组中都未见明显差异。Sales de Gauzy等报道了100例特发性脊柱侧弯患者，并且其亲属也患有特发性脊柱侧弯[2]，其中侧弯类型和侧弯方向的家系一致率为66%（不相关患者的一致率为26%）。

对于婴儿型特发性脊柱侧弯的（0—3岁）患儿，医生尤其要仔细询问其母亲的妊娠史、分娩史，以及其出生生长发育情况。年龄非常小的患儿可能很难检测到发育迟缓，因此通常需要多次检查，以了解临床情况。符合VACTERL的多系统相关畸形（脊椎异常、肛门闭锁、心血管异常、气管食管瘘、食管闭锁、肾脏或肢体异常）或其他综合征性脊柱侧弯，都需要由遗传学专家或其他专科医生进行评估。

幼儿型特发性脊柱侧弯（3—10岁）的患儿往往具有一定的语言表达能力，因此患儿可以提供一些信息，能够更充分地参与体格检查。脊柱侧弯在该年龄组中仍然相对少见，但仍要仔细观察是否存在引起侧弯较少见的病因（椎管内病变或先天性畸形），以便鉴别诊断，尤其当侧弯进展快于预期时。与成人患者不同，疼痛和神经损害在儿童脊柱侧弯患者中相对少见。若患儿表现为此类症状，需引起高度重视。其他罕见但可能存在的病因包括骨样骨瘤、感染、创伤或其他病理性因素。

当评估青少年型脊柱侧弯的患者时，应仔细了解患者的生长曲线和畸形随时间的进展情况。这些细节可以通过询问家长或患者何时意识到体形有变化或衣服不再合身而获得。当无法获得既往的影像学资料时，这些信息就显得尤为重要。与低年龄组患者不同，性别因素在该组患者中很大程度上影响着医生的决策，因为女孩往往比男孩更早进入青春期。此外，女孩的生长速度高峰（这是一个重要概念）和月经初潮时间的正常范围很大[3-5]。应记录月经初潮时间（年和月）。此外，背痛的存在及其疼痛的部位、性质、加重因素、治疗方法，以及对日常生活和运动的影响都很重要。Theroux等报道了500例AIS患者，胸弯平均为25°，腰弯平均为24°，脊柱疼痛的总体发生率为68%[6]。疼痛强度与主胸弯或腰弯的严重程度呈正相关（P值分别为0.003和0.001）。疼痛相关残疾与近端胸弯、主胸弯和腰弯的严重程度呈正相关（P值分别为0.035、0.001和<0.001）。

评估患者所能耐受的体育活动是很重要的。他们参与的活动水平（竞争性或娱乐性）、频率和每项活动的目标可直接影响患者的治疗依从性，以及患者和其家长对特发性脊柱侧弯的短期和长期疗效的预期。脊柱侧弯对心肺功能的影响是医生探讨的常见话题。Shen等评价了33名患有青少年特发性脊柱侧弯的女性患者，发现侧弯角度大小与肺功能检查结果无相关性[7]。在心肺运动试验中，胸弯≥60°的女性患者在最大运动量时的血氧饱和度较低（P=0.032）。胸弯≥50°的女性患者在最大运动量时的呼吸频率（P=0.041）和每分钟通气量较高（P=0.046），而呼吸储备较低（P=0.038）。因此，轻度和中度畸形不会显著影响心肺功能，只有较大程度的畸形（≥50°）对心肺功能有负面影响。

（三）体格检查

对患者进行体格检查时，患者应着适当的衣服，以便在颈到腰的范围内显露背部。可以是一件吊带衫，也可以是后背开口的长袍。应嘱患者脱掉鞋袜，根据Tanner所述的方法记录身高（cm）和体重（kg）[4]。鼓励患儿在脚后跟接触地面的同时尽可能伸展至最大身高。还应测量坐姿高度和臂展。

检查者在保护患者隐私的前提下，应从患者的前面、侧面和后面对身体进行全面检查。应检查皮肤是否有瘢痕、异常毛发生长、皮下肿瘤、色素沉着病变和咖啡斑。异常毛发生长可能是脊柱裂或脊髓纵裂的体征，而色素沉着或皮下肿瘤可能是广泛性神经纤维瘤病的体征。应注意四肢异常，包括关节过伸（Ehlers–Danlos 综合征或马方综合征）、关节挛缩（脑瘫、关节挛缩症）、肢体畸形或需要辅助器具（矫形器或支架）。应检查面部和口腔，包括口腔、硬腭和耳朵。在青少年型脊柱侧弯患者中，Tanner 分期有助于了解患者目前在生长曲线中所处的位置[4]。正确认识 Tanner 分期的早期阶段（1～3 期）是至关重要的，因为它们往往与快速生长期相关。

就脊柱而言，从背部观察患者时应重点关注腰、肩部平衡、肩胛 / 胸壁不对称、躯干左倾或右倾（图 71–1 和图 71–2）、矢状面异常（过度后凸或后凸不足）。冠状面失平衡（躯干偏移程度）最好的测量方法为第 7 颈椎棘突的铅垂线到臀沟之间的距离。患者普遍感觉到远离躯干偏移一侧的髋部更高或更突出。由于这种现象，患者通常感觉其髋关节相对于躯干移位较高或较明显。在最常见的特发性脊柱侧弯类型（单一的右胸弯）中，右肩较左肩有轻度抬高的趋势，右肩胛骨更为突出。除明显的肩胛骨突出外，应检查斜方肌区域以了解近端胸弯（如存在）的特征。

接下来，患者应进行 Adams 前屈试验（图 71–2）[8]。这种方法在 19 世纪末首次被用于检测脊柱侧弯患者的胸壁不对称性。患者双脚并拢站立，双膝伸直，双手合十（与地面距离相等）。检查者可以从头部或背部观察患者。要求患者以不同的角度向前倾，以充分评估近端胸弯、主胸弯和胸腰弯。脊柱侧弯测量仪可用于测量躯干旋转的角度，该仪器已被证实对评估中胸椎、下胸椎和腰椎侧弯具有良好的评分者内和评分者间可靠性[9]。患者的身体状况会影响这项评估的适用性。Margalit 等报道了 483 例青少年特发性脊柱侧弯患者，肥胖患者的平均侧弯程度大于正常体重患者（44° vs. 34°，P=0.004）[10]。肥胖患者出现主弯≥ 20° 的概率是正常体重患者的 4.9 倍。作者估计，对于低体重患者，脊柱侧弯测量仪的敏感性和特异性最高为 8°，正常体重患者为 7°，超重患者为 6°，肥胖患者为 5°。此外，从左侧和右侧观察患者，可以进一步描绘出每个弯对患者旋转不对称的相对贡献。全面的神经系统检查（包括腹部和四肢反射）也是很重要的。

每个弯曲的柔韧性可在仰卧位或站立位进行评价。这些操作可能有助于理解曲线对支具或手术干预的矫正作用。对于较小的儿童，只需从腋下托举患儿即可提供牵引，并可评估侧弯柔韧性的程度（图 71–3）。两点灵活性评价也可以提供有用的信息。一只手放在主弯对侧的髂嵴上稳定骨盆，另一只手在主弯上提供矫正力，就可以评估侧弯矫正的效果（图 71–3）。在某些情况下，会有明显的肩关节成角或躯干偏移。不要对稳定手施加过大的力，否则可能会导致躯干过度移位。检查者也可在仰卧位或前屈位进行这些评价（图 71–3）。

在过去 10 年中，以患者的主观感受为中心的疗效指标引起人们越来越多的关注，如患者报道的结局指标（patient–reported outcome measures，PROM）和体型图扫描，而并不仅仅依赖脊柱畸形的影像学指标。多个研究中心的报道显示，体表成像是筛查和监测继发于脊柱畸形的躯干不对称的一种准确、可靠和有效的方式[11–13]。此外，Komeili 报道了青少年特发性脊柱侧弯患者使用表面断层扫描的分类模式，可以检测到 86% 的进展性侧弯和 72% 的非进展性侧弯，胸弯 – 胸腰弯的假阴性率为 4%[14]。使用该分类树，43% 的非进展性侧弯病例在两次门诊随访之间不需要影像学检查。

监测和治疗存在生长潜能的特发性脊柱侧弯时，面临的一大挑战是了解侧弯进展最可能的时间点及剩余的生长量。脊柱成熟度评估参数已在前一章中详述，本章将着重介绍成熟度评估的临床检查部分。Sanders 等回顾了患有特发性脊柱侧弯的青春期女孩的临床和影像学参数[15]。他们指出，年龄、生长高峰期和第二性征的发育均与侧弯加速期（curve acceleration phase，CAP）的开始有很好的相关性。女孩 CAP 的平均年龄为 11.7 岁，但标准差较宽（10 个月）。他们还发现通过生长高峰判断侧弯进展面临着诸多挑战，因为脊柱侧弯本质上是一种骨骼缩短现象，该数值

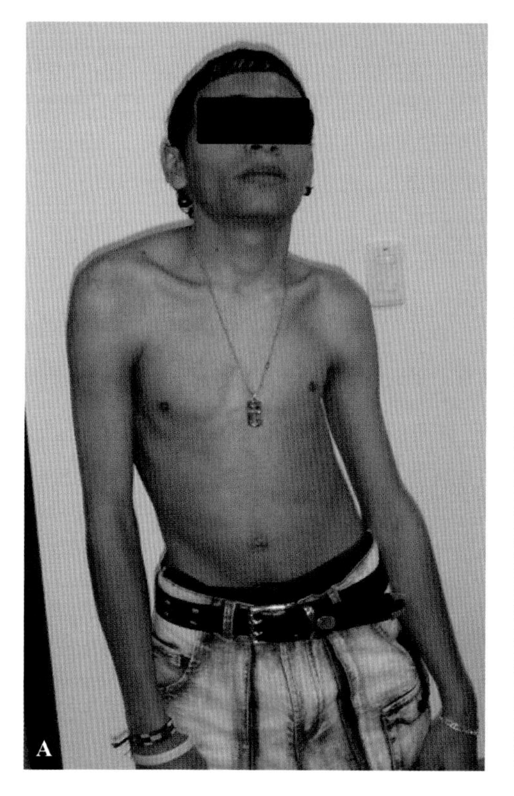

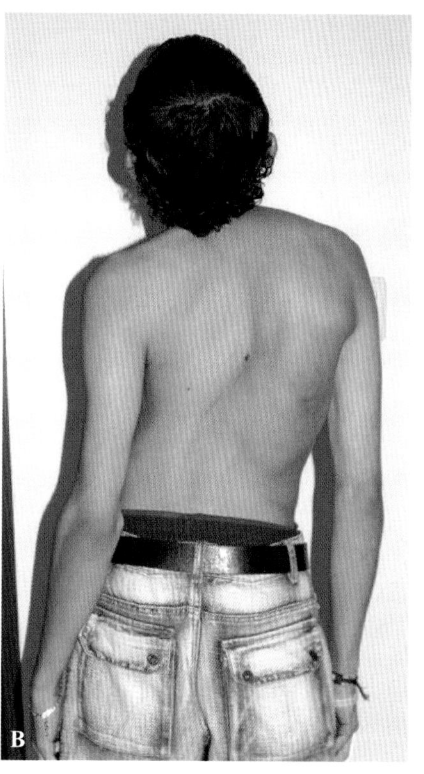

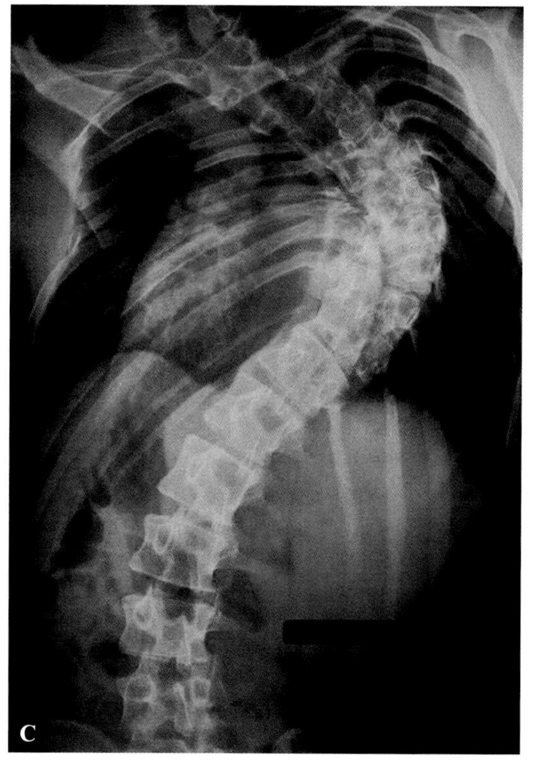

▲ 图 71-1　前后位视图

A. 前面观显示右肩抬高和显著的冠状面上躯干向右倾斜。B. 后面观显示右上胸廓显著旋转，导致双肩不对称。有轻度的腰部不对称伴向右倾斜。上胸椎倾斜需要颈部向左侧成角来平衡。C. 相应视角的后前位 X 线片

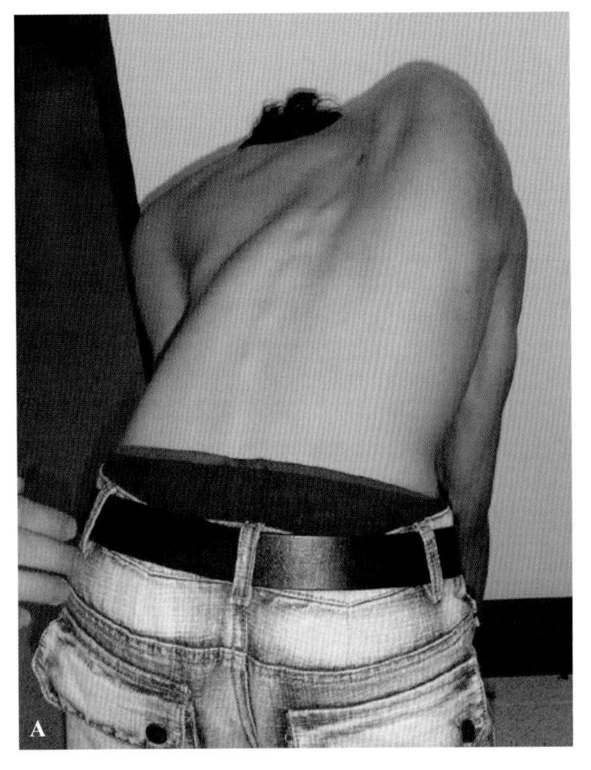

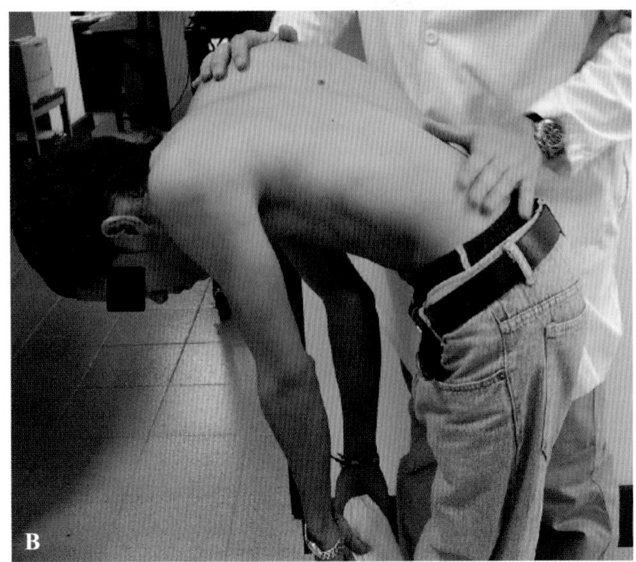

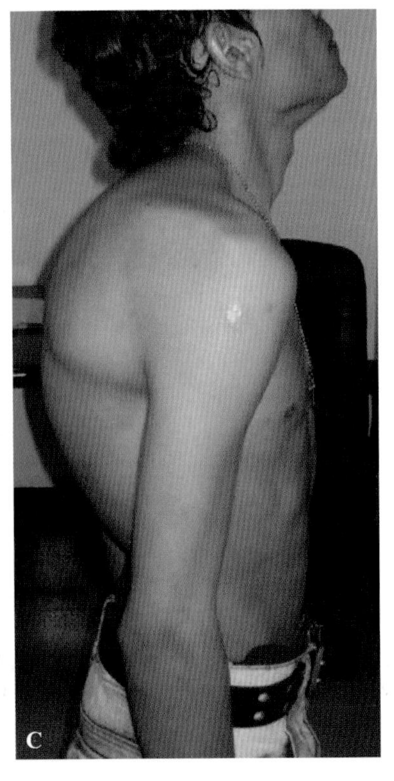

▲ 图 71-2 胸壁评价

A. Adams 前屈试验显示右半胸廓严重的成角畸形，腰椎代偿性旋转。B. 从侧面观察可以获得凹侧和有关上胸椎后凸的信息。C. 站立位从凸侧观察发现右侧肋骨突出，颈椎代偿性前凸。但是，必须结合对侧的观察，以全面了解矢状位序列

只能通过回顾性观察患者身高随时间的变化而获得。但是正如 Sanders 等在早期研究中的发现[3]，人们研究出了针对生长速度的标准参考曲线[5, 16]。值得注意的是，坐高和臂展的测量值在预测值方面具有相同的变异性。根据他们的研究，CAP 发生在 Tanner 乳腺分期 2 期开始后 6 个月（大约在月经初潮开始前 12 个月）。尽管 Tanner 分期与侧弯加速期相关性良好，但变化相当大。

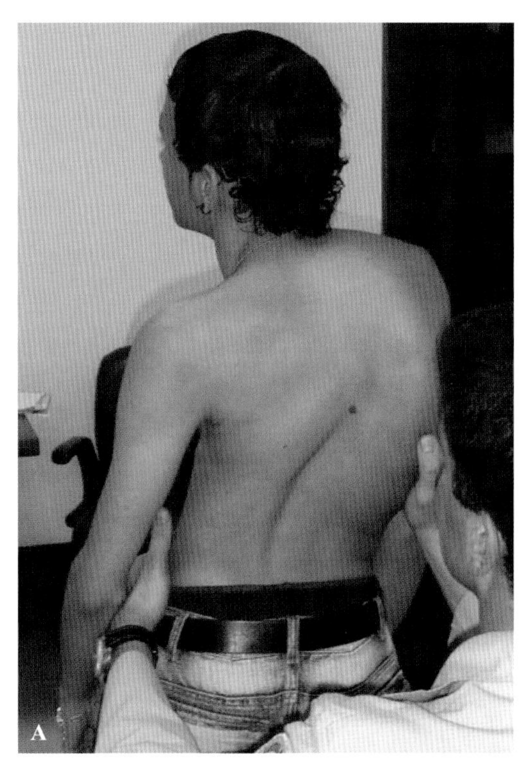

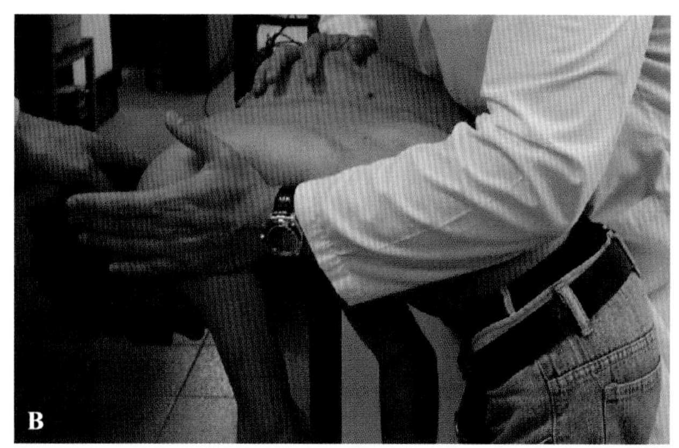

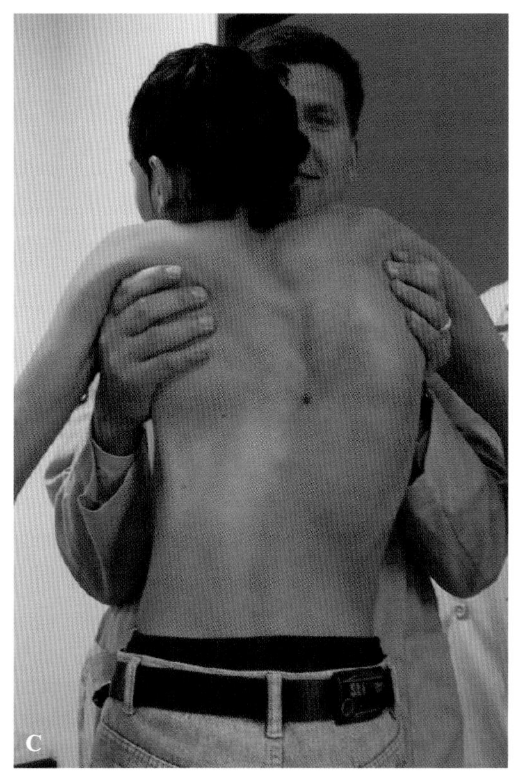

▲ 图 71-3　临床柔韧性评估

A. 一手在胸廓后凸的顶点施加推力，另一手在对侧稳定骨盆。这对于了解相邻侧弯对矫正的反应非常有用。B. 近端胸弯的矫正可通过在胸廓凸面施加压力的同时稳定肩关节来评估。C. 垂直牵引可以使患者的体重作为反作用力

二、家长和患儿的治疗期望

了解家长和患儿之间在术前和术后观点上的差异是十分重要的，尤其是对于年纪较小的患者，因为在患者评估时往往由父母提供反馈信息。为了深入了解患者的观点，脊柱侧弯研究学会（Scoliosis Research Society，SRS）的手术疗效问卷包含以下方面，即疼痛、自我形象、一般功

能/整体活动能力、心理健康状况和主观满意度。患儿和家长观点的异同见表 71–2。

表 71–2 患儿和家长的观点总结：相同点和不同点

家长比患儿更担忧的方面
• 手术并发症
患儿比家长更担忧的方面
• 术后疼痛
• 生活方式的调整
• 自我形象
家长和患儿共同的担忧
• 术中神经损伤
• 仍然存在较大的侧弯角度
• 肋骨隆起
• 将来侧弯角度进一步加大
高分文献的差别
• 残留的侧弯角度的大小在疼痛和满意度方面的意义
• 瘢痕外观或残留的躯干不对称方面的担忧（文化差异）

事实证明，SRS 的手术疗效问卷和脊柱外观问卷（spinal appearance questionnaire，SAQ）是评估患儿和家长的治疗期望、疼痛、功能恢复和心理健康的基线值及治疗效果的有价值工具[17]。Carreon 等评估了 1802 名特发性脊柱侧弯患者的 SAQ 和 SRS–22[18]。研究发现，主弯角度大小与 SAQ 外观评分和 SAQ 总分的相关性要高于主弯角度大小与 SRS 外观评分和 SRS 总分的相关性。Sieberg 等证实，术前 SRS–30 心理健康评分和疼痛评分及 SAQ 期望值可预测术后满意度[19]。

Bastrom 等报道了 584 例接受手术并使用 SRS 疼痛评分的青少年特发性脊柱侧弯患者，术后疼痛组患者（术后 6～24 个月）的术前疼痛更为严重（$P < 0.001$）[20]。使用患者报道的结局指标可以在术前识别哪类患者不会从手术中最大限度获益，从而用更精准的方式处理脊柱侧弯和术后疼痛。美国国家卫生研究所（National Institutes of Health，NIH）资助开发了一种新的患者报道结局评价工具——患者报道结局测量信息系统（patient–reported outcomes measurement information system，PROMIS），这是一种适用广泛的、非疾病特异性的评价工具，以评价健康状况和健康相关生活质量（身体、心理和社会）。使用 PROMIS 的一些早期报道已经证明了其实用性，但需要更多的研究来充分评价和了解其在青少年特发性脊柱侧弯中的适用性。

在专门针对脊柱侧弯患者的结局评价工具使用之前，多项研究分析了家长和患儿所担心的手术风险和侧弯矫正程度的问题。1985 年，Bunch 和 Chapman 得出结论，手术前家长和患儿均以神经损伤风险作为首要考虑因素，其次是假关节形成的风险，对侧弯角度的矫正程度关注度相对较低[21]。Bridwell 等研究了更多的变量，并普遍同意这些结论[22]。家长比患儿更担心围术期并发症（神经损害、切口感染），而患儿更担心术后疼痛、生活方式改变和瘢痕外观。一般来说，两组人都对手术入路（前路与后路）和瘢痕的关注度较低。Pratt 等着重研究了术后家长和患儿的看法之间的差异，并将这些发现与人体测量数据和影像学结果进行了比较[23]。家长和患儿都希望解决以下问题（按顺序）：脊柱的最大侧弯、肋骨隆起，以及将来是否有可能恶化。通常，术前家长比患儿更担忧手术的疗效，但是两组的总体关注度在随访 2 年后都有所下降。

仅就患者满意度而言，文献中关于术后侧弯角度矫正程度与患者总体满意度的相关性存在一定争议。这种争议可能部分归因于 Cobb 角测量值和肉眼观察的脊柱畸形之间的可变相关性。在一项 Meta 分析中，Haher 等报道了侧弯矫正程度（基于 Cobb 测量值）与患者对手术结局的总体满意度显著相关[24]。他们发现疼痛、自我形象和吸引力都得到改善。最近，Watanabe 等发现，在日本，术后疼痛与胸弯矫正程度呈负相关，对自我形象的认同与残余 Cobb 角成反比，这提示更大程度的畸形矫正是有益的[25]。值得注意的是，瘢痕的出现显著降低了相关个体的疼痛和自我形象评分。相反，Koch 等报道称，年龄、性别、术前和术后 Cobb 角、侧弯矫正百分比与患者满意度之间没有显著关联性[26]。White、D'Andrea 和 Rinella 等的研究也得出了类似的结论[27–29]。目前尚不清楚这些争议多大程度上受文化差异的影响或者是由于测量评定标准不统一引起。同样，如果整体外观与满意度直接相关，那么满意度的变化是否与残余的侧弯角度、瘢痕的位置、外观或残余的胸壁畸形相关也是不清楚的[30]。

Rinella 等进行了一项研究，利用 SRS 的治疗结局评测工具分析了家长和患儿观点之间的差异[29]。本研究基于多个时间间隔内对 SRS–24 治疗结局评测工具的配对分析。在手术之前，研究人员发现关于自我形象的问题存在明显差异，家长的得分比患者高 7.5%。侧弯角度大小和性别对研究结果无统计学意义。总的来说，他们发现家长的观察结果可能无法准确地反映患者的经历，特别是在年轻患者的满意度方面。家长往往会高估患者在自我形象、满意度方面的得分和总分数。Asher 等回顾了术前患者健康相关生活质量问卷（SRS–22）得分与躯干畸形程度的关系[31]。他们发现较大的 Cobb 角度和较差的 SRS–22 功能方面评分之间存在相关性，但没有冠状面或横断面畸形与评分的关联性研究。表面形态评估与 SRS–22 评分的相关性并不优于单独的 Cobb 测量。侧弯类型对测评结果并无显著影响。Sanders 等报道了家长和患儿在 Walter Reed 目测评估量表上的评分高度相关[32]。父母可能对肋骨突出、肩部水平、肩胛骨旋转、总分和其他方面给出较差的评分。然而，Smith 等发现患儿及其家长对患者外貌的评价仅有低到中等程度的一致性[33]。家长和患者对肩部和腰部不对称的理解的差异与两者对外貌的认同度之间的差异无关。一般而言，患者倾向于比父母更消极地评价自己的外貌。这些发现与 Rinella 等的发现是一致的[29]。

三、结论

对于明确患者脊柱侧弯的发展时期和特征，全面的病史和体格检查将提供重要的信息，并且可以检查是否存在其他脊柱病变或非特发性脊柱侧弯。此外，家长和患者可能对术前、术后的多个主观评定参数有着不同的观点，认识到这一点很重要。

第
72
章

脊柱畸形临床疗效测评

Spinal Deformity Outcomes Measurement

Joshua T. Bunch　Douglas C. Burton　著

方　煌　王　欢　译

一、概述

系统地收集、处理和利用患者临床疗效数据在现代医学的发展中至关重要。作为评价临床实践“金标准”的循证医学表明，对于患有某一特定疾病的患者来说，通常需要使用量表来评估治疗质量，这在骨科各个亚专业中已经形成广泛共识[1, 2]。随着医疗成本的上升和医疗费用报销标准的日益严格，准确地评价患者临床疗效对于医疗方案的选择愈为重要。早期关于手术疗效的文献基于外科医生的个人经验或相关临床病例。尽管这些研究为脊柱畸形手术的许多治疗原则提供了依据，但现代医学需要更为严格和科学的研究方法。矫形外科及脊柱外科专业的研究焦点已经从基于数据分析的回顾性研究转移到预先设计的前瞻性研究。回顾性研究的数据收集分析在方法学上存在许多缺陷，很难得出无偏倚的结论。随着财政和经济压力持续影响医疗服务的供给，证明一种疾病的某种干预和患者的即时疗效优于其自然转归效果显得尤为重要。健康相关生存质量（health-related quality of life，HRQoL）是衡量患者幸福感的重要指标之一。

在过去的 20 年里，脊柱畸形患者临床疗效调查问卷的形成发展过程经历了反复的修订，但对脊柱畸形手术适应证的研究早在其之前就开始了。健康相关生存质量临床疗效量表的设计十分复杂，需要对大量患者群体进行数据统计分析。在设计量表时应注意到脊柱畸形多发于青少年，但其治疗通常会持续到成年甚至老年。因此，针对脊柱畸形的临床疗效量表应适用于多个年龄段，并且需囊括患者对脊柱状况变化的反应[3]。脊柱畸形的研究跨越了国界，理想的脊柱畸形量表应适用于主要人群。本章的主要目的是回顾脊柱畸形患者临床疗效测评的发展、现状、有效性和未来展望。

二、临床疗效测评工具

临床疗效测评包括量化患者的健康状况和预期、治疗效果的客观评估，以及不同治疗选择产生的经济成本。确定要回答的问题类型对于量化患者的健康状况尤为重要，医疗工作者可据此选择临床疗效测评工具。

一般说来，临床疗效测评工具可以分为 4 个主要亚型（表 72-1）。目的量表主要评估外科干预后患者的特定功能，如步行能力。普适性量表可用于评估患者整体健康状况，这类量表工具在不同的医学专业中得到广泛验证和使用，如 36 条目简明量表（Short Form-36，SF-36），包含了脊柱疾病与其他疾病治疗方法的一般性比

表 72-1　临床疗效量表类型

量表类型	示　例
目的性	功能评估步行评分
普适性	SF-36 SF-12 EQ-5D CHQ-CF87
疾病特异性	Roland-Morris 功能障碍指数评分 ODI NDI SRS-22r SAQ BIDQ-S
程序性	影像学结果 肺容积测量 躯干倾斜角校正

SF. 简式量表；EQ-5D. EuroQol 健康指数量表；CHQ-CF87. 儿童健康问卷 - 自我报道表 -87；ODI. Oswestry 功能障碍指数评分；NDI. 颈椎功能障碍指数评分；SRS. 脊柱侧弯研究协会；SAQ. 脊柱外观问卷；BIDQ-S. 体象障碍 - 脊柱侧弯版

较。疾病特异性量表则关注于对特定疾病相关的治疗手段进行更准确的评估。显然，脊柱疾病的某些方面对患者健康状况的影响是有别于其他疾病的。因此，疾病特异性量表［Oswestry 功能障碍指数（Oswestry disability index，ODI）评分；Roland-Morris 功能障碍指数评分；脊柱侧弯研究学会 -22r（SRS-22r）］在医疗实践中被广泛使用。此外，脊柱平衡、冠状面侧弯及矢状面后凸矫正、顶椎去旋转、肺活量变化等测量内容的选择，在术者决定手术方式达到预期目标中起着重要作用。使用新的量表评估技术和更复杂的评价方法应该根据测量内容、医疗成本和患者报道临床效果（patient-reported outcome，PRO）综合权衡。

（一）SRS 量表

SRS 量表是 1999 年首次以英文形式发表的针对脊柱畸形患者人群的健康相关生存质量问卷调查。SRS 量表（SRS-24）除了关注脊柱畸形患者的影像学检查结果，更强调研究以患者为中心的临床效果。Haher 等在 1995 年发表了一项关于脊柱畸形手术疗效的 Meta 分析，标志着 SRS 量表的形成[4]。SRS-24 量表的问题设计在沿用了以往研究者问卷内容的同时，包含了新近涉及的多个领域的问卷条目。此外，Haher 等[5]通过一项多中心调查研究，设计了一份便于管理、易于评分的问卷，该问卷用于量化患者疼痛水平、总体活动水平、术前和术后外观、身体功能及满意度。这些针对患者疾病特定层面的问卷对以往的问卷形式进行了改进，使其成为评估脊柱畸形患者术后疗效更为有效的工具。

然而，随着 SRS-24 量表在医疗实践中的不断应用与检验，其不足之处愈显突出，主要体现在其依据患者回忆设计的问题，对某些问题的回答选项有限，并且问题设计存在重复性[6]。因此，研究者针对 SRS-24 量表进行了改进：第一，精简问题数量的同时明确了关键问题，即主要围绕疼痛、功能、外观、心理健康和满意度进行提问（表 72-2）[6]；第二，删除了一些不必要的问题以及对某些问题进行了改进[6-7]。与包括 SF-36、SF-12、ODI 和儿童健康问卷 - 自我报道表 -87（CHQ-CF87）在内的其他现有量表相比，SRS-22 量表在多项研究的实践中显示出了高效度的优势[8-10]。总体而言，SRS-22r 是最成熟的英文版量表，基本涵盖了所有的变量。SRS 量表中涉及到的相关变量在文献报道中有所提及[11-12]。SRS-30 包括 SRS-22r 中的 22 个问题，以及从 SRS-23 和 SRS-24 中剔除的 8 个问题。此量表适用于已完成早期版本 SRS 量表（SRS-23 和 SRS-24）的患者，但不建议继续使用，因为这些剔除的问题在心理测量学上是不适宜的，而且 SRS-22r 和早期版本的量表之间存在转换方程[13]。

（二）其他脊柱畸形特异性量表

青少年脊柱畸形患者尤其注意形体外观，多个量表已在该患者群体中将外观作为评估内容

表 72-2　SRS-22r 量表条目和示例问题

量表条目	问题数（共 22 个）	示例问题
功能	5	"您目前的活动水平如何？"
疼痛	5	"以下哪项最能描述您上个月经历的疼痛？"
自我形象	5	"您穿衣服看起来怎么样？"
心理健康	5	"在过去 6 个月中，您是不是很紧张？"
满意 / 不满意	2	"您对您的脊柱治疗结果满意吗？"

SRS. 脊柱侧弯研究学会

之一。现有量表包括 Walter-Reed 视觉评估量表（WRVAS），脊柱外观问卷（SAQ）和躯干外观感知量表（TAPS）[14]。其中使用最为广泛的是 SAQ 量表。

第一版 SAQ 于 2007 年发表，其设计基于 WRVAS [15]，并将调查问卷条目分为 9 类不同领域 [15]。SAQ v1.1 是后续版本，共包含 33 项条目 [16]，采用因素分析法可将其细分为外观、期望两类领域。其中 15 项条目（SAQ v1.1 问卷调查表的第 1～15 项）与所有 Lenke 侧弯分型保持一致且具有显著的相关性。与 SRS-22 外观评分和总评分相比，SAQ 量表显示出了与主弯程度更强的相关性。此外，SAQ 量表评分可有效地区分手术患者与非手术治疗或支具治疗的患者 [16]。

尽管 SAQ、WRVAS 和 TAPS 量表评估了患者对其形体外观的感知，但这些问卷并未有效分析与脊柱畸形相关的形体障碍（body image disturbance，BID）和心理影响。形体障碍 - 脊柱侧弯（BID questionnaire-scoliosis，BIDQ-S）版量表是从形体障碍问卷（BIDQ）中改编而来的，可用于评估患有形体障碍的脊柱侧弯患者心理健康状况 [17]。BIDQ-S 量表含有 7 项条目，并且与 SRS-22，儿童抑郁指数评分量表（CDI）和青少年及成人身体自尊量表（BESAA）有明显的相关性 [17]。此外，BIDQ-S 有足够的区分效度：与无脊柱畸形的健康对照组相比，青少年特发性脊柱侧弯患者的得分更高（更差）[17]。BIDQ-S 评分与主弯 Cobb 角或躯干旋转角无显著相关性 [17]。

（三）普适性量表与脊柱疾病特异性量表

非疾病特异性（普适性）量表适用于脊柱外科手术患者的临床疗效评价。SF-12 和 SF-36 这两种量表应用十分广泛，被公认为是普适性临床疗效评价的"金标准"。SF-12 与 SF-36 [18, 19] 两种量表的功能类似，对患者而言，SF-36 量表的可操作性更强，因而取代了 SF-12 量表 [9]。EuroQol 健康指数量表（EQ-5D）为另一种常用的普适性量表 [14, 20]。这类量表可应用于不同的医学专业，比较疾病的发展过程和治疗效果。在儿科文献中也报道了类似的量表，例如 CHQ-CF87，它可用于对儿童患者 SRS 量表进行验证 [10]。而对于脊柱退变性疾病患者，我们通常使用 ODI 和 Roland-Morris 功能障碍指数评分进行疗效评价 [21-23]。目前主流医学杂志出版物基本上都采用的是 SF-36 和 ODI 这两种量表。最近 Guzman 等在脊柱外科研究中设计了 200 多种患者报道临床疗效（patient-reported outcome，PRO）量表 [24]。其中有 6 种最常用的量表，包括视觉模拟量表（VAS）、ODI、SF-36、日本骨科协会（JOA）问卷、颈椎功能障碍指数评分（NDI）和 SRS-22 [24]。为了让患者更容易地完成量表评估，同时对脊柱疾病诊断和手术选择提供更有价值的研究数据，研制出一份理想的患者报道临床疗效量表显得尤为重要。

（四）量表统计分析

对脊柱畸形的研究主要体现在采用基于程序的测量方法（即 Cobb 角矫正率和其他影像学参数）和评价以患者为中心的临床疗效。在人类感知过程中的统计学应用包括心理测量学以及对个体生理和心理属性的量化研究。量表是否能使患者接受并使用，关键在于其有效性（效度）。效度（Validity）的定义是指量表的测量结果与预期达到的测量目标的接近程度。研究者可从不同的方面对量表效度进行评价。其中，评价同期效度（concurrent validity）是研究一项新量表最常见的方法。同期效度是指研究工具与现有标准之间的相关关系，通常使用 Pearson 相关系数对其进行评估。如前所述，SRS-22 量表已采用 Pearson 相关系数与 SF-36、SF-12、ODI 和 CHQ-CF87 进行了检验。

还有许多其他重要的心理测量学参数可使量表设计更有说服力——包括评分分布（score distribution），信度（reliability）和变化反应度（responsiveness to change）。评分分布对于识别各种疾病状态的程度非常重要。例如，当表示疾病严重程度的评分分布区间较大时，高响应度问卷不能对轻症患者的疾病严重程度加以区分，并且低响应度问卷也不能区分出患有严重疾病的患者。评分分布的量度可表现为上限与下限效应（ceiling effect，floor effect），而理想的量表设计应包含条目池，从而限制这类极值对结果的影响。

信度可使随机误差最小化。在设计问卷时，将问题分组到各个领域可以得到更有价值的数据。由 Cronbach's α 系数表示的内部一致性（internal consistency）可评价一个问题是否适合某个领域。可重复性（reproducibility）是信度一个组成部分，是量表测量 / 再测量得到的评分在不同时间点的相似性，其评价指标是组内相关系数（intraclass correlation coefficient，ICC）。

影响疾病特异性量表评估结果最关键的因素是变化反应度（responsiveness to change）。与其他慢性疾病一样，脊柱畸形患者通常在很小的时候就开始接受治疗，并且此疾病的进展及其性质会随着时间而改变。因此，SRS 量表在设计过程中考虑到了不同年龄组的差异。除此以外，SRS 量表也能反映脊柱疾病治疗后的疗效变化。先前的研究证实了 SRS 量表对手术干预后的反应度[25]。

（五）跨文化适应

影响临床疗效量表应用的另一个关键方面是其跨文化适应性。脊柱畸形疾病及其治疗并非是某一特定国籍或民族所独有的。因而设计出一份能够适用于不同文化背景患者的量表是很有必要的。翻译过程中的微小差别会导致读者在理解上出现明显偏差。例如，将 SRS 量表翻译为西班牙语和土耳其语时，就必须重新评估患者与其好友的工作类型、经济状况、社会关系有关的问题，以提高内部一致性[7, 26, 27]。重新评估量表主干部分，改进问题提出的具体形式则可有效解决这个问题。此外，还可以通过调整条目池以提高针对某一特定问题的反应度。

SRS-22 量表已被译为许多其他语言形式，包括西班牙语[26, 28]、土耳其语[27]、德语[29]、繁体中文[30]、简体中文[31]、韩语[32]、日语[33]、泰国语[34]、阿拉伯语[35]、荷兰语[36]、意大利语[37, 38]、波斯语[39]、加拿大法语[40]、波兰语[41]、希腊语[42]、挪威语[43]、巴西语[44, 45]、瑞典语[46]和丹麦语[47]（表 72-3）。某些译本在检验方法学和结果上存在偏差，因此在实际应用这些译本时应采取辩证态度[48]。

SAQ 和 BIDQ-S 量表也被译为其他语言版本，但不如 SRS-22 使用广泛[22]。SAQ 已被译为韩语[49]、简体中文[50]、繁体中文[51]、加拿大法语[52]、丹麦语[53]。BIDQ-S 已被译为德语[54]和简体中文[55]。

表 72-3 脊柱畸形特异性临床疗效量表 - 跨文化适应

临床疗效量表	翻译版本
SRS-22	西班牙语[26, 28]、土耳其语[27]、德语[29]、繁体中文[30]、简体中文[31]、韩语[32]、日语[33]、泰国语[34]、阿拉伯语[35]、荷兰语[36]、意大利语[37, 38]、波斯语[39]、加拿大法语[40]、波兰语[41]、希腊语[42]、挪威语[43]、巴西语[44, 45]、瑞典语[46]、丹麦语[47]
SAQ	韩语[49]、简体中文[50]、繁体中文[51]、加拿大法语[52]、丹麦语[53]
BIDQ-S	德语[54]、简体中文[55]

SRS. 脊柱侧弯研究协会；SAQ. 脊柱外观问卷；BIDQ-S. 体象障碍 - 脊柱侧弯版

三、临床应用

量表是否高效，主要取决于其完成过程和评分系统的易操作性。随着各种临床研究实践的开展，收集和整理这些数据所需的时间和人力成本很高。与 SAQ 和 BIDQ-S 量表一样，SRS-22r 量表对于患者来说简单且易完成，而且便于临床医生或其助理对其进行手工评分。如前所述，在脊柱畸形患者人群中，SF-36 量表已经取代了 SF-12 量表。ODI（Oswestry 功能障碍指数评分）仅使用 10 个问题就可以在临床上进行快速评分，并且这些量表工具兼容计算机数据输入，可更加方便地在更大规模人群中进行研究。

作为一种数据收集和研究的工具，SRS-24 量表得到广泛应用并受到医疗工作者的普遍认同。研究者们也应意识到纵向研究的重要性，如尽可能采取长期随访。SRS 量表在不断发展修订中的同时沿用了大量早期问卷的内容。研究数据的长期比较十分重要，这就需要量表之间能够进行准确的评分转换，已有文献报道了将 SRS-24、SRS-23 和 SRS-22 量表评分转换为 SRS-22r 量表评分的方法[13]。

多项研究表明，患者对其治疗的认知并不总是与客观测量数据结果一致，如影像学数据和某些相关测量数据[8, 56]。对于成人，矢状位平衡已被证明与患者认知到的临床疗效有很好的相关性[57-59]。随着脊柱疾病治疗目标的不断提高，通过评估外科医生和患者对临床疗效的各自期望，努力使其达到一致，是我们所不断追求的目标。因而，医疗工作者应该不断改进外科技术，从而提高患者满意度。

（一）患者报道临床疗效量化信息系统

2004 年，美国国立卫生研究院（NIH）宣布资助一个项目，该项目为 NIH 医学研究路线图（the NIH roadmap for medical research，NIH roadmap）规划中的一部分，目的是开发出一项用于临床医疗研究的患者报告临床结局测量系统（patient-reported outcome measure，PROM）[60]。患者报告临床结局测量信息系统（patient-reported outcomes measurement information system，PROMIS）将健康的三个主要方面（生理健康、心理健康和心理社会健康）与一些相互关联的子领域结合在一起。项目反应理论（IRT）是一种崭新的、心理测量学上合宜的条目设计方法，研究人员据此在每个调查领域开发了相应的问题库（条目）。它可以对每项条目涉及的疾病状态严重性连续体进行精确排序[61]。问卷内容的条目校准过程是通过 PROMIS 与计算机自适应测试（CAT）之间的信息整合进行的，因而，此过程在提高准确性和降低上限和下限效应的同时，显著减少了患者回答问题时所承受的心理压力[61]。

PROMIS 现在已经被用于许多特异性骨科疾病 PROM 的评估[62]，其中也包括成人脊柱相关疾病[63]。目前多数研究集中在使用 SRS-22r 量表验证 PROMIS 和评估其在成人脊柱畸形人群中的应用。初步研究显示，生理功能、疼痛和焦虑三项调查内容被认为最适用于复杂疾病患者群体。

（二）健康经济学

健康经济学正日益成为评价治疗方案的一个重要因素。随着对卫生资源利用的深入研究，综合权衡医疗费用和患者满意度之间的关系，对指导医疗决策具有重要意义。针对这种情况，研究者们提出了质量调整寿命年（quality-adjusted life-year，QALY）这一概念。QALY 给不同的健康状态进行赋值，0 代表死亡，1 代表完全健康[64]。另外一个是伤残调整寿命年（disability-adjusted life-year，DALY），尽管两者概念类似，但 DALY 是一种旨在量化疾病造成患者寿命年损失的度量方法，包括因早死所致的寿命损失年和疾病所致伤残引起的健康寿命损失年两部分[65]。随着医疗工作者对健康经济学兴趣的增加，他们发现成本效益（cost-effectiveness）在很大程度上依赖于获得每个 QALY 所需的经济成本。

健康相关生存质量普适性量表评估最适用于 QALY 计算，因为它们可应用于不同的疾病状态。目前存在多种普适性量表可对其进行评估[66]，但最常用的是 EQ-5D[67]。许多国家已经开发了 EQ-5D 评估集，它能够针对特定文化进行精确、的 QALY 计算[68]。通常，如果获得每个 QALY 的成本为 5 万～10 万美元或者更少，则认为干预措施具有成本效益[69-71]。随着对有限医疗资源需求的提高，建立常见脊柱畸形治疗方案的成本效益数据库愈显重要。

四、展望

当脊柱畸形患者合并有其他疾病时可能会对其临床疗效造成影响。例如，脊柱畸形患者合并抑郁症会影响其临床疗效，导致其测评结果出现偏差[72]。儿童和青少年肥胖症对儿科疾病临床疗效量表基线值有很大的影响，这必然会导致脊柱疾病的不良预后[73]。随着脊柱畸形患者年龄的增长，并发症可能会进一步加剧，因而增加了其他的混杂因素。在对比患者术前和术后数据时，可以使用另外的或者经过改良的量表工具，以分析并发症对临床疗效的影响。

明确疾病状态变化对临床疗效测量的影响和量化医疗干预的作用将是临床工作者未来持续努力的目标。病情的改善或恶化，治疗效果的量化，以及选用合适的量表工具进行评估，所有这些都要求医疗工作者对患者在临床上发生的重要生理及心理变化进行分析，因此提出了一个概念——最小临床意义变化值（minimum clinically important difference，MCID），它代表了患者和医生同时认为对临床疗效测量有意义的阈值。但是，目前有多种计算 MCID 值的方法，导致相同的患者报道临床疗效量表有不同的 MCID 值[74]。例如，在使用 ODI 时，美国食品药品管理局（Food and Drug Administration，FDA）建议，MCID 值至少需要有 15 分的区间范围才能获得可信任的调查结果[75]。然而，根据最近发表的一篇关于 MCID 值的综述，ODI 的 MCID 值通常在 5～14.9[74]。MCID 值在不同临床疗效量表中存在差异，包括 VAS、SF-36、SF-12、EQ-5D、NDI 和 Roland-Morris 功能障碍指数评分[74, 76, 77]。在某些研究中 MCID 值的计算是基于大规模的人群样本，而在另外一些研究中则是基于有限的样本数量，这是 MCID 值存在差异的一个主要原因[74]。有研究者建议在脊柱畸形患者中使用的 MCID 值应该为 0.4。然而，在成人脊柱畸形患者中用 SRS-22r 量表计算出的 MCID 值却存在较大差异，其原因为计算方式的不同[78]。另外，临床实质效益（substantial clinical benefit，SCB）量表也被用作术后效果的评估，但它代表的是一个目标阈值，而不是 MCID 值所代表的下限阈值[79]。因此，对脊柱畸形临床疗效进行评估时，需确保不同评估方法的一致性，故需对这些特定数值的计算方式达成一致。

为了进行更有效的临床研究，临床工作者应该建立相应的数据库，成立脊柱专科医生研究小组并收集足量的临床信息数据，不断扩大统计学样本量，以期获得更有说服力的研究结果。此外，临床疗效量表工具在世界各国间的应用促进了国际间医疗合作。普及信息化的电子病历也可以使临床医生高效获取患者临床疗效信息。因此，为了推动脊柱畸形领域的研究，我们应该更加积极主动地接受先进技术理念并付诸实践。

五、结论

使用问卷形式评估疗效以及对患者进行纵向随访是临床研究的重要手段。正如本节所述，针对不同的人群适用不同的问卷调查形式，而问卷调查的选择则取决于所需要解决的问题。对于患者治疗效果相关的临床问题，临床医生和研究人员可能需要应用多种类型的问卷来收集前瞻性数据。最好的方法是充分利用普适性量表和疾病特异性量表对不同的疾病进行比较和纵向整合。SRS-22r 和 SAQ 量表在世界各国医疗实践中进行了不断的检验和改进，积极运用这些量表工具收集患者的疗效数据，对于推进脊柱畸形治疗以及更深入了解这一疾病是至关重要的。目前，医疗领域已经开始向基于价值的医疗护理模式转变，随着这种转变的推进，患者报道临床疗效量表的评估将成为选择治疗方案的关键。因此，继续进行有针对性的和一致的数据收集工作对于脊柱外科医生来说是十分必要的。

影像学分类表：LENKE 分型
Radiographic Classification Scheme: Lenke Classification

James D. Lin　Lawrence G. Lenke　著
崔　赓　陈　超　译

第73章

一、概述

许多临床研究者一直在研究如何对青少年特发性脊柱侧弯（adolescent idiopathic scoliosis，AIS）进行分型，将相似的侧弯类型进行归类，提供治疗指导意见，对比手术效果。在20多年里，1983[1]年提出的King-Moe胸弯AIS分型成为脊柱融合固定时代第一个被广泛应用的分型。虽然具有仅对胸弯分型和仅基于冠状位进行分型的局限性，但该分型在Harrington内固定时代提供了非常好的治疗指导意义。其内容具体包括在远端融合节段选择时稳定椎的应用，对合适的King Ⅱ型[假双主弯（DM）]AIS应用胸椎选择性融合治疗，以及对双胸弯（DT）畸形（King Ⅴ）的识别，通过处理主胸弯来改善肩平衡。虽然该分型依然被许多医生使用，但在1998[2, 3]年几乎同时发表的两篇独立的文献中，该分型观察者间（Kappa=0.4）和观察者内（Kappa=0.62）的可靠性欠佳。

为了弥补这个分型的不足之处，2001年Lenke和同事们发表了一个更为全面的AIS分型系统（表73-1）[4]。这个分型系统通过双平面（冠状位和矢状位）X线片，将侧弯进行模块化系统分型，该分型令人信服并在世界范围内广泛使用。当对同样的X线片进行分析时，这个分型系统的可靠性要优于King分型系统，它的观察者间可靠性Kappa值为0.92，观察者内可靠性Kappa值为0.83[2]。这个章节将针对AIS的侧弯类型、治疗指导意见及融合节段的选择来阐述Lenke分型系统。这个分型系统并不适用于成人脊柱侧弯和非特发性脊柱侧弯。

表73-1　侧弯分型（1～6型）

侧弯分型	PT	MT	TL/L	描　述
1	非结构性	结构性	非结构性	主胸弯（MT）
2	结构性	结构性	非结构性	双胸弯（DT）
3	非结构性	结构性	结构性	双主弯（DM）
4	结构性	结构性	结构性	三主弯（TM）
5	非结构性	非结构性	结构性	胸腰/腰弯（TL/L）
6	非结构性	结构性	结构性	胸腰/腰弯-主胸弯（TL/L-MT）

（一）分型系统的影像学要素

该系统需要 4 张标准的术前 X 线片来对计划手术的 AIS 患者进行分型。包括站立位全脊柱冠状位和矢状位（前后位和侧位）X 线片，以及左右仰卧位侧屈（bending）像 X 线片。在站立位全脊柱冠状位 X 线片上，测量上胸弯（proximal thoracic，PT）、主胸弯（main thoracic，MT）、胸腰弯 / 腰弯（thoracolumbar/lumbar，TL/L）三部分的 Cobb 角（图 73-1）。MT 顶椎位于 T_3 至 T_{11}～T_{12} 椎间盘；TL/L 顶椎位于 T_{12}～L_1 椎间盘至 L_4。主弯定义为 Cobb 角最大的弯（当 MT 与 TL/L Cobb 角测量相同时或者非常罕见地出现 PT Cobb 角更大时，MT 则被默认为是主弯），其他两个部位的侧弯则被定义为非主弯。非主弯又分为结构性和非结构性。定义非主弯是否为结构性要依据侧屈（bending）像及全脊柱矢状位 X 线片的测量结果。在侧方 bending 像 X 线片上非主弯剩余 Cobb 角≥ 25° 时则将其定义为结构性，＜ 25° 时则将其定义为非结构性。同时要测量 PT（T_2～T_5）和 TL 交界处（T_{10}～L_2）矢状位 Cobb 角。当 PT 或 TL/L 后凸为 +20° 或以上时，无论在冠状位侧屈（bending）像 X 线片上测量结果如何，都将这些部位的非主弯定义为结构性。

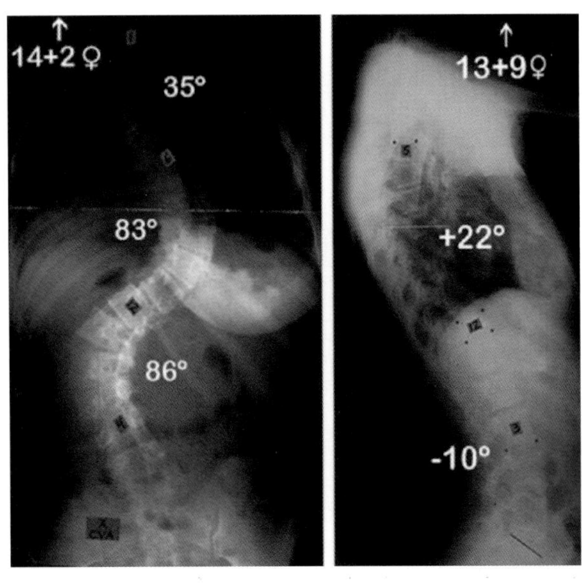

▲ 图 73-1　前后位及侧位 X 线片显示上胸弯、主胸弯及胸腰弯

同时，这个分型系统针对腰椎冠状位和胸椎矢状位的测量引入了 2 个修订标准。对于冠状位腰椎的修订而言，在站立位冠状位 X 线片上，骶骨中垂线（CSVL）平分骶骨并垂直向 TL 交界处延伸。冠状位腰椎修订 A 定义为这条线位于顶椎的两个椎弓根之间，冠状位腰椎修订 B 定义为这条线经过顶椎的椎弓根，冠状位腰椎修订 C 定义为这条线完全不经过顶椎及其椎弓根（图 73-2）。矢状位胸椎的修订可以从矢状位全脊柱 X 线片上测量得到。T_5～T_{12} 矢状位序列被定义为"−"或后凸减少（＜ +10°），"N"或正常后凸（+10°～+40°），以及"+"或后凸增加（＞ +40°）。

根据上述影像学分析建立 Lenke 分型系统。该系统首先根据主弯所在的位置描述出 6 种亚型（主弯在胸椎为 1、2、3 和 4 型，在 TL/L 段的为 4、5 和 6 型），然后根据非主弯是否为结构性再区分这些亚型（表 73-2）。其次，根据之前描述 CSVL 与腰弯顶椎的相对位置关系加入腰椎修订 A、B 或 C。最后，根据 T_5～T_{12} 矢状位 Cobb 角的测量添加矢状位胸椎修订 −、N 或 +。综合上述三部分内容，建立 Lenke 分型系统（如弯型 1AN）。尽管将侧弯亚型（1～6）、冠状位腰椎修订（A、B 或 C）及矢状位胸椎修订（−、N 或 +）综合起来可能会产生 42 种侧弯亚型，但该分型系统非常易于理解和使用。

尽管这个基于影像学的分型系统可以通过上述对 X 线片详尽的分析方式完美地对侧弯进行分型，但面临脊柱节段融合以及选择特殊融合节段时，还需要考虑到许多非常重要的附加因素 [5]。简单地说，Lenke 系统的治疗指导意见是固定主弯及结构性非主弯，但不固定非结构性的非主弯。当然，还有其他影像学及临床方面的因素在手术方案的设计中起到重要作用。这些因素包括 X 线片各种参数的比值、骨骼的成熟程度、术前

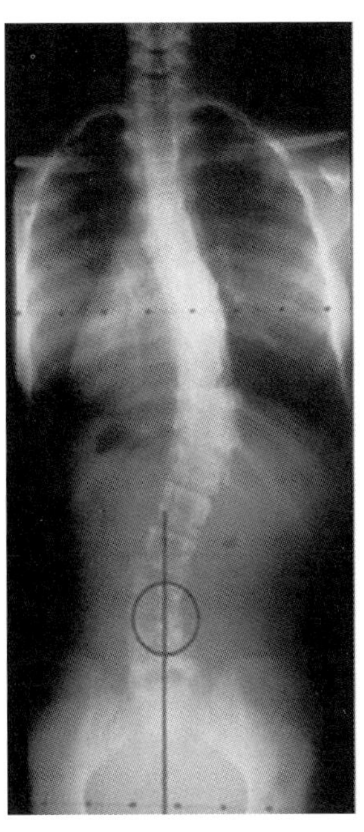
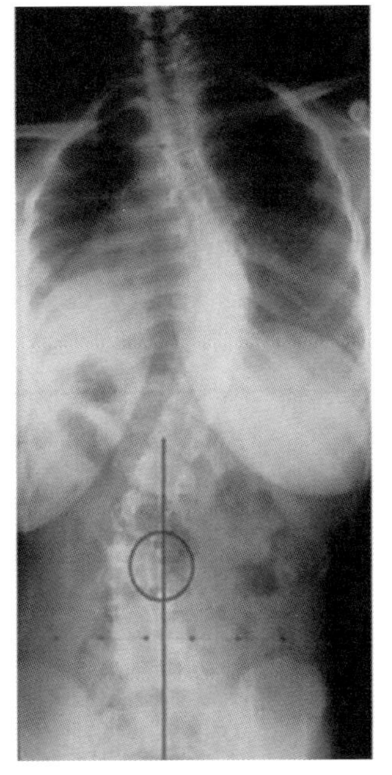
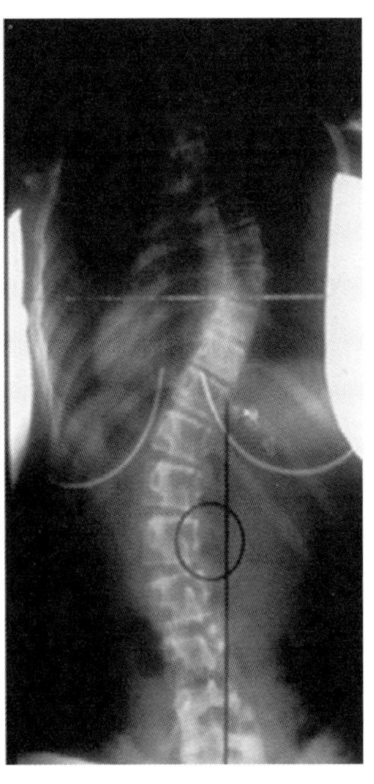

▲ 图 73-2 冠状位腰弯修订 A、B 和 C 是以腰弯顶椎与骶骨中垂线相对位置来划分

表 73-2 Lenke 等设计的对 AIS 分型系统的优势

- 全面易懂
- 基于二维
- 可信度高
- 模块化（弯型、腰椎及矢状位修订）
- 指导治疗（融合主弯及结构性非主弯）

肩平衡情况、胸部和腰部的凸出、躯干的平衡、患者的运动能力，以及患者个人的期望和诉求[6]。因此，综合这个分型系统及其附加的影像和临床方面的因素，以及术者之前的手术经验，才能指导术者为拟手术治疗的 AIS 患者制订出适合的手术策略。

（二）侧弯分型

1. 1 型侧弯

在 1 型主胸弯（MT）侧弯中，主弯在主胸弯（MT）的部位，近胸弯（PT）和胸腰弯 / 腰弯（TL/L）部位的侧弯为非结构性的非主弯（图 73-3）。所以治疗建议为只需从前路或后路进行 MT 区域的矫正和固定融合。在过去的 10 年内，我们的医疗机构及整个北美地区使用前路脊柱融合

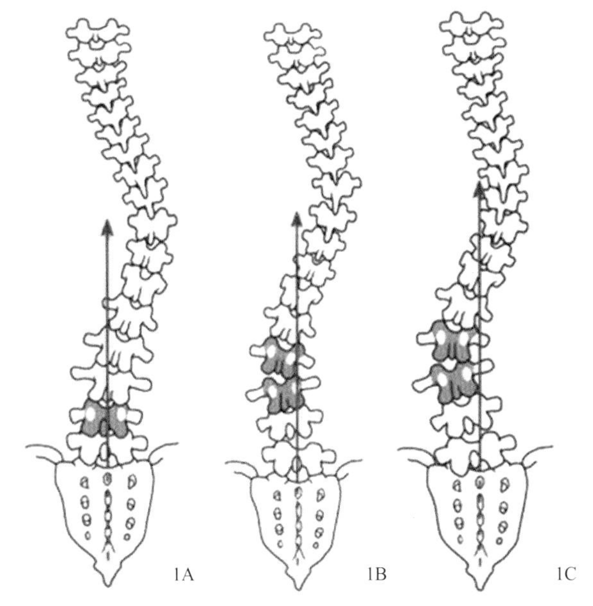

▲ 图 73-3 1A、1B 和 1C 胸主弯（MT）型侧弯示意图
一般治疗原则：只对主胸弯行后路脊柱融合 / 固定或者前路脊柱融合 / 固定

术（anterior spinal fusion，ASF）来治疗 1 型 MT 侧弯的情况越来越少[7, 8]。与此同时，应用椎弓根螺钉内固定系统进行的后路脊柱融合手术（posterior spinal fusion，PSF）逐渐盛行[9-11]。上固定椎（upper instrumented vertebra，UIV）一般选择 T_3、T_4 或者是 T_5；下固定椎（lowest instrumented vertebra，

LIV）的变化很大，范围比较广，从 T_{11}（少见）到 L_4 或者甚至到 L_5 骶骨（少见）。

对于 1 型 MT 侧弯的矫形策略有很多，包括悬臂梁技术、原位弯棒技术、原位移位技术、通过椎弓根螺钉将顶椎去旋转技术，以及选择性加压和撑开使顶椎最大限度移位，同时让下固定椎（LIV）尽量达到水平状态。在椎弓根螺钉时代，顶椎去旋转技术得到广泛应用，因此，术后大多数患者的肋骨突出得到改善，从而使绝大多数患者避免接受胸廓成形术[9]。对于那些侧弯顶椎节段严重前凸的患者，可能有必要使用韧带松解术或者在顶椎附近行 Ponté 或 Smith–Petersen 截骨来改善矢状位序列，并获得更多的生理性后凸。同时，对于大的僵硬性畸形（站立冠状位片 Cobb 角≥ 75°，且侧方 Bending 像中＞ 50°）时，这种顶椎附近的松解有助于矫形程度最大化，并将矫形过程中骨与螺钉接触面的压力最小化[12]。

LIV 的选择与冠状位腰椎的修订有很强的相关性。对于冠状位腰椎修订 A 型侧弯，LIV 通常选取有 CSVL 通过的 TL/L 段最靠近头端且无旋转的椎体（病例 73–1）。通常是 MT 弯下端椎（LEV）尾端的第 1 个椎体，也是真正稳定椎头端的第 1 或第 2 个椎体。1A 型侧弯可以根据 L_4 的倾斜度来划分 1A–L（左）和 1A–R（右）。1A–R 型侧弯的 LIV 通常在更远端[13]。对于冠状位腰椎修订 B 型侧弯，这个规定同样适用于 LIV 的选择。通常，只要没有 TL 段交界性后凸的存在，CSVL 的最后触及椎可以作为一个安全的 LIV 来选择。但是，对于冠状位腰椎修订 C 型侧弯而言，当进行选择性胸椎融合时可以将存在于 TL 交界处之内的稳定椎（通常为 T_{11}、T_{12} 或 L_1）作为 LIV。在有些病例中，很难分清两个相邻的椎体中哪一个是 CSVL 的最后触及椎。在这些病例中，仰卧位的脊柱 X 线片可以提供如何选择 LIV 的其他信息。重要的是要记住，在两个胸椎远端椎体中选择 LIV 时，选择更远端的节段通常更安全，同时也不会明显牺牲脊柱的活动度。

1C 型侧弯极具争议性[14]。即使 TL/L 段的顶椎完全偏离 CSVL，TL/L 段侧弯在侧屈（bending）像中也会小于 25° 且并无真正的交界性后凸。因此，对于大多数 1C 型侧弯推荐进行选择性胸椎融合。然而，适合接受选择性胸椎融合的 1C 型侧弯患者，在应用 Lenke 分型系统之外，其他评估也不可或缺[15, 16]。分析影像中和临床上胸椎畸形对于腰椎畸形的比值也非常重要[17]。在此要考虑到胸椎与腰椎 Cobb 角的比值、顶椎旋转（AVR）及顶椎偏移（AVT）。当这些比值，尤其是 AVT 的比值，大于 1.2 接近 2.0 时，选择性胸椎融合术通常可以成功（表 73–3）。此外，评估患者直立位、俯卧位及前屈位等姿势来证实临床上胸背部凸起确实大于腰背部凸起具有重要意义。在合适的患者身上，体现胸部躯干偏移远远大于腰部躯干偏移的典型表现就是腰部没有皮肤褶皱。在前屈位时，脊柱侧弯测量仪的数值可以证实胸背部的凸起大于胸腰段的凸起。在俯卧位时，胸背部畸形比腰背部畸形更显著，甚至只能观察到胸背部的畸形。术前卧位的冠状位 X 线片可以证明胸弯比腰弯结构性更强。另外，两个部位之间的交界处不能有明显的后凸畸形存在。这些分析同样适用于选择合适的 3C 及 4C 型侧弯患者进行选择性胸椎融合（病例 73–2）。最后，因为我们是对患者而非 X 线片进行手术，对拟行侧弯手术的所有患者进行临床查体必不可少，尤其是要接受选择性胸椎融合的患者（表 73–3）。

应用内固定系统行 ASF 从上端椎（upper end vertebra，UEV）到下端椎（LEV）来矫正 MT 弯是一个可行的治疗方法，尤其是对于那些矢状位胸椎修订"–"（后凸减少）的患者。但是，由于胸廓切开术对肺功能的影响以及对内镜操作技术要求高的原因，ASF 手术并不常见[18, 19]。使用混合方式或椎弓根螺钉从后路来治疗 1C 型侧弯，将胸椎冠状位上保留部分曲度来代偿下方未融合

表 73-3 考虑选择性胸椎融合时影像学及临床依据

- 1C、2C、3C 和 4C 型侧弯
- Cobb 角测量：胸弯与腰弯的比值应该≥ 1.2
- 顶椎偏移：胸弯与腰弯的比值应该≥ 1.2
- 顶椎旋转：胸弯与腰弯的比值应该≥ 1.2
- 没有胸腰段后凸：< +10° T_{10}～L_2
- 侧弯测量仪显示：胸弯与腰弯之比≥ 1.5
- 腰弯的偏移并没有引起腰线的不对称
- 没有结缔组织病

腰弯的曲度十分重要。使用椎弓根螺钉系统选择性融合 1C（2C、3C 或 4C）型侧弯时的一个优势是在利用螺钉进行顶椎去旋转操作纠正肋骨凸起的同时，还可以在冠状位上保留部分曲度。为 LIV 保留一定的倾斜度来平衡下方未融合腰弯的曲度也非常重要。如果融合节段远端位于 TL/L 交界处，需谨慎分析矢状位平衡，对于避免轻微的 TL/L 交界处后凸进展加重十分重要。虽然应用选择性胸椎融合纠正各种 C 型侧弯时会遇到很多陷阱，但这样做却能融合最少的节段同时最大限度保留腰椎活动度，所以当手术成功时这些分析和治疗的努力都是十分值得的。

2. 2 型侧弯

2 型 DT 侧弯有 MT 作为主弯，还有一个结构性 PT 与一个非结构性 TL/L（图 73-4）。推荐使用 PSF 治疗 PT 与 MT。根据术前肩平衡的情况 UIV 通常选择 T_2，有时会选择 T_3，而 LIV 的选择方法同 1 型 MT 侧弯。选择 UIV 时，术前两肩的位置尤其重要[20, 21]。术前如果左肩高（对于右侧 MT 弯而言），则必须从 T_2 开始固定（有些作者甚至推荐 T_1），将肩进一步抬高的可能性降到最低，或者在矫形中将两肩高度调整至理想水平（病例 73-3）。这种结果应通过对 PT 凸侧加压和凹侧撑开的操作来得到。根本上讲，PT 在矢状位上的形态决定了这些矫形外力产生何种效果。通常，对矢状位上后凸增加的 PT 节段矫形时，凸侧加压操作产生的矫形效果优于凹侧撑开操作。当术前两肩基本处于水平时，通常选取 T_2 或 T_3 来作为 UIV 以达到保持正常肩平衡的目的。在极少的病例中，如果右肩（典型的左侧 PT、右侧 MT 型弯）术前较高，UIV 可以低至 T_4 甚至是 T_5，避免对 PT 节段进行融合来获得肩平衡[22]。然而，要特别注意左肩术后不能高于右肩，同时 PT 的矢状位序列要在可接受范围内。

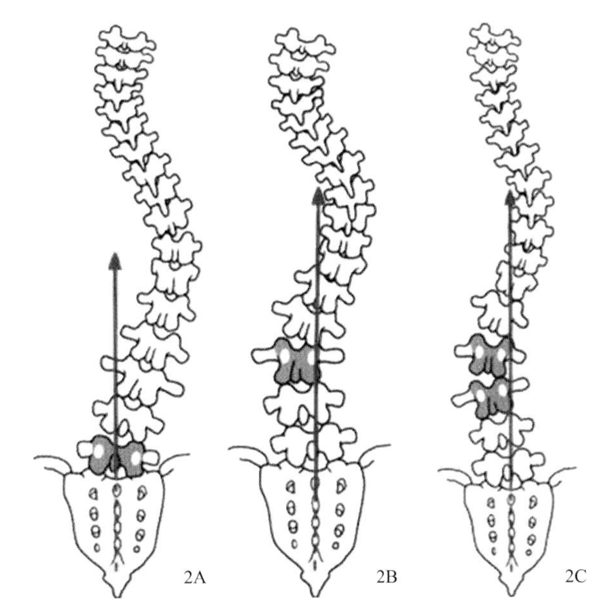

▲ 图 73-4 示意图显示 2A、2B 和 2C 双胸弯型侧弯

涂阴影的椎体显示顶椎与骶骨中垂线的关系。一般治疗原则：对上胸弯及主胸弯行后路脊柱融合 / 固定

3. 3 型侧弯

3 型 DM 侧弯包括一个 MT 主弯、一个结构性 TL/L 弯及一个非结构性 PT 弯（图 73-5）。对于大多数这样的侧弯类型，推荐使用 PSF 术式将 MT 与 TL/L 区域均固定融合。UIV 的选择与 1 型侧弯相似，通常根据非结构性 PT 区域的影像学和临床表现及临床两肩的平衡情况将 UIV 选为 T_3、T_4 或者 T_5。典型的 3C 型侧弯不适合选择性胸椎融合，LIV 通常需要延长至 L_3 或 L_4。对于是选择 L_3 还是 L_4 的决定是十分复杂且富有争议的[23, 24]。通常所有凸向凸侧的椎间盘应当处于融合节段内，如果 L_3～L_4 椎间盘开口朝向凸侧，就选择 L_4。相反的，如果 L_3～L_4 椎间盘闭口（凹侧）朝向 TL/L 弯的凸侧，只要保证 TL/L 段侧弯矫正使得 L_3 靠近中线并保持水平，L_3 也可以

被选为 LIV。当 L_3～L_4 椎间盘在术前站立位冠状位全脊柱 X 线片上是平行的，这个分析更为复杂。术者必须关注的因素包括 L_3 椎体的旋转度，L_3 与 CSVL 偏离的距离，L_3 与 TL/L 弯顶点的距离，侧弯的大小（Cobb 角）；固定后由 L_3～L_4 椎间盘固定的楔形变或 L_3 到 CSVL 偏移的距离所反映出腰骶椎畸形残留的大小，俯卧位推压或侧屈（bending）像 X 线片中 L_3 的中心化情况，以及 L_5 和（或）S_1 固定后的倾斜情况等。在这类型侧弯中（病例 73–4），这些影像学因素对于成功选择 L_3 作为 LIV 起到重要作用。

大多数 3 型 DM 侧弯的腰弯为修订 C，腰弯修订 A 或 B 的侧弯通常 MT 弯极大，这也使得在侧屈（bending）像中 TL/L 弯显示为结构性但是并不远离 CSVL。因 TL/L 交界段后凸 +20° 或更大而形成的 3 型 DM 侧弯，TL/L 段在冠状位表现出的柔韧度甚至可以被预测为非结构性，就像在 1C 型侧图中那样。偶尔的，有些 3C 型侧弯会让术者考虑实施选择性胸椎融合[14]。当所提供 X 线片及临床观察比值的指标符合 1C 型侧弯的描述，如果各项比值合适，术者可以处理 X 线片及临床所观察到的胸椎畸形而不融合腰椎。然而，术者必须谨慎筛选这些罕见的 3C 型侧弯来实施选择性胸椎融合，应用合适的内固定技术使冠状位及矢状位序列达到最佳，以保证良好的术后外观（病例 73–2）。

4.4 型侧弯

4 型三主（TM）弯包含一个 MT 段或 TL/L 段的主弯，以及包括 PT 段在内其他两个部位非结构性主弯（图 73–6）。因此，这种少见的侧弯类型要求将 PT、MT 及 TL/L 段在内的所有三个部位均实施 PSF。UIV 的选择方法与 2 型 DT 侧弯相同，LIV 按照 3 型 DM 侧弯的方法选择。因此，这种侧弯类型通常需要从 T_2 或 T_3 开始向下至 L_3 或 L_4，进行极长节段的固定融合。当然，就像前述 3 个侧弯类型，如果影像学及临床观察的证据支持选择短节段融合，可以选择主弯单独处理，留下一个或两个非主弯不做融合。

5.5 型侧弯

5 型 TL/L 侧弯的主弯在 TL/L 部位，PT 及 MT 部位为非结构性弯（图 73–7）。因此，这个单主弯型的侧弯可以行前路治疗或者在 TL/L 节段行后路融合。我们机构以往治疗该类型的侧弯是经前路使用双棒系统从 TL/L 弯的 UEV 至其 LEV 进行固

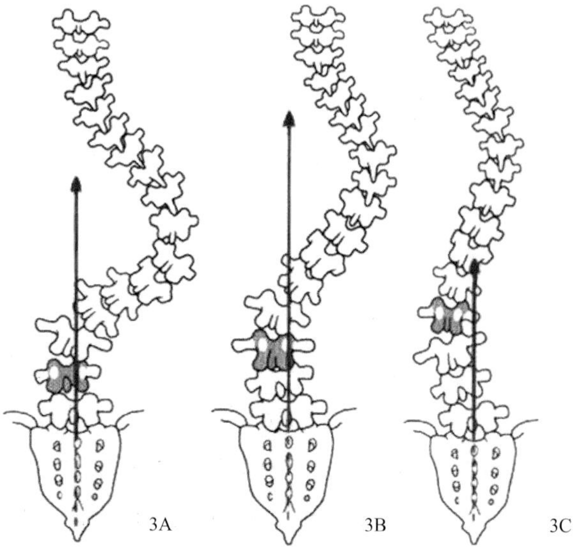

3A 3B 3C

▲ **图 73–5 示意图显示 3 型双主弯侧弯的 3A、3B 和 3C**
一般治疗原则：对主胸弯和胸腰 / 腰弯行后路脊柱融合 / 固定

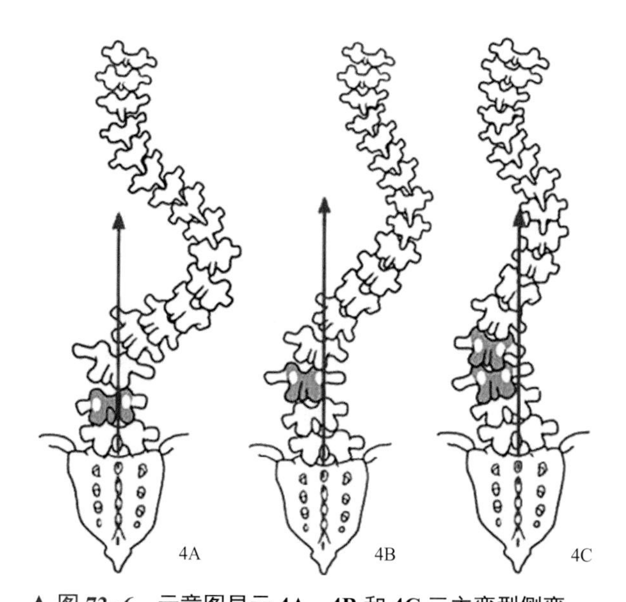

▲ **图 73–6 示意图显示 4A、4B 和 4C 三主弯型侧弯**
一般治疗原则：对所有主弯（上胸弯、主胸弯和胸腰 / 腰弯）行后路脊柱融合 / 固定

定（病例73-5）。我们目前的治疗策略是应用PSF固定相同的节段，可使用椎弓根螺钉固定系统并实施顶椎去旋转操作来完成手术[15, 25]。如果术者选择后路手术来矫正侧弯，并想得到与前路手术结果相近的矫正率，以及UIV和LIV的术后位置，选择椎弓根螺钉行节段固定是必不可少的。技术上，治疗目标是将LIV调整至水平并根据胸椎侧弯角度尽可能地保留UIV部分的倾斜度。这点与选择性胸椎融合时为MT弯的LIV保留一定的倾斜度原理相同。从影像学和临床表现两方面来评估非结构性MT弯也很重要，因为在有些时候即使在5C型侧弯中也要处理胸弯。尤其是遇到胸背部肋骨有凸起、MT弯与TL/L弯交界处后凸的存在，以及（或者）双肩不平衡而必须处理胸弯等情况。

6. 6型侧弯

6型TL/L-MT侧弯的主弯位于TL/L区域，有一个结构性的MT弯，还有一个非结构性PT弯（图73-8）。与3型DM侧弯相似，两个部位都需要行PSF治疗。少数情况下，根据TL/L弯与MT弯结构性的比较，可以对TL/L行选择性融合。也就是当TL/L弯与MT弯Cobb角的比值、顶椎旋转度、顶椎偏移，以及临床观察到的畸形程度显示TL/L弯的确更大时[23]。在这种情况下，可以根据上述描述实施前路或后路选择性TL/L弯融合[26]。

任何一种侧弯类型可能与巨大的MT弯或少见的巨大TL/L弯有关。因为有这种巨大主弯的存在，非主弯需要代偿如此大的曲度，以至于在侧屈（bending）像中残留曲度＞25° 形成了结构性侧弯。目前，针对这种巨大且僵硬的侧弯治疗通常采用后路多节段截骨或三柱截骨，如PSO或VCR截骨（病例73-6）。这些操作技术要求非常高，需要由可以熟练处理严重脊柱畸形的医生来操作。这些后路截骨操作提供了安全理想的矫形效果，从而不需要任何从前路进行的操作。但是，对于严重胸椎畸形患者，我们依然使用重力牵引来增加拉伸脊柱与胸壁长度的安全性，头环同时也可以改善肺功能。

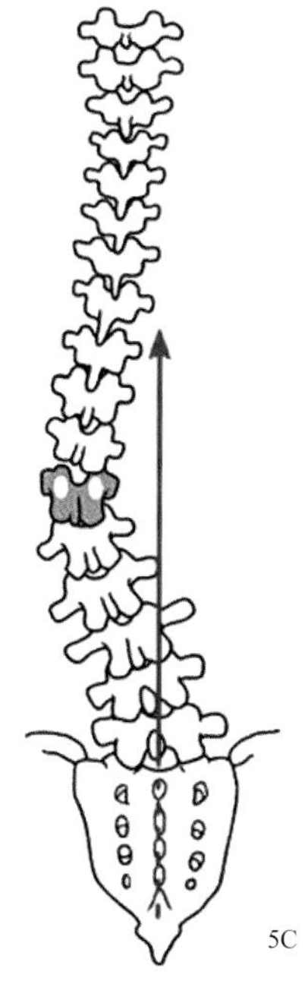

▲ **图73-7 示意图显示5型（胸腰/腰弯）侧弯中的5C侧弯**

一般治疗原则：只对胸腰/腰弯行后路脊柱融合固定或者前路脊柱融合固定

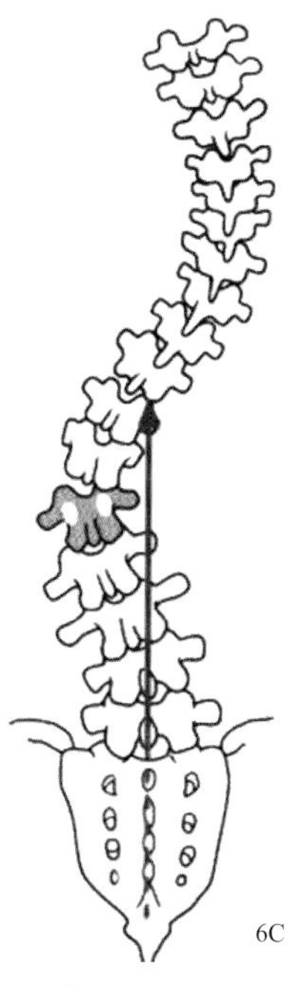

▲ **图73-8 示意图显示6型胸腰/腰弯-主胸弯型侧弯中的6C侧弯**

一般治疗原则：对胸腰/腰弯及主胸弯行后路脊柱融合/固定

二、总结

青少年特发性脊柱侧弯 Lenke 分型系统的应用为影像学分析脊柱侧弯的组成提供模板，也为脊柱固定融合节段的选择提供基础的治疗指导[6]。但是需要强调的是，个人经验、附加的影像学分析及患者的临床表现在制订手术策略中十分重要。另外，骨骼的发育程度在手术入路和 LIV 选择上是重要的考虑因素，要尽量避免远端附加现象及轴曲现象等临床并发症的出现。普遍接受的观点是，脊柱外科医生对于 UIV 和 LIV 的选择以及术中一系列的矫形操作都因人而异，这也体现了脊柱矫形手术的“艺术”[27, 28]。正因为融合节段的选择及矫形方式的应用各不相同，有必要制订一个可以对相同弯型采取不同治疗方案后的临床效果进行评估的分级系统。因此，这个系统描述了每个弯型，各种治疗方式也可以通过多中心分析研究得到对比，最终得出对于每种弯型均理想的治疗方案。这点不仅对于 X 线片的分析很重要，对于通过术后调查表［如脊柱侧弯研究协会（SRS）的调查问卷］来进行临床评估以及通过肺功能检查、步态和活动范围等进行功能评估都很重要。最后通过对大量相似类型的侧弯采取不同治疗方案的多中心分析研究，能够筛选出对于每种侧弯最佳的治疗方案，提升 AIS 手术治疗的水平。

最后，脊柱侧弯是三维（three-dimensional，3D）畸形，对 AIS 进行三维分类十分必要。SRS 已经组建专门的委员会进行 3D 侧弯的分析，制订可能的 AIS 新分型系统。希望在将来用 3D 视角分析患者的侧弯可以得到普及，同时有了 3D 分型系统我们就可以将相似的侧弯进行归类。到那时，可以为各种手术方案提供 3D 矫形的前瞻性分析，使患者术后影像学表现及临床表现都达到最优效果。

三、典型病例

病例 73-1

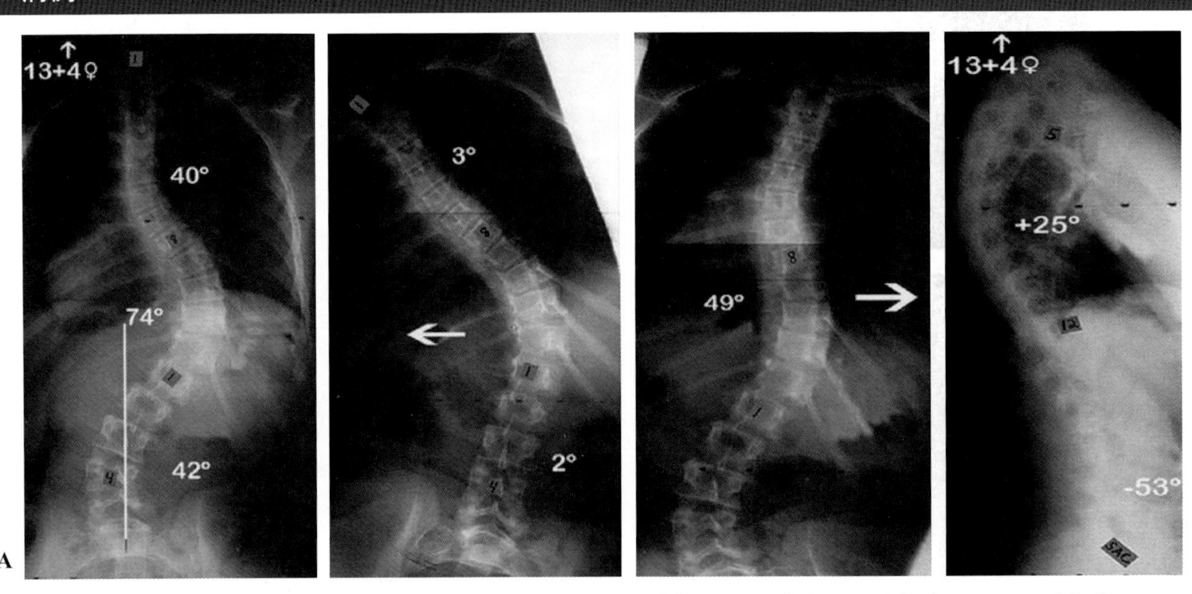

A. 患者为 13 岁 4 个月女性，术前 PT=40°，MT=74°，TL/L=42°。左侧 bending 像中，PT 减少到 3°，TL/L 减少到 2°，所以 PT 与 TL/L 弯为非结构性。因为 $T_5 \sim T_{12}$ 后凸为 +25°，所以这个侧弯分型为 1AN 型

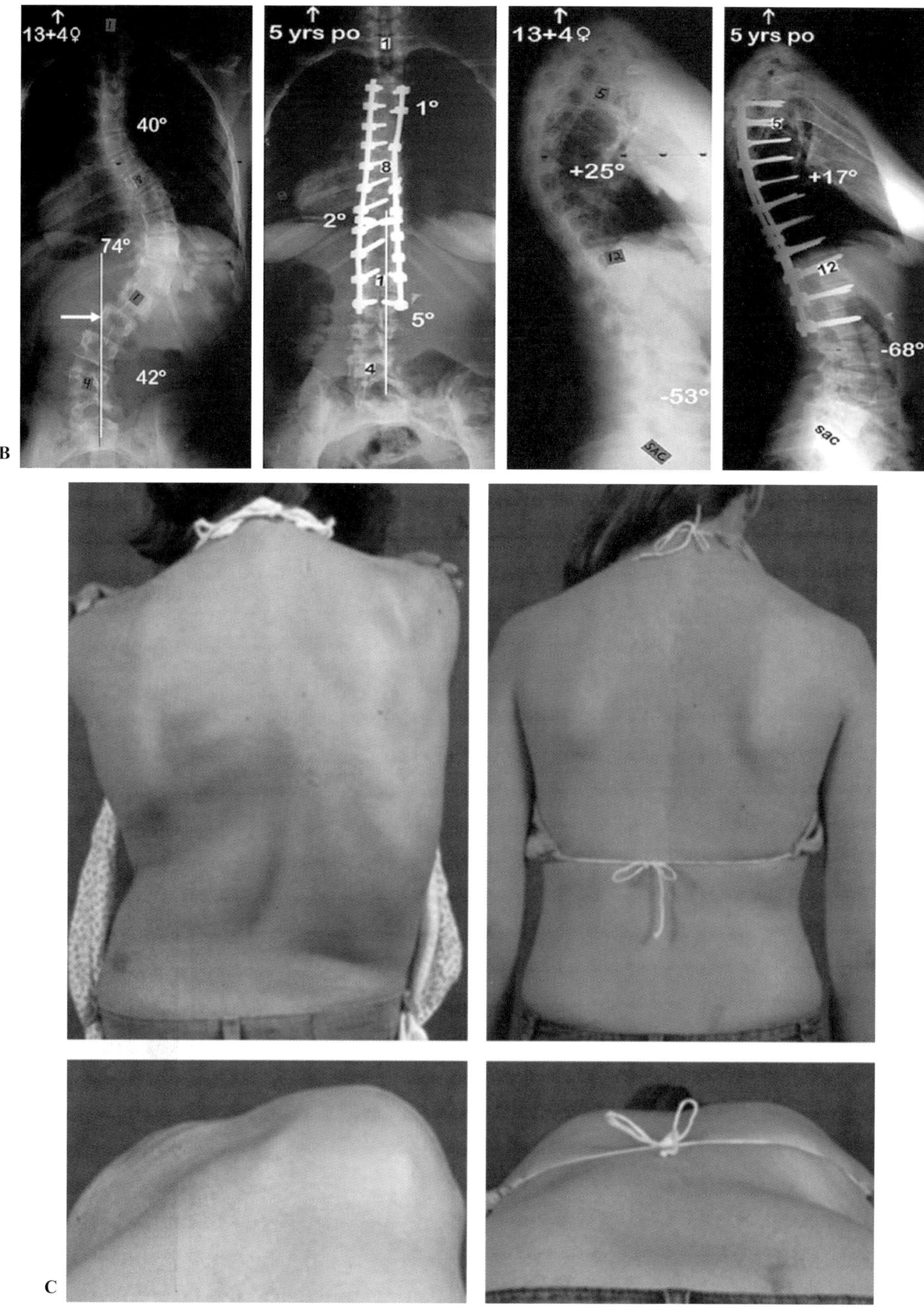

B. 患者接受 T_4～L_2 节段后路椎弓根螺钉内固定融合术，L_2 为术前冠状位全长片上 CSVL 最后触及椎体。5 年后的随访中，冠状位及矢状位均获得良好的曲度改善。C. 术前及术后站立位和前屈位照片，显示通过椎弓根螺钉内固定去旋转作用后胸壁畸形得到矫正

病例 73-2

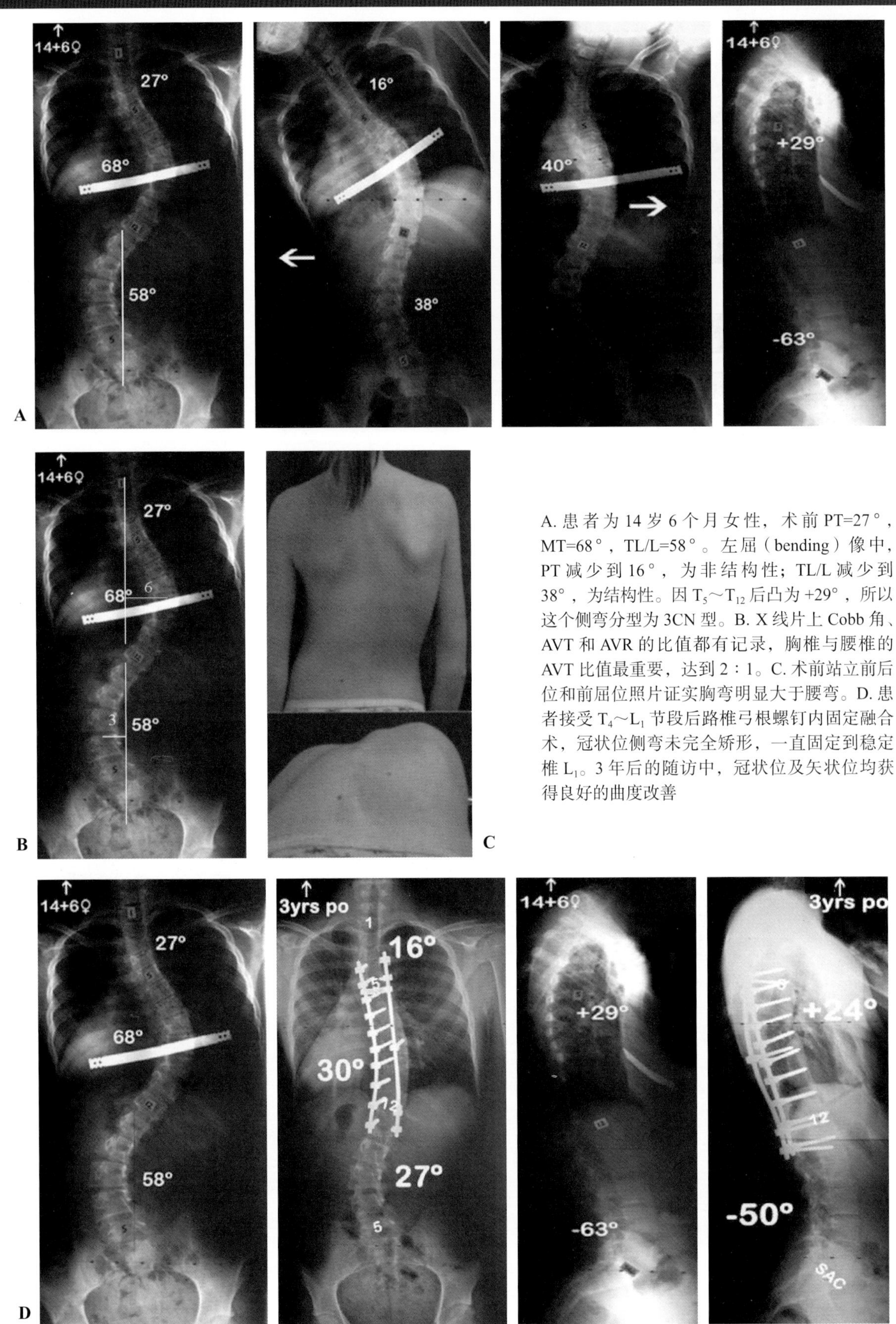

A. 患者为 14 岁 6 个月女性，术前 PT=27°，MT=68°，TL/L=58°。左屈（bending）像中，PT 减少到 16°，为非结构性；TL/L 减少到 38°，为结构性。因 T_5～T_{12} 后凸为 +29°，所以这个侧弯分型为 3CN 型。B. X 线片上 Cobb 角、AVT 和 AVR 的比值都有记录，胸椎与腰椎的 AVT 比值最重要，达到 2∶1。C. 术前站立前后位和前屈位照片证实胸弯明显大于腰弯。D. 患者接受 T_4～L_1 节段后路椎弓根螺钉内固定融合术，冠状位侧弯未完全矫形，一直固定到稳定椎 L_1。3 年后的随访中，冠状位及矢状位均获得良好的曲度改善

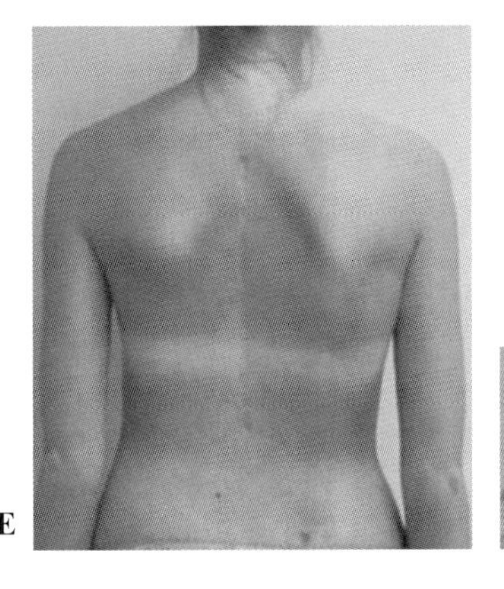
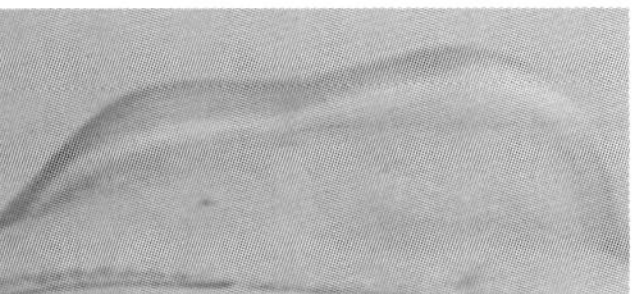

E. 术后照片显示通过胸椎选择性融合躯干偏移和胸壁畸形都得到明显改善

病例 73-3

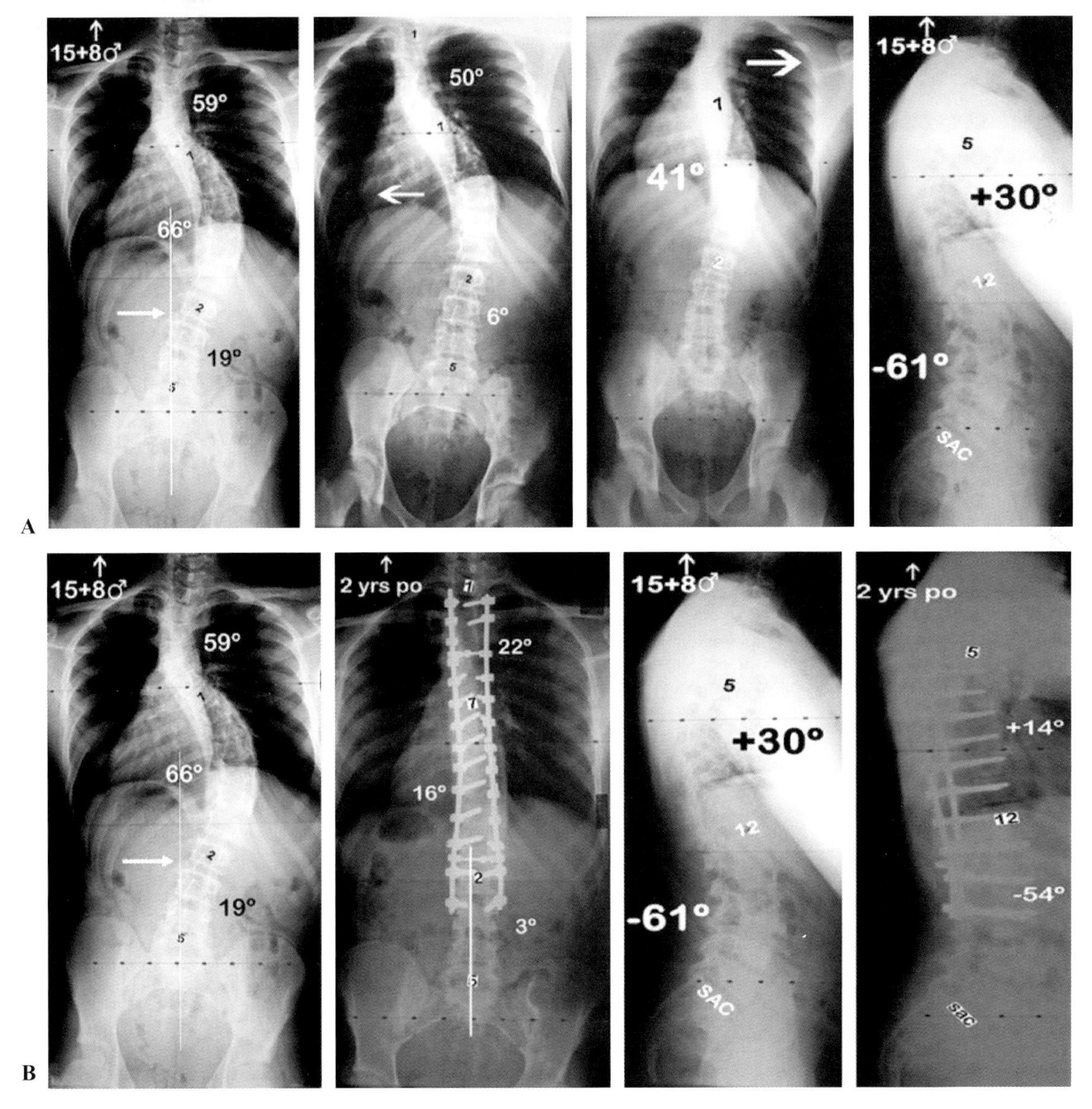

A. 患者为 15 岁 8 个月女性，术前 PT=59°，MT=66°，TL/L=19°。左屈（bending）像中，PT 减少到 50°，为结构性；TL/L 减少到 6°，所以为非结构性。因 T_5～T_{12} 后凸为 +30°，所以该侧弯分型为 2AN 型。B. 患者接受 T_2～L_3 节段后路椎弓根螺钉内固定融合术，纠正了 PT 与 MT 的弯度

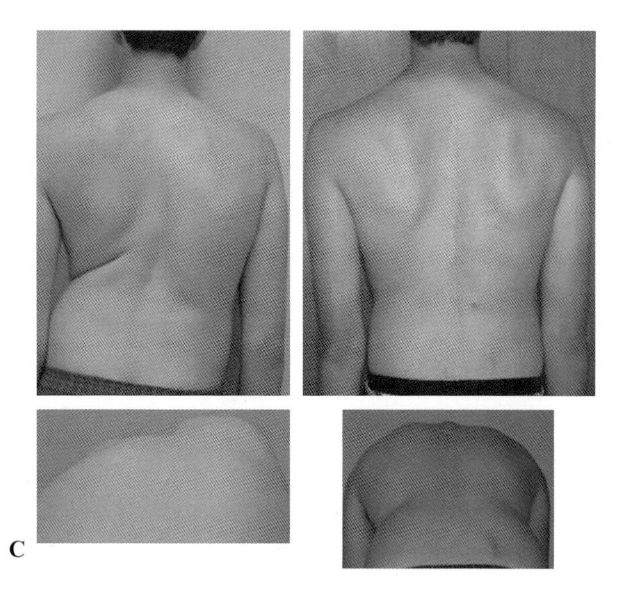

C. 术后照片显示术后肩平衡恢复良好，躯干偏移和胸廓畸形都得到明显改善

病例 73-4

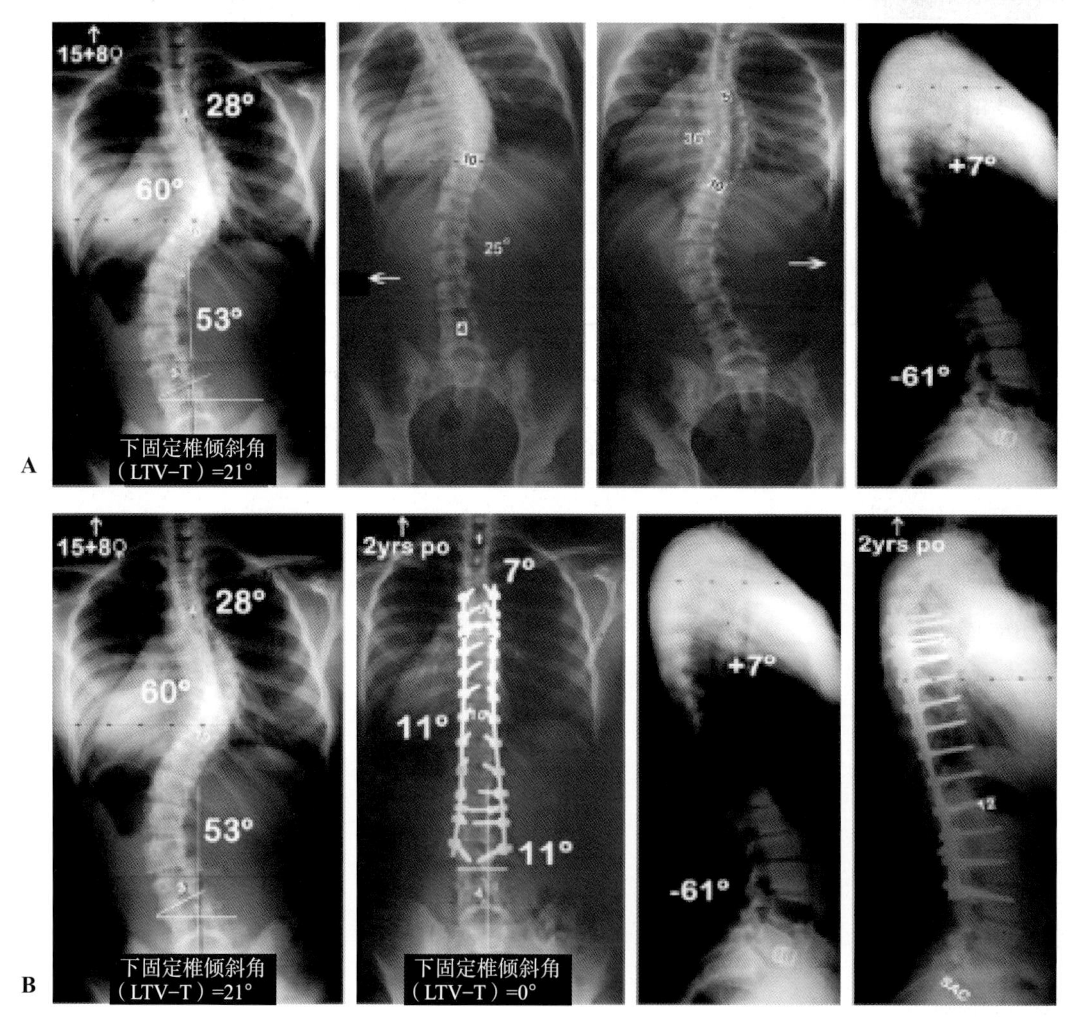

A. 患者为 15 岁 8 个月女性，术前 PT=25°，MT=60°，TL/L=53°。左屈（bending）像中，TL/L 减少到 25°，所以为结构性。因为 T_5～T_{12} 后凸为 +7°，所以该侧弯分型为 3C- 型。B. 患者接受 T_4～L_3 节段后路椎弓根螺钉内固定融合术，术后两年随访时，下固定椎 L_3 完全水平、居中和中立。在这个病例中，选择胸椎融合没有实施，因为患者术前对其腰弯引起的腰线不对称不满意

病例 73-5

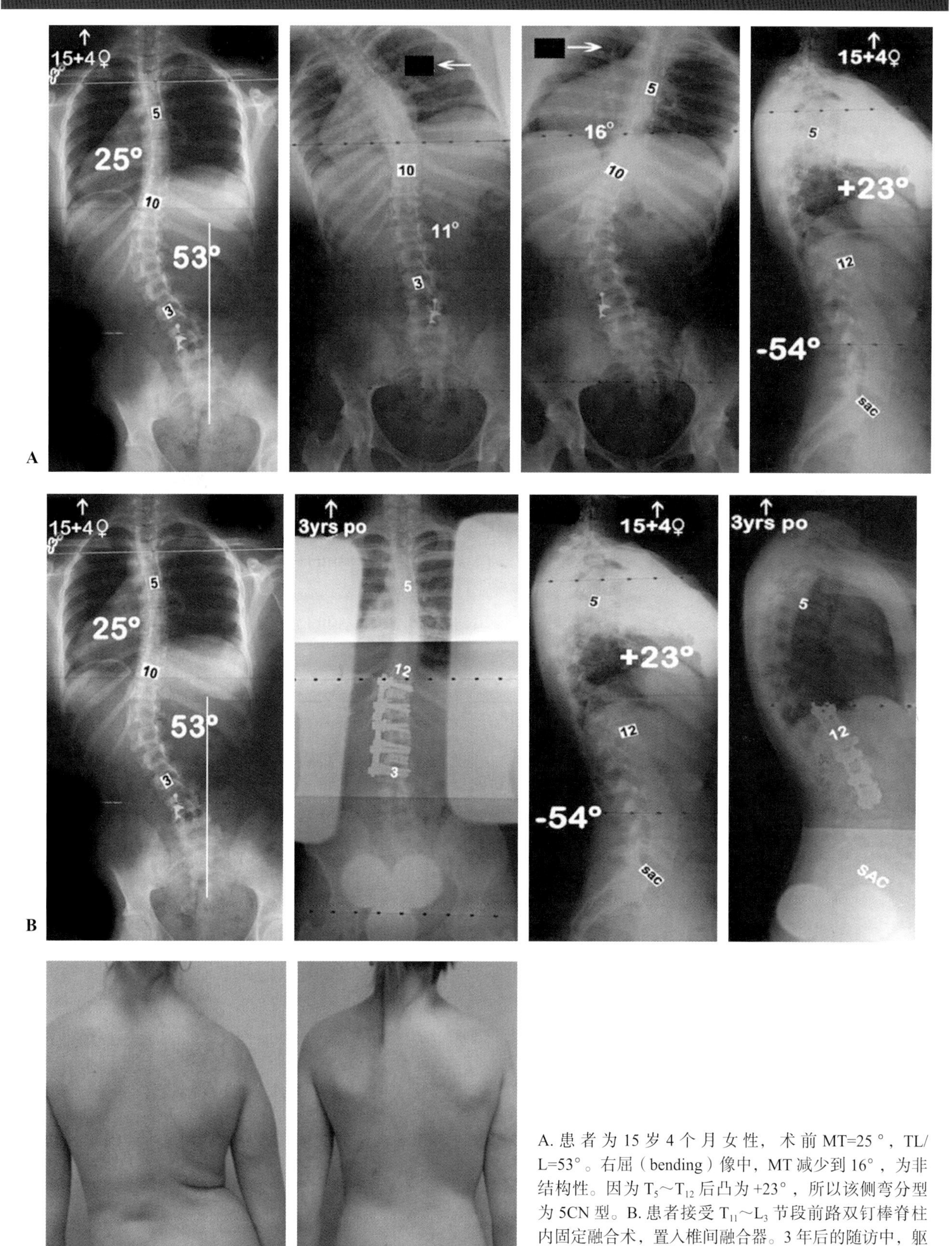

A. 患者为15岁4个月女性，术前MT=25°，TL/L=53°。右屈（bending）像中，MT减少到16°，为非结构性。因为T_5～T_{12}后凸为+23°，所以该侧弯分型为5CN型。B. 患者接受T_{11}～L_3节段前路双钉棒脊柱内固定融合术，置入椎间融合器。3年后的随访中，躯干形态获得良好矫正，下固定椎L_3也获得良好的位置。C. 术前和术后照片证实躯干获得良好的形态重塑

病例 73-6

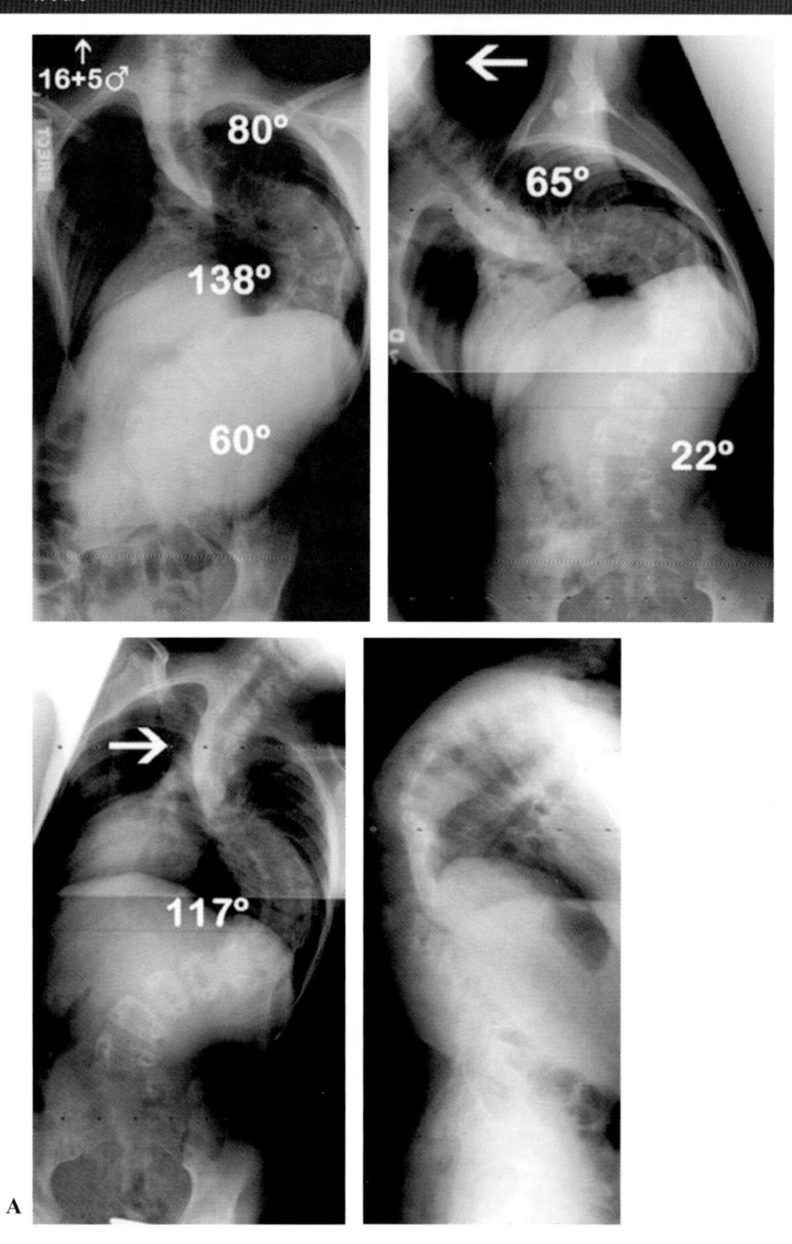

A. 患者为 16 岁 5 个月女性，术前 PT=80°，MT=138°，TL/L=60°。左屈（bending）像中，PT 减少到 65°，所以为结构性；TL/L 减少到 22°，所以为非结构性。T_5～T_{12} 后凸为 +58°，所以该侧弯分型为 2A+ 型

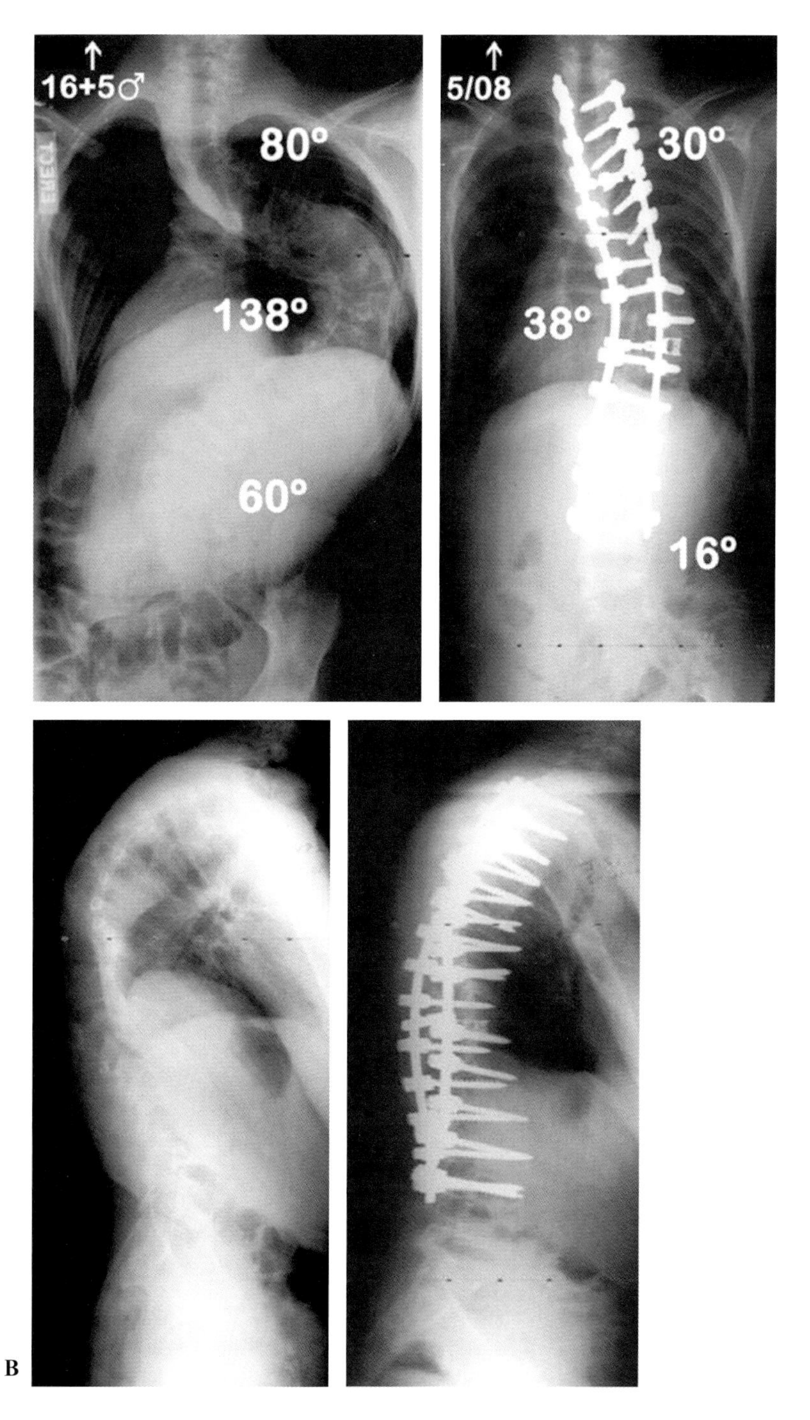

B. 患者接受 T_2～L_4 节段后路椎弓根螺钉内固定融合术，同时 T_{10} 椎体 VCR 截骨。术后 X 线片表明冠状位和矢状位矫形非常好

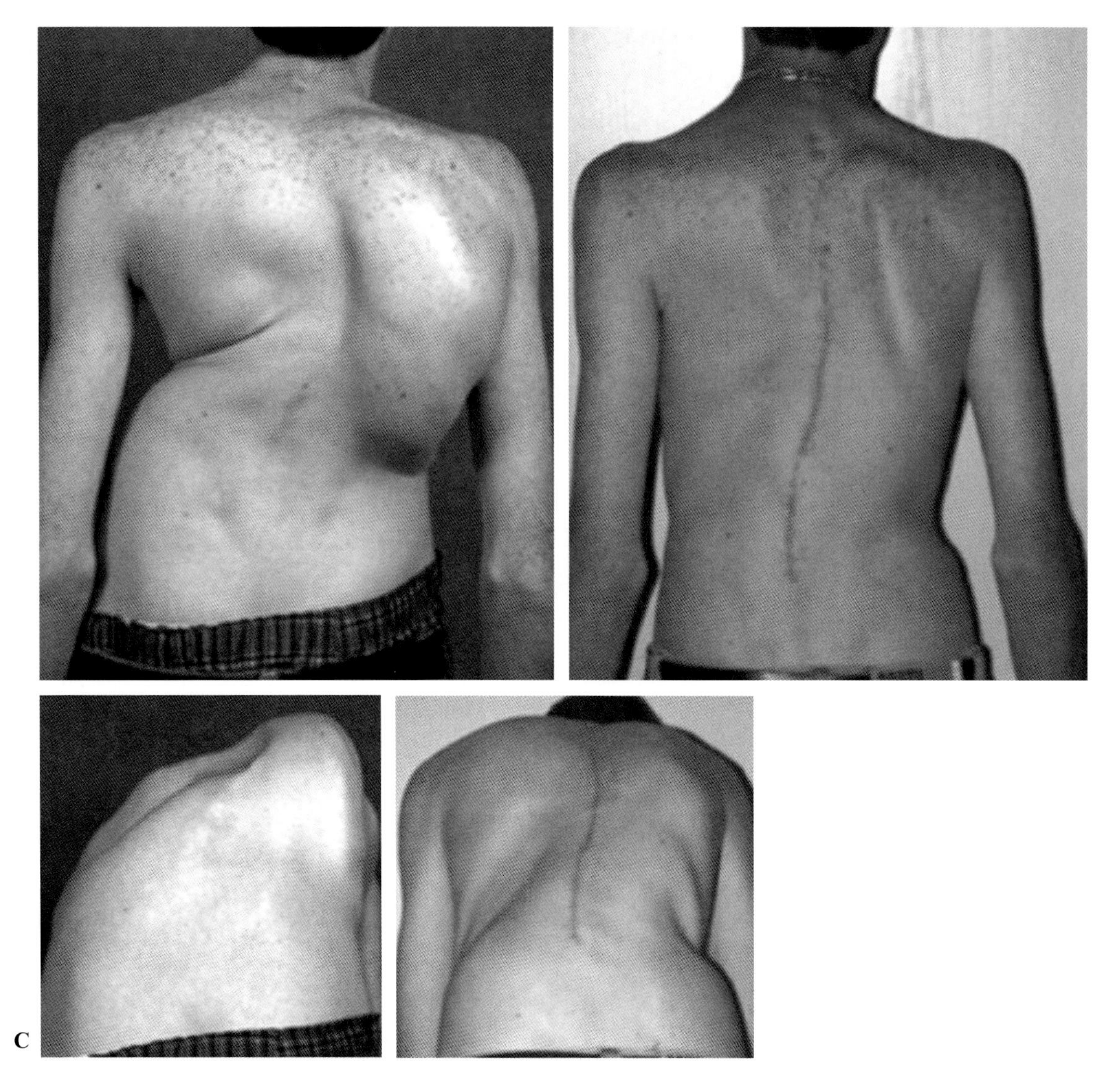

C

C. 术前和术后照片证实仅从后路矫正并未做胸廓成形术也可以使躯干获得良好的形态

第 74 章

早发型特发性脊柱侧弯的非融合手术及生长棒技术

Fusionless Surgery and Growing-Rod Techniques for Idiopathic Early-Onset Scoliosis

Behrooz A. Akbarnia　Pooria Hosseini　George H. Thompson　Gregory M. Mundis, Jr　著

仉建国　董玉雷　译

一、概述

早发型脊柱侧弯（early-onset scoliosis，EOS）是现代小儿脊柱外科最大的治疗挑战之一。进展性脊柱畸形的儿童如果不进行治疗，会出现危及生命的心肺并发症。理想的干预时机和方式仍不确定。不过，我们对这种情况的了解正在稳步加深。

历史上，脊柱侧弯的早期分类是基于冠状面侧弯角度的大小：轻度（69°）、重度（70°～99°）和极重度（100°）。有趣的是，没有中等程度的分组。1954 年，J.I.P. James 首先根据发病年龄将特发性脊柱侧弯分为幼儿型、少儿型和青少年型三种类型。幼儿型特发性脊柱侧弯（infantile idiopathic scoliosis，IIS）指在 3 岁或 3 岁以前发病，少儿型特发性脊柱侧弯（jurenile idiopathic scoliosis，JIS）在 4—9 岁时发病，青少年型特发性脊柱侧弯（adolescent idiopathic scoliosis，AIS）在 10 岁到骨骼成熟时发病。1987 年，Dickson 和 Archer 提出了一种更简单的脊柱侧弯分类方法[1]。他们用"早发"这个名词来反映 5 岁前出现的脊柱侧弯，用"晚发"来反映 6 岁或以上出现的脊柱侧弯。他们认为这种分类更能准确反映 Dimeglio 提出的未成熟脊柱的生长模式[2, 3]。2000—2009 年间，这些历史分类方法在世界各地普遍使用。最近，有学者建议脊柱侧弯可以简单地根据年龄分为 EOS（10 岁或 10 岁以下）、青少年脊柱侧弯（10—18 岁），以及成人脊柱侧弯（18 岁以上）[4, 5]。2014 年，Williams 等[6]提出了早发型脊柱侧弯最全面的分类（comprehensive classification of early-onset scoliosis，C-EOS）。C-EOS 把病因、冠状面 Cobb 角、后凸和每年侧弯进展作为修正因素。C-EOS 病因包括先天性、神经肌肉性、综合征和特发性（表 74-1）。虽然 C-EOS 是至今最全面最新的分类系统，但仍需进一步在病因学亚组分析方面改善细化。

表 74-1　早发型脊柱侧弯的分类[6]

早发型脊柱侧弯的分类			
病因	Cobb 角	后凸畸形	年度进展率修正
先天性 / 结构性	< 20°	(–): < 20°	P^0: < 10° / 年
神经肌肉性	21° ～50°	N: 21° ～50°	P^1: 10° ～20° / 年
综合征性	51° ～90°	(+): > 50°	P^2: > 20° / 年
特发性	> 90°		

脊柱侧弯发病越早，对脊柱生长、胸廓容积和心肺发育影响越大。对未治疗脊柱侧弯患者的长期随访表明，这些患者的死亡率明显升高[7]。在 IIS 和 JIS 患者中，死亡率在 40—50 岁时明显升高，而 AIS 患者中却没有出现这种规律。因此，对这些儿童的脊柱畸形进行合理的治疗有希望能够避免这种不良结局。这一章节将讨论特发性早发型脊柱侧弯（idiopathic early-onset scoliosis，IEOS）的评估和治疗，包括非融合技术和生长棒技术。

（一）患者评估

临床评估

全身性的体格检查对于诊断 EOS 非常必要。特发性脊柱侧弯的诊断是一种排除性诊断，详尽的病史采集和临床查体能够使脊柱外科医生排除其他病因的侧弯。这些鉴别诊断包括其他病因的侧弯，如先天性、神经肌肉性、综合征性，以及脊柱感染或肿瘤所致畸形。应该筛查有无其他伴随畸形，包括心脏畸形、髋关节发育不良、认知障碍、先天性肌性斜颈及其他发育异常。

病史记录应包括详细的母亲的病史和个人史，包括所有的疾病、怀孕史、怀孕期间的用药情况。出生史应该包括妊娠期的长度、分娩类型（阴道或剖腹产）、体重或任何围产期并发症。脊柱侧弯与臀位有一定相关性，且在早产低体重男婴中更为常见[8]。与家人讨论和观察孩子，有助于发现发育迟缓并评估认知功能。Wynne-Davies 发现 13% 的男性婴幼儿脊柱侧弯患有智力发育迟滞[8, 9]。这一组患者的体格检查需要注意细节，因为大多数阳性发现是细微的。应该行皮肤检查用于鉴别神经纤维瘤病的咖啡斑或腋窝雀斑。沿着脊柱方向的片状毛发可能是脊柱闭合不全的信号，而皮肤瘀青可能意味着外伤。头部检查应评估有无头部倾斜，因为 Wynne-Davies 发现 IIS 患者中头部倾斜的发生率为 100%[8]。

脊柱检查应包括双肩和骨盆的对称性，以及婴儿或儿童的整体姿势。在婴儿中，Adams 前屈试验很难进行；可让孩子俯卧在检查者的膝盖上，凸侧向下，这个位置施加的侧向压力可以评估侧弯的柔韧性。侧弯越僵硬，进展可能性越大。胸部异常与胸廓活动受限是综合征性脊柱侧弯的症状。腹壁反射减弱应进一步检查排除椎管内异常，如 Chiari 畸形[10]。反射消失通常出现在侧弯凸侧。这样的发现需要进一步行磁共振成像（magnetic resonance imaging，MRI）检查。

其他的阳性体格检查发现包括髋关节发育不良、头部倾斜，这些都和脊柱侧弯有很强的相关性[8, 9, 11]。最后，还应该检查双下肢长度。如果发现双下肢不等长，腰部突起通常在肢体相对较长的一侧。要完成一个全面的临床评估，必须要获取高质量全脊柱影像。

（二）影像学评估

1. X 线片

所有患者都有必要接受站立位后前位（如有可能负重位）和侧位 14 英寸 ×36 英寸（1 英寸 ≈ 2.54cm）X 线检查，需覆盖下颈椎至股骨头和髂嵴。这些 X 线相有助于评估脊柱序列和骨骼成熟度，如 Risser 征分级[12]。如果计划接受手术治疗，还要考虑行柔韧性检查，如左右弯曲和（或）牵引相、侧位垫枕头过伸相。如果患儿太小无法站立或坐下，仰卧位相也可以接受[13]。影像学系列检查有助于确定哪些是可能进展的侧弯。几项研究证明了 Mehta 肋椎角差（rib vertebral angle difference，RVAD）与肋骨头分期在预测侧弯进展中的价值[14, 15]。肋骨头分期表示凸侧肋骨头在顶椎椎体上的位置。“1 期”表示肋骨头或颈与顶椎没有重叠，应该测量 RVAD 进行进展风险分级。如果 RVAD ≤ 20°，侧弯有可能改善（99%）；如果 RVAD > 20°，侧弯极有可能进展（98%）。同样的，如果侧弯肋骨头位置呈现 2 期，即凸侧肋骨头与顶椎椎体重叠，RVAD 不需要测量，因为侧弯一定会进展（图 74–1）。最近，Skalli 等 [16] 引入了严重程度指数（S 指数），可以用来早期检测 AIS 的进展。校准的双平面 X 线 3D 重建可以测量 S 指数。研究表明，S 指数预测 AIS 侧弯进展准确率为 89%。然而，这个新的指标仍然需要大规模的临床验证，它在 EOS 中的应用尚不明确。必须时刻牢记，在儿童患者中，尽量避免不必要的放射检查。间隔 6 个月再重新拍 X 线是合理的 [17]。

2. EOS® 影像

降低低龄儿童的辐射显露非常重要，因为在生长发育期，他们可能会接受很多年的不同种类的治疗。EOS® 是一种 2000 年后出现的低辐射设备 [18]。该设备同标准设备相比，成片质量高，辐射量小 [19]。站立位图像能够行脊柱 3D 重建，辐射量小是其优势 [18]。然而，一些作者认为 EOS® 成像并不是一项性价比高的、适宜全国推广的检查 [19]。最近，一项 EOS® 微剂量方案能够进一步降低辐射量 [20]。微剂量 EOS® 的辐射量较之前方案降低 5.5 倍，比传统 X 线降低 45 倍，因此，辐射量几乎可以忽略。为了进一步减少辐射量，一项包含全脊柱前后位、侧位及 3D 重建的纳米剂量方案已经提出。纳米剂量方案声称能够将辐射量在微剂量方案基础上再降低 50%，同时能够保留微剂量方案的可靠性和重复性 [21]。

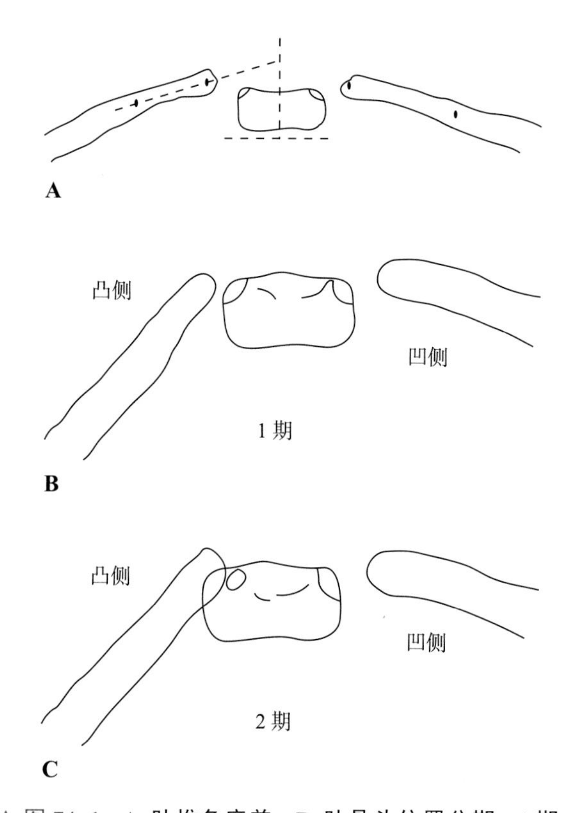

▲图 74–1　**A.** 肋椎角度差；**B.** 肋骨头位置分期：1 期；**C.** 肋骨头位置分期：2 期

3. CT 扫描

除普通 X 线外，CT 薄层扫描联合矢状重建对于治疗方案决策也非常重要，尤其是对于先天性脊柱侧弯病例。然而，因为辐射量太大，CT 扫描不适用于监测侧弯的进展。当前尚无明确指南规定何种侧弯的患儿需要接受高级别的影像学检查 [22]。

4. MRI

在 EOS 患儿中，使用 MRI 检查评估严重脊柱畸形已经成为标准方法。在诊断椎管内病变方面（如脊髓空洞、脊髓拴系和肿瘤），MRI 已经代替了脊髓造影和 CTM，这两种检查有创且准确度低。另外，20° 以上的进展性侧弯需要使用 MRI 评估中枢神经系统的隐匿性病灶。在体格检查正常的 EOS 患儿中，脊髓异常发生率也很高，也是全脊柱 MRI 检查的指征。目前，Cobb 角＞20° 的 IIS 患儿建议行 MRI 检查 [23]。

（三）治疗策略

非手术治疗（观察、石膏及支具）对于侧弯＜25° 的患者仍然是推荐的。RVAD ＞ 20° 表示侧弯可能会缓解（图 74–2）[15]。定期随访，系列 X 线检查可评估进展还是好转。如果进展＞ 10°，应该选择更积极的治疗方案。侧弯度数 20°～35°，肋骨头位置分期 2 期以及 RVAD ＞ 20° 也应该开始治疗。积极的治疗包括定期的影像学和临床随访，以及使用系列石膏和支具（表 74–2）[24]。

EOS 外科治疗的最终目标是延缓或阻止侧弯

表 74-2 早发型脊柱侧弯的手术治疗和非手术治疗指征

非手术治疗	Cobb 角＜ 20°[a]
	RVAD ＜ 20°[a]
	肋骨头分期 1 期[a]
手术治疗	Cobb 角＞ 25°[a]
	RVAD ＜ 20°[a]
	肋骨头分期 2 期[a]
	支具 / 石膏治疗失败
	侧弯明确进展

a. 仅适用于特发性婴幼儿侧弯；RVAD. 肋椎角度差

的进展，同时保留脊柱、肺和胸廓的发育。一旦发现侧弯进展，应该进行外科治疗。外科干预分为以下 3 种[25]。

(1) 撑开为基础的技术：传统生长棒（TGR）、磁控生长棒（MCGR）及纵向可延伸式钛肋假体（VEPTR）。

(2) 加压为基础的技术：椎体 U 形钉（vertebral staples）和椎体拴系技术（tethers）。在年龄较大患者中有所帮助，但是在 EOS 患者中还没有被验证。

(3) 生长引导的技术：Shilla 和 Luque trolley。

本章节主要讲撑开为基础的 TGR 和 MCGR。

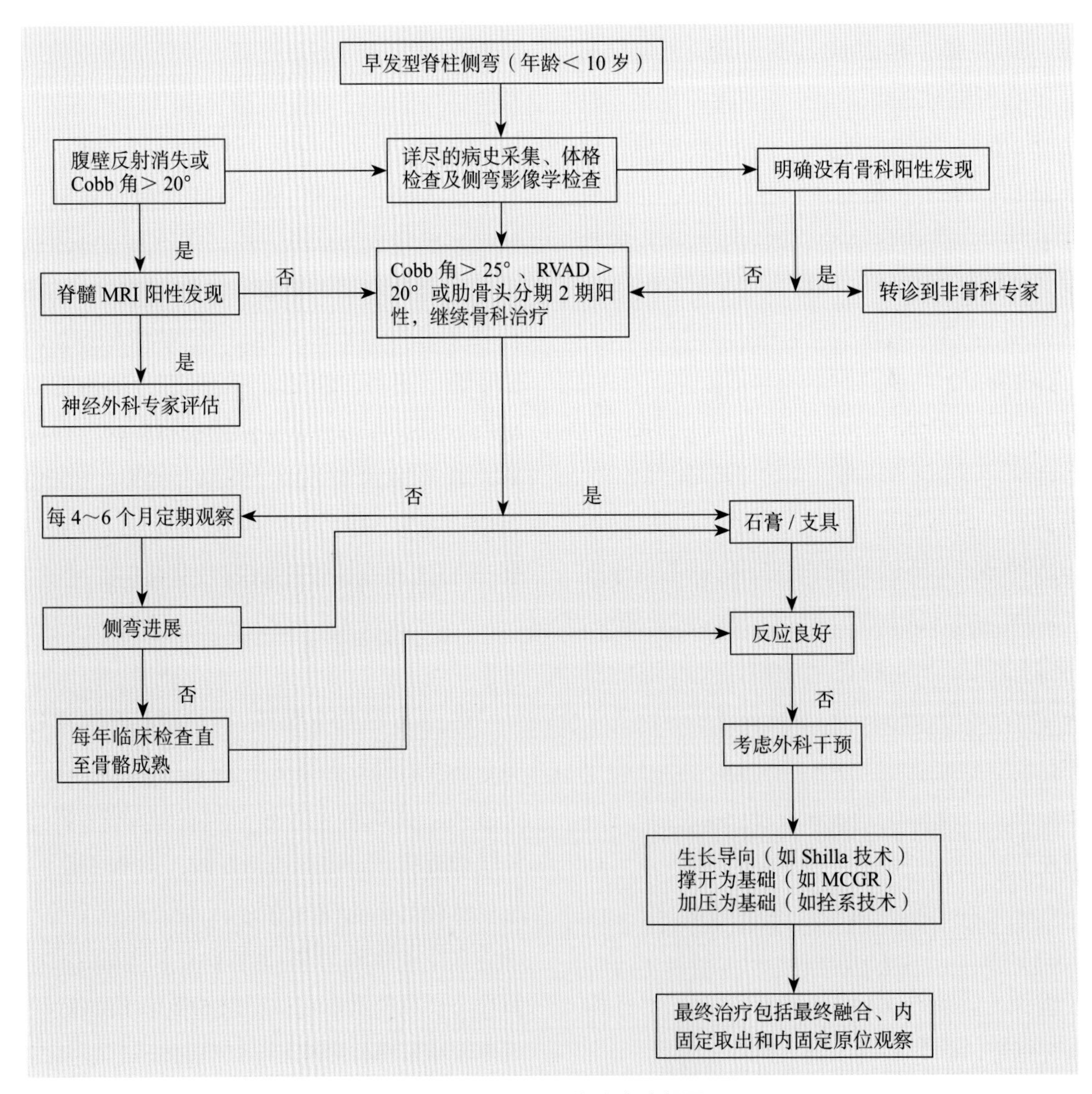

▲ 图 74-2 EOS 的治疗流程图

（四）非融合手术或生长棒的演变

非融合手术治疗EOS已经有很多年了。55年前，Roaf尝试对侧弯凸侧附近的椎体骺软骨及相邻椎间盘进行破坏，从而达到调节脊柱生长的目的[26]。只有23%（44/188）的病例影像学有所改善。1962年，Harrington首次描述了撑开手术[27, 28]。他描述了一种非融合器械，把一根Harrington棒植入侧弯凹侧，上下使用钩连接侧弯的近端和远端，从而对侧弯进行撑开。Moe等随后对Harrington的技术进行改良，筋膜下显露仅局限于置钩处，棒从皮下穿过[29]。以阻止侧弯在最终融合前进展作为标准，他们报道的成功率为66%（44/67）。在内固定区域，脊柱的平均生长为2.9cm，总体脊柱的生长为3.8cm，本组病例脊柱生长的预测值为4.5cm。并发症发生率为50%。

Luque在1982年第一次描述了生长引导手术，命名为"Luque Trolley"[30]。这一设计的目的希望脊柱沿着预弯的L形棒生长。他报道了内固定区域脊柱有2.6cm的生长，78%的侧弯矫正。

Blakemore等在2001年报道了29例患儿，平均年龄6.7（1—11）岁，平均侧弯角度66°（42°～112°），接受了肌肉下单生长棒的治疗[31]。其理念是尽量减少骨膜显露，从而降低自发融合率，并且仍能够对棒进行塑形。11例患者接受了顶椎区短节段前后融合联合肌层下生长棒，余下18例仅接受肌层下生长棒。他们报道并发症发生率为24%（包括脱钩、断棒和伤口浅层感染），侧弯矫正到平均47°。

1997年，Klemme等报道了明尼苏达州使用Moe技术的20年经验[32]。随访了67例患者，从最初植入生长棒到最终融合，平均接受了6.1次手术。67例患者中，44例侧弯未进展或改善，平均改善30°。剩余的23例患者中，12例是神经肌肉性侧弯，侧弯平均进展33%。

Akbarnia等引入了双生长棒技术，可放置在肌层下或者皮下，稳定性和矫正率更佳（表74-3）[13, 33]。并且，由于双棒比单棒更牢固，初始矫正率和侧弯矫正维持得更好[34]。

表74-3 单棒和双棒技术对比

	单 棒	双 棒
非计划手术	风险增加	–
内固定相关并发症	风险增加	–
感染	没有区别	没有区别
生长	6.8mm/年	11.3mm/年
最初矫正率	38%	47%
矫正维持率	14%	40%

引自 Yazici M, Asher M, Hardacker JW, et al. The safety and efficacy of Isola–Galveston instrumentation and arthrodesis in the treatment of neuromuscular spinal deformities. *J Bone Joint Surg Am* 2000; 82（4）: 524–543.

然而，最大的治疗改变是MCGR的引入。磁控生长棒在临床前研究中被证实安全有效[35]，亚洲和欧洲比美国获准应用早，因此，最早的文献源自这些地区，这些外科医生的经验帮助改善了美国外科医生的技术水平。该设备可以无创性的定期进行撑开。外科医生还可以将它整合到熟悉的器械系统中。鉴于越来越多的证据表明多次麻醉会对大脑发育造成负面影响，该技术的出现避免了这些问题。撑开操作也可以用超声引导代替X线片，因此降低了反复治疗的辐射量。

（五）传统双生长棒

该技术包括近端和远端固定基座的制备（包括有限的融合）、棒预弯、棒通道制作和连接器的应用。初次手术一般可以通过1～2个有限的正中切口完成。

1. 固定基座的制备技术

固定基座包括至少2个锚定点和1～2个棒的组合，才能达到足够的稳定性，以抵抗变形力而不发生脱钩或变形[36]。固定基座是唯一需要骨膜下剥离的区域。仔细地剥离可避免广泛显露造成自发融合的风险。

固定基座的选择是基于侧弯的类型和位置，还包括患者的年龄和诊断。例如，神经肌肉性脊柱侧弯通常比 EOS 需要固定的节段更长。上方固定基座通常位于 $T_2 \sim T_4$，每个固定基座需要至少 4 个钩子或椎弓根螺钉。如果上方固定基座使用钩，最上面的钩最好放在椎板上缘之下，下面的钩放在椎板下缘之上，从而构成一种“合抱”结构。Mahar 等研究指出，钉比单用钩或使用钩联合更稳定[37]，因而更倾向于使用椎弓根螺钉。然而，如果因为解剖因素导致置钉困难，也可以使用钩。远端固定基座通常需要至少 4 颗螺钉。远端固定的节段通常位于主弯端椎下方 3 个节段。如果存在骨盆倾斜，如神经肌肉性脊柱侧弯，远端基座可能需要延长至骶骨或者髂骨。非常重要的一点是基座必须足够稳定，骨质足够结实。固定基座可以使用骨移植物或骨替代物加强骨融合。比较理想的是，每个患者近端和远端固定基座的节段数量及固定类型均应遵循个体化的原则确定，从而减少未来可能出现的内固定相关并发症（imolant related complication，IRC），包括断棒、脱钩和拔出等。TGR 出现 IRC 的危险因素目前已经有少量重要的文献报道。很多危险因素已经被认识到。这些因素包括棒的金属类型、棒的直径、棒放置的层次（皮下或肌层下）、初次手术年龄、活动状况、初次手术侧弯的弯型、主弯的度数、最大的后凸程度及侧弯病因[33, 38-40]。最近，一项包含 274 例双生长棒的回顾性研究发现，患者弯型特点（如后凸）已经被证实和内固定失败相关[39]，棒的直径及固定节段数与基座固定节段数的比值（CL/AL 比值）和 IRC 呈现明显的相关性。CL/AL 比值小于 3.5 被证实对于预防 IRC 起保护性作用。因此，在做 TGR 手术术前计划时，应考虑尽可能缩短棒的长度或者延长固定基座的节段，使两者的比值尽量小于 3.5，同时还应该考虑固定基座的长度不要增加自发融合的风险[41]。当然，作者也建议要对他们提出的这个比值进行验证。

2. 双棒的植入

目前应用的是小直径的小儿内置物系统，如直径为 4.5mm 的不锈钢棒或钛棒。测量后截成两段，每侧两根，根据矢状面进行预弯。如果使用串联连接器，需要在胸腰段的区域断成两截，因为串联连接器一般置于胸腰段。如果畸形比较柔韧，合适的弯棒后使用悬臂梁技术可以帮助矫正后凸。然后将棒固定到相应的基座上，如有必要可放置多米诺（并联）连接器。Mahar 等[37]和 Hosseini 等[41]的研究证明，如果使用椎弓根螺钉，并联连接器没有任何获益。通过先连接头端再连接尾端，串联连接器可放置于胸腰段。之所以选择胸腰段，是因为脊柱在这个区域的矢状面解剖是直的。串联连接器硬而无法弯曲，因此放置在此区域对矢状面的序列影响最低。串联连接器放在最不突出的位置，以达到切迹最低。将串联连接器尽量往内侧放置（固定螺钉的头朝向内侧）可以让植入物的切迹更低，棒撑开时创伤会更小。进行第一次的矫正和延长操作时要非常小心，避免过度撑开，以免出现即刻的内固定及神经并发症（图 74-3）。

3. 单棒技术

因为双棒技术比单棒技术更牢靠，初次矫正率和维持率更高[34]，单棒技术自 2005 年以后应用逐渐减少。然而，尽管单棒技术机械性能有劣势，但在一些特定的解剖环境下仍有其适应证。除不在侧弯凸侧放置第二根棒外，单棒技术基本原则和双棒技术类似。锚定点可以在单侧或者双侧，双侧的稳定性更好，旋转控制更佳。无论是单棒还是双棒，可以使用并联的连接器替代串联连接器，这样棒的塑形更佳，并且在每一侧可以分别撑开和加压。通常，棒要预留足够长，低于远端固定基座，以便于将来撑开有一定的空间。

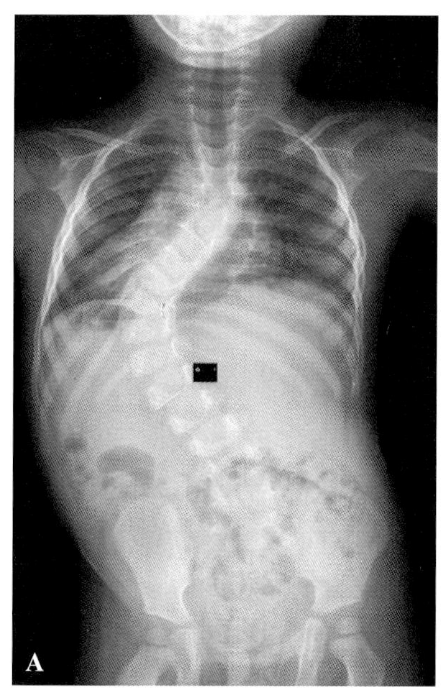
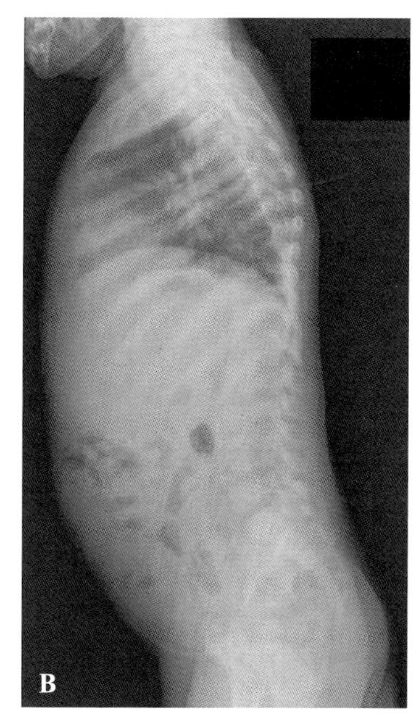
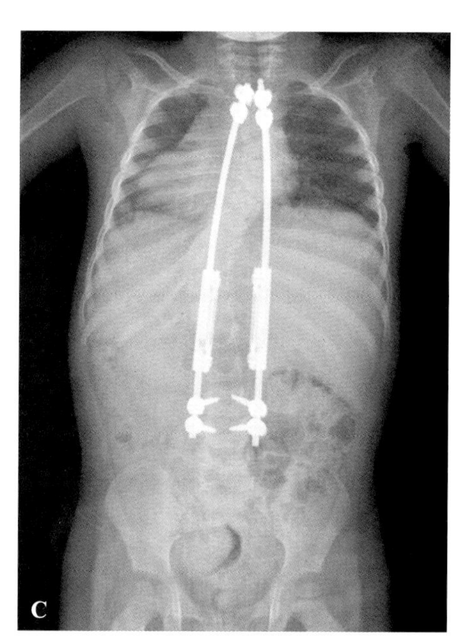
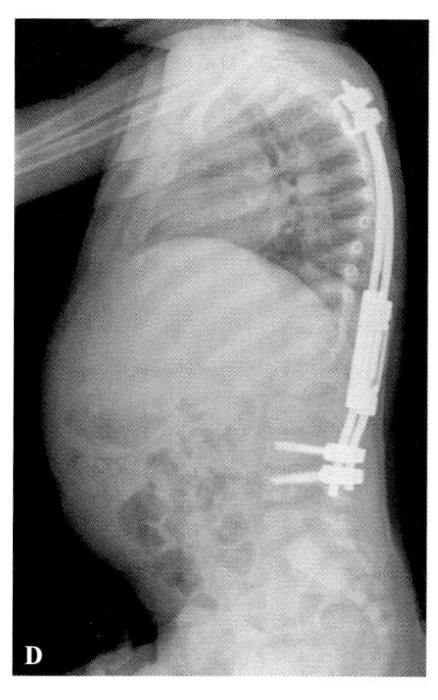

▲ 图 74-3　一位 4 岁的女性幼儿特发性脊柱侧弯患儿的术前正位（A）和侧位（B）X 线相。使用双侧生长棒进行治疗的术后 X 线相（C 和 D），近端使用钩固定基座为 $T_{2\sim4}$，远端使用双侧椎弓根螺钉固定在 $L_{3\sim4}$

4. 术后处理

大多数患者术后应该佩戴定制的胸腰椎支具至术后 3 个月或至固定基座处坚固融合。此后，支具的使用取决于以下几个因素，包括诊断、年龄、骨质量和活动量。我们的大多数患者在 4～6 个月后就脱掉支具。单棒的患者要延长使用支具的时间。

（六）传统生长棒的延长

当前的共识是每 6 个月进行生长棒的延长[33]。根据 Akbarnia 等[33]的建议，撑开应该根据患者的年龄、坐高、诊断及侧弯的进展来定。而根据 Thompson 等[34]的意见，每 6 个月应该进行撑开，无须考虑侧弯的进展。然而在现实中，由于并发症或其他意外的原因，不同患者撑开的间隔差别很大。在一项由 Yang 等[42]实施的包含 17 位脊柱外科医生的调查中，尽管大多数医生（70%）推荐每 6 个月进行撑开，事实上平均的撑开时间是（8.6 ± 5.1）月，只有 24% 的患者撑开时间为 6 个月或以内。在一项由 Agarwal 等[43]

实施的有限元分析的研究中，在儿童脊柱侧弯模型上，间隔 12 个月撑开（2 年内撑 2 次）的 von Mises 应力最高，间隔 2 个月撑开（2 年内 12 次撑开）最小，短间隔撑开看起来断棒的概率更低。然而，由于其样本量小，说服力有限，临床研究并不支持有限元研究的结果。一项随访时间在 2 年以上、包含 138 例双棒的回顾性研究证实，断棒组和非断棒组的撑开间隔没有显著差异，撑开间隔和断棒没有相关性[44]。

1. 双棒撑开的特点

透视识别串联连接器内部棒的缝隙和近端固定螺钉的位置。正中小切口以串联连接器为中心，位于两个棒的缝隙处。在两侧剥离前皮肤切口直达连接器的深度至关重要，这样就可以只产生一个皮瓣。在需要较多矫正的一侧（通常是凹侧）进行显露，去除纤维组织，这样在连接器内部棒的缝隙中间就可以容纳撑开钳。如果正中切口远离近端固定螺钉，使用 11 号刀片和扁桃体止血钳制作一个小切口通道。两边固定螺丝都松掉（确保撑开钳放置在位以防长度丢失），然后一侧进行延长，避免过度撑开。固定螺丝拧紧，除非需要不对称撑开以改善冠状位平衡，对侧应该与另一侧匹配撑开。

2. 串联连接器外的延长

在串联连接器头侧取正中小切口。这个切口必须足够长，能够显露出固定螺丝并能容纳持棒钳。仔细显露生长棒，两侧在延长前都要显露完毕。然后将持棒钳置于串联连接器近端，持棒钳和连接器之间要留足空间以容纳撑开钳。两个固定螺丝都松开，延长的一系列操作同上所述。在连接器外进行撑开的指征是两个棒末端太近无法放入撑开钳。如果连接器内部两个棒相距太远，可以在连接器内部放置一小段棒，这样可以避免皮肤切口过大。

初次撑开一定要避免过大的撑开力，以防止发生内固定并发症。如果使用并联连接器，拧紧每一个连接器合适的固定螺丝，在连接器和棒之间进行撑开能够实现棒的延长。

二、最终治疗

将“最终治疗”定义为生长棒的最终治疗，仍然存在争议。目前关于生长棒最终治疗的时机和方法的文献很少。在一项包含 99 例生长棒患者的回顾性研究中，Flynn 等[45]展示了最终治疗时方案的多样性。在他们的病例中，93%（92/99）接受了最终手术治疗，而 7%（7/99）没有接受任何最终融合。接受最终融合的病例中，86% 是内固定融合，10% 换棒原位融合，3% 原生长棒原位融合，1% 生长棒去除。尽管最终融合是常见的治疗终点，但对于骨生长发育成熟并且脊柱序列良好的患者最终手术融合也许不必要。在一个包含 167 例生长棒治疗 EOS 患者的回顾性研究中，Jain 等[46]报道了 30 例患者没有接受最终融合（观察组），其中 26 例保留了生长棒，4 例因为感染在末次手术移除。在最终侧弯大小和躯干高度方面，作者发现观察组和最终融合组没有明显差异。最近，一些作者试图制订生长棒最终治疗的标准。Kocyigit 等[47]将他们的最终治疗分为三类：如果患者矫形足够，不需撑开也没有变化，生长棒就去除（最初意向组，第一组）；如果患者矫形不够，定期观察侧弯有加重（如附加现象）还需要延长融合节段，传统的生长棒内固定要去除，行最终融合（最终融合组，第二组）；如果患者 Risser 征为 0 级或者有其他未成熟表现（未来月经，体型小，Tanner 分级低），还要继续定期撑开，最终治疗要推迟（生长棒继续治疗组，第三组）。Kocyigit 等认为通过测量骨骼成熟度后移除生长棒器械不是一个生长棒治疗可接受的终点。另外他们推荐，即使因为感染因素内固定需要取出，当感染控制住后仍然强烈建议再重新植入内固定。

如果选择最终融合作为治疗的终点，通常需要去除生长棒系统，矫正残留畸形，重新进行内固定融合。可能需要多种截骨手术。融合的节段通常和生长棒治疗期间的节段相同[48]，但在固定基座的上方和下方出现进展性侧弯的病例除外。关于复位的操作步骤以及内固定融合和截骨技术等细节，请查阅相应的章节。

磁控生长棒

磁控生长棒（MCGR）是2014年2月FDA批准的，在美国以外最早2009年就已经开始应用。它的主要适应证是治疗未成熟患儿进展性EOS以及有胸廓功能不全综合征风险的患者。它设计的目的是减少计划中的延长开放性手术次数，并且降低传统生长棒的并发症。MCGR是一项安全有效的以撑开为基础的生长棒技术，与传统生长棒的侧弯矫正率和生长达标率类似。然而，相比于传统生长棒，它的主要优势是无创撑开，因此能够显著降低计划性手术的次数，从而降低因为多次重复手术导致的并发症。MCGR的适应证和手术操作与传统生长棒类似。然而，细节方面还需多加留意[49]。目前美国唯一可用的MCGR设备商品名为MAGEC（NuVasive，Inc.，San Diego，CA），包含植入棒、MAGEC手动撑开器（MMD）、MAGEC磁控定位器（MML）和外部遥控器（ERC）（图74-4）。

1. 适应证和禁忌证

MCGR的适应证与传统生长棒类似。然而，禁忌证与传统的生长棒不同。如果我们一致认为发达国家治疗进展性EOS已经进入MCGR时代，出现下列禁忌证时应该考虑使用传统的生长棒。目前共识的MCGR的禁忌证如下。

(1) 患者存在感染或者其他骨骼病理状态，影响内置物的固定或维持。

(2) 患者对内置物材料过敏。

(3) 患者和（或）家属不愿意或者无法遵从术后医嘱。

需要注意的是，最近，Tan等[50]提出磁共振兼容的心脏起搏器和MCGR同时使用是安全的，只需要起搏器技师在门诊患者行延长操作前预防性地将起搏器调到固定频率模式。Vivas等[51]也支持MCGR和膈肌起搏器是相容的。

磁控生长棒避免应用在治疗期间需要反复接受MRI检查的患者中是数年来的一个共识。然而，最近，Budd等[52]在一项体外实验中发现，MRI对MCGR没有有害作用。头部和颈部的模体影像仍然能够辨识。Eroglu等[53]通过三只山羊的体内研究也发现低场强MRI在MCGR的动物模型上是安全的，棒没有移位、长度没有变化、没有发热、对延长机制没有不良影响，但是对周围的组织显影有散射效应。另外，最近Poon等[54]对三具新鲜冷冻尸体的一项研究发现，MCGR似乎对患者没有热损伤或组织损伤。

2. 手术解剖和显露

MCGR的手术解剖和显露与传统生长棒非常相似。术者要非常仔细的定位T_{10}～L_2的胸腰段区域。因为胸腰段是脊柱解剖上平直的区域，是放置不能塑形的MCGR制动器的理想区域。关于固定基座类型和特点，笔者更倾向于在上方固定基座使用钩的合抱固定。了解椎体的解剖，尤其是椎板和椎弓根的解剖对于放置椎板钩和椎弓根螺钉是非常必要的。

3. 放置

全麻诱导后，给予预防性抗生素，患者俯卧在手术床上，较小的患儿前胸垫圆垫，大一点的患儿垫体位架或Jackson架。手术区域常规准备和铺巾。术中全程使用脊髓监测评估脊髓功能状态。

4. 手术技术

手术技术与传统生长棒类似[49]。上端和下端固定节段使用透视定位后标记在皮肤上或者显露完成后进行标记。最上方固定椎体的椎板上方放

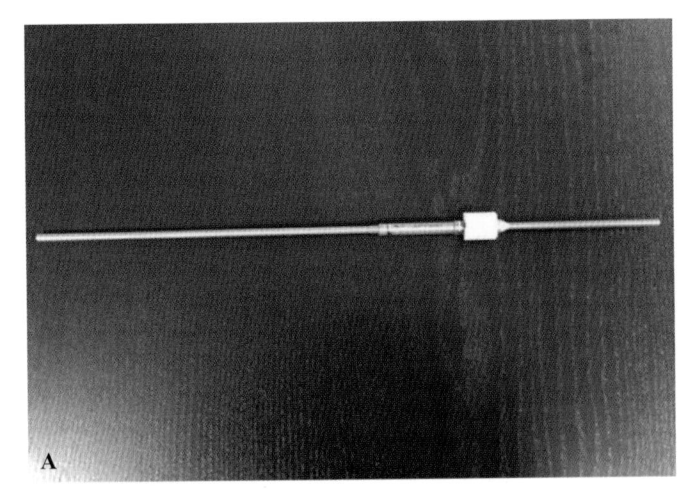
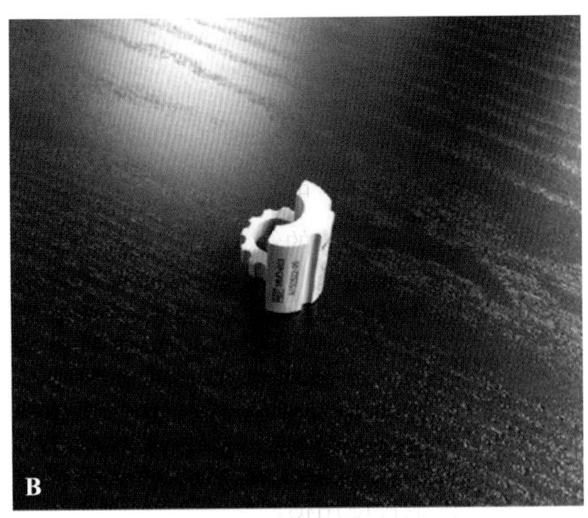
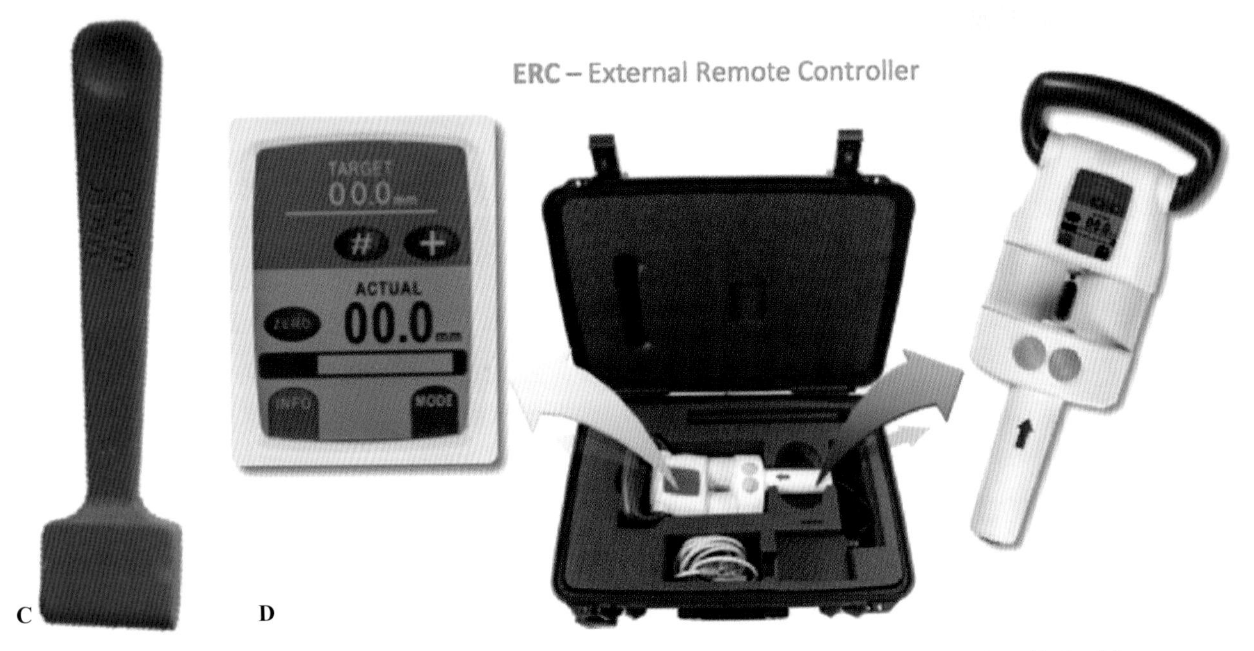

▲ 图 74-4 A. 磁控生长棒示例；B. 手动撑开器；C. 磁控定位器示例；D. 目前的外部遥控器示例

置两枚向下椎板钩，与另外节段两个向上的椎板钩共同构成一个合抱结构。有一些医生喜欢使用横突钩。上方固定区域也可使用椎弓根螺钉进行替代。

对于下方固定区域，通过关节突后方制作经椎弓根到椎体的通道放置双侧椎弓根螺钉。

根据外科医生的喜好使用透视或其他方法识别椎弓根螺钉的进针点和轨道。通过一个特殊的模板（或一个麻醉针），测量最上端和最下端的脊柱长度，从而确定棒的合适长度以制动器放置的位置。要根据术中预期的矫形和撑开适当增加棒的长度。有一些外科医生倾向使用临时棒，或者先使用撑开钳在一侧撑开，从而能够更加准确的确定最终棒的长度。

对棒适当预弯，在植入前（图 74-5），必须测试磁力制动器的撑开功能工作正常。棒伸出制动器的位置做了无菌标记，帮助直视观察棒的移动。然后，无菌手动撑开器放置于内置物上。将手动撑开器逆时针旋转，从内置物远端看，箭头标志要指向上方。这样内置物可以手动撑开。植入前进行 4 次逆时针旋转，以确认棒工作正常。（图 74-6）确认以后，再行 3 次顺时针旋转，将棒还原到中立位置，避免卡顿（图 74-7）。棒预弯后测试棒非常重要，要确认棒的预弯不会影响制动器的操作。

如果使用双棒，可以使用两个相似的标准棒或者标准棒与偏心棒的组合。两个相似棒的正确标准组合方式见图 74-8A，偏心棒的组合见图 74-8B。图 74-8C 的组合方式是不可接受的。目前，使用标准棒还是偏心棒尚无共识。然而，在对 EOS 两年治疗随访的少数病例中发现，MCGR 棒的方向，是否使用横向连接器不会影响棒获得的长度、胸廓高度或脊柱高度[55]。从解剖角度来说，放置双侧制动器最理想的地方是胸腰交接处，因为这部分棒是无法塑形的。需要注意的是如果双侧棒的制动器相邻如图 74-8C 所示，这种情况是不正确的，需要避免，制动器有不同的型号，包括 90mm 和适合幼儿的 70mm。然后确认棒的长度进行合适的剪裁。下一步是根据脊柱矢状面的形态对棒进行预弯。通常先准备凹侧置棒。有一些外科医生使用凸侧临时棒或先用撑开器维持撑开，这样可以更精准的评估棒的长度。靠近制动器 20mm 以内的区域时需小心，不要弯曲。如果为了匹配脊柱矢状位力线需要对棒进行大范围的塑形，可以使用 70mm 较短的制动器。短制动器的棒可以提供更长的可塑形长度，然而也降低了可获得的延长长度。棒随后通过隧道连接上下两端固定基座。对于单弯，通常先植入凹侧棒。第一根棒先临时与锚定区域连接，先近端再远端。穿棒时必须时刻摸着棒尖防止穿入胸腔。感知棒的形态，确定棒尖始终指向后方。穿棒可以先使用胸管作为辅助，然后再使用同一个隧道穿棒。使用模板测量第二根棒。然后断棒、预弯，使用相同的方式穿棒。两根棒都与上方固定基座相连，先确认矢状面方向合适。有一些复杂的情况，例如，置棒过程中椎板骨折导致椎板钩松动，可以使用万向椎弓根螺钉进行替代。两根棒都与固定点连接拧紧，横连连接器放置于 4

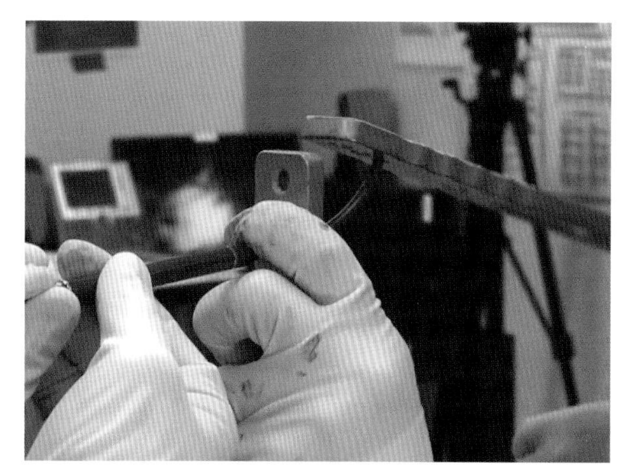

▲ 图 74-5　手动进行棒的塑形示意图

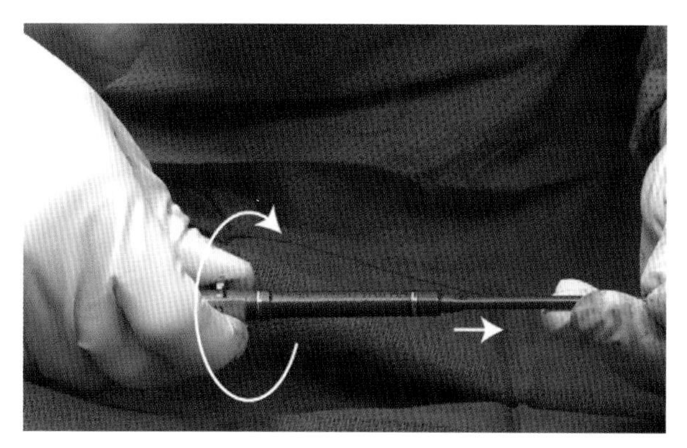

▲ 图 74-6　手动撑开延长测试确认工作正常

手动撑开器逆时针旋转

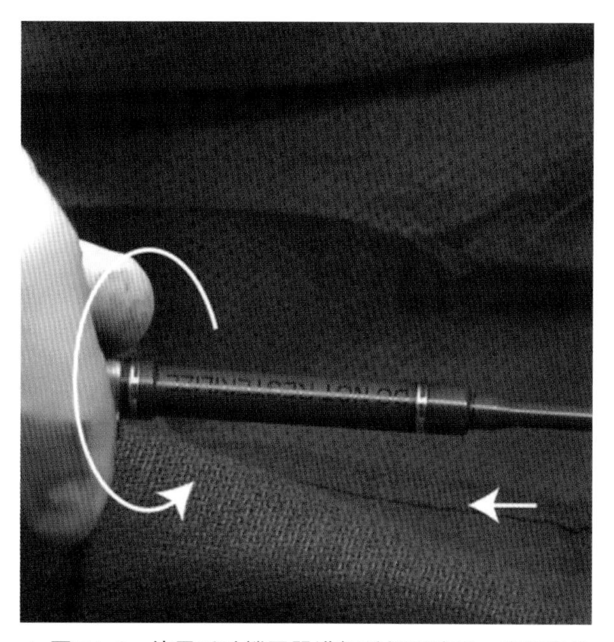

▲ 图 74-7　使用手动撑开器进行延长测试后，将棒复位到初始位置，手动撑开器顺时针旋转

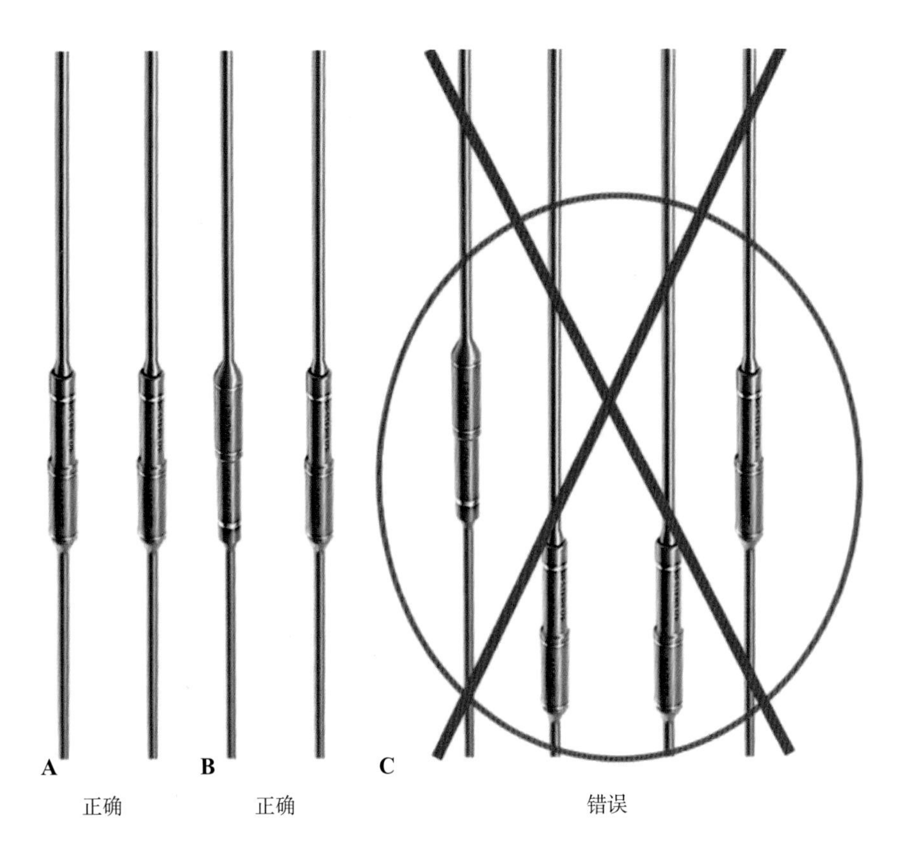

◀ 图 74-8　A. 两根完全相同棒的标准组合，以及（B）标准或偏置棒的组合；这两种组合都可以接受。然而，（C）相邻配置棒不是正确的组合，应该避免这种情况

个固定基座的中间或正下方以增强稳定性（图 74-9）。确认钩的合适方向后，在最终锁紧前对钩进行加压。然后将棒与下方固定基座处的 4 枚椎弓根螺钉固定，适当延长后进行锁紧。远端无须横连。透视确认内固定位置后，冲洗伤口，骨去皮质，骨移植物放置于上方和下方固定区域。分层关闭切口，尤其要注意筋膜层密闭缝合，小心钳夹皮肤。最后拍摄前后位和侧位 X 线片确认内置物的位置合适。

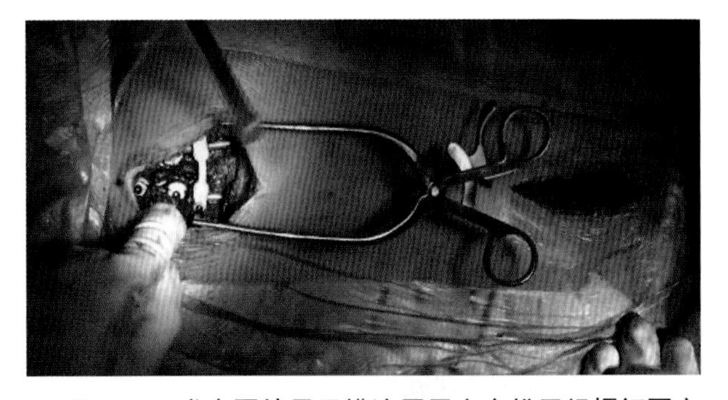

▲ 图 74-9　术中图片显示横连置于上方椎弓根螺钉固定点的下方

5. 术后延长

MCGR 的延长相比传统生长棒可以更频繁，因为延长是无创的，而且患者可以在清醒状态下在门诊完成。在每一次随访中，MML 能够检测到磁阀的位置。然后使用 ERC 进行实际的延长操作。虽然我们还不知道理想的延长间隔，FEA 的研究建议更频繁的延长可以减少棒的压力，或许可以减少断棒的概率[43]。然而，这个假说在传统生长棒的实际病例中未获得支持[56]。最近，Cheung 等[57] 发现更频繁的延长（1 周至 2 个月）与内置物并发症减少相关，近端交界性后凸（PJK）的概率会升高。撑棒的技术可以分为两种：生长追踪系统，考虑 Dimeglio 生长曲线；固定撑开模式。然而，两种方法实际的撑开都要比预想的撑开少。Giday 等[58] 回顾性分析单中心 31 例接受 MCGR 的 EOS 患者发现，棒的延长通常比预定的撑开少 14%。另外，他们发现棒和皮肤的距离会对撑开的幅度造成负面的影响。

笔者目前的喜好是延长前后使用超声监测

（图 74-10），每年行 1～2 次 X 线摄影，除非有特殊原因需要提前行 X 线片检查。在一项验证超声在 MCGR 延长评估中应用的前瞻性研究中，Cheung 等[59]证实超声是 X 线片的一个可靠性替代手段，能够减少对发育期儿童的辐射量和由此带来的潜在有害后遗症。

6. 预后

迄今，MCGR 已经被证实是一项安全有效的、基于撑开的生长棒技术，在侧弯矫形和脊柱生长保留方面和传统生长棒类似。相比传统生长棒，MCGR 可以减少再手术次数，同时也应该能够降低反复全麻带来的风险。相比传统生长棒的多次手术，患者及其监护人越来越倾向于 MCGR。另外，长远来看，有证据表明 MCGR 对医疗系统的经济负担更小[60]。最后，值得一提的是英国等欧洲国家对 MCGR 有良好的接受度。英国国家卫生保健卓越研究所（NICE）在 NICE 医学技术指南中选择了 MAGEC 系统作为评估对象，他们根据 Meta 分析的结果给出了积极的推荐（医学技术指南）（图 74-11）[61]。

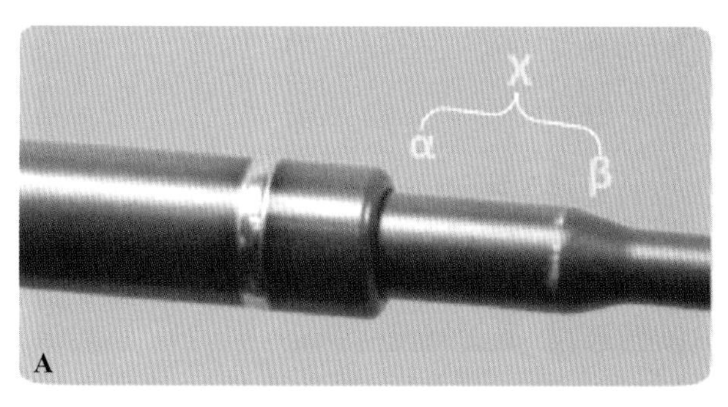

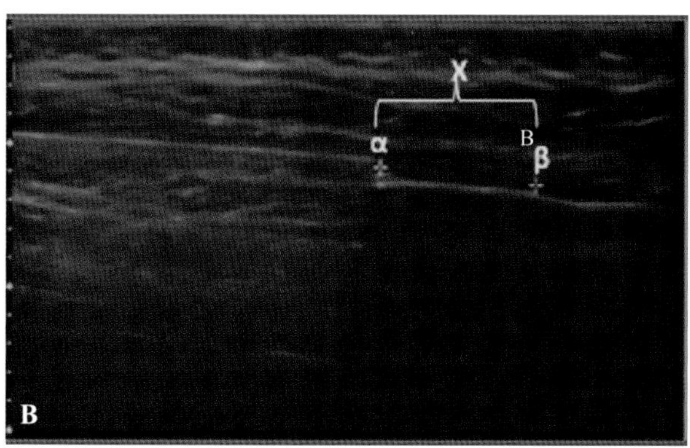

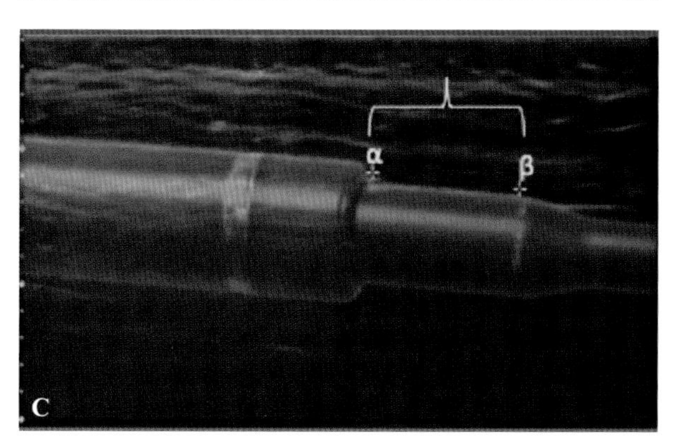

▲ 图 74-10 使用超声进行撑开监测

A. 撑开距离（X）是制动器远端（α）到锥形棒近端（β）的距离；B. MAGEC 制动器撑开部分的超声图像，标记点高亮显示；C. A 和 B 的复合图像

7. TGR 和 MCGR 的并发症

已经证实生长棒手术的并发症有多种，包括伤口感染、力线不良及内置物相关并发症[38, 40, 62-66]。生长棒手术报道的最高并发症发生率高达 58%[40]。这些并发症与患者年龄呈负相关，与手术次数直接相关。初次治疗时患者年龄每增加 1 岁，并发症发生率降低 13%，每增加一次手术，并发症发生率增加 24%[40]。

内置物相关并发症包括断棒、脱钩、椎弓根螺钉拔出或松动[33]。近端交界性后凸（PJK）和交界性失败（PJF）被认为是力线相关并发症。处理生长棒并发症的一个主要问题是缺乏统一的分类系统[67]。最近对生长保留手术技术[68]并发症分类的尝试向前迈进了一步，然而，似乎只适用于常规计划性延长手术的器械（如传统生长棒）。对于 MCGR 或者 Shilla 等器械，该系统无法公正地评估并发症的严重性。

8. 感染

传统生长棒手术相关的深部切口感染（SSI）发生率高于标准的儿童脊柱融合手术[65]。尽管 TGR 和 MCGR 都有感染并发症，文献表明 MCGR 比 TGR 的感染发生率低（3.7% vs. 11.1%）[63]。MCGR 的深层和浅层切口感染率都比 TGR 低[64]。制动状态、多次翻修、不锈钢内置物都证明与深部切口感染有关。另外，有报道提出 8 次手术后传统生长棒深部切口感染率高达 50%[65]。

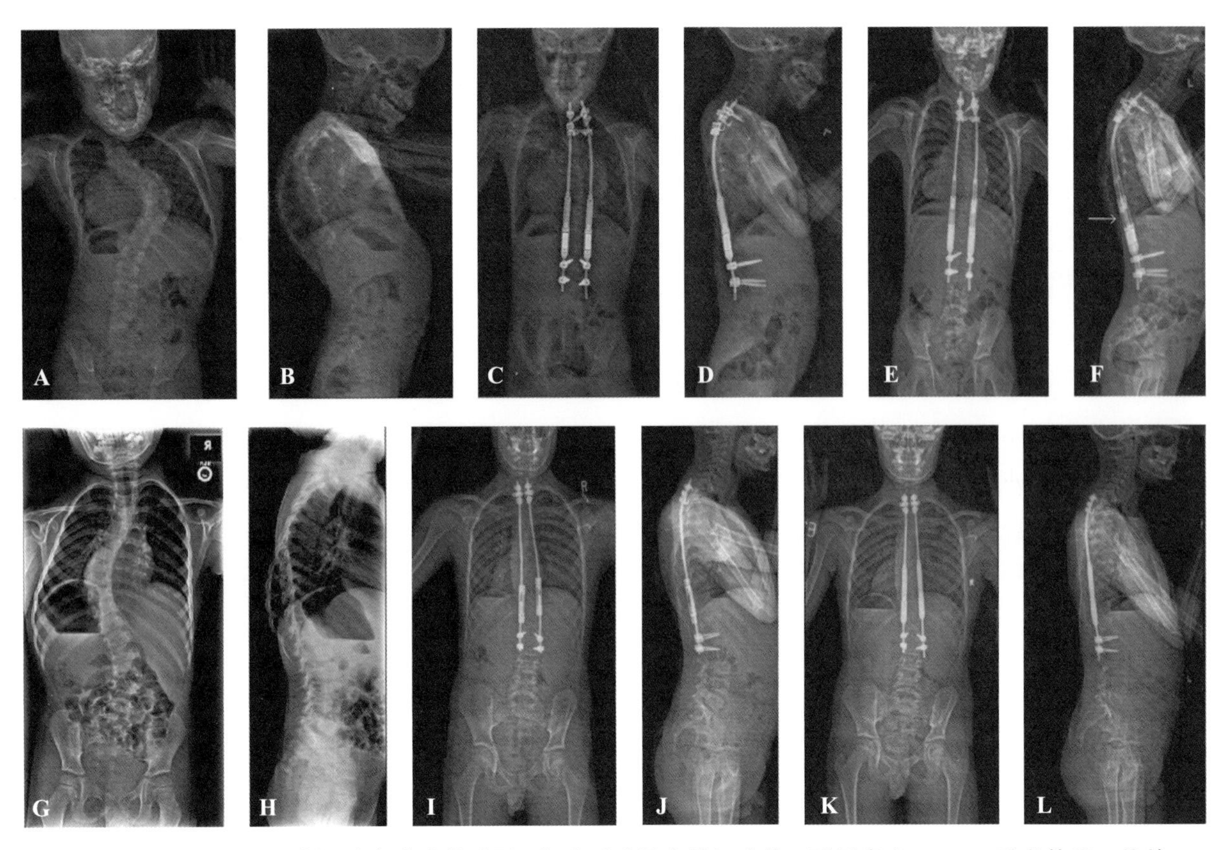

▲ 图 74-11 A 至 F. 一例 7 岁女孩胸段畸形，初次手术没有神经症状。两例患者 MCGR 手术前后 X 线片比较

A 和 B. 术前前后位及侧位 X 线片；C 和 D. 术后即刻前后位及侧位 X 线片；E 和 F. 最后一次随访时前后位及侧位 X 线片；注意箭头处标记的是撑开的距离。G 至 L. 一例 MCGR 翻修的病例，这名 4 岁 1 个月男孩被诊断为特发性 EOS，最早使用石膏进行治疗，然而，由于侧弯进展，接受了传统生长棒手术（TGR）。随后由于继续生长需要多次手术，他转为了 MCGR。G 和 H. 术前前后位及侧位 X 线片。I 和 J. 转换前传统生长棒的前后位及侧位 X 线片。K 和 L. 转换为 MCGR 术后即刻的前后位及侧位 X 线片

如果患者内置物去除，推荐应尽量留置一根纵向的内置物以继续治疗和维持矫形 [65]。两根棒都去除不是好的策略，因为脊柱的不融合可能会导致侧弯继续进展 [47]。

9. 内置物相关并发症

断棒是生长棒手术最常见的内置物并发症之一，传统生长棒发生率大约在 15% [69]。导致断棒因素可能包括棒的金属类型、棒的直径、串联连接器的大小、穿棒的层次（皮下或肌层下）、初次手术的年龄、患儿的活动水平、初次手术矫正的侧弯程度、主弯的大小和最大后凸角、病因诊断、撑棒的间隔等 [38-40, 44]。在最近的一个多中心 EOS 数据库中，274 例患者接受传统生长棒手术，在控制了单因素分析中的可能的危险因素后进行多因素分析，结果发现只有胸后凸大小、棒直径、内固定节段 / 固定融合节段＞ 3.5（CL/AL）是断棒的主要危险因素 [41]。

其他的内置物并发症包括固定钉钩的拔出、需要翻修的锚定点突出、交横向连接器断裂、螺钉松动，以及内置物移位。因为相比断棒更少见，上述并发症研究较少。Mahar 等 [37] 在一项体外实验室对照研究中发现，两个相邻椎体植入 4 枚椎弓根螺钉的固定基座结构可以提供最强的抗拔出力。另外，横向连接器似乎并不能加强固定 [37, 41]。

10. 力线相关并发症

PJK 在传统生长棒和 MCGR 中都会发生。

EOS 患者接受磁控生长棒发生 PJK 的概率与传统生长棒类似（28% vs. 50%）[70]。生长棒能够有效矫正 EOS 的过度后凸。然而，EOS 过度后凸更容易经历断棒和 PJK 等并发症[71]。PJK 的危险因素仍然充满争论。已经报道的 PJK 的危险因素有以下几个方面：骨盆入射角（PI）过小[72]或过大[73]、男性、综合征性侧弯、初次手术低龄[70]、后凸过大[70, 73, 74]、近端全椎弓根钉结构[69]、下方固定椎体在 L_3 或以上、上胸段侧弯≥ 40°[74]。相应的，目前如何处理 PJK 仍没有形成共识。迄今为止有以下几个策略被提出：选用弹性更大的生长棒（PEEK）[75]，棒的近端充分预弯[76]，近端全钩固定结构[69]。

11. MCGR 的特有并发症

相比传统生长棒，MCGR 的技术和机械复杂性并不总是有利于 EOS 患者。除了上述并发症以外，MCGR 特有的并发症包括滑棒（是指内部磁极故障导致旋转障碍无法撑开）[77]、撑开失败[78]、马达头断裂[79]、金属碎屑沉积[80–82]。为了改进这些缺陷，用户和厂家的密切合作已经将 MCGR 改进了 6 版，将来还会有更多的改进。

三、总结

EOS 仍然是儿童脊柱畸形最富有挑战性的领域。如果不进行治疗，这一类患儿可能会发展为非常严重的心肺及骨科并发症。根据外科医生的决定，拥有广泛的治疗选择是非常重要的。这些选择包括观察、矫形器、牵引、石膏及手术。手术决策非常复杂，每个决定都应该以保留生长、控制侧弯进展为目的，但是最重要的是改善生活质量。不管采用何种技术，患者和家属都应该意识到治疗是长期性的，为了保持生长和矫形需要多次手术。未来是充满希望的，因为科技的进步可以使得外科医生用较少的手术以及产生较少的并发症来保留脊柱生长。自延长和遥控延长撑开生长棒技术的研究就是代表之一。这些技术能够减少撑开的操作，允许在更加自然的间隔下生长。最终极的治疗目标是在整个脊柱轴线上采用非融合的方法直到生长完成，同时保留脊柱的活动度。如果脊柱在成熟后是平衡的，并且侧弯度数在非手术范围以内，最终的融合可能没有必要。

为了了解在如此年幼患儿身上的治疗效果，长期的随访非常必要。从本书的上一版起，很多问题得到了解答。然而，每解决一个问题，又会引出其他几个问题。因此，亟待收集多个注册中心儿童脊柱患者的前瞻性数据来回答这些至关重要的问题。

第75章 前、后路非融合矫形技术

Anterior and Posterior Scoliosis Correction Techniques Without Fusion

James T. Bennett　Amer F. Samdani　M. Darryl Antonacci　Randal R. Betz　著
仉建国　蔡思逸　译

一、概述

对于骨骼发育尚未成熟、Cobb 角在 20°～45° 的特发性脊柱侧弯患者，通常选择观察或对胸腰段侧弯使用胸腰骶支具（TLSO）控制畸形的进展 [1]。BrAIST 实验已证实支具在控制侧弯进展、避免侧弯达到手术标准（Cobb 角达到 50°）方面的有效性 [2]。然而，该研究对象是侧弯＜ 40° 的患者，研究者认为对于侧弯度数更大的患者支具并不一定合适。此外，许多研究认为支具每天至少佩戴 12h 以上才有效果，并且可能给患者带来心理社会方面的压力，这可导致患者对支具治疗的依从性较差 [2-12]。还有研究认为，青少年特发性脊柱侧弯患者支具导致的精神压力甚至高于脊柱侧弯本身对患者造成的压力 [11]。

因较年轻的患者侧弯进展风险较大，常需要接受脊柱融合手术。根据 Charles 等学者的报道，青春期早期侧弯度数为 21°～30° 的患者手术率为 75%，青春期早期侧弯度数＞ 30° 的少年侧弯患者，不管是否行支具治疗手术率均为 100% [3]。然而，融合的脊柱会带来很多问题，包括影响躯干生长，导致邻近节段退变的发生，以及脊柱活动度下降等 [13]。最终，一些外科医生开始改变手术方式，希望通过调节脊柱生长来矫正脊柱畸形并保留脊柱的运动功能。

脊柱生长调节技术主要是根据 Hueter-Volkmann 理论，通过限制脊柱凸侧生长，允许脊柱凹侧生长，逐渐矫正畸形。当前，许多器械已经应用于脊柱生长调节技术，包括椎体 U 形钉（VBS）、椎体拴系系统（VBT）和后路凹侧顶椎旁撑开装置（ApiFix，Ltd，Misgav，Israel）。这些器械目前还没有通过美国食品药品管理局的审批，并且其临床应用也缺乏长期随访。这些器械可能具有的优势包括创伤较小，恢复较快，且保留了患者脊柱的运动能力。

二、椎体 U 形钉

2003 年，Betz 报道了一组具有明显生长潜能的特发性脊柱侧弯患者，使用 U 形钉替代支具减小侧弯是安全和有效的 [14]。此后，该研究者回顾分析了 29 例特发性脊柱侧弯患者（26 例胸段侧弯和 15 例腰段侧弯）应用椎体 U 形钉治疗 2 年的随访结果，发现对于手术前胸段侧弯＜ 35° 的患者，其治疗成功率为 77.7% [15-17]。第一次站立位 X 线相发现，侧弯≤ 20° 的患者治疗成功率高达 85.7% [16]。根据这些研究结果，研究者建议对第一次站立位 X 线相显示胸段侧弯＞ 20° 的患者，术中应该尽量矫形侧弯，睡眠时应用夜间支具。

对于腰段侧弯在20°～45°的患者，该技术的成功率为86.7%[16]。研究结果显示，该技术在胸椎和腰椎侧弯的应用结果均优于同年龄段侧弯严重程度相似患者的自然史结果[18]，该类患者的75%～100%最终需行融合手术。2015年，Bumpass等[19]发表了一项关于椎体U形钉治疗中度特发性脊柱侧弯患者（Cobb角在25°～40°）4年随访的临床结果。该研究发现，当患者胸段侧弯＜35°时，手术对畸形的控制率为79%，这与Betz等学者的报道结果相似[15]；但如果胸腰段侧弯＜35°时，该组患者的畸形控制率为70%，低于Betz等学者所报道的86.7%。这一差异可能与Bumpass组中患者初次站立位X线片侧弯＞20°、没有进行良好的支具治疗并且随访的时间更长相关。我们也注意到，对于胸段侧弯＞35°的患者，该技术的失败率达到75%，治疗失败的患者侧弯进展超过至50°，需要进行融合手术[15]。需要注意的是，采用U形钉技术的患者侧弯矫形效果、手术时间及最终融合术出血量，与初次融合手术结果相当[20]。在最终进行融合手术时，可以不取出U形钉且随访中脊柱还可以获得进一步矫形。

2015年，Cuddihy等[21]将42例应用VBS治疗的患者与Göteborg支具治疗数据库内的129例连续性中度特发性脊柱侧弯患者队列进行比较。他们发现胸段侧弯＜35°的患者中VBS组的治疗成功率为81%，支具组治疗成功率为61%，两者间没有明显的统计学差异（$P = 0.16$）。对于胸段侧弯在35°～44°的患者，VBS组和支具组的治疗效果均不佳。对于腰椎侧弯＜35°的患者，两者治疗的成功率相当（约80%）。该研究结果认为，对于胸段侧弯在25°～34°具有较高侧弯进展风险的患者，VBS比支具的临床效果更好。

近来，Cahill等发表了关于影响VBS治疗特发性脊柱侧弯结果相关因素的研究。63例接受VBS治疗的患者，平均年龄为10.78岁，平均随访3.62年。接受VBS治疗患者的胸段侧弯平均为29.5°、腰段侧弯为31.1°。74%的患者应用U形钉治疗，避免了侧弯的进展（侧弯增长＞10°）和（或）融合手术，末次随访平均Cobb角为21.8°。图75-1 A至H记录了一位在T_6～T_{12}节段行门U形钉治疗的青少年特发性脊柱侧弯女性患者4.5年随访的资料。应用U形钉治疗腰椎侧弯的患者中，82%的患者避免了侧弯的进展和（或）最终融合手术。这些患者末次随访时侧弯平均角度为21.6°。通过单因素分析发现，该类手术是否能达到抑制侧弯进展以及（或者）避免最终融合的预测因素包括治疗前侧弯的严重程度及腰段侧弯的柔韧性。

（一）VBS的手术指征

根据已有的研究，VBS对胸段侧弯在25°～35°、腰段侧弯在25°～45°的患者是最有效的。这些患者应该在8岁以上，骨骼尚未发育成熟（女性年龄＜13岁，男性年龄＜15岁），并且保留了1年的生长潜能（Risser征在0～1级，Sanders分级≤4）。还应考虑的因素包括侧弯的柔韧性，侧屈（Bending）像上侧弯应该矫正到20°以内，通过临床检查和X线片可以见到通过矫形侧弯旋转变小，同时真实的矢状位后凸＜40°。在标准站立位侧位片上矢状位后凸＞40°是应用U形钉治疗的相对禁忌证。通过前路进行的U形钉操作可能加重后凸。应该拍摄Stagnara真实脊柱侧位X线片或通过MRI的矢状位像来评价患者脊柱后凸的真实情况。

对于侧弯在35°～75°、Bending像上不低于20°的患者，椎体拴系技术（VBT）比VBS技术更为适合。如果初次站立位X线片发现侧弯＞20°，则推荐术后使用夜间支具。目前所有的研究均认为，U形钉和支具都不足以有效地治疗胸段侧弯＞35°的青少年（＜11岁）特发性脊柱

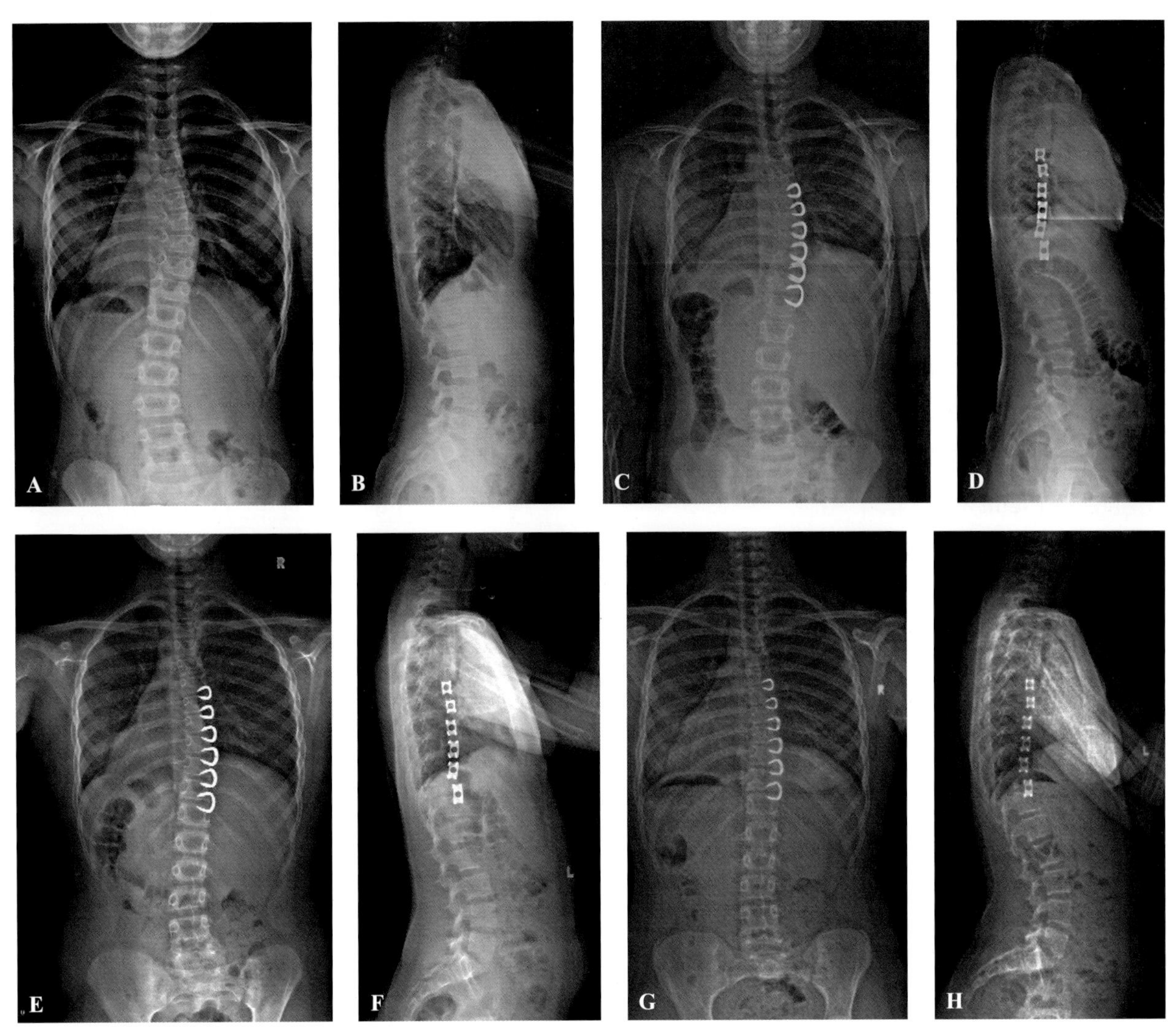

▲ 图 75-1　9 岁青少年特发性脊柱侧弯（Risser 征 0 级）手术前后 X 线片比较

术前正位（A）和侧位（B）X 线片：右侧胸弯 25°，代偿性腰弯 22°，后凸 10°（T_5～T_{12}）。患者行胸椎椎体间骑跨钉固定（T_6～T_{12}），第一次直立正位（C）和侧位（D）片显示胸弯矫正 22°，腰弯矫正 16°。术后 1 年，正位（E）和侧位（F）片显示胸弯矫正到 14°，腰弯矫正到 17°。最近一次术后 4.5 年的随访中，正位（G）和侧位（H）片显示 Risser 征 4 级，胸弯和腰弯矫正分别为 13° 和 9°，后凸（T_5～T_{12}）为 20°

侧弯患者。对于胸段侧弯为 35°～75° 的特发性脊柱侧弯患者，我们建议应用生长调节能力更强的技术（VBT）进行治疗，这部分将在 VBT 章节进行讨论。如果在一些地区椎体拴系技术没有被常规批准应用，或者在一些欠发达国家椎体拴系技术费用太过昂贵，侧弯≥ 35° 的患者可以跨过 U 形钉固定区域杂交应用后路生长棒技术（肋骨到脊柱）。生长棒在生长过程中需要进行延长，当骨骼已经成熟后可以拆除。也可合并应用一些其他的后路动态撑开装置，在后续章节将会讨论，但研究者们尚缺乏经验。

（二）VBS 操作技术

手术采用全身麻醉，使用双腔气管插管，患者取侧卧位，侧弯的凸侧向上。单侧肺通气，以帮助看到椎体。在手术台上实现最大限度地矫形，侧卧位体位也有助于在重力的辅助下进行矫形，在胸段侧弯头侧放置腋垫可以有助于矫形。手术中应该应用神经电生理监测，该技术有助于监测当节段血管需要被结扎时脊髓功能变化的情况。

透视有助于确定U形钉放置的节段和胸腔镜置入位置，胸腔镜位置大约位于手术节段中部上方。从上端椎至下端椎均应放置U形钉。双弯均＞25°的患者，若符合手术适应证则两个弯均应放置U形钉，手术中需要重新更换体位。消毒和铺巾的方法和胸腔镜手术相似，但需要考虑到转开放手术和出现其他并发症的可能。节段血管损伤可能导致大量失血，可能需要将胸腔镜通道转为小切口进行血管结扎。此外，如果有的患者出现单肺通气困难，也可以使用以T_4～T_5和T_9～T_{10}为中心的双切口微创开胸手术（单一皮肤切口）以利于牵开肺部。

尽管对于在脊柱前路和微创技术方面富有经验的医生来说，开展该类手术是较为容易的，但聘请一位胸外科或外科医生作为手术入路医生可能更为有益。第一个通道通常放置在腋前线第5～7肋间，此为观察通道，注入二氧化碳对视野有所帮助。工作通道从腋后线置入，通常一个切口可以放置2～3枚U形钉（可以通过移动皮肤在肋间肌进行多点穿刺）。大多数病例，壁胸膜都不会受到损伤，节段血管也可被保留。少数情况下可能需要做小切口对节段血管进行游离，扫清U形钉放置的障碍。当U钉需要跨过胸腰段时，需要在脊柱的前方翻转部分膈肌。在进行腰段脊柱手术时，可以通过侧后方的微创斜切口进行腹膜后的钝性剥离至腰大肌。摆放体位时，大腿微屈有助于放松腰大肌的张力。

使用射线下显影的试模可以确定每一个镍钛诺形状记忆合金U形钉的尺寸，常用规格3～12mm。上胸椎因为椎体较小，需要放置单爪或双爪的U形钉，但最常被推荐应用的是四爪U形钉，可以明显减少手术时间。U形钉的尺寸可以根据C形臂透视下的试模大小来决定的，通常选择刚跨越过各椎间盘的最小U形钉。U形钉一般放置在椎体的正侧面，在胸段脊柱放置在肋骨头的前方。对于后凸显著减小的患者（后凸＜10°），将U形钉放置得更加靠前，可能有利于增加后凸，或者在原U形钉的前方再放置一个单爪的U形钉。在腰段脊柱U形钉一般放置在椎体偏后方以保持正常的腰前凸。

先将U形钉放置在无菌冰块盆里使U形钉爪保持伸直状态，当U形钉达到室温的时候，钉爪会在30s内逐渐弯曲为“C”形，可以安全地固定在椎体上。可以通过术中前后位X线片确定U形钉处于跨过椎间盘的合适位置。合适的试模可以用于预先制备U形钉孔，随后将U形钉置于预定的位置。为了获得最大的术中矫形效果，可在U形钉置入前在脊柱各节段间进行加压。放置U形钉时应该尽量获得最大矫形效果，而不应该仅仅满足于原位放置。每一枚U形钉的放置都按照上述步骤逐一完成。最后需要拍摄术中X线片确定所有U形钉均处于恰当的位置。最后通过前胸壁穿刺点放置胸管防止气胸和引流渗出液。在关闭切口前可以在手术节段行肋间神经封闭以减轻疼痛，并在直视下膨肺。

手术后，患者进入重症监护病房观察，当胸腔引流每24h小于100ml时，可以拔除引流。对胸段侧弯，手术后不需要进行支具制动。然而，由于腰段脊柱活动度较大，我们建议腰段侧弯患者穿戴4周软腰围，如果以完全矫形为治疗目的，还建议患者穿戴夜间支具进行治疗。患者3～6周后回门诊复诊检查切口。术后6周，患者活动不受限制。在手术后4周内，如果患者的首次站立位X线片相侧弯＞20°，强烈建议患者佩戴夜间支具治疗。我们建议在患者骨骼发育成熟前，每3个月进行一次随访，随访时拍摄站立位正、侧位X线片，以避免过度矫形。当解除支具24h，矫形节段＜20°时，如有要求也可以考虑停止应用夜间支具。

（三）VBS并发症

大多数的VBS并发症都是与手术入路相关

的。在总共 390 枚 U 形钉中，有 5 枚（1%）发生松动或退出，63 例患者中 5 例（8%）发生上述并发症，其中 4 例患者是在手术后 2 个月内发生的[22]。5 例患者中 3 例无症状发生；2 例进行了翻修手术，其中 1 例在术后 2.5 年发生松动、疼痛，最终完全去除 U 形钉后症状缓解。

63 例患者中，4 例（6%）出现 U 形钉断裂，对应的内固定断裂比例为 1%（4/390 枚）。所有这些 U 形钉均在腰椎，均在术后 6～12 个月内发生。4 例患者中 2 例患者有疼痛症状、1 例患者取出断裂的 U 形钉后疼痛症状缓解。虽然在随访过程中不会发现侧弯进展，但腰段 U 形钉断裂也是我们建议腰段术后患者佩戴软腰围的原因。

我们的这组病例中有 4 例患者（4/63，6%）在 U 形钉矫形节段发生了过度矫形（2 例胸段脊柱和 2 例腰段脊柱），其中 3 例患者在术后 1～4 年间取出了植入物。根据这一结果，我们建议患者在 8 岁以后再考虑放置 U 形钉以减小风险，当发现脊柱侧弯发生过度矫形（＞10°）时，应该取出 U 形钉。

其他并发症包括，在最开始的 39 例患者中，1 例在术后 1 年随访时出现先天性膈疝破裂并进行修补；1 例节段血管损伤，需要转小切口开胸结扎血管（术者实施的第一例手术）；1 例因胸导管损伤出现乳糜胸，该例通过放置胸管和全静脉营养治愈；1 例出现中度胰腺炎以低脂饮食进行治疗；2 例患者出现临床症状明显的肺不张接受了保守治疗[23]。根据现有的资料，尚无因手术引起的大血管、肺实质、心脏、腹部器官或肾脏的损伤，可以看出 VBS 是一个相对安全和可靠的选择[22]。

三、椎体拴系技术 VBT

大量关于 VBT 在动物模型中的应用和生物力学方面的临床前数据已经发表[24–29]。Newton 等[26]在牛模型上已经证实，通过在脊柱单侧放置拴系，可以引起侧弯，影像学可以见到椎间盘楔形变并可以保留脊柱的柔韧性。Hunt 等通过羊模型也得出了相似的结论[30]。循环载荷试验证实，在屈伸、侧方弯曲或旋转时固定在椎体的拴系和 U 形钉都能具有良好的稳定性[31]。许多组织学研究也认为拴系不会影响椎体终板的生长潜能[25]。Upasani 等[32]在 6 只未成年猪的 T_8～T_{11} 椎体上放置栓系，发现栓系技术可以较好地保护椎间盘健康的组织状态。通过对照研究，他们发现尽管在术后第 6 周可见拴系椎体纤维环两侧的含水量及栓系椎体对侧纤维环的黏多糖含量减少，但栓系椎体和对照椎体相比，髓核组织没有出现显著性的差异。研究者认为这一变化可能是由于栓系产生的压力负荷导致椎间盘的代谢状态发生变化而引起的。

现今，在国际会议上，已经有很多个案和临床论文报道了前路 VBT 的临床应用，效果良好。Samdani 等学者报道了一组骨骼未成熟患者应用前路 VBT 术后 12 个月和 24 个月的临床结果[33]。11 例骨骼尚未成熟的患者（平均 Risser 征 0.6，Sanders 得分 3.4）接受了 VBT 手术，术前胸段侧弯 Cobb 角平均为 44°。术后第一次站立位 X 线相侧弯矫形至 20°，术后 2 年时侧弯进一步改善至 13.5°。与之相似的是，术前平均 25° 的腰段侧弯术后也会发生自发矫形，术后 2 年时侧弯约为 7.2°。尽管从生物力学的角度认为栓系技术在矫正轴向畸形方面存在劣势，患者的胸肋隆起从手术前的 12.4° 也改善到了末次随访时的 6.9°（接近 50%），没有严重并发症发生。1 例患者因为持续的肺不张进行了支气管镜探查，另有 2 例患者因为侧弯过度矫形超过 10°，再次手术行栓系松解。

Samdani 等还报道过一组 25 例应用 VBT 的患者，随访至骨骼成熟时的临床结果[34]。术前胸段侧弯平均为 41°，至骨骼成熟时矫形为 14°，矫形率为 66.1%。与之相似，腰段侧弯为 28°，术后自发矫形为12°，轴向旋转从术前12°矫形为末次随访时的6°。矢状位曲线良好，没有严重并发症出现。目前的数据可以帮助我们了解应用VBT技术的患者发育至骨骼成熟后的情况。

（一）VBT的指征

很多外科医生认为VBT可以应用于患有胸段侧弯、胸腰段侧弯和（或）腰段侧弯骨骼尚不成熟的患儿（通常Risser征0～2级，Sanders得分≤4）。图75-2展示了一位11岁女性患儿，手术前胸段侧弯为45°，接受VBT治疗的情况。太年轻的患者（年龄＜11岁）可能出现过度矫形，最好可以推迟应用VBT技术的时间以减小这一风险。当然，推迟治疗可能会导致躯干畸形加重。并且年龄更大、更成熟的患者也可能不能获得较好的生长调节治疗效果。有两位研究者（MDA和RRB）已经开始联合应用VBT和前路松解技术来扩展VBT技术的适应证，使其可以应用于更成熟（Sanders＞4）、侧弯更严重的患者。图75-3展示了一位14岁女性患儿进行了前路松解手术后，在T_5～T_{11}应用栓系治疗随访24个月的临床资料。这些初步工作需要等待临床回顾和结果发表。

当前，学术界认为VBT可以应用于胸段侧弯为30°～70°、腰段侧弯为30°～60°的患者。脊柱柔韧性也很重要，理想的患者在侧屈（Bending）像上侧弯应该改善到30°以内。考虑到前路器械可能会导致过度后凸的发生，胸段后凸＞40°是一个相对禁忌证。所有患者应该拍摄Stagnara真实脊柱侧位X线或通过MRI的矢状位像了解患者脊柱后凸的真实情况。此外，该技术可能获得大约50%的轴向矫形效果，因此较大的肋骨隆起（＞20°）是一个相对禁忌证。

（二）VBT操作

采用全身麻醉，患者侧卧于手术台，凸侧朝上。腋垫置于患者身体下方，所有骨性凸起均被良好保护。应用神经电生理监测和单肺通气。体位摆放妥当，应用双平面透视机确定手术节段和胸廓穿刺点。采用与胸腔镜相似的消毒、铺巾方法，同时做好转开放手术和处理其他并发症的准备。采用单侧通气以便于椎体的显露。

对于胸椎畸形患者，可放置3个工作孔道，在腋前线通道放置摄像头。通过腋中线和腋后线的工作通道置入螺钉和栓系。每个工作通道切口大约15mm长，根据需要放置内置物的节段，工作通道选择从最适合植入内置物的肋间进入。通过工作通道，使用超声刀将覆盖在脊柱上、位于肋骨前方1～2mm处的壁胸膜从前方翻转。经过显露，可以看见节段血管，同样以超声刀分离。通过C形臂拍摄正位和侧位X线片确认合适的手术节段。在一些病例中，在胸腔镜辅助下，在腋中线合适的肋间（通常在第8～9肋间）做保留肌肉的胸廓小切口进行手术。这种方法对单肺通气效果不佳或者需要做前路椎间松解的患者是有用的。当应用小切口胸廓切开技术时，节段血管也可以被较为容易地保留。

对于腰椎VBT/ASC手术，在T_{11}～T_{12}肋间进行小切口胸廓切开，可较好地完成T_{11}～L_3节段的手术。膈肌可以从侧方边界部分切开以显露腹膜后区域。腰大肌可以从后方牵开，手术也可以经腰大肌进行操作，如果不需要进行椎间盘切除，则只需要显露出放置垫片的位置即可。

三爪钉置于最头侧的椎体上方，放置在紧邻肋骨头前方的位置。通过胸腔镜确定内置物的前后位置，通过术中透视前后位相确定其跨过椎间隙的头尾位置。需要确定垫片置于肋骨头的前外侧，以保证其不在椎间孔里。当垫片置于合适位置，进行钻孔制备钉道，可以使用探子在C形臂辅助下确定钉道深度。选择合适长度的螺钉，徒手将螺钉拧入。根据椎体的尺寸，螺钉的长度一般为22.5～45mm。透视可以确定螺钉位于恰当

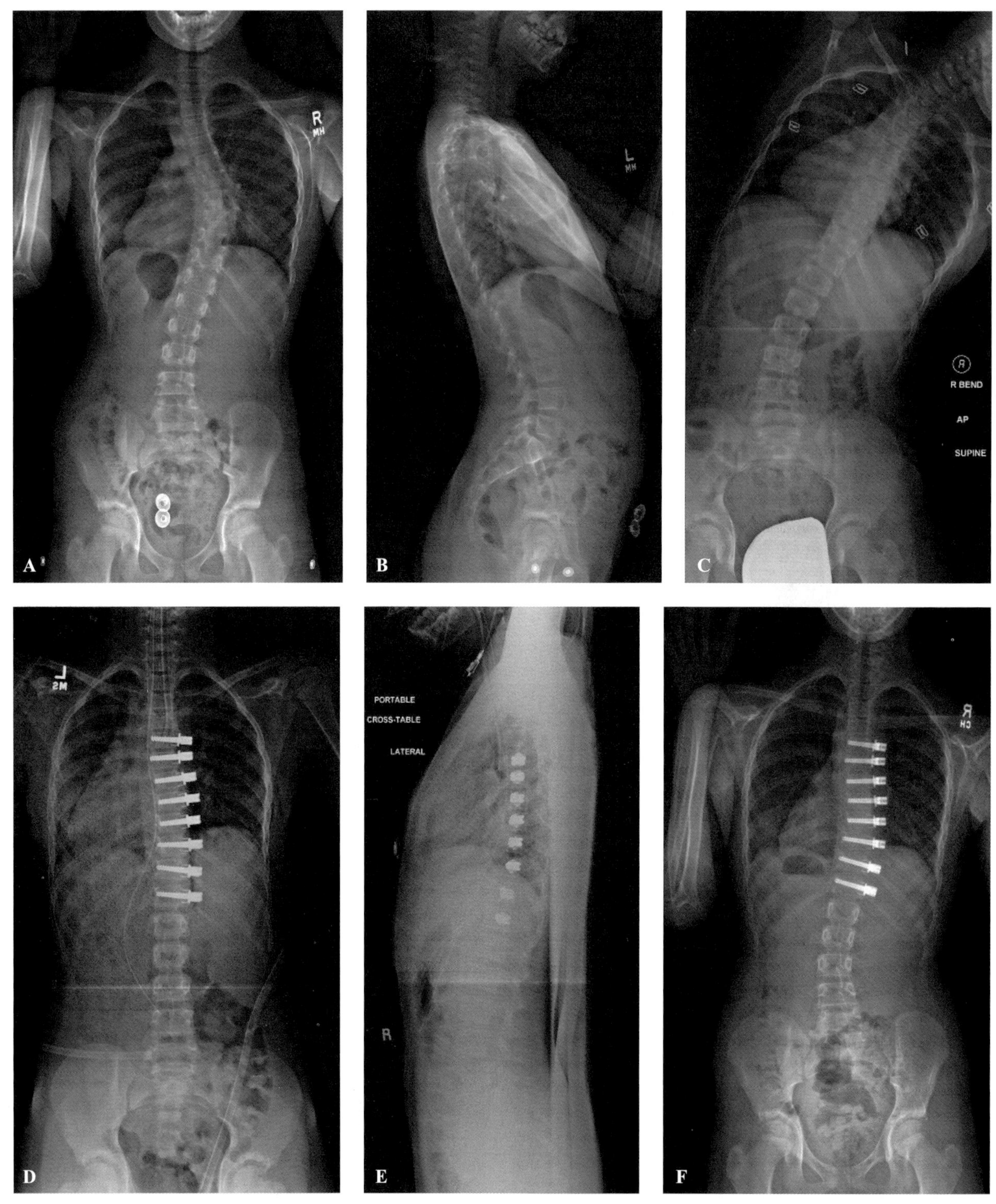

▲ **图 75-2　11 岁月经来潮前女性患儿**

A 至 J. 术前后前位（A）和侧位（B）显示患儿骨骼成熟度（Risser 征 0 级）胸段脊柱向右侧弯达到 45°，尽管有支具控制，侧弯仍有进展。术前 Bending 像（C）提示侧弯柔韧性良好，矫形至 10°。术中仰卧位前后位（D）和侧位（E）像显示在 T_5～T_{12} 节段放置脊柱拴系，胸段侧弯被矫形至 5°。在术后 6 周，后前位（F）和侧位（G）X 线片提示侧弯为 12°，在术后 2.5 年末次随访时，后前位（H）和侧位（I）X 线片提示侧弯矫形至 6°，矢状面曲线良好。末次随访时，患者骨骼发育已经成熟（J）（Risser 征 4 级，Sanders 得分 7）。

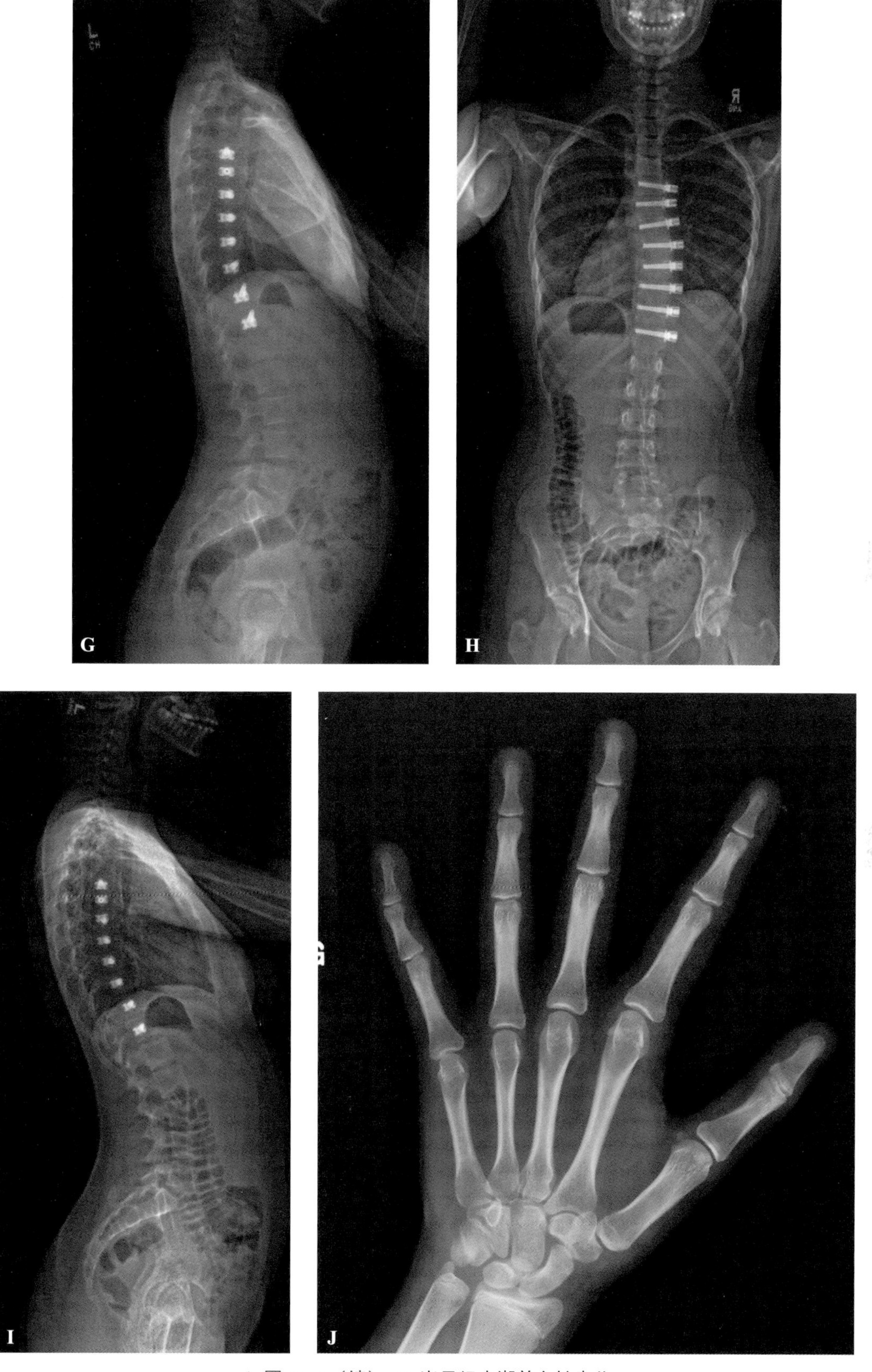

▲ 图 75-2（续） **11** 岁月经来潮前女性患儿

的位置。

从尾端操作通道将拴绳被放入胸腔，连接到头侧椎体螺钉尾侧的球茎部。将 T 型扳手从最头侧工作通道置入，拧上螺栓。小心地使用三尖顶推杆向前、下方在椎体上施加水平复位立进行矫形和达到去旋转的效果，然后将拴绳与下一个椎体相连，拉紧拴绳，锁紧螺栓。为了达到良好的脊柱平衡，可以进行轻微的加压和撑开。这一过程在螺钉逐个间进行。在螺钉放置良好后，以 C 形臂确定侧弯矫形良好，螺钉没有拔出和切割

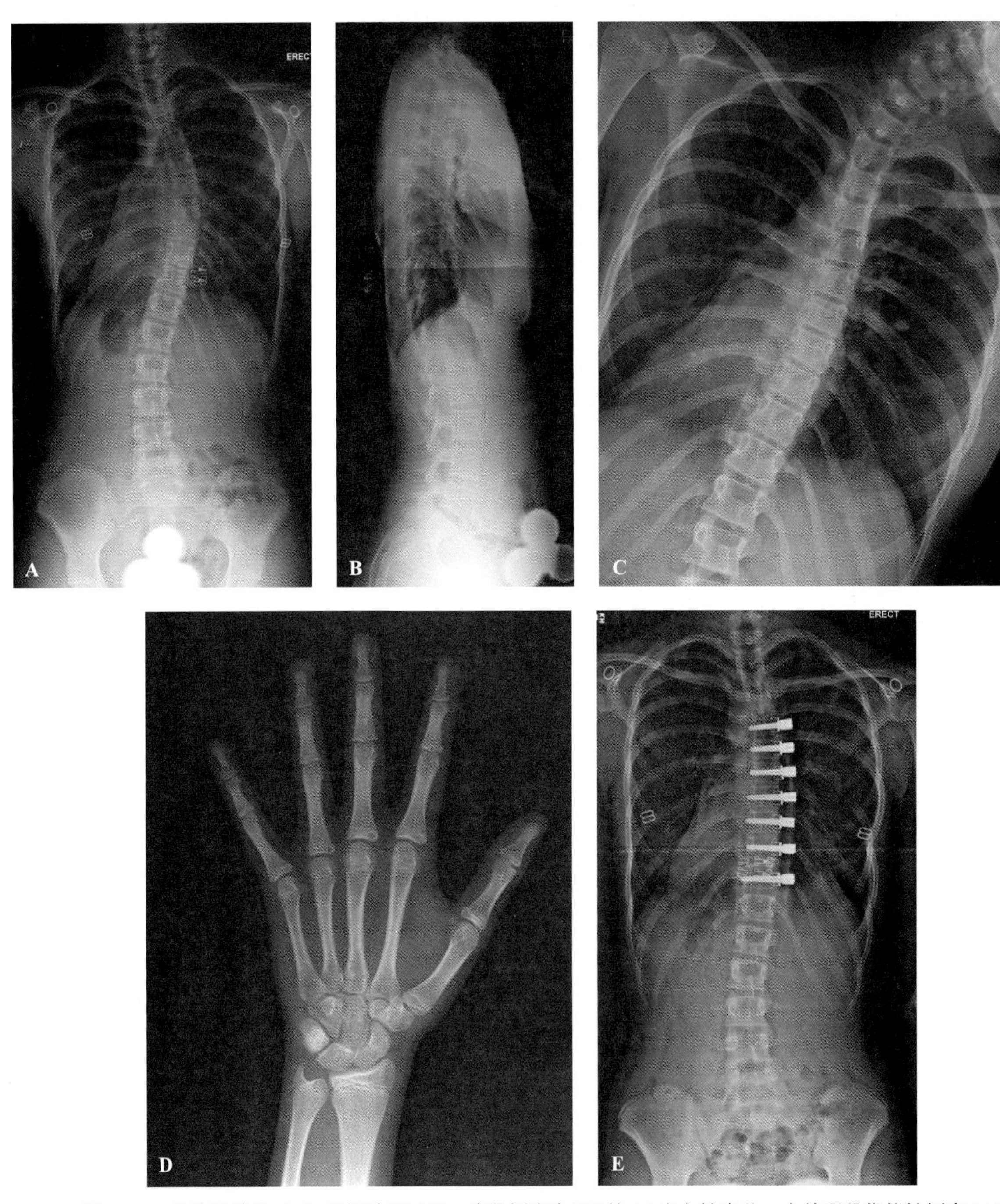

▲ 图 75-3　术前后前位（A）透视片显示了一胸段侧弯为 38° 的 14 岁女性患儿，合并腰段代偿性侧弯 24°（Lenke 1A）。术前侧位（B）X 线相可见 $T_5 \sim T_{12}$ 后凸为 12°。侧屈（Bending）像（C）提示胸段侧弯改善为 17°。术前，患儿的骨骼尚未成熟（Risser 证 2 级，Sanders 得分 6）（D）。术后，从前后位 X 线可见，在 $T_{5\sim11}$ 胸段脊柱放置拴系，术后 6 个月复查，可见侧弯为 12°（E）

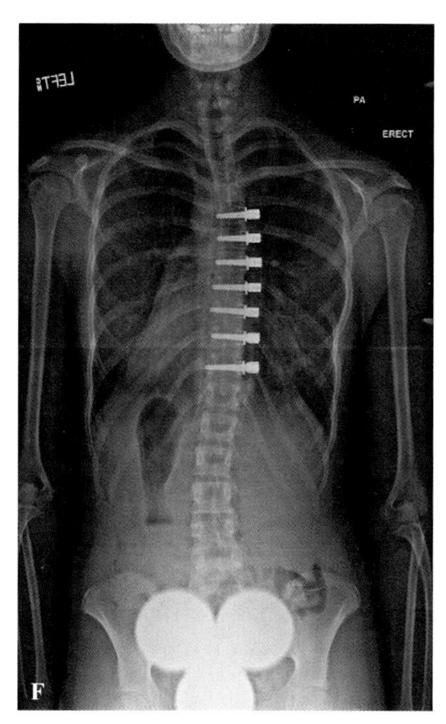

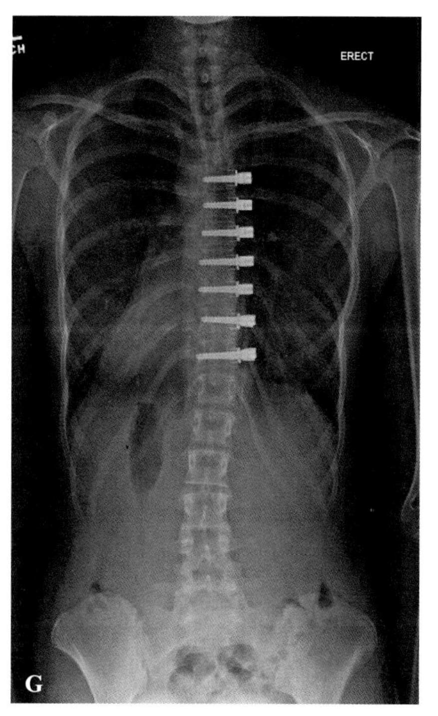

▲ 图 75-3（续） 患者术后 12 个月复查，侧弯为 7°（F）；术后 24 月时，侧弯为 5°（G）。术后 24 月随访时，患者 Risser 征为 4 级，矢状位曲线良好

的证据。在直视下将手术节段头、尾侧的拴绳用超声刀切断，头尾侧各留 2.5cm 以利于将来进行调整。胸管从一个 5mm 直径的小孔置入。在关闭手术区域通道前，进行手术区域肋间神经封闭以减轻术后疼痛。最后，在胸腔镜监视下膨肺。

关闭开胸切口，首先用 1-0 Vicryl 线肋旁缝合伤口，以缩小肋间间隙。然后使用 2-0 Vicryl 线固定相邻的筋膜缘修复背阔肌和前锯肌。工作通道的肌肉以 2-0 Vicryl 线缝合。皮下组织用 3-0 Vicryl 线闭合，皮肤边缘用 5-0 单丙烯酰皮下缝合。胸管和局部麻醉导管用 2-0 Ethibond 缝合线固定。无菌敷料由 Steri-Strips、4cm × 4cm 纱布和 Tegaderm 切口膜组成。

（三）VBT 并发症

Pahys 等报道了费城 Shriners 医院前 100 例接受 VBT 治疗患者的临床经验和并发症[35]。随着手术经验的增加，平均手术时间和估计失血量（estimated blood loss，EBL）显著减少；平均手术时间＜ 200min，最近接受该手术的 25 名患者的 EBL 约为 150ml。没有重大神经系统、感染或器械相关并发症发生。两名患者术中转为开放手术，一例原因是无法耐受单肺通气，而另一例患者原因是节段血管出血难以控制。一位患者术中神经电生理监测信号出现短暂下降，在关闭切口前，升高平均动脉压后神经电生理监测信号恢复。较小的术后并发症包括 1 例患者出现长期肺不张，以支气管镜进一步治疗；5 例患者出现短暂性大腿疼痛 / 麻木；1 例患者出现肋间神经痛。

该队列中的患者已经获得了较为稳定和持续的侧弯矫形效果，并保留了脊柱活动度。VBT 技术不会对将来可能进行的后凸融合手术带来阻碍，这也是该技术的好处之一。一些文献认为前胸腔镜入路可能会影响胸膜功能[36, 37]。但是，很多研究者已经报道，前路脊柱手术对患者肺功能的影响很小甚至没有影响，其中胸腔镜手术影响最小[38, 39]。

过度矫形风险是已知的潜在问题。过度的脊

柱生长可能形成一个反向的弯曲。我们可以发现，在 11 例随访达到 2 年的患者中，有 2 例需要通过胸腔镜松开拴绳以进行矫正。我们常规建议患者和家属，当出现过度矫形达到 10° 时，可能需要进行额外的胸腔镜调整（图 75–4）。在采用该技术时，需要根据患儿的潜在生长潜能保留部分侧弯。对于具有明显生长潜能（如三角软骨未闭合，Risser 征 0 级）的患者，可能需要等待患者释放

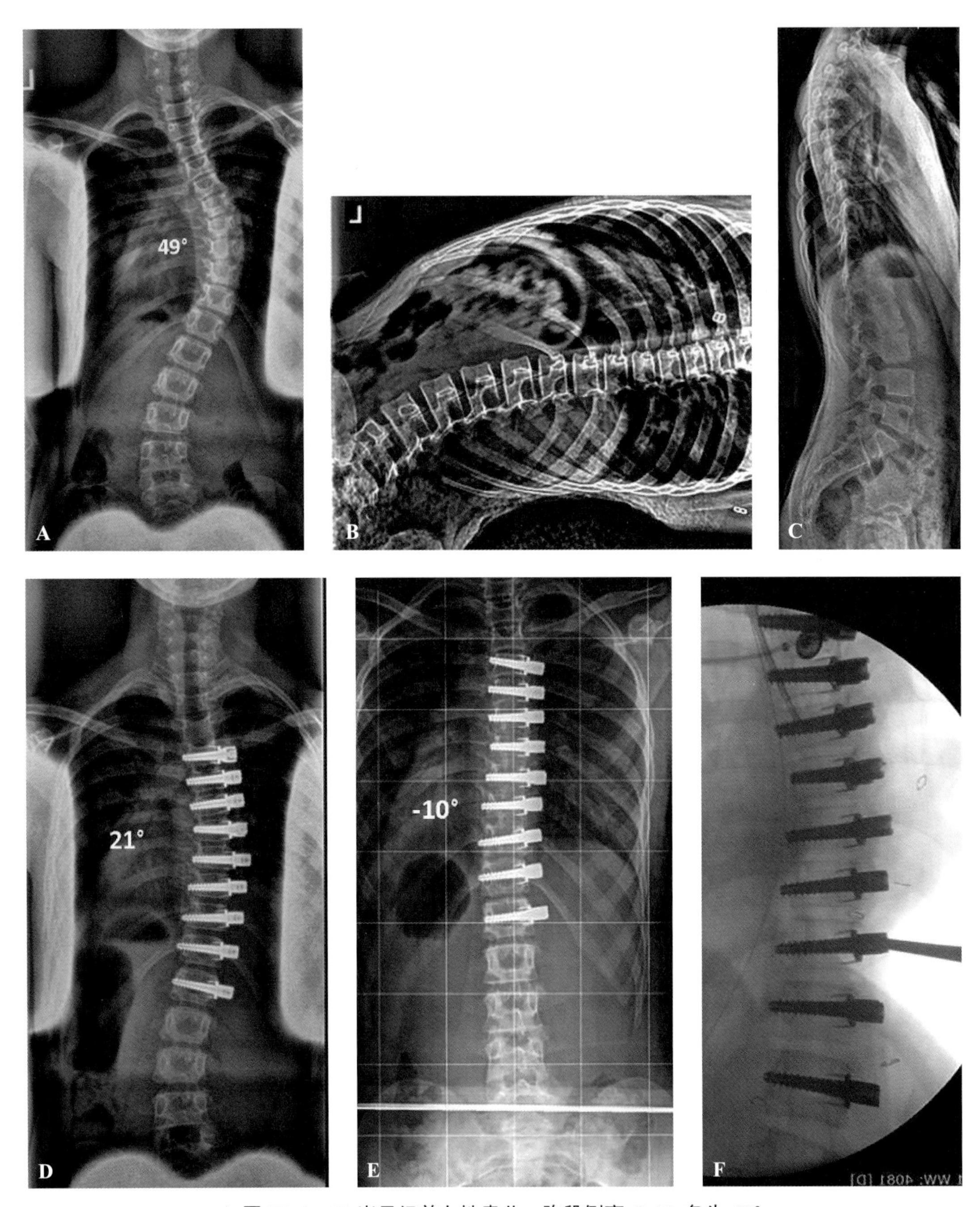

▲ **图 75–4　12 岁月经前女性患儿，胸段侧弯 Cobb 角为 49°**

A. 后前位相；B. 侧方 Bending 像；C. 侧位像。骨骼成熟度 Risser 征 0 级，Sanders 得分为 3。其躯干旋转在胸段为 15°，在腰段为 6°。患儿肋骨畸形在过去的 6 个月逐渐加重，建议进行手术，患者被告知可能还会因过度矫形再次进行计划内手术。D. MDA 医生为患儿进行了前路脊柱矫形手术，矫形节段为 T_5～T_{12}（患儿有 11 对肋骨），术后第一张后前位 X 线片拍摄于术后第 12 天，侧弯残留 21°。E. 后前位 X 线相：术后 15 月，侧弯变为 -10°，此时患儿 Risser 征为 0 级，Sanders 得分为 4。术者认为 -10° 的过度矫形尚可以接受，未推荐患者延长拴绳。F. 术中 X 线前后位像。第一次手术后 15 个月，术者为患者更换了一条拴绳。MDA 医生将侧弯中心位置椎弓根螺钉向上拔，侧弯最大仅仅恢复到 15°～20°。该操作是为了给患者在此后的生长中提供矫形空间

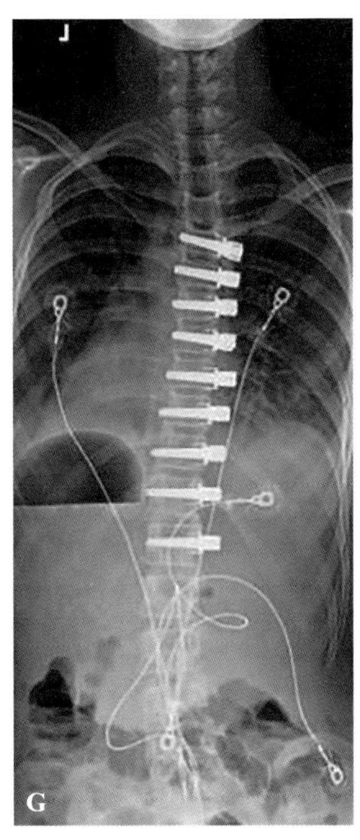

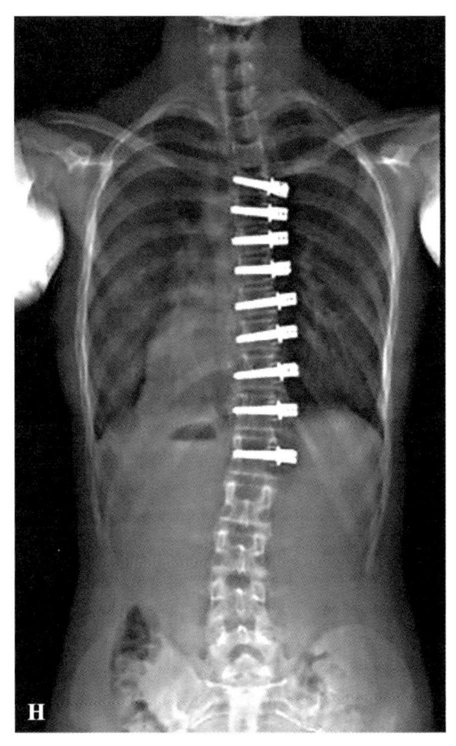

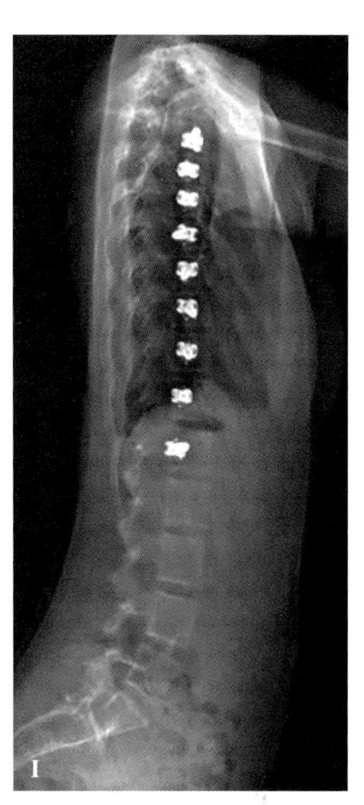

▲ **图 75-4（续） G. 第二次手术后 3 天的站立位后前位相。H 和 I. 初次手术后 31 个月，第二次手术后 17 个月，最近一次后前位相。患儿已经出现月经，骨骼成熟度 Risser 征 0 级，Sanders 得分 6，侧弯和第二次术后相比未发生明显变化**

未显示：患儿目前已经随访 46 个月，患儿骨骼成熟度 Risser 征 4 级，Sanders 得分为 7，透视相与图 H 和 I 类似

更多的生长潜能再实施初次手术，或者在初次手术时保留更大的侧弯角度。长期随访对了解栓系、骨骼生长和最终矫形效果间的动态关系十分重要。尽管 VBT/ASC 的概念令人鼓舞，但临床经验仍然相对有限，需要继续进行临床研究，以分析其作为主要治疗方案在该类患者人群中的有效性。

四、后路凹侧动态撑开装置（ApiFix）

后路凹侧动态撑开装置是近年来在脊柱侧弯非融合手术治疗方面的新进展。ApiFix 装置通过在侧弯凹侧放置 2～4 枚椎弓根螺钉，以多轴连接环连接在微小齿轮装置上，实现逐步撑开、矫正侧弯的效果。有时候还需要通过专门的康复锻炼辅助撑开（图 75-5）。对尸体胸段脊柱实施的生物力学实验证实，尽管安装该装置与正常脊柱活动范围相比会限制 40% 的屈伸活动和 18% 的侧方弯曲，但此装置和标准的后路融合手术相比，对脊柱活动范围的影响明显较小[40]。此外，在生物力学方面该装置对邻近椎体的影响不大，可能和独特的多轴关节设计有关，该关节可防止将单纯的轴向压缩机械应力传递到椎弓根螺钉上。每个设备 / 螺钉连接允许有在各方向有 50° 的自由度。

2015 年，Floman 等[41]报道了 3 例术前侧弯度数在 43° ～53° 的女性 AIS 患者应用该技术的短期结果。6 个月到 2 年随访中所有患者疼痛均缓解，侧弯改善至 22° ～33° 。作者观察到矢状面曲度保持良好，没有内固定并发症和 adding-on 现象的出现。由于研究数量有限、样本量小、随访时间短，因此有必要进一步研究，以确定该装置的长期临床获益情况。

Floman 等近期发表了一篇题为“一项新型后路动力畸形矫形装置治疗中度特发性脊柱侧弯的

临床研究：20 例患者 2 年随访”的临床报道；涉及 27 例患者。该研究的入组标准为，AIS（12—17 岁）、Lenke 1 型（40°～60°）或 Lenke 5 型（30°～60°）、柔韧性良好，Bending 像可减少至≤ 35°。手术中应用该装置进行侧弯矫形，术后进一步通过牵伸锻炼进行矫形。患者经过了至少 2 年的随访（2～5 年，平均 2.8 年），所有患者在末次随访时 Risser 征＞ 4 级。末次随访时，术后改善从平均 29°（6°～45°）至平均 44°（32°～55°），主弯改善率平均为 38%（15%～81%）（图 75-6）。

在末次随访时，可见矢状位曲线有微小改善。躯干偏移改善平均约 10（0～13）mm。以

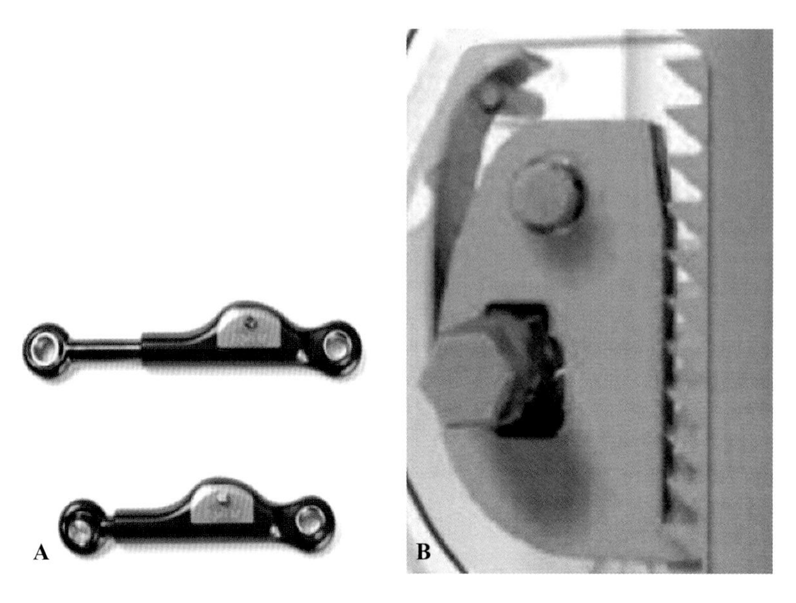

◀ 图 75-5　后路脊柱动态撑开装置（ApiFix）

A. 多轴环行连接器；B. 微小齿轮装置

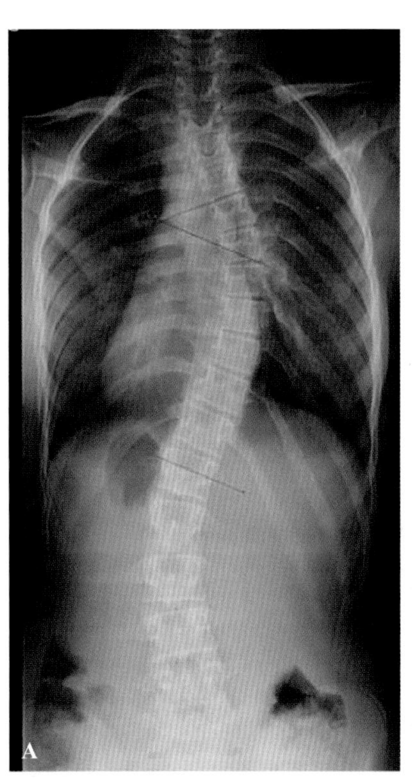

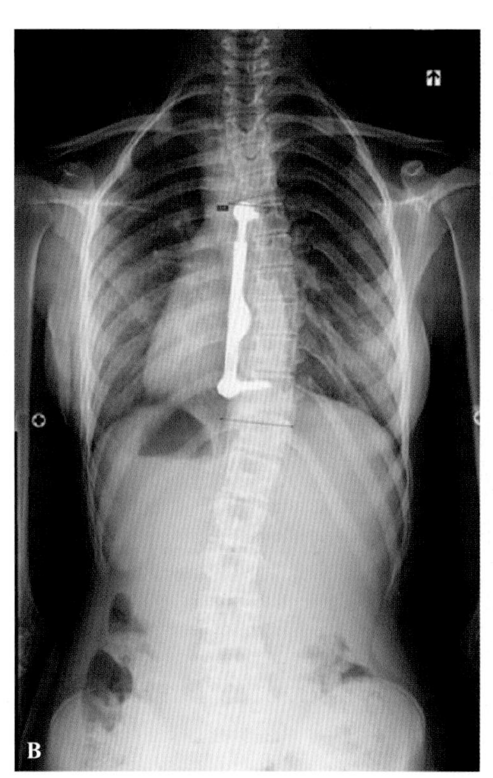

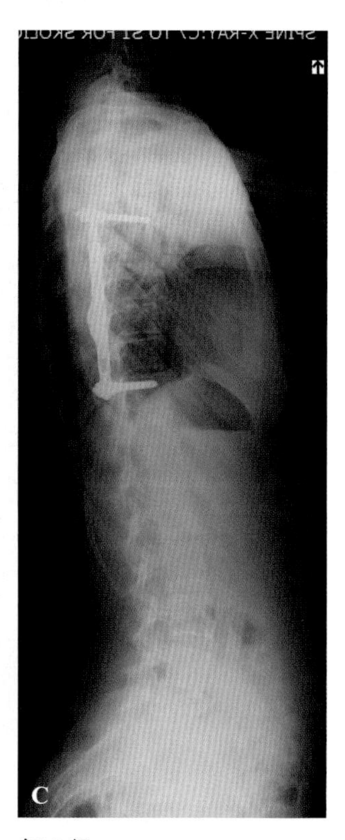

▲ 图 75-6　15 岁女性患儿，胸段脊柱侧弯 44°，Lenke I 型，Risser 征 3 级

A. 术前前后位 X 线片；B. ApiFix 置入术后 2 年，侧弯稳定在 20°；C. 术后 2 年侧位像（病例由 Yzhar Floman 医生提供）

SRS-22 量表作为评价工具，术前平均得分为 3.1（2.4～3.8）分，术后 3～6 个月随访量表得分提高到平均 3.7（3.2～4.4）分，此后得分稳定在此水平（$P < 0.05$）。1 例患者在术后 1 年发现深部感染。没有出现 adding-on 现象、侧弯加重和内固定失败等并发症。

（一）后路凹侧动力撑开系统的适应证

目前后路凹侧动力撑开系统的应用指征是 10—17 岁 Lenke 1 型（侧弯度数在 40°～60°）和 Lenke 5 型（侧弯度数在 30°～60°）单弯的 AIS 患者。侧弯的柔韧性很重要，要求在 Bending 像上侧弯可以减少至 35° 以内。该装置也可以作为内支具应用于侧弯较小、对外支具不耐受的患者（图 75-7）。

（二）后路凹侧动力撑开系统的手术操作

患者接受全身麻醉，取俯卧位，所有骨性凸起均被良好保护。消毒铺巾按照常规脊柱后路融合手术的方法进行。手术中应用脊髓电生理监测。通过透视确定顶椎位置，通过正中小切口切开皮肤，显露侧弯凹侧，从端椎到端椎，不显露凸侧。以标准方法在侧弯凹侧两端置入 2 枚椎弓根螺钉，通常跨过 5～6 个椎间盘间隙。如果经济条件允许，可以延长固定节段以减少负荷（图 75-8）。在头侧、尾侧或两端增加放置的螺钉时应尽量平行放置，以便于更好地放置撑开装置并提供良好的功能。术中透视帮助确定螺钉位置放置良好。用测量工具来确定假体的长度。ApiFix 装置有微齿轮装置，与椎弓根螺钉通过多轴连接器连接。调制装置内齿轮，进行侧弯矫形；除了延长节段螺钉周围，其他区域脊柱不进行融合。最后，获得最终图像，以确定装置位置和矫形效果。行逐层缝合。

手术后，患者可以活动，不需要其他外固定装置。2～3 周后，患者可以进行脊柱柔韧性训练，因为术者认为柔韧性锻炼通过减少脊柱的应力可以获得进一步的矫形效果。推荐的锻炼有五种，

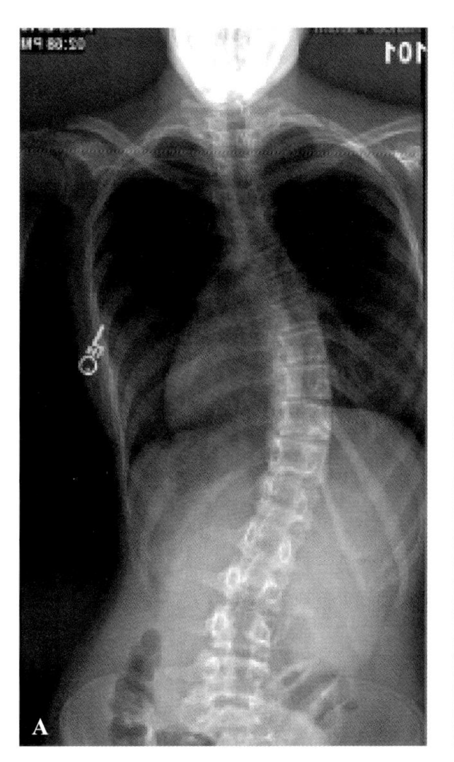

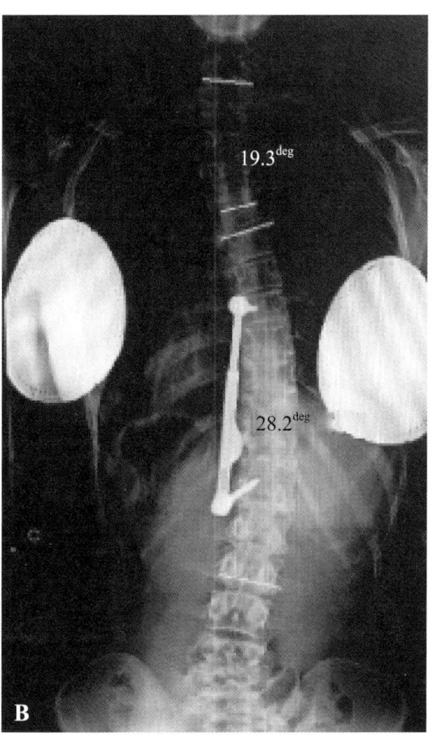

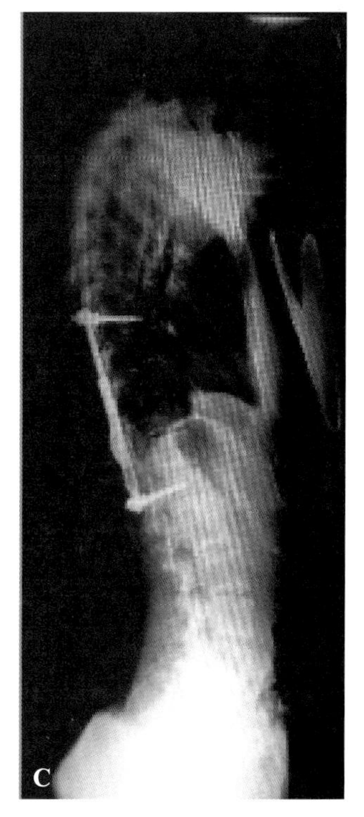

▲ 图 75-7　**A. 15 岁女性 Lenke1 型，50°，Risser 征 4 级正位 X 线片；B. ApiFix 术后两年，侧弯稳定在 28°；C. 随访 2 年侧位 X 线片（病例由 Yizhar Floman 医生提供）**

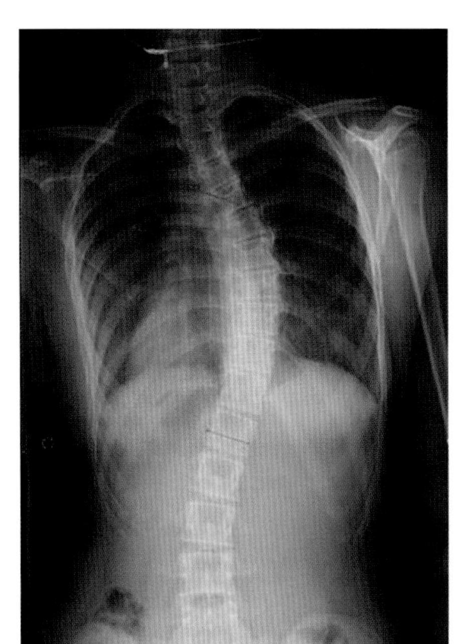

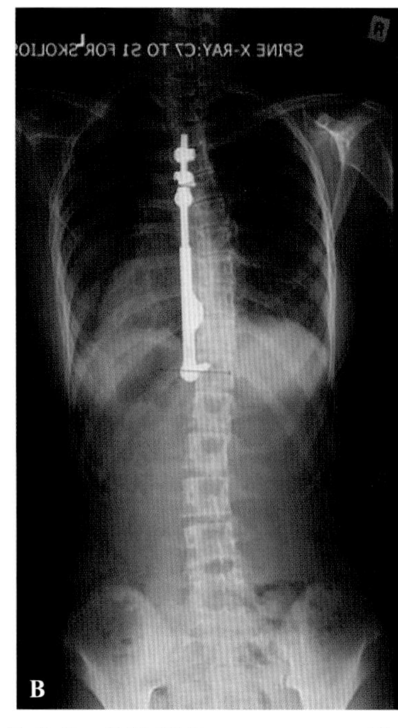

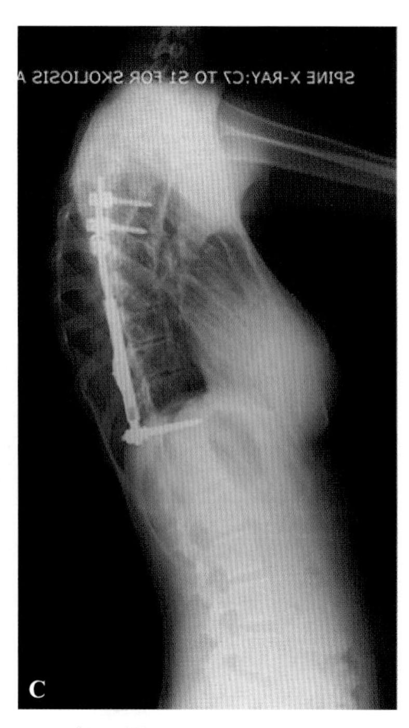

▲ 图 75-8 14 岁女性患者，胸段侧弯 48°，Lenke 1 型，Risser 征 3 级

A. 术前前后位 X 线片；B. 放置 ApiFix 后，在头侧延长放置一枚椎弓根螺钉；C. 术后侧位 X 线片（病例由 Yizhar Floman 医生提供）

包括在门框和横杆上悬吊，以椅背作为支点进行向侧弯相反方向弯曲，在圆柱上向侧方弯曲，在两把椅子之间的滚轮上依靠，在弹力绷带的帮助下倾斜站立。患者在术后 3～6 个月内，每天做以上锻炼 30min，不限制其他活动。定期随访患者直至其骨骼完全成熟，监测侧弯矫形情况和内固定的完整性（图 75-9）。

（三）后路凹侧动态撑开装置并发症

从有限的关于后路凹侧动态撑开装置的报道来看，该技术很有希望。与标准的后路脊柱融合术相比，该技术创伤小并且术后恢复更快。此外，它还利用特定的脊柱术后锻炼来进行持续的侧弯矫正。

在一项早前的随机对照研究中发现，对于仅进行支具治疗的非手术治疗患者，可以进一步通过 Schroth 脊柱锻炼获得更好的矫形效果[42]。通过后路顶椎旁凹侧撑开装置获得持续地逐步矫形，躯干可以缓慢地获得平衡。可以预测最终获得矫形后效果与侧方弯曲相中侧弯大小相似，目前没有关于过度矫形的报道。当主弯侧弯改善，代偿弯也可以发生轻度自发矫形，这种现象在之前许多关于 AIS 选择性主胸弯融合的研究中已经证实[43, 44]。尽管代偿弯自发性矫形的效果不如后路融合手术，但研究认为，如果侧弯矫形至 35° 以内，其 SRS-22 评分结果和侧弯 25° 的患者甚至 15° 的患者相似[45, 46]。

由于该技术微创，几乎没有并发症的发生。研究显示，在 Lenke1 型脊柱侧弯患者中应用该技术，与标准后路融合手术相比，其在感染率、出血量和手术时间方面都具有明显优势[47]。其次，因为没有进行融合，所以也没有假关节的风险，且以后可以进行标准的脊柱后路融合术。尽管初步报道显示该技术似乎很有希望，但依然需要长期的临床随访予以证实。

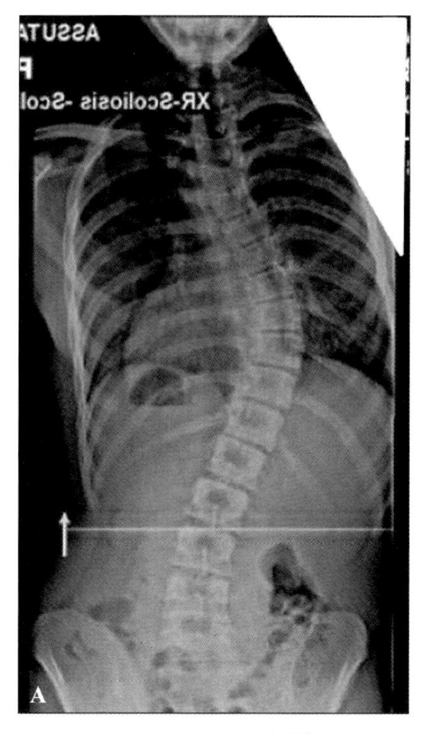

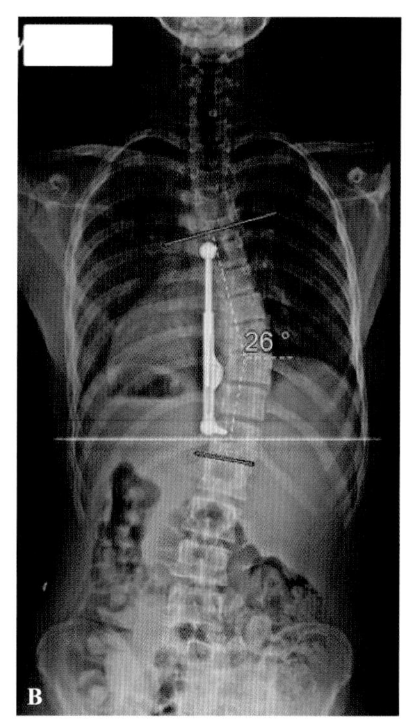

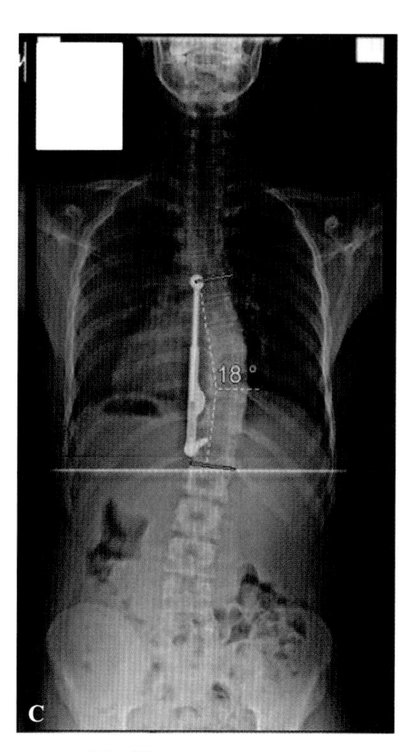

▲ **图 75-9　15 岁男性患者，胸段侧弯 48°，Lenke 1 型，Risser 征 3 级**

A. 术前前后位 X 线片；B. 术后即刻侧弯矫正为 26°；C. 通过 3 个月的脊柱侧弯特殊锻炼，侧弯进一步矫正为 8°（病例由 Yizhar Floman 医生提供）

五、总结

根据我们的经验，VBS 的指征是，女孩年龄＜ 13 岁，男孩年龄＜ 15 岁，具有 1 年的生长潜力（Risser 征 0～1 级，Sanders 得分≤ 4）。此外，我们建议患儿等到 8 岁以后再接受该手术，以避免出现过度矫形。胸段侧弯最好在 25°～35°，腰段侧弯在 25°～45°。为了获得最好的临床结果，侧弯应该具有较好的柔韧性、Bending 像应该＜ 20°、旋转较小、后凸应该低于 40°。

当前，对骨骼尚未发育成熟（Risser 征 0～2 级，Sanders 得分≤ 4）、胸段侧弯在 30°～70°、腰段侧弯在 30°～60° 的患者，VBT 技术的应用是最为广泛的。侧弯柔韧性很重要，Bending 像应该＜ 30°。一些研究机构通过采用 VBT/ASC 技术，治疗骨骼发育更为成熟的特发性脊柱侧弯患者（Risser 征＞ 2 级）。然而，目前尚缺乏关于该亚组患者的临床报道。

关于后路凹侧动态撑开装置的研究有限，目前关于该手术的适应证尚不明确。初步研究表明，患者应在 10—17 岁，单主胸弯或胸腰弯度数应该在 30°～60°、Bending 像至少矫正至 35° 以内。

目前，本章中讨论的所有装置在脊柱侧弯治疗方面均未获得美国 FDA 批准，在广泛进行临床应用之前需要开展进一步的临床随访和研究。

第76章

Shilla 生长棒技术

Shilla Technique

David B. Bumpass Richard E. McCarthy 著

于 斌 粟 喆 译

一、概述

Shilla 生长棒是一种利用幼儿脊柱固有的生长潜能从而实现躯干自然生长的生长棒技术，可避免脊柱的撑开操作。传统意义的生长棒技术多采用周期性手术对早发型脊柱畸形进行定期撑开，以达到部分矫形和保持脊柱生长的目的。然而，年轻患者需进行反复多次的撑开手术，且约有 80% 的患者由于自发融合导致脊柱柔韧性丧失而使撑开能力下降[1]。Shilla 生长棒是为了减少生长过程中为控制早发型脊柱侧弯（early-onset scoliosis，EOS）进展所需的手术次数，并尽可能保留脊柱活动度。

传统的生长棒技术通过固定结构的近端和远端的短节段融合来发挥作用，而 Shilla 技术则是对在去旋转状态矫正位置下的侧弯顶点进行融合。侧弯顶点是脊柱畸形的“驱动引擎”，对于顶点变形力的有效控制将会延缓患者生长发育过程中的侧弯进展。顶点矫形也试图避免 Dimeglio 和 Canavese 描述的“多米诺效应”，即持续进展的胸段侧弯会造成胸廓畸形，影响肺脏发育[2]。Shilla 生长棒技术可以实现三维畸形矫正，这是单纯脊柱撑开无法实现的。

螺栓是 Shilla 技术的创新设计之处，它允许脊柱在生长棒引导下自然生长（图 76-1）。Shilla 螺钉是一种含有锁定帽的多轴万向椎弓根螺钉，它可以容纳生长棒在其中滑动。Shilla 系统的原理与 Luque Trolley 技术类似，但 Luque 系统需要进行广泛的骨膜下剥离以置入较多的钢丝，这常会导致胸腰椎关节突关节出现早期自发融合及早期生长停滞[3, 4]。

为了尽量减少脊柱的显露和自发性融合，

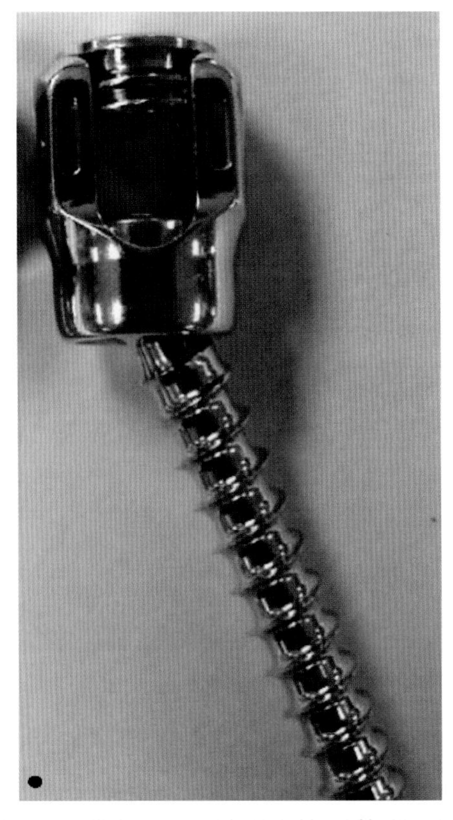

▲ 图 76-1 带有 Shilla 锁帽的多轴不锈钢椎弓根螺钉

Shilla 螺钉是经肌肉置钉以保存未成熟椎体的软组织覆盖。Shilla 植入物和手术技术已在山羊模型中完成动物实验，结果显示没有发生内固定失败，脊柱得到了持续生长[5]。2004 年，Shilla 系统首次应用于人体。2014 年，Shilla 植入物获得美国食品药品管理局的批准应用。

二、患者选择及术前计划

Shilla 技术已经成功应用于多种病因引起的早发性脊柱畸形，包括特发性脊柱侧弯、神经肌肉性脊柱侧弯、综合征性脊柱侧弯及先天性脊柱侧弯等[6]。术前评估应包括全套影像学检查。站立的后前位及侧位像对于描述脊柱畸形程度、评估冠状位及矢状位失衡和顶点水平至关重要。应同时拍摄动力位 X 线片，包括左右 Bending 像、支点加压像或牵引像等。为了达到充分的矫形和去旋转效果，较为僵硬的畸形顶点往往需要更多植入物、更长的融合节段及截骨等操作。由于 EOS 患者常合并脊髓发育异常，建议在术前进行全脊柱磁共振成像检查[7-9]。不锈钢材质的 Shilla 内固定将会影响手术节段 MRI 成像的清晰度。对于先天性脊柱侧弯，应在术前进行全脊柱 CT 检查及三维重建。术前应同麻醉医生讨论术中神经监测、静脉抗纤溶药物及抗生素使用等问题。

近端和远端固定节段的选择与脊柱侧弯矫形原则相同。远端固定椎应位于冠状面骶骨中垂线上[10]。在顶椎区最少应使用 3 对椎弓根螺钉固定相邻的 2 个活动节段。如冠状位侧弯＞ 70°，则建议在顶椎区使用 4 对椎弓根螺钉固定 3 个活动节段。

Shilla 生长棒系统是通用系统，因为它可与顶椎截骨术结合运用。这于基于脊柱撑开的传统生长棒技术相比，可不对顶椎区进行显露和操作，从而具有更好的生长引导作用。标准的 Shilla 技术包括在顶椎区进行 Ponte 截骨。对于重度、僵硬或先天性侧弯可能需进行三柱截骨以达到充分矫形目的。术前务必针对截骨方式、范围及数目进行充分规划。

三、手术技术

（一）手术体位

患者俯卧于 Jackson 手术床，对于体型较小的患者，通常需 4 个床柱协助固定。用枕头保持髋关节于中立位，这样可避免当使用腿部吊带时因髋关节过度屈曲而出现的腰前凸减小。双臂放置于头部的手臂支撑板上。对整个胸腰椎铺巾，要包括髂嵴，以便于获取可能需要的骨移植物及骨髓。手术床呈轻度头高足低位以尽可能减少眼内压及面部水肿[11]。

（二）手术入路

采用单一背部后正中纵向切口。在切开筋膜之前，应使用脊椎穿刺针在透视下确认顶椎位置。按照术前计划使用电刀在顶椎融合节段进行骨膜下剥离。显露时应在近端和远端生长棒“自动滑移”部分保留筋膜完整（图 76–2A）。

（三）截骨术及内固定

置入椎弓根螺钉前，需在顶椎区融合节段椎体间进行 Ponte 截骨（图 76–2B）。顶椎区计划融合节段均需置入单平面或单向椎弓根螺钉。如手术计划进行三柱截骨，需在截骨前置钉以在截骨过程中使用临时棒保持结构稳定。

在处理完顶椎后，继续在生长节段置入椎弓根螺钉。使用脊椎穿刺针或导航针对拟固定椎体的椎弓根进行定位，旁中央筋膜切开显露最长肌与多裂肌之间的 Wiltse 间隙，注意对触及的关节突关节囊予以保留。在透视或导航下使用 Jamshidi 套管针制备钉道达椎体（图 76–3）。如椎弓根峡部较窄，

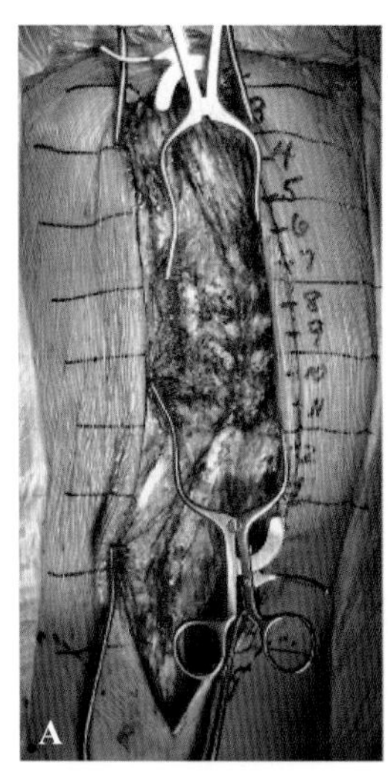
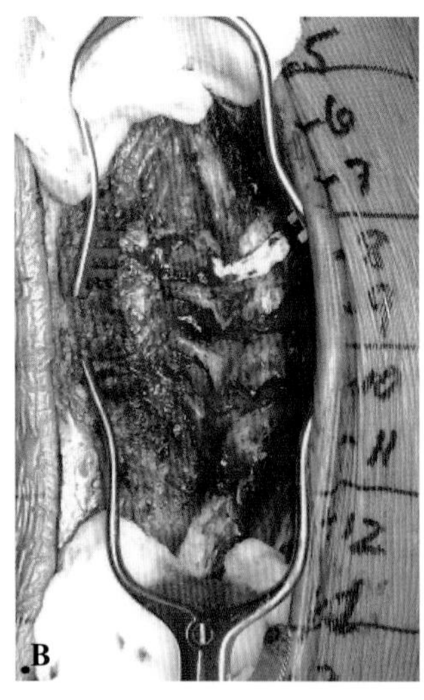

▲ 图 76-2 **A.** Shilla 生长棒系统的显露范围。需要注意的是，在顶椎区需融合节段进行骨膜下剥离，而在生长棒的头端和尾端保留肌肉组织完整。**B.** 在侧弯顶椎区进行 Ponte 截骨

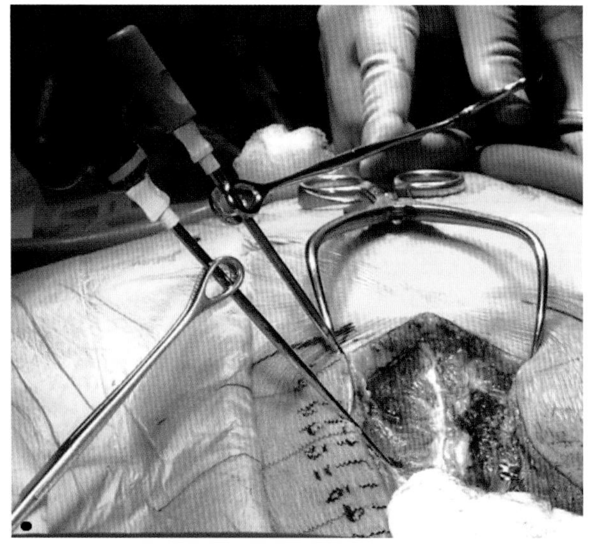

▲ 图 76-3 使用 Jamshidi 针经肌间隙制备 Shilla 生长节段椎弓根螺钉钉道。经 Jamshidi 针置入导丝，并沿导丝置入空心丝锥和螺钉

可在置入 Jamshidi 针之前使用窄尖的换挡探针先扩张椎弓根。螺纹导丝经套管针进入椎体松质骨后拔出针头。沿导丝使用空心丝锥后，置入空心多轴椎弓根螺钉[12]。应选择适当长度的螺钉使螺栓部分低于棘突水平，以保证连接棒不会过度切割肌肉。

（四）脊柱畸形矫正

置钉完毕并确认螺钉位置无误后可进行顶椎区矫形。可在顶点凸侧螺钉内放置一根短临时棒（图 76-4A）。首先进行转棒矫形，然后进行冠状面弯棒，用标准的螺塞将临时棒锁定。如已进行了三柱截骨，此时截骨处多已闭合，需使用凸侧临时棒加以稳定，保证安全。

凸侧矫形后，可测量凹侧连接棒全长并预弯（图 76-4B）。连接棒应长于测量长度 4cm，在近端及远端应分别预留 2cm 以适应未来的脊柱生长。连接棒应按照解剖学胸后凸及腰前凸进行预弯。螺钉与连接棒连接时不应产生较大阻力，这样会增加交界区失败的风险。连接棒在矢状面旋转到位后，应首先锁定顶椎区螺帽，再在 Shilla“自动滑移”螺钉上拧入螺帽。此时可移除凸侧临时棒，更换为凸侧全长连接棒，长度同样长于测量长度 4cm。

通过双棒去旋转技术达到顶椎区矫形目的（图 76-4C）。在顶椎区双侧螺钉使用去旋转钳从而最大限度地分配应力。在双棒顶点以上或以下各使用一把持棒器进行对抗。首先松开顶椎区螺帽，缓慢且稳定地进行去旋转操作。然后依次拧紧螺帽，在拆除去旋转器械前在融合节段附近放置横连。

（五）手术要点

1. Shilla 植入物全部为不锈钢材质，应避免混入其他金属合金。

2. Shilla 生长棒系统是一种可应用于 2 岁以下儿童的椎弓根螺钉技术，采用此技术的外科医生应能在较小的椎弓根内安全置钉。如患者椎弓根过窄，在置入丝锥或螺钉前可使用窄尖的探针逐步扩张椎弓根。

3. 术中导航可为 Shilla 螺钉置入提供帮助，尤其是经肌肉置入螺钉。经导航的 Jamshidi 针可用于制备钉道及置钉，并减少术中透视时间和辐射。

4. 螺钉直径应尽量填充整个椎弓根，矢状面

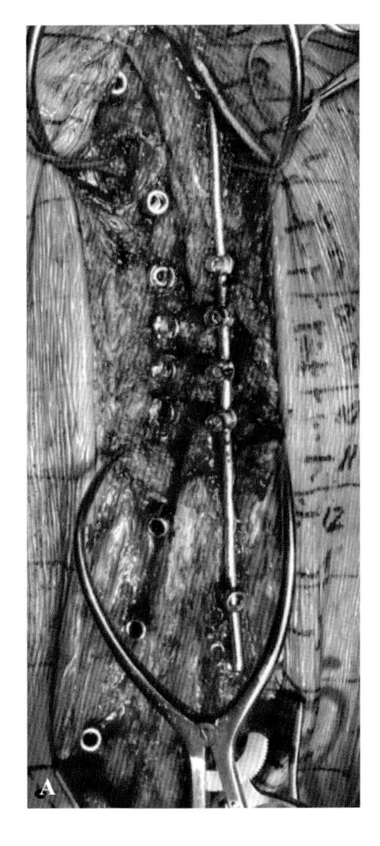

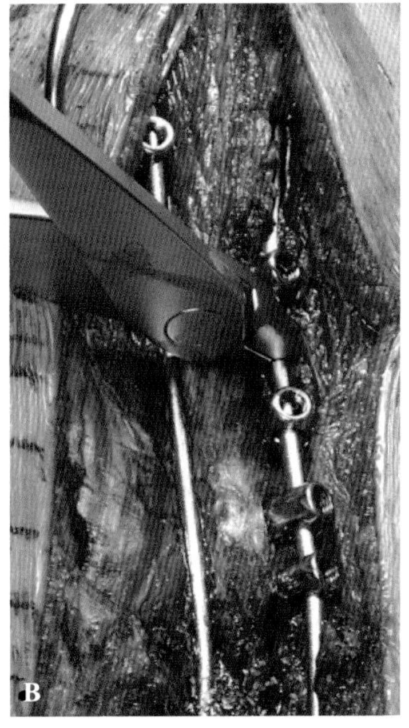

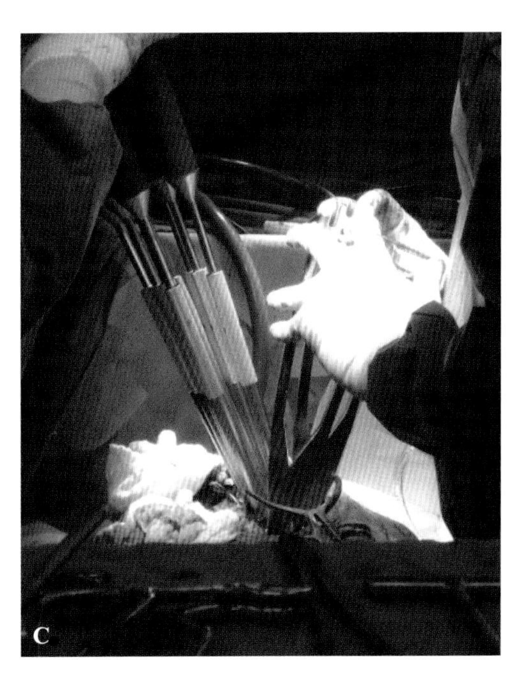

▲ 图 76-4　**A.** 顶点凸侧置入临时棒进行初次矫形；**B.** 该操作利于凹侧置棒；**C.** 顶椎区进行去旋转操作，并使用持棒器对抗

深度应至少达到椎体前方至关节突关节皮质距离的 75%。较大的螺钉可减少内固定拔出的风险。术中导航也可为外科医生在术中对椎弓根进行测量提供帮助。

5. 为了尽可能减小近端内固定拔出及近端交界性后凸的风险，应使用原位弯棒器将近端棒弯曲到近端螺钉内，而不是用复位器将棒压到螺钉内。

6. 可使用 Fiberwire 缝合带在最近端螺钉处将生长棒在椎板下进行二次固定。

7. 3.5mm 直径的棒会增加断裂风险，因而不应用于 Shilla 系统。建议体重低于 25kg 的患者使用直径为 4.5mm 的棒，其他患者可使用直径为 5.5mm 的棒 [13, 14]。

四、术后护理

术后应为患者定制双片式胸腰骶支具。出院后患者需佩戴支具至术后 3 个月，以促进顶椎区融合及可生长螺钉周围的软组织愈合。术后 3 个月，患者可逐步恢复正常活动，包括体育运动。患者不应参与对抗性体育运动，如足球等。

五、翻修策略

由于脊柱的持续生长及儿童患者的日常活动，翻修手术往往无法完全避免。医学术语“生长棒”是一种不恰当的说法，因为固定棒是僵硬的，无法生长，而儿童是不断生长、变换形态和活动的。金属内固定在反复侧方应力的作用下会逐渐脆弱进而断裂。Shilla 生长棒系统在出现连接棒断裂、内固定拔出及感染等情况时，需要进行翻修手术。

如果近端螺钉部分拔出，患者可能会因内固定突出体表感到不适。滑囊多发生于连接棒末端或螺钉附近，这常可通过观察来进行治疗。然而，如果皮肤张力过高甚至出现破溃，则需进行翻修手术。如术中需要更换螺钉，建议更换的螺钉直径至少大于原螺钉 1mm 以保证稳定性，同时应使用更长的螺钉。某些情况下，原有钉道无法继续使用，需要在邻近的椎弓根进行近端固定。也可以采用椎板下系带将生长棒近端进行固定，以达到对这些近端内置物进行“系带 – 吊带”的固定。

如果在 X 线上发现了连接棒断裂，对侧连接棒将很快也会发生断裂。翻修手术可在发现断裂后的 2～3 周内以非急诊手术进行。如患者体重超过 25kg 而体内直径为 4.5mm 的连接棒发生断裂，同时更换为双侧直径 5.5mm 连接棒可减小未来的断裂风险。在这种情况下同样有必要更换螺钉以连接直径 5.5mm 的生长棒。Shilla 系统的翻修手术一般需要显露所有内固定物。除顶椎融合节段外，剥离生长棒时应避免损伤骨膜。

六、临床结果

（一）影像学结果

Shilla 手术首次开展于 2004 年。此后，多项研究结果表明 Shilla 技术可成功应用于 EOS 的治疗。在首批的 40 例应用 Shilla 系统的患者中，有 33 例报道了 5 年随访结果。接受初次手术时，患者的年龄在 23 月龄至 11 岁，术前冠状面 Cobb 角平均为 69°，末次随访为 38°。初次手术矫形后即刻胸段脊柱平均增长 29mm，初次手术后至末次随访时 T_1～S_1 脊柱平均增长 40mm。胸廓容积也有所改善，肺可用容积平均增加了 28%（右肺）和 31%（左肺）。在这 40 例患者中，6 例在术后侧弯进展超过 15°，2 例骨盆倾斜加重，3 例患者出现近端交界性后凸 [6]。

当持续生长的脊柱后方发生融合时，前柱的持续生长将导致畸形进展，即曲轴现象。骨骼未发育成熟即融合的患者，可能会在融合节段的近端或远端出现新的侧弯，也就是所谓的“附加现象”[15, 16]。Wilkinson 总结了 21 例应用 Shilla 技术后随访 5 年的患者，发现其中 57% 出现侧弯顶点向远端迁移。这些出现顶点迁移的患者术后侧弯平均进展 25°。由于术后远端侧弯进展，作者认为附加现象是导致这一结果的驱动因素。然而，无论附加现象出现与否，所有患者的侧弯均比术前得到改善，T_1～S_1 脊柱高度也有增长 [17]。

（二）手术并发症

在首批 40 例患者中，McCarthy 和 McCullough 报道 5 年随访的总并发症发生率为 73%。40 例患者中 6 例出现深部切口感染。绝大多数并发症与内固定相关，9 例患者发生螺钉拔出、18 例患者发生生长棒断裂。由于多数 EOS 患者体型较小，虽然有 14 例患者在治疗过程中感到内固定突出，但均能耐受。另外，5 例患者在生长过程中因生长棒长度不够而自滑动螺钉内脱出，从而进行了翻修手术。但这同时表明患者的脊柱确实实现了自发生长，而没有发生自发融合 [6]。

在评价 Shilla 技术最初应用的结果表明，随着这项技术的提出和完善，较高的并发症发生率需要被重视。Shilla 技术存在清晰的外科医生学习曲线，与最初 40 例患者相比，随后的 40 例患者并发症发生率及翻修手术次数明显下降 [18]。

在一项包含了 18 例完成最终治疗过程的 Shilla 患者的多中心研究中，Luhmann 等报道了 8 例生长棒断裂、5 例螺钉拔出及 5 例感染并发症。与传统生长棒（traditional growing rod，TGR）患者相比，Shilla 患者平均总并发症发生率（1.1 次并发症 / 人）要低于 TGR 患者（1.4 次并发症 / 人）[19]。在一项针对 36 例 Shilla 患者的多中心研究中，Andras 等通过与 TGR 患者比较，没有发现总并发症或内固定相关并发症存在显著性差异 [20]。

在一项针对 91 例 Shilla 患者的分析中，27 例（30%）患者在治疗过程中出现了 36 次断棒。断棒平均在内置物置入术后 2.9 年（0.5～8.2 年）

发生。不同直径的连接棒断裂发生率分别为35%（3.5mm）、41%（4.5mm）及 3%（5.5mm）[14]。断棒的形式有两种，最常见的形式是恰好在顶椎融合节段远端断裂，发生率为81%。在部分使用了直径为3.5mm或4.5mm的移行棒患者中，移行棒断裂占断棒总数的17%。这些结果促使作者在患者条件允许时尽可能使用直径为5.5mm的连接棒，同时在Shilla内固定中不再使用移行棒[13]。

在一位资深医生治疗的超过110例的Shilla患者中，有1例出现了神经并发症。患者是一名患有多翼状胬肉综合征的6岁儿童，在Shilla术后即刻出现了双下肢运动功能障碍。移除内固定棒后运动功能迅速恢复，1周后重新置入内固定成功且没有出现神经并发症。

（三）金属碎屑

Shilla螺钉和不锈钢连接棒之间的金属界面摩擦有产生金属碎屑并掉落在周围组织中的潜在风险。在山羊动物模型研究中，滑动螺钉周围的脊柱软组织有金属碎屑沉着的现象。此外，尸检后的主动脉周围淋巴结附近也发现了金属碎屑。人类患者中同样有金属碎屑沉着的报道，但没有造成组织损伤或形成皮下积液[12]。

由于具有较低的系统分散潜力且在达到最终融合并拆除Shilla螺钉后残留的碎屑能够尽快降解，生长棒系统多采用不锈钢制品。在磨损分析研究中，不锈钢材质的Shilla内固定产生金属颗粒大小为1.3μm。通常情况下，纳米级别粒子会比这种微米级别粒子产生更明显的局部反应[21]。近期，Singh等向兔硬膜外间隙注射不锈钢微粒以模拟Shilla碎屑对邻近脊柱组织的影响，结果表明金属粒子没有产生有害的局部或全身反应[22]。在山羊模型中，不锈钢磨损产生的颗粒更大，约为45μm[5]。

Lukina等在使用俄罗斯制造的钛材质生长引导系统患者中发现了局部皮下积液及增高的循环钛水平等问题。然而，在使用不锈钢材质的Shilla内固定患者中还没有这些体内金属碎屑沉着相关并发症的报道[23]。

（四）最终治疗

FDA建议在患者成年前移除Shilla内固定。我们支持在骨骼成熟或治疗完成后移除生长棒。绝大多数患者接受永久性内固定完成最终融合，少数情况下予以观察不进行融合。应在尽可能保证椎旁肌血液供应的前提下进行融合手术。螺钉可自筋膜的小孔取出，通过骨膜下剥离后，肌肉可形成单层覆盖。

在进行最终融合时，我们注意到在顶椎和末端固定椎之间的关节突关节存在活动性，这使得术者能获得一个水平化和去旋转的端椎。对置入了Shilla螺钉的山羊模型进行关节突关节CT成像表明，关节突关节仍保留有一定的活动度及完整的关节软骨，但有部分退变性改变[5]。

（五）同其他生长棒技术的结果比较

Luhmann等通过匹配队列对比了使用Shilla技术及TGR技术完成治疗的EOS患者。冠状面侧弯矫正、矫形效果维持、T_1~T_{12}和T_1~S_1高度的增加在治疗组之间无显著性差异。然而，TGR组患者在治疗过程中接受的手术次数约为Shilla组的3倍，TGR患者平均接受了9次手术，而Shilla组为3次[19]。Andras等在一项类似的研究中指出，TGR患者T_1～S_1高度较Shilla患者多增加2.4cm，且平均多获得13°的矫形效果。这些作者同时注意到Shilla患者平均接受的手术次数显著低于TGR患者（2.8 vs. 7.4，$P < 0.001$）[20]。这两项研究的主要不同之处在于，Luhmann等的研究中患者均随访至进行最终治疗（Shilla患者平均随访时间为6.1年，TGR患者为7.4年），而Andras等的研究纳入了仍在进行生长治疗的患者，最短随访时间为2年。

（六）成本效益

在一项从美国卫生系统角度进行的成本比较研究中，Luhmann 等发现相比于 TGR 和磁控生长棒，使用 Shilla 系统的 6 年期治疗成本更低。在该模型中，Shilla 手术感染率更低，手术次数也低于 TGR[24]。研究中没有说明较短的住院日及较少的手术对于患者及家庭的心理社会影响，但在 EOS 治疗方式的选择中，这明显是一个重要的考虑因素。

七、病例讨论

男性患儿，3 岁 6 个月，诊断为早发特发性脊柱侧弯，Cobb 角为 67°（图 76-5）。使用 Shilla 生长棒技术进行治疗，手术节段为 T_4～L_3，术后影像学及临床矫形良好（图 76-6）。初次手术后第 5 年，连接棒在预测的顶点融合区远端发生断裂。注意沿棒末端的脊柱生长（图 76-7）。对患者进行手术翻修并更换了连接棒。目前患者 11 岁 5 个月，已接受 Shilla 治疗近 8 年，矫形效果良好（图 76-8）。

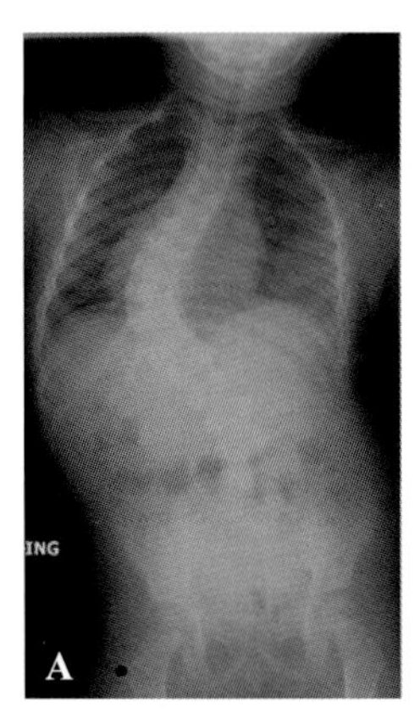

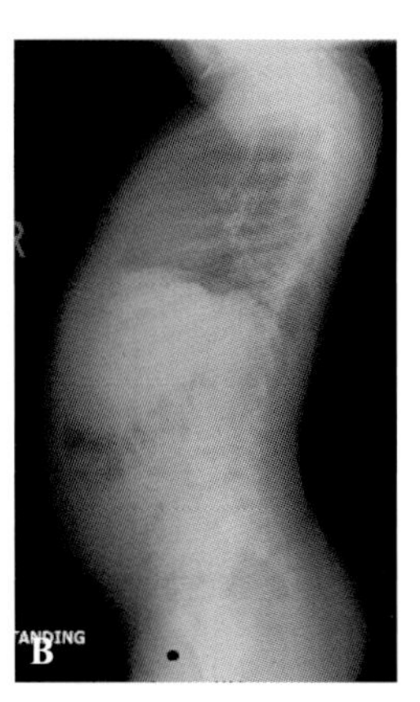

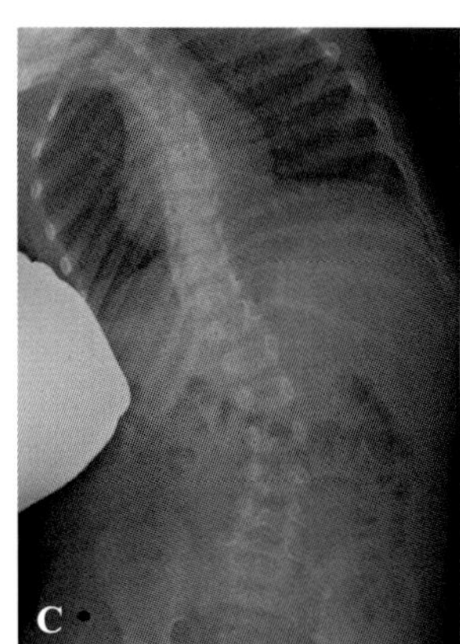

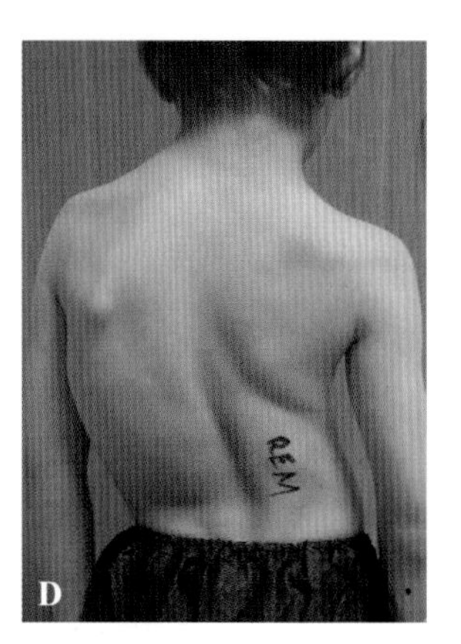

▲ 图 76-5 早发特发性脊柱侧弯男性患儿在 3 岁 6 个月时的后前位（A）、侧位（B）、仰卧支点加压位（C）X 线片及临床照片（D）

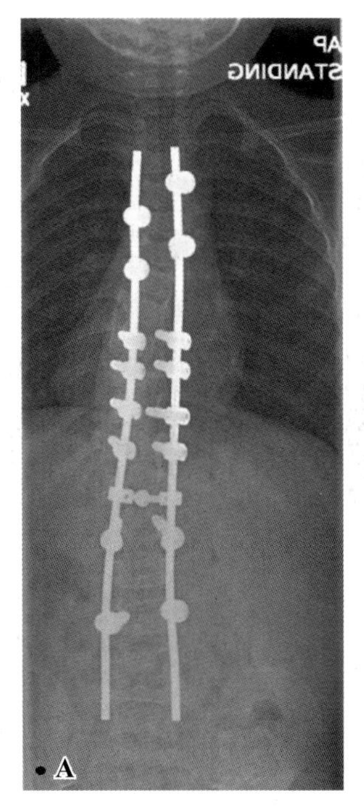

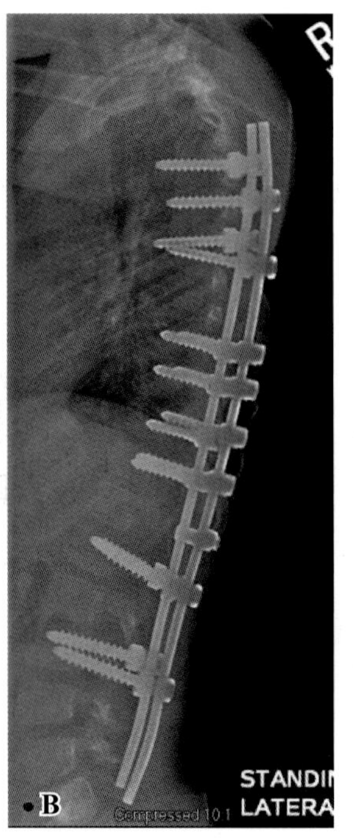

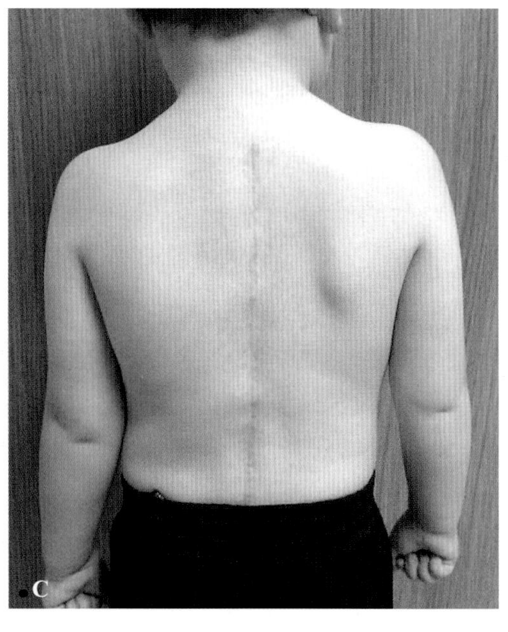

▲ 图 76-6 术后后前位（A）和侧位（B）X 线片和临床照片（C），手术节段为 T_4～L_3

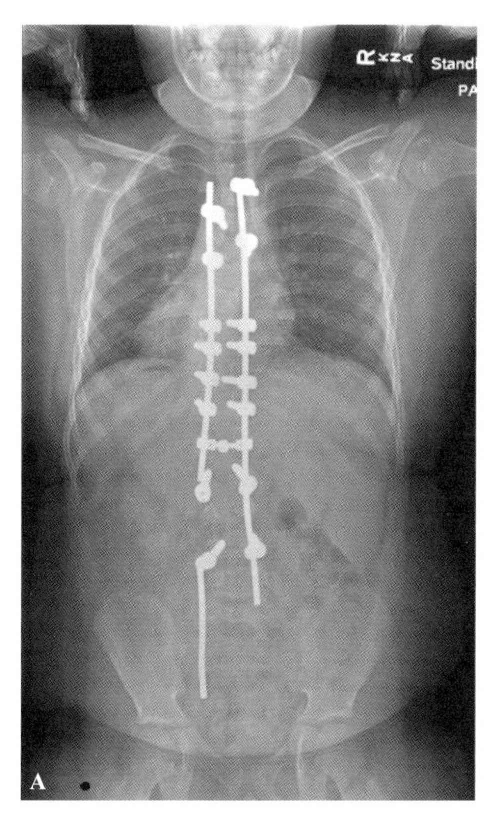

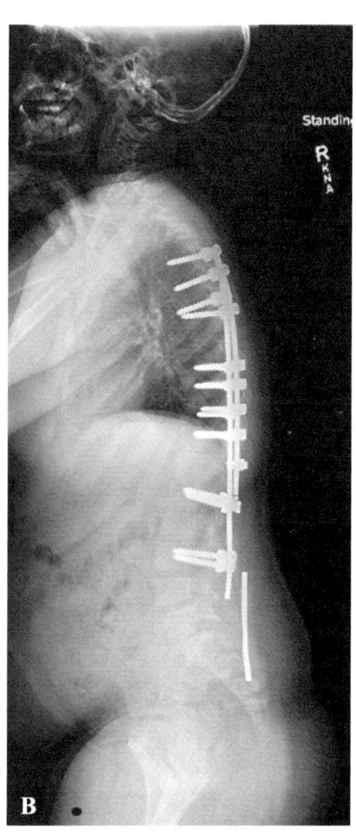

◀ 图 **76-7** 初次术后 **5** 年，后前位（**A**）和侧位（**B**）**X** 线片可见单侧断棒。注意沿棒末端的脊柱生长，尽管生长棒断裂，矫形效果仍维持良好

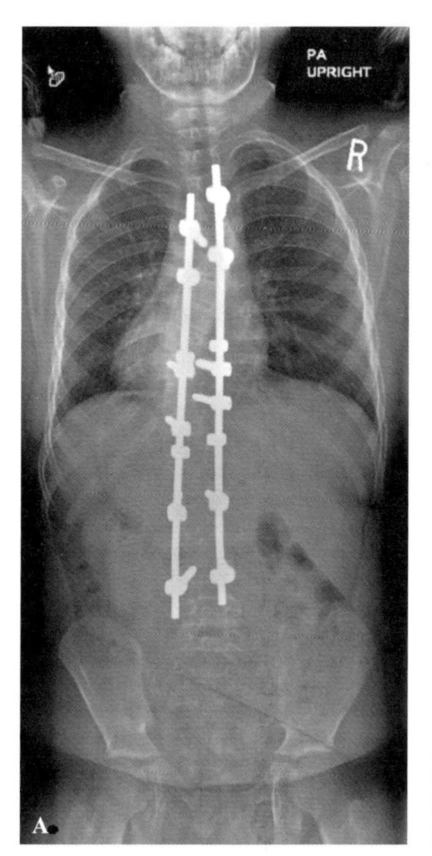

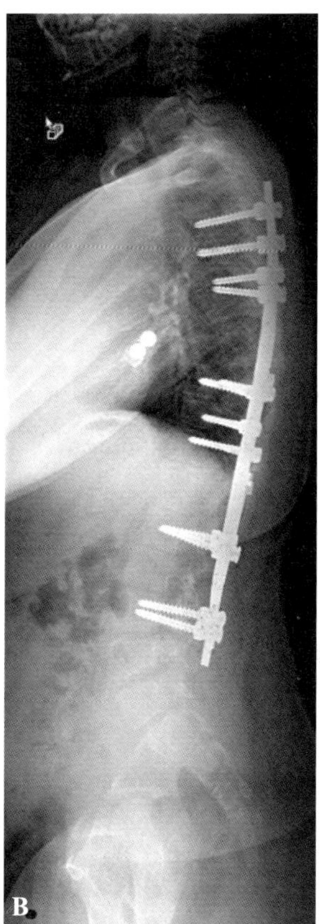

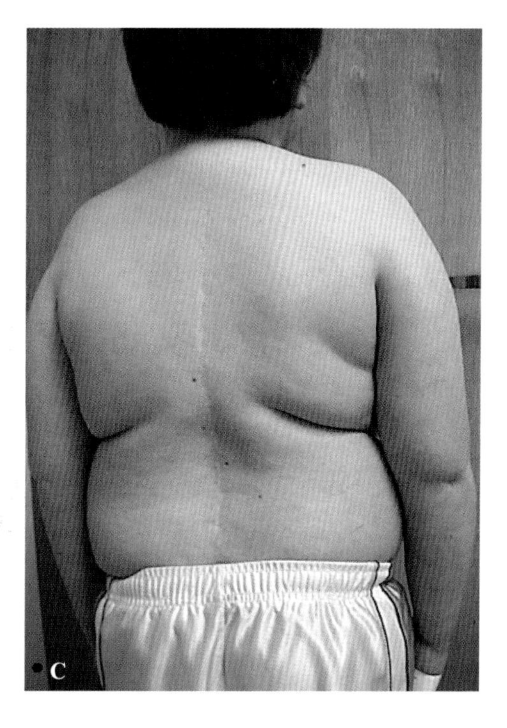

▲ 图 **76-8** 初次术后 **8** 年，断棒翻修术后 **3** 年的后前位（**A**）和侧位（**B**）**X** 线片及临床照片（**C**）。注意照片中基本正常的躯干尺寸和脊柱平衡

第77章

开放及胸腔镜辅助胸椎前路手术

Open and Thoracoscopic Anterior Thoracic Surgery

Peter O. Newton Vidyadhar V. Upasani 著
王升儒 许晓林 译

一、前路胸椎手术

尽管目前后路是脊柱畸形矫形手术中应用最多的手术入路，但经胸前路手术对于脊柱畸形、脊柱肿瘤及骨折等患者而言仍然是一个可供选择的术式。与后路手术相比，前路手术的首要优势在于可以通过切除椎间盘来改善脊柱的活动度，以及可以直接在前方对脊髓进行减压[1]。另外，开胸手术所带来的额外并发症及胸腔镜手术的技术难度限制了前路手术的广泛应用。尽管如此，开胸及胸腔镜辅助脊柱前路手术都已被证明是安全、有效的。不同手术入路的具体适应证也会随着新的微创方法以及植入物系统的出现而不断地更新。

二、历史观念及最新进展

前路脊柱手术由 Hodgson 和 Stock 首次提出，并用于脊柱结核的治疗[2]。在 20 世纪 60 年代末期，Dwyer 等[3]第一次开发出可用于脊柱侧弯畸形的前路矫形器械。在这套内固定系统中，通过椎体 U 形钉结构：由松质骨螺钉与一条具有弹性的钛缆形成结构，在脊柱前外侧的凸侧加压，从而达到矫形效果。对接受该系统治疗的青少年特发性胸椎侧弯患者术后 1 年的随访结果表明，尽管平均冠状位矫形率达到了 60%，但由于钛缆存在弹性，假关节发生率高。

为了提高脊柱去旋转效果并减少器械所导致的后凸，Zielke 系统[4]于 20 世纪 70 年代被开发出来，并被 Moe 等于 80 年代引入北美[5]。Zielke 利用一个硬的螺纹棒替代了 Dwyer 的钛缆，同时还开发了专门的去旋工具以改善轴状面矫形并更好地重建脊柱前凸。随着时间推移，Zielke 系统应用越来越广泛。Zielke 系统与 Dwyer 系统相比有很多优势，主要包括更好的冠状面矫形、保留更多的活动节段，以及更好的轴状面矫形等。尽管有这些优势，依然有许多研究发现 Zielke 系统植入物失败、矫形丢失及假关节形成等并发症发生率较高。Zielke 系统这些缺点的主要原因在于小直径螺纹棒的刚度低且在达到融合所需的时间中无法限制脊柱的活动。

在 20 世纪 90 年代，在努力改善 Zielke 螺纹棒刚度不足的过程中，硬棒系统被开发出来[6, 7]（典型病例 77-1）。Kaneda 等[8]在一项 2 年以上随访的研究中发现，使用硬棒系统进行矫形平均冠状位矫形率可达 83%，胸腰段脊柱前凸得到改善，采用 Perdriolle 法测量顶椎去旋转率高达 86%。尽管内固定稳定性有所提升，但因为上胸椎椎体较小而无法容纳较大的植入物，在上胸椎使用双棒系统难度仍较大。

对于前路脊柱手术而言，胸腔镜辅助前路胸椎手术是另一个重要的进步[9]。此项技术作为开胸前路手术的替代手术，可通过有限的胸壁创伤来获得多节段胸椎的松解及内固定。与开胸手术相比，微创胸腔镜手术可改善术后疼痛及肩胛带的功能、降低呼吸系统并发症，同时可减少失血量并缩短住院时间。在过去 10 年，胸腔镜前路脊柱手术的手术指征及手术技术一直在改进，但使用该技术治疗青少年特发性脊柱侧弯的数量在下降，主要原因为胸腔镜前路手术学习曲线较陡峭，在技术上具有挑战性，以及现代脊柱后路内固定系统三维矫形能力的提高。不过，作为前路脊柱生长调节技术的一种，非融合拴系技术的提出及应用使得胸腔镜入路手术在脊柱侧弯治疗中的应用有所增加。

表 77-1　适应证和禁忌证

青少年特发性脊柱侧弯前路手术的适应证
• 通过椎间盘切除获得脊柱柔韧性（侧弯＞80°，Bending 像＞50°）
• 伴随明显的轴状面旋转的胸椎后凸减小
• 通过前路融合手术来预防“曲轴效应”（在生长高峰前行脊柱融合术的患者，三角软骨未闭）
• 减少高危患者（神经纤维瘤病患者、脊柱曾受辐射的患者等）出现假关节的风险
青少年特发性脊柱侧弯前路内固定矫形融合的适应证
• 单结构性胸弯或者胸腰 / 腰弯
• 侧弯角度＜70°
• 严重的胸椎后凸减小（椎间盘切除及加压以短缩前柱）
前路脊柱生长调节术（拴系）的适应证
• Risser 征 0~1 级
• 胸弯 45°～65°
• 代偿弯小于 30°～40°
• 胸椎后凸角＜35°
前路手术禁忌证
• 肺功能受损（无法耐受单肺通气或者从前路手术康复）
• 胸腔内瘢痕形成是胸腔镜手术的禁忌证
• 患者体型小是胸腔镜手术的相对禁忌证
• 骨量显著丢失是前路内固定术的禁忌证

三、前路胸椎手术的目标

所有特发性脊柱侧弯前路矫形手术的最终目标都是一致的。第一，在不损伤周围神经血管结构的前提下显露整个脊柱前方结构来获得脊柱的直视为首要目标。第二，通过彻底切除椎间盘及韧带来最大限度上获得脊柱活动度，以获得更好的矫形。第三，在内固定基础上进行确切的椎间植骨融合来维持矫形效果。总体而言，在融合节段足以获得最佳矫形效果并且维持脊柱平衡前提下，手术融合节段应尽量缩短以减少脊柱活动度的丢失。在新的脊柱栓系手术当中，因无须进行椎间盘切除，所需解剖及显露的要求较传统手术有所降低。

四、前路胸椎手术的适应证

特发性脊柱侧弯患者传统的手术适应证由多种因素决定（表 77-1）。可帮助判断畸形进展的风险因素，如性别、骨龄及侧弯角度是决定哪些患者需要接受手术治疗的主要因素。针对特发性脊柱侧弯自然史的研究表明，对于未达到骨成熟患者而言，当其胸主弯超过 45° 时应需考虑手术治疗。另外，对于骨成熟度高一些的患者，可以进行观察，在其主胸超过 50° 之前，其畸形进展的风险要相对较低[10]。与胸弯相比，胸腰弯在患者发育成熟后进展风险更高，因此对超过 40° 的胸腰弯应考虑融合术。侧弯的类型、躯干畸形（轴面旋转）及躯干平衡等在确定进行手术时均需进行评估，例如，与平衡的双弯或三弯相比，一个单独的胸腰弯可能会造成一个更严重的躯干偏移（图 77-1）。

随着现代后路内固定系统的发展及应用，单纯前路胸椎内固定融合的手术指征大大减少。在骨质量良好的前提下，轻度的特发性侧弯及其他类型的侧弯患者仍然可通过该术式进行治疗。尤其是胸腰弯患者可能仍然能够从单纯前路手术中获益。胸腔镜辅助内固定矫形融合手术仅适用于侧弯 Cobb 角小于 70°、柔韧性大于 50%

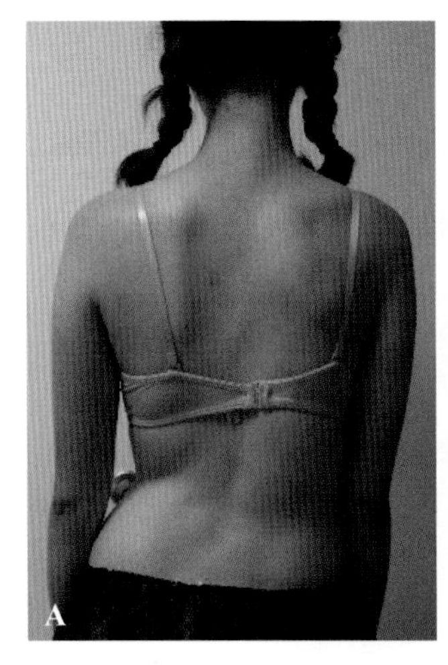

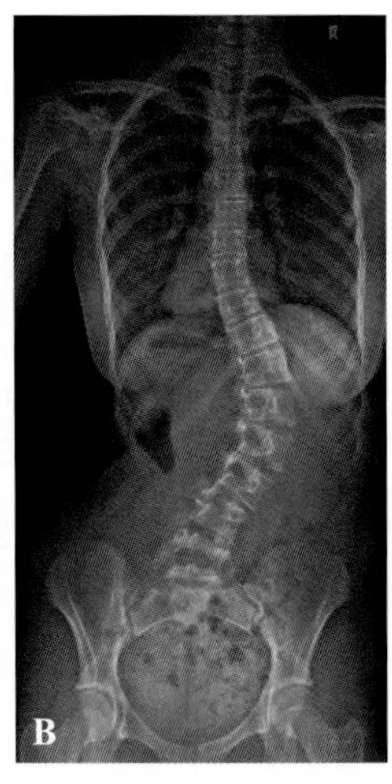

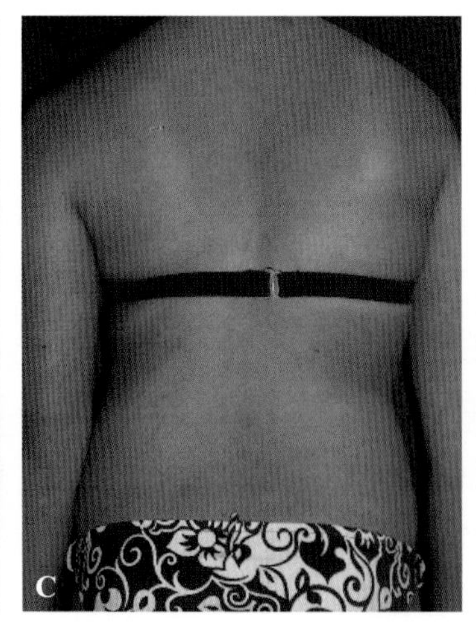

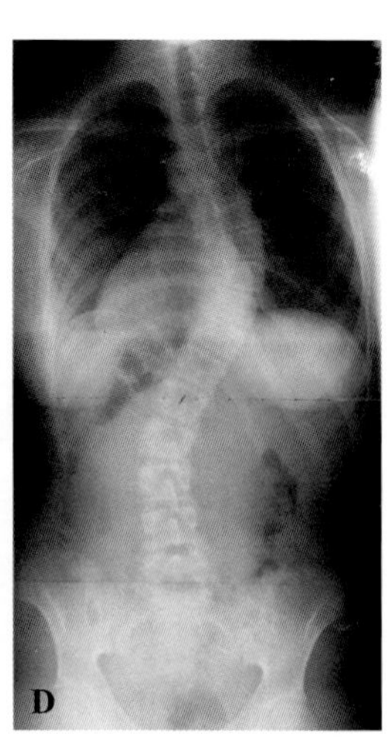

▲ 图 77-1　在对患者进行手术治疗时，需要考虑侧弯类型及躯干平衡

例如，第一张术前后前位临床大体照及 X 线检查（A 和 B）提示患者有显著的右侧躯干偏移伴 48° 的右胸腰弯（Lenke 分型 5C）。相比之下，第二张术前后前位的临床大体照及 X 线检查（C 和 D）提示患者右胸弯 51°，左胸腰弯 32°（Lenke 分型 1BN），但躯干平衡良好

的患者，且手术医生需要具有丰富胸腔镜手术经验。即便如此，在特发性脊柱侧弯的手术治疗上后路手术已经在很大程度上取代了前路手术 [11, 12]。当患者希望经前路开胸或胸腔镜手术治疗侧弯时，必须仅有胸弯需要接受手术治疗，即只有一个单纯的结构性胸弯，或存在双弯或三弯，但只有胸弯为结构性弯。

前后联合入路的侧弯矫正手术也并不常规开展，其主要适用于治疗严重的（80° ～100° ）或僵硬的（柔韧度小于 30%～50%）的脊柱畸形（典型病例 77-2）。前路松解（开胸或胸腔镜）可以通过直接对脊柱前方的主要稳定结构，包括纤维环、椎间盘及前纵韧带等进行切除，在后路手术之前获得最大限度的脊柱活动度。脊柱柔韧性的改善程度依赖于对这些稳定结构的完全破坏、松解。在大部分重度病例中，需切除肋骨头及肋椎关节以获得更好的脊柱活动度 [13]。虽然现代后路椎弓根螺钉内固定系统可提高这些重度侧弯病例的矫形效果，前路松解仍然可被用来提高轴状面矫形、重建矢状面后凸，并采用更小的矫形力即可完成更彻底的三维矫形。目前，前路松解在严重脊柱侧弯手术治疗中的意义在文献中尚未形成定论 [14-18]。

前后路联合手术同样也适用于骨骼未成熟的患者（Risser 征 0 级同时三角软骨开放）。若仅不平衡地消除脊柱后方的生长潜能，前柱的持续生长可导致缓慢加重的旋转畸形或曲轴畸形 [19]。虽然一些研究提示坚强的、节段性的后路椎弓根螺钉可能可以预防曲轴现象，但针对此类患者的长期随访提示，当患者三角软骨开放即尚有 3 年以上生长期时，前路融合是有益的 [20, 21]。此外，如果患者存在可导致假关形成风险增加的因素，例如，伴有骨愈合不良综合征或者有脊柱辐射病史，前路松解手术可让其获益。因为前路椎间盘切除可以提供大的松质骨植骨面，做到环形融合，因此可提高确切融合的概率。

五、前路胸椎手术的禁忌证

术前肺功能不良以及合并胸腔或腹腔内脏器异常是前路侧弯手术的两大禁忌证。因开胸和胸腔镜入路手术均需要入路侧肺停止通气显露脊柱以提供足够的胸腔空间，故患者的肺功能状态必须可耐受单肺通气。尽管椎体骨量不足在青少年特发性脊柱侧弯患者中较少见，但其在神经肌肉型侧弯患者中常见并且可能会限制前路内固定的选择。在体型小或低体重的患者中，需充分考虑椎体大小，这可能会限制合适的内固定的使用。

既往开胸手术或肺部感染导致的胸腔内胸膜粘连为前路胸腔镜手术的相对禁忌证（图 77–2）。轻度的胸膜粘连可以分开，但胸壁与肺表面之间近乎完全的胸膜粘连会导致肺塌陷不完全。除此之外，尽管已有报道使用前路胸腔镜手术对体重低于 20～30kg 的儿童进行了安全的治疗 [22, 23]，但该微创手术的相对优势在这些特别小的患者身上可能被削弱了。在胸腔镜辅助手术中，若在任何角度不能做到对脊柱的充分可视，就需要考虑转开胸手术。前路胸腔镜手术治疗畸形僵硬或畸形太靠近肋骨胸廓的脊柱畸形往往较困难。在术前需仔细查看此类患者的影像学资料，并确认胸腔镜至少有 2～3cm 的工作空间。

六、手术技术：前路开胸椎间盘切除内固定

在特发性侧弯患者中，前路开放性胸椎手术通常通过 1～2 个前外侧切口进行胸廓切开来进行。单切口胸廓切开术通常适用于 T_4～T_{12} 的最多 7 个节段的手术，而如需固定更多的节段，则可能需要两处切口进行胸廓切开。靠上方的开胸位置需要选在计划内固定节段的上一个椎体。另外，通常都是从侧弯的凸面（最常见的是右侧开胸）入路到达脊柱。胸腰 / 腰椎（T_{10}～L_4）亦可经胸腹部联合切口显露。这种切口需要切开肋软骨，之后斜穿腹壁向腹直肌鞘外侧缘分离。采用低位开胸术，切断第 10 肋骨可以同时进入胸腔、使显露胸腰椎及腹膜后间隙更加容易。

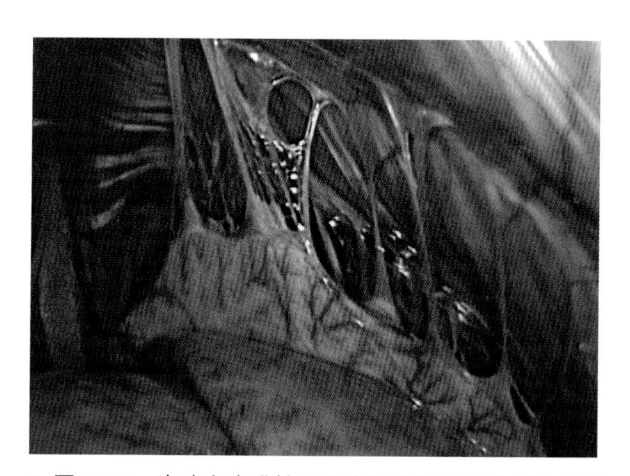

▲ 图 77–2　胸腔内胸膜粘连为胸腔镜辅助前路脊柱手术的一个相对禁忌证

在结扎节段性血管后，可以完成脊柱前方结构的环形显露。术中应使用透视或放射影像来确认将要切除的椎间盘以及需要内固定的椎体（如需内固定）。之后彻底切除每个节段的椎间盘，包括纤维环和前纵韧带。椎间盘切除不彻底会导致脊柱活动度欠佳，从而导致内固定失败以及假关节形成的风险增加。有时为了显露后方的椎间盘，需沿横突根部切除肋骨头。上、下的软骨终板也必须与相邻的椎体完全分离，而骨性终板需用锋利的刮匙进行去皮质处理。

对于特发性脊柱侧弯患者，通常使用直径在 5～7mm 的固定头椎体螺钉。在植入螺钉之前，每个椎体的上下终板、前方皮质骨及椎管前面均应进行清楚的显露。加用垫圈或垫片以及采用双皮质骨螺钉内固定已被证明可提高前路单椎体螺钉内固定的强度。此外，研究证明，与传统的椎体中部螺钉相比，紧贴终板的螺钉可提供更好的固定效果。这种进螺钉的位置可通过将螺钉的螺纹拧入椎体的上下终板来增加内固定的强度。

在使用双棒内固定系统时，需小心地放置双孔垫圈，以同时保证两枚螺钉的钉道定位及准备（图 77–3）。应在畸形的凹侧触摸探查所有螺钉的钉头来防止螺钉头过长，以免损伤邻近的血管或脏器 [24]。在植入所有的螺钉之后，采用直径 4.5～5.5mm 的单棒或双棒系统来进行前路内固定（图 77–4）。内固定棒应按照预期的术后冠状位及矢状位力线进行预弯。

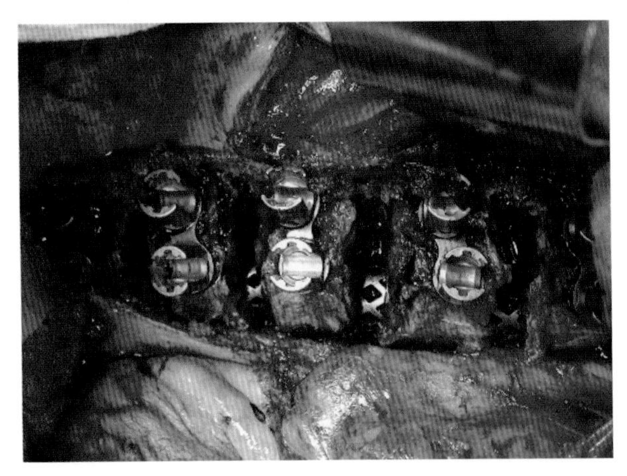

▲ 图 77-3　在前路双棒手术中，需小心放置双孔垫圈以确保两枚螺钉准确的钉道定位及制备。植入物的型号会限制这种结构在胸椎中的使用

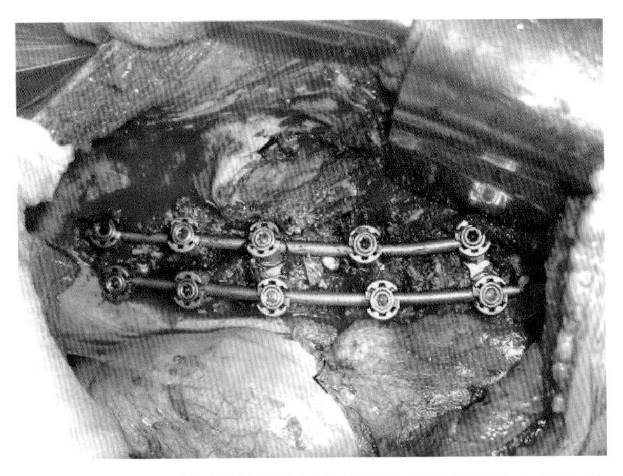

▲ 图 77-4　双棒系统用于前路胸腰椎脊柱矫形中增强结构刚度，维持矢状位序列并且促进形成坚强的骨融合

在内固定棒植入之前，需要完成植骨融合。在楔形开放椎间盘间隙进行充分的植骨。目前有多种可用的植骨材料供采用，包括结构性和非结构性植骨材料、自体骨、新鲜冷冻和冻干同种异体骨、脱矿骨材料及各种合成骨替代物。无论使用何种植骨材料，重要的是要确保两个骨终板的去皮质化良好，从而为植骨材料提供良好的血供。由于前入路通常会增加脊柱后凸，因此可能需要对胸腰椎和腰椎采用结构性植骨或椎体间内置物，以保持脊柱的自然前凸。

在内固定棒植入过程中，可采用去旋转、平移和加压等操作进行畸形的矫正。椎体的去旋转可以通过压棒技术直接对螺钉进行推挤或者采用转棒技术将预弯的棒的冠状面侧弯转至正常矢状面后凸来实现。在拧紧近端螺钉后，可通过依次、连续地对凸侧两颗螺钉加压来获得一步的冠状面校正。在内固定矫形完成后，应通过脊髓监测或唤醒试验来评估患者的神经功能。术中应进行 X 线检查以确定螺钉的位置并评估即刻的矫形效果。

七、手术技术：胸腔镜辅助前路松解内固定术

与开放前路手术相同，在进行胸腔镜辅助前路手术时，患者取左侧卧位，胸腔镜可很好地抵达胸椎右侧面，同时也可更好地对椎体及椎间盘的进行环形直视，便于操作[25]。在脊柱内镜手术中维持空间定位会更加困难。但也有一些措施帮助进行空间定位：术中术者和助手位于患者前方，将视频显示器平行地置于患者背侧，可以为观察脊柱及术中相关操作提供最自然的视角（图 77-5）。

在建立操作通道之前，采用双腔气管内插管的单肺通气来选择性让右肺塌陷。通过解剖标志和术中透视引导来确定操作通道的位置，以使其包括所有计划固定的节段。操作通道的数目取决于畸形的类型及需要固定的节段数目。一般来说，在腋后线制作三个连续的操作通道用于内固定，在腋前线制作另外两个工作通道用于显露脊柱前方结构并进行松解。通过腋前的操作通道可在进行椎间盘切除时更好的显露脊柱的凹侧，并有利于牵拉大血管。

在术中应使用带角度的光学镜头以确保在任何时候都能看到正在进行操作的工具的尖端。在腋后线的一个操作通道放置一个扇形牵开器，以牵开并保护塌陷的肺。在使用术中透视确定完解剖定位的节段后，使用超声刀纵向切开壁胸膜，在节段血管的表面开始逐步切开胸膜（图 77-6）。

通过推开血管间的胸膜来可完成椎间盘的有限显露。为了扩大前路显露范围，可用超声刀对节段血管进行凝固和分离。在此过程中，需缓慢地将电刀的能量释放在 3～5mm 长的血管上以达到最佳止血效果（图 77–7）。

在分离胸膜后，使用纱布块在脊柱前方结构与壁胸膜之间进行钝性分离，以制作出一个间隙（图 77–8）。确认位于脊柱前外侧的奇静脉和其他大血管的位置，在进行椎间盘切除过程中一定要避免对这些结构损伤。在进行椎间盘切除之前，应完成对脊椎和椎间盘环形显露。如需显露远端的 T_{12}～L_1 椎间盘，可能需要分离膈肌脚。为完成此目标，将纵行的壁胸膜切口延长至下方牵开的膈肌上，采用钝性剥离将膈肌从脊柱前方剥离。

在进行椎间盘切除时，首先使用超声刀对纤维环进行环形切除，随后用一个角度向上的咬骨钳首先去除纤维环的前侧和凹侧部分。彻底的椎间盘切除术需要做到对椎间盘深部的可视化，以确保后纵韧带的完整性并保护神经结构（图 77–9）。锐性分离上下软骨终板，之后再使用斜头刮匙或咬骨钳进行骨终板的去皮质化。可在每个间隙使用刮刀进行处理，以确保对椎间

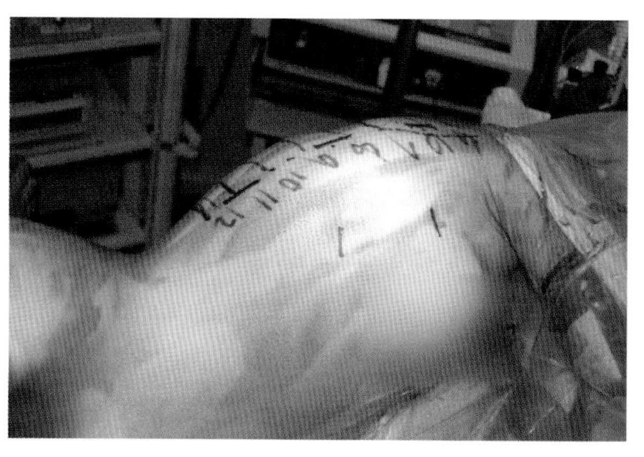

▲ 图 77–5　胸腔镜辅助脊柱前路手术设置，图中展示了患者的左侧卧位以及三个沿腋后线的操作通道、两个沿腋前线的操作通道以及它们各自相对肋骨的位置（标记了 T_5～T_{12} 节段）

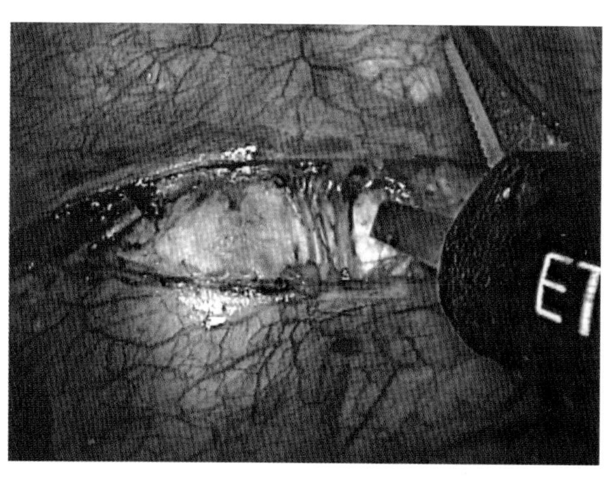

▲ 图 77–7　使用超声刀对节段血管进行电凝和分离。为了达到最佳止血效果，需缓慢地将超声刀的能量释放在 3～5mm 长的血管上

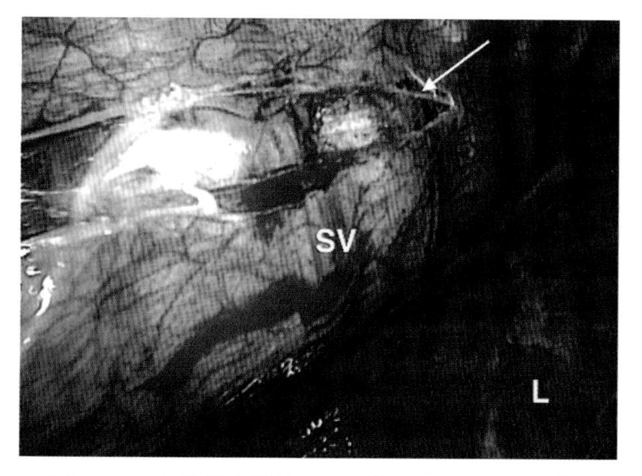

▲ 图 77–6　在节段血管的表面开始切开胸膜，同时通过推开血管间的胸膜来实现对椎间盘的有限显露，肺（L）已排气塌陷。胸膜的切缘（箭示）及显露的节段血管（SV）

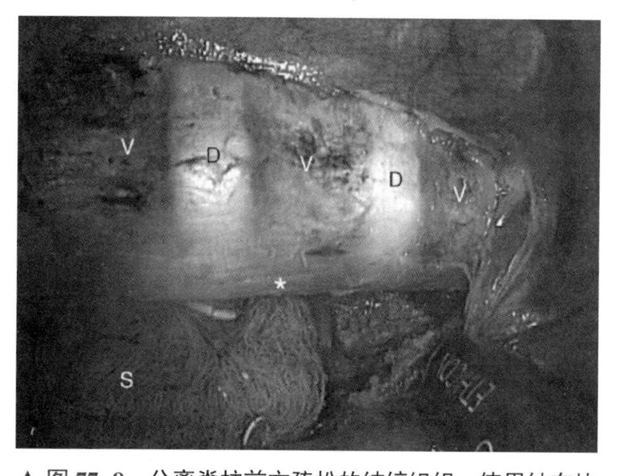

▲ 图 77–8　分离脊柱前方疏松的结缔组织，使用纱布块在脊柱前方结构和胸膜之间制作一个间隙（S）。牵开奇静脉及大血管后，椎体（V）、椎间盘（D）及前纵韧带（*）都将可见

盘的彻底切除以及获得良好的脊柱活动性。可将氧化纤维素材料置于每个椎间隙中来进行止血。

在准备置入螺钉时，通过腋后线的皮肤切口在肋骨之间置入 15mm 的操作通道。每颗螺钉的入钉点都应选择椎体中部及肋骨头前方。确定入钉点之后，首先用开路椎制作钉道（图 77–10），之后对钉道进行攻丝，并且用一个尖端为球形的探针测量螺钉长度。螺钉应做到双皮质固定，但也不能过长以保护邻近的神经血管（如主动脉）。在置入所有的螺钉之后，调整这些固定角度螺钉头对齐以便为植入内固定棒进行矫形做准备，同时采用一个带活塞的管状工具将移植骨填塞到椎间隙中进行植骨（图 77–11）。

与开放手术相同，胸腔镜辅助前路矫形手术也是将预弯的棒通过悬臂梁（压棒）技术与螺钉相连，之后通过内镜专用的节段性加压工具来完成矫形。在内固定棒植入、矫形完成之后，利用一个内镜下缝合工具在内固定物表面将胸膜重新拉拢并缝合（图 77–12）。缝合自远端开始，缝合针穿过切开的胸膜或膈肌的两侧，并将一个在外部打好的结向下推动到位打紧。这种缝合装置采用一个双头针，可在持针器之间轻松传递，从而对胸膜进行单纯连续缝合（典型病例 77–3）（表 77–2）。

如果手术目标是通过前路胸腔镜辅助手术进行脊柱前路的生长调节，可使用同样的方法显露脊柱侧方。纵向打开胸膜，对节段血管进行凝固

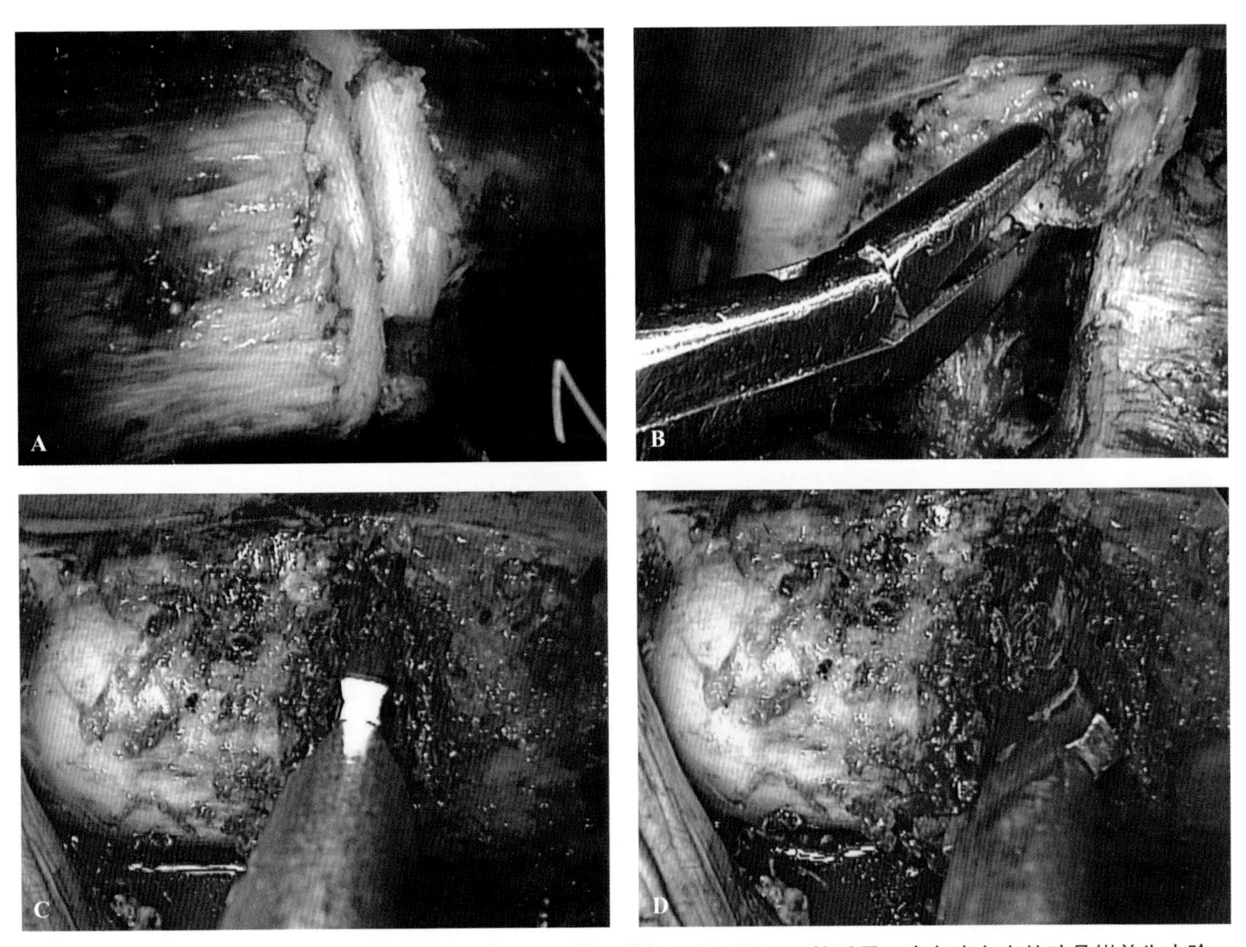

▲ 图 77–9 **A.** 在椎间盘切除时首先使用超声刀对纤维环进行环形切开。**B.** 然后用一个角度向上的咬骨钳首先去除纤维环前面和凹侧部分。**C** 和 **D.** 彻底的椎间盘切除需要很好的椎间盘深部空间的可视化，以确保后纵韧带的完整性并保护神经结构。可使用终板刮刀对每个椎间隙进行处理，以确保椎间盘的彻底切除，使得脊柱获得良好的活动性

和分离。由于不需要椎间盘切除术，所以脊柱前方壁胸膜的剥离也较少。使用术中透视帮助置入双皮质螺钉，并将约束带置入螺钉内（典型病例 77-4）。

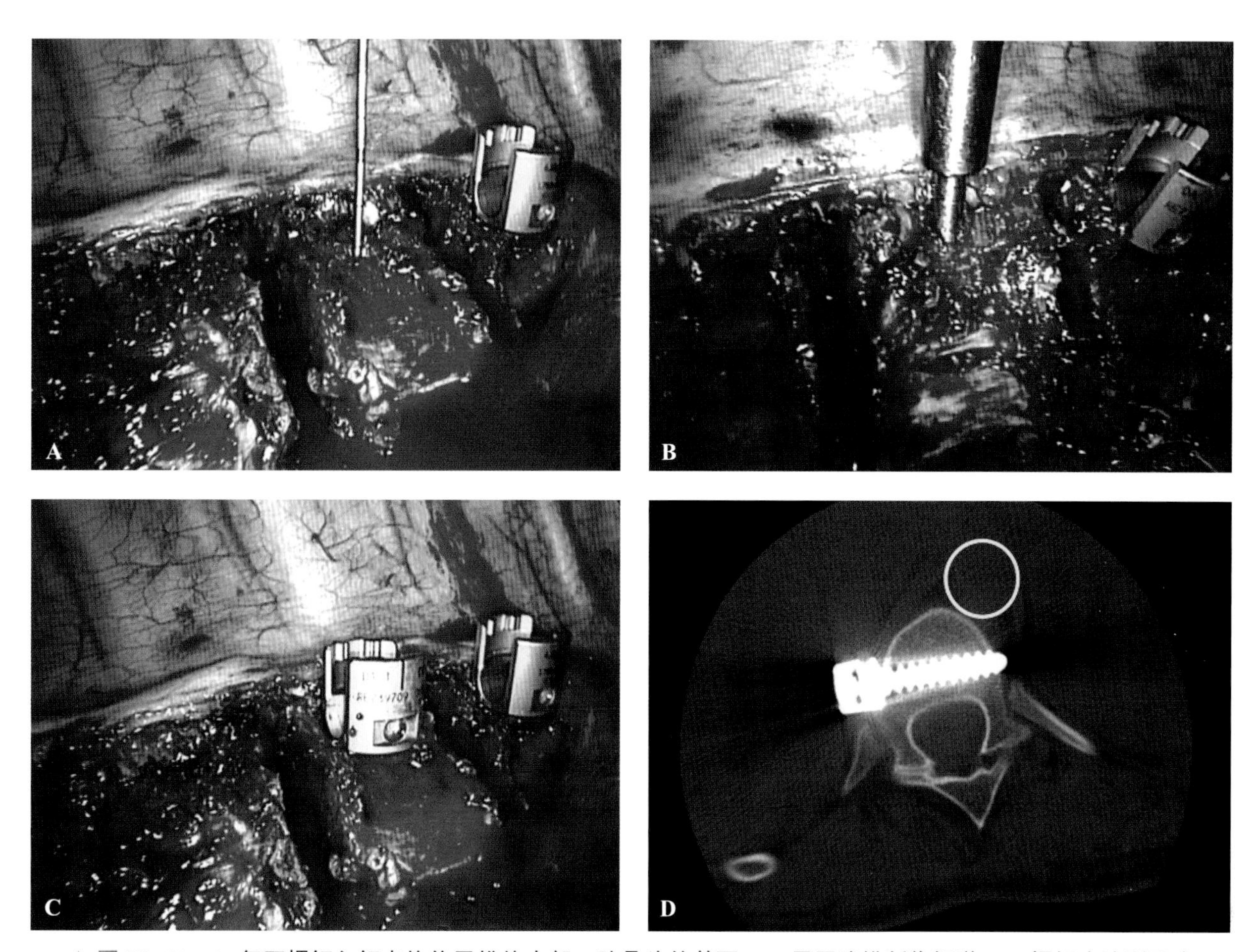

▲ 图 77-10　**A.** 每颗螺钉入钉点均位于椎体中部、肋骨头的前面；**B.** 用开路锥制作钉道；**C.** 螺钉应达到双皮质固定，但应避免过长以保护邻近的神经血管；**D.** 轴位 CT 扫描显示螺钉的最佳放置位置以及与主动脉位置（黄色圆圈）的关系

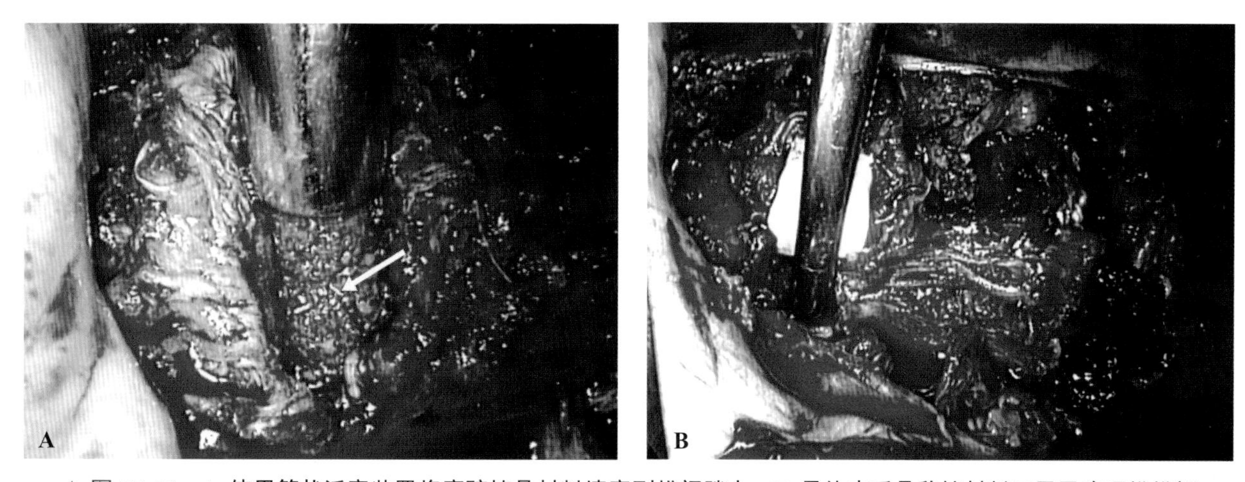

▲ 图 77-11　**A.** 使用管状活塞装置将磨碎植骨材料填塞到椎间隙中；**B.** 异体皮质骨移植材料可用于胸腰椎椎间植骨来帮助维持矢状位力线

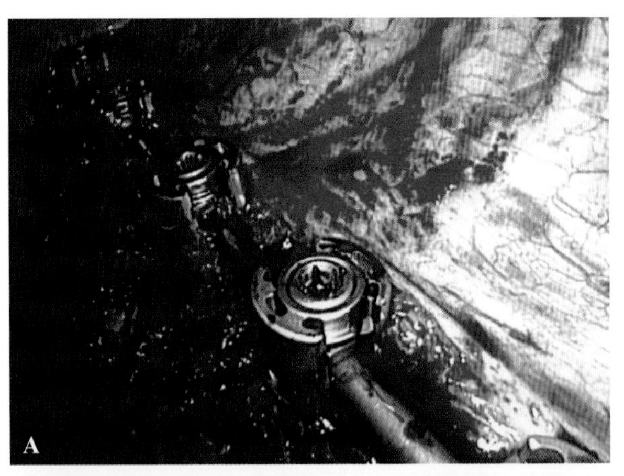

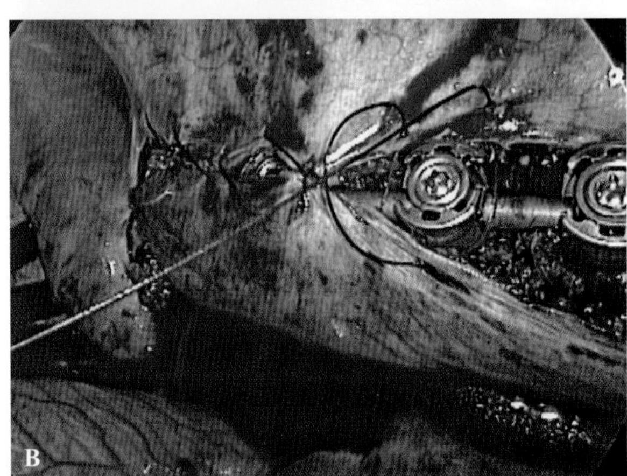

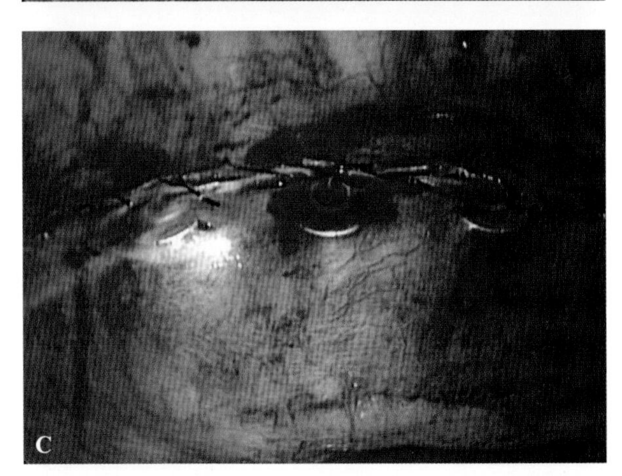

▲ 图 77-12 **A.** 在置入内固定棒后，胸膜被重新拉拢并在内固定物表面进行缝合；**B** 和 **C.** 从远端开始，缝合针穿过被切开胸膜两侧或横膈膜的两侧，并将一个在外部打好的结向下推动锁紧。这种缝合装置采用双头针，可在持针器之间轻松传递，从而对胸膜进行单纯连续缝合

八、影像学及临床结果

有多项研究就特发性脊柱侧弯患者接受前路和后路内固定矫形融合术治疗的手术效果进行了比较。在 1999 年，Lenke 等 [26] 报道了与后路内固定矫形手术相比，选择性前路融合术对于主胸弯矫正以及胸腰弯 / 腰弯自发矫正有更好的效果，同年，Bet 等 [27] 的研究也发现前路手术在冠状面畸形矫正和平衡重建方面与后路手术相同，但是前路手术平均减少了 2.5 个融合节段并且提高了矢状面的矫形效果。多位研究者也都证实了这些结论，认为前路内固定矫形手术可通过固定融合更少节段而获得更好的影像学矫形结果。但这些早期的研究均为将前路内固定技术与后路钩内固定系统或混合系统进行比较的结果。

表 77-2 胸腔镜入路与开放前路的优缺点

优点
- 皮肤切口变小，美容效果改善
- 胸壁肌肉剥离少，术后疼痛少
- 不会导致长期的肺功能受损

缺点
- 技术要求高，学习曲线陡峭
- 双螺钉 / 棒结构在胸腔镜下不实用
- 无法进行 L_1 以下节段的手术
- 若未摘取肋骨，则需自体髂骨移植
- 手术时间长
- 后纵韧带切除困难

2005 年，Potter 等 [28] 首次比较了采用后路椎弓根螺钉内固定矫形术患者与前路脊柱内固定矫形术治疗特发性脊柱侧弯患者的 2 年以上随访研究结果。研究发现，与经胸的前路内固定矫形术相比，后路手术可获得更好的冠状面畸形（62% vs. 52%，P=0.009）和剃刀背畸形的矫正（51% vs. 26%，P=0.005），但平均需要多融合一个节段。同时，后路手术组术后脊柱后凸平均减少 4°，而前路融合组则平均增加 6°。Nohara 等 [29] 经 10 年以上的随访研究发现前路开放手术与后路手术具有相似的术后初始矫形效果，但前路手术组的矫形丢失更多。

一项前瞻性多中心研究对 149 例原发性右胸弯畸形患者（Lenke I 型）分别接受开放前路（OASF）、胸腔镜前路（TASF）及后路内固定矫形（PSF）的手术效果进行比较研究，他们对三组患者的影像学变化、肺功能和主观效果（SRS-24问卷调查）进行了报道[30]。TASF组有55例患者，OASF组有17例患者，PSF组有64例患者。这三组患者的术前胸弯及腰弯畸形程度相似。在术后两年的随访时，三组患者在胸弯Cobb角、冠状位平衡、腰弯Cobb角、SRS问卷结果及剃刀背畸形矫形方面的改善相似（$P > 0.05$）。PSF组患者的手术时间最短，然而与前路手术组相比，后路手术平均需多融合3～4个节段。另外，TASF组患者的切口最小、出血最少，但严重和轻度并发症的发生率最高。

Newton等于2005年报道了胸腔镜辅助前路内固定术2年以上随访的研究结果[31]。在这项纳入了50例患者的前瞻性连续研究中，主胸弯的Cobb角从术前平均的53°±9°改善至术后平均的20°±7°（畸形矫正率62%）。在术后2年的随访时，大多数患者可维持畸形的矫正率，其平均主胸弯为24°±7°（保持畸形矫正率56%）。此外，胸椎后凸角从术前的19°±10°增加到术后2年随访时的29°±9°。肺功能的评估结果也很理想，患者的功能肺活量和用力呼气量在术后2年内恢复到了术前水平。Norton等[32]在2007年报道了类似的结果，他们认为胸腔镜辅助前路内固定矫形融合手术是安全有效的。Newton等[33]的5年研究结果表明患者的畸形矫正可以得到维持，而其肺活量大于90%的预测值。

尽管早期结果良好，内固定失败以及可导致疼痛的假关节成为前路单棒手术患者术后的主要并发症，这也说明了彻底切除椎间盘及终板以确保达到骨融合的重要性[32, 33]。双棒技术提高了内固定强度和强抗疲劳，可降低断棒的发生率。然而，大多数双棒内固定系统的使用仅局限于胸腰弯的患者。幸运的是，其他的严重并发症，包括死亡、神经血管损伤、开胸或胸腔镜术后深部伤口感染的发生率都已很低（＜1%）。同时可以预料的是，呼吸系统并发症占前路手术相关并发症的50%以上。大多数情况下，这些呼吸系统并发症与术后胸腔积液、气胸、肺不张或胸腔引流过多有关。术前对肺功能的评估有助于预防术后并发症，或者针对术后呼吸系统并发症做出相应的治疗计划。一项研究对开放前路与胸腔镜前路手术后肺功能进行了对比，他们发现微创手术后患者肺功能可得到更快且更完全的恢复，这种差异在术后2～5年的随访中依旧得到保持[34, 35–38]。其他罕见的前路侧弯手术并发症包括大血管、输尿管或脊髓损伤，以及腹膜后血肿或纤维化。

多项动物实验发现与开放手术相比，在获得脊柱活动性方面，前路胸腔镜松解术可获得相同的效果。影像学分析也表明两种技术的冠状面和矢状面矫形的能力相似。然而胸腔镜手术技术难度高，并且术者必须先经过陡峭的学习曲线才能安全有效地进行手术。一项纳入112例接受胸腔镜辅助前路松解融合手术治疗的患者队列研究发现该术式临床失败极其罕见，在绝大多数患者中实现了增加脊柱灵活度以及实现确切融合的主要目标[39]。

使用前路内固定来进行脊柱前方的生长调节是相对较新的手术技术，因此有关该技术疗效的报道也有限。Samdani等报道的早期研究结果满意，发现采用椎体拴系系统可矫正胸椎侧弯[40, 41]。在2年随访中，未达到骨成熟的患者（n=11）侧弯得到明显改善［（44.2°±9.0°）～（13.5°±11.6°）］。该技术的疗效需要更长期的随访来进行评估。

九、结论

特发性脊柱侧弯的手术治疗取决于脊柱畸形的自然史以及恶化成为严重畸形的可能性。前路手术仍在临床上得到应用，并在特定情况下比后路手术更有优势。无论是开放手术还是胸腔镜辅助前路手术，都可以直接对脊柱前方的稳定结构进行操作，可提高僵硬畸形的活动度，并且为环形植骨的骨融合提供很大的接触面。然而，前路内固定融合术，尤其是前路开放手术可导致呼吸系统并发症发生率升高，而且长期的研究已有明确证据表明现代后路节段性椎弓根螺钉内固定系统可使患者的获益更大。与后路大的后正中切口或前外侧开胸切口的瘢痕相比，胸腔镜手术可提供外观上更具吸引力的选择。然而，合适的患者选择以及外科医生的经验也必须被考虑在内。虽然目前前路手术和后路手术的适应证和禁忌证（对于胸弯和胸腰弯）都在一定程度上有了定义，但在对某一特定患者（尤其是胸腰弯患者）进行手术方案的沟通过程中，外科医生选择的手术方案仍存在多样性。对于大多数侧弯而言，目前的趋势明显倾向于后路手术，但胸腔镜松解术可适用于存在严重侧弯，尤其三维分析提示胸后凸明显消失的患者。用于前路生长调节的脊柱栓系技术发展也可能是前路手术复苏的一个领域。

典型病例 77-1

一名 13 岁女孩的术前后前位（PA）和侧位 X 线片（A 和 B）显示其存在左胸腰弯（Lenke 分型 5C）。她接受了开放前路脊柱内固定矫形融合术，在 T_{10}~L_3 行双棒固定。术后 2 年的后前位和侧位 X 线片（C 和 D）显示胸腰弯有 12° 的残留畸形。

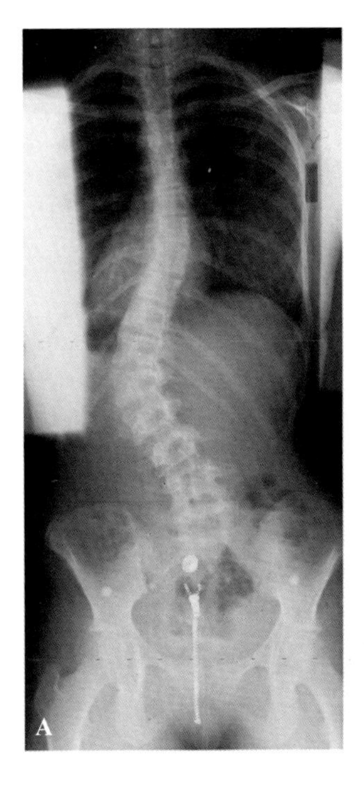

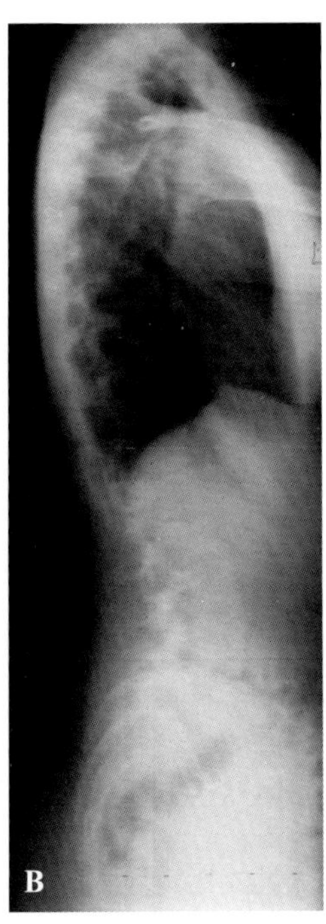

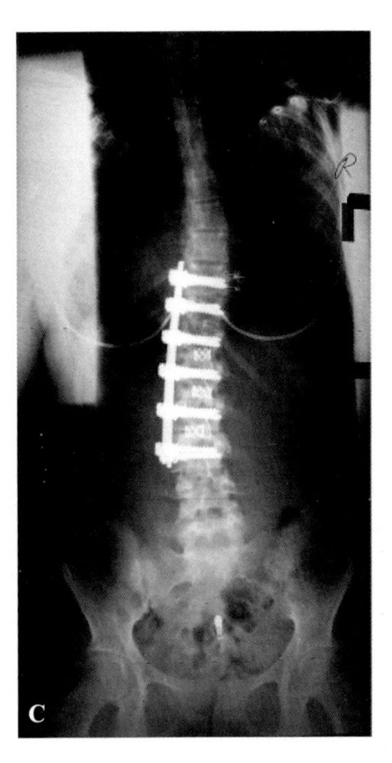

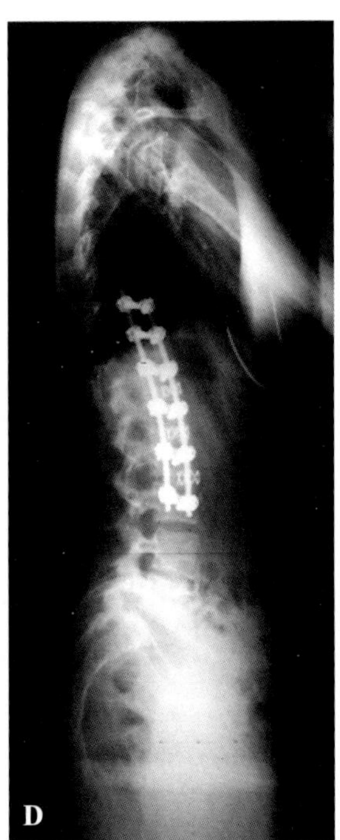

典型病例 77-2

一名 14 岁男孩的术前后前位（PA）和侧位 X 线片（A 和 B）显示其存在严重的青少年特发性脊柱侧弯，左胸弯畸形 110°，上胸椎后凸畸形 120°。患者的 MRI 正常。牵引相提示畸形柔韧性差。他接受了一段时间的 Halo 牵引，随后接受了左侧胸腔镜辅助下前路 T_5～T_{12} 脊柱松解术。术后后前位（PA）和侧位 X 线片（C 和 D）提示其有助于后路内固定矫形。

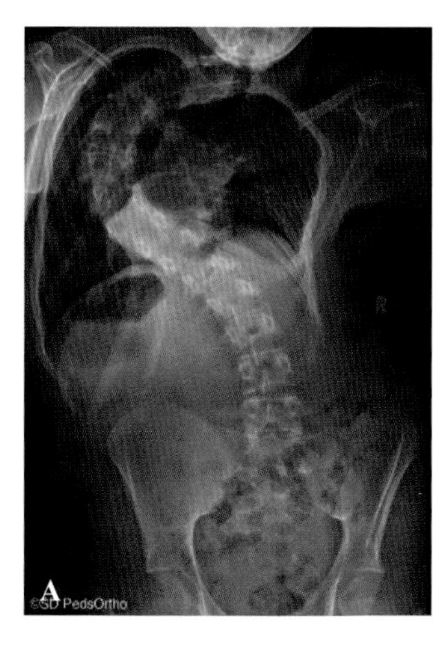

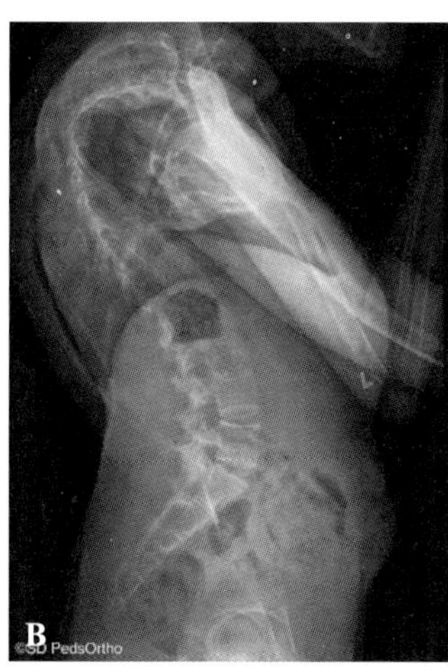

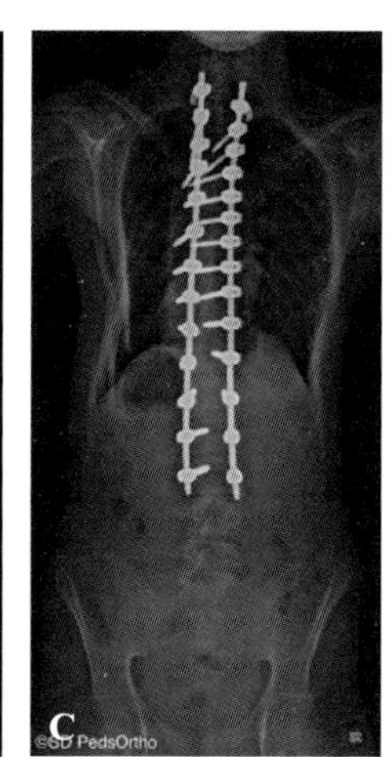

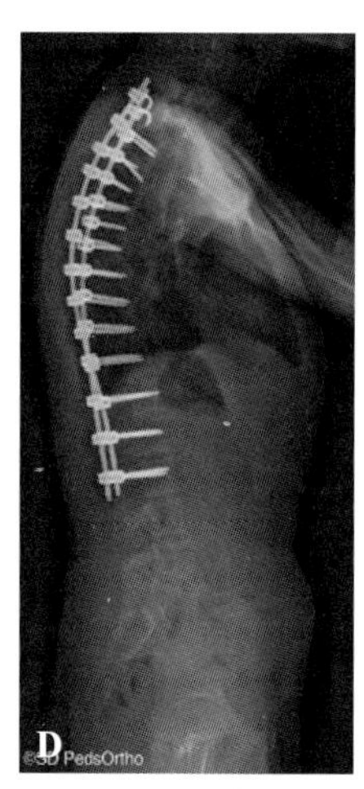

典型病例 77-3

一名 13 岁女孩术前后前位（PA）及侧位 X 线片（A 和 B）显示其右胸弯 54°，左胸腰弯 42°（Lenke 分型 1CN）。患者接受了胸腔镜辅助前路 T_6～T_{12} 脊柱内固定矫形融合术。术后 2 年的后前位和侧位片（C 和 D）显示其残留 15° 的胸弯及 18° 的胸腰弯畸形。

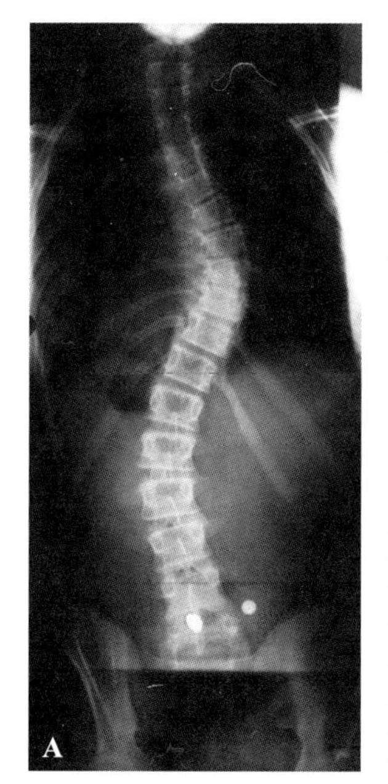

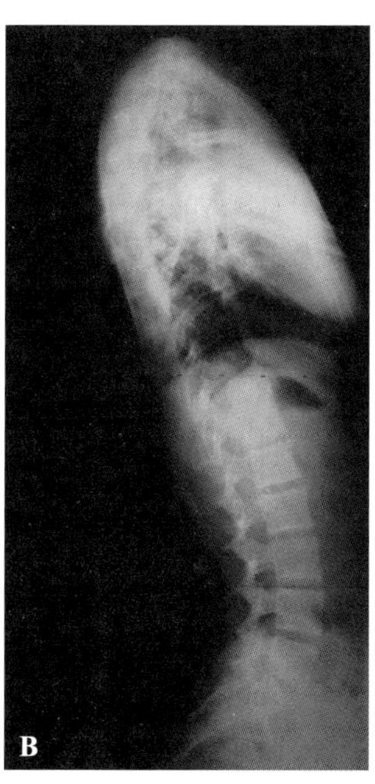

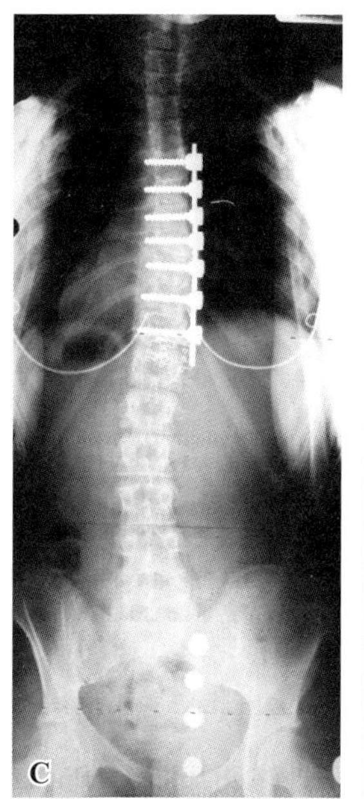

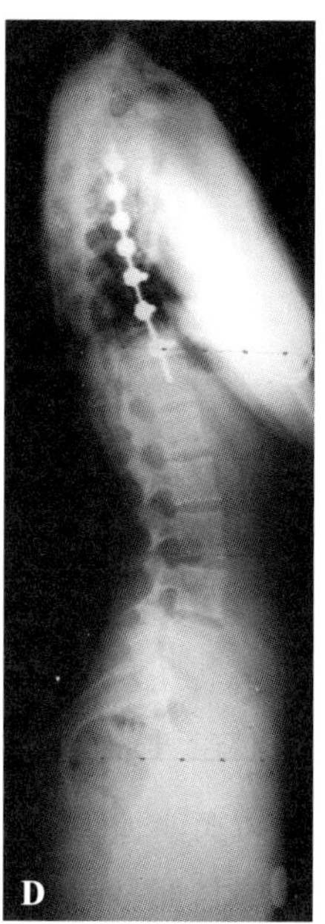

典型病例 77-4

此例 Risser 征 0 级，三角软骨开放，胸弯 50° 且持续进展的男性患者。他的术前后前位（PA）及侧位片（A 和 B）如图。此患者选择采用胸腔镜辅助前路植入椎体栓系系统来进行生长调节。术后即刻，其冠状面畸形得到了适当的矫正（C 和 D）。术后两年，随着脊柱生长，患者的畸形得到了更明显的矫正，冠状面及矢状面畸形得到了改善，因此避免了脊柱融合手术（E 和 F）。

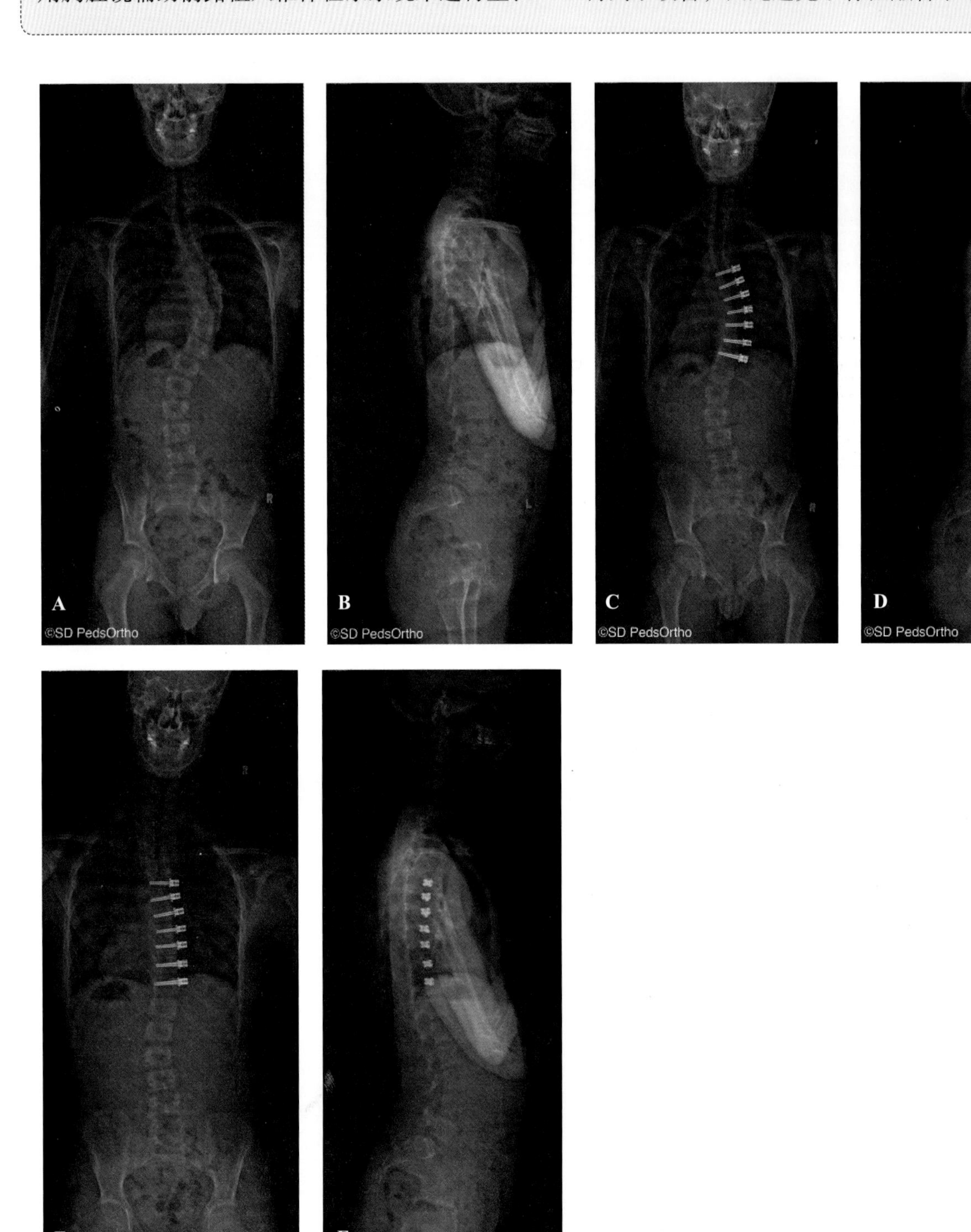

第78章 胸廓成形术

Thoracoplasty

David H. Clements　Amer F. Samdani　Randal R. Betz　著
陶惠人　罗建周　译

一、背景资料

Howard Steel 关于胸廓成形术的文章[1]标志着改善特发性脊柱侧弯患者外观美学越来越受重视（表 78-1）。以前观点认为，患者躯干外观的改善都与侧弯的纠正有关。Harrington 棒的运用明显提升了脊柱侧弯矫正效果。但是，对于胸椎顶椎区椎体旋转造成的肋骨畸形的矫正效果还非常有限。Steel 医生认为脊柱侧弯不仅是一个结构性问题，还是一个美学问题。在和 Almighty 的一次谈话中，Steel 得到启发，设计了一个手术方案，即切除一部分肋骨，减少肋骨的突出程度。切除的肋骨碎片可用作植骨融合。手术后患者躯干外观美容效果得到了显著提升。Steel 认为该手术有两个好处：避免了取髂骨植骨，减少了患者术后的疼痛，同时保证了足够的植骨量；提升了术后外观美容效果，这对患者来说是非常重要的。当然，胸廓成形术对骨科医生来说并非情愿之举，而是胸壁受累而必须采取的手段，对于许多骨科医生来说这是个陌生的领域。不过 Steel 医生治疗了一批这样的患者，获得了满意的结果。他还教会了同事和住院医生这一非常有价值的手术操作方法。

随着 20 世纪 80 年代末 Cotrel-Dubousset 器械的应用，医生们感觉通过旋棒技术来对椎体去旋转，会降低肋骨的突出度。然而，Harvey 等的一个重要分析发现[2]，对肋骨切除与无肋骨切除两组患者，在肋骨隆起明显或侧弯度数较大的患者当中，单独使用 Cotrel-Dubousset 器械而不进

表 78-1　胸廓成形术发展过程中的重要历史里程碑

时　间	重要历史里程碑
1983 年	Howard Steel 设计了胸廓成形术[1]
20 世纪 80 年代末	Cotrel-Dubousset 器械通过脊柱去旋转，减少肋骨隆起
1993 年	Harvey 等[2]报道，仅使用 Cotrel-Dubousset 器械而不切除肋骨，对肋骨显著隆起和侧弯角度大的患者外观美容效果差
20 世纪 90 年代中期	胸腔镜下前路胸弯顶椎区椎间盘松解 + 胸腔内胸廓成形术
1990 年	前路胸椎内固定术，运用胸廓成形术切下的肋骨做植骨融合
1996 年	胸腔镜下前路内固定加胸腔内胸廓成形术，与后路内固定相比节省了固定阶段[6-8]，但技术要求高
2000 年	椎弓根螺钉的出现，排除了其他所有脊椎固定方法

行肋骨切除，不能达到令人满意的背部外观美容效果。这篇文章建议：如果在肋骨隆起最高点用脊柱侧弯尺测量的度数＞ 15°，或者侧弯度数＞ 60° 且侧弯柔韧性＜ 20%，或者术中侧弯畸形矫正率＜ 50% 时，应该做肋骨切除（表 78–2）。其他研究 [3] 也发现肋骨切除术在外观美容方面的优异效果，因此，即使在应用了新的后路节段性内固定系统后，肋骨切除术仍被继续用于改善患者的躯干外观。

表 78–2　胸廓成形术的最佳适应证

- 脊柱侧弯尺测量肋骨隆起最高点＞ 15°
- 或侧弯度数＞ 60°
- 侧弯柔韧性＜ 20%
- 或术中侧弯畸形矫正率＜ 50%

数据来自 Harvey CJ Jr, Betz RR, Clements DH, Huss GK, Clancy M, Are there indications for partial rib resection in patients with adolescent idiopathic scoliosis treated with Cotrel–Dubousset instru–mentation? *Spine*（*Phila Pa 1976*）1993；18：1593–1598.

前路胸腔镜下胸弯顶椎区椎间盘松解术是 20 世纪 90 年代中期脊柱矫形技术的一个突破性进展 [4]，紧随其后的是胸腔内胸廓成形术。患者在进行胸廓成形术的同时接受胸腔镜前路松解术，然后二期进行后路内固定，纠正脊柱侧弯和改善外观 [5]。

这一时期，该项技术进入下一个发展阶段，即胸腔镜下通过小的通道植入脊柱前路内固定系统，沿着胸段弯曲切除所有的椎间盘，使用胸廓成形术切下的肋骨进行植骨融合。胸前路内固定加胸廓成形术产生极好的外观美容效果，但在技术上要求很高。与后路内固定相比，它还可以节省多个融合节段 [6–8]。

后路椎弓根钉固定系统的应用带来了脊柱矫形技术的进一步发展。最初，椎弓根钉应用在腰椎和下胸椎，后来逐渐应用到整个胸椎，即跨过了主胸弯，到了上胸椎，与钩和钢丝组合，形成杂交型内固定结构 [9]。这种内固定结构虽然可以很好地改善冠状面和矢状面轮廓，但对明显的肋骨隆起，其纠正作用微乎其微。对胸廓明显不对称的患者，仍然需要肋骨切除术以改善其术后外观。目前，随着椎弓根钉越来越多的使用，包括在胸椎范围内的运用也越来越广泛，以至于其他脊柱内固定方法都被排除在外。除了提高脊柱冠状面畸形矫正效果外，现在的椎弓根螺钉系统还可以用来纠正椎体旋转，即通过单轴椎弓根钉或单平面椎弓根钉，用工具持住椎弓根钉的尾端来旋转椎体，达到去旋转复位的目的 [10]。

脊柱去旋转复位的实现，得益于椎弓根钉尾部牢固地固定在螺丝钉道轴线上（单轴椎弓根钉），继而可进行脊柱畸形的二维或三维矫形。椎弓根螺钉后续的设计演变，也就是单平面螺钉，可以在棒的纵向平面上移动，而横向平面上是固定的。这种设计可以有效地维持矫形棒的轮廓，同时保留了去旋转纠正脊柱畸形的能力。随着技术不断地发展，现在可以实现脊柱去旋转，特别是在胸弯的顶椎区，这不仅可以提高冠状面的矫正度数，而且可改善肋骨不对称，减少肋骨隆起畸形。但是，对于椎体去旋转后矢状面重建的问题一直存在争议，因为椎体去旋转后似乎会导致前柱的延长，使得重建正常胸椎后凸变得困难。单轴螺钉、矫形棒过度塑形、超硬棒甚至后路松解等方法，仍未被证实可以有效重建矢状面的正常轮廓。

关于胸廓成形术的另一个长期争议是对术后肺功能的影响。Kim 等 [11] 回顾了在脊柱侧弯手术治疗过程中出现任何类型胸壁破坏的病例。他们发现，无肋骨切除的胸廓成形术后 5 年肺功能的预测值百分比显著下降，但绝对值没有变化。因此，他们建议在青少年特发性脊柱侧弯手术治疗后，保留胸廓的完整性，以最大限度地保留肺功能的绝对值和预测值百分比。但也有一些人认为这种肺功能的损害，虽然可以测量出来，但并没有明显的临床意义。当然，椎弓根螺钉系统具有显著的优势，即避免侵入胸腔，同时能改善肋骨不对称及躯干偏移，提高术后外观美感 [11–14]。

Suk[15]的一篇关于在青少年特发性脊柱侧弯中应用胸廓成形术和椎弓根螺钉内固定的研究表明，在全椎弓根螺钉内固定的患者中，接受胸廓成形术患者比未接受者肋骨隆起高度降低65%，肋骨隆起的矫正明显更好，自我形象得分更高；没有做胸廓成形术直接做椎体去旋转复位的患者，肋骨隆起高度降低38%。该研究认为胸廓成形术加胸椎去旋转复位，是矫正青少年特发性脊柱侧弯胸部肋骨隆起的最有效方法。这些患者在至少2年的随访中没有表现出明显的肺功能损害，并且在SRS-30问卷中术后自我形象得分更高[15]。

胸廓成形术对患者近期和远期肺功能影响的研究一直在持续。有进一步的研究发现[16-18]，虽然术后3个月肺功能有显著的下降，但在术后2年可能会恢复到接近正常的水平。但是，另一项研究表明[19]，术后6年肺功能的FVC%平均下降9%。

虽然现在可以进行多节段椎弓根螺钉固定、椎体去旋转等方法来改善胸廓不对称性，但对于躯干外观是主要问题的患者而言，胸廓成形术在改善患者的外观美容上仍然有一定意义。胸廓成形术的利弊如表78-3所示。

表78-3 胸廓成形术的利弊

利	弊
• 改善因肋骨隆起引起的外观畸形 • 自体植骨融合 • 改善侧弯柔韧性	• 术后肺功能暂时减弱 • 术后胸壁疼痛 • 术后胸腔置管引流

二、方法

常规后路胸椎融合术的俯卧位，显露需要内固定范围内的脊柱（图78-1）。以骨膜下剥离的方式充分显露棘突、椎板，直至横突尖端。在脊柱的凸侧（通常是右侧胸部）触诊要切除的肋骨。在胸腰筋膜和最长肌之间钝性分离出一个平面（图78-2）。保留脊柱和肋骨头外侧最长肌的

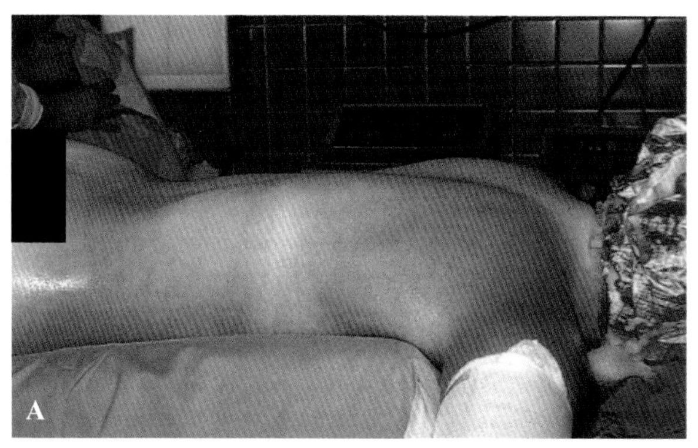

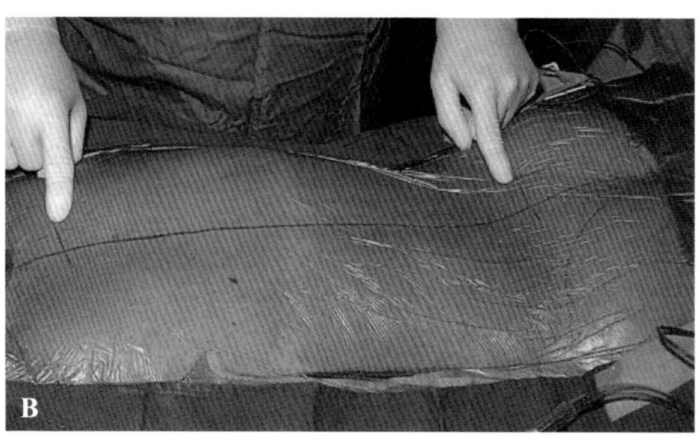

▲ 图78-1 **A.** 患者俯卧位，脊柱侧弯后路融合术的标准。**B.** 用记号笔在脊柱顶部和底部的棘突中心连线画出切口线。要使用一个切口切除肋骨，就必须将皮肤切口向远端延伸到L_2～L_3水平。这与**Steel**医生发表的双切口技术不同[1]

经许可转载，引自Betz RR，Steel HH. Thoracoplasty for rib deformity.In：Thompson RC Jr，ed. *Master Techniques in Orthopaedic Surgery*：*The Spine*. 1st ed. Philadelphia，PA：Lippincott-Raven；1996：451-461.

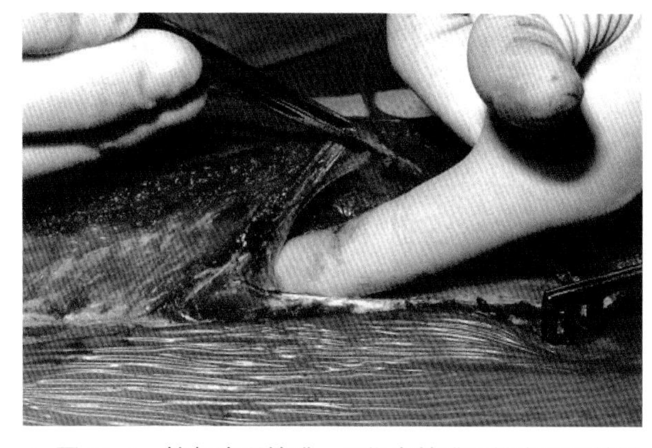

▲ 图78-2 抬起胸腰筋膜，手指在筋膜和椎旁肌肉筋膜之间滑动，形成一个平面。用电刀把胸腰筋膜近端从棘突上切开

经许可转载，引自Betz RR，Steel HH. Thoracoplasty for rib deformity. In：Thompson RC Jr，ed. *Master Techniques in Orthopaedic Surgery*：*The Spine*. 1st ed. Philadelphia，PA：Lippincott-Raven；1996：451-461.

附着点，将腰背筋膜从肋骨上钝性分离下来，钝性分离并显露所有准备切除的肋骨后部结构。切除肋骨的数量是通过触诊肋骨隆起来计算突出的肋骨数，通常是 4～6 根肋骨。钝性分离到肋骨的顶端，直到肋骨后方畸形最严重的地方被显露出来。从肋骨最顶点向内侧到横突，用电刀从肋骨后方分离骨膜和肌肉（图 78-3）。然后用一个小的骨膜剥离器（Cobb 或 Alexander）在肋骨的近端和远端边缘对剩余的骨膜进行骨膜下剥离。使用 Alexander 剥离器或 Cobb 剥离器分离肋骨后部的骨膜（图 78-4），然后分离肋骨的上缘和下缘（图 78-5）。使用 Doyen 牵开器分离肋骨前侧的胸膜，将肋骨从横突的附着处到肋骨最高点完全显露（图 78-6）。然后放入肋骨切断器，避免损伤神经血管束或任何肌肉，尽可能靠近横突处截断肋骨（图 78-7），另一端在肋骨畸形的最高点处截断（图 78-8）。用骨蜡密封肋骨断端，并放置一块吸收性明胶海绵在肋骨截断面。轻微用力挤压外侧肋骨，将肋骨两个断端之间的缝隙闭合（图 78-9），获得较满意的外观美

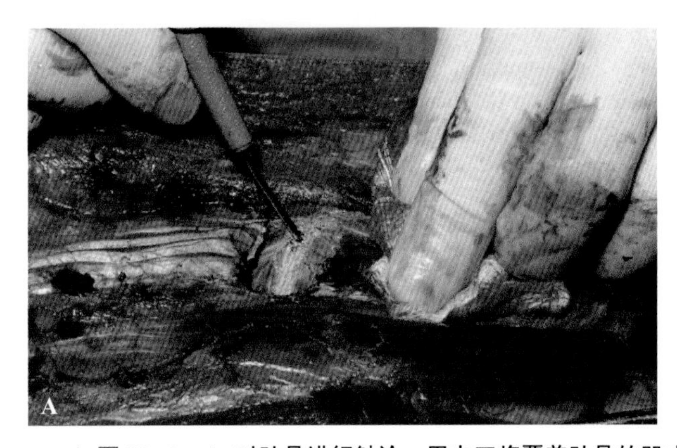

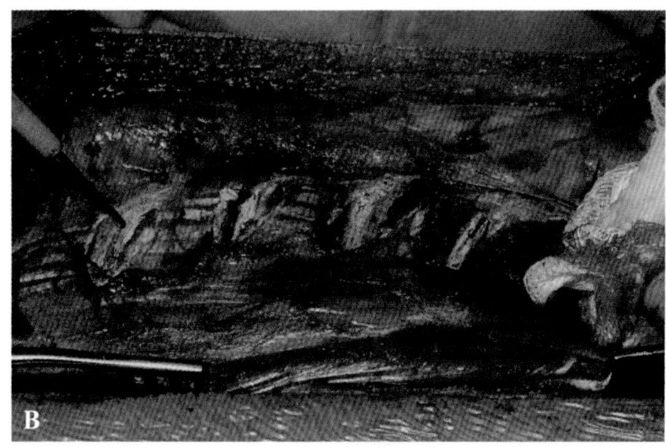

▲ 图 78-3 **A.** 对肋骨进行触诊，用电刀将覆盖肋骨的肌肉平行于肋骨切开，直至骨膜。**B.** 从肋骨畸形的中心开始，标记肋骨，交替切开一根肋骨近端，一根肋骨远端，然后是近端和远端。一般情况下，必须切割 **4**～**6** 根肋骨才能充分矫正肋骨畸形

经许可转载，引自 Betz RR, Steel HH. Thoracoplasty for rib deformity. In：Thompson RC Jr, ed. *Master Techniques in Orthopaedic Surgery*：*The Spine*. 1st ed. Philadelphia，PA：Lippincott-Raven；1996：451–461.

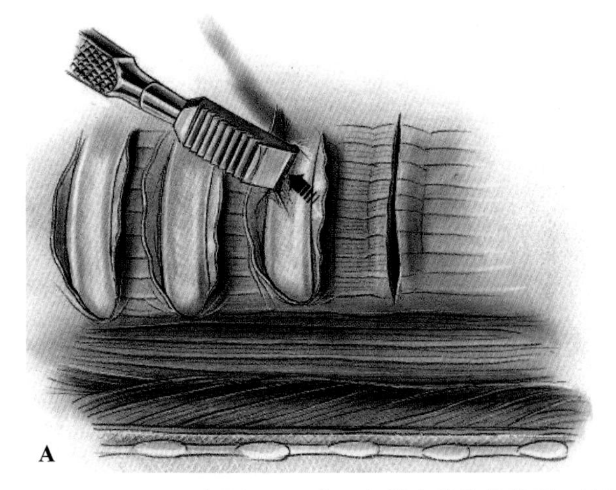

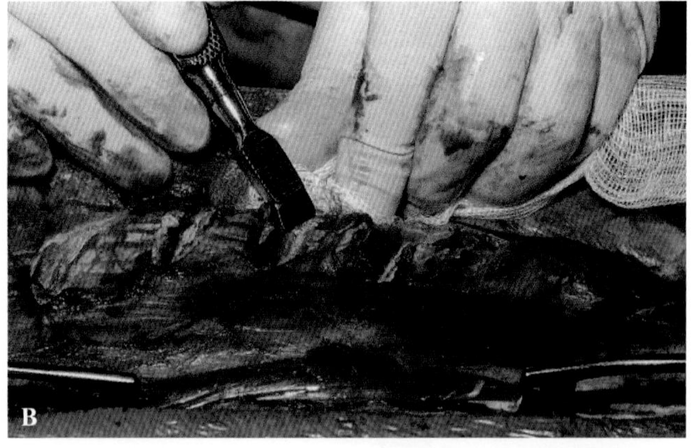

▲ 图 78-4 在用 **Bovie** 电刀勾勒出肋骨轮廓后，使用 **Alexander** 剥离器将骨膜从肋骨上拉下来。这非常重要，要把骨膜从肋骨上拉下来（箭），而不是像平时那样推压式剥离骨膜。这是为了防止剥离器从肋骨上意外滑落并刺穿胸膜

经许可转载，引自 Betz RR, Steel HH. Thoracoplasty for rib deformity. In：Thompson RC Jr, ed. *Master Techniques in Orthopaedic Surgery*：*The Spine*. 1st ed. Philadelphia，PA：Lippincott-Raven；1996：451–461.

感。放置吸收性明胶海绵之前（图 78-10），要检查胸膜有无撕裂。如果发现胸膜撕裂，不需要进行修复，建议插入胸腔引流管即可。胸腔引流管可以在皮肤下穿通，经过胸膜撕裂处插入胸腔（图 78-11）。通常情况下，要切除 4～6 根肋骨，最突出的肋骨应在术前确定并在 X 线片上定位，采集的肋骨可用于植骨（图 78-12）。完成肋骨切除术后有两种选择，一种方法是插入小的胸腔引流管，预防可能出现的胸腔积液；另一种方法是肋骨切除处放置引流管后直接闭合伤口，术后使用后胸部保护器。如果放置胸腔引流管，需要经皮下通道到达肋骨床，在胸膜上打小孔，放入胸腔内，并通过 X 线片检查引流管的位置。缝合时使用 1 号 Vicryl 线或 PDS 线连续缝合术，把腰背筋膜和最长肌重新连接在一起。在缝合结束打最后一个线结之前，要求麻醉医生膨

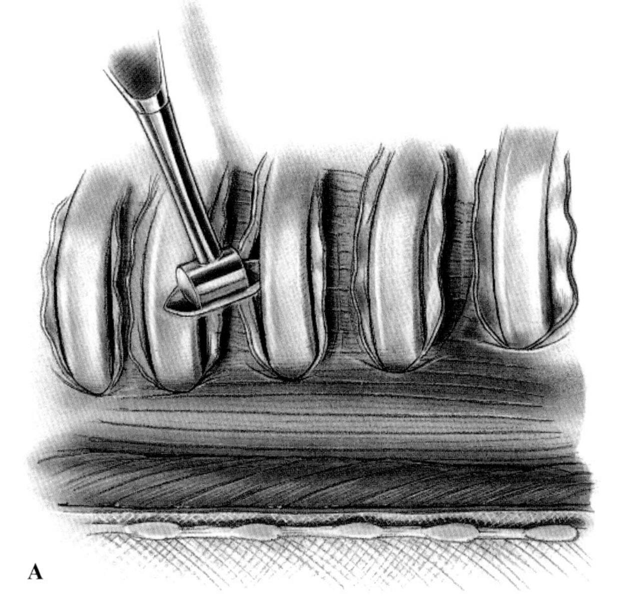

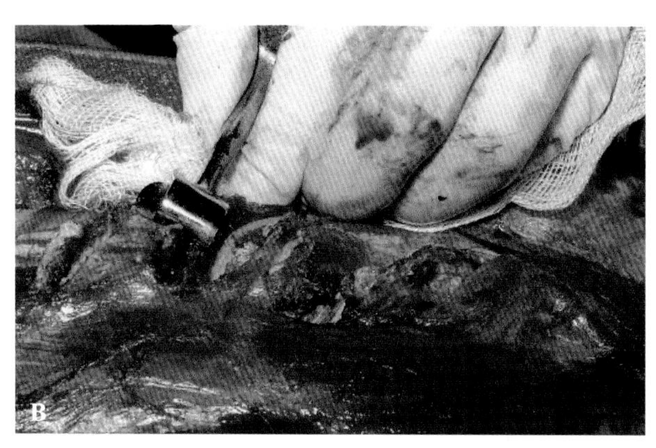

▲ 图 78-5 肋骨一侧的骨膜被剥离后，用 **Alexander** 剥离器的另一端来进一步剥离肋骨下缘和上缘周围的骨膜和肌肉

经许可转载，引自 Betz RR，Steel HH. Thoracoplasty for rib deformity. In：Thompson RC Jr，ed. *Master Techniques in Orthopaedic Surgery*：*The Spine*. 1st ed. Philadelphia，PA：Lippincott-Raven；1996：451–461.

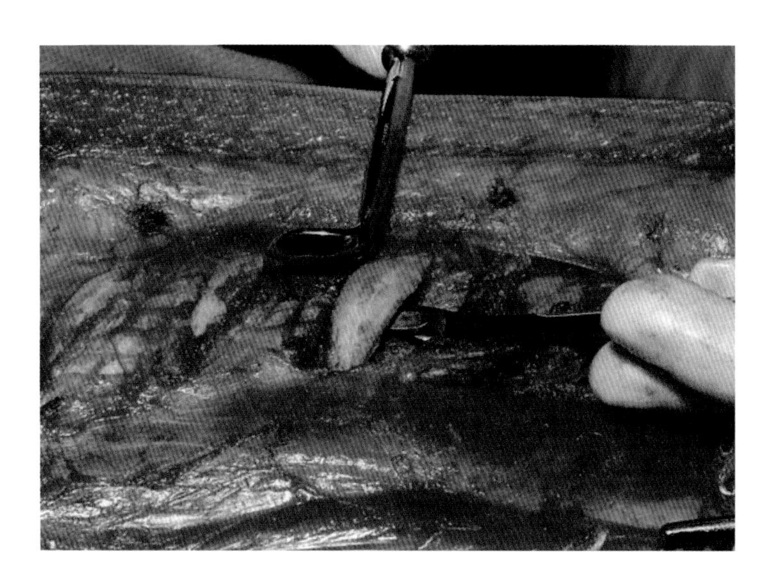

◀ 图 78-6 一旦骨膜被剥离，**Doyen** 牵开器能够在 **Cobb** 剥离器的协助下绕过肋骨。**Doyen** 牵开器绕肋骨一圈，并向肋骨近端和远端显露

经许可转载，引自 Betz RR，Steel HH. Thoracoplasty for rib deformity. In：Thompson RC Jr，ed. *Master Techniques in Orthopaedic Surgery*：*The Spine*. 1st ed. Philadelphia，PA：Lippincott-Raven；1996：451–461.

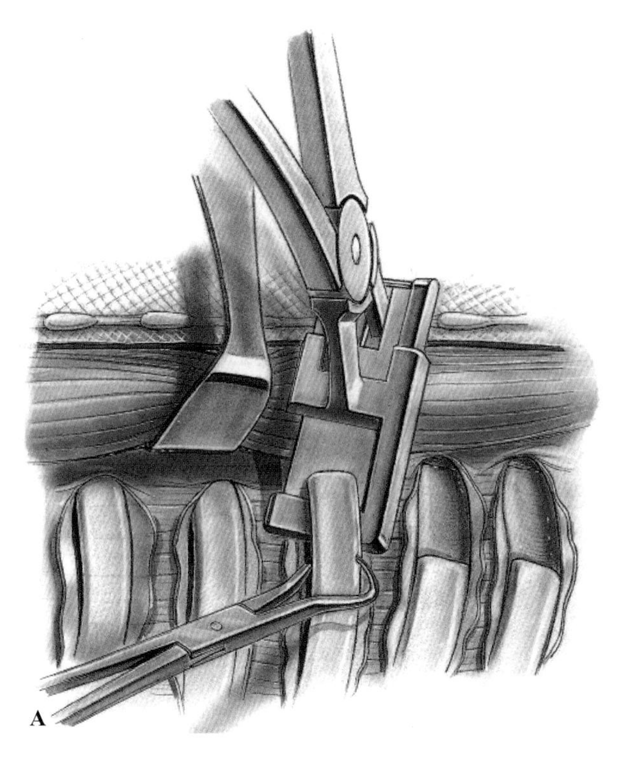

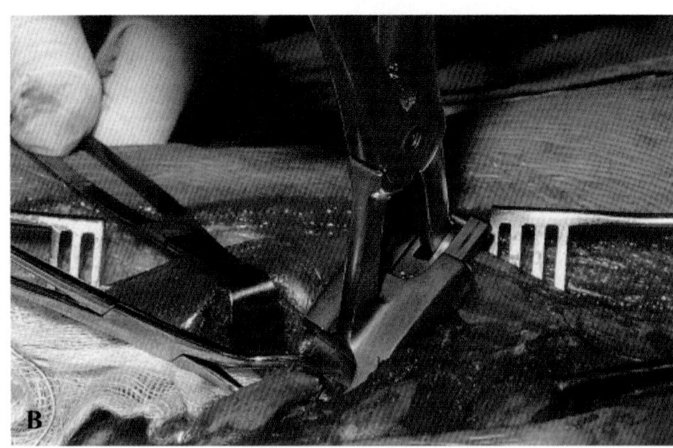

▲ 图 78-7　在图 78-7 和图 78-8 中，从两个角度来观察如何切断肋骨。肋骨切割器绕过肋骨，并尽可能向内推。然后尽可能与地面平行地切断肋骨，并用巾钳保护肋骨的断端，避免断端反弹损伤胸膜

经许可转载，引自 Betz RR，Steel HH. Thoracoplasty for rib deformity. In：Thompson RC Jr，ed. *Master Techniques in Orthopaedic Surgery*：*The Spine*. 1st ed. Philadelphia，PA：Lippincott-Raven；1996：451–461.

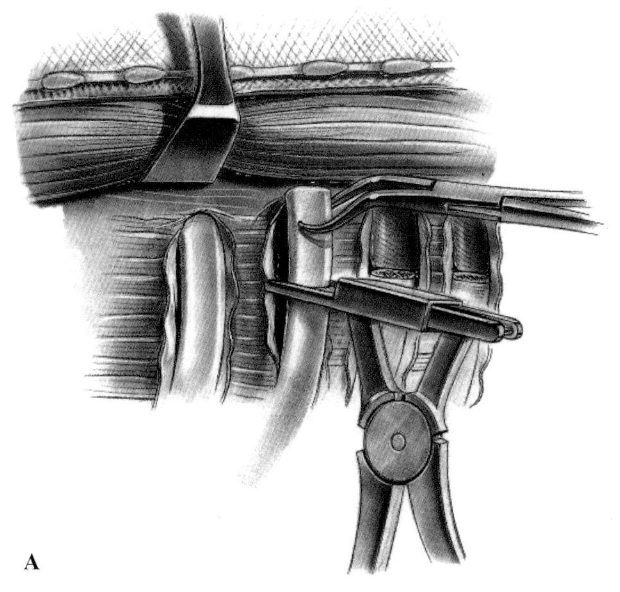

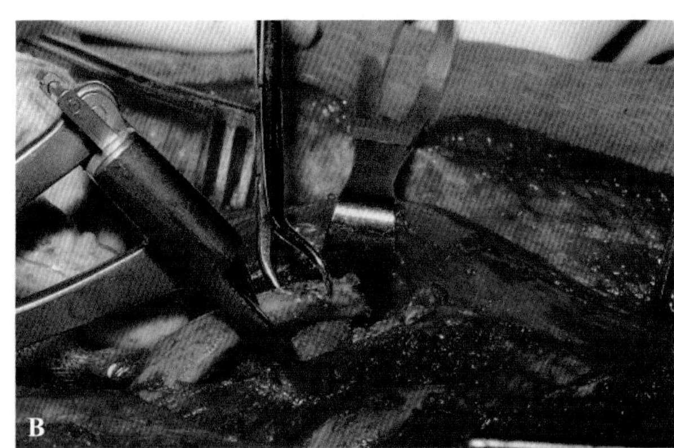

▲ 图 78-8　移动肋骨切割器到肋骨的远端

首先，只切除 2cm 的肋骨，然后来判断肋骨切除范围是否合适。修剪肋骨改善畸形要比一旦过多切除肋骨而需放回原位容易得多。最大的担心是过多切除肋骨导致原来肋骨隆起处塌陷（经许可转载，引自 Betz RR，Steel HH. Thoracoplasty for rib deformity. In：Thompson RC Jr，ed. *Master Techniques in Orthopaedic Surgery*：*The Spine*. 1st ed. Philadelphia，PA：Lippincott-Raven；1996：451–461.）

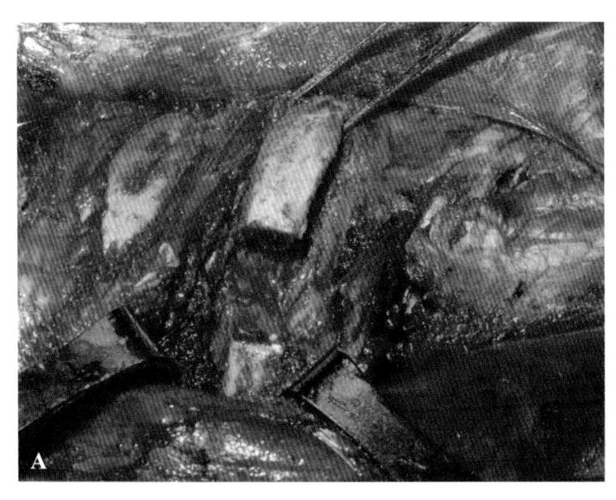

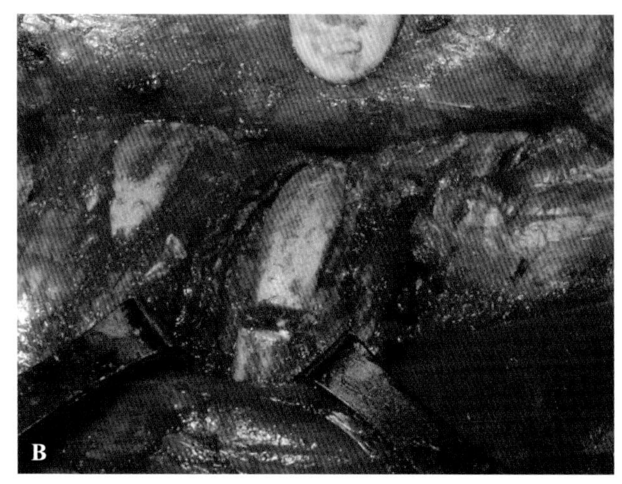

▲ 图 78-9 **A.** 显示小部分肋骨被切除。应该注意的是，在脊柱内固定矫形过程中，侧弯顶椎的平移将使肋骨近断端更向内侧移位。因此，在脊柱矫形后肋骨间隙约为 **3～4cm**。**B.** 切口闭合时，用手指压胸壁，肋骨的切割端有时会聚集在一起

经许可转载，引自 Betz RR，Steel HH. Thoracoplasty for rib deformity. In：Thompson RC Jr，ed. *Master Techniques in Orthopaedic Surgery*：*The Spine*. 1st ed. Philadelphia，PA：Lippincott-Raven；1996：451–461.

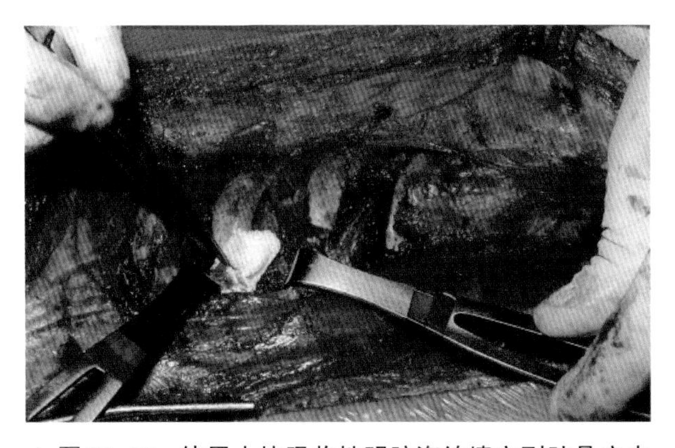

▲ 图 78-10 使用小块吸收性明胶海绵填充到肋骨床中以帮助止血

经许可转载，引自 Betz RR，Steel HH. Thoracoplasty for rib deformity. In：Thompson RC Jr，ed. *Master Techniques in Orthopaedic Surgery*：*The Spine*. 1st ed. Philadelphia，PA：Lippincott-Raven；1996：451–461.

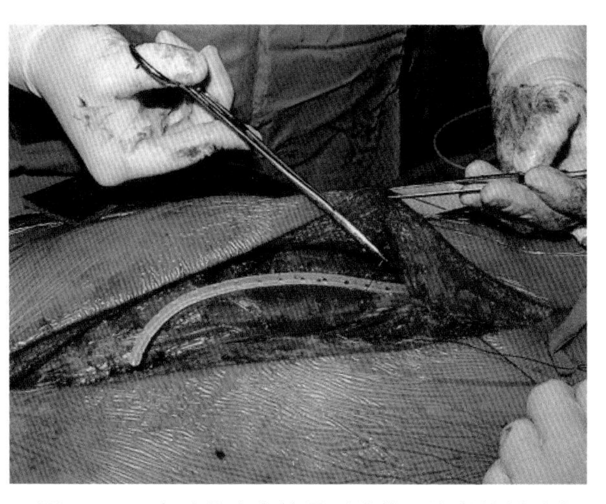

▲ 图 78-11 在肋骨床上放置引流管，从脊柱侧引出。使用可吸收性缝合线，从伤口的远端开始，连续缝合胸腰筋膜

经许可转载，引自 Betz RR，Steel HH. Thoracoplasty for rib deformity. In：Thompson RC Jr，ed. *Master Techniques in Orthopaedic Surgery*：*The Spine*. 1st ed. Philadelphia，PA：Lippincott-Raven；1996：451–461.

肺，连接胸腔引流管，绑紧最后一针。我们目前的做法是在所有患者身上使用小的胸腔引流管，以防止术后胸腔积液。将切下的肋骨用于植骨融合中。

三、术后管理

术后如果没有放置胸腔引流管，推荐使用后背石膏模具。这种石膏模具是定制的。当患者俯卧在手术台上时，首先用泡沫贴在背部皮肤上，然后盖上纤维网，再添加石膏（图 78-13）。在石膏模具制作完成，冷却后，就可以运用到患者身上。另一种方法是定制脊柱支具，它可以安放在患者的背部（图 78-14）。呼吸不适的患者需要佩戴肋骨保护器 3 个月。另一种选择是在术中留置胸腔引流管，术后 1～2 天内根据

胸部 X 线片的评估情况，拔出胸腔引流管。肋骨切除术后可能会有一些疼痛，通常是在手术后的第一周出现，也有可能在肋骨愈合或瘢痕愈合之前持续疼痛 3 个月。应告知家属该情况发生的可能，并鼓励患者呼吸，而不是持续浅呼吸，因为这可能会导致肺不张。

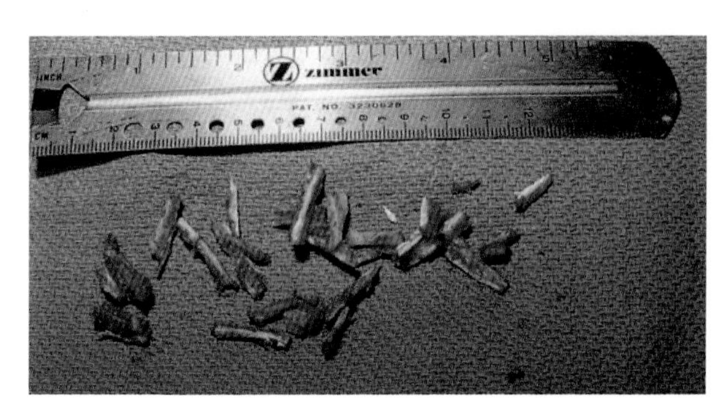

▲ 图 78-12 肋骨切成小块，用作脊柱融合的自体移植骨

经许可转载，引自 Betz RR，Steel HH. Thoracoplasty for rib deformity. In：Thompson RC Jr，ed. *Master Techniques in Orthopaedic Surgery*：*The Spine*. 1st ed. Philadelphia，PA：Lippincott-Raven；1996：451–461.

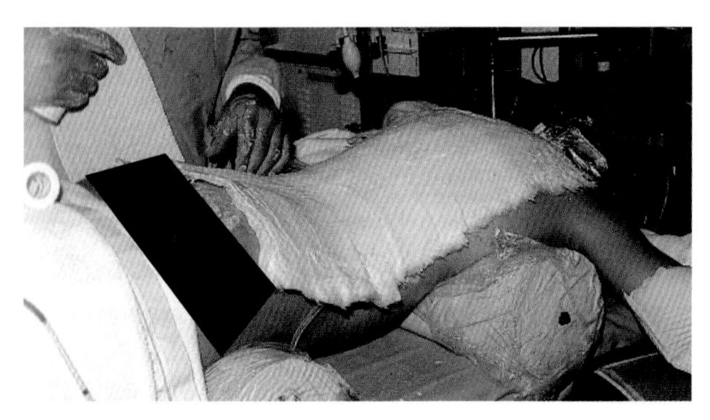

▲ 图 78-13 为患者制作一个后背石膏模具，包裹固定于合适位置

经许可转载，引自 Betz RR，Steel HH. Thoracoplasty for rib deformity. In：Thompson RC Jr，ed. Master Techniques in Orthopaedic Surgery：The Spine. 1st ed. Philadelphia，PA：Lippincott-Raven；1996：451–461.

四、并发症

第一个并发症是胸膜穿孔，发生率约 5%（表 78-4）。穿孔后试图修复胸膜是没有必要的，甚至可能是有害的。处理方法建议是，用吸收性明胶海绵填塞肋骨床，胸膜穿孔点可以用作胸腔引流管的入口点。

另一个可能的并发症是胸腔积液。即使没有胸膜孔，也可能发生这种情况。如果出现这种情

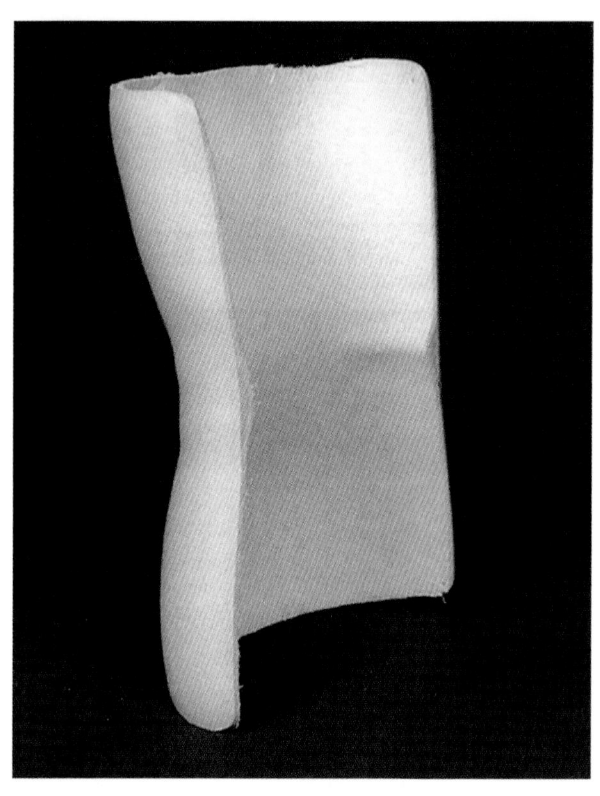

▲ 图 78-14 由用过的脊柱矫形器制成的外固定模具，用尼龙搭扣带固定在适当的位置

经许可转载，引自 Betz RR，Steel HH. Thoracoplasty for rib deformity. In：Thompson RC Jr，ed. *Master Techniques in Orthopaedic Surgery*：*The Spine*. 1st ed. Philadelphia，PA：Lippincott-Raven；1996：451–461.

表 78-4 与胸廓成形术相关的并发症

并发症	处 理	注 解
胸膜穿孔	吸收性明胶海绵填塞肋骨床，胸膜穿孔点作为胸腔引流管的入口点	没有必要（而且可能是有害的）尝试修复胸膜
胸腔积液	可用胸腔穿刺术抽液	如有必要，留置胸腔引流管
过度切除肋骨	在脊柱横突和肋骨畸形的顶端之间切除	通常要切除 4～6 根肋骨

况，可以通过胸腔穿刺术抽吸积液。如果液体继续积聚，可以留置胸腔引流管。

过度切除肋骨即切除太多肋骨，可能会导致肋骨塌陷。正常的肋骨切除数是4～6根肋骨。如果在脊柱的横突和肋骨畸形的顶端之间操作，切除的肋骨量通常是合适的，并且不会导致胸廓塌陷。

五、总结

胸廓成形术是改善患者术后的外观、矫正躯干形态不对称的一项有价值的技术。它可以提供自体骨进行融合，并可以增加严重僵硬侧弯的脊柱活动度。对于单独做椎体去旋转复位是否可以获得更好的外观矫正，而且并发症更少，这仍存在争议。根据最近的研究，单纯椎体去旋转对恢复正常矢状位平衡的作用仍有不足，椎体去旋转加胸廓成形术的结果是最好的。最新研究认为胸廓成形术对术后2年肺功能的影响微乎其微，甚至为零。因此，胸廓成形术在未来可能会成为一项更重要的技术。

第79章 青少年特发性脊柱侧弯内固定发展史

Evolution of Instrumentation for Adolescent Idiopathic Scoliosis

Pooria A. Salari　Gbolahan O. Okubadejo　Keith H. Bridwell　Munish C. Gupta　著
朱泽章　孙　旭　译

一、脊柱侧弯的自然史

脊柱侧弯是指脊柱偏离中线向侧方弯曲。除偏移之外，同时还伴有椎体的旋转。脊柱侧弯有多种分类，包括先天性、病理性和特发性。当侧弯角度＞10°时，则可将患者诊断为脊柱侧弯。脊柱侧弯的病因很大程度上决定了侧弯进展的自然史。鉴于本章讨论的目的，我们将重点放在特发性脊柱侧弯[1]。

一般来说，患者被诊断为脊柱侧弯时的年龄越小，侧弯进展的可能性就越大。对于年轻的特发性脊柱侧弯患者（10—12岁），如果侧弯出现快速进展，通常首先佩戴胸腰骶矫形支具（thoracolumbosacral orthosis，TLSO）控制侧弯进展。但是，如果侧弯持续进展至大于40°～50°，则考虑通过手术控制或者矫正侧弯。据文献报道，有大量侧弯＞50°的患者侧弯每年进展1°以上，因此建议侧弯达到这种程度的患者进行手术治疗[2, 3]。

除引起外观畸形之外，侧弯较大（＞80°）的患者更容易出现心肺相关的并发症，导致功能受限，健康状况不佳。用力肺活量（forced vital capacity，FVC）和第一秒用力呼气量（forced expiratory volume in the first second of expiration，FEV_1）随侧弯度数的增加呈线性下降，当弯度超过100°时，肺功能预测值降低20%。手术矫正侧弯旨在预防这些问题[4]。

二、脊柱侧弯治疗方法的历史回顾及展望

（一）早期治疗方法

Hippocrates最早使用强力水平牵引和悬吊腋下撑开的方法来治疗脊柱畸形（图79-1）。Ambrose Paré（1510—1590）认为姿势不良可能是脊柱侧弯的原因。他发明了由军械师制造的钢制紧身胸衣，供患者佩戴控制侧弯。1839年Guerin首次报道了使用肌切断术治疗脊柱侧弯的技术。这些早期的技术未能获得成功，因此医生继续寻找其他方法治疗脊柱侧弯。撑开术这种技术曾经流行了一段时间。Hippocrates机器和Brackets & Bradford水平撑开架也一度被采用。但这些牵引装置无法有效地矫正侧弯的侧方偏移和旋转。且患者使用这些牵引技术无法获得长期的侧弯矫正。最终，人们认为更激进的从内部处理的治疗策略（即手术治疗）将是矫正这些畸形的最佳方式[1]（表79-1）。

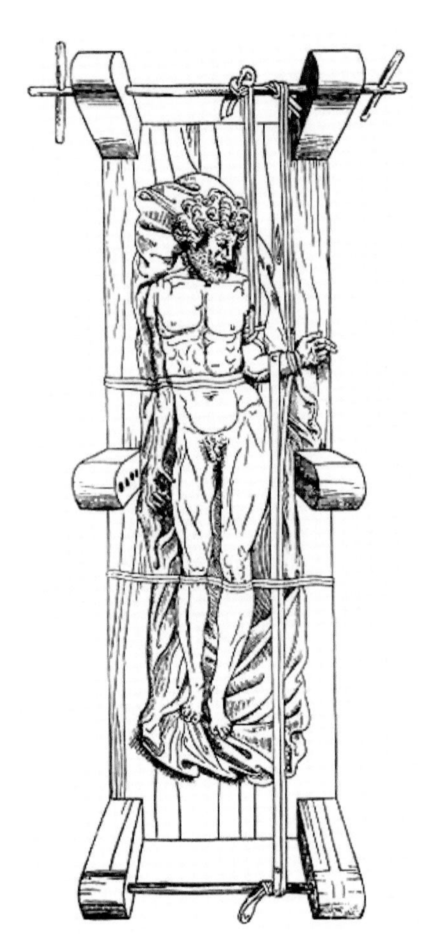

▲ **图 79-1　在 Hippocrates 板上使用束带对脊柱施加矫正力以矫正畸形**

转载自 Moe JH，Bradford DS，eds. *Moe's Textbook of Scoliosis and Other Spinal Deformities*. 2nd ed. Philadelphia，PA：WB Saunders；1987. © 1987 Elsevier 版权所有

Russell Hibbs 在 20 世纪初实施了第一次脊柱融合手术。他采用开放手术下脊柱松解术和不使用内固定的“原位”融合技术治疗脊柱侧弯，术后患者在石膏支具中需进行 6～12 个月的长时间固定。虽然手术有着十分广阔的前景，但无内固定的融合多半是失败的，假性关节发生率高达 60%。在接下来的 20～30 年里，Hibbs 技术进行了数次改良，但每一次改良仍采用后路松解和无内固定融合的基本方法。在这个时期，大多数脊柱外科医生报道的假性关节发生率平均约为 44%。为了减少骨不连发生的概率，有些学者开始对包括内固定技术在内的其他手术技术进行研究[5]。

（二）后路内固定融合

1. Harrington 棒（20 世纪 60 年代）

1962 年，Paul Harrington 首次报道了运用 Harrington 棒在 129 例脊柱侧弯患者中的使用情况。该内固定系统最初的设计目的是用于治疗小儿麻痹症。为治疗脊柱侧弯，Harrington 主张采用内固定撑开脊柱然后进行融合。术后患者通常会佩戴一段时间的支具。Harrington 系统是第一个设计用于矫正和稳定脊柱侧弯的内固定系统。该系统主要包括 Harrington 棒和两端的固定钩，用于撑开侧弯及维持撑开效果[6, 7]。其选取脊柱侧弯的近端和远端椎体作为固定椎，置入椎板钩，然后进行撑开矫形。根据 Harrington 的早期技术，对上下端椎之间的脊柱节段不进行固定。Harrington 报道，通过使用这种技术，侧弯的矫正率平均为 48%。相对于过去的无内固定融合，Harrington 系统术后假关节发生率（5.3%）显著降低。神经功能损伤发生率约为 0.5%。随后，全球许多脊柱外科医生也报道了与 Harrington 类似的结果（图 79-2）。

随着时间的推移，越来越多的学者观察到 Harrington 系统的撑开力使得置钩点之间的脊柱趋于变平。这使得胸椎后凸减小、腰椎前凸减小，甚至出现后凸。这些效应共同作用常常导致发展为矢状面失平衡。尽管这种矢状面失平衡在青少年患者中可得到代偿，没有表现出临床症状，但是在成年后往往会出现症状。

尽管 Harrington 内固定（Harrington instrumentation，HI）及其矫正技术在脊柱侧弯治疗方面取得了许多进展，但仍然存在缺陷。在 HI 系统中侧弯区未受约束，棒只固定在端椎上，两端端椎之间的椎体可以自由运动。因此，HI 系统无法有效矫正椎体旋转以及维持良好的矢状面形态。另外，由于 HI 系统存在脱钩的可能性，术后还需要佩戴支具，佩戴时间有时会长达 3～6 个月[1]。

表 79-1 内固定系统

	年 代	优 势	缺 陷
后路			
牵引设备	16—19 世纪	无创性	不能有效地维持侧弯矫正
无内固定的融合	20 世纪	技术要求低于内固定	力量不足以矫正主弯；出现假关节的可能性很大
Harrington 棒	20 世纪 60 年代	首个用于治疗脊柱侧弯的内固定；翻修时易于移除；融合均匀	缺乏三维 / 旋转矫形能力；易导致矢状位失衡综合征
Luque 椎板下钢丝	20 世纪 70 年代	节段性固定；在冠状面和矢状面对侧弯的控制力更强	钢丝穿入椎管可能导致神经功能损伤
Drummond 钢丝	20 世纪 70—80 年代	节段性固定，不侵犯椎管	位于后方的内固定限制了对椎体旋转的矫形能力
椎弓根钩、椎板钩	20 世纪 70—80 年代	强有力的节段性固定	钩与螺钉相反，必须以撑开或压缩的方式放置
Texas Scottish Rite Hospital 系统横联	20 世纪 80 年代	加强了后路的脊柱内固定结构	如果切迹不低，可能会增加内固定结构的体积
椎弓根螺钉	20 世纪 90 年代至今	实现了对脊柱侧弯节段间逐一进行矫正，并降低了矫正丢失	有侵入椎管的可能性及由此带来的神经损伤风险
前路			
Dwyer 缆绳	20 世纪 60 年代	融合节段少于后路内固定	腰椎前凸减少、变平；假关节形成高发
Zielke 内固定	20 世纪 70 年代	前路矫正力强	棒的体积小并且可能导致后凸增大
Kaneda 系统和其他的双螺钉 / 双棒系统	20 世纪 80 年代	良好的三维矫形能力	比后入路创伤更大
胸腔镜前路内固定	20 世纪 90 年代至今	相比开放手术创伤小	学习曲线陡峭，技术要求高；术后需佩戴支具

2. Luque 椎板下钢丝（节段性固定）（20 世纪 70 年代）

为了弥补 Harrington 系统的缺陷，Luque 提出了节段性固定，将椎板下钢丝固定于纵向放置的棒上。这些节段性的钢丝固定不仅提高了内固定结构的稳定性，而且能够更好地保持脊柱的矢状面形态（图 79-3）。Luque 还提出了通过横向牵引矫正顶椎偏移的理念。根据他的方法，使用椎板下钢丝将椎体固定在未预弯棒上，之后通过逐渐拧紧钢丝以达到矫正顶椎偏移的目的。钢丝可与 HI 或 Luque 棒配合使用，由于使用钢丝进行节段性固定，Luque 技术可比单独使用 Harrington 技术获得更大的侧弯矫正效果。并且由于 Luque 系统的结构稳定性更佳，降低了对术后外固定的需求 [1]。

比较 Luque 系统和 Harrington 系统发现，两种手术方法的矫正率相似（Luque 钢丝：56% vs. HI：55%），Luque 棒能够更好地保持胸腰椎和腰椎的矢状面形态，内固定失败率约为 4.6%。Luque 技术的缺点在于操作钢丝在椎管内通过增加了神经损伤的风险：钢丝比钩更不易控制，因此无意中“扎入”椎管的风险增加，这可能会导致脊髓损伤（图 79-4）。一些研究发现，使用椎板下钢丝对神经功能损伤的发生率高达 17%，而 HI 只有 1.5%。

3. Drummond（Wisconsin 钢丝）（20 世纪 70—80 年代）

在 Luque 引入椎板下钢丝的同时，Drummond 引进了一种节段性的棘突钢丝系统。Drummond 技术的主要优势在于它可以与棒配合使用矫正侧

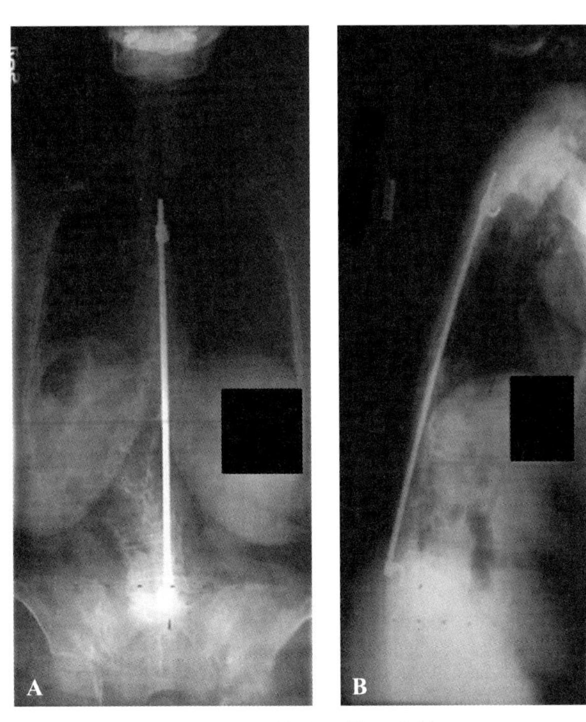

▲ 图 79-2　**A. Harrington** 棒的正位 **X** 线片；**B. Harrington** 棒的侧位 **X** 线片

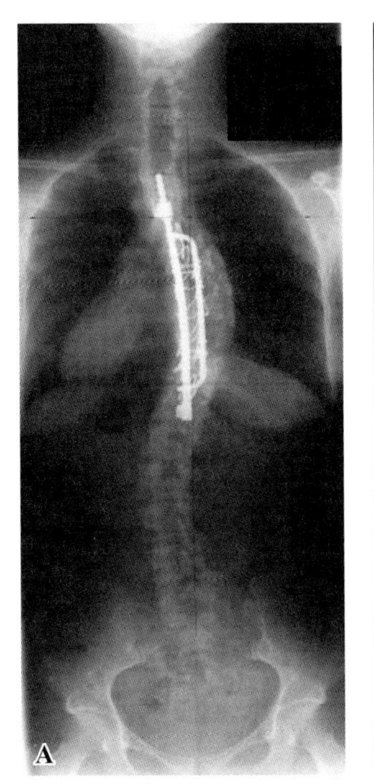

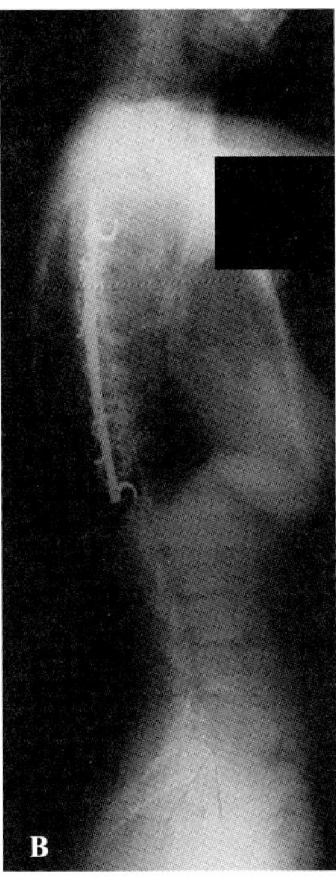

▲ 图 79-3　带有椎板下钢丝的 **Harrington** 和 **Luque** 系统，术后的正位片（**A**）和侧位像（**B**）：左侧为 **Harrington** 棒，右侧为 **Luque** 棒

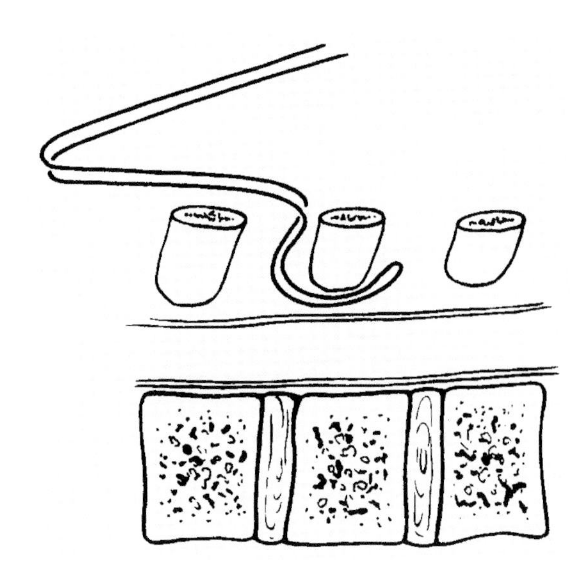

▲ 图 79-4　将 **Luque** 钢丝从椎板下穿入，从而进入椎管内

转载自 An HS，Cotler JM. Spinal Instrumentation. 1st ed. Baltimore，MD：Williams & Wilkins；1992.

弯，同时钢丝不需要进入椎管（图 79-5）。该系统也用于需长节段融合的脊柱畸形，如神经肌肉源性脊柱侧弯等。Drummond 系统将 Harrington/Luque 棒与节段性钢丝固定相结合用于矫正脊柱侧弯[1]，相对于需要穿入椎管放置的 Luque 钢丝，Wisconsin 钢丝具有较低的神经损害发生率[8]。

初步研究表明，这项技术的矫形效果在不同研究中存在差异。在一项研究中，患者的侧弯矫正率为 54%，早期随访矫正丢失率为 1.8%。在另一项研究中，对 35 名使用 Wisconsin 钢丝的患者进行了平均 6.3 年的随访。早期侧弯矫正率平均为 46%（从术前 59° 到术后 32°）。术后 8 年随访矫正率 29%（Cobb 角为 36°）[8]。矫正丢失的主要原因可能是由于 Drummond 系统的钢丝固定于棘突位置，对脊椎的矫形力主要来自后方。Drummond 系统的另一个缺点是椎体去旋转效果不佳，术后有时需要佩戴支具以进行外部支撑[9]。

4. 椎弓根钩、椎板钩（Cotrel 和 Dubousset）（20 世纪 70 年代末和 80 年代初）

在 20 世纪 70 年代末和 80 年代初，Cotrel 和 Dubousset 提出了使用多个节段性的钩和棒来矫正脊柱侧弯的理念。他们在 1983 年首次使用

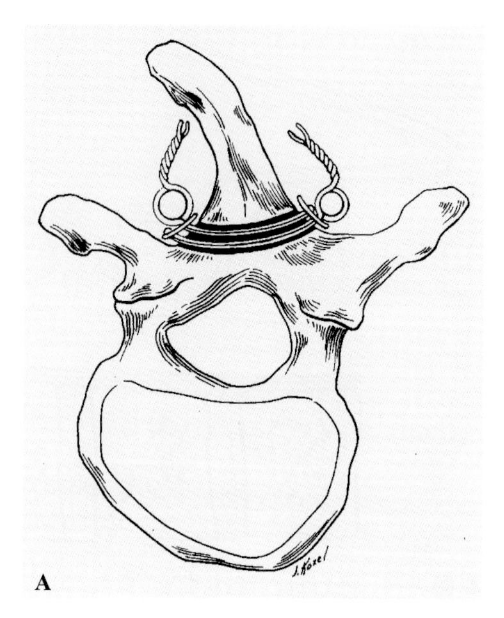

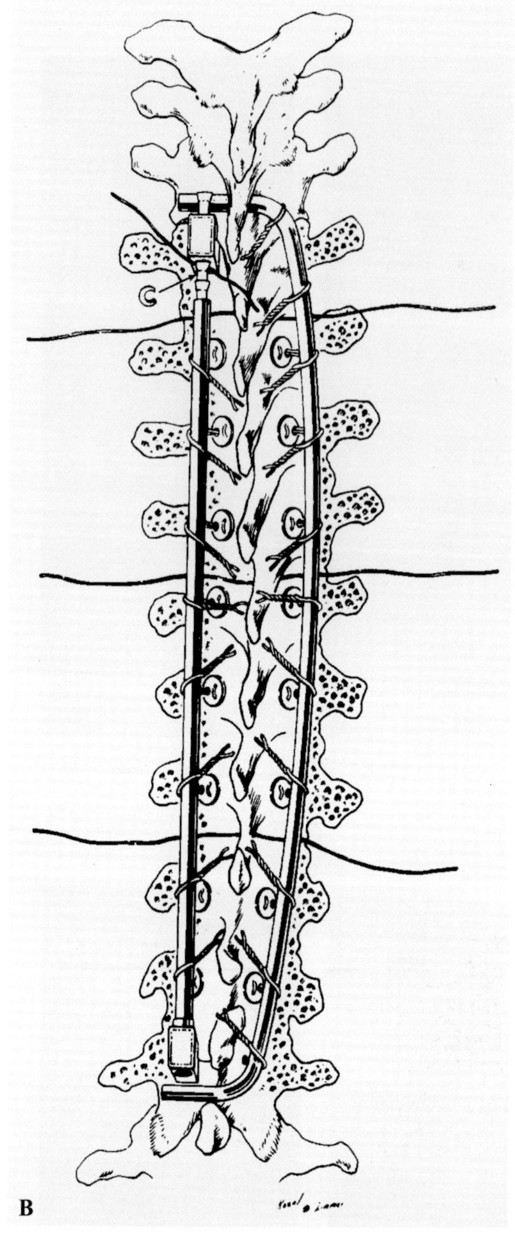

▲ 图 79-5 **Drummond 棘突钢丝**

转载自 An HS，Cotler JM. Spinal Instrumentation. 1st ed. Baltimore，MD：Williams & Wilkins；1992.

了基于该理论设计的内固定系统，该系统包括两根棒和两个横向牵引装置，可以组成一个矩形结构。棒的表面有滚花工艺，这让外科医生在用固定螺钉将多种类型的钩和螺钉固定在棒上时，能够取得比较好的啮合效果（图 79-6）[1]。

该系统通过压缩、撑开和旋转棒等一系列操作对侧弯进行矫正。椎板钩是该系统应用初期使用的内固定物。Cotrel 和 Dubousset 指出，该系统具有出色的侧弯矫形和维持矫形效果的能力，能够强有力地矫正畸形并在术后提供稳定的支撑。由于该系统稳定性较高，术后通常不需要石膏或支具固定。

一项对比 Cotrel-Dubousset 内固定（Cotrel-Dubousset instrumentation，CDI）和 HI 的研究发现，CDI 的矫正率为 66.3%，矫正丢失为 5%，而 HI 的矫正率为 51.2%，矫正丢失为 20.7%[10]。CDI 能够比 HI 平均多保留一个腰椎活动节段。此外，HI 组中有 40% 的病例出现矢状位失衡，CDI 组中未见矢状位失衡的病例。两组均未见神经并发症。与 Harrington 单纯的撑开法明显不同，CDI 系统融合了多种矫形方法，包括节段性的抱紧和撑开。

CDI 系统还尝试通过旋棒技术来矫正脊柱侧弯的椎体旋转。在不同的研究中，通过转棒获得的去旋转程度差异很大。但总的来说，用 CDI 获得的侧弯去旋转程度似乎很小。该系统的另一个主要缺陷是，如果固定螺钉断裂使得必须对植入物进行翻修，那么任何移除植入物或翻修操作都是非常困难的。此外，早期感染和迟发性感染的病例增多，这可能是棒表面的滚花造成的。

CDI 系统存在各种分支，包括 Isola 系统和 universal spine 系统，前者有不同的钩棒锁定机制并增加了悬臂梁矫形法，后者强调在凹侧没有撑开的情况下矫正顶椎区畸形。在 universal spine 系统中，使用螺钉将椎弓根钩固定在椎弓根，螺钉穿过钩进入椎弓根最终达到椎体终板。

5. TSRH 横联和 TSRH 内固定（20 世纪 80 年代）

脊柱侧弯治疗的另一项进展是 Texas Scottish Rite Hospital（TSRH）系统及横联的引入。这个系统是 1983 年在 Texas Scottish Rite 医院（TSRH）开发的，设计想法旨在运用机械方法解决节段性脊柱内固定中棒的位移问题。与 CDI 系统中的横向牵引（device for transverse traction，DTT）横联装置相比，TSRH 内固定使用的横联更坚固、更稳定。该系统中棒可以互相连接，这使得原有内置物系统的延长和内固定失败后的翻修变得更加容易。TSRH 钩采用加宽和加深的尖齿设计以抓住胸椎椎弓根，使钩腋部与椎板下缘通过压配方式达到紧密的嵌合。这种设计也提升了旋转矫正能力（图 79-7）[1, 11]。Richards 等 [2] 报道了 103 例患者平均 2.5 年的随访结果。他们发现胸弯的矫正率为 65%，腰弯的矫正率为 54%，而矫正丢失为 13%。胸椎后凸不足的改善率为 43%。没有患者出现神经功能损害，假性关节发生率低于 2%。

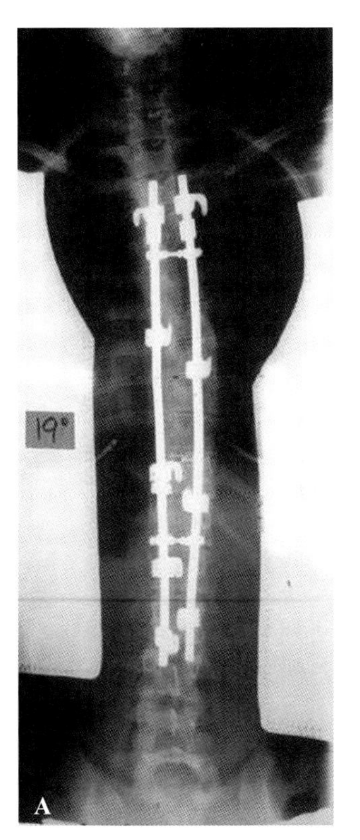

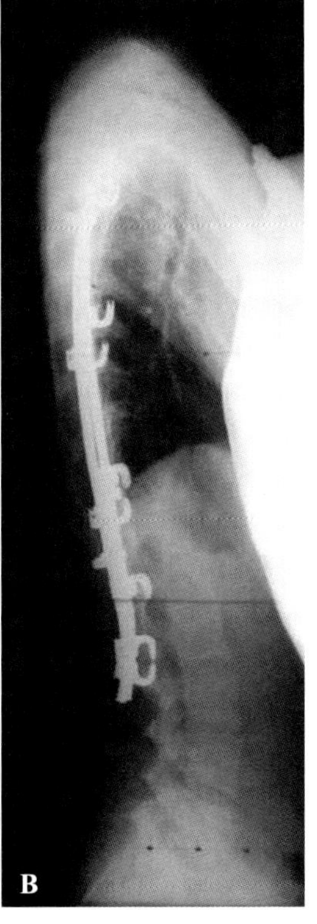

▲ 图 79-6　应用横突钩和椎板钩的 Cotrel-Dubusset 内固定，术后的正位 X 线片（A）和侧位 X 线片（B）

6. 椎弓根螺钉（20 世纪 80 年代至今）

20 世纪 40 年代有学者首次报道了椎弓根螺钉的使用。1969 年 Harrington 将椎弓根螺钉及其系统用于 L_5～S_1 滑脱复位。20 世纪 80 年代，外科医生意识到钩系统的缺陷，开始广泛使用椎弓根螺钉。最初只在上端椎和下端椎放置螺钉，类似于传统 Harrington 手术中钩的用法。随着椎弓根螺钉置入技术的提高，外科医生也开始在上下端椎之间的椎体置入椎弓根螺钉。

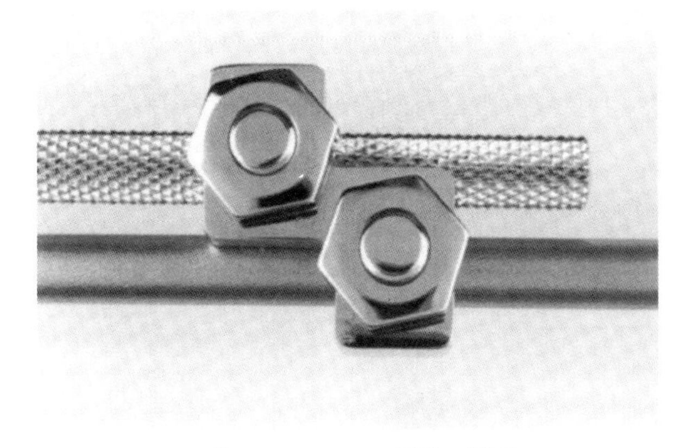

▲ 图 79-7　TSRH 系统 - 横联

椎弓根螺钉构成当今最坚固的内固定结构，融合率最高（图 79-8）。Suk 等[12]指出使用椎弓根螺钉侧弯矫正率为 72%，矫正丢失为 1%，而钩为 6%，使用钩的顶椎旋转矫正率为 19%，而椎弓根螺钉为 59%[12]。在生物力学上，椎弓根螺钉从后方入路能够操控脊柱的三柱结构。外径是影响力螺钉拔出力最重要的因素，因此螺钉越粗大，内固定结构就越坚固。置入椎弓根螺钉后，可以进行撑开、压缩、冠状面和矢状面平移及去旋转等一系列操作[13]。

胸椎椎弓根钉的置入一直是人们关注的焦点。多项研究表明在胸椎置入椎弓根螺钉是安全的。这些研究表明，椎弓根螺钉在矫正畸形同时不会出现神经功能损伤、血管损伤或内固定失败[12, 14, 15]。Kim 等[14]评估了 10 年间胸椎椎弓根螺钉徒手置入的安全性。该研究纳入 394 例患者，共置入 3204 枚椎弓根螺钉，其中 572 枚螺钉置入在胸椎畸形区。通过 CT 平扫分析螺钉的置入情况。结果发现 6.2% 的螺钉有中度皮质穿破，

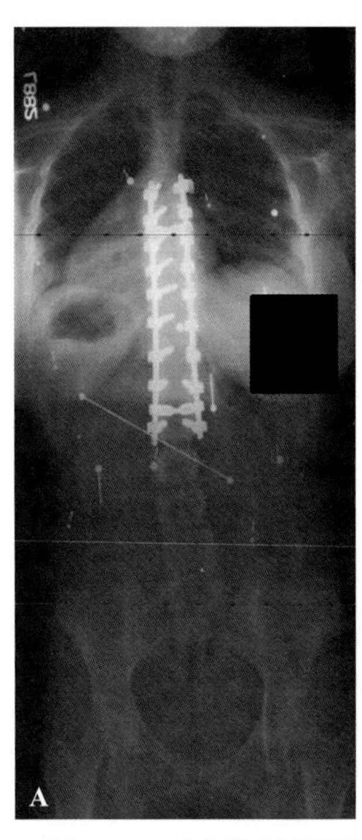

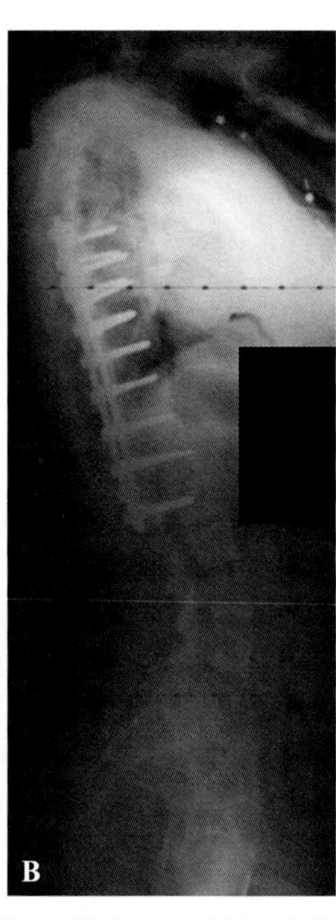

▲ 图 79-8 使用椎弓根螺钉从 T_5 固定至 L_1 矫正术前 Cobb 角为 55° 的脊柱侧弯，术后的正位片（A）和侧位片（B）

1.7% 的螺钉穿破椎弓根内侧壁。但所有患者均没有出现神经、血管或内脏并发症。

Kim 等[14]对比分析了运用节段性椎弓根螺钉和钩治疗青少年特发性脊柱侧弯（adolescent idiopathic scoliosis，AIS）随访 2 年以上的矫形效果和融合情况。此研究纳入 52 名患者。结果表明，螺钉组的侧弯矫正率平均为 76%，而钩组为 50%；矫正丢失分别为 5.4% 和 8%。两组的整体冠状面和矢状位平衡情况相似。与钩相比，使用椎弓根螺钉在侧弯远端能够平均多保留 0.8 个节段。

椎弓根螺钉能够非常有效地矫正脊柱侧弯。Luhmann 等[16]评估了椎弓根螺钉内固定系统的应用价值。针对 Cobb 角在 70°～100° 的 AIS 患者，作者纳入了 48 例至少随访 2 年的患者，分析了前路松解加后路融合对比单纯后路融合治疗胸椎侧弯的疗效。两组患者术后 T_5～T_{12} 的矢状面形态或 SRS 结果的数据对比均无显著差异。仅使用椎弓根螺钉组的侧弯矫正为 47.5°，前后路联合组的侧弯矫正为 48.3°，而仅使用钩组的侧弯矫正为 37.7°。

与前路手术的操作相比，椎弓根螺钉还有保护肺组织的额外优势。Kim 等[4]检查了 AIS 患者术后远期肺功能，评估了 118 名患者术后 5 年时的 FVC 和 FEV_1。他们发现开胸手术患者的肺功能预测值百分比有明显下降。

（三）前路内固定

历史上，前路内固定的发展落后于后路系统。后路手术后出现的失代偿和曲轴现象促使基于前路的内固定和融合策略的发展。1964 年，Dwyer 引进了前路螺钉和缆索系统，将其固定于胸腰椎侧弯的凸侧以矫正侧弯。该技术的优点是矫正效果好，融合节段少。但缺陷是会造成节段性的腰椎前凸减少和假关节形成高发。另外，术后通常会要求患者佩戴 TLSO 支具[1]。

Zielke 于 1976 年介绍了一个新的系统。其中

的腹侧去旋转系统使用柔韧的螺纹棒代替缆索形成了一个更为坚固的结构，可以进行压缩和去旋转的操作，从而能够保留腰椎前凸。原理是加压凸侧配合去旋转，将冠状面的侧弯转化为前凸（图 79–9）。使用该系统的侧弯矫正率超过 70%。在轴位上，胸弯的旋转矫正率为 48%，胸腰弯则为 56%。Zielke 系统主要用于孤立的胸腰椎畸形或腰椎畸形。尽管有其优点，但人们仍然担心棒的尺寸过小以及该系统易导致后凸发生的可能性。其他研究证实，使用 Zielke 系统可以获得满意的手术效果。Kaneda 等 [17] 分析了 31 例接受手术治疗的特发性脊柱侧弯患者，青少年和成人的矫正率分别为 82% 和 59%。这组病例的融合率为 94%，唯一的并发症是两例成年患者术后出现假关节。

Kaneda 系统使用两枚椎体螺钉和一块椎体垫片来固定每个椎体，螺钉和垫片通过与两根半刚性棒的节段性连接，提供出色的三维矫形效果和良好的机械稳定性（图 79–10）。该系统和手术方法展示出对胸腰段脊柱侧弯强大的三维矫形能力。同时，在随访中矫正丢失也很少 [1]。

为了解决其他前路系统不稳定和易引起后凸的缺点，一种双棒双螺钉系统被应用于临床（图 79–11）。一项使用此系统的研究发现，对于术前 Cobb 角在 35° ～92° 的侧弯，固定节段内的侧弯矫正率平均为 67%，而总体主弯矫正率为 59%。主弯顶椎旋转矫正率平均为 52%，随访中无矫正丢失。对 11 例存在胸腰椎后凸畸形的患者进行矫正，后凸从术前平均的 20° 改善至术后的 2° ，随访后凸为 8° 。只有 2 例患者因内固定失败而导致假关节 [18, 19]。Bullman 等 [18] 证实，使用双皮质螺钉固定可以安全放置该系统，而不会侵犯椎管或主动脉。但是他们提醒，应格外小心，避免双皮质螺钉的过度穿透，并防止螺钉尖端靠近主动脉。

前路胸腔镜技术也被应用于脊柱侧弯的矫正。这种手术入路比开胸手术对胸壁的损伤小，因为它只使用若干小开放切口。与后路内固定相比，胸腔镜辅助下的行前路内固定置入可通过融合较少的活动节段达到后路手术相同的矫正效

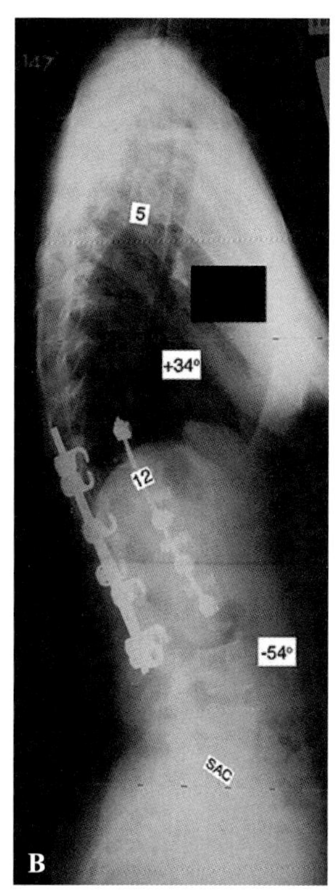

▲ 图 79–9　前路 Zielke 内固定加融合器联合后路 Miami–Moss 内固定术后的正位片（A）和侧位片（B）

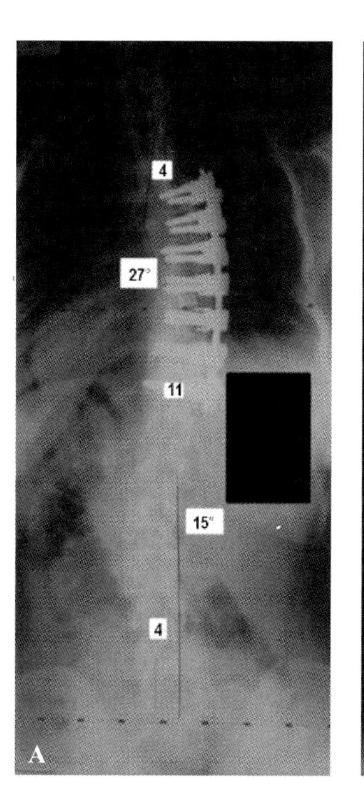

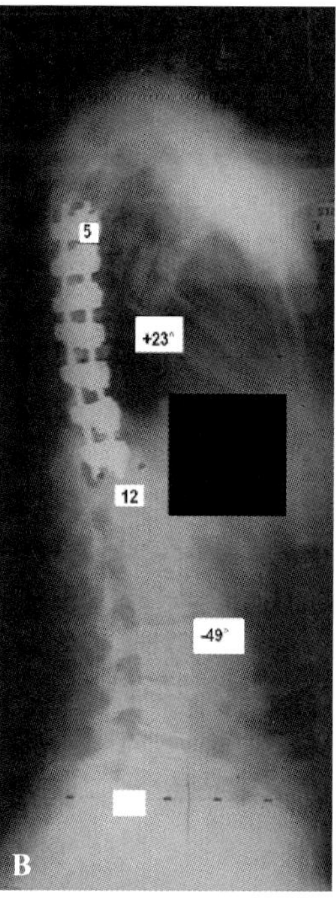

▲ 图 79–10　Kaneda 内固定的正位片（A）和侧位片（B）

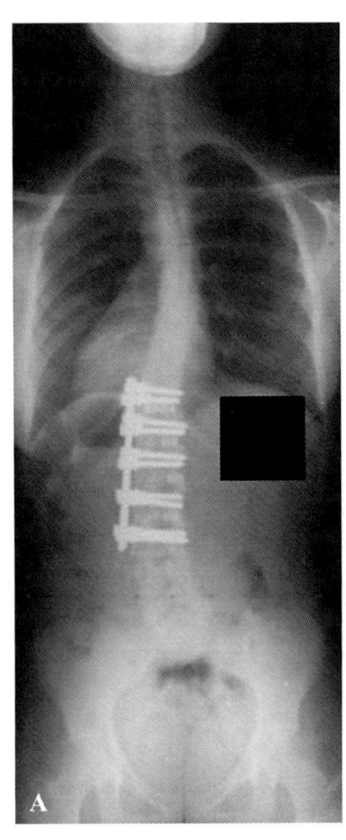

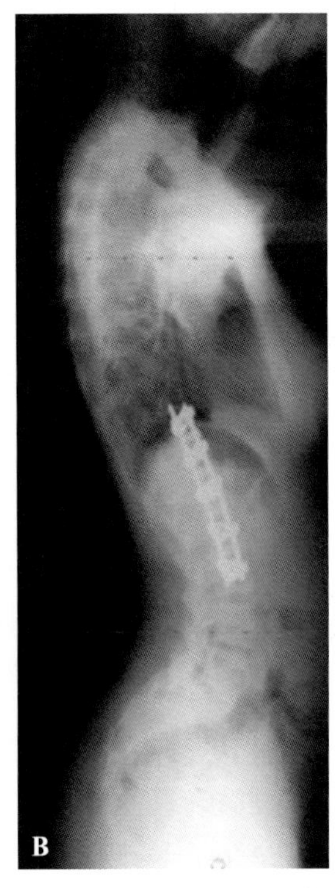

▲ 图 79-11 使用双螺钉 / 双棒结构矫正腰弯术后的正位片（A）和侧位片（B）

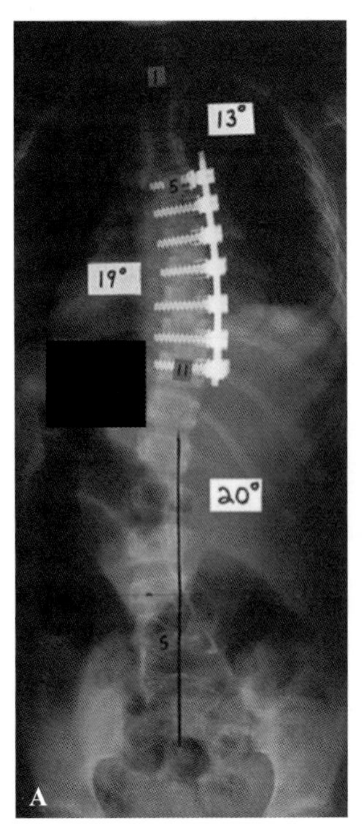

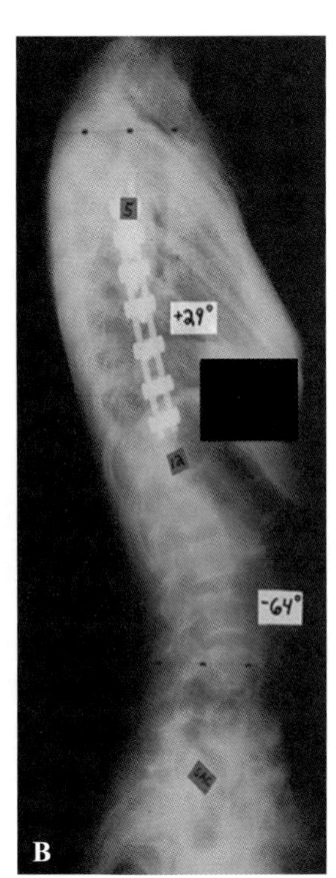

▲ 图 79-12 胸腔镜前路内固定术后的正位片（A）和侧位片（B）

果。但该手术技术学习曲线陡峭，需要高级别的培训和特殊的内固定系统（图 79-12）[20]。Wong 等[13]回顾性分析了 31 例接受该技术与后路内固定治疗的女性 AIS 患者[13]。在 2 年的随访时，接受后路内固定治疗的患者矫正率为 67%，而接受胸腔镜手术的患者矫正率为 62%，两组间侧弯矫正的差异无统计学意义。作者得出结论，胸腔镜手术的疗效与标准的后路手术相似[13]。总的来说，前路内固定与后路相比主要的优势在于融合较少的节段就可以获得相似的侧弯矫正效果，从而可以保留更多的运动节段。

（四）非融合内固定（生长调控技术）

对支具治疗失败和侧弯超过 50° 的患者来说，融合手术仍然是治疗的金标准。然而，融合限制了脊柱的活动，可能会导致邻近节段病变[21, 22]。近年来，人们一直致力于使用非融合手术治疗 AIS。经过努力，已经开发出的一些新技术可以在不融合的情况下矫正畸形，直至脊柱生长完成。这些技术包括胸腔镜辅助下的椎体 U 形钉术（vertebral body stapling，VBS）和椎体栓系术（vertebral body tethering，VBT）（图 79-13）。首先用于治疗脊柱侧弯的技术是 VBS，但它无法矫正大于 35° 的胸弯[23]。与椎体 U 形钉类似，VBT 技术中的拴绳可以对椎体前部产生压力，依据 Hueter-Volkmann 原理，这种压力能够纠正 Guo 等[24]描述的前柱不对称过度生长。

VBT 之前已经在各种动物模型中进行了实验。2002 年，Newton 等[2, 25]评估了柔软的机械栓系对单个活动节段的影响。作者在 8 只幼年牛犊中使用前路椎体螺钉连续固定 4 节胸椎。两颗螺钉用不锈钢拴绳连接，两颗未连接。经过 12 周的生长，与对照节段相比，栓系的活动节段始终会出现冠状面和矢状面畸形。此外还观察到椎体出现楔形变，表明拴绳一侧的骨骺生长减少。

2005 年，Braun 等[26]在 24 只山羊上比较了形状记忆合金材质的 U 形钉和骨钉 - 韧带栓系技术矫正实验性脊柱侧弯的能力。柔软的韧带拴绳将脊柱侧弯从术前平均的 73.4° 改善到 69.9°，而在用 U 形钉治疗的山羊中，脊柱侧弯实际上从术前平均的 77.3° 进展到 94.3°。

Newton 等 [27] 对脊柱生长调控后的椎间盘进行了组织学和生化评估。在 17 只牛中使用多节段的柔软钢索固定椎体，另外 19 只牛为假手术对照组（仅置入椎体螺钉），取两组牛的椎间盘进行比较。在这个快速生长的模型中，采用双螺钉 – 双拴绳的结构来确保足够的骨固定。两组间椎间盘含水量及大体形态分级比较均无差异，但在栓系组中出现了椎间盘厚度降低、蛋白多糖合成增加和胶原分布变化等表现。

Samdani 等 [28] 对接受前路 VBT 治疗胸椎侧弯的 11 例 AIS 患者进行了 2 年的随访；结果显示他们的脊柱畸形逐渐改善（图 79–14）。他们建议将前路 VBT 用于胸弯在 35° ～60° 、侧弯柔软

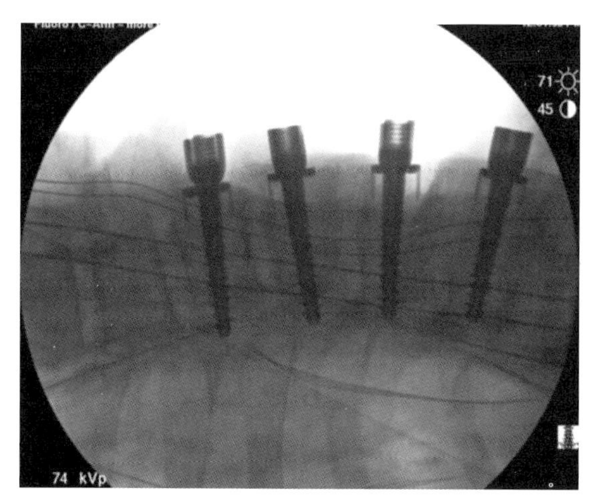

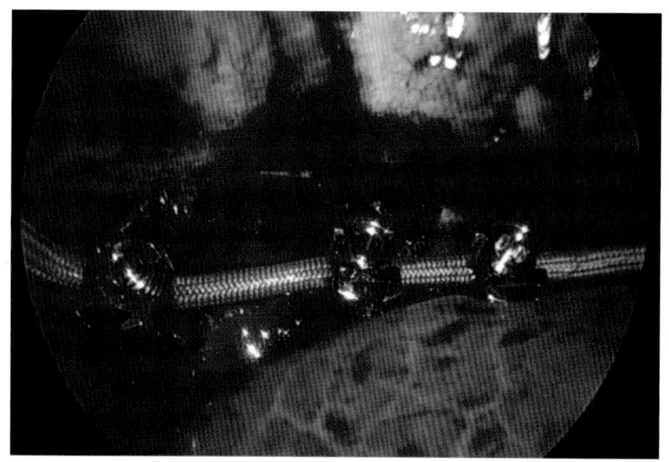

▲ 图 79–13　胸腔镜前路内固定椎体栓系术中透视及腔镜下图像

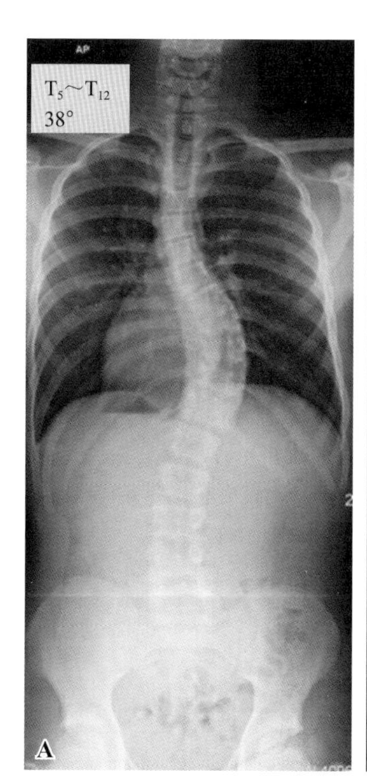

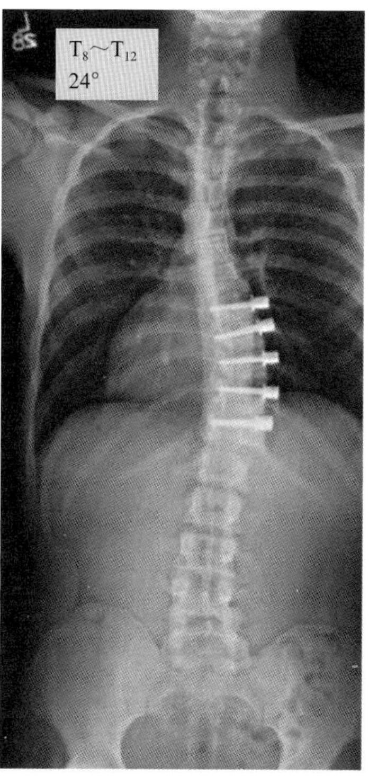

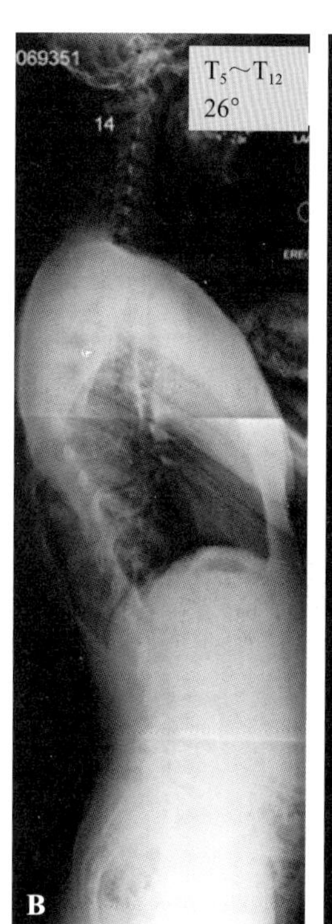

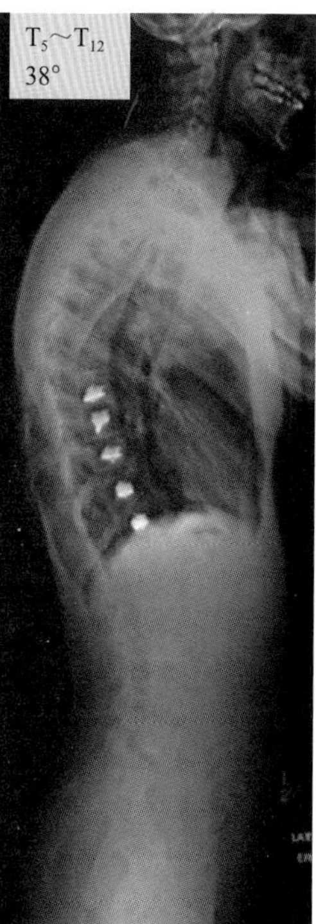

▲ 图 79–14　14 岁男孩接受前路椎体栓系术治疗的术前和术后 3 年随访时的正位片（A）和侧位片（B）

由 Scott Luhmann，MD. St. Louis 儿童医院提供

（bending 片上弯曲＜ 30°）且骨骼发育未成熟的患者。在他们的病例中，使用多种指标来确定骨骼成熟度，包括 Risser 征（≤ 2 级）、Sanders 评分（≤ 4 分）和月经初潮。VBT 手术治疗的绝对禁忌证包括胸椎后凸过大（＞ 40°）和剃刀背倾斜＞ 20°。

尽管目前还没有关于椎体栓系术的长期临床数据，但前路脊柱生长调控为治疗脊柱侧弯提供了令人振奋的新方法，即能够在保留脊柱活动度的同时，控制脊柱侧弯的进展。这是未来研究和技术开发的一个重要领域。

后入路脊柱畸形矫正技术
Posterior Spinal Deformity Correction Techniques

第80章

Davin D. Cordell　Lawrence G. Lenke　Munish C. Gupta　著
张雪松　胡凡奇　译

一、概述

自本书上一版以来，对特发性脊柱侧弯进行单纯后路矫形一直是治疗特发性脊柱侧弯的主流术式[1-4]。据估计，目前90%～95%的特发性脊柱侧弯矫形手术可以通过单纯后入路进行矫正。尽管内固定器械有所改进，应用椎弓根螺钉进行节段固定仍是脊柱畸形矫正手术的基础，并且能从后路对脊柱进行多个平面的矫正。在脊柱三维畸形和脊柱全长序列的评估和矫正方面，我们的认识和重视程度也在不断地进步和提高。早期的脊柱侧弯矫形手术主要重视冠状面畸形的矫正，通常会对矢状位序列造成损害，目前的治疗方法试图将冠状面、矢状面、水平面和脊柱整体序列考虑在内，以提供最佳的首次手术矫正效果和最长的术后维持时间，降低手术翻修率，这在青少年特发性脊柱侧弯患者中尤为重要。为了达到这一要求，需要对很多种因素进行评估和考虑并予以解决。全面的临床学评估、恰当的影像学评估、最佳的术中体位、全面灵活的术前内固定计划、适度的软组织松解和截骨，以及有效的矫正操作都是取得最佳矫正的重要因素。

二、术前评估

与其他脊柱病变一样，脊柱畸形的术前评估包括详尽的病史、体格检查和详细的神经系统检查，并注意与其他疾病的鉴别。在脊柱畸形患者中，重要的是要从临床和影像学上了解其固有弯型的柔韧性。临床评估还必须提供患者的生理学方面的信息，因为特发性脊柱侧弯患者包括了从健康的青少年患者到患有多种医学共存病的老年个体，所以必须加以识别和治疗。

（一）临床评估

临床评估应该对脊柱畸形的临床表现及特征进行评估，包括脊柱的三维特征及其对邻近结构的影响。需对患者站立位的整体外观进行初步评估，如双肩高度、骨盆倾斜度及躯干偏移。脊柱前屈试验既能评估患者脊柱旋转程度，又能对矢状面的柔韧性和僵硬程度进行评价。脊柱屈曲时还可以观察是否产生后凸畸形，或原有的后凸畸形能否获得矫正。让患者俯卧于体检床上也可以有效地观察患者侧弯的柔韧性。单纯的俯卧位常常可以使畸形获得部分矫正，这也能反映出当患者俯卧于手术台上时脊柱序列可能出现的变化。在推压下行俯卧位放射显影时，手动施压也能用来了解脊柱的活动度。基于上述评估结果，我们可以明确患者侧弯的柔韧性和僵硬程度，并对手术的松解程度、截骨术和矫正操作有了初步的概念，以实现对畸形的充分矫正（图80-1）。

对于柔韧性良好的畸形患者，简单的韧带松解和用椎弓根螺钉及适当预弯棒对脊柱进行多节段的固定，即可获得较满意的治疗结果。相比之下，畸形僵硬的患者往往需要额外的术中矫形技术才能达到所需的矫正效果。在大部分柔韧性差的侧弯患者中，在顶椎小关节突关节处进行的截骨［即 Ponté 截骨（Ponté osteotomy），又称 PO，常用于未融合的脊柱节段；Smith-Petersen 截骨（Smith-Petersen osteotomy），又称 SPO，常用于伴有后方融合的脊柱节段］通常就能对畸形进行充分的松解，并将一个僵硬性的侧弯转变成一个柔韧性良好

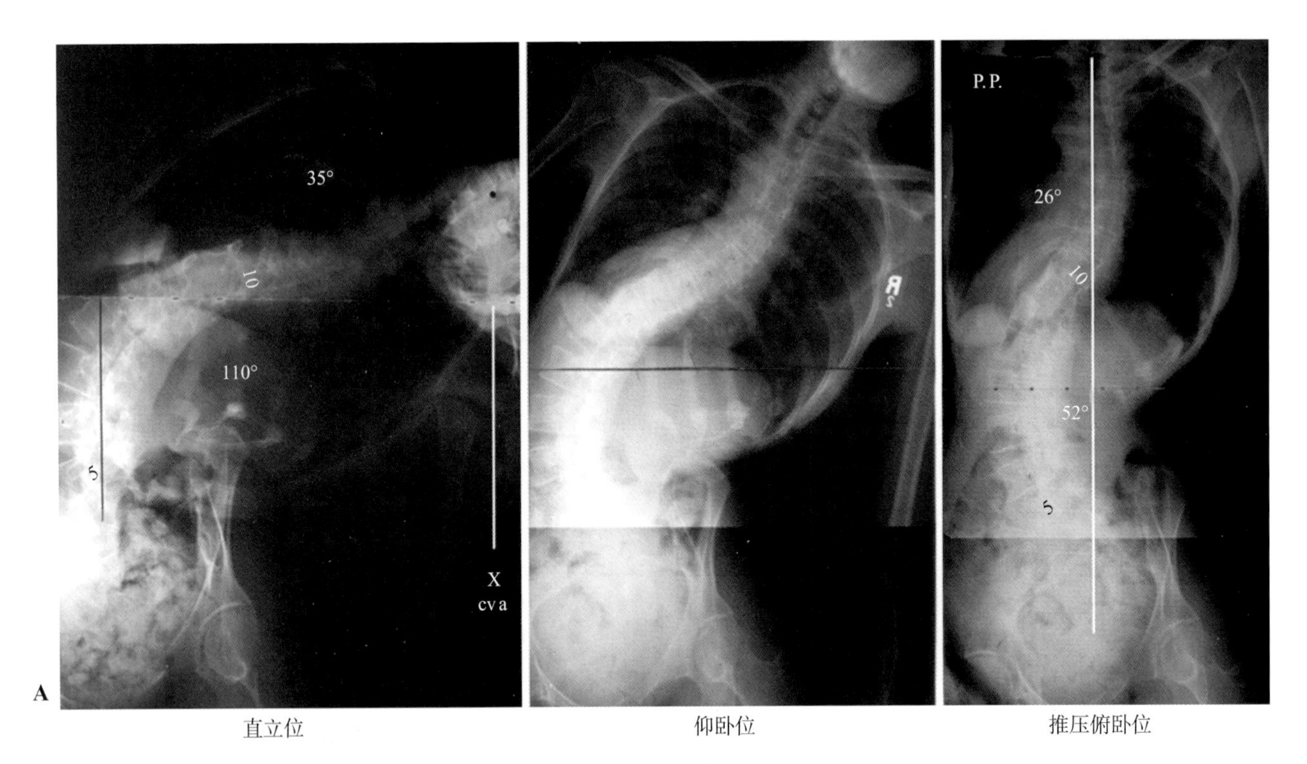

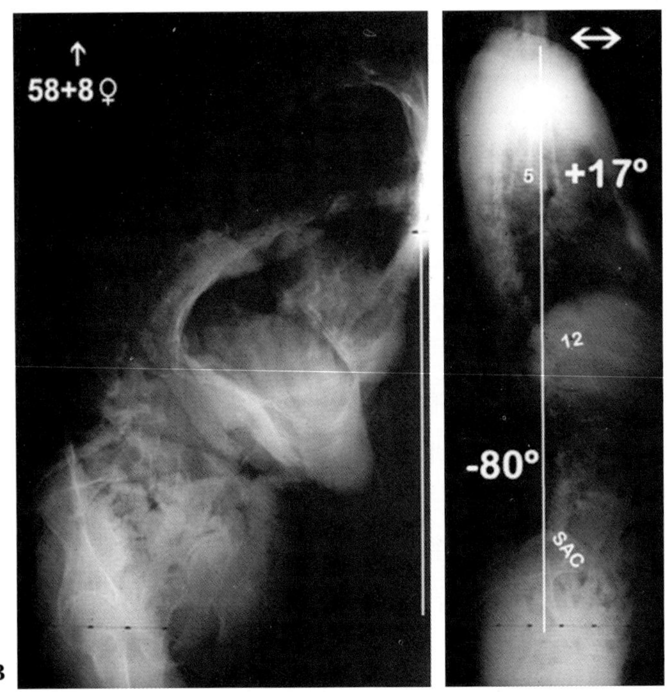

▲ **图 80-1　冠状位影像学检查**

A. 66 岁老年女性，长期患有重度左侧胸腰段特发性脊柱侧弯，并伴有严重的冠状面失平衡。站立位冠状面失平衡大于 25cm，右侧下方肋骨逐渐嵌入髂骨翼中。仰卧位及推压俯卧位，冠状面畸形得到明显改善，显示其侧弯比较柔软；B. 在仰卧位上，前向的矢状面失平衡同时也获得了明显改善

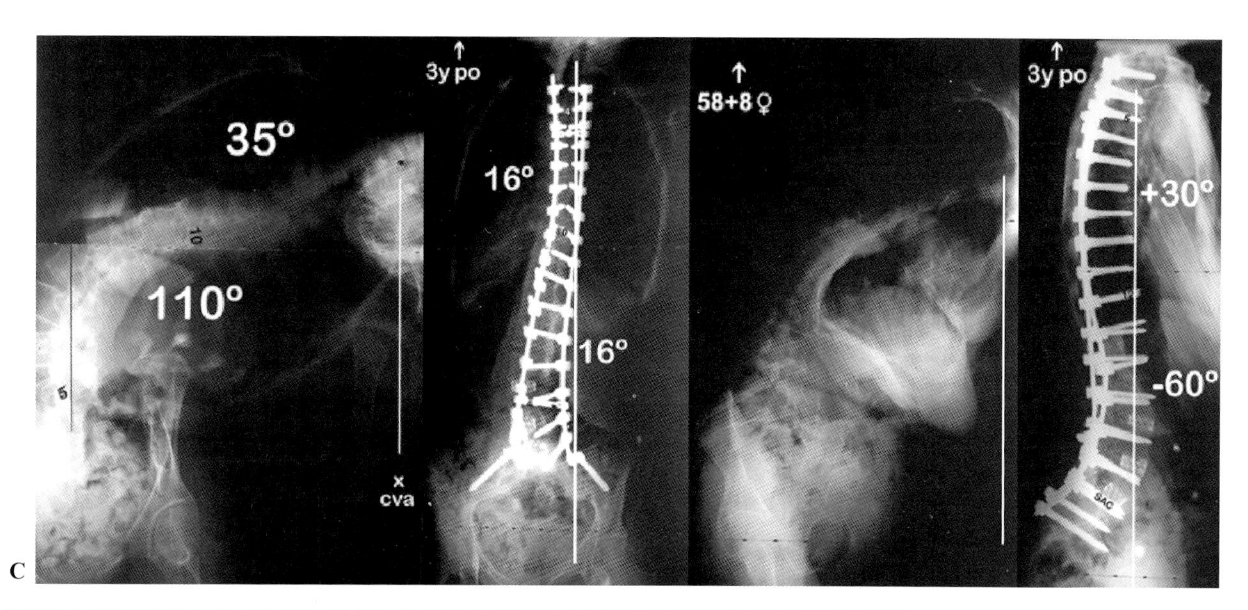

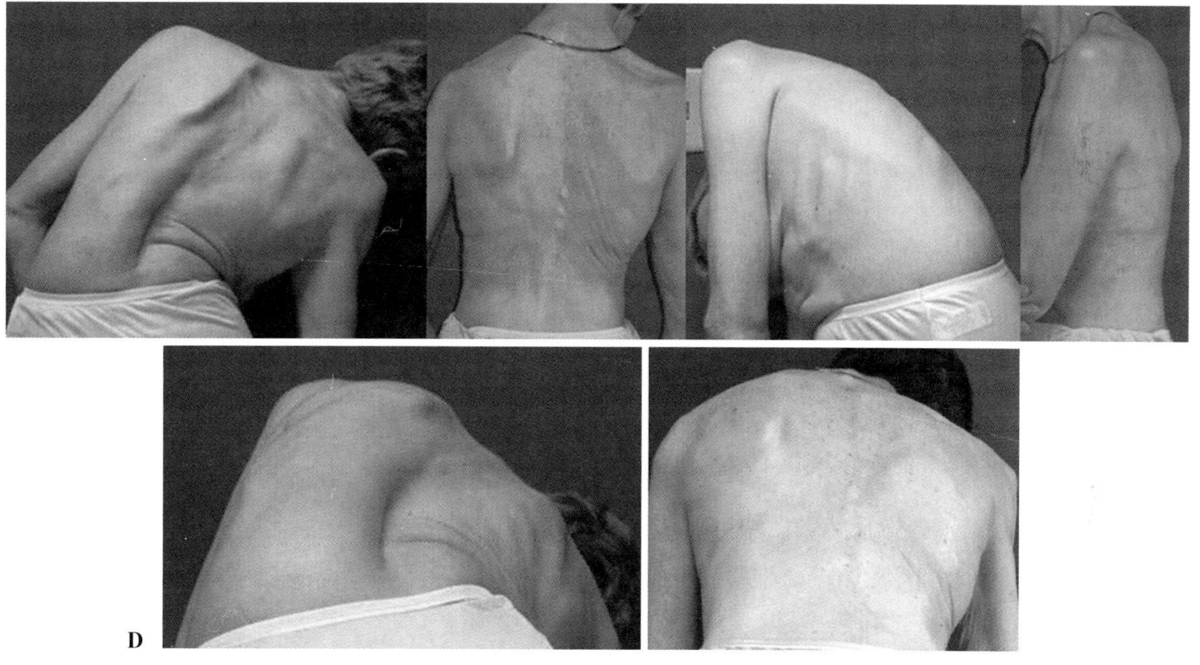

▲ 图 80-1（续）　冠状位影像学检查

C. 后路 T_2 到骶骨和髂骨翼的长节段重建手术，在胸腰椎行多节段的 Smith-Petersen（SPO）截骨术，二期前路行 L_3- 骶骨的椎间融合术，术后 3 年影像学随访示冠状位和矢状位平衡恢复良好。D. 与影像学表现一致的手术前后外观照

的侧弯。在临床上认为比较僵硬的侧弯患者（例如，在俯卧位和应力位的影像学上显示脊柱弯曲的活动性较差），通常需要采用更高级的截骨方法进行矫正。如果患者可以耐受，这种严重的僵硬性畸形应采用三柱截骨方法，如经椎弓根截骨（pedicle substraction osteotomy，PSO）或椎体切除术（vertebral column resection，VCR），通常可以取得较好的治疗效果 [5, 6]。

（二）影像学评估

最初的影像学检查多包括站立位正位和侧位 X 线片，大小呈 36cm×91cm，用以对脊柱序列的局部或整体情况进行评估 [6, 7]。患者在行站立位放射学检查时，最重要的一点是不能使用身体的代偿机制。在冠状位或矢状位失平衡较为明显的患者中，常见的一种代偿机制是通过屈曲单侧或双侧膝关节在股骨头轴线水平部分或完全地将头颅重新定位。颈椎过伸及骨盆后旋也是常见的代偿方式。骨盆倾斜度的增加是长期矢状位代偿的影像学特征，必须加以注意。代偿机制的存在往往会使术者低估脊柱畸形的实际严重程度，如果在手术计划中没有意识到并解决这一问题，会导致术中矫形不彻底。同样，长期矢状位失平衡的患者，特别是不合理久坐的患者，可能会出现轻微的髋关节屈曲挛缩。这些应该由脊柱外科医生识别，并在与理疗师和（或）临床医生的合作中进行适当处理。

自本书上一版出版至今，最具价值的放射显影技术的发展是在美国启用的 EOS 成像。该技术能够更全面地观察脊柱和全脊柱矢状面的序列以及患者表现出的各种代偿机制，包括骨盆位置、髋关节的屈伸及膝关节的屈曲，因此其可以用来更好地评价脊柱的整体情况[8]。随着我们在长期随访中对矢状位序列重要性的认识不断提高，这一影像学方法变得非常重要。

冠状面侧弯的柔韧性可以根据脊柱站立侧方弯曲位、仰卧位、牵引体位、推压俯卧位和（或）侧方支点弯曲位成像进行评估。通常，结合上述技术的一系列 X 线片可以为手术计划提供最佳的术前评估，包括融合节段的确定，以及基于侧弯的柔韧性可能应用到的矫正技术。侧方支点弯曲技术已被证明可以用来预测术后的最终矫正效果[9]。对于年轻的脊柱后凸患者，矢状面的柔韧性可以利用垫枕拍摄脊柱过伸位侧位片来评估。仰卧位或俯卧位侧方 X 线片也可以很好地反映矢状位弯曲的柔韧性及整体的再平衡情况。

除了普通 X 线片，伴有或不伴有脊髓造影的 CT 和（或）磁共振（MRI）均有助于脊柱畸形的术前分析。CT 扫描技术可对骨性结构有更详细的了解，有助于螺钉的植入和制订截骨计划。尤其是在较为严重的局部性畸形中，CT 可以更准确地评估畸形顶椎区椎弓根的形态和直径，以选择并植入合适的螺钉。对于已行融合手术的患者，与普通 X 线片相比，CT 还可以更好地评估融合质量（尤其是在前柱）和植入物松动情况。对于既往手术后形成较厚融合块的患者，轴位 CT 可以用于规划融合块螺钉的尺寸和长度以及使用融合块钩的必要性。不常见的脊柱侧弯、严重的后凸畸形、具有某些疾病特有的体征（如神经纤维瘤病、脊髓栓系）等情况有必要进行 MRI 检查。在严重的后凸畸形和弯度较急的侧弯患者中，顶椎区的脊髓向腹侧移位，紧贴着椎体后方或者靠近凹侧椎弓根。在成年特发性脊柱侧弯人群中，MRI 在评估腰椎椎间隙并在明确是否有中央椎管、侧隐窝或神经根管狭窄方面特别有价值。远端椎间盘的完整性通常会影响远端融合水平。在腰骶交界处若椎间盘退化明显，通常会迫使外科医生将融合节段延长到骶骨（表 80-1）。

（三）halo- 重力牵引

术前 halo 牵引在儿科患者人群中应用更加广泛，既可以评价畸形的僵硬度，又可以安全渐进的方式获得越来越好的畸形矫正。在某些特殊的患者中，术前 halo 牵引作为一种诊断和治疗小儿严重脊柱畸形的工具是非常有用的（图 80-2）[10]。对于后凸发生在上胸椎或颈胸交界区的儿童或成人患者，halo 牵引效果更为明显。即使是前期通过手术“融合”且在融合部位没有内固定器械的患者，也可能从 halo 牵引中获益。严重的脊柱畸形、畸形僵硬或呈结构性，以及考虑行 VCR 截骨术，是对小儿患者行术前 halo 牵引的最佳适

表 80-1 术前放射影像学研究

- X 线片
  - 正位和侧位大小 36cm×91cm 站立位 X 线片：评估侧弯度数
  - 仰卧位、推压俯卧位、侧方弯曲位和（或）侧方支点弯曲位 X 线片：评价畸形的柔韧性
- EOS 成像：评估全脊柱序列及畸形的三维特征
- CT 平扫：观察骨性结构特征
- MRI：观察神经组织（脊髓、神经根）和椎间盘的完整性
- CT 脊髓造影：观察神经组织和内固定物的位置关系

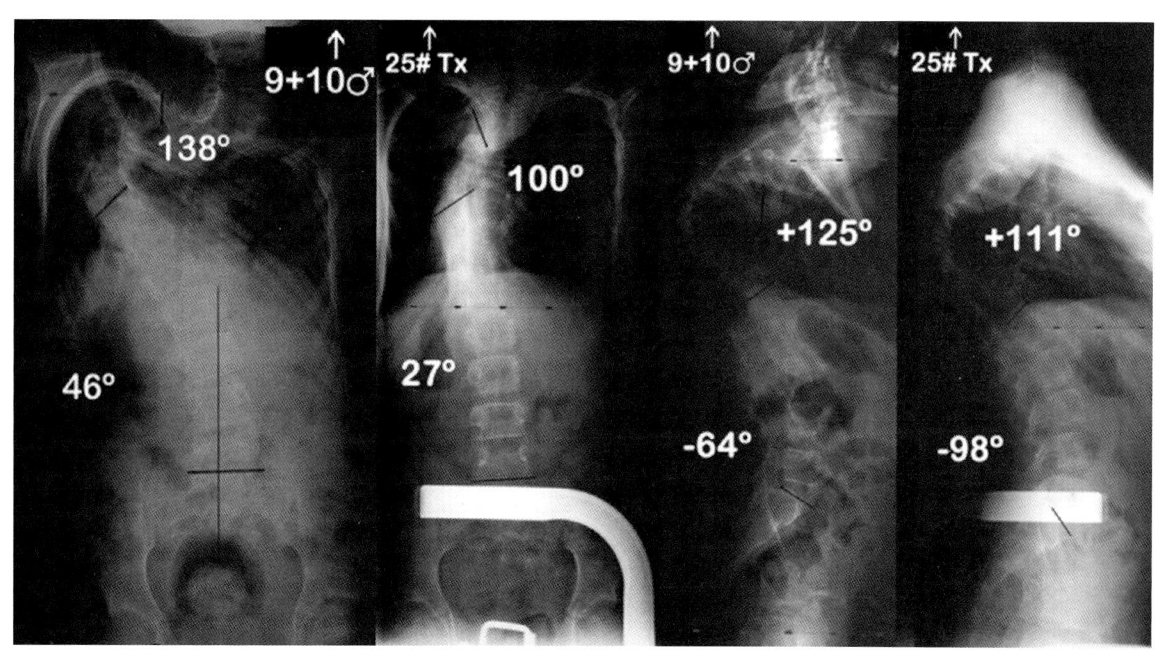

▲ **图 80-2 9岁10个月男性儿童，严重的上胸椎侧后凸畸形**

胸椎左侧弯138°，后凸125°。冠状面见胸椎侧弯顶椎几乎贴近近端的肋骨。持续halo架牵引，牵引重量11.35kg，胸椎侧弯减小为100°，后凸减小为111°，胸椎侧后凸顶椎位置离开肋骨

应证。halo牵引相对于术前X线片和体格检查能更好地评价畸形的僵硬程度。此外，即使在极度僵硬的脊柱畸形中，一段时间的持续halo牵引通常也有助于畸形的逐步矫正，而不会出现任何引起脊髓无法耐受的急性变化。患者在牵引中是清醒的，能更方便地监测是否出现神经症状。事实上，虽然尚没有得到科学验证，但在某些病例中，术前halo牵引可能使得VCR截骨手术更加安全。此外，对严重的脊柱畸形患者进行术前halo牵引，能够在住院期间有时间来优化其心肺功能和营养状况（表80-2）[11]。

表 80-2 术前 Halo 牵引的好处

- 更好地评估侧弯的僵硬程度
- 较严重的畸形可以通过长期的轴向牵拉获得逐步矫正
- 在畸形缓慢矫正的过程中，患者是清醒的，可以对神经功能进行监测
- 术前改善患者肺功能
- 术前优化患者营养状态

（四）生理学评价

可能在术前计划中，尤其是在影像学评估中需要进行三柱截骨术（即PSO或VCR）的患者中，最重要的是必须明确他们在生理学和脊髓功能方面是否适合手术。患者必须具有良好的心肺功能，以承受可能出现的大量急性失血所造成的生理负荷。多项术前检查能提供最佳的生理功能评估，包括心脏超声心动图、颈动脉多普勒和肺功能检查。另外，医生的经验也能明确患者的生理储备情况。同样，如果计划在胸椎或近腰椎脊髓圆锥水平以上进行三柱截骨术，患者也必须有一个“健康”的脊髓。即使截骨手术在技术上是完美的，术中脊柱的重度结构改变也可能超出“病态脊髓”所能耐受的程度。胸椎脊髓病变和（或）前期行前路脊柱手术（其节段性血管被结扎）的患者在行胸椎VCR截骨术时出现神经并发症的风险更高。术前伴有慢性神经功能损害的患者，术后神经症状通常会加重，但如果不存在持续性脊髓和（或）神经根压迫，随着时间的推移往往多会好转。术中截骨时有必要通过升高整体血压（平均动脉压80～90mmHg）维持脊髓高灌注状态，这样能够有效降低神经后遗症的发生，同时

也要注意神经监测数据。

三、术中体位

俯卧位行后路脊柱重建手术时，需要适当填充所有的骨性突起部位，并确保脊柱与伸展的髋关节相适应。在行枕颈部的融合手术时，考虑到患者术后头颈部调节能力明显降低，所以术中头颈部的位置关系至关重要。大多数患者使用带可调软垫的开放式 Jackson 手术床，但是，在极少部分的患者中，带胸卷的封闭式手术床可能更有效。软垫近端不能靠近腋窝，以免对臂丛神经造成压迫。应用 Gardner-Wells 夹具或者 halo 架对患者进行轴向牵引，牵引重量为 4.54～6.81kg，可避免面部和眼睛在术中受压。术前进行 halo 架牵引的患者，减轻牵引重量后可继续进行术中牵引。在伴有明显骨盆倾斜的神经肌肉型畸形患者中（图 80-3），通常使用股骨牵引针进行反向牵引（牵引重量为 9.08～13.62kg）[12, 13]。然而，股骨反向牵引会对脊柱造成牵拉，在角状后凸和（或）拟接受 VCR 截骨手术的患者中应该严格避免使用，因为术中对脊髓的任何不适当的牵拉都可能是有害的。

畸形柔韧性较好的患者在进行常规麻醉、肌肉松弛及处于合适的俯卧位后，畸形常能得到明显的改善。为定位手术节段和重新评估脊柱序列，所有病例均在术区显露基本完成时进行术中透视。术中透视不仅在植入内固定物时有所帮助，甚至在某些情况下，由于术中透视显示脊柱畸形较术前有所改善，从而改变手术计划，使用更为简单的截骨术。实际上，最近一项针对成年脊柱畸形患者的研究发现，与术前站立位侧位 X 线片相比，术中俯卧位下，腰椎前凸平均增加 17°[14]。

四、植入物注意事项

后路脊柱矫形手术中重要的是找到坚固的椎体固定点，以获取并维持稳定的畸形矫正，直至获得完全的骨性融合。在大多数情况下，节段性椎弓根螺钉内固定与其他内固定方式相比（如钩或椎板下钢丝），可以对脊柱进行三柱固定，因此也更受青睐，因为其三柱固定不仅具有更坚固的把持力，而且能进行水平位去旋转。但使用融合块钩来闭合脊柱截骨是一个例外[15]，其具体操作方式是在截骨位置上方安置向下的钩子，下方安置向上的钩子，加压截骨部位，利用中心棒从后方闭合截骨间隙。

胸椎椎弓根螺钉是胸椎节段固定的理想方法[16-19]。开放手术中，可以根据后方附件的解剖关系进行椎弓根螺钉徒手置钉。即使在有手术史和表面解剖结构改变的患者中，螺钉植入的关键标志包括关节突关节间隙、横突和上关节面往往仍然存在。在使用高速磨钻或尖锥创建进钉点后，弯曲的探子多被用来制备椎弓根钉道[17]。这一方法已被证明即使在非常严重的畸形情况下或者在翻修病例中也是安全有效的[14, 16]。虽然没有影像导航引导的徒手技术已被证明是安全的，但每个外科医生都应该使用一种更安全和有效的技术。辅助胸椎椎弓根螺钉置入技术包括透视或立体定向 CT 引导和克氏针引导下攻丝钉道。CT 立体定向在伴有巨大后路融合块的病例中是有用的，这些融合块会破坏所有指导合适进钉点的视觉线索。特别是在严重畸形的情况下，以矫形为目的进行顶椎关节突截骨术（PO 或 SPO）对顶椎置钉过程中是有帮助的，因为截骨术后可以触摸到椎管和内侧椎弓根边界来指导螺钉的起点和钉道轨迹。所有椎弓根螺钉均应进行术中 X 线检查。放置得当的螺钉应从上到下形成和谐的级联关系。术中 CT 扫描也有助于确定合适的螺钉放置位置。一些不锈钢植入物中“散乱”的伪影可能使术中 CT 扫描难以明确螺钉位置；另外，高分辨率扫描通常可使外科医生发现任何临床上有意义的偏差。在 T_5 以下的螺钉植入时进行肌电图刺激检查是有意义的。

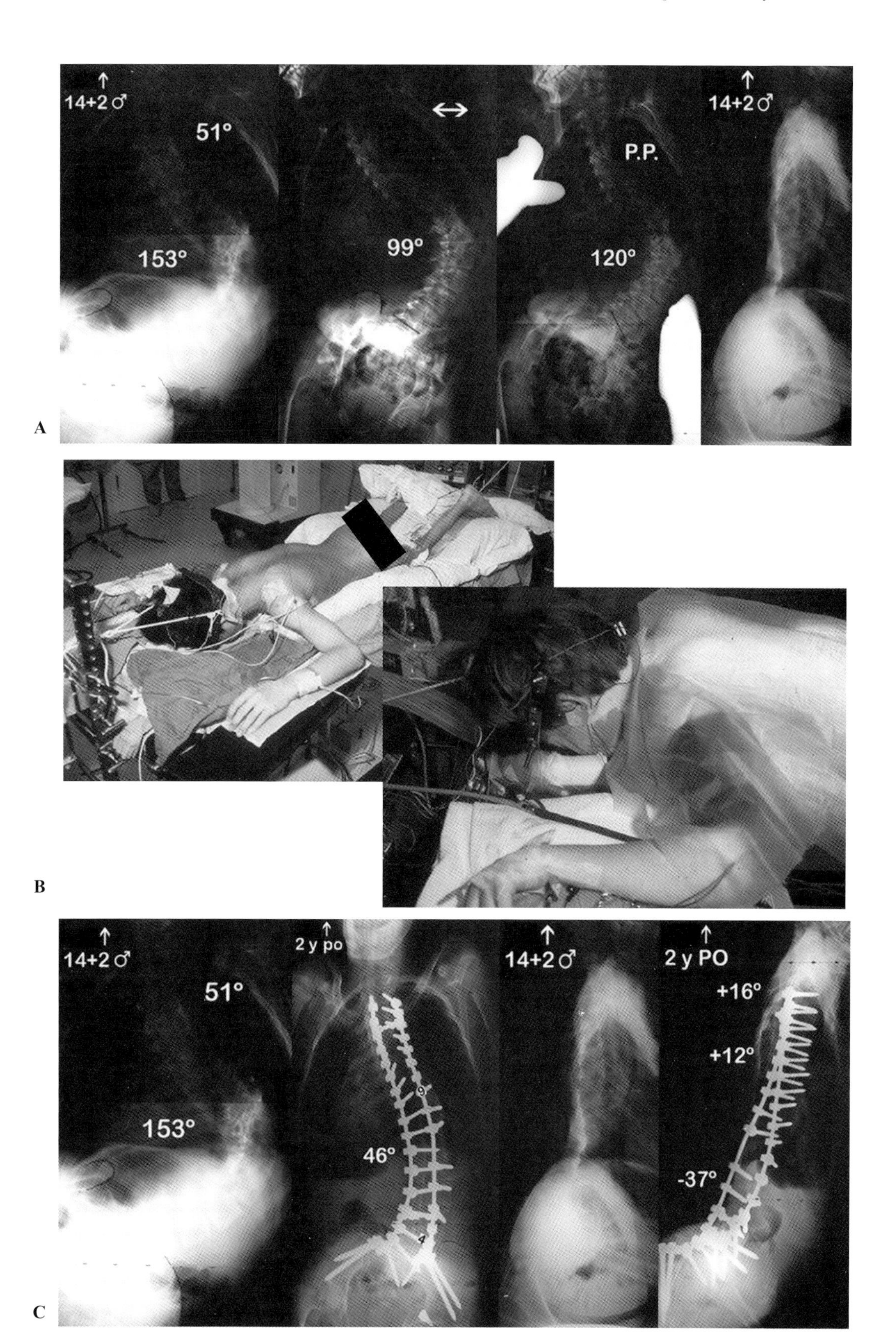

▲ 图 80-3　**A.** 1 例 14 岁 2 个月男孩伴有关节融合以及约 153° 严重胸腰椎右侧弯。患者仰卧位矫正到 99°，俯卧矫正到 120°。**B.** 为使脊柱骨盆复位更为合理，患者在术中接受了 halo 环头部牵引以及使用左侧股骨牵引针所进行的股骨牵引。头部使用 6.81kg 的牵引力，股骨使用 9.08kg 的牵引力。**C.** 然后接受了从 T_2 到骶骨和髂骨的脊柱后路融合手术，术中牵引和顶端 Smith-Petersen 截骨术。术后两年复查的 X 线片显示残余曲度矫正到了 46°，直立位置下骨盆几乎是水平的

有多种类型的椎弓根螺钉可供选择，包括固定角度螺钉、单向螺钉、万向螺钉和万向复位螺钉（multiaxial reduction screw，MARS）。固定角度和单向螺钉，使用简单的钉道轨迹放置，因其植入后位置较低，可优先用于植入物突出的部位，如青少年特发性脊柱侧弯的顶椎凸侧。由于其固定角度的性质，恰当的螺钉位置对于在放置棒过程中的复位非常重要。万向和 MARS 被战略性地放置在以下位置：①脊柱侧弯的顶椎凹侧；②严重后凸或后凸的近和（或）远端水平；③腰椎任何畸形的凹侧；④ PSO 或 VCR 的上方和下方。与带复位塔的万向螺钉相比，MARS 可使脊柱在轴向平面内向后移位和去旋转。在 PSO 或 VCR 的设置中，MARS 可用于截骨术的上方和下方，以抵消任何病理性节段平移。一般说来，虽然 MARS 容易导致脊柱后凸，因为它们有可能随着棒的复位而将脊柱向后平移，但 MARS 的应用还是相当广泛的。

所有骶骨复位融合的患者均使用双侧“三皮质”骶椎弓根螺钉和第二种形式的尾部固定，即骶翼螺钉、髂骨螺钉或骶翼髂骨螺钉（S_2AI）[20]。骶骨翼螺钉比髂骨或 S_2AI 螺钉固定有三个主要优势：①突出程度降低；②植入物局限于融合节段，从而将螺钉拔出或脱出的风险降至最低；③不会破坏活动的骶髂关节。对于年轻、瘦弱的患者（如高度滑脱），在设置较短的骶骨融合时，骶翼螺钉是一个考虑因素。在绝大多数与骶骨融合的成人后路长节段重建中，使用髂骨或 S_2AI 螺钉是因为这些植入物对悬臂力有很强的抵抗力。除了髂骨固定外，可以不再常规地将经椎间孔的椎间融合器或植入物放置在未融合的尾段。除了为与骶骨的长期融合提供坚实的基础外，尾端椎体间植入物还能够增加椎间孔高度，从而缓解由于黄韧带肥大、小关节增生和椎间盘退变而导致的侧隐窝和椎间孔内的腰骶神经根受到压迫。

除了获得对脊柱的节段性控制外，后路畸形修复手术还需要对固定棒进行战略性的选择，无论是在口径上还是在金属材料上都是如此。适合脊柱畸形修复的主要材料是钛（titanium，Ti）、不锈钢和钴铬（cobalt chrome，CoCr）合金。与钛相比，不锈钢的强度、原位成形能力和折痕敏感性较低，因而是一种理想的矫形固定棒。经过折弯塑形的钛棒容易导致棒折断，这显然是一种不良事件，可能会导致矫正力的丧失和假关节形成。使用不锈钢植入物的主要缺点是术后影像的条纹伪影，这会对术后 CT 扫描的描述产生影响，而磁共振成像几乎是不可能完成的。钛提供了更好的 MRI 兼容性，但缺乏在矫形过程中保持其轮廓的硬度。此外，它不能保持对原位弯曲和其他材料的校正。CoCr 棒缺乏钛的折痕敏感性，比同等尺寸的不锈钢棒更硬、更强，MRI 与钛的相容性比不锈钢更接近。对于缺乏骶骨融合的脊柱畸形患者，CoCr 内固定是理想的选择，因为它可以在手术后显示神经系统组织和尾侧椎间盘组织，如果患者随后发生远端退变，可以随访和重新评估。最近的研究还表明，与不锈钢相比[21]，CoCr 提供了更好的曲线矫正和维护。使用 CoCr 棒和钛螺钉的固定结构具有许多理想的畸形矫正特性。

理想棒的直径是根据患者的大小、畸形的大小和矫正技术来确定的。青少年特发性脊柱侧弯患者通常使用 5.5mm 的棒，而较胖的成人患者更常见的是使用 6.35mm 的棒进行固定。同样，体型偏胖的青少年晚期患者通常具有“成年”脊柱，因此有时会使用 6.35mm 的棒进行治疗。另一种选择是在矫正侧使用 6.35mm 的棒，在对侧保持侧使用 5.5mm 的棒（图 80–4）。移形棒现在也可以作为胸腰椎结构的替代选择。6.35～5.5mm 的移形棒可用于成人长节段畸形矫正，移形棒恰好放置在胸腰椎交界处上方。尽管如此，最新的证据显示，棒直径对矫正量的决定程度比先前认为的要小，这可能是由于椎弓根螺钉 – 棒结构的刚性所致[22, 23]。在身体较为瘦小的青少年和婴儿患者中，习惯性使用 4.5mm 和 3.5mm 固定棒系统（表 80-3）。

五、软组织松解和截骨术

截骨术是脊柱外科手术的主要操作手段，脊柱外科医生可以通过它来增加脊柱的活动度，并在严重畸形的情况下有效地恢复脊柱平衡（表 80-4），但通常可以使用更基本的后部软组织松解来松解柔韧或中度僵硬的畸形。最简单的后路松解术是切除构成后方张力带的韧带。适当的软组织松解可以为适当的患者脊柱带来更大的柔韧性。当需要更大的活动度时，脊柱后路畸形矫形手术中最常见的是基于小关节敲除的截骨术（PO 和 SPO）和三柱截骨术（PSO 和 VCR）。截骨术的选择取决于多种因素，包括操作目标、矫形需求、患者的骨质情况、螺钉内固定的数量及畸形的解剖特征。每种后路截骨术都有其独特的优点以及固有的风险和局限性。各种截骨方法可以单独或联合使用，以达到矫形要求（图 80-5）[6]。

（一）软组织的松解

如前所述，软组织及韧带的松解足以获得良好的矫形效果。对大多数青少年及成人特发性脊柱侧弯，通过临床和影像学评估可以观察到 50°～70° 范围的柔韧性，软组织松解可获得良好的矫形效果，特别是结合椎弓根螺钉内固定时矫形效果更佳。软组织松解需切除棘间韧带、黄韧带和双侧小关节囊等结构。不仅要切除小关节囊，除远端固定节段外，要切除所有固定融合节段部分下关节突。切除后张力带结构通常会导致许多椎体的移位，从而增加特发性胸段畸形顶椎的后凸。

（二）小关节截骨术

PO 和 SPO 截骨是在未融合脊柱和后路融合脊柱进行的手术操作。这些截骨方法可归类为后柱截骨术（posterior column osteotomy，PCO）。理论上，一个节段的 PCO 截骨在矢状面上可校正

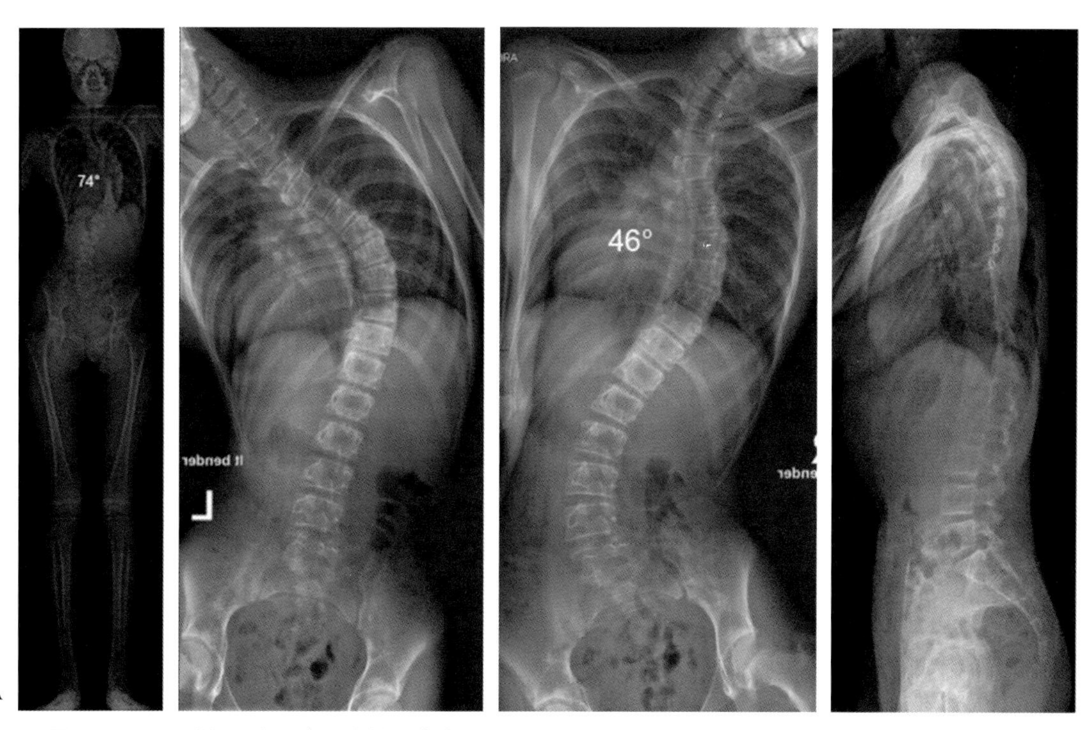

▲ 图 80-4 A. 1 例 13 岁 3 个月女性，患有 Lenke1A（-）青少年特发性脊柱侧弯，右胸肋骨隆起 23°

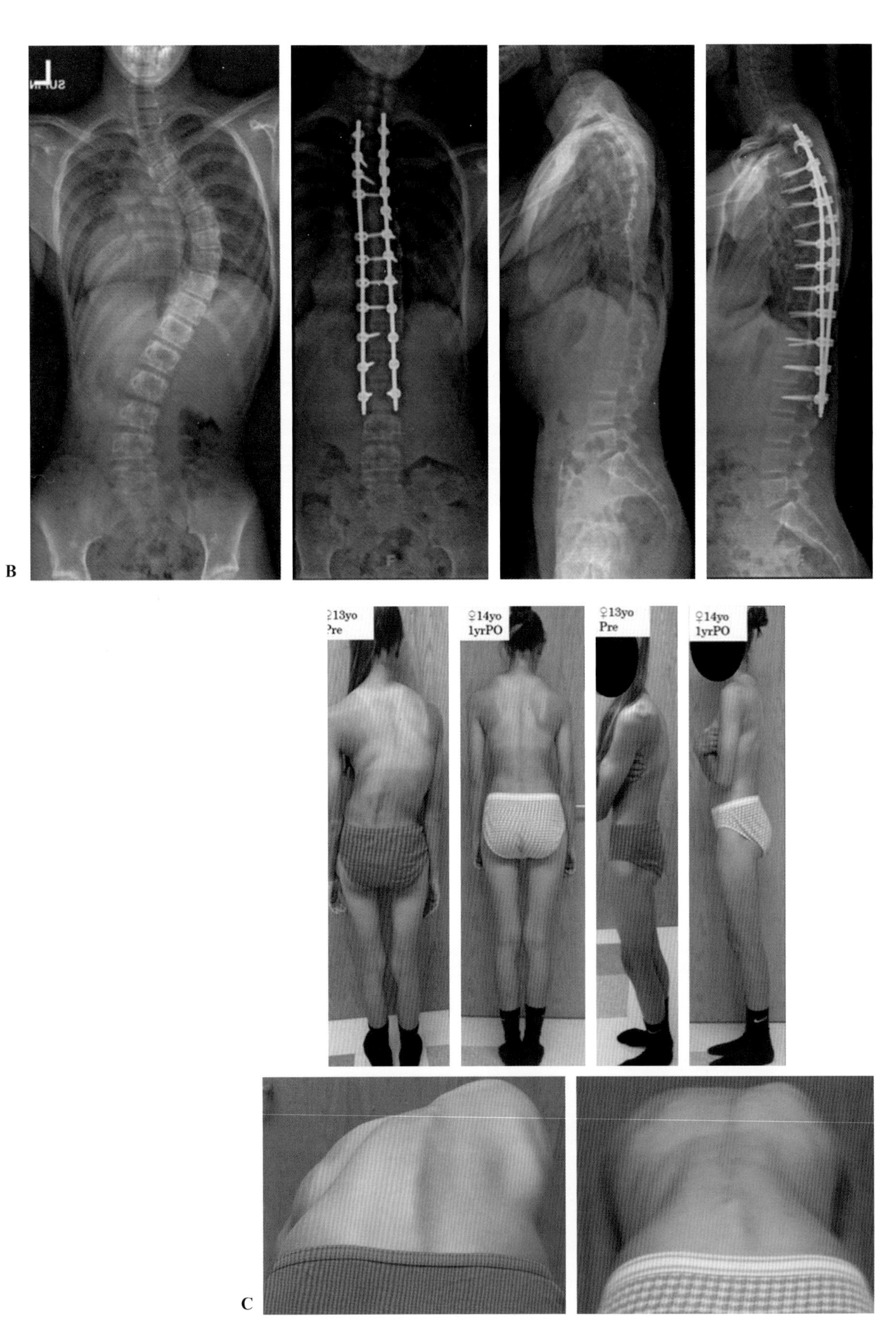

▲ 图 80-4（续） **B.** 患者接受了 T_3～L_2 椎体后路融合术、顶椎后路截骨术和旋转复位。随着矢状面轮廓的改善及一些后凸的恢复，冠状面排列正常化。**C.** 术前和术后的临床照片显示脊柱整体排列，胸肋隆起矫正效果良好

表 80-3 棒选材用金属的特性

钛	钴 铬	不锈钢
• CT/MRI 伪影最少	• CT/MRI上的有限伪影	• CT/MRI 伪影多
• 最易感染	• 感染程度居中	• 不易感染
• 折痕敏感	• 折痕不敏感	• 折痕不敏感
• D：5.5mm、6.35mm	• D：5.5mm、4.75mm	• D：5.5mm、6.35mm
• 不适合畸形矫正	• 适合畸形矫正	• 适合畸形矫正

CT. 计算机断层扫描；D. 常用棒的直径；MRI. 磁共振成像

表 80-4 脊柱畸形手术的截骨方式

- 软组织 / 韧带松解
- Ponté 截骨（未融合脊柱的关节突截骨）
- Smith-Petersen 截骨（融合脊柱的关节突截骨）
- PSO 经椎弓根截骨
- VCR 全脊柱切除术

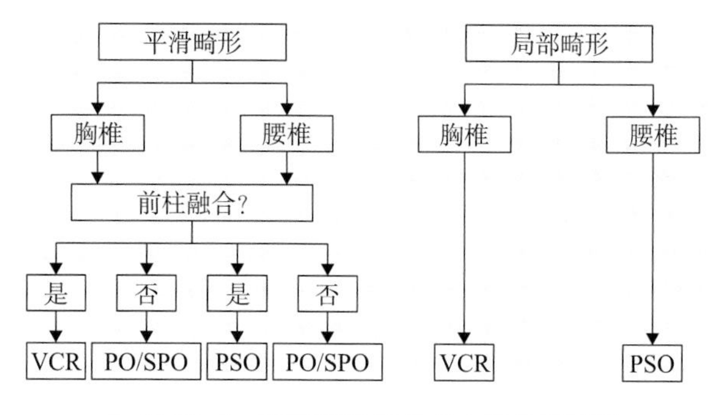

▲ 图 80-5 严重畸形截骨术方案的流程图

流程图可作为“通用指南”。不同患者的脊柱畸形各不相同，外科手术方案制订需因人而异。例如，腰椎后凸畸形整体矢状位明显不平衡，需行腰椎 PSO 截骨。PO. Ponté 截骨术；PSO. 经椎弓根截骨；SPO. Smith-Petersen 截骨术；VCR. 全椎体切除术

约 10°，通常校正 5°～7° 更为多见[5, 6]。在胸腰段上任何节段均可获得上述矫形效果。由于脊柱后凸矫正过程中需要前柱张开，只能在前柱不僵硬的节段进行（除非融合的前柱能够像强直性脊柱炎一样“破裂”张开）。Scheuermann 后凸畸形是一种原发的后凸畸形，在这种畸形中，仅通过后路行顶椎 PCO 截骨可矫正僵硬的后凸畸形（图 80-6）。术前 X 线片或 CT 扫描通常可发现前柱强直。原发性僵硬冠状面畸形，如严重的成人特发性胸椎侧弯，可通过多节段 PCO 截骨和椎弓根螺钉内固定获得矫正。PCO 截骨矫形可能引起多处压迫，因此，坚强的内固定至关重要。老年骨质疏松患者固定点把持力差，如果患者身体条件能够承受三柱截骨及内固定，从骨 - 螺钉界面把持力的角度来看，三柱截骨术更适用于该类患者。

如前所述，患者侧位 X 线片对矢状面柔韧性的评估具有重要的意义，且在考虑 PCO 作为主要的截骨矫形方式时，侧位 X 线片具有重要参考价值。椎间隙越高，PCO 截骨矫形效果越好。如果椎间盘严重退变在椎间盘间隙的前方植入椎间融合器可以恢复椎间盘高度，后路 PCO 截骨面闭合可加大腰椎前凸以获得更好的矫形效果。在使用这种方法时，要注意如果椎体间融合器尺寸过大，则不能完全放在椎间隙前方，其会阻碍 PCO 截骨面的闭合，从而降低矢状面矫正效果。

还有一个重要的考虑因素，即多节段 PCO 截骨可能增加脊柱侧后凸畸形患者凹侧的手术风险。在脊柱侧弯畸形患者中，前柱靠近凸侧，后柱靠近凹侧。经 PCO 矫正后，后柱（凹侧）缩短，前柱（凸侧）延长。作为结果，用 PCO 截骨后凸矫形可伴有冠状面向凹陷失代偿。通过非对称 PCO 截骨来避免这种失代偿，凸侧部分截骨较大，两侧受压均匀[5]。最后，胸椎前凸畸形后韧带结构往往严重缩短和增厚。因此，这些后方结构的松解对于后路通过多节段 PCO 截骨矫正产生后凸至关重要（图 80-7）。

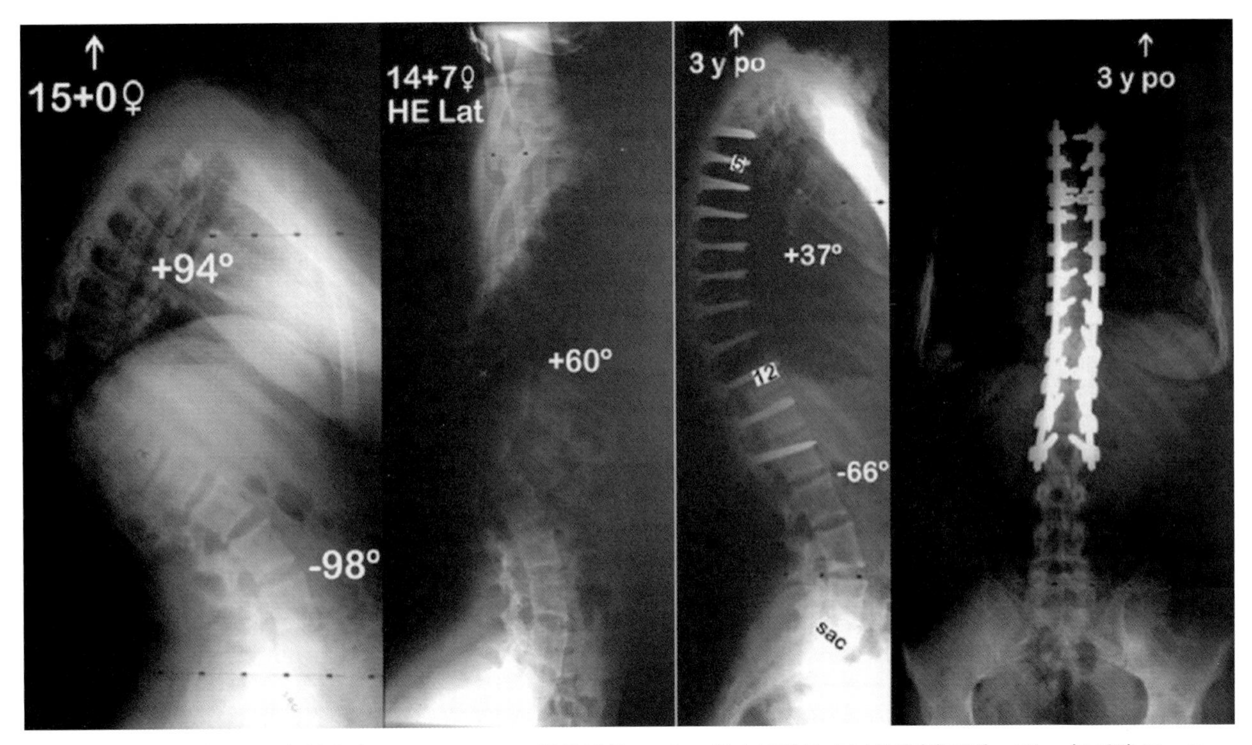

▲ 图 80-6　一名 15 岁女性患者，Scheuermann 脊柱后凸 +94°，用支具维持在过伸位矫正到 +60°，行后路 $T_4 \sim L_2$ 固定顶椎 Smith–Petersen 截骨重建术。术后 3 年随访发现矫正至 +37°，无邻近节段退变，矢状位平衡恢复良好

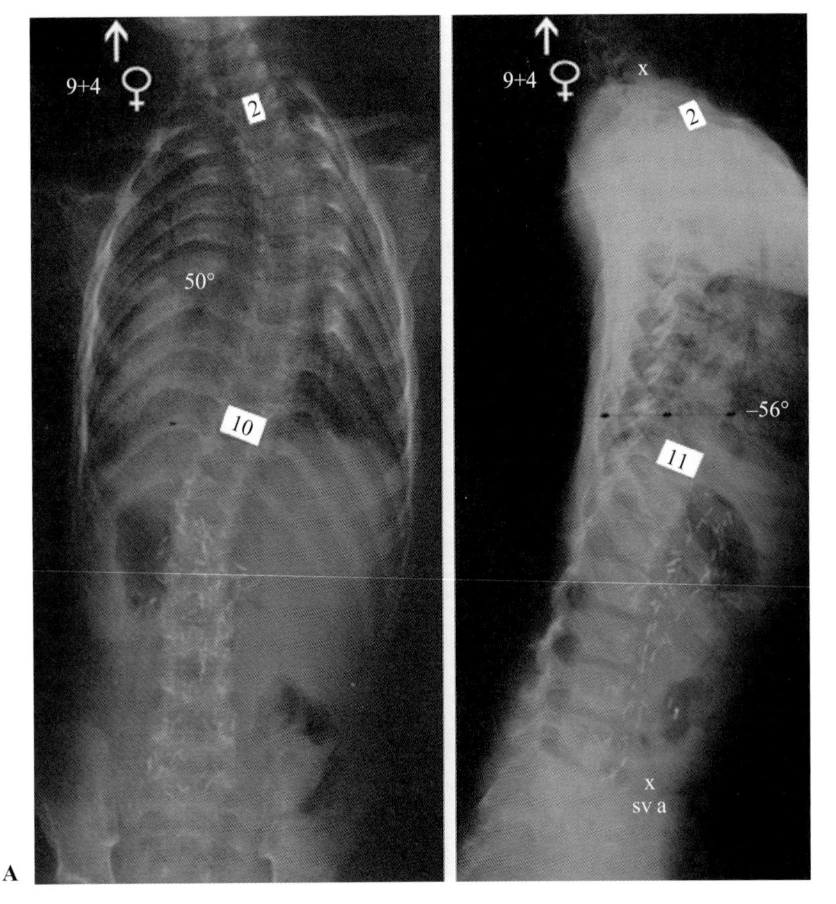

◀ 图 80-7　严重胸椎前侧弯患者

A. 一名 9 岁 4 个月女孩，婴儿时期患脊柱神经母细胞瘤行放疗治疗。她有进展性前侧弯畸形，其冠状面畸形 50° 胸椎前凸 -56°。肺术前功能分别为 13% FVC 和 14% FEV_1。最初考虑行肺移植手术，因为严重脊柱畸形导致胸腔容量明显受限，无法行肺移植手术

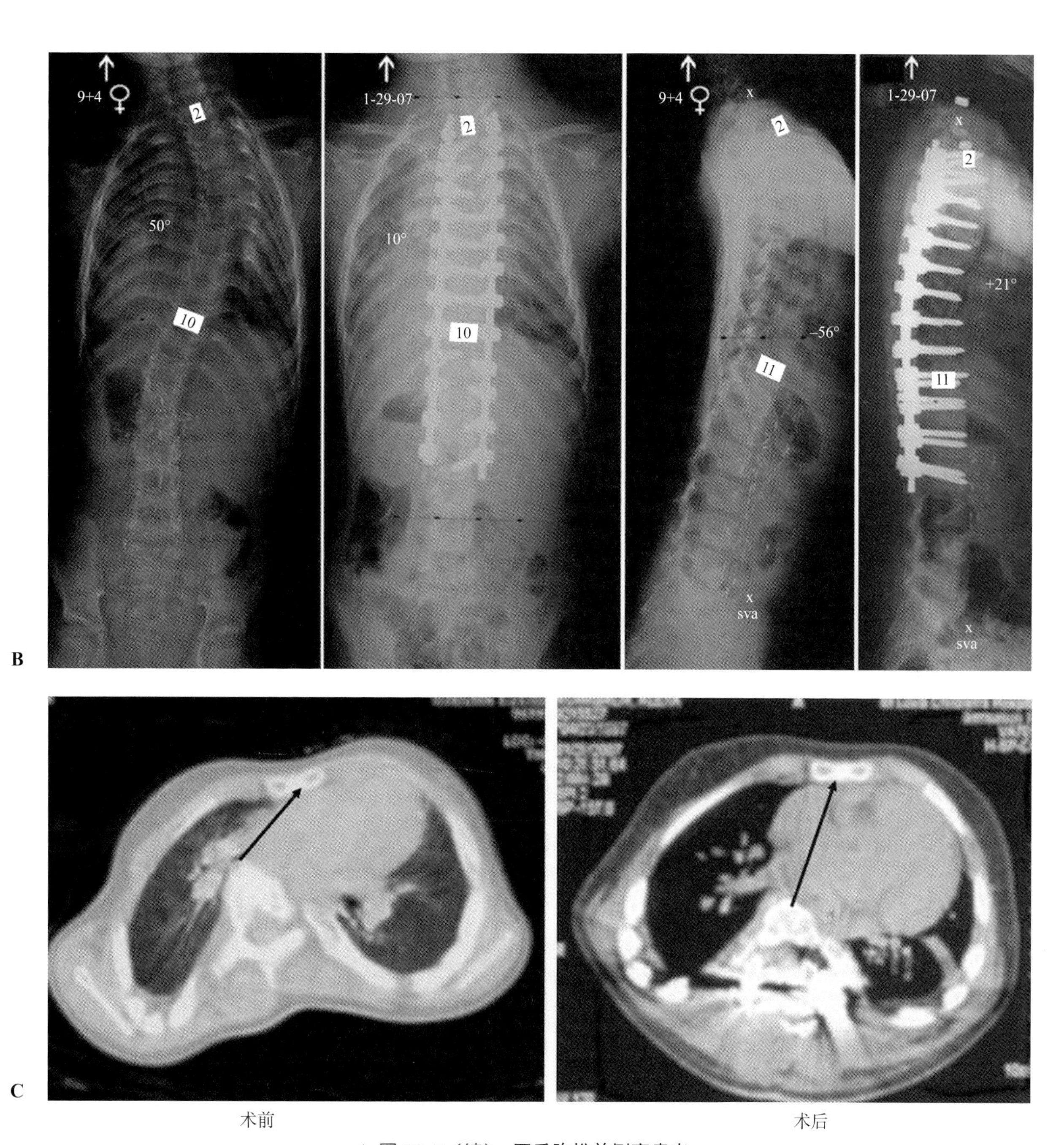

▲ 图 80-7（续）　严重胸椎前侧弯患者

B. 行后路 T_2～L_1 节段螺钉内固定植骨融合顶椎 Smith-Petersen 截骨重建术。术后 X 线片显示，冠状面矫正至 10°，大于 75° 的胸椎后凸术后降至 +21°。C. 术前和术后 CT 显示心肺容量显著改善，FVC 和 FEV 改善

（三）经椎弓根截骨

PSO 是一种比 PCO 更有力的截骨技术，单节段能够获得矢状面 30°～40° 的前凸矫正[6, 24–27]，操作步骤包括切除椎弓根和上下关节突，然后行椎体三角楔形或方形截骨。PSO 截骨可获得矢状面矫正，矫正的程度取决于楔形截骨的范围。与 PCO 截骨不同，前柱的僵硬程度不影响 PSO 截骨的矫形效果，反而有助于增加截骨闭合时脊柱稳定性。非对称 PSO 截骨可以获得冠状和矢状同时矫正。创造了一个“超级椎间孔”，该椎间孔包含 PSO 截骨平面的神经根和该平面的上位神经根。虽然胸段 PSO 已经被描述过[19]，腰椎 PSO 是一种更常用的截骨操作。当在胸腰椎交界处

（T_{10}～L_1）行 PSO 截骨时，切除上位椎间盘以便使上位椎体下终板与截骨面闭合，从而增加矫形效果（图 80-8）。此方法还切除了 PSO 区邻近的一个可能导致假性关节形成的椎间盘。

（四）全脊柱切除术

VCR 截骨是经椎弓根截骨方法的延伸，包括切除脊柱后柱、整个椎体及其上下椎间盘。最初 VCR 截骨需通过前路或后路联合完成，现在多通过后路双侧肋骨椎关节横突切除完成 VCR 截骨[3, 4]。在严重角状后凸畸形中 VCR 截骨矫形效果明显。PSO 和 VCR 的区别不在于骨切除骨量的差异，而是因为其矫形机制的差异。与 PSO 楔形截骨参数决定截骨闭合角不同，VCR 没有规定的闭合角。VCR 是一种脊柱离断截骨术，其矫正力线位于椎管前方。因为在截骨过程中产生巨大的不稳定性，截骨早期使用临时棒固定极其重要。

VCR 的矫形幅度大于 PSO，其依赖于许多因素，包括畸形的位置和术中使用的 cage 椎间融合器高度（图 80-9）。VCR 是一种最适用于胸椎的截骨方法，胸椎体呈三角形且短，PSO 截骨矫

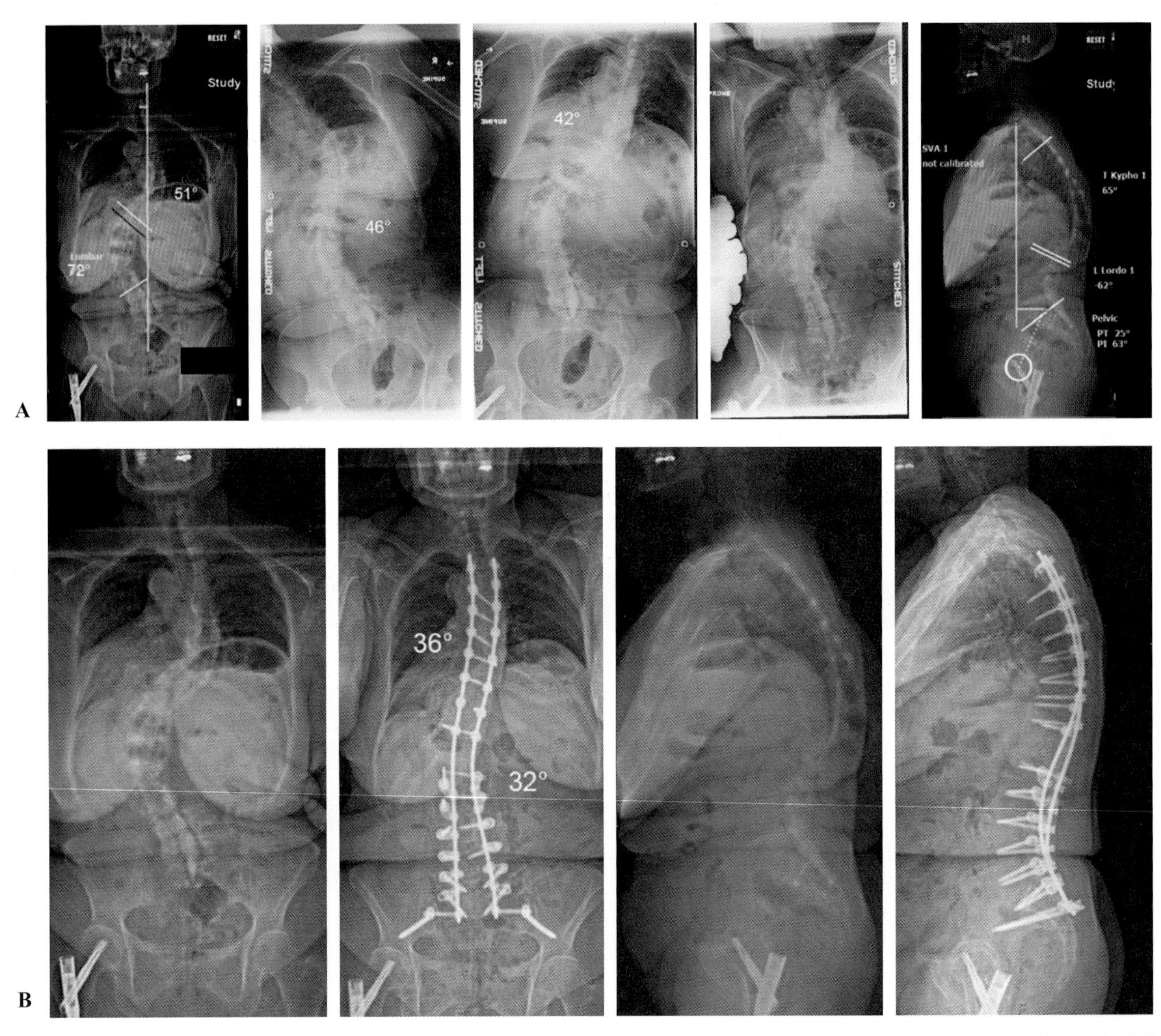

▲ 图 80-8 A. 一名 72 岁老年女性患者，特发性胸腰椎侧后凸畸形。向前 Bending 位上左胸腰椎弯 22°。术前右胸弯端椎 T_5～T_{11}，Cobb 角 51°，左胸腰弯端椎 T_{11}～L_3 Cobb 角 72°。LL：62°，PI：63°，PT：25°，TP：65°。B. 患者行后路从 T_4～S_1 内固定截骨融合重建和骨盆固定术，以矫正冠状和矢状位力线。患者的胸廓隆起并远离骨盆，矢状线平衡恢复良好

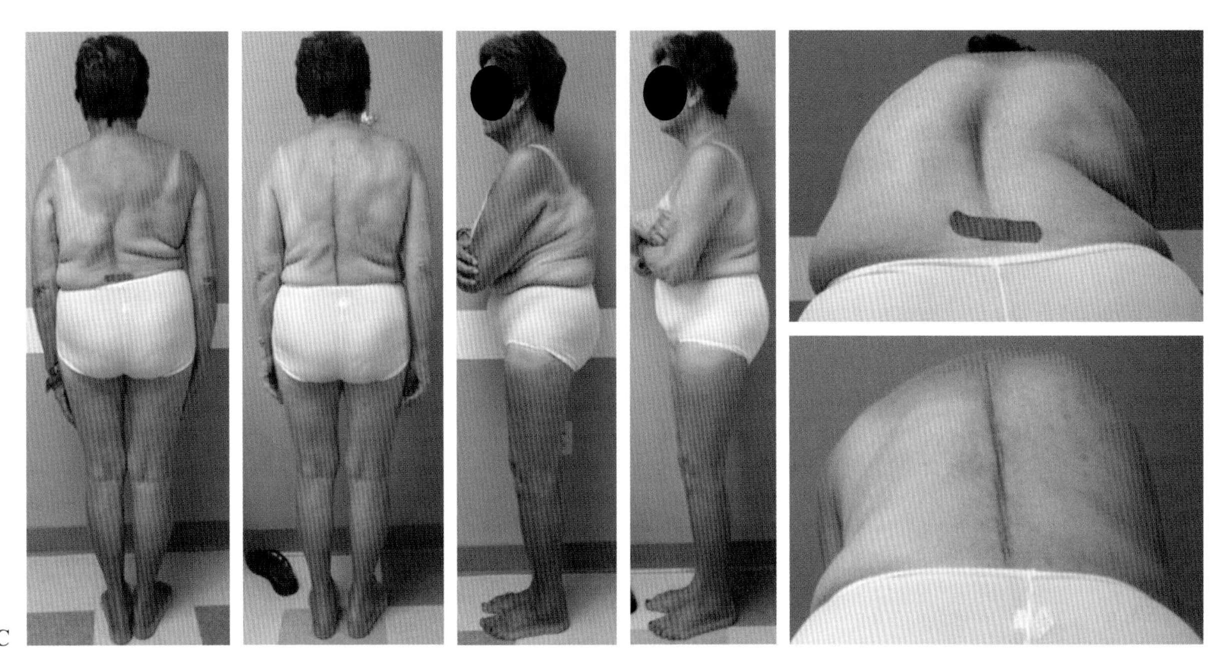

▲ 图 80-8（续） C. 临床外观照片清楚地显示矢状位的改善以及去旋转矫形良好，可见胸廓隆起并远离骨盆

形效果差[4, 28]，由于胸神经根可以牺牲且无严重的后果，操作空间大，VCR 截骨于 T_2～L_1 椎体容易操作。因为在保留神经根的重要性中，PSO 截骨更适用 L_1 以下的腰椎，特殊情况除外。

在三柱截骨术的闭合过程中，截骨的远端肢体相对于近端肢体向腹侧移动。这是因为髋部的伸展促进腰骶椎脊柱前凸，为了抵抗这种变化，MARS 可以被放置在三柱截骨平面的上方和下方。如果远端肢体向腹侧移动，则使用 MARS 将远端肢体向后牵拉以减少半脱位。

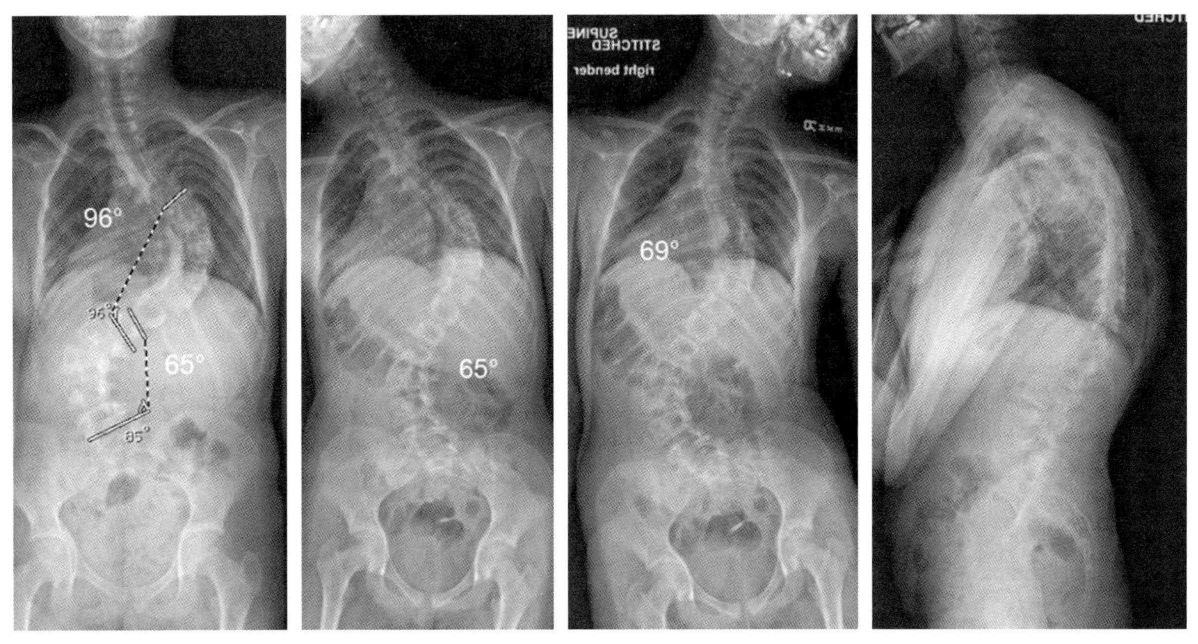

▲ 图 80-9 A. 一名 11 岁 4 个月女性患者，青少年特发性脊柱侧弯（Lenke 3CN）。右胸弯 24°，左腰弯 24°。术前 X 线片显示右胸弯端椎 T_5～T_{11}，Cobb 角 95°，以及从左胸腰弯端椎 T_{11}～L_5 Cobb 角 85°。Bending 位上胸弯降至 69°，腰弯降至 65°

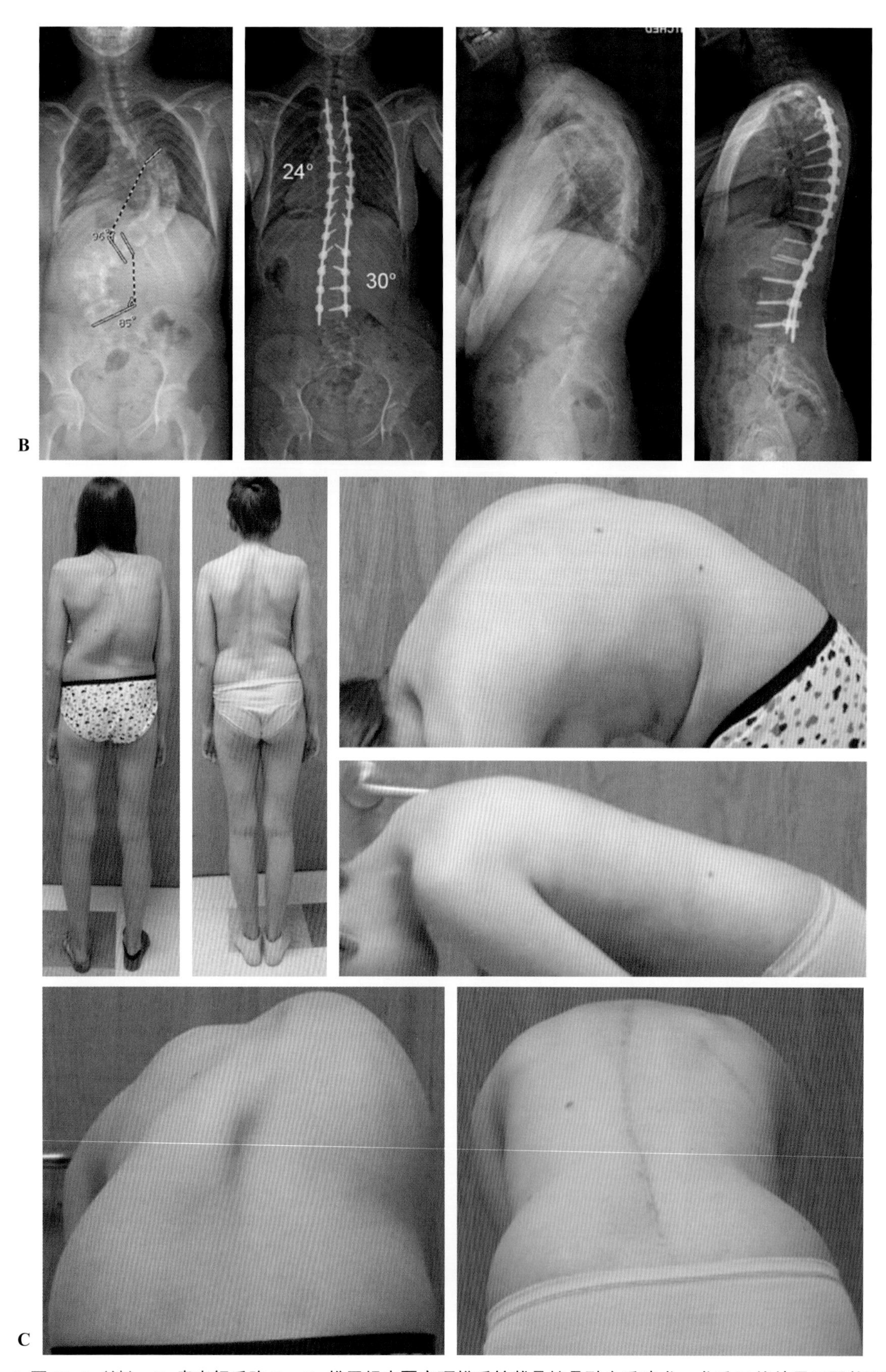

▲ 图 80-9（续） **B.** 患者行后路 T_4～L_4 椎弓根内固定顶椎后柱截骨植骨融合重建术。术后 **X** 线片显示冠状面矫形良好，矢状位平衡恢复良好。**C.** 临床及影像学表现为胸腰椎畸形矫正良好

六、矫形技术

通过软组织松解和截骨脊柱活动度增大，脊柱序列将得以矫正。在过去的 50 年里，开放内固定治疗特发性脊柱侧弯畸形的矫形技术稳步提高，从早期的 Harrington 棒系统撑开 / 抱紧技术到增加用多钩多平面控制畸形方法，再到椎弓根螺钉固定的应用。节段性椎弓根螺钉固定为脊柱提供了三柱的控制稳定性，这在脊柱序列矫形时允许冠状、矢状和轴向平面更大范围的操作，例如，传统的压缩（脊柱前凸）和牵引（脊柱后凸）力，以及施加到椎体的平移和旋转力。特别是对于以前不可能进行的全椎体切除和节段性旋转操作，椎弓根螺钉都为其提供了可能性。椎弓根螺钉带来的这种椎体控制力使后路技术的应用更为广泛，并显著减少了行前路松解和胸廓成形术以矫正肋骨隆起畸形的必要性。随着可行技术的激增，外科医生对这些技术的选择仍在不断变化。随后将讨论一些常见的技术，并讨论每种技术的优点和局限性。这些技术可根据需要单独或组合使用。

（一）侧后方平移技术

通过应用矢状位预弯好的矫形棒向后方及正中平移脊柱是一种最有效矫形技术。这项技术中，侧弯凹侧顶点置入万向螺钉。其他部分置入 MARS 螺钉或带复位塔（长尾）的万向螺钉均可。测量并将矫形棒剪切至合适长度，预弯矫形棒至理想后凸略微增大的矢状面曲度，但冠状面不做处理。凹侧矫形棒连接近端椎弓根螺钉，拧上螺帽但并不拧死。采用压棒器下压矫形棒，逐次由近端向远端连接矫形棒与螺钉，并拧上螺帽。远端螺钉上螺帽并拧死，近端螺帽不拧死。如果采用带复位塔（长尾）的万向螺钉，矫形棒首先连接侧弯顶点处万向椎弓根螺钉，然后依次连接其他螺钉。从侧弯两端向顶端顺次拧紧螺帽。需要注意给软组织松弛留出时间。密切观察椎弓根螺钉有无松动拔出迹象。由于通过将侧弯凹侧顶点向后方及正中牵拉，此项技术可非常有效地矫正畸形。随着对顶椎的去旋转及向后正中牵拉，可同时提供冠状面、矢状面和轴面矫形。相较于传统旋棒技术提供更大轴性去旋转矫形。此操作需要高质量椎弓根螺钉和坚硬的矫形棒，可以应用 CoCr 或不锈钢矫形棒。矫形操作一旦完成，拧紧所有螺帽维持矫形。然后放置凸侧预弯后的矫形棒。如果在矫形操作过程中凹侧矫形棒时装面预弯曲度丢失过多，凹侧需要移除并重新置棒以进一步矫形。

（二）旋棒技术

此外，许多外科医生将旋转棒作为初始矫形策略。在此技术中，预弯凹侧矫形棒连接椎弓根螺钉。拧上螺帽并不拧紧，旋转矫形棒 90° 使预弯好的矫形棒曲度转变为矢状面曲度。然而，预弯好的矫形棒冠状面曲线并不总是与理想的矢状面曲度一致。对于此技术来说，在去旋转过程中越硬的矫形棒越不容易发生形变。此技术同样需要良好固定的椎弓根螺钉，操作中需密切注意椎弓螺钉拔出或断裂的迹象。一旦旋棒成功，拧紧螺钉尾端螺帽维持矫形效果。凹侧固定棒矢状面曲度较小，可将侧弯顶椎推向前并旋转椎体。相较于后正中平移技术来说，此技术可以提供有效的矢状面及冠状面矫形，但轴性椎体旋转矫形能力较差[29]。

无论是应用后正中平移技术还是旋棒技术，矫形棒都不能维持其预弯的曲度。一旦畸形被任何一种技术矫正以及凹侧矫形棒被锁紧，原位弯棒都是一种非常有效的矢状面和冠状面矫形微调方法。必须注意，避免在操作过程中过度用力而导致螺钉断裂。

（三）椎体去旋转技术

通过整体或节段去旋转操作可以进一步达到轴性矫形效果。在整体去旋转技术中，多个椎体整体去旋转，相对其他椎体做整体去旋转。在节段去旋转技术中，相对于下方被矫形棒固定的椎体做单个节段的去旋转，逐次向头端推进。必须考虑到去旋转技术会减小脊柱后凸角度，所以应用其治疗后凸角度小及胸腰段脊柱时应该谨慎。去旋转技术尤其适用于治疗结构弯到 L_3 的患者（图 80-10）。

整体去旋转技术主要是联合旋棒技术应用。在凹侧矫形棒置入之后、凸侧矫形棒置入之前完成以上去旋转操作。去旋转装置安装到双侧顶端椎弓根螺钉上。采用去旋转装置围绕凹侧矫形棒旋转顶椎周围椎体。可以在凸侧肋骨处施压帮助

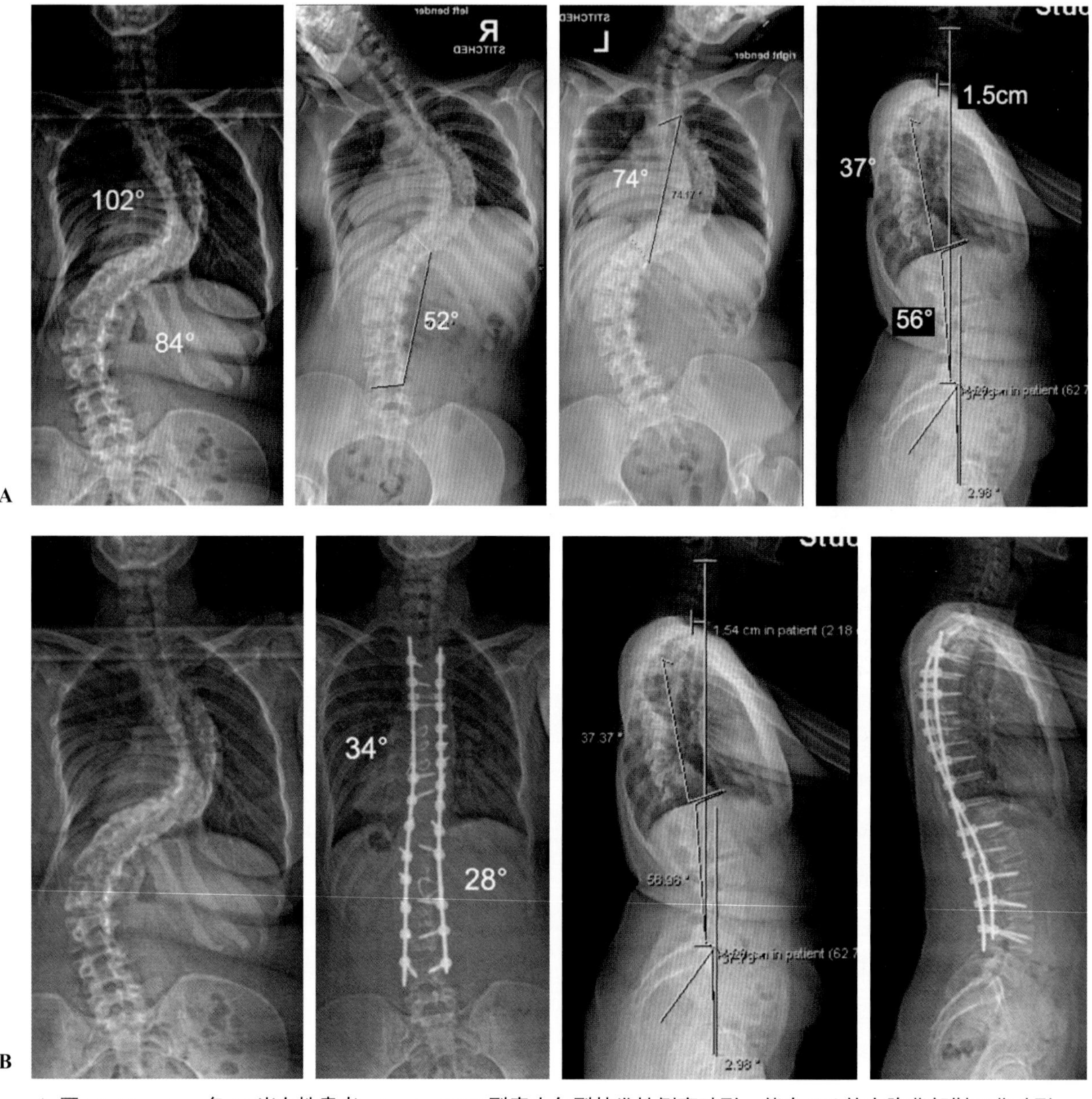

▲ 图 80-10 A. 一名 19 岁女性患者，Lenke 3CN 型青少年型特发性侧弯畸形，伴有 20° 的右胸背部剃刀背畸形和 13° 的左腰部剃刀背畸形。术前 X 线片显示 T_3～T_{11} 椎体的右胸弯 102°，Bending 像上右胸弯为 74°；T_{11}～L_4 椎体的左腰弯为 84°，Bending 像显示为 52°。B. 术后 X 线片显示患者术后脊柱矢状位排列良好，冠状面曲线和躯干移位得到了很好的矫正

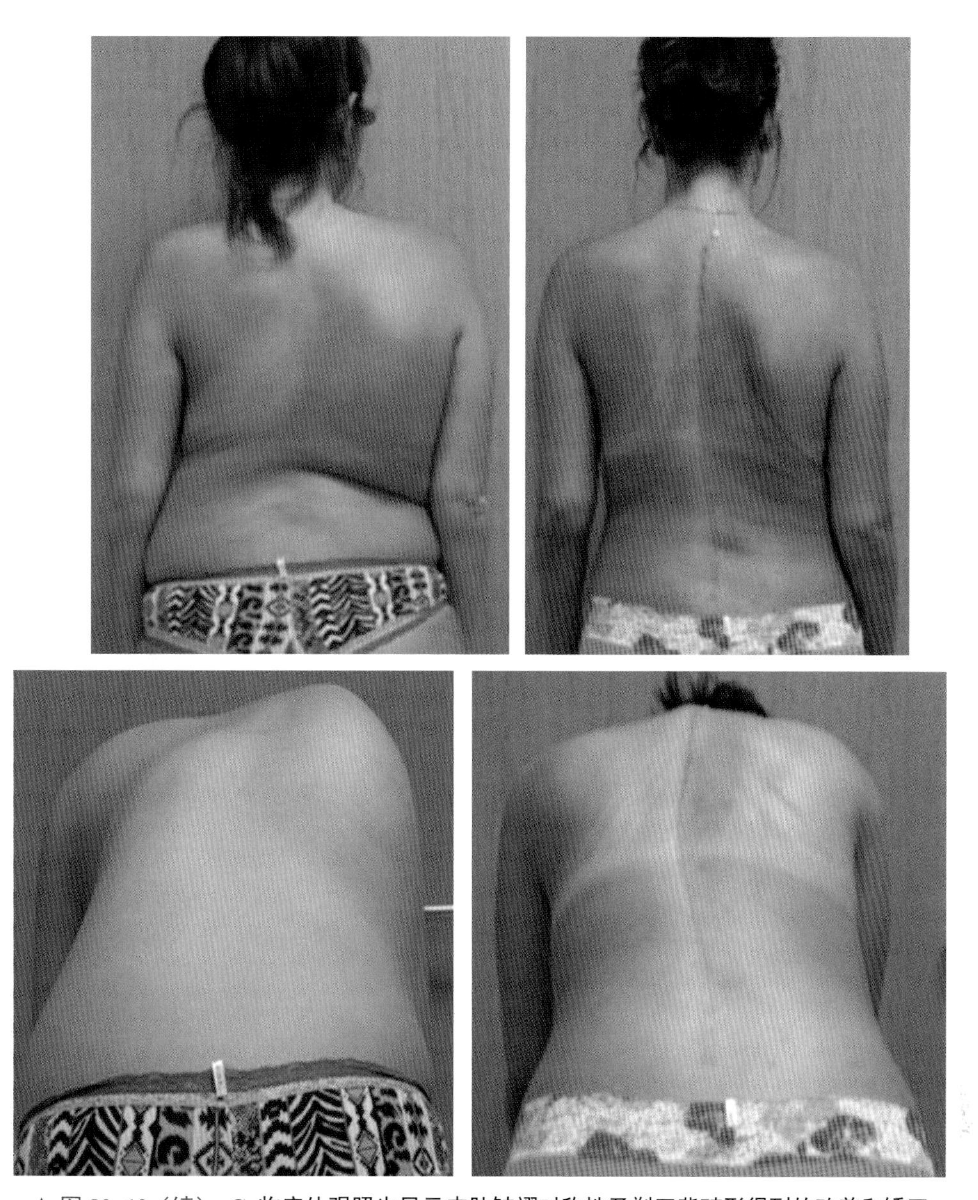

▲ 图 80-10（续） C. 临床外观照也显示皮肤皱褶对称性及剃刀背畸形得到的改善和矫正

椎体去旋转。拧紧螺帽锁定凹侧矫形棒维持矫形。新型去旋转系统同时对多个节段去旋转。在矫形操作过程中，近端组椎体相对于稳定的远端组椎体具备去旋转的机械优势。

节段去旋转技术主要依靠螺钉三柱固定控制椎体去旋转。在矫形棒矫形操作后，去旋转装置固定到螺钉头部。此项操作是在安装凹侧及凸侧矫形棒之后进行。去旋转是从尾端至近端逐次行去旋转操作，也可以从头端至尾端行去旋转操作。稳定节段（通常是尾端）双侧螺帽拧紧，去旋转椎体（头端椎体）凹侧螺钉螺帽不拧紧。此操作主要包括稳定尾端椎体，然后采用去旋转装置围绕矫形棒旋转可活动节段。一旦达到理想的矫形，拧紧凹侧螺帽锁紧矫形棒。这一操作逐个节段连续进行直到达到理想矫形效果。此操作也可以在同一节段连续进行，以达到更大的矫形效果。需要注意，去旋转操作通常可以减小后凸角度。

大部分成人特发性脊柱侧弯畸形可以通过多节段组织松解、椎弓根螺钉及联合上述矫形操作治疗。采用后正中平移技术及凹侧顶椎万向螺钉达到对矢状面、冠状面及轴性畸形可控性矫形（图 80-11）。通过在胸段脊柱采用后正中平移技术将脊柱向后拉向矫形棒尤其在治疗特发性脊柱侧弯改善矢状面畸形，通常会减小侧弯顶点处后凸及前凸程度。

一旦应用这些技术，最终的矫形通常是通过在矫形的最后阶段对脊柱加压或撑开，或者采用合适的端椎倾斜，从而取得稳定的矫形效果，而不伴加重躯干倾斜或导致双肩不平衡。

侧弯较大并僵硬的患者需要在侧弯顶椎区行 SPO 截骨以增加畸形脊柱的柔韧性。在凹侧顶点 SPO 截骨对凹侧置入椎弓根螺钉同样有帮助，侧弯凹侧椎弓根通常很小，而且离脊髓很近，置入椎弓根螺钉特别有挑战性（图 80-12）。对脊柱及

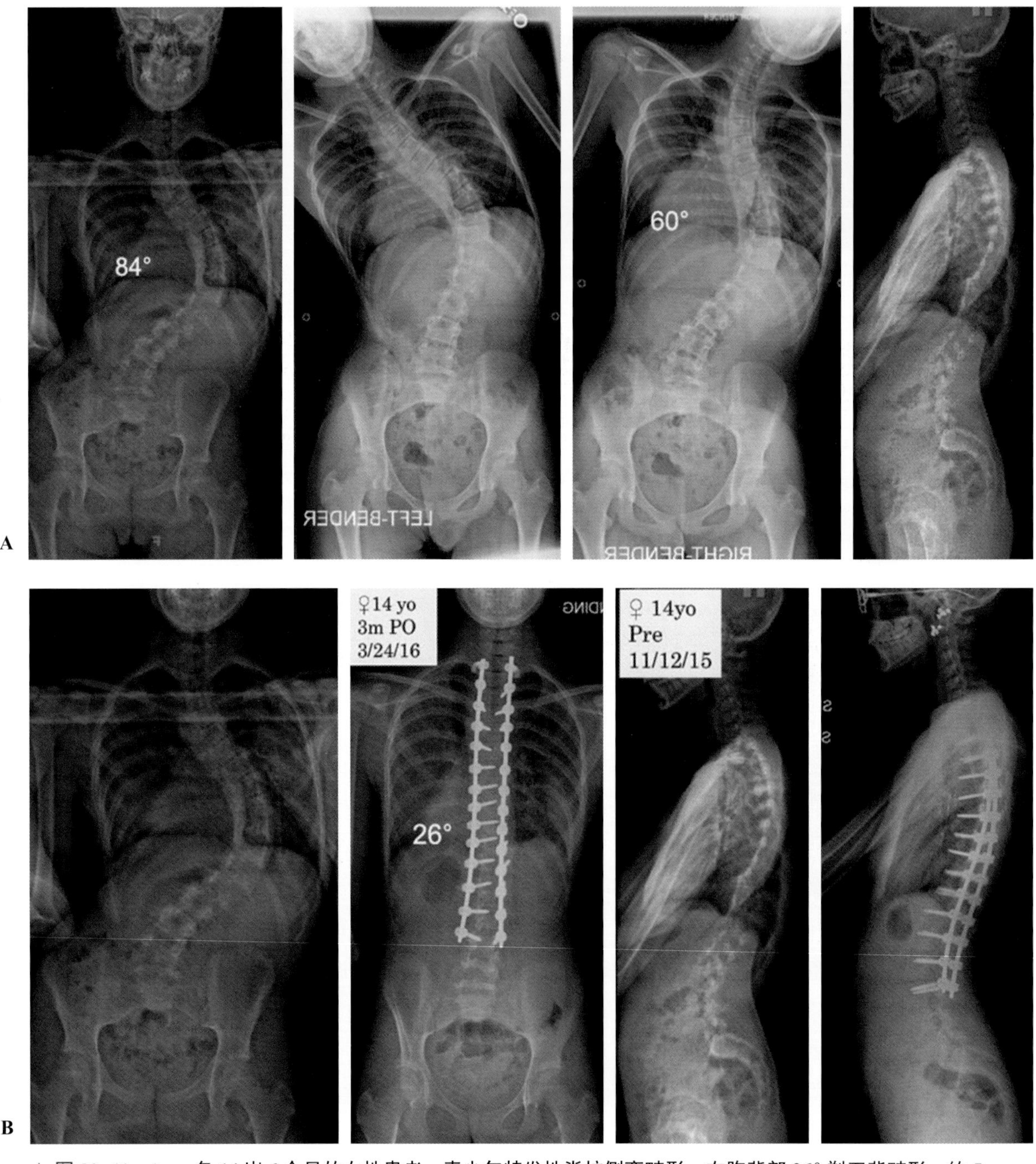

▲ 图 80-11 **A. 一名 14 岁 6 个月的女性患者，青少年特发性脊柱侧弯畸形，右胸背部 26° 剃刀背畸形，约 5cm** 躯干右移。T_6～L_1 椎体的右胸弯 **84°**，在 **Bending** 像上右胸弯 **60°**。**B.** 从 T_2 椎体固定到 L_3 椎体，在未行后柱截骨的情况下行顶椎去旋转。冠状面畸形及躯干移位程度得到良好的矫正

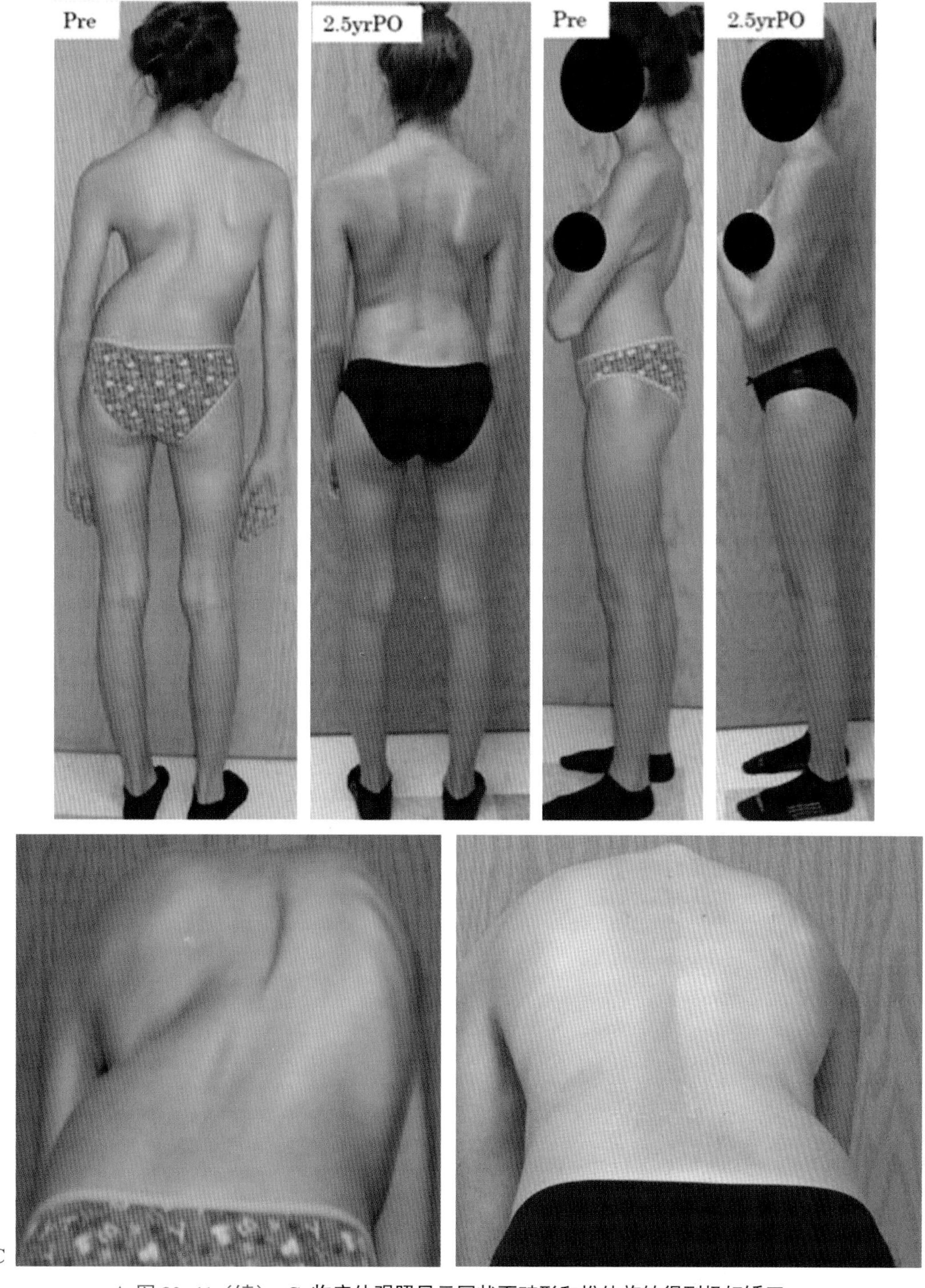

▲ 图 80-11（续）　C. 临床外观照显示冠状面畸形和椎体旋转得到极好矫正

其僵硬、畸形严重患者可选择采用 VCR。VCR 可以单纯通过后路明显矫正脊柱畸形及减小剃刀背畸形。对脊柱侧弯来说，VCR 矫形是通过沿着凸侧截骨加压及原位弯棒实现的。对大多数患者来说，如果需要可以在 VCR 上方或下方采用 SPO 来进一步增加矫形角度。

（四）矫正后凸畸形

在脊柱侧后凸畸形的病例中，基本的后路矫正技术是采用 SPO 截骨及节段性椎弓根螺钉内固

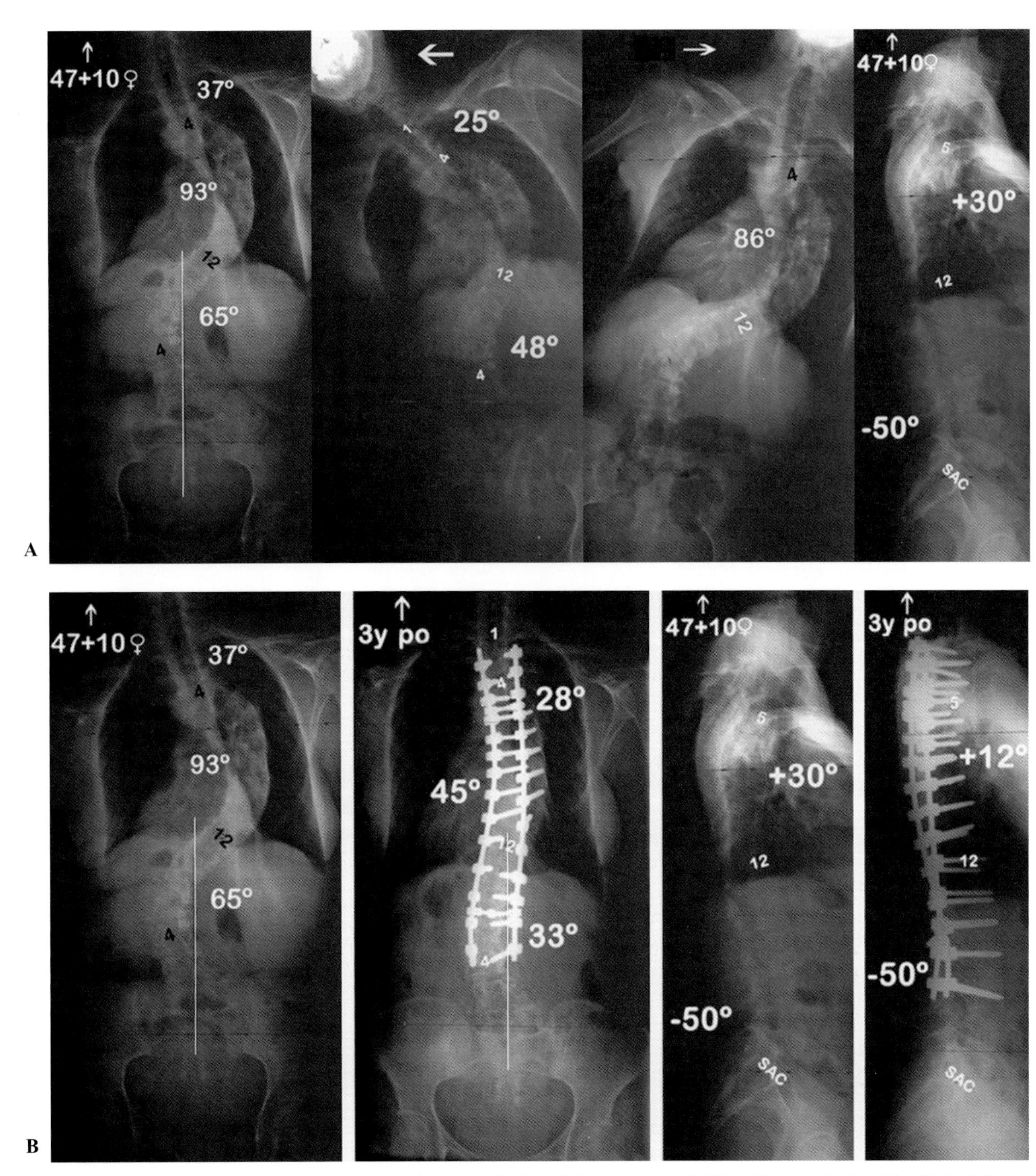

▲ 图 80-12 A. 47 岁 10 个月女性患者，成年胸段特发性脊柱侧弯。93° 胸弯畸形，65° 腰弯畸形。胸弯畸形非常僵硬，柔韧度仅 8%，Bending 像上为 86°。B. 患者接受了 $T_3 \sim L_4$ 的多节段 Smith-Petersen 截骨以及采用万向复位螺钉的平移矫形。术后 3 年，患者的冠状面畸形矫形发生了可接受的矫形减轻，总体冠状面和矢状面的平衡良好

定（图 80-11）。在侧弯顶点周围进行多节段 SPO 截骨，再通过悬臂力和节段加压实现矫正畸形。在固定节段的远端椎体两侧分别采用 MARS 螺钉及带复位塔的万向螺钉固定矫形棒，可以使双侧悬臂棒横过脊柱后凸顶点。一边拧紧远端螺帽一边拧紧矫形塔，用阻隔板顺次将矫形棒压入螺钉的凹槽内。然后依次在每一节段进行加压，以便进一步矫形。因为越靠近尾部的椎弓根强度越强，所以对截骨部位依次加压可推动椎弓根螺钉向尾部。缓慢加压，逐步矫形。反复多次加压，以达

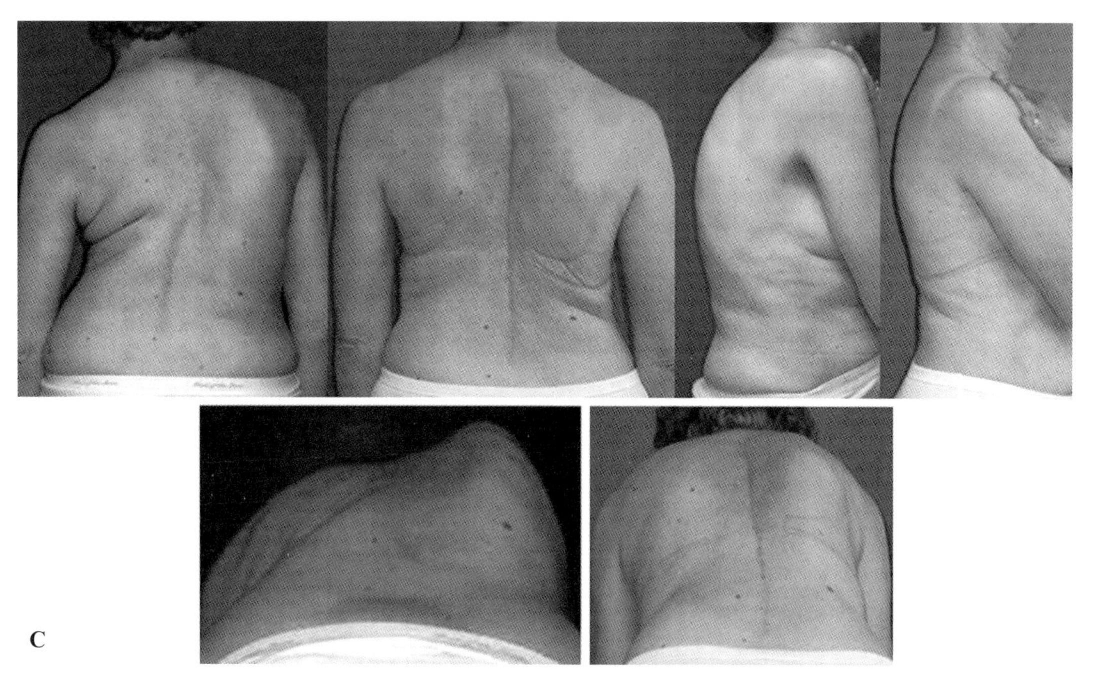

▲ 图 80-12（续） C. 手术前后外观照显示仅通过对脊柱矫形而不采取胸廓成形术使躯干畸形矫正明显，包括改善剃刀背畸形

到逐次增加矫形效果。这种策略允许在软组织的紧张力松弛和脊椎畸形的矫正之间相互作用。

如前所述，严重的僵硬脊柱畸形可用三柱截骨术治疗，如 PSO 或 VCR。涉及到胸椎的角状后凸畸形采用 VCR 是最佳的治疗方法。严重的胸段侧后凸畸形初次手术（图 80-13）和翻修手术（图 80-14）均可采用 VCR 手术。相比之下，使用 PSO 可以更好地处理僵硬或固定的腰椎不平衡。在制订理想的手术方案时，必须考虑到每种脊柱畸形的解剖因素及其他因素。用三柱截骨治疗通常是在轻微的压力下完成的。如果需要更大力量来闭合截骨位置，则需要再次评估截骨情况，决定是否需要进一步截骨。

（五）矫正前凸畸形

部分患者存在严重的病理性胸椎前凸畸形。在这种情况下，患者胸腔可能变小。如果是先天性或婴儿期发病的脊柱畸形可导致肺和胸壁发育不良。对于严重的胸椎前凸畸形，如果影像学表现为进展性或肺功能进行性下降，应考虑手术治疗。手术包括椎弓根螺钉内固定、多节段后路广泛软组织松解及多节段 SPO 术。在畸形顶点的上方和下方的多个节段使用 MARS 螺钉，将脊柱矫形棒向后平移至轻度后凸，以取得合适的脊柱后凸曲度（图 80-6）。采用 6.35mm 的矫形棒比较理想。胸椎从严重前凸向后凸的后移常常导致胸腔明显增大和肺功能改善。

七、结论

在这一章中，我们回顾了后方入路脊柱畸形矫正的原理和技术。为达到最佳手术治疗效果，首先要对患者畸形情况进行仔细和彻底的评估。接下来，安全准确地置入椎弓根螺钉为后续矫形操作提供足够的椎弓根锚定，选择合适粗细及材质的矫形棒，以上从概念和实践的角度理解内固定装置同样至关重要。软组织松解和截骨操作是脊柱后路重建矫形的主要方法。必须正确合理的使用截骨才能达到最佳矫形效果。结合这些诊疗原则与专业技术操作才能获得安全、成功的畸形矫正。

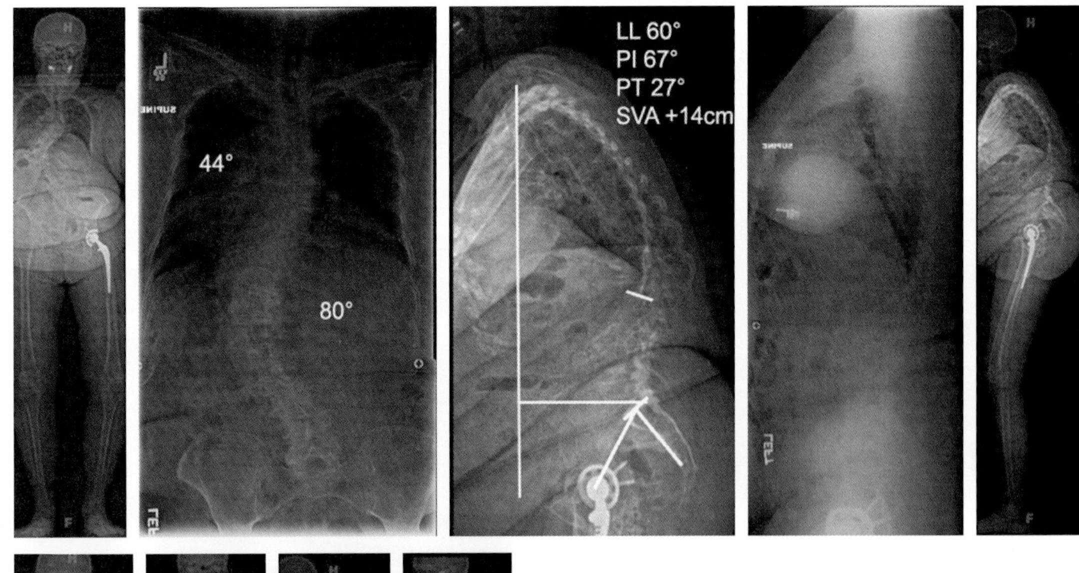

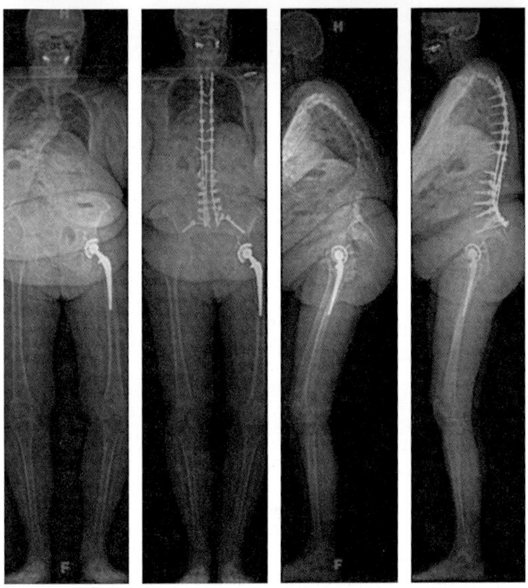

▲ 图 80-13　**A.** 73 岁女性患者，成人特发性脊柱侧弯，矢状面矫正丢失。站立和行走时躯干处于矢状位正平衡。背部疼痛严重地限制了她的活动能力。T_9～L_2 椎体 80° 左侧弯，伴有 -31° 的分弯和 T_3～T_9 椎体向右的 44° 的代偿弯。矢状面参数为腰前凸 60°，骨盆入射角 67°，骨盆倾斜角 27°，SVA 为 +14cm。**B.** 此患者接受了 T_4～S_1 椎间植骨融合髂骨螺钉内固定和 T_9～L_4 椎体的后柱截骨术，以矫正矢状位序列。胸部被撑起远离骨盆，SVA 提高到 +4cm。**C.** 在临床外观照中可以看到冠状面和矢状面明显恢复

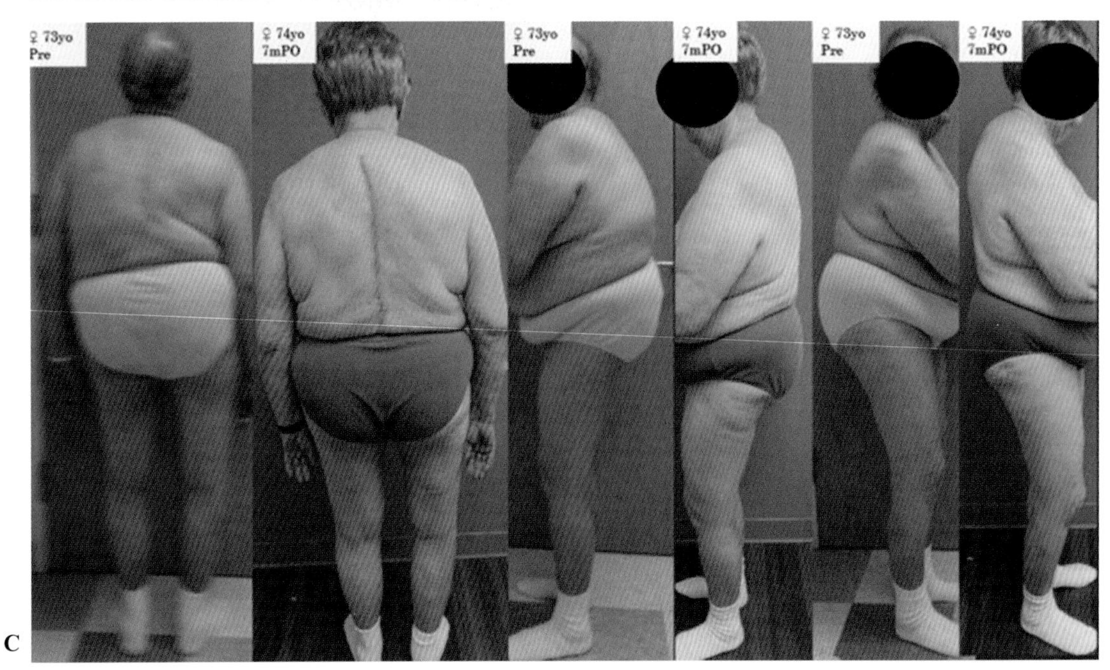

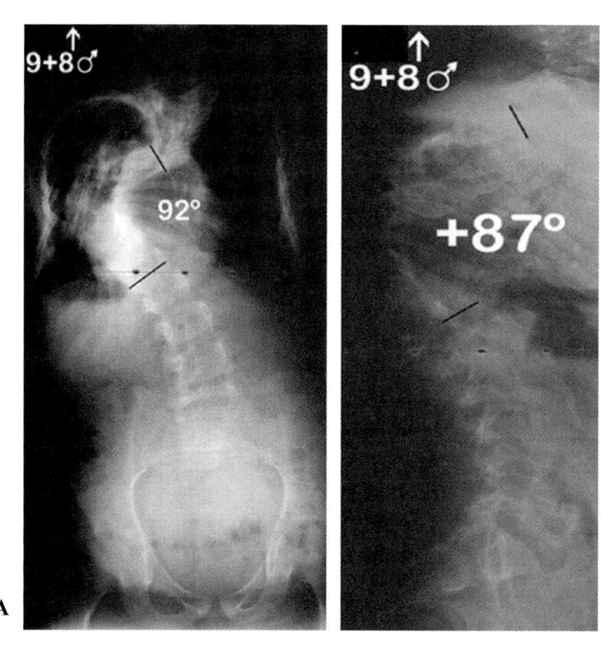

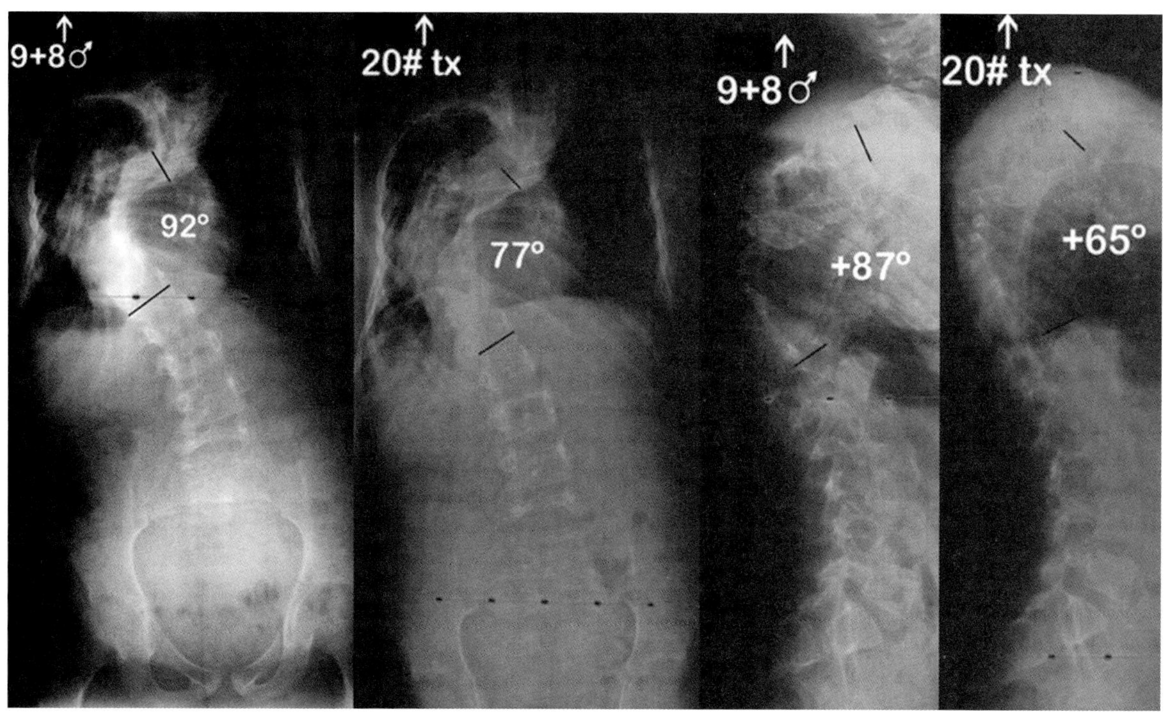

▲ 图 80-14　胸椎侧后凸畸形

A. 9 岁 8 个月男性患者，患者神经纤维瘤病。之前做过 5 次前后脊柱融合术。他表现为进行性脊柱后凸畸形，伴有 92° 冠状面畸形及 87° 矢状面畸形，导致 179° 胸椎侧后凸畸形。B. 为后侧重建手术做准备，患者接受了 20 磅的 halo 重力牵引治疗，将其冠状面矫正到 77°，矢状面矫正到 65°

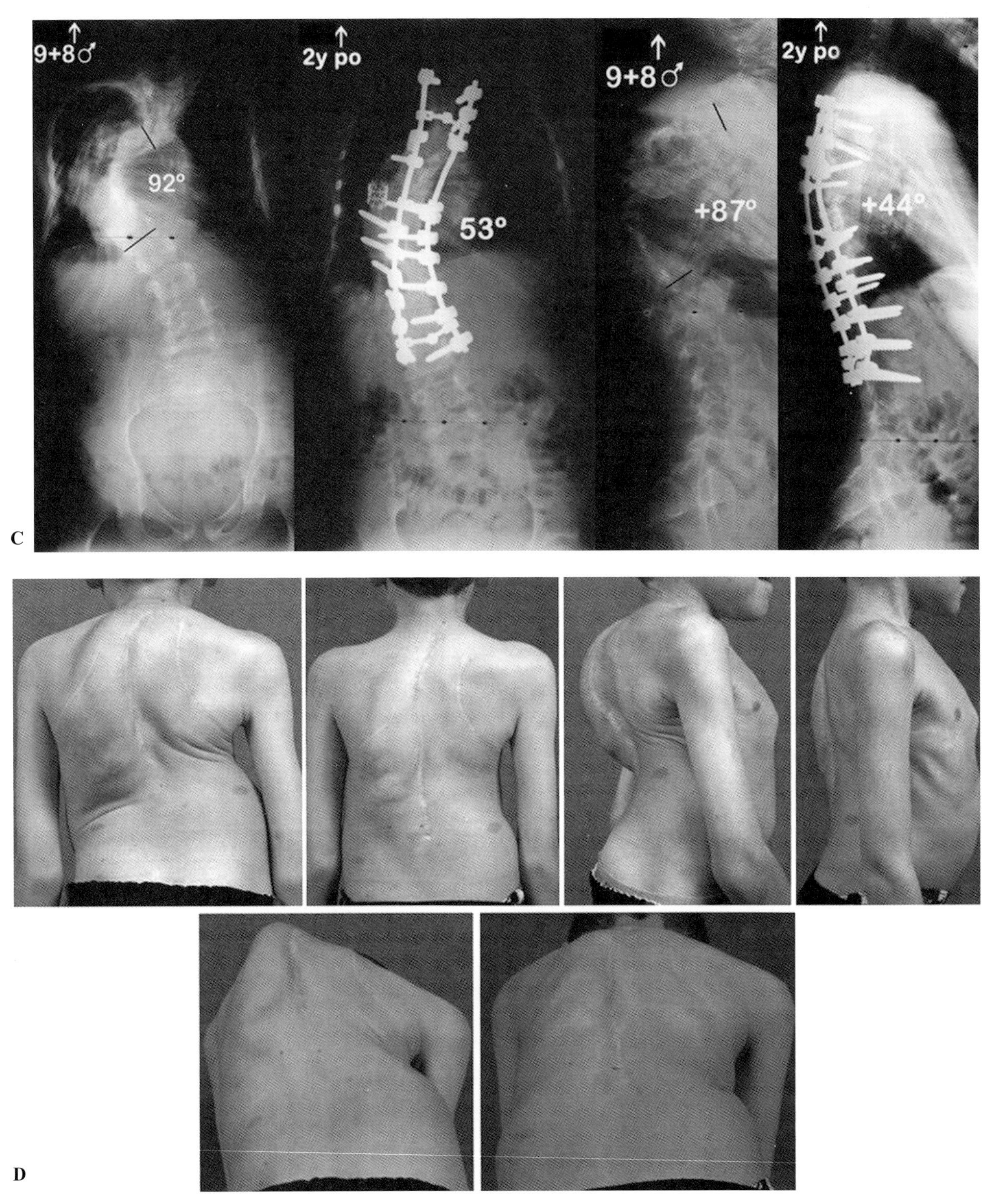

▲ 图 80-14（续） 胸椎侧后凸畸形

C. 患者接受了后路翻修手术，从 T_1 椎体固定到 L_3 椎体，并做了脊柱三级截骨。术后 2 年，X 线片显示其冠状面和矢状面矫形效果维持良好。D. 术前和术后的临床外观照显示患者的躯干畸形得到了明显矫正

第81章 前路手术治疗胸腰椎/腰椎青少年特发性脊柱侧弯

Anterior Lumbar and Thoracolumbar Correction and Fusion for Adolescent Idiopathic Scoliosis

Uwe Platz　Henry Halm　著

朱泽章　乔　军　译

一、概述

前路矫形内固定手术是治疗胸腰椎/腰椎（TL/L）青少年特发性脊柱侧弯（adolescent idiopathic scoliosis，AIS）最常用的方法，有着悠久的历史。然而，随着椎弓根螺钉系统的发展和AIS后路矫形技术的不断改进，前路手术的数量在不断减少。

Lonner等的研究表明，近年来，前路手术已经失去了其重要性。目前，AIS患者90%以上的手术都是采用椎弓根螺钉系统为基础的后路脊柱融合术[1]。

前路手术采用开胸入路切除椎间盘和终板，增加脊柱的柔韧性。通过多种植入物和矫正策略的选择，仅融合侧弯上下端椎，即可获得三维矫形。前路的挑战在于前路解剖结构复杂，行脊柱融合手术，尤其是远端融合时，视野不好，恢复腰椎前凸也较有难度。采用粗棒或双棒可以获得更好的固定强度，提高了融合和恢复矢状面形态的成功率。完全去除椎间盘和终板，可以增加脊柱的柔韧性，获得较好的矫形效果。

本章将回顾前路胸腰椎/腰椎脊柱侧弯矫形内固定术的历史和演进，以及手术的适应证、影像学和临床效果。

二、前路胸腰椎/腰椎脊柱侧弯矫形内固定术的演进

作为脊柱畸形矫形术的一个重要补充，Dwyer首先提出通过前路手术矫正脊柱畸形（图81-1和表81-1）[2]。Dwyer受到调节生长原理的启发，如股骨远端通过内侧骨骺生长调节来矫正股骨畸形。在脊柱侧弯的凸侧，用一根连接在椎体螺钉上的柔性钛缆固定椎体，使凸侧缩短，有效矫正了胸腰椎侧弯。虽然这一概念是合理的，但其缺点和局限性很快就显现出来，包括钛缆连接后缺乏可调节性、柔性钛缆刚度不足、无法通过前柱压缩矫正后凸[2, 3]。内固定失败、较高的假关节发生率、矢状位失衡时有发生[3]。

1973年，Zielke根据Dwyer的理念对内固定器械做了改进，引入了去旋转装置。用去旋转器械将一根1/8英寸（3.175mm）的棒固定在侧弯凸侧的椎体钉上进行去旋转操作。Zielke技术的使用热情最终也因出现与Dwyer器械相同的问题

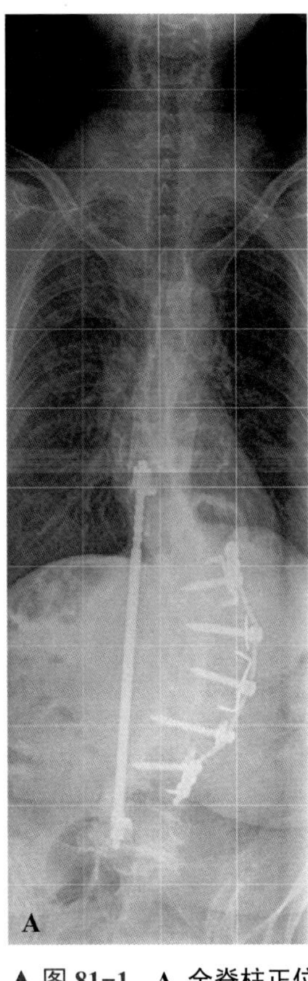

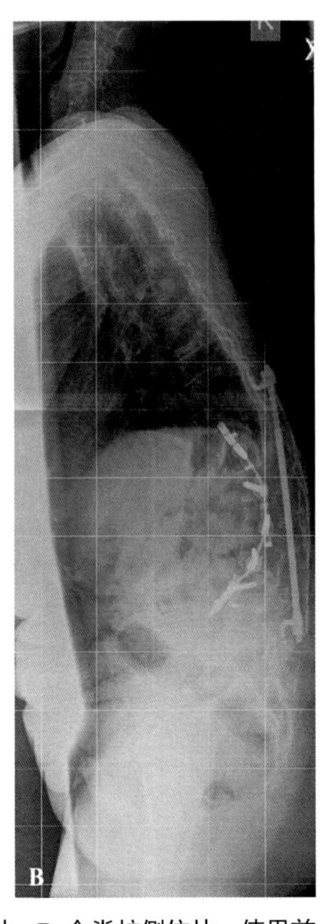

▲ 图 81-1 **A.** 全脊柱正位片；**B.** 全脊柱侧位片。使用前路 **Dwyer** 内固定系统加后路哈氏棒矫形融合。去除椎间盘后加压产生明显的后凸

而减弱，即 9%～23% 的假关节或植入物失败发生率和高达 25% 的矫形丢失率，以及固定节段的脊柱后凸畸形（图 81-2）[6]。避免 Zielke 植入物相关脊柱后凸的唯一办法是前路植骨加后路内固定术。然而，Zielke 器械仍是近 20 年来前路脊柱侧弯矫形手术的金标准。为了减少上述并发症的发生率，我们研制出了一种牢固的前路内固定植入物，可以很好地矫正畸形，并显著减少内固定相关并发症。有 3 种不同类型的植入物可以用于脊柱侧弯前路矫形，即单棒 - 椎体钉系统、双棒 - 椎体钉系统、单棒或双棒加前路结构性支撑系统。

1989 年，一种更加坚固的单棒 - 螺钉系统研制出来，作为 TSRH 内固定系统的一部分，其改进了 Zielke 的理念，增加了去旋转操作，这种操作方法随后被 Cotrel 和 Dobousset 推广。这种系统使用不同直径的六角形硬棒（5.5mm 和 6.4mm）。腹侧椎体钉直径为 6.5mm 或 7.5mm，通过 2 个加长的扣件连接到棒，可以提供额外的去杠杆力且去旋转时可有效对抗拔出力。

Dwyer 或 Zielke 纵向构件上 6.4mm 实心杆的刚度增加了 300%～400%，最初被认为足以在不

表 81-1 胸腰弯 / 腰弯脊柱侧弯前路手术

系统及年代	优 势	缺 点
Dwyer 系统 20 世纪 60 年代	• 脊柱侧弯第一代前路内固定系统 • 凸侧缩短以矫正侧弯	• 医源性后凸 • 弹性内固定容易扭曲或者断裂，导致假关节和矫形丢失 • 端椎螺钉松动、摆动导致内固定松动，继而导致假关节发生
Zielke 系统 20 世纪 70 年代	• 改良 Dwyer 系统，半刚性线缆和螺钉系统 • 首先提供前路去旋转装置 • 提供更好的去旋转和矫形能力	• 细棒容易引起进展性后凸 • 内固定断裂常见，导致矫形丢失和假关节 • 端椎螺钉松动和摆动
TSRH 系统 20 世纪 80 年代	• 提供更粗、更硬的棒 • 棒可以塑形 • 去旋转和维持矫形能力更强	• 端椎螺钉松动和摆动 • 固定节段远端活动增加导致假关节 • 矢状面矫形丢失
单棒加结构性支撑 20 世纪 90 年代	• 增加屈曲时的内固定强度，术后早期维持矢状面形态 • 增加内固定强度，防止假关节	• 还是缺少两点固定，抗螺钉松动能力不足 • 长期旋转负荷下，单螺钉固定容易移位或者拔出，特别在端椎
双棒系统 20 世纪 90 年代	• 与单棒系统相比，强度显著增加 • 较单棒系统骨 - 钉界面固定强度更高	• 操作难度大 • 切迹高，不适合 AIS • 增加的强度主要集中在中段，两端强度较弱 • 侧屈时另加的棒对内固定稳定性没有帮助

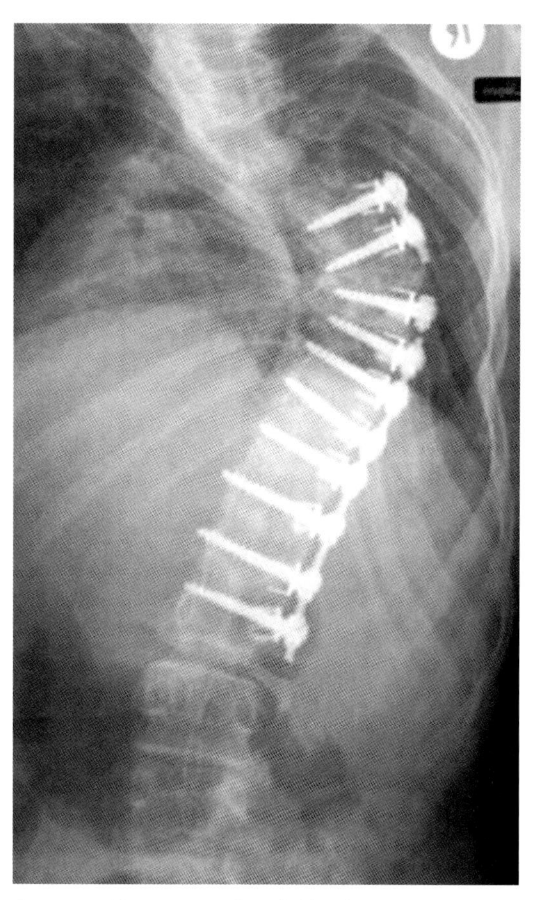

▲ 图 81-2　使用 Zielke 内固定前路矫形术后的典型并发症。内固定断裂移位，假关节发生，T_7～T_8 矫形丢失

进行外部固定的情况下维持矫形[7]。一项包含 50 个连续病例（1992—1996 年）的回顾性研究表明，结构性肋骨支撑并不比小颗粒椎体间植骨对矢状位平衡的维持更好，术后固定节段脊柱后凸增加了 10° 以上。此外，尽管此项技术被认为是更好的骨移植技术，术后冠状面矫形丢失超过 10° 的患者比例（16%）与早期（1992 年前）相比并没有减少，假关节的高发生率（30%）仍然困扰着医生[8]。93% 的假关节发生在最尾侧椎间隙，通常在 L_2～L_3 节段。使用单棒系统时，不管采用何种植骨方式，都不足以在所有节段实现融合，需要在下端椎进行额外固定以提高融合率。

生物力学研究已经证实，前路单棒系统的薄弱点主要在两侧端椎[9-11]。不仅头端和尾端螺钉的骨 – 螺钉界面有较高的扭转力，而且两端棒的应力也较高[12]。螺钉较低的固定强度和棒较高的负荷应力可能是导致端椎在术中矫正和（或）术后内固定疲劳时骨 – 螺钉界面失效的原因。Zhang 等[13] 对于节段性活动范围的测量进一步支持了这个假设，即在端椎处固定节段的初始和疲劳后活动范围明显增大[13]。这些生物力学发现解释了临床中端椎相关并发症高发的原因（如矫形丢失、脊柱后凸和假关节）。额外行椎间钛网支撑融合能否增加单棒系统的牢固性仍然存在争议[14]。Sweet 等采用单棒系统矫正脊柱侧弯，在固定节段的每个椎间隙均行钛网支撑融合术，只有 5% 的患者冠状面或矢状面矫形丢失超过 10°，假关节发生率显著降低。然而，Lowe 等认为使用单棒系统加椎间颗粒骨融合时，钛网支撑融合术并不能提供额外的冠状面矫正和矢状位平衡的维持。众所周知，椎体间植入钛网通过“间隔物”效应提供前柱支撑，可增加屈曲时的结构刚度，从而在术后维持矢状面形态。然而，由于仍然缺乏两点固定，在屈伸过程中，骨钉界面的松动仍然时有发生。在长期的周期性加载过程中，单个椎体的单螺钉固定可能会因移位或拔出而失败，这种情况在端椎尤为常见[13]。

为了解决单棒结构的缺点，Kaneda 推广了用于前路脊柱侧弯手术的双棒系统，其治疗胸腰椎 / 腰椎脊柱侧弯较单棒系统有更好的矫正效果，且无假关节或植入物失败发生[6]。生物力学上，双螺钉固定增加了内固定的刚度，改善了骨 – 螺钉界面的固定[9, 12]。Eysel 等的生物力学负荷变形试验显示，只有双棒系统能够在椎间盘切除术后将稳定性提高到完整脊柱的水平[16]。单棒系统在负荷变形试验中没有达到这一稳定水平，特别是在抗扭转力方面。当与前路结构性支撑相结合时，除了抗扭转力外，单棒系统的稳定性可与完整脊柱的稳定性相媲美，但是其抗扭转力只能达到中等以下强度。不出意料，双棒系统结合椎体间钛网融合术在负荷变形试验中取得了最好的成绩。

不管采用何种内固定结构，两侧端椎仍然相

对柔软，容易发生假关节[13]。

总之，前路双棒系统在稳定性方面明显优于单棒系统。这些生物力学数据似乎也具有临床意义。虽然畸形矫正率没有显著差异，但单棒系统的假关节发生率、矫形丢失率和节段性后凸发生率明显高于双棒系统[17, 18]。

三、适应证

胸腰椎/腰椎AIS的手术指征存在争议。传统上，侧弯大于45°～50°时，需要手术治疗。然而，在骨骼发育成熟的患者中，腰椎和胸腰段侧弯超过30°，侧弯进展可能持续到成年期[19]。因此，腰椎和胸腰段侧弯进展到35°～40°时，就需要手术治疗。此外，有些患者虽然侧弯度数不大，但是躯干倾斜比较明显，也需要手术治疗。

单一的胸腰弯/腰弯（Lenke 5型）的AIS是前路手术的最佳适应证。Lenke 5型患者的胸弯是代偿性的非结构性弯，将腰弯矫正后，胸弯会获得自发性矫正。必须在临床和影像学上评估胸弯是否为结构性弯，以确保术后获得躯干和骨盆平衡。可以根据一些临床特征来判断胸弯的柔韧性：比如，跟腰弯比，剃刀背是否较轻；躯干偏向左侧意味着腰弯大于胸弯；让患者将躯干侧屈向右侧，可以评估胸弯柔韧性。俯卧位检查时，将凸起的胸廓由后向前，同时从右向左推，观察侧弯度数减小的情况。Lenke分型也是选择性融合的良好参考指标，Bending位片显示Cobb角＜25°，T_{10}～L_2脊柱后凸角＜20°，即为非结构性弯，可以不融合。值得注意的是，一般来说Lenke 5型侧弯选择性腰弯融合后，胸弯的自发矫正的可预测性不强；Lenke 1型患者选择性胸弯矫形内固定术后，腰弯往往能获得满意的自发矫正。这可能与胸弯有肋骨限制，自发性矫正受限。

Lenke 6型侧弯是以腰弯为主的双主弯，胸弯为结构性弯；其中的一些患者也可以采用选择性融合（图81-3）；但是，患者的畸形外观评估非常重要，否则矫形术后会加重外观畸形。患者及父母对外观的感受也应该纳入评估。不像Lenke 1型侧弯，Lenke 6型侧弯采用选择性融合的情况还是比较少的。

四、融合/内固定节段

术前拍摄全脊柱正侧位片，测量上胸弯、胸弯和腰弯Cobb角，仰卧位Bending片评估侧弯柔韧性以确定融合节段。前路手术融合节段通常遵循端椎－端椎的原则，即Cobb-Cobb原则。这种策略可取得较好的三维矫形，融合节段邻近椎间盘也可取得水平化。

其他的融合节段选择原则还包括短节段融合策略、当存在柔韧性好的胸椎侧弯时进行选择性TL/L融合以及根据下端椎远端椎间盘水平化情况，这使得选择下固定椎（lowest instrumented vertebra，LIV）具有挑战性。

Hall等[20]提倡短节段融合，通过主弯短节段的过矫来实现足够的整体矫形。该原则的先决条件是没有明显的胸弯以及腰弯度数＜60°。融合节段的选择取决于侧弯顶点是椎体还是椎间盘。如果是椎体，融合节段应该包括顶椎上下各一个椎体（总共3个节段）；如果顶点是椎间盘，融合节段应该包括椎间盘上下各两个椎体（总共4个节段）。侧弯必须过矫，需要完全切除椎间盘，从凹侧置入支撑骨或者钛网，从凸侧进行多次加压。应用这项技术时，我们需要接受上固定椎（upper instrumented vertebra，UIV）近端椎间盘和LIV远端椎间盘的楔形变。Schwab等[21]的前瞻性研究发现一些接受短节段融合的AIS患者成年后出现椎间盘楔形变，出现了继发性侧弯。有研究报道，L_3或L_4倾斜程度与疼痛视觉模拟（visual analog scale，VAS）评分相关。

这些因素应该在制订手术策略和确定融合节

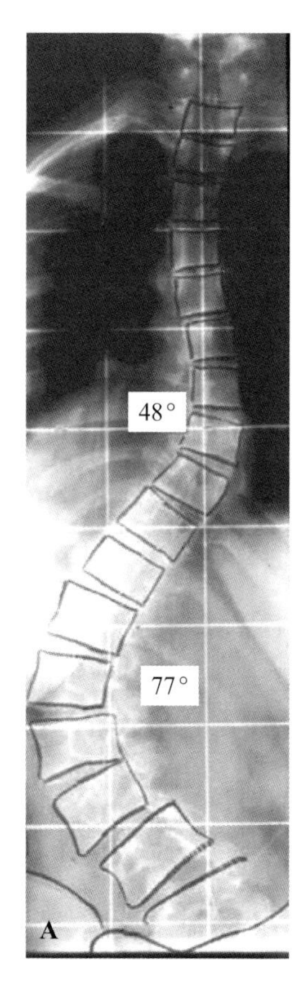

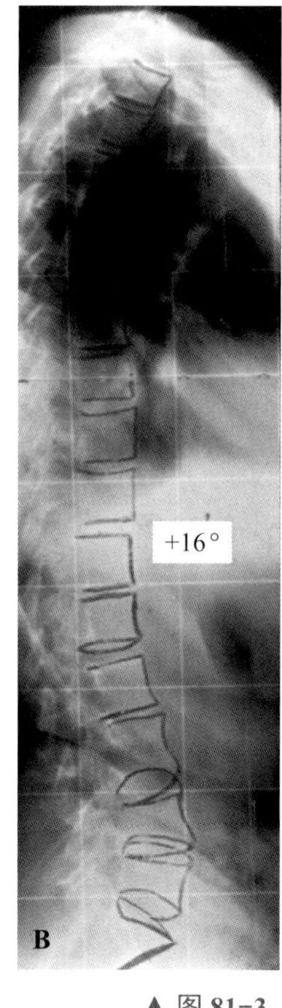

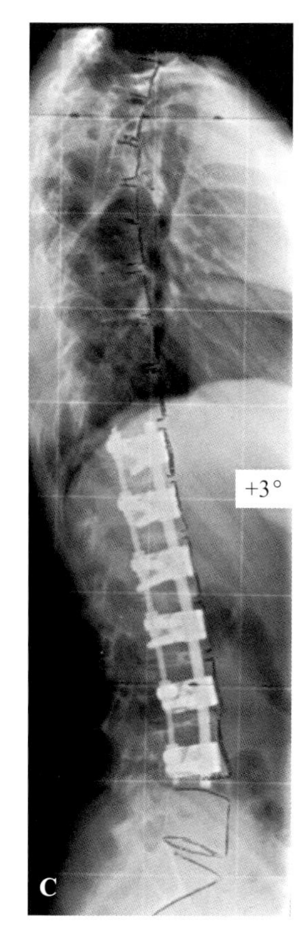

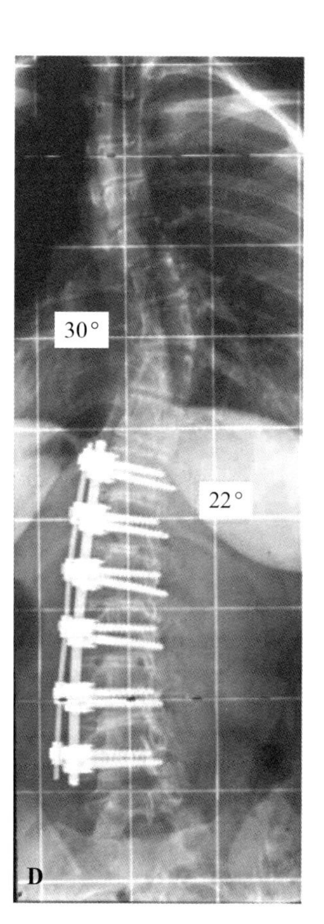

▲ 图 81-3　胸腰弯选择性融合术

术前 X 线片（A 和 B）显示一个腰弯 77° 的 Lenke 6C 侧弯，结构性胸弯为 48°。前路双棒内固定术后 2 年 X 线片（C 和 D）显示融合范围为 T_{11}～L_5，腰弯矫正至 22°，胸弯自发性纠正至 30°。胸腰段后凸 16°（B）矫正至 3°（C）。

段的时候考虑，否则将影响患者长期生活质量。

对于胸腰双弯的患者进行选择性融合时，可以让 UIV 残留一些倾斜或者 UIV 选择在端椎下一个节段可以让胸弯获得更好的自发矫形，获得更好的冠状位平衡 [22, 23]。这种策略可能只适用于胸弯和胸腰弯 / 腰弯度数不严重且柔韧性好者。

选择 LIV 时，选择完全平行的椎间盘的上一个椎体还是选择已经进入腰骶弯的第一个椎体尚有争议。此时，通常需要决断 LIV 选择 L_3 还是 L_4。当选择完全平行的椎间盘的上一个椎体作为 LIV 时，可能会导致 LIV 远端椎间盘楔形变。此时，需要考虑以下几个问题，包括腰弯的柔韧性，更重要的是远端腰骶弯的柔韧性。当选择融合到 L_3 时，Bending 片上 L_4 应该接近水平化或者与水平线平行。当术后 L_4 存在残留倾斜，尤其是此时 L_3 水平时，将导致 $L_{3/4}$ 椎间盘楔形变。如果 LIV 术前有明显旋转也将导致明显的远端椎间盘楔形变 [24]。

五、手术

（一）入路

患者术中体位和入路详见 17 章。一般来说，患者取侧卧位，凸侧朝上。预定 UIV 正上方的肋骨作为入路的解剖标志。如果打算做 T_{10}～L_3 的融合，通常在第 9 肋骨水平进行开胸手术。肋骨剪碎后可以植入椎间隙。

显露脊柱后，在每个融合节段进行彻底的椎间盘切除。切除椎间盘时，可以先在纤维环上切一个方形口，然后用咬骨钳掏出纤维环和髓核。沿着骨膜作切开终板，用 Cobb 撑开器从椎体上剥下终板，年轻患者的终板很容易剥离。整个软骨板可以被切除，包括后纤维环和对侧纤维环。AIS 患者不需要切除后纵韧带（posterior longitudinal ligament，PLL），纤维环和髓核切除后，脊柱就可以获得很好的柔韧性。可以在椎间隙置入促凝药止血。

（二）置钉

使用单棒时，椎体钉进钉点选在椎体中心。将螺钉穿过 staple，以防止其在冠状位上移位。开路器通过 staple 上的孔在椎体上开孔，将螺钉通过 staple 置入椎体内，并穿破对侧皮质，以获得双皮质固定。使用测深器测量钉道长度，也可以使用游标卡尺测量椎体的宽度以确定螺钉长度。多个解剖学研究报道了 AIS 患者椎体的宽度，这些数据可以作为选择螺钉长度的参考。双皮质固定非常必要，尤其是使用双棒系统时，双皮质固定可以获得更好的矫形效果。钉道应该和终板平行，置钉时去除椎间隙的促凝药，直视终板。在冠状面上，头尾两侧的螺钉要向侧弯顶点偏斜，以允许矫形时螺钉在冠状位上少许移位。了解每个椎体旋转情况，根据旋转调整进钉方向，以确保每枚螺钉均置入椎体中心。由于椎体旋转，与端椎相比，顶椎的螺钉进钉点应该偏后，置钉方向应该偏前。

使用双棒时，staple 或盖板上有两个孔容纳螺钉（图 81-4 和图 81-5）。先置入后侧螺钉，进钉点紧贴椎体后缘，钉道应该和椎体后缘皮质平行。随后置入前侧螺钉，钉道应该稍微向后侧倾斜，以便两枚螺钉形成三角形结构，获得更大的抗拔出力（图 81-6）。

（三）矫形

螺钉应该排列整齐，防止置棒时螺钉发生侧方偏移。确定螺钉位置良好后，分两步置棒。首先，在椎间植入物植入前安装第一根棒，防止椎间植入物阻碍矫形；然后，置入椎间植入物；最后再安装第二根棒矫形。笔者倾向于先安装前侧棒（图 81-7），然后再置入椎间植入物，最后安装后侧棒。通过凸侧加压完成侧弯的矫形和恢复前凸。椎间植入物应该置入椎间隙前侧，可以使用前凸型钛网（图 81-11D）以获得最大限度的前凸恢复。在冠状面上，椎间植入物应该放置在凹侧，已获得更好的冠状面矫形。使用双棒时，可以不使用椎间植入物。笔者只在前凸恢复不理

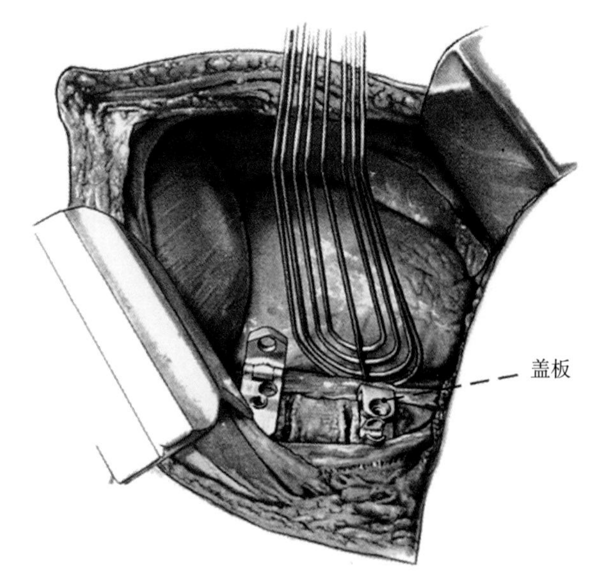

▲ 图 81-4 胸腰椎 / 腰椎前路手术切口图示
椎体上安装 2 个盖板

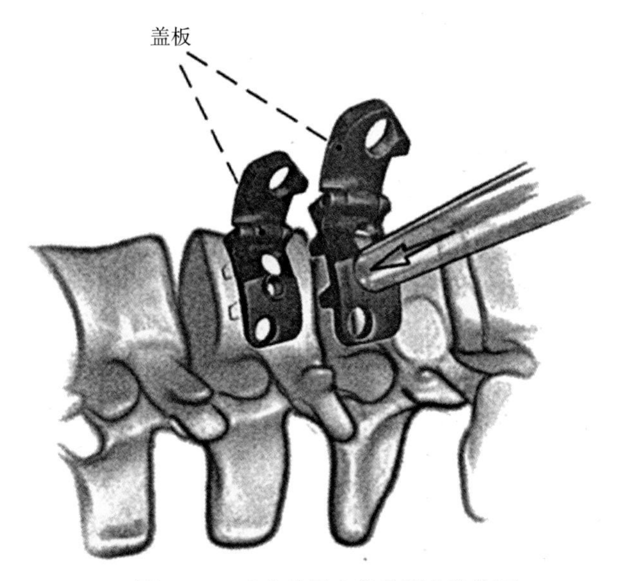

▲ 图 81-5 术中使用定位装置安装盖板

想的患者中采用椎间植入物。

根据腰前凸弯棒，通过转棒矫正冠状面畸形和恢复矢状面前凸。T_{10}～L_1 相对平直，T_{12}～L_1 开始出现前凸，L_2～L_3 的前凸最大。使用单棒时，先置棒，然后再置入椎间植入物，随后逐节段加压，纠正冠状面畸形并固定椎间植入物。序贯加压可以获得满意的冠状面矫形效果。应该避免过度矫形，

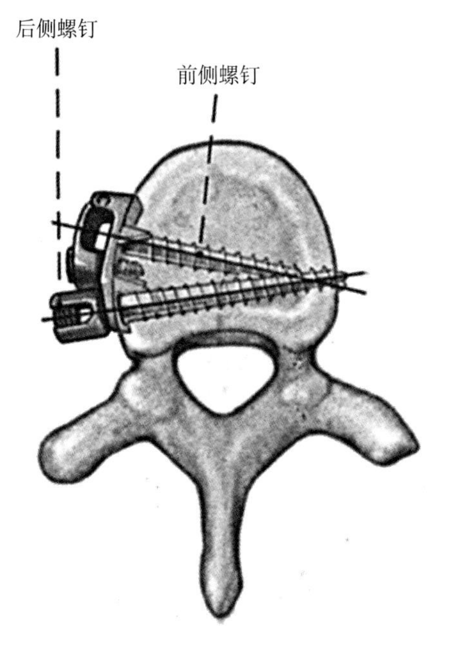

▲ 图 81-6　双螺钉固定

两枚螺钉应该交汇以获得更好的固定力。后侧螺钉与椎体后壁平行，前侧螺钉尖部指向后侧螺钉尖部

否则固定节段远端椎间盘将发生楔形变。当同时合并胸弯时，可能出现冠状位失衡。UIV 可以保留一定的倾斜度，有助于防止冠状位失衡的发生。

使用双棒有几种不同的矫形方法。笔者倾向于首先在后侧螺钉上置棒，然后将棒旋转 90° 以获得冠状面和矢状面的矫形（图 81-7）。随后在预定节段置入前路支撑装置和咬碎的自体骨（图 81-8），然后再加压（图 81-9）。后侧棒应该在加压前置入，可以维持矫形且增加内固定整体强度。也可以将起子安装在前侧的螺钉上，后侧螺钉上棒时可以将起子转向前方协助矫形。使用起子作为辅助后，后侧的棒可以根据中腰段生理前凸弯出相应的弧度，且能保持胸腰交接区矢状位平衡。对于僵硬的侧弯，去旋转时使用细棒可能会引起棒变形。后侧棒置入后，应该用上述提到的方法辅助矫形，以获得理想的矫形效果。

脊柱侧弯手术的目的主要是矫形和融合。若想获得腰椎前柱的坚固融合，需要将椎间盘和终板完整切除。胸改时切下的肋骨剪碎后可以填入椎间隙（图 81-8）。自体骨通常不足以填满椎间隙，还需要异体骨填充或者使用人工骨。

矫形完成后，内固定应该贴合 3D 矫形后的脊柱形态（图 81-10）。

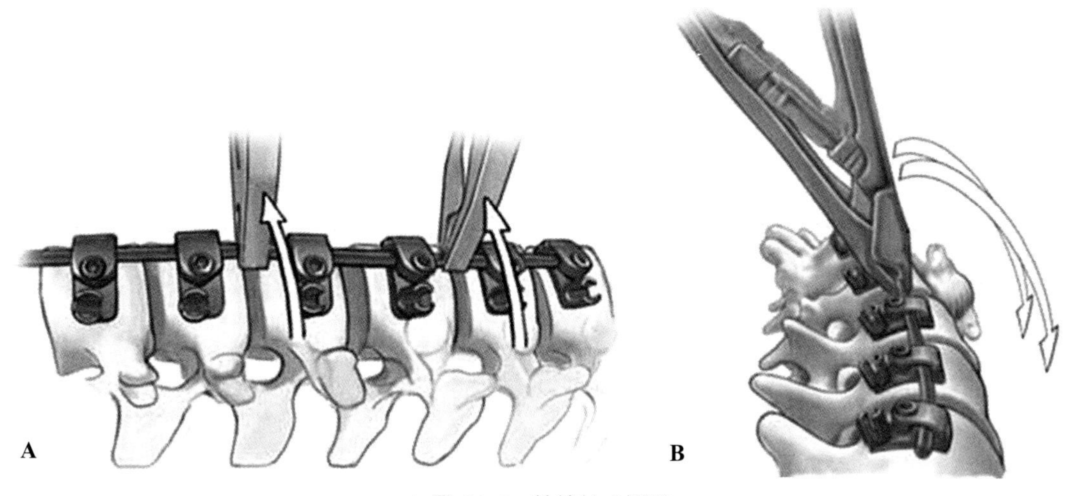

▲ 图 81-7　转棒技术矫形

棒预弯，沿着脊柱纵轴选择（A）。棒置入盖板，不锁紧。两个持棒钳持住棒，将胸后凸和腰前凸转至正确的位置（B）。该操作需要脊柱良好的柔韧性

首先将胸膜缝合，缝合后的胸膜应该覆盖内固定，低切迹的内固定可以被胸膜很好地覆盖。将肋软骨固定在内侧，置入胸管，将胸管固定在皮肤上。用 1 号可吸收线固定肋骨，将肋骨骨膜缝合。缝合腹直肌后鞘，然后逐层缝合腹外斜肌和背阔肌。

胸管流出浆液且每 12 小时引流小于 80ml 时，可以拔除胸管。如果胸膜缝合严密，通常术后 2～3 天可以拔除胸管。患者可以早期活动和进食，不需要支具保护。在坚强的前方融合完成前，胸骨活动通常受限。一般来说，术后 4～8 个月前方融合可以完成。

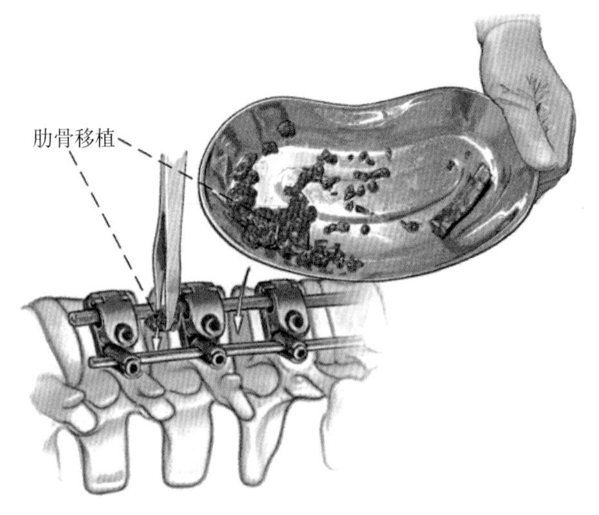

▲ 图 81-8　转棒后、加压前，将肋骨置入椎间隙，松质骨（箭）可以促进融合。在置入第二根棒之前，置入前路结构性支撑物，可以获得更好的前凸，使得内固定更牢固

六、疗效

（一）冠状面矫形效果

前路手术的冠状面矫形效果是不用担心的，只要松解到位，使用双棒系统可以获得接近 100% 的矫形率（图 81-11）。但是有些患者同时还有较为僵硬的次发弯，这些患者不适合完全矫正主弯。否则，次发弯无法自发矫正，容易发生冠状面失平衡（图 81-12C 和 D；图 81-13B 和 C）、远端叠加现象以及邻近节段椎间盘楔形变。选择性融合必须达到：冠状位平衡和 C_7 中垂线通过 S_1 中点的目标（图 81-11）。如果能够获得肩部平衡和腰线对称则更好。

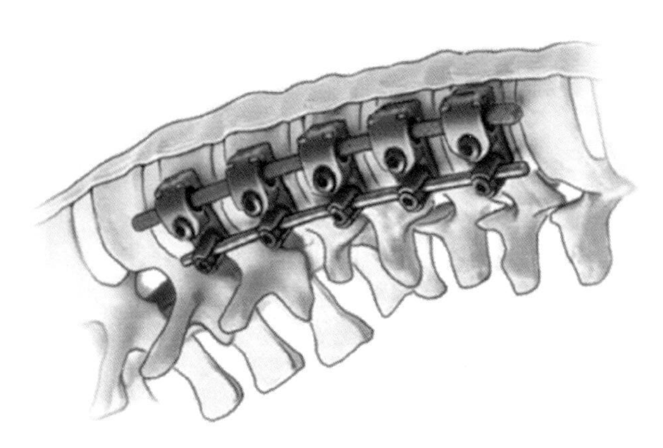

▲ 图 81-10　矫形完成后的内固定位置

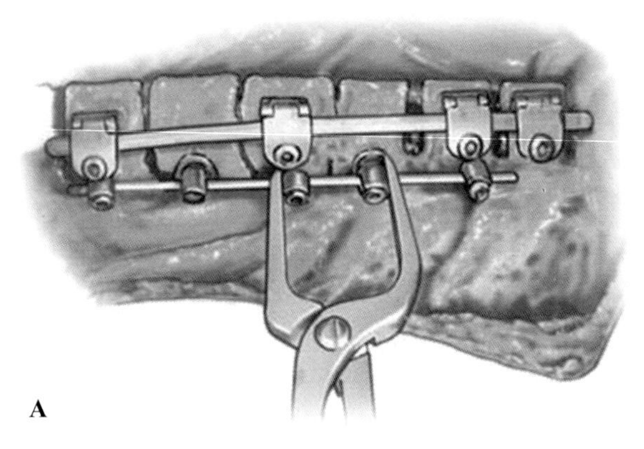

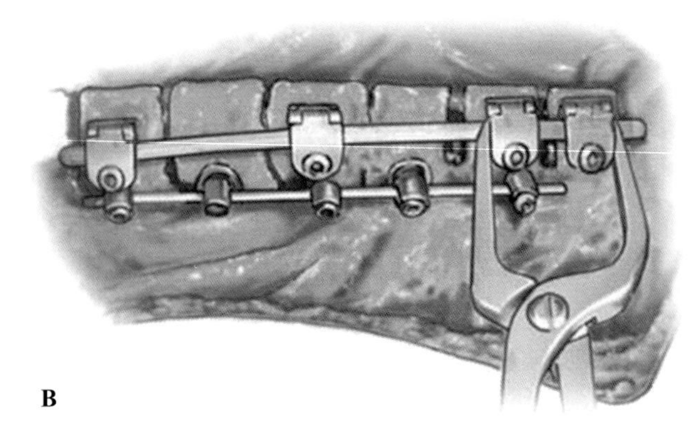

▲ 图 81-9　加压矫形：通过节段性加压矫正畸形。根据畸形形态，可从前侧（A，制造后凸）或后侧加压（B，制造前凸）。双棒锁定后可以抗旋转。矫形主要来自于加压和转棒

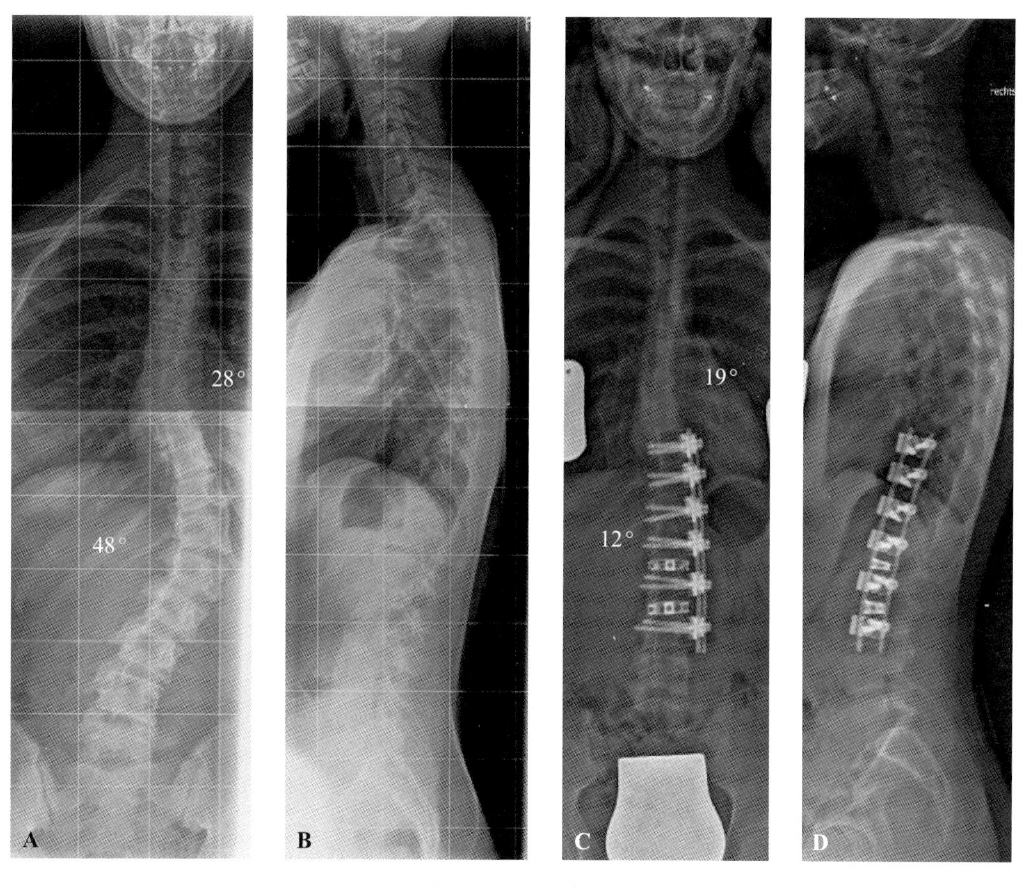

▲ 图 81-11　双棒系统

术前 X 线片（A 和 B）显示 48° 的胸腰弯和 28° 的胸椎代偿弯。前路矫形术后 2 年 X 线片（C 和 D），固定范围 T_{10}～L_3、L_1～L_2、L_2～L_3 前路支撑性融合

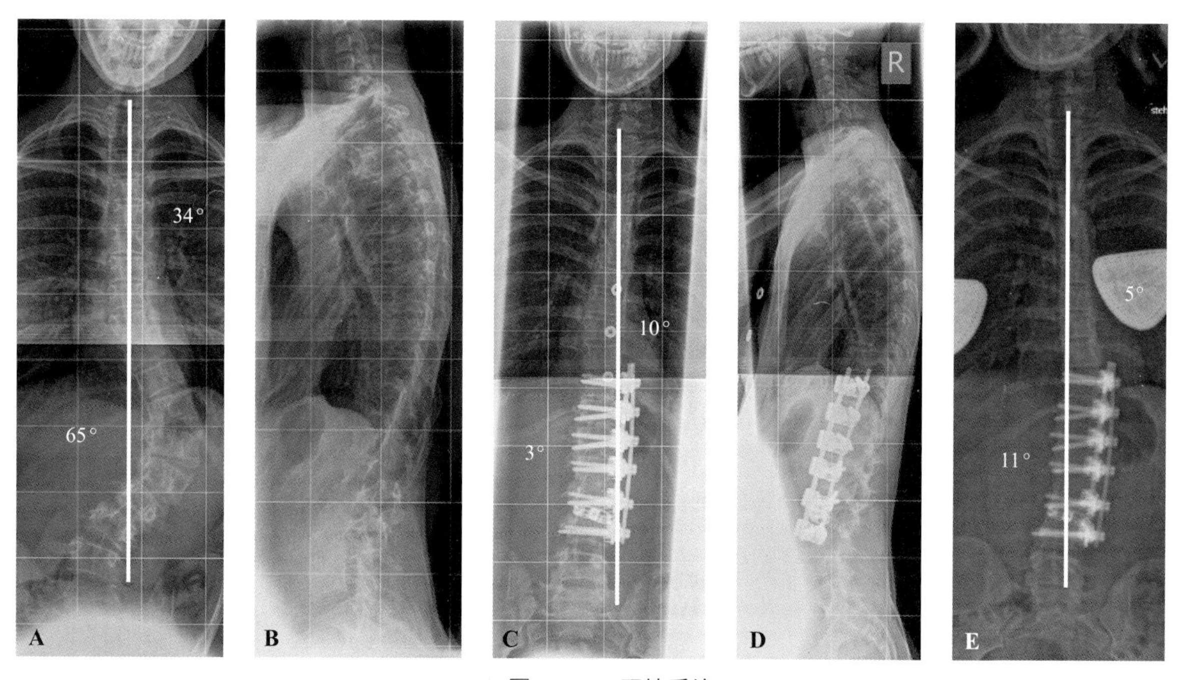

▲ 图 81-12　双棒系统

术前 X 线片（A 和 B）显示 65° 的胸腰弯和 34° 的胸椎代偿弯。前路矫形术后 2 年 X 线片（C 和 D），固定范围 T_{11}～L_4、L_3～L_4 前路支撑性融合。术后即刻躯干倾斜向左侧（C），24 个月后躯干倾斜消失（E）。24 个月后 T_{10}～T_{11} 椎间盘发生楔形变（E）

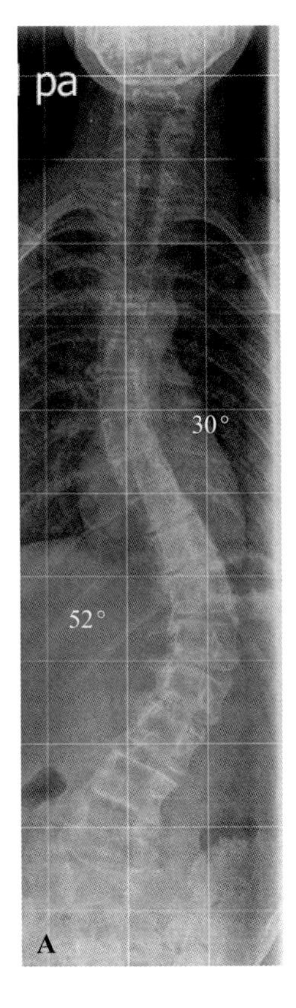

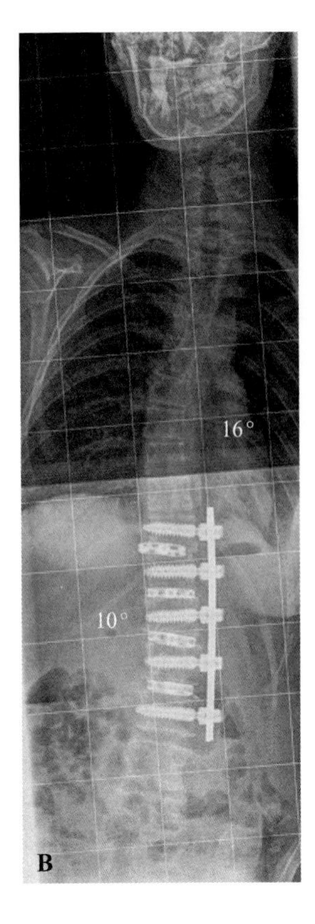

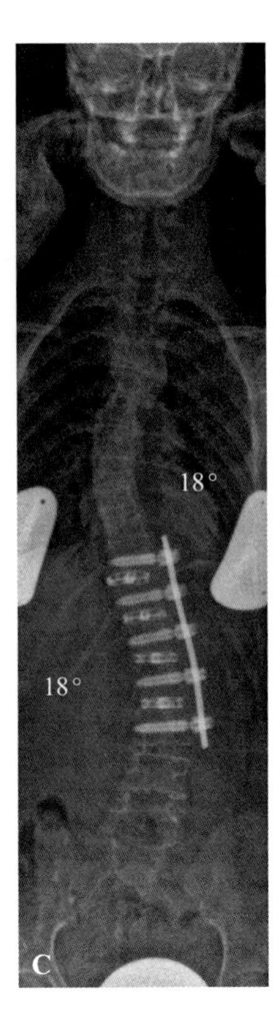

◀ **图 81-13　前路单棒矫形内固定加前路支撑性融合**

术前 X 线片显示 52° 的腰弯（A）和 30° 的胸椎代偿弯。术后即刻腰弯 11°，胸弯 16°，躯干严重左倾（B）。前路矫形术后 2 年 X 线片显示脊柱重新平衡（C）。C_7 中垂线位于骶骨中心，L_3～L_4 椎间盘楔形变（C）。腰椎侧弯从术后即刻的 10°（B）进展到 18°（C）

Sanders 等发现，选择性融合时，次发胸弯自发性矫正的前提是，次发弯较柔韧、腰主弯 / 胸弯 Cobb 角比值≥ 1.25。同样，发育较成熟的患者长期疗效更好 [26]。

（二）矢状面矫形

采用柔性内固定，如 Dwyer-Zielke 系统，术后会发生后凸。这种后凸发生在胸腰交界区或腰椎，显著影响疗效。相比之下，双棒系统加椎间结构性支撑可以很好地恢复矢状面生理形态 [27]。

多项研究表明，双棒系统可以有效矫正胸腰段或腰椎的过度后凸和过度前凸 [23, 28-31]。单棒系统也可以获得相似的效果，但是需要使用钛网。另外，Zhang 等报道，前路结构性支撑也可以帮助单棒系统获得较好的矢状面形态。

（三）去旋转效果

前路矫形术可以获得良好的去旋转效果，患者术后可以获得较好的外观。研究表明，顶椎可以获得超过 50% 的去旋转 [28]。现代内固定系统和矫形技术，在获得良好去旋转的同时并不增加胸腰段后凸的发生率。

胸腰椎 / 腰椎后路内固定系统配合直接去旋转技术可以取得与前路手术相似甚至更好的疗效，顶椎可以达到 65% 的去旋转率 [32, 33]。直接去选择技术可能引起平背，但是对腰椎的矢状面形态无影响，因为腰椎已经被固定融合 [33]。

（四）与后路矫形术的比较

多个研究比较前路和后路手术矫正胸腰椎 / 腰椎脊柱侧弯的疗效（表 81-2）。早期后路内固定系统为全钩或钩钉混合系统，疗效无法与前路矫形术相比。与前路的“Cobb-Cobb”融合方式相比，后路手术融合范围更长 [34, 35]。

后路内固定系统的发展，尤其是椎弓根螺钉的使用，使后路手术的融合范围显著减小，基本可以做到从端椎融合到端椎，与前路融合范围类

表 81-2　前后路手术比较

内　容	前路手术	后路手术
适应证	胸腰弯 / 腰弯	胸腰弯 / 腰弯
近端融合椎	上端椎	上端椎
远端融合椎	下端椎	下端椎（没有明显的倾斜和移位）
矫形策略	转棒和加压	凸侧加压 转棒 直接去旋转
缺陷	• 需要入路医生帮助 • 患者可以看见切口 • 需要放胸管 • 切断交感神经导致双下肢皮温不对称 • 翻修手术困难	• 有时需要融合至下端椎以下 • 椎旁肌功能异常

似[36-38]。最近的研究表明，前路手术较后路，融合节段稍略短，可以多保留一个活动节段[39]。不可忽视的是，融合节段过短，LIV 远端椎间盘容易发生楔形变和早期退变。

最近的 Meta 分析显示前后路手术的冠状面矫形效果相似[40-42]。Franic 等发现前路平均矫正率为 66%，后路为 61%[40]。两种入路均可获得满意的矫形效果。

前路和后路手术的矢状面矫形效果也相似。后路手术看起来具有更好的腰椎前凸恢复能力。相反，前路手术可以更好地纠正平背。尽管全椎弓根系统不会再产生平背效应，但是前路手术仍具有比后路手术更好的胸椎后凸恢复能力[1, 40, 43]。

后路手术术中出血量明显多于前路手术。Franic 等的 Meta 分析发现后路手术出血量几乎是前路手术出血量的 2 倍［（921 ± 321）ml vs.（442 ± 220）ml］[40]。这些数据和笔者临床经验也是相符的。

前路手术会显著降低患者术后 3 个月内的肺功能。2 年后，肺功能可以恢复到正常水平。尽管前路术后早期肺功能的下降不影响长期疗效，但是后路术后肺功能的好转却可以对长期疗效造成更积极的影响，尤其是在发育期的青少年，这种意义更大[1, 44]。

前后路手术均能取得较好的疗效，术式的选择主要取决于医生的经验和患者的意愿。前路手术并发症高，技术要求高，而且患者很容易就看到瘢痕，增加心理压力。现今，后路手术仍是医生和患者的首选。

七、并发症

近年来，前路和后路的手术并发症均逐渐减少。前路手术主要的并发症是肺部并发症，如肺不张、肺炎、拔管后气胸。后路手术发生率最高的并发症是切口感染，而切口感染在前路手术中很少发生。前路手术的神经并发症发生率也很低，低于 0.5%[45, 46]。

最常见的骨科并发症包括假关节合并内固定失败、矫形丢失、腰椎前凸丢失而导致的矢状面失平衡、远端叠加现象，以及选择性腰弯融合术后胸弯进展。

（一）假关节

第一代前路内固定系统，如 Dwyer-Zielke 系统，假关节和内固定并发症发生率很高。当代内固定系统，尤其是双棒系统具有很高的强度，极少发生假关节。早期报道使用单棒系统加椎间自体肋骨粒填充，假关节发生率高达 40%。患者术后必须佩戴石膏或支具来减少假关节和内固定失败的发生率。现在，前路单棒系统联合前路结构性支撑融合和双棒系统可以取得与后路全椎弓根系统相似的低假关节发生率。在大多数文献中，假关节发生率不足 1%，前路单棒系统较高，达到 5.5%[47-49]。

尽管内固定的选择能够显著影响矫形效果和内固定相关并发症的发生，但是假关节的发生与否并不仅仅与内固定强度相关。椎间盘去除的程度决定了是否提供足够的融合间隙。椎间盘应该完整去除，直到后纵韧带和凹侧纤维环。仔细地处理椎间隙、填充足够的骨移植物以及使用高强度内固定是坚强融合的关键。

（二）失代偿

胸腰 / 腰主弯合并代偿性胸弯（Lenke 5C）行选择性融合时，需要仔细评估胸弯的柔韧性。Schulte 等指出在前路选择性胸腰弯 / 腰弯融合时，胸椎旋转增加 30%（影像学评估）或 28%（scoliometer 评估）。Lenke 5C 型患者选择性融合较 Lenke 1B 或者 1C 的患者遇到的挑战更大。与腰弯相比，胸弯更加僵硬，自发性矫正不明显。

胸弯 Bending 位片上＜ 25° 或者 T_{10}～L_2 后凸＜ 20°，可以归于 Lenke 5 型，是选择性融合的适应证。对于胸弯 Bending 位片上＞ 25° 或者 T_{10}～L_2 后凸＞ 20° 的 Lenke 6 型患者，只要符合条件，也可以行选择性融合 [51]。

Sanders 等回顾了失代偿的危险因素，他们认为胸弯＜ 40°，且末次随访冠状面和矢状位平衡就可以认为效果良好。这些效果良好的患者较效果不好的患者胸弯 Cobb 角更小（40° vs. 49°），且胸腰 / 腰弯 Cobb 角与胸弯 Cobb 角比值＞ 1.25，Bending 片上胸弯＜ 20°。另外，三角软骨闭合的患者，效果也更佳。

另外一些研究指出，选择性融合的患者随访中出现剃刀背和椎间盘楔形变加重。

Wang 等 [52] 回顾了 35 名行选择性融合的 Lenke 5 型患者资料，腰弯从 46° 矫正至 10°，胸弯从 30° 自发性矫正到 17°。大多数患者胸弯度数较小，且符合 Sanders 的标准 [26]。作者还注意到端椎邻近的椎间盘楔形变，但是这种现象的远期影响还不得而知。Sataka 等试图预测前路选择性融合后的椎间盘楔形变，发现术前邻近椎间盘平行或者 LIV 未包含在融合节段的患者术后椎间盘楔形变发生率高。尽管椎间盘楔形变在前路矫形术后时有发生，但是大多数医生认为，与刻意延长一个节段相比（通常在 L_4），楔形变程度小于 10°～15° 可以获得更好的临床效果。椎间盘楔形变的自然是需要更长期的随访来观察。

（三）少见并发症

少见并发症包括腹膜后瘢痕引起的肾积水、脾脏损伤、股动脉损失伤及深静脉血栓形成。这些并发症在成人更常见。置钉时需要远离椎管，但也要避免损伤腹腔内器官。

八、总结

前路矫形内固定可以有效矫正三维畸形，远期疗效良好。然而，随着后路内固定系统的发展，能够开展前路手术的医生越来越少。前路手术的“端椎 – 端椎”融合策略被认为可以节省融合节段，但是后路全椎弓根系统的出现使这个优势不再明显。仔细地评估胸弯的柔韧性和度数是选择性融合成功的关键。随着对内固定生物力学特性的了解增加，新的内固定系统可以提供更好的强度，有助于减少胸腰段后凸和假关节的发生。单棒系统的假关节发生率较高，主要是固定强度不足和椎间盘去除不充分。完整切除椎间盘、使用前路支撑性移植物和双棒系统可以显著减少假关节的发生率。

如今，后路手术成为主流，与前路手术相比，患者无法看到自己的切口，心理压力小，并且手术时间短、住院天数少，而效果也类似。

不管是前路手术还是后路手术，手术微创化都是发展趋势，患者创伤小、住院时间短，可以早期恢复正常生活。

严重且被忽视的脊柱畸形治疗策略

Strategies in the Management of Severe and Neglected Deformities

第82章

Oheneba Boachie-Adjei　Kwadwo Poku Yankey　著
王　征　赵晓蕾　译

一、概述

在世界范围内，尽管未经治疗的特发性脊柱畸形很常见，但发达地区能够对该病进行早期筛查并提供足够的干预措施，从而使患者得到及时治疗。严重且被忽视的脊柱畸形在医疗资源匮乏地区更为普遍[1]。临床医生必须利用有限的资源治疗极为复杂的畸形，同时处理相关的严重并发症，这绝对是极具挑战的难题。在多数情况下，外科医生志愿者都曾到访这些地区，希望帮助治疗此类畸形患者，但常因准备不足或缺乏治疗经验而陷入困境。那些严重且被忽视的脊柱畸形患者的自然病史常常不清楚，特别是儿童期发展成脊柱侧弯的患者比青少年或成人时期发展成脊柱侧弯的患者预后要差得多[2, 3]。

数年前，Nilsonne 与 Lundgren 报道特发性脊柱侧弯的年轻患者死亡率有所增加[4]。他们发现，早发性脊柱侧弯（early-onset scoliosis，EOS）患者比青少年特发性脊柱侧弯（adolescent idiopathic scoliosis，AIS）患者的预后更差。针对 AIS（不包括 EOS）远期预后的研究发现，AIS 是一种相对良性的疾病[3, 5]。20 世纪实施的校园筛查计划提高了脊柱侧弯早期检出率，使得 EOS 与 AIS 的鉴别更加准确。

在欠发达或发展中国家，严重且未经治疗的成人脊柱侧弯畸形很罕见，因为大多数患者死于严重的并发症（图 82-1）。最常见的死亡原因是限制性肺部疾病合并肺心病引发的心肺并发症。

文献报道，脊柱融合手术治疗 AIS 有一个最主要的适应证，即只有在侧弯角度超过 45° 并且由于社会孤立导致生活质量下降时，才考虑实施融合手术。因此，当 AIS 患者因畸形而不愿游泳或参加社交活动时，应考虑手术治疗。但是，手术的决策必须由患者而非外科医生决定，Ward 等采纳并推广了这种有循证医学的治疗原则[5]。然而，大多数严重且被忽视的脊柱侧弯患者都需要治疗。

对于快速进展和严重的脊柱畸形治疗需要特殊的手术技巧和一支多学科专家团队，包括麻醉医生、重症医学专家、肺病专家、营养师、社会工作者和心脏病专家。在进行任何复杂外科手术之前，都需要进行全面的术前评估，改善患者健康状况。大多数畸形都已经超过接受矫形手术的适应证，保守治疗没有意义。

未经治疗脊柱畸形的患病率

斯堪的纳维亚地区有两项针对未经治疗的脊柱侧弯影响的研究，一项来自于斯德哥尔摩[5]，

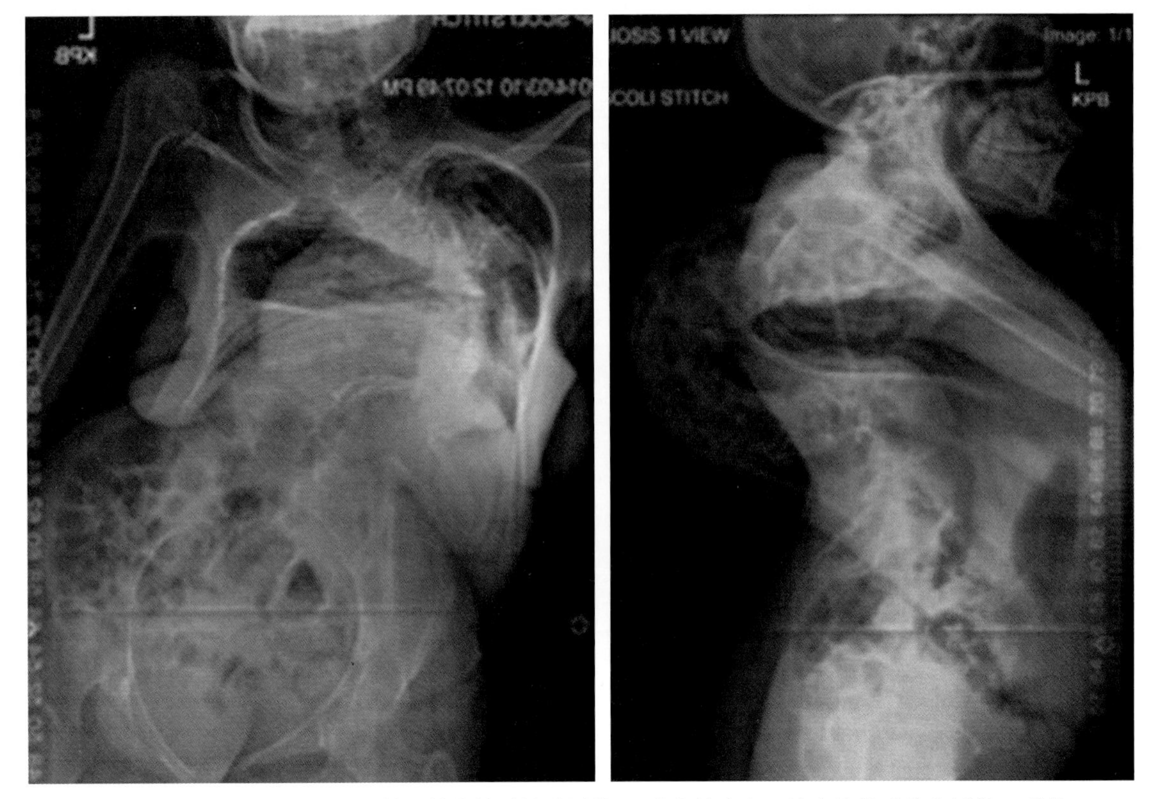

▲ 图 82-1 未经治疗的严重特发性脊柱后凸畸形的 27 岁女性患者，站立位前后位和侧位 X 线片
患者最终死于严重的心肺疾病

一项来自于哥德堡[6]。这些研究表明，未经治疗的脊柱侧弯患者的死亡率高于普通人群。如今发达国家患者容易获得有效治疗而尽早就医，即便采用保守方法进行长期随访，也能够在侧弯进展之前接受及时治疗。但是在发展中国家，由于贫穷、缺乏专科护理及不良的就医习惯，患者通常拖延治疗导致畸形发展严重。并且发展中国家的患病率数据也非常有限。例如，在非洲，针对复杂脊柱畸形治疗的研究报道很少[1, 7–9]。文章中报道的病例可能仅代表该地区未经治疗的复杂畸形患者中的很少一部分。

二、临床表现

严重且被忽视的特发性脊柱侧弯通常存在明显的脊柱畸形（图 82-2）。病史应记录畸形的发生及其进展时间（图 82-3）。患者可能存在因限制性肺疾病导致呼吸困难的病史，也可能存在因畸形引起的疼痛，或是肋骨撞击骨盆引起的疼痛。脊髓受压会出现步态异常、消化道及膀胱功能障碍。病史还应该完整记录患者的并发症情况。大多数患者存在营养不良，需要评估患者既往的营养状况，应该对患者进行系统的病史询问。

通过体格检查，可以确定人体测量参数，包括体重、身高、臂展和 BMI。我们临床中发现，在确定 BMI 时，可以用臂展代替身高[10]。神经系统评估包括四肢的感觉、运动和反射，同时应检查患者是否存在踝阵挛、Babinski 征、异常反射及异常步态。严重脊柱畸形患者容易出现神经功能障碍，同时可能存在胸壁畸形，包括鸡胸和漏斗胸。患者常存在双肩不等高（图 82-2）。检查脊柱侧弯患者的外观时最好从背后进行观察，可能会发现肩胛骨突出和侧方皮肤皱褶增加（图

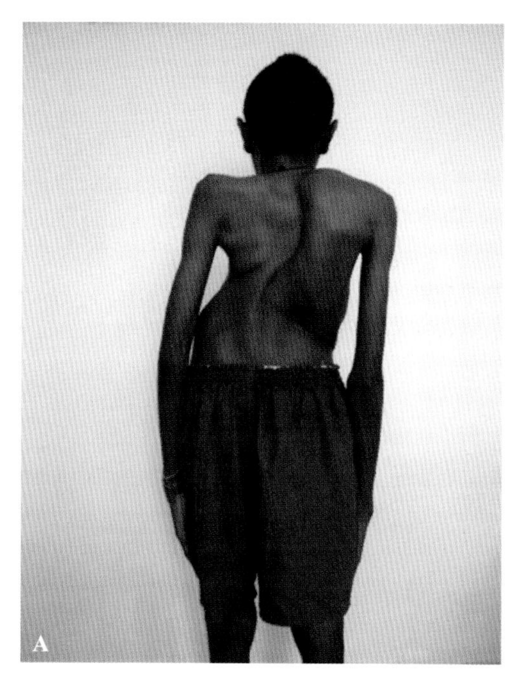
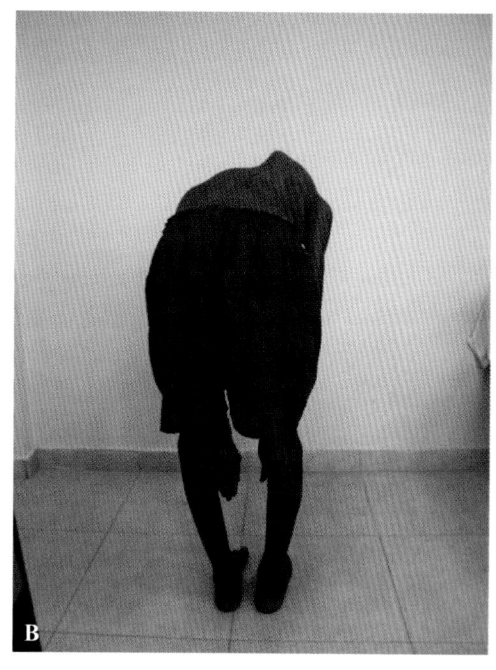

▲ 图 82-2　严重脊柱畸形患者
A. 躯干偏移和双肩不等高；B. 躯干旋转畸形

82-2）。通过测量 C_7 铅垂线与臀裂之间的水平距离评估冠状位平衡，通过测量脊柱侧弯顶点到臀裂垂直线的距离评估躯干倾斜，躯干前屈时采用侧弯测量仪评估脊柱旋转角度，用手对头、颈部施加轻柔的牵引力或者要求患者向身体两侧侧曲来确定脊柱柔韧性（图 82-4A）。严重且被忽视的脊柱畸形患者可能是僵硬型脊柱侧弯，需要进行全身系统查体。

三、诊断研究

普通射线成像：常规前后位（anteroposterior, AP）和侧位 X 线片仍是首选方法，可用于评估侧弯程度（curve magnitude，CM）。在评估冠状面 Cobb 角、冠状位平衡和双肩不等高时，需要拍摄前后位 X 线片；在评估矢状面 Cobb 角、矢状面垂直轴（sagittal vertical axis，SVA）和骨盆参数，如骨盆入射角（pelvic incidence，PI）、骶骨倾斜角（sacral slope，SS）和骨盆倾斜角（pelvic tilt，PT）时，需要拍摄侧位 X 线片。侧方 bending 位 X 线对评估严重的主弯作用不大，但有时可以评估冠状面次弯的柔韧性。手法牵引仰卧 AP 位 X 线片更适合评估严重冠状面侧弯的柔韧性，需要两个人来实施，一个人牵拉患者腿部，一个人牵拉头部（图 82-4B），施加以最大可承受的拉力。过伸牵引侧位 X 线片可以评估矢状面的柔韧性。

CT（图 82-5）可以更好地显示骨骼解剖结构，而 3D 重建图像则可以清晰地显示畸形特征和椎间盘解剖结构（融合或不融合），并排除先天性骨发育畸形。

MRI（图 82-6）对于排除以下病变很有必要，如脊髓压迫、脊髓信号异常、Chiari 畸形、脊髓空洞、脊髓栓系及其他脊髓异常表现[11]。对于所有严重脊柱侧弯的患者，建议行全脊柱（即颈椎、胸椎、腰椎）MRI。

其他重要的常规检查包括超声心动图和肺功能检查（pulmonary function test，PFT）。超声心动图可用于确定心脏的射血分数、肺动脉压力和右心衰竭。所有严重的脊柱畸形患者都应该检

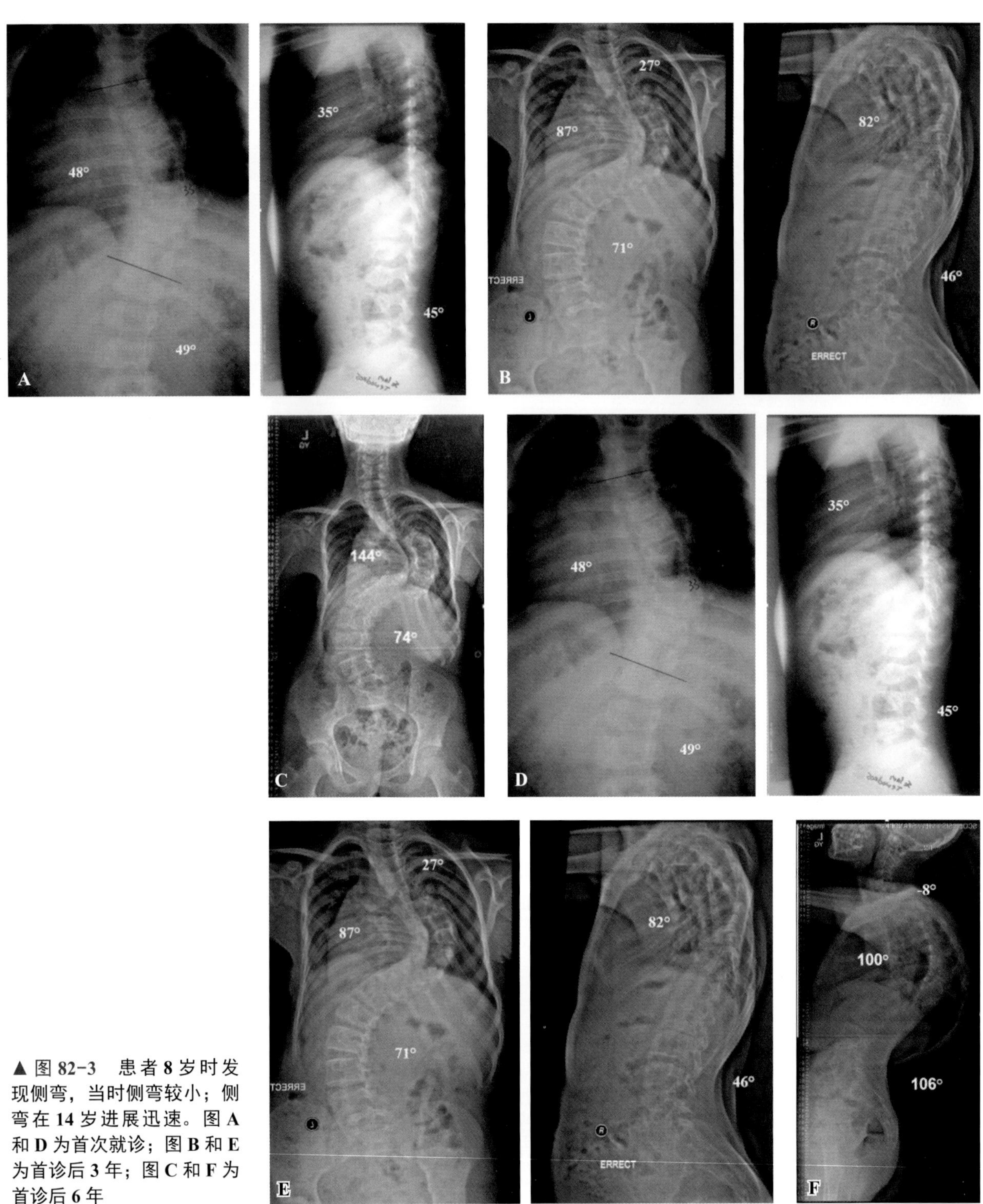

▲ **图 82-3　患者 8 岁时发现侧弯，当时侧弯较小；侧弯在 14 岁进展迅速。图 A 和 D 为首次就诊；图 B 和 E 为首诊后 3 年；图 C 和 F 为首诊后 6 年**

查肺功能，因为这些畸形会影响肺功能，这点非常容易被忽视；尤其是畸形累及胸椎的患者。肺功能的三个主要参数是 FVC、FEV_1 和总肺活量。根据我们的经验，FVC 低于 40% 的患者往往术后预后不佳，尤其是同时进行胸廓成形术。我们会让此类患者接受几周的 halo 环重力牵引（halo-gravity traction，HGT），以明显改善肺功能。对于那些接受 HGT 后 FVC 仍然低于 40% 的患者，我们应当计划术后立即气管切开，并延迟拔管。

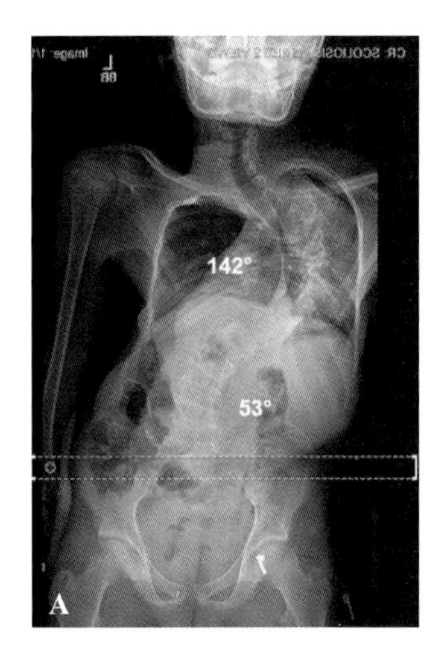

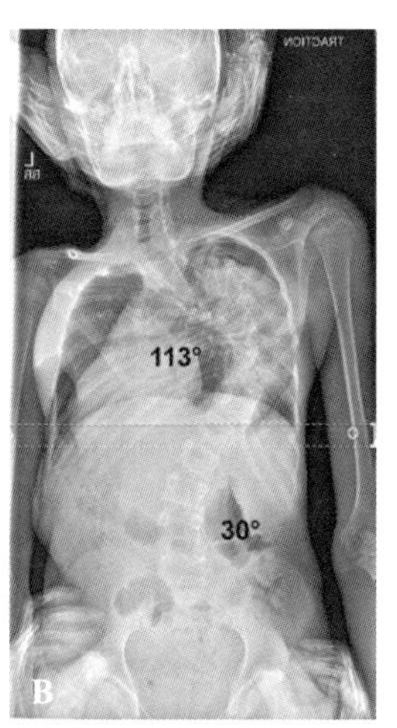

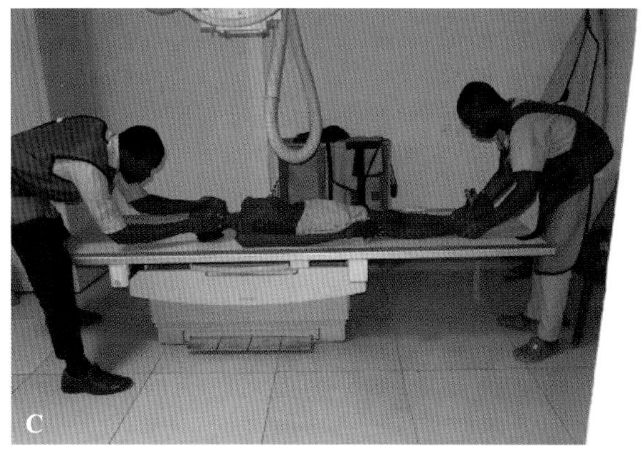

▲ 图 82-4　A. 牵引前站立位 X 线片；B. 牵引下仰卧位 AP 位 X 线片；C. 对患者实施卧位手法牵引

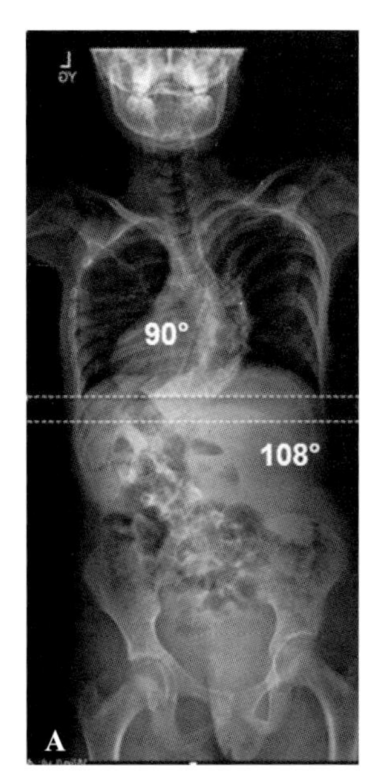

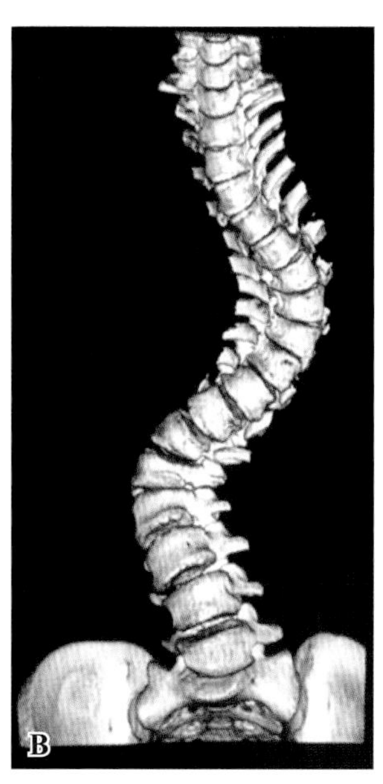

▲ 图 82-5　A. 严重特发性脊柱侧弯患者的站立位 X 线片；B. 同一位患者的三维 CT

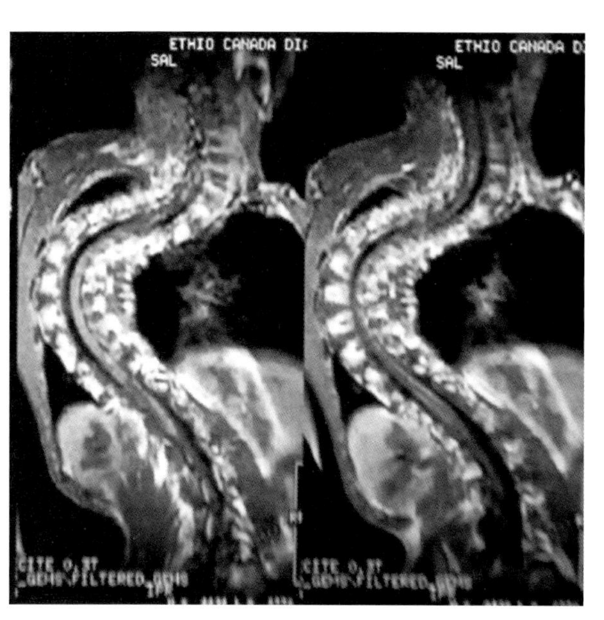

▲ 图 82-6　同一患者的 MRI

四、治疗选择

（一）非手术治疗

如果医生没有手术条件进行外科干预，这类未被处理、被忽视的特发性畸形最好不要接手。医学治疗包括经口营养支持。走路、游泳等规范的心肺功能训练有助于维持心肺耐力（cardiopulmonary endurance）。可以考虑使用患者能够负担的呼吸功能训练器材（如诱发性肺量计）。鉴于严重畸形的特点，我们处理过很多此类未被处理的畸形患者，他们常处于营养不良状态，需要在矫形手术前进行一段时间的营养支持治疗[7]。我们认为，营养状态不良是由于腹部受压（早期饱腹感）和肺功能代偿减低导致的体能减少所致。除了那些可能因肋骨骨盆撞击而有严重疼痛的患者和患有严重腰椎退变性疾病的未经治疗的成年患者，石膏或支具对此类患者没有作用。还可以通过镇痛、改善全身状况和躯干力量训练进行治疗。还有一种改善严重成人退变性胸腰椎、腰椎畸形的疼痛的“Schroth”治疗形式，包括物理治疗、姿势训练及躯干运动，但笔者对此经验很少。德国有一段时期内（20 世纪），侧弯角度已经超过 90° 的患者会寻求保守治疗。在 20 世纪 20 年代，大部分 Cobb 角超过 90° 的患者在 Katharina Schroth 中心接受治疗 [3]。

计划接受手术干预的未被治疗、被忽视的特发性畸形，术前 HGT 具有多个优点。采用这种方法治疗青少年和年轻成人能够改善他们的营养状态、肺功能及侧弯严重程度（curve magnitude，CM）。Nemani 和 Boachie 等 [7] 报道采用 HGT 治疗一组患者，冠状面和矢状面角度均有 30% 的改善。牵引治疗平均时间为 63 天，牵引重量从 20% 体重开始，每周增加 10%，在 4～6 周内增加至 50% 体重。作者发现除了部分需减轻重量导致头环牵引时间延长外，侧弯矫正平台期平均为 62 天。Boachie-Adjei 等系统回顾 429 例患者，发现手术并发症的危险因素包括畸形超过 100° 和采用三柱截骨 [1]。我们回顾本中心 92 例患者，发现 HGT 能够通过减少侧弯严重程度和三柱截骨的必要性，进而改善术前的风险预测 [7]。

我们中心近期研究表明 [9]：采用术前 HGT、后柱截骨（posterior column osteotomie，PCO）和内固定治疗能够获得与后路全椎体切除（posterior vertebral column resection，PVCR）非常接近的矫形效果。HGT 还能够为手术患者创造最佳的治疗时机，如提高体重指数（BMI）。这些术前风险因素可以采用 FOCOS 量表（图 82-7）进行量化。根据 FOCOS 评分，医生可以在术前介入采取措施降低评分，例如，改善营养提高 BMI、halo 牵引减少侧弯严重程度，以及必要时行三柱截骨。HGT 还能够改善 PFT，减少术后肺功能并发症。在部分患者中，还能够改善脊髓受累患者的神经功能。这些患者因素、手术因素和侧弯严重程度的综合优化最终会降低术后并发症的术前风险评分。对 HGT 治疗有效且 FOCOS 评分降低的患者，其手术并发症明显降低 [1]。halo 牵引相关的并发症发生率约为 34%，但大部分可以通过内科手段处理，无须放弃牵引 [7]。

在矫形手术中，脊髓存在损伤风险，尤其是在三柱截骨进入椎管内操作的过程中。在无脊髓监护条件下进行侧弯矫正，神经损伤发生率为 3.7%～6.9% [12, 13]。如果有脊髓监护，神经损伤发生率明显降低至 0.5% [14]。在发达国家，脊髓监护是标准措施，在治疗复杂脊柱畸形中具有重要作用。但是，在有很多此类被忽视的严重畸形患者的地区，情况并不一样。在没有脊髓监护的条件下，唤醒试验是术中评估脊髓功能最好的办法。

（二）手术治疗

对于严重的未经治疗和被忽视的特发性畸形，可以采用多种手术方法。最有效的方法包括采用脊柱后路截骨内固定矫形融合术，以及联合后路器械的前路脊柱融合术。内固定器械（如椎弓根螺钉）的使用，特别是与截骨术和（或）肋骨切除术一起使用时，减少了对联合手术的需求。后路三柱截骨术用于上述方法可能导致脊柱延长 / 伸展或因畸形矫正不足导致脊柱失代偿。

（三）后路手术

脊柱后柱截骨（posterior column osteotomie，PCO）、内固定矫形融合手术是一项技术安全、容易操作的手术，世界很多地区受过脊柱畸形训练的外科医生均能开展且能获得较好的结果。该术式是一期手术，操作简单，入路熟悉，并且手术时间、出血量较少。中度畸形、角度＜100° 、FOCOS 处于 1～3 级的畸形，这种入路均可以获得可接受的平衡矫正和满意的结果。对于类似 Omega 类型的侧后凸畸形，就需要使用组合式的矫形技术（使用多种矫正技巧，例如同时使用悬臂和平移技术）。这些病例中，三棒结构的卫星棒（overlapping rods）有助于在“基座螺钉”（foundation screws）上施加最小的力，获得满意矫形效果。此外，此类严重畸形的顶椎区域常合并解剖畸形，并不适合进行螺钉固定。顶椎

侧弯严重程度（最高 40 分）

- 选择两个弯中较大的进行评估
- 例如：如果冠状面侧弯 60°，矢状面侧弯 85°，那么畸形评分就是矢状面侧弯的 25 分。不要在冠状面弯上增加 10 分

冠状面侧弯（°）	评分
＜ 50	5
51～60	10
61～70	15
71～80	20
81～90	25
91～100	30
＞ 100	40

矢状面侧弯（°）	评分
＜ 50	5
51～60	10
61～70	15
71～80	20
81～90	25
91～100	30
＞ 100	40

患者因素评分，最高 20 分

BMI	评分
正常 BMI(18.5～25)	1
＞ 25	2
16.5～18.5	3
15～16.5	4
＜ 15	5

神经功能状态（ASIA）	评分
特发性	2
先天性、神经肌肉型、神经纤维瘤病型、综合征型	10

神经功能状态（ASIA）	评分
完全瘫痪	5
不完全瘫痪，残余感觉	5
不完全瘫痪，感觉存在，肌力减退	3
不完全瘫痪，感觉存在，肌力良好	1
正常	1

操作风险因素评分（最高 40 分）

融合节段	评分
1～4	2
5～7	4
8～10	6
10～12	8
＞ 12	10

截骨类型	评分
选择一项	
关节突截骨	1
SPO	5
PSO	10
VCR	20

手术操作	评分
单纯前路开放手术（如开胸手术、腹膜后手术、经胸腹胸腰椎前路手术）或联合后路肋骨相关手术（胸廓成形术、凹侧肋骨切除术）	10
所有后路涉及胸壁的手术（如胸廓成形术、凹侧肋骨切除术）	10

- 在多种截骨类型中，选择评分最高的一类
- 例如，患者接受 10 个节段的 SPO 融合、VCR 和胸廓成形术的评分
  - 融合节段：8 分；截骨：20 分（VCR）；胸廓成形术：10 分
  - 共计：38 分

▲ **图 82-7　FOCOS 风险分层评估系统。该评分方法参考了侧弯严重程度、患者因素及手术操作因素**

节段的 PCO 能够获得有效松解，进而矫正畸形。但须始终谨记，我们需要的是平衡矫形，水平的双肩及水平的骨盆（图 82-8）。我们尝试通过选择关键节段置钉，减少置钉密度和医疗费用，并获得三个平面的最优化、平衡矫形。对于已经接受牵引治疗的严重僵硬型畸形患者，我们在术中继续采用头颅和下肢进行牵引。切除肋骨不能改善矫正度数，但会增加总体并发症发生率及降低肺功能[9]。是否需要行凹侧肋骨切除和凸侧胸廓成形术取决于肋廓和肋骨的解剖位置。如果凹侧肋骨融合，就需要行肋骨切除，从而把僵硬的肋骨从脊柱上松解出来。与此类似，如果严重旋转的脊柱和肋骨阻碍显露脊柱，则需要行胸廓成形术。FVC ＞ 40%、非神经肌肉型患者能够耐受肋

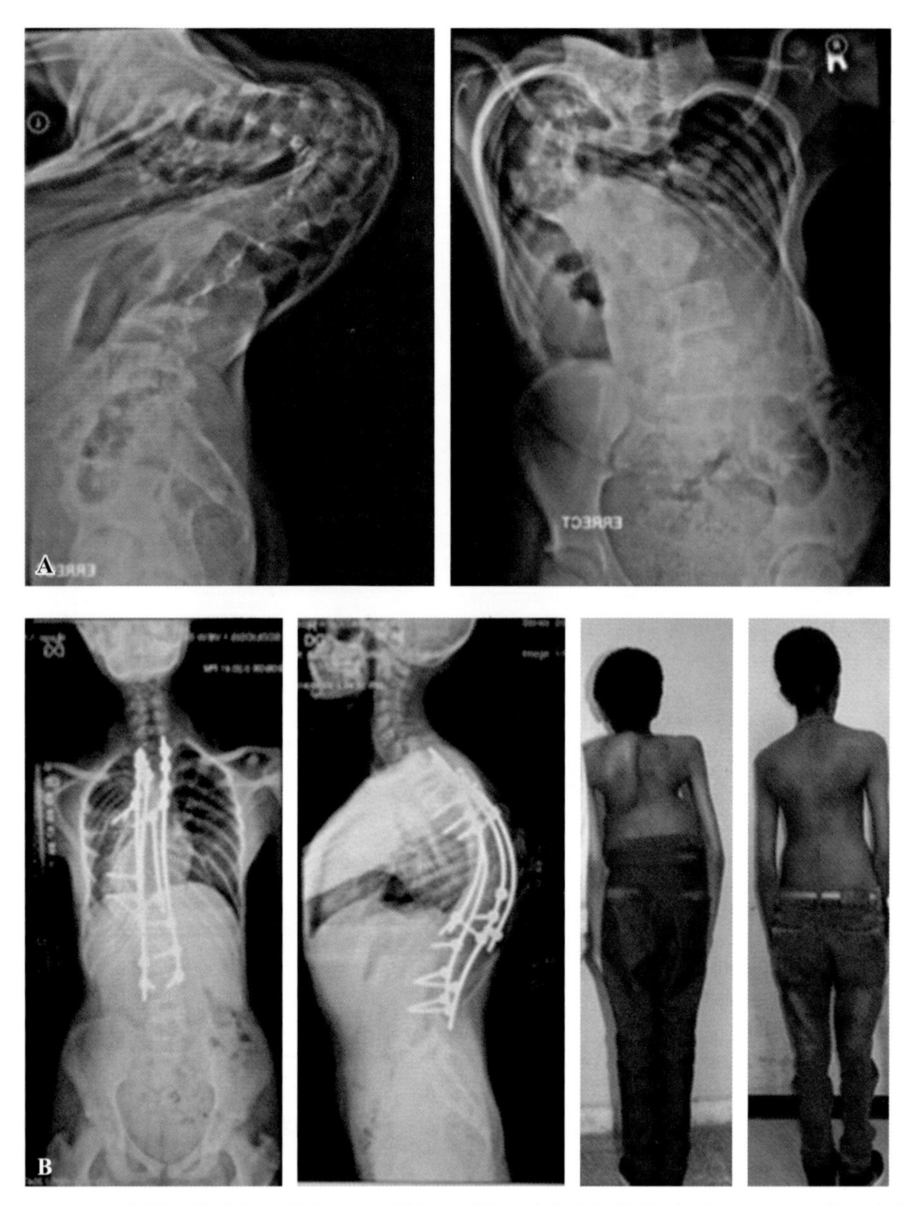

▲ 图 82-8 **A.** 16 岁男孩的术前 X 线片，严重的、未治疗的特发性脊柱畸形（Omega 型）。患者术前接受 8 周 HGT 治疗，随后接受一期后路后柱截骨、内固定矫形融合手术，使用 4 棒结构矫形。**B.** 术后 X 线片及外观照显示躯干矫正平衡，躯干高度增加

骨切除治疗，术后能够顺利拔管而无须进行气管切开。

（四）前后路联合入路

由于并发症发生率和对术前已经出现肺功能损害的影响，重度畸形患者较少实施前后路联合手术。接受过前路训练的医生能够独立、安全地完成操作，无须前入路医生的辅助。但是，如果医生缺乏相关训练、不能独立完成前路操作，就需要前入路医生的帮助。如前所述，后路三柱截骨、椎弓根螺钉固定手术能够有效矫正畸形，无须前路松解和融合。在前路手术中，可以选择单纯的椎间盘切除或 VCR。

（五）三柱截骨

未接受治疗的严重特发性脊柱侧弯通常在顶椎区域有几个节段椎体不适合采用经椎弓根截骨术，可以采取 VCR 截骨，但是三柱截骨存在显

著的神经系统并发症风险[12, 13]。侧弯＞150°的Omega型脊柱畸形接受牵引治疗后，矢状面角度不能降至100°以内是后路VCR的最佳适应证。在大部分病例中，冠状面畸形比矢状面畸形更加柔韧，后者也更适于VCR。标准化的三棒或四棒结构已经证实能够获得可接受的平衡矫形（图82-9）。

（六）手术技术

VCR的特征是后路环形切除、后柱短缩和前柱延长[12, 13, 15]。手术可以通过单纯后路分一期或二期完成。该术式的优点在于单纯后路操作，单一手术切口，尤其适于肺功能不良的患者。在后路手术中，患者术中可以继续给予适当牵引。通过牵引前和牵引后的神经监护（IOM）能够获得神经状态的基线数据。在胸椎，需要行一个或多个肋横突关节切除术。安装临时棒，彻底切除椎体的前柱和后柱结构，使脊柱完全失稳。最后一个步骤是切除椎体后壁。在将椎体后壁向前方推移之前，可以使用钻石磨头或椎板钳将椎体后壁打薄。随后，进行后柱短缩和前柱延长的操作，并维持脊髓和硬膜适当的张力。后柱短缩的最大安全距离是3cm。采用钛网或植骨块支撑前柱。必须清除硬膜表面的瘢痕组织或硬膜外脂肪

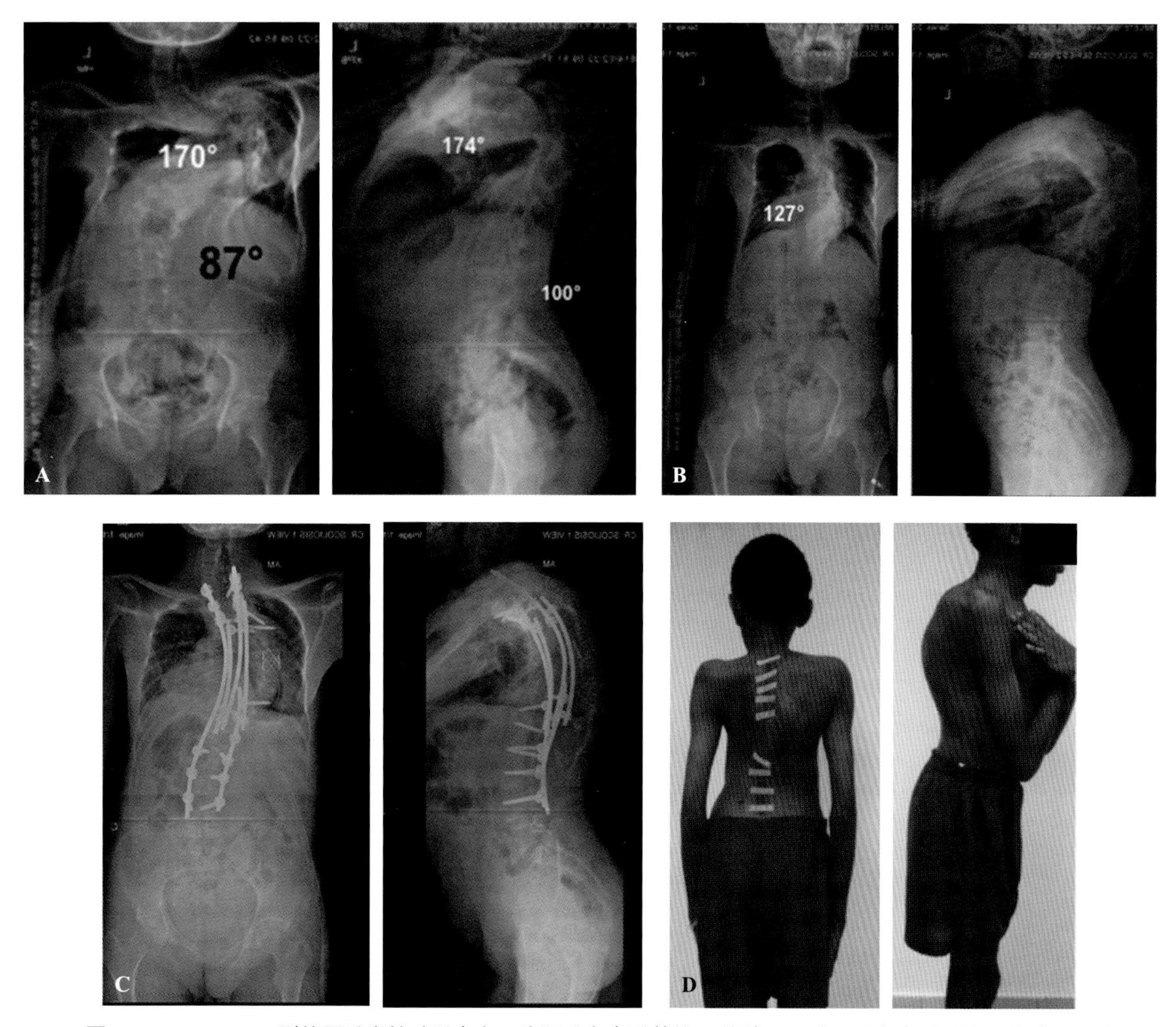

▲ 图 82-9　**A.** Omega 型的严重脊柱畸形患者，头环重力牵引前的 X 线片；**B.** 头环重力牵引后的 X 线片；**C.** 患者接受 VCR 手术和四棒结构的矫形手术；**D.** 术后外观照显示，冠状面和矢状位平衡良好

垫，以防止在闭合过程中硬膜受压或折弯。持续的神经监护，如体感诱发电位（somatosensory-evoked potential，SSEP）、神经元运动诱发电位（neurogenic motor-evoked potential，NMEP） 或经颅运动诱发电位（transcranial motor-evoked potential，tcMEP）监护，是避免神经损伤的关键。由于 IOM 报警的发生率高达 40%，我们报道了在开始截骨和脊髓操作前给予 35mg/kg 的大剂量甲泼尼龙激素。患者如果出现术中神经监护潜伏期延长，会在重症病房内继续给予 24h 的维持剂量。文献报道，这种复杂截骨的并发症率高达 59% [16]。脊柱侧弯研究协会并发症率和死亡率数据库显示，与其他手术操作相比，三柱截骨具有更高的并发症发生率。一项来自我们中心的研究显示，顶椎区位于 T_6～T_{10}，神经损伤的发生率最高 [9]。如前所述，由于医疗资源有限，未经治疗的复杂脊柱畸形在发展中国家更为常见。作者提到的在一个或两个平面侧弯＞ 150° 的 Omega 型脊柱畸形通常多数需要进行术前 HGT 和二期 VCR 截骨。

（七）术后管理

严重特发性脊柱畸形患者可以在术后立即进行拔管，以更早地评估神经功能。但是，如果患者在手术台上超过 8h、严重失血、接受肋骨切除手术，则不能匆忙拔管，最好的方法是术后立即进行唤醒试验评估神经功能，然后给予患者镇静药，维持插管至第二天。应每 2 小时进行神经功能评估，以确保神经功能评估的连续性。对于手术时间延长、严重失血的患者，ICU 内必须继续进行有创监护并维持平均动脉压 80mmHg 以上。此外，心肺功能降低、前后路联合手术及三柱截骨的患者可以进行一段时间的呼吸机辅助，进而在拔管前纠正容量、体温、代谢异常状态。术后数日拔管失败、CO_2 潴留或者需要肺部高正压通气支持的患者应当考虑进行气管切开。

（八）镇痛处理

充分的术后镇痛是患者活动和恢复功能的关键。镇痛方法包括使用患者自控的静脉镇痛（patient-controlled intravenous analgesic，PCIA）或其他模式，如持续静脉给予吗啡和对乙酰氨基酚。24h 后，如果患者能够耐受口服药物，可以开始服用麻醉性镇痛药和对乙酰氨基酚，逐渐停用静脉镇痛。除了短效的酮咯酸（ketorolac），应当避免使用非甾体抗炎药，以避免对骨愈合的负面影响。

五、总结

在发展中国家存在许多早期没有或极少治疗的严重复杂脊柱畸形。发展到晚期的脊柱畸形需要专业性强、技术高超和价格昂贵的手术治疗。国际志愿者或许能够提供一些帮助，但是手术必须极度谨慎，否则在没有充分准备或不熟悉的环境下开展手术会导致更多的损伤。通过广泛的、组织良好的志愿者项目，骨科与复杂畸形基金会（Foundation of Orthopedics and Complex Spine，FOCOS）联合 SRS 在 Ghana 成功开展了长达 15 年的医疗项目，实施超过 1000 台的复杂脊柱手术，使用很多高级的、改良的技术获得了最佳的手术效果。这些项目需要多学科专家与当地医疗团队共同处理复杂脊柱畸形。FOCOS 手术风险分层评估及减轻风险方法包括全面的围术期医学 / 手术评估方案、重度僵硬畸形的长期 HGT 治疗及积极的术后处理方案。

医生需要努力追求最小侵入、最大效价比和最安全的手术方式，从而获得平衡的侧弯矫正和功能恢复。单纯后路手术联合术前 HGT 适用于大部分此类畸形，没有必要进行复杂激进的高风险三柱截骨操作。手术医生必须熟悉各种复杂手术的适应证和技术操作，才能获得最佳的临床结果。

青少年特发性脊柱侧弯手术相关并发症

Complications Associated With Adolescent Idiopathic Scoliosis Surgery

第83章

Mark C. Lee　B. Stephens Richards　Charles E. Johnston　著

杨　操　陈　超　译

一、概述

青少年特发性脊柱侧弯（adolescent idiopathic scoliosis，AIS）手术相关并发症是指偏离了预期的术中或术后过程，而发生的任何临床事件，并且导致需要额外的未预料的药物和（或）手术治疗。手术并发症可能要经过数年才能在临床上显现出来，如迟发性感染或假关节形成。因此，难以明确患者在术后某特定的时间段内无潜在问题。该并发症的范围很广，从轻微的瘢痕修复到更广泛的问题，如神经损伤、假关节、感染或后期植入物相关疼痛。所有这些事件都会影响到随后的并发症发病率。

术后出现需要进一步干预或改变临床治疗方式的紧急情况的可能性很低，但并非不重要。从全美住院数据库中对 36 335 名 AIS 患者术后的 23 种不同住院期间并发症的评估结果显示，总并发症发生率为 7.6% [1]，严重并发症如死亡、视力丧失、完全性神经功能缺损等发病率低于 0.2%，与其他大规模回顾性研究的数据一致 [1, 2]。然而考虑到缺乏长期随访以及研究方式固有的抽样偏差，这种回顾性评估可能低估了某些并发症（如感染）的真实发生率。至少在 AIS 手术 5 年以后，评估患者总的再手术率可能会更好地显示远期并发症的发生率，此类研究报道的再手术率为 7.5%～12.9%。近来的数据显示再手术率较低，这可能是由于植入物设计的进步所致 [3, 4]。了解术后早期和远期并发症及其治疗对脊柱外科医生至关重要。

AIS 术后具体并发症的发生率见表 83-1。这些数据来自 1997—2017 年发表的文献，总体反映了现代节段性脊柱内固定（包括椎弓根螺钉）治疗方法的使用情况。感染是后路手术中最常见的需要再次手术治疗的并发症。肺部并发症（不包括肺栓塞）通常是前方入路或后方开放入路最常见的并发症。在过去的 20 年里，脊柱侧弯的治疗逐渐转向后路手术，使得前路手术及其相关并发症在目前工作中明显减少 [5]。

本章将回顾在 AIS 的外科治疗中遇到的较常见的严重并发症（伤口感染、假关节和植入物问题）、罕见的严重并发症［神经系统损伤、肠系膜上动脉（superior mesenteric artery，SMA）综合征和死亡］、患者体位带来的并发症和 AIS 前路手术特有的并发症，并简要讨论患者手术后矢状面和冠状面失代偿的问题，以及 AIS 患者手术治疗后的远期功能。

表 83-1 青少年特发性脊柱侧弯术后并发症的发生率

后路手术	发生率（%）	前路手术	发生率（%）
严重并发症		**严重并发症**	
肺部（非 PE）[a]	0.96～5.53	肺部（非 PE）[a]	1.55～11.48
急性深部伤口感染	0.1～2.7	伤口感染	0.17～1.37
迟发性深部伤口感染	1.6～3.4	植入物相关	1.37～2.6
植入物相关	0.64～4.6	不全瘫 / 瘫痪	0.26～0.50
不全瘫 / 瘫痪	0.29～0.32	假关节[b]	0～5.5
假关节	2. 80	侧弯加重	1.8
侧弯加重	1. 0	死亡	0～0.33
死亡	0.01～0.05	胆囊积液	0.33
轻微并发症		**轻微并发症**	
浅表感染	0.2～5.0	浅表感染	1.0～5.0
肠梗阻	3.0～4.0	肠梗阻	3.5

a. 包括胸腔积液、血胸、气胸、肺炎、肺水肿和肺出血
b. 采用单棒融合
引自参考文献 [1, 2, 4, 7, 10, 56, 79, 97]

二、感染

脊柱侧弯术后的伤口感染可根据受影响的解剖层面和出现时间进行分类。浅表感染累及皮下组织，可能向下延伸至筋膜层，但不穿过筋膜层。深部感染在筋膜下方扩散，包括肌肉、骨骼和植入物。浅表感染和深部感染可能发生在早期或术后“急性”期，即手术后 12 周内；或以一种“迟发性”方式，发生在手术后 20 周以后。迟发性感染几乎总是累及到深部解剖层面，包括肌肉、骨骼和植入物。

尽管预防性抗生素的使用以及手术技术和患者管理方面有进步，AIS 患者仍然会遇到术后感染。据报道，急性深部伤口感染的总发生率为 0.1%～2.7% [6-9]，迟发性感染发生率在 1.6%～3.4% [3]。前路手术的深部感染率一直低于后路手术，报道的感染率为 0.17%～1.37% [7, 10]。然而，在过去的 20 年中，由于前路手术治疗 AIS 逐渐减少，因此缺乏近期的大规模数据 [5]。AIS 的感染率明显低于神经肌肉性脊柱侧弯患者，特别是脑瘫、肌营养不良、骨髓增生异常和脊髓性肌萎缩患者。据报道，神经肌肉性脊柱侧弯感染率为 5%～17% [6, 8, 11, 12]。

（一）急性深部伤口感染

急性深部伤口感染可伴有不适、切口发红和引流液流出。发热通常是伤口感染的不可靠预测因素，因为它一般发生在术后早期，并且与感染的进展不相关 [13]。疼痛可能会很明显，或者在伤口愈合较好的情况下患者仅抱怨非特异性的背部不适，最常见的表现是切口处有引流液或渗出液 [14]。然而，尽管术后伤口表现较好，但仍应始终保持高度警惕，因为深部伤口感染发现得太晚可能会导致脓毒症。

初步的实验室检查包括白细胞计数（white blood cell，WBC）、血沉（erythrocyte sedimentation rate，ESR）和 C 反应蛋白（C-reactive protein，CRP）。然而 WBC、ESR 和 CRP 是全身炎症反应的标志物，通常在术后最初几周内保持升高 [15-17]。这些标志物的最大用途可能不是用于早期感染的诊断，而是在治疗期间要参考其指标变化情况。如果在伤口部位触及波动性肿块，则应考虑进行无菌穿刺抽吸。伤口分泌物的拭子培养应谨慎，因为皮肤表面细菌的污染可能会影响到致病菌的鉴定结果。如果患者对早期治疗没有反应，或者出现神经系统异常，则应考虑进行磁共振成像（magnetic resonance imaging，MRI）检查，以排除骨髓炎、椎间盘炎或硬膜外脓肿。

药物治疗适用于浅表感染合并小脓肿和小面积伤口裂开，但不适用于急性深部伤口感染，急性深部伤口感染需要外科冲洗和清创。切口切开时要将浅表组织和深筋膜都打开，完全显露植入物和骨移植物，然后取深层伤口液体和组织进行细菌培养，行坏死组织清创术，用大量生理盐水

彻底冲洗。对于急性深部伤口感染，应将植入物留在原处，因为将其移除会不可避免地导致矫形丢失和假关节形成率增加[14]。关于残余骨移植物的处理存在争议。通常，将所有松散的同种异体移植物去除，但应考虑保留自体骨移植物。但是，也有报道通过多种方法可以成功治疗感染，包括保留所有的骨移植物，或者仅去除松散的骨移植物，再或在清创术后完全去除所有的骨移植物后重新植骨[18, 19]。

在取深层组织行细菌培养后即开始进行静脉抗生素治疗。因为最常见的致病菌仍然是金黄色葡萄球菌，所以抗生素治疗常用第一代头孢菌素以覆盖革兰阳性菌[6, 8]。随着耐甲氧西林金黄色葡萄球菌（methicillin-resistant *Staphylococcus aureus*，MRSA）在医院和社区感染中的迅速出现，抗生素的使用应根据培养结果进行调整[20]。具体的抗生素治疗方案和使用时间最好由感染科专家会诊确定，一般应用 4～6 周。

清创术后伤口闭合取决于多个因素，即清创程度和残余坏死组织的多少。在术后早期伤口感染的情况下，只需要进行有限的清创术，且组织坏死较轻，就可以在留置引流管的情况下闭合伤口。如果不知软组织是否坏死，就应每 48 小时对伤口进行连续清创术直至形成清洁伤口。一旦健康的组织床出现，就应在留置引流管基础上进行延迟的初次闭合。如果经过几次清创术后，软组织仍不适合闭合，则采用部分闭合，外包扎缓慢愈合的方式。

真空辅助闭合装置（vacuum-assisted closure，VAC）由密封在伤口中的多孔聚氨酯海绵和负压吸引装置组成，已被有效地用于脊柱感染伤口处理中[21, 23]。VAC 设备可简化大面积脊柱创面软组织的处理，减少换药次数并防止邻近皮肤的侵蚀。此外，由于早期深部伤口感染时，彻底清创术会导致较大软组织缺损，闭合伤口时往往需要用肌瓣填充创面，VAC 装置可以减少甚至消除对肌瓣的使用。尽管 VAC 很实用，但在血流动力学不稳定或可能进行硬膜切开术时，应谨慎使用 VAC 设备，因为持续的负压可能会导致隐性失血或持续性脑脊液漏。

（二）迟发性深层伤口感染

迟发性伤口感染的患者常在手术后 2～3 年出现症状，其病史和体格检查与急性感染的特征不同。患者主诉包括 1～6 个月轻度的局限性背痛，不一定有发热，手术部位可能有波动感，最明显的是从深部窦道自发流出的引流液。ESR 和 CRP 可能略有升高，但通常不具有诊断意义，普通 X 线检查通常没有用。

治疗迟发性深部伤口感染的核心原则是，一旦确诊，就进行彻底的冲洗和清创，并移除植入物。感染通常只涉及植入物周围的软组织，而不影响骨骼。但是，必须检查融合界面是否有假关节。如果融合确实可靠，则在放置引流管的情况下闭合伤口。如果出现假关节，可以考虑两种选择：①伤口敞开或用 VAC 装置，然后在 48h 内再次固定；②闭合伤口，目的是为了使受损的软组织愈合，并在几个月后重新植入内固定。如果假关节不处理，随着时间的推移，畸形加重是不可避免的。

在手术室中取得培养物后，应开始使用抗生素进行抗广谱革兰阳性菌治疗，并根据细菌培养和药敏结果进行调整。与急性术后感染的细菌菌群相反，迟发性感染中最常见的微生物通常是生长缓慢、低毒力的细菌，如痤疮丙酸杆菌、表皮葡萄球菌或变异微球菌[24-26]。为了分离生长缓慢的痤疮丙酸杆菌，细菌培养通常应延长至 10～14 天。

引起迟发性感染的具体机制尚不清楚，但是似乎与某些特殊患者和手术相关因素有关。已确定的迟发性感染的危险因素包括相关并发症、输血量多、手术时间较长、较多植入物、不锈钢植入物的使用和未放引流管[24, 27-29]。甲状腺功能减退和镰状细胞病等并发症以及术后未放引流管，可能使伤口环境有利于生长缓慢的细菌生存，而输血则促进了细菌在这种环境定植。

（三）术后硬膜外脓肿

特发性脊柱侧弯术后硬膜外脓肿是一种罕见但可能是灾难性的术后感染。由于在儿童病例中通常是个案报道，其病因和治疗方法的描述多来自成人文献[30]。尽管非常罕见，但重要的是要认识到该并发症的存在，以便正确处理该并发症。据报道，成人原发性硬膜外脓肿的死亡率为12%～20%，并且 40%～60% 的患者出现相关的神经功能缺损[31, 32]。

硬膜外脓肿的临床表现可能会令人难以掌握，因为大约 1/3 的患者并没有发热和背痛的典型表现[32]。对于深部伤口感染和神经功能缺损的患者，在鉴别诊断时应考虑硬膜外脓肿[31]。最可靠的诊断方法是对整个脊柱行 MRI 增强扫描，因为它可以显示感染的全部范围，包括脓肿位置以及椎旁或椎节受累情况。如果仅限于脊柱的某一区域，跳跃性节段病变可能会被忽略，应进行全脊柱 MRI 检查。尽管金属植入物周围不可避免地出现图像失真，但 MRI 仍然有用，特别是钛植入物的低失真特性和 MRI 处理中的去伪影序列[33]。

硬膜外脓肿是一种外科急症，必须迅速处理，以减少发病率和死亡率。神经功能恢复与神经功能障碍的持续时间直接相关，大多数出现神经功能缺损少于 36h 的不全瘫患者可以完全恢复，但那些神经功能缺损超过 36h 的患者预后不佳[31]。与不完全损伤的患者相比，完全损伤的患者恢复运动功能的可能性要小得多。

椎管减压是通过多个椎板切除术实现的，因为感染性肿物造成的机械性压迫及相关的灌注不足是脊髓损伤（spinal cord injury，SCI）公认的病理生理特点。清创过程中应保留现有的植入物，因为广泛的椎板切除术以及近期的脊柱侧弯矫形术中采取的关节突截骨将会导致脊柱不稳定。最常见的致病菌是金黄色葡萄球菌（73.2%）[32]，其他微生物包括链球菌（7.7%）和凝固酶阴性葡萄球菌（4.6%）。抗生素的使用应从第一代头孢菌素开始，以针对金黄色葡萄球菌，随后应根据培养和药敏结果进行调整。

（四）脊柱植入物手术患者抗生素的预防性使用

对于进行口腔、泌尿道或胃肠道手术治疗的脊柱侧弯术后患者，预防性使用抗生素存在争议。尽管理论上来讲，正常皮肤或黏膜表面破坏引起短暂的菌血症可导致随后脊柱植入物感染，但尚无令人信服的证据表明进行此类手术的患者有较高的植入物感染风险[34]。此外，对部分人群行抗生素预防使用可能导致多药耐药细菌的形成。在脊柱侧弯术后患者行口腔、泌尿道或胃肠道手术治疗之前进行常规抗生素预防使用，也是美国医疗系统的重大成本负担[35]。

由于没有针对金属性脊柱植入物的患者进行抗生素预防应用的具体指南，因此，现有的最佳建议来自于美国骨科医师学会和美国牙科协会关于全关节置换患者的预防指南。2016 年，来自这两个学会的专家小组确定了在以下风险因素中需要预防使用抗生素，包括有创性牙科手术、免疫功能低下的状态、糖尿病、有假体周围感染病史，以及髋关节或膝关节手术术后[36]。通常，对于免疫功能低下、血糖控制不佳且有感染史的患者，建议进行抗生素的预防性使用。尽管危险因素的数量使该标准难以直接使用，但可以使用基于 Web 的应用程序简化各种患者场景的合适使用标准（http://www.orthoguidelines.org/go/auc）。

对于泌尿外科手术，不建议对全关节置换患者进行常规预防应用抗生素，除非患者符合以下两个标准：在关节置换的 2 年内和（或）严重免疫功能低下；正在接受高菌血症风险的手术，例如结石操作或导尿管插入等操作[37]。对于胃肠内镜检查，不建议预防使用抗生素[38]。

表83-2列出了推荐的抗生素预防使用方案。在没有脊柱植入物的具体数据情况下，将人工关节置换患者抗生素预防使用指南应用于脊柱内固定患者是合理的。然而，是否预防使用抗生素，最终是基于医生临床经验、患者意愿，以及对当前抗生素时代耐药微生物疾病负担的认识决定的。

三、神经系统并发症

（一）脊髓损伤（SCI）

除死亡外，脊髓损伤（spinal cord injury，SCI）是脊柱侧弯手术最可怕和最具破坏性的手术并发症。脊髓损伤可分为“完全性损伤”和“不完全性损伤”，前者是指在排除脊髓休克的情况下，在损伤水平远端所有运动和感觉功能完全丧失；后者即损伤水平远端有部分功能保留。在脊柱侧弯研究学会（Scoliosis Research Society，SRS）的一项调查研究中，对2001—2002年接受手术的6716例AIS患者进行了研究，据报道SCI患者比例为0.26%～0.32%，接受前路手术的患者与接受后路手术的患者之间没有差异[7]。然而，据报道采用联合入路手术患者的SCI发生率高达1.75%。所有发生SCI的患者均为不完全损伤，其中90%的患者可完全或部分恢复。对2002—2011年进行的36 335例AIS手术治疗住院患者数据库的调查显示，SCI发生率为0.12%[1]。2009—2012年期间，由SRS会员进行的33 524

表83-2　关节置换术后患者行口腔和泌尿道手术时预防性使用抗生素的建议[a]

手　术	情　况	建议药物	剂　量
口腔[b]	口服	阿莫西林	成人：2g；儿童：50mg/kg
	无法口服药物	氨苄西林	成人：2g IM/IV；儿童：50mg/kg IM/IV
		头孢曲松钠	成人：1g IM/IV；儿童：50mg/kg IM/IV
	口服青霉素过敏	头孢氨苄	成人：2g；儿童：50mg/kg
		阿奇霉素或克拉霉素	成人：500mg；儿童：15mg/kg
	对青霉素过敏，不能服用口服药物	头孢曲松钠	成人：1g IM/IV；儿童：50mg/kg IM/IV
		阿奇霉素或克拉霉素	成人：500mg IV；儿童：15mg/kg IV
泌尿道	口服	左氧氟沙星	术前1～2h口服左氧氟沙星500mg
		环丙沙星或氧氟沙星[c]	术前1～2h口服环丙沙星500mg或氧氟沙星400mg
	静脉注射	氨苄青霉素+庆大霉素[c]	术前30～60min静脉注射氨苄青霉素2g+庆大霉素1.5mg/kg
	对青霉素、氨苄青霉素过敏	万古霉素+庆大霉素	术前30～60min，万古霉素1g（1～2h）+庆大霉素1.5mg/kg

a. 对于任何给药方案均不建议第二次给药
b. 手术前30～60min给予抗生素预防口腔手术感染
c. 对于某些手术，可以考虑使用其他或替代药物来预防特定的病原菌。根据其对可能遇到的内源菌群的活性、毒性和成本来选择预防药物。为了预防菌尿，术前应给予适当剂量的抗生素，以便在植入器械或切开切口时能获得有效的组织浓度
IM. 肌肉注射；IV. 静脉注射
引自参考文献[36, 37]

例 AIS 手术的最新调查研究显示，神经损伤发生率为 0.23%～0.37%，其中完全性神经损伤的发生率为 0.04%[2]。

将目前的 SCI 发生率与 20 世纪 70 年代报道的发生率进行比较，可以发现 AIS 手术的神经并发症总体呈逐渐下降趋势。以前的报道显示神经损伤发生率为 0.7%，而目前约为 0.3%[2, 39]，发生完全损伤的患者人数也有明显的下降[40]。出现这种改善的原因可能部分归于术中神经电生理监测技术的广泛应用。尽管对该技术的全面讨论不在本文范围之内，但已经证明，对于急性神经损伤采用体感诱发电位（somatosensory-evoked potentials，SSEP）和运动诱发电位（motor-evoked potentials，MEP）进行术中监测具有较高的敏感性和特异性[41]。多模式监测技术可以实时评估潜在的脊髓损伤，并已成为现代外科手术中的标准，同时取代了用于术中神经损伤评估的唤醒试验[42]。但是，在神经监测不可靠或不能提供的情况下，术中唤醒试验仍然具有较高应用价值。

脊髓损伤可能发生在术中或术后。术中脊髓损伤可能是由于器械或植入物的直接损伤、矫形时的过度牵拉、供应脊髓的血管阻塞或继发于低血压的脊髓局部缺血。术后发生的 SCI 可能与植入物移位、植入物断裂或骨质过度生长有关。

矫形术中发生 SCI 的危险因素包括后凸畸形、先天性脊柱侧弯、神经纤维瘤病、骨骼发育不良和翻修手术。术前存在的神经功能缺损会增加术中神经损伤的发生率，因为可能存在如狭窄等已有的解剖学异常[39]。此外，在一些侧弯角度较大的患者中，为获得最大矫正而进行的操作可能会导致脊髓的供血不足。据报道，术中矫正超过术前 Bending 像矫正是发生 SCI 的危险因素[43]。当前使用的椎弓根螺钉内固定系统能够实现强力的侧弯矫正，因此在 AIS 患者术前计划时应纳入此考虑。

在前路手术时发生的脊髓损伤往往是由于干扰或阻塞了供应脊髓的节段血管。争论焦点在于脊柱融合术中内固定使用与否对节段性血管的处理。节段性血管结扎有利于较好的术野显露，但也可能导致脊髓低灌注损伤，因此该方法存在争议。Apel 等发现，在 44 例不同脊柱畸形患者中，7 例患者在暂时夹闭节段血管后 SSEP 波形消失，而在松开夹闭后 SSEP 又恢复[44]。因此作者建议在神经电生理监测下暂时夹闭节段血管，只有在没有波形变化发生时才会结扎节段血管。Hempfing 等使用多普勒血流测量显示，如果结扎一侧节段血管并压迫其相应的对侧节段血管，则动脉血流会明显减少[45]。另外，Winter 报道了 24 年间 1197 例脊柱前路手术，并没有发现节段性血管结扎导致截瘫的临床证据[40]。总之，如果采用单侧节段血管结扎，不太可能导致损伤。但是，对于需要环形松解的患者，保留节段血管可降低神经损伤风险。在结扎节段血管之前，在神经电生理监测下先临时夹闭以观察波形可能是最安全的方法。

在脊柱侧弯手术中采取预防措施是避免脊髓损伤的重要措施。术前计算机断层（computed tomography，CT）扫描通常可以获得复杂的三维脊柱解剖结构，以此制订较安全的手术策略。术前 MRI 有助于确定具有非典型侧弯或神经功能异常的疑似 AIS 患者的异常解剖结构。经验丰富的神经电生理学团队可将假阴性率降到最低，并可以较快地解决一些技术问题。麻醉医生、手术医生和神经监测人员之间充分沟通，使脊髓保持足够的灌注压以最大限度地降低神经损伤风险。手术团队所有成员之间这种顺畅沟通是非常重要的。

无论如何，如果神经监测提示脊髓损伤或手术操作直接导致脊髓损伤，首先应停止所有操作，并与手术团队的所有成员进行沟通。然后应该进行系统的检查，以确定血流动力学是否稳定、神经监测是否可靠、是否植入物位置或手术操作导致该异常。设计良好的流程图对于 AIS 手术中出现的神经损伤进行全面、快速、完整的评估很有价值。图 83-1 中提供了一个这样的流程图，改编自 Vitale 团队[46]。如果采取合适措施后异常情况得到纠正，并且神经监测参数改善，则可以继续手术；如果没有改善，则应去除所有植入物并进行唤醒试验。如果唤醒试验确定为神经损伤，则建议直接植骨和关闭伤口。

使用类固醇激素治疗围术期神经损伤是有争议的。成人 SCI 治疗的最佳临床证据表明，在事件发生后 3～8h 内给予大剂量甲泼尼龙并维持 24h，经过 1 年的随访，似乎在运动功能水平上有一定的改善[47, 48]。但是在对 354 名急性 SCI 患儿的研究中，只有 59 名患者中的 22% 正确地执行了完整的甲泼尼龙治疗方案[49]。大剂量激素治疗组中有更多的患者发生肺部、胃肠道或脓毒症等并发症[49]。在 AIS 手术期间对 SCI 使用大剂量激素治疗，最有效的指导需要根据各机构的经验以及手术医生对该方法的风险和益处的全面认知。

（二）神经根和神经丛损伤

周围神经根损伤的预后往往比 SCI 好得多，并且相关的残障率也更低。股外侧皮神经（LFCn）、视神经和臂丛神经的损伤往往与体位有关，将在后面体位并发症里进行讨论。

有报道表明在前入路时，生殖股神经和髂腹股沟神经的损伤发生率为 5%[50]。这些神经的损伤可能导致前侧和前内侧腹股沟区的单侧麻木。虽然没有关于髂腹下神经损伤的报道，但损伤可导致腹壁三层全部失去神经支配，加重直疝的发生。腹膜后入路或经腹腔入路及在骶岬处行组织

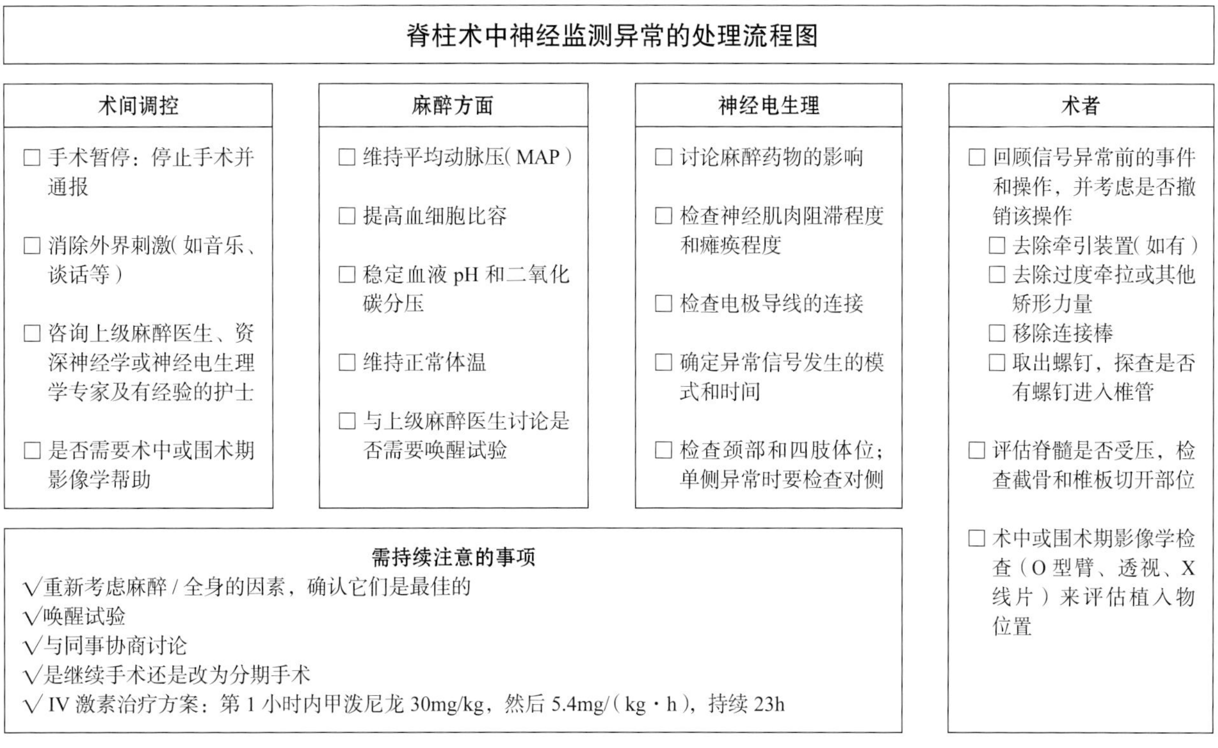

脊柱术中神经监测异常的处理流程图

术间调控	麻醉方面	神经电生理	术者
□ 手术暂停：停止手术并通报 □ 消除外界刺激（如音乐、谈话等） □ 咨询上级麻醉医生、资深神经学或神经电生理学专家及有经验的护士 □ 是否需要术中或围术期影像学帮助	□ 维持平均动脉压（MAP） □ 提高血细胞比容 □ 稳定血液 pH 和二氧化碳分压 □ 维持正常体温 □ 与上级麻醉医生讨论是否需要唤醒试验	□ 讨论麻醉药物的影响 □ 检查神经肌肉阻滞程度和瘫痪程度 □ 检查电极导线的连接 □ 确定异常信号发生的模式和时间 □ 检查颈部和四肢体位；单侧异常时要检查对侧	□ 回顾信号异常前的事件和操作，并考虑是否撤销该操作 　□ 去除牵引装置（如有） 　□ 去除过度牵拉或其他矫形力量 　□ 移除连接棒 　□ 取出螺钉，探查是否有螺钉进入椎管 □ 评估脊髓是否受压，检查截骨和椎板切开部位 □ 术中或围术期影像学检查（O 型臂、透视、X 线片）来评估植入物位置

需持续注意的事项

√重新考虑麻醉 / 全身的因素，确认它们是最佳的
√唤醒试验
√与同事协商讨论
√是继续手术还是改为分期手术
√ IV 激素治疗方案：第 1 小时内甲泼尼龙 30mg/kg，然后 5.4mg/（kg · h），持续 23h

▲ **图 83-1　术中神经监测异常处理流程图**

该图列出了第一步是进行评估以及考虑监测异常的各种可能性，主要是保持手术室稳定的氛围，以促进所有在场人员之间的顺利沟通（经许可转载，引自 Vitale MG，Skaggs DL，Pace GI，et al. Best practices in intraoperative neuromonitoring in spine deformity surgery: development of an intraoperative checklist to optimize response. *Spine Deform* 2014；2(5)：333–339. © 2014 Elsevier. 版权所有）

分离时可损伤上、下腹下神经丛。上腹下神经丛损伤可导致逆行性射精和不育，其发生率在 4500 例成年患者中为 0.42% [51]。下腹下神经丛位于骨盆深处，损伤可能性小，但损伤后可能会导致阳痿。术后发生的阳痿通常是暂时性的，与解剖学异常无关。

入路侧的交感神经链损伤是由于交感神经链靠近椎体所致。交感神经链的功能紊乱是难以避免的，并可能导致 10% 的患者出现体温变化、感觉异常、皮肤变色和同侧足肿胀 [50]。大多数症状在 3～4 个月内消失，但临床上罕见的长期交感神经功能异常是难以处理的。其中一个不常见的并发症是在高位开胸术中，在 T_1～T_2 水平的星状神经节损伤，并由此导致 Horner 综合征。一项小规模研究表明其发生率为 7%，在 42 例高位开胸手术中有 3 例发生该并发症 [52]。

四、假关节形成

AIS 手术的最终目标是矫正脊柱畸形，并通过固定节段的牢固融合来维持矫形。融合失败会导致假关节形成，在临床上通常表现为手术部位疼痛。如果仅使用 X 线评估可能很难发现固定节段范围内的假关节。虽然一般认为假关节形成的 X 线表现为融合部位没有骨小梁穿过，但通常需要更完善的检查，甚至最终可能需要手术探查。

使用 Harrington 棒固定，假关节的平均发生率为 2%～5% [53]。随着现代后路节段性内固定系统的使用，包括椎弓根螺钉、线缆和钩的联用，假关节的发生率降至 0%～2.8% [4, 54, 55]。对于前侧入路，单棒固定时假关节发生率为 0%～5.5%[56, 57]。双棒固定在融合率方面与单棒固定没有统计学差异 [58]。最近一项荟萃研究分析了 41 项研究包含 1996—2016 年接受治疗的所有 AIS 手术患者，结果显示因假关节导致的总体翻修率为 1.4% [59]。可以说，后路节段性内固定系统的使用增强了结构稳定性，是减少假关节发生率的最重要的进展。

表 83-3 详细列出了假关节形成的各种危险因素。

表 83-3 脊柱假关节的危险因素

危险因素
系统性因素
• 激素（生长激素、甲状腺激素、雌激素）
• 并发症（糖尿病）
• 骨质疏松症
• 营养状况
• 年龄
• 药物
• 类固醇激素
• 化疗药物
• 尼古丁（香烟）
• 非甾体抗炎药 [a]
手术因素
• 既往手术史
• 固定不可靠
• 骨移植物的数量和质量
• 融合位置（后中线>横突间，腰段>胸段或胸腰椎段）
• 融合节段（风险与融合节段呈正相关）
• 矢状位平衡恢复不良

a. NSAID 在动物模型中显示出降低融合率的作用。然而，cox-2 特异性药物对人类融合没有影响
NSAID. 非甾体抗炎药

临床上来看，逐渐发作的疼痛或内固定术后的畸形逐渐加重可能是假关节的表现。如果植入物因疲劳失效而断裂，则可能会突发疼痛或畸形迅速加重。仔细触诊脊柱有时可能会发现植入物异常凸起。还应评估患者的整体情况，并进行全面的神经系统检查。实验室评估应侧重于排除感染。

确诊假关节的金标准仍然是手术探查。创伤小的方式是可取的，但创伤小的方式在确诊时并不可靠。有时，将站立位 X 线片与 Bending 像 X 线片进行对比可能会发现异常移位。尽管具有三维重建功能的现代高分辨率 CT 在识别假关节时具有较高的灵敏度，但其扫描是静态的，并且是断层的，由金属植入物造成的伪影导致其结果与术中所见并不完全一致。经术中探查证实的

假关节的病例中有 23%～43% 是 CT 扫描无法识别的 [60, 61]。

并不是所有的假关节都需要手术治疗。如果畸形进展并伴有神经功能异常，则应进行手术治疗。但是，如果症状仅仅是疼痛，在充分排除所有其他可能导致疼痛的原因之前，不应进行手术探查和重建。该过程中包括疼痛处理、支具辅助或骨生长刺激的应用。进一步的检查可能包括 MRI，以确定是否有可解释症状的椎管内异常。在健康的青少年中一般融合没有问题，还应仔细询问病史，以排除其他不常见的问题，如神经纤维瘤病、马方综合征或 Friedreich 共济失调。

如果影像学检查强烈提示假关节形成，并且与患者的症状相关，则必须通过手术探查确认骨不愈合，并且取出内固定器械。一旦确诊假关节，重建手术还包括清除骨不连、去皮质、再次内固定植入，以及大量使用骨移植物。但是，如果有证据表明后方椎体附件缺损，多节段骨不愈合或多种不愈合的危险因素存在，则可能需要前路融合或前后路融合，甚至有可能需要进行截骨以恢复冠状面和矢状位平衡。在成人中，据报道腰椎假关节翻修成功率达 90%～100%，而在多节段假关节和术后矢状面失平衡患者中的翻修失败率较高 [62–64]。

五、植入物相关并发症

（一）伴有症状的植入物断裂和移位

植入物断裂、移位和突出是经常需要再手术的并发症。在 AIS 患者中，植入物断裂通常提示可能有假关节形成。三维重建的薄层 CT 扫描可以帮助诊断假关节，并为制订翻修手术计划提供依据，但受制于前文提到的影像学的局限性，手术方案最终取决于术中发现。意外的是，对可能的假关节部位进行开放手术探查，结果证明融合是牢固的，这表明在缓慢融合的脊柱中持续存在的微动也可能导致植入物失败（图 83–2）。

植入物断裂或移位的发生率在 1.2%～2.5% [4, 65]。然而，研究通常会通过再手术率来统计，并且会排除无症状患者，这样可能会低估植入物断裂或移位的实际发生率。植入物的断裂和移位通常在临床上不表现出症状，但是患者主诉有时可能会听见“爆裂声”并突发疼痛。X 线片会显示出内固定松动或断裂的迹象，在这种情况下，Bending 像 X 线片可能会显示出内固定失败部位脊柱的运动。

通过增加脊柱固定物的相对强度，可以尽量减少植入物的断裂或移位。通过使用更大直径的连接棒，使用不同的金属材料（例如，钴铬合金比钛更硬），增加连接棒的数量以及增加脊柱锚定点的数量，可以提高脊柱固定的强度。此外，通过仔细的手术操作以创造有利于融合的生物环境，使用合适的骨移植物和彻底的去皮质术，对于减少假关节形成和植入物失败至关重要。

对有症状的植入物凸起或植入物断裂的治疗取决于融合部位的融合情况。在融合不全的情况下，推荐再次手术。如果在假关节的情况下发现植入物受损，则应进行更换。例如，若发现明显的椎弓根螺钉松动和固定不牢固，则应改为更大直径的螺钉或在后方结构尚存时用钩 / 椎板下钢缆。

如果骨融合可靠，可以考虑去除全部植入物。然而，值得注意的是，在一项研究中，43 名 AIS 患者在后路融合术后平均 2.9 年去除了植入物，结果有 55% 的患者在平均 9.5 年的随访中发现了超过 10° 的矢状面畸形加重 [66]。少数患者在去除植入物后有冠状面的畸形进展。去除植入物的患者需要进行长期随访，以评估畸形进展情况（图 83–3）。

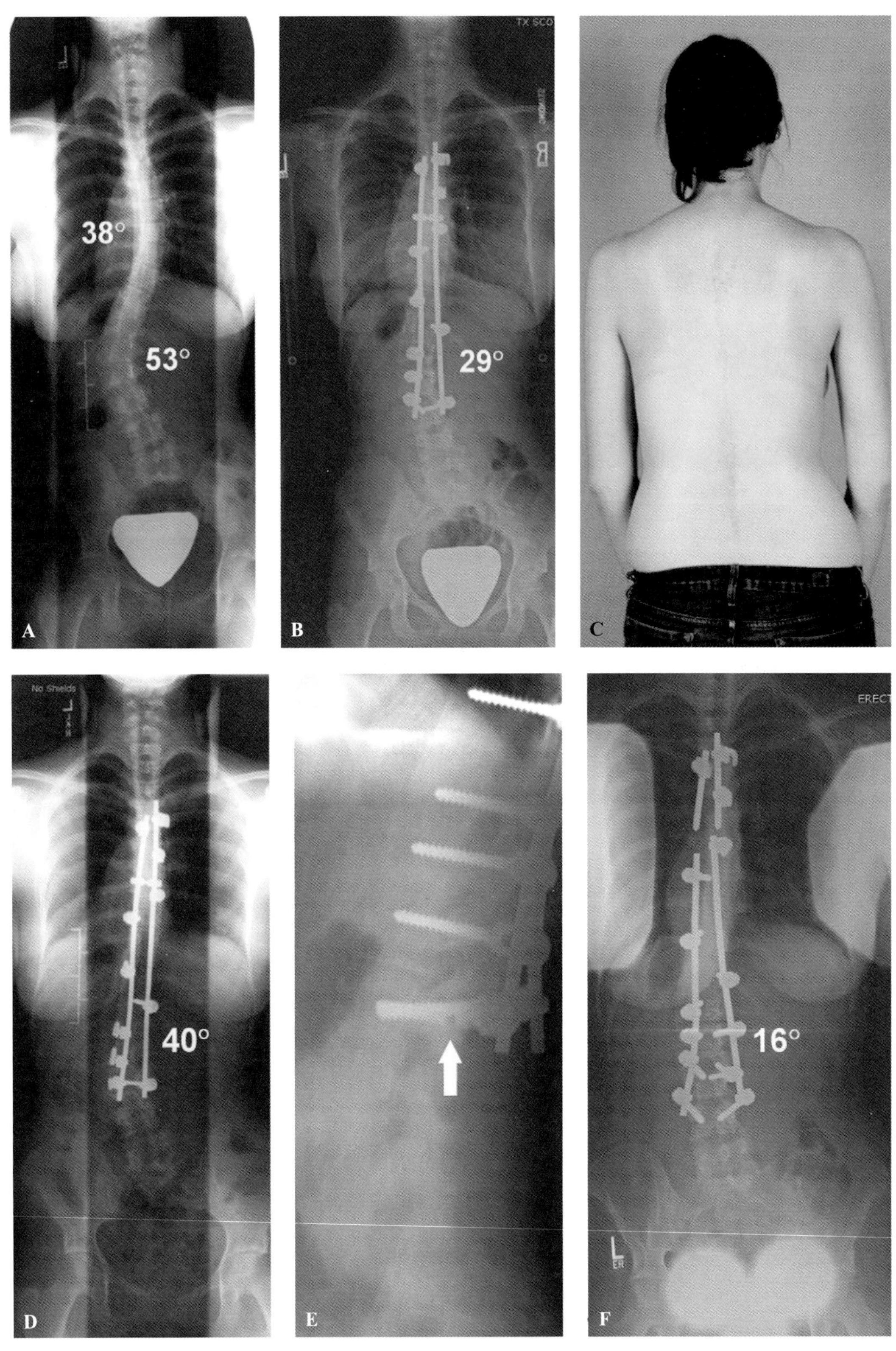

▲ 图 83-2　植入物的断裂与进展

一名 15 岁女孩患有青少年特发性脊柱侧弯（Lenke 5C 型），考虑到右肩抬高影响外观，接受了后路矫形融合术，使用 TSRH（Texas Scottish Rite Hospital）脊柱内固定系统，融合范围 T_5～L_3，右侧自体髂骨取骨植骨。A. 术前 X 线片；B. 术后 2 个月的 X 线片。在 2 年的随访中，患者主诉腰部渐进性不对称性，无背痛。C. 体检发现腰部轻度不对称。D 和 E. X 线片显示腰弯进展以及右侧 L_3 椎弓根螺钉断裂（箭）。患者接受了翻修手术，从胸弯和腰弯交界处开始切开显露连接杆，去除远端内固定物。探查发现没有假关节。翻修了右侧的 L_3 椎弓根螺钉，并植入了新的内固定物，范围为 T_8～L_4。F. 翻修术后 2 个月的 X 线片

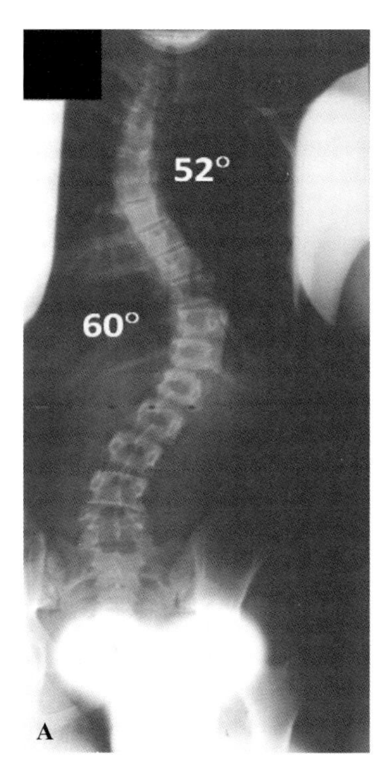

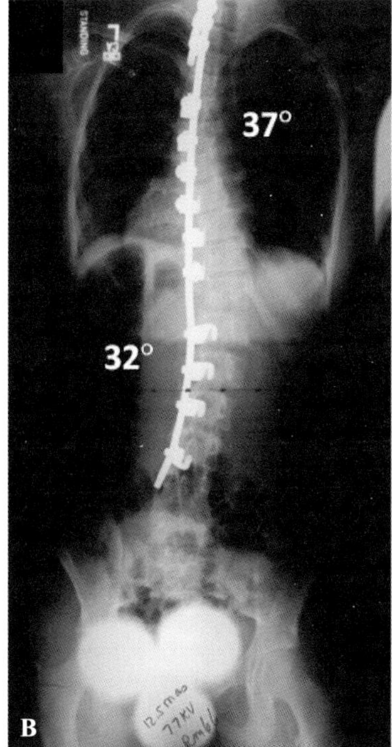

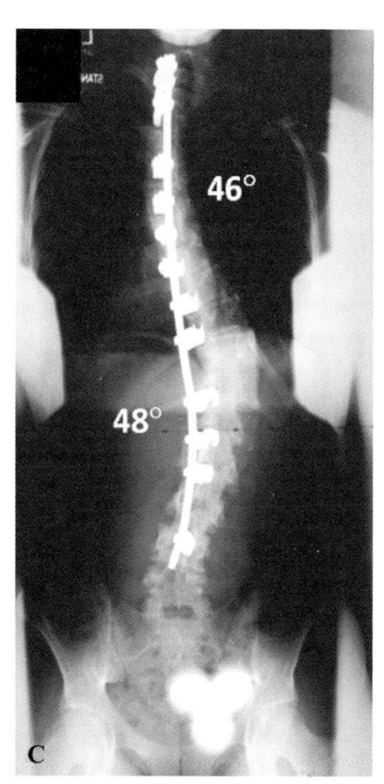

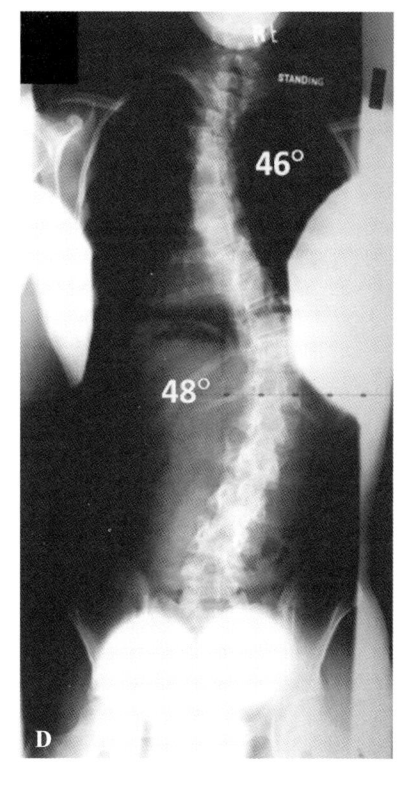

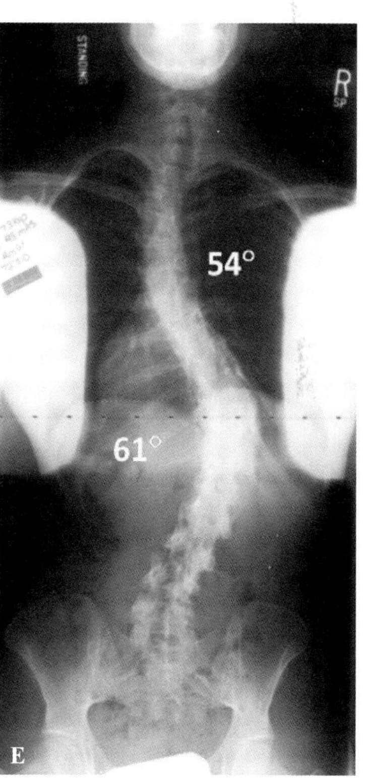

▲ 图 83-3 由于迟发性感染取出内固定物后冠状面畸形进展

1994 年，一名 13 岁女孩诊断为青少年特发性脊柱侧弯（Lenke 6C 型），接受了脊柱后路矫形融合术，采用美敦力 TSRH（Texas Scottish Rite Hospital）单棒内固定系统，融合范围 T_2～L_3，右侧自体髂骨取骨植骨。在我们机构，单棒内固定系统已使用了 18 个月，但在发现植入物失败率上升后就停止了使用。A. 术前 X 线片；B. 术后 2 周 X 线片。术后 2 年患者因伤口有渗出而再次住院。C.X 线片显示较术后最初 X 线片冠状面有轻度进展。该患者接受了冲洗和清创术，并去除了内固定物。术中发现融合情况良好，没有假关节的迹象。D. 内固定物取出术后 4 天，X 线显示侧弯与术前相似。E. 内固定物取出术后 9.5 年，胸弯和胸腰弯的侧弯角度回到术前状态

（二）胸椎椎体螺钉并发症

椎体螺钉用于脊柱畸形的前路手术治疗是有效的，但对邻近的血管、神经和内脏结构构成潜在的威胁。椎体螺钉穿透主动脉是一种灾难性的并发症，但幸运的是很少发生。在 1223 例前路内固定术患者中，只有 1 例发生该并发症[52]。曾有报道，前路胸椎内固定术后由于主动脉的搏动，血管壁与螺钉尖端之间反复摩擦造成迟发性主动脉破裂[67]。

在置入椎体螺钉时，必须全面掌握主动脉相对于胸椎的位置。通过将标准的椎体轴状位 CT 图像基于时钟分割成放射状区域，其中椎体中线为 12 点，然后对每个位置进行量化。在右主胸弯的患者中，左侧主动脉通常从 T_4 水平的 1 点钟位置移动到 T_7～T_9 顶椎水平的 2～4 点钟位置。主动脉在 T_{12} 水平又恢复到 1 点钟的位置，但是更接近椎体中线，因为主动脉在穿过横膈膜的过程中与脊柱的关系更加密切 [68]。因此，在置入顶椎区螺钉时，理论上来讲，降主动脉损伤风险最高，因为它位于螺钉钉道方向上。然而，考虑到主动脉相对于远端胸椎距离较近，该位置的螺钉尖端总体上最靠近主动脉 [68]。

对 20 例因 AIS 行前路开胸手术的患者进行的一项 CT 研究显示，距降主动脉不到 2mm 的椎体螺钉占 15% [68]。然而，在平均 4.1 年的随访中，所有螺钉均无临床表现。该研究和其他研究的建议是，除非 CT 扫描显示主动脉"凹陷"，否则应保留椎体螺钉。在 CT 扫描显示主动脉"凹陷"情况下，可以行主动脉造影以进一步评估，并且可能需要取出螺钉。

（三）椎弓根钉的并发症

椎弓根螺钉已成为 AIS 矫形手术的最常用内固定系统 [5]。虽然最初在腰椎中使用椎弓根螺钉，但如今可以在整个胸腰椎中置入椎弓根螺钉。节段性置入椎弓根螺钉固定的优点包括较低的翻修率、较高的矫正率、三维矫形时更好地去旋转，以及节省融合节段的可能性 [69]。尽管有这些优点，但胸椎椎弓根螺钉并不是没有风险。沿椎体远外侧置入螺钉时可能会危及左侧的主动脉、右侧的奇静脉和两侧的交感神经链。过长的螺钉可能会穿入腰椎的空腔脏器或进入胸腔 [70]。尽管少有神经损伤的报道，但螺钉置入偏内可能导致严重神经损伤 [70]。虽然硬脊膜撕裂发生率很低（0.2%），但也存在这种风险 [70]。

影像学发现椎弓根螺钉位置不佳比较常见。一项徒手置钉后 CT 扫描评估术后椎弓根螺钉位置的研究发现，螺钉穿透皮质超过 2mm 的发生率为 12% [71, 72]。Kwan 等研究了 140 例采用椎弓根螺钉治疗的 AIS 患者，并在 CT 扫描中发现，螺钉穿透外侧皮质是最常见的类型，占所有螺钉穿透病例的 82% [72]。其他几项研究表明，17%～29% 的螺钉穿透外侧壁 [73, 74]。

虽然螺钉位置不良及穿透椎弓根，但很少有患者出现明显的临床症状，并且很少有报道严重并发症发生。对 21 项 AIS 术中椎弓根螺钉并发症的研究进行系统评价，共纳入 1666 例患者，其中有 9 例血管损伤、4 例神经损伤 [71]。另一项研究评估了 115 例全椎弓根螺钉固定的 AIS 后路融合术患者，发现 CT 扫描证实螺钉位置不良的 13 例患者中只有 1 例有症状 [75]。

对于椎弓根螺钉位置不良但临床上无症状的患者，有研究建议应该取出螺钉 [75]。如果椎弓根螺钉的尖端距主动脉不到 5mm，即使没有症状，也应考虑取出椎弓根螺钉，因为这样有可能造成主动脉的慢性损伤，对于穿透外侧皮质 3～6mm 的螺钉可以保留。相反，为了避免潜在的主动脉撞击损伤，必须避免使用太长的螺钉。穿透内侧皮质小于 2mm 的螺钉是可以接受的，因为伴有皮质扩张和无害的椎弓根皮质骨折。一些研究者建议，在硬膜外腔 2mm 和蛛网膜下腔 2mm 的"安全区"内，小于 4mm 的内壁穿透是可以接受的 [74]。由于在凹侧，脊髓直接与椎弓根相邻，因此该处的"安全区域"范围明显减小。

总体而言，在螺钉置入过程中，脊柱侧弯解剖学经验有助于避免螺钉置入不当。例如，在脊柱侧弯的顶椎区域凹侧，由于椎体的异常旋转往往需要更偏内的椎弓根轨迹；而在上胸椎，由于椎弓根较短和更内聚，螺钉长度应不超过 25～30mm。最新的影像学引导下椎弓根钉置入法可以显著提高椎弓根钉位置的准确性，并可能最终取代徒手置钉技术[76, 77]。

六、前路手术特有的并发症

（一）乳糜胸

乳糜胸是由淋巴液和游离脂肪酸组成的液体在胸导管损伤后在胸腔内积聚而成。胸导管是人体内大部分淋巴液和乳糜的最终引流通道，沿椎体右侧上升，直到第 5 节胸椎，然后穿过中线与左锁骨下静脉汇合。胸导管的解剖位置决定了其在开放或胸腔镜前路手术中容易受损。

乳糜胸是前路开放手术和胸腔镜手术的公认并发症，据报道其发病率低于 1%[78]。了解胸导管的走行有助于减少在组织分离过程中这种并发症的发生。标准乳糜胸的非手术和手术处理包括引流、全肠外营养、低脂饮食和胸导管结扎术。

（二）罕见及轻微并发症

背阔肌撕裂表现为术后 3～6 个月沿手术侧出现腋窝肿块，是前路手术的罕见术后并发症。开胸术后切口疼痛也会在脊柱前路手术后出现，但通常可以缓解。

（三）胸腔镜入路

早期胸腔镜手术的并发症发生率很高，为 35%～47%[79, 80]。随着这项技术的应用和经验的积累，并发症的发生率降低至 19%[81]。此外，随着手术医生的不断进步和学习曲线的发展，手术时间由早期超过 6h 到后期越来越短[81]。

前路胸腔镜融合术已报道的并发症主要是肺部疾病，包括气胸、黏液堵塞、肺部裂伤和呼吸窘迫[81]，对侧胸腔积液、乳糜胸和需要长期胸管引流也有报道。但是，胸腔镜手术的围术期并发症发生率总体上与开胸手术相似[79]。

假关节的发生率不等，范围为 0%～20%[80–82]。补充一点，这些发生率的数值可能受到胸腔镜手术相对新颖性的影响，并有望随着术者经验的积累而接近开放性前路手术。肋间神经痛是在早期胸腔镜手术病例中发现的一个问题，但随着柔软鞘管的使用现在已很少见。

据报道，从胸腔镜手术到开放手术的转换率在 0%～2%[83]。这种转换并没有导致患者发病率增加。

以上讨论了与胸腔镜螺钉置入相关的神经和血管风险。

七、脊柱失平衡

（一）冠状面失平衡

当 C_7 铅垂线未能落在距骶骨中线 2cm 以内时，就会发生脊柱冠状面失平衡。术后即刻冠状面失平衡可能导致持续性（或渐进性）的畸形，并使融合节段下方的未融合的节段加速退变。造成这种失平衡的原因很多，包括对侧弯类型的错误识别、胸段侧弯的过度矫正，以及腰骶部代偿弯过于僵硬等。一般来说，AIS 术后冠状面失平衡是由于脊柱未融合的节段无法代偿已融合节段的位置所致。

避免术后早期冠状面失平衡的关键是了解侧弯的类型和腰骶部代偿弯的特点，以及选择合适的融合节段以提供一个稳定平衡的基础。此外，必须谨慎使用刚性内固定物，以避免在合并柔韧性较差的腰弯时过度矫正主胸弯。当未融合节段发生失代偿时，只能对未发育成熟的脊柱使用支具支撑以防止未融合节段进展和内固定节段延长。

（二）矢状面失平衡（医源性平背）

在行内固定术时不注意矢状位序列会导致矢状面失平衡，其定义为从 C_7 椎体中心到 S_1 椎体后缘的垂线距离超过 2cm。哈氏棒内固定正凸显了这一点。哈氏棒主要是通过牵引机制改善冠状面畸形。当内固定物延伸至腰椎并施加牵引力时，正常的腰椎前凸就会丢失，由于患者的重心移至骶骨前方导致前方失代偿[84]。在随访中，这种医源性“平背”畸形患者表现为需要弯曲膝关节以保持平衡、下背部肌肉疼痛疲劳，以及未融合的腰椎节段出现退变。

现代节段性内固定系统使“平背”畸形不那么常见，因为它可以更好地控制脊柱畸形的多个平面，并通过平移力量实现矫正，从而实现正常矢状位序列。当青少年患者在内固定术后发现矢状面失平衡时，采取的手术矫正措施可能需要对融合的脊柱进行后方截骨术。

（三）“曲轴现象”与“附加现象”

Dubousset 等提出的“曲轴现象”指的是脊柱侧弯后方关节融合术后该部位出现侧弯加重、椎体旋转和肋骨畸形[85]。其原因认为是由于残留脊柱前方的生长潜能引起脊柱内固定节段围绕已融合的后方结构发生冠状面和轴状面旋转。骨骼发育不成熟具有开放三角软骨的患者，如果仅行后路融合并且尚未到生长高峰期，发生这种现象的风险最高。在这些患者中，应考虑进行脊柱前方和后方关节融合术，以避免以后发生“曲轴现象”。有学者认为，现代更坚硬的节段性椎弓根螺钉内固定有效地预防了曲轴畸形的发生，因而避免了需要行前路关节融合术[77, 86]。此外，还需要更多的临床客观证据来支持这一观点。

“附加现象”比较少见，是指在融合固定节段以外，侧弯在冠状面上进展。这些病例大多是由于融合节段选择不当导致，或者是内固定术后冠状面失平衡的最终结果。然而，在融合节段选择正确和术后冠状位平衡的病例中也有发生，表明在骨骼发育不成熟的患者中脊柱前方存在的生长潜能也是其原因。为纠正“附加现象”而采取的手术措施通常需要延长固定节段以包括失代偿节段。

（四）肩部不对称

脊柱侧弯术后肩部不对称是由上胸椎以及与之相连的肩胛带冠状面失平衡导致的美学畸形，出现在主胸弯矫正以后。

术前肩部的对称性在影像学和临床上均难以评估，因为多个混杂因素会在同一时间点影响肩部位置。Lenke 根据上胸弯的影像学和临床表现，提出了近端胸椎融合的指南建议[87]。结构性上胸弯（如 Lenke 2 型）、伴有明显椎体旋转的侧弯以及 T_1 椎体向凹侧倾斜的侧弯均应融合上胸弯。对于持续的、临床上明显的肩部不对称的手术翻修措施为融合，以及将固定节段延伸到上胸弯。

八、死亡

在 AIS 手术中猝死很少见，报道的发病率在 0.01%～0.05%[1, 2, 7]。在这些少见的报道中，大量失血是唯一可以避免的因素。手术操作中，每一步都应该仔细而又有序地进行解剖分离，以保证最后行去皮质术和大范围显露骨松质时不致失血过多。已证明围术期静脉输注氨甲环酸可减少 AIS 的出血量和输血量[88]。如果电灼和结扎对创面出血无效，可以用 Gelfoam 或 Avitene（MedChem，Woburn，MA）填塞创面，然后用订皮机迅速关闭切口，再转移患者到重症监护病房积极复苏。

九、体位导致的并发症

接受脊柱侧弯手术的患者在术中很长一段时间内不能活动。平均而言，手术时间为 3.5h，而联合入路手术实际上可能需要更长时间。因此，为了避免各种如牵拉、皮肤受压等可预防的并发症，合适的患者体位摆放是必要的。

（一）视力受损或丧失

脊柱侧弯手术后的视力损伤是罕见的，但又是灾难性的并发症，目前没有明确的病因或准确的发生率。一项对成人脊柱手术医生的调查研究发现患者术后视力损害发生率高达 8% [89]。在儿童中，这种并发症极其罕见。目前考虑可能有多种原因，包括眼部的直接受压、Trendelenburg 体位导致的眼内压升高、术中低血压、贫血以及继发于从右到左心脏分流的微血栓栓塞。

对这种并发症的了解和认知很重要，应采取相应措施避免其发生。可预防的措施为去除可能使眼部直接受压的因素，通过合适的患者体位摆放可以避免其发生。眼外压迫和术中低血压控制可导致视网膜中央动脉阻塞（central retinal artery occlusion，CRAO）和缺血性视神经病变。在这种情况下，术后视觉敏锐度或视野出现单侧异常，应立即请神经科和眼科会诊，因为早期补液和局部治疗可改善预后。有研究建议使用泡沫头枕，尽量减少患者头部运动，避免或者调整的马蹄形头枕的头部定位也很重要 [90]。

用于术中稳定或术前牵引的 halo 牵引装置有时可能会引起脑神经麻痹，最常见的是脑神经Ⅵ受累（外展神经）导致复视 [91]，这种损伤大多数在几个月内会自发缓解。

（二）皮肤溃疡

现有医学文献中没有关于脊柱手术中俯卧位或侧卧位引起皮肤并发症的案例。这可能是由于 AIS 患者大多体重较轻，并且设计了合理的体位摆放装置。然而，文献中报道有较多的患者因长时间俯卧在病床上而引起的皮肤溃疡。应始终注意，为所有骨性突起部位提供足够的保护，以防止出现本可避免的并发症。

（三）神经压迫损伤

俯卧位会导致尺神经和臂丛神经损伤。手臂过度外展引起的腋神经压迫或臂丛神经的牵拉会导致臂丛神经损伤。俯卧位时，手臂旋前放置也可能导致尺神经压迫损伤。对上肢主要神经进行体感诱发电位监测可避免发生这种情况，因为长期压迫将会导致诱发电位异常。如果在术后发现臂丛神经麻痹或尺神经损伤，应采取物理疗法以最大限程度地恢复活动范围并鼓励患者行肢体锻炼。

手术台上的支撑物对大腿上部或腹股沟区域的压迫可能会导致股外侧皮神经麻痹。股外侧皮神经麻痹在脊柱手术中很常见，但是遵循良性病程经过，一般会自发缓解。一项对 56 例俯卧在 Jackson 手术台上的儿童脊柱患者的回顾研究，报道了 18% 的患者术后出现大腿前外侧麻木或无力，不伴有疼痛 [92]。在这些儿童患者中，主要的危险因素是手术时间的延长，体重似乎与之无关。主要的预防措施是确保大腿位置有充分的衬垫，并且避免在腹膜后剥离时牵拉腰肌。

患者侧卧位时，腓神经有较高的损伤风险。髋关节和膝关节应该处于弯曲状态，大腿远端和小腿部位应有较好的衬垫。同时应注意在近端腓骨上方 5cm 处留出空间（不要接触垫子或手术台）。如果发现术后损伤，应采取必要的支具和物理治疗。

十、肠系膜上动脉综合征

肠系膜上动脉综合征是一种罕见的幽门梗阻并发症，其原因是位于前方的肠系膜上动脉与后方的主动脉和脊柱之间的十二指肠受到外在压迫导致。肠梗阻导致进行性胃扩张和呕吐，最终可能导致严重的血容量不足、血钾过低和代谢性碱中毒。这种情况很少见，通常发生于脊柱侧弯手术患者或者行石膏固定的腰部过度前凸位置的患者[93]，且通常出现于那些身体瘦弱的患者。其症状包括餐后腹胀、腹部膨隆、上腹痛和呕吐。症状呈间歇性发作，并与体位改变有关，俯卧位时症状可减轻。症状一般发生在术后 2 天至数周内。晚期发作的原因可能是由于腹膜后脂肪的丢失和体重减轻所致，因为移除了肠系膜上动脉和主动脉之间的脂肪衬垫。最有效的影像学检查是上消化道造影，具体表现为胃和十二指肠近端扩张，钡剂在梗阻近端来回流动，而当患者处于胸膝位或左侧卧位时梗阻症状缓解。

症状刚开始发生时，建议进行非手术治疗，包括禁食或使用鼻胃管进食，以及补充液体和电解质。如果早期症状没有明显改善，则应开始全胃肠外营养以提供足够的营养支持，直到症状缓解。尽管很少需要手术治疗，但已知有几种常规手术方式来减轻十二指肠的压迫，包括松解 Treitz 韧带、十二指肠 – 空肠吻合术和改良的 Ladd 手术（移动和旋转十二指肠）。此外，如果患者术后脊柱前凸明显，则可能需要翻修脊柱内固定物。

十一、青少年脊柱内固定的远期效果

AIS 患者手术治疗的长期临床效果尚不清楚。青少年手术治疗后担心未来出现的并发症是进行性的背痛和功能障碍，在成年后需要再次手术治疗。大多数使用哈氏棒内固定并且有至少 20 年随访的研究表明，接受手术患者尽管有背痛加重的病史，但经过验证的平均脊柱功能评分与未行手术的患者相当，表明总体效果良好[94]。最近的数据表明，自我评估的脊柱远期功能不受残留的冠状面畸形影响，更多的是受术后矢状面失平衡的影响[95, 96]。但是，这些研究也有一些固有的局限性，如回顾性分析、样本量小、手术方法不统一，以及所报道的手术方法不是当前采用的标准方法。随着内固定器械和手术技术每 5～10 年的更新，长期的临床效果也就成为一个持续的目标。

现有文献能够证明，除非发生前面讨论的任何一个并发症，以及影像学证据显示手术治疗患者的远端未融合节段比对照组发生更快的退变，否则，接受手术治疗的 AIS 患者的美学效果可以很好地保持到成年期。除非有更进一步的临床数据，否则目前建议尽可能保留腰椎活动节段和腰椎前凸，以使脊柱进入成年期后仍保持影像学效果和临床效果。

十二、结论

了解特发性脊柱侧弯手术治疗相关并发症的类型和发生率，可以更准确地预测患者当前和未来发生的风险，并为制订预防措施提供帮助。现代的医学治疗手段和器械的发展已经使总的并发症发生率有所降低，但仍需继续改善。术前对患者的仔细评估，术中采用合适的手术技术、神经电生理监测及术后的临床状况观察，有助于最大限度地减少并发症发生，以及能够在早期及时发现并发症。

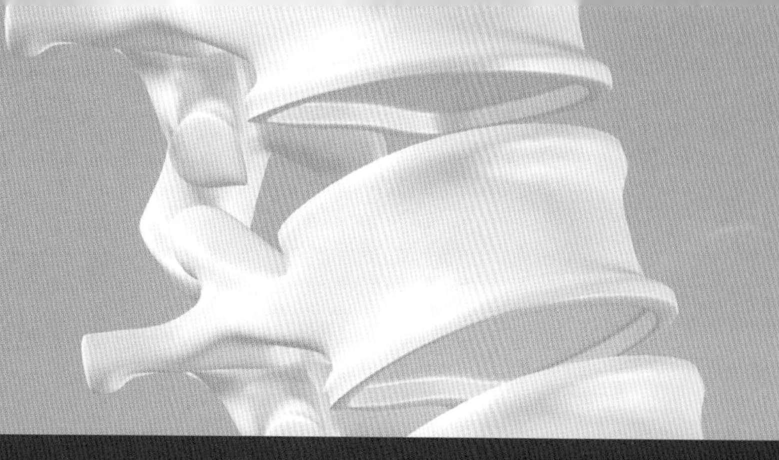

第八篇　成人脊柱畸形

Adult Spinal Deformity

第84章 成人脊柱畸形：概述与现状

Adult Spinal Deformity: Introduction/State of the Art

Christopher L. Hamill 著
吴子祥 万世勇 译

成人脊柱畸形的分型体系有三重目的：明确脊柱侧弯的自然病史、规范治疗策略和判断治疗效果。目前成人脊柱畸形分型纳入了大量的病因学因素，包括椎间盘退变、脊柱的主/次弯、局限性弯曲、椎管狭窄、旋转半脱位、冠状面和矢状面失平衡。然而，分型体系不应将这些因素及其临床影响纳入其中。1983年，King等提出了一种基于哈氏棒内固定系统的分型方法。该分型常用于评价青少年脊柱侧弯，但缺乏对脊柱矢状面畸形的评估。2001年提出的Lenke分型纳入了脊柱矢状面畸形的评估，这是分型系统的重大进步。由于需要综合考虑影像学资料及疼痛和功能障碍等临床症状，成人脊柱畸形的分型相对复杂。Schwab分型系统将影像学表现、临床症状和治疗方案结合，已经应用于临床并获得医生认可。这些内容将在正文中详细讨论。过去5年的研究主要集中于脊柱冠状面畸形、矢状位平衡和修正参数。已将严重影响生活质量的6种冠状面畸形、三类矢状位平衡的修正参数、腰前凸修正参数和三类半脱位修正参数纳入Schwab分型系统。对784名成人脊柱畸形患者的分析表明，腰前凸消失、严重的半脱位和矢状位失衡是最有可能导致手术干预的因素。

微创手术已经应用于成人脊柱畸形的治疗。微创手术的优点包括失血量少、恢复时间快、对局部软组织影响小。手术适应证也在不断改进。目前相对柔软的胸腰弯/腰弯患者适合微创手术。需要多节段固定的Cobb角较大的僵硬侧弯患者是微创手术的相对禁忌。在胸腰段、腰骶段等脊柱移行部，微创手术操作特别困难。微创截骨技术尚未完全成熟，因此那些明显僵硬的矢状面失平衡患者不适合微创手术。内固定棒置入和较大侧弯角度仍然是阻碍微创固定手术的因素。微创手术的独特优势仍然是直接侧方入路，进行前方的畸形矫正和融合。通过侧方入路放置合适的椎体间融合器，可有效矫正冠状面畸形。微创手术也可以进行脊柱矢状面畸形的矫正和椎间孔的间接减压，技术细节将在微创手术一章中详细讨论。虽然微创手术的优势显而易见，但仍需进一步证实。

成人脊柱畸形患者的结构性植骨要考虑多方面的因素，包括是否需要植骨、手术入路、植骨节段、结构性还是非结构性植骨和植骨材料的选择。结构性植骨的生物力学优点是重建脊柱前柱的载荷，提高脊柱融合率。前柱植骨重建的方法有很多，包括后路腰椎椎间融合（posterior lumbar interbody fusion，PLIF）、经椎间孔椎间融合（transforaminal lumbar interbody fusion，TLIF）和前路椎间融合术（anterior lumbar interbody fusion，ALIF）。每种技术都各有优缺点。植入材料在不断更新，自体骨仍然是所有植入材料中的金标准。但在矫正成人脊柱畸形时，自体骨来源有限。可选择的同种异体骨包括新鲜冷冻骨、冻干骨和辐射灭菌骨。但对同种异体骨的处理会降低其成骨能力，也存在疾病传播的潜在可能。钛金属、聚醚醚酮（Polyethere ther ketone，PEEK）和可膨胀椎间融合器给外科医生提供了前柱支撑重建的新选择。非生物性内置物的最大问题仍然是对其融合效果的评估。普通X线片（过屈过伸位片、斜位片）和薄层计算机断层扫描（CT）可用于判断融合情况。

特发性脊柱侧弯病程进展到成人与退变性脊柱侧弯（新发）之间的区别将在随后的章节中阐述。退变性脊柱畸形（degenerative spinal deformity，DSD）包括多种不同的畸形表现，如疼痛、功能障碍甚至残疾。矢状面畸形往往比冠状面畸形严重。骨盆的重要性和脊柱整体平衡的理论已经改变了人们对退变性脊柱侧弯的认识。两者在退变过程中的协同作用，最终导致畸形的进展。测力板技术已经证明，重力线和脊柱骨盆参数随着年龄增长而改变，骨盆后移和髋关节后倾是其特征性表现。由此可得出结论，随着年龄增长，患者会出现脊柱矢状面垂直轴前移、骨盆后移和后倾。疼痛和功能障碍一直是退变性脊柱侧弯患者的主要症状。疼痛通常与活动相关，真正的神经功能障碍是罕见的。退变性脊柱侧弯的X线影像特征是Cobb角较小的腰椎侧弯。冠状面侧弯的Cobb角往往与功能障碍的程度和退变性脊柱侧弯的严重程度无关。与功能障碍相关的主要影像学指标包括L_3、L_4的椎体侧方滑移和终板倾斜程度。腰前凸消失和矢状位正平衡降低了SF-36量表所有条目的评分。传统的治疗方式包括非手术治疗和手术干预。非手术治疗主要包括物理治疗、硬膜外类固醇药物注射和恰当的支具固定。手术治疗包括单纯减压、减压并有限融合（使用或不使用内置物）、减压固定融合及矫正脊柱力线。手术方案取决于患者的影像学参数、年龄以及是否合并其他疾病。内置物的发展极大地促进了成人脊柱畸形手术的进步。应用新的内置物，联合使用脊柱截骨和（或）切除及节段固定技术，能够使脊柱手术获得第一代甚至第二代内置物无法获得的矫正效果。1945年提出的Smith-Petersen截骨术已经被多次改良优化。前柱延长技术结合节段固定已被证明可有效恢复腰椎生理前凸。采用改良Ponte截骨辅助节段固定治疗休门氏后凸畸形几乎避免了脊柱前方的松解和融合，通过短缩后柱就可纠正后凸畸形。通常每进行1mm截骨可以获得的1°的矫正效果。经椎弓根椎体截骨术（pedicle subtraction osteotomy，PSO）越来越受欢迎，每处截骨可以获得平均30°～35°的畸形矫正。过去采用哈氏棒系统矫形的患者现在多采用PSO截骨技术。此外，脊柱的严重退变、脊柱骨折、骨不连、椎板切除术后和脊柱多次手术后的患者也可以从这种矫形手术中获益。在本章将详细阐述PSO技术。已证明PSO的并发症发生率明显高于Smith-Petersen截骨术。对于严重僵硬脊柱畸形患者，截骨手术变得更为普遍。以后路手术为基础的更加激进的截骨操作可实现多平面脊柱矫形。脊椎全切术（vertebral column resection，VCR）证实可以有效重建严重僵硬脊柱畸形患者的脊柱力线和躯干平衡。尽管早期VCR手术需要进行分期的前路-后路手术，但现在只需单纯从后路就可以达到治疗效果。每节段VCR可获得大约50°的矫正。该手术技术将在随后的章节中详细描述。

骶骨骨盆固定已成为矫正脊柱畸形手术的重要组成部分。大多数内固定器械的发明为了获得并维持矫形效果。骶骨区解剖结构的知识，提高了医生对固定的生物力学强度的认识。骶骨分为区域1、区域2和区域3三个区域，可以根据不同的区域选择恰当的内固定。区域1包括骶骨椎弓根；区域2包括骶骨翼，但这是生物力学最薄弱的锚定点；区域 3 包括两侧髂骨，是长节段固定的生物力学最佳锚定点。螺钉在区域 1 的最佳固定方法是通过骶骨岬的三层骨皮质固定。通过微创显露髂骨，可以采用“泪滴法”在区域 3 植入螺钉。

S_2 骶髂固定螺钉（S_2 alar–iliac screw，S_2AI）越来越多地应用于骨盆固定。螺钉进钉方向为矢状面呈 20° 尾倾，冠状面呈 30° 外展，进钉点位于 S_1 和 S_2 后孔连线的中点。S_2AI 螺钉固定技术的优势是可以省去放置横连，以及在植入髂骨翼螺钉时切除髂脊。研究表明，S_2AI 螺钉比传统的髂骨螺钉固定更稳定，具有更强的抗拔出能力。科技进步对复杂脊柱畸形手术产生了积极的影响，开放和微创手术中越来越多地使用机器人辅助植入椎弓根螺钉。

计算机辅助导航（computer–assisted navigation，CAN）技术确保了椎弓根螺钉植入的安全和准确。然而，与广泛认可的徒手（free–hand，FH）椎弓根钉置钉技术相比，目前文献在报道这些辅助置钉技术置钉准确性方面仍然模棱两可。由于临床数据不足，目前仍然缺乏应用导航技术的文献支持。导航技术的成本仍然很高，因此 CAN 的应用价值有待进一步证实。

随后的章节将对成人脊柱畸形这个复杂问题的进行全面阐述。这些章节内容是概述的，但应该记住每个患者都是不同的个体，解决他们复杂的问题需要多方面的考虑。

第85章

成人脊柱畸形分型

Adult Spinal Deformity Classification

Uwe Platz　Frank J. Schwab　Virginie Lafage　著

李危石　孙卓然　译

一、概述

成人脊柱畸形作为严重影响人们健康的疾病逐渐被认识。随着西方社会人口老龄化，老年人群对于生理功能的期望也逐渐增高。对于自主活动障碍的老年人群的护理费用明显增加。有些研究报道了脊柱畸形患者常表现为疼痛和功能障碍，一个流行病学研究[1]显示在大于60岁的老年人中超过60%患有脊柱畸形。

相较于对儿童脊柱侧弯患者治疗的重视，目前对于成人脊柱畸形治疗的关注较为欠缺。考虑到成人脊柱畸形的患者数量越来越多，并伴随着潜在导致功能障碍的风险[2]，我们对成人脊柱畸形疾病的了解还远远不够。其中的局限在于成人脊柱畸形病理因素的多样化，以及缺少统一的系统来将患者分型。

骨科中分型体系的作用多种多样，包括实现从专家之间的共同沟通语言到指导适宜的干预措施。而适合于成人脊柱畸形的分型，需要能起到有条理地分类患者、指导治疗并判断预后的作用。

本章节旨在总结目前为止与成人脊柱畸形分型相关的研究成果，以及影响我们对于复杂的成年脊柱畸形患者实施诊疗决策的因素。

二、分型相关的考量

1895年Wilhelm Conrad Roentgen发现了X线，对于医疗界而言是一个巨大的贡献。到目前为止，X线片依然是诊断大部分骨科疾病的一个基本方式。当出现较新的影像技术时，对脊柱病理相关信息的理解上就会存在很大的差异。但在建立成人脊柱畸形的分型上，基于X线片的图像信息仍是理想的、简便的和可靠的。

成人脊柱畸形的病因范围很广，但大多数病例与年龄增长导致的退变（退变性脊柱畸形，denovo degenerative spinal deformity，DDS）或青少年脊柱侧弯发展到成年期（adolescent scoliosis in an adult，ASA）有关[3]。其他可能导致畸形的原因包括骨质疏松、创伤、感染和医源性因素等。对于DDS和ASA这两个病例数最多的疾病，共同的特点是都会导致功能丧失和疼痛。这会在之后详细说明。考虑到成人脊柱畸形患者的治疗目的是希望恢复功能和缓解疼痛，分型必须以治疗目的为基础建立。把适用于青少年特发性脊柱侧弯（adolescent idiopathic scoliosis，AIS）的分型工作进行套用是不合理的，因为治疗关注的重点有很大不同，在AIS中很少出现疼痛和功能障碍。

鉴于成人脊柱畸形患者常因疼痛而选择治疗，建立患者分型系统需要考虑其对预后的判断价值。对于一个理想的分型系统，应尽量体现基于疗效而选择治疗策略的指导作用。

迄今为止的分型工作

成人脊柱畸形过往都是根据应用在儿科的分型来分类的。这种方法看似是合理的，因为它提供了一种常用的方法来描述脊柱畸形，非常简便。此外，脊柱侧弯被认为是一种儿科疾病，没有必要采用成人特异的分型方法。

尽管 Swank 等[4] 在 1981 年报道了成人脊柱侧弯治疗一般是由于疼痛，其研究仍然是通过单纯的冠状曲线对畸形进行分类，就像在 AIS 中使用的方法一样。King 等[5] 在 1983 年提出了一种统一的 AIS 分类方法，成为了 Harrington 内固定的外科指南，也经常应用于年轻人。Sponseller 等[6] 在 1987 年对 AIS 进入成人期的治疗结果进行了总结，再次单纯依据冠状面曲线进行了分型，并做了一些修正。

Aebi 和他的同事[7] 在 2005 年根据成人脊柱畸形的病因进行分型，成人脊柱侧弯有三种类型，即原发性退变性脊柱侧弯、进展性特发性脊柱侧弯和继发性退变性脊柱侧弯。然而，只有成人脊柱畸形的病因学被包括在分型中，并未涉及畸形严重程度的内容。

Lenke 等[8] 在脊柱侧弯畸形的分型方面取得了重大进展。在 2001 年的报道中，为 AIS 提供了一种新的分型方法，比 King 分型更全面，提供了矢状面考量。此外，新的 AIS 分型为固定、融合节段提供了指导。

成人脊柱畸形的分型显然比 AIS 复杂。成人畸形表现出节段性、局部性和整体的畸形。功能障碍和疼痛是手术的主要指征，而不是放射学上的表现。仅依据 X 线片得出指导临床诊疗的分型是很难的。Schwab 于 2002 年发表一项研究，旨在鉴别成人脊柱侧弯的疼痛原因[9]。尝试分析健康相关生活质量（health-related qualify of life，HRQoL）评分与成人脊柱畸形放射学表现的相关性，得出了 Schwab- 脊柱畸形研究组（Schwab-spinal deformity study group，SDSG）的分型。这一分型根据脊柱侧弯的顶椎位置描述了五种类型的脊柱侧弯（Ⅰ型，单胸弯；Ⅱ型，上胸椎主弯；Ⅲ型，下胸椎主弯；Ⅳ型，胸腰段主弯；Ⅴ型，腰椎主弯）。在最初的分型中，增加了两个修正参数：腰椎前凸和椎间半脱位程度。腰椎前凸丢失及椎间半脱位增加与 HRQoL 评分较差有高度相关性。修正参数显示出了这种分型对临床的影响。进一步的研究发现，用矢状面垂直轴（sagittal vertical axis，SVA）衡量的整体矢状位失衡对于 HRQoL 评分的预测作用与腰椎前凸丢失同样重要。这引出了与第 3 种调节参数（整体平衡因素）的整合，以描述影像学上的畸形并预测功能障碍程度。

三、SRS-SCHWAB ASD 分型

通过强调 ASD 中与疼痛和功能障碍相关的影像学参数，Schwab 分型具有较高临床相关性，但不包括骨盆参数（图 85-1）。

然而，多项研究表明，单纯 SVA 和腰椎前凸并不能完整反映矢状面的失衡机制。因为腰椎前凸很大程度上由骨盆形态所决定[10]。

骨盆的形态和位置在保持直立姿势中的重要性被逐渐得到认识，这就引出了脊柱 – 骨盆序列的概念。已有研究表明，骨盆是脊柱与下肢之间相关联的主要调节中轴[11]，因此必须将脊柱 – 骨盆参数纳入临床相关的分型系统。

在更新和改进的 Schwab 成人畸形分型中，结合 SRS 系统，纳入了与临床高度相关的骨盆参数。

骨盆参数包括骨盆入射角（pelvic incidence，PI），骶骨倾斜角（sacral slope，SS）和骨盆倾斜角（pelvic tilt，PT）[12]。

- PI 定义为与经过骶骨上终板中点与骶骨上

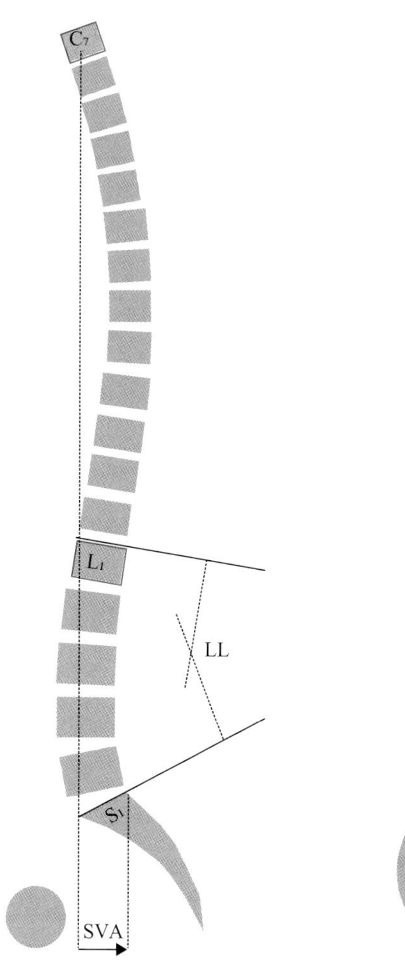

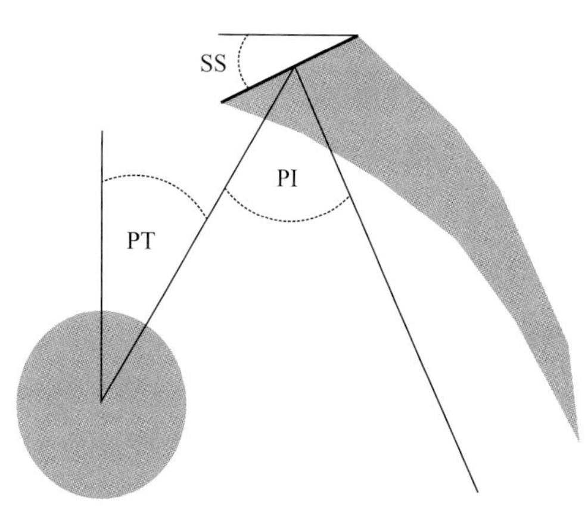

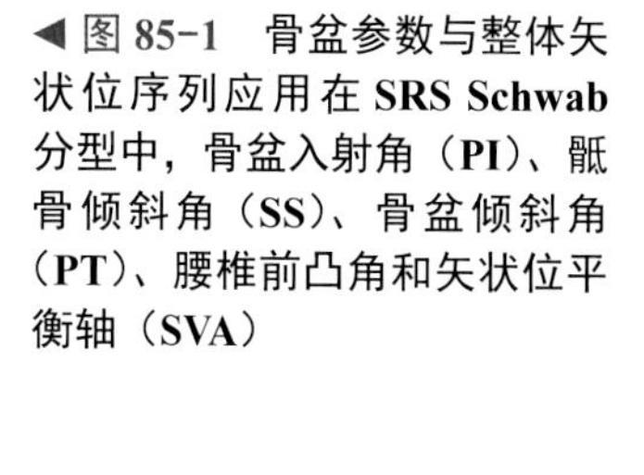
◀图 85-1　骨盆参数与整体矢状位序列应用在 **SRS Schwab** 分型中，骨盆入射角（**PI**）、骶骨倾斜角（**SS**）、骨盆倾斜角（**PT**）、腰椎前凸角和矢状位平衡轴（**SVA**）

终板垂直的线和这个点与股骨头轴中点相连的线之间的夹角。

• SS 定义为 S_1 上终板与水平线之间的夹角。

• PT 定义为连接骶骨上终板中点至股骨头轴线与垂线之间的夹角。

• 参数 PI 是 SS 和 PT 的代数和。

PI 是一个解剖学参数，每个个体都是不同的，不受骨盆位置的影响，而 SS 和 PT 反映了骨盆内的代偿性变化，以保持直立姿势。

PT 增加提示骨盆后旋，这是一种代偿机制，可在矢状位失衡的情况下维持直立姿势。已有研究证明，较高的 PT 值与较差的 HRQoL 相关[11]。此外，PT 是手术计划中应考虑的重要参数。研究表明，高 PT 患者需要更多的腰椎截骨以获得满意的术后 SVA [13]。

PI 作为一个解剖学参数，只提供了有限的矢状位序列信息。然而，PI 可以预测达到矢状位平衡时所需的腰椎前凸大小。因此，PI 与腰椎前凸的关系提供了矢状面脊柱–骨盆序列的重要信息。而且，它为外科医生提供了重建平衡所需要的生理性矢状位参数信息[14, 15]。

四、分型

为了对 ASD 进行准确的分析，需要进行全脊柱站立正侧位 X 线检查，包括能使 C_7 和双侧股骨头显像[15]。

分型包括两个主要的组成部分，即冠状面曲线类型和矢状位修正参数（图 85–2）。

冠状曲线类型旨在描述相关的冠状面畸形，是根据标准 Cobb 角测量的最大冠状面角度来确定的。只有角度＞ 30° 的畸形才进行分类。

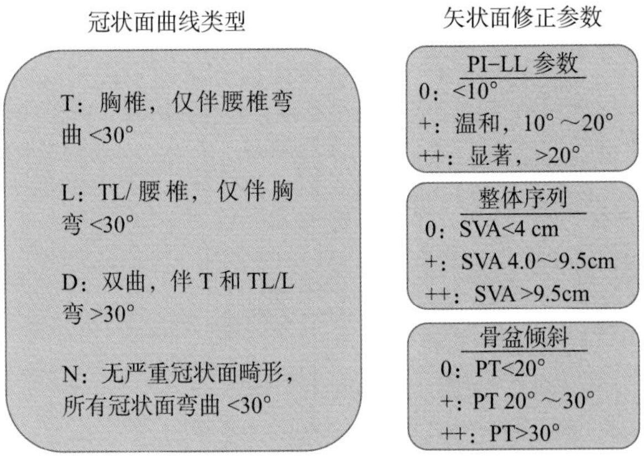

冠状面曲线类型

T：胸椎，仅伴腰椎弯曲 <30°

L：TL/ 腰椎，仅伴胸弯 <30°

D：双曲，伴 T 和 TL/L 弯 >30°

N：无严重冠状面畸形，所有冠状面弯曲 <30°

矢状面修正参数

PI–LL 参数
0：<10°
+：温和，10° ～20°
++：显著，>20°

整体序列
0：SVA<4 cm
+：SVA 4.0～9.5cm
++：SVA >9.5cm

骨盆倾斜
0：PT<20°
+：PT 20° ～30°
++：PT>30°

▲ **图 85-2　分型系统，包括曲线类型和矢状位修正参数**

PI. 骨盆入射角；LL. 腰椎前凸角；PT. 骨盆倾斜角；SVA. 矢状位平衡轴

• T 型曲线：胸弯为主型，角度 > 30°，顶椎位于 T_9 或更高。

• L 型曲线：腰弯或胸腰弯为主型，> 30°，顶椎位于 T_{10} 或更低。

• D 型曲线：双主弯，均 > 30°。

• N 型曲线：无冠状面曲线 > 30°（无明显冠状面畸形）。

矢状面的畸形是通过三个参数来描述的。第一个矢状位修正考虑了两个影像学参数：PI 和腰椎前凸角（LL）。PI 测量如上所述，LL 是测量 L_1 上终板与 S_1 上终板之间的矢状面 Cobb 角。PI–LL 参数表示 PI 与 LL 之间的差值（即 PI 与 LL 的匹配度）。这一参数很重要，因为对于腰椎前凸较小的患者手术计划应该考虑到术后 LL 的矫正程度，通过单次截骨术或多次截骨术，以达到骨盆 – 腰椎曲度匹配。

• PI–LL < 10° 的患者用 PI–LL 0 表示分类。

• PI–LL 在 10° ～20° 的患者用 PI–LL + 表示分类。

• PI–LL > 20° 的患者用 PI–LL ++ 表示分类。

PT 是评估脊柱畸形的一个重要参数，因为高 PT 值（骨盆后倾增加）是一种代偿机制，可以影响和降低整体矢状位序列不良的程度[11]。

• PT < 20° 的患者用 PT 0 表示。

• PT 在 20° ～30° 的患者用 PT + 表示。

• PT > 30° 的患者用 PT ++ 表示。

整体矢状位序列重建的理论基础，是基于超过 SVA 的界值与患者疼痛、功能障碍增加有关。矢状面上 C_7 垂线与骶骨上终板后缘之间的偏移距离被定义为 SVA。

• SVA < 40mm 的患者用 SVA 0 表示分类。

• SVA 在 40～95mm 的患者用 SVA + 表示分类。

• SVA > 95mm 的患者用 SVA ++ 表示分类。

在 Lafage 及 Schwab 的前期研究中，PI–LL 不匹配、PT、SVA 与 HRQoL 具有较高相关性。用于分型的界值是参考脊柱 – 骨盆参数与疼痛和严重功能障碍的相关性[11, 14, 16]。前瞻性研究已经证实，PT > 22°，PI–LL 差值 > 11°，SVA > 46mm，与 ASD 患者的 Oswestry 功能障碍指数（Oswestry disability index，ODI）评分 > 40（严重功能障碍）显著相关[17, 18]。

五、分型与治疗

为了研究对于不同分型患者的治疗，进行了一项包括 527 例患者（> 18 岁）的多中心前瞻性研究。患者都来自于国际脊柱研究学会的数据库。

纳入标准包括成年人（18 岁及以上），影像学提示的脊柱畸形，脊柱畸形判断界值为冠状位 Cobb 角 =20°，SVA=5cm，PT=25°，或者 TK=60°。虽然国际脊柱研究学会数据库包含有冠状位 Cobb 低于 20° 的患者，但对于此研究而言，如果患者的矢状位参数正常（SVA、PT 和 TK），则其 Cobb 至少达到 30° 才能被纳入。

在 527 例患者中，308 例（58.4%）的患者接受了非手术治疗，而 219 例（41.6%）的患者接受了手术治疗。

手术治疗患者比非手术治疗患者的年龄更大（55.8 岁 vs. 50.2 岁，$P < 0.001$），BMI 更大（27.7 vs. 25.5，$P < 0.001$），有更多的并发症（平

均 CCI，1.2 vs. 0.8，$P < 0.001$），而且多有脊柱手术史（43.5% vs. 10.4%，$P < 0.001$）。患者根据 SRS-Schwab 进行了分型[19]。

手术治疗患者的各项矢状位修正参数均显著差于非手术治疗患者，包括 PI-LL、PT、SVA。而非手术治疗患者的各项矢状位修正参数达到畸形阈值（+ 或 ++ 级）的可能性也小于手术治疗的患者（图 85-3）。

与非手术治疗的患者相比，手术治疗患者的功能障碍更重，且各项健康相关生活质量评分（HRQoL）均更差。而对不同分型的患者进行研究后发现，矢状位畸形患者（N 型 =16.8%）比单纯冠状位畸形或混合型患者的 HRQoL 评分更差。

这些资料进一步揭示了曲线分型，修正参数和手术策略 / 技术之间的密切关系。

(1) 曲线分型的意义

• 双主弯（D 型）和腰弯（L 型）比胸弯（T 型）或矢状位畸形（N 型）更有可能需要前后联合手术（D = 43.2% 和 L = 43.5% vs. T = 11.1% 和 N = 19.6%，$P = 0.003$）。与其他型相比，矢状面畸形型有更多的使用高等级截骨可能性（N = 40.4%，D =13.5%，T = 7.4%，L = 12.7%，$P \leqslant 0.001$）。

(2) PI-LL 修正参数

• PI-LL 重度不匹配患者更需要高等级截骨（PI-LL ++ = 21.5% vs. PI-LL + = 5.2% 与 PI-LL 0 = 4.1%，$P = 0.001$）PI-LL 中度或重度不匹配的患者有更多的固定至髂骨的概率（+ = 74.4%，++ = 85.7% vs. 0 = 41.8%，$P = 0.001$）。

(3) PT 修正参数

• PT 越高的患者更多需要高级别截骨（PT ++ = 22.2% vs. PT + = 7.3% 与 PT 0 = 2%，$P = 0.001$）。

(4) SVA 修正参数

• 随着矢状位失衡的加重，需要截骨的情况会增加（0 = 4.5%，+ = 14.5%，++ = 42.2%，$P \leqslant 0.001$），其固定到髂骨的概率也相应升高（0 = 41.8%，+ = 74.4%，++ = 82.3%，$P \leqslant 0.001$）（表 85-1、表 85-2 和图 85-4）。

六、分型与手术预后

此分型设计之初是为了区分需要做手术的患者和保守治疗的患者。然而，根据此分型也同

表 85-1 依据分型的手术策略选择概率（%）

手术策略	曲线类型			
	D	T	L	N
前后联合	43.2	11.1	43.5	19.6
单纯后路融合	55.4	88.9	56.5	76.1
高级别截骨率	13.5	7.4	12.7	40.4
髂骨固定	59.5	29.6	77.9	71.7
椎间融合	63	29.6	67.2	79.5

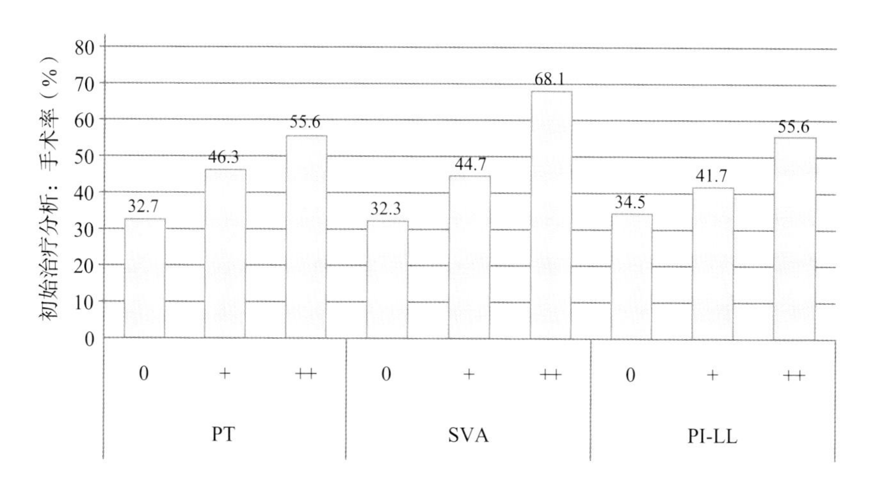

◀图 85-3 依据分型的手术率[19]

PT. 骨盆倾斜角；SVA. 矢状位平衡轴；PI-LL. 骨盆入射角与腰椎前凸角差值［引自 Terran J, Schwab F, Shaffrey CI, et al. The SRS- Schwab adult spinal deformity classification：assessment and clinical correlations based on a prospective operative and nonoperative cohort. *Neurosurgery* 2013；73（4）：559–568.］

表 85-2　依据矢状位修正参数的手术策略选择概率（%）

	骨盆倾斜角修正			骨盆入射角 / 腰椎前凸匹配			整体矢状位序列修正		
	0	+	++	0	+	++	0	+	++
前后联合	24.7	41.5	37.7	30.9	35.9	35.9	36.4	35.2	27
单纯后路融合	72.8	57.3	62.3	67.3	31.5	62.8	62.7	63	69.8
高级别截骨率	2	7.3	22.2	4.1	5.2	21.5	4.5	14.5	42.2
髂骨固定	42.7	74.1	20.8	41.8	74.4	85.7	45.5	74.1	82.3
椎间融合	51.3	73.4	67.3	52.5	68.8	75.7	54.1	74.1	69.5

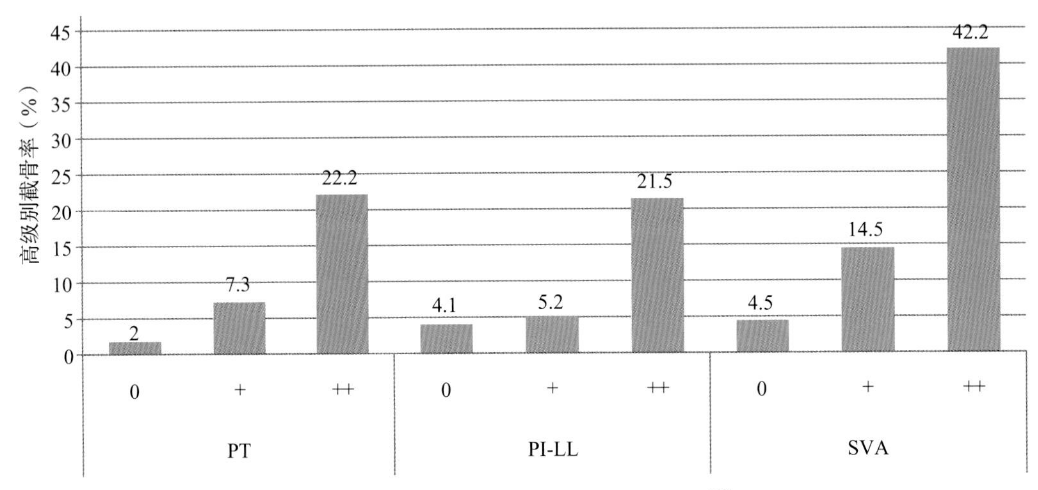

▲ 图 85-4　各分型中高级别截骨率[20]

PI. 骨盆入射角；LL. 腰椎前凸角；PT. 骨盆倾斜角；SVA. 矢状位平衡轴［引自 Smith JS, Klineberg E, Schwab F, et al. Change in classification grade by the SRS- Schwab Adult Spinal Deformity Classification predicts impact on health-related quality of life measures: prospective analysis of operative and nonoperative treatment. *Spine*（*Phila Pa 1976*）2013; 38（19）: 1663–1671.］

样可区分不同预后的患者。一项大规模研究验证了基于不同分型来判断手术患者预后的有效性（图 85-5 和图 85-6）。

研究收集了成人脊柱畸形患者术前和治疗 1 年后的资料，包括手术组与非手术组。

手术组患者的功能障碍程度和 HRQoL 评分均显著差于非手术组，这与之前比较成人脊柱畸形患者非手术治疗与手术治疗的研究结论一致。而且，手术组患者在 SRS-Schwab 分型三个修正参数的维度上，畸形严重程度显著重于非手术组。

而比较患者术后一年的 HRQoL 显示，手术组患者术后所有的 HRQoL 均较术前显著改善，而且达到最小临床显著性差异（minimal clinically important difference，MCID）；而非手术组患者仅在 SF-36 心理评分、SRS 总体评分和疼痛分项评分中表现出中度的改善[20]。

这些发现进一步验证了之前研究中提出的，手术治疗能够显著改善 ASD 患者生活质量的结论。

各矢状位修正参数（PT、SVA、PI-LL）的改善也与 HRQoL 的改善密切相关，这提示分型具有良好的临床相关性及敏感性。研究还显示 PT 改善的程度能够影响 SRS 外观评分和 ODI 评分，改善达到最小临床显著性差异；SVA 改善的程度能够影响 ODI 评分、SRS 活动评分和外观评分的改善，使之达到最小临床显著性差异；而 PI-LL SVA 改善的程度则能够影响 SRS 活动评分及外观评分的改善，使之达到最小临床显著性差异（表 85-3）。

在 2015 年的一项研究中，Moal 探讨了成人脊柱畸形患者术后的临床改善情况。手术患者的入组及分型都基于 SRS-Schwab 脊柱畸形分型[21]。患者均进行标准的 SRS 评分，并以 MCID 来量化症状改善的程度。在基线上，根据患者不同活动程度和疼痛程度将其分为四组，包括“最差”“严重”“较差”和“中等”。而在术后两年时，根据患者术后 SRS 评分变化的情况同样将其分为四组，包括“无改善或者恶化”“稍改善”“满意”和“非常满意”。

- HRQoL 评分基线状态越差的患者最容易出现症状改善，但是他们很难达到最满意的改善效果。
- 基线状态一般的患者更可能在术后达到最理想的效果，但也同样更可能在术后没有明显改善。
- 33% 的患者术后两年时的 SRS 评分达到标准范围，而 24% 的患者术后两年没有改善甚至恶化。
- 在基线上，77% 的患者以疼痛和功能障碍为最主要受影响的方面。

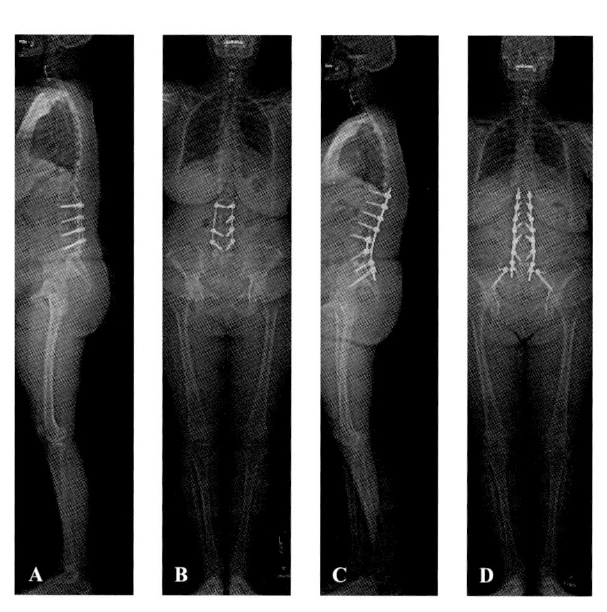

▲ 图 85-5 **61 岁女性患者术前（A 和 B）与术后（C 和 D）全身正侧位 X 线片**

术前测量显示冠状面曲线＜ 30°（N 型）。矢状位修正参数 PI-LL 24°（++），SVA 4.6cm（+），PT 29°（+）。术后矢状位序列得到改善，PI-LL 0°（0），SVA 0.2cm（0），PT 20°（+）

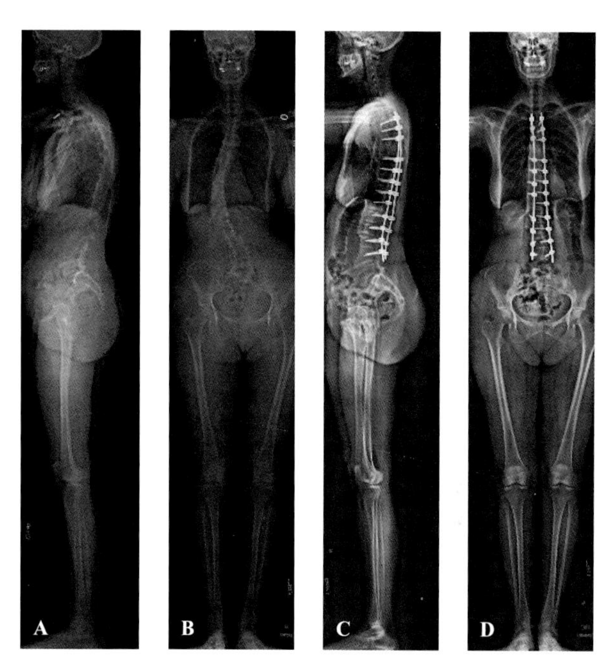

▲ 图 85-6 **59 岁女性患者术前（A 和 B）与术后（C 和 D）全身正侧位 X 线片**

术前测量显示胸腰弯 T_7～L_2 为 51°（L 型，顶椎位于 T_{10}）。矢状位修正参数：PI-LL 8°（0），SVA 2.2cm（0），PT 18.1°（+）。术后测量显示冠状面矫正至 12°（T_7～L_2），并且矢状位修正参数没有变化（0，0，0）

表 85-3 **分型修正参数的变化与达到 MCID 间相关性**

卡　方	ODI	PCS	SRS 活动	SRS 疼痛	SRS 外观	SRS 精神
PT 改变	0.002	0.085	0.005	0.32	＜ 0.001	0.779
SVA 改变	0.001	0.122	0.001	0.063	＜ 0.001	0.624
PI-LL 匹配改变	0.011	0.037	＜ 0.001	0.006	＜ 0.001	0.035

• 术前伴有矢状面畸形的患者比单纯冠状面畸形的患者的 HRQoL 更差。

• 术前既往有脊柱手术史的患者的 HRQoL 更差，但其并不影响最后治疗的有效性。

SRS-Schwab 分型中的矢状位修正参数与患者健康相关生活质量密切相关，并且随着矢状位参数的改善，患者的生活质量也会改善。但是，曲线类型、年龄及其他因素也同样会影响到手术、术后疗效及患者的满意度。有研究显示，冠状面畸形是年轻患者手术的主要原因，而疼痛和功能障碍则是老年患者寻求手术的主要原因[22]。此外，最近 Bess 的一项研究显示，术后疗效受到不同畸形类型的影响。尤其是，对于腰主弯、矢状面或混合畸形的患者在术后疼痛和生理功能上改善最明显，而胸弯和双主弯畸形的患者主要表现自我认知方面的改善。

因此，SRS-Schwab 分型并不是为了要规定成人脊柱畸形患者的治疗，而是为专家治疗成人脊柱畸形时提供一种共同的表达方式。对于每个患者而言，在诊疗和制订手术方案时也需要考虑到很多其他因素（如年龄、软组织情况及身体虚弱等）。然而，此分型能够帮助患者平衡治疗的期望和实际达到的结果。

七、结论

成人脊柱畸形已经成为了 21 世纪一个重要的健康难题。这一定程度上是由于学界逐渐意识到了其临床影响、西方社会人口逐渐老年化，以及对生理功能期望增高所致。因此，将临床和影像学表现多样化的成人脊柱畸形患者进行分型，有助于以更统一的方式来理解这个疾病的特点。只有通过一个统一而有效的分型才能对比资料，促进对脊柱畸形患者基于循证医学诊疗措施的完善。

成人脊柱畸形的分型，如本章节中所述，是收集近年来数据和反复分析之下综合而成的结果。以密切的临床相关性为基础，此分型是一个能有效将患者按照疼痛和功能障碍程度进行分组的工具。

除了描述畸形类型特点之外，这个分型还加入了一系列矢状位修正参数来将功能障碍程度逐步分级，修正参数的变化与手术选择密切相关（例如，PI-LL 0～++，PT 0～++，SVA 0～++）。这说明定义畸形的矢状位参数也同样能进一步指导手术治疗。因此，此分型为选择最适宜的治疗方式提供了一个有效方法。但是，此分型并不能规定对于患者而言应选择哪种手术方式。而是为了给各专家在成人脊柱畸形方面提供一种共同的表达方式。之前的研究也显示在此分型的评估者内和评估者间有着较好至极佳的可靠性，这说明其在临床应用比较简单，而且能够在不同使用者或同一使用者间达到较好的一致性[18]。这也正是一个临床相关分型广泛应用的基础。

在分析不同分型的临床预后时，有研究显示，最可能表现出临床改善的患者往往在治疗前有较差的生活质量评分和矢状位修正参数。重要的是，修正参数的改善（PI-LL 不匹配降低、整体矢状位失平衡改善和骨盆后倾减少）与术后达到显著改善的可能性密切相关[21]。

当此分型被应用于判断手术预后时，术前功能障碍的程度（ODI、SRS、SF-12 评分）也同样需要考虑。以术前矢状位参数与生活质量评分作为参考，则可预测术后随访时的改善情况[20]。进一步评估患者的预后能够影响其手术的决定。因此，此时可能更需要考虑其他需要手术的因素（包括畸形进展、外观需求等）。

当此分型在临床的应用已经初见成效时，进一步的研究也在继续。

近期，Lafage 等的一项研究显示，PI-LL、PT、SVA 和 TPA 随着年龄增加而增加，这提醒我们需要重视脊柱矢状位序列和脊柱退变以及其他解剖和生理过程都会受到年龄的影响（表 85-4）[23]。之后的研究需要找到一个与年龄相适应的序列，以达到最好的功能状态。这有助于更好确定成人脊柱畸形的矫形目标，防止对于老年人群的过度矫形。

此外，有一部分研究关注到了种族对于矢状位序列的影响，这也同样需要在制订手术策略时加以考量[24, 25]。

其他预测预后的因素包括并发症、软组织情况等也正在被研究。这些研究的结果能够帮助重新定义判断预后的模型，纳入包括分型、患者因素和手术因素（入路与术式）等。因此，虽然成人脊柱畸形的诊治是具有挑战性的，但有效的多中心研究和基于预后的分析建立了一个重要的分型系统，从而帮助我们选择有效的治疗策略。

表 85-4　不同年龄段的正常 ODI 值及其所对应的影像学参数阈值

年龄组（岁）	占数据库百分比（%）	平均年龄（岁）	正常 ODI 值	PT（°）	PI–LL（°）	LL–TK（°）	SVA（°）	TPA（°）
＜35	17.7	26.2	9.49	11.1	11.3	29.2	29.1	4.4
35—44	8.8	40.7	11.77	15.5	6.2	21.9	4.0	10.0
45—54	19.9	51.2	15.43	18.9	1.7	16.4	16.5	14.5
55—64	28.0	60.5	20.87	22.1	3.3	11.1	37.0	18.8
65—74	19.5	69.7	24.62	25.2	7.5	6.1	55.6	22.8
＞74	6.2	79.6	32.54	28.8	13.7	0.2	79.9	27.8

第86章 成人新发脊柱侧弯

De Novo Scoliosis

Uwe Platz　Frank J. Schwab　Virginie Lafage　著
王　征　张　扬　译

一、概述

特发性脊柱侧弯（idiopathic scoliosis，IS）是指未知病因导致的脊柱三维形态的改变。这一过程可导致脊柱形成异常弯曲，影响大约2%的青少年人群（AIS）。"脊柱侧弯"一词立即令医者想到具有无痛性脊柱弯曲的青少年。在少部分患者中，这些侧弯会进行性加重，从而导致外观相关问题，但很少造成肺功能损害。大部分畸形出现冠状面椎体偏移，并且通常存在一定程度的胸椎后凸。IS的脊柱力线改变很少影响躯干整体平衡，而且最重要的是，通常不会以任何方式导致患者疼痛或致残。在脊柱侧弯患者发育成熟后，这些脊柱弯曲可能被称为"成人脊柱侧弯"或"青少年脊柱侧弯成人期"（adolescent scoliosis of the adult，ASA）[1]。

"成人新发"或"退变性脊柱侧弯"（de novo or degenerative scoliosis，DDS）是与AIS完全不同的病理过程[2]。这些患者是在骨骼发育成熟后出现脊柱畸形，既往没有侧弯病史。这种脊柱畸形是由于椎间盘韧带结构的退变从而导致了骨骼改变。腰椎管狭窄和神经根病也经常发生。与DDS相关的畸形主要发生在矢状面，伴有腰椎前凸丢失和生理性脊柱骨盆力线不良。尽管退变性侧弯的冠状面进展并不是主要问题，但疼痛的增加和活动功能的丧失可能会逐渐致残。文献报道这一过程影响35%～60%的老年人群[3, 4]。本章节用"退变性脊柱畸形"（degenerative spinal deformioy，DSD）代替"成人新发脊柱侧弯"，目的是对病理学进行更准确的描述。

DSD是一种发病缓慢、慢性进展的脊柱畸形，由组织重塑发展所致，包括肌肉张力和肌容量丢失、椎间盘失水、纤维化、小关节关节炎、椎间高度丢失和相应节段活动度的丧失。次要因素包括骨质硬化、严重的软骨破坏、骨赘形成和少见的关节僵直。DSD在矢状面的畸形程度较冠状面更严重。躯干整体趋向后凸及骨盆后倾可能导致脊柱骨盆力线不良。尽管任何脊柱节段都存在部分脱位合并椎管和（或）椎间孔狭窄的风险，但DSD是最常见的腰椎疾病。

二、自然病程

（一）矢状面对线

脊柱对线的概念基于站立位脊柱全长侧位放射影像。但是，矢状面对线还包含了以下通常不被注意的因素。

①头部需要合适的位置以确保视线水平。

②适当的骨盆前倾以保持髋关节伸直。

③重力线穿过双侧股骨头并落在双侧踝关节

之间且膝关节无屈曲。

④ 相对于髋关节轴线整体躯干向后轻度倾斜。

所有这些因素对于一个良好的姿势都是必不可少的，并会受到脊柱退变严重程度的影响，最终可导致“脊柱对线不良”。通过分析脊柱衰老过程和脊柱在可接受姿势上逐步僵直的过程，有研究采用放射影像技术对健康人群的矢状面对线进行评估，并同时在力学平板上分析重力线。结果表明，随着腰骶椎退变，出现进行性的脊柱前凸（后凸）减小，同时骨盆后移并围绕髋关节轴线旋转导致后倾。这些结果为整体脊柱退变过程以及保持站立姿势的相关代偿机制提供了更多的启示。在后面将进一步讨论这一概念。

（二）平衡的定义

脊柱对线是指垂直轴，在讨论脊柱时很有帮助的另一个用语。“脊柱平衡”是一种均衡状态，在该状态下，身体的移动可以维持在空间中而不会摔倒。人体在由身体大小和重心确定的平衡圆锥内[5]（图 86-1）处于良好的平衡状态。当肌肉功能良好能够维持直立姿势时，躯干就可以保持平衡。但是，在脊柱退变、疼痛过程中，人体可能会进入适应代偿的恶性循环，必须连续的调动机体代偿机制以维持人体的平衡圆锥。在衰老过程中常同时并发其他疾病，如症状性 DSD，这一过程包括腰椎前凸丢失、躯干前倾、骨盆后倾，以及髋关节和膝关节的屈曲挛缩。尽管在某种程度上，这种衰老的级联效应是人类的普遍现象，但临床上患者能够在一定程度上耐受。症状性 DSD 是这种常见病程的极端情况。

（三）脊柱的衰老

脊柱的衰老（图 86-2）包括多种退变性改变。椎间盘、关节突关节、韧带和骨骼均发生变化，这些变化与细胞内和细胞外的适应性调整相关。磁共振成像（MRI）显示，终板退变性改变在 35

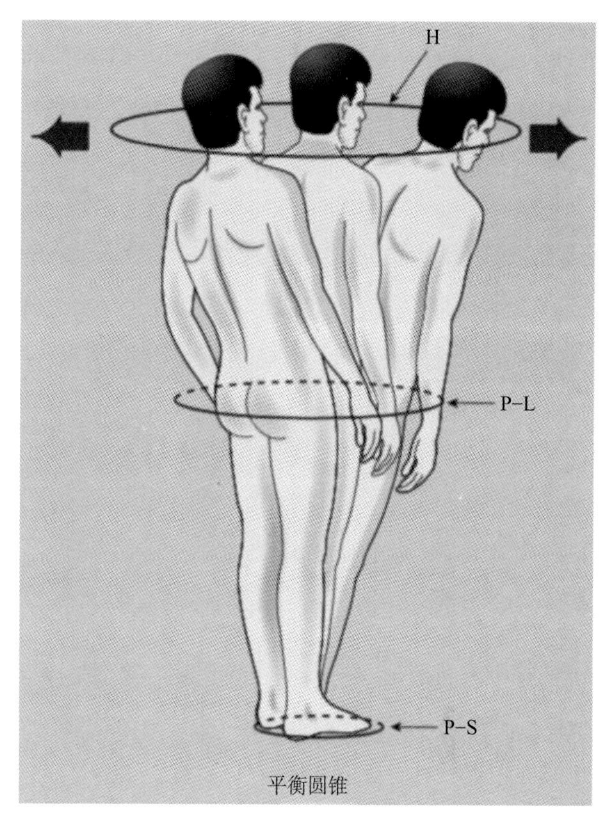

▲ 图 86-1 经济圆锥

岁左右就会出现，关节突关节退变性改变发生在 50 岁左右，骨赘形成、韧带肥厚和椎间盘退变随后很快出现。通常，对于大多数人来说，这些退变性改变是随着单个运动节段的硬化、椎间隙对称性塌陷和邻近节段僵直同期出现。这些改变导致椎间整体高度的降低和脊柱运动范围的丢失，但并没有明显疼痛或脊柱整体形态的问题。

许多学者报道老年人群中普遍出现退变性脊柱畸形。Robin 等[3] 发现，在同一脊柱临床中心就诊的 554 例老年患者中（年龄在 50—84 岁），脊柱畸形的发生率为 30%。他们还报道，在 7～14 年的随访中，同一患者人群中成人新发脊柱畸形的发生率为 10%。Schwab 等[4] 在近期的一项研究中证实，在没有既往脊柱手术史的老年人群中（平均年龄 70 岁），脊柱侧弯的发生率达 60%。其他作者也报道了类似的高患病率，强调了畸形发生的普遍性[6, 7]。

许多因素会导致退变性脊柱畸形的发生/进展，

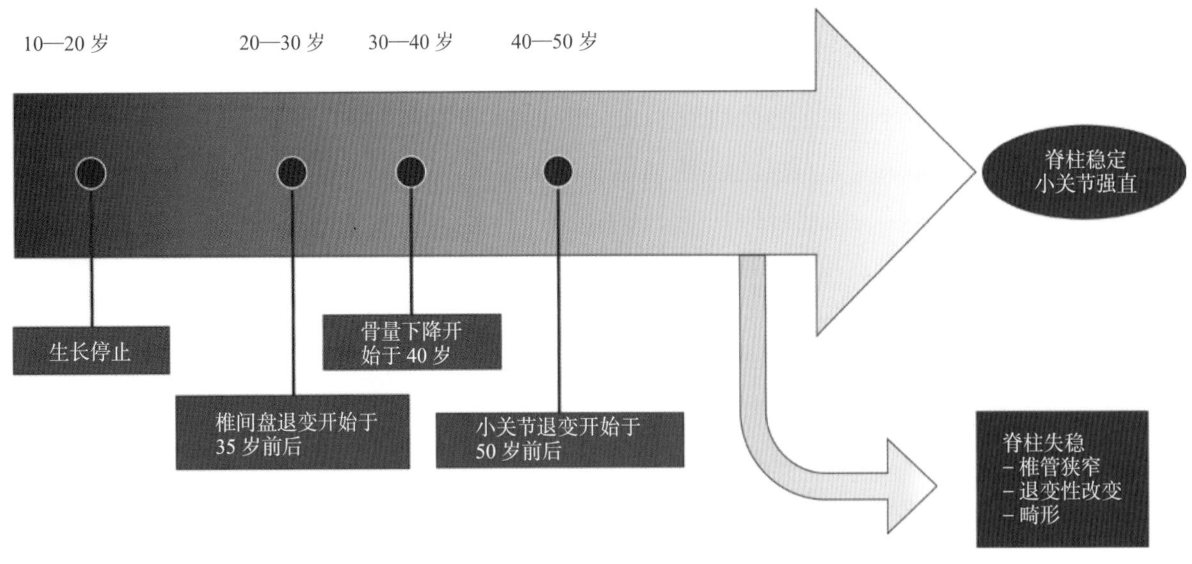

▲ 图 86-2 脊柱衰老

包括腰椎顶椎旋转、弯曲程度、性别、遗传因素、椎间盘退变、椎间失稳和前凸减小[8, 9]。骨质疏松也是发生退变性脊柱侧弯的一项病因学因素[10]。但是，近期的研究并不支持这些最初的观点[6, 7]。尽管如此，在某些情况下，骨量的丢失和继发椎体高度的下降为脊柱后凸的出现奠定了基础。

脊柱不对称性退变是脊柱侧弯形成和进展的直观原因。相应节段的力学载荷转移导致椎间盘和关节突受力不均衡进一步加重，从而产生级联效应。日本近期的前瞻性研究试图将早期的影像学改变与退变性畸形的发展联系起来。Murata 等[7]提出，DSD 的失稳可以从 L_1～L_2 至 L_5～S_1 的任何椎间隙开始发生。椎体楔形变是造成腰椎相邻节段椎体继发楔形变的始动因素。机体自身会尽可能地通过自我调节来维持平衡，从而导致椎间盘进一步退变和侧弯楔形变的发生。同样，Kobayashi 等[6]在对 60 名成年患者进行的 12 年随访中，试图确定与发生退变性侧弯相关的可能基线参数。该研究强调非对称椎间盘退变是导致退变性侧弯发生的关键因素。作者的结论是，单侧椎间盘缩小≥ 20% 或单侧椎体骨赘增生≥ 5mm 的患者，在接下来的 10 年中 DSD 的发生率增加，并且应被认为是一种不稳定的退变形式。在过去的 12 年中，60 例成人患者中有 22 例发生了成年后始发脊柱侧弯畸形（36.7%），这一发生率比 Robin 等[3]先前报道的更高。

衰老及继发的退变不仅仅影响局部脊柱参数。最近的一项研究[11]已经证实，通过同时使用力学平板技术和影像学资料，对患者脊柱骨盆对线和独立平衡能力的评估具有重要意义。在没有脊柱畸形或背痛症状的“正常成人志愿者”的前瞻性数据库中，根据年龄分组以显示影像学脊柱骨盆参数的差异。研究发现，衰老改变了重力线和脊柱骨盆参数之间的关系。老年组骨盆相对髋关节发生后移和后倾是一项重要发现，其可保持重力线和患者双足之间的偏心距。从该研究中得出的结论是，即使是在没有畸形的人群中，衰老以及随之而来的脊柱退变也会导致矢状面垂直轴（sogittal vertical axis，SVA）（从 C_7 铅垂线到骶骨终板后上缘的距离）的正向移动、骨盆后移和骨盆后倾。力学平板分析还表明，要在足部保持一个相对固定的重力线位置，脊柱的每个局部弯曲都会被代偿（即保持相同的重量分布并由此保持平衡）。因此，尽管脊柱上部随着躯干倾斜的增加而向前移动，脊柱下部则向后移动，从而导致围绕 T_9 椎体水平明显的整体旋转（图 86-3）。

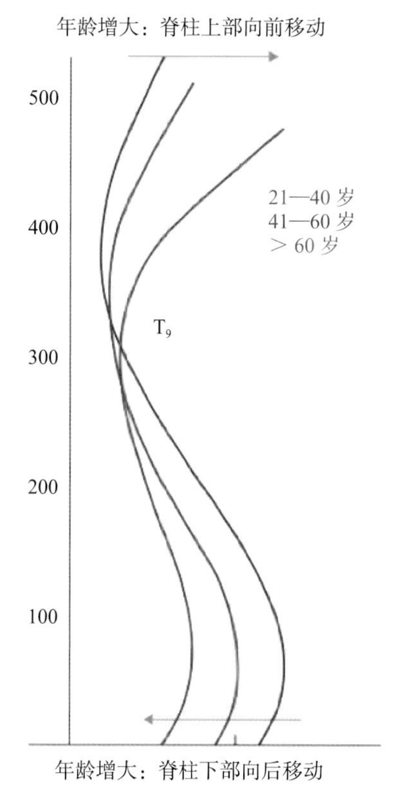

▲ 图 86-3 年龄增大对于脊柱和骨盆的影响

三、临床表现 / 体格检查

（一）临床评估

疼痛和功能障碍是成年出现退变性脊柱畸形的标志。患者经常主诉劳累后背痛。坐位可能无法缓解，常常需要躺下才能缓解疼痛。患者可能会出现短时间或长时间的背痛加重，伴或不伴有腿痛。追溯患者症状变化可能会引出复杂的病史，例如，进行性疼痛加重和行走活动耐力下降、腿部无力、向前弯腰，脊柱失平衡逐渐加剧并最终跌倒（在地毯上或不平整的地面上行走困难）。

轴性症状、神经性疼痛症状和进行性的躯干失衡是最常见的症状[8]。椎管狭窄和神经受压也是临床表现的组成部分，是患者决定就医的重要因素[12]。患者可能表现为多种症状，包括上背部和下背部肌肉疼痛、髋关节和膝关节屈曲无力和步态不稳。上背部和下颈椎区域出现疼痛可能说明患者在矢状面不平衡的情况下过伸背部，以站立并保持视线水平。

鉴于疼痛通常是反映相关功能障碍水平的主要症状，因此完整的评估应包括患者的健康相关生活质量评分（HRQoL），还包括一些其他特殊量表，如 SF-36（总体健康状况）、SRS 量表（特定疾病）和（或）其他经过验证的量表（ODI、SF-12 等）。获得患者对疼痛和功能丧失能力的自我评价非常重要。结合疼痛、功能受限和畸形进展（外观不良）的整体评估对所有量表结果均具有重大的影响[13]。

在站立位时，患者通常会因表现为某种程度的收臀和髋部过伸而略微改变姿势（髋关节伸展是骨盆后倾的一部分）以代偿矢状面对线不良，在一天的时间内有逐渐加重的趋势。体格检查可以发现臀部明显变平，并且需要保持轻度的膝关节屈曲以维持舒适地站立及视线水平。更严重的病例，患者在检查床上仰卧位时仍表现为髋关节屈曲挛缩和（或）骨盆后倾。神经系统检查很少存在异常。如果存在椎管狭窄可能出现反射正常或减弱，但是皮肤敏感性和肌力通常在正常范围内。上述表现出现异常时，需要采用神经生理评估以评价脊髓和神经根的功能。

一旦患者存在非常复杂的功能性残障、功能缺陷性疼痛以及可能的脊柱骨盆对线不良，详尽的病史采集和体格检查对于制订最佳的治疗方法至关重要。

（二）影像学评估

对于脊柱专科医生来说有很多种影像学检查可以使用，但在评估成人脊柱畸形时至少要拍摄站立位脊柱全长的正位和侧位 X 线影像。患者应采取独立站立姿势，并使髋关节和膝关节处于舒适的位置，同时肩关节和肘关节屈曲并将手指尖放在锁骨上。这种姿势能最大限度减小矢状面脊柱曲度的变化并消除代偿性姿势[14]。脊柱近端应

当包括 C_2 椎体，远端应包括双侧股骨头。最重要的是在一张 X 线片上同时可看见骨盆(股骨头)和近端脊柱。脊柱骨盆对线、头部及下肢间的空间关系均能够有助于外科医生评估患者的整体平衡情况，包括独立站立的代偿机制。此外，高质量的 X 线片对于准确标记重要的脊柱骨盆角度和力线至关重要。

如果可行，可考虑进行 EOS 成像。这是一种相对较新的使用缝隙扫描 X 线成像仪，能够获得垂直的、全身站立位的 X 线片。这一方法能够更好地分析包括下肢、骨盆、脊柱和头部位置在内的整体矢状面对线。EOS 成像能够（通过图像的后处理）提供脊柱畸形整体的 3D 定量分析 [15]。除了能提供从头到脚的影像外，通过设置还可以使放射线剂量比标准胸腰椎 X 线摄影低 6～9 倍 [16]。

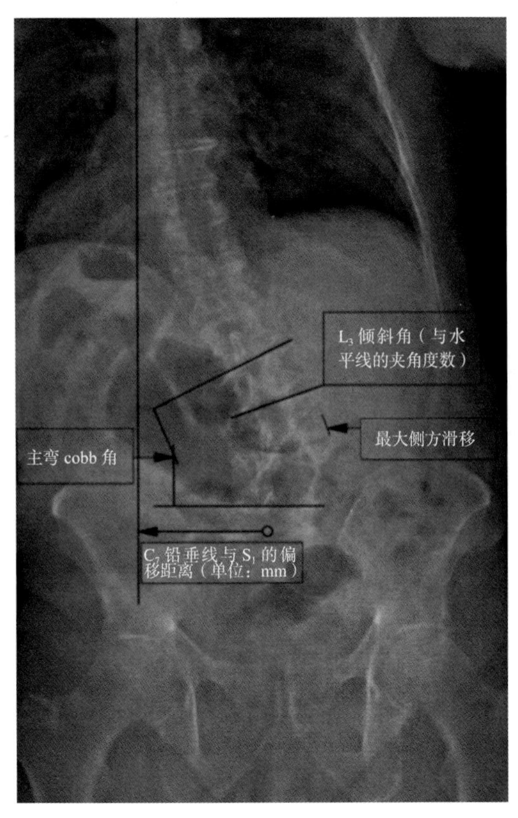

▲ 图 86-4　站立位脊柱冠状面影像标准测量参数说明

（三）冠状位评估

通常在正位 X 线片上测量的参数如下（图 86-4 和表 86-1）。

- 体冠状位对线，C_7 铅垂线（C_7 PL）偏移骶骨中线的程度。
- 骶骨中垂线。
- 骨盆倾斜度。
- 侧方滑移。
- 椎体倾斜度，椎体相对于水平终板。
- 脊柱侧弯的 Cobb 角。

虽然传统测量参数如冠状位 Cobb 角具有描述性，但在 DDS 的临床评估中并不实用。一些研究发现 [17]，DSS 患者的 Cobb 角具有较大的变化范围，但就临床影响而言，该参数本身并不是重要的标准。ASA 侧弯的严重程度通常大于 DDS（ASA 平均 40°，DDS 平均 25°）。这些患者人群存在一些重叠，因为已经在两组患者中发现相同的与疼痛相关的影像学参数。这证实了以下观点：通常两组间患者最终结果（退变性失稳和腰椎对线不良）与症状相关，而不是与冠状面侧弯的角度或原发侧弯的病因相关 [1, 18]。

目前已经证实冠状面失平衡对手术计划和判断临床预后十分重要。Bao、Qiu 和同事在 2016 年首先提出了分型（Qiu 分型），使用冠状位平衡距离（coronal balance distance，CBD）确定了以下三种类型的冠状位失平衡，CBD 定义为 C_7 铅垂线和骶骨中垂线的水平距离 [19]。

- A 型：CBD ＜ 3cm。
- B 型：CBD ＜ 3cm，且 C_7 铅垂线向主弯的凹侧移位。
- C 型：CBD ＜ 3cm，且 C_7 铅垂线向主弯的凸侧移位。

特别是 C 型畸形与术后持续性冠状面失平衡和 HRQoL 评分差具有明显相关性。这一发现强调了术前准确得评估冠状面影像以及采取合适的手术计划的重要性。

（四）矢状面评估

矢状面影像学测量能够评估整体矢状面对线。矢状面X线片上常规测量的参数包括以下内容（表86-1）。

表86-1 退变性脊柱畸形的关键影像学参数

- 骨盆入射角
- 骨盆倾斜角
- 矢状面垂直轴
- 腰椎前凸
- 胸椎和胸腰椎后凸
- 旋转半脱位
- 椎体终板倾斜度

• SVA[20]：C_7 铅垂线与骶骨终板后上缘间的距离。

• 采用Cobb法测量局部侧弯的度数［胸椎后凸（T_1～T_{12}）、腰椎前凸（L_1～S_1）、胸腰椎后凸（T_{11}～L_1）］。

• 骨盆入射角（PI）[21]，对腰椎前凸和整体脊柱对线有影响力的形态学骨盆参数，指骶骨终板中点的垂线与该点和双侧股骨头中点连线之间的夹角。

• 骨盆倾斜角（PT）：骨盆前倾的影像学标志，脊柱对线不良时的一种代偿性机制。

• 骶骨倾斜角（SS）。

• 任何椎体的滑移。

可以提供有关整体矢状面对线的更多信息并与HRQoL评分高度相关的包括以下其他参数。

• T_1 脊柱骨盆倾斜角（T_1 SPi）定义为 T_1 椎体中点和双侧股骨头中点的连线与垂直铅垂线之间的夹角。

• T_9 脊柱骨盆倾斜角（T_9 SPi）定义为 T_9 椎体中点和双侧股骨头中点的连线与垂直铅垂线之间的夹角。

• T_1 骨盆角（TPA）：指股骨头与 T_1 椎体中点连线和股骨头与骶骨上终板中点连线之间的夹角。

研究显示与HRQoL评分最具有相关性的参数为TPA、PI-LL、T_1 SPi和PT[22]。每个参数的相关程度取决于畸形的类型及患者人群。上述每个参数代表了畸形发生的病因、后果或代偿机制，只有充分考虑这些参数，才能了解完整的畸形情况。

TPA是一个相对较新的参数，首次报道于2014年。该参数的优势在于能够同时考虑到躯干的倾斜和骨盆后倾。此外，TPA不依赖线性测量，并且与SVA相比，TPA也可以在不校准X线的情况下确定。研究发现当TPA值＞10°时，功能障碍明显增加。如果骨盆后倾（骨盆倾斜角）较小，且具有相同TPA值，患者的HRQoL评分最差。同时，PT较小的患者相比PT较大者也具有更小的PI。其强调了PT作为矢状面畸形代偿机制的重要性，并显示了仅将TPA作为单独评估矢状面畸形参数的局限性[23]。TPA的局限性与缺乏患者自身畸形代偿信息（PT值）有关，而这一信息对于临床是非常重要的，特别是在SVA增大而PT减小的患者中。

如先前章节关于成人畸形的分类所述，矢状面对线不良的增加与HRQoL评分降低有关。脊柱骨盆对线在这里起关键作用。PI是一个独立的并且对每个个体来说是恒定的参数，决定了代偿性直立姿势所需的腰椎前凸的程度。这表明较小的腰椎前凸不一定是病理性的。某些情况下较小的PI匹配较小的腰椎前凸，也可能会表现出正常的直立和代偿后姿势。相反，PI-LL的不匹配表明腰椎前凸丢失的程度。PI-LL不匹配超过10°与病理性HRQoL评分高度相关。但是，并非所有患者都需要与其PI相匹配的腰椎前凸。PI很大的患者相比PI很小的患者，对PI与腰椎前凸的匹配程度需求较低[24]。

各种代偿机制有助于保证当矢状面生理曲度异常加重时重力线仍落在双踝之间。通过骨盆旋转、躯干逐渐倾斜可以获得部分代偿。另外，胸椎后凸的减少可以作为另一种代偿机制。但是，由这些代偿机制引起的椎旁肌肉张力的逐渐增高，会导致肌肉超负荷、快速疲劳和疼痛。再者，腰椎前凸减小导致竖脊肌过度伸展，从而引起肌肉功能的逐渐丧失。通过屈曲膝关节和髋关节可以实现进一步的代偿。如果矢状面的畸形进展程度超出了代偿机制的限度，重力线将向前移动。这可能导致患者无法在没有助步器或拐杖等外部支撑的情况下保持平衡。

较大 PT 和 SVA 是严重残障的年龄相关预测因素，这一事实证明了严重残障与矢状面对线失代偿的增加之间的相关性。如果通过 ODI ＞ 40 进行预测，年龄 35—44 岁人群的阈值 SVA 从 27.6mm 增加到 75 岁以上人群的 88.2mm。对于 PT，在 35—44 岁的人群中的预测严重残障的阈值为 17°，而在 75 岁以上的人群中增加到 27.1° [25]。

过屈 / 过伸动力位、仰卧正侧位片及正位侧方 bending 像可能有助于外科医生评估两个或多个椎体之间的不稳定性以及矢状面和冠状面畸形的僵硬程度。

MRI 是评估软组织（神经、肌肉和韧带）的有效方法。中央椎管、侧隐窝和（或）椎间孔的狭窄通常都可以通过高质量的 MRI 很好地进行观察。黄韧带和关节突关节囊的肥大也可以很好地评估。计算机断层扫描（CT）可提供良好的骨成像，并显示出骨赘、关节突关节骨质增生和囊肿的形成。在一些旋转半脱位和椎体重叠的复杂病例中，有必要使用对比增强扫描，以获得更详细的神经根位置和严重椎管狭窄的影像。MRI 和 CT 扫描的优势是能够提供椎管狭窄的致病因素和具体定位的证据。

此外，CT 扫描可通过测量松质骨（通常为 L_1）中的 Hounsfield 单位（Hounsfield Units，HU）来评估骨密度（定量 CT、Q-CT）。虽然在临床数据中正常值仍然不明确，但是 HU 值≤ 135 已被建议作为诊断骨质疏松症的阈值。针对假关节形成和邻近节段骨折的研究表明，HU 值高于 190～200 的患者预后较好，而低于 140～170 的患者似乎更容易发生邻近节段的骨折和假关节形成 [26]。

DDS 的临床症状和治疗方式不受侧弯程度的影响，就像儿童脊柱侧弯一样，因此必须根据疼痛复杂性、残障情况和上述放射学参数建立一种该疾病的分型。近期已经完成了 SRS-Schwab 成人脊柱畸形分型，其详细内容见于本书的另一章（请参阅第 85 章）。

四、非手术治疗

就诊于脊柱外科的患者最常见的主诉是疼痛，并且已经表现出疼痛性退变的症状。不幸的是，可用于区分疼痛性退变级联效应早期征象的数据十分有限，因为这似乎是采用非手术治疗的理想时机。但是，在患者已经出现症状时，仍然可以使用非手术治疗，这能够有效地延缓退变过程，或者能将病情转向至更有利的“使小关节稳定于脊柱可接受的曲度”。非手术治疗的指征是确诊为成人新发脊柱畸形，同时引起神经根病的急性病因（椎间盘髓核突出、椎管狭窄等）均已排除或症状轻微者，可以考虑非手术治疗。非手术治疗的方法包括支具 / 石膏、物理治疗、功能锻炼、抗炎药物、止痛药物和注射 / 硬膜外疗法。

最理想的非手术治疗是在刚开始出现脊柱退变或在发生成人脊柱畸形之前进行身体功能训练。这时最合适的训练是强调稳定性和力量为主的全身练习，而不是伸展性训练。此外，应用支具可给予患者良好的训练保护。但是，支具应仅作为训练计划的辅助手段，而不应用作长期治疗该疾病的方法。若需要争取时间或先解决其他医学问题，疼痛管理在 DDS 的治疗中也占有一席之地。在对 61 例接受透视引导下经椎间孔硬膜外注射类固醇激素的患者临床效果的回顾性研究中，Cooper 等 [27] 发现对于退变性腰椎侧弯椎管狭窄和神经根病的患者治疗效果较好。具体而言，有60%的患者在注射后1周达到了效果良好的标准，有37%的患者在1年后仍受益于初次注射的持久效果。对于硬膜外注射治疗，急性（＜12周）疼痛症状患者能够较慢性症状患者获得更好的疗效。这与Lutz等先前的报道一致[28]。为达到效果可以尝试多次注射，但一年最多注射4次。尝试关节突关节诊断性注射也有帮助，这为外科医生提供了脊柱疼痛来源的重要信息。

在某些情况下，如果确定关节突关节是引起症状的主要原因，也可以考虑使用高频热凝神经阻断。但在文献中，其短期疗效与假手术组相比仍存在争议，并且缺乏长期疗效的可靠数据[29]。

总的来说，提倡非手术治疗，但没有证据可以区分这些治疗方法。目前，对于成人DDS的最有效的临床保守治疗方法尚无共识[30]。

五、手术治疗

（一）手术管理

适当的影像学检查有助于了解完整的脊柱病理过程。将检查结果与患者的临床症状联系起来，有助于脊柱外科医生制订合适的手术方案。术前计划至关重要。

临床上有两种基本技术可用于DDS畸形的手术治疗，即减压和融合。然而，这两种方式能够采用多种形式，并且可以与纠正对线的手术方案结合使用。DDS的手术方案存在巨大差异性，在涉及手术入路、手术节段和脊柱对线目标方面的手术策略上几乎没有共识。争论的内容包括以下几个方面。

(1) 减压和有限的关节融合术的作用。

(2) 前/后路联合手术的作用。

(3) 近端和远端融合节段选择。

(4) 交界区域：胸腰段区域和腰骶椎区域（延长到骨盆）。

(5) 脊柱对线技术的应用。

为了达到最少的失血量并能快速安全地完成手术，外科医生可以控制一些可能的因素以减少手术并发症。对于这些患者来说，一个整体平衡良好的冠状面脊柱对线、恢复矢状面脊柱骨盆参数比畸形矫正程度的绝对值更为重要。

为了提供建议，手术治疗将根据临床表现分为三个部分。

1. 患者仅存在单纯的椎管狭窄、脊柱稳定性及对线良好

方案：减压不融合。

当脊柱已经存在关节和小关节强直并具有足够稳定性时可以行单纯减压手术。但是，对于非稳定（先天性或获得性）脊柱行单纯减压可能破坏其稳定性，并使脊柱失稳，导致进一步的临床问题。当脊柱表现为稳定并且有良好的平衡时，单纯减压是理想的手术方式。虽然通常将脊柱的常见退变性疾病视为局部的病理状态，但很明显，改变脊柱力学负荷条件，畸形会加速导致退变的级联效应[1]。

2. 椎管狭窄及失稳，同时合并中度对线不良，无胸椎/胸腰椎后凸，铅垂线与 S_1 距离＜5cm（图86-5）

方案：减压融合内固定，较小的重建脊柱对线手术方式（图86-6）。

如果脊柱骨盆参数可接受并且可以在局部的节段上减压，则局部稳定是很自然的。脊柱结构的单纯减压必定会造成脊柱失稳。在没有脊柱僵硬性疾病（脊柱侧弯、滑脱和倾斜）的情况下，单纯减压术后极有可能出现其他问题和畸形进展。脊柱的减压技术是众所周知的。传统的稳定技术是指脊柱融合。然而，脊柱内置物技术的发展产生了一种新的“非融合稳定”方式。迄今为止，这些技术缺乏临床验证，因此通常是试验性

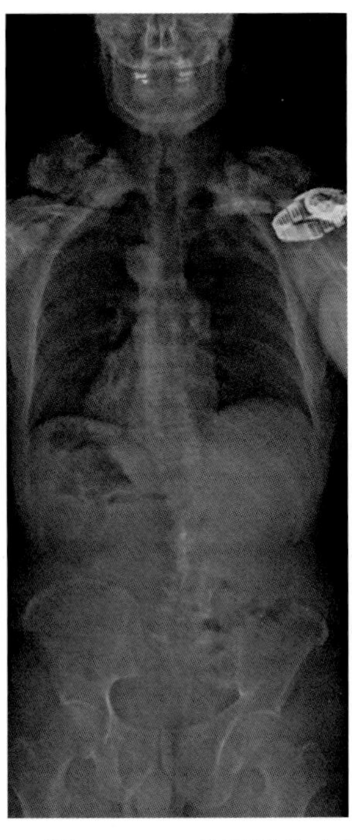
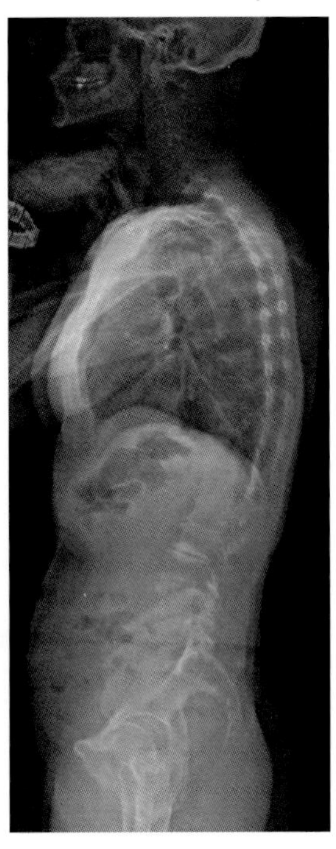

▲ **图 86-5 61 岁男性临床病例，主诉严重的背痛，无法长时间行走，SRS、ODI 和 SF-12 评分差**

术前 EOS 图像显示较小的冠状面 Cobb 角 26°，中等程度躯干向右偏斜。矢状位 X 线片上可见轻度的脊柱前凸丢失，无滑脱和中度骨盆后倾。SRS Schwab 成人畸形分型：N（冠状位 Cobb < 30°），PI-LL 0，PT +，SVA 0

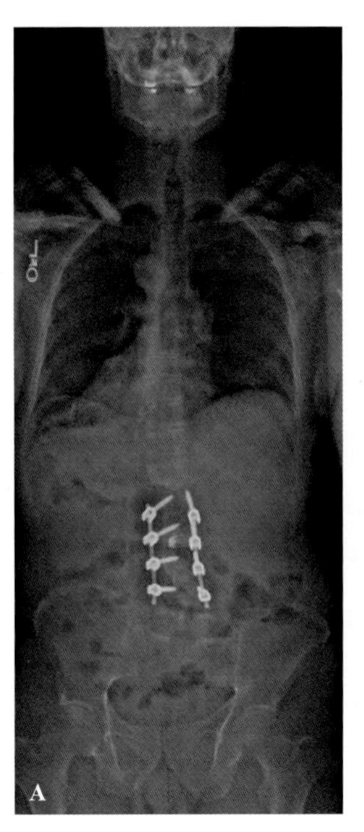

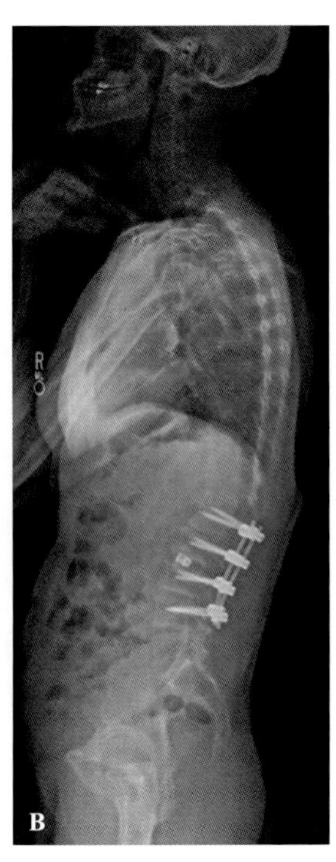

▲ **图 86-6 图 86-5 患者术后影像，全长冠状位和矢状位 X 线片：手术方案的重点是对神经源性疼痛部位进行减压以及不稳定的脊柱侧弯节段固定融合**

未使用较大的重建脊柱对线的手术技术。躯干偏移减小，脊柱冠状位和矢状位平衡良好。SRS Schwab 成人畸形分型：N，PI-LL 0，PT +，SVA 0

的。传统的内置物和脊柱融合能够稳定脊柱并阻止畸形进展。椎弓根螺钉是首选的固定方法。此外，当需要加强固定和获得稳定的融合时，可使用钩、椎板下钛缆和椎间融合器。

3. *存在脊柱失稳和严重对线不良，伴或不伴有椎管狭窄，甚至存在多种并发症情况下*（图 86-7 和图 86-9）

方案：减压，重建脊柱对线，长节段融合并使用合适的截骨技术。

70 岁以上有并发症：单独后路手术（图 86-8 和图 86-10）。

70 岁以下无并发症：必要时可行前路 / 后路手术。

为获得良好的脊柱对线和长期融合稳定，各种不同的技术各有利弊。由于年龄和并发症因素，前路和后路联合手术技术存在局限性。单独后路手术技术通常联合应用经椎间孔腰椎椎间融合及截骨术（后柱短缩）。

在考虑融合范围的上下固定椎时，必须通过 MRI 评估融合尾端椎间盘的状况，以考虑融合时所保留的节段。可以使用椎间盘造影，但尚未证实该方法能够提供准确的结果。融合尾端力学载荷的变化和应力增加可能会加速退变过程，并导致交界区内固定失败。当脊柱骨盆对线非常差，腰椎前凸显著减少，包括骨盆后倾时，整体躯干力失衡，L_5～S_1 椎间盘极少是完好并能够避免融合到骶骨的。在这种情况下，推荐通过髂骨螺钉延长固定节段至骶骨和骨盆，以达到 L_5～S_1 周围的 360° 融合。

近端融合范围通常推荐固定节段到上胸椎。融合节段终止于不稳定节段或者后凸节段会导致脊柱结构失稳和畸形的进展。当融合终止于胸腰段（T_{11}～L_1）区域，必须进行仔细的术前评估，以避免交界区后凸导致不良结果。

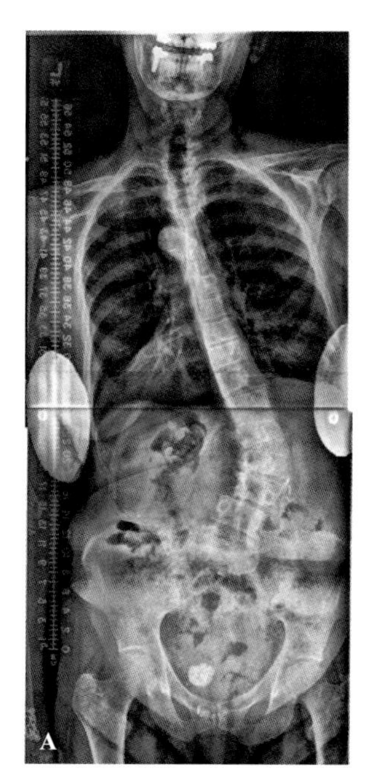

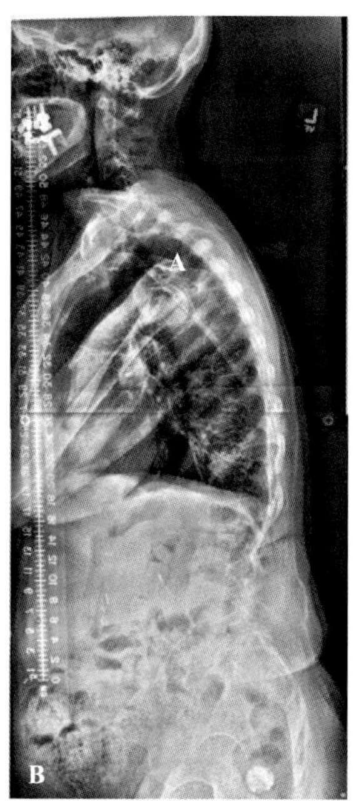

▲ 图 86-7　74 岁女性患者临床病例，主诉严重的背痛，无法长时间行走，SRS、ODI 和 SF-12 评分差

术前脊柱全长 X 线片显示腰椎主弯冠状面 Cobb 角 46°，躯干向左严重偏移。矢状面 X 线片显示严重的矢状位垂直轴正向偏移（99mm）。SRS Schwab 成人畸形分型：弯曲类型 L，PI-LL 0，PT 0，SVA ++

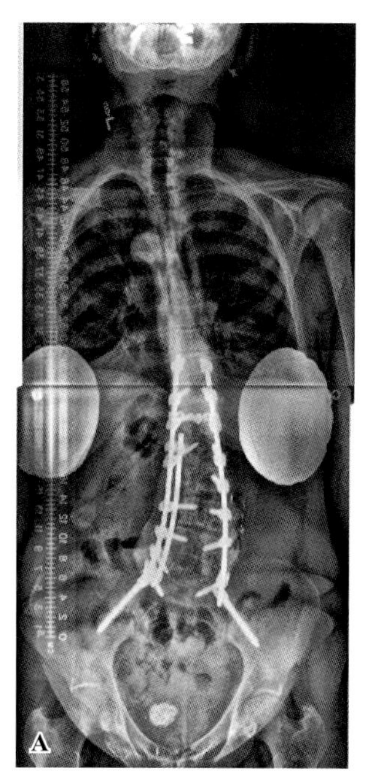

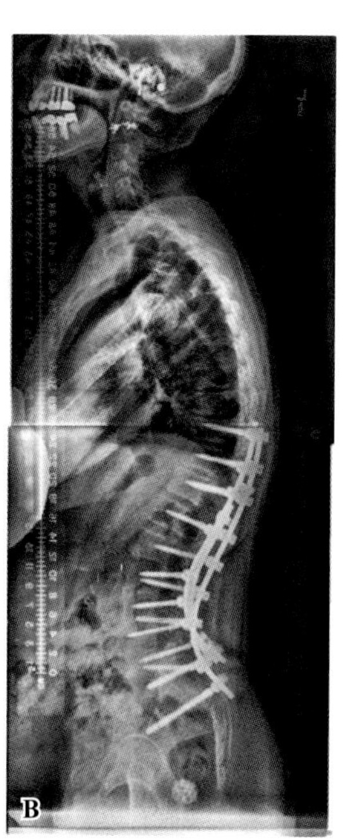

▲ 图 86-8　图 86-7 患者术后影像，脊柱全长正侧位 X 线片：严重的矢状面对线不良需要采用矫形手术以平衡脊柱

手术方案的重点是后柱截骨术，以恢复前凸和矫正矢状位垂直轴。使用髂骨螺钉以获得远端坚强固定。将矢状位垂直轴纠正为 38mm，并显著减少了躯干的偏斜。术后 SRS Schwab 成人畸形分型：L，PI-LL 0，PT 0，SVA 0

成人新发脊柱畸形涉及的矢状面畸形角度较冠状面畸形角度更大，矢状面对线的重建极其重要。固定棒塑形、截骨技术、撑开 / 加压技术以及手术床上体位改变是外科医生在矫正畸形时所采用的方法。对于存在显著前凸丢失、PT 的增大以及矢状面对线不良合并冠状面异常的患者尤其如此。在典型的成人新发脊柱畸形中，冠状面出现较大的侧弯并不常见。当存在较大畸形时，不太可能通过强力的去旋转技术获得矫形。使用截骨技术能够增加矫形有效性并且减少风险；如果需要，也可采用前路手术来进行前路的松解和椎间植骨。当前路手术存在禁忌证时，截骨术也可以在后路手术中使用。推荐在缩短后柱时使用 S-P 截骨术（Smith-Petersen osteotomy）或 PSO 截骨术（pedicle subtraction osteotomy）以达到矢状面的矫形，能够很好地矫正腰前凸减小和骨盆后倾，进而恢复脊柱生理对线。畸形的矫正程度与患者的脊柱骨盆形态有关，特别是骨盆入射角（PI）。同时，还需要考虑患者年龄，以避免对年龄相关正常数据的过度矫正。近期一项研究获取了一个实用的脊柱对线公式[31]。通过使用 PI 和可通过手术改变的局部脊柱参数（胸椎后凸、胸腰椎对线和腰椎前凸），可以预测整体脊柱骨盆对线的两个关键参数（SVA 和 PT）。随着更多的术后数据和更大样本量的研究结果，该公式将被进一步修改和完善。

无论外科医生预期制订的手术计划如何，手术治疗都是有创的，并且有出现并发症的风险。患者和家属必须意识到术中和术后即刻发生的并发症，例如神经系统并发症及长时间手术的后果，包括失血、输血、感染、静脉血栓和肺栓塞的风险。此外，他们必须意识到并接受术后远期并发症的风险，其中包括感染以及效果不佳需要再次接受翻修手术的可能性。知情同意是一项艰

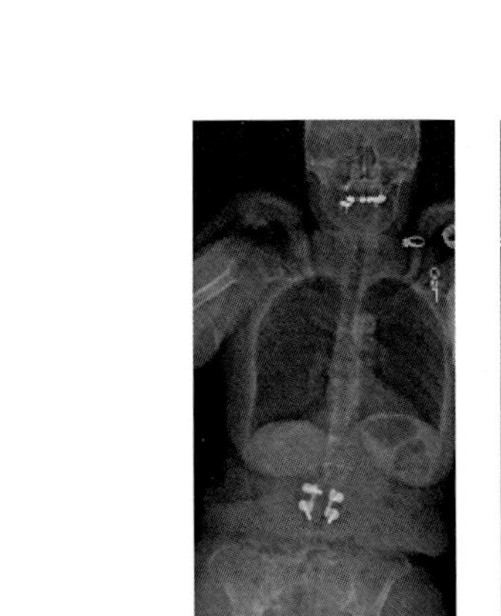
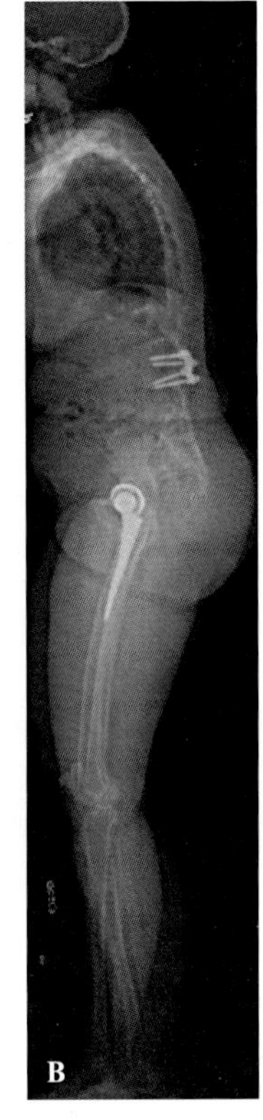

▲ **图 86-9　72 岁的女性临床病例，既往曾行 L_3～L_4 单节段融合手术，现主诉严重的背痛，无法长时间行走，SRS、ODI 和 SF-12 评分差**

术前的全身 EOS 图像显示轻度的冠状面腰椎侧弯，Cobb 角为 15°，躯干向左偏移较大。矢状位片显示严重的矢状位垂直轴正向偏移（140mm），中度骨盆倾斜（PT25°），严重 PI-LL 不匹配（33°）。SRS Schwab 成人畸形分型：N，PI-LL ++，PT +，SVA ++

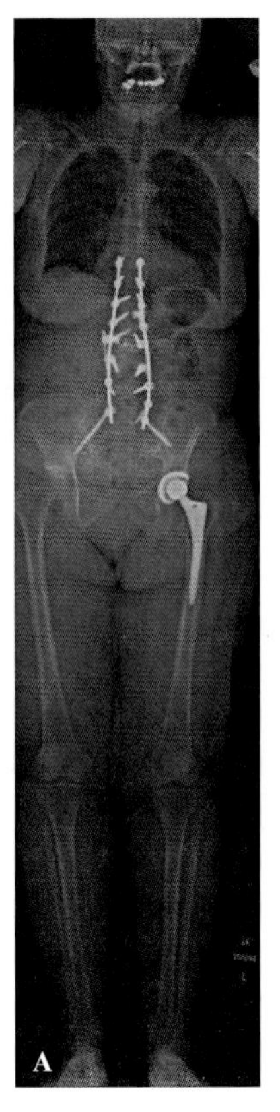
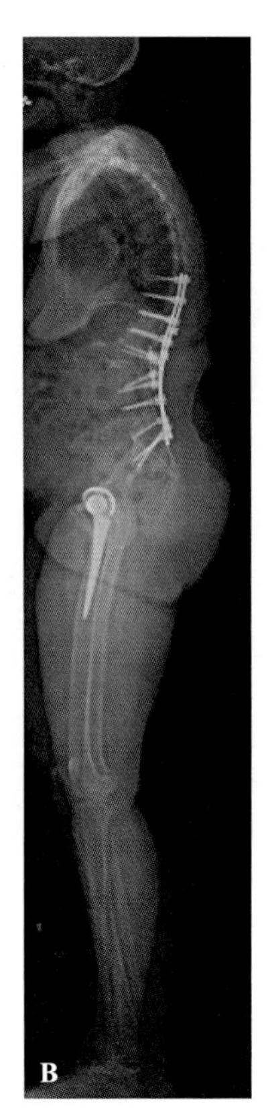

▲ **图 86-10　图 86-9 患者术后影像，脊柱全长 EOS 图像显示严重的矢状面对线不良需要采用截骨矫形手术以平衡脊柱**

手术方案的重点是在 L_3 进行 PSO 截骨术，以恢复前凸和矫正矢状位垂直轴以及骨盆后倾。使用髂骨螺钉以获得远端坚强固定。术后 SRS Schwab 成人畸形分型：N，PI-LL 0，PT 0，SVA +

巨的任务，因为患者和家属对此事知之甚少，无法让他们了解成人退变性脊柱手术的复杂性。外科医生必须用简单的术语解释手术和围术期全过程。

（二）微创技术的作用

随着新技术的发展，微创手术技术越来越多地用于成人脊柱畸形的矫正。近期的大量研究表明，微创手术技术（MIS）可显著降低并发症发生率。一些学者主张，与开放或混合手术技术相比，MIS 技术尤其可以减少内置物使用的数量，降低手术翻修率[32]。

同时，其能够明显减少术中失血，降低死亡率，并可以早期下床活动[33-39]。

尽管一些学者建议使用 MIS 技术能够降低近端交界区后凸（PJK）的发生率，但缺少可靠的临床数据[39, 40]。

但是，一些研究比较了 MIS 技术与传统开放手术技术对畸形的矫正程度，发现 MIS 技术的潜在矫形能力十分有限，特别是对于僵硬性矢状面畸形的患者。对于这类患者，选择开放手术能够获得更好的临床和影像学结果[39, 41, 42]。与开放手术相比，采用 MIS 技术治疗严重矢状面畸形往往导致术后畸形持续性存在，并增加术后 ODI 评分[42, 43]。存在矢状面畸形，特别是 SVA ＞ 6cm、PT ＞ 25°，以及 PI-LL 不匹配 30° 的患者不适合采用 MIS 技术。对于冠状面畸形 Cobb 角＞ 20° 的患者，采用 MIS 技术的预后更差[39, 41]。

2014 年，Mummaneni 等提出了一种方法来帮助判断 MIS 技术是否适合治疗退变性腰椎畸形或者是否应考虑采用开放手术。该方法将患者分为三类：第Ⅰ类患者可考虑采用仅针对滑移节段的有限、单纯减压或融合；第Ⅱ类患者适合在 MIS 技术下进行侧弯顶端或冠状面整体侧弯的减压和融合；第Ⅲ类患者表现为严重的冠状面或矢状面畸形，应考虑采用开放手术并应用截骨技术，必要时延长固定节段至胸椎[40]（图 86-11）。

但是，目前推荐的治疗成人脊柱畸形的 MIS 技术并没有把改善矢状面对线的 MIS 考虑进去，例如重建脊柱前柱对线（anterior column realignment，ACR）。

Akbarnia 等在 2014 年首次提出一种侧方经腰大肌入路对脊柱前纵韧带进行松解，并植入前凸型椎间融合器的手术技术[44, 45]。这一技术能够显著增加腰椎前凸，从而更好地重建矢状面对线。最初的研究比较了 ACR 和主要的后路截骨技术，发现 ACR 对于矢状面畸形的矫正程度相当，但失血量更少[45-47]。但是，总体上主要并发症的发生率没有差异。需要对更多患者进行进一步研究，以证明该技术的安全性和获益。

六、治疗效果

DDS 患者的治疗效果定义为患者能感受到的活动能力 / 生活方式的改善和疼痛缓解。我们必须谨记，成人新发脊柱畸形是一种严重的临床疾病，并且近期的研究表明，与疼痛、不适或功能障碍不严重的患者相比，伴严重疼痛且受到严重残障影响的患者倾向于认为手术预后更好[44]。患者的术后感觉评价的角度与外科医生有所不同。患者常诉说术后疼痛缓解，但同时承认会出现不同类型的疼痛或其他限制[8]。

有研究发现 DDS 合并椎管狭窄单纯减压会导致症状加重和畸形进展。与单纯退变性椎间盘疾病相比，成人脊柱侧弯手术在术后 6 个月和 24 个月时的症状改善程度较小[48, 49]。

必须承认相比常规的退变性脊柱疾病来说，这类手术的翻修率较高并且术后效果较差，因此对于该类患者应选择恰当的手术方案，这也突显了脊柱专科医生处理这类患者面临的困难。

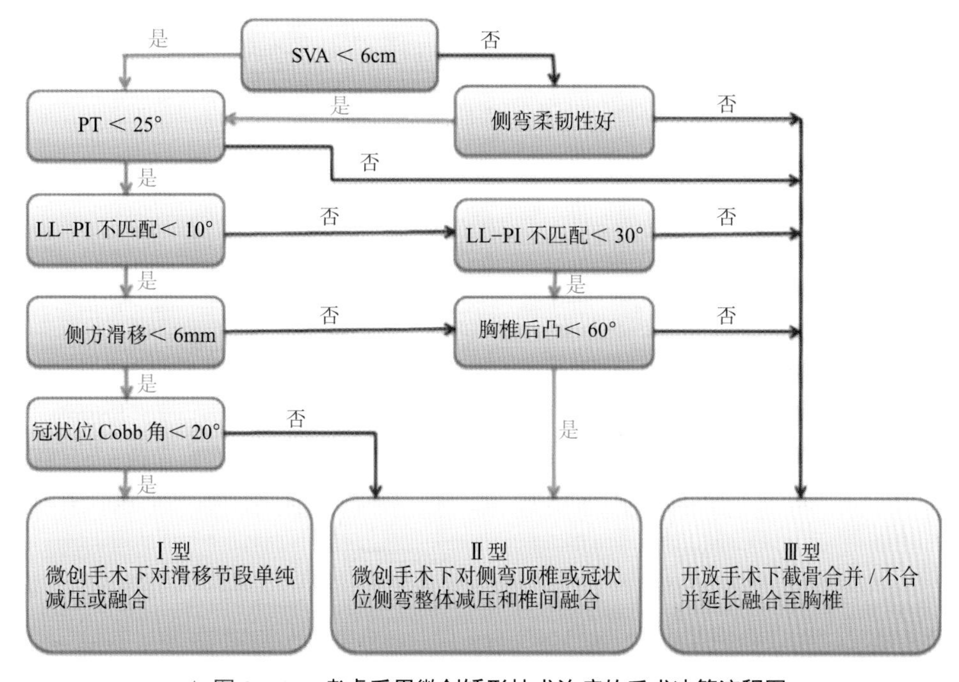

▲ 图 86-11 考虑采用微创矫形技术治疗的手术决策流程图

近期发表的一项研究中表明，接受单纯减压、短节段融合或长节段融合手术的退变性脊柱侧弯患者在术后残障和疼痛方面均能够获得相应的改善。这尤其说明选择最适宜的患者对于制订个体化治疗方案以达到最佳的预后是非常重要的。但是研究也显示每组中有 26%～31% 的患者预后较差 [49]。

在退变性腰椎侧弯减压和后路内固定手术患者中，存在会导致并发症发生率增高的一些危险因素，包括出血量＞ 2000ml 和融合节段的数量 [50]。年龄＞ 65 岁且有多种共存病的患者具有更高的并发症率趋势，但无显著的相关性。如前所述，减少失血并在确保安全的前提下尽可能缩短手术时间可能会降低围术期并发症发生率。

合理选择能够耐受此类复杂、有创手术的患者，是决定手术后效果的重要因素。近期一项大型前瞻性数据研究评估了成人脊柱畸形采用多种手术方式的预后，研究结果显示，在 1 年和 2 年的随访时预后显著改善。采用 HRQoL 评估和 Schwab 分型修正系统评估后，术前残障指数较高的患者，手术效果最佳。这些患者多数能接受包括截骨术（PSO）和融合至骶骨 / 髂骨的更积极的手术方式。在采用这类积极的手术方案时应恢复患者正常的脊柱对线，同时提供远端坚固的锚定点以维持或避免重建的脊柱对线再次恶化。虽然内固定延长至骶骨 / 髂骨会增加并发症发生率，但 HRQoL 评分显示内固定是否延长至骶骨，与手术预后并没有明显差异 [17]。对于融合节段需要跨越胸腰段的长节段融合患者，若不融合到骶骨，则术后翻修的发生率更高。

通过适当的治疗，成人脊柱畸形患者确实可以很好地恢复。可以通过处理退变症状、对线和神经症状之间的复杂关系，获得具有良好脊柱骨盆平衡、脊柱减压和稳定。

七、结论

随着医学领域的重大发展，美国的预期寿命已逐渐提高到前所未有的水平。此外，人口结构的变化预计将导致老年人口的大规模增长。因此，关注生活质量而不仅关注预期寿命将更加重要。所以，人们更加关注肌肉骨骼方面的衰老和退变。

成人新发脊柱畸形是一种严重的疾病，对患者和整个社会都有重大影响。虽然外科手术治疗对某些患者有效，但加深对 DSD 及其对功能和自我感知健康影响的理解至关重要。我们需要更进一步的研究以加深对目前病理生理学的认识，并为老龄化人群提供更有效的非手术和微创手术治疗方法。

第87章 矢状位失衡

Sagittal Imbalance

Nicholas Stekas　Themistocles S. Protopsaltis　著
李方财　张　宁　译

一、背景

成人脊柱畸形是一种消耗性疾病。Bess 等报道称，有症状的成人脊柱畸形且无其他疾病的患者，其健康状况要比慢性腰背痛、抑郁症、高血压或糖尿病患者更差[1]。历史上认为成人脊柱畸形主要是一种冠状面对线不良的疾病，矢状面对线不良的重要性正日益受到重视[2]。

"矢状位平衡"是指骨盆和脊柱在矢状面上的解剖关系，以保持重心在双足之间[3]。正常的骨骼解剖允许脊柱在骨盆上"平衡"，以最大限度地提高直立时的舒适度[3, 4]。1994 年，Dubousset 首先提出了"经济圆锥"的概念，脊柱－骨盆平衡的微小变化会导致肌肉收缩和能量消耗增加[5]。从那时起，人们认识到矢状位失衡的患者可能会感到疼痛、疲劳，并且可能需要外部支持，如助行器等以保持直立[4, 6]。此外，矢状位失衡与功能障碍和较差的健康相关结果评分密切相关[7–11]。

2006 年，脊柱侧弯研究学会（Scoliosis Research Society，SRS）提出将该学会的脊柱畸形分型方案作为成人脊柱畸形的分型方案[12]，该分型方案建立在青少年特发性脊柱侧弯的 King/Moe 和 Lenke 分型的基础上，以便更好地描述成人脊柱畸形导致的退变性病理学改变。此后，Schwab 等提出了 SRS-Schwab 分类，其根据患者的健康相关结果评分来改进手术计划和病理学分型[13]。

目前，在成人脊柱畸形的文献中，有几种矢状面力线的测量参数因其确切的临床影响而得到广泛应用。这些参数与临床结果相关，因此常用来制订成人脊柱畸形的矫形手术方案。最近，由于骨盆和下肢会影响矢状位平衡，其重要性日益得到重视。本章的目的是描述矢状位失衡的临床影响，以及目前用于描述成人脊柱畸形的最常用的整体和局部参数。

二、整体矢状面对线

矢状位失衡最常用矢状面整体对线参数来描述。整体对线的测量包括 C_7 矢状面垂直轴（SVA，原文全称 sagittal vertical angle，应为 sagittal vertical axis，译者注）和 T_1 骨盆角（T_1 pelvic angle，TPA）。这些参数需要在负重位全身或全脊柱 X 线片上进行测量，用来衡量与骨盆和下肢相关的站立位时脊柱保持在平衡圆锥内的能力。当矢状位失衡发生时，脊柱可位于骨盆前方，导致矢状面正向失衡；或者位于骨盆后方，表明矢状面负向失衡。

当中轴骨的重心移动时，如同成人脊柱畸形患者一样，悬臂力将导致肌肉收缩和能量消耗增加。为维持整体矢状位平衡，成人脊柱畸形患者可以通过骨盆、下肢和脊柱本身的代偿性改变来代偿脊柱的矢状位失衡。

（一）C_7 矢状面垂直轴（C_7SVA）

C_7 SVA 是目前成人脊柱畸形文献中所使用的最重要的参数之一。SVA 指 C_7 椎体铅垂线到骶骨终板后上角的距离（图 87–1）。虽然 SVA 的"正常范围"值说法不一，但目前的成人脊柱畸形文献表明，SVA 值＞ 5cm 通常认为是病理性的[15, 16]。Schwab 等报道，根据 Oswestry 功能障碍指数（ODI），SVA ＞ 4.7cm 与严重功能障碍相关[17]。

虽然 SVA 可以明确描述躯干的整体对线，但它仍有一些局限性。重要的是，SVA 只能在垂直参照系下测量，而且只能在患者无辅助直立的情况下进行测量。因此，利用 SVA 制订手术计划仍比较困难。更重要的是，SVA 没能反映骨盆和下肢调节站立姿势[18–20]的能力，这可能会导致低估畸形的严重程度。因此，考虑到骨盆对站立位矢状位平衡的影响，必须综合考虑 SVA 与骨盆参数。

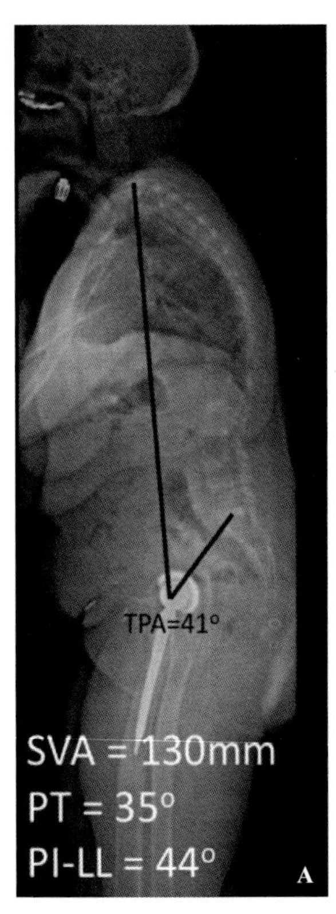

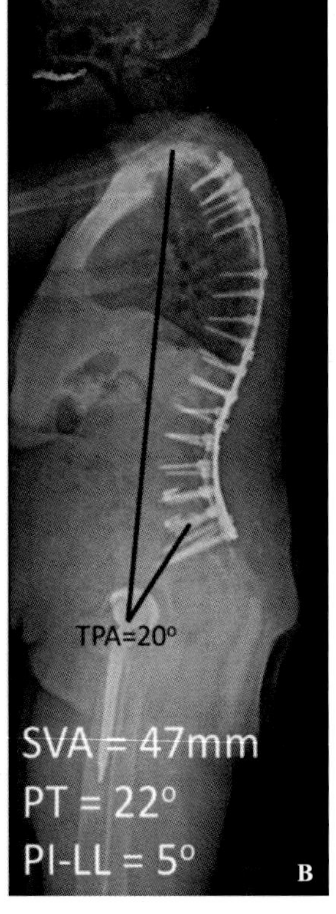

▲ 图 87–1 一例成人脊柱畸形患者矫形术前（A）、术后（B）全脊柱 X 线片

术前胸腰椎退变性改变对矢状位平衡有很大影响，其会导致矢状面严重失衡（SVA = 130mm）。在畸形矫正后，通过测量术前到术后的整体矢状面对线变化，矢状位平衡得到了很大的改善

（二）T_1 骨盆角

T_1 骨盆角（TPA）最早由 Protopsaltis 等在 2014 年提出[11]，T_1 骨盆角的定义为从 T_1 椎体中心到股骨头的连线与从股骨头到骶骨终板中心的连线之间的夹角[11, 14]。无症状患者的 TPA 平均约为 12°，Protopsaltis 等基于 ODI 评分将 20° 的临界值作为严重残疾的标准[11, 14, 21]。

TPA 是描述成人脊柱畸形矢状位平衡的一个非常有用的参数，它已经被证明了与患者的健康相关结果评分相关，并且可以在仰卧、站立或俯卧位下测量。在骨盆或下肢代偿状态下，TPA 的变化也没有 SVA 明显。此外，TPA 及其分量角也被认为是一种整体对线的测量参数，可用于术中测量整体矫正情况（图 87–2）[22]。这些因素使得 TPA 成为描述畸形和设计最佳手术矫形方案的有力工具。

三、脊柱 – 骨盆对线

Jean Debouset 首先描述了骨盆和脊柱对线之间的密切联系，此后认为骨盆倾向是描述成人脊柱畸形的重要工具。骨盆是连接脊柱和下肢的一个关键部位[23, 24]。脊柱 – 骨盆对线参数通常用于描述脊柱畸形和骨盆代偿机制，其作用是抵消脊柱的矢状位失衡。

（一）骨盆代偿

如在成人脊柱畸形的情况下，脊柱的矢状位平衡受到影响时，患者会无意识地努力将重心重新定位在双足之间。这在一定程度上是通过后倾

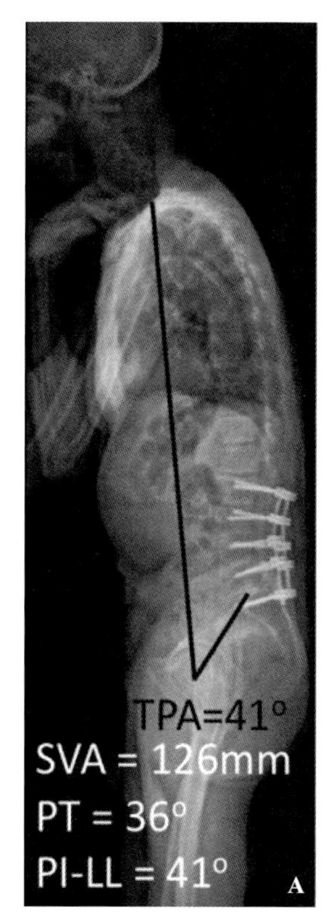

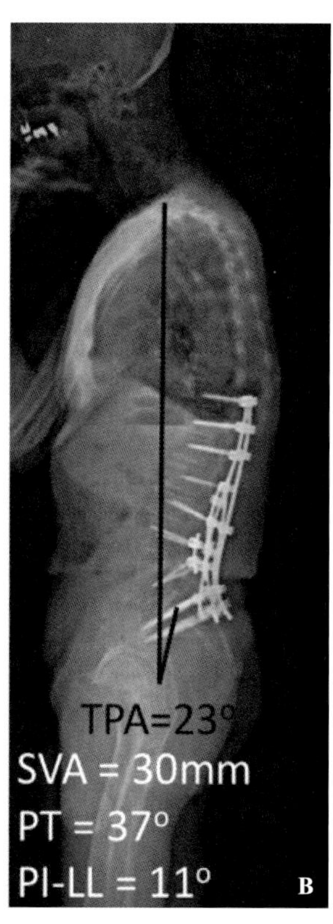

▲ 图 87-2　一例成人脊柱畸形患者行翻修手术的术前（A）及术后（B）X 线片

术后通过 SVA 和 TPA 测量矢状位平衡的恢复情况，SVA 和 TPA 是成人脊柱畸形文献中常用的描述矢状位平衡的两个重要参数。虽然 SVA 历来是描述矢状位平衡最常用的参数之一，但 TPA 的优点是不需要水平或垂直的参照系，可以在不考虑患者位置的情况下使用。此外，TPA 可用于术中，并且已证明与患者在坐立、站立和卧位时报道的临床结果相关

骨盆，或围绕股骨头旋转骨盆来完成的。在脊柱外科文献中骨盆后倾被描述为成人脊柱畸形患者发生的第一个代偿性改变[18, 25]，并被证明是疼痛和功能障碍的来源[18, 26]。

然而，如果患者由于髋关节屈曲挛缩或神经退变性疾病而导致无法倾斜骨盆，则可能无法获得足够的骨盆后倾[27]。这些患者就无法保持躯干平衡，并有很高的疼痛和功能障碍风险。不能通过骨盆后倾来代偿的严重矢状面畸形的患者已经被证明功能障碍最为严重[11, 18, 27]。

骨盆的三个重要参数是骨盆入射角（pelvic incidence，PI）、骨盆倾斜角（pelvic tilt，PT）和骶骨倾斜角（sacral slope，SS）。这些参数之间都彼此紧密相关，如 PI=PT+SS[14]。

（二）骨盆入射角（PI）

PI 是脊柱－骨盆对线的一个形态学参数，其测量方法为经骶骨上终板中点作垂直于骶骨上终板直线，与骶骨上终板中点到双侧股骨头中心连线中点之间作直线，两直线之间的夹角就是 PI[20, 28]。PI 是成人脊柱畸形患者矢状位平衡的重要参数，因为一旦骨骼成熟，PI 就不会改变[20, 21]。因此，PI 与 SVA 不同，即使为了维持矢状位平衡而发生骨盆或下肢代偿性改变时，PI 仍保持不变。

PI 的临床应用在很大程度上是由于它与腰椎前凸（lumbar lordosis，LL）的关系。在无症状患者中 PI 与 LL 密切相关，PI 有助于描述 LL 的病理变化，如平背畸形[21]。由于 PI 与骨盆代偿无关，临床医生利用骨盆入射角－腰椎前凸匹配度（PI–LL）来确定最佳矢状面并制订手术形方案[29]。PI–LL 已被证明与患者报道的预后指标相关，是矢状位失衡的重要描述指标。Schwab 等研究发现 PI–LL ≥ 11° 与基于 ODI 评分的严重畸形相关。

此外，PI 是决定骨盆后倾大小的重要因素。较小的 PI 降低了骨盆后倾的能力，并需要启用其他代偿机制来维持矢状位平衡，包括胸椎后凸减小和下肢代偿[25]。相反，高 PI 的患者能够更大限度地使骨盆后倾。

（三）骨盆倾斜角（PT）和骶骨倾斜角（SS）

与 PI 不同，PT 和 SS 在骨骼成熟后是变化的，可能会发生改变以代偿脊柱畸形。PT 指的是从股骨头到骶骨终板中点的连线和垂直线之间的角度。研究发现在无症状的成人中，正常的 PT 值为 13°[30]。PT 随着年龄的增长而增加，与骨盆的后倾相对应[14]。SS 是骶骨终板和水平面之间的角度。在无症状的受试者中，SS 接近 41°[21]。与 PT 一样，SS 也随着骨盆代偿的变化而变化。然而，随着骨盆后倾，PT 增大，SS 将减小[14]。

如前所述，PI 等于 PT 和 SS 之和。在研究成人脊柱畸形时，重要的是结合骨盆倾向研究与整体和局部参数相关的矢状位平衡。为了代偿脊柱畸形，必须同时考虑脊柱对线与骨盆。

四、局部矢状面对线

虽然整体矢状面对线可以用来描述成人脊柱畸形患者矢状位失衡的总体程度，但通常需要更多的信息来确定病理学根源。因此，必须将矢状面对线的局部参数与整体参数结合起来考虑。

正常情况下，为了维持平衡站立时的重心，脊柱在腰椎呈前凸弯曲，在胸椎呈后凸弯曲。然而，由于强直性脊柱炎、医源性畸形或退变性畸形等许多不同的原因，特定区域的矢状位平衡可能会被破坏。

（一）胸椎后凸和腰椎前凸。

胸椎后凸（thoracic kyphosis，TK）指的是 T_4 上终板与 T_{12} 上终板之间的夹角，无症状患者的 TK 范围为 34°～44°[21]。LL 为 L_1 上终板与 S_1 上终板之间的夹角。在无症状的受试者中，LL 范围在 43°～63°[21]。

（二）脊柱代偿

一般说来，TK 和 LL 相互影响，并倾向于相互抵消。例如，当 LL 减小时，就像腰椎平背畸形中一样，TK 趋于减小以代偿和维持矢状位平衡[25, 31]。这种代偿方法需要胸椎有足够的柔软性和足够的力量来维持后凸。相反，胸椎过度后凸或胸腰椎交界处后凸增加会导致 LL 增大，以最大限度的在直立时保持矢状位平衡。

在手术方案制订过程中，如何确定最佳的 LL 非常具有挑战性。一般来说，当矢状面不平衡发生时，如成人脊柱畸形，由于腰椎和胸椎代偿的混杂效应，很难确定患者的最佳 LL。鉴别胸腰椎代偿与新发畸形至关重要，因为这会影响手术计划。据报道，胸椎代偿患者更容易发生术后近端交界性后凸[32]。然而，脊柱外科文献中已有多个工具可以帮助脊柱外科医生规划最佳的术后 LL。

TK 已被证明与 LL 相关，而 LL 已被证明与 PI 相关[21]。因此，有人建议可以利用 PI 作为脊柱平衡的静态参数来推算最佳 LL（对于 PI ≤ 40°，LL=PI+10°；对于 PI 在 40°～70°，LL=PI；对于 PI ≥ 70°，LL=PI−10°）[17, 18, 33]。Lafage 等也提出了 LL 可以由 LL、TK 和 PI［LL=2（PI+TK）］之间的密切关系来计算。因此，TK、LL 和 PI 之间的关系可以用来区分原发性畸形和脊柱代偿，并能帮助设计最佳的手术矫形方案。

五、下肢对线

最近的文献中描述了下肢对整体矢状位平衡的影响。髋关节、膝关节和踝关节都被证明有助于成人脊柱畸形患者的矢状面调整[17, 34, 35]。一般来说，当矢状位失衡发生时，骨盆代偿首先启用以伸展髋关节和把重心平衡在足部[18, 25]。不过，当骨盆失代偿时（也可能是由于髋关节活动范围差或神经肌肉紊乱引起），下肢也可以提供进一步的代偿以维持平衡。

当正向矢状位失衡明显时，膝关节屈曲可以代偿股四头肌在大腿前方的收缩，以保持站立姿势和步态[36]。此外，踝关节屈曲尽管看起来在维持矢状位平衡方面不如膝关节屈曲重要[17, 34, 35]，但是也可以维持经济圆锥，并尽量减小能量消耗，膝关节屈曲时，骨盆向后移动，允许骨盆更大的后倾，髋关节伸展减少。骨盆移动是指从骶骨到脚踝的垂直线之间的距离，描述了与膝关节屈曲相同的代偿机制。值得注意的是，下肢的这些代偿性变化，如骨盆和脊柱的变化，虽然有助于维持矢状位平衡，但与正常站立姿势相比增加了能量消耗。

僵硬性脊柱冠状位失衡：临床意义和手术治疗

Fixed Coronal Malalignment of the Spine: Clinical Significance and Operative Management

第88章

Brian Hsu Sigurd Berven 著
王 征 冯亚非 译

一、概述

脊柱畸形包括冠状面、矢状面和轴位面三个平面的失衡。特定的畸形类型和累及的平面，对患者的健康状态及矫形手术方法的选择都有重要的影响。脊柱侧弯定义为冠状面畸形，但同样会明显影响到矢状面和轴位面。常规利用 Cobb 角来评估冠状面畸形程度[1]。Deacon 等的研究强调了脊柱侧弯的三维属性，特别指出矢状面平背畸形和脊柱侧弯畸形进展的基本关系[2]。冠状面畸形包括躯干偏移、骨盆倾斜、肋骨抵骨盆及双肩不对称失衡。冠状面畸形是健康相关生活质量评分（health-related qvality of life，HRQoL）下降的重要原因，而矫正冠状位失衡是手术的重要目标。本章节旨在介绍僵硬性冠状面脊柱失衡的临床表现和手术矫正方法。

（一）脊柱畸形和健康相关生活质量评分（HRQoL）

脊柱畸形对 HRQoL 有明显的影响[3, 4]。Glassman 等[3]评估了不同平面畸形对 HRQoL 的影响，发现矢状面畸形影响最大，而包括躯干偏移和畸形角度在内的冠状面畸形相对影响较小。与躯干偏移＜ 4cm 的人群相比，冠状面偏移＞ 4cm 的患者表现为功能更差（基于 SRS-22 量表）和疼痛更加严重（基于 SF-12 和 ODI）[3]。对于侧弯角度较大的患者，伴有冠状面失衡的患者畸形严重程度往往较冠状面平衡的患者更为严重。畸形矫正的手术策略需要考虑躯干偏移、双肩不等高和骨盆倾斜等因素，以确保获得更加有效的矫形效果。

（二）僵硬性冠状面畸形的发病机制

僵硬性冠状面畸形是指躯干相较于骨盆，以及 C_7 椎体铅垂线相较于骶骨中线存在着僵硬、姿势改变不能矫正或脊柱其他节段难以代偿的偏移。脊柱畸形的活动度与年龄和畸形程度有关[5]。在成人特发性和退变性侧弯中，椎间盘退变性改变、小关节炎症、骨赘形成和周边软组织痉挛都会加重原发性侧弯的僵硬程度。Deviren 等研究发现下肢放射痛和脊柱侧方半脱位存在一定相关性[5]。僵硬性冠状位失衡起源于主弯的持续性进展和脊柱对冠状位失衡代偿能力的下降。这种柔韧性的丧失可能发生于主弯或代偿弯，相比原发性的胸椎侧凸畸形，腰骶部及胸腰段侧凸畸形更容易引起临床上严重的冠状面失衡[6]。

二、冠状位失衡的临床评估

冠状位失衡患者的临床评估首先要关注病史，以确定畸形的发生和进展类型。了解畸形发生和进展的细节和早期手术干预的相关病史是非常重要的。需要详细记录轴性腰痛、下肢放射痛或神经源性跛行等症状并划分其严重程度。区分疼痛主诉和畸形主诉对于明确手术目的十分重要。需要明确区分脊柱源性疼痛和肋骨－骨盆源性疼痛，或者站立和坐位固定姿势导致的疼痛。可以绘制疼痛区域图表来帮助明确疼痛位置。疼痛视觉评分（visual analog scale，VAS）可以帮助明确神经性或轴性疼痛的严重程度。症状的持续时间和进展过程对病情评估和手术方案制订都很有意义。近期由于久站诱发的腰背部轴性痛和新近出现的下肢疼痛可能是由于失代偿、畸形进展或椎管狭窄伴侧方半脱位所引起的，他们的出现在临床中具有重要的辅助意义。

除了疼痛之外，冠状面畸形对 HRQoL 量表中的功能和外观同样影响巨大。活动及行走耐力是功能评估的重要指标。对拐杖和助行器日益增长的需求可能源于冠状面和矢状位失衡或持续性的神经源性损伤。外观改变同样是冠状面畸形和手术矫形临床评估的重要指标。

骨盆倾斜与冠状面畸形密切相关。骨盆倾斜可能源于双下肢不等长、先天性骨盆畸形或脊柱畸形。真性双下肢不等长指双下肢实际长度不一致。骨盆倾斜、关节挛缩、骨盆畸形都可能导致假性双下肢不等长。因此脊柱查体时需要详细检查双下肢长度和膝关节活动度，利用 Thomas 征评估髋关节活动度，评估髋关节内收外展及骨盆倾斜。骨盆倾斜会导致皮肤溃疡或红斑，这一点对患有神经肌肉疾病或坐立的患者尤为重要。

细致的体格检查能够反映冠状位失衡程度和柔韧度。当从后方检查患者时，需要注意观察腰部不对称、躯干偏移和双侧髂嵴的相对高度。C_7 棘突铅垂线和骶骨中线（臀沟）的距离反映了躯干冠状面的偏移程度（图 88-1）。畸形柔韧度可以通过让患者在站立或仰卧时向侧方弯曲，或通过在腋窝下上提患者的方法观察畸形改善程度判断畸形僵硬程度。

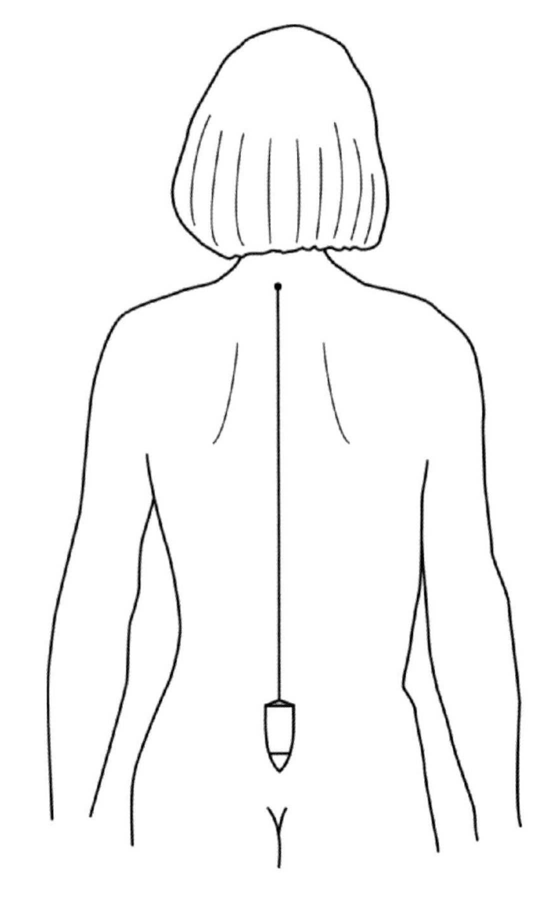

▲ 图 88-1 C_7 棘突铅垂线

畸形更为严重的患者会主诉肋骨撞击骨盆。腰骶片弯凹侧或胸腰主弯凸侧肋骨会接近髂嵴和骨盆边缘，因此患者会在由坐到站时出现撞击性疼痛。触诊肋缘到骨盆的距离可以帮助判断躯干不对称性和肋骨与骨盆的撞击。双侧锁骨不对称或结构性主弯对侧锁骨抬高，都会提醒术者在矫形中注意考虑上胸弯的重要性，以避免加重术后双肩不等高。

步态分析是体格检查的重要部分，步态异常可能是由于神经源性、疼痛性、功能性或真性双下肢不等长所致。疼痛步态可能源于轴性痛或下肢放射痛。骨盆倾斜或功能性下肢不等长具有特征性的步态异常，表现为向较短一侧倾斜以获得足够的跨步间距。僵硬性冠状位失衡患者在站立时往往需要外力支持。

体格检查还需要考虑矢状位平衡。从侧面观察患者腰椎前凸、矢状位平衡和髋膝屈曲度（图 88-2）。矢状面僵硬畸形患者需要通过屈曲膝关节和过伸髋关节来进行代偿。因此，为了能够更准确地评估僵硬性矢状面畸形的严重程度，在进行体格检查时要求患者在站立时尽量保持膝关节完全伸直，并观察患者骨盆倾斜情况。

冠状面失代偿会导致一些特定的临床表现，例如腰部不对称、躯干短缩、双下肢不等长、骨盆倾斜、肋骨抵骨盆畸形和不满意外观等。僵硬性冠状位失衡的临床症状可能源于僵硬的主弯或不完全的腰骶弯。巨大的僵硬的腰骶弯常常导致明显的躯干偏移失衡。腰骶区域是距离 C_7 最远的运动节段和测量冠状位平衡的测量参考位置。因此这一区域微小的侧弯角度也会造成 C_7 铅垂线和骶骨中垂线的明显偏差（图 88-3）。因此，对于腰骶部畸形的手术矫正不仅可以改善腰骶椎退变引起的神经症状，还提供足够的躯干偏移矫正度和较满意的冠状位平衡。在僵硬性冠状面畸形的矫正中，确保肋骨远离骨盆、外观的明显改善、重建 C_7 和骶骨正中线（CSL）的对线都是制订手术矫形策略的重要参考目标[7]。

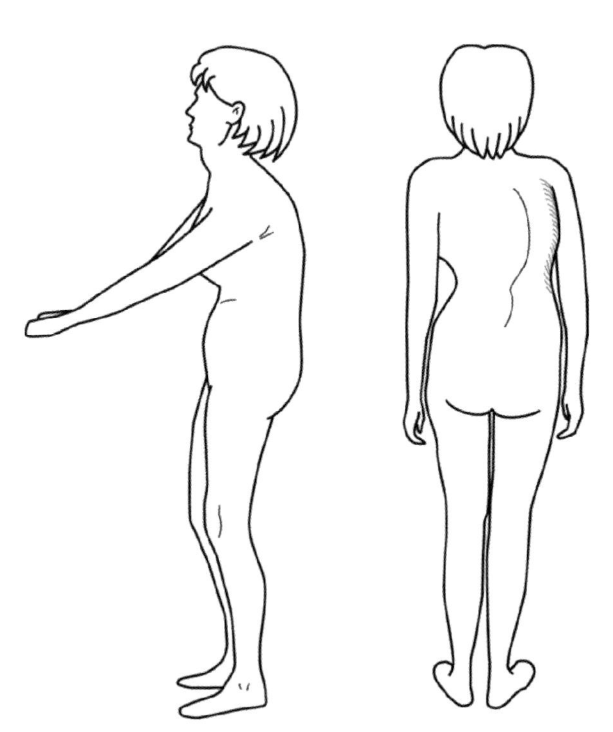

▲ 图 88-2　侧面评估患者外观

注意患者屈髋屈膝和腰椎前凸的消失。患者后面观可以看到冠状位失衡和骨盆倾斜

三、冠状位失衡的影像学评估

患者站立位拍摄标准的 36 英寸（≈ 91.44cm）后前位片。为获得更准确的冠状面和矢状面评估，需要让患者完全伸髋伸膝，并使用垫块纠正双下肢不等长。拍摄时要包含股骨头中心和 C_7 椎体。后前位片中评估双肩平衡用锁骨角（clavicle angle）表示，即双侧锁骨最高点的连线和水平线的夹角[8]。同时要注意双侧髂嵴的相对高度，重视腰骶片弯的出现。在脊柱失代偿的情况下，甚至仅仅几度的腰骶片弯都会导致明显的冠状位失衡。

拍摄侧方弯曲（side-bending）片是制订手术

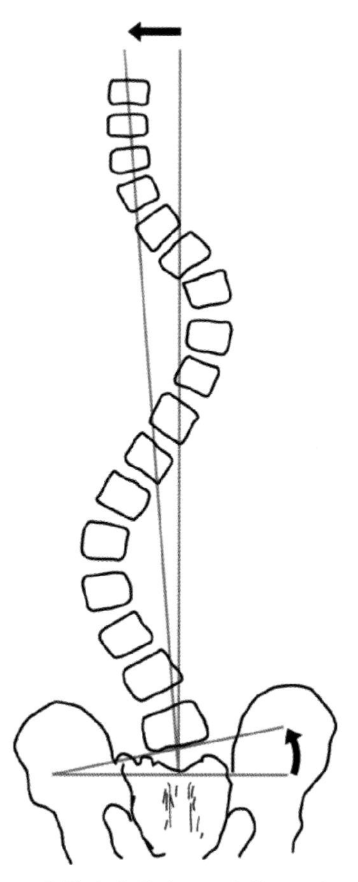

▲ 图 88-3　腰骶片弯会导致明显的整体冠状位失衡

计划所必需的。仰卧侧方弯曲片是最常用的，能够帮助术者评估主弯和代偿弯的活动度。对于活动度相对较大的青少年特发性侧弯（AIS）中还可以使用牵引位 X 线片[9, 10]、俯卧挤压技术[11]和支点弯曲技术[12]。在半径短而曲度大的侧弯中，牵引位片可以消除胸腔和骨盆间的限制，从而能够比侧方弯曲更加准确地评估脊柱活动度（图 88-4）。

在后前位和侧方弯曲位片上测量 Cobb 角，标注稳定椎、中立椎和顶椎以辅助制订手术策略。骶骨正中线（CSL）指从 S_1 棘突延伸出的垂线，在后前位片中垂直于骨盆。稳定椎指的是最接近被 CSL 平分的椎体。中立椎指侧弯远端的非旋转椎体。顶椎是距离 CSL 最远的椎体（图 88-5）。在成人脊柱侧弯中，畸形区域经常伴

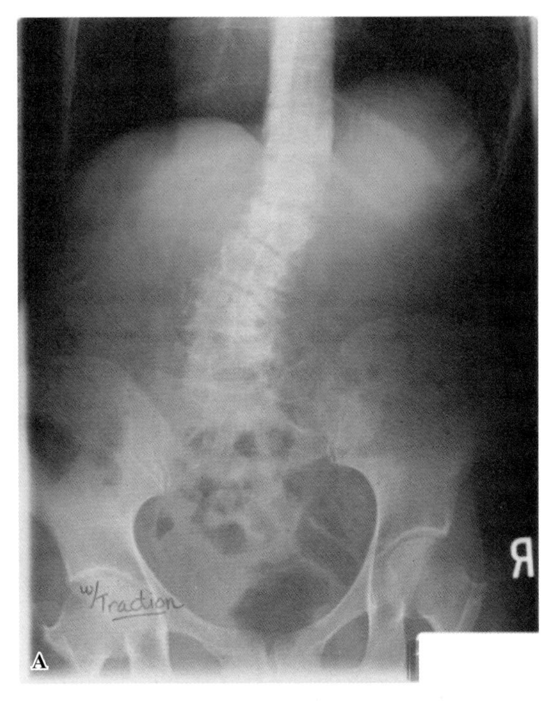

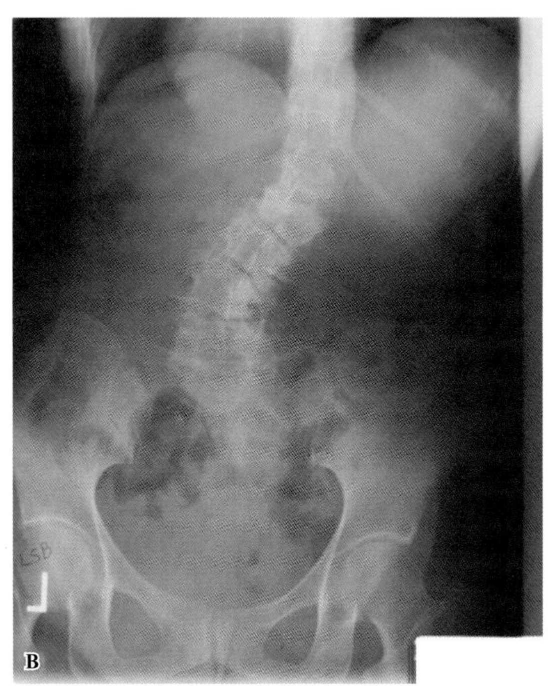

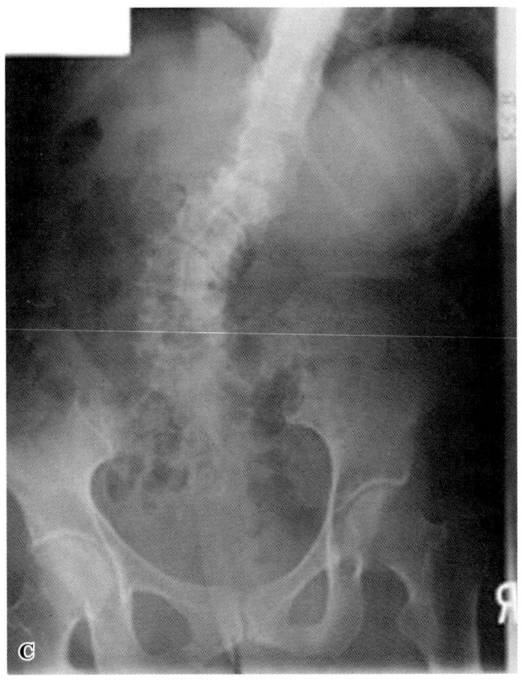

▲ 图 88-4 僵硬型腰骶片弯患者（A）在侧方弯曲位片中矫正效果不明显（B），在牵引片中矫正效果明显（C）

发椎体侧方半脱位和椎体滑脱，常常诱发腰椎管狭窄和神经症状。

评估矢状位平衡时，包括过伸过屈位片在内的侧位片是分析矢状面整体和局部平衡的有效观察指标。矢状位平衡的考量对于手术策略同样重要，尤其对于截骨方法和上下固定椎体的选择。手术固定需要包含在过伸过屈位片中观察到动力性失稳节段。

神经根性症状和神经源性跛行与成人退变性侧弯密切相关。完善的 MRI 或 CT 检查可有助于判断是否需要神经对椎管狭窄的节段进行减压。影像学上中央管狭窄和椎间孔狭窄较为常见，需要将其和病史及查体情况相对应。MRI 对评估椎间盘退变十分有效，而 CT 有利于评估小关节病变。细致评估远端运动节段的退变及伴发症状对于选择固定节段很有必要[15]。在骨质疏松压缩性骨折患者中，MRI 可用于评估是否为新鲜骨折，帮助判断可否选择保守治疗或椎体成形术等微创治疗。如果患者之前做过内固定手术，CT 或 X 线片可帮助评估融合及假关节形成的情况。

SRS 畸形分型包括胸段或胸腰段的单主弯、双主弯和三主弯[13]。僵硬性冠状位失衡的影像学特点是不对称双主弯和进展性单主弯，超过了邻近非结构弯的代偿能力。部分角度很大的双主弯可能具有良好的整体冠状位平衡和双肩对称性（图 88-6）。相反的是一些角度较小的腰骶部或胸腰段畸形，由于其他区域失代偿导致明显的整体失衡（图 88-7）。因此拍摄 X 线片时必须包含整体脊柱，以方便准确评估每个区域对畸形的作用和制订合理有效的矫形策略。

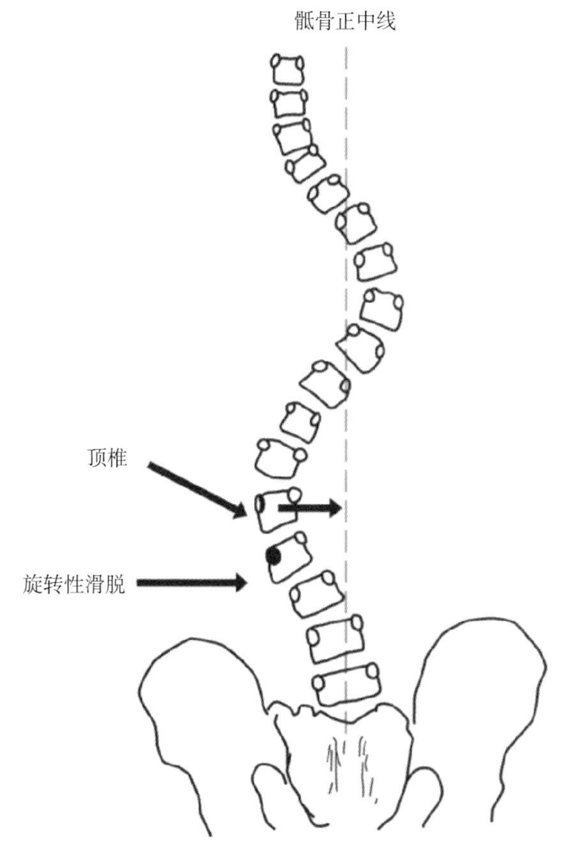

▲ 图 88-5　骶骨正中线（CSL）指从 S_1 棘突延伸出的垂线，在后前位片中垂直于骨盆

稳定椎指的是最接近被 CSL 平分的椎体；中立椎指侧弯远端的非旋转椎体；顶椎是距离 CSL 最远的椎体

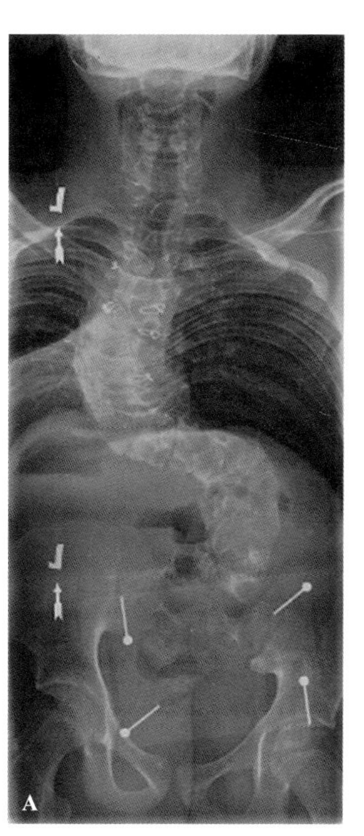

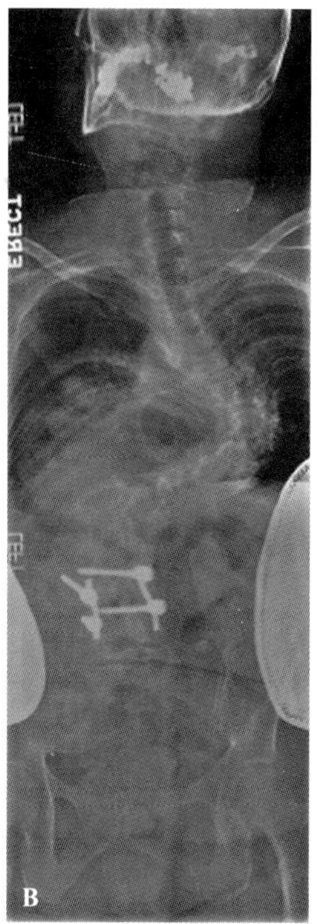

▲ 图 88-6　严重冠状面畸形的平衡性侧弯

A. 13 岁男童，先天性侧弯，双主弯平衡。患儿从事高中篮球和足球运动。B. 68 岁女性，先天性侧弯，双主弯基本平衡。患者从事家具制造全职工作，仅有轻微腰痛

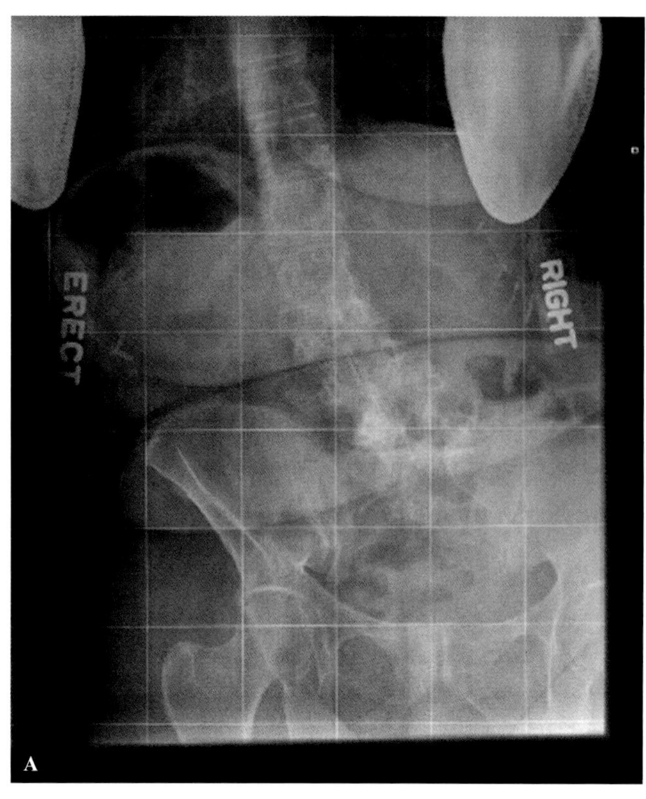

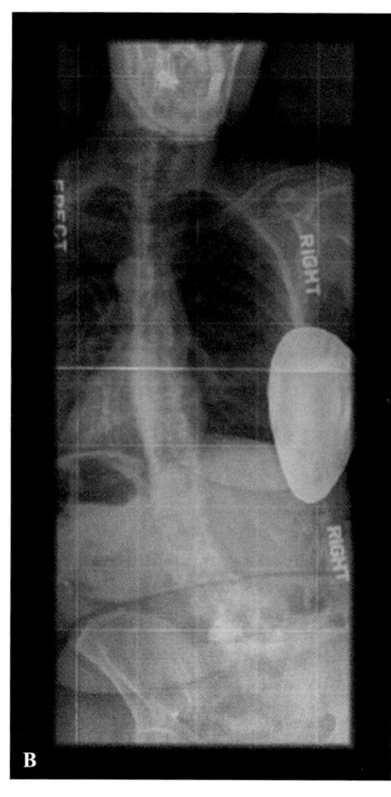

▲ 图 88-7 **62 岁老年女性，腰骶部侧弯，L_4～S_1 Cobb=24°，胸腰段无代偿，导致冠状面整体失衡，伴发严重的疼痛和功能障碍**

四、手术适应证

脊柱畸形患者的手术适应证包括：①进展性的脊柱畸形或失稳；②神经损伤；③持续性的疼痛或功能受限，保守治疗无效。

成人脊柱畸形的手术选择往往要根据实际情况决定，持续性疼痛和功能受限是主要的适应证。正规指导下的保守治疗可以帮助患者避免或推迟手术。

五、僵硬型冠状位失衡的保守治疗

对于无明显脊柱失稳和进展性神经损害表现的畸形患者，保守治疗是第一选择。僵硬性冠状位失衡的保守治疗方法有限，目前缺乏证据证明保守治疗在改善畸形、疼痛和功能障碍方面的效果。物理治疗或运动能够提高有氧代谢能力、强化肌肉、改善脊柱活动度和增强活动耐力。热疗、止痛药和支具都能够减轻疼痛，但对畸形和功能改善效果并不明显[14-16]。

轴性腰痛、下肢放射痛和神经源性跛行等症状可通过口服非甾体抗炎药或阿片类止痛药物缓解。硬膜外类固醇注射、选择性神经根阻滞和关节突阻滞也可以缓解症状，但疗效持续时间难以预测[17]。骨质疏松的规范化治疗可以避免患者由于压缩性骨折的出现而进一步失代偿。身体状况保持良好的患者不论年龄，进行适度的有氧运动、戒烟 2～3 个月以上且营养状态良好，接受保守治疗的效果更好，同时术后恢复也更快[18]。

六、僵硬性冠状位失衡的手术治疗

僵硬型冠状位失衡的手术治疗是一项挑战，需要明确侧弯矫正和躯干平衡恢复的区别。侧弯角度矫正技术包括凸侧的加压和短缩，以及凹侧的撑开和延长，尤其是对于具有活动度的代偿节段或整体平衡的患者。然而，对于躯干偏移和整体失衡的患者，常规的侧弯角度矫正技术可能会加重躯干偏移和双肩不等高（图 88-8）。

僵硬性冠状位失衡的手术基本原则包括以下几点。

1. 获得脊柱冠状面和矢状面的整体平衡是首要目标。

2. 侧弯角度和活动度决定了是否采取单纯软组织松解、椎体截骨或脊柱平移技术来获得整体平衡。

3. 僵硬性躯干偏移和冠状位失衡的患者需要三柱截骨以获得躯干平移效果，包括脊椎全切术和非对称性的经椎弓根椎体截骨术。

4. 前方结构性植骨适用于恢复腰椎前凸、腰骶部矫形、骨质较差导致节段把持力不足的患者。

5. 后路减压手术（椎板切除术和椎间孔切开术）适用于伴发下肢放射痛或椎管狭窄的患者。

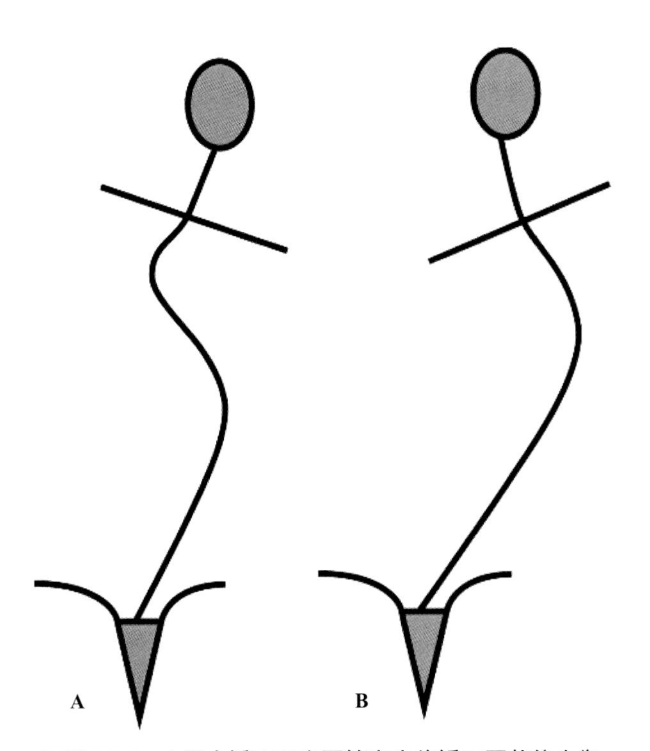

▲ 图 88-8　A 图中矫正双肩不等高也将矫正冠状位失衡，通过截骨术矫正冠状位失衡可以同时矫正双肩不等高。与之相反的是 B 图情况更加复杂，因为通过角状截骨纠正侧弯来改善双肩不等高的过程中，反而会加重因躯干平衡矫正带来的双肩失衡

6. 融合节段应延伸至前凸区域，并包括退变节段在内，以降低发生邻近节段后凸和退变的风险。

（一）特殊的侧弯类型

1. 胸弯

大而僵硬的胸椎侧弯通常会导致严重的肋骨隆起、双肩失衡，影响外观和功能（图 88-9）。侧弯角度＞ 80° 时肺功能可能会明显受损 [19]。柔韧的、非结构性的腰椎侧弯在角度较小时是可以代偿的（15°～40°），但随着侧弯角度变大（＞ 50°）和年龄增长，腰椎的代偿能力逐渐下降，并随着冠状位失衡逐渐出现相应的症状。

当侧弯角度＞ 70° 时，往往通过后路固定融合就可以达到矫形目的。单纯后路通过多个硬化或部分硬化节段的关节突切除和截骨术，就能够获得足够的矫形活动度和平衡恢复。凸侧肋骨和凹侧肋骨头切除可以提供额外的脊柱活动度，从而改善矫形效果和提升外观满意度（图 88-10）[14, 20]。使用顶椎去旋转技术可以明显改善椎体旋转，而不需要切除肋骨 [21-23]。对于超过 70° 的僵硬冠状面畸形的矫正，可以通过单纯后路手术或分期前后路手术实现。前后路手术一般在一次麻醉下完成，但对于一些身体状况不佳或病情不稳定的患者多采取分期手术。后路截骨术、肋骨椎体松解和椎弓根螺钉固定可以减少胸椎前侧入路的必要性 [24, 25]。胸椎矫形中需要重点考虑上胸弯的僵硬程度。制订手术方案时要明确判断并把结构性上胸弯也进行融合，避免术后出现双肩不等高和整体失衡（图 88-11）。

2. 胸腰弯和腰弯

对于胸腰椎侧弯和腰椎侧弯，同时有上方或下方代偿侧弯的畸形来说，前路融合内固定术可以为冠状面和矢状面提供可靠的矫形 [26, 27]。但是僵硬性冠状位失衡患者脊柱其他区域的代偿能力显著降低，尤其在腰骶部更为明显。如果未能明

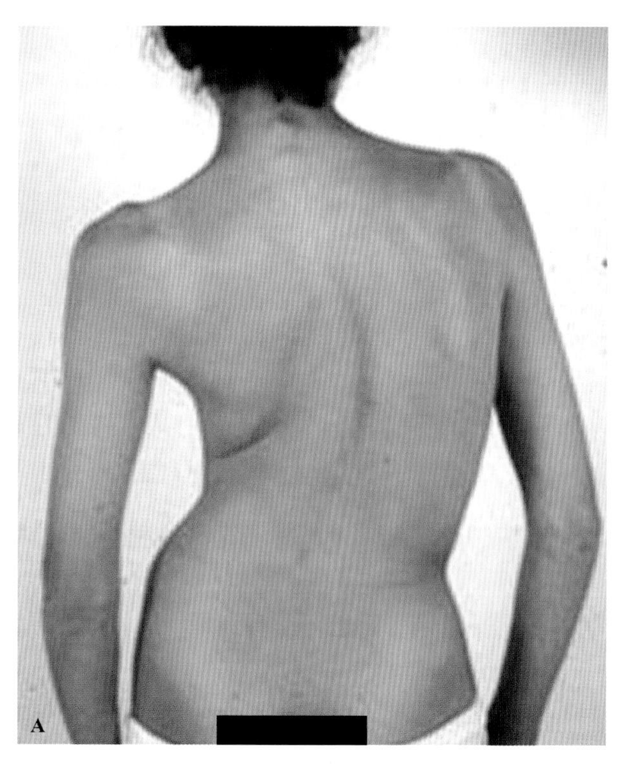

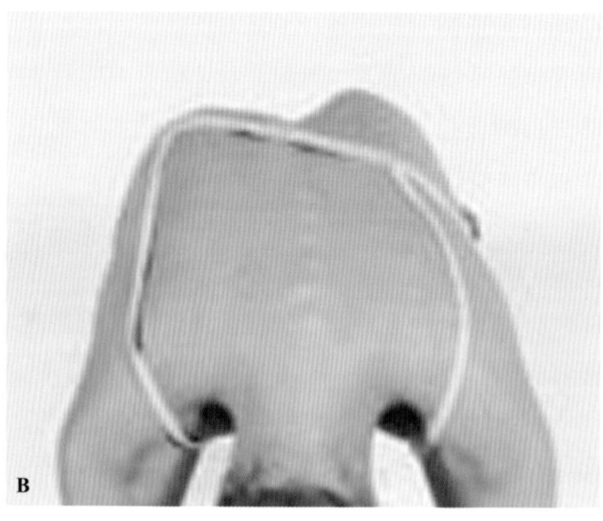

▲ 图 88-9 胸弯导致的双肩失衡和肋骨隆起
A. 站立位全长外观照；B. 腰椎和骨盆的前后位外观

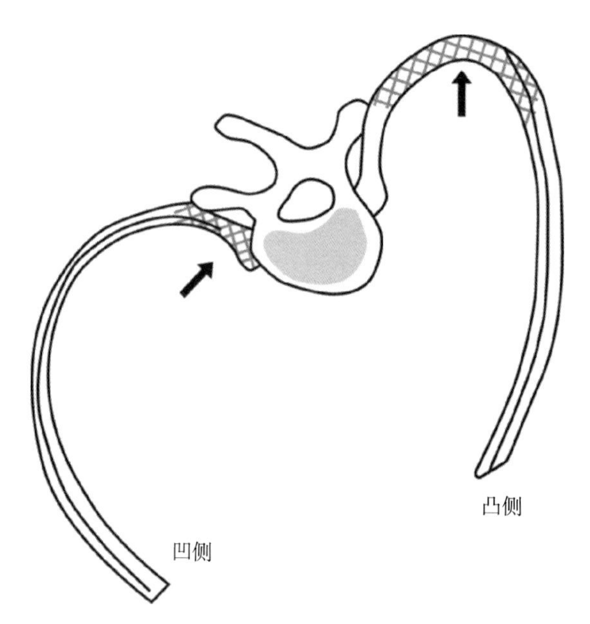

▲ 图 88-10 凸侧肋骨和凹侧肋骨头切除可以增加的脊柱活动度，从而提升矫形效果和外观满意度

确诊断僵硬性腰骶片弯，胸腰椎和腰椎畸形的选择性矫形会导致后续更加严重的整体失衡。

僵硬性冠状面畸形和胸腰椎主弯的患者一般都伴有僵硬性腰骶片弯。这些患者常出现肋骨撞击骨盆症状和躯干短缩。此类患者的手术目的是获得最大限度的胸腰弯矫形效果，以减少肋缘对髂嵴的撞击。另一个重要目的是改善腰椎前凸和躯干高度。前后路联合技术是矫正僵硬型腰骶片弯以重建腰椎前凸的有效技术，可以从前路将 L_3 或 L_4 矫正至水平，后路矫正胸腰椎主弯。矫形过程中需要保证胸腰弯和腰骶弯的整体平衡（图 88-12）。

另外一种矫正胸腰弯的技术是在凸侧安装临时棒进行有限矫形。临时棒安装后通过旋转固定棒将冠状面畸形转移到胸腰椎和腰椎前凸区域。一旦腰椎前凸得到恢复，就可以通过进一步加压和撑开操作减轻冠状面畸形。对于僵硬型冠状位失衡的患者，往往伴发下肢放射痛和椎管狭窄，一般需要后路减压手术。前路手术通过结构性植骨重建前柱支撑，可以提供即刻稳定性，对于骨质疏松患者后路内固定的稳定性起到保护作用。清除前方骨赘和完全切除椎间盘可以获得更好的矫正效果。对于椎间盘不对称性塌陷和椎体楔形变的患者，部分恢复间隙高度和间隙结构性植骨或植入椎间融合器可以作为后路内固定加压和矫形的支点。在一些情况下同样可以通过经椎

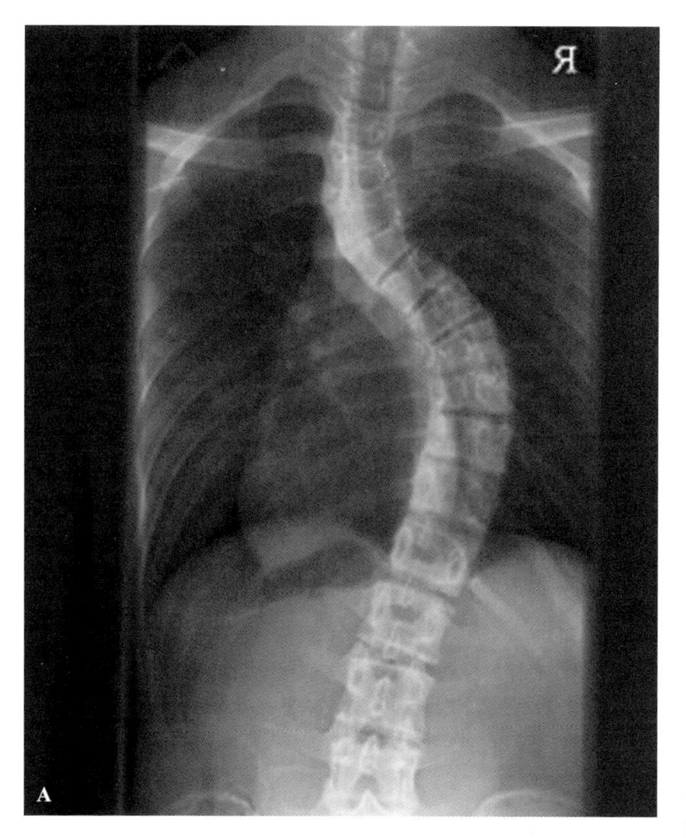

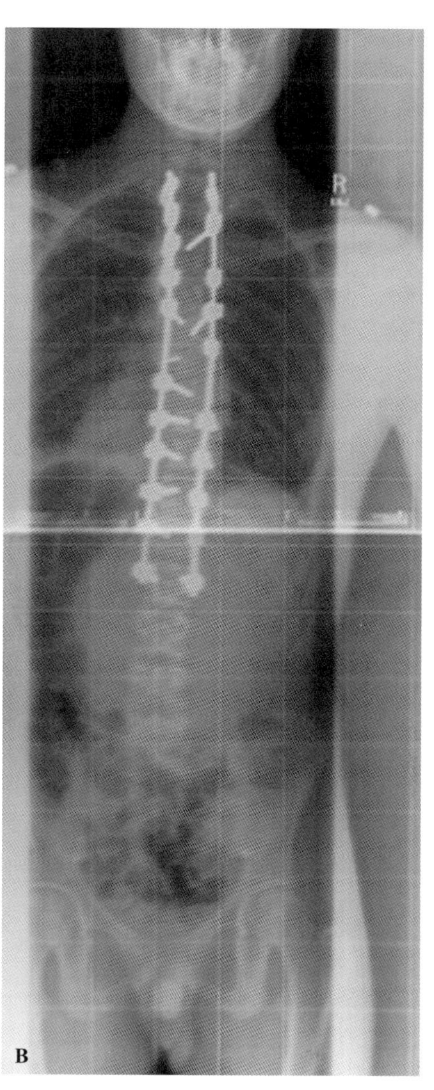

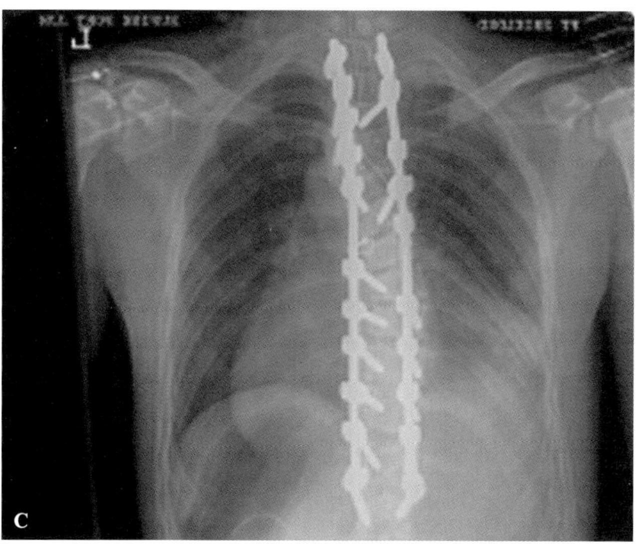

▲ 图 88-11　一名 17 岁男性患者，患有进展性双主胸弯和冠状面及轴位畸形的

A. 术前正位片；B. 术后站立位全长；C. 术后正位片

间孔腰椎椎间融合手术（transformational lumbar interbody fusion，TLIF）来获得类似的效果。

非对称性经椎弓根截骨术或椎体切除术也是僵硬型脊柱畸形的有效治疗方式。对于躯干偏移的患者，标准的楔形截骨矫形术可能效果有限，这是由于角度纠正会加重双肩不等高，而且不进行脊柱短缩手术对于躯干偏移的矫形效果也十分有限。因此，单纯后路或前后路联合的脊柱短缩三柱截骨是僵硬型冠状面畸形中矫正躯干偏移和巨大冠状面侧弯角度最为有效的矫形方法（图 88-13）。

3. 胸腰双主弯

由于双弯在活动度和矫正度上具有明显不对称性，累及胸椎和腰椎的双主弯患者在治疗中往

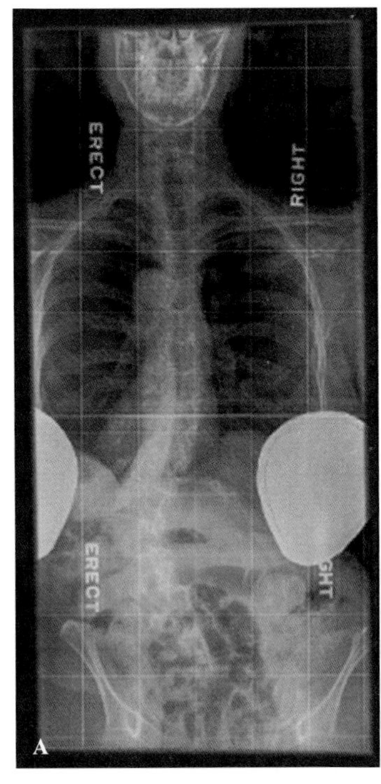

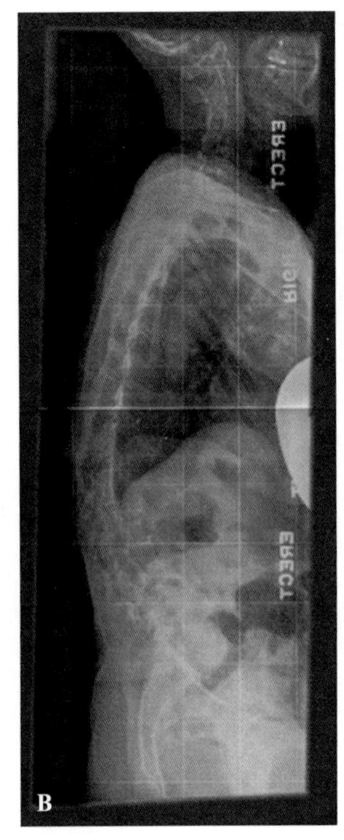

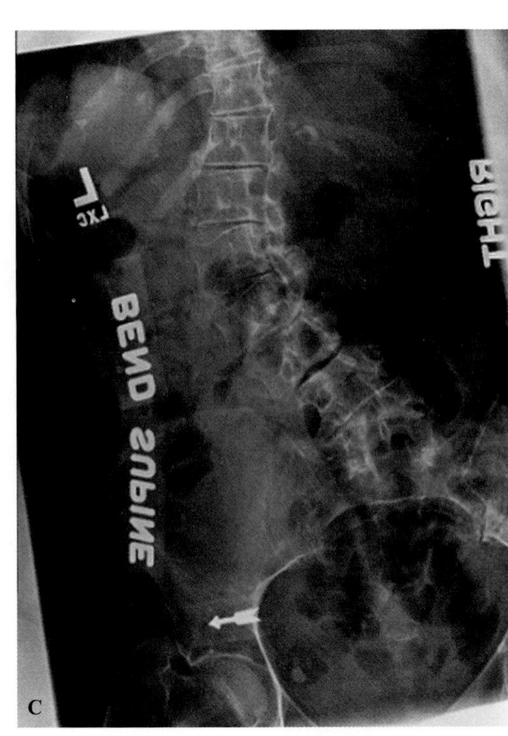

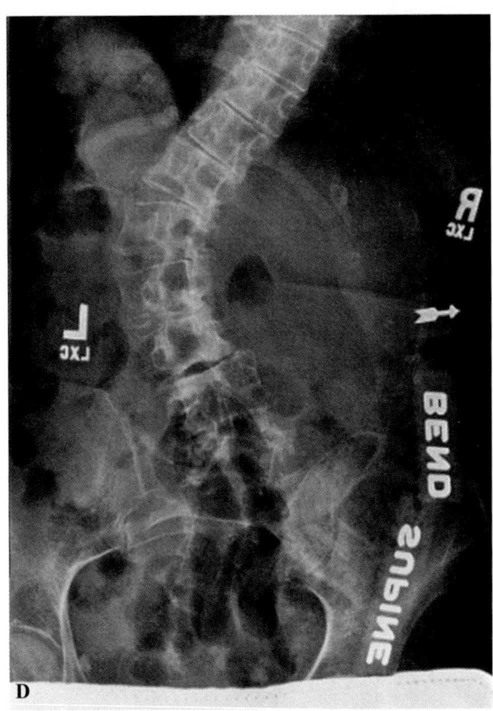

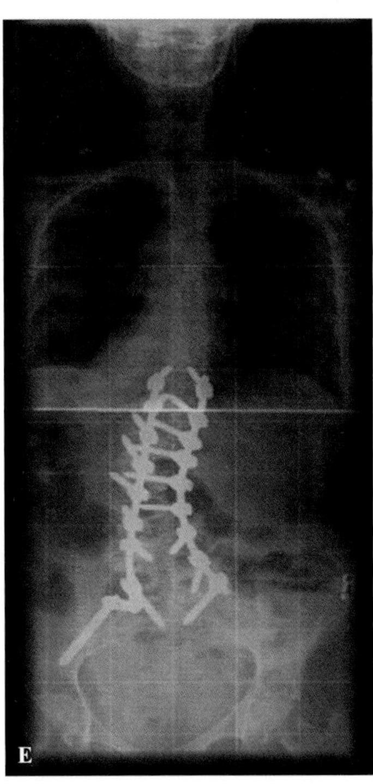

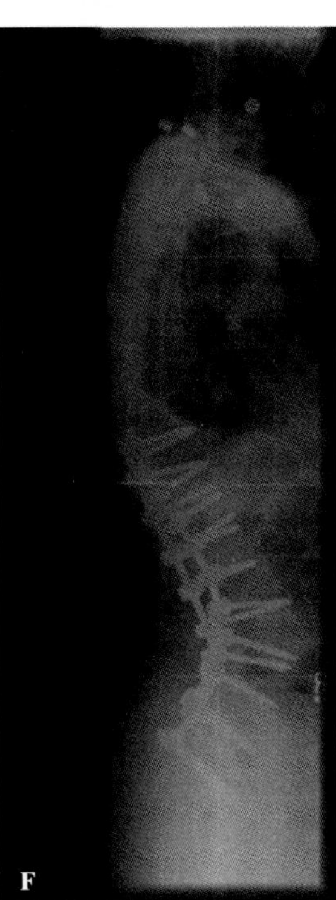

▲ 图 88-12　一名 72 岁患者，患有进展性冠状面及矢状面失代偿侧弯，伴有僵硬性冠状面畸形和肋骨骨盆撞击症状

往面临很大挑战。如果患者术前严重躯干失衡，就需要进行不对称矫形以确保整体冠状位平衡。在这类病例中，前后路联合手术对于较为僵硬和角度较大的畸形更为有效。对于整体平衡的双主弯患者，手术目的是在保证冠状位平衡的基础上尽量对称性地矫正侧弯。再次强调，矫形的根本目的不是完全矫正侧弯，而是确保满意的整体平衡和坚固的融合效果（图 88-14）。

4. 结构性腰骶部片弯

腰骶片弯通常是胸腰椎或腰椎原发性畸形的

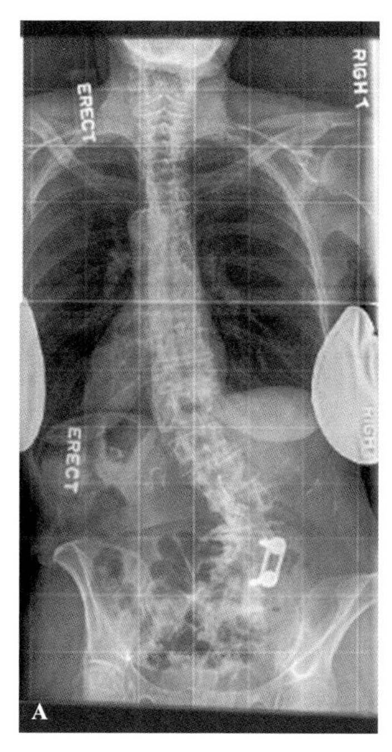
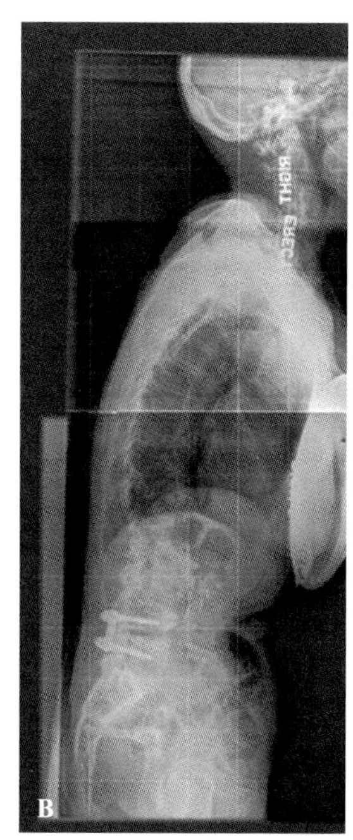
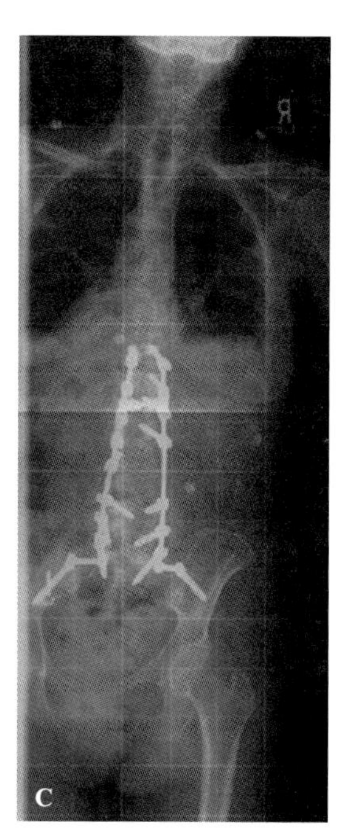
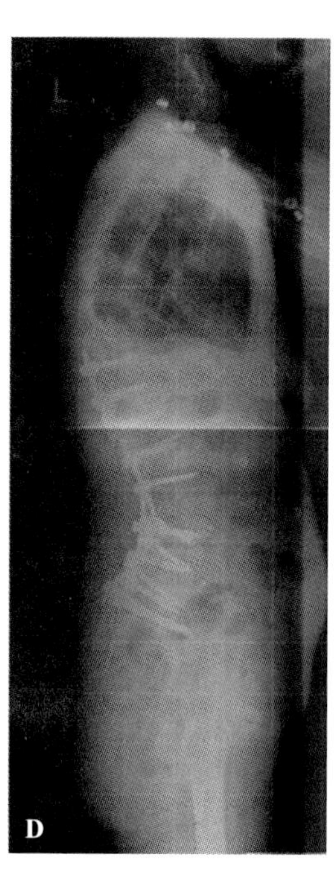

▲ **图 88-13　一名 73 岁女性，进行性冠状面和矢状面畸形，伴有明显的冠状动脉疾病和骨质疏松**

之前有限减压及融合并未改善躯干偏移和固定畸形。患者于 L_3 行不对称 PSO

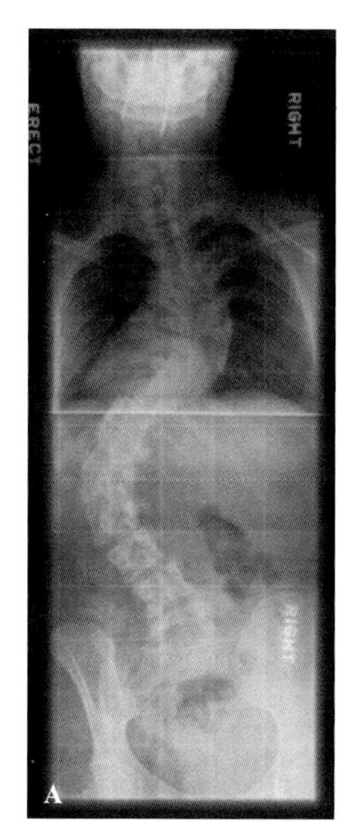
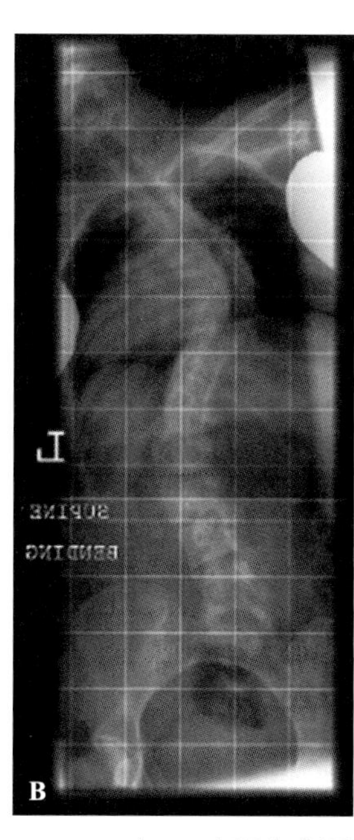
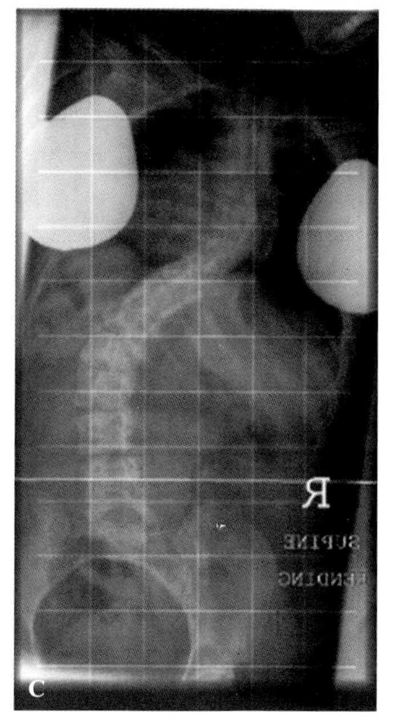
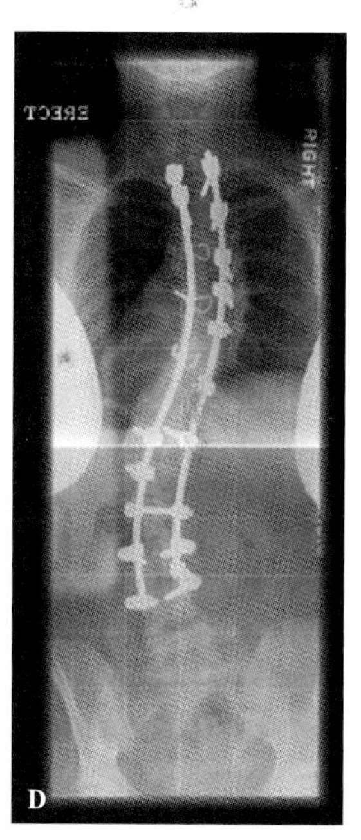

▲ **图 88-14　一名 26 岁双主弯平衡的女性患者，其胸弯僵硬度明显高于腰弯**

采取后路对称矫正术，而非过度矫正柔韧性腰弯的方法维持整体平衡

代偿性弯曲。然而，僵硬的腰骶片弯可能是导致僵硬性冠状面畸形或结构性腰骶片弯的原因。腰骶片弯中包括狭窄和椎体滑脱在内的退变性改变，或许是成人脊柱畸形患者症状的主要来源。根据简单的几何原理，在腰骶关节处的一个相对较小的僵硬侧弯都会导致明显的冠状位失衡或躯干偏移。同样道理，局限于腰骶部的矫形手术可以显著矫正冠状位失衡。这尤其适用于具有明显腰椎退变和神经症状的退变性脊柱疾病。这类患者在保证充分减压情况下也可以同时进行有限后

路融合和腰骶弯的矫正。对于椎间盘间隙严重塌陷的患者，通过椎间融合手术（ALIF或TLIF）恢复椎间盘高度的同时可以为后路复位提供一个支点，从而获得更好的矫形效果。前路椎间支撑为后路内固定提供了更好的稳定性和应力分担，保证了足够的短期和中期稳定性，增加了融合率。针对症状性腰骶片弯的单纯矫形可以在这一活动度最小的节段有效地解决退变源性的症状，同时可以明显整体改善冠状面畸形（图88-15）。

七、治疗策略的制订

冠状面畸形的成人可能会出现疼痛、功能受限、躯干偏移和缩短、骨盆不对称和肋骨骨盆撞击等症状。基于循证医学的冠状面畸形治疗策略对患者和内外科医生都是很有价值的。第一个需要决策的循证医学要点是手术治疗和保守治疗的选择。对于稳定的、平衡的畸形且症状不严重的患者，保守治疗和观察显然是合适的选择。手术矫正指征包括保守治疗后仍存在畸形进展、神经功能障碍，以及持续的疼痛和功能受限。成人脊柱侧弯患者不仅仅表现为脊柱畸形和冠状位失衡。在很多病例中，畸形往往同时伴有骨质疏松、心肺疾病、手术史和社交活动受限等并发症。在选择手术技术时，除了要保证患者满意且尽量安全，还需要考虑每个患者个体的手术风险、最适合患者的手术策略及手术的预期结果。外科医生和医疗机构的临床经验在帮助患者做出合适的治疗选择意见时具有十分重要的意义。

对于选择手术治疗脊柱畸形的患者，不同的外科医生针对手术策略的选择具有明显的差异。差异表现为对于融合节段、手术入路和固定策略的选择。对于冠状位平衡的双主弯患者，手术目标是通过对称性的纠正双主弯来保持脊柱的整体平衡。对于脊柱整体失衡的患者，畸形矫正可能包括常规的侧弯矫正，以及采用脊柱缩短截骨术（脊椎全切术和经椎弓根椎体截骨）来矫正躯干偏移。常规的侧弯矫正适用于柔韧性的代偿弯，或适用于C_7对于骶骨中线向主弯凹面移位伴对侧肩抬高的冠状面畸形。对于躯干偏移、C_7向主弯凸面移位、双肩水平或主弯凸侧对侧肩抬高的患者，三柱截骨术是脊柱重建平衡最有效的方法。对于症状性腰骶片弯的患者，如果胸腰椎畸形是柔性且无症状的，可能通过腰骶片弯的有限融合来缓解根性放射痛和畸形。图88-16展示了对于冠状面畸形的治疗策略。

八、术后处理

冠状面畸形患者在接受复杂脊柱重建手术后需要标准化管理方法。大多数患者在麻醉复苏室恢复，并转移至脊柱外科进行术后护理。有严重的并发症及心肺危险因素的患者，或手术持续时间超过6h、失血超过1000ml的患者可转移至重症或过渡性监护室，并持续监测患者状况。所有患者，包括仍需插管的患者，在苏醒后都要进行详细的术后神经检查。在可以口服止痛药之前，可以通过患者自行控制的镇痛泵由静脉注射麻醉药物进行止痛。低剂量的苯二氮平也可用于控制肌肉痉挛。所有患者在下床活动前都可使用抗栓弹力袜和连续压力装置预防血栓。术后24h服用抗生素。在理疗师的指导下，患者在24h内开始从坐在床边逐渐转移到椅子上，再到在助行器的帮助下行走。所有患者在出院前都应该可以从床上转移到椅子上及上下楼梯。对于成人畸形矫正患者，除了为了舒适而穿戴腰围外，很少使用术后支具。患者标准住院时间是术后5～10天。门诊随访计划为6周、12周、3个月、6个月，之后每年1次。

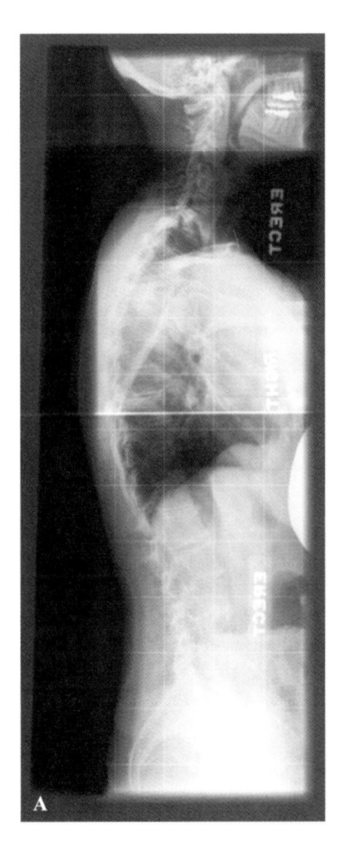

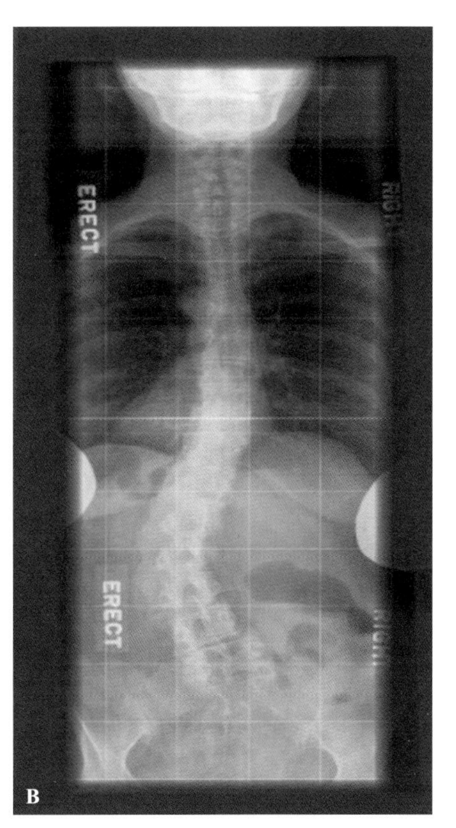

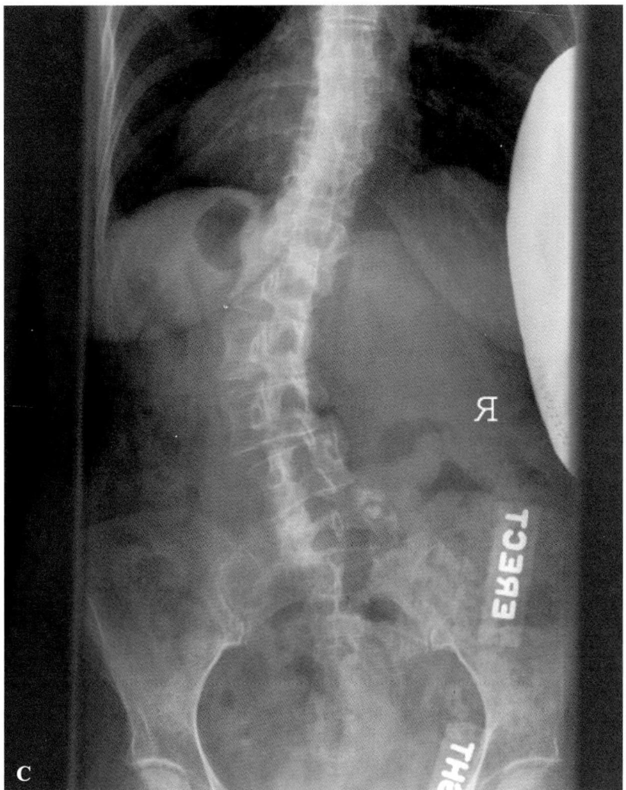

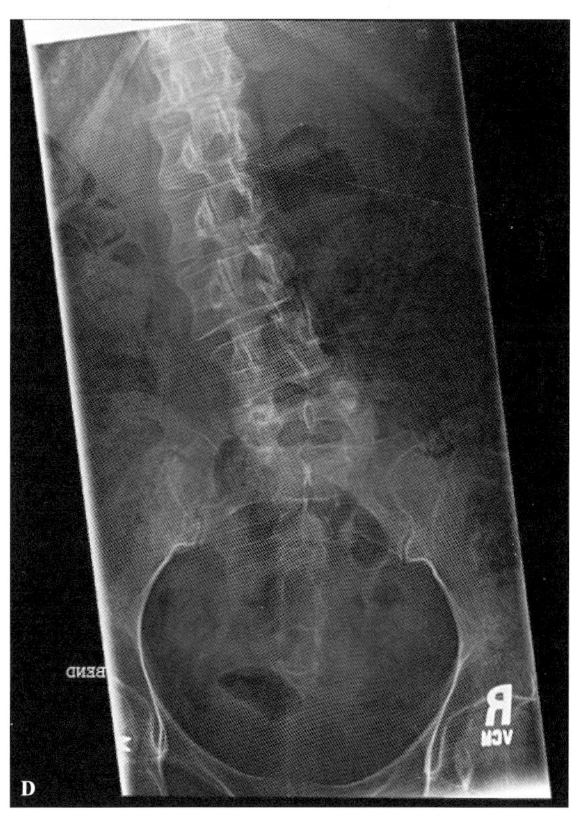

▲ **图 88-15** 患者为一名 **62** 岁高尔夫球手，左侧躯干进行性偏移，L_4 左侧滑移，伴有 L_5 根性疼痛

Bending 位 X 线片显示了柔韧性主腰弯及更僵硬的 L_4～S_1 腰骶片弯。患者背部轻微疼痛。减压或选择性神经阻滞不能缓解根性痛。对结构性弯的有限矫正使根性痛完全消失，并且获得良好的平衡改善效果

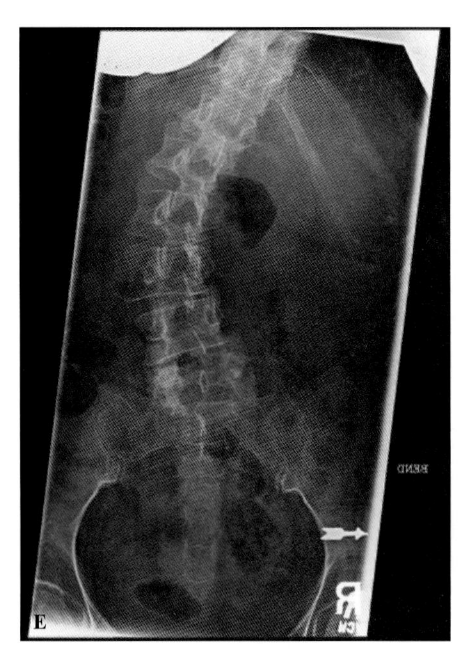

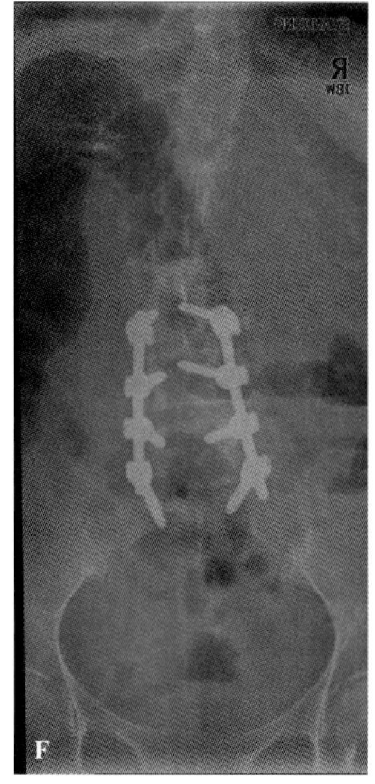

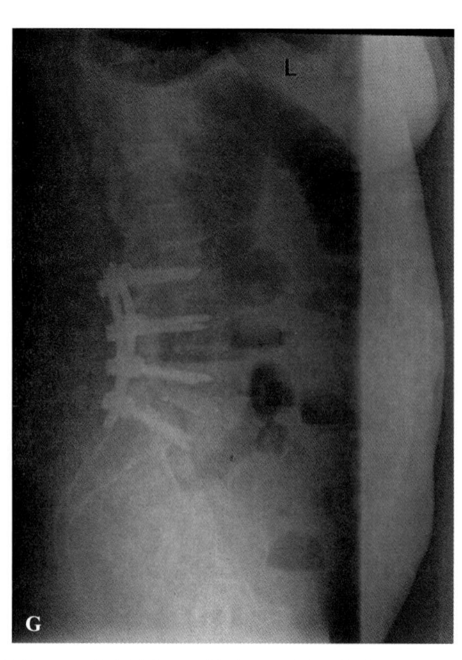

▲ 图 88-15（续） 患者为一名 62 岁高尔夫球手，左侧躯干进行性偏移，L_4 左侧滑移，伴有 L_5 根性疼痛

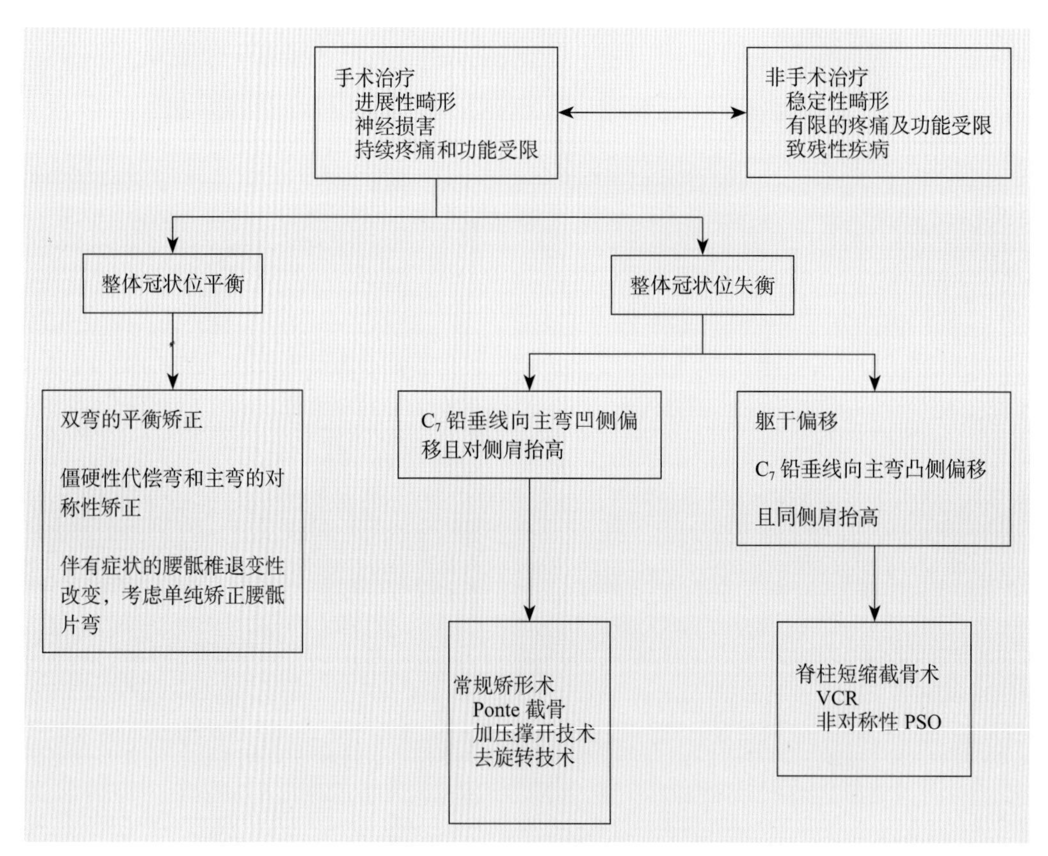

▲ 图 88-16 冠状面畸形的治疗流程

PSO. 非对称性的经椎弓根椎体截骨术；VCR. 脊椎全切术

第89章

老年患者的脊柱后凸畸形

Spinal Deformity in the Older Patient With Kyphosis

Marcus D. Mazur　Thomas J. Buell　James H. Nguyen
Justin S. Smith　Christopher I. Shaffrey　著
张学军　姚子明　译

随年龄增长，退变性改变会影响椎体及椎间盘，从而导致后凸畸形进展。男性与女性在35岁以下时，平均胸椎后凸约为28°，36—50岁时为32°，51—65岁为36°，65岁以上为42°[1]。老年人呈双峰分布，一部分呈过度后凸畸形，另一部分则处于临界值或者年轻人的范围。尽管文献中没统一的标准，但通常报道的年龄相关的过度后凸为胸椎后凸＞40°。女性发生过度后凸早于男性，并且程度更严重[1, 2]。尽管“贵妇驼背”是一种常见的不伴疼痛的临床特征，但最近有证据表明，与年龄相关的过度后凸可能对健康产生负面影响，受影响的个体出现功能障碍的发生率较高，生活质量较差且死亡率增加。患有后凸畸形的患者可能会有后凸进展，导致矢状位失衡和（或）颈椎过度前凸代偿。一些描述性综述总结了后凸畸形患者的发病机制、对健康的不良影响和治疗[3-5]。本章重点介绍老年患者年龄相关性后凸畸形的发生发展和外科治疗。

一、发病机制

椎体和椎间盘是脊柱矢状面对线的主要决定因素。随着年龄的增长，椎体前缘压缩楔形变和椎间盘退变性病变可导致腰椎前凸的消失和（或）胸椎后凸的加重。胸椎肋椎关节的支撑可以限制小关节的退变，导致前柱椎间盘高度的丢失大于后柱。椎体前方楔形变和椎间盘高度不对称丢失有多种潜在原因，所以老年患者脊柱后凸的发病机制是多因素的。椎体压缩性骨折、不对称椎间盘退变、骨密度降低、背伸肌功能减退、韧带退变、固有关节活动过度、内分泌相关胶原减少和遗传易感性都是潜在的因素。

之前，与年龄相关的过度后凸被认为是由潜在的骨质疏松症和椎体骨折引起的。虽然骨密度、椎体骨折和胸椎后凸之间有很强的相关性，但只有少数胸椎后凸最严重（＞55°）的个体有潜在的骨折或骨质疏松。相反，退变性椎间盘病变出现在大多数过度后凸的老年人中，包括那些没有脊柱骨折或骨质疏松症的患者。

退变性椎间盘疾病可通过应力遮挡的概念促进过度后凸畸形的发生和发展[7]。随着年龄的增长，椎间盘可能出现不对称退变，前方高度丢失更多，从而导致直立姿势下椎体前部负荷减少。当脊柱直立时，椎间盘退变将负荷从椎体前部转移到椎弓部。由于前负荷减少，随着时间的推移，骨密度降低，骨小梁结构破坏。这些变化使椎体前部脆弱，在日常活动中，如弯腰或提东西，脊柱屈曲时，如果生理性压力集中，则容易导致椎体楔形变或骨折。

之前有压缩性骨折的患者的后凸程度要比没有骨折病史的患者严重[6]。随着骨密度的降低，与压缩性骨折相关的椎体楔形变的严重程度增加。此外，对于女性，即使此前没有骨折，后凸加重也与随后的椎体骨折风险增加有关[8]。因此，后凸的进展可能以级联放大的方式发生。

除了退变性后凸，导致老年人后凸畸形的其他原因包括未经治疗的发育性因素（如 Scheuermann 病后凸）、先天性因素（如半椎体）、神经肌肉性因素（如躯干前屈症）、感染、炎症性病变（如强直性脊柱炎）、创伤或医源性因素。

二、健康危害效应

后凸畸形严重影响老年患者，其对生活质量影响深远。有研究表明，与既有后凸畸形又伴骨折史的女性相比，没有椎体骨折史的女性患者更容易表现出行动困难，需要更强的生活适应能力，以及更普遍的伴有恐惧感[9]。另外，也有几项研究报道了后凸与背痛之间的相关性[10–12]。

后凸畸形是引起老年人残疾的原因之一。患者经常难以承担家务劳动和其他日常活动，如洗澡和洗碗[11–13]。在严重的情况下，患者可能无法保持视线水平。行动不便是常见的现象[14, 15]。患者可能难以从椅子上站起，步行速度较慢，因平衡差而采取更宽大更谨慎的步态[16, 17]，所有这些都可能增加跌倒的风险[18]。后凸畸形可能会改变生物力学稳定性，使人容易跌倒。一项研究发现，过度后凸本身与将来发生任何骨质疏松性骨折（与脊柱或非脊柱相关）的风险增加有关，而与年龄、骨密度、体重指数和骨折史无关[8]。

过度后凸患者的肺功能可能受损，会发生阻塞性和限制性的通气功能障碍，呼吸困难和运动耐量降低。受影响的患者表现出肺容积、肺活量和胸廓活动度下降[19]。需住院治疗的肺部并发症会导致全因死亡率，尤其是肺死亡的风险增加[17, 20, 21]。

三、过度后凸的治疗

（一）非手术治疗

非手术治疗的目的是改善整体身体状况并减轻疼痛。物理疗法可包括姿势改善训练、关键肌力量强化和水中锻炼项目，也可采用支具治疗。理论上讲，姿势训练与增强背伸肌力量和脊柱柔韧性的运动相结合，可延缓脊柱后凸的发展，并可使个体以更直立的姿势行走。但是，尚无高质量的研究证据为非手术治疗提供具体建议[22]。此外，经非手术治疗后，哪类患者可获得较好的后凸改善尚不清楚，因为不同患者可有或柔韧或僵硬的脊柱畸形，其生物力学差异性较大。尽管如此，在考虑手术干预之前，采取理疗师主导的干预措施以改善总体身体状况是合理的。

（二）椎体成形术 / 后凸成形术

疼痛性椎体骨折在没有神经系统受损或严重不稳定的情况下，可选择经皮微创的椎体成形术和后凸成形术，其有助于缓解不适，但无法纠正整体畸形。对于后凸成形术，是将球囊置入骨折椎体中加压膨胀以增加椎体高度，然后用骨水泥填充产生的空腔；而对于椎体成形术，则是将骨水泥直接注射到骨折的椎体中而不恢复椎体的高度。研究表明，疼痛和机体功能都能得到改善，而椎体高度和后凸角仅可获得较小程度的改善[23]。这些治疗手段似乎在短期内可提供一些临床改善，但需要进一步的研究以确定长期效果和成本效益。

（三）手术治疗

当出现严重疼痛、严重残疾、进行性神经功能障碍或严重的肺功能障碍时，可以考虑手术治疗过度后凸。成人后凸畸形通常采用后路手术治疗，避免了与前路手术相关的并发症[24]。柔韧度较好的轻度脊柱畸形可以采用长节段的椎弓根螺钉融合治疗，但对于僵硬和严重的畸形可能需要截骨术进行矫形。常用的截骨技术有三种：后柱截骨术（posterior column ostcotomy，PCO）、经椎弓根截骨术（pedide svbtraction ostcotomy，PSO）或脊椎全切术（vertebral column resection，VCR）（表 89–1）。长弧状畸形通常采用多节段 PCO 治疗，而短锐畸形可能需要更广泛的三柱截骨术。

手术方案的制订应从站立位脊柱全长 X 线片开始，以计算骨盆参数（如骨盆入射角、胸椎后凸、腰椎前凸和矢状面垂直轴）。一般来说，目标胸椎后凸角应该小于骨盆入射角，并且应该在腰椎前凸角 ±10°～15° 范围内，因为过度后凸患者往往会有腰椎的过度前凸。术前 CT 有助于椎弓根螺钉的置入以及发现可能阻碍矫形的椎体前缘骨桥。MRI 可用于确定脊髓拴系和椎管狭窄的区域。仰卧位和侧方屈曲位（bending 位）X 线片有助于明确畸形的柔韧度。由于存在脊髓损伤的潜在风险，在矫形时应使用神经电生理监测。

（四）后柱截骨术

后柱截骨术（PCO）指包括切除小关节和黄韧带，切除或不切除棘突或椎板的任何部分，然后后柱加压以闭合截骨间隙并矫正后凸的任何截骨术[25]。Schwab 分型将此类截骨术归为 2 级截骨[26]。很多手术技术可看作是 PCO 截骨术的演化，包括 Ponté 截骨术、Smith–Petersen 截骨术、V 形截骨术等[27]。PCO 通过截除并闭合较宽的后路节段间隙来矫正后凸畸形，从而有效地缩短了后柱[28]。

表 89–1　不同截骨类型特点

	后柱截骨术	三柱截骨术
举例	Smith–Petersen 截骨，Ponté 截骨	PSO、VCR
后凸类型	长，弧形	短锐，角状畸形
后凸矫形方法	后柱短缩，前柱延长	中后柱短缩
每节段截骨矫正度	10°	30°～45°

多节段 PCO 的理想适应证是具有较长的圆弧形后凸并具有前屈功能的患者，如未经治疗的 Scheuermann 病后凸。在多个节段实施 PCO 可以达到与三柱截骨术（即 PSO）相似的矫正效果，而没有相关的并发症。但椎间盘间隙必须具有足够的活动度，以便进行矫形，因为当截骨后后柱闭合时，前柱椎间隙需要相应地张开。因此，PCO 的应用取决于是否存在合适高度的有活动度的椎间隙。在这种情况下，每个节段的 PCO 可以提供高达 10° 的矫形效果[29]。

（五）后柱截骨技术

患者俯卧于 Jackson 手术台，胸部支撑和髋部支撑，以最大限度地增大腰椎前凸。术中 X 线片可能有助于评估脊柱对线和确定最终手术方案。骨膜下剥离显露，在计划截骨点上方和下方进行椎弓根螺钉固定。棘间韧带和棘突用咬骨钳咬除。在畸形范围内每个节段均行部分的椎板切除和完全的小关节切除。上关节突一直切除至尾侧靠近椎弓根水平，这样可以防止闭合截骨间隙时卡压神经根。使用 Kerrison 咬骨钳扩大神经根出口。完全去除黄韧带以免闭合时造成椎管狭窄。完成截骨和韧带切除后，双侧放置棒，利用压缩和悬臂梁的组合关闭截骨间隙。矫形的程度受到后柱骨接触阻挡、神经卡压和牵张导致的脊柱前血管损伤风险的限制。

（六）经椎弓根截骨术（PSO）

PSO 是一种经后路的广泛的三柱截骨术（Schwab 3 级截骨术）。这是一种矫正脊柱后凸的强有力技术，可达 25°～35° 的矫正效果。如果相邻椎间盘也在切除范围内（即扩大的 PSO；Schwab 4 级截骨术），则有可能达到 45° 的矫正。胸椎通常是三角形的，可能会因为潜在的病理因素（如压缩性骨折）而进一步变形。随后，闭合楔形截骨间隙时可达到较大程度的角度矫正和较小的后柱缩短。尽管如此，因为胸椎与腰椎相比，胸椎椎体较小，胸段的矫正程度通常较为有限。因此，VCR 更常用于上胸椎和中胸椎的畸形，而 PSO 可能更适合于矫正胸腰交界处及以下的后凸畸形（图 89-1 至图 89-8）。

PSO 对于矫正锐性后凸畸形最为有效。在有完整活动度的椎间隙节段进行手术时，由于后方较大的骨缺损有形成假关节的风险，该术式的优势会受影响。在这种情况下，可以置入椎间融合器以促进融合。

（七）PSO 操作步骤

骨膜下显露后，截骨位置上下各置入至少 2 个节段的椎弓根螺钉，因为这种截骨断端非常不稳定。扩大椎板切除，包括相邻椎板的上、下部分及附着的黄韧带，以避免闭合截骨间隙时造成椎管狭窄。切除双侧下关节突和上关节突。确保截骨点上方和下方的神经根不受潜在的骨组织或软组织卡压。闭合截骨间隙后，一个扩大的神经根管将包含两个神经根。在 T_1 以下，可将胸神经根结扎并于背根神经节近端剪断，以避免影响操作。然而，由于 Adamkiewicz 动脉的存在，中胸段进行该操作时必须十分谨慎。

对于胸段的 PSO，需要从胸膜中分离出头侧的肋骨头部，并进行肋横突切除术。充分的肋骨头切除是必要的，可以提供足够的侧方操作通道以方便截骨，并避免干扰脊髓。从椎体外侧壁仔细分离软组织，以避免损伤胸膜和节段血管。椎弓根钻孔至椎体层面。为了保持稳定性，可在非操作侧放置一根临时棒。该截骨术在椎体和椎体侧壁上造成楔形骨缺损。椎体后壁可被挤压进椎体的截骨间隙。保留椎体前壁作为铰链。在操作侧放置第二根临时棒，并在对侧重复该过程。然后检查椎管和椎间孔，以避免在闭合过程中出现瘢痕组织、韧带或骨组织的神经卡压。截骨闭合是通过在截骨部位上方和下方放置的椎弓根螺钉加压的方法来完成的，脊柱旋转中心在椎体前皮质上。

当 PSO 铰链不在前柱的情况下，可将椎间融合器放在前面，作为闭合时的旋转中心，并为截骨融合提供更多的接触面。如果需要更大的矫正度，可将相邻的椎间盘作为 PSO 扩大切除的一部分。

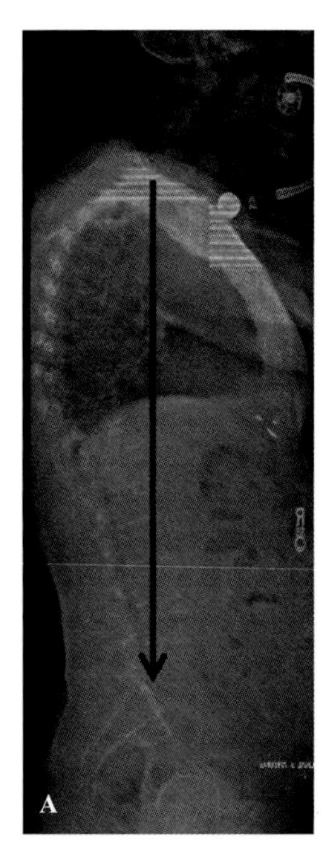

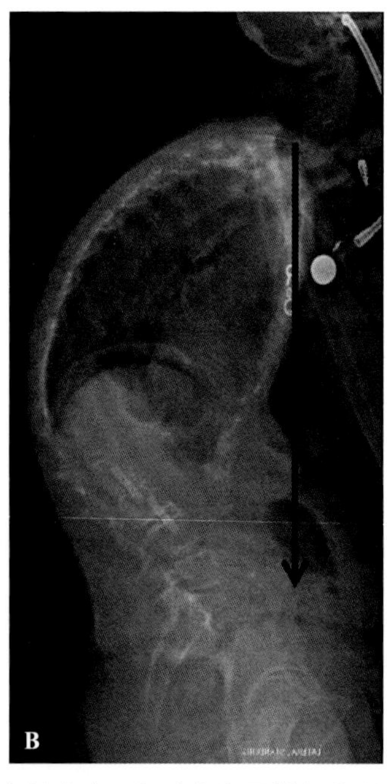

▲ 图 89-1　尽管患有退变性疾病，但该老年男性仍能通过代偿保持正常的矢状位平衡（A）。这位老年患者不能维持正常的脊柱对线，且矢状位平衡为病理性正向失平衡（B）

（八）脊椎全切术（VCR）

VCR 是 PSO 概念的扩大。它需要在手术节段切除所有三柱结构。整个椎体连同上下椎间盘一起切除（Schwab 5 级截骨术）。适用于严重的角状畸形，可进行强有力的矫形，特别是在之

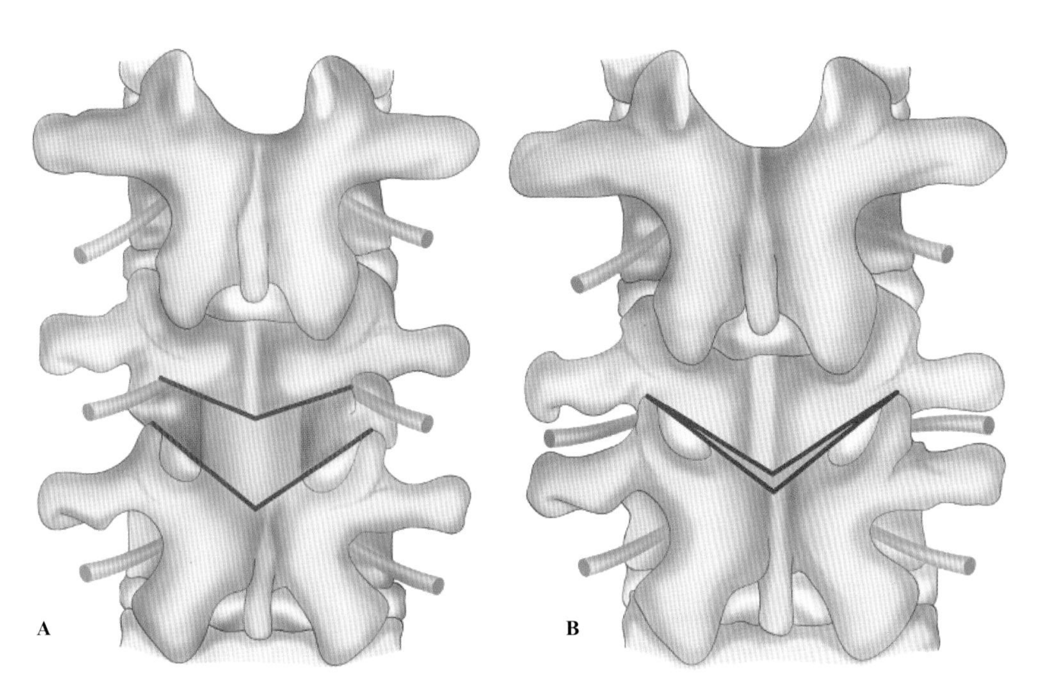

▲ **图 89-2　后柱截骨术（PCO）包括切除后方结构及小关节（A）。截骨闭合（B）能有效缩短后柱，延长前柱，矫正脊柱后凸**

当应用于多个节段时，可实现更大程度的矫形

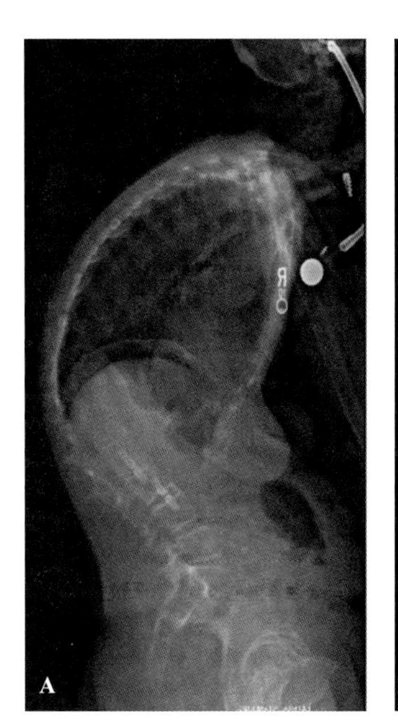

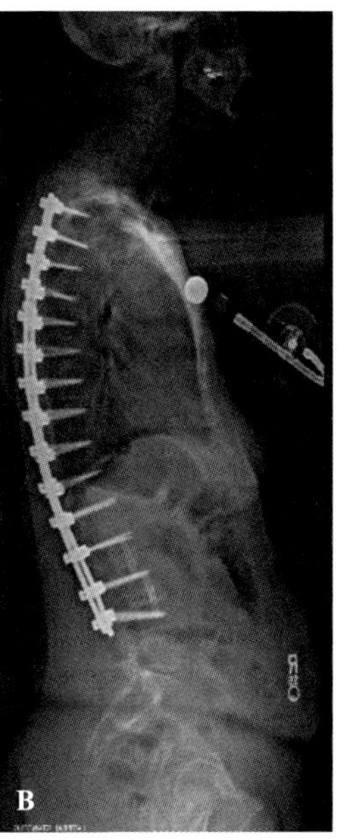

▲ **图 89-3　63 岁女性胸椎过度后凸（A）。从 T_3～L_4 行椎弓根螺钉置入的后路内固定融合术。于 T_6～T_7、T_7～T_8、T_8～T_9、T_9～T_{10}、T_{10}～T_{11}、T_{11}～T_{12}、T_{12}～L_1、L_1～L_2 及 L_2～L_3 行后柱截骨术（B）**

前有融合的情况下。每个截骨节段平均可获得 14°～20° 的矢状面矫正[30]。由于 VCR 和 PSO 在胸椎的局部矫形程度相当，VCR 通常仅用于僵硬性矢状面畸形。VCR 比 PSO 可造成更严重的不稳定，风险也更高。

（九）VCR 技术

从技术上讲，VCR 类似于 PSO。为了避免截骨闭合时椎管狭窄，在截骨节段相邻椎板的上、下部分进行扩大椎板切除术。在胸椎截骨节段，椎弓根连同双侧肋横突和小关节也应一并切除。由于截骨会造成不稳定，可在对侧非操作侧放置临时棒。仔细分离椎体外壁软组织。为了操作顺利，T_1 以下的胸椎神经根可被牺牲掉。如果出血过多，可电凝胸椎节段血管止血。某些情况下，截骨操作必须迅速进行，关闭截骨间隙有助于减少出血。椎体的前外侧使用骨刀、高速磨钻、刮匙及咬骨钳进行切除。使前皮质变薄。切除相邻的上、下两个椎间盘。然后像 PSO 一样，通过将椎体后部皮质向腹侧截骨间隙压折，来切除椎体后部皮质。放置一根临时棒，并在对侧重复该操作。应仔细检查截骨间隙，以便在关闭间隙过程中避免导致骨、韧带或椎间盘组织的神经卡压。在截骨间隙的前缘放置一个椎间融合器作

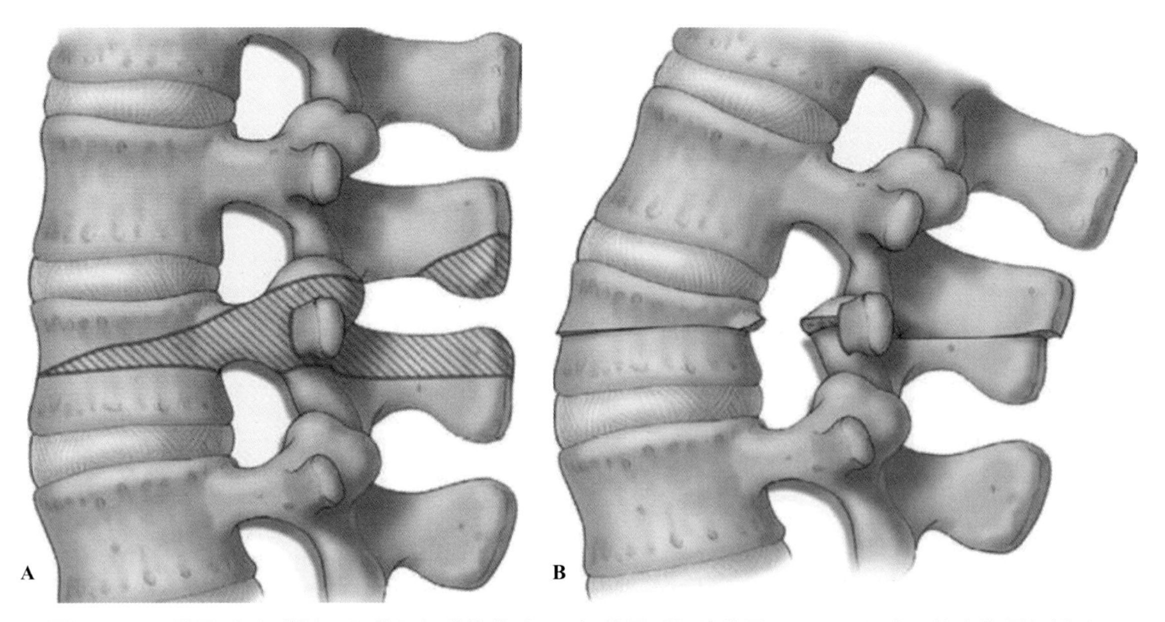

▲ 图 89-4 阴影区（A）描绘了经椎弓根截骨术（PSO）的骨质切除范围。PSO 可以实现较大的局部矫形（B）

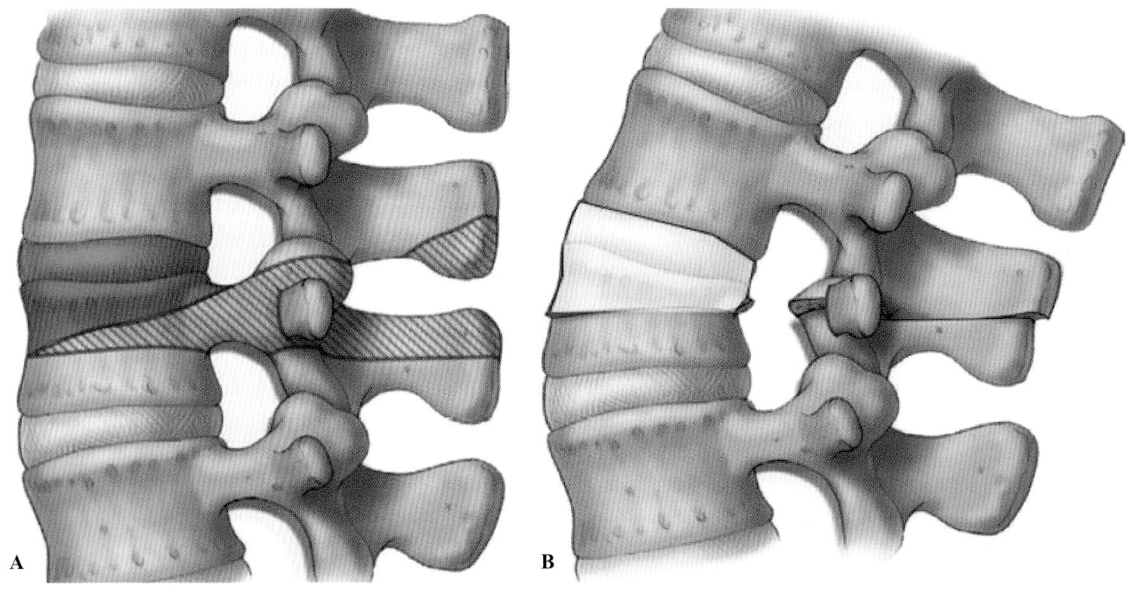

▲ 图 89-5 扩大经椎弓根截骨术（ePSO）中，切除范围（红色）还包括椎体上部及相邻椎间盘（A）。白色阴影区域显示了 ePSO 与 PSO（B）相比可以实现更大程度的矫形

为支点。最后的闭合是通过在截骨部位上方和下方的椎弓根螺钉加压来完成的。将脊柱从一个后凸形态变成正常形态。可以增加额外的棒以跨越截骨部位，增强内固定强度。

四、手术效果

VCR 通常仅适用于严重胸椎角状后凸的病例，这些患者出现神经损伤的风险最高。在胸椎过度后凸时，脊髓可披于畸形的顶点。在胸椎的手术操作可能会拉伸或扭转脊髓，或影响其血供导致缺血。该区域的脊髓前部，由单一脊髓前动脉供血，容易造成缺血性损伤。在后部加压时牵拉该血管可能会增加神经血管并发症的风险[28]。来源于肋间血管和神经根袖的侧支血供也可能术中损伤，造成灾难性后果。因此，应尽可能保留胸椎后凸顶点的神经根。VCR 能有效缩短脊柱前柱，减少对脊髓的牵拉，从而改善局部灌注。然而，这种截骨术造成的不稳定也增加了直接卡压或半脱位造成神经损伤的风险。因此，这部分患者的神经损伤的发生率很高[31]。

虽然 VCR 和 PSO 都是提供严重角状畸形矫形的有效技术，但节段性 Cobb 角的明显改善可能与整体脊柱后凸的矫正程度没有对应关系。那些有严重后凸畸形（术前> 60°）的患者在畸形矫正手术后通常只有一定程度的 Cobb 角变化（术后 50°～60°）[32]。然而，尽管患者整体后凸矫正程度很小，但通常仍有较好的临床改善[33]。此外，有人担心过多的矫形可能会导致交界区失败[34]。因此，一些外科医生建议以 50°～60°为矫形目标，而不是以更小的后凸作为矫形目标（如 40°～50°），毕竟随着时间的推移，后凸的进展是一个自然过程[33]。

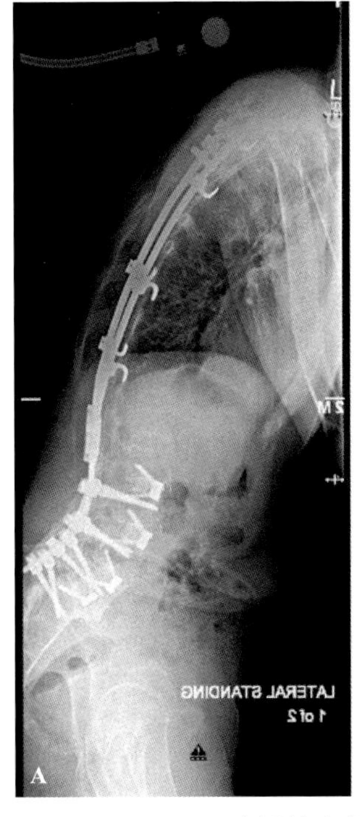

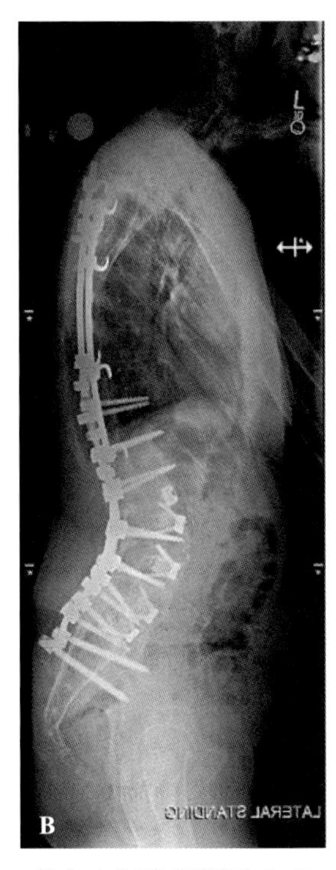

▲ 图 89-6 **A.** 63 岁男性患者，曾多次行胸腰椎融合术，出现多节段假关节、医源性平背畸形和严重的矢状位失衡。**B.** 在 L_2 行扩大经椎弓根截骨术，矫正腰椎前凸。在 L_1～L_2 节段放置钛笼，为畸形矫正提供支点，增加融合的接触面。胸椎融合延伸至腰骶交界处，从 T_{11}～S_1 更换椎弓根螺钉，并置入髂骨钉

在设计后凸矫形手术时，考虑整体脊柱对线是很重要的。如果手术仅提供局部矫正而没有考虑整体参数，术前有严重脊柱骨盆对线不良的患者临床预后可能较差[30]。矢状面矫形对疼痛、残疾和与健康相关的生活质量有更大的影响[35-37]。较差的手术预后与较大的术后骨盆倾斜角（PT > 22°）和矢状面垂直轴（SVA > 4.7cm）相关[35]。胸段截骨术只能改善截骨部位的对线。因此，对于合并胸椎过度后凸和脊柱骨盆对线异常的患者，应考虑采用额外部位的截骨或其他的矫形手段。

矫正脊柱畸形也可能引起颈椎和腰椎区的相应变化。虽然在腰椎矫形术后，患者的颈椎对线不良也有改善[38]，但在胸椎畸形患者中尚未观察

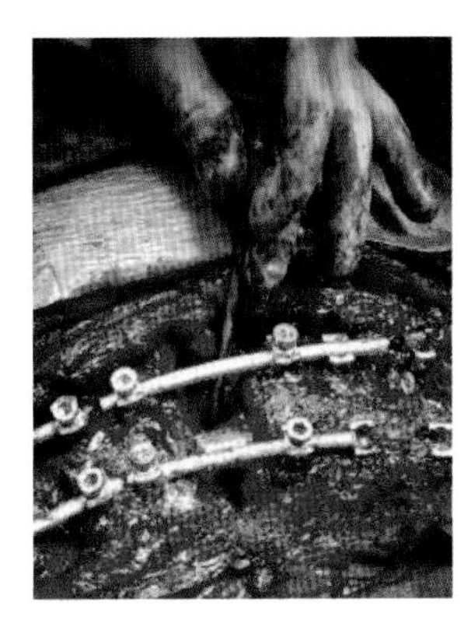

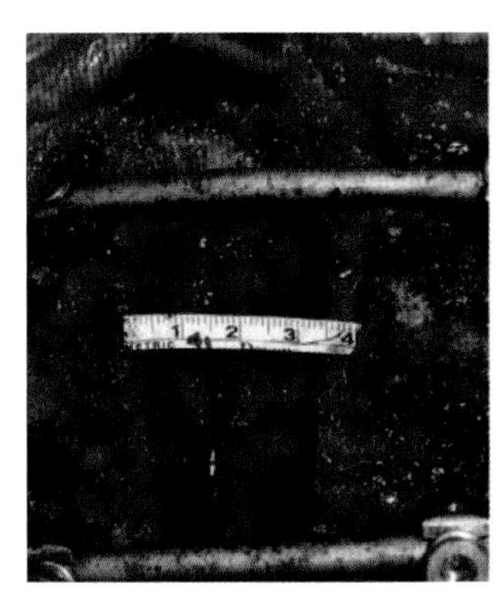

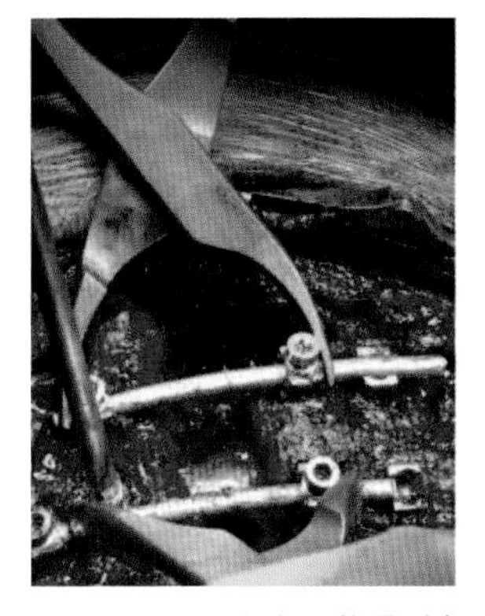

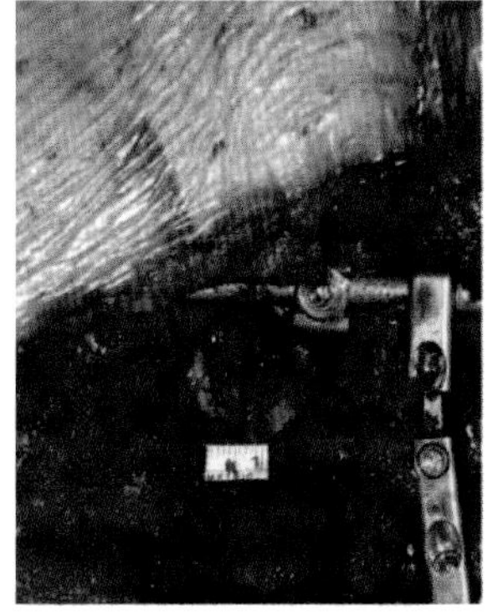

▲ 图 89-7 术中照片显示了经椎弓根截骨术造成的截骨缺损

在可控的操作下，使用加压钳双侧加压进行畸形矫正。注意后方缺损范围从 36mm 闭合到 1mm，使局部矫形最大化，骨面接触以利于脊柱融合

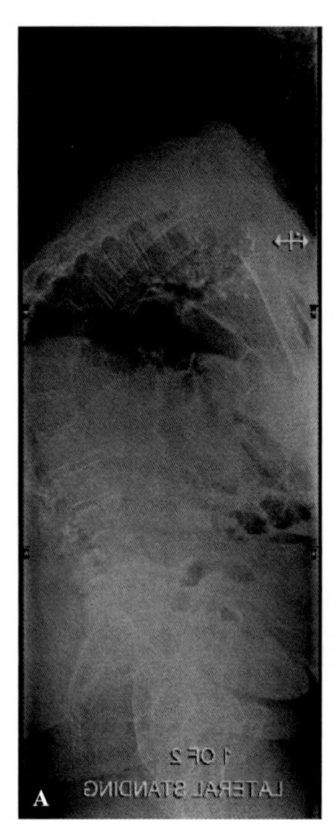

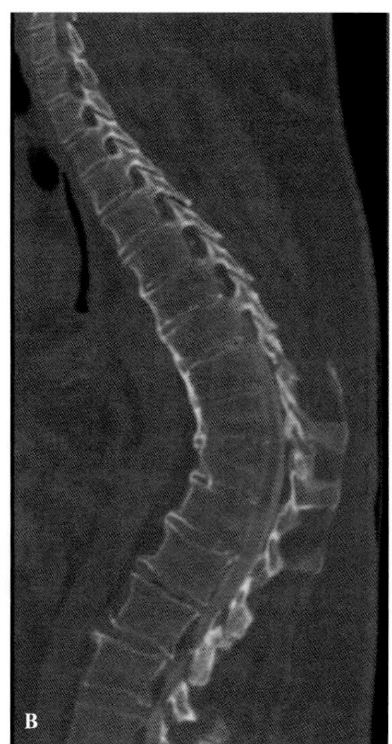

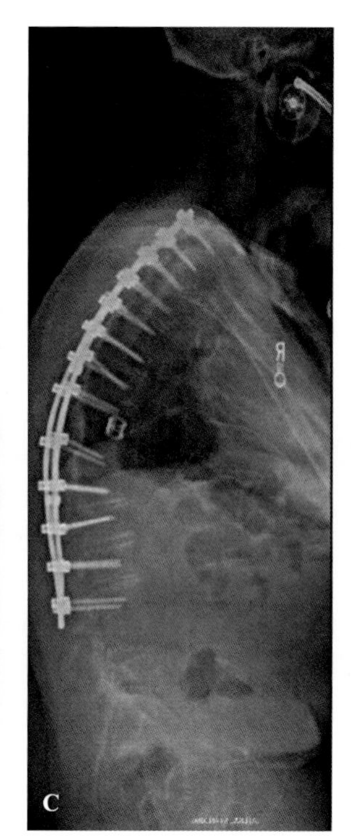

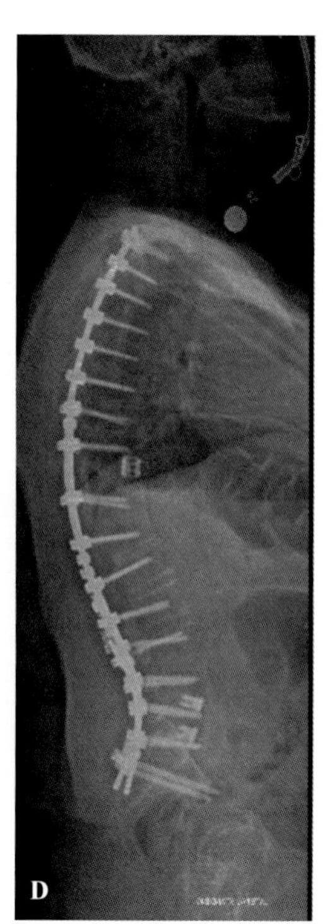

▲ 图 89-8 **A.** 55 岁男性胸椎过度后凸，伴严重的矢状面失平衡。**B.** 在 $T_9 \sim T_{10}$ 的前方有融合的骨赘，$T_9 \sim T_{10}$ 是后凸顶点。**C** 从 T_2 至 L_3 行后路内固定融合术。**D.** 在 $T_7 \sim T_8$、$T_8 \sim T_9$、$T_{11} \sim T_{12}$、$T_{12} \sim L_1$、$L_1 \sim L_2$ 后柱截骨术的基础上，行 T_9 椎体下部和 T_{10} 椎体全脊椎切除以矫正畸形。两年后，患者出现持续性矢状位失衡和平背畸形。延长融合至骶骨，在 $L_4 \sim L_5$ 和 $L_5 \sim S_1$ 置入椎间融合器，并置入髂骨螺钉

到类似的结果。胸椎过度后凸患者（> 60°）行较大程度矫形后，腰椎前凸平均会减少 15.6°，颈椎前凸无变化[32]。此外，接受 VCR 或 PSO 进行胸廓矫形患者的腰椎前凸丢失 7.8°，而颈椎参数却没有相应改善。例外的情况是上胸段畸形，行 PSO 矫正后，颈椎对线可得到改善[39]。但对于大多数患者而言，矫正胸椎后凸畸形可能无法矫正颈椎对线，并可能加重矢状面失平衡。此外，胸椎后凸畸形的不完全矫正或上胸椎后凸加重也可能导致颈椎对线的恶化。在胸椎后凸畸形合并颈椎病变的患者中应考虑这些因素。

交界区失败是一种公认的后凸畸形矫正的并发症。可发生在内固定区邻近的近端或远端。融合范围应包括胸椎后凸畸形的上端，以避免发生近端交界性后凸畸形。在计划融合的远端椎体时，建议选择第一个参与腰椎前凸的节段或矢状面稳定椎。矢状面稳定椎定义为接触骶骨后上角垂线的最近端椎体。融合至第一个参与腰椎前凸节段的上方或矢状面稳定椎的上方，与远端交界区失败率的增高有关[40, 41]。矫形程度超过 50% 也与交界区失败率的增高有关[34]。

五、结论

老年人后凸畸形出现临床或神经功能恶化、矢状面失平衡和（或）无法保持水平视线的情况时，要考虑行手术治疗。多节段 PCO 可用于柔软性畸形和椎间隙活动度好的患者。对于僵硬性脊柱畸形，可能需要三柱截骨术的治疗。

成人脊柱畸形的治疗决策

Decision Making in Treatment of Adult Spinal Deformity

Keith H. Bridwell　Jacob M. Buchowski　Munish C. Gupta
Michael P. Kelly　Lukas P. Zebala　著
马真胜　马骏雄　译

第90章

一、概述

本章节将涵盖成人脊柱侧弯和后凸的治疗与决策。我们将讨论成人脊柱侧弯的主要表现，并在一定程度内讨论术后腰椎后凸与矢状位失衡。

二、关于成人脊柱侧弯治疗的决策

成人脊柱侧弯的手术适应证尚存在争议。何种侧弯会进展至成人，胸弯的治疗是否为单纯的改善外观，均存在不确定性。

我们的确可以从 Weinstein 和 Ponseti 的论文中了解到，大量的胸弯会进展至成人阶段[1]。实际上，他们的患者中 68% 的胸弯在骨发育成熟后仍在进展。一般而言，小于 30° 的侧弯不会进展，但骨发育成熟时 60°～75° 的侧弯，特别是胸弯，角度会增加。这些侧弯会在 40 年的时间里以平均每年 1° 的速度进展。虽然每年的变化不大，但 10 年、20 年或 30 年后就会出现明显进展。

制订胸弯治疗方案时需要考虑的另一个重要因素就是经常同时出现的腰弯。有时腰弯度数与胸弯相同，有时腰弯的 Cobb 角、旋转及顶椎偏移等参数小于胸弯。如果胸弯进展，腰弯经常也会进展。如图 90-1，一名 35 岁患者表现为 45° 右胸弯和较小的腰弯。20 年后，其胸弯进展为 77°，腰弯也进展到 56°。患者在 2001 年后不久接受了 T_3- 骶骨的内固定融合术。

图 90-2 展示的是一名 53 岁的患者，表现为进展性胸弯和较小的腰弯。治疗方法为选择性胸弯内固定融合术。术后 19 年，患者的腰弯并未进展。

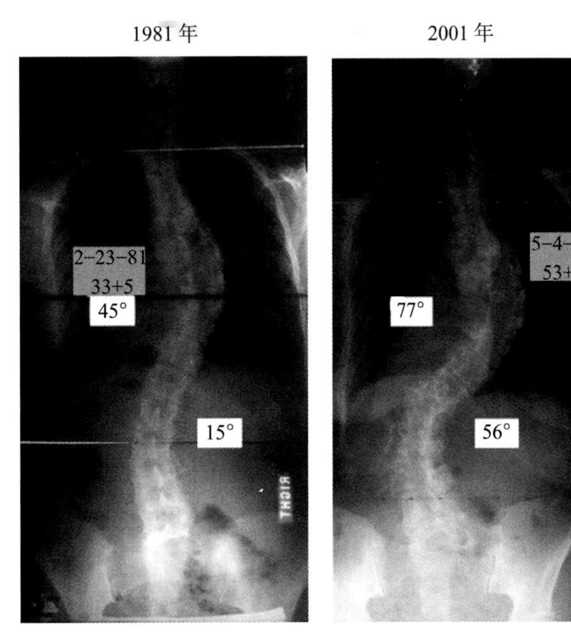

▲ **图 90-1　35 岁患者，冠状位 X 线片，45° 右胸弯和较小腰弯，33 岁时，拒绝接受 T_4～L_1 后路矫形融合内固定术，20 年后，胸弯进展为 77°，腰弯进展为 56°，2001 年后不久，接受了 T_3- 骶骨后路矫形融合内固定手术**

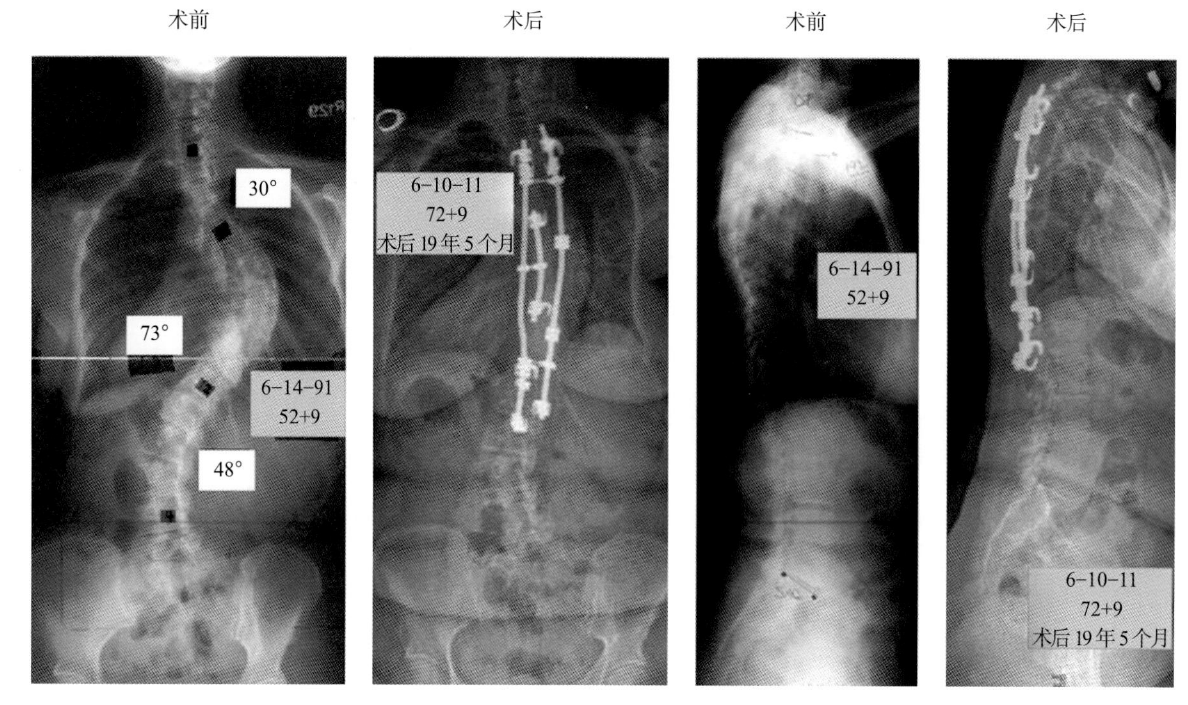

▲ **图 90–2　术前和术后 19 年 5 个月的冠状位和矢状位 X 线片，患者 53 岁，进展性胸弯和较小腰弯，行选择性胸椎固定融合手术治疗**

术后 19 年 5 个月随访，腰弯无加重

是否进行手术的决策需要考虑很多因素（表 90–1）。这些参数包括冠状面畸形、矢状面畸形、进展性，以及基于 SRS（Scoliosis Research Society）评分和 ODI（Oswestry disability index）评分的患者症状情况，某种程度上，患者的并发症也应纳入考虑范围。手术治疗的“最理想患者”是指主要医疗问题为脊柱畸形而其他方面较为健康的患者。如果患者患有严重的糖尿病、既往存在吸烟史，或者患有器质性的心血管疾病，那么他或她从脊柱畸形手术中获益的可能性就比较低。和冠状面畸形本身相比，矢状面畸形、随着时间的进展情况及患者症状是更为重要的因素（表 90–1）。

Schwab 分型[2] 常用于评价成人脊柱畸形（表 90–2）。该分型的数据中，部分源于既往接受过手术的患者，部分源于无既往手术史的患者。该分型更为强调矢状面参数而不是冠状面参数。如果患者出现整体失衡，特别是矢状位失衡，无疑会出现明显的症状。一个更具有争议的问题是，

表 90–1　成人患者手术时机

冠状面畸形（+）
矢状面畸形（++）
进行性加重（++）
SRS 评分（疼痛、功能、自我形象、满意度）（+）
患有其他疾病（–）

表 90–2　Schwab 分型

冠状面弯曲类型	矢状面修正参数
T：主胸弯 腰弯＜ 30°	PI–LL 参数 0：＜ 10° +：中度 10° ～20° ++：明显＞ 20°
L：胸腰弯 / 主腰弯 胸弯＜ 30°	整体平衡 0：SVA ＜ 4cm +：SVA 4～9.5cm ++：SVA ＜ 9.5cm
D：双弯 胸弯和胸腰弯 / 腰弯＞ 30°	骨盆倾斜角（PT） 0：PT ＜ 20° +：PT 20° ～30° ++：PT ＜ 30°
N：无冠状面畸形 所有冠状弯＜ 30°	

LL. 腰椎前凸；PI. 骨盆入射角；PT. 骨盆倾斜角；SVA. 脊柱矢状轴

骨盆入射角（pelvice incidence，PI）与腰椎前凸失匹配到何种程度时会导致患者出现症状。大多数成人腰椎侧弯的患者，无论是成年发病还是从青少年特发性脊柱侧弯进展而来，都会因腰椎的严重退变而导致前凸减小。就这一点而言，尚不明确患者的相关背痛究竟是源于严重腰椎间盘退变和小关节突关节炎还是前凸丢失本身。

一项成人症状性腰椎侧弯（adult symptomatic lumbar scoliosis，ASLS）的研究显示，骨盆入射角与腰椎前凸失匹配并不影响患者报告的临床效果。在这些患者群中，均无既往脊柱手术史。整体失衡与患者报告的较差健康评分相关，但前凸减小与骨盆入射角的匹配情况则不是[3]。一个正常或中立位矢状位平衡的患者通常比矢状位正向平衡患者的症状轻（图 90–3）。

三、成人脊柱侧弯的临床表现

通常成人脊柱侧弯患者会因进展性腰椎侧弯或进展性胸椎和腰椎畸形接受治疗。一个极为常见的情况就是 L_3～L_4 节段旋转半脱位合并 L_4～L_5 节段固定性倾斜和 L_5～S_1 节段不同程度的椎间盘退变。

Kuhns 等[4]曾试图去明确长节段内固定融合时究竟是止于 L_5 还是止于骶骨更好。研究发现，如果内固定节段较短，如 T_{10}～L_5 或 T_{11}～L_5，患者的 5 年或 10 年随访结果可能较好。但是，当进行长节段固定时，如 T_3～L_5、L_5～S_1 椎间盘可能会在 2～5 年时退变，而由于 L_5～S_1 椎间盘退变和前柱高度丢失，患者会表现为前倾与矢状位正向平衡。

通常，如果患者在 L_3～L_4 和 L_4～L_5 节段表现为严重椎间盘退变，在 L_5～S_1 节段表现为轻度至中度退变，那么短节段固定时可以止于 L_5，但如果存在峡部裂、既往椎板切除史、L_5～S_1 节段椎管狭窄（中央型、侧隐窝或椎间孔狭窄）或 L_5～S_1 节段为倾斜起点时，必须融合至骶骨。倾斜起点为 L_5～S_1 时，通常意味着 L_4 至骶骨的局部侧弯为结构性弯。特发性脊柱侧弯的青少年患者拥有 L_3 或 L_4 至骶骨的弯曲，但在该年龄段这种弯曲通常为非结构性弯。当患者到五六十岁以上时，下方局部侧弯的退变会使 L_3～S_1 的弯曲变为结构弯，常需要包含在手术固定的节段内。

中立位 / 正常矢状位平衡

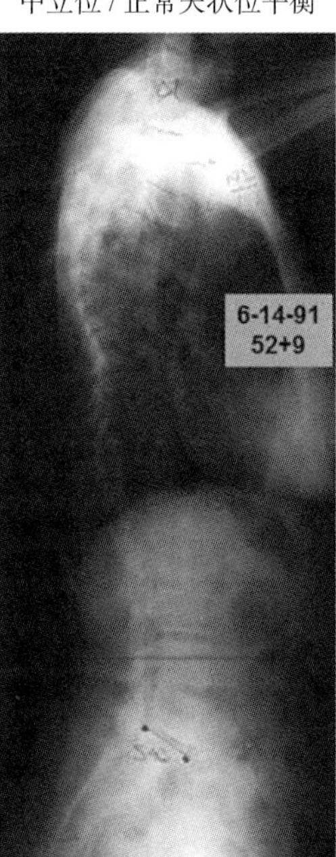

正常平衡

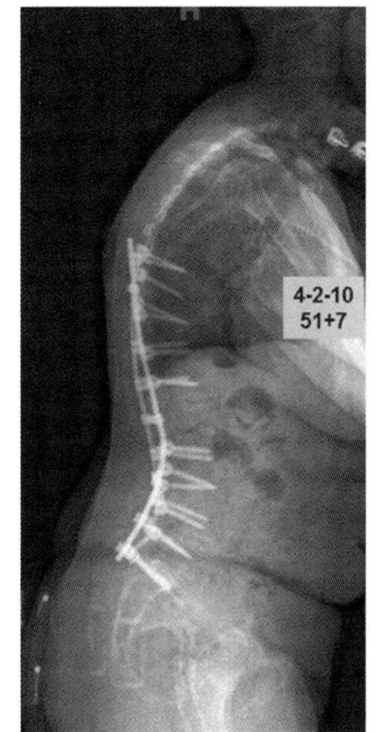

▲ 图 90–3　中立位 / 正常矢状位平衡与矢状位平衡前移（正向平衡）示例图

四、成人脊柱侧弯的手术治疗

现代长节段融合至骶骨始于 Enami 等发表的相关文献[5]。他们发现，Luque–Galveston 技术的高假关节发生率不可接受。他们的最佳效果源自三角双皮质骶骨螺钉、髂骨螺钉和前路 L_5～S_1 椎间融合。这种骶髂固定的概念可能是过去 30 年中以长节段融合至骶骨的方式治疗成人进展性畸形的一项最大的进步。

假关节形成是长节段融合至骶骨出现的严重问题。Kim 等发现成人畸形中的总体不融合率达 17%[6]。在长节段融合至骶骨的情况下，其不融合率达 30%。这组病例中，术者采取胸椎钩、腰椎椎弓根钉固定、骶骨骨盆固定、自体髂骨和新鲜冷冻异体骨植骨，以及前路 T_{11} 固定至骶骨的手术。胸椎中未使用椎弓根钉，未使用重组人骨形态发生蛋白 -2（recombinant human bone morphogenetic protein-2，rhBMP-2）。就这一点而言，当患者随访 5～10 年时，其不融合率在当时（1995—2005 年）是相当高的。大约 90% 的不融合在术后 1～8 年时发现，15% 在术后 5 年时发现，5% 在术后 8～10 年时发现。术后 5 年以后出现的不融合大多数发生于年龄＞ 65 岁的老年骨质疏松女性患者（表 90-3）。

长节段融合至骶骨的主要指征是进展性腰椎侧弯合并严重的 L_4～L_5 和 L_5～S_1 椎间盘退变。翻修时，患者有既往手术史，通常原融合节段下方所有节段都会出现严重椎间盘退变，并且在这些患者中相当大的比例会出现冠状面或矢状面的失衡。

表 90-3　长节段融合至骶骨的不融合

术后 1～8 年发现 90%
术后 5 年后发现 15%
术后 8～10 年发现 5%
术后 5 年以后出现的不融合大多数发生于年龄大于 65 岁的老年骨质疏松女性

要想获得坚固的至骶骨的融合，最重要的就是拥有骶骨和骨盆的 4 点固定来保护骶骨螺钉。同时，限制跳跃或间隔固定的节段数量也很重要，尤其是在胸腰段和腰段。实现中立位或负向矢状位失衡也是一种获得满意结果和坚固融合的有用方法。

图 90-4 展示了一例 2000 年时手术的常见例子。如果患者获得了坚固的融合与可接受的冠状面和矢状位失衡，手术通常会获得满意结果。本方法进行手术时不融合率为 30%。同时，很多老年患者在胸腹入路时因为胸腹部隆起，无法获得足够的自体髂骨完成长节段融合，部分原因是髂骨固定减少了髂骨的可用面积，另一部分原因是

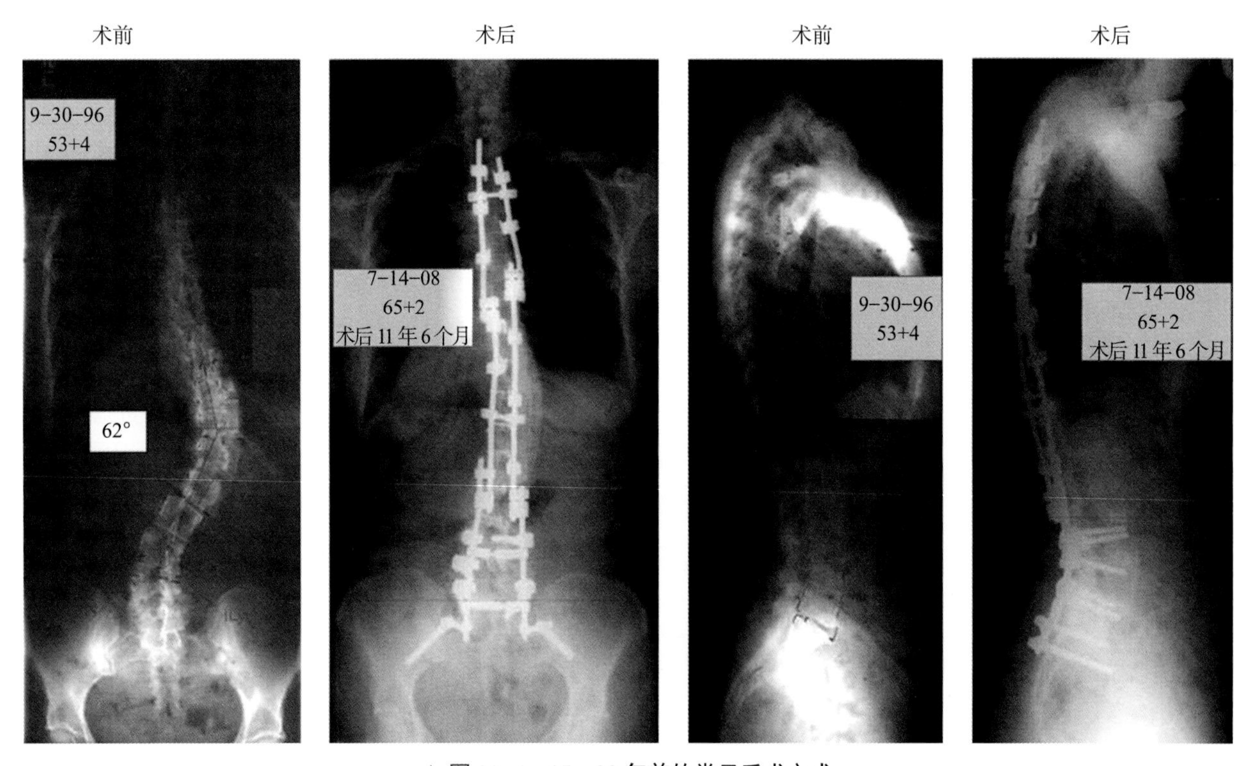

▲ **图 90-4　15～20 年前的常见手术方式**

术前及术后 11 年的随访冠状位矢状位 X 线片，7 个节段的脊柱前路融合以及后路（1.2～1.5）：1 的内固定密度

胸椎处使用钩固定限制了在该脊柱区域获得自体骨的能力。

目前，融合至骶骨的常用长节段融合方式已经有所改变。大多数术者现在利用（1.8～2）: 1 的固定点密度进行节段性融合。术者现在进行更广泛的去皮质化，可产生更多的局部自体骨移植物，并利用生物蛋白，特别是 rhBMP-2。

制备局部自体骨植骨材料时，可以用骨刀和骨锤掀起骨瓣，将最远端和最近端之外的所有棘突剪除并修剪为颗粒状。此方法可以产生 50～70ml 的局部植骨材料（图 90-5）。术者可以将局部植骨材料与浸润 rhBMP-2 的吸收性明胶海绵联合应用，同时用网将骨移植物包裹，避免植骨材料移位后脱离脊柱。

Kim 等发现，现行手术方法与过去 15～20 年前时兴的手术方法相比较，不融合率获得巨大改善[7]。现行手术方法，不融合率为 5%～10%，而过去则为 30%。同样，现行手术方法术后随着时间推移需要进行翻修手术的数量明显少于过去，患者的 SRS 评分在自我印象和总分方面都有明显改善。

目前，rhBMP-2 导致的局部并发症和全身并发症是备受关注的焦点问题。Mesfin 等[8] 和 Baldus 等[9] 研究使用 rhBMP-2 的并发症。他们均未发现较高的全身或局部并发症发生率。两项研究均为成人脊柱畸形手术大剂量（≥ 40mg）使用 rhBMP-2 的单中心研究。Baldus 等的研究并未确认 rhBMP-2 使用后患者的癌症发生率出现增长[9]。此外，有两篇论文指出，检索大数据库后并未发现使用 rhBMP-2 的患者的癌症发生率高于未使用 rhBMP-2 的患者[10, 11]。在这两篇论文中，rhBMP-2 的剂量并不明确，且大多数的手术是短节段固定融合，仅使用了小剂量（＜ 40mg）的 rhBMP-2。此两篇文献均有对照组和大样本病例分析。

50～70mL 的自体局部植骨

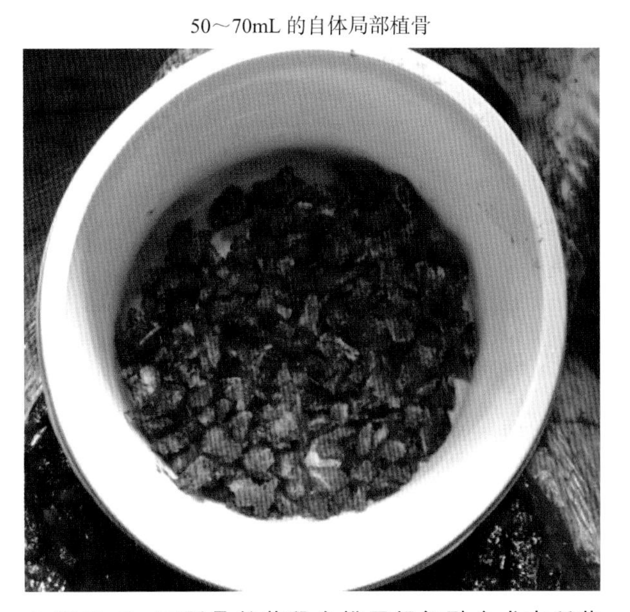

▲ 图 90-5 至骶骨长节段全椎弓根钉融合术中所获自体骨

五、成人脊柱侧弯的不同表现

对长节段融合至骶骨有效的患者各有不同表现。一些患者表现为畸形进展伴轻中度症状。在这种情况下，从技术角度而言最好进行矫正，预弯矫形棒，利用多轴万向螺钉，从远端向近端进行矫形，避免近端节段出现悬臂梁效应，髂骨螺钉埋头或使用 S_2 骶髂（S_2 iliac，S_2AI）螺钉，术中初次安棒后需要拍俯卧位脊柱全长 X 线片（图 90-6）。

另一个常见表现是伴随畸形的非常严重的背痛和（或）下肢痛（图 90-7）。图 90-7 展示了一个 66 岁患者，成人腰椎侧弯合并 L_2～L_3 和 L_3～L_4 节段严重的椎管狭窄。请注意，患者在 L_2～L_3 和 L_3～L_4 节段存在旋转半脱位。该患者接受 T_{11} 至骶骨与骨盆的融合及 L_2～L_3 和 L_3～L_4 节段的减压，术中使用了局部自体骨、新鲜冷冻异体骨和 rhBMP-2。患者未行 TLIF 或前路手术。这种表现是进展性腰椎畸形、严重椎管狭窄及神经源性间歇性跛行症状患者的重要特征。

有一个重要的问题就是，ALIF、TLIF 及非椎间融合的益处有何区别。在我们尚未发表的一

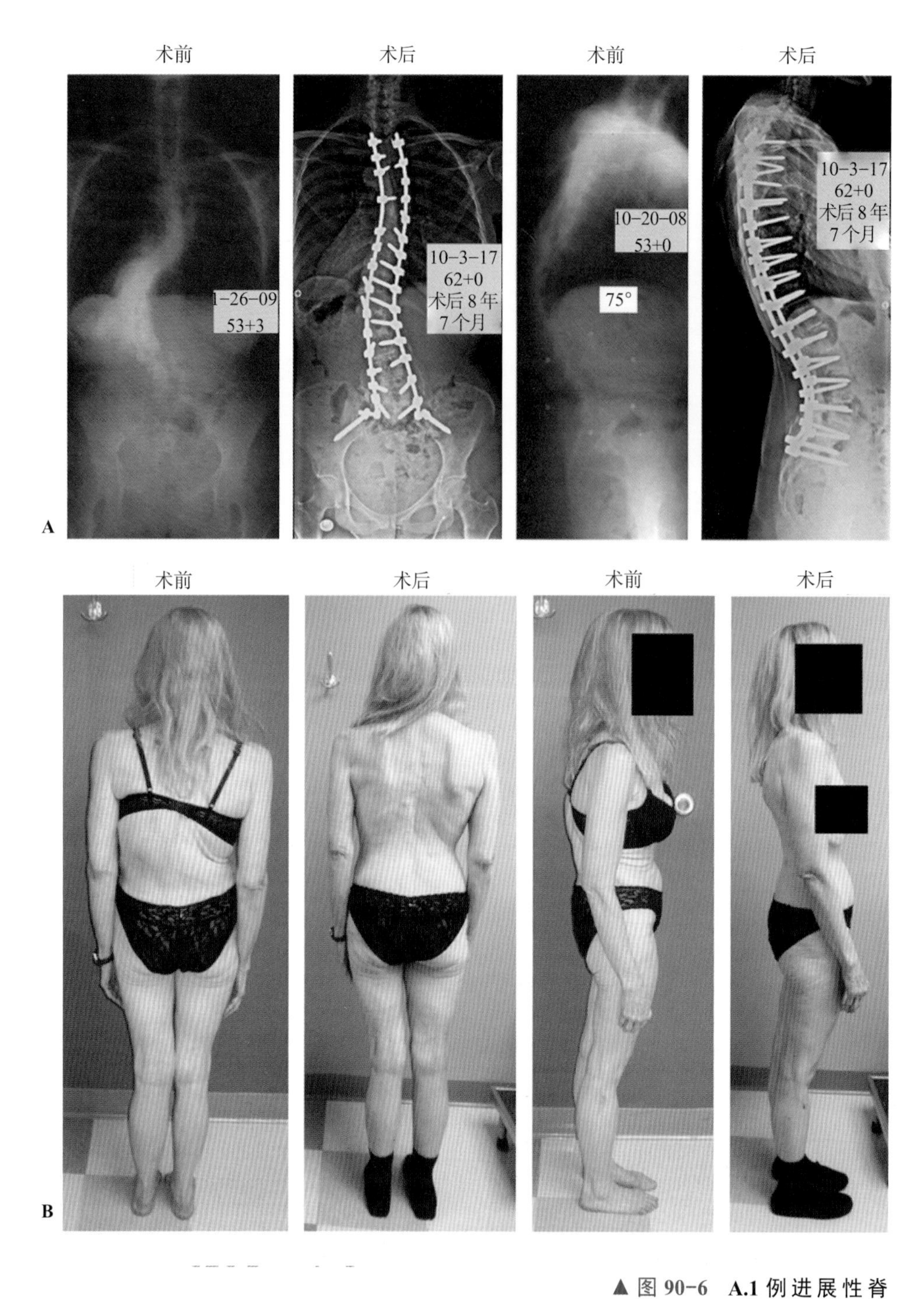

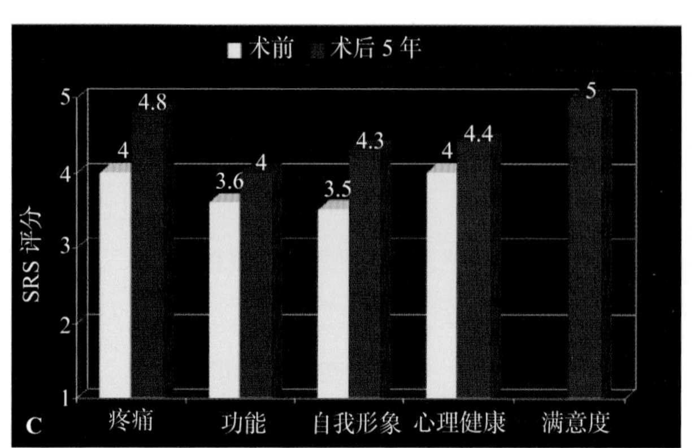

▲ 图 90-6 **A.1** 例进展性脊柱侧弯患者术前及术后 **8** 年 **7** 个月复查，冠状位及矢状位 **X** 线片，显示已矫正进展性胸腰弯及后凸畸形。无须后柱截骨或者 **TLIF** 手术。**B.** 患者术前及术后 **5** 年外观照片。**C.** 术前术后 **SRS** 评分对比。所有评分均有改善，但也有些术前的 **SRS** 评分指标并不差，主要是因为患者的主诉是进行性加重的畸形，而不是严重的疼痛

项研究中，我们分析了这一点，发现 TLIF 组的不融合率最高，而 L_4～L_5 和 L_5～S_1 节段行 ALIF 的患者其不融合率最低。Rahman 等[12] 对此进行了研究，对比了在 L_4～L_5 和 L_5～S_1 节段使用“更多”rhBMP-2 和在该节段进行 TLIF 的疗效，发现 TLIF 的费用更高，且两组在 L_4～L_5 和 L_5～S_1 节段的不融合率没有差异。但是，我们通过更多的随访发现，L_4～L_5 和 L_5～S_1 节段的 TLIF 会导致 L_3～L_4 节段更易出现不融合。根据我们现有的未发表的数据，为获得坚固的融合而在远端腰椎节段进行 TLIF 是没有任何益处的。进行 TLIF 的原因可包括增加腰椎前凸和（或）处理椎间孔狭窄，但从改善融合率的出发点而言，我们的数据显示远端腰椎节段 TLIF 是没有益处的。

六、成人脊柱侧弯生活质量的 NIH（National Institutes of Health，美国国立卫生研究院）研究结果

有 9 个机构在 2010—2017 年共同完成了一项成人症状性脊柱侧弯（ASLS）研究。这 9 个机构分别是加拿大蒙特利尔 CHU saint－justine

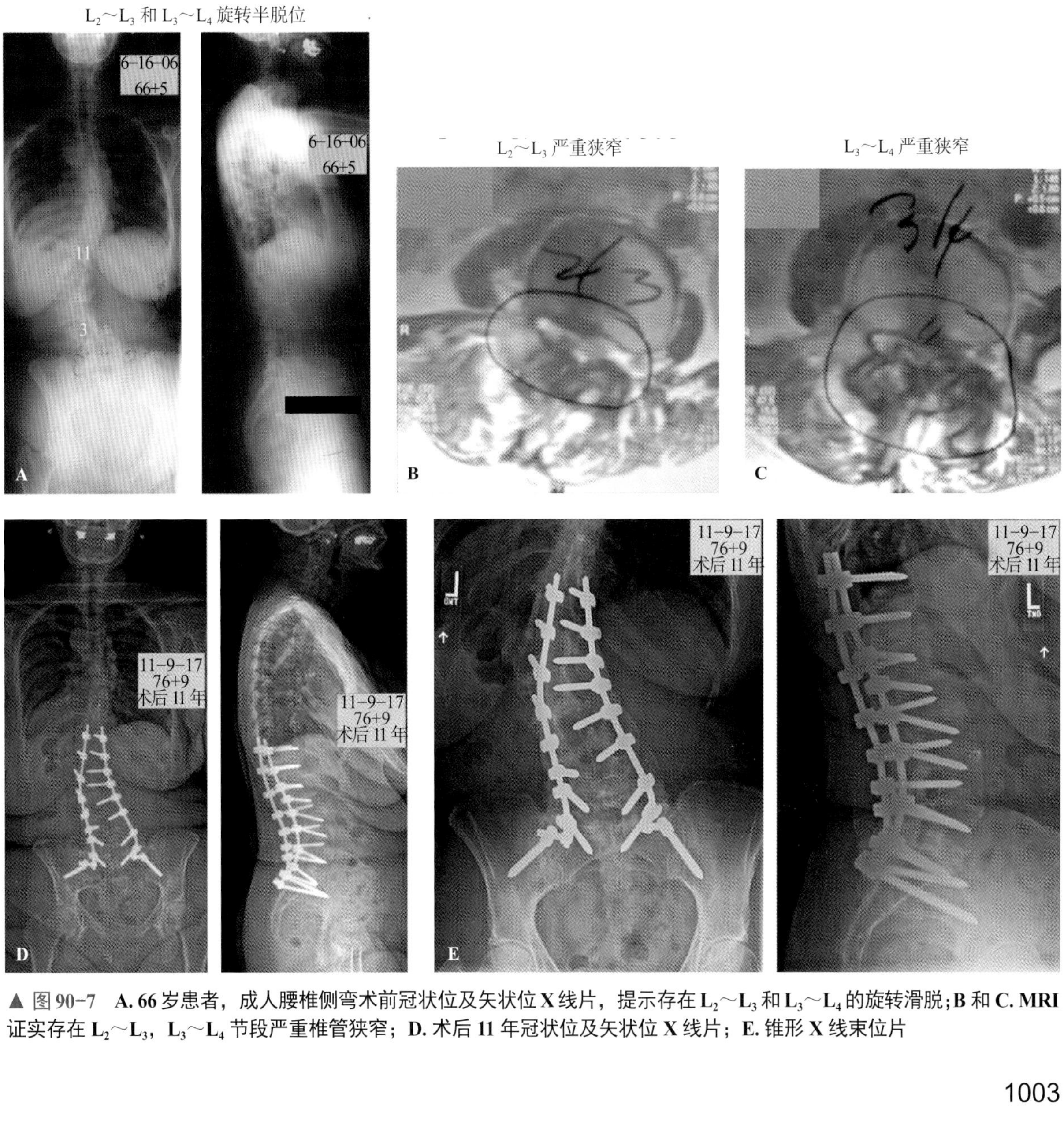
L_2～L_3 和 L_3～L_4 旋转半脱位
6-16-06
66+5
6-16-06
66+5
A
L_2～L_3 严重狭窄
L_3～L_4 严重狭窄
B
C
11-9-17
76+9
术后 11 年
11-9-17
76+9
术后 11 年
D
11-9-17
76+9
术后 11 年
11-9-17
76+9
术后 11 年
E

▲ 图 90-7　**A. 66 岁患者，成人腰椎侧弯术前冠状位及矢状位 X 线片，提示存在 L_2～L_3 和 L_3～L_4 的旋转滑脱；B 和 C. MRI 证实存在 L_2～L_3，L_3～L_4 节段严重椎管狭窄；D. 术后 11 年冠状位及矢状位 X 线片；E. 锥形 X 线束位片**

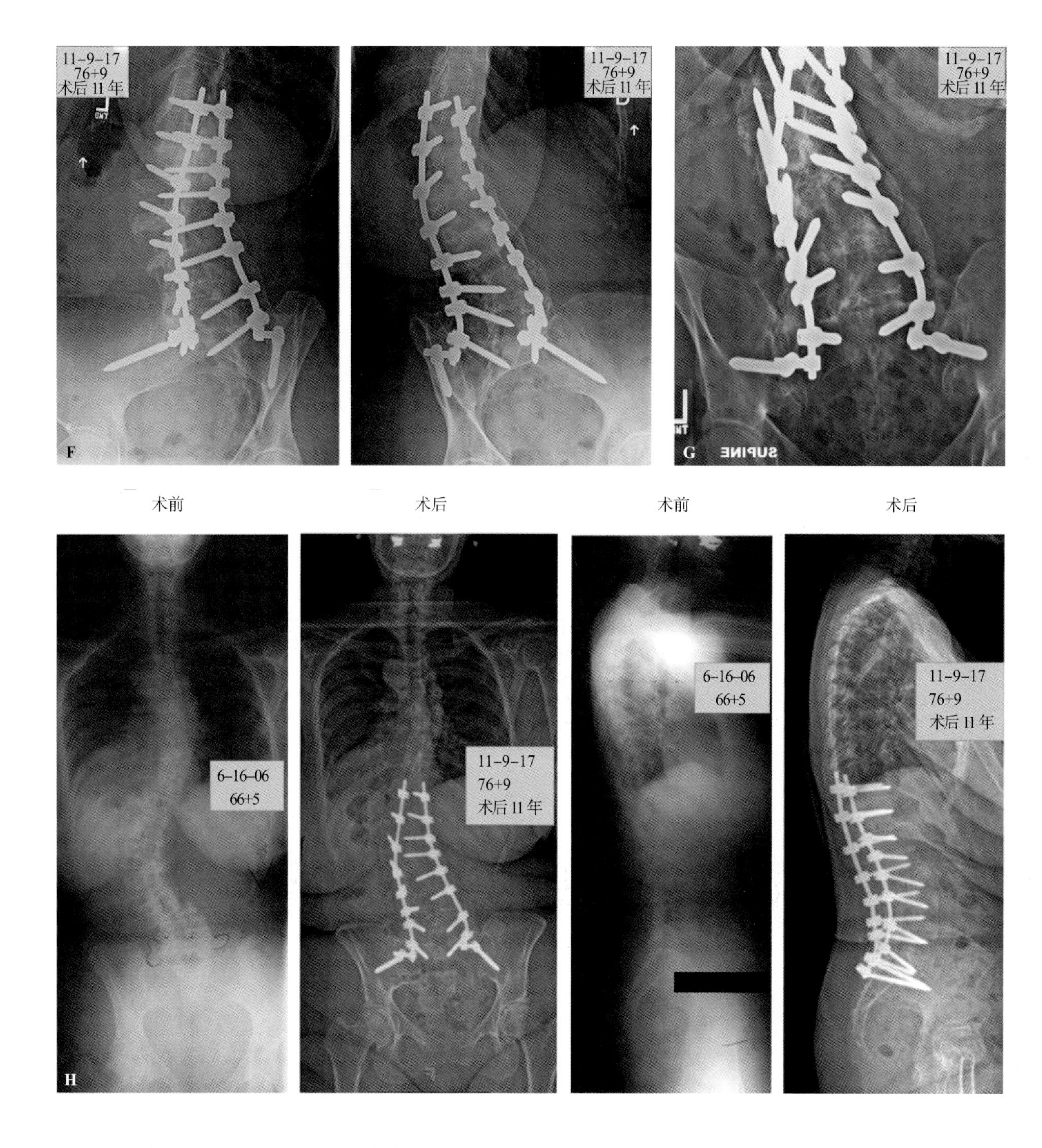

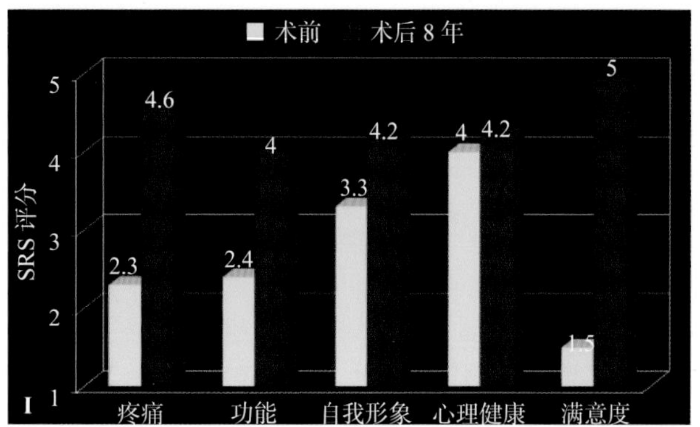

▲ 图 90-7（续） 锥形 **X** 线束位片（**E**）、斜位片（**F**）和 **Ferguson** 前后位片（**G**）证实术后 **11** 年骨融合良好；**H.** 术前术后冠状位和矢状位 **X** 线片显示畸形矫正；**I.** 术前术后 **SRS** 评分对比，注意术前术前 **SRS** 评分的严重程度及术后改善的程度

医学中心、美国纽约特种外科医院、美国马里兰州脊柱中心、美国纽约大学、美国芝加哥西北大学、加拿大多伦多市的大学健康网（University Health Network）、美国路易斯维尔大学、美国弗吉尼亚大学和美国华盛顿大学圣路易斯分校。研究纳入 286 例患者，112 例为观察性手术，111 例为观察性非手术治疗，30 例为随机手术，33 例为随机非手术。图 90–8 展示了手术治疗和非手术治疗的结果，患者接受随机性和观察性联合治疗。手术患者通过 2 年时间才体现出所有的获益。非手术患者作为治疗组进行研究时，治疗效果自始至终没什么变化。图 90–8 显示了 SRS 和 ODI 评分。表 90–4 显示了 2 年和 4 年时的治疗效果。表格中的这些数据没有进行基线调整，显示手术组和非手术组在 2 年和 4 年时的 SRS 和 ODI 评分方面具有明显差异。但是，我们观察到随着时间推移手术相关的严重不良事件（serious adverse event，SAE）累积频率非常高（图 90–9）。SAE 的定义为患者需要再次住院或出现生命攸关的事件。相关 SAE 在非手术组很少见，但在手术组非常常见，且数量至 5 年时间点时持续增加。

表 90–5 显示，手术治疗的患者中，17 例在 2 年时进行了翻修，31 例在 4 年时进行了翻修。翻修手术的主要原因是假关节形成 / 不融合，次要原因是近端交界区失败。研究结论指出，根据主要预后指标 SRS 和 ODI 的评分，尽管并发症发生率很高，但手术组 2 年和 4 年后的随访结果均优于非手术组。除了手术组假关节 / 不融合和近端交界区失败问题外，共有 4 例患者出现神经损

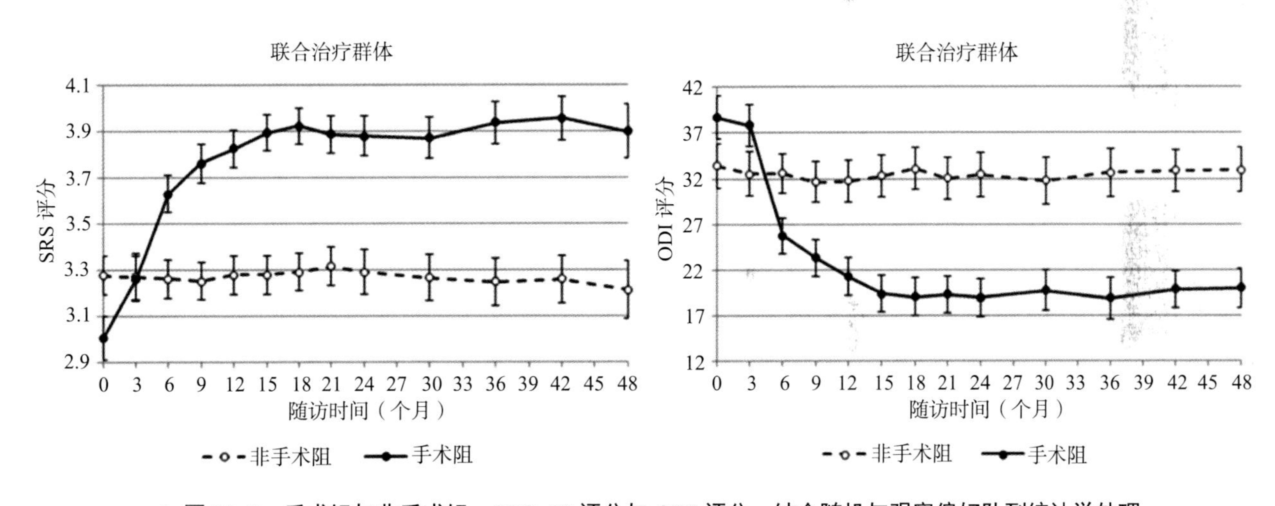

▲ **图 90–8 手术组与非手术组，SRS–22 评分与 ODI 评分，结合随机与观察偏好队列统计学处理**

在联合治疗群体中，非手术组向手术组的转换率较小，不足 20%

表 90–4 随机队列与观察队列联合，手术和非手术的疗效分析：2 年和 4 年的 SRS–22 评分与 ODI 评分

基于病例报道的临床结局	与基线相比的平均变化（95% 可信区间）		校正后平均变化差异（95% 可信区间）	*P* 值
	手术	非手术		
2 年 SRS–22 评分	0.78（0.51～1.05）	–0.06（–0.33～0.21）	0.84（0.73～0.94）	＜ 0.001
4 年 SRS–22 评分	0.75（0.48～1.02）	–0.12（–0.39～0.15）	0.87（0.76～0.98）	＜ 0.001
2 年 ODI 评分	–11.52（–18.17～–4.88）	6.04（–0.51～12.59）	–17.56（–20.41～–14.71）	＜ 0.001
4 年 ODI 评分	–9.86（–16.56～–3.17）	6.72（–0.01～13.32）	–16.58（–19.67～–13.49）	＜ 0.001

ODI. Oswestry 功能障碍指数

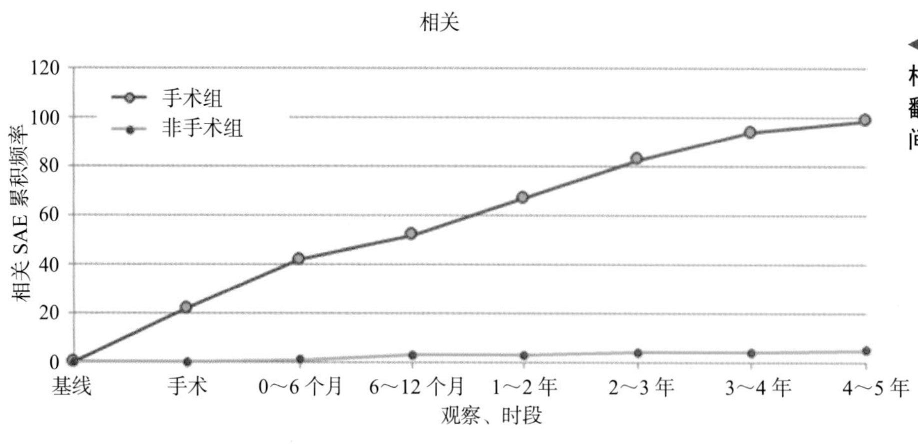

◀图 90-9 严重不良事件（SAE）相关的累积频率（特别是在需要翻修的手术中）在 5 年的随访期间内持续增加

表 90-5 翻修手术与无翻修手术患者平均 SRS-22 评分和 ODI 评分

基于病例报道的临床结局	平均值（95% 可信区间）		调整平均差（95% 可信区间）	*P* 值
	翻修	未翻修		
2 年例数	17	142		
2 年 SRS-22 评分	3.22（2.81～3.64）	3.87（3.77～3.97）	-0.61（-0.91～-0.31）	＜0.001
2 年 ODI 评分	36.82（26.24～47.41）	20.92（18.16～23.67）	15.61（7.61～23.62）	＜0.001
4 年例数	31	94		
4 年 SRS-22 评分	3.51（3.24～3.78）	3.98（3.87～4.10）	-0.45（-0.70～-0.21）	＜0.001
4 年 ODI 评分	31.81（24.63～38.98）	18.68（15.63～21.74）	12.22（5.93～18.52）	＜0.001

ODI. Oswestry 功能障碍指数

伤，分级为 ASIA C 级。这 4 例患者中，1 例在术后数周内死亡，2 例改善为 ASIA D 级，1 例从较差的 ASIA C 级改善为较好的 ASIA C 级，但未改善至 ASIA D 级。所有患者均未恢复至 ASIA E 级。

七、影响成人脊柱侧弯预后的手术因素

正如本章前文所述，在进行长节段融合至骶骨时，髂骨螺钉或 S_2AI 螺钉的使用非常重要。Cunningham 等进行的两项研究指出，髂骨螺钉非常重要，其在保护骶骨螺钉方面比椎间融合更有意义[13, 14]。

图 90-10A 展示一例在外院行长节段融合至骶骨的患者，为保护骶骨螺钉在 L_4～L_5 和 L_5～S_1 节段进行 TLIF，没有使用髂骨螺钉或 S_2AI 螺钉。术后 1 年随访时，骶骨螺钉出现移位，内固定自固定点拔出。虽然矢状位平衡在术前是正常的，但 1 年随访时矢状位平衡明显前移（正向平衡），且所有节段均未融合。患者接受翻修手术，自 T_3 融合至骶骨和骨盆，使用髂骨螺钉保护骶骨螺钉。采集大量局部自体骨并联合应用 rhBMP-2。术后 4 年患者存在近端交界区后凸，所以预后并不理想，但总体矢状位平衡较术前仍有明显改善。通过侧前方入路，将 L_4～L_5 和 L_5～S_1 节段的 TLIF 融合器取出，并更换为 ALIF 融合器。可以注意到，术后的临床外观较术前明显改善（图 90-10B），末次随访时 SRS 评分从 2.1 明显提高至 4.1（图 90-10C）。

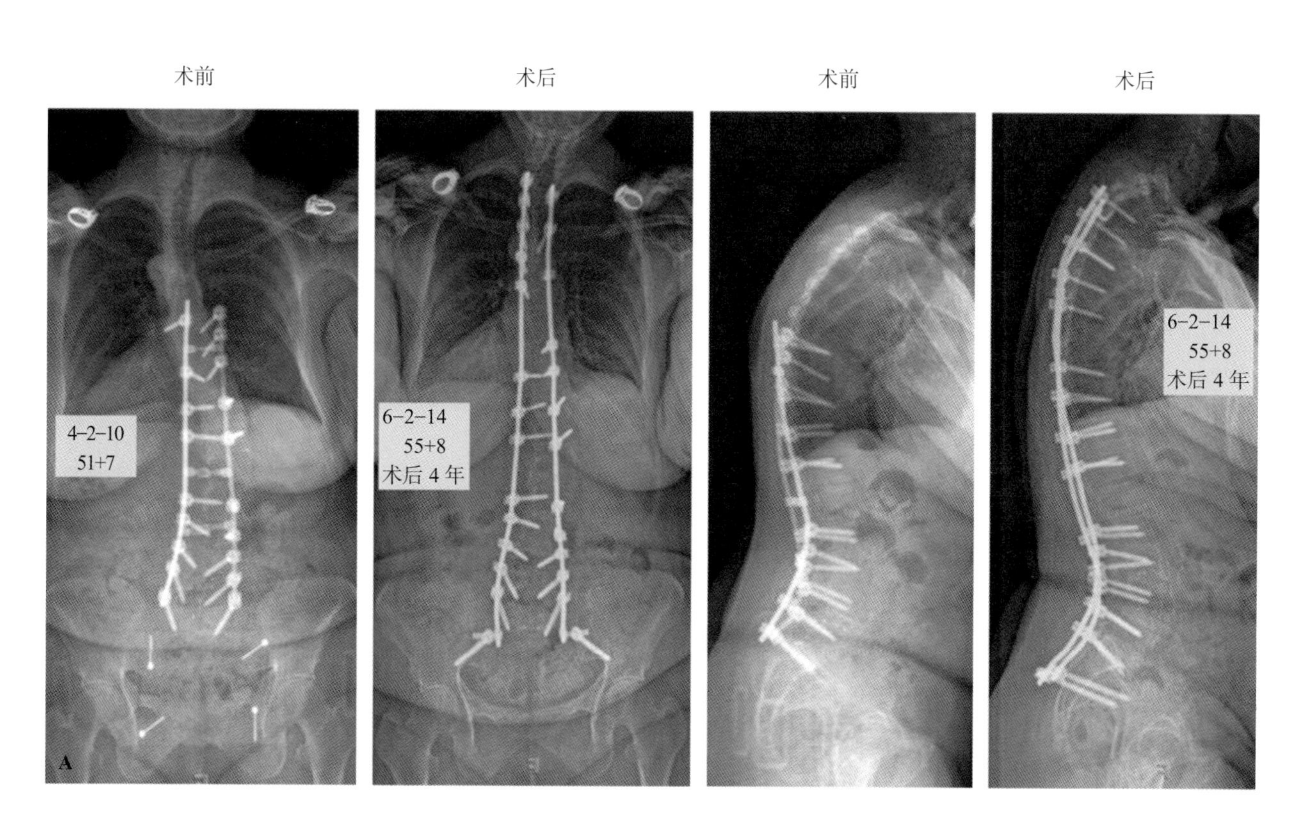

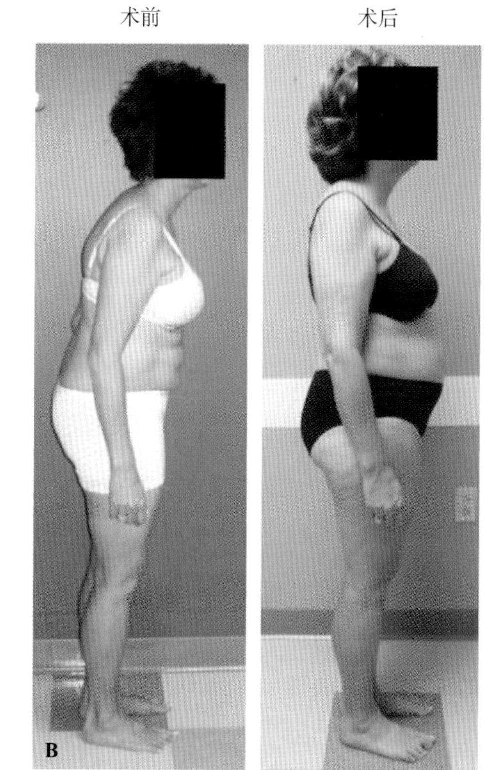

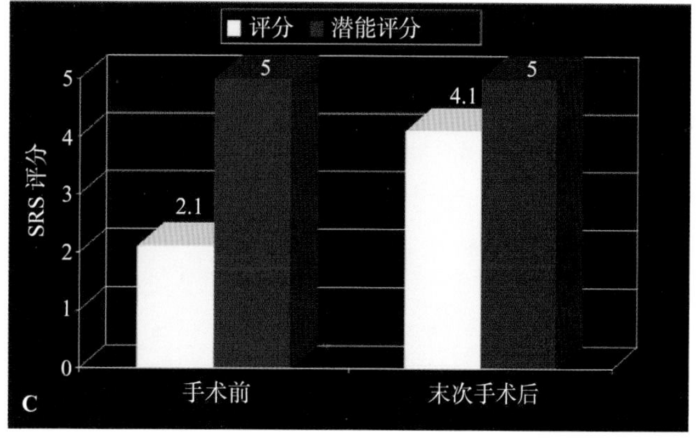

▲ 图 90-10　**A.** 翻修术前及术后 **4** 年 **X** 线片提示矢状位平衡明显改善。就诊时可以看到患者曾接受 L_4～L_5 和 L_5～S_1 的 **TLIF** 椎间融合术；**B.** 翻修术前及术后 **4** 年外观照片；**C.** 翻修术前术后 **SRS** 评分对比

八、僵硬型矢状位失衡 / 腰椎后凸的治疗

其他作者会在他们的章节中论述本主题。在这里，我们对此进行有限讨论。我们认识到有时截骨术并非必要，特别是患者既往没有接受融合术时。如果存在短节段融合或未融合，一般不需要进行后柱和三柱截骨。另一方面，如果因冠状面或矢状位失衡而需要长节段融合，上述截骨手术方式则是恰当的。

图 90-11 展示一例行脊柱手术前拥有正常矢状位平衡的患者，外院接受 L_3～L_4 和 L_4～L_5 节

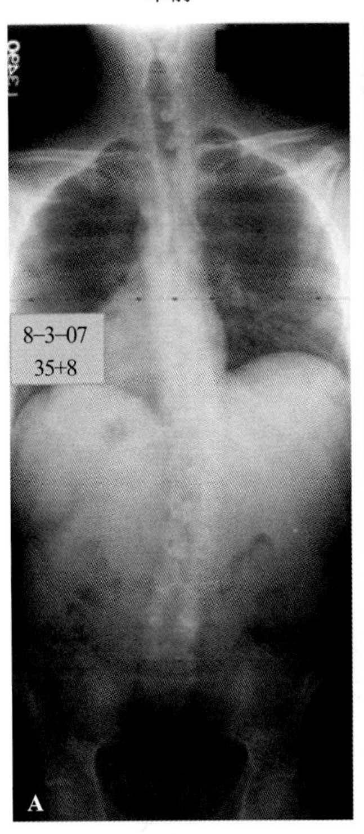

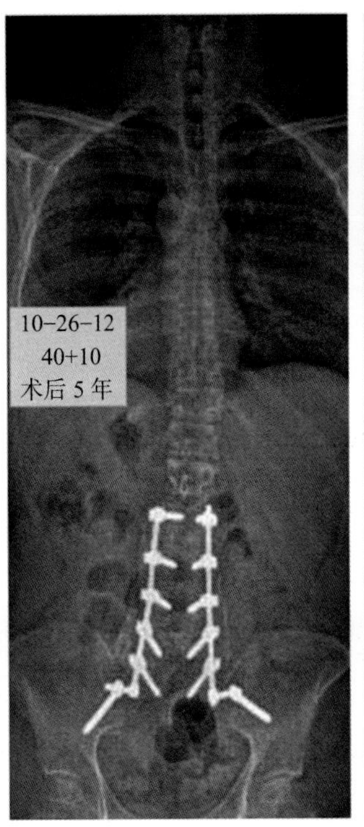

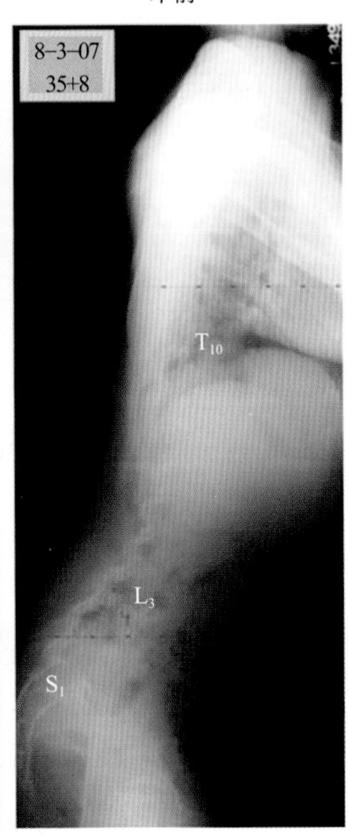

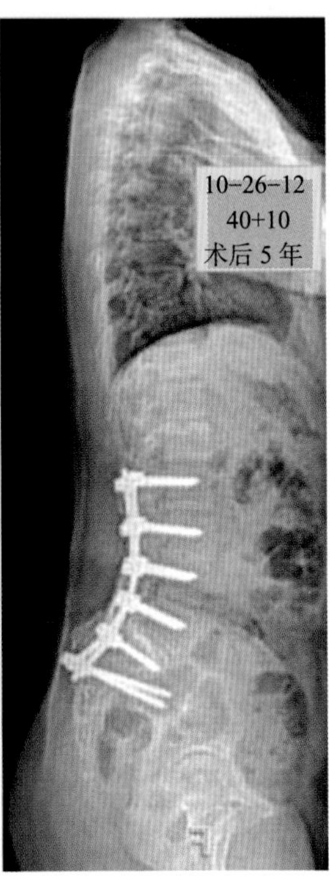

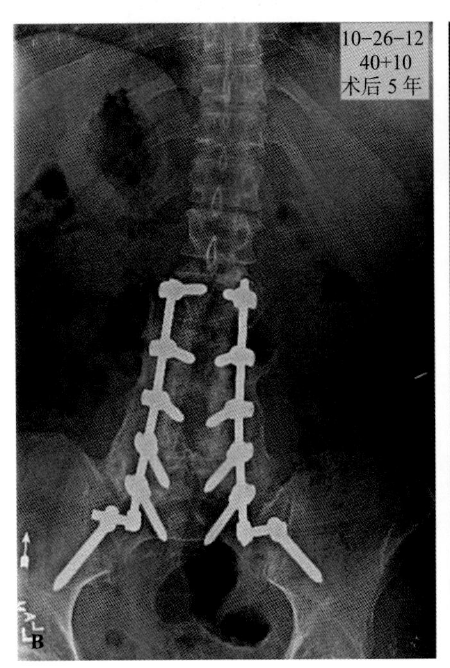

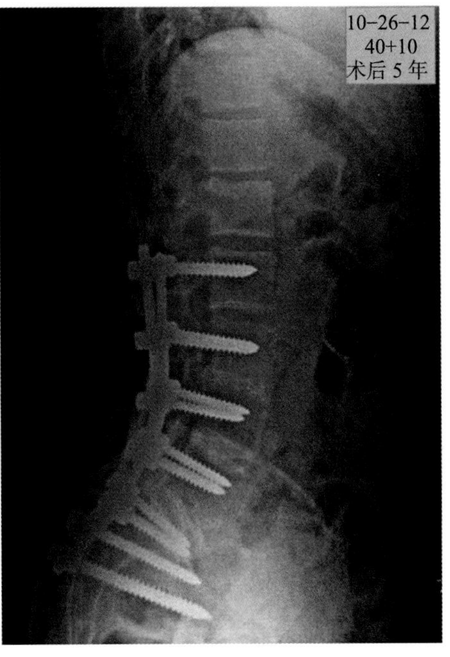

▲ 图 90-11 **A.** 术前及术后 5 年 X 线片，提示接受后路 L_3～L_5 椎板切除减压术后出现继发性 L_3～L_4 和 L_4～L_5 滑脱及明显的矢状位失衡；**B.** 术后 5 年锥形束 X 线片提示后路坚固的融合

段单纯椎板切除减压术后，出现继发性后凸和 L_3～L_4、L_4～L_5 节段滑脱，无法在中立位矢状位平衡情况下维持站立姿势。患者被介绍至我院行经椎弓根截骨术（pedicle subtraction osteotomy，PSO），其实患者并不需要截骨，该畸形为柔软型。患者确实存在 L_2～L_3 节段的狭窄，以及已减压的两个节段。我们翻修时，进行 L_2～L_3 的减压和 L_2 至骶骨与骨盆的后路内固定融合，并使用大剂量的 rhBMP-2，没有进行椎间融合。患者的 L_3～L_4 和 L_4～L_5 节段随后出现了自发性前方椎间融合。请注意，后路融合前 SRS 评分为 2.0，术后升至 4.4（图 90-11D）。

当矢状位失衡为僵硬型，且存在长节段融合时，应当考虑进行多节段 SP 截骨或三柱截骨。图 90-12 展示一例既往曾行 T_{11} 至骶骨融合的患者，患者存在重度腰椎滑脱，表现为非常严重的

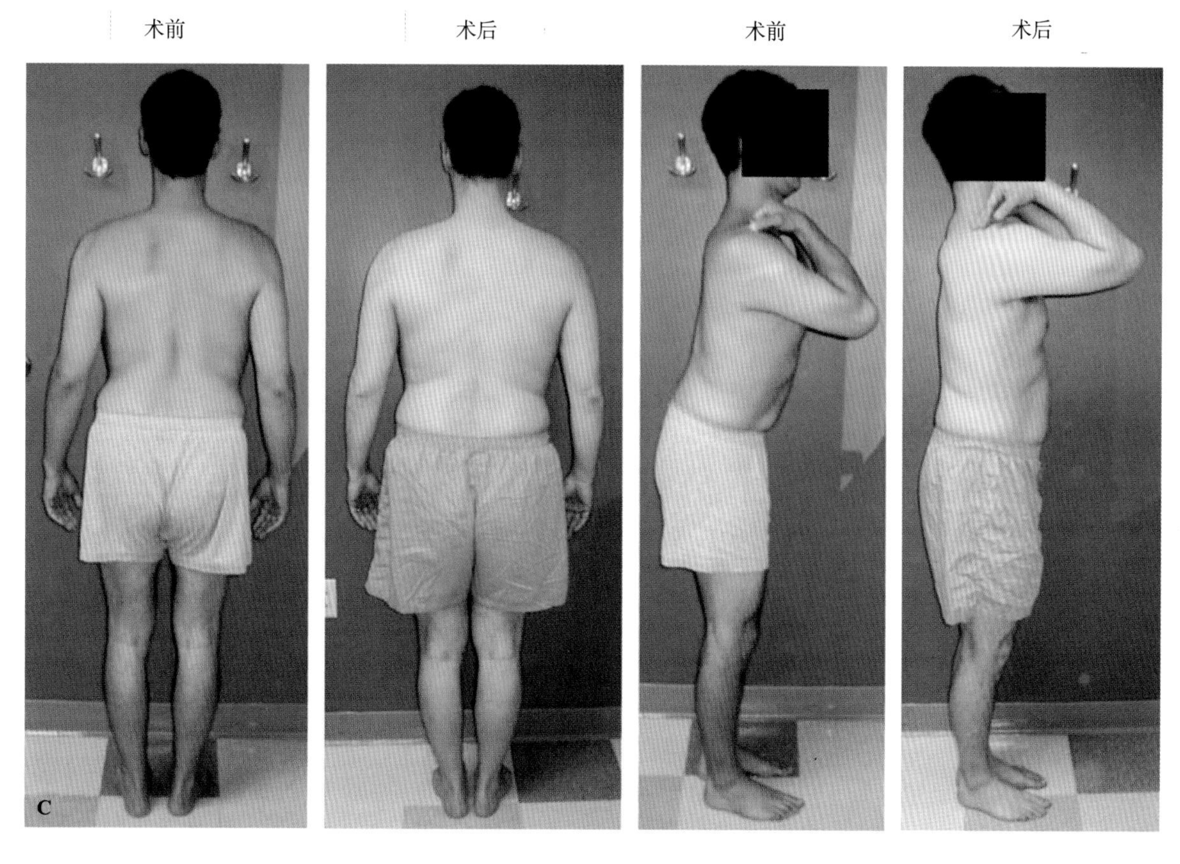

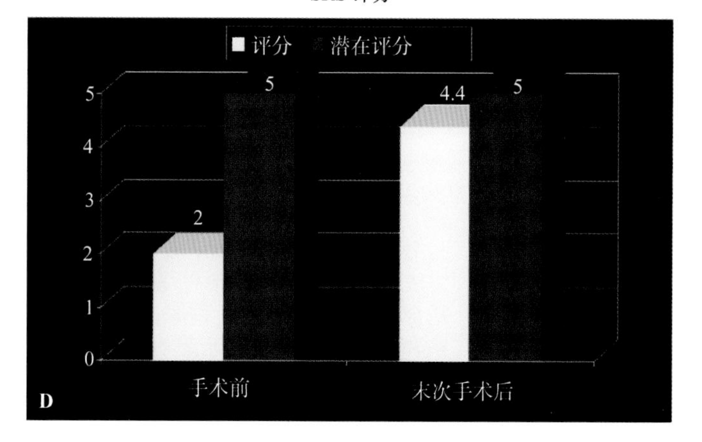

▲ 图 90-11（续）　**C.** 术前和术后外观照片提示患者矢状位平衡明显改善；**D.** 术前和术后 SRS 评分对比

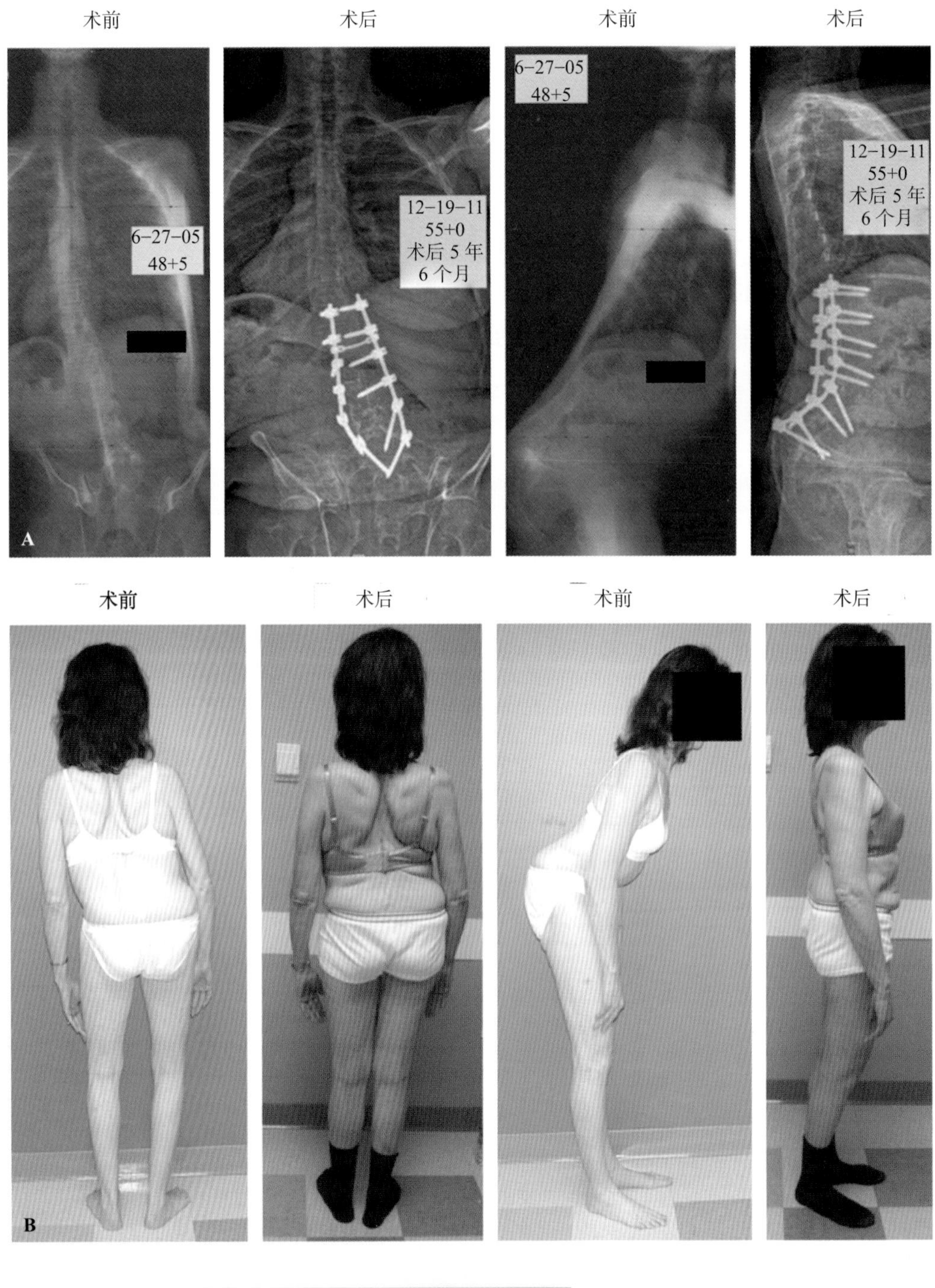

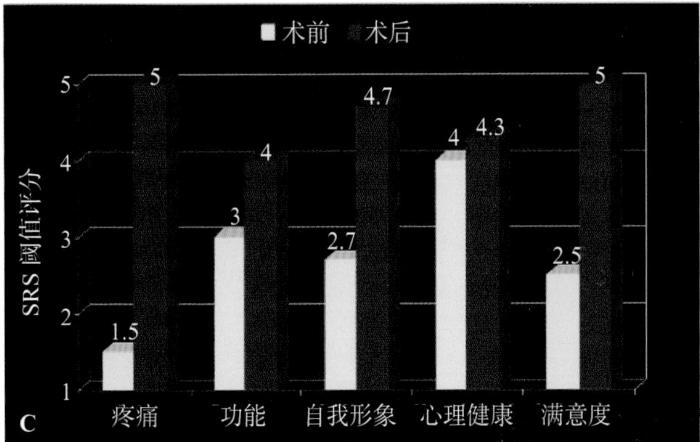

▲ 图 90-12 **A.** 术前和术后 5.5 年 X 线片，患者既往曾行 T_{11} 至骶骨融合，合并重度 L_5～S_1 滑脱；**B.** 术前和术后外观照片显示患者矢状位平衡显著改善；**C.** 术前与术后 SRS 评分对比

矢状位失衡。由于 T_{11} 至骶骨的融合非常坚固，因此我们进行了 L_3 节段的 PSO。由于至骶骨的融合非常坚固，因此未使用髂骨螺钉来保护骶骨螺钉。作为替代，手术植入了经骶骨至 L_5 的经骶骨螺钉。可以注意到，患者的骶骨仍然是垂直的，但是术后 5.5 年时矢状位平衡非常好。虽然此时患者的整体外观不太完美，但是平衡获得了巨大改善（图 90–12B）。术前，患者如果想要行走，必须将双足分开 30 英寸（≈ 76.20cm）后才能屈曲髋关节与膝关节。目前，她能以正常步态行走。可以注意到，术后 SRS 评分较术前明显改善（图 90–12C）。

图 90–13 展示如何做 PSO 截骨术，该图源自 Bridwell 等的文章[15]。首先，进行广泛的椎板切除，显露椎弓根四周。去除椎弓根的松质骨直至椎体，然后切除椎弓根。在椎体后方皮质骨下去除椎体的松质骨，直至其成为一个非常薄的壳，且可以很容易地使之自后向前发生青枝骨折。然后切除侧方皮质骨，最终闭合截骨。我们发现，中央椎管的扩大非常重要，这样利用神经拉钩或 Woodson 起子术者就可以探查各个方向确保没有后方骨质压迫神经根。该技术的目标是，扩大中央椎管后再紧密闭合两端骨质，以完成矫形。

八、总结 / 结论

判断何时手术与对谁手术是非常复杂的，需要考虑很多因素。这些因素包括患者的症状、临床与影像学表现及并发症。

任何情况下都需要利用髂骨螺钉或 S_2AI 螺钉来保护骶骨螺钉。TLIF 的帮助并不大，ALIF 的帮助很大，但这意味着患者需要加做额外的手术。

与美国目前普遍的做法相反，我们相信在初次手术时通常不需要进行后柱截骨手术，而在翻修手术时则大多需要。同样的，翻修手术时常需要在 L_4～L_5 节段和 L_5～S_1 节段进行 ALIF。

如果存在Ⅱ型矢状位失衡，说明 C_7 铅垂线在骶骨前方，融合不能止于 L_5，应当止于骶骨。如果进行更长的融合，最好融合至骶骨而不是 L_5。

我们圣路易斯华盛顿大学的经验表明，成人长节段融合至骶骨中使用生物蛋白，即 rhBMP–2，可以显著降低发病率和增加融合率。我们的观察显示，成人畸形矫形术中使用 rhBMP–2，局部和全身短期相关并发症发生率与长期相关并发症发生率都非常低。

一般而言，如果融合坚固且符合正常生理性冠状面与矢状位平衡，患者期望值也切合实际，预后就较为理想。尽管如此，长节段融合至骶骨的假关节 / 不融合率和近端交界区后凸的发生率仍然较高。进一步而言，手术操作并非没有神经损伤的风险。尽管大多数接受手术的患者可以获益，但在手术治疗中仍有许多方面有待我们外科医生在未来的十年里去改进。具体的问题包括神经损伤、近端交界区后凸、近端交界区失败以及假关节 / 不融合。我们现在做的要比 2000 年时更好，但我们仍有很大的进步空间。

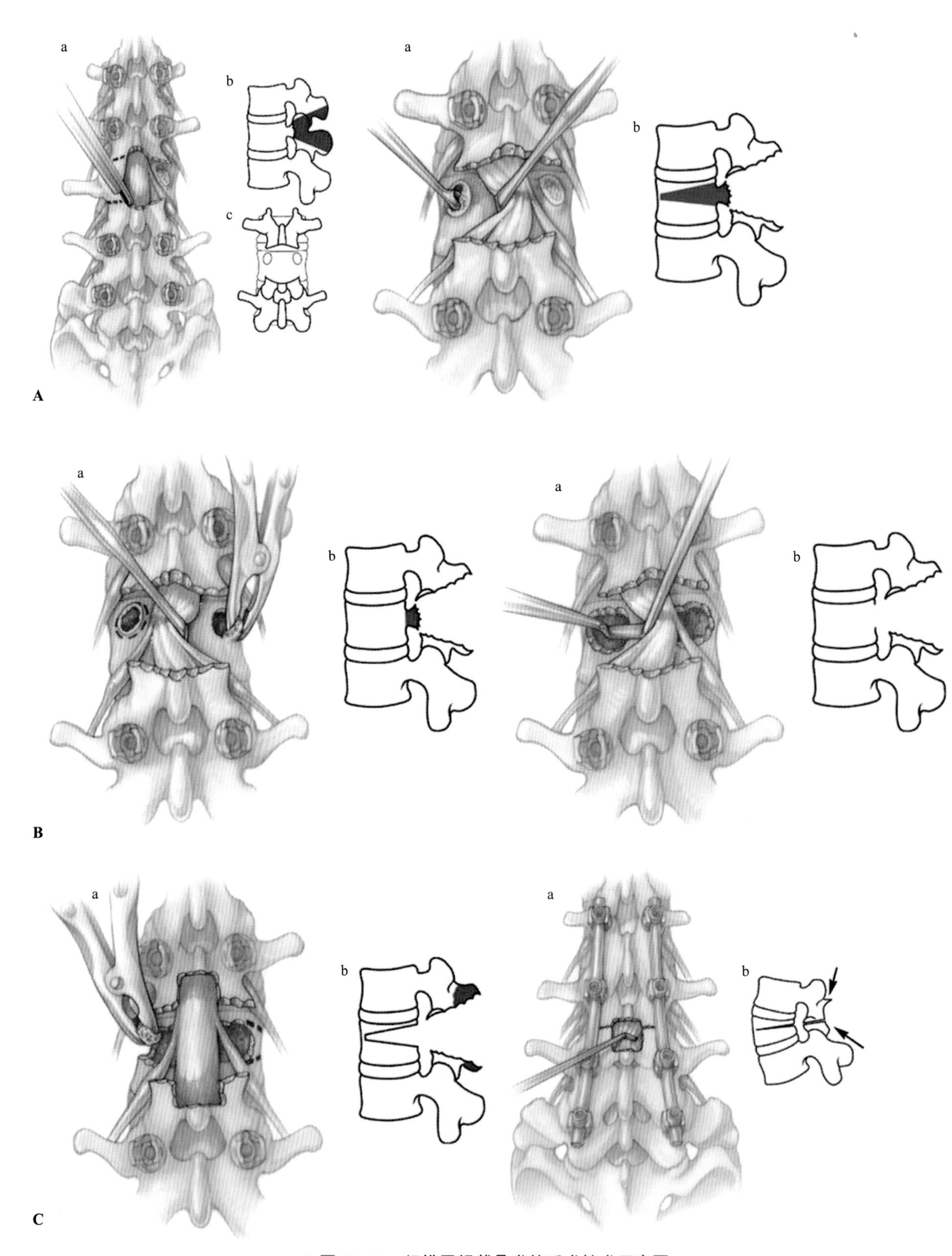

▲ 图 90-13　经椎弓根截骨术的手术技术示意图

经许可转载，引自 Bridwell KH，Lewis SJ，Rinella A，Lenke LG，Baldus C，Blanke K. Pedicle subtraction osteotomy for the treatment of fixed sagittal imbalance：surgical technique. *J Bone Joint Surg Am* 2004；86（Supplement 1）：44–50.

第91章

脊柱 Smith-Petersen 截骨术

Smith-Petersen Osteotomy of the Spine

Brandon B. Carlson　Douglas C. Burton　著
王　琨　曾宪林　译

一、概述

许多脊柱疾病需要通过减压或融合等手术方式进行治疗。脊柱内固定和融合术可使病变的脊柱节段保持稳定，从而减轻疼痛，并防止脊柱失稳或畸形进展。1997—2010 年，美国每年进行脊柱融合术的病例从 15 万例增加到近 50 万例[1]。全球老年人口呈指数级增长，到 2030 年[2]，男性和女性的预期寿命将分别达到 85.7 岁和 87.6 岁。随着人口老龄化，需要治疗的脊柱疾病将会增多，包括融合手术在内的脊柱手术量也会持续增加。

成人脊柱畸形发病率随着人口老龄化而增加[3]。它们可由青少年特发性脊柱侧弯持续进展所致，也可来自新发的腰椎退变性疾病，还可能是既往腰椎手术包括融合术后邻近节段退变的结果。患者可出现冠状面或矢状位失衡，导致严重的功能障碍，最终寻求外科治疗[4]。在既往接受过脊柱融合术的患者中，发展成固定性矢状位失衡需要进行手术干预。手术治疗固定性矢状位失衡需要应用截骨术。一些经典的截骨术包括 V 形截骨、延伸截骨、Smith-Petersen 截骨[5]、Ponte 截骨[6]、经椎弓根截骨[7]、“蛋壳” 技术截骨[8]和全椎体切除。Schwab 等在 2014 年提出了一种基于解剖学的截骨分级方法，根据脊柱的失稳程度分为 6 个等级[9]。该分类为临床医生和研究人员提供了易于理解的通用术语，囊括了所有类型的脊柱截骨术。

最早描述的脊柱截骨术是 Smith-Petersen 截骨术（Smith Petersen osteotomy，SPO）。该技术于 1945 年首次介绍，与 Schwab 分级中的 2 级截骨相对应，至今仍是脊柱畸形外科医生有力的矫正技术。SPO 可以单独应用，也可以与其他截骨技术联合应用，以达到预期的矫正效果。本章的目的是回顾 SPO 的历史、适应证、操作技术和效果。

二、历史

脊柱截骨术最早由 Smith-Petersen 等在 1945 年提出[5]，他描述的该技术用于治疗强直性脊柱炎（ankylosing spondylitis，AS）矢状面畸形。SPO 只涉及一期后柱切除，可用于一个或多个脊柱节段，以实现畸形矫正。首次发表的文献报道了 6 例患者，采用后柱楔形截骨以及前柱折断实现最大限度的矫正。一年后，La Chapelle 报道了一项类似的截骨技术，该术式分两期进行，作者另在直视下通过前路切开前纵韧带并离断前柱[10]。早期绝大多数报道 SPO 技术的文献纳入病例均为 AS 患者[11-17]。Smith-Petersen 最早介绍这一技术后，出现了各种改进术式，包括采用侧卧位进行手术，以避免俯卧位时截骨面突然闭合[18]，截骨手术后 2～3 天，借助枕头和靠垫逐步矫形[13, 19]，以及只需在局部麻醉下进行该手术[20]。1955 年，Meiss 利用 SPO 技术在已融合的节段上进行双平面矫正，治疗重度脊柱侧后凸畸形[21]。这是SPO技术第一次用于AS以外的患者，显示了该截骨术用途广泛。从那时起，治疗多种脊柱疾病的各种改良 SPO 术式涌现，包括 Ponte 截骨[6]、多节段截骨[21]、Puschel 和 Zielke 描述的 4～6 个节段截骨[23]。

现代脊柱外科可以利用椎弓根螺钉、椎板钩、钢丝、捆绑带、硬棒和椎间装置对脊柱进行矫正操作。脊柱截骨术促进了内固定技术的发展，使外科医生可以更大程度地改变脊柱结构，达到手术目的。在传统治疗 AS 患者时，通常会切除后柱并折断前柱，这样可达到 30°～40° 的矫正效果。然而，SPO 更多是仅仅行后柱切除，每截骨节段可达到约 10° 的矫正效果[24, 25]。采用 SPO 还是其他截骨术取决于多种患者因素、手术目标、先前的融合节段和外科医生手术技能[24]。

（一）适应证

当患者出现固定性矢状面和（或）冠状面畸形时，需要应用脊柱截骨术治疗。术前应评估脊柱的柔韧性，以帮助确定截骨方式和部位。一般来说，脊柱根据柔韧度可分为三种类型：①完全柔韧型，在仰卧位或俯卧位 / 负重位，脊柱畸形可被矫正；②部分柔韧型，脊柱畸形可通过活动节段进行矫正；③僵硬 / 固定型，从站立位至卧位脊柱畸形不能矫正[24]。对于部分柔韧的畸形或前柱椎间盘具有活动度的固定畸形，可以应用 SPO。长而平滑的后凸畸形可应用多节段 SPO，而角状后凸畸形可采用更高级别（Schwab 分级为 3～6 级）的截骨术进行更好的治疗。截骨技术的选择取决于畸形需要矫正的程度和畸形病因。

最初在 AS 患者中，SPO 是通过切除骨化的前纵韧带和椎间盘来实现大部分畸形矫正。更多近期报道显示，仅行后柱切除获得的畸形矫正较小。一般认为，每切除 1mm 的后柱骨性结构，可矫正 1°，每截骨节段可获得的矫正度数约为 10°。在多节段椎体上应用多个 SPO 可以获得平滑的矫正效果。

（二）操作技术

在脊柱畸形矫正手术前，患者应进行必要的心肺检查和实验室检查。我们首选气管内麻醉，并置中心静脉导管、动脉导管、导尿管和鼻胃管。我们在所有的截骨手术操作中，利用神经监测仪监测包括经颅运动诱发电位、体感诱发电位和连续的肌电图。

患者俯卧在 Relton–Hall 手术架或 Jackson 手术床上。对于可能存在颈椎不稳的患者，我们使用 Mayfield 头架。所有的骨性隆起和周围神经走行部位应用护垫进行保护。

根据患者病理特点和手术目标，确定手术的内固定节段和截骨位置。Lafage 等证明了骨盆在连接脊柱和下肢中发挥链接作用[26]。他们强调了评估脊柱骨盆参数的重要性，这些参数包括矢状面垂直轴（sogittal vertical axis，SVA）、骨盆倾斜角（pelvic tilt，PT），以及骨盆入射角（pelvic incidence，PI）、腰椎前凸（lumbar lorolosis，LL）和 PI–LL 之间的关系。这项工作起初还尝试确定 SVA、PT 和 PI–LL 等矢状面参数的理想范围[27]，但近年来研究发现，在不同年龄患者中，这些参数是变化的[28]。外科医生在制订畸形手术方案时，应考虑每个患者的主诉，相关的病理特点和所要实现的影像学目标。

摆好体位后，显露手术节段，我们首先在所有手术节段植入内固定，这样在脊柱变得不稳定时可使用临时棒稳定，并允许在截骨完成后截骨面快速闭合，及时闭合截骨面可减少术中失血量。

在确定的截骨平面，首先切除头侧和尾侧椎体的部分棘突。然后使用骨刀、咬骨钳和椎板咬骨钳去除椎板和下关节突。双侧切除尾侧椎体的部分上关节突，在相邻椎弓根之间形成一个凹槽，完成顶点在远端的V形骨切除（图91-1）。对于单纯的矢状面矫正，应进行对称切除。如果需要进行冠面位矫正，应进行不对称切除。去除包括黄韧带在内的所有韧带组织。要特别注意头、尾两侧椎板潜行切除，以避免在截骨闭合过程中压迫神经。应用含凝血酶的吸收性明胶海绵和双极烧灼电凝控制硬膜外出血。在截骨闭合的准备过程中，根据所需矫正的度数将临时或最终的固定棒进行预弯。

完成截骨后，进行闭合（图91-1）。少数情况下，截骨面会自动闭合，但通常由术者直接施加压力或者在固定棒上进行加压操作实现闭合。如果需要折断前柱，可以通过术者手指在融合部位加压，或者抬高足部以帮助前柱折断，这项操作应非常谨慎地执行。主动脉钙化患者为前柱折断的禁忌证，因为存在动脉破裂危及生命的风险[28]。

一旦矫正完成，安放好固定棒并预锁紧。拍摄术中全脊柱正、侧位X线片，仔细评估冠状位平衡、矢状位平衡、是否达到预期的截骨矫正效果。若矫正不足，可以扩大骨切除或进行额外截骨。脊柱失衡必须得到足够纠正。如不能获得合适的矢状面对线，可导致患者效果不理想。

病例1如图91-2所示，患者表现为背部、臀部和腿部疼痛。她4年前在外院接受了L_1～S_1

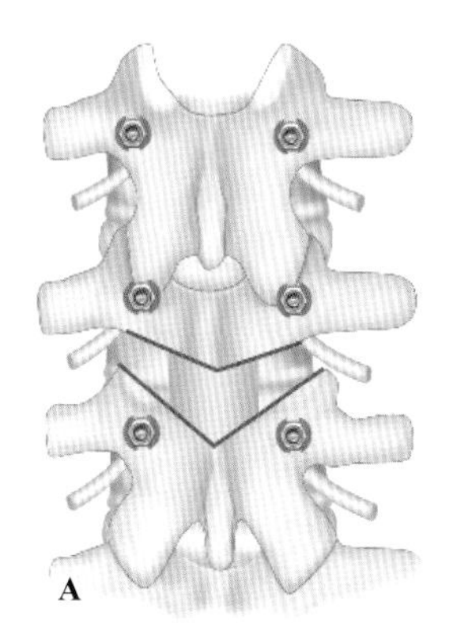

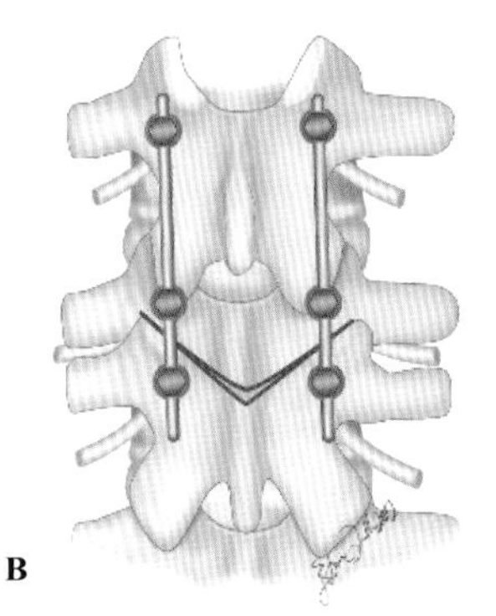

▲ 图91-1 图示Smith-Peterson截骨中的骨切除，截骨面闭合前（A）和截骨面闭合后（B）

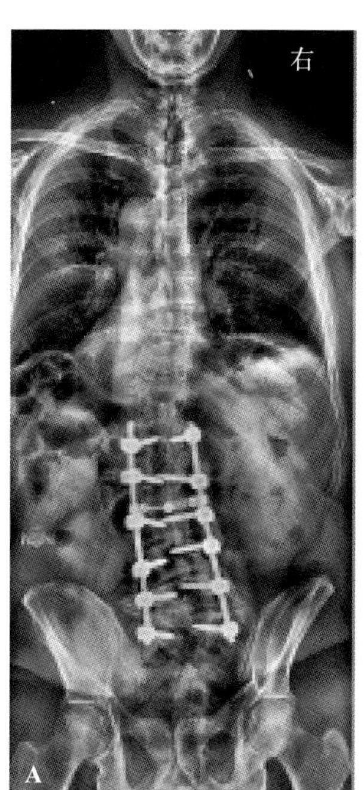

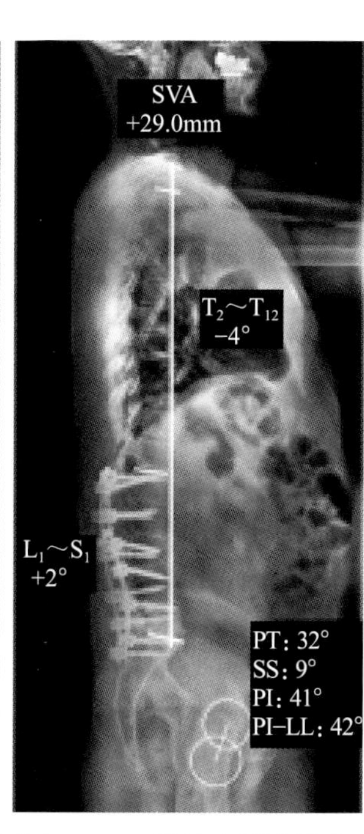

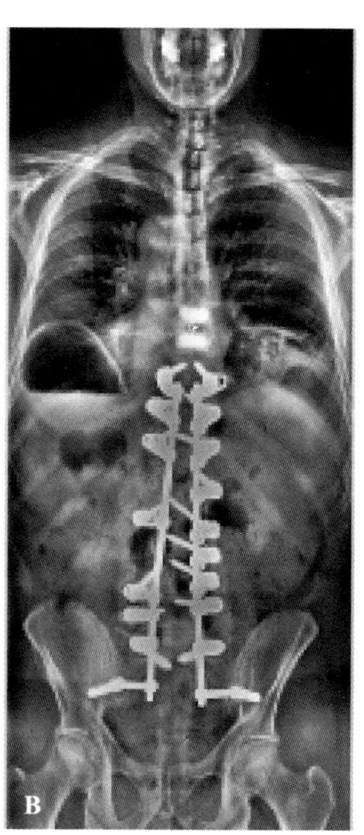

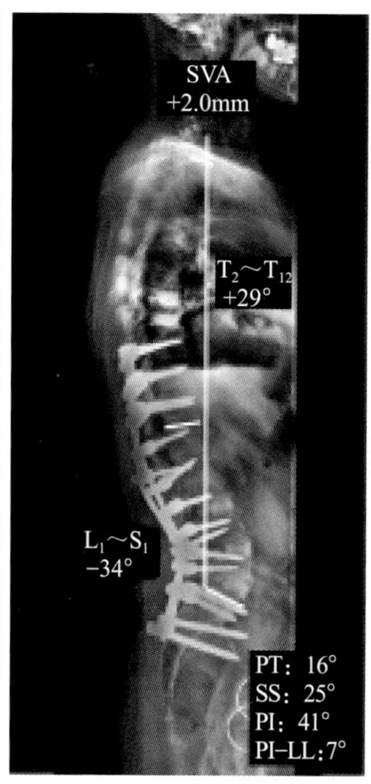

▲ 图91-2 典型病例1. 患者在L_1～S_1脊柱内固定融合术后4年出现背部、臀部和腿部疼痛。脊柱骨盆参数显示腰椎后凸（+2°）与PI-LL（42°）不匹配，骨盆倾斜角代偿性增高（PT = 32°）。她接受了一期前路L_3～L_4、L_4～L_5、L_5～S_1椎间融合术、后路T_{10}-髂骨脊柱内固定术和T_{10}～S_1融合术。在L_3～L_4、L_4～L_5和L_5～S_1进行SPO截骨，腰椎矢状面得到矫正36°。术后X线片显示腰椎前凸和矢状位平衡恢复（SVA = 2.0mm），PT降低至15°，PI-LL为7°

脊柱融合术。术前 CT 证实这些手术节段骨性融合。脊柱骨盆参数显示腰椎后凸（+2°）与 PI–LL（42°）不匹配，骨盆倾斜角代偿性增高（PT = 32°）。她接受了一期前路 L_3～L_4、L_4～L_5、L_5～S_1 椎间融合术、后路 T_{10}– 髂骨脊柱内固定术和 T_{10}～S_1 融合术。在 L_3～L_4、L_4～L_5 和 L_5～S_1 进行 SPO 截骨，使腰椎获得 36° 矢状面矫正。术后 X 线片显示腰椎前凸和矢状位平衡恢复（SVA = 2.0mm），PT 降低至 15°，PI–LL 为 7°。

（三）结果：强直性脊柱炎（AS）

Smith–Petersen 等在 1945 年发表了对 6 例患者手术治疗的效果[5]，所有病例结果良好，只有 1 例发生并发症髂动脉栓塞。1948 年 Herbert 报道了 4 例患者[13]，1958 年 Sotelo–Ortiz 又报道了 2 例患者，术后出现短暂的大腿前侧感觉异常，最终预后良好[17]。1958 年，McMaster 报道了 5 例患者，均取得良好效果，无并发症发生[16]。这些早期的报道并没有记录所获得的脊柱矫正度数，但指出大多数患者对手术疗效感到满意。

1962 年，Law 发表了最大系列的 SPO 治疗 AS 患者的效果[14]。患者的平均矫正度数为 25°～45°，并发症包括 10 例围术期死亡和 3 例畸形复发。这是早期文献中纳入病例最多的研究，也是关于死亡率和神经损伤率引用最多的研究之一。

Goel 在 1968 年报道了 15 例经 SPO 治疗的患者[12]，平均矫正度数为 37°，出现 7 例并发症，包括 2 例压疮、2 例肠梗阻、2 例神经根性刺激和 1 例畸形复发。Emneus 在 1968 年报道了另外 5 例患者，平均矫正度数为 24°，并发症包括 1 例硬脊膜撕裂和 1 例假关节形成[11]。在 1968 年，Camargo 等报道了 66 例患者[30]，矫正度数 22°～55°，并发症包括 1 例肠梗阻、1 例主动脉破裂和 2 例神经功能损伤后自行恢复。

1977 年，Simmons 对最初的 SPO 技术进行了改良[20]，他保留了最初的 SPO 技术细节，但 SPO 手术在侧卧位局麻下进行。该组病例平均矫正度数为 47°，无并发症发生。术后如其他作者所建议的，进行常规鼻胃管留置 2～3 天，以避免胃肠道并发症，同时利用棘突钢丝和管型石膏外固定。到 20 世纪 70 年代，术者开始在手术中加用 Harrington 棒以获得额外的内固定。1985 年，McMaster 利用改良的 Harrington 加压内固定装置帮助术中矫形以及术后维持稳定[31]，他治疗了 14 例患者，术后平均矫正度数为 38°，末次随访时维持在 33°，并发症包括 3 例硬脊膜撕裂和 2 例肠梗阻。Bradford 等也采用单纯后路 SPO 和 Harrington 加压内固定装置治疗患者[32]，全部 8 例患者中 5 例出现并发症，包括 2 例部分神经功能损伤后自行恢复、2 例椎板钩切割和 1 例肠梗阻。

20 世纪 80 年代椎弓根螺钉系统的发展为外科医生提供了另外的内固定方法和截骨闭合的三维控制方法。Hehne 等在 1990 年报道了 177 例采用多节段 SPO 和椎弓根螺钉固定的患者[22]，每节段截骨可获得的矫正度数平均为 10°，并发症包括 4 例死亡、4 例永久性神经功能损伤、19 例暂时性神经功能损伤、4 例内固定失败和 6 例伤口深部感染。

van Royen 等随后报道了对 21 例患者进行了相同手术的结果[33]，平均矫正度数为 25°，并发症包括 9 例内固定失败和 7 例伤口深部感染。他们不再推荐使用多节段 SPO 矫正 AS 的畸形。所有这些研究都强调，在进行 SPO 操作时会面临诸多困难。即使在“外科大师”的手中，并发症也相对常见。最近，经椎弓根截骨术被推荐用于治疗固定性矢状位失衡的 AS 患者[7, 34–36]。

（四）结果：成人脊柱畸形

Harrington 内固定装置促进了脊柱侧弯治疗方法的更新，但是也导致随后几十年复杂翻修手术量的增加。1988年，Lagrone等普及了因医源性腰椎前凸丢失引起的“平背综合征”一词[37]，他们证实使用腰椎撑开装置是这种疾病最常见的病因。为了治疗这类疾病，他们对55例患者进行了66次截骨手术，同时进行了19次前路联合手术。该项研究报道了33例并发症，无死亡或永久性神经功能损伤。SVA由术前8.2cm改善至术后平均0.1cm，末次随访时平均为4.2cm。26例患者的术后SVA平均为5.4cm，仍感觉身体前倾。与之相对照，另有24例患者的术后SVA平均为1.3cm，他们感觉不到身体前倾。这显示在矢状位失衡的翻修手术中，除非矢状位平衡得到充分的恢复，否则患者将不满意。

Floman等报道了55例因脊柱融合术后失衡而需要翻修的患者，作者共进行了154次截骨术[38]。其中9例患者接受了前路联合手术。共出现32例并发症，包括1例死亡和9例神经功能损伤（其中8例自行缓解）。脊柱失衡改善到平均2cm以内，只有5例患者仍然存在背部疼痛。

2001年，Voos等报道了27例采用多节段截骨术治疗的僵硬型畸形患者[39]，平均SVA矫正为6.5cm。其中8例患者中共出现9个并发症，包括3例假关节形成、5例内固定失败和1例短暂的神经功能缺损。没有出现死亡或永久性神经功能缺损。

最近的研究表明，与经椎弓根截骨等更高级别的截骨术相比，SPO可以缩短手术时间，减少失血，降低神经并发症的发生率。2005年，Cho等报道了71例患者的三节段SPO与单节段PSO的临床效果[40]。在两组总后凸矫正度数类似（约30°）的情况下，PSO手术组的失血量几乎是SPO手术组的2倍。三节段SPO组患者出现朝向凹侧的冠状面失代偿的倾向更高。在融合率或ODI改善方面，两组间没有统计学差异。

三、总结

SPO是一种用途广泛的截骨技术，可在脊柱畸形矫正手术中安全高效地应用。作为众多截骨技术中的一种，SPO可用来治疗固定性脊柱失衡。术者应该了解这项技术的优点和局限性，以及如何施行这种脊柱手术。

Smith-Petersn在1945年告诫：“SPO技术不可轻视，它存在很多技术操作上的难点。”这句话今天仍然适用。无论是对AS病例矫形还是纠正脊柱翻修手术中的医源性脊柱失衡，SPO相关的并发症发生率仍然很高。成功的关键在于对畸形的仔细评估、明确所需的矫正度数、了解畸形的病因和患者并发症、精细手术操作技术，以及及时处理术后并发症。

第92章

经椎弓根截骨术治疗复杂脊柱畸形

Pedicle Subtraction Procedures for Complex Spinal Deformity

Alekos A. Theologis Munish C. Gupta 著

吕 欣 李亚伟 译

一、概述

外科手术治疗复杂脊柱畸形具有挑战性，手术目的是矫正和维持良好的矢状面和冠状面对线、促进骨性融合、改善生活质量、预防和（或）减少并发症和功能障碍的发生。可以通过多种手术技术实现脊柱畸形的矢状面和冠状面对线矫正，包括利用不同的矫形固定技术和截骨技术等。通常复杂脊柱畸形的矫正需要应用各种截骨技术重建患者的站立平衡，前文已对其他几类截骨技术进行了描述，本章将重点介绍经椎弓根截骨术（pedicle subtraction osteotomy，PSO），对PSO治疗复杂成人胸腰椎和颈椎畸形的适应证和疗效展开深入论述。

二、复杂脊柱畸形及相关功能障碍

成人脊柱畸形异质性强，表现多样，其中以胸腰椎退变性病变（邻近节段病变、脊柱侧弯）和医源性畸形（如脊柱稳定结构破坏、假关节、椎板切除术后脊柱后凸、腰椎平背畸形）最为常见。轻度脊柱畸形常可耐受，无明显功能障碍，但未治疗的、严重的脊柱对线不良，往往可进展至出现明显功能障碍。Glassman 等[1]发现轻度矢状位失衡即可对患者生活质量产生负面影响，且随着矢状位失衡程度加重，生活质量亦显著降低。相比而言，患者对冠状面的失衡具有一定耐受性，冠状位失衡＞ 4cm 时与疼痛加重、功能状况恶化相关。

颈椎畸形是成人脊柱畸形中的一个特殊类型，其致残率高、诊疗复杂，因此应予以特别重视。患者往往对进展性颈椎后凸的耐受性较差[2]。近来一些研究表明，颈椎矢状面对线不良与生活质量评分相关[2-5]。Tang 等指出，颈椎矢状垂直轴（sagittal vertical axis，SVA）与颈部障碍指数（neck disability index，NDI）呈正相关，与 SF-36 PCS 呈负相关[2]，一旦 C_2 SVA ＞ 4cm 将导致 NDI 评分显著增高。Hyun 等发现 C_2～C_7 SVA 与 NDI 评分呈正相关，在 SVA ＞ 4.35cm 时关联性最强[3]。此外，与同年龄组、同性别组进行对照分析发现，美国的成人颈椎畸形患者 EQ-5D 评分（用于评估一般健康状况）为 34%，低于第 25 百分位数下限[6]。该报道还称患者平均 EQ-5D 评分与失明、肺气肿、肾衰，以及脑卒中的第 25 百分位数下限相近，且低于恶性乳腺癌、前列腺癌和缺血性心脏病的第 25 百分位数下限[6]。由此可见，充分矫正严重的颈椎和胸腰椎畸形对于改善患者生活质量十分重要。

尽管多数轻、中度脊柱畸形不需用采用三柱截骨技术来进行手术矫正，但仍有一些畸形应考虑采用 PSO 技术，包括前柱广泛融合导致的僵硬畸形、严重的躯干失衡（如矢状面失平衡＞10～12cm、冠状面 Cobb 角达到 70°～75° 且柔韧性＜40%）[7, 8] 及短节段的角状后凸 [9]。在下文中，我们将回顾分析如何进行 PSO 手术，以及 PSO 技术在胸腰椎和颈椎畸形矫正中的有效性。

三、手术技巧

PSO 外科操作技术要求较高。成功实施 PSO 需要以下基本步骤，其操作顺序因人而异。充分显露脊柱后方结构后，先在术前计划截骨区的上方和下方各进行三个节段的固定，然后将截骨节段上、下双侧小关节切除，并切除截骨区上方椎弓根至下方椎弓根之间的椎板（图 92–1）。以 L_3 PSO 为例，切除 L_2～L_3 和 L_3～L_4 双侧小关节和从 L_2 椎弓根到 L_4 椎弓根之间的椎板，显露出 6 根神经根（L_2、L_3、L_4）。切除 L_3 双侧横突，沿两侧椎体外侧壁行骨膜下剥离，将钝性牵引器放置在椎体两侧并向前包绕（图 92–1）。为确保手术安全性，椎体切除前需将一根预弯棒固定至截骨区一侧的头、尾并各置入一枚或两枚螺钉，对截骨区进行临时固定。切除 L_3 椎体一侧椎体松质骨和椎弓根（图 92–1），然后在截骨区的对侧放置第二根棒，取出第一根棒并切除该侧椎体松质骨和椎弓根。随后切除 L_3 椎体后壁，注意进行该步骤时脊柱处于极不稳定状态，因此保持截骨区域稳定非常重要。如果在颈椎或胸椎实施 PSO，还应注意操作中避免过度牵拉硬膜囊，否则可能会造成灾难性的神经功能障碍。最后将另一根棒固定至对侧，两侧棒交替压缩、逐步闭合

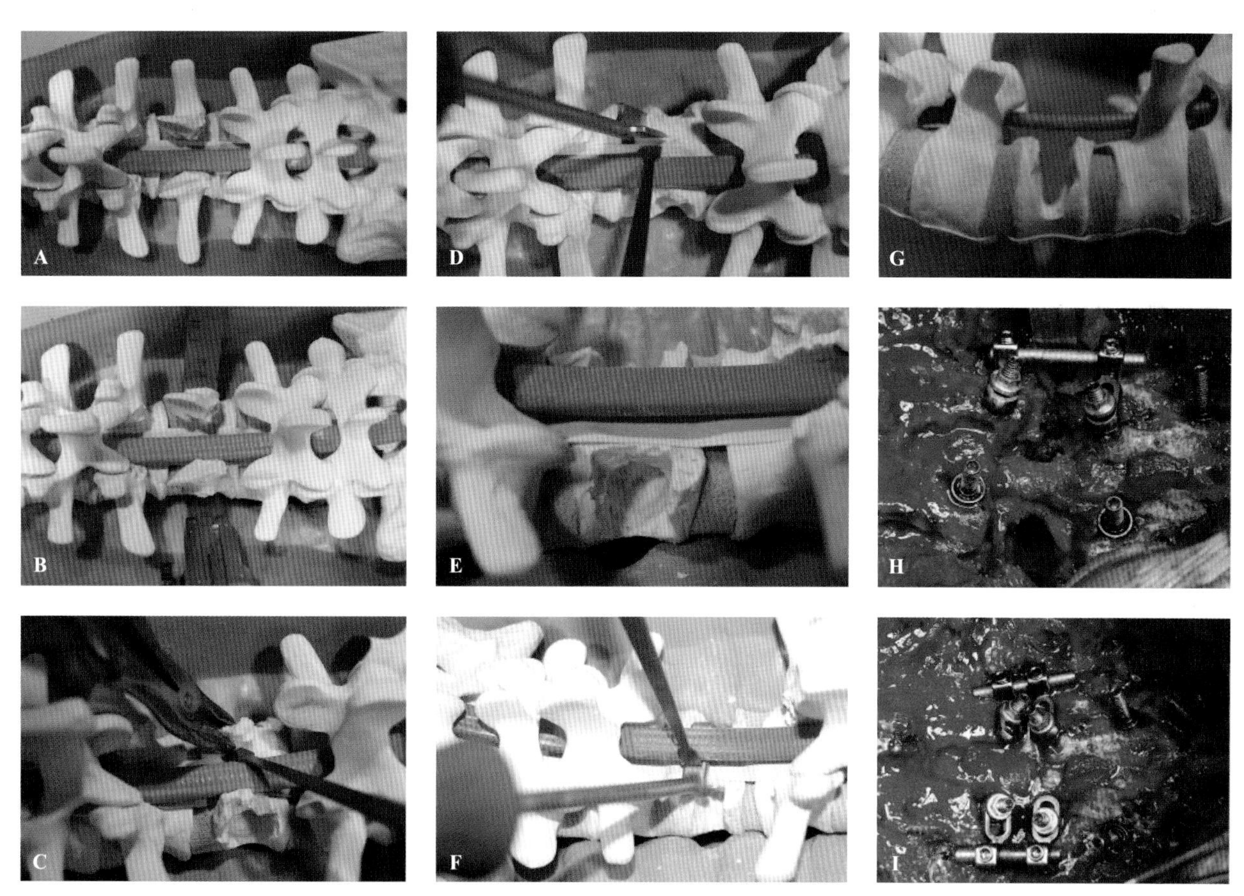

▲ **图 92–1 经椎弓根截骨术步骤示意图**

定位手术节段，从计划截骨节段的上方和下方的椎弓根进行双侧小关节切除和全椎板切除（A 和 B）。切除截骨平面的横突，并围绕椎体侧壁进行骨膜下剥离（B），沿侧壁和椎体前方放置钝性牵引器（B）。然后切除双侧椎弓根（C），切除椎体（D 和 E），之后切除椎体后壁（E），由此完成椎体楔形切除（G）。闭合楔形缺损可以显著增加节段性前凸（H 和 I）

截骨区（图 92-1）。利用截骨面的形状和截骨闭合的对称性，可以实现脊柱多平面矫正。

四、成人胸腰椎畸形

最先应用 PSO 技术治疗胸腰椎畸形的是 Thomasen，他于 1985 年用 PSO 技术治疗了僵硬性矢状位失衡的强直性脊柱炎患者[10]。因 PSO 可增加 30°～35° 的前凸角度，从首次报道以来，已证明它能够有效恢复脊柱对线并改善患者临床效果（图 92-2）[11-16]。Berven 等发现应用 PSO 技术治疗僵硬性腰椎矢状面畸形可获得良好的影像学结果和较高的患者满意度[16]。Bridwell 等也认为 PSO 能够纠正僵硬性腰椎矢状位失衡并显著改善疼痛、自我形象、功能障碍指数（Oswestry disability index，ODI）评分和术后 2～5 年的总体满意度[11, 12, 17]。PSO 技术还可以用于胸腰椎畸形翻修，Gupta 等[18] 报道 PSO 在翻修手术与初次手术中的矫形效果和并发症发生率相似。此外，也有研究报道证实 PSO 治疗强直性脊柱炎（图 92-3）[19-25] 和创伤后畸形[26-32] 同样可以获得良好预后和影像学矫形结果。

如何选择 PSO 的理想节段已成为近期研究热点。由于 L_2、L_3 和 L_4 的近端和远端均可获得足够的固定位点，因此常被选为矫形截骨节段。Lafage 等认为尽管 L_4 PSO 可以更好地改善骨盆倾斜角（pelvic tilt，PT），但 L_3 PSO 和 L_4 PSO 在矫正脊柱整体矢状位平衡方面并无差异[33]。一旦畸形矫正不足，则意味着一些功能障碍无法获得改善[34]。因此，一些学者主张在腰椎更加远端的节段实施 PSO（即 L_5 或 S_1），以提高脊柱矢状面矫形效果。尽管该建议在技术上可行，但由于远端可用的固定点较少，且可能存在更高的神经损伤风险，故应尽量避免实施 L_5 和 S_1 PSO[9]。针对严重畸形的另一种手术策略，是实施两个节段的腰椎截骨术[34]，该方法已被报道用于治疗强直性脊柱炎后凸畸形[25]。

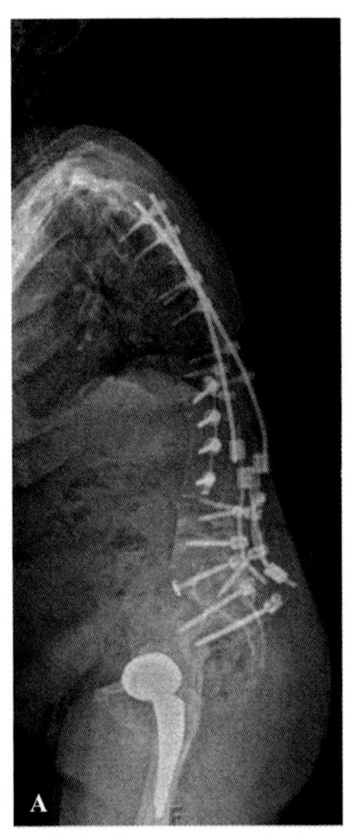

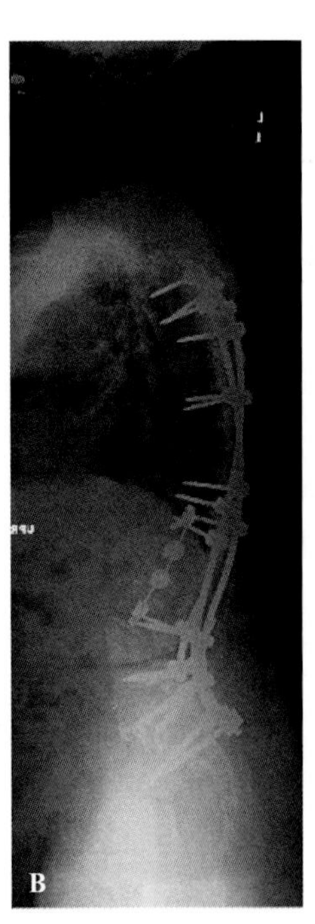

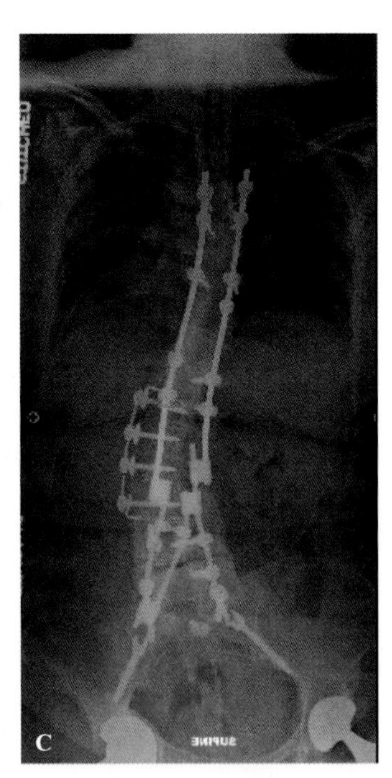

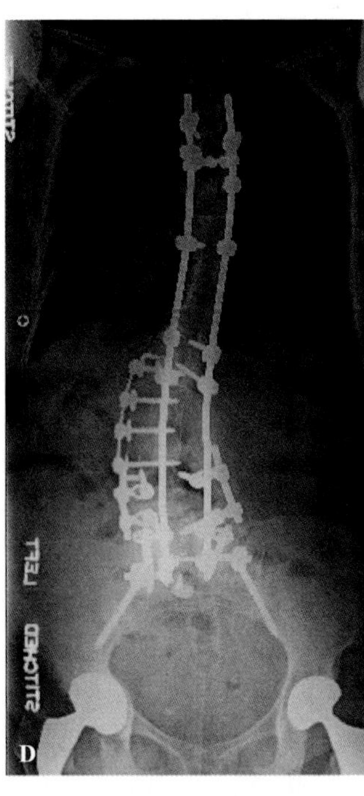

▲ 图 92-2 女性，46 岁，有 5 次手术病史，表现为严重的冠状面和矢状面失代偿（SVA 15.7cm，PI-LL 32°，PT 31°，CSVL 2.3cm）、腰痛、L_4～L_5 假关节、前后路内固定失败（A 和 C）。为矫正 L_4～L_5 的畸形并实现融合，行内置物取出 +L_4 经椎弓根截骨术（PSO）+ 后路 T_4- 骨盆内固定融合翻修术（B 和 D），由于僵硬的腰椎畸形和既往手术造成的骨性融合，在 PSO 部位使用了四棒固定（B 和 D），最终患者的腰椎 - 骨盆参数得到良好纠正，并重获整体矢状面和冠状位平衡（B 和 D）（SVA 4.4cm，PI-LL 5°，PT 18.4°，CSVL+1.7cm）

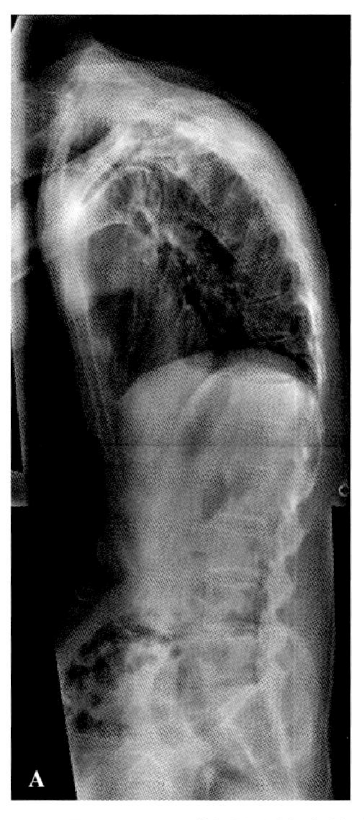
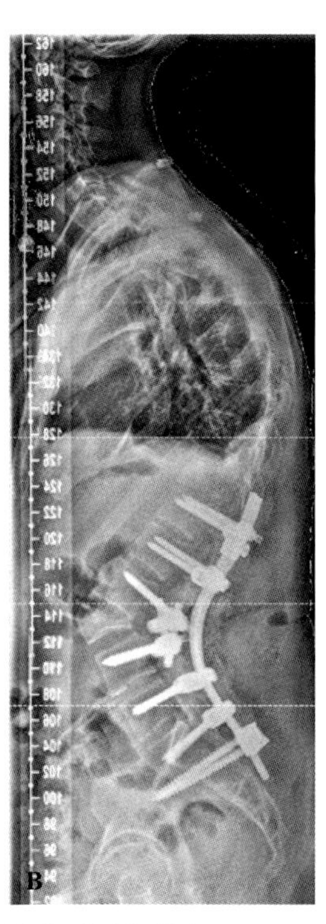

▲ **图 92-3　男性强直性脊柱炎的典型影像学表现（A）**

该患者存在明显的腰椎前凸丢失、颈胸后凸、骨盆后倾和严重的整体矢状位失衡（A）。L_3 PSO 手术后，整体矢状位平衡和腰椎 - 骨盆平衡均得到恢复（B）。在 PSO 部位使用了四棒结构以加强稳定性（B）

除最佳截骨节段选择外，也有不少学者关注如何预测 PSO 术后的影像学结果，以最大限度地提高临床成功率。Lafage 等发现各参数之间的数学公式：PT=1.14+0.71×（PI）−0.52×（最大腰椎前凸）−0.19×（最大胸椎后凸），SVA=−52.87+5.90×（PI）−5.13×（最大腰椎前凸）−4.45×（PT）−2.09×（最大胸椎后凸）+0.513×（年龄），预估单节段腰椎 PSO 术后矢状面参数的阳性预测值为 0.76，阴性预测值为 0.98。另外，Ondra 等利用 SVA 切线的三角公式来计算腰椎 PSO 所需的楔形切除范围和矫正角度[36]。

目前多数研究都集中在 PSO 矫正矢状面畸形的应用，而对于严重的冠状面畸形也可以利用非对称性胸腰椎 PSO 进行矫正，但需使用不同方法闭合截骨面（图 92-4）[37-40]。Girod 等报道采用非对称性 L_3 PSO 成功纠正了 1 例脊柱骨盆对线不良并同时存在冠状面和矢状位失衡的患者[39]。而且，Lewis 等认为对于已行胸腰椎后路内固定

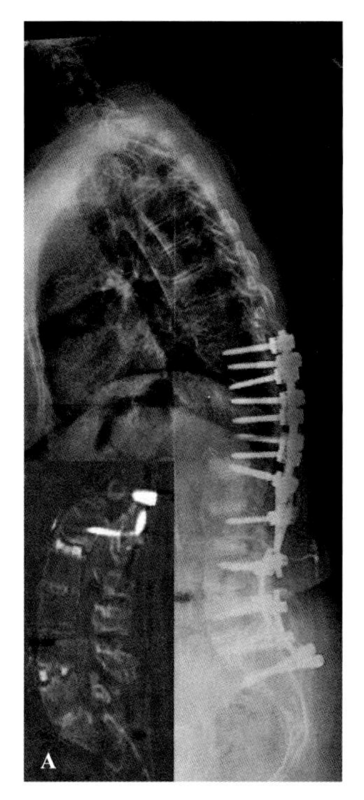
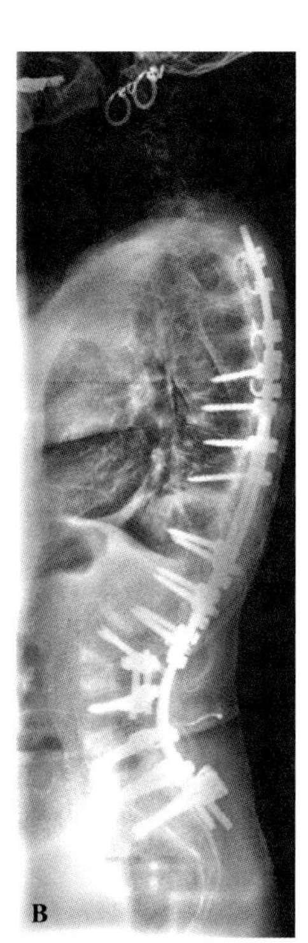
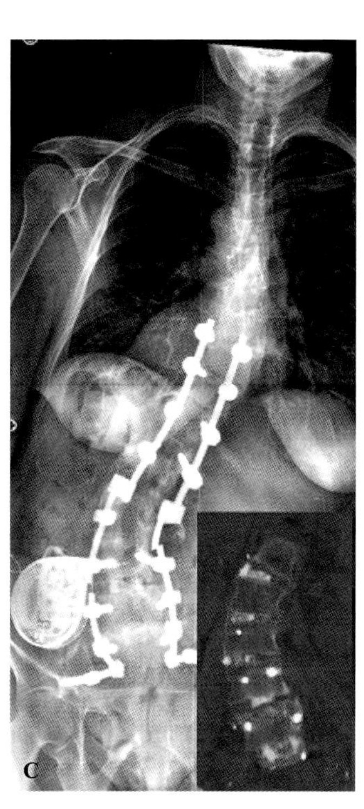
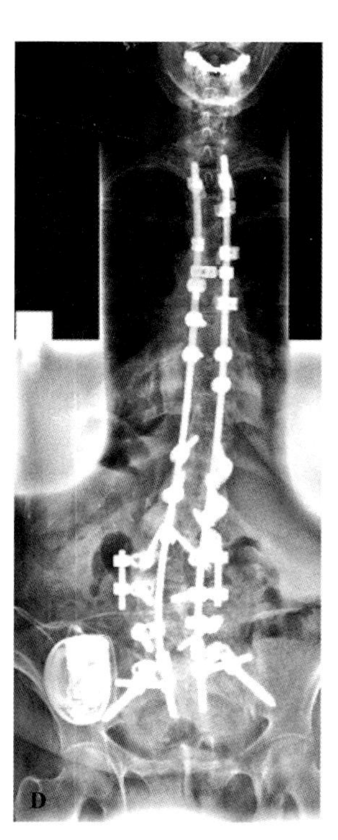

▲ **图 92-4　女性，55 岁，有多次手术史，表现为剧烈下腰痛，需要吗啡泵止痛，存在多节段的假关节（L_1～L_2 和 L_3～L_4），内固定断裂、严重的矢状面和冠状面失代偿（SVA 8cm，CSVL 7.5cm）导致站立困难（A 和 C）。由于畸形程度较大且僵硬、既往前柱融合以及严重的冠状位向右侧失衡，采用非对称 L_3PSO+ 截骨区域四棒固定 + 后路 T_3- 骨盆内固定融合翻修术。最终该患者的矢状位（SVA 0cm）和冠状位（CSVL 1.5cm）对线均得到了显著的矫正（B 和 D）**

融合术矫正的特发性脊柱侧弯仍残留的胸腰椎畸形，采用不同的后路脊柱截骨术仍可获得良好的矫正效果，其中包括非对称性 PSO[37]。

五、成人颈椎畸形

包括 PSO 在内的后路截骨术仍是矫正颈椎畸形的主要手术方式。尽管 PSO 可以在腰椎和胸椎的任何节段实施，但鉴于椎动脉走行于上颈椎和靠头侧下颈椎的横突孔，在颈椎中应用 PSO 技术仅局限于 C_7（图 92-5）。选择 C_7 进行 PSO 时须格外谨慎，7.5% 的椎动脉行经 C_7 横突孔[41]。此时截骨节段应选择更靠近尾侧的椎体（即 T_1、T_2、T_3）[42, 43]。颈椎 PSO 中，C_7 PSO 可以增加大约 30° 的颈椎前凸角度[44–47]，其临床疗效已得到证实[44, 46–48]。Samudrala 等报道 8 例行 C_7 PSO 手术的患者获得了明显的疼痛改善和平视能力恢复[46]。Deviren 等也报道 11 例 C_7 PSO 的患者术后颈部疼痛、NDI 和 SF-36 评分及矢状面对线（术前 SVA 7.9cm，术后 SVA 3.4cm；矫正度 42.8%）有显著改善[47]，且无神经系统并发症[47]。

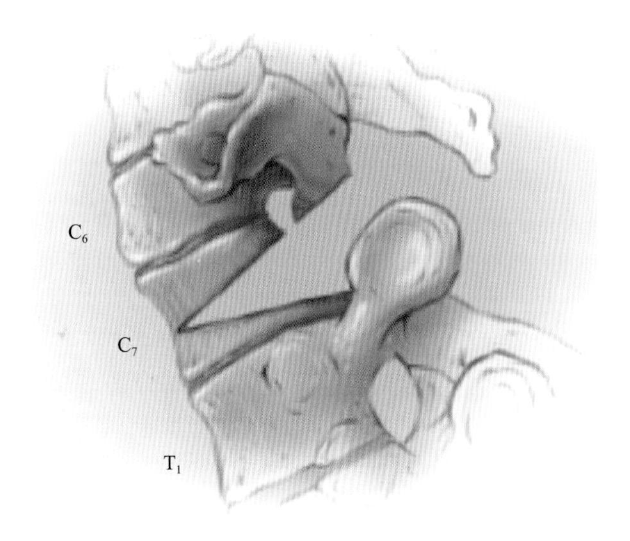

▲ 图 92-5　C_7 PSO 示意图

经许可转载，引自 Ames CP, Smith JS, Scheer JK, et al. A standardized nomenclature for cervical spine soft-tissue release and osteotomy for deformity correction. *J Neurosurg Spine*; 2013; 19（3）: 269–278.

Tokala 等报道 8 名 C_7 PSO 的患者术后颈椎曲度（由 15° 后凸变为 41° 前凸）和颌眉椎角（由 41° 变为 6°）均得到明显改善[44]。

尽管大多数颈椎畸形以矢状面畸形为主，但也存在颈椎冠状面畸形。Theologis 等报道 1 例多发伤后 3 年发生颈椎后方异位骨化而导致的僵硬性颈椎冠状面畸形的病例，成功行经 C_7 不对称 PSO 矫形手术[49]，术后生活质量评分、局部畸形（Cobb 角由 30° 变为 9°）和整体冠状面对线（由 7cm 变为 2.9cm）均有显著改善[49]。这些研究均强调了 PSO 技术在矫正僵硬的、复杂的颈椎畸形中的作用价值。

六、并发症

尽管 PSO 技术具有强大的矫形能力，但其技术操作仍极具有挑战性，可能导致严重的并发症。因此，术者应当了解 PSO 技术的两大主要并发症及其减少或预防的手术策略[9, 13, 50, 51]，两大并发症包括假关节形成和新发神经功能损害。

假关节形成是 PSO 中一种较为棘手且认识不足的并发症[52–54]。Dickson 等在 171 例接受腰椎 PSO 并形成假关节的患者中发现，61% 的患者假关节出现在截骨区域[54]。Smith 等在一项前瞻性、多中心研究中发现腰椎 PSO 患者总断棒率为 22.2%[55]。除 PSO 外，假关节 / 断棒的其他危险因素亦较多，至少包括以下因素：术后 8 周矢状面正平衡≥ 5cm、手术年龄＞ 55 岁、骶骨骨盆固定不足、腰椎前凸纠正＞ 30°、术后胸椎后凸＞ 50°、术后骶骨倾斜角（sacral slope）≤ 30°，以及存在假关节史、腰椎减压手术史、腰椎放疗史和炎症 / 神经疾病等[52, 55, 56]。

由于 PSO 的假关节形成和断棒发生率较高，已对不同手术策略开展了生物力学和临床研究[57–61]以期减少这些并发症的发生。例如，Lehman 等证实胸椎 PSO 中使用两个横向连接器可显著提高截骨区的抗扭刚度[57]。另一种方法是加用“卫星”棒跨越截骨区域[58]，该方法由Gupta等首次报道[62]（图92-2和图92-3），其优越性已得到证实。Hyun等报道相比于双棒技术，在PSO截骨区采用三棒技术可使PSO区域的断棒率和假关节形成的翻修率均明显降低[63]。在一项PSO治疗成人脊柱畸形患者的队列研究中，Gupta等发现与双棒结构相比，采用四棒结构的假关节形成率（3.4% vs. 25%）和断棒率（0% vs. 25%）均明显降低[64]，这可归因于四棒结构内PSO区域的最高应力明显降低（高达50%）。另有学者在截骨区邻近节段置入椎间融合器，增加其稳定性并减少后路内固定的应力[58, 59]。Deviren等发现与邻近节段未进行椎间融合的PSO组相比，PSO区上方/下方采用侧向椎间融合器能够减少其轴向旋转力25.7%，增加抗疲劳弯曲和动态刚度22.2%[59]。此外，Luca等报道在PSO区域邻近节段置入两个椎间融合器比仅置入单个融合器更能减少后路内固定的负荷（15% vs. 8%）和应力[50% vs.（20%～30%）][61]。其他降低PSO断棒风险的研究关注于后路内固定的材料特性。Lindsey等报道钛棒的疲劳寿命低于不锈钢棒，并且弯曲塑形可降低钛棒装置的疲劳寿命[65]。另外，Luca等发现与钴铬棒和5mm钛棒相比，双侧6mm钛棒在PSO上的应力更小[60]。而Tang等研究表明后路内固定的疲劳寿命受材料的影响较小，而受棒的弯曲塑形的影响更大。具体而言，棒的疲劳寿命因棒的弯曲塑形而降低，很大程度上取决于棒在PSO区域的曲塑形严重程度[66]。尽管上述技术均可降低PSO相关的断棒率和假关节形成的发生率，但仍需更多的长期临床随访来评估其最终疗效。

神经系统损伤是PSO更加严重的并发症。已报道的与PSO相关的神经功能障碍包括神经根性损害、马尾综合征和脊髓损伤。通常由于在截骨闭合过程中发生硬膜折叠、截骨移位和（或）残留背侧压迫所造成[67]。Buchowski等报道11.1%腰椎PSO患者出现神经功能障碍（运动丧失＞2级或直肠/膀胱失控），其中2.8%属于永久性损害[67]。在颈椎矫形中，C_7和T_1 PSO可导致C_8神经根性损害[42, 44, 68]。因此，使用由运动诱发电位、体感诱发电位和肌电图（electromyography，EMG）组成的多模式神经监测方式来最大限度地降低PSO纠正复杂脊柱畸形时发生神经功能损害的风险至关重要。Jarvis等总结了PSO术中神经监测发生变化的处理流程。该流程按发生神经监测变化时段和相应的干预措施分为三类：1类（减压前）、2类（减压/截骨期间）和3类（截骨闭合后）[69]，详见表92-1。该表应成为所有外科医生行PSO时的重要工具之一。

表92-1　复杂脊柱畸形经椎弓根截骨术中神经监测信号变化的应对措施

1类 减压前	2类 减压/截骨期	3类 截骨闭合后
• 将MAP升至≥80mmHg • 优化氧合（检查全血细胞计数；血红蛋白＜10g/L，则输血） • 如有牵引，移除/减少牵引重量（如果适用） • 排除神经电生理监测差异（即确保神经监测导线位置正确，重复神经监测刺激） • 排除麻醉干扰（减少吸入麻醉药，逆转神经肌肉阻滞） • 通过诱发肌电图和（或）X线片检查内置物位置是否正确 • 若有误置，重新置入/拆除内置物	• 将MAP升至≥80mmHg • 优化氧合（检查全血细胞计数；血红蛋白＜10g/L，则输血） • 截骨区域放置稳定棒（如果没有） • 检查脊髓是否残留压迫（如血肿、骨赘、植骨） • 完成减压 • 完成截骨手术，以期复位和脊髓短缩将使脊髓得到减压并改善脊髓血供	• 将MAP升至≥80mmHg • 优化氧合（检查全血细胞计数；血红蛋白＜10g/L，则输血） • 张开截骨区域并确保减压充分 • 减小矫形/短缩，再次闭合截骨区

如果神经监测异常信号持续存在，应进行Stagnara唤醒试验[69]

七、结论

经椎弓根截骨术是矫正复杂颈椎和胸腰椎畸形的一项重要工具。PSO 的理想指证是环形融合、严重的矢状面和（或）冠状位失衡以及角状后凸 / 侧弯。尽管 PSO 具有强大的畸形矫正能力，但其也伴有较高的并发症发生率，实施时应慎重考虑。最后，为了最有效地恢复复杂成人脊柱畸形患者良好的站立平衡，需要仔细制订术前计划，并深入理解 PSO 的矫形能力和局限性。

后路全脊椎切术治疗复杂脊柱畸形

Vertebral Column Resection for Complex Spinal Deformity: Posterior Approach

第93章

Azmi Hamzaoglu　Meric Enercan　著
仉建国　庄乾宇　译

手术治疗复杂的（严重、僵硬、角状）脊柱畸形是非常具有挑战性的。复杂脊柱畸形包括冠状面、矢状面和轴状平面的失代偿。对于处理导致严重失代偿的严重角状畸形来说，尤其需要更具挑战性的截骨来完成各平面的矫正[1-4]。

传统的后路、前路和前－后联合手术技术在矫正三个平面畸形时存在明显缺陷。后路楔形（角状）截骨不能矫正脊柱的偏移。全脊椎切术（vertsbral column resection，VCR）是唯一能够同时矫正所有平面畸形的技术。VCR 技术包括完整切除一个或多个椎体节段联合后方结构和整个椎体，包括相邻的椎间盘。

1922 年，MacLennan[5] 首次报道使用 VCR 治疗严重脊柱侧弯。近年来，VCR 逐渐普遍用于治疗严重脊柱畸形。1983 年，Luque[6] 报道了 8 例 VCR 用于超过 90° 的严重原发脊柱畸形治疗。采用前－后路联合入路，通过前方椎体开窗取出椎体松质骨，并避免损伤节段血管或邻近椎间盘。1987 年，Bradford[7] 将 Luque 的截骨技术进行了改良。他报道了 16 例 VCR 矫正多平面僵硬畸形。对于僵硬的冠状位失衡，他通过前－后联合入路完成脊柱短缩及后方内固定置入融合[8]。前－后联合入路 VCR 技术难度大，并且常伴有较高的严重并发症率。Bradford 和 Tribus 报道了 24 例患有严重冠状面失代偿畸形的患者接受前－后联合入路 VCR、脊柱短缩、后路固定技术。14 例患者中共出现 31 项并发症[9]。单纯后路 VCR（posterior vertsbral cdumn resection，PVCR）由 Suk 首次报道[10]，之后很多作者陆续报道了 PVCR 的应用[11-15]。

PVCR 包括以下多种适应证。

- 严重僵硬先天性脊柱侧弯、后凸、侧后凸、前凸、侧前凸畸形，伴 / 不伴椎管内异常。
- 成人脊柱畸形（侧弯、后凸、侧后凸、侧前凸）。
- 创伤后、感染后继发后凸、侧后凸畸形。
- 椎体骨折伴神经功能损伤。
- 可切除的脊柱肿瘤。
- 脊柱脱垂。
- 翻修手术如下。
  - 多节段假关节形成继发的广泛僵硬畸形。
  - 平背综合征。
  - 曲轴现象。
  - 矫形术后附加现象或失代偿。
  - 椎板切除术后继发严重角状后凸。
  - 漏诊的先天性侧弯伴严重僵硬骨盆倾斜，伴 / 不伴经过手术治疗的椎管内异常。

PVCR 包括下列优点。

• 通过减少手术时间及出血量，避免开胸入路或胸腹联合入路相关并发症。尤其对于由于严重胸椎畸形导致重度肺功能下降的患者，避免前路手术具有明显优势。

• 同时矫正脊柱的偏移畸形及旋转畸形，单一后路同时进行前、后柱可控矫形。

• 虽技术难度大，但可广泛用于颈胸、上胸及颈椎部位畸形。

• 可安全用于多节段全椎体切除。

• 椎体切除结合短节段固定能够保留 10 岁以下患儿的胸廓及脊柱发育潜能。

• 直视下操作，利于保护脊髓神经。

• 矫形效果优于其他类型截骨。

PVCR 包括以下缺点。

• 技术难度高，挑战大。

• 腰段 VCR（尤其是 L_2 以下）技术风险高，因为必须要保留神经根。

• T_{11}、T_{12} 神经根需要注意保护，确保其腹肌支配。

• 硬膜外血管出血可能难于处理。

• 硬膜撕裂及相关神经损伤风险高于前－后联合入路。

• 颈椎 VCR 技术难度大。

一、作者推荐的 VCR 技术

PVCR 的手术技术难度很大。所有患者需要术中感觉诱发电位（somatosersory evoked potential，SSEP）和运动诱发电位（motor evokeol potential，MEP）监测。气管插管完成后，需要在摆放体位前记录 SSEP 和 MEP 的基线值。患者摆放于 Jackson 床上，注意保护所有骨性凸起，避免过度压迫及周围神经损伤；髋关节保持过伸状态，腹部需要空出。俯卧位摆放完毕后，再次检测 SSEP 和 MEP 信号，并与仰卧位基线值比较。如果 SSEP 和 MEP 信号此刻下降超过 20%，髋关节需要减少过伸以避免脊柱的过度后伸。可以在 PVCR 完成后，最终内固定棒安放之前重新调整髋关节至过伸状态，从而达到理想的矢状面曲度。

氨甲环酸可以减少术中出血。一般情况下采用 50mg/kg 作为负荷剂量，5mg/（kg · h）作为维持剂量。精细骨膜下显露最上、最下固定椎之间的脊柱节段，VCR 节段需要显露至双侧肋骨。所有的小关节突在显露后，切除下关节突以松解脊柱并有利于融合。在 VCR 水平近端及远端放置至少 3 个节段的椎弓根螺钉。在严重侧后凸及侧前凸患者中，因为在畸形顶点部位脊髓非常邻近凹侧椎弓根内缘，作者推荐在广泛椎板切除后，小心探及椎弓根内壁后再行上、下两节段的螺钉置入。作者推荐在所有病例中均使用万向椎弓根螺钉，顶点附近的凹侧万向长尾提拉钉尤其适用于侧弯、侧后凸和侧前凸畸形矫正。

椎弓根螺钉置入后，切除截骨节段双侧肋骨及横突以显露椎弓根侧壁。椎板减压前于凸侧安放临时固定棒。从上位椎体椎弓根下缘至下位椎体的椎弓根上缘使用高速磨钻行广泛椎板加压。高速磨钻能够有效减压脊髓神经，并且避免医源性神经损伤及矫形过程中的脊髓卡压（图 93-1）。此外，广泛椎板减压还能够确保截骨过程中保持直视脊髓状态，并避免在矫形过程中出现脊髓褶皱。胸椎部位的神经根可以安全切断以利于显露和结果操作，但 T_{11} 水平以下的神经根必须被保留。尤其是 T_{11} 和 T_{12} 神经根需要保留，以保证其腹肌的有效支配。在切断神经根时，需特殊注意不要结扎或损伤节段动脉。

在侧弯、侧后凸和侧前凸畸形中，推荐使用高速磨钻先切除凹侧椎弓根，而不是凸侧椎弓根。因为凹侧椎弓根位置更偏腹侧，凸侧椎弓根截骨过程中的出血可能会聚集在凹侧，从而影响操作视野。从凹侧开始进行椎弓根切除能够保证更好的视野，并且通过使脊髓从原来的位置向内侧漂移，从而有效降低脊髓张力。

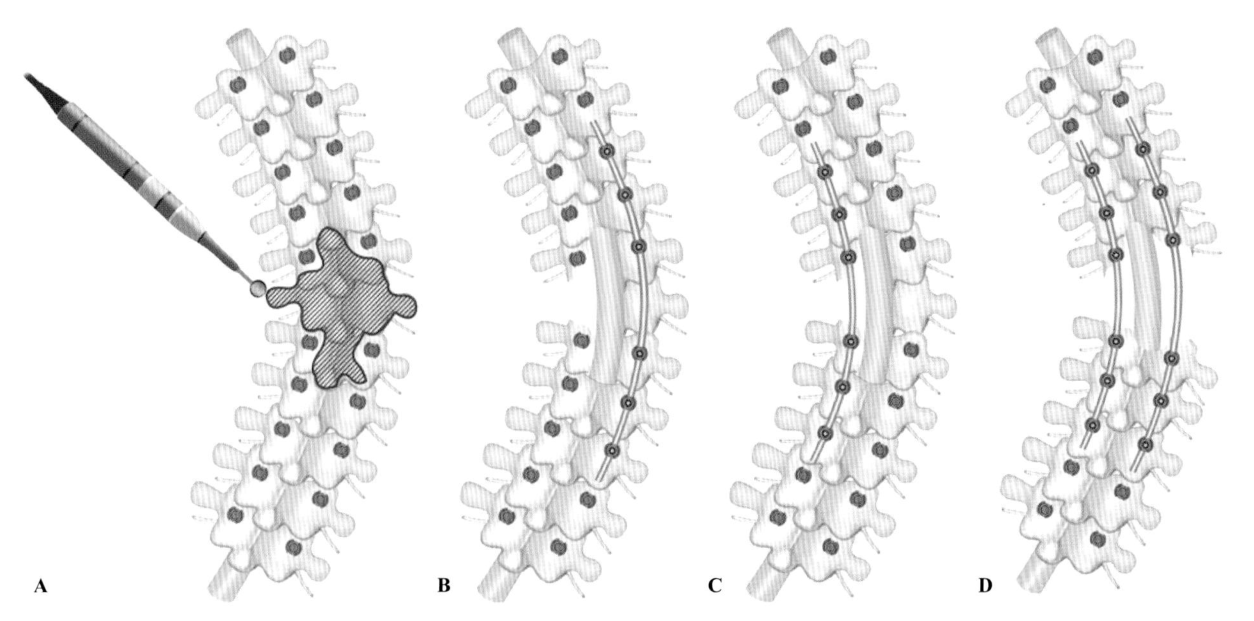

▲ 图 93-1 **A.** 广泛椎板切除范围，使用高速磨钻从上位椎体椎弓根下缘至下位椎体椎弓根上缘切除椎板；**B.** 椎板切除前凸侧置入临时棒；**C.** 凹侧切除完成后，于凹侧置入临时棒，同时取出凸侧棒，以便凸侧截骨操作；**D.** 截骨完成后，矫形之前置入第二根临时棒

在椎体外侧小心地进行骨膜下剥离，直到前方结构可以轻松地被探及。使用可塑性的拉钩保护胸膜、血管及交感链。安放拉钩到位后，切除上下椎间盘，并用骨刀及高速磨钻切除凹侧椎弓根及椎体。椎体前方可保留一层较薄的骨质及前纵韧带，从而避免矫形过程中出现移位。最后去除后方皮质以减少硬膜外出血。在硬膜下方用反向刮匙来去除残留的椎体后壁。切除椎体后壁后，于凹侧安放临时固定棒，并取出凸侧棒以便于凸侧椎体切除。凸侧椎体切除顺序同前。彻底切除椎体后，再次安放凸侧固定棒。彻底检查椎管，以确保在硬膜前方没有残留骨质及椎间盘组织。对于不同的侧弯、侧后凸和侧前凸畸形，在 VCR 后应采取不同的矫形技术。

二、VCR 矫正侧弯畸形

VCR 完成后，经凹侧可置入一个与凹侧截骨间隙同高的临时钛笼。这能够避免脊髓的突然短缩和移位，以及避免矫形过程中可能的神经损伤。凸侧安放一根临时棒，将凹侧位于顶椎部位的椎弓根螺钉更换为长臂提拉螺钉。首先将一根内固定棒预弯成合适的矢状面曲度，然后放置于凹侧与远端 2 枚螺钉相连。然后用悬臂手法放置内固定棒并与近端 2 枚螺钉相连锁紧。从截骨间隙旁至远近端逐一锁紧提拉长臂螺钉可平移矫正侧弯（图 93-2），在矫形过程中，凹侧截骨间隙不断增加，此时可将临时钛笼更换为更大的钛笼置入。在每一个矫形步骤时间点均需进行脊髓信号测量，同时严密监控截骨部位的脊髓皱褶和受压情况。如果发现硬膜皱褶情况，可从凹侧用撑开钳来撑开前方间隙，并放置更大的钛笼。再预弯一根合适矢状面曲度的内固定棒置入凸侧，通过凹侧节段性撑开、凸侧节段性加压来矫正残留侧弯畸形。根据情况可反复更换凹侧及凸侧棒来获得更好的矫形效果。通过术中正侧位透视确定最终矫形效果。根据脊柱整体力线及与骨盆的关系，可在顶椎及远近端区域进一步性节段性加压撑开来实现理想矫形。最终评估椎管内情况、钛笼位置及钛笼稳定性。在椎板缺损部位棘突之间置入 H 形股骨异体骨板。双棒之间跨越异体骨板放置横联以增加稳定性并预防骨块移位。将自体骨粒置入横联下异体骨块远近端部位以提高

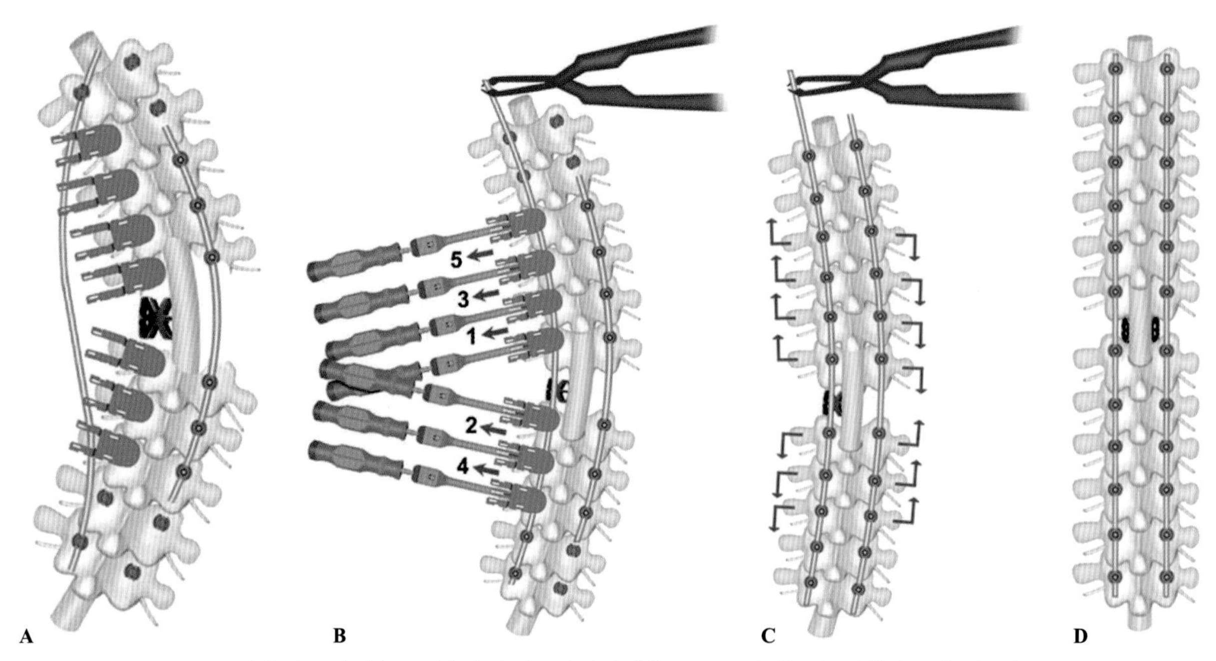

▲ 图 93-2 **A.** 凹侧安放内固定棒与近端螺钉相连以行杠杆矫形，置入与截骨间隙等高的临时钛笼；**B.** 在截骨间隙向远近端分别逐一通过长臂螺钉提拉矫形；**C** 和 **D.** 残留畸形通过节段撑开加压进行矫正

融合率。结构性异体骨能够作为屏障保护脊髓，并避免术后血肿及瘢痕组织压迫（图 93-3）。

术者需要始终警惕突然的脊髓短缩，通过多次换棒能够最终实现理想矫形（图 93-4）。

三、VCR 矫正侧后凸畸形

侧后凸矫形技术与侧弯矫形有所不同。后凸矫正比侧弯矫正更为重要。在 PVCR 完成后，在凸侧安放临时棒，并经凹侧置入临时钛笼。在凸侧加压后，更换临时钛笼为更高钛笼并行后方加压。移除临时钛笼，通过 spreader 撑开钳撑开前方截骨间隙。再置入更大的钛笼，并于凸侧再行加压矫形（图 93-5）。反复通过前方撑开及后方加压 3～5 次直到实现满意矫形效果。之后，置入更大的临时钛笼，行术中正侧位透视确认矫形效果。如果矫形满意，更换临时钛笼为可扩张钛笼。最后逐步撑开钛笼高度，并从后方凸侧逐步加压以获得满意矫形。通过后方凸侧加压能够同时矫正侧弯及后凸畸形（图 93-5 至图 93-7）。

四、VCR 矫正后凸畸形

PVCR 完成后，双侧安放临时棒。前方置入与截骨间隙等高的临时钛笼。后方逐步缓慢加压，同时撑开前方间隙。随着前方间隙增加，不断更换临时钛笼，并逐步经后方加压。接下来，移除临时钛笼，使用撑开钳撑开前方间隙，同时后方加压。同时，将后方的内固定棒（5.5mm 钛棒）更换为后凸更小的固定棒。3～5 次前方撑开及后方加压后，更换更大的钛笼置入截骨间隙。行术中侧位透视确认矢状面曲度及后凸矫形效果。最后，将临时钛笼更换为可扩张钛笼，最终撑开钛笼高度，后方逐步加压以实现最终矫形（图 93-4）。仔细评估椎管及硬膜情况后，将 H 形股骨结构异体骨板覆盖于椎板缺损部位。如果由于残留后凸畸形无法安放 H 形骨板，可安放 2 根纵行异体腓骨骨块（图 93-3）作者推荐使用多棒固定、多米诺连接，以增加局部稳定性，预防内固定失败（图 93-8 至图 93-10）。

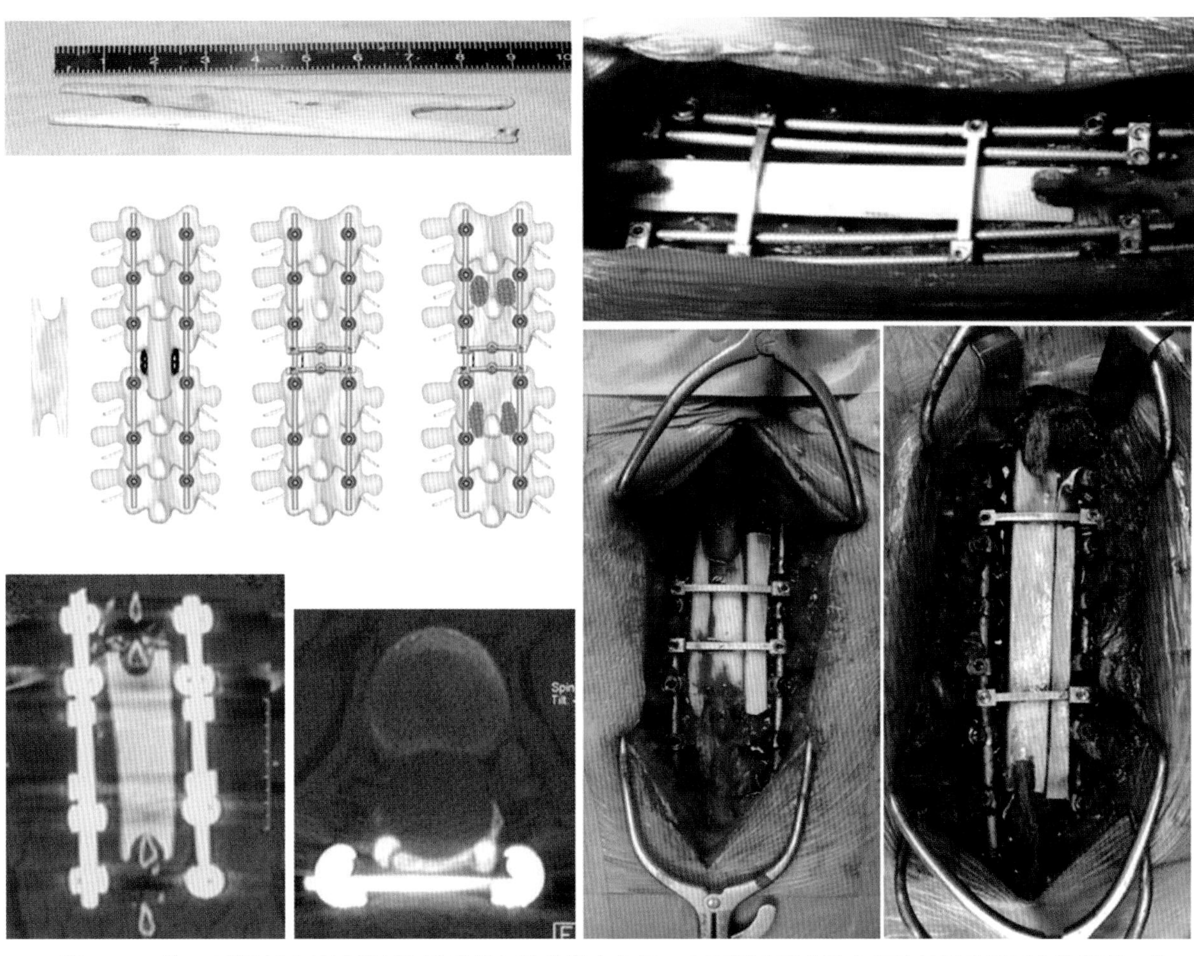

▲ 图 93-3　将 **H** 形骨板安放于椎板切除缺损部位的棘突之间。在双侧内固定棒之间跨越异体骨板安放横联，能够提高局部稳定性，避免骨块移位。在横联下异体骨板的头尾侧安放自体骨粒以进一步促进融合

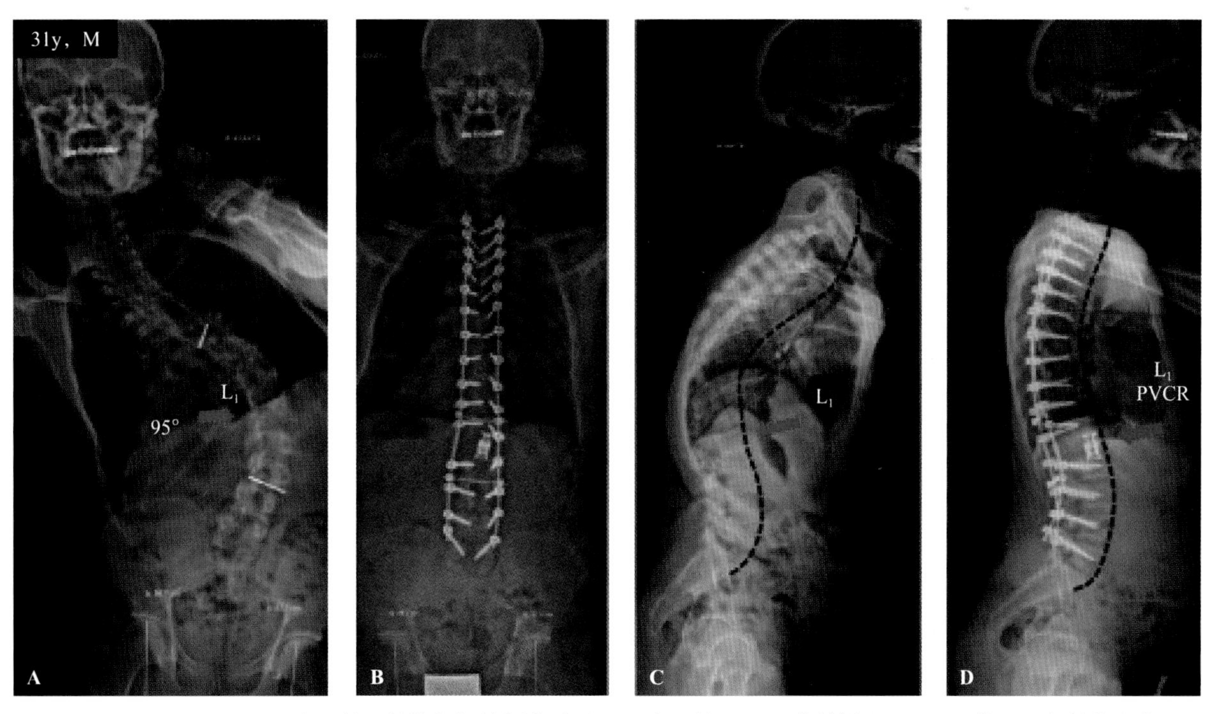

▲ 图 93-4　**A** 至 **D. 31** 岁男性，长期忽视的侧弯畸形。L_1 水平的 **PVCR** 有效矫正了严重冠状面和矢状位失衡

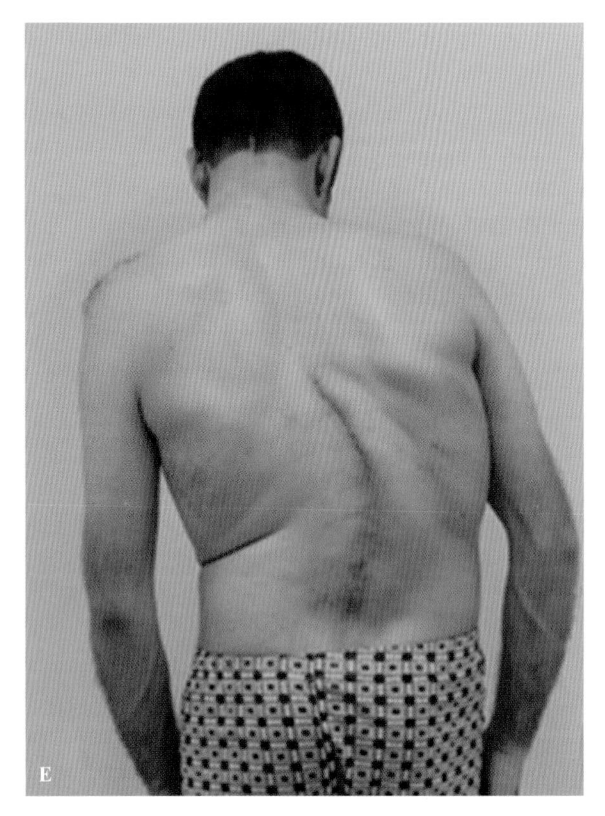

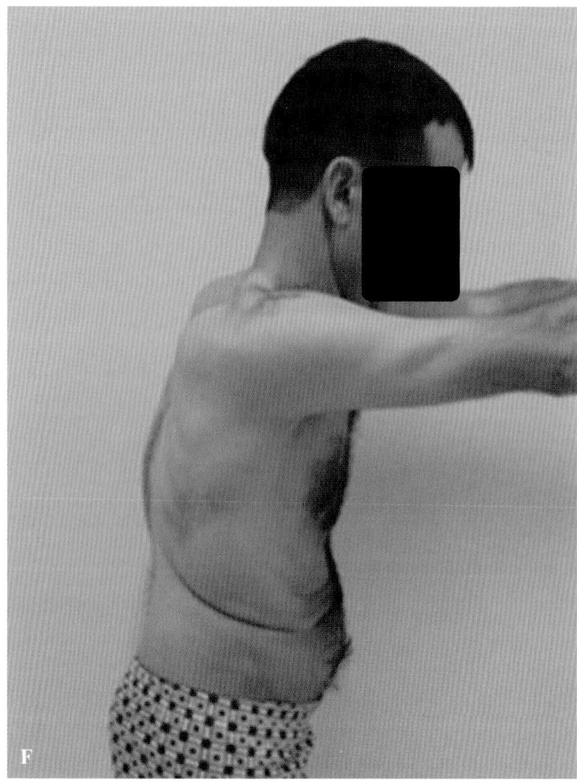

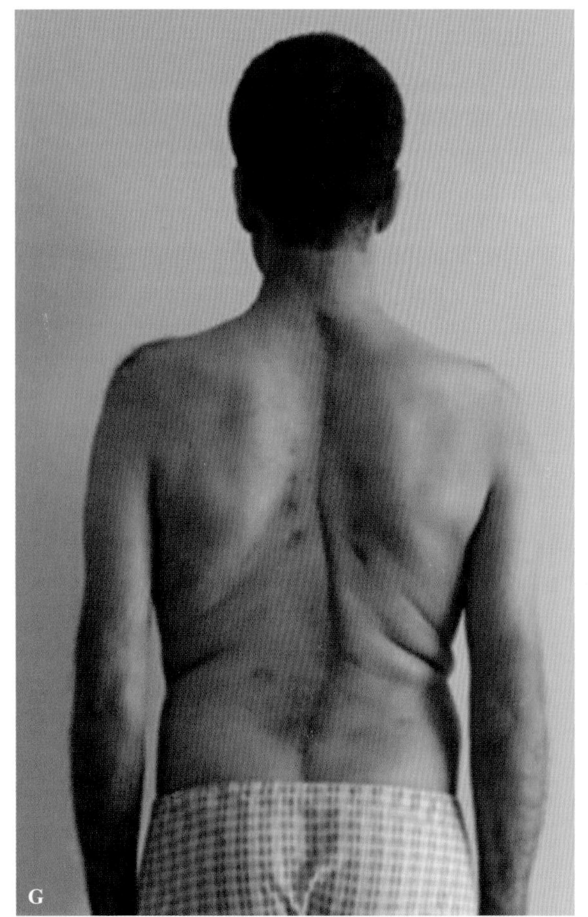

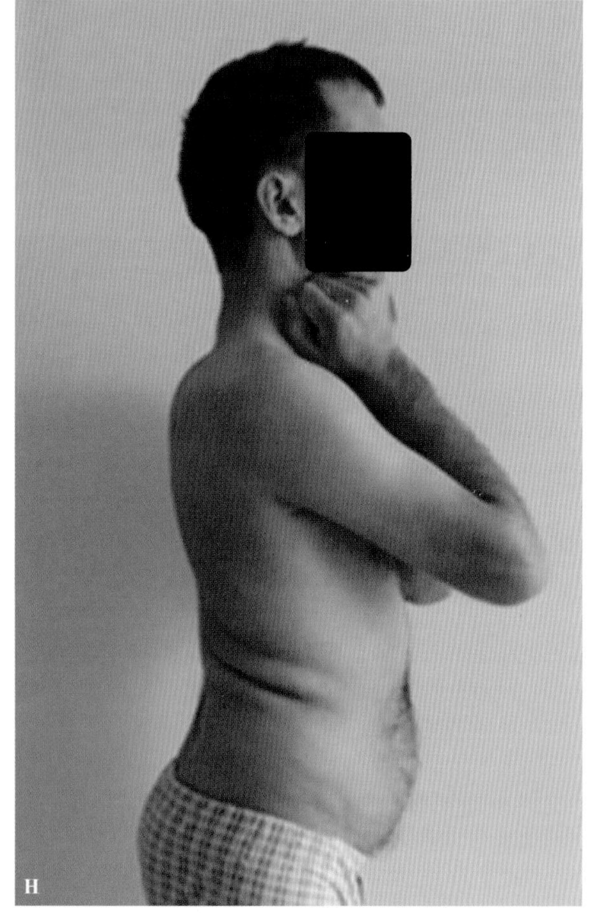

▲ 图 93-4（续） **E 至 H.** 大体相显示矫形满意，躯干平衡

五、VCR矫正胸椎前凸/侧前凸畸形

胸椎前凸及侧前凸矫形技术与单纯侧弯和后凸矫形有所不同。前凸矫形出现神经损伤的概率偏低。PVCR必须在前凸或侧前凸顶点部位实施，一般位于T_{10}椎体以上。前凸矫形常需要切除多个椎体以重建胸段后凸。最主要的技术挑战在于切除相应的肋骨头以稳定脊柱。在前凸畸形节段，肋横突关节常位于前侧方深在部位，因此肋骨头切除可能极具挑战性。切除肋骨头时需要格外注意避免损伤节段血管。

为了矫正前凸、重建胸后凸，需要在双侧分别置入长臂复位螺钉。需注意，如果在截骨前就置入长臂螺钉，可能会遮挡手术视野及截骨工作区域，增加PVCR截骨难度。截骨完成及长臂螺钉置入后，于凹侧置入更大后凸的固定棒。于凹侧截骨间隙远近端开始进行逐步矫形。在螺钉提拉下，椎体将被逐步后拉至预弯后凸的内固定棒上，从而同步矫正前凸及侧弯畸形。(图93-11)通过在截骨间隙安放临时钛笼，能够避免脊柱突然短缩及移位。通过反复多次更换内固定棒，不断增加棒的后凸预弯角度，直到实现满意的后凸重建。体内弯棒进一步加大后凸。随着后凸重

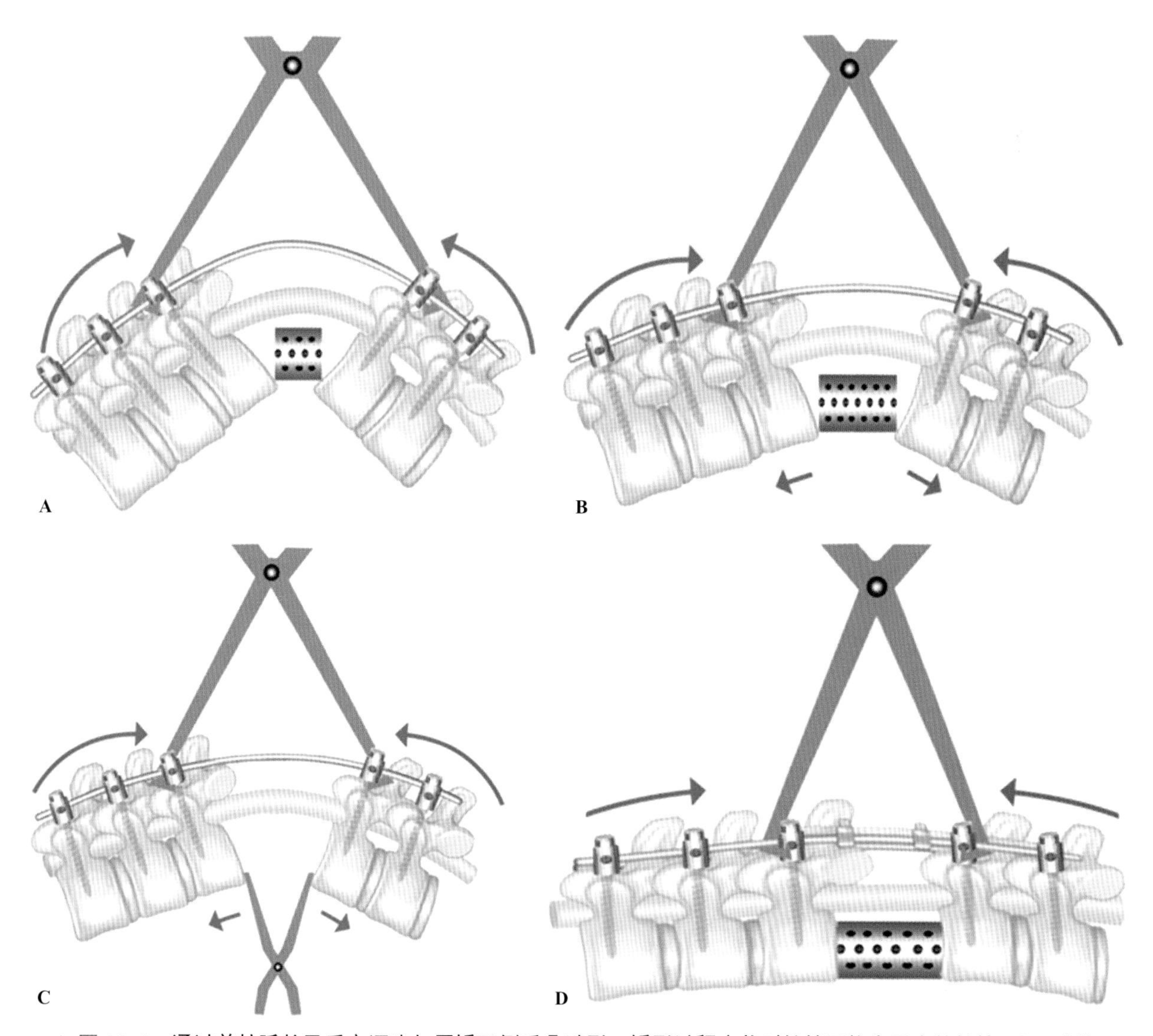

▲ 图93-5 通过前柱延长及后方逐步加压矫正侧后凸畸形，矫形过程中临时钛笼更换为更大的钛笼。经凹侧间隙用撑开钳对前方间隙进行撑开，进一步从凸侧加压进一步矫形，最后在截骨处置入可调节型钛笼

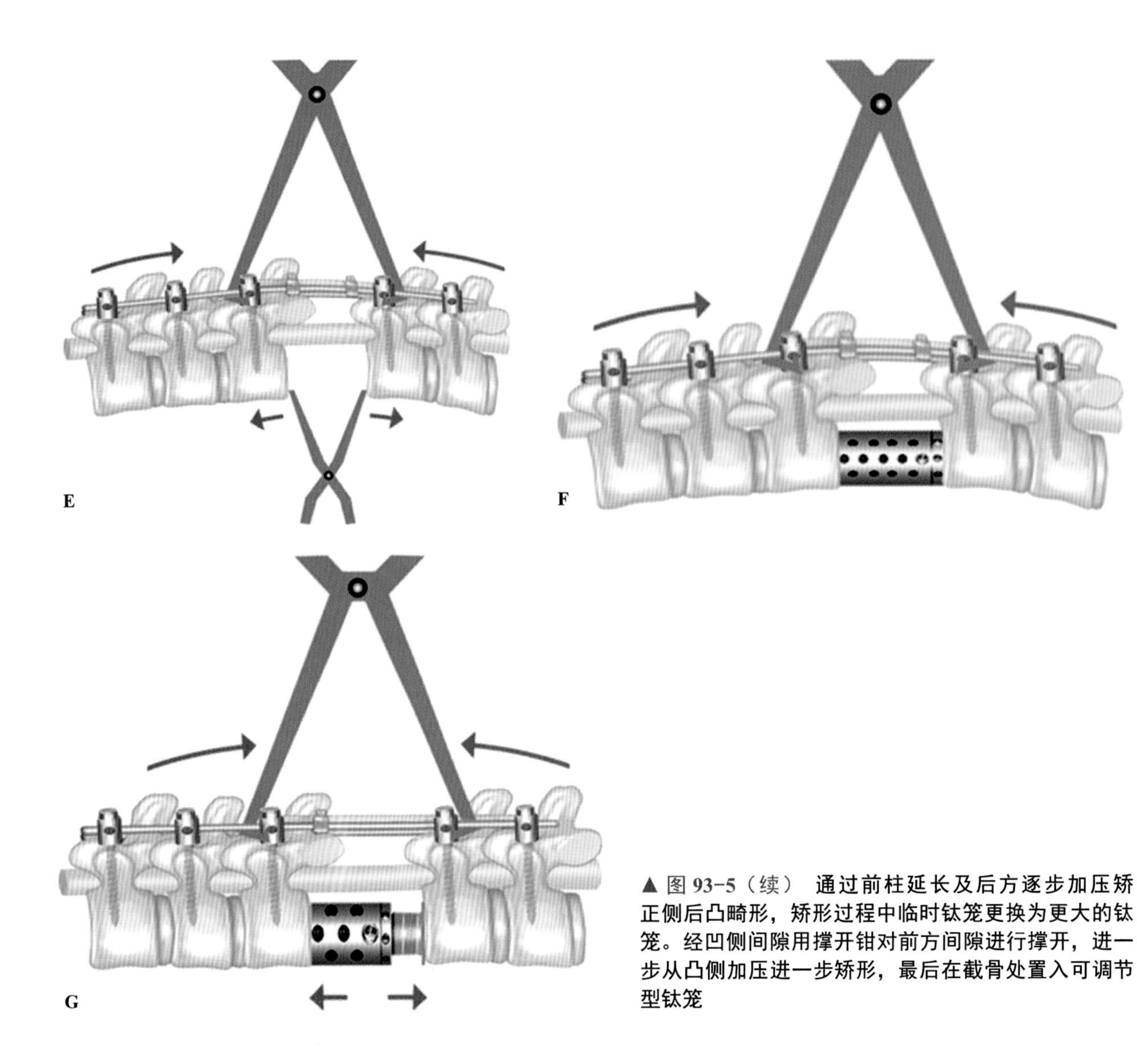

▲ **图 93-5（续） 通过前柱延长及后方逐步加压矫正侧后凸畸形，矫形过程中临时钛笼更换为更大的钛笼。经凹侧间隙用撑开钳对前方间隙进行撑开，进一步从凸侧加压进一步矫形，最后在截骨处置入可调节型钛笼**

建及前凸矫正过程，截骨间隙的高度及范围也不断增加。术中侧位 X 线透视确认最终矫形效果。矫形完成后，更换临时钛笼为最终钛笼以重建前柱。PVCR 技术能有效矫正先天性侧前凸、神经肌肉型前凸以及僵硬的特发性侧前凸畸形（图 93-12）。

六、PVCR 矫正同时伴有严重僵硬骨盆倾斜以及椎管内畸形的先天性脊柱侧弯和术后畸形

PVCR 技术能够矫正被忽视的先天性侧弯伴严重僵硬的骨盆倾斜及躯干偏移，伴或不伴椎管内畸形。手术设计需要明确截骨范围及截骨水平。通过在 T_{12}～L_1 部位及腰段部位行多个椎体截骨可矫正僵硬骨盆倾斜。在手术技术方面，术中需要于凹侧安放临时棒以避免脊髓移位。经凹侧置入钛笼以避免硬膜褶皱及医源性神经损伤。矫形开始时，棒与远端螺钉相连，通过杠杆技术矫正骨盆倾斜。进一步通过从远端骨盆到近端缓慢加压及原位弯棒技术矫正残留侧弯（图 93-13）。通过术中 X 线片确认矫形效果及骨盆位置。如果还需要进一步矫形，可以再行截骨。通过矫正骨盆倾斜，能够有效改善冠状面和矢状面的畸形（图 93-14）。

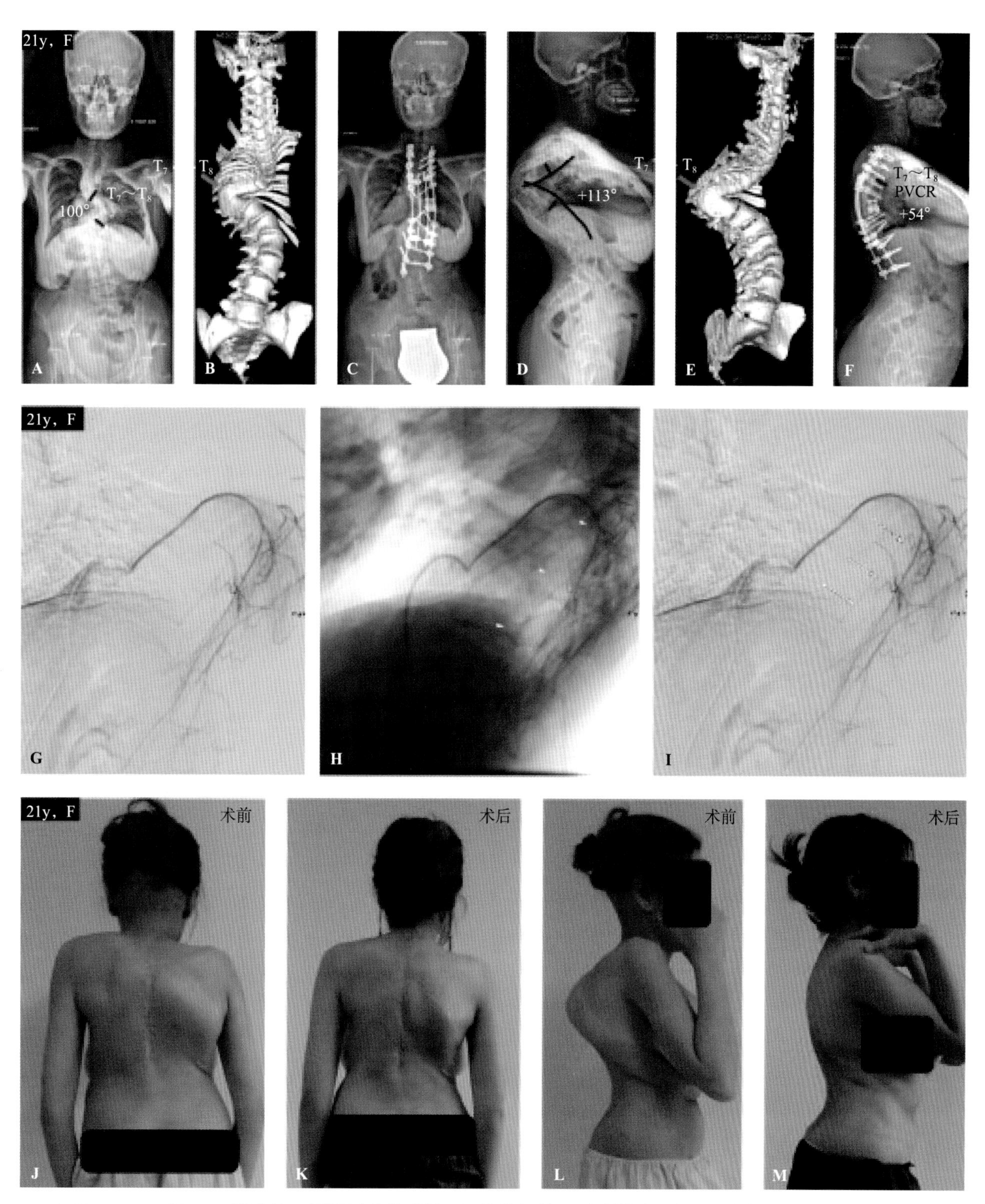

▲ 图 93-6 **A 至 F. 21** 岁女性，严重侧后凸畸形。既往曾行前－后路矫形手术。此次行一期两节段（T_7、T_8）**PVCR** 矫形。前柱撑开，后方逐步加压矫正冠状面及矢状面力线。通过多棒固定提高截骨部位稳定性。**G 至 I.** 术前行选择性脊柱动脉造影评估脊髓血供，评估脊柱前动脉情况。**J 至 M.** 术前和术后大体相显示矫形效果满意

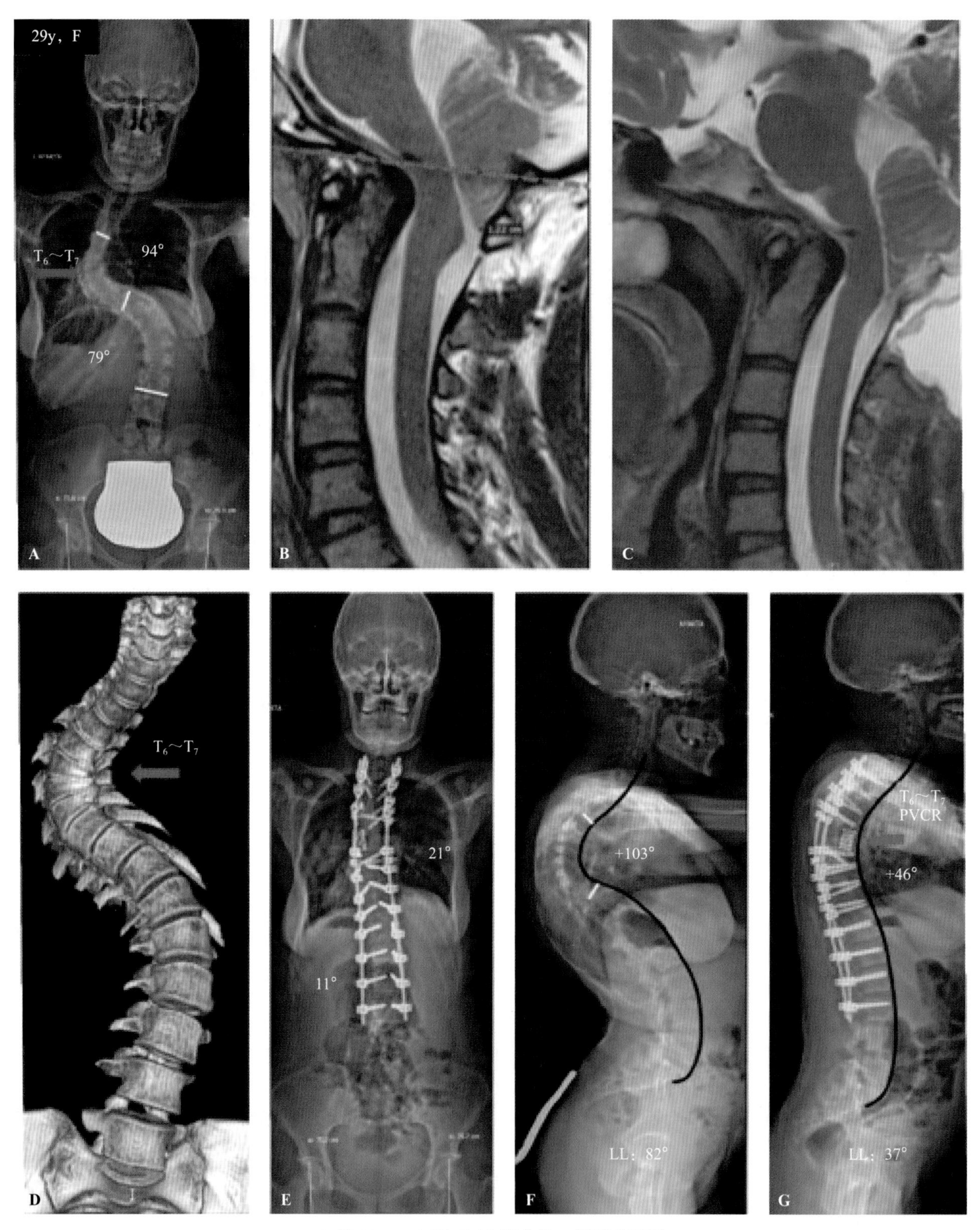

▲ 图 93-7 **A 至 G. 29 岁女性，侧后凸畸形**

既往因 Chiari 畸形性枕骨大孔减压术。此次行两节段（T_6、T_7）PVCR 矫形

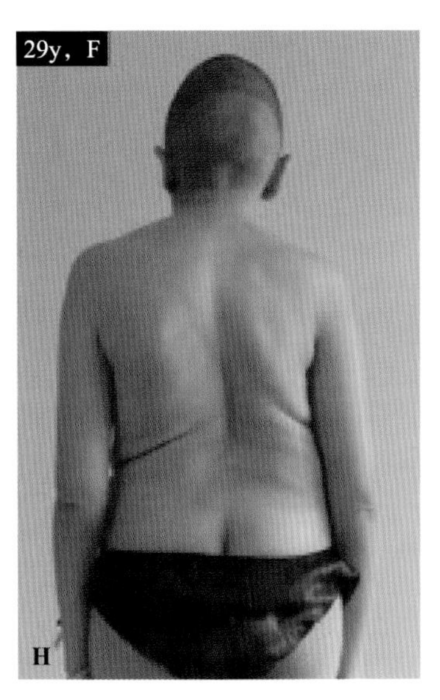

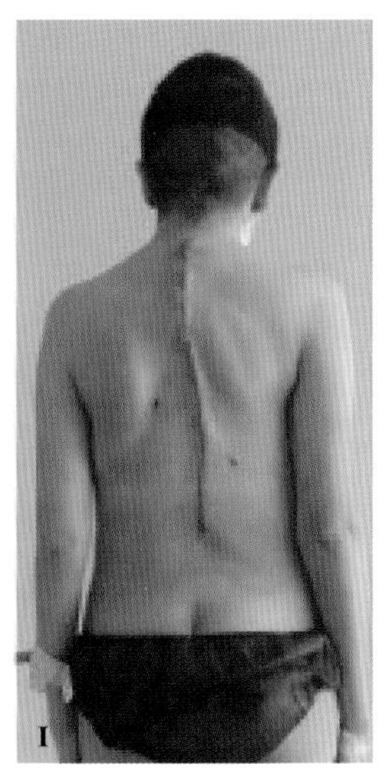

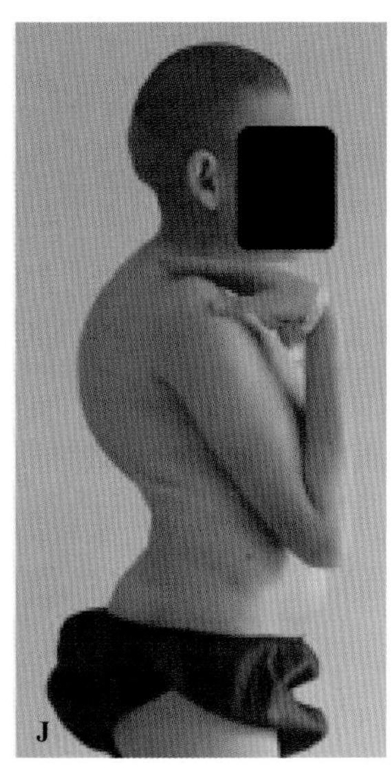

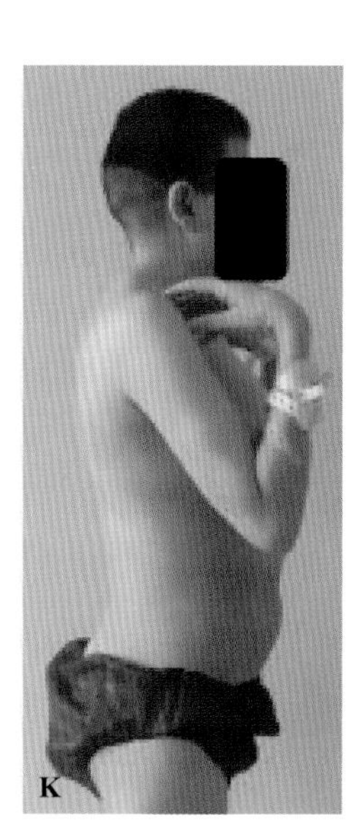

▲ 图 93-7（续） **H 至 K.** 术后大体相显示脊柱平衡良好

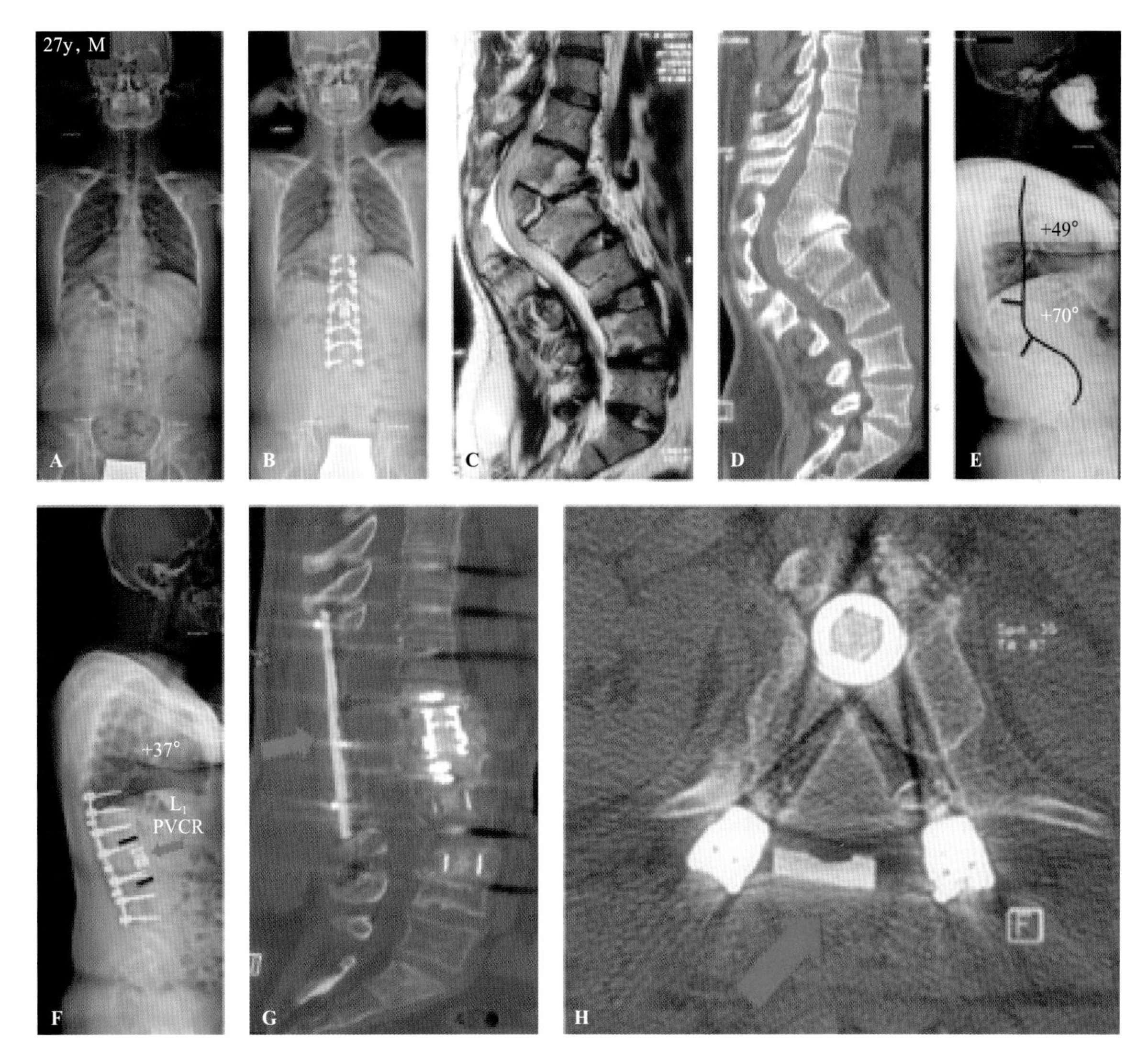

▲ 图 93-8 **A 至 G. 27** 岁男性，先天性背侧半椎体漏诊而继发脊柱后凸伴神经功能障碍。行 L_1 **PVCR** 矫形，术后 **CT** 显示可膨胀钛笼内植骨融合良好。**H.** 股骨结构性异体骨板覆盖椎板切除后缺损部位

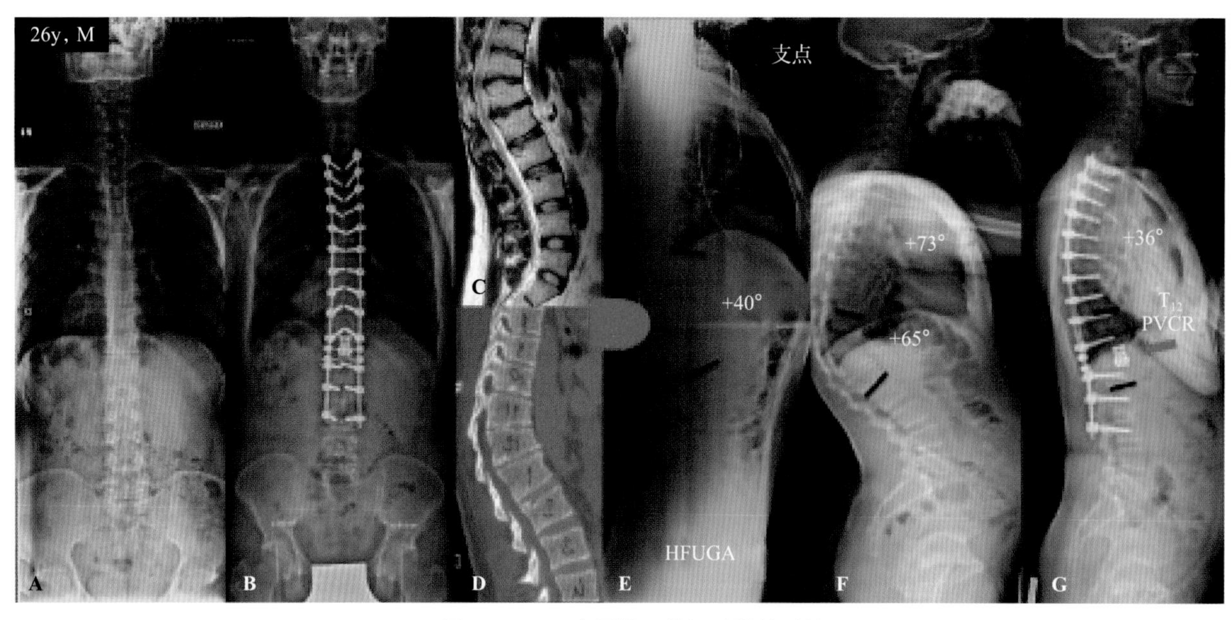

▲ 图 93-9 **26 岁男性，休门氏脊柱后凸**

神经检查显示下肢轻瘫。胸椎后凸 73°，T_{10}～L_1 局部后凸 65°。全麻下后伸支点相显示柔韧性差，后凸可矫形至 40°。行 T_{12} PVCR 矫正畸形

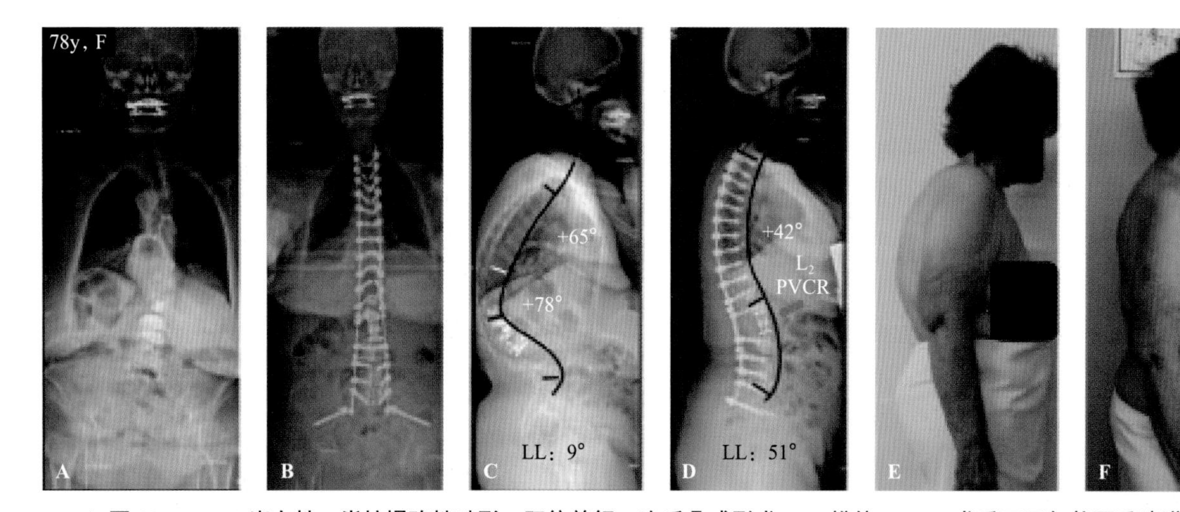

▲ 图 93-10 **78 岁女性，脊柱塌陷性畸形。既往曾行 4 次后凸成形术。L_1 椎体 PVCR 术后可见矢状面重建满意**

七、PVCR 术后处理

PVCR 术后，患者首先可被允许在床上坐起在 ICU 监测 24h 后再活动。如患者存在无意的硬膜撕裂，不论是术中直接修补或持续性置管引流，术后 5 天内都应当避免坐起及移动。拔除椎管内置管的次日，即术后 5～7 天时患者可开始活动。因为作者采用多棒固定提高内固定稳定性，术后不需要佩戴支具。对于伴有严重骨质疏松患者，术后 3～6 月可佩戴胸腰骶支具（thoraco-lumbar-sacral orthosis，TLSO）以保护内固定。

八、PVCR 并发症

（一）术中并发症

术中并发症可被分为严重并发症和轻微并发

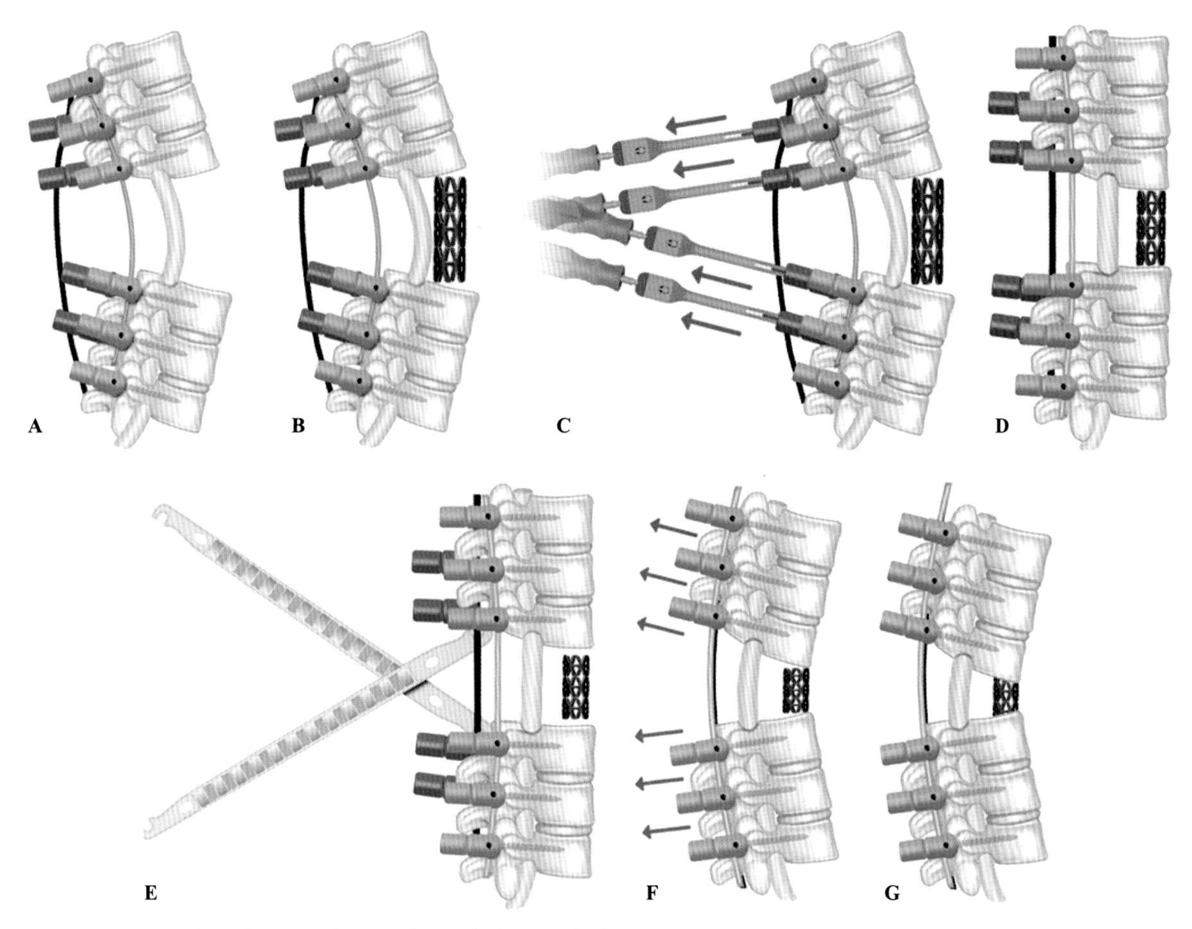

▲ 图 93-11　**侧前凸矫形中，使用长臂复位螺钉来重建胸后凸。先在截骨水平最近的头、尾侧螺钉从凹侧逐步矫形，通过螺钉锁紧将椎体提拉至预弯后凸的内固定棒上。截骨部位的临时钛笼能够避免脊柱的突然短缩及移位**

症。术中严重并发症又包括内科并发症和外科并发症[16]。术中主要内科并发症包括脑血管意外、心搏骤停、严重低血压、骨水泥肺栓塞（若使用了骨水泥强化椎弓根螺钉）、恶性高热及突然死亡[16-18]。

如果术中使用骨水泥加强椎弓根螺钉（cement augmented pebicle screw fixation，CAPSF）提高固定强度，当注射总水泥量超过 20～25ml、骨水泥螺钉超过 7 个节段、胸段及胸腰段应用骨水泥强化[19]时，症状性骨水泥肺栓塞发生率较高。当使用骨水泥时，术中需要严密监测呼气末 CO_2，并作为敏感指标诊断严重肺栓塞发生。如出现骨水泥肺栓塞，应当立刻使用肝素治疗。

术中主要外科并发症包括大量失血、神经损伤、血管损伤和脏器损伤。

（二）术中失血

手术时间长、伤口范围广、截骨量大常导致大量失血，从而需要大量输血。此外，高纤溶状态、低体温及酸中毒可导致术中创伤性凝血障碍。因此，麻醉医生需要早期补充凝血因子、维持体温稳定，以及纠正代谢性酸中毒来预防创伤性凝血障碍。血栓弹力图有助于术者及麻醉医生术中监测凝血异常。

抗纤溶药物及局部止血药物能够有效减少术中失血。既往研究证实抗纤溶药物能够减少脊柱手术失血量及输血量[20, 21]。近期研究提示氨甲环酸是一种有效的抗纤溶药物[22, 23]。高剂量氨甲环酸能够比低剂量更有效地减少失血量及输血量，而不增加并发症[23, 24]。

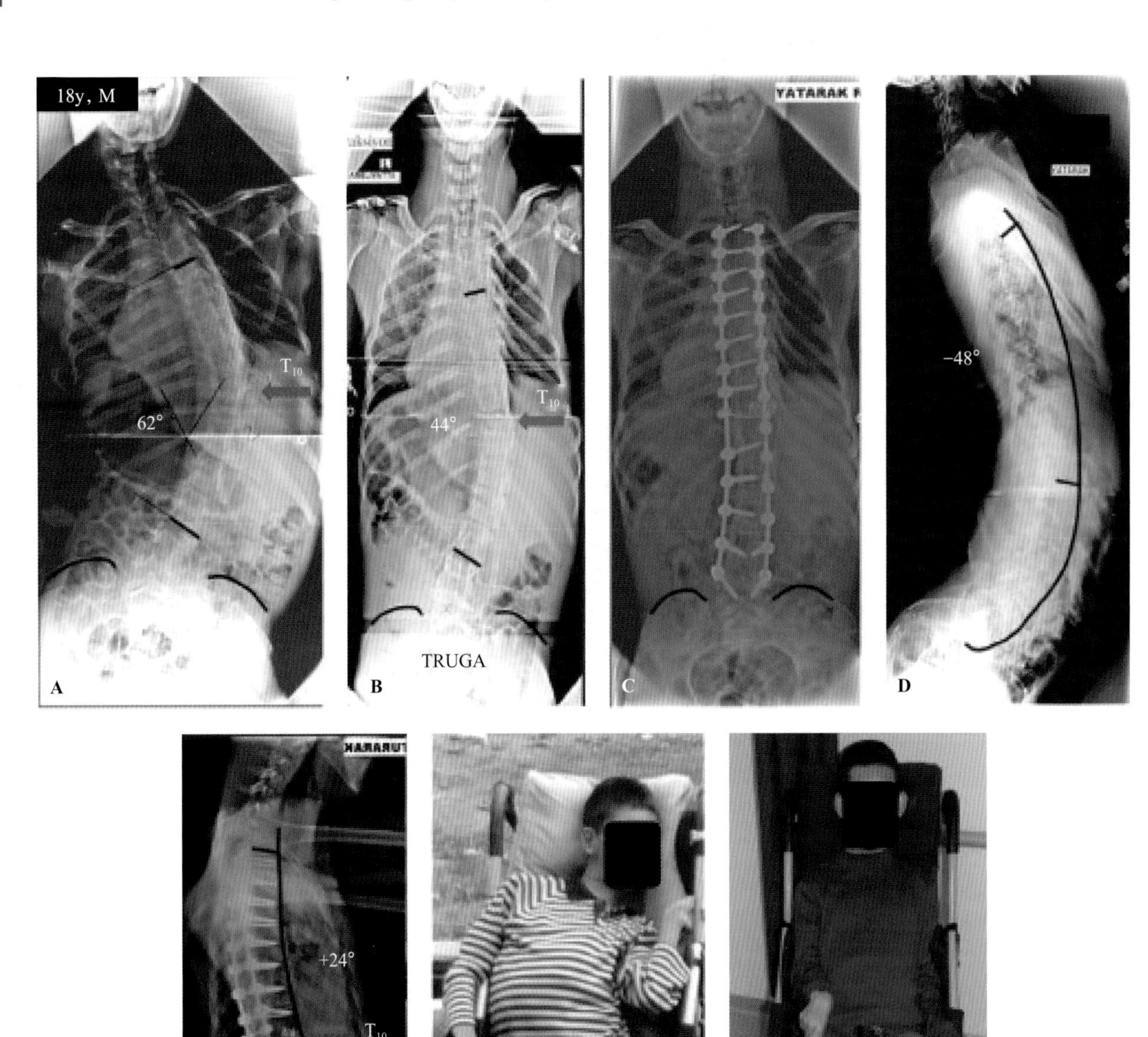

▲ 图 93-12　**18** 岁男性，神经肌肉型侧弯，进展性畸形。后路 **T_{10} PVCR** 截骨，**T_2～L_4** 内固定矫正冠状面，矢状面畸形。术前胸椎前凸 **48°** 于术后矫正为后凸 **24°** 。术前和术后大体相显示轮椅坐位体态明显改善

控制性降压策略在脊柱手术的应用已有几十年历史。PVCR 术中长时间控制性降低血压可能减少重要脏器如脑和脊髓的血流灌注 [25]。控制性降压是脊柱术后出现失明的危险因素，作者不推荐在术中长时间使用。

PVCR 的总并发症率约为 32% [26]。随着术者经验增加和技术提高，能够减少术中出血。

对于需要长节段固定（如 T_2～S_2 固定）或既往多次手术需要翻修的严重畸形，术中显露及内固定置入需要更长的时间。对于这种情况，可

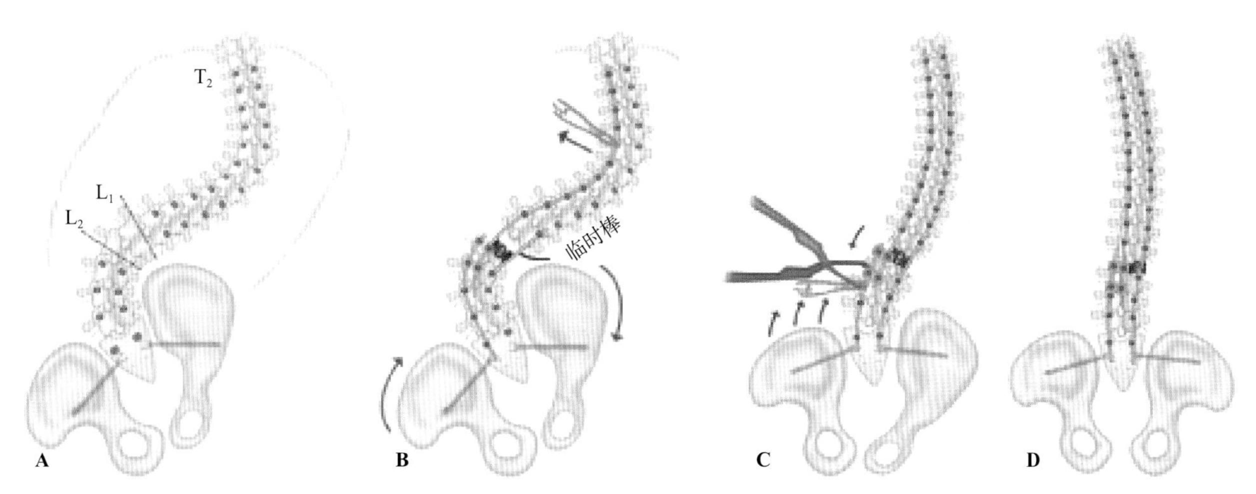

▲ 图 93-13　**PVCR** 矫正严重僵硬骨盆倾斜。**PVCR** 后通过杠杆矫形法矫正骨盆倾斜。通过从远端至近端逐步加压、原位弯棒矫正残留骨盆倾斜

以采用分期手术，一期手术完成显露及内固定置入，二期手术完成 PVCR 及矫形。通过分期手术能够减少术中过多的出血，避免创伤性凝血障碍，降低其他并发症的发生。Gum 等报道分期手术与一期手术相比不增加并发症发生率[27]。

（三）神经并发症

PVCR 的神经损伤风险很高，神经并发症率为 1.2%～27%[3, 25, 26, 28–30]。神经并发症可分为严重并发症（短期或永久截瘫）或轻微并发症（短期或永久神经根损伤）。术中神经损伤的危险因素包括术前神经功能障碍、严重畸形（如先天性严重旋转侧后凸、结核后凸、多节段 PVCR、PVCR 水平节段动脉结扎及电凝处理）、既往经胸及经胸腹入路手术、潜在椎管内及脑干畸形（Arnold-Chiari 并发症、脊髓纵裂、脊髓栓系）。此外，胸椎多节段 PVCR 也是神经损伤的危险因素。神经并发症的主要机制包括机械性脊髓损伤和缺血性脊髓损伤[12]。Zhang 等[30]报道了 62 例胸椎 PVCR 患者，评估了神经并发症发生率及危险因素。10 位患者（16.1%）发生术后神经并发症。主要危险因素包括年龄＞ 18 岁、肺功能异常（通气功能异常）、术中估计出血量超过 50%（估计出血量为循环血量与丢失血量的比值）[30]。

椎弓根螺钉位置不良可导致脊髓或神经根损伤。在严重僵硬畸形中，尤其是顶椎区域及顶椎附近区域的椎弓根常存在形态异常。此外，椎弓根螺钉位置不良还可导致脏器损伤。因此，术前详细评估椎弓根形态至关重要。

术中应细致解剖，节段动脉需要注意保护避免损伤。如果节段动脉出现损伤，需要密切监测脊髓信号改变。对于术前 MRI 扫描显示存在脊髓病变和术前有神经功能障碍的患者，作者根据 NASCIS Ⅱ 脊髓损伤研究结果推荐术中使用甲泼尼龙保护脊髓神经。对于术前存在严重脊髓压迫患者，需要小心使用神经拉钩，避免术中过度牵拉。对于严重后凸畸形患者，作者推荐使用内镜辅助观察畸形顶点压迫情况。通过 30° 或 70° 内镜，能够全面观察截骨部位及硬膜前方间隙情况（图 93-15）。

矫形是截骨减压后最重要的步骤。术者在矫形过程中操作需要高度小心，以避免神经损伤。此外，通过单侧使用临时棒，并安放与凹侧截骨间隙等高的临时钛笼，能够避免脊髓的突发短缩及节段移位，从而预防医源性神经损伤。通过反复更换内固定棒，同时进行后方加压、前方撑开技术能够预防脊髓的突发短缩及皱褶形成、脊柱节段移位，以及后凸 / 侧后凸矫形过程中的医源

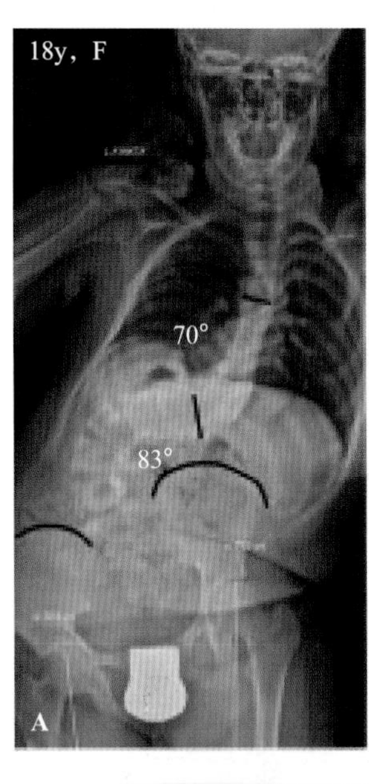

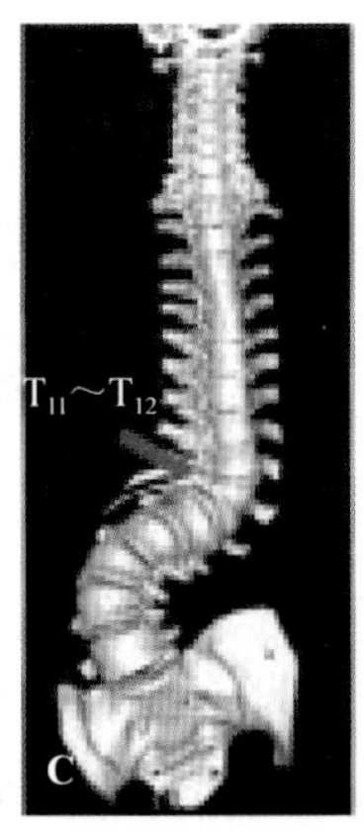

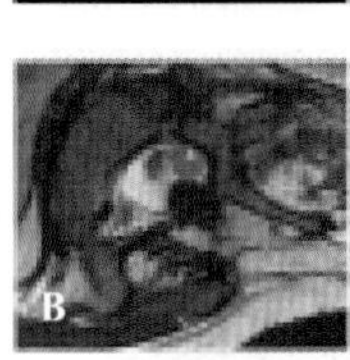

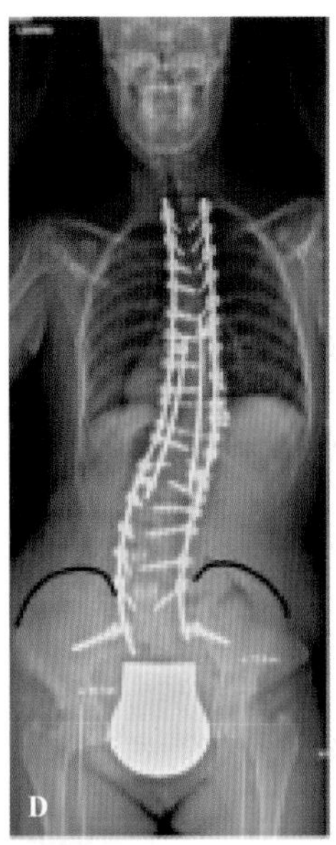

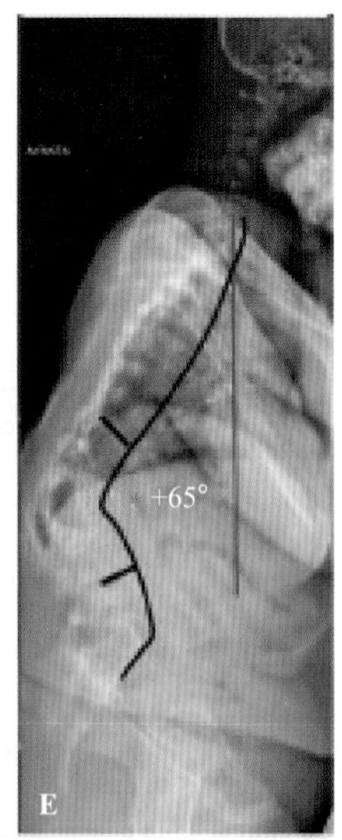

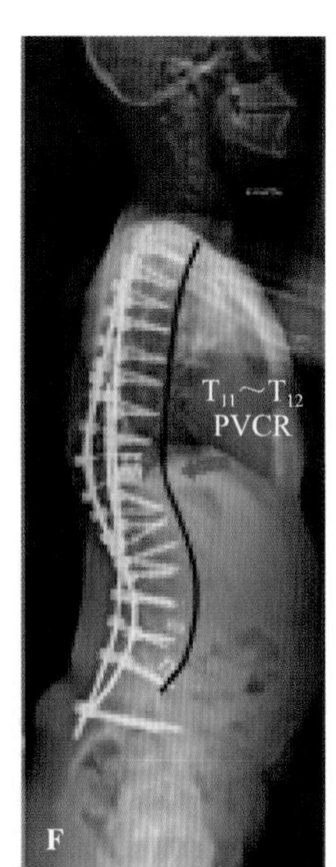

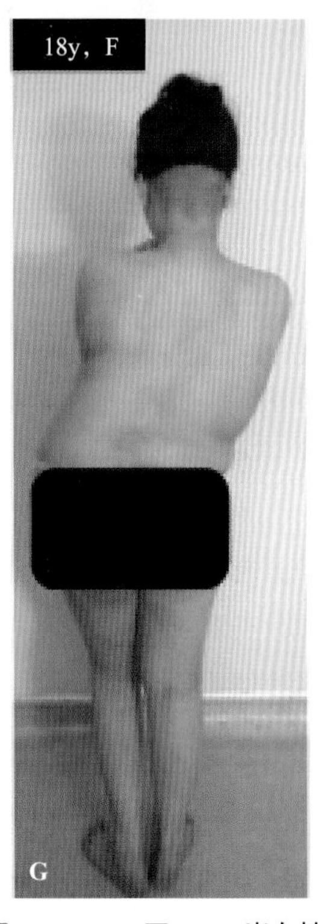

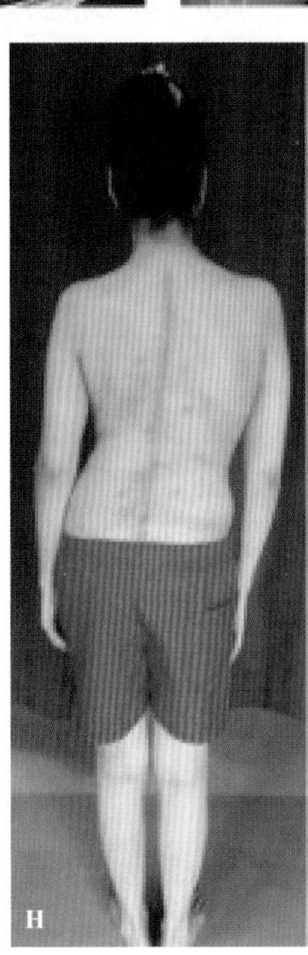

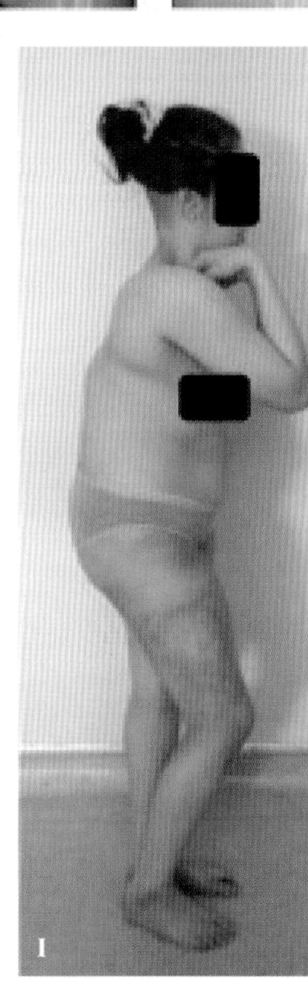

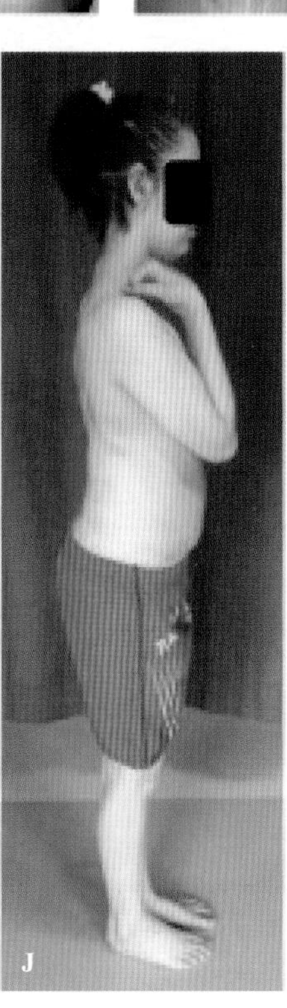

▲ 图 93-14 **A 至 F. 18** 岁女性，因先天性侧弯畸形漏诊继发严重僵硬性骨盆倾斜伴躯干偏移，患者同时患有脊髓纵裂及脊髓拴系畸形。双节段 **PVCR**（T_{11}、T_{12}）有效矫正脊柱畸形和严重僵硬的骨盆倾斜。**G 至 J.** 术前术后大体相显示矫形满意，躯干平衡

性神经损伤。通过后方加压及序贯性前柱撑开能够同时矫正冠状面及矢状面畸形。Kawahara 等[31]通过犬动物模型研究，提出脊髓短缩应当不超过 10mm。同样，对于人类脊髓来说，也应当高度注意避免突然短缩。

在逐步序贯矫形过程中，需要严密观测脊髓状态。必须在每个步骤时检查硬膜搏动和骨块 / 椎间盘压迫，同时检测脊髓信号情况。

脊髓监测信号下降超过 20% 需要严密观察。如果信号改变 20%～25%，需要认真观察监测信号变化。术前存在神经功能障碍的患者常出现 MEP 的严重下降[32]。

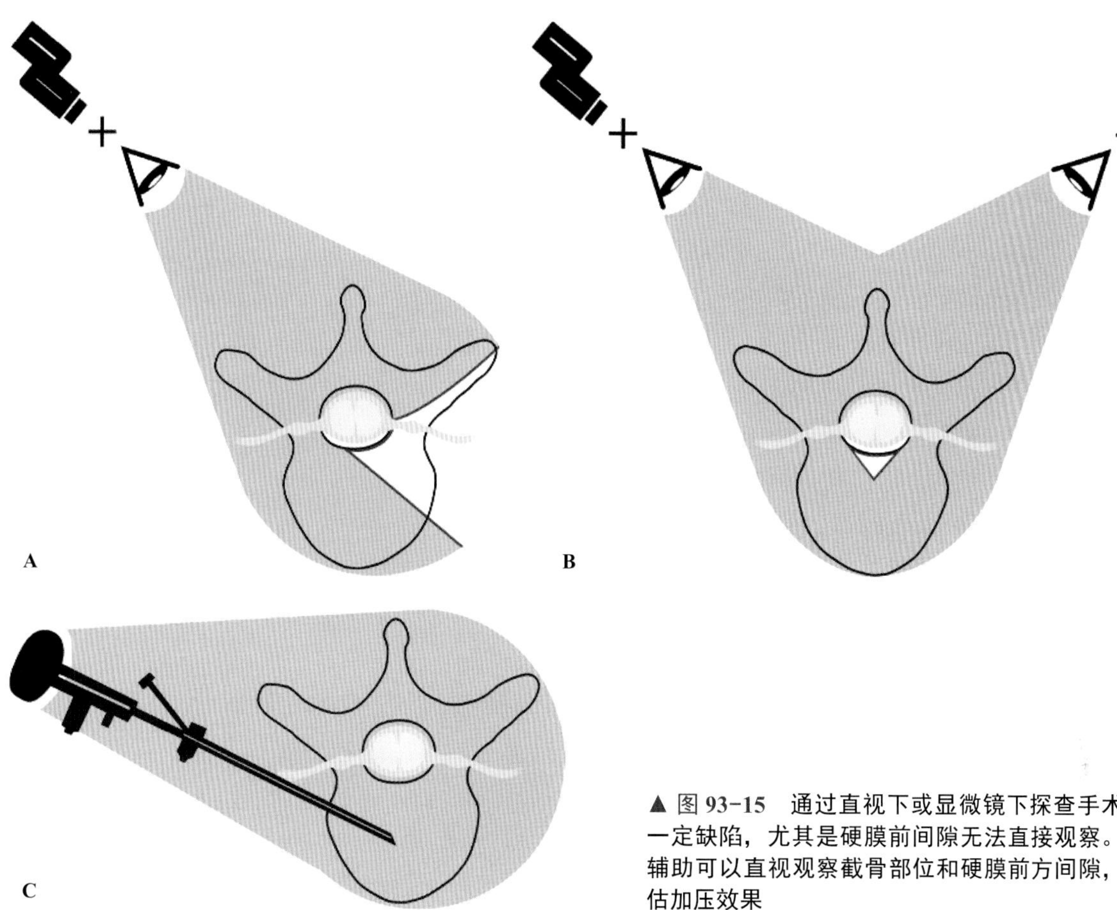

▲ **图 93-15**　通过直视下或显微镜下探查手术区域存在一定缺陷，尤其是硬膜前间隙无法直接观察。通过内镜辅助可以直视观察截骨部位和硬膜前方间隙，有助于评估加压效果

硬膜撕裂是另一项重要的术中并发症，常出现于翻修手术、椎板切除术后畸形、创伤后畸形或强直性脊柱炎患者中。在笔者的研究中，硬膜撕裂发生率为 17%。通过一期缝合，筋膜瓣修补、椎管内置管以及持续脑脊液引流 5～7 天，能够预防脑脊液瘘的发生。

九、术后并发症

术后并发症包括术后迟发神经损伤、感染、不愈合和内固定失败。对于术后迟发性神经损伤，需要通过影像学详细评估 VCR 节段及所有固定节段、脊髓卡压情况及术后血肿压迫情况。去除远近端卡压神经的骨块或减压术后血肿后，神经功能可能恢复。

（一）感染

PVCR 术后出现伤口深部感染的概率很低[10–12, 33, 34]。通过术中精细操作、有效伤口引流、伤口关闭前万古霉素的应用及改善患者营养状况，可能预防深部感染的发生。

（二）内固定失败与假关节形成

内固定失败伴侧弯进展、假关节形成及翻修手术属于 PVCR 的晚期并发症。Suk 等[10] 报道，PVCR 2 年随访的内固定失败发生率为 7.1%。Papadopoulos 等[34] 报道的发生率为 6.7%，Kim 等报道为 10.7%，Wang 等[35] 报道为 14.3%。使用卫星棒及多棒技术能够提高局部稳定性，减少内固定失败率；钛笼内充分填充自体骨也能够提高融合率，预防假关节形成。在后方椎板缺损处将结构性异体股骨板放置于棘突间能够保护脊髓免受血肿压迫，增加初始稳定性，预防截骨部位的假关节形成（表 93-1）。

十、结论

PVCR 能够有效矫正严重的脊柱畸形。在所有类型的截骨技术中，PVCR 能够通过环形椎体显露以及单个 / 多个椎体完整切除从而实现最大限度地矫形。在 PVCR 完成后，需要通过不同的矫形技术来矫正侧弯、侧后凸、侧前凸及严重骨盆畸形。尽管 PVCR 技术难度大、操作挑战高，但通过精细的手术操作和合理的矫形策略能够有效降低并发症，确保满意的矫形效果。

表 93-1　笔者推荐的医源性神经损伤预防措施

- 术前认真评估顶椎区的椎弓根形态及顶椎附近区域的畸形结构，精准置入椎弓根螺钉
- 保留 PVCR 椎体的节段动脉
- 对于有经胸入路或经胸腹联合入路前路矫形手术史的患者，术前需行血管造影详细评估脊髓血供和脊髓前动脉情况
- 术前存在神经功能障碍及脊髓病变的患者，避免术中脊髓牵拉
- 在切除压迫脊髓的骨块时，避免过度或反复牵拉脊髓
- 避免闭合过程中的突然短缩
- 矫形过程中安放临时棒及临时钛笼
- 通过后方加压、前方撑开、反复更换临时棒及临时钛笼进行逐步矫形，直到彻底完成后凸及侧后凸畸形矫正
- 每一个矫形步骤后，均需要进行脊髓监测，术者应做好准备以应对可能出现的信号突然丢失
- 避免过长时间的低血压状态麻醉
- 避免过度失血
- 严重肺功能不足的患者避免行 VCR 手术

前、后联合入路脊椎全切术治疗复杂脊柱畸形

Vertebral Column Resection for Complex Spinal Deformity: Combined Anterior and Posterior Approach

第94章

Sigurd Berven　Roman Trimba　著
李淳德　漆龙涛　译

一、概述和背景

复杂脊柱畸形患者的脊柱存在冠状面、矢状面和轴向面的对线不良，是一种不能通过传统矫形技术得到有效纠正的固定性或僵硬性脊柱疾病。复杂脊柱畸形外科手术的关键是短缩脊柱、平移脊柱，以矫正冠状面、矢状面及轴向面畸形。外科治疗的目标有四个：①恢复脊柱三维平衡；②利用最少的外部支持或制动进行坚强的内固定；③可靠的关节融合；④改善功能、疼痛、自信和一般健康状况等生活质量。本章目的是回顾复杂脊柱畸形矫正技术的发展以及现有的前后联合入路脊椎全切术。

治疗脊柱畸形的常规手术技术包括后入路内固定术、前入路矫形术和前后联合入路手术。然而，这些常规手术方式在维持脊柱长度不变的情况下能够取得的矫形效果可能是有限的，而且过度牵拉畸形凹侧会有很大的神经损伤风险，因此，它们在治疗失衡和复杂的僵硬性脊柱畸形方面存在显著的局限性[1, 2]。这些常规手术技术治疗复杂脊柱畸形的相关并发症包括神经功能损伤、假关节形成、术后脊柱再次失衡和平背畸形[3–5]。脊柱短缩术解决了常规手术方法在治疗重度僵硬失衡脊柱畸形的公认局限性。本章将回顾脊柱短缩手术治疗重度僵硬失衡脊柱畸形的历史和演变过程，并详细介绍治疗复杂脊柱畸形的前后联合入路手术技术。

二、脊柱短缩术

Leatherman 提出：“为了矫正僵硬的脊柱畸形而不引起脊髓牵拉性截瘫的危险，脊柱必须在短缩的同时伸直。”[6] 脊柱截骨短缩术首先用于治疗先天性半椎体继发的脊柱畸形。在关于脊柱侧弯病因及治疗重度畸形技术的记录中，Luque 首次介绍了后入路椎体切除术这一技术。该技术是将脊柱畸形顶椎椎体进行凿空，并且部分切除上下相邻椎体，然后进行石膏外固定。然而，由于后入路手术后脊柱残留结构的刚性，作者报道脊柱畸形只得到“令人惊讶的很少程度的”纠正[7]。Royle 在 1928 年介绍了一种用于半椎体切除的椎体切除术，尽管没有提供任何结论或临床随访数据[8]。Von Lackum 和 Smith 在 1924—1933 年间对 5 例先天性半椎体畸形和 5 例“普通脊柱侧弯”患者进行了前入路椎体切除术和后入路融合术，以治疗僵硬的脊柱侧弯畸形。他们提出，切除脊柱后弓和椎体，是有效矫正因先天性半椎体引起的重度脊柱侧弯或因“普通脊柱侧弯”引起的重

度腰椎侧弯的唯一方法[9]。Von Lackum 和 Smith 也指出，因为有出血和休克的危险，胸椎椎体切除是不可行的。1932 年，Compere 通过切除半椎体实现了 2 例脊柱畸形的显著矫正[10]。1951 年，Wiles 报道了 2 例腰椎半椎体切除术后出现进展性后凸畸形的并发症，随后对 Compere 和 Von Lackum 早期病例进行随访，同样出现了进展性后凸畸形[11]。

1965 年，Hodgson 证明了通过脊柱截骨术和前路融合术可以有效治疗僵硬性脊柱侧弯[1]。作为采用脊柱前入路治疗 Pott 病引起的脊柱畸形的先驱，Hodgson 对前入路治疗其他疾病导致的僵硬脊柱畸形提供了重要的见解[12]。他确定了两种在僵硬畸形治疗中可以达到冠状面矫正的主要方法：①畸形凸侧的张开式楔形截骨术；②畸形凹侧的闭合式楔形截骨术。他报道了 2 例采用张开式楔形截骨术成功治疗的病例，实现了 25° 的冠状面矫正。但是，在畸形凹侧进行张开式楔形截骨来恢复脊柱平衡的有效性受到了诸多因素限制，如延长脊柱带来的脊髓损伤风险，以及畸形凸侧肩部偏低患者的肩部失衡加重的风险。Hodgson 也报道了与张开式楔形截骨术有关的血管损害并发症。Domisse 和 Enslin 采用了 Hodgson 描述的截骨术治疗了 68 例脊柱侧弯，其中有 4 例截瘫[13]。这 4 例中有 3 例在 T_5～T_9 截骨，他们通过解剖学研究确定其为“脊髓关键血管区域”[14]。尽管这种截骨技术很大程度上局限于腰椎区域，几位精于脊柱畸形矫形的作者最近还把这种半椎体切除术用于治疗先天性畸形引起的僵硬畸形[15-17]。

Leatherman 在 1969 年介绍了一种采用闭合式楔形截骨术治疗先天性脊柱畸形的两期矫形手术[18]。该手术通过短缩和伸直脊柱可以矫正僵硬脊柱畸形，同时保护神经功能。一期手术是切除单个顶椎椎体，术中应注意限制切除范围，以免损害脊髓的血液循环。二期手术是整个手术区域的后路脊柱融合术，同时配合使用加压和撑开器械进行矫正。1979 年，Leatherman 报道二期矫形手术治疗先天性脊柱畸形的效果，平均矫正率为 47%，并且没有永久性神经系统损伤的并发症[17]。

Eduardo Luque 在 1983 年提出了应用脊柱短缩原理使脊柱侧向移位的技术[7]。Luque 介绍该技术一期手术是通过椎体前开窗并保留椎体节段血管来进行前入路椎体部分截骨，然后使椎体皮质青枝骨折。在两周后的二期手术，进行后入路椎弓根切除和短缩矫正。Luque 对 8 例脊柱畸形患者的凸侧 3～8 个椎体进行了部分切除和切除凸侧肋骨，这些患者平均矫正率为 86%，没有出现神经系统损害。Bradford 首先改良了 Luque 技术来治疗重度僵硬脊柱畸形，即“脊椎全切术”[19]。Luque 技术仅通过开窗术来进行去松质骨截骨，但 Bradford 技术涉及了节段血管结扎、多节段椎体去松质骨截骨至硬脊膜、切除节段的近端和远端前方松解和融合、利用骨膜瓣重建、凹侧肋骨截骨术和凸侧胸廓成形术。脊椎全切术可矫正脊柱冠状面、矢状面和轴向面的畸形，同时将神经系统损伤和脊柱整体平衡失代偿的风险降至最低。Bradford 所介绍的脊柱前后联合入路治疗方法被认为比前路或后路盲目去松质骨截骨的神经损伤风险更低，是彻底调整躯干最有效的技术。

后入路矫正复杂脊柱畸形的方法包括经椎弓根去松质骨截骨或楔形截骨，以及基于后路的脊椎全切术。Michele 和 Kruger 于 1949 年首次介绍了作为诊断椎体病变技术的经椎弓根去松质骨截骨术[20]。Thomasen 采用了经椎弓根楔形截骨术来矫正强直性脊柱炎的矢状面畸形，提出了这一种避免 Smith-Petersen 闭合式楔形截骨术相关的神经、血管和内脏损伤风险的脊柱短缩技术[21]。1976 年，Lehmer 等在 38 例因外伤或椎板切除术后继发脊柱后凸畸形的病例中进行了 41

次经椎体截骨术，结果显示平均矫正 35°，但有 19.5% 患者出现了新的神经功能损伤[22]。Heinig 和 Boyd 推广了经椎弓根途径的脊柱短缩术，即“蛋壳技术”，可用于存在多维度畸形的更复杂脊柱畸形矫正[23]。然而，在更加僵硬的失衡脊柱畸形中，因为该技术主要是矫正矢状面畸形，而脊柱平移能力受到限制，其矫形效果欠佳。后入路脊椎全切术包括单纯后入路完全切除一个或多个脊柱椎体。Suk 运用单纯后入路脊椎全切术治疗了 70 例复杂脊柱畸形患者，获得了很好的畸形矫正效果，但包括完全性脊髓损伤在内的神经损伤发生率很高[24]。单纯后入路脊椎全切术在脊柱后凸成角畸形或局限在 1～2 个节段内的顶椎畸形患者的治疗中非常有效。前后联合入路脊椎全切术可切除更多节段椎体来治疗更加严重的脊柱畸形，对胸椎或胸腰椎后凸畸形的患者更有效，而且可能是更好地保证神经安全的选择。

三、脊椎全切术的适应证

脊椎全切术一般适应证包括僵硬的脊柱后凸 / 脊柱侧弯、脊柱旋转畸形、躯干偏移、顶椎区域脊髓受压迫或脊髓病变、降低固定部位应力及短缩脊髓。对于柔韧性 / 固定性代偿或柔韧性失代偿的畸形，通常不需要脊椎全切术，可以通过采用成角截骨矫正技术以及凹侧撑开、凸侧加压等常规方法来进行治疗。但是，对于固定性失代偿的脊柱畸形，通过成角截骨矫正以及凹侧撑开 / 凸侧加压是不够的，还需要脊柱平移等技术来矫形。

四、术前规划

任何延长、平移、成角甚至短缩等操作都可能导致脊髓损伤，所以严重脊柱冠状面畸形需要脊柱短缩以防止神经系统损伤。最近，Hong 等在猪模型中的研究结果表明，在 10min 内撑开低至仅 75% 椎体高度会导致脊髓延迟性损伤[25]。在冠状面矫正过程中，脊髓可能会撑离骨盆，并与外周神经发生水平平移。因此，有时在大于 6cm 的冠状失衡矫正中需要通过脊椎全切术来短缩脊柱，以使脊髓和外周神经的张力最小化。

僵硬性平移脊柱畸形需要脊椎全切术来短缩脊柱，以矫正脊柱相对于骨盆的水平位移。如果在不短缩脊柱情况下尝试进行顶椎平移，会因为脊柱的三维运动而产生旋转位移。

由于缺乏头尾侧脊柱来代偿残余的畸形，僵硬的上胸椎或腰骶椎脊柱侧弯也可能需要脊椎全切术来短缩脊柱。脊柱短缩可以在较短节段内矫正脊柱三维畸形，为防止肩部不平衡或骨盆倾斜，畸形矫正必须精确。这也是长节段不对称凹凸脊柱畸形矫形中必须考虑在内的因素，因其缺乏代偿弯。对于较长的僵硬脊柱畸形，如果畸形凸面与冠状面位移方向在同侧，在不短缩脊柱的情况下，撑开 / 加压或较小的截骨都可能会加剧位移。而且常规恢复冠状位平衡也可能加重肩部不平衡。如果僵硬失衡脊柱畸形患者的肩部抬高侧与冠状面移位在同侧，那么需要短缩脊椎以防止进行性失衡。除非使用三柱截骨术进行平移，否则这种情况下纠正冠状失衡会导致肩部失衡进一步加重（图 94–1）。Bridwell 将躯干偏移与胸腰椎侧弯凹侧在同侧的畸形称之为 1 型冠状面畸形，可通过成角截骨术矫正。躯干偏移与胸腰椎侧弯凸侧在同侧的畸形患者需要改善躯干偏移，不能采用简单的成角截骨术矫正，需要脊椎全切术以保持肩部和躯干平衡[26]。

对于重度僵硬冠状位失衡患者，当常规截骨矫正技术还不够有效时，脊椎全切术可能是一种有效的选择方式。

1 型、2 型冠状位失衡。肩部和骨盆的关系

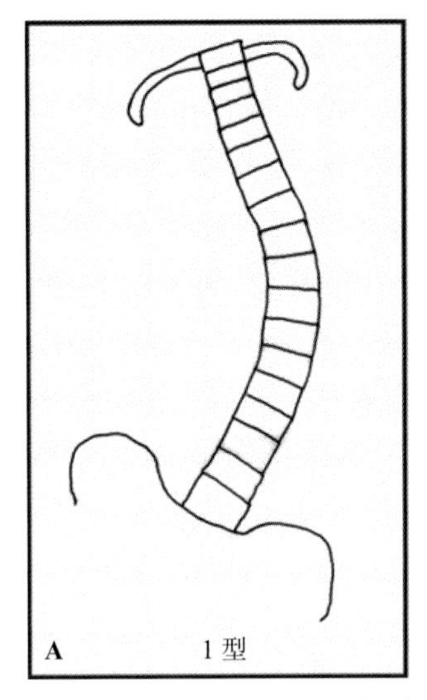

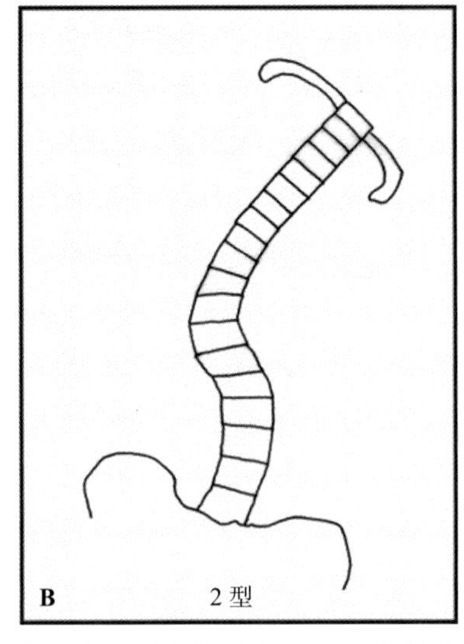

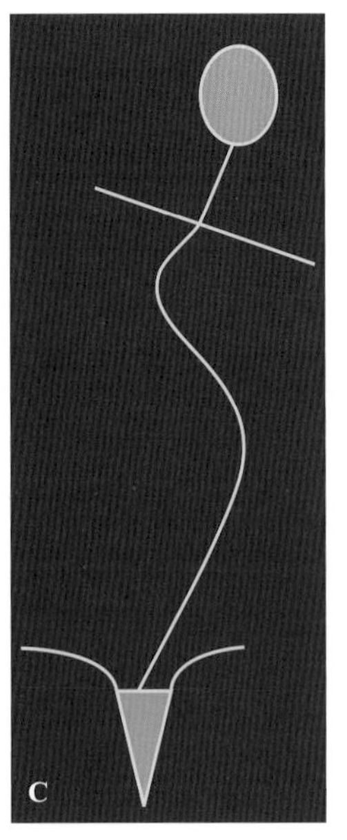

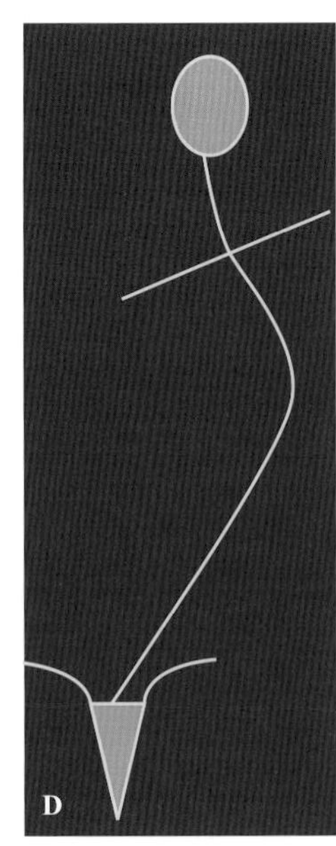

▲ **图 94-1 A. 1 型冠状位失衡肩部和骨盆的关系；B. 2 型冠状位失衡肩部和骨盆的关系；C. 1 型冠状位失衡可通过成角截骨术得到矫正；D. 2 型冠状位失衡需要躯干平移**

图 A 和 B 经许可转载，引自 Bridwell KH. Decision making regarding Smith-Petersen vs. pedicle subtraction osteotomy vs. vertebral column resection for spinal deformity. *Spine*（Phila Pa 1976）2006；31（19 Suppl）：S171-S178.

五、术前评估

在脊椎全切术之前，必须采用多学科方法对患者病史、体格检查、影像学检查和解剖结构有透彻的了解。对于那些仅有轻度疼痛或身体障碍的僵硬性、非进行性、平衡的脊柱畸形患者，应尝试非手术治疗。物理疗法包括心血管功能调节、姿势训练和腹部强化训练。对于与病理表现不符的重度疼痛患者，可能需要咨询疼痛专家，或评估其他疼痛原因。疼痛专家也可以提供诊断 / 治疗意见，以评估神经根受压情况。

还必须彻底了解和掌控患者的期望，以确保提供使患者适合该手术的护理，而不是照搬原则。患有无法忍受的畸形、重度疼痛、日常生活活动能力降低、脊髓病变或脊髓受压及肺功能不全的患者可能是手术治疗的指征。病史包括疼痛出现时间、疼痛程度、频率和部位。也应该评估患者使用麻醉性止痛药情况，这可能会影响和复杂化术后的疼痛管理和围术期护理[27]。如果情况允许，在手术前应停止使用会增加出血风险的药物，如阿司匹林、华法林等。抽烟或使用任何其他形式的尼古丁可能会增加假关节形成的发生率和围术期并发症，因此，应在脊柱切除手术前至少停止使用 3 个月[28]。

初级保健医生和麻醉医生需要参与评估患者围术期发病和死亡风险。需要将糖尿病史患者的 HbA_{1C} 控制在 7.5 以下，因为血糖控制不佳与围术期感染风险增加有关[29]。采用骨密度检查和实验室检查，如白蛋白、前白蛋白、转铁蛋白和视黄醇结合蛋白检查，来评估患者骨质疏松情况和营养不良情况。必须通过必要的心脏负荷试验和肺功能检查获得患者心脏和肺部情况。肺功能检查对患有神经性或肌性肌无力，如脑瘫、脊髓灰质炎、肌营养不良或任何其他原发性肌病的高危患者有帮助。不可逆的术前肺活量降低是术后呼吸系统并发症的危险因素，因此，任何需要进行脊椎全切术的重度畸形患者都需要进行肺功能检查[30, 31]。患者肠道和膀胱功能也需要进行评估和优化。从大手术（如脊椎全切术）中恢复过来将影响患者生活的各个方面，应综合考虑患者的社

会、经济和心理状况。

体格检查包括神经功能检查，明确是否有任何可能需要在矫正畸形之前解决的压迫性或椎管内病变。步态、肌力、腱反射和病理反射都应仔细评估，如Babinski征、腱反射亢进/阵挛、腹壁反射不对称。除了影像学检查外，体格检查还应评估矢状面和冠状位平衡。评估患者脊柱侧弯的柔韧性及躯干失衡的其他原因，如髋关节屈曲挛缩。患者必须在膝关节完全伸直情况下站立，以充分评估患者在髋关节伸直和膝关节弯曲时保持矢状位平衡的异常。如果躯干与骨盆看起来平衡，而且坐姿可以纠正矢状面畸形，则可能是髋关节屈曲挛缩。Thomas检查可用于评估髋关节屈曲挛缩，患者仰卧躺在检查床上，一个膝关节屈曲至胸部，对侧髋关节无法完全伸直则为阳性。

六、影像学检查

术前检查从X线片开始，包括前后位片、侧位片及左右弯曲像（14英寸×36英寸，约35.56cm×91.44cm）（图94-2）。还应拍摄仰卧位牵引下的X线片和bending像，以评估脊柱侧弯的柔韧性以及选择切除/融合的节段。使用枕垫辅助拍摄过度伸展和过度屈曲X线片，可用于评估矢状面的僵硬度。测量从C_7椎体中心到S_1后上缘的水平距离评估患者脊柱矢状轴SVA情况。测量从C_7中心到骶骨中心线的水平距离评估患者冠状面偏移情况。

高级成像包括计算机断层扫描（CT）和全脊柱三维重建（图94-3）。这可以帮助我们连续观察脊柱解剖变化，明确包括既往椎板切除术或半椎体在内的骨缺损，以及对椎体节段和标志进行准确评估。采用全脊柱磁共振成像（MRI）排除椎管内病变，如Chiari畸形、脊髓空洞症或脊髓栓系[32]。这也可以帮助区分普通X线片上难以区分开的僵硬特发性脊柱侧弯和先天性脊柱侧弯。MRI和CT脊髓造影也可以发现神经受压区域，以解释任何关于脊髓病变或神经根病的症状。

七、手术

多学科团队协调合作对于确保手术的良好结

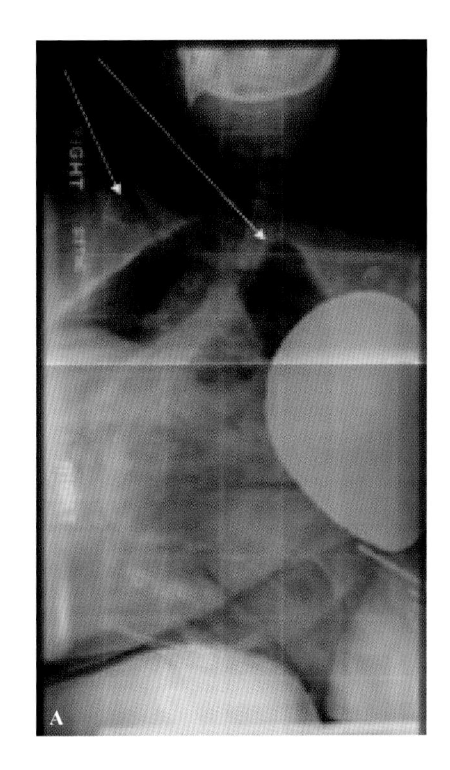

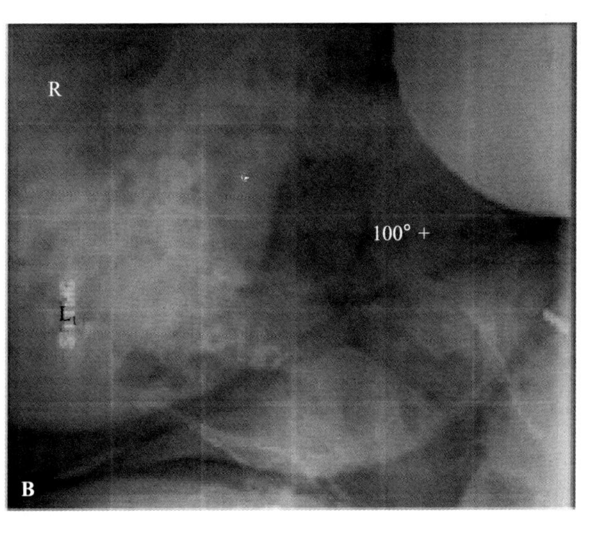

▲ **图94-2 病例1：36岁女性患者**

患者自出生起就需要使用轮椅，有出生时修复脊髓膜膨出和松解脊髓栓系病史。患者有严重背痛、肺功能恶化、坐位失平衡、皮肤破损等情况。脊柱侧弯Cobb角>100°。箭所示为患者双肩平衡状况

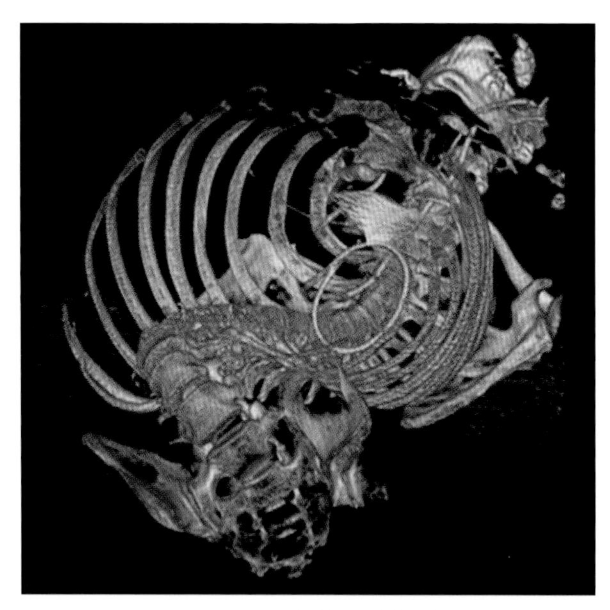

▲ 图 94-3 病例 1. 骨盆倾斜

局至关重要。麻醉小组应该掌控好大量液体输注和提供满意的低压麻醉。Lenke 等发现单纯后入路脊椎全切术的平均失血量为 250～3100ml[33]。Bradford 发现前后联合入路手术的失血量更高，为 5500～5800ml[34]。术前应保证红细胞、血小板、新鲜冷冻血浆、冷凝凝血酶等血液制品的充足，也可以配合使用术前自体血回输。术中血回吸收、氨甲环酸、纤维蛋白凝固药和电刀对于减少术中失血非常重要[35]。前后联合入路手术可以在同一天进行，如果手术过程中失血过多，可以间隔 4～7 天分期进行。如果患者伴有明显的营养不良，可以在两个分期手术之间通过静脉营养或鼻空肠饲管进行高营养饮食，以减少感染、败血症和肺炎等相关并发症[36]。

神经功能监测对于脊椎全切术中保护神经很重要。体感诱发电位和运动诱发电位可在矫形操作过程中发出潜在的脊髓损伤信号，警告进行手术操作的外科医生[37]。

（一）前入路手术

患者侧卧位于可透过射线的手术床上，畸形凸面朝上。使用双臂或单臂固定带和枕头固定手臂，腋下放置腋窝垫。将枕头放在膝关节之间，腓神经也要充分垫护。

采用标准开胸术或胸腹入路来显露脊柱侧弯要切除的凸侧。规划切口时要考虑到脊柱 / 肋骨角度，以确保所需切除椎体居于切口中。用刀切开皮肤，使用电刀分离皮下组织和肌肉。骨膜下分离肋骨，显露神经血管束，然后将肋骨切除，留作植骨材料。可以直接使用电刀切开隔膜，在手术结束时将其修复。需要注意可能位于隔膜下方的大节段血管。接近脊柱时，必须显露每一个需切除椎体上的节段血管并将其结扎。再次通过影像学确认切除节段是否正确。在椎间盘表面无血管后，骨膜下钝性显露脊柱，可以切除骨赘、任何僵硬部位或其他限制凹侧活动性的组织。单个椎体切除对于短的成角侧弯可以起到不错的矫形效果，但是较长的侧弯可能需要多节段切除，以避免过度牵拉脊髓。

彻底切除椎间盘及切开椎体上、下方直到后纵韧带（图 94-4）。开始椎体切除时，首先利用锋利的弯骨凿将外部皮质骨和骨膜做成骨膜瓣，然后用咬骨钳去除松质骨。接近后纵韧带附近骨皮质时，使用高速磨砖、Kerrison 咬骨钳和小刮匙进行操作，以降低切开硬膜的风险。可以用浸泡过凝血酶的吸收性明胶海绵对硬膜外出血进行止血，在允许的情况下谨慎使用双极电刀进行止血。然后完全切除凸侧椎弓根，凹侧椎弓根需要通过后入路才能切除。可以将凝血酶浸透的吸收性明胶海绵用作硬脑膜的保护性屏障，然后将切除的松质骨与先前切除的肋骨混合，放置在骨膜瓣中（图 94-5）。使用缝合线修复骨膜瓣，并固定植骨。放置胸管，缝合肌肉、皮下组织和皮肤。

如果延迟后入路手术，残留的后路稳定性决定了脊柱的稳定性。如果先前的后路融合稳定且坚固，则患者可起床。在胸腰椎矫形器辅助下可以允许下床活动。如果脊柱不稳定，则患者将需要卧床休息。如果需要的话，可以在分期手术之

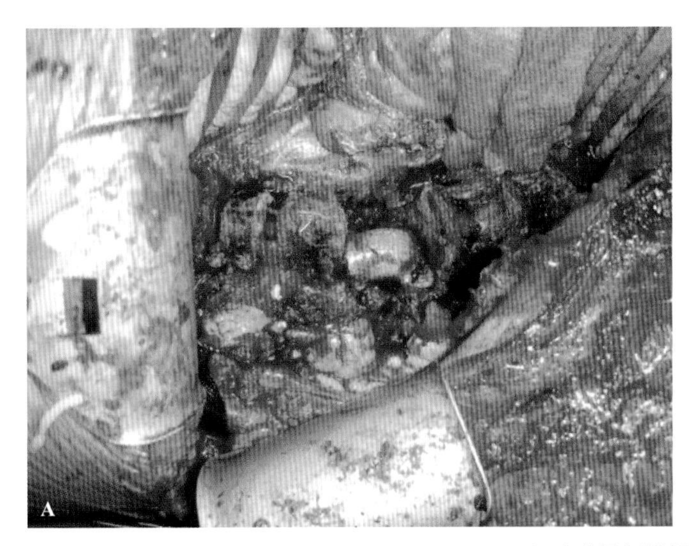
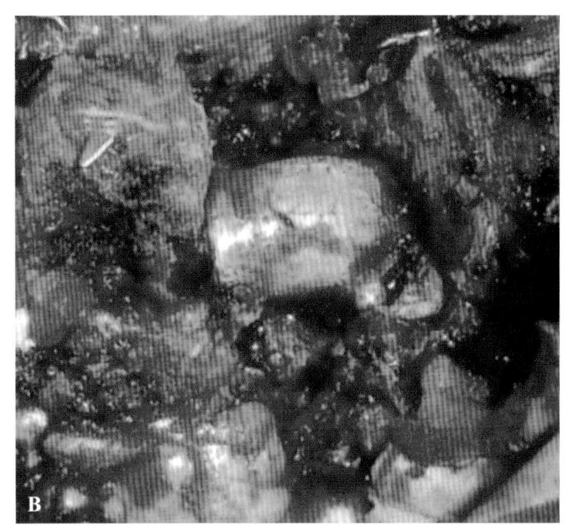

▲ 图 94-4　切除头尾侧椎间盘和前方骨性结构

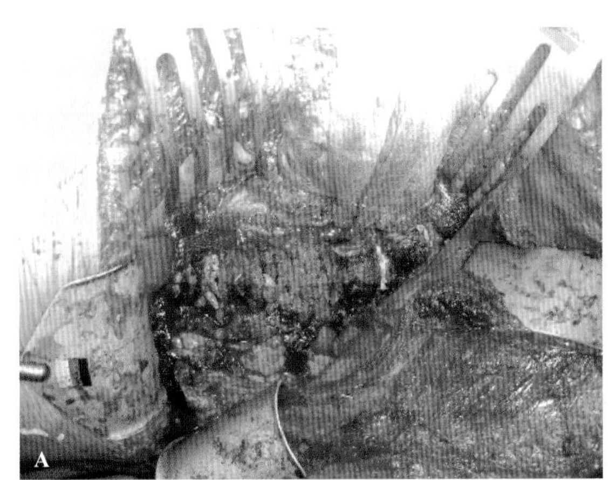
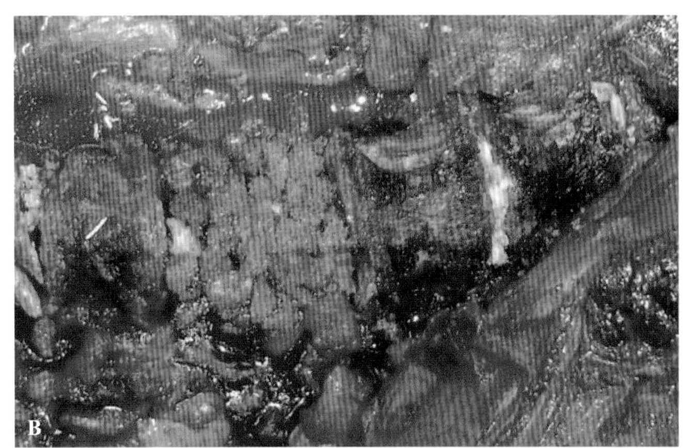

▲ 图 94-5　将骨移植物填充到骨缺损中

间使用 halo 牵引。

（二）后入路手术

患者俯卧位在 Jackson 架上（Mizuho OSI），保持髋关节伸展和腹部悬空。前臂与肩关节和肘关节呈 90° 放置，以免损伤臂丛神经和尺神经。弯曲膝关节以减少对坐骨神经的牵拉，同时使用膝关节垫充分保护好下肢。可以将 Mepilex 泡沫敷料（Mölnlycke）垫在胸部和髂前上棘等易受压部位。然后通过常规背部中线切口，骨膜下分离组织显露脊柱，两侧横向显露至棘突尖端。使用临时固定棒进行局部节段的临时固定，防止脊椎全切术完成后局部不稳定带来的神经损伤。

然后将注意力转移到僵硬脊柱侧弯的矫形上。在脊柱侧弯凹侧，可能需要进行肋骨关节离断和部分切除。在脊柱侧弯凸侧，可通过胸廓成形术来解决矫正和肋骨凸起的问题。然后切除关节突、椎板、凹侧椎弓根等其余骨组织。进一步切除残留关节突关节可以增加活动性以及进一步改善矫形。

采用杠杆力学机制短缩和平移脊柱，进行脊柱畸形的矫正，同时在冠状面、矢状面和轴向面中获得畸形的矫正。通过先进行凸侧内固定，然后调整棒实现三维调整来完成脊柱矫形。凸侧畸形的矫正可以使用四棒技术或者使用单棒和平移脊柱来实现。脊柱短缩将会出现硬脊膜冗余折叠，操作时应避免损伤。可以观察硬脊膜搏动情况防止操作过度损伤神经。矫形期间可以使用术中体感诱发电位、运动诱发电位及多次唤醒测试来监测神经功能情况。

然后使用内固定以保持脊柱在冠状面和矢状面上的排列正常（图 94-6）。在矢状面上，将 C_7 位于在骶骨后方；在冠状面上，C_7 位于骶骨中线之上。无须完全矫正畸形即可实现脊柱对线良好。

（三）术后护理

患者术后可能需要在重症监护室观察 1～2 天，进行神经功能和血流动力学监测。患有多种并发症的患者，尤其是心脏疾病或神经功能监测有信号异常的患者，可能还需要重症监护病房来管理平均动脉压情况。我们期望的平均动脉压为 80～85mmHg，以保证较大矫形术后脊髓的血液灌注。

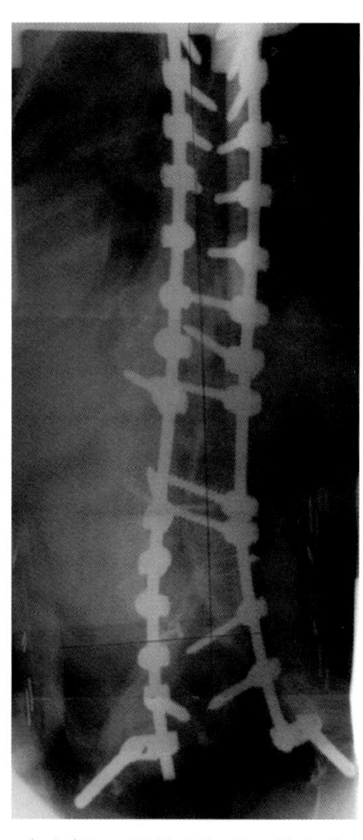

▲ 图 94-6　患者行 L_1 脊椎全切术，前入路 T_9～S_1 融合，后入路 T_4- 髂骨内固定融合术

术后立即使用患者自控镇痛（patient-controlled anesthesia，PCA）装置来控制疼痛。术后第 1 天取消 PCA，改为口服联合静脉麻醉止痛药物进行过渡。采用下肢加压驱动装置和早期下地活动来预防深静脉血栓形成。患者可以进行常规饮食，不用限制患者饮食。监测患者引流量，如每 8 小时引流量少于 30～50ml 时，可以拔除引流管。

患者可以借助胸腰骶部矫形器进行支撑活动，也可以允许患者在没有支撑的情况下进行移动。我们鼓励患者每天坐在椅子上用餐，并且每天离床接受几次物理治疗。治疗师对患者功能进行评估，并确定是否需要熟练的护理设施或康复装备进行治疗。

八、结论

脊椎全切术可以通过前后联合入路或单纯后入路进行。前后联合入路可以可靠地控制脊柱前柱，并且有助于切除一个或多个椎体及相邻椎间盘。脊椎全切术的适应证包括需要躯干平移和矢状面重建的固定性或僵硬性脊柱畸形。躯干偏移和胸腰椎畸形凸侧在同侧（2 型）的患者最适合采用脊椎全切术治疗。术前优化方案、术中神经功能监测和血液管理的标准化以及术后的早期活动和康复方案对保证患者安全和取得较好临床结局至关重要。

第95章 融合至骶骨与骶骨骨盆内固定技术

Fusion to the Sacrum and Fixation Techniques of the Sacropelvic Junction

Richard Hostin　Shyam Kishan　著
朱泽章　毛赛虎　译

一、概述

涉及骶骨和骨盆的内固定技术已经广泛应用于治疗大量复杂的脊柱疾病，包括退变性疾病、复杂脊柱侧弯矫形、高度脊椎滑脱，肿瘤切除术后脊柱骨盆重建、严重腰骶部脊柱感染、高能骶骨创伤性骨折及病理性骨折。尽管在过去的几十年中骶骨骨盆内固定技术已获得广泛临床应用，且在手术技巧、腰骶骨盆内固定器械及植入物方面的改进取得了长足的进步，但腰骶结合部融合仍然是儿童和成人脊柱骨盆重建手术中的一个挑战。

迫于过去临床上大量腰骶融合失败病例的涌现，包括高发的假关节形成、畸形矫正丢失、高感染率，有时甚至是灾难性的远端脊柱内固定失败，骶骨骨盆内固定技术应运而生。骨盆是众多复杂脊柱疾病序列重建的基础，Dubousset 将其恰当地称为“骨盆椎骨”[1]。从脊柱到骨盆的融合既有解剖学上的挑战，也有生物力学上的挑战，优化临床治疗结果需要对局部解剖学有详细的了解，并熟悉各种脊柱重建内固定植入物的生物力学优势与不足。骶骨骨盆内固定必须足够坚固，以对抗近端内固定的长力矩臂施加在腰骶内固定结构尾端较大的拔出力，承受高度腰椎滑脱复位而需的腰骶交界处较大的剪切力，以及弥补因骨缺损而丢失的稳定性，如骶骨肿瘤骶骨切除术后骨缺损、伴有骶骨骨盆分离的不稳定性骶骨粉碎性骨折或伴有明显骨溶解破坏的骨髓炎[2, 3]。

二、历史概括

Harrington 在 20 世纪 60 年代引入后路脊柱内固定术是儿童和成人脊柱畸形外科治疗的一个重大进展，但当使用骶骨钩或经髂骨棒进行腰骶交界处内固定时，不融合率高达 40%[4, 5]。Eduardo Luque 在 20 世纪 70 年代提出节段性固定原理，其采用了椎板下钢丝技术来实现多点固定，允许增加内固定棒轮廓的塑形，并能够通过内固定结构实现更好的应力分布[6, 7]。尽管腰骶交界区假关节形成的发生率比早期的 Harrington 技术有所降低，但骨不连的发生率仍然很高，文献中报道最低为 6%，最高甚至超过 40%[8]。

脊柱内固定的下一个重大进展是在 20 世纪 80 年代出现的 Cotrel–Dubousset 系统，它利用髂骶螺钉穿过骶髂关节后部进入 S_1 椎体进行远端固定，并将这些螺钉连接到脊柱中线两侧的内固定棒上，随后借助横联进一步增加内固定强度[9]。尽管植入物强度增加了，但并发症的发生率仍然很高，腰骶交界区的假关节发生率为 33%，骶骨螺钉的失败率为 44%[10]。

Ben Allen Jr 和 Ron Ferguson 设计的 Luque-Galveston 技术使得骶髂关节固定技术取得了进一步的进展[11]。该技术利用双侧 L 形棒，其水平部分植入髂骨翼进行骨盆固定，而垂直部分则用于脊柱固定，通过使用节段性椎板下钢丝固定到脊柱上（图 95-1）。这项技术显著提高了骨盆固定的成功率，可有效对抗脊柱 - 骨盆交界处遇到的生物力学应力，显著增加了腰骶交界处前屈和左右侧屈时的刚度和稳定性。许多文献随后详细报道了其在儿童和成人人群中的临床应用，远端内固定失败率和腰骶骨不连（假关节）的发生率显著降低，尤其当联合脊柱前路融合术加固时，其发生率低至 7%。

目前大多数现代骨盆固定技术包括髂骨螺钉固定及其变种形式，例如，S_2 髂骨翼螺钉（S_2-alar-iliac，S_2AI）是 Allen 和 Ferguson 技术的改进[8, 12-14]。

Jackson 骶骨内内固定棒技术（图 95-2），在骶骨翼内插入内固定棒，并使用骶骨后皮质和髂后翼作为支撑来抵消弯曲应力。棒的插入点位于 S_1 椎弓根的尾侧，这样内固定棒可以与 S_1 椎弓根螺钉实现连接[15, 16]。据报道，这项技术的潜在优势是在未干扰双侧骶髂关节时仍可提供一个相对于腰骶部支点较长的杠杆臂。在许多患者中，Jackson 骶骨棒顺利植入并同时实现与 S_1 螺钉的线性连接存在技术性难度，并且理论上有造成医源性骶骨骨折的风险。据报道，与 Galveston 技术和髂骨螺钉治疗神经肌源性脊柱侧弯相比，该技术具有良好的临床效果，但在生物力学上似乎不如传统的髂骨螺钉技术优越[18]。

在接下来的几年里，为了尽量减少远端内固定失败，多种不同的远端腰骶内固定系统和技术被尝试临床应用，包括 Dunn-McCarthy S 形棒[19]、髂骨翼螺钉、Tacoma 钢板、Chopin 块、Colorado Ⅱ 骶骨骨盆钢板、Kostuik 棒和 Arlet/Marchesi 棒等。随着标准化的以椎弓根螺钉为基础的脊柱内固定系统成为主流，众多脊柱骨盆固定技术和系统中的大多数已经成为历史，除了 Luque-Galveston 技术，它为需求较低的患者（如儿童神经肌源性患者）提供了一个低成本的治疗选择，在医疗卫生资源匮乏以及适度的畸形矫形即可满足患者需求的情况下尤其适用。

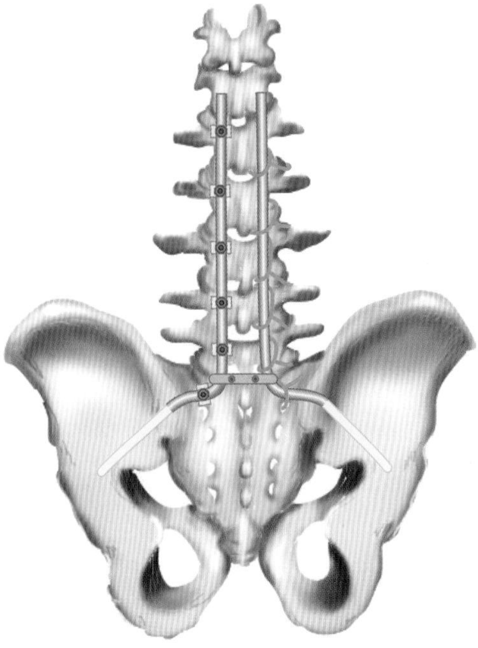

▲ **图 95-1 Galveston** 内固定系统

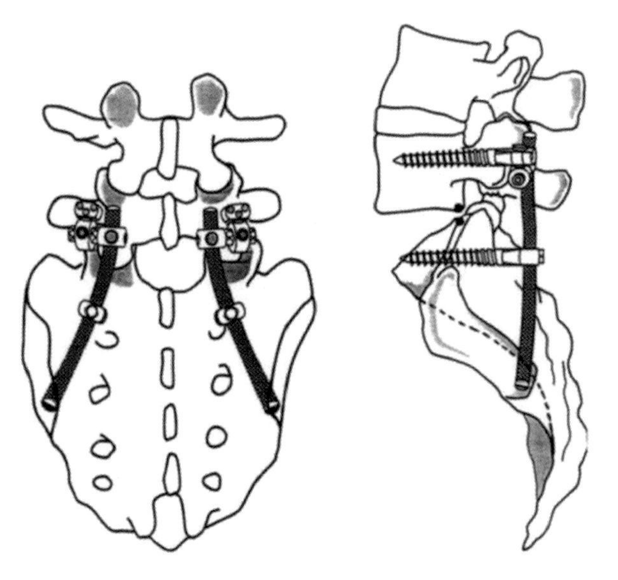

▲ **图 95-2 Jackson** 经骶骨内固定棒

髂骨螺钉是 Galveston 技术的改进，由独立的大直径多轴螺钉组成，置于髂骨内板，可与标准的节段性脊柱内固定结构连接（图 95-3）。螺钉的钉道是从髂后上棘（posterior superior iliac spine，PSIS）到髂前下棘，在大多数成人患者中螺钉的长度可达 100mm[20]。这项技术提供了几个优点：①能够置入较大直径的螺钉；②能够在每个髂骨板内植入多个螺钉；③由于其标准化的设计易于连接，能够在螺钉的头侧和背侧获取髂骨移植骨；④由于能够直视髂骨板而使得置钉相对更容易。这种置钉技术的缺点是在置钉过程中无论是采取中线部位的正中切口或髂后上棘上方的独立跨筋膜小切口，均需要广泛的切开剥离肌肉筋膜组织以显露髂后上棘（图 95-11）。也有人担心骶髂关节固定的长期影响以及可能出现的因植入物切迹太高导致皮肤突起［可以通过将螺钉嵌入得更深（图 95-13）或使用髂嵴下骨面作为螺钉的植入点而使螺钉切迹最小化］和长期随访频繁出现螺钉松动的报道[22-23]。

S_2AI 螺钉的首次提出是在 2007 年，其入钉点位于骶骨翼，在 S_1 和 S_2 后孔外侧缘连线的中点[24]。这一点也与 S_1 椎弓根螺钉的入钉点在同一直线上，从而允许直接连接到脊柱内固定系统上而不需要额外使用髂骨连接器（图 95-4）。这项技术还避免了在使用传统的 PSIS 入钉点置入髂骨螺钉时需对髂嵴周围皮下筋膜肌肉组织进行广泛的切开剥离。S_2AI 螺钉头的植入深度比传统的髂骨螺钉头平均更深 15mm，为螺钉头尾侧髂骨嵴自体骨移植物的获取提供了额外的空间[25]。

三、解剖学和生物力学方面的考虑

骶骨的解剖特点使得骶骨骨盆内固定成为一种挑战。这个位于最下端的椎体主要由松质骨组成，松质骨被薄薄的皮质外壳所包绕。在需要对脊柱畸形进行矫形重建的患者群体中，如神经肌

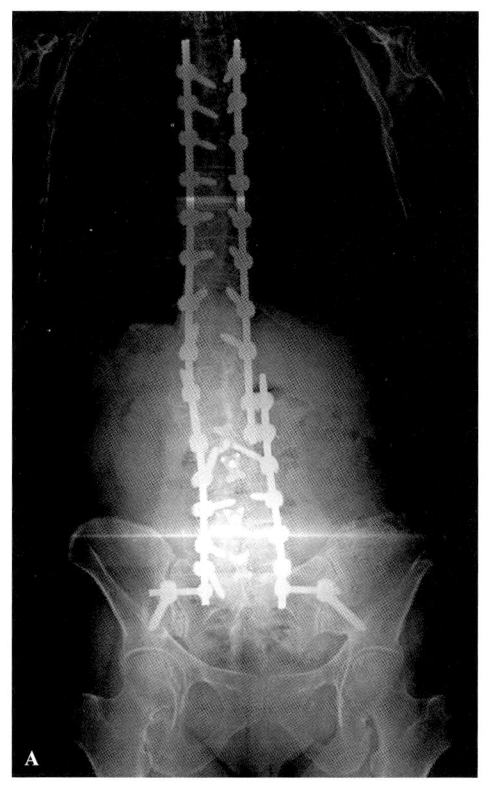

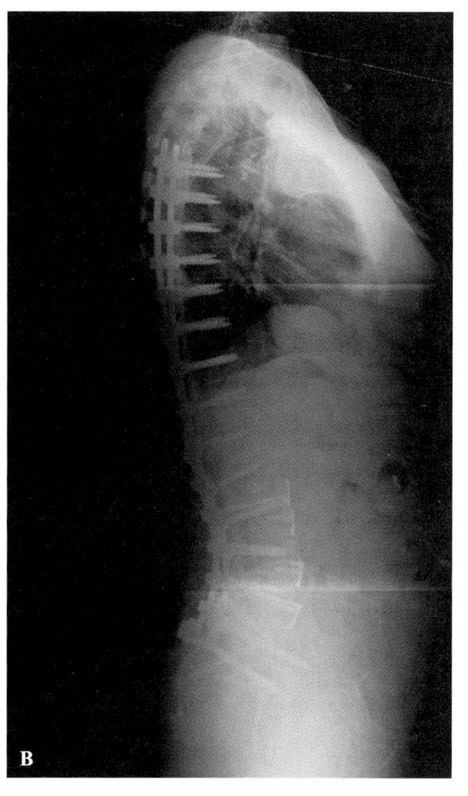

▲ 图 95-3 以髂后上棘（PSIS）为入钉点的髂骨钉及侧方连接器

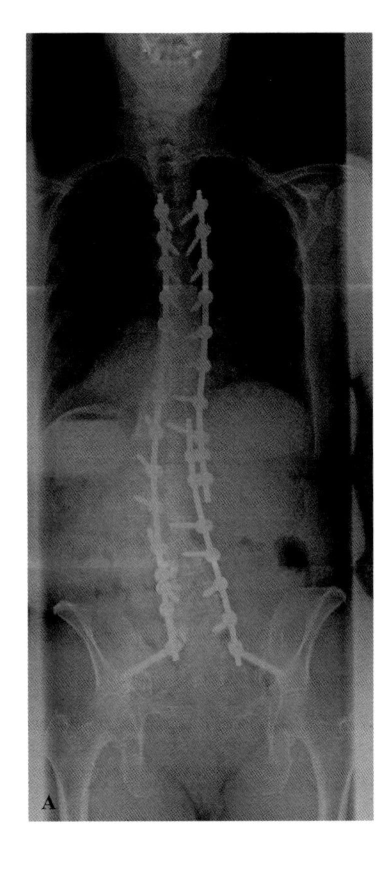

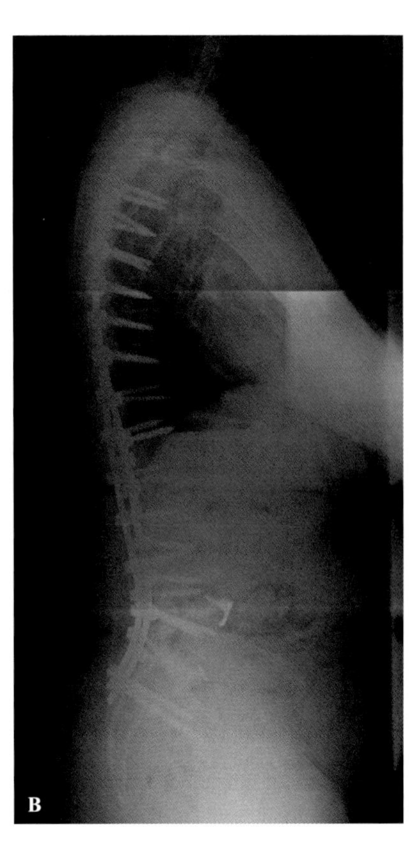

◀图 95-4 S_2AI 螺钉前后位和侧位片

源性脊柱侧弯患者和患有进展性成人特发性或成人退变性侧弯的老年人中，骶骨常表现为骨质疏松。骶骨前－后直径从头侧 S_1 水平的 45～50mm 逐渐变窄到远端 S_2 和 S_3 水平的 20～30mm（图 95-5）。在整个骶骨的矢状面上，中线处的骶骨最厚最大，此外骶骨外侧翼处的骶骨厚度也可以接近中线的厚度[26, 27]。S_1 椎弓根直径较大使得在大多数情况下椎弓根螺钉无法获得更多的皮质骨固定，同时由于骶骨骨质疏松较为常见，S_1 螺钉的生物力学强度常较脆弱[28]。当使用较为内聚的钉道时，S_1 椎弓根螺钉钉道长度可达到 45～55mm，但骶骨远端的迅速变窄使得该 S_1 以下部位无法容纳有效长度的螺钉。广泛的腰椎融合，如那些为复杂的脊柱畸形矫正而进行的融合，也可以将巨大的屈曲力传递给脊柱－骨盆单元。髂骨的后份结构提供了很好的内固定选择，但需要穿过骶髂关节，并且存在远期内固定松动风险以及植入物切迹过高突起可能引起的皮肤刺激及损害。

O'Brien 等介绍了根据三个解剖分区对骶骨

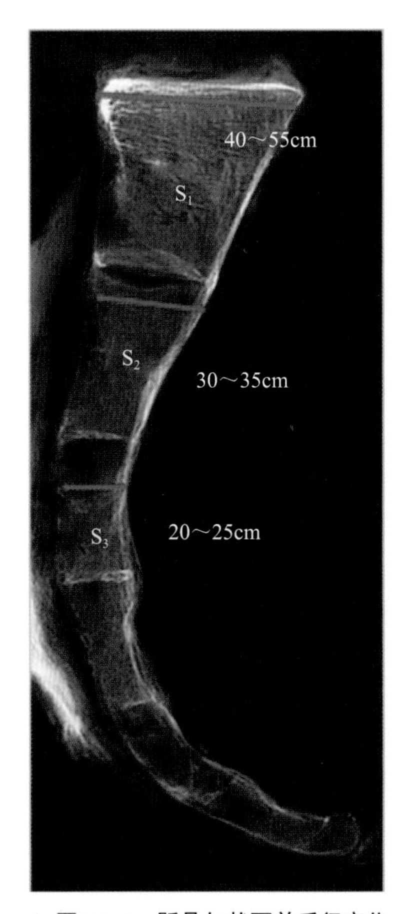

▲图 95-5 骶骨矢状面前后径变化

骨盆内固定进行分类的概念[29]。Ⅰ区由 S_1 椎体和骶骨翼头侧缘组成。通过前路腰椎椎体间融合（anterior lumbar interbody fusion，ALIF）、经椎间孔椎体间融合（transforaminal interbody fusion，TLIF）或改良的直接侧入路椎体间融合，可以强化Ⅰ区。Ⅱ区包括骶骨的其余部分，包括骶骨翼、S_2 和骶骨远端。第三区由两侧髂骨组成。骶骨解剖分区及根据解剖区域划分的相应内固定选择见图 95-6。骶骨骨盆内固定发展历史上那些高失败率的内固定技术多与只依赖Ⅰ区和Ⅱ区的固定方式有关，同时常合并与长节段融合内固定中的长杠杆臂有关的较高生物力学负荷或滑脱角较大的高度腰椎滑脱手术复位产生的腰骶交界处产生较大的剪切力。

Allen 和 Ferguson 引进的 Galveston 技术主要依靠Ⅲ区固定，并为长节段内固定提供了一个有效可靠的生物力学锚定，文献报道融合率提升至 88%～94%[13, 30, 31]。当 Galveston 内固定结构植入在髋臼上方髂骨前部深处即骨盆单元的瞬时旋转轴前方时，对屈曲应力具有极好的对抗力，但光滑的固定棒对直接轴向拔出力几乎没有对抗能力，而这可能是躯干屈曲中所产生的一种分力。这导致在髂骨固定中会产生微运动，最终可能导致髂骨被内固定棒的远端侵蚀，随后失去固定效果（图 95-7）。髂骨螺钉固定的多功能性和生物力学特性的改善在很大程度上使得 Galveston 技术被大量放弃使用，但是仍可应用于一些低需求、无法行走的神经肌源性患者。

已有大量的生物力学研究评估了腰骶骨盆内固定结构的生物力学特性。McCord 等[32]使用小牛脊柱模型对 10 种不同的腰骶部内固定技术进行生物力学性能比较，发现坚持到承受最大载荷

A

	Ⅰ区：S_1 椎体和头向骶骨翼	Ⅱ区：保留骶骨和骶骨翼	Ⅲ区：双侧髂骨翼
内固定选择	1. S_1 椎弓根螺钉 2. S 形棒 3. L_5、S_1 经关节突螺钉 4. 椎间器械 5. 经椎间盘螺钉	1. 骶骨翼螺钉 2. Tacoma 钢板 3. Chopin 块 4. 骶骨骨盆钢板 5. S_2 螺钉 6. S_1、S_2、S_3 钩 7. Jackson 技术	1. 髂骨钉 2. S_2AI 螺丝 3. Galveston 内固定棒 4. Kostuik 棒 5. Arlet/Marchesi 棒 6. 髂骶螺钉

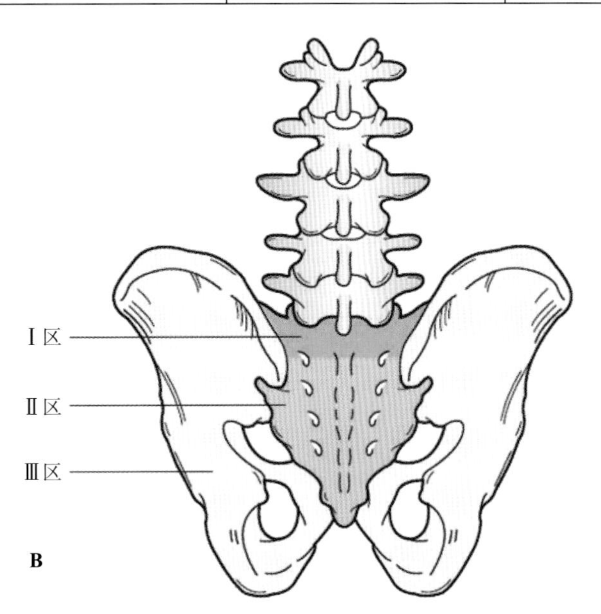

▲ 图 95-6　骶骨骨盆区域解剖示意及内固定选择

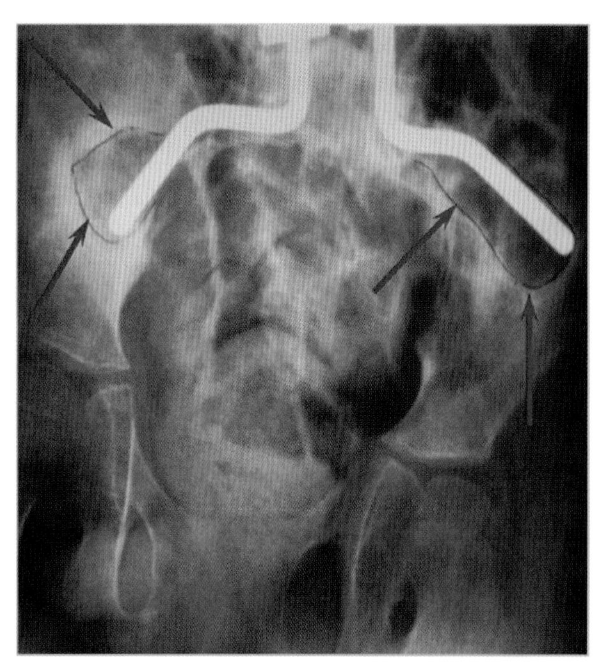

▲ 图 95-7 **Galveston 内固定棒周围的透亮区**

时才发生内固定失败的两种内固定结构均是髂骨内固定结构。他们还介绍了腰骶椎间盘后角支点的概念，并强调只有在内固定穿过骶髂关节并锚定到中轴骨韧带结构前方的髂骨时才能实现有效内固定。他们还强调了骶骨固定时钉棒系统三角固定的重要性，以增强抗拔出力和内固定结构的强度，并且与单纯 S_1 固定相比，骶骨骨盆多点固定具有更好的力学优势。他们的工作还表明，既往的 Harrington 撑开技术和 Luque 矩形内固定结构对应力的对抗很有限，进一步排除了此类内固定技术在骶骨骨盆内固定中的应用。

在另一项小牛脊柱模型研究中，Lebwohl 等[18] 不仅评估了内固定结构的强度，还评估了 S_1 螺钉的抗拔出力和极限载荷。他们的研究比较了 5 种不同的腰骶重建方法的生物力学特性，包括 S_1 螺钉合并髂骨固定、S_1 螺钉合并 Jackson 骶骨内固定棒，以及 3 种不同的仅行骶骨螺钉的内固定装置。研究结果显示，除了固定到髂骨外，没有一种重建方法能够持续降低内固定节段的活动度和柔韧性。此外，髂骨固定在减少 S_1 螺钉拔出应力方面是最有效的，可有效预防较大力学性负荷可能带来的灾难性内固定失败。他们的研究与 Glazer 等[33] 先前的发现相矛盾，后者研究认为 Jackson 骶内固定棒可提供比髂骨内固定更大的强度。关于 Jackson 技术的不同发现的原因被假定是由于在 Glazer 的研究中 Galveston 试验组缺少 S_1 螺钉的置入。Tis 等[34] 在另一项小牛脊柱模型的研究中发现，在髂骨螺钉结构中增加 S_1 螺钉可显著增加屈曲 – 伸展活动时的刚度，而髂骨螺钉连接器放置在 S_1 螺钉近端或远端的位置在生物力学上并不产生重要影响。在另一项人体尸体研究中，Leong 等[35] 指出 S_1 椎弓根螺钉内固定联合使用分叉的骶骨翼螺钉及 Chopin 块比单一 S_1 螺钉内固定具有更好的力学优势，但增加的强度相对有限。Mayer 等[36] 的另一项人体尸体研究指出，在反复施加负荷后，使用有限的双螺钉骶骨固定策略可使得骶骨的固定强度有轻微的改善。尽管在抗循环负荷和抗共轴拔出力方面仅优于椎弓根螺钉系统达 39% 和 35%，但这些小的优势并不能支持其应用于高生物力学要求的内固定手术治疗，例如，那些与复杂畸形重建相关的手术，因为它们相比更坚固的Ⅲ区固定策略，如髂骨螺钉固定，内固定强度还是存在明显的劣势。

在人体尸体脊柱模型中，Cunningham 等[37] 比较了髂骨螺钉与同种异体股骨环椎体间融合在腰骶部运动度和骶骨螺钉应力方面是否存在差异。他们的研究结果支持针对从骶骨延伸到 L_3 的长节段内固定结构辅助使用髂骨螺钉固定或前柱支撑可以保护骶骨椎弓根螺钉，并发现了髂骨螺钉在减少这些长节段内固定结构中 S_1 螺钉的应力方面更有优势。Alegre 等[38] 使用合成的人类脊柱模型还发现，髂骨螺钉内固定相对于前路 L_5～S_1 结构性植骨支撑可以显著的降低 S_1 螺钉的屈曲 – 伸展时长。Volkheimer 等[39] 评估了 L_5 和 S_1 椎弓根螺钉旁的 L_5～S_2 椎板钩和 L_5～S_1 椎板螺钉作为跨越骶髂关节的髂骨螺钉的替代物，发现在包括 L_5～S_1 在内的长节段腰椎椎弓根螺钉内固定结构中，髂骨钉提供了更好的 S_1 螺钉的保护，并证实椎板钩显示没有显著的生物力学优势。在 L_2～S_1 融合的尸体脊柱检测中，Fleischer 等[40] 发现前路轴向椎体间螺纹棒（AxiaLITR）和髂骨钉与单独使用 S_1 椎弓根螺钉或 S_1 椎弓根螺钉联合前路腰椎椎间融合术相比，前两者均显著降低了 S_1 椎弓根螺钉的应力。虽然 AxiaLITR 生物力学螺钉的应力保护似乎接近髂骨钉，但当用于长节段畸形结构时，它们似乎与较高的临床失败率有关，可能是由于在循环载荷下其生物力学性能较差。

对于是否一定要双侧髂骨固定，目前的临床数据尚存在疑问，因此促进了对单侧和双侧骶骨骨盆内固定进行生物力学检测和比较。通过使用 L_1～S_1 的猪脊柱模型，Tomlinson 等[42] 发现双侧髂骨螺钉内固定与单侧髂骨螺钉内固定相比，在任何测试方向上都没有显著增加结构刚度或限制腰骶部运动。由于担心直接将猪脊柱模型数据的结论直接转换应用于指导骨质减小和骨质疏松的人类的脊柱固定方式的选择存在偏移和潜在错误，临床上并没有广泛采用单侧骨盆固定策略。

S_2AI 螺钉技术的引入代表了骨盆固定技术的新进展[24, 25, 43–45]。与传统的髂骨螺钉技术相比，它具有许多显著的优点，包括消除了对侧方连接器的需求、减少了椎旁软组织的剥离，以及当螺钉通过入钉点进入骶骨及穿过骶骨和髂骨皮质骨横跨骶髂关节时（图 95–8），获得了至少三皮质固定的效果。

在髂骨钉与 S_2AI 螺钉固定的生物力学比较中，Burns 等[46] 在人尸体脊柱骨盆固定模型中证明两种技术在内固定结构刚度和内固定失败方面并没有差异。Hoernschemeyer 等[47] 亦证实了这些发现，他们的人尸体脊柱骨盆模型生物力学实验的研究结论是两种技术在屈曲、伸展、侧方弯曲和轴向旋转运动之间具有相似的稳定性，尽管 S_2AI 组的硬度有增加的趋势，但没有达到统计学差异。Sutterlin 等[48] 同样使用人尸体模型发现，与 AxiaLIF 和 L_5～S_1 TLIF 相比，S_2AI 技术使得 S_1 螺钉在前屈后伸、侧方弯曲和轴向扭转的应力明显减小，内固定棒在侧方弯曲和轴向扭转的应力也减小了。因此，他们认为 S_2AI 技术的内固定效果至少不差于传统的髂骨螺钉固定技术。Obrien 等[49] 同样使用人体尸体模型发现，在所有负荷模式下，使用 S_2AI 螺钉的内固定结构在生物力学上与使用传统髂骨钉的结构一样稳定，没有显示出 S_2AI 螺钉通过四皮质技术（允许螺钉穿透髂骨后方骨皮质）使得生物力学强度获得改善，并且发现 90mm、80mm 和 65mm S_2AI 螺钉的生物力学强度无显著差异。

虽然坚固的Ⅲ区髂骨内固定为高要求的内固定结构提供了最关键的生物力学锚定，但优化其

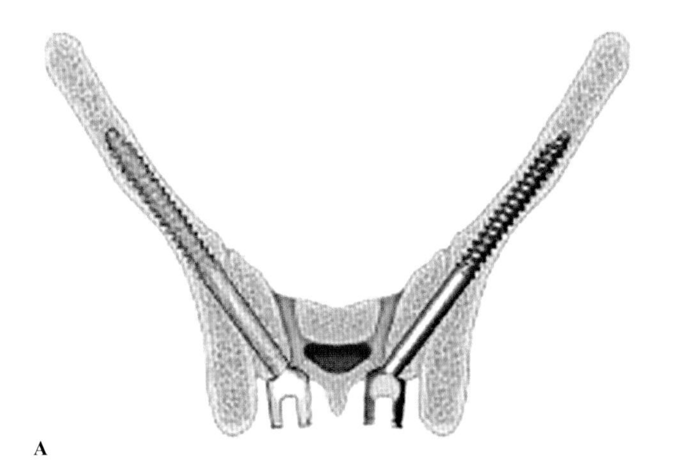

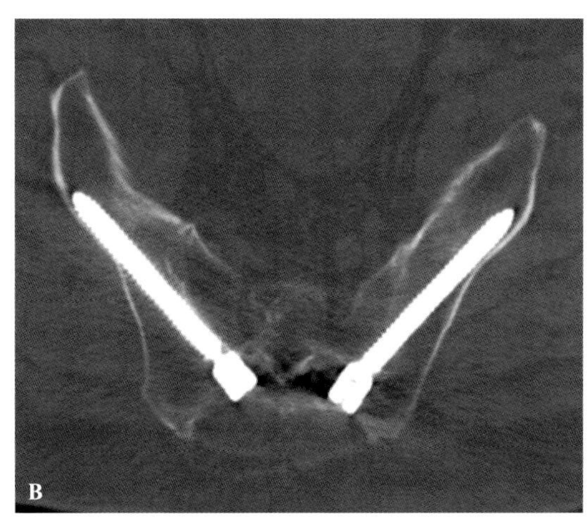

▲ 图 95–8 S_2AI 螺钉轴状面绘图及影像学图像

他部位的固定点可进一步增强结构稳定性和避免内固定结构失败。Esses 等[50]描述了 S_1 椎弓根螺钉安全置入的解剖学基础，螺钉安全入钉点位于第一骶后孔水平面以上，朝向内侧骶骨岬，平行于骶骨上终板。Lehman 等[51]引用 Zheng 等[27]先前对骶骨骨密度的研究成果，他们发现骶骨上终板的骨密度高于 S_1 椎体其他部位。Smith 等[52]在尸体骶骨模型上的研究发现，骶骨中部的骨密度比骶骨翼区的骨密度高出约 60%，且采用三皮质固定的 S_1 椎弓根螺钉固定技术，即向前、内、上进入骶骨岬尖部要比单皮质或双皮质 S_1 螺钉具有更明显的生物力学优越性。与双皮质 S_1 螺钉植入技术相比，三皮质钉道的最大置入扭矩增加了 99%。其他作者建议使用皮质骨钉道，即穿透 S_1 上终板这一骨密度相对较高的区域，或者使用上关节突作为可替代的备用入钉点，尤其适用于传统螺钉钉道破坏溶解或标准的 S_1 入钉点受损的翻修手术[53, 54]。

经椎间盘螺钉内固定技术也曾被用作高度 L_5～S_1 峡部裂性腰椎滑脱的固定策略。Minamide 等[55]在对腰椎滑脱尸体模型的生物力学分析中发现，经椎间盘 L_5～S_1 螺钉内固定结构的强度是传统的椎弓根螺钉内固定结构的 1.6～1.8 倍。虽然这项技术在一些高度腰椎滑脱的治疗中仍有应用，但该技术在生物力学上依赖于 I 区固定。当对内固定生物力学强度要求较高时（如大多数成人脊柱畸形重建手术），该技术不能作为更坚固的Ⅲ区固定（包括髂骨固定）的替代技术。

四、技术诀窍

（一）S_1 螺钉植入

三皮质固定技术指植入 S_1 椎弓根螺钉时，方向朝向内侧骶骨岬，螺钉穿过并固定于骶后皮质、骶前皮质和骶上终板皮质，从而实现三皮质骨固定效果。该技术可允许最大长度的螺钉植入，并同时利用到了骶骨骨密度最大的区域。此外，该技术植入的螺钉内聚，在冠状面上形成明显的三角形内固定结构同时在矢状面上形成一定程度的三角形内固定结构，因此理论上可提供最大的抗拔出力，可以降低内固定的失败率。

为了优化螺钉植入过程中的三皮质钉道，在植入螺钉时可使用透视侧位像来优化矢状面钉道以及实现最长长度螺钉的植入（图 95-9）。

由于独特的解剖结构，传统的前后位和侧位放射学检查在确定 S_1 螺钉深度和是否穿透骶骨前方皮质方面相对不可靠。骨盆入口像（图 95-10）是显示腹侧螺钉深度的理想透视角度，透视时居中位头向 45°，调整距离以获得骨盆入口边缘的清晰图像[56]。对于肥胖患者或肌肉发达的男性患者，尤其是骨盆形态较窄的患者，S_1 螺钉内聚角度的优化可能是困难的。采用微创或 Wiltse 入路有助于在困难的病例中实现更好的螺钉内聚。如果使用直下无内聚或者更外向的钉道，则存在 L_5 神经根受损的风险，此时必须注意不要植入长度过长的 S_1 螺钉接触损伤到位于骶骨前外侧的 L_5 神

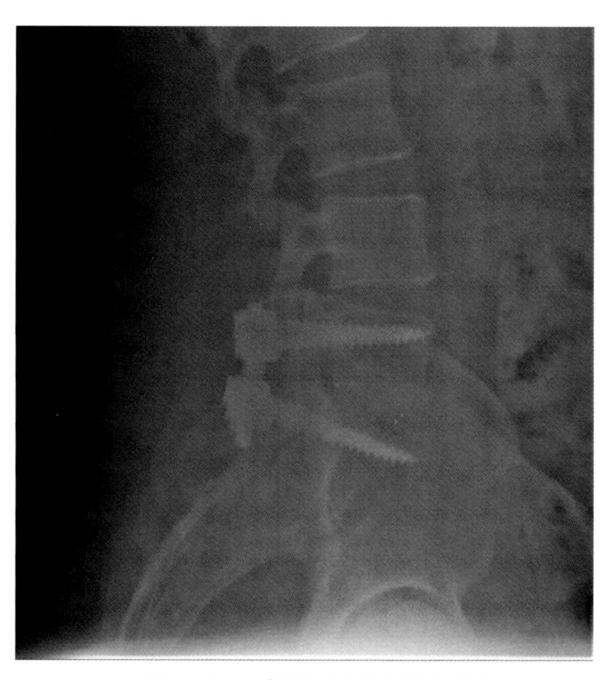

▲ 图 95-9 S_1 螺钉三皮质钉道侧位片

经根[57]。尽管 S_1 螺钉植入技术的优化有助于提高远端内固定的稳定性，但在长节段融合或腰骶关节存在固有严重不稳定性的情况下，如高滑脱角的高度腰椎滑脱，S_1 螺钉无法替代Ⅲ区固定技术。

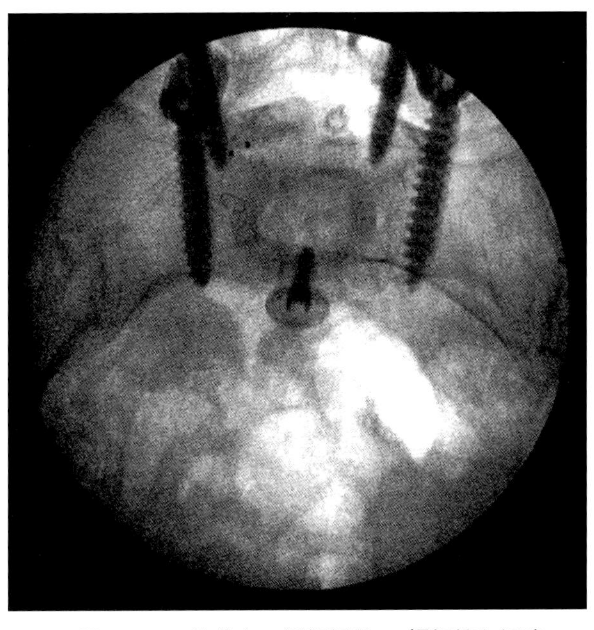

▲ 图 95-10　骨盆入口透视评估 S_1 螺钉植入深度

（二）经髂后上棘（PSIS）入钉点的髂骨钉植入技术

螺钉的髂骨钉固定通常在双侧在髂后上棘（PSIS）水平作为入钉点将螺钉向前下植入髂骨的远端，是 Allen 和 Ferguson 推广的 Galveston 技术的创新改进[11]。PSIS 入钉点的显露可以通过中线切口对肌肉筋膜向外侧剥离来完成，也可以通过选择髂嵴下入钉点来尽量减少切开剥离的范围[21]。此外，采用 PSIS 上方筋膜部位的微创小切口直接显露入钉点也可减小剥离创伤的范围（图 95-11）。

当使用传统的 PSIS 入钉点的时候，在髂后上棘最尾端可能的入钉点作凹槽可降低髂骨钉尾端的切迹高度（图 95-12）。凹槽的“地板”与骶骨后皮质水平。这允许螺钉头、棒及连接器埋沉于髂后上嵴平面以下（图 95-13）。为了植入髂骨螺钉，用椎弓根探针直接钝性穿过髂骨内外

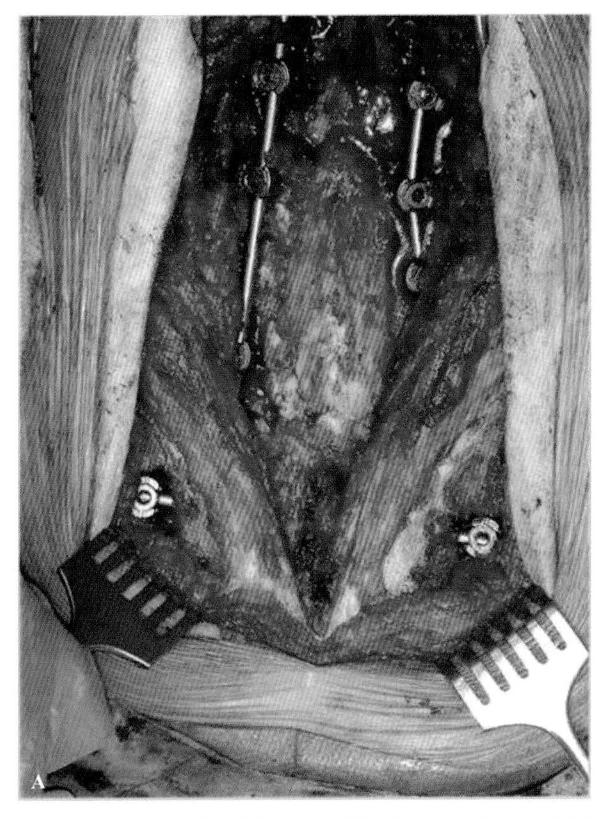

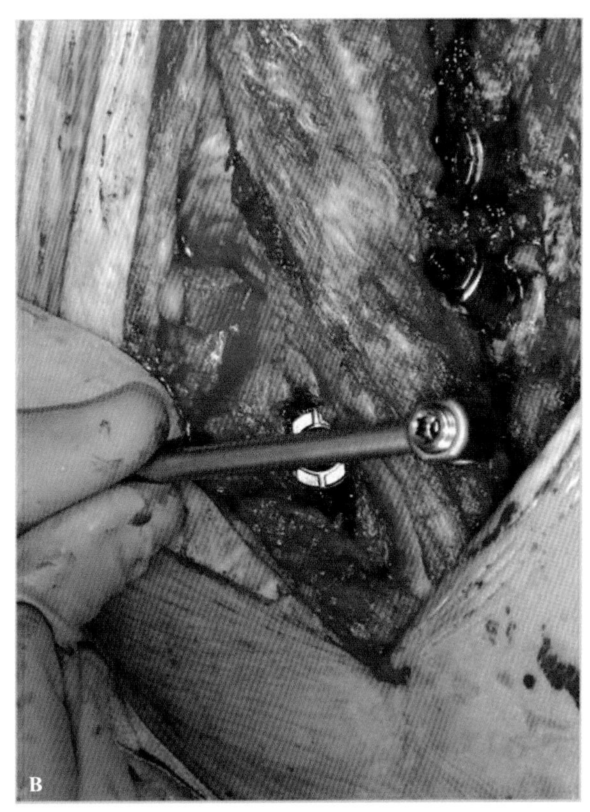

▲ 图 95-11　单独髂后上棘筋膜切口实现髂骨钉的植入以及选择合适尺寸的肌肉下通道内髂骨钉的侧方连接器

侧皮质板之间的松质骨，其外侧髂骨板的出口一般位于坐骨切迹的上方，最终攻丝的直径要比预定植入螺钉的直径小1mm（图95-14）。由于髂骨板厚度较大，尤其是成人，一般可以植入直径8～11mm、长度80～110mm的螺钉（图95-15）。之后可选择合适长度的侧方连接器并通过肌肉下通道将髂骨钉和中线结构的脊柱固定装置连接起来（图95-11和图95-16）。

全螺纹、部分螺纹及空心螺钉均可作为髂骨螺钉固定的选择。笔者的偏好是根据患者个体解剖特点选择可容纳的最大直径和长度的全螺纹螺钉。成人患者建议可使用的最小螺钉直径和长度为7.5mm×70mm，但常规使用（8～9）mm×（80～100）mm规格的螺钉。在翻修病例中曾使用直径为12mm、长度为110mm的髂骨螺钉。如Phillips等描述当需要额外的多点髂骨固定时，可以在每个髂骨中植入多个螺钉[58]。他们建议在每个髂骨翼植入两个髂骨螺钉治疗神经肌源性脊柱侧弯。在治疗先天性畸形、肿瘤、感染或创伤时，当遇到严重的骨盆Ⅰ区和Ⅱ区缺

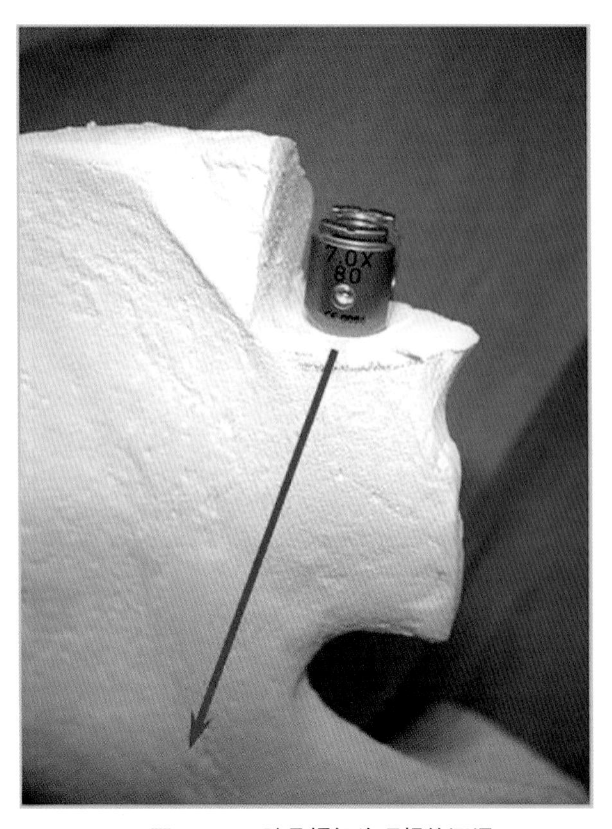

▲ 图 95-13　髂骨螺钉头理想的沉埋

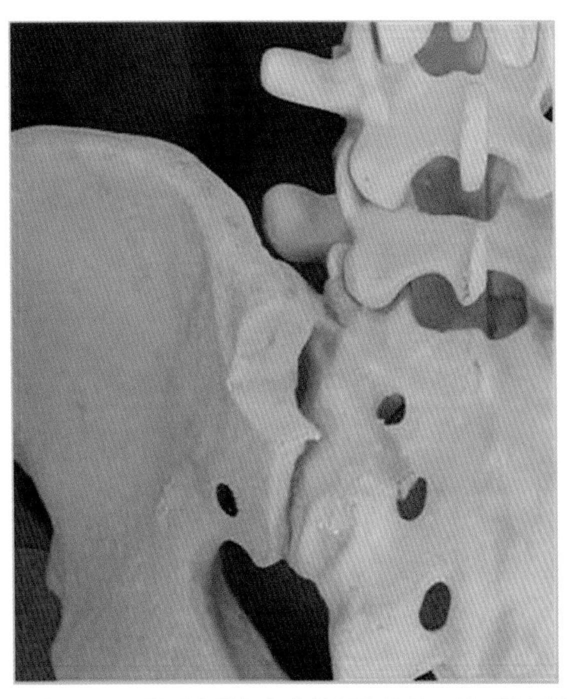
▲ 图 95-12　髂后上棘入钉点处制作的骨凹槽（降低髂骨钉切迹）

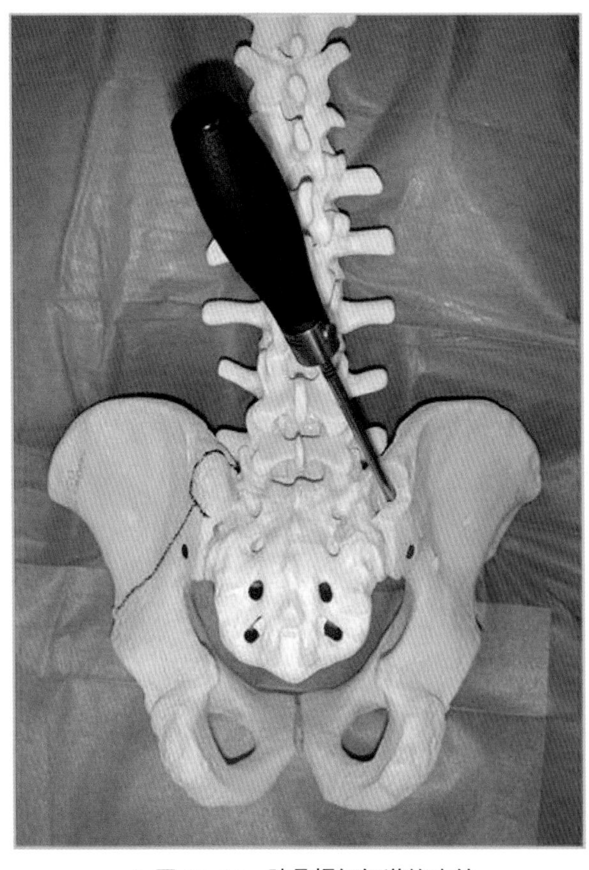
▲ 图 95-14　髂骨螺钉钉道的攻丝

损时，可能需要使用多个髂骨螺钉进行固定，因为这些缺损使内固定无法延伸至Ⅰ区或Ⅱ区[11]。

最好使用闭孔出口（泪滴视图）进行髂骨螺钉通道的透视显像。球管位置需摆放正确，在矢状面呈近后到远前朝向与铅垂线成角 20°～30°（图 95-17），在冠状面（图 95-18）上从后内侧

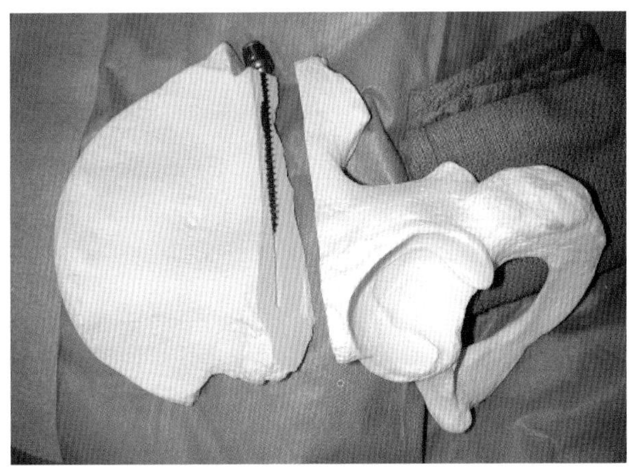

▲ 图 95-15 长度为 80mm 的髂骨螺钉钉道切面证实即使对螺钉头做了深埋，对于大多数成人仍有足够的骨空间容纳长度至少为 90mm 的螺钉

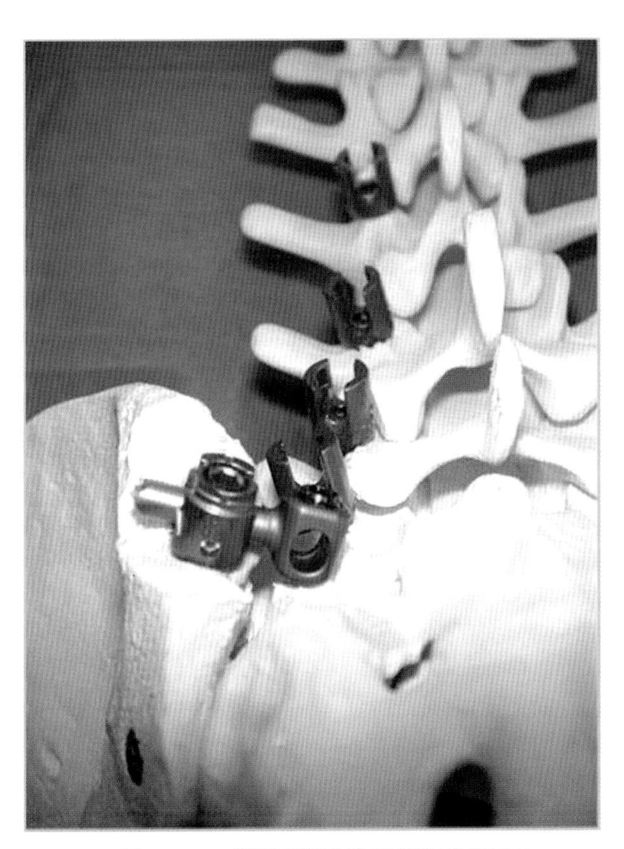

▲ 图 95-16 插销式侧方连接器仿真骨演示

朝向前外侧摆放与铅垂线成角 40°～50°，可获得“髂骨泪滴”的影像特征。“髂骨泪滴”显示了髂骨椎弓根的大小。由于骨盆类型和每个骨盆的独特性，必须设计符合解剖学特征的钉道。在所有病例中，通过将透视臂在头尾向和内外侧不断微调，可以确定每个髂骨泪滴的影像学轮廓。理想影像的重要特征是髂骨泪滴位于髋臼上方，但几乎不产生接触，且位于髂骨外侧壁最外侧轮廓的 3～4mm 范围内。从透视的角度来说，通常最有效的方法是开始时在目标髋部位置将后上方 C 形臂装置头向倾斜 20°、倾斜内旋大约 30°。然后首先在矢状面微调直至将髋臼窝顶位于泪滴底部 3～4mm 范围内，之后在冠状面旋转微调直到泪滴呈现最佳视图（图 95-19）。

使用泪滴视图有助于减少髂骨更广泛的显露，并提供更准确的螺钉钉道位置信息，以帮助优化植入螺钉的直径和放置深度。只要髂骨螺钉仍在泪滴的范围内，就不会出现螺钉穿破髂骨内外侧骨皮质及进入髋关节或坐骨切迹的情况。髋臼前上方的软骨下骨及坐骨大切迹 1～2cm 范围内的骨结构通常很致密，将螺钉植入在泪滴底部这些骨结构中通常会提供最大的螺钉植入扭矩。在某些情况下，遭遇极度致密的骨结构时需要对钉道进行等直径的攻丝，从而最大限度地降低在最后 1～2cm 螺钉植入期间因剪切力过大出现螺钉头部断裂的风险。由于远端骨通常是密度和置入扭矩最大的区域，因此全钉道完全攻丝也非常重要。如果在骨密度高的患者中未能完全攻丝螺钉轨道，则很大可能在植入过程中出现螺钉头部内螺纹因力矩过大而出现破坏滑丝的现象。此时螺钉无法完全就位，如果钉头与螺钉尚未断开，可将短棒放入螺钉头部并拧紧螺帽成为反扭矩工具以助于拧出螺钉。如果万向螺钉头与螺钉之间已分离，钉头与螺钉之间无法实现整体旋转，则拆卸万向螺钉头并使用可夹紧螺钉螺纹的虎钳或槽锁以拧出螺钉。

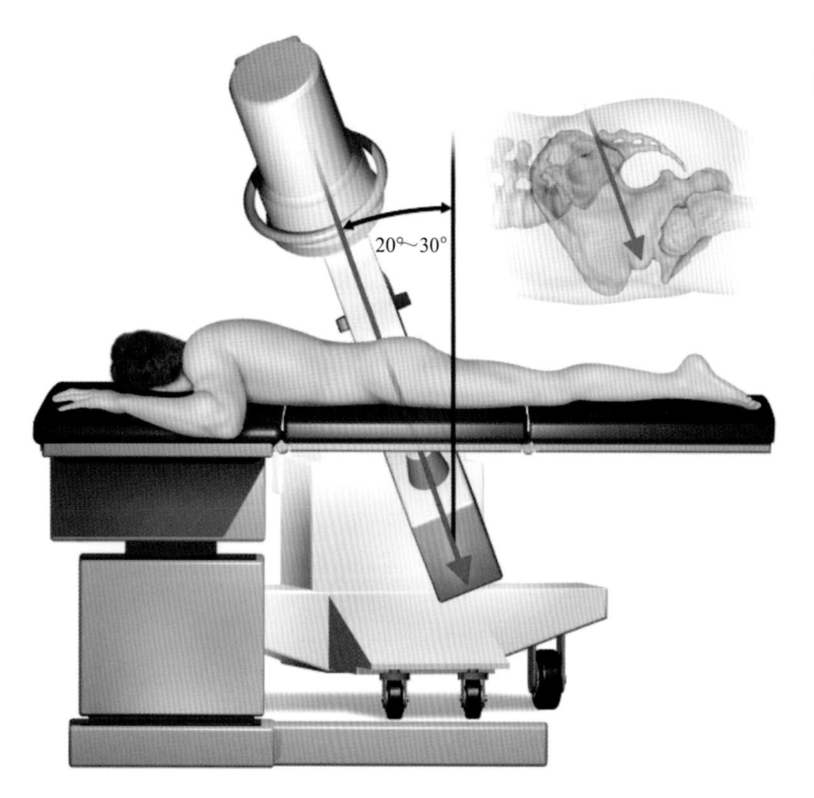

◀ 图 95-17 闭孔出口（泪滴）透视的矢状面方向

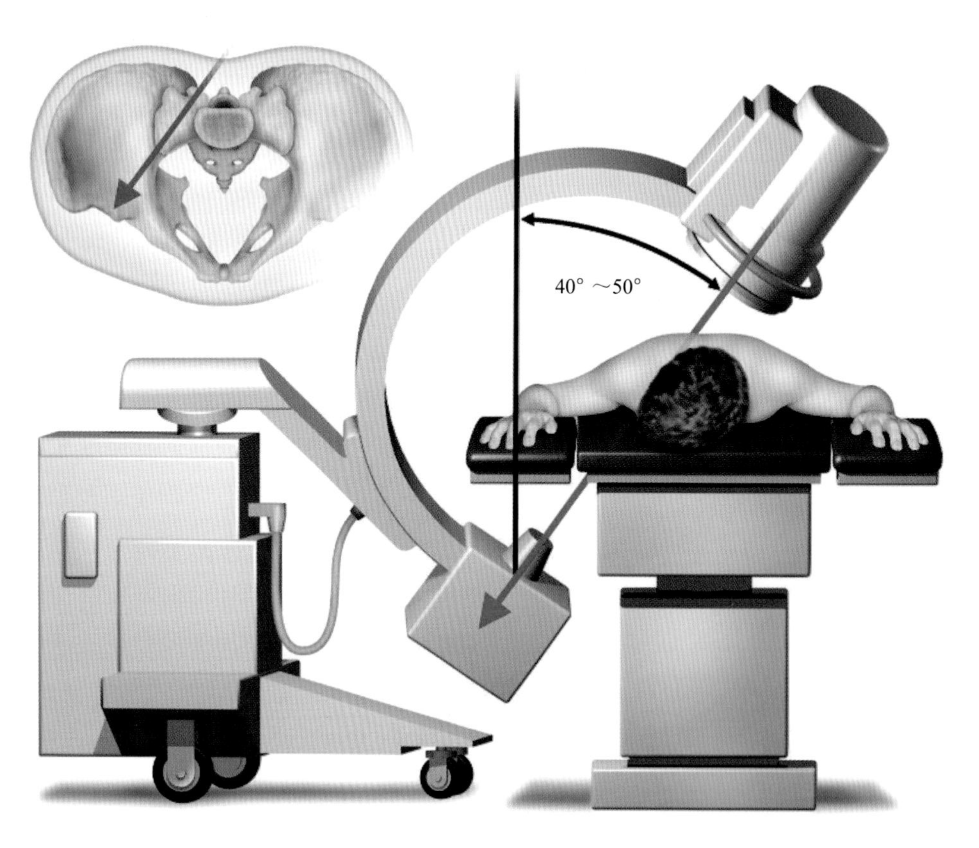

◀ 图 95-18 闭孔出口（泪滴）透视的冠状位面方向

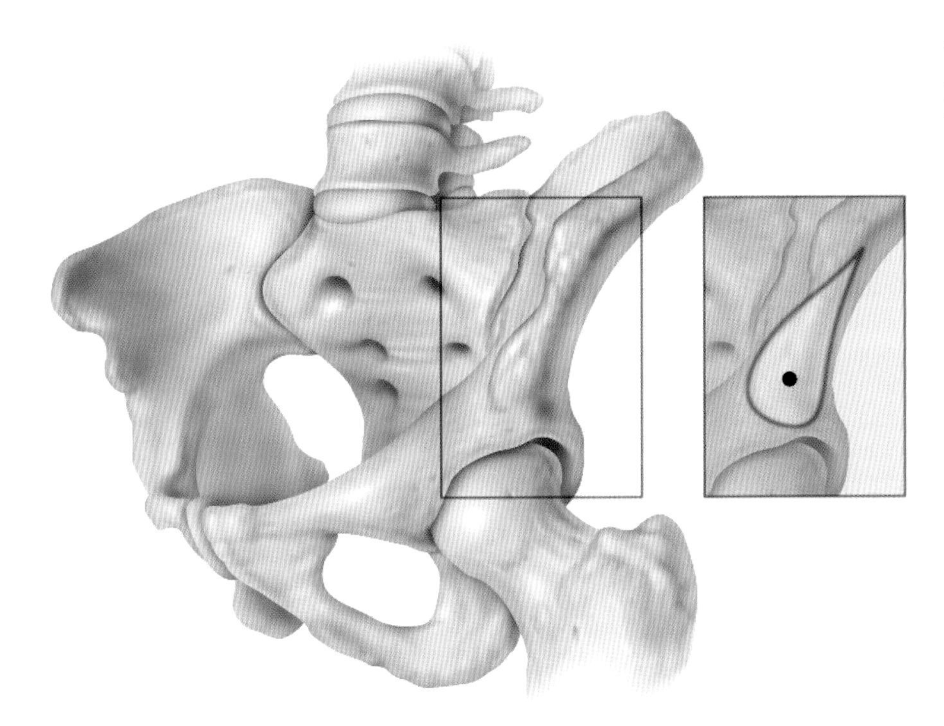

◀ **图 95-19 髂骨泪滴的解剖及透视图，黑点部位为传统 PSIS 髂骨钉的入钉点**

（三）S_2AI 螺钉技术

S_2AI 入钉点通常位于 S_1 和 S_2 后孔外侧缘连线的中点，螺钉钉道指向髂前下棘（图 95-20）[24]。

这项技术的主要优点是对远端肌肉和皮下组织剥离损伤更少、对髂嵴的干扰更少、可与腰骶部内固定结构直接连接（图 95-21）、能够微创植入螺钉、螺钉能够获得三皮质固定、即使在骨质疏松的骨骼中也能提供足够的螺钉把持力。理论上的主要缺点是螺钉确实损伤了骶髂关节。S_2AI 螺钉可以通过徒手技术植入，使用带有导丝的空心螺钉系统或非空心螺钉系统。与上述传统的髂骨螺钉置入一样，髂骨泪滴视图有利于获得最佳的螺钉植入位置，也使得在需要时在同侧植入多个 S_2AI 螺钉变得相对简单。

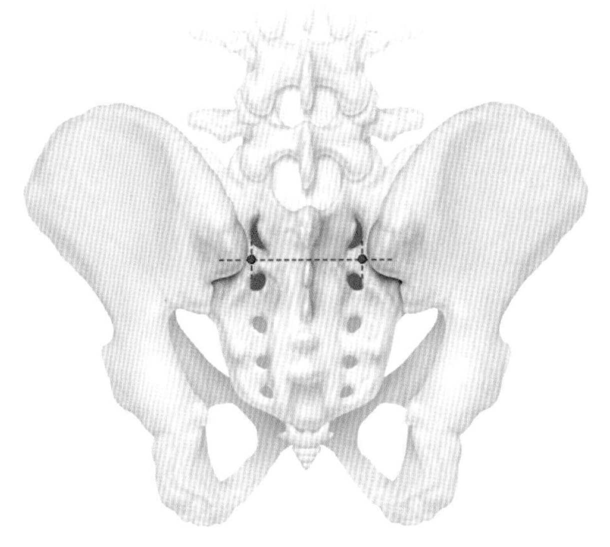

▲ **图 95-20 S_2AI 螺钉入钉点示意图**

如果把髂骨泪滴概念化为骨盆的椎弓根，那么 S_2AI 螺钉采用的是髂骨椎弓根结构外的钉道，而通过 PSIS 入钉点植入的髂骨钉采用的是与泪滴结构一致的钉道（图 95-22）。对于 S_2AI 技术，在探锥穿过骶骨翼并穿过骶髂关节之前，仍无法进入影像学上的泪滴结构。为了便于与主要的腰骶部内固定结构实现线性连接，S_2AI 螺钉的植入必须在腰骶部内固定植入后进行，这样可以避免不必要的侧向偏移。与 L_5 和 S_1 螺钉的入钉点相比，S_2AI 螺钉的入钉点选择具有更大的灵活性，因此 S_2AI 螺钉的骶骨入钉点可根据需要进行调整，以便于实现线性连接。根据骨盆形态和所选

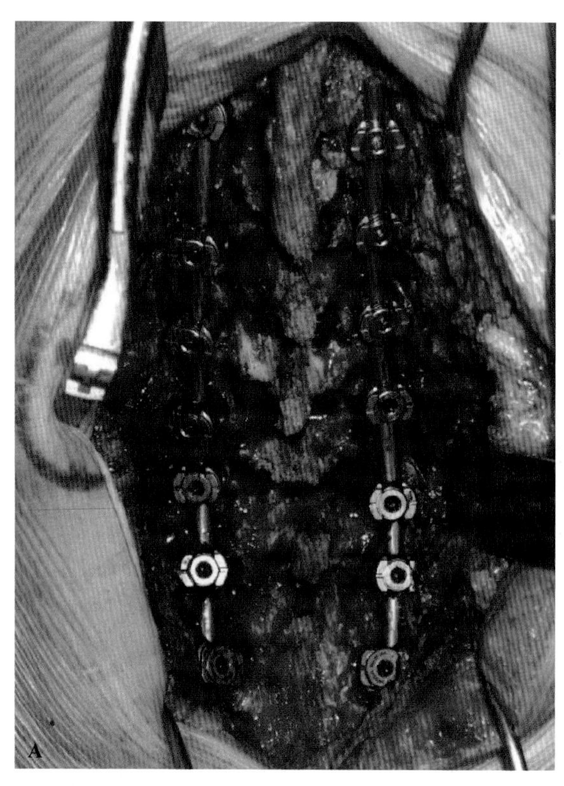
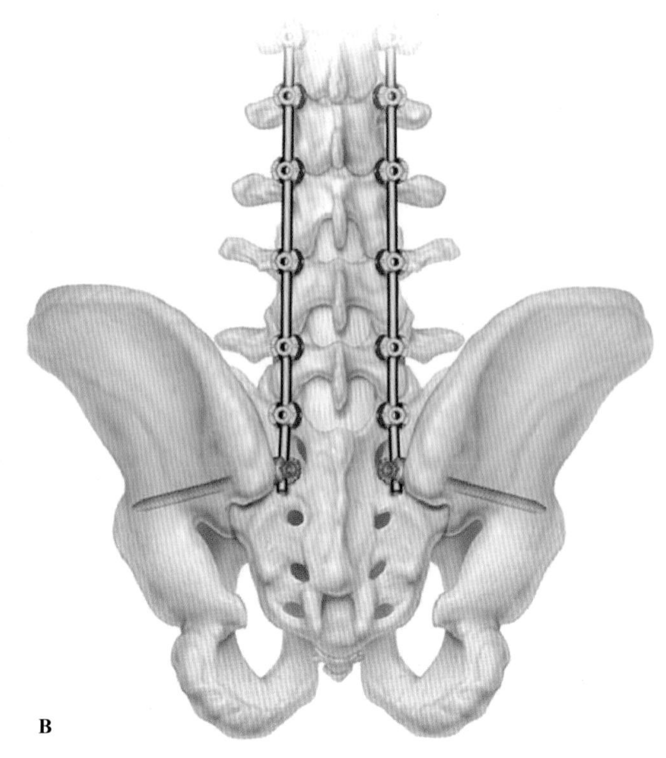

▲ 图 95-21　使用 S_2AI 螺钉技术的线性腰骶骨盆内固定结构示意图

的骶骨入钉点位置调整 S_2AI 探子进入的头尾向和内外聚角度。探子通常会在骶骨松质骨内推进 30～40mm 就会接触到骶髂关节的皮质骨。在穿破骶髂关节的皮质骨之前需反复确认钉道的方向是否准确。一旦探子穿过骶髂关节的骨皮质，任何改变钉道方向的尝试将变得非常困难，因为骶髂关节的双皮质骨很大程度上决定着钉道的方向，除非重新在骶髂关节做新的独立的双皮质穿透。对于刚开始尝试使用这项新技术的外科医生而言，最容易犯的错误是选择了一个过于偏外的钉道，此时如果选择植入常规 80～100mm 长度范围内的全长螺钉将导致其穿破髂骨外侧皮质。如果最初形成的钉道有问题，可以将探子或攻丝放入堵住其入口，这样便于重新制造新的钉道并避免滑入先前失败的钉道。当在泪滴视图上获得满意的钉道位置时，可以通过重新调整 C 形臂方向直接观察坐骨切迹和骶髂关节来进一步确认螺钉的位置是否正确（图 95-22E）。

（四）传统 Galveston 技术

Galveston 内固定棒植入点的准备和 PSIS 的显露与髂骨螺钉的植入方式相似。Galveston 棒正确植入的关键在于正确地测量植入物长度和预弯棒角度，以便于内固定棒顺利插入骨盆并避免植入物突出、减小切迹[59]。在使用椎弓根探针或钻头在髂骨板之间建立一个钉道后，可以测量内固定棒在骨盆内部分的深度（通常为 7.5～10cm）。在这个测量的基础上，给骶骨内的插入部分的棒增加 2～2.5cm（从 PSIS 插入点到骶骨中线至外侧之间预定位置之间的长度），以及因为需要进行两个位置的弯棒再增加 6mm。在棒上标记这些测量值总和所在的位置，然后将一根管子套住棒并在刚过标记的位置锁定。然后将内固定棒平放在一张桌子上，棒的外露端伸出于桌子边缘之外。之后套上第二个管状弯棒器并弯棒形成 90° 的弯曲（图 95-23），完成后从棒的短端移除弯棒器，使用虎钳放在棒的骶骨髂骨长度交界处进一步弯

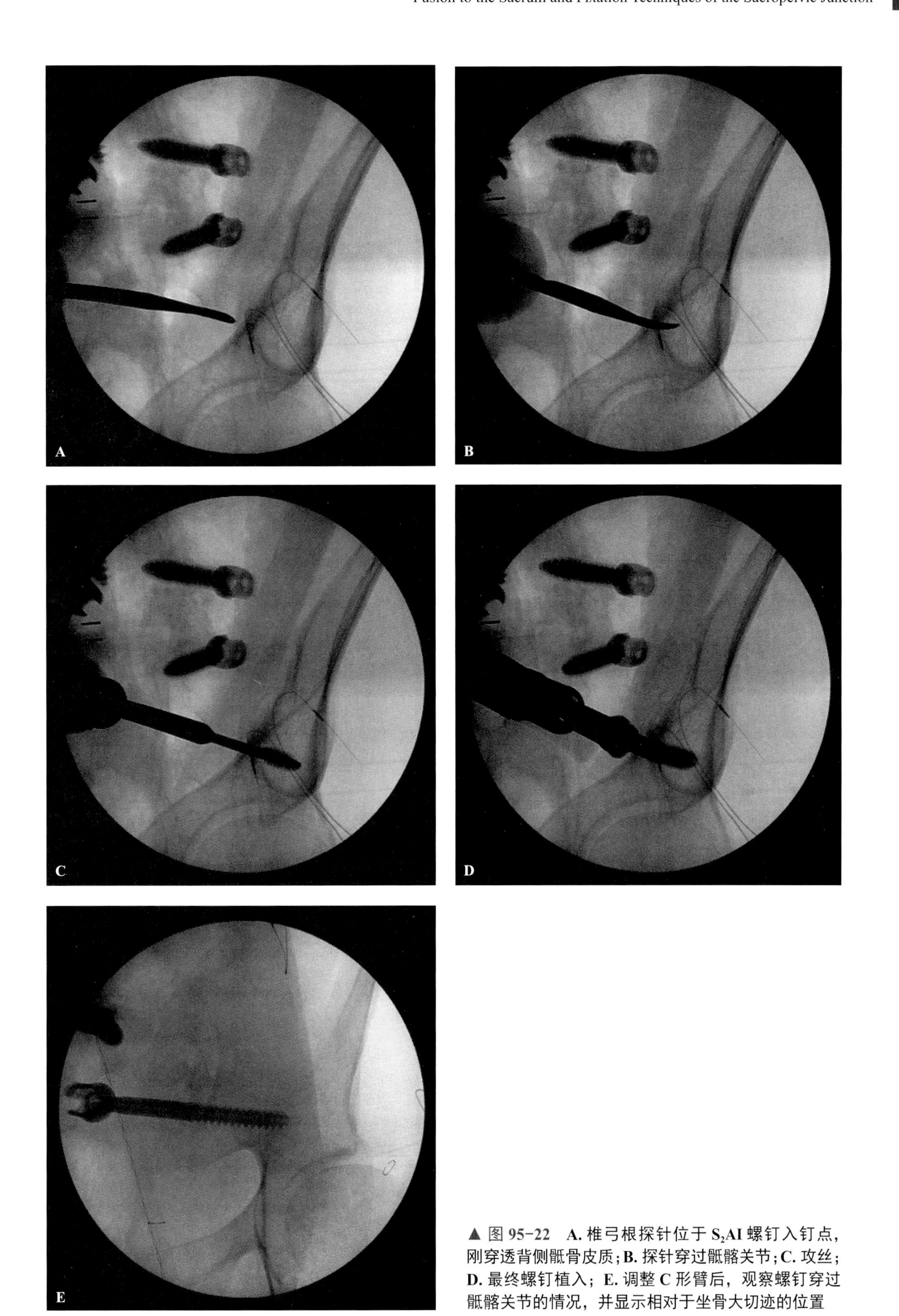

▲ 图 95-22 **A.** 椎弓根探针位于 S_2**AI** 螺钉入钉点，刚穿透背侧骶骨皮质；**B.** 探针穿过骶髂关节；**C.** 攻丝；**D.** 最终螺钉植入；**E.** 调整 **C** 形臂后，观察螺钉穿过骶髂关节的情况，并显示相对于坐骨大切迹的位置

棒至正确的角度，这样远端剩余直棒部分就是棒的髂骨内部分加上弯棒所需的 3mm。然后再次将棒放置在桌子边缘，使用虎钳进一步预植入髂骨的直棒进一步塑形至符合骨盆形态（图 95–24），可以对照插入髂骨道内探子的塑形对棒进行精确预弯（图 95–25）。然后将棒置入髂骨内，用 French 弯棒器将近端较长的直棒预弯成所需的腰椎前凸，并使其与腰骶部贴合。

（五）经椎间盘螺钉

经椎间盘螺钉置入路径包括螺钉进入 S_1 椎弓根内，穿过 L_5～S_1 椎间盘间隙，并穿入 L_5 椎体（图 95–26）[60–63]。经椎间盘螺钉的正确植入具有较大挑战性，并在植入过程中可能对 L_5 神经根产生损伤，螺钉误置率高达 16%[64]。植入螺钉时直视避开 L_5 神经根并在术中使用诱发肌电电位进行神经监护可进一步降低螺钉误置的风险。在有挑战性的病例中，术中导航或术中 CT 引导也可以用来减少螺钉误置的概率。

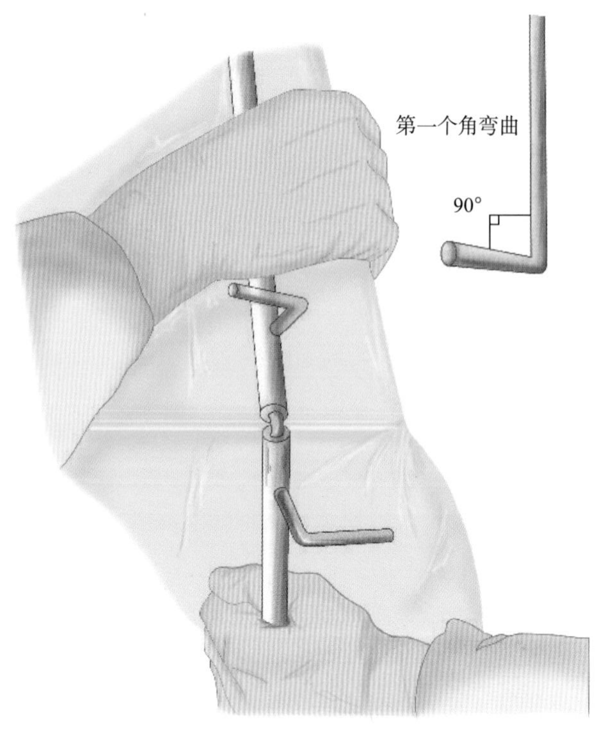

▲ 图 95–23　第一个 90° 弯棒的操作示意图

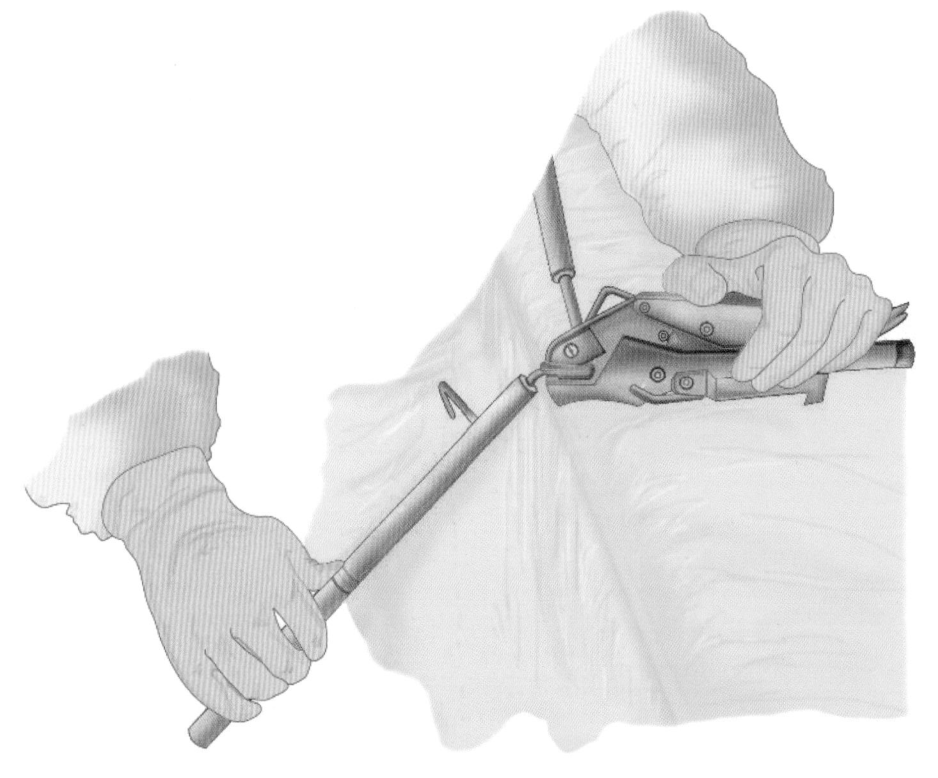

◀ 图 95–24　Galveston 技术骨盆内弯棒角度预弯的操作示意图

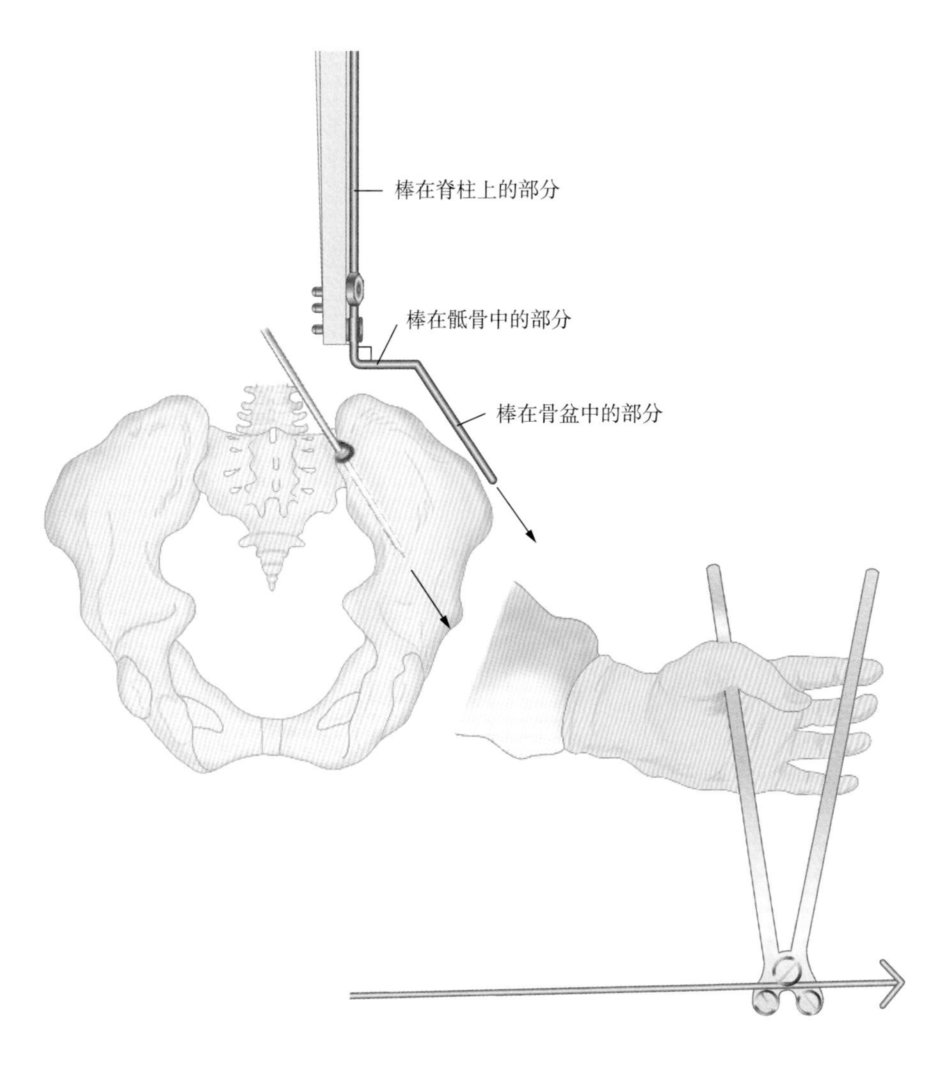

◀ 图 95-25　棒与骨盆弯曲形态的匹配

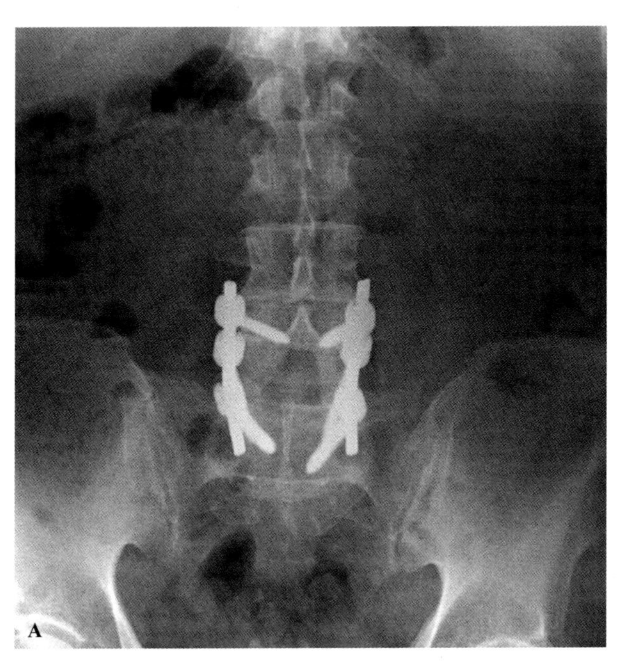

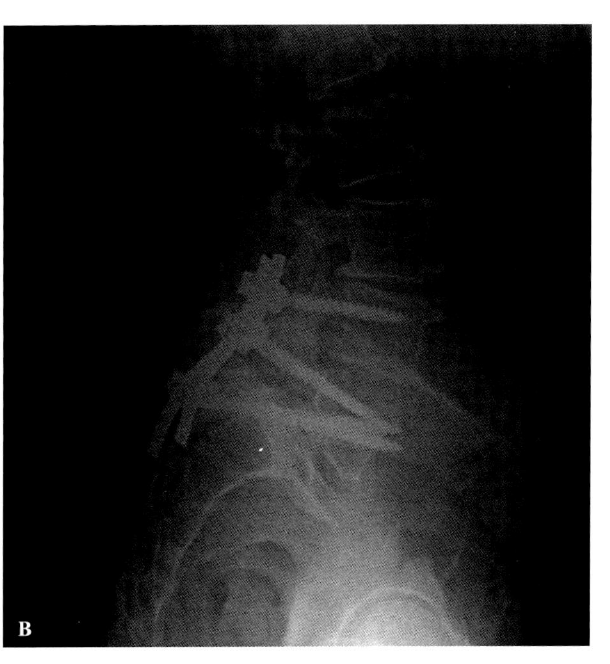

▲ 图 95-26　经 L_5～S_1 椎间盘螺钉的后路 L_4～S_1 融合术前后位和侧位 X 线片

任何脊柱植入物的应用都可能产生技术性错误和导致相关解剖结构的医源性损伤。因此，熟悉了解骶髂骨盆的解剖结构（Arlet 脊柱畸形，综合文本）并对其血管和神经结构有良好的三维认知显得非常重要（表 95–1）。术中透视使用上述专业的泪滴和骨盆视图可以帮助年轻的外科医生更好的熟悉徒手置钉技术，磨炼他们对腰骶骨盆结构和置顶安全区域的认知能力，以利于降低植入物穿破进入盆腔和椎管的风险。

表 95–1　骶骨骨盆内固定中可能出现的并发症

应用的技术	可能的并发症
S_1 内聚螺钉 腹下上神经丛损伤	骶骨前方动脉 / 静脉损伤
S_1 螺钉	骶骨近端骨折（可能是脊柱椎体滑脱）
S_1 外展螺钉或骶骨钉 侵犯骶髂关节 L_5 神经根受损[57]	髂总动脉或髂内动脉损伤
S_1～S_2 螺钉置于直入钉道上 交感神经链损伤 L_5 神经根受损	髂总静脉损伤（左侧更常见）
S_2 内聚螺钉 结肠穿孔	下腹神经丛损伤
髂骨螺钉侵犯坐骨切迹	臀上动脉损伤
髂骨螺钉侵犯髂内侧	髂内动静脉损伤

五、疗效

尽管在脊柱内固定系统、手术技术和骨生物制剂方面进步颇多，在高生物力学要求的内固定结构中实现稳固的腰骶关节融合和避免骶髂内固定失败仍然是脊柱畸形外科医生面临的一个巨大挑战。尤其是目前越来越多的高龄人群因复杂退变性脊柱畸形需要外科医生实施初次和翻修性的长节段腰骶骨盆融合术，为达到最佳融合固定矫形效果，需要在术前认真进行手术策略和内固定方案规划并精确实施。

既往 Kostuik 和 Hall[65] 等报道其研究中 51% 的患者治疗效果不佳，且超过一半的患者需要进行翻修手术，而 Balderston 等[4] 指出其研究中假关节的发生率达 39%。随着髂骨固定和椎体间植骨融合固定技术的出现及临床应用，Saer 等[13] 报道内固定失败的发生率明显下降，其中假关节的发病率降低到了 12%。随后的研究证实后路腰骶骨盆内固定技术也能的降低失败率，融合率和矢状位平衡都有所提高，但即使使用这些优化的内固定策略，并发症发生率仍高达 21%[66]。Emani 等[67] 报道，尽管使用了前路椎体间融合技术，但 Luque–Galveston 内固定结构的假关节形成率仍高达 36%，因此建议在成人脊柱畸形中放弃使用该技术。他们还报道说，前路椎间融合联合节段性内固定和骶髂骨螺钉的应用可将假关节发生率减少到 14%，而使用双皮质骶骨螺钉固定且无髂骨固定时假关节的发生率甚至降低到 8.5%。单纯骶骨螺钉固定组的假关节发生率出人意料地低，可能是由于研究中存在选择偏倚。因为只有没有残留骨盆倾斜、冠状面或矢状面不平衡或没有骨质疏松的迹象，患者就不需要额外增加髂骨螺钉固定。

在华盛顿大学对 1985—2002 年间 144 例接受长节段成人脊柱畸形内固定和骨盆融合术患者的回顾性研究中，Kim 等报道总的假关节发生率为 24%[68]。他们发现胸腰段脊柱后凸畸形，髋关节骨性关节炎，胸腹联合入路（而不是与旁正中前入路），术后 8 周矢状位失平衡 ≥ 5cm，手术年龄较大（ > 55 岁），不完善的骶骨骨盆内固定等危险因素可明显增加了假关节的风险。华盛顿大学的 Tsuchiya 等[23] 进一步报道了 81 例连续收治的因严重腰椎滑脱或成人脊柱畸形行腰骶部融合与双侧骶髂螺钉融合术的患者，其中符合最小 5 年随访的有 67 例患者，发现无骶骨螺钉失败的报道，但其中 5 例在 L_5～S_1 处骨不连（92.5% 融合率），这其中有 3 例在 L_5～S_1 处的缺乏前路支撑。在 67 例患者中有 23 例在一侧选择性地取出髂骨螺钉，其中观察到7例有髂骨螺钉断裂和髂骨螺钉松动。他们发现在5～10年的随访中，没有证据表明髂骨螺钉会导致骶髂关节退化。

针对腰骶脊柱严重骨折脱位和骨盆环不稳定骨折，采用坚强的骶骨骨盆固定辅以双侧髂骨固定及腰骶椎弓根螺钉固定被证明可以实现可靠的骨折复位固定及稳定性重建，有利于在没有外固定的情况下早期活动康复，改善神经功能预后[69]，再次印证了这类内固定治疗复杂脊柱骨盆疾病的能力。Phillips等[58]进一步报道了在治疗神经肌源性脊柱侧弯患者的手术中可在单侧髂骨中同时使用两枚髂骨螺钉，并通过对50例患者的回顾性分析发现相对于单侧髂骨单枚螺钉的患者，单侧植入两枚螺钉的患者其内固定并发症发生的概率更低，可能是由于此类患者多合并骨量减少，更多的骨盆锚定点有利于减少内固定并发症。

进一步探讨因产生临床症状而需要移除的髂骨螺钉的发生率，O'Shaughnessy等[70]报道了395例在华盛顿大学接受手术的具有行走能力且使用髂骨螺钉固定到骨盆的成人脊柱畸形患者，所有患者至少随访2年。他们发现选择性髂骨螺钉取出的发生率为6.1%，从初次手术到髂骨螺钉取出的平均时间为2.6年。他们报道87%的患者在螺钉取出后髋－臀疼痛得到改善，并且具有8.3%这一较低的螺钉取出后并发症发生率（包括1例感染以及1例由于未发现假关节而导致的冠状平衡失代偿）。没有患者在取出后出现骶骨骨折，91.7%的患者对移除髂骨螺钉感到满意。

Fu等[71]回顾性分析45例采用现代髂骨骨盆内固定技术治疗的脊柱侧弯患者，平均随访41.9个月，发现后路手术联合TLIF椎间融合可获得与前后路联合手术相当的影像学融合和临床疗效。Guler等[72]比较了在不使用椎间融合器和rhBMP-2的情况下，单纯后路长节段脊柱骨盆融合使用S_2AI螺钉和髂骨钉的疗效是否存在差异。研究结果指出S_2AI螺钉组的内固定失败率为35%，显著大于传统髂骨螺钉组12%的失败率，同时指出高龄也是导致内固定失败的另一个主要危险因素。内固定失败发生的时间平均在术后224天。而此后最近的研究并没有报道S_2AI组的内固定并发症有增加。Ishida等[73]对2010—2015年接受成人脊柱畸形矫正术的患者进行了研究，将传统的髂骨螺钉与S_2AI技术进行了至少1年的随访对比，发现S_2AI组总的再手术率和由于手术部位感染导致的再手术率较低，近端交界性后凸的发生率相似，初次手术到需要翻修手术的时间较长，由于近端交界性失败而需要翻修手术的间隔时间有延长的趋势。与Guler等[72]报道的患者不同，该队列中的许多患者在腰骶交界处进行了椎体间融合，还使用了rhBMP-2促进骨融合，最终报道的L_5～S_1融合率为95.2%。另一项回顾性研究分析了61名连续手术治疗的成人脊柱畸形患者，均接受低剂量BMP-2植入以促进融合，骨盆固定的方式既有S_2AI螺钉也有传统髂骨钉。在平均38个月的随访后，作者发现整体融合率为97%，对L_5～S_1骨不融合而翻修的再手术率为1.6%，且进行椎体间融合没有发现额外的益处。

Mazur等[75]的研究进一步支持S_2AI技术具有较低的并发症发生率。在对13例采用S_2AI技术的患者进行平均24.8个月随访的回顾性研究中，他们发现没有任何患者有骶髂关节退变的影像学证据，也没有出现螺钉退出或断裂、L_5～S_1骨不融合需要再次手术，也没有发生S_2AI螺钉相关并发症。尽管有38%的患者出现螺钉周围透亮影，但总体的L_5～S_1节段融合率为92%。Elder等[76]研究进一步支持S_2AI技术在大样本研究中的低并发症率。与传统髂骨螺钉固定相比，S_2AI组再次手术率、手术部位感染率、伤口裂开率、骨盆螺钉松动率、远端内固定断裂率和症状性高切迹螺钉突出率较低。他们还报道了与传统髂骨螺钉组相似的L_5～S_1假关节发生率（S_2AI组为

5.9%，髂骨螺钉组为 8%）、近端交界性失败发生率和骶髂关节疼痛的发生率。通过多因素 logistic 回归分析 S_2AI 技术与并发症发生率降低之间的关系，发现它是预防再次手术和手术部位感染的独立预测因素。在另一个有 2～5 年随访的成人畸形长节段固定联合 S_2AI 螺钉技术的回顾性研究中，Smith 等[77] 报道了极低的内固定并发症发生率和 S_2AI 螺钉的取出率，断钉率为 1%，螺钉松动率为 10.4%。在没有明确的 L_5～S_1 骨不连病史的患者中，L_5～S_1 融合率为 93.9%，在有 L_5～S_1 骨不连病史的患者中，再次手术的融合率为 85%。

在儿童神经肌源性畸形人群中比较 S_2AI 技术和传统的髂骨螺钉骨盆固定的研究报道了一些不同的结果。Shabtai 等[78] 发现与髂骨螺钉组（24%）相比，S_2AI 组（7%）的内固定失败率较低；与髂骨螺钉组（11%）相比，S_2AI 组（2%）因螺钉高切迹而手术翻修的患儿明显较少。相反，Lee 等[79] 在儿童神经肌源性畸形人群中比较髂骨螺钉和 S_2AI 技术时，术后并发症发生率没有明显差异，但在没有使用横连的情况下，与 S_2AI 螺钉相比，髂骨螺钉组的内固定失败率更高。

在对生物力学要求较高的内固定结构中，优化所有远端植入物的内固定技术是非常重要的。在影像学评估研究中，Orita 等[80] 报道，在腰椎滑脱进行融合的患者中，采用三皮质技术的骶骨螺钉松动率（未见松动患者）低于单皮质技术（34% 的 S_1 螺钉松动患者）。在他们的研究中发现的骶骨螺钉松动的危险因素除了单皮质 S_1 螺钉外，还包括女性（可能是由于较低的骨密度）、TLIF 的使用（可能是由于小关节切除术降低了腰骶关节的稳定性）及融合节段的增加。这些发现有力地支持了前面提到的三皮质固定 S_1 螺钉的生物力学数据。在一般情况下，尤其是在进行畸形矫形时，应优先使用三皮质技术，以帮助进一步提高远端内固定的稳定性，并减少对骨盆固定的生物力学要求[81]。

Collados 等[64] 在最近的一项结果研究中评估比较了无骨盆固定的经椎间盘螺钉与椎弓根螺钉治疗年龄< 60 岁患者的高度 L_5～S_1 峡部裂性腰椎滑脱的疗效。他们发现经椎间盘螺钉组没有出现临床或影像学的内固定失败，而传统椎弓根螺钉组的假关节率为 12.9%。其他学者采用和经椎间盘固定原位融合也取得了成功的结果[82-88]。虽然针对高度滑脱的治疗，经椎间盘螺钉固定技术似乎是一种可行的替代Ⅲ区髂骨固定的方法，但不推荐该技术使用在长节段畸形内固定结构中作为骨盆固定的替代方法。我们治疗高滑脱角的高度腰椎滑脱首选的内固定策略是 L_4～S_1 椎弓根螺钉固定融合、L_5～S_1 椎体间融合和髂骨固定（图 95-27）。这项技术运用了本章中讨论的多种生物力学原理来重建优化因滑脱和 L_5～S_1 广泛减压而产生的结构不稳定性，包括在骨盆单元瞬时旋转轴前方的Ⅲ区固定，三皮质 S_1 螺钉植入技术，使用椎体间融合器进行结构性椎体间支撑，以及使用椎体间植骨促进融合。

六、总结

脊柱内固定系统和骶骨骨盆内固定技术的进步极大地降低了长节段融合至骨盆的远端内固定失败率。尽管在最近的临床结果研究中，成人脊柱畸形的腰骶部内固定失败和腰骶交界处骨不连的发生率已降至 10% 以下，预防腰骶交界处的内固定失败涉及到对细节的精细把握以及对生物力学治疗原则和区域解剖学的深刻理解，以便实现正确的术前计划和成功地执行脊柱重建手术。治疗复杂脊柱畸形的外科医生应熟悉上述所有技术，并准备好详细的术前计划，以及必要的经验和设备，以便能够根据术中的情况变化和需要及时调整计划。

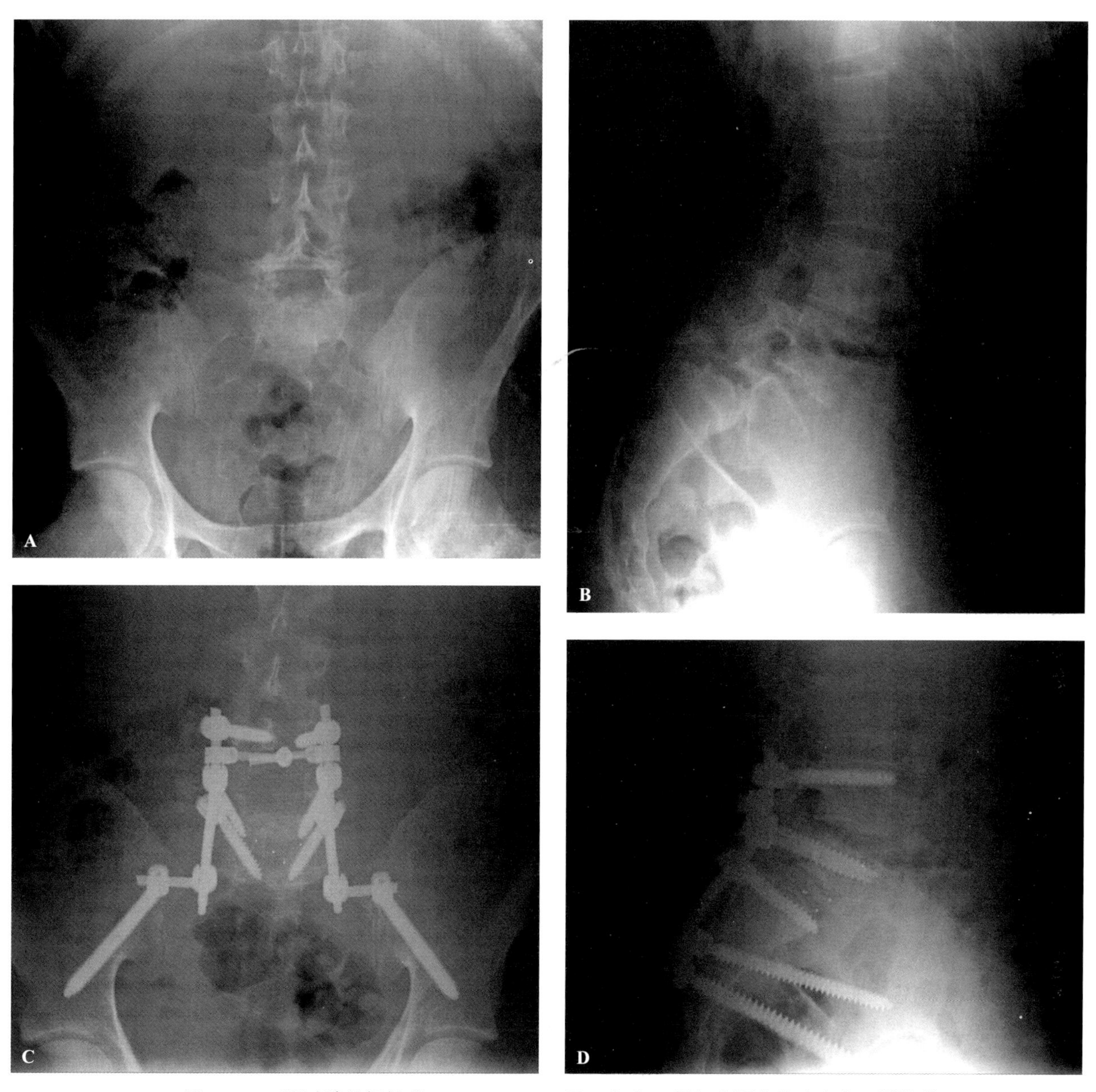

▲ 图 95-27 通过髂骨钉技术、$L_5 \sim S_1$ TLIF 及三皮质 S_1 螺钉内固定治疗高度腰椎滑脱

第96章 结构性植骨在成人脊柱畸形中的应用

Structural Grafting for Adult Spinal Deformity

Peter D. Angevine 著

刘立岷 陵廷贤 译

一、概述

多项生物力学和临床研究证实，前柱结构性支撑植骨在恢复和维持矢状位平衡、促进腰骶交接区骨性融合方面具有巨大优势。无论是背侧、外侧还是腹侧入路，在轴向负荷线或其腹侧进行结构性植骨均可改善局部冠矢状面对线、有效对抗生理性轴向负荷、有助于脊柱节段固定，以期获得最优脊柱冠矢状位平衡和可靠的椎间融合。

在复杂脊柱畸形病例中，结构性植骨是矫形手术的关键部分，通过促进节段融合对手术的远期疗效具有决定性作用。重度脊柱畸形矫正无论采用前后路手术、经椎弓根锥体截骨术，还是椎体切除术，都会涉及明显的矫形力矩和轴向重心力线位置改变。尽管内固定装置可以对脊柱施加矫正力，但是在没有足够轴向结构支撑的情况下，不管是前路还是后路内固定，长期的悬臂应力可使螺钉疲劳、断裂或拔出而导致内固定失败。在脊柱矫形术中，策略性应用椎体间植骨可降低需施加在固定点的矫形力，提升矫形效果，通过加强局部刚度、放置较大体积的骨移植材料并加压以提高骨性融合概率。

成年脊柱畸形患者结构性植骨时需要考虑的因素包括结构性植骨的必要性和节段选择、前或后入路选择、一期或分期手术、植骨材料成分和外形设计，以及与结构性植骨一起使用的非结构性骨移植物或生物材料的类型等，这使得结构性植骨的决策过程可能相当复杂，不能单纯地根据临床数据确定手术策略。决策过程的复杂性具有潜在的缺点，而术前制订合理的手术计划可能会弥补这种缺点，提高治疗的安全性和有效性，促进手术成功。

二、结构性植骨的指征

在成人脊柱畸形手术中结构性植骨有两个主要指征：一是需要获得或维持脊柱矫形效果和力，特别是恢复或维持腰椎前凸角度；另一个是需要获得脊柱的坚强融合。这些目标往往相辅相成。结构性植骨是脊柱矫形操作的重要组成部分，可以防止椎体下沉和通过其他操作如后路固定等已获得矫形效果及力线丢失。结构性植骨可直接用于椎体间融合，也可以作为促进脊柱后路融合的辅助操作。某些病例结构性植骨可能并不适合，这时可以使用颗粒型骨移植材料，以自体骨最佳（流程图 96-1）。

结构性植骨一般应用于腰椎退变性侧凸患者下腰段椎体间植骨融合（$L_3 \sim S_1$），此类患者常伴骨质疏松，没有前柱支撑会导致内固定失败风险增加。适当的椎体间植骨可减轻后方内固定应

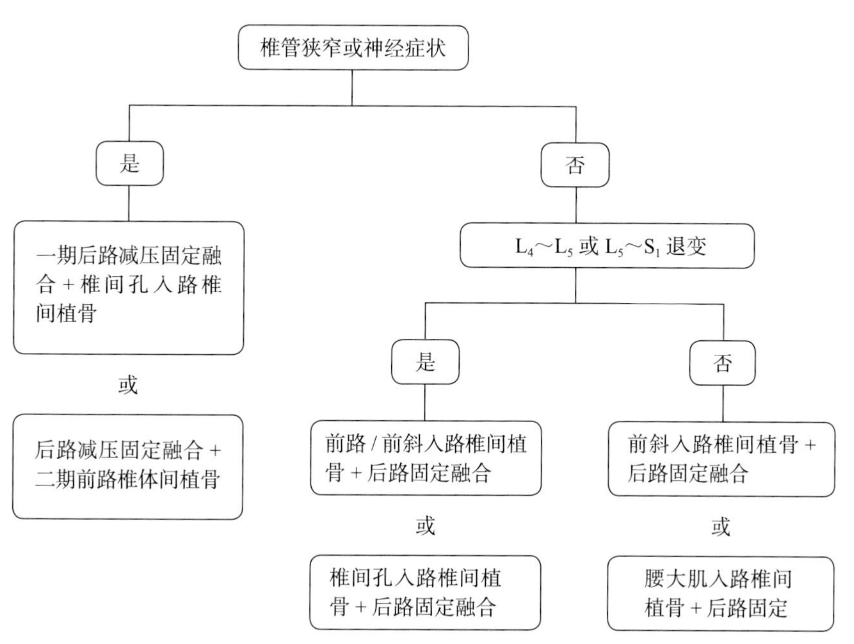

▲ 流程图 96-1　**椎间植骨决策流程图**

力，降低内固定失败的可能性。腰骶交界区是假关节的高发部位，椎体间植骨可降低该部位不愈合的可能性。此外，如果在后路固定之前进行结构性植骨，适当大小的骨移植物可增加植骨节段前凸角，纠正冠状面畸形，增加椎间孔的高度[1]。根据经验，适当大小的骨移植物在减轻椎体侧方滑脱方面特别有效。

对于一些病例，结构性植骨是获得畸形大幅矫正，维持应力分散和避免矫形只依靠后路固定融合的基本条件。如果矫形后仍残留明显的后凸畸形，后路内固定和后方小关节融合可能不足以获得稳定的骨性融合。脊柱前柱结构性植骨减少了对后方固定结构的需求，且植骨处于应力加压状态，提高了实现稳固融合的可能性。

在后路加压矫形操作中，在脊柱后凸节段的单节段或多节段结构植骨可维持脊柱前柱高度。前方的植骨块可以作为支点，在后方加压过程中该植骨节段将围绕支点旋转。当然，通过后路内固定加压进行矫形操作时需要保证前柱未被固定。

结构性植骨通过提供结构性支撑和增强节段稳定性促进融合，也为非结构性植骨颗粒或生物活性材料提供获得稳固融合所需的空间。但是，必须注意非结构性骨移植物不能完全被应力遮挡，因为这可能会降低融合的可能性。

由于解剖或医源性因素，脊柱某些节段发生植骨不融合的可能性较大。例如，在成人脊柱畸形患者中，腰骶段和胸腰段交界处是假关节形成的高危区[2]，其他潜在区域包括大范围椎板和小关节突切除的节段，由于植骨床面积减少而导致植骨不融合；或者后方内固定交联密度较大区域，由于对植骨床应力遮挡、植骨量有限而导致植骨不融合。这些是在确定结构性椎间植骨的需求和位置时需要考虑的一些因素。

三、前、侧、后方手术入路

根据定义，脊柱结构性植骨应位于脊柱腹侧，但是有几种不同的策略和技术来进行结构性植骨。这些手术包括三种方式：①一期后路手术，包括经椎间孔入路或后入路椎间融合；②一期前后路联合手术，先行后路固定，然后行前路椎间融合（1 天内）；③分期手术，先行前路椎间融合，1～6 周后再行后路手术。外科医生选择使用这些手术方式时候需考虑每种技术的优缺点、对手术入路的熟悉程度、患者个体差异和手术目的等因素，我们对这些因素作了简要总结。

后路腰椎椎体间融合（PLIF）作为一种通过后方入路进行脊柱前柱结构植骨的有效方法已经有很长的历史[3]。经椎间孔入路腰椎椎体间融合（TLIF）通过使用更加偏向侧方的通道进入椎体间隙进行植骨，与双侧 PLIF 相比可能更有优势。当手术目的主要是加强融合和实现适度的节段性前凸时，这两种手术都可以在许多患者中作为标准前方入路进行椎体间植骨的替代方法。双侧 TLIF 手术可最大限度地增加椎体间高度，优化内置物位置，获得显著的节段矫形，尤其是在腰骶段椎间盘塌陷区域。当患者有较大的腹部手术史或肥胖体型时，全后路手术可能优于单独的前路手术。如果需要进行广泛的后路减压或截骨术，可选择经后路或经椎间孔入路，因具有较大的后方空间进入前方椎间隙。

另一方面，选用腰椎前入路具有以下优点。腰椎前入路有助于保护脊柱后方结构，避免术中干扰神经根和术后神经并发症的风险。一般来说，与后入路或经椎间孔入路相比，前入路更容易将单个直径较大的内置物置入腰椎椎间隙，通过广泛椎间盘切除和节段撑开可获得显著的矫形效果。需要进行长节段固定和多节段截骨的广泛后路手术时，同时给予多个后方入路或椎间孔入路的椎体间植骨会显著延长手术时间、增加手术风险，此时的椎体间植骨应改用前入路手术并分期实施效果会更好。然而，如果患者术前影像学资料提示有严重的神经根受压征象或者临床查体提示有与手术节段一致的神经症状时，应避免先用前方入路进行结构性植骨，而是先用后路手术进行神经松解和减压，再进行矫形和植骨，避免手术过程中出现神经并发症。

随着技术的发展，腰段和胸腰段脊柱手术前方入路的替代入路已经得到充分的发展和完善，包括经腰大肌入路和前方斜入路，这两种入路均可直接到达椎间盘，与传统前路手术相比（侧方、经腹膜或腹膜后）并发症发生率较低。理论上所有患者的经腰大肌入路最远能达到 L_4～L_5 平面，但是基于腰骶部与骨盆之间的关系，部分患者最远只能到 L_3～L_4 平面。

经侧方腰大肌入路可保护脊柱前后方韧带，有助于增加脊柱节段稳定性。经此入路在椎体终板之间置入较大移植骨，结合两侧终板周边的高密度区，可预防内置物下沉。然而，这种方法需要穿过腰大肌，会损伤肌肉，导致髋关节屈曲疼痛和无力，还可能损伤腰丛神经[4]。

经腰大肌入路的一些风险和并发症可以通过前方斜入路来避免，前方斜入路比经腰大肌入路更偏向腹侧，其接近脊柱前方和腰大肌，避免了穿过腰大肌引起的肌肉损伤。通过此入路还可进入 L_5～S_1 椎间盘区域。外科医生常规实施前方斜入路手术时，其手术风险（血管、内脏、输尿管）与传统 ALIF 手术类似，但低于经腰大肌入路[5]。

前入路和后入路结构性植骨也可应用于胸椎。对于重度僵硬型脊柱侧后凸畸形患者，给予胸椎前路松解与椎体间植骨可获得最大限度的畸形矫正。对于胸椎僵硬型畸形患者，给予后路全椎体截骨及椎间支撑植骨融合内固定术也可以获得满意的矫形效果。

随着后路内固定系统的改良与发展，许多较大的脊柱畸形矫正手术仅通过后路手术即可完成。对于复杂脊柱畸形，单纯后路手术比分期前后路手术具有明显优势，其手术并发症率更低。但是，如果经后路手术的脊柱结构性支撑不足，单纯后路手术的优势将不复存在。各种手术入路相关的临床和影像学结果还需进一步研究。

四、结构性植骨材料与设计

在确定了结构性植骨的必要性、手术入路和整体的手术策略后，外科医生必须要选择所使用的骨移植物类型。可供选择的骨移植材料和设计多种多样，而且在不断增加。外科医生应熟悉不同材料和设计的优缺点，以便为每位患者做出个体化治疗。

（一）自体骨

尽管自体骨在脊柱手术中的应用历史悠久，但作为结构性骨移植材料在成人脊柱畸形手术中的应用却非常有限。结构性自体骨移植实质就是双皮质和三皮质髂嵴，在数量和尺寸上非常有限。此外，植骨块抵抗轴向应力的强度主要取决于移植骨的骨密度，而成人脊柱畸形患者骨密度可能较低。最后，在取髂骨进行结构性自体骨移植时可能导致取骨部位并发症和慢性疼痛。

尽管自体骨作为结构性植骨材料在成人脊柱畸形手术中的应用非常有限，但它仍然是颗粒状非结构性植骨的最佳材料。自体骨颗粒包埋在结构性植骨材料内部和周围，为最终的坚强融合提供基础。

（二）同种异体骨

用于结构性植骨的同种异体骨来源非常丰富，与自体骨相比应用前景较为广阔。有研究比较利用自体髂骨和同种异体股骨分别对腰椎融合手术失败（术后出现假关节或平背畸形）患者进行翻修的临床和影像学结果，发现虽然同种异体股骨植骨患者翻修术后假关节发生率（6%）较自体髂骨植骨患者（0%）高，但手术总体成功率前者（83%）高于后者（64%），而且前者的患者年龄和平背畸形比例均高于后者[6]。

同种异体骨必须去除可能引起免疫反应的蛋白，可供选择的方法包括新鲜冷冻、冷冻干燥和辐照。所有处理方法都会影响同种异体骨的成骨能力，也可能改变移植物的结构特性。然而，没有一个方法能完全消除疾病传播的风险。

利用机械加工结构性同种异体移植骨可减少移植骨之间的质量差异。这些骨通常从致密的松质骨区域（如股骨近端或跟骨）中获取，当放置在脊柱中时，轴向应力与移植骨在其原始位置的受力方向一致。

一项持续5年以上的随访研究显示，脊柱矢状面畸形患者行后路固定、自体骨后外侧植骨和新鲜冷冻同种异体骨（三面皮质髂骨、胫骨或股骨环）椎间结构性植骨的融合率为98.5%（基于X线片），无明显植骨塌陷和矫形失败[7]。虽然使用重组人骨形态发生蛋白-2（rhBMP-2）和单独的股骨环同种异体骨（FRA）存在较高的假关节发生率，但使用FRA、rhBMP-2和后路椎弓根螺钉固定在短节段腰椎手术中的融合可能性很高[8, 9]。这些结果对成人脊柱畸形人群的适用性尚不确定。

（三）钛合金

立式钛网（不同于螺纹钛网）是一种用途广泛的结构性植骨装置。与同种异体骨、聚醚醚酮和碳纤维材料相比，钛网具有较大的内部容积，可以制作成多种直径、多种截面或纵截面外形，而且可以预切割长度，可在手术室即刻选择定制钛网形状以适应大多数缺损。

钛网与椎体接触的剖面较小和钛网的高弹性模量使钛网下沉的可能性增加。为了尽可能避免这种情况，术中应该仔细处理椎体终板，保留终板软骨下骨，且将钛网放置于终板周围骨密度最大的区域。研究显示，50例应用钛网进行脊柱前柱融合的患者从术后即刻到末次随访时（2年或2年以上）矢状面和冠状面的平均矫形丢失分别为2° 和＜1°，并且发现多个评估者基于X线评估钛网的融合状态时具有很高的一致性[10]。我们的经验表明，立式钛网应用于成人脊柱畸形患者下腰椎手术时并没有发现较高的钛网下沉或腰椎前凸角丢失发生率。钛网直径增加和内端环的应用可增加钛网–椎体界面的强度[11]。

（四）聚醚醚酮

人工合成的众多结构性植骨材料中聚醚醚酮（polyetheretherketone，PEEK）是最常用的一种，其优点是可根据需要制作成各种形状。PEEK 较宽的接触面积和与骨类似的弹性模量使之发生下沉的可能性较低，然而这使 PEEK 的内径变小、能够容纳的移植骨量降低。由于 PEEK 是可透 X 线材料，其必须含有不透 X 线的标志物，便于术中和术后 X 线片评估 PEEK 位置。

一项针对 PEEK 设计和终板处理的体外生物力学研究发现，导致对轴向应力抵抗下降的关键因素是年龄增加、骨密度降低和 PEEK 对终板覆盖率降低。将 PEEK 从椎体终板中央移动至终板周围，并没有显著降低椎体施加在 PEEK 上抵抗轴向载荷的强度[12]。

（五）可膨胀装置

由钛金属或 PEEK 制成的可膨胀装置是脊柱外科医生进行结构性植骨的另一种选择。可将膨胀装置放在脊柱前柱缺损内部，特别是椎体次全切术后，通过机械性的扩张与远端和近端的椎体终板接合。一些研究表明此装置可用于肿瘤患者，一个显著的优点是其不需要对缺损部位进行精确测量以及不需要对植骨材料进行大小选择或切割以使其与缺损部位匹配，其可膨胀性也有助于将此装置经后入路植入脊柱前方[13, 14]。但其在成人脊柱畸形手术中的应用仍有待研究和报道。

五、并发症

除了手术操作相关的并发症外，结构性植骨时还会出现内置物相关的特殊并发症，例如，内置物可能会从初始植入部位脱出，一些患者仅有轻微的脱出并未出现临床症状，但是如果内置物完全脱出，不再提供结构性支撑，其会对邻近的脏器或血管带来潜在风险。这种情况大多数需要进行翻修手术更换内置物。可能情况下需安置前路钢板会减少内置物向前方移位。

随着轴向载荷作用于结构性内置物，相对于邻近椎体，内置物会发生一定程度下沉，通过前路或后路内固定装置来分担轴向应力，减少下沉。轻微内置物下沉一般不会影响临床影像学结果。但是，严重的内置物下沉会导致矫形丢失、假关节形成、内固定失败等并发症。从终板准备开始到内置物的选择和安放等过程中都应以减少内置物下沉为最终目标，必须注意保护骨性终板，选择适合大小的内置物放置在终板周围骨密度较高的区域，避免放置于终板中央松质骨区域。

结构性植骨也可能发生植骨不融合。如果脊柱后柱已经实现坚强的固定融合，在前柱结构性植骨部位有可能出现无症状性骨不连。这时，主观评估前柱结构性植骨部位的融合状态可能非常复杂，需要利用过伸过屈位 X 线片和多平面重建的高分辨率 CT 扫描进一步评估。如果患者出现与假关节形成相一致的症状时可进行手术探查和翻修。

六、结论

结构性植骨是成人脊柱畸形手术治疗中的重要组成部分。在腰椎退变性侧凸手术中，通过前路或后路实施的腰段或腰骶段椎间结构性植骨，作为后路固定融合手术的辅助手段可提升矫形效果、促进植骨融合。在更加复杂的脊柱畸形手术特别是脊柱后凸矫形术中，结构性植骨通常是实现矫形目标和维持矫形效果的必要条件。在成人脊柱畸形的手术治疗中，细致的术前计划、选择和放置合适的结构性内置物是获得手术成功的关键。

病例 96-1

女，70 岁，表现出严重的进行性腰腿痛症状。全脊柱正侧位 X 线片提示腰椎退变性侧凸（图 96-1A 和 B）。先给予一期腰椎后路减压和内固定融合，1 周后再进行二期经腹膜后旁入路在 L_2～S_1 节段利用钛网和重组人骨形态发生蛋白 -2（rhBMP-2）进行前柱结构性植骨。术后 6 个月 X 线片（图 96-1C 和 D）。

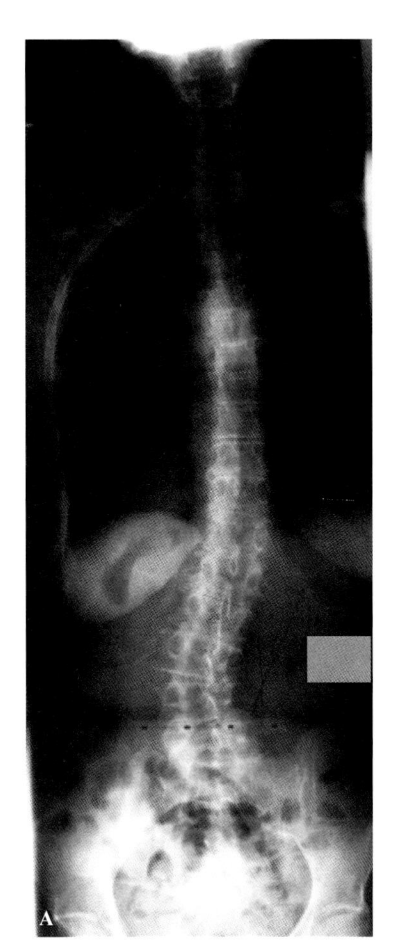

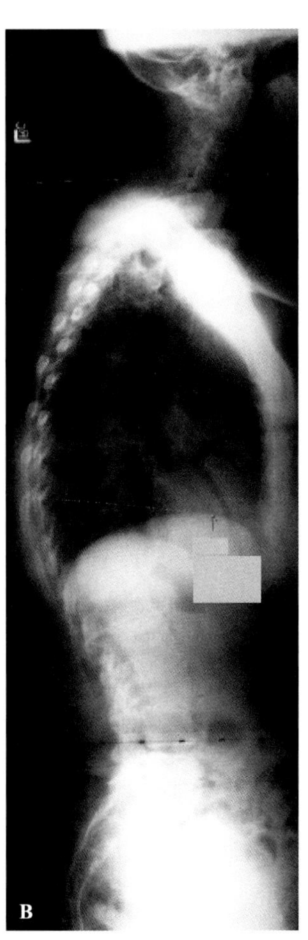

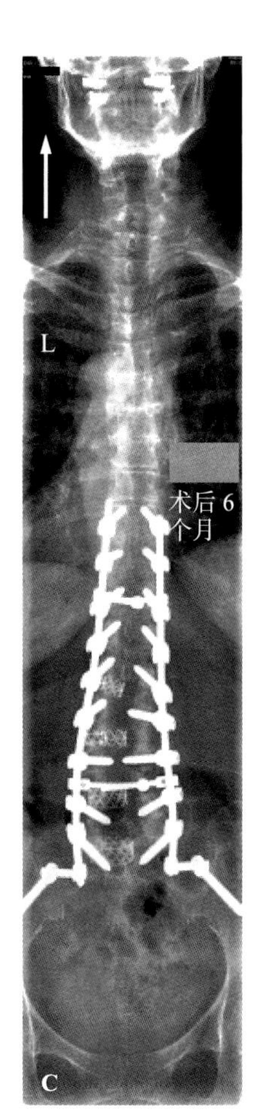

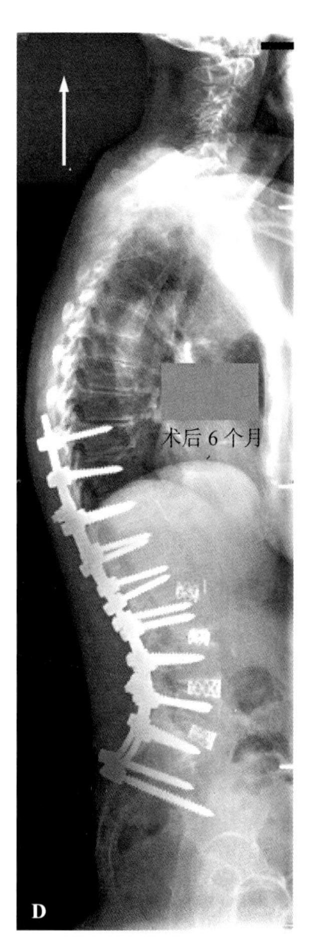

▲ 图 96-1

病例 96-2

男，41 岁，因腰椎管狭窄症行多节段椎板切除术后 5 年，出现无法站立及严重背痛。X 线片显示腰椎侧后凸畸形（图 96-2A 和 B）。对 L_2 行 PSO 截骨和后路固定融合，并经椎间孔入路行 L_1～L_2 和 L_5～S_1 椎体间植骨融合。6 周后，采用微创经腰大肌入路进行 L_2～L_3 椎体间融合。所有的内置物均为 PEEK。术后 1 年 X 线片（图 96-2C 和 D）。

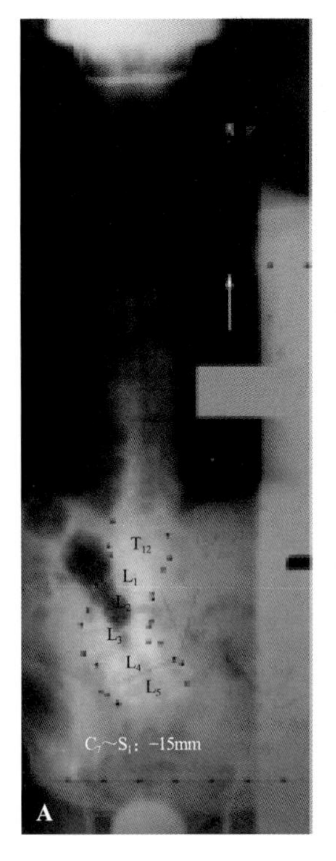

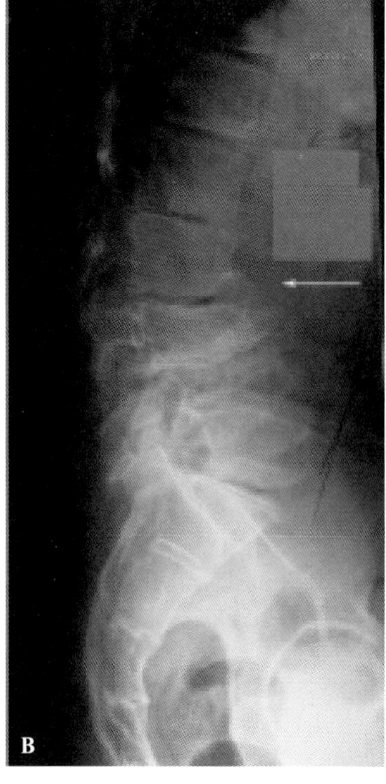

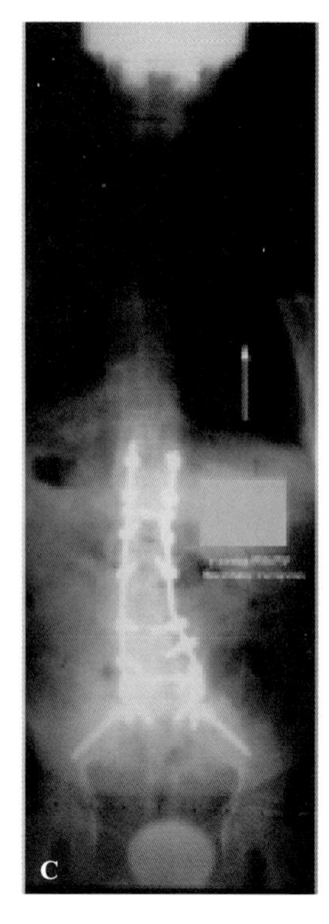

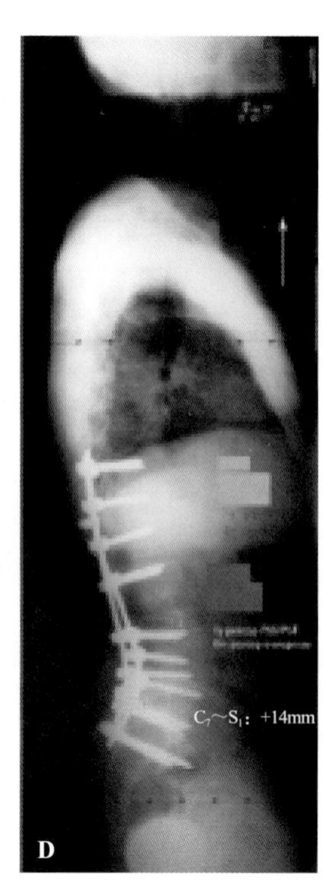

▲ 图 96-2

病例 96-3

女，72 岁，进行性双下肢麻木及跛行。曾因椎间盘炎 / 骨髓炎行椎体成形及椎板切除术治疗。影像学检查显示 T_9～T_{10} 塌陷伴脊柱后凸和严重脊髓压迫（图 96-3A 至 D）。经后路 T_9～T_{10} 椎体次全切、后凸矫形、钛网椎间植骨、T_5～L_2 植骨融合内固定术（图 96-3E 和 F）。术后 1 年随访时，麻木症状有了显著改善，平衡也有了一定程度的改善。

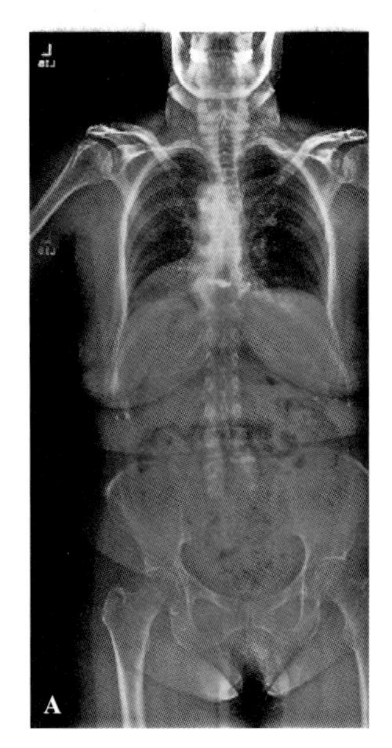

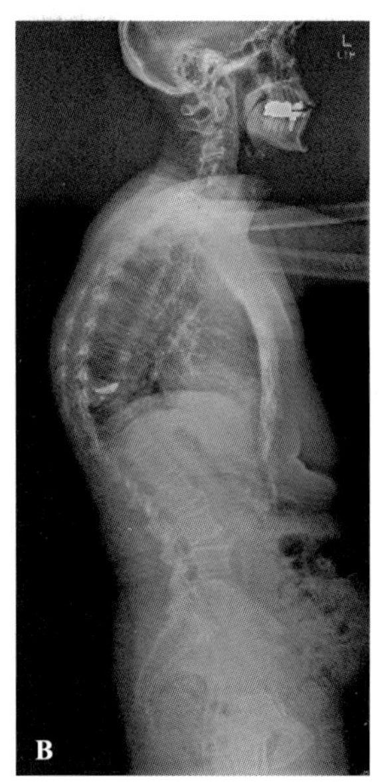

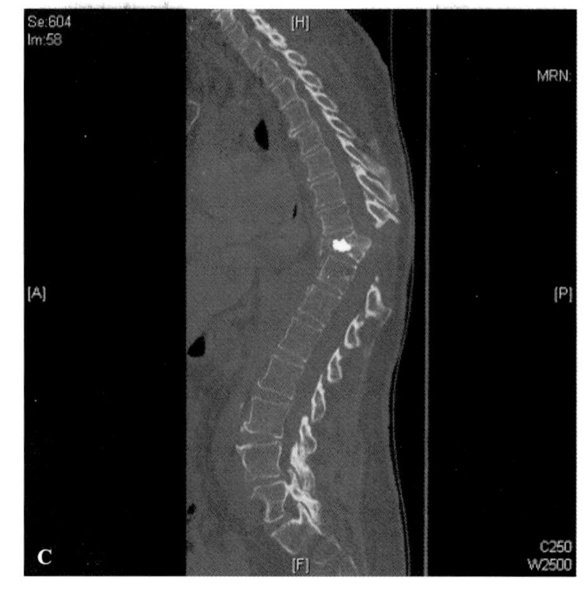

▲ 图 96-3

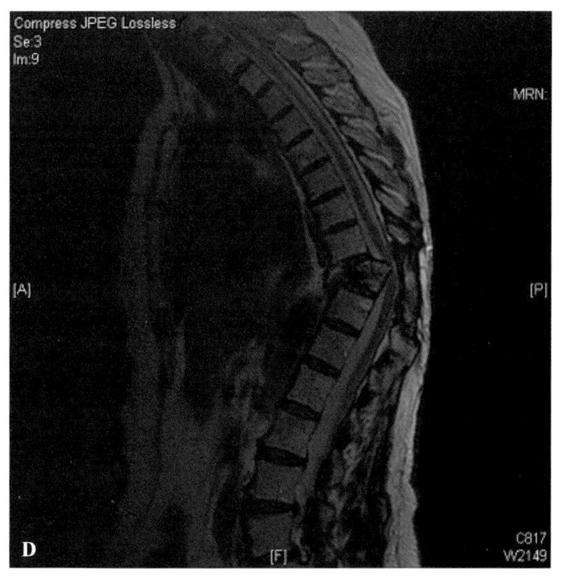

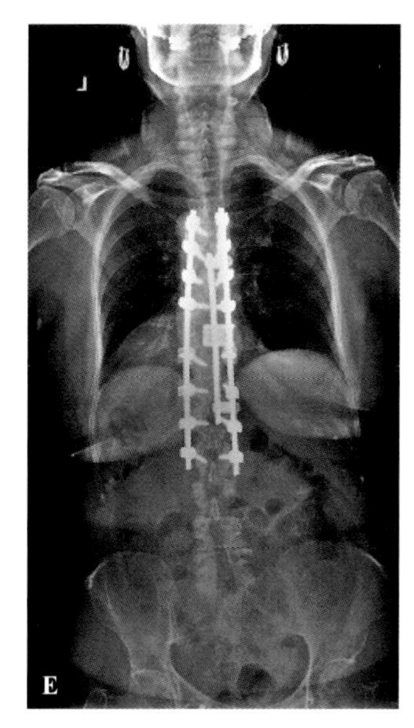

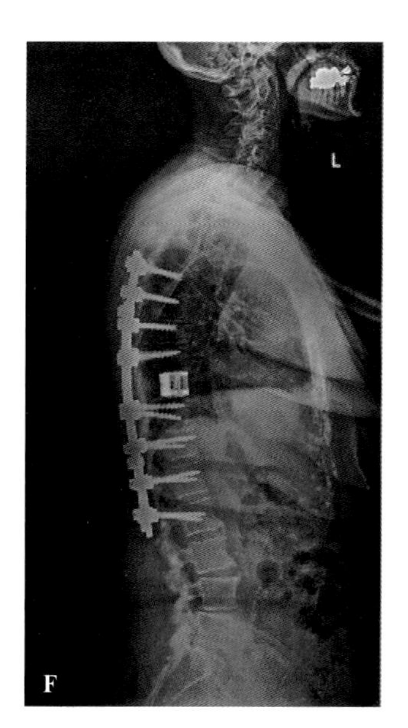

▲ 图 96-3（续）

病例 96-4

男，74 岁，身体姿态异常伴严重左腿疼痛，保守治疗无效。影像学检查显示腰椎退变性侧凸伴躯干失平衡（图 96-4A 和 B）。给予 T_{10} 至骨盆的后路固定融合、L_4～L_6 减压以及 L_5～L_6 和 L_6～S_1 节段的 TLIF 手术，症状明显改善（图 96-4C 和 D）。

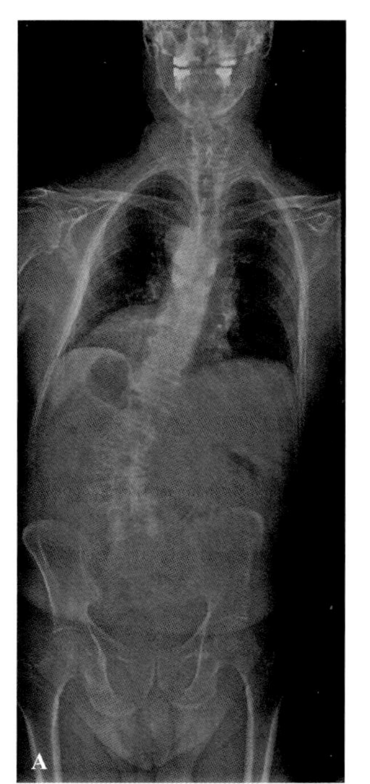

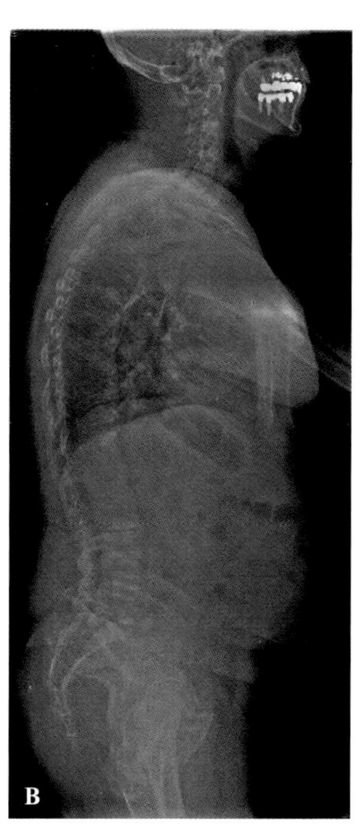

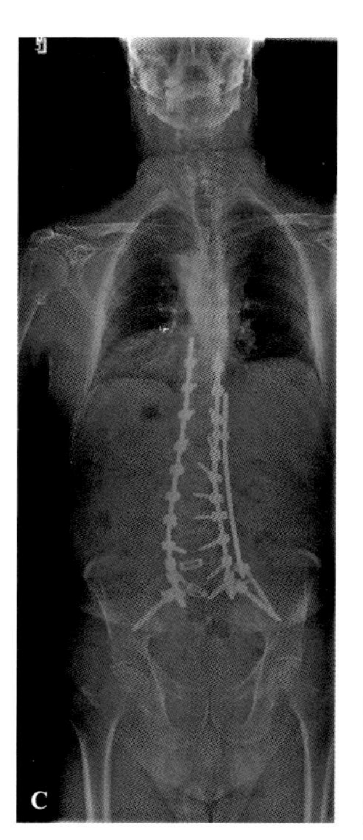

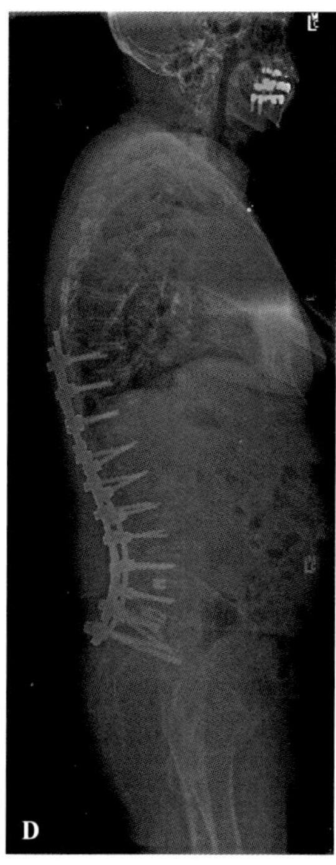

▲ 图 96-4

第97章 成人脊柱畸形的翻修手术

Revision Surgeries for Adult Spinal Deformity

Nicholas A. Pallotta　Munish C. Gupta　著

初同伟　温　轩　译

一、概述

成人脊柱畸形（adult spinal deformity，ASD）是一种慢性消耗性疾病，ASD 患者的生活质量远不如慢性肺病、充血性心衰等疾病患者[1, 2]。治疗 ASD 患者症状的非手术治疗方法众多，但对生活质量的改善却不明显[3]。相反，ASD 的矫形重建手术能显著提高患者生活质量。但是否应进行手术治疗并不能轻易决定。矫形手术对于手术医生及患者而言都是一项艰巨的任务。ASD 矫形手术常伴有潜在的并发症风险。部分并发症可能相对较轻，能够较快解决且不会产生长久的负面影响。不幸的是，严重的并发症也比较常见[4]，需要行翻修手术的风险很高。据报道，畸形手术后的翻修率为 8%～19%[5-9]。翻修手术将使患者付出巨大的代价，主要包括额外的手术风险、时间成本、焦虑情绪、住院费用。翻修手术的费用较高，几乎等同于初次矫形手术[10, 11]。虽然手术相关的直接费用可列表明视，但患者无法工作带来的间接损失却无法估计。

翻修手术的原因很多，大多数是由于内固定失败、获得性后凸畸形或脊柱侧弯进展。术后近端或远端骨折和感染在翻修病例中所占比例较小[7]。脊柱畸形的翻修手术需要考虑的因素比初次矫形手术更为复杂，如内固定是否保留、整体脊柱僵硬程度、骨质疏松症和并发症等。翻修手术患者术后并发症的发生率很高，但通过合理的患者选择、优化的手术方案、完善的术前规划、精准的手术操作及良好的术后护理，可使患者从翻修手术中受益并对其生活质量影响深远。

二、术前评估

（一）临床表现

在初次脊柱畸形矫正术后，患者可能出现多种临床症状。疼痛是患者最常见的主诉症状。因为轴性背痛和肢体疼痛的治疗方式不同，因此手术医生应充分明确疼痛的部位与性质。神经功能缺陷应明确是肌肉无力还是感觉变化。此外，患者还会出现与畸形相关的一些症状，如无法直立或感觉身体向一侧倾斜等。患者也可能无法平视。Hassanzadeh 等发现与初次矫形手术患者相比，翻修手术患者矢状面需要矫正的范围更大[4]。患者症状的发作形式很重要。症状逐渐出现提示与退变有关，而急性发作往往与内固定失败、椎间盘突出或骨折有关；同样，发热、寒战或夜间盗汗症状则提示感染可能。追问患者初次手术前的临床表现也很有帮助。这些症状术后是否改善及其持续时间对制订后期治疗计划也非常重要。

（二）并发症

全面采集患者既往病史并记录其并发症。在考虑手术干预前，解决可纠正的风险因素以求获得最佳手术疗效。吸烟是导致并发症的一个主要危险因素[12]，进而导致患者需进行翻修手术[7, 8]。肥胖是与早期和晚期并发症相关的另一个可纠正的危险因素[13]。在笔者的医院，吸烟或病态肥胖的患者在戒烟或体重有效控制之前，不考虑初次矫形或翻修手术。可替宁是尼古丁的主要代谢物，检测血液中可替宁水平可评估戒烟情况。术前监测可替宁血液浓度已成功应用于关节置换术等其他骨科领域。最后，糖尿病也可增加术后并发症的风险[15, 16]，翻修术前应良好控制患者的血糖水平。

密切关注骨质疏松症病史。畸形翻修患者可能存在骨量减少。骨量减少可给畸形翻修手术带来多重挑战。骨量减少的脊柱很难达到坚强固定，螺钉拔出风险显著高于骨密度正常的脊柱[17]。此外，骨质疏松症是矫形术后发生近端交界区骨折和脊柱后凸的风险因素[18]。在手术干预前应评估患者的骨密度。测量CT扫描的Hounsfield单位可评估骨密度，当测量值低于112则考虑骨质疏松。双能X线吸收法（dval-energy x-ray absorptiometry，DEXA）诊断骨质疏松症更为敏感，其中股骨颈的数值与临床骨质疏松症的相关性最好[19]。在矫形手术前应先治疗骨质疏松症。矫形术前给予特立帕肽持续治疗3个月来优化骨密度是普遍使用的方案。有时术后可继续使用，最长可达21个月。早期的研究表明特立帕肽对于减少近端交界区骨折效果满意[20, 21]。

（三）体格检查

完善的体格检查可以更好地了解患者的畸形情况，其中最重要的是观察患者的站姿和整体平衡。肋骨突起的位置和程度可提示脊柱旋转畸形，而双肩高度有助于确定患者畸形达到平衡所需的手术策略。应关注代偿机制，具体而言，矢状位失衡的代偿通常先有胸椎后凸的减小，接着出现骨盆的倾斜（后倾），最后是膝关节的屈曲[22]。另外，还需关注冠状位平衡与躯干偏移情况。脊柱侧弯的方向和位置对矫形手术也有重要影响。

手术医生还需要关注反应畸形柔韧性的临床指标。包括站立和仰卧时腹壁皱褶的伸展情况，或者检查台上俯卧的能力。髋和膝关节的挛缩情况也应一并观察。

评估患者的先前手术部位可了解其先前手术类型等情况。伤口裂开或渗液应考虑感染。此时应进行红细胞沉降率（erythrocyte sodimentation rate，ESR）、C反应蛋白（C-reoctive profein，CRP），以及血细胞计数和分类等实验室检查，以明确诊断。充分评估脊柱表面软组织覆盖情况，如覆盖不足则需考虑通过转移皮瓣或游离皮瓣等软组织手术来获得足够的软组织覆盖[23–25]。观察患者所使用的行走辅助装置及患者步态可客观评估其功能状态。踮足尖和足跟检查可发现手法肌力检查时无法发现的神经缺陷。跨阈步态可能提示脊髓病变。良好的运动、感觉、腱反射和病理征等神经系统检查是必不可少的。

（四）影像学检查

脊柱全长X线片对全面评估患者脊柱畸形是必要的，使用36英寸（1英寸≈2.54cm）胶片可合理评估脊柱畸形。最近越来越多的中心采用由低辐射缝隙扫描仪（EOS）拍摄72英寸胶片，这可以更好地评估整体脊柱序列、骨盆后倾以及髋、膝屈曲的等代偿机制。可在冠状面及矢状面上评估从颅骨到双踝的重力线情况，还可评估局部畸形及先前的融合节段。既往内固定的类型及部位也很重要，内固定失败将使翻修手术更为复杂。融合区域内的椎间盘出现真空征提示未达到牢固融合。加拍仰卧位36英寸X线检查是必要的。仰卧位与站立位的 X 线片所反映的脊柱柔韧程度有助于判定矫形手术过程中是否需要三柱截骨[26]。相对于其他形式的影像学检查，X 线片能够提供更多信息。

此外，翻修患者还应常规进行高级影像检查。计算机断层扫描（CT）可以获得丰富的病理学信息，特别是可通过冠状面和矢状面 CT 重建来充分评估融合区情况。矢状面重建图像所示的椎间盘真空征同样可提示融合失败。椎弓根螺钉松动、内置物断裂、脊柱融合区不连续等则提示假关节形成。冠状面重建有助于上述问题的分析。脊髓造影检查在即使存在金属内置物时也能清楚显示神经受压情况。随着减金属伪影序列的加入，磁共振成像（MRI）正逐渐得到广泛应用。即使如此，MRI 仍存在一些伪影使图像变得模糊，影响对固定节段内的脊髓、神经的评估。CT 扫描能更好地显示骨性结构，但 MRI 仍是评估融合区外脊髓和神经根的最佳方式。

三、手术注意事项

脊柱畸形翻修术的目的在于解决患者的临床症状及致病因素，通常包括纠正冠状面和矢状面畸形、消除假关节形成和对症状性椎管狭窄进行减压。在实现上述目标的同时应尽量减少晚期并发症的发生，如内固定失败和近端交界区后凸（proximal junctional kyphosis，PJK）。翻修手术极具挑战性。先前手术显露、既往内固定、减压和融合史均使翻修手术更加困难。解剖结构的改变和瘢痕组织的存在使得手术操作更费时、更危险。

（一）减少出血

应小心显露以最大限度地减少失血。由于术区瘢痕组织的血管丰富，翻修术中失血量可能很大。腹部悬空可降低静脉压，可使显露时小静脉失血降至最低。在预计大量失血的翻修术中，自体血回收可以显著减少同种异体血的输入[27, 28]；抗纤溶药物如氨甲环酸（tranexamic acid，TXA）已证实可以显著减少脊柱畸形手术的失血[29]。TXA 通过抑制组织纤溶酶原激活药发挥作用，延缓血栓降解。通常，在手术开始时根据体重静脉推注给予负荷剂量的 TXA，然后术中再根据体重持续静脉滴注给药。多项研究表明，术中使用 TXA 有助于控制出血[30, 31]。然而，TXA 的效应为剂量依赖性，目前缺乏统一的剂量标准。我们推荐在手术开始时，首次静推剂量可高达 50mg/kg，然后以 5mg/（kg・h）持续静脉滴注[32]。理论上 TXA 存在增加血栓栓塞性疾病（如肺栓塞或心肌梗死）的风险，因此使用 TXA 会有诸多顾虑，但目前尚无研究结果支持这种推测[29-31]。另一种预防失血过多的技术是旋转血栓弹力检测（rotational thromboelas-tometry，ROTEM）。这是一种在一定生化条件下评估形成血块的黏弹性特性的检测试验。该检测结果有助于指导术中血液制品的应用[33]。在 ROTEM 指导下的定向输血可以显著减少术中总用血需求[34]。但在手术过程中，术者需进行仔细止血，这些技术只应作为辅助性措施。

（二）显露

应彻底检查融合区是否存在裂隙或不连续。如果需要固定融合至骨盆，则应彻底清除骶骨翼的软组织以备后续进行良好的去皮质化及植骨。包含在新融合区内的节段应广泛分离至横突尖端。为降低近端交界区失败的风险，务必注意不要破坏中线韧带结构或融合节段头侧的关节囊。最后，使用大刮匙或 Cobb 剥离器定位先前手术减压节段的骨质边界。通常，可找到瘢痕 – 硬膜界面，把瘢痕从硬膜掀离。切除的瘢痕量应与患者症状及术前计划相称。如需行 PSO 截骨的患者，所有瘢痕必须从硬膜剥离，有时需要付出硬膜破裂的代价，以确保在截骨闭合过程中硬膜折叠不会压迫神经。相反，如果患者先前减压区域无须额外减压或者进行畸形矫正，可不必切除瘢痕。

（三）内固定

谨慎取出先前的内置物。最好根据先前手术报道和内置物记录来选择合适的内置物取出工具。但这并不能保证能够轻地松取出内置物，术前应准备折断内置物和滑丝螺钉的取出工具。对难取的内置物可采用合适的环钻、反攻丝钻头和金属切削磨钻等工具。必要时，可交替切断椎弓根螺钉旁边的旧棒并将螺钉“螺旋式”取出。

脊柱畸形翻修术中对内固定的翻修可能更为困难。解剖结构的改变及广泛的融合增加了辨认椎弓根的难度，有时则已经无法辨认。寻找腰椎残余横突结构有助于确定椎弓根的位置。徒手技术，包括 Kim 等[35]介绍的“四边形”技术，可准确指导植入螺钉。另外，也可通过椎板开窗来定位椎弓根。这项技术需参考先前椎弓根螺钉位置以对进钉点进行几何定位，另外还需具备细致、熟练的椎弓根探路技术及丰富的使用探针感知椎弓根壁的经验。融合区的螺钉[36]、固定钩[37]及术中影像学引导[38]均有助于提供牢固的固定锚点。长节段融合至骶骨必须有坚强的髂骨固定[39]。从生物力学角度来看，髂骨固定比腰骶椎间支撑更为重要[40]。

（四）畸形的矫正

一般来说，成人畸形要比青少年畸形更难矫正。随着年龄增大，椎间盘含水量减少，椎间隙变窄，退变性改变导致前方椎间盘间隙僵硬。蛋白多糖减少，交联的胶原纤维增加也会增加椎间盘僵硬程度[41]。椎间隙变窄导致整个脊柱出现后凸畸形。畸形凹侧常伴桥接骨赘形成，影响椎体间活动度，另外可能存在因先前手术所行的后外侧和（或）椎间融合而形成的融合块。对此类僵硬性脊柱畸形制订手术计划时可能要考虑进行截骨及松解术。对于后外侧融合病例，通过后柱截骨术可能就足以完成矫形，对于椎间融合或环行融合病例，则需要三柱截骨术来重建脊柱序列。尽管三柱截骨术会增加畸形手术并发症的风险[16]，但矫形效果却是非常明显的[42]。图 97-1 示 64 岁老年男性患者，矫形融合节段为 T_1～L_5。该患者已行 L_3～L_4 和 L_4～L_5 椎间融合，矢状位可见腰椎平背畸形。L_5～S_1 椎间盘渐进性退变，通常见于长节段融合至 L_5 的病例[43]。该患者表现为固定性矢状位失衡，站立困难，背部剧烈疼痛。我们利用 L_5～S_1 张开的椎间隙进行前路椎间融合以获得节段性前凸和融合床。在 L_3 行 PSO 截骨、后路使用髂骨螺钉扩大融合至骶骨，患者腰椎前凸和矢状面恢复良好，症状缓解明显。

（五）融合

与儿童患者相比，成人患者融合更难。因此在脊柱融合过程中必须保证金属棒能够稳定脊柱。骨不连可能术后 1 年以上才发生；事实上，假关节形成可长达 10 年没有任何临床表现[44]。Kim 等发现成人脊柱畸形假关节形成率约 17%[45]。融合失败最常见于胸腰椎交界区、腰骶交界区和三柱截骨周围。由于生物力学的挑战和不易植骨的解剖结构，长融合节段的底部难以获得很好的植骨融合。重组骨形态发生蛋白 -2（rhBMP-2）可降低畸形患者的假关节形成率[46]，但价格昂贵[47]。后路融合多次失败的患者可能需行椎间融合。反复显露后积累的瘢痕则会使后路椎间融合术变得困难和危险。必要时，前路融合仍是取得椎间支撑和融合的良好选择。多项研究表明，尽管在新式器械和生物材料的帮助下，椎间融合并不比长节段固定至骶骨和骨盆底部的后外侧融合效果更好[48, 49]，但对于假关节形成的翻修病例仍有所不同。Buttermann 研究表明在假关节形成的翻修患者中，通过前路进行结构性植骨可使假关节形成的发生率降低[50]。对于开放的椎间隙和先前融合失败，尤其腰骶交界区融合失败的患者，应考虑前路融合术。图 97-2 展示一例腰椎减压、椎板切除术后不稳定的病例。该患者脊柱侧弯加重，腰椎前凸丧失。前路应用同种异体股骨环植骨恢复椎间隙高度，矢状位平衡得以改善。后路内固定融合获得完全稳定。

四、手术效果及并发症

一般来说，复杂脊柱畸形的翻修手术能够很好地改善患者生存质量。基于健康相关生活质量评分的结果表明，脊柱畸形翻修患者和原发畸形患者的术前功能障碍程度相似。Hassanzadeh 等

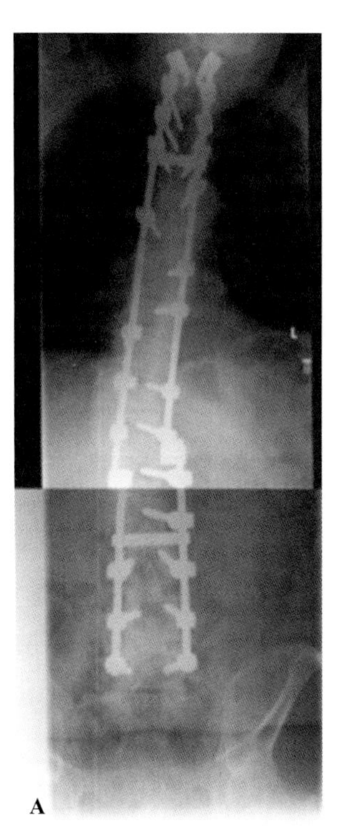
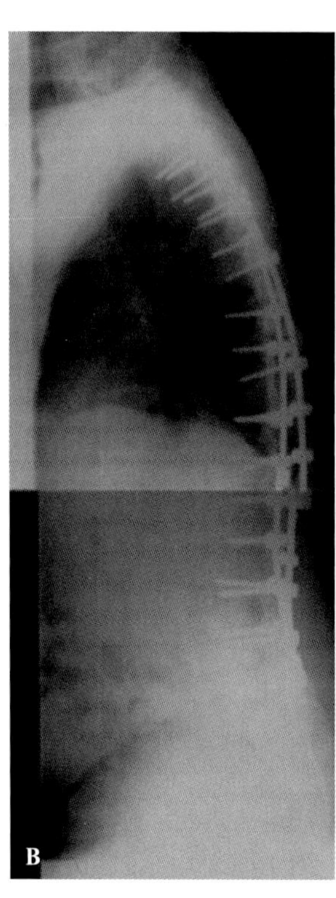
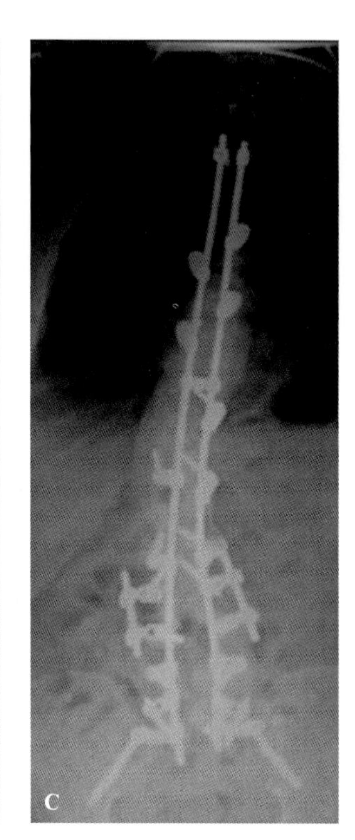
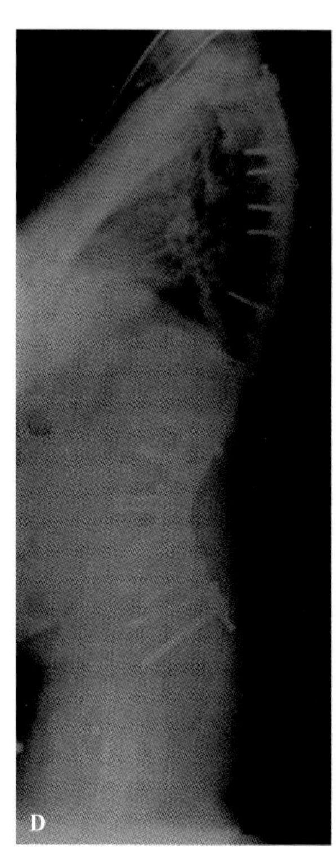

▲ 图 97-1　64 岁的男性患者，长节段融合至 L_5，主诉背部疼痛和站立困难

（A）正位片和（B）侧位片显示矢状面正向失衡和 L_5～S_1 椎间盘退变。术后（C）正位片和（D）侧位片显示 L_3 PSO 截骨与 L_5～S_1 ALIF 术后，畸形得以矫正

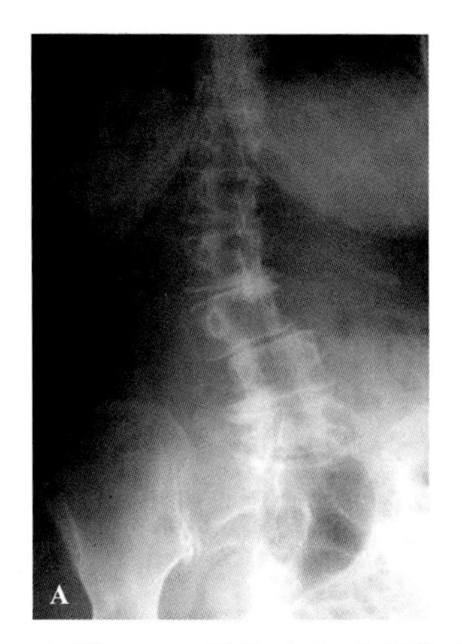
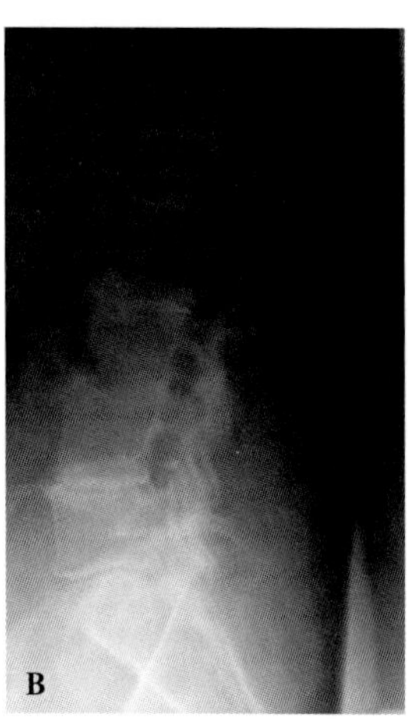
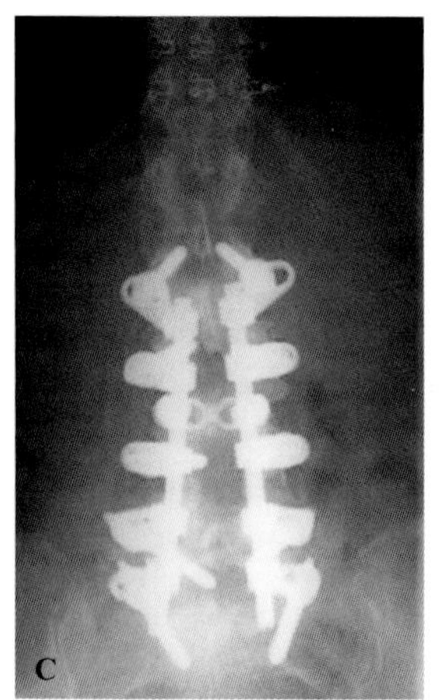
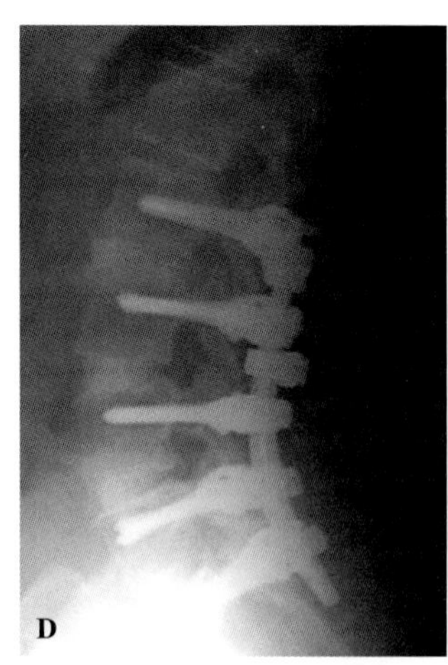

▲ 图 97-2　正位（A）和侧位（B）片示既往行腰椎减压术，椎板切除术后导致腰椎不稳。采用前路同种异体股骨环植骨以恢复腰椎前凸并辅助融合。正位（C）片示后路内固定融合协助脊柱侧弯矫形。侧位片（D）示腰椎前凸已恢复

通过 Oswestry 功能障碍指数（ODI）和脊柱侧弯研究协会（SRS-22）评分比较发现原发患者就诊时的评分和脊柱畸形翻修患者类似。两组患者的平均结果评分都有显著改善。两年随访时患者的满意度都显著提高。虽然这些脊柱畸形翻修患者就诊时身体衰弱，但他们获得显著改善的概率与原发脊柱畸形患者相似[4, 51-53]。但是，一旦患者需要进行翻修手术，他们的功能障碍程度倾向于随着翻修次数的增加而加重。

翻修手术并非没有风险。即使手术计划制订完善，手术实施顺利，但并发症发生率仍然很高。多数（2/3）接受翻修手术的患者会出现不同程度的并发症，其发生率为 21%[4]～34%[55]。这些并发症对患者影响巨大，其中包括减压不彻底或血肿造成的神经功能障碍、气胸、腹膜后血肿、血管损伤、肾衰竭、脑卒中、肺栓塞、心搏骤停和死亡等。这还不包括一些轻度并发症，如硬膜撕裂、术后感觉障碍、大量失血、泌尿系统感染和切口愈合问题，超过 1/3 的翻修病例会出现这些轻度并发症。脑卒中、心肌梗死、充血性心力衰竭和深静脉血栓形成等内科并发症常见于 65 岁以上的老年人[56]。成人脊柱畸形术后神经系统损伤的发生率约为 17%[57] 和 23%[58]，其中 1/3 为严重神经损伤，约 2/3 患者将在 2 年内康复，但其余患者将存在持续功能障碍。

近端交界性后凸畸形（PJK）和假关节形成是成人脊柱畸形翻修术后最常见的并发症。Sebaaly 等针对 300 多例患者的研究发现，75% 的翻修患者出现机械并发症，他们的翻修率为 19%[59]。1/6 的患者因 PJK 而翻修。据报道，在成人脊柱畸形术后的 PJK 发生率为 22%～25%，虽然只有少数患者需要翻修。PJK 的风险因素包括年龄、骨质疏松、术前矢状面严重失衡、矢状面矫正角度过大、固定至骶骨和多节段融合[18]。

像 PJK 一样，断棒也会导致成人脊柱畸形多次翻修。18% 的脊柱畸形矫形患者出现断棒[44]。断棒可以极端迟发，有文献报道术后 10 年才发生断棒。40%～66% 的断棒患者需要翻修[44, 60]。如果双侧断棒，则翻修率明显升高。断棒与假关节形成密切相关。如前所述，假关节形成率与断棒率相近[45]。仔细评估术后 X 线片寻找假关节形成和断棒的迹象非常重要。断棒后患者可主诉短暂或长期疼痛。长期疼痛和双侧断棒应高度怀疑假关节形成。这些患者可能需行翻修手术。成人脊柱畸形手术中出现的内置物和融合相关的问题参见图 97-3。该图示 67 岁女性骨质疏松症患者经多次脊柱手术的术前、术后片。最后一次手术是 T_5～S_1 后路脊柱融合。该患者无法平视，并伴严重腰痛和颈痛。X 线示内固定在顶端节段拔出，严重近端后凸畸形，还有平背及 L_5～S_1 假关节形成。对该患者行 L_5～S_1 ALIF、L_3 及 T_5 PSO 截骨术。翻修内固定并从 T_2 到骶骨扩大融合，骨盆使用髂骨固定。不幸的是，该患者术后出现骨折形式的 PJF，需要延长融合到远端颈椎。

五、结论

ASD 是一种慢性消耗性疾病，手术矫形极具挑战。术后并发症常见，其中多数需要手术翻修。翻修的原因多样，包括断棒或假关节形成等内置物相关问题，以及 PJK 和 PJF 等交界区问题。即使翻修术后，手术失败依然常见。但现代技术可降低手术失败率。尽管存在挑战，但通过合适的治疗，患者可以获得良好的矫形效果，生活质量得以改善。

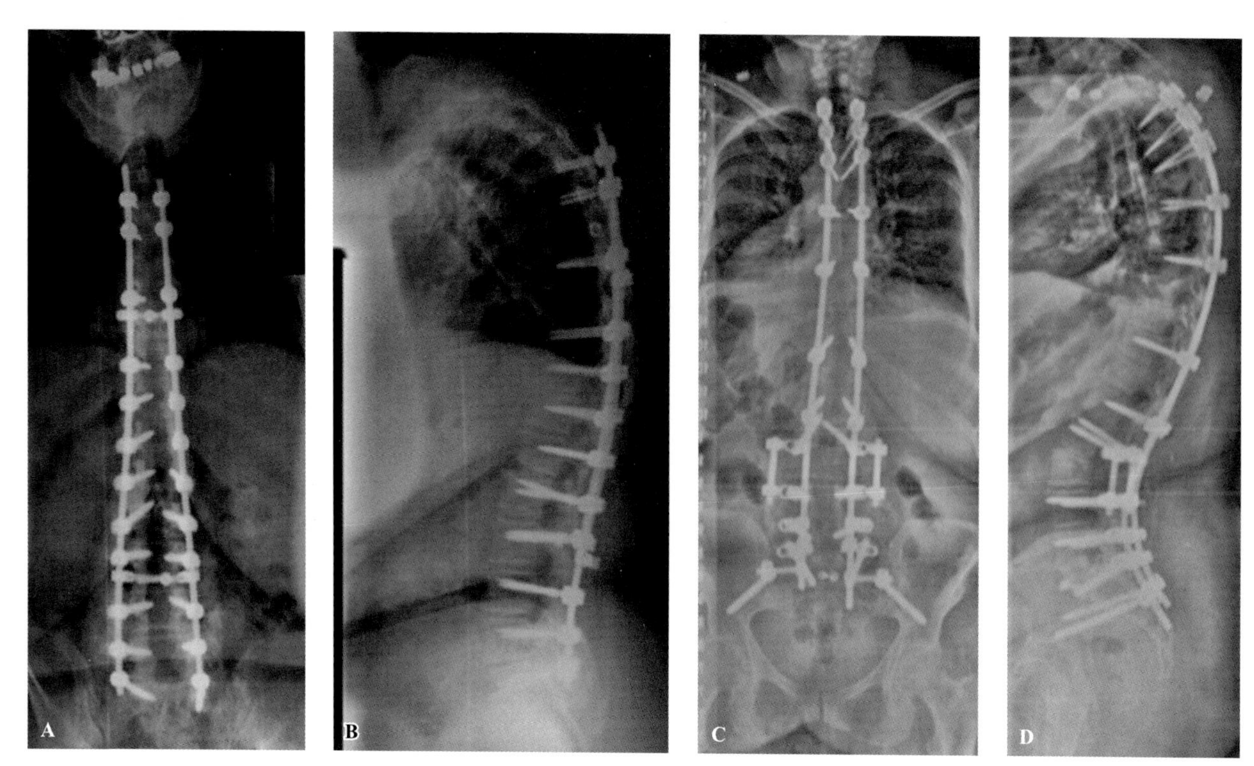

▲ 图 97-3　**67 岁女性，后路 T_5～S_1 融合后不能持续平视**

（A）正位示对线良好，但（B）侧位示 PJK。患者需行两处三柱截骨。术后（C 和 D）正侧位片对线良好

第98章

微创脊柱畸形手术：未来发展方向

Minimally Invasive Deformity Surgery: Future Directions

Neel Anand　Christopher Kong　著

王　冰　郑振中　译

一、概述

继发于退变性脊柱侧弯的成人脊柱畸形（adult spinal deformity，ASD）是一种常见的疾病，有时有一定的消耗性。随着人口老龄化进程加快，成人脊柱畸形备受关注。与青少年特发性脊柱侧弯或其他类型侧弯不同，成人脊柱畸形发病原因在于成年后各种退变性改变的逐渐累积，包括椎间盘退变、腰椎滑脱、压缩性骨折甚至医源性前凸丢失（也称为平背综合征）。

尽管文献报道成人脊柱畸形的矫正方式种类繁多，但标准开放手术复杂、创伤大常伴有较高的并发症发生率。术中失血量可高达2L（±1L），术后住院时间达到3周（±10天），围术期和手术相关并发症的发生率也常可达到68%[1]，其中包括近端交界性后凸，其发生率在20%～35%[2]。

为了规避上述风险，近年来涌现出各式各样的微创手术技能和技术，均已被纳入成人到脊柱畸形微创手术治疗方案体系。当然不同微创手术方案的结果也不尽相同[3-6]。

微创手术的主要原则之一是保留机体的解剖结构，即软组织。常见的对微创概念的误解包括追求外观切口小、出血少，甚至仅仅通过光学设备演示让患者莫名其妙地接受一种最先进的现代治疗方案。事实上，保留机体固有的解剖结构理念一直推动着微创矫正畸形发展，也有利于防止开放矫正畸形手术后并发症的发生。例如，在利用前、后纵韧带的杠杆式韧带整复而恢复脊柱前凸的同时，也通过保留椎旁肌群和后方韧带而避免发生近端交界性后凸。

本章将阐述笔者对微创手术治疗成人脊柱畸形未来发展的认识。文中所介绍的分期、全方位的、微创脊柱畸形矫正手术方案已经在笔者的医疗机构开展了7年时间。第一批接受治疗的53例患者术后2年的随访结果也将在本章进行展示。

二、术前评估

应对ASD患者进行常规的病情评估，包括完整的病史采集和查体。影像学检查包括站立位36英寸脊柱侧弯X线片，并测量患者的Cobb角和脊柱骨盆参数。腰椎MRI排除中央型椎间盘突出、小关节囊肿或其他阻碍椎间融合器间接减压的病变。如果怀疑小关节融合，则需要进行腰椎CT扫描。小关节融合可干扰椎间融合器的放置，影响畸形矫正，从而阻碍该节段的侧方椎间融合。需行骨密度测定评估患者骨质疏松情况。T值在−3.0～−2.0的患者，术前应使用特立帕肽治疗，而T值＜−3.0则是手术禁忌。

在设计脊柱固定融合范围时，应包括全部构成侧弯 Cobb 角的椎体。最上端固定椎（UIV）应是水平位且未发生退变的椎间盘下方的第一个中立椎。在远端，如果存在局部椎管狭窄、椎体不稳、倾斜、退变性改变、矢状位垂直轴（SVA）> 10cm 或骨质疏松，则固定融合范围应包括 L_5～S_1 节段。

三、手术方案

（一）一期手术：椎间融合

一期手术包括椎间盘切除和椎间融合。所有 L_1～L_5 节段均可以经斜外侧、腰大肌侧方或腰大肌前方入路完成手术，也就是斜外侧腰椎椎间融合术（oblique lorteral interbody fusion，OLIF）。首先处理椎间盘，椎间盘退变是成人退变性脊柱畸形最主要病因。通过恢复椎间隙高度和椎体正常序列，前纵韧带（anterior longitudinal ligament，ALL）、后纵韧带（posterior longitudinal ligament，PLL）、小关节和关节囊随之进行韧带整复，椎管和椎间孔的间隙增大（即间接减压）[7]，腰椎前凸得到恢复，脊柱侧弯畸形减轻[6, 8]。L_5～S_1 节段则采用 ALIF 术式。笔者推荐患者保持侧卧位一个体位完成侧方椎间融合和 ALIF。因此，所有的椎间融合手术均可采用斜外侧切口。

另一种方式，在侧方椎间融合术前，患者先取仰卧位行 L_5～S_1 ALIF 术。笔者医院的手术入路外科医生已习惯于患者取侧卧位显露 L_5～S_1 椎间隙。有人将这项技术称为斜外侧腰椎椎间融合术（OLIF 5-1）。这样处理有以下三个优势：首先，取侧卧位进行 L_5～S_1 椎间融合后无须变更体位，缩短了手术时间，避免了更换无菌器械的费用；其次，侧方入路下显露的腹膜后间隙空间足够大，在处理邻近节段时，另一只手可伸进腹膜后协助引导器械；再次，在一些极端情况下，入路外科医生无法立即显露 L_5～S_1 节段，笔者可以先处理其他节段，避免手术中断。但应该注意，尽管 OLIF 本质上就是斜外侧切口的 ALIF，但其仍需要一套特殊的操作工具以便安全地处理椎间隙和放置椎间融合器。

1. 体位

患者保持侧卧位，通常左侧朝上。与折曲手术床相反，在患者的右侧放置一个肾形垫枕，目的是让患者左侧的皮肤区域平坦，并使肋骨和髂嵴之间的空间最大化。腋窝卷放在腋窝的远侧，以防止臂丛神经麻痹。右臂固定在扶手板上，左臂悬挂在手术床的支架上。用卷起的毯子放置患者的腹侧和背侧，再用胶带将患者固定在手术床。注意衬垫保护骨突起部位，并避免胶带与皮肤直接接触。避免过度屈曲髋关节，防止造成较大的腰大肌向前移位增加术中定位腰大肌前缘的难度。外科医生站在患者腹侧，从患者背侧进行透视检查。术前准备连接神经电生理监护并实时检测 SSEP 和 EMG。近来，笔者开始不主张经斜外侧入路手术时采用神经电生理监测，因为腰丛神经并不在该入路上。

在消毒和铺单之前，侧位透视责任椎间隙并标记手术部位。一般从尾侧向头侧依次处理椎间隙。因此靠近尾侧的 3 个节段标记非常重要。随着畸形逐渐矫正，术中位于靠头侧的椎体位置随之发生变化。标记 S_1 上终板，沿其方向和直接前方，向前延伸出两条虚线。L_5～S_1 节段的切口位于两条线之间、距髂前上棘内侧 2～3 指宽的位置。这样设计切口有助于避免损伤股外侧皮神经。然后，标记 L_3～L_4 和 L_4～L_5 椎间盘间隙。这两个入路通常采用同一单个切口，所以需画一条斜切口线（与 Langerhans 线共线），横跨两个椎间盘间隙的前缘。这条切口线与经腰大肌前方入路相一致。但该切口线不应过于靠前，以免术中操作时，后方大量的软组织阻挡导致椎间操作器械向后垂直调整困难。术前切口标记示例如图 98-1 所示。

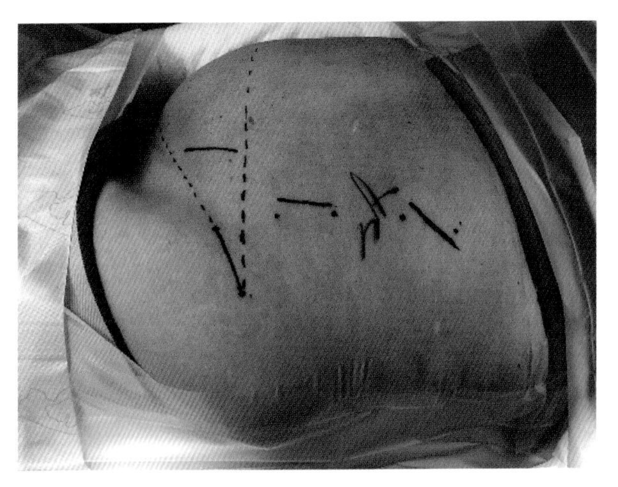

▲ 图 98-1　术前标记手术切口。如图示，患者的左侧朝上，尾侧朝向图片的左侧。腹部在远侧，背部在近侧。虚线表示 L_5～S_1 椎间盘间隙的下终板延长线和直接向前的线。切口位于这两条虚线之间的距离髂前上棘内侧 2～3 指宽的斜线上。这有助于避免损伤股外侧皮神经。通过直接侧位透视，L_1～L_2 至 L_4～L_5 的椎间盘前方已标记。斜切口线经过或在这些标记点的稍前面，以便适应腰大肌前方入路

2. 显露和处理椎间隙

(1) L_5～S_1：入路外科医生显露椎间盘之后，开始施行标准的 ALIF 术式。无论采用仰卧位还是侧卧位，松解后纵韧带都至关重要。如图 98-2 所示，利用弧形小刮匙，在 S_1 上终板的后缘处松解该韧带，然后转向内侧和外侧充分松解该韧带。这一步骤有助于使置入的椎间融合器最大限度的撑开椎间隙。若缺少此步骤，该节段无法获得最佳的畸形矫正效果，强行撑开造成的前凸实际上会引起后纵韧带过度拉紧，甚至后纵韧带成为支点进而导致椎间孔狭窄。

(2) L_1～L_5：切开皮肤，用电刀分离皮下组织，显露腹外筋膜。带照明的撑开器有利于观察肌肉和筋膜。钝性分离腹外斜肌，沿走行方向钝性分开腹内斜肌及其肌纤维，然后术者用手指穿过腹横肌和筋膜进入腹膜后间隙。在下腰椎，沿髂嵴方向推进是一种安全的方法。只有触摸到髂嵴的内侧，才能确认手指位于腹膜后间隙。此外，触摸到第 12 根肋骨下表面也是确认到达腹膜后间隙的另一个标志。如果仍无法确认，可以借助另一只手从已显露的 L_5～S_1 水平进入腹膜后间隙进行确认。手指沿横筋膜下方把腹膜后脂肪和一些组织结构松解并推向前方。多数情况下，可以触及沿脊柱纵向走行的腰大肌及其前方肌腱，也有助于辨别腹膜后解剖结构。用带有光源的拉钩牵开前方结构，另一个拉钩牵开后方腰大肌。利用海绵棒可以进一步显露腰大肌及其肌腱轮廓，识别腰大肌前缘边界。

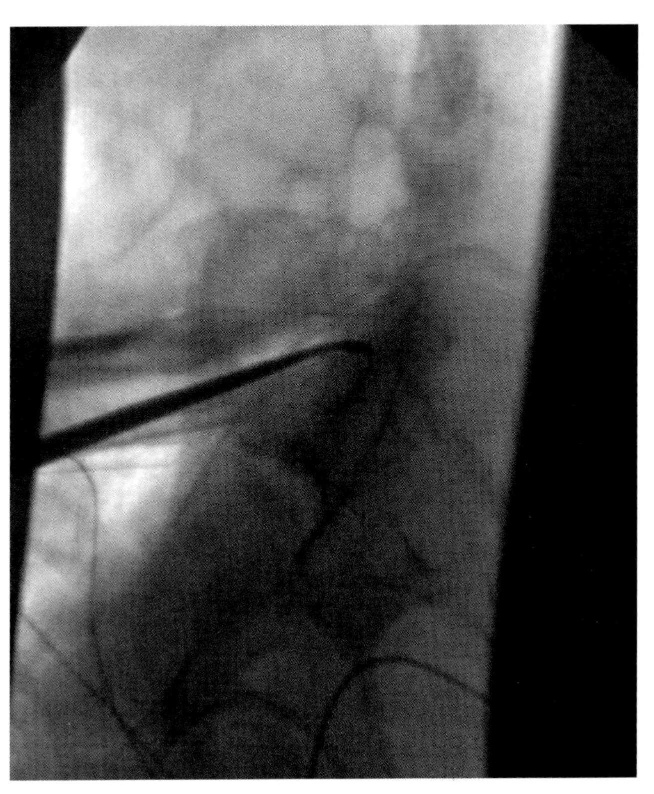

▲ 图 98-2　用弧形小刮匙在 S_1 上终板的后缘松解后纵韧带，椎间融合器植入后增加前凸，同时增加椎间盘后方间隙的高度。未行该步骤可能会导致医源性椎间孔狭窄和 L_5～S_1 畸形矫正不佳

可以触及腰大肌前缘的边界，有时可以直视观察到腰大肌肌腱。外科医生凭借手感和直视观察把初级扩张导杆插入椎间隙。图 98-3 显示手术视野。初级导杆放置腰大肌前方，位于前纵韧带后方椎间盘间隙的前中 1/3。透视确认此位置后穿入导丝固定。

用 4 Penfield 分离器清理残留的软组织清晰显露椎间盘表面，然后剥离出椎间盘的前缘（即前纵韧带）。此方法可再加用一个拉钩，放置于

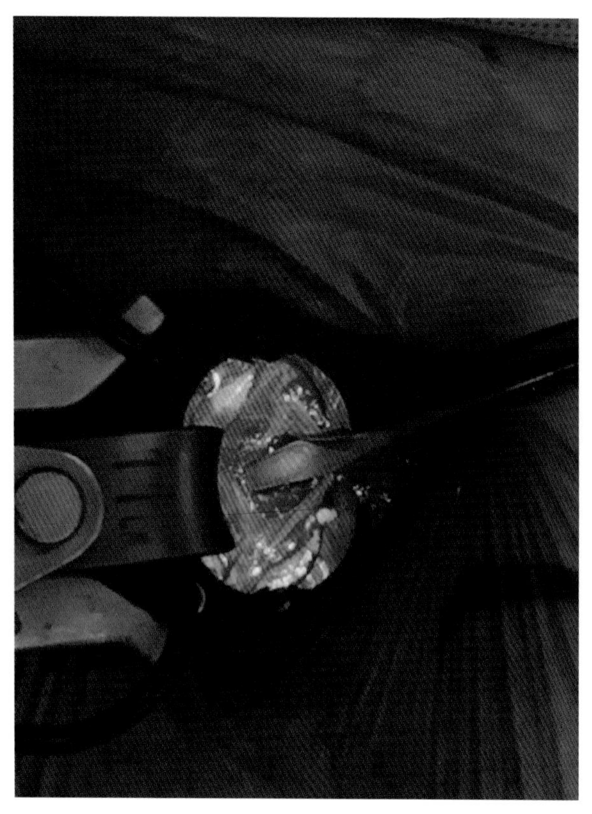

▲ 图 98-3 图示手术视野为斜外侧经腰大肌前方入路到达椎间盘间隙。患者左侧朝上，前方位于图片的左侧。探针位于椎间盘间隙，其前方为前纵韧带。为保持垂直于患者轴线的位置，探针进入椎间盘间隙后向后方撬动，使腰大肌前方的腱纤维向后移位，图中显示腰大肌位于探针后方

前方撑开器间隙之间。此方法可以最大限度地减少腹膜后脂肪进入手术视野，从而清楚地显露前纵韧带。

然后开始处理椎间隙。每位医生的操作方法可能有一些不同或微小差异，但需要控制好操作力度，避免破坏椎体终板结构的完整性。其次，需要注意保留前纵韧带。纤维环切开时，笔者采用单一的线性切口而不是矩形切口。然后，利用小的 Cobb 剥离器插入椎间盘，但不超过对侧纤维环，旋转 Cobb 剥离器刮除椎间盘组织，依次更换大一号的 Cobb 剥离器重复上述操作。在该步骤中，需尽可能避免刮除软骨终板。根据笔者的经验，使用锉刀和刮匙处理椎间盘是一种更加便于操控的方式。再依次利用髓核钳、刮匙和锉刀清除椎间盘组织。置入最小的椎间融合器试模松解对侧的纤维环。椎间融合器试模与 Cobb 剥离器不同，其前方为钝头，摘除完大部分椎间盘组织后将其置入椎间隙，可将对侧椎间盘组织挤出。

如前所述，将直式器械穿过斜外侧的撑开器通道需要特别的操作技术。先沿倾斜的撑开器通道把器械的工作头端插入椎间隙，然后，调整器械手柄方向使器械和撑开器通道与患者身体轴线呈垂直方向。上述操作能够避免铰刀或其他工具置入通道时误入椎管或椎间孔。撑开器通道方向的调整能力取决于撑开器后方间隙的大小。未经上述步骤，任何尝试调整器械方向的操作都有可能会造成器械工作头端向前撬动而破坏前纵韧带。

3. 椎间融合器的放置

对于 OLIF 5-1 和 OLIF 的腰椎节段，应选择能够置入的、植骨面最大的融合器。其主要目的是避免椎间融合器发生下沉并促进椎间融合。在侧卧位施行 ALIF（或 OLIF）时，手术入路是倾斜的，将融合器安全地置入椎间隙需要特殊的操作工具。对于 OLIF 融合器，笔者通常使用高度为 12mm、前凸 12° 的聚醚醚酮（PEEK）融合器，并且选用的宽度为 18～22mm，以便将大部分融合器置于椎间隙的前部，最大限度地增加脊柱前凸，同时也避免撑开器通道向后方过度挤压而造成腰丛损伤。融合器的高度由椎间隙所能紧密适配的试模大小决定。融合器孔隙内加塞 4mg 重组人骨形态发生蛋白（rhBMP-2/ACS）（INFUSE, Medtronic Sofamor Danek, Memphis, TN）。

4. 切口闭合

用 Vicryl 线间断严密缝合腹外筋膜和皮下组织，皮肤层使用免缝胶条。

5. 术后管理

术后当天患者即可下床活动。严密观察患者是否残留神经根性疼痛症状。若患者持续存在根性症状，则意味着需要在二期手术中额外行后路显微镜下减压，并在二期手术前再次行 MRI 检

查予以明确。

一期术后应拍摄站立位36英寸脊柱侧弯X线片。此时不应追求畸形、腰椎前凸或旋转完全矫正。检查的目的是确定后路固定融合手术最终的UIV，这对最初临床表现为存在明显胸椎侧弯或后凸畸形的患者非常重要。如果一期术后患者仍存在持续性胸椎后凸，应将UIV延伸到上胸椎。

（二）二期手术：后路固定和融合

二期手术包括后路固定和植骨融合。如果一期手术后根性疼痛持续，MRI显示神经管狭窄，应再做显微镜下神经减压手术。

1. 体位

患者在Jackson手术床上取俯卧位。用衬垫保护骨性突起。髋部保持在伸展位置，髋垫置于髂前上棘（ASIS）的远端。这些措施有利于借助重力最大限度地恢复腰椎前凸。

2. 显露

采用多个垂直的椎旁切口，保证Jamshidi针和螺钉能够抵达脊椎。切口位置由两个因素决定：第一是椎弓根外侧缘的体表投影，可在正中前后位透视图像上确定；第二是邻近节段切口的位置（部分切口在后续手术步骤中可能需要贯通到一起）。

如果患者在后正中线存在既往的手术瘢痕，从切口美观角度考虑，应从原手术切口切开皮肤，再向两侧皮下筋膜层充分游离。然后，Jamshidi针直接经每个节段的皮下筋膜穿刺，不需要进行肌肉筋膜的广泛剥离。

3. 内固定

采用标准的经皮椎弓根螺钉内固定技术。在前后位透视下，Jamshidi针沿椎弓根方向穿刺。达到合适的深度后，侧位透视确认Jamshidi针超过椎弓根进入椎体。然后用导丝取代Jamshidi针芯，接着拔出Jamshidi套管。扩张器沿着导丝逐级撑开软组织并进行攻丝，接着置入大小合适的螺钉，螺钉尾部连接压棒塔形装置。在脊柱畸形矫正中，这些塔形装置形成的操作窗口有助于跨越多节段置入连接棒。

双侧置入骨盆螺钉。根据Harrop等[9]描述的骨盆解剖结构设计钉道，以微创方式从髂后下棘（posterior inferior iliac spine，PIIS）置入螺钉。经单独的纵向切口，可触及髂后下棘内侧1cm处的筋膜并用电刀剥离。显露髂后下棘的内侧面，鸭嘴状的椎弓根开路锥向同侧大转子方向穿刺。穿刺点位于髂后下棘远角近端约1cm、骶髂关节线背侧约3mm处。用钝头探针探触到髂嵴皮质，注意避免穿出。当深度达到8cm，用导丝替换探针。沿钉道轨迹置入大小合适的螺钉。

选择直径为5.5mm的钛合金棒进行测量和裁剪，并在矢状面上预弯但保证冠状面平直。然后，从头侧向尾侧经肌肉筋膜层下把钛合金棒依次穿过螺钉上所有的塔形装置。利用持棒钳旋棒并保持其冠状面平直。通常先把钛合金棒在腰椎前凸的顶椎位置固定锁紧，一般为L_4椎弓根螺钉位置。钛合金棒成功穿过肌肉筋膜层下方至关重要，若钛合金棒处于筋膜层上方，则无法将其嵌入螺钉尾槽。另外，椎弓根螺钉可能会在压棒入螺钉尾槽的过程中拔出。压棒的塔形装置标有刻度，医生可以根据刻度来计算钛合金棒距螺钉尾槽的距离。如果距置入尾槽12mm左右时遇到较大阻力，需要确认没有肌肉筋膜嵌入螺钉尾槽，否则需要重新置棒。有时，可能需要取出内固定棒并根据患者的矢状面曲度重新预弯钛合金棒。当完成L_3～S_1螺钉锁定后，可以移除持棒钳，再逐一把钛合金棒置入近端螺钉尾槽。完成全部钉棒锁紧后，移除钉尾的塔形装置和延长器，只留下钉棒装置。

4. 后路植骨融合

在未使用椎间融合器融合的固定节段均需要进行后路植骨融合。例如，对于T_{10}至骨盆节段，后植骨路融合节段包括 T_{10}～T_{11}、T_{11}～T_{12} 和 T_{12}～L_1。

可经置入经皮钉及其尾部塔形装置时形成的肌肉间隙进行显露，剥离深部肌肉软组织后可显露椎体峡部、椎板和小关节。

利用高速磨钻对峡部和关节面进行去皮质处理。应用局部自体骨和 Grafton Putty 脱钙骨基质（DBM）（Osteotech，Eatontown，NJ）混合物填充植骨，双侧每个节段分别加用 1mg RhBMP 促进植骨融合。

5. 关闭伤口

筋膜层用 PDS 可吸收线严密连续缝合，皮下组织用 Vicryl 缝合，皮肤层使用免缝胶条，无须留置引流管。

6. 术后管理

通常患者术后第一天可以下床活动。经过住院物理治疗和专业治疗后评估患者所需要的后期处理措施。考虑到患者群体的异质性，一部分患者被转移到康复机构进行康复治疗，而另一部分患者则直接出院回家。术后 2 周、6 周、3 个月、9 个月、12 个月、18 个月、2 年定期随访，此后需要每年随访。术后 2 年随访时进行 CT 扫描，评估植骨融合情况。术前需要特立帕肽治疗的患者继续服药，至少用药至术后 1 年。

四、结果

笔者近期发表了第一批采用上述二期手术方案治疗的 53 例患者至少 2 年的随访结果[6]，平均融合节段数目为 7.0 个，一期平均估计出血量为 203.5ml，二期为 309.2ml，住院时间平均为 8.1 天。术后平均 SVA 为 3.06cm。无假关节形成，无股四头肌肌力减退发生。近端交界性后凸（proximal junctional kyphosis，PJK）发生率为 3.7%，主要手术并发症发生率为 9.4%。

五、陷阱

- 经腰大肌前方斜外侧入路进行椎间融合时，与腰椎手术相关的所有腹膜后解剖结构都可能发生损伤，包括主动脉、下腔静脉、输尿管、肾脏、交感神经节、淋巴管、腰椎节段血管和腹部脏器。
- 前纵韧带意外损伤或松弛可能会造成椎间融合器术后发生移位和形成假关节。有时在术中可以通过调节融合器的前后方向来避免。该操作有助于拉紧前纵韧带使之与椎间融合器紧密贴合。另外，也可以使用融合器与固定组合装置，用螺钉把融合器固定至椎体。
- 需要强调的是，术中应尽可能避免软骨终板破坏。整个手术方案的关键是利用置入的椎间融合器恢复脊柱前凸和椎间隙高度。

六、技巧

- 在后路经皮钉置钉时，笔者倾向于先从上固定椎开始置入 Jamshidi 针，再依次向远端操作。这样有助于由腰椎 Jamshidi 针的序列和位置指导 S_1 椎弓根体表定位，因为后者经常在前后位透视下难以观察到确切位置。
- 在胸椎和腰椎置入经皮椎弓根螺钉前，置入的骨盆螺钉常规不连接塔形装置。只有当预弯棒置入同侧骨盆螺钉前，才需要将塔形装置连接至骨盆螺钉。
- 当初级导杆经前腰大肌外侧入路进入椎间隙时，导丝应插入椎体而不是椎间盘，才能作为有参考价值的、可靠的定位标志。即使拉钩在手术过程中发生移位，也可参照导丝的固定位置重新定位拉钩和腹膜后间隙解剖结构。

七、病例

女性，73 岁，背部疼痛进行性加重 10 年。临床表现为肋骨与骨盆撞击、躯干失衡和短缩。未合并根性神经痛、下肢麻木、刺痛或乏力等其他症状。保守治疗无效。X 线片显示腰椎退变性侧弯 65°，L_4～L_5 节段侧方移位。MRI 显示无中央型狭窄。骨密度 T 值为 −1.6。腰椎前凸角为 11°，骨盆入射角为 51°，未发生矢状位失衡。手术方式为 L_1～L_5 经斜外侧腰大肌前方入路进行椎间融合和 L_5～S_1 OLIF。术中出血量约为 150ml。术后当天下床活动。术后第二天，重返手术室行后路 T_{10} 至骨盆内固定 +T_{10}～L_1 后路融合术。术中出血量约为 400ml。同样术后当天下床活动。患者来自外地，术后一周内转到康复机构。术后腰椎前凸角 50°，冠状面和矢状面保持平衡。图 98-4 显示术前和术后脊柱侧弯 X 线片。

八、结论

本章介绍的手术方案是多种常见微创技术的组合，目前大部分脊柱外科医生对这些技术较为熟悉。笔者认为，手术成功的关键在于整套手术方案自始至终应用微创技术，而不是微创手术和开放手术的“组合式手术”。术后 2 年随访的良好临床结果表明，该技术的临床应用和发展前景光明。为进一步论证该技术应用的合理性，还需要对其效益 / 成本率进行对照研究，证明该方案降低并发症发生率的同时兼顾平衡器械使用的成本。对决心开展该技术的外科医生，笔者建议先在短节段融合术中熟悉操作流程，然后再将其拓展至严重的畸形矫正手术。

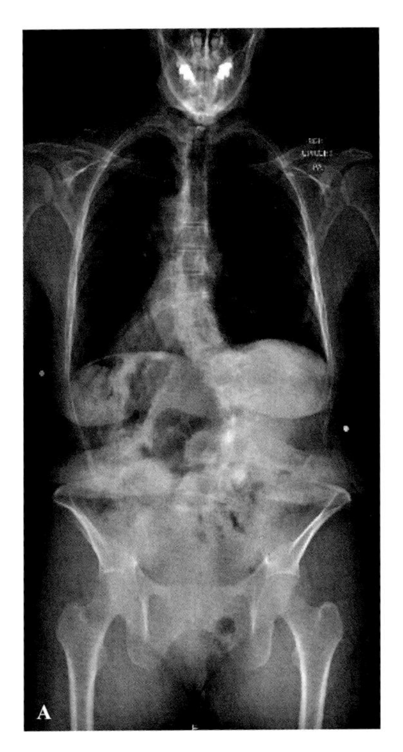

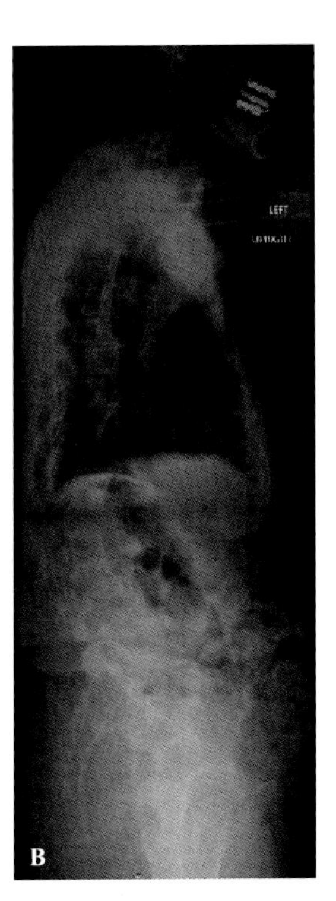

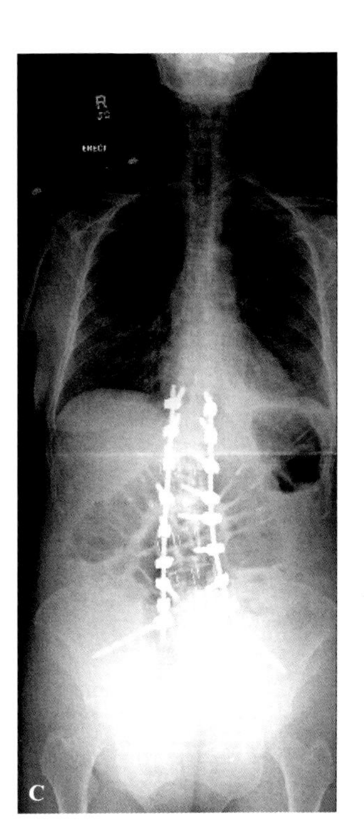

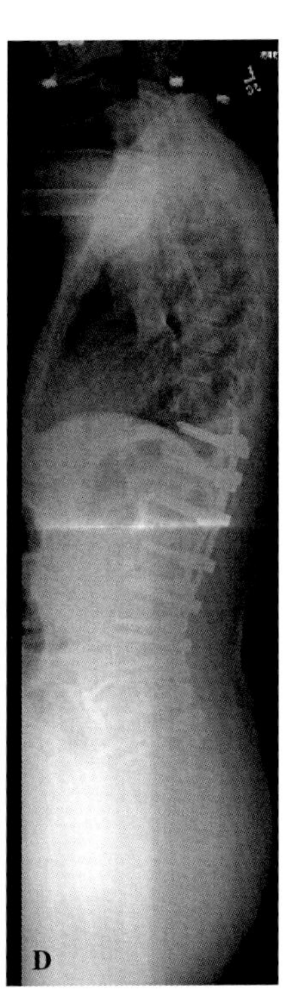

▲ 图 98-4　**73 岁退变性脊柱侧弯患者的脊柱全长站立位片。术前 X 线片（A 和 B）显示退变性腰椎侧弯 65°，L_4～L_5 侧方移位。腰椎前凸度为 11°，骨盆入射角为 51°。矢状位平衡。手术方式为 L_1～L_5 经斜外侧前腰大肌入路椎间融合 +L_5～S_1 OLIF，二期进行 T_{10} 至骨盆后路内固定 +T_{10}～L_1 后路融合的畸形矫正手术。术后 X 线片（C 和 D）显示腰椎前凸度增加了 50°。冠状面和矢状位平衡**

第99章

ACR和微创手术治疗脊柱矢状面畸形

ACR and Minimally Invasive Surgery for Sagittal Plane Deformities

Randall Hlubek　Gregory M. Mundis, Jr　著
李方财　徐正宽　译

一、概述

据报道，继发于退变性疾病的成人脊柱畸形（ASD）对健康相关生活质量量表（HRQoL）有深远的负面影响[1]，较其他慢性疾病致残率更高[2]。尽管ASD的矫形手术会带来很多风险，但是研究显示手术治疗可以显著改善ASD患者的生活质量[3, 4]。在这个更加脆弱，且比其他选择性脊柱手术患者并发症更多的人群中，减少ASD矫形手术的风险至关重要[5]。

微创手术（MIS）技术可以通过保护肌肉、减少失血量和减轻生理应激来优化风险/效益比。对MIS技术的非议包括未能有效纠正脊柱畸形严重矢状位失衡问题。而今经腰大肌侧方腰椎融合术（LLIF）发展出来的前柱序列重建（anterior column realignment，ACR）技术，就是为了获得更多的腰椎前凸矫正度数。ACR技术包括切断前纵韧带和放置20°或30°前凸角度的椎间融合器[6–10]，经腰大肌的ACR技术提供了与传统后路三柱截骨术相似的脊柱矢状面矫形能力[11, 12]。本章将阐述手术适应证、术前设计、手术技术，以及如何避免并发症和ACR的治疗效果。

二、适应证/禁忌证

脊柱微创矫形手术（minimally invasive spinal deformity surgery，MISDEF）流程提供了一个分类系统并为术前计划提供了选择方案，根据患者影像学参数分为三种类型：Ⅰ型，SVA＜6cm，PT＜25cm，PI–LL＜10°，Cobb角＜20°；Ⅱ型，SVA＞6cm，PT＜25°，PI–LL＜30°，Cobb角＞20°；Ⅲ型，SVA＞6cm，PT＞25°，PI–LL＞30°，Cobb角＞20°。Ⅰ型和Ⅱ型可以行MIS矫形手术，而Ⅲ型需要行传统后路开放矫形手术才能达到有效的矢状面矫形[13]。但是，随着ACR技术的发展，其可以提供与传统开放手术相似的矢状面矫形能力，这也为Ⅱ型和Ⅲ型ASD患者提供了另一种微创手术解决方案。Ⅰ型患者没有显著的矢状位失衡所以不需要行ACR术。

ACR技术的禁忌证包括手术节段的椎间隙已融合，神经血管解剖位置阻挡安全分离和前纵韧带的松解。腹膜后手术史或放疗病史是手术相对禁忌证，是否使用ACR技术取决于外科医生的手术水平和经验。

三、术前设计

（一）序列评估

有条件的话，可采用全脊柱 EOS 影像评估脊柱畸形的特点，相较于传统前后位 / 侧位 36 英寸站立位脊柱全长片，EOS 影像已经证明有更高的矢状面测量的可重复性[14]，以及更少的放射线显露剂量[15]。通过比较站立位和仰卧位的影像，可以评价畸形柔韧性。

PT、SVA 和 PI-LL 失匹配是与功能障碍相关性最强的三个影像学参数[16]。传统上认为，手术的目标是获得 PT ＜ 20°、SVA ＜ 4cm，以及 PI-LL 失匹配在 10° 以内[17]。然而，有新的证据表明手术目标更加复杂，要求每个患者都有个性化的畸形矫正目标。Lafage 等的研究表明，在不同年龄组的比较中，年轻患者较老年患者而言，有完全不同的序列矫正需求[18]。如未能达到特定年龄理想的序列矫正，可能增加近端交界性后凸（PJK）的风险[19]。同时，个性化的 PI 值也需要纳入术前手术计划的考量。小 PI 患者需要相对更大的 LL 矫正（LL=PI+10°），大 PI 患者要求相对较少的 LL 矫正（LL=PI−10°）[20]。欧洲脊柱研究组强调了 LL 矫正目标与 PI 值大小之间的重要性，当术后 PI-LL ＜ 10° 时，机械性并发症发生率为 37.9%，而术后 LL 矫正达到与 PI 大小相关的上述目标后，并发症发生率为 12.6%[21]。

了解腰椎前凸角度在腰椎中的分布对于术前设计至关重要，LL 在上腰椎（L_1～L_3）和下腰椎（L_4～S_1）的分布不同，大约 2/3 的 LL 应该分布在下腰椎节段。Yilgor 等报道了术后 LL 在上下腰椎中分配不当会导致并发症发生率升高[21]。因此，为达到腰椎前凸理想分布状态，在下腰椎僵硬畸形可能仍然需要三柱截骨，而非在上腰椎施行 ACR。

虽然矢状位平衡是在脊柱畸形术前设计中优先考虑的，但同时也必须考虑恢复冠状位平衡。ASD 冠状面常见畸形为在中腰椎的主弯和主弯下的副弯（L_4～S_1 常见），矫正冠状面畸形而不考虑腰骶段副弯（fractional curve）的矫正可能导致术后的冠状位失衡。腰骶段副弯（L_4～S_1 最常见）出现在中腰椎主弯之下，是冠状面畸形的常见表现。冠状位失衡可以分为 3 种类型[22]，C_7 铅垂线和骶骨中垂线之间的偏移距离定义了这 3 种类型，距离 3cm 以内为 A 型，距离＞ 3cm 且偏移方向为主弯凹侧为 B 型，距离＞ 3cm 且偏移方向为主弯凸侧为 C 型。在 C 型侧弯中矫正了主弯而没有矫正腰骶段副弯极易导致冠状位失衡。因此，腰骶段副弯和冠状位失衡的分型应该在手术设计中充分考虑，以确保能达到术后的冠状位平衡状态。

了解采用前纵韧带松解可以达到的前凸矫正的程度是必不可少的。Uribe 等采用有限元模型分析确定 L_3～L_4 节段的前凸角度基线值为 14°，采用前纵韧带（ALL）松解、ALL 松解 + 关节突截骨和 ALL 松解 + 后柱截骨（PCO）等不同手术方式，并放置 20° 和 30° 融合器，测量腰椎前凸角度的改善情况。单独 ALL 松解可获得 1°～10° 的前凸角度矫正，因为小关节突仍在维持椎间盘后方的高度，阻止了进一步获得更大的前凸角度。ALL 松解联合关节突截骨后放置 20° 融合器和 30° 融合器可分别获得 21° 和 27° 的前凸角度矫正，棘突撞击阻碍了前凸角度的进一步增加。当附加后柱截骨后，使用 30° 融合器可以获得 32°～33° 的前凸角度矫正。椎间隙角度（interdiscal argle，IDA）是反映上下终板是否契合融合器的重要指标。当 ALL 松解后，通过关节突截骨，采用 20° 融合器可以获得 19°～20° 的 IDA，采用 30° 融合器可以获得 20°～24° 的 IDA。附加 PCO 后，30° 融合器可以获得 30°～33° 的 IDA。因此，为了确保矢状位序列充分矫正和置入合适的终板融合器，可能需要附加后路手术如关节突截骨或 PCO[23]。在尸体研究中也有类似的发现，笔者在松解前纵韧带后使用不同角度融合器所获得的前凸角度有所不同，使用 10°、20° 和 30° 融合器可分别获得 4.1°、9.5° 和 11.6° 的前凸矫正[10]。这进一步证明了后柱因素限制前凸矫正角度的增加，临床结果表明在 ALL 松解基础上附加 PCO 可以平均增加 19° 的前凸角度（图 99–1）[9]。

（二）CT 评估

CT 对脊柱骨性解剖结构的评估在 ASD 的术前设计中是必不可少的，ACR 节段的关节突关节应该仔细评估，是否有融合或关节僵硬，否则会阻碍 ACR 重建前凸角度。如果关节突关节融合，则需要在 ACR 之前先行后路截骨手术。观察 ACR 位置的终板可以获得更多额外的信息，例如，真空现象提示该节段存在运动不稳，预示着可以获得良好的前柱畸形矫正。

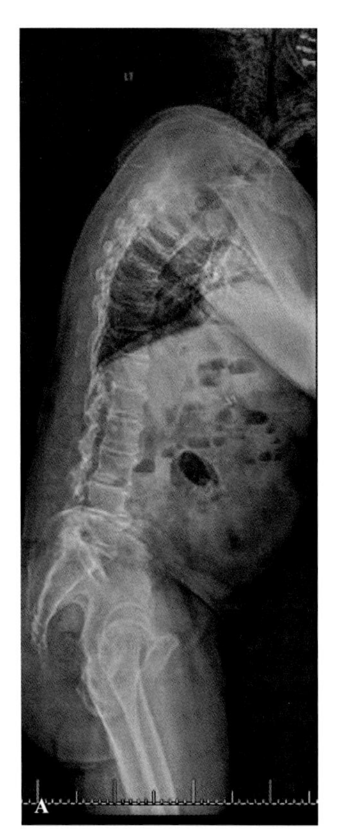

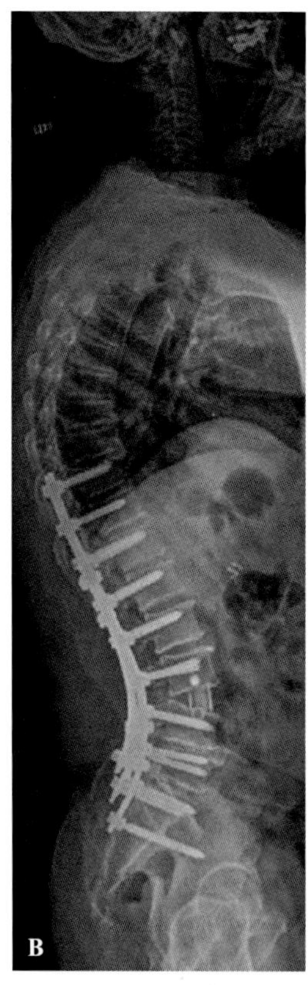

▲ 图 99–1　站立位全脊柱侧位片术前（A）和术后（B）

术前序列显示以下影像学参数：PI 49°、PT 17°、LL 17°、节段性前凸 L_3～L_4 0°、TPA 32°。行 L_3～L_4 ACR 和 T_{10} 至骨盆固定融合，术后序列改善至以下参数：PI 49°、PT 7°、LL 56°、节段性前凸 L_3～L_4 34°、TPA 16°

（三）MRI 评估

MRI 可以显示在经腰大肌入路手术中最危险的结构，包括腰丛神经和腹膜后血管等。在经腰大肌入路的手术中，腰大肌形态的多样化可能会给腰丛神经带来较大的损伤风险。腰肌相对于椎间盘间隙的腹侧位置是腰丛腹侧移位和髂血管后外侧移位的标志[24]。腹膜后血管需要在行 ACR 前谨慎评估。血管畸形多见于腹膜后，并且应评估腔静脉后肾静脉畸形、冗余畸形及腰骶椎移行节段的血管畸形。在 ACR 节段的 MRI T_1 轴位片上可以显示血管与椎间盘腹侧之间的脂肪间隙，这是 ACR 操作的安全区域（图 99–2）。ACR 操作过程中，由于无法在直视下看到对侧，入路对侧的血管系统可能是最危险的地方，需要仔细研究血管走行并在前纵韧带松解过程中谨慎操作来避免造成损伤。

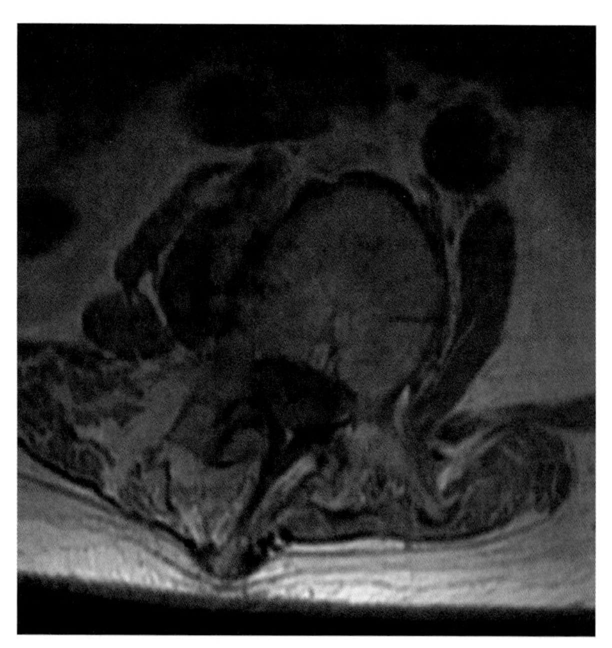

▲ 图 99–2　MRI 轴位 T_1 像显示椎体和腹膜后血管之间的脂肪间隙

（四）入路侧选择

入路侧选择最重要的是对腹膜后血管解剖的考量。微创手术矫正脊柱畸形，通常需要行多节段经腰大肌入路的LLIF，因此，入路侧选择中也需要考虑不行ACR的LLIF节段。

冠状面影像中，需要研究每一手术节段的冠状面倾斜角度，检查入路轨迹及其与髂棘高度的关系，如果存在冠状面畸形，往往腰骶段副弯中的L_4～L_5节段也有冠状面倾斜，会为一侧提供良好的手术入路轨迹，而另一侧则因为髂嵴高度的关系几乎无法触及间隙。通常，在L_4～L_5节段选择主弯的凹侧入路可以提供理想的手术入路。

选择主弯的凹侧入路还有其他有利因素。主弯凸侧摆放于手术床，轻微调整手术床即可获得一些冠状面的矫正。另外，椎间隙冠状面上向凹侧汇聚，便于用一个皮肤和筋膜切口做多个节段的手术操作。理论上，在凹侧的松解和优先重建椎间隙高度可以有效矫正冠状面畸形。

尽管选择主弯凹侧入路理论上有诸多优点，但是Kanter等研究揭示凹侧入路与凸侧入路之间，并发症发生率或临床结果方面并没有显著差异，一个亚组分析中的确显示在L_4～L_5节段选择凸侧入路有较高的并发症发生率[25]。

这些都是手术入路选择时必须考虑的因素，总的来说，在决策时需要仔细权衡，以选择出血管解剖最有利的ACR节段和入路侧。

四、手术技术

（一）患者体位

获得每个手术节段清晰的正位片和侧位片是预防并发症的关键。摆放体位前，必须调节手术床，以确保可以畅通无阻的进行C形臂机X线正侧位摄片。患者侧卧位（入路侧朝上）置于手术床上，髂嵴处置于手术床腰桥折叠处，腋窝放置体位垫避免臂丛神经损伤，最大限度地屈曲髋部和屈膝90°，以降低腰大肌和腰丛神经的紧张度[26]。患者的髂嵴和胸部用胶带固定在手术床上以限制活动，须小心操作，不要阻挡手术床腰桥部位。通过胶带从髂嵴向手术床下部拉伸，以扩大腹膜后间隙。必要时折叠手术床腰桥，打开L_4～L_5椎间隙或矫正冠状面畸形，同时注意折叠手术床腰桥会增加腰大肌和腰丛神经的紧张度。C形臂机头尾端摇摆或手术床调整（头低足高位或头高足低位）以获得清晰的真正侧位片，真正完美正位片的获得需要调整C形臂机或手术床的旋转角度。C形臂机的调整角度应该匹配手术椎间隙的倾斜角度。皮肤准备和消毒范围应该包含大部分腹部，在术中血管损伤事件的处理中，更多的显露范围更有利于对受伤血管进行初步修复。

（二）入路

单侧切口技术可以很顺利进入腹膜后间隙[27]，也可采用附加竖脊肌外侧缘髂嵴与第12肋之间辅助切口的双切口技术进入腹膜后间隙[28]。切开皮肤后向下钝性分离至肌肉浅筋膜，并延切口方向切开，避免使用电刀，以免对穿过腹部肌肉组织的腰丛神经分支造成热损伤。

Dakwar等描述了肋下神经、髂腹下神经、髂腹股沟神经和股外侧皮神经四种主要腰丛神经分布情况。肋下神经穿透腰方肌腹侧沿第12肋下缘走行，分布于腰横筋膜，支配腹壁肌肉组织。髂腹下神经和髂腹股沟神经从腰大肌的头侧穿出，并斜穿过腹膜后，支配腹横肌和腹内斜肌。股外侧皮神经大约在L_4水平从腰肌外侧部发出，在到达腹股沟韧带之前斜穿过髂肌表面[29]。

分离腹外斜肌、腹内斜肌和腹横肌时要小心，避免损伤腰丛神经分支。一旦穿破腹横筋膜就进入到了腹膜后间隙，此时通常用手指或海绵棒钝性分离。一旦进入腹膜后间隙，用示指来识别横突内侧和下髂窝以确定位置。腰大肌直接在横突内侧，后外侧是腰方肌。从腰大肌表面向腹侧剥开腹膜，清理出初始扩张器放置路径，然后将初始扩张器向下引导至腰大肌，并通过侧位透视检查确定位置。

Uribe 等定义了经腰大肌入路相对于腰椎间盘间隙的安全工作区。根据每个节段分成：Ⅰ区（前区）、Ⅱ区（前中区）、Ⅲ区（后中区）和Ⅳ区（后区）四个区。股神经（L_2、L_3、L_4）从 L_3～L_4 节段的Ⅳ区到 L_4～L_5 节段的Ⅲ区，逐渐由后向前分布。生殖股神经（L_1、L_2）在 L_2～L_3 节段的Ⅱ区穿行，而在 L_3～L_4 和 L_4～L_5 节段，穿行在Ⅰ区。因此，安全工作区制订在 L_1～L_4 节段的Ⅱ区和 L_4～L_5 节段的中点区域[30]。ACR 要求初始扩张器放置在椎间盘间隙的后 1/3 处或Ⅲ区位置以确保得到椎间隙的完全松解，并提供放置 22mm 融合器的通道。

但初始扩张器安置通过腰大肌时，需要在定向动态触发肌电图（t-EMG）监测下进行，以提供关于神经行进方向及邻近初始扩张器的位置，避免损伤[31, 32]。如果 t-EMG 阈值＜ 5mA，则初始扩张器可能直接接触神经[33, 34]。将初始扩张器旋转 360° 并获得各个方向的阈值，将提供关于神经位置的信息。较低的后向阈值和较高的前向阈值表明神经在初始扩张器后。如果阈值梯度是反向的，那么神经是腹侧的，初始扩张器应该移除并重新定位。

在 t-EMG 和透视检查确认初始扩张器处于适当位置后，通过初始扩张器放置一根克氏针并进入椎间盘。然后在 t-EMG 监测下逐级安装管状扩张器。然后将牵开器置于管状扩张器之上并固定在关节臂上。拆除扩张器时要小心，以保持克氏针的位置。然后直视下用 t-EMG 探头检查手术野，以确认该野中不存在神经成分。可使用椎间盘内垫片将牵开器后叶固定在椎间盘内。

（三）ACR 解剖学

前纵韧带是相对强壮的韧带，由枕骨斜坡延伸到骶尾部。前纵韧带由沿脊柱腹侧的三层结构组成，它的作用是限制脊柱伸展。浅层和中间层韧带分别跨越 4～5 和 2～3 个椎体，深层韧带是椎体与椎体之间的节段连接。前纵韧带附着在椎体骨膜和椎间隙的纤维环上[35, 36]。

交感神经丛沿腰椎前外侧缘分布[35, 36]，位于前纵韧带外侧和腰大肌内侧，灰白色交通支连接交感神经丛和腰丛，但在椎间盘平面不会出现[37]。

主动脉沿椎间隙中央左侧约 2cm 的腰椎前方走行，51.4% 的人在 L_4 处发生主动脉分叉，47.4% 的人在 L_5 处发生主动脉分叉[38]。下腔静脉沿腰椎右侧走行，平均距椎间盘中央 1.4cm[38]，在 L_4～L_5 水平分叉入髂总静脉[39]。成对的腰椎动脉直接从每个椎体水平的主动脉发出，穿行于交感神经链下，沿着椎体上部走行[40]。右髂总静脉常位于 L_4～L_5 椎间隙前外侧角附近，在前纵韧带切断过程中尤其危险。

（四）手术技术

一旦牵开器已经固定和扩张后，手术必须尽可能高效进行。一项前瞻性多中心研究调查了行多节段 LLIF 期间，发现延长牵开时间与术后神经功能麻痹直接相关。存在术后神经功能麻痹患者有显著较长的牵开时间（32.3min vs. 22.6min）[41]。术中发现 t-EMG 阈值的增加可能表明神经功能受损，此时应该松开牵开器一段时间以消除对腰丛神经的压迫。

- 步骤 1：显露前纵韧带，用 Penfield 剥离子从前纵韧带前方和大血管 / 交感神经后方进入，触及椎间隙后用最小的力量缓慢向前推进剥离子，然后在椎间盘腹侧用专门的弧形牵开器显露前纵韧带。

• 步骤 2：沿着上下终板做广泛的纤维环切开。谨慎操作保持前纵韧带的完整性，并且在椎间盘后方保留 1～2mm 厚度的纤维环。在此阶段保留完整的前纵韧带是为了更彻底的椎间盘切除并且保护腹膜后血管。紧贴前纵韧带后方进行完整椎间盘切除，以有利于前纵韧带松解。

• 步骤 3：然后，Cobb 剥离器在上终板及下终板剥离软骨终板，此时触觉反馈非常重要，需避免损伤上下终板，并用透视检查手术路径是否与椎间隙匹配。一旦终板剥离并到达对侧纤维环，锤击 Cobb 剥离器，沿着上下终板分离对侧纤维环。

• 步骤 4：用髓核钳去除 Cobb 剥离器分离出来的椎间盘组织。如果前面的步骤被顺利执行，这时可以取出大块椎间盘组织、纤维环及软骨终板。此步骤应该尽可能高效完成，否则会延长不必要的牵开时间。

• 步骤 5：使用起钉凿上下反复刮取椎间盘组织是一项可选的步骤（笔者推荐的技术），可以更有效地清理椎间隙。使用时应配合透视检查，以确保操作方向与椎间隙方向一致，以防止破坏骨性终板，并确保将椎间隙清理延伸至对侧椎弓根水平之前，起钉凿始终在椎间隙内操作。

• 步骤 6：在直视下用刀片沿牵开器从前向后切割前纵韧带，以减少腹膜后血管损伤风险。前纵韧带被逐步切开直至 2/3 被松解，对侧 1/3 不应该被锐性切开，因为无法保证直视下操作。应该用椎体间桨状撑开器钝性分离剩下的对侧 1/3 前纵韧带，这是细致的逐级撑开过程，避免暴力撑开造成终板损伤。

• 步骤 7：在椎间隙内置入具有前凸角度的融合器试模，并行透视检查，判断是否达到合适的椎间盘角度和节段前凸角度，然后确定融合器的尺寸和角度。

• 步骤 8：在准备融合器和植骨材料的同时，继续清理椎间隙。锉刀和靴型刮匙可以用来去除软骨终板和残留的椎间盘组织。再次强调，谨慎地准备终板是关键步骤，以避免终板破坏和将来融合器下沉。

• 步骤 9：在正位 X 线透视监视下植入植骨融合器。因为前纵韧带被切断，为防止融合器向腹侧移位，融合器因贴着椎间隙后部放置。然后需要向上位椎置入一枚拉力螺钉来固定融合器，向下位椎置入螺钉会阻挡椎弓根螺钉的置入（图 99-3）。在可行的情况下，资深术者更倾向于在下位椎上加用一枚短钉（25mm），以防止后路手术松解时椎体发生平移。

（五）后柱重建

虽然 ACR 是一种微创技术，但重要的是，必须要了解 ACR 也是一个失稳的过程，需要行最佳的后路内固定来防止植入物失败或假关节形成。Januszewski 等进行了一项生物力学研究，采用 T_{12} 到骶骨脊柱节段的三维有限元模型分析，比较经椎弓根截骨（PSO）和 ACR 后路固定术后的棒应力，分别在 L_3 处进行 25° 的 PSO 和 L_3～L_4 处 30° 的 ACR，两种手术方式的棒应力

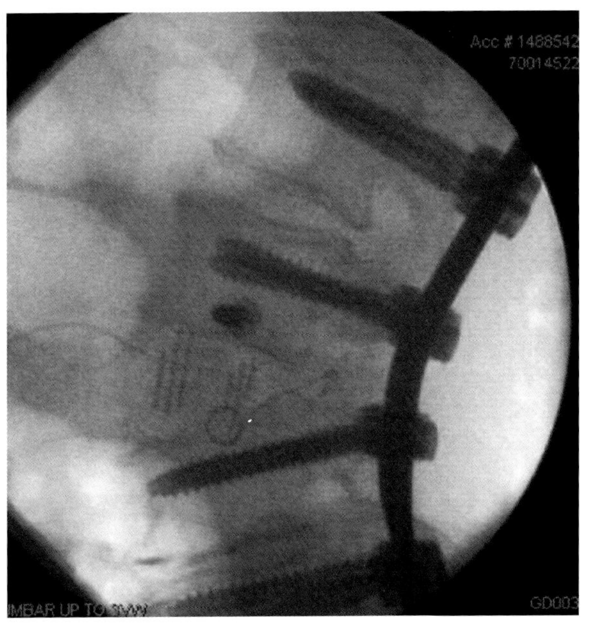

▲ 图 99-3　X 线侧位片显示拉力螺钉把大前凸角度融合器锚定在头侧椎体

（均未加用辅助棒或卫星棒）相似，无显著性差异。加用辅助棒或卫星棒后棒应力减少 50%[42]。虽然没有临床研究证实这些发现，但它可能提示 ACR 技术与 PSO 技术在使用 4 棒固定的情况下，临床上有相似的稳定性。

五、并发症

Murray 等对 31 例接受 47 个节段 ACR 手术的患者进行了回顾性分析，记录所有围术期和术后并发症。总的来说，作者报道了与 ACR 相关的主要并发症的发生率为 19%（9/47）。主要并发症为 8 例髂腰肌无力（3 个月内 75% 缓解）和 1 例逆行性射精[43]。

Mundis 等通过 PI、LL 和胸椎后凸（thoracic kyphosis，TK）将 17 例 ACR 患者与 17 例 PSO 患者进行配对分组。ACR 组和 PSO 组患者术中及围术期主要并发症的总发生率相似（分别为 35.3% 和 41.2%）。ACR 组中有 3 名患者出现运动无力，其中 2 名患者完全恢复运动能力。在 ACR 患者中报道了一例血管损伤，但并不是在 ACR 过程中损伤。

（一）神经损伤

正如之前的两项研究表明，同侧髂腰肌无力是 ACR 术后最常见的并发症，文献报道其发生率在经腰大肌 LLIF 范围内（0.7%～33.6%）[44]。大多数 ACR 患者在 3 个月内恢复神经功能，只有 1/8 的神经损伤持续到最后的随访[12]。手术节段的腰丛神经偏腹侧位置的患者，更易发生神经损伤并发症。牵开时间的延长和 ACR 矫正更大的前凸角度可能增加这一节段的神经损伤风险。因此，L_4～L_5 节段腰丛相对偏腹侧的情况下可能不适合行 ACR 技术。椎间孔高度是预防术后神经损伤的另一个重要因素，大角度前凸融合器可导致椎间孔面积明显减小[10]。因此，为了防止椎间孔狭窄，必须选择具有合适前后高度的角度融合器。降低腰丛损伤风险的关键包括以下几点。

1. 应使用定向 t-EMG，以确保腰丛神经位于扩张器的后方。

2. 应用高效的 ACR 技术，以减少牵开时间。

3. 如果出现 t-EMG 阈值增加或牵开时间达到 30min，间歇性松开牵开器一段时间。

4. 截骨完成后，在 ACR 水平仔细检查上关节突（superior articulating process，SAP）。如果 SAP 移位到椎间孔内，即使术中运动和感觉诱发电位正常，也应考虑行关节突切除术，以消除这一可能导致术后神经疼痛的原因。

（二）血管损伤

很少有文献报道 ACR 技术引起的血管损伤，然而经腰大肌入路 LLIF 血管损伤的发生率据报道为 0.1%[45]。由于腹膜后血管与前纵韧带的位置紧密关系，ACR 过程中腹膜后血管损伤存在较高的风险。对处理血管损伤并发症来说，提前做好准备是至关重要的。所有患者都应该提前进行血型鉴定，准备好 2U 红细胞，并有足够的止血药物可用。如果发生大血管损伤，在等待血管外科医生会诊时，应使用止血药物和填充物压迫来控制出血。避免血管损伤的关键包括以下几点。

1. 术前在 MRI 影像上仔细评估血管位置。

2. 如果在前纵韧带和腹膜后血管之间不易进入，则放弃行 ACR。

3. 直视下用刀片切除同侧 2/3 前纵韧带，用由前向后切的方式。

4. 采用逐级撑开的手法钝性分离对侧 1/3 的前纵韧带，而不是采用手术刀进行分离，因为该区域无法直视下操作。

（三）交感神经丛损伤

ACR 需要分离脊柱前纵韧带和交感神经丛之间的间隙。Murray 等报道了一例患者因怀疑交感神经丛损伤而出现逆行性射精[43]。交感神经丛损伤的症状还可能包括由于副交感神经活动未受拮抗而导致的皮肤温度升高和下肢排汗障碍。为了避免损伤交感神经丛，需要细致地分离腰椎腹侧间隙。

（四）近端交界性后凸（PJK）

近端交界区疾病是成人矢状面畸形矫正术后最常见的并发症之一。Gandhi 等研究了 LLIF 和（或）ACR 患者的 PJK 和近端连接失败（PJF）发生率。接受 LLIF 治疗的患者中，PJK 和 PJF 的发生率仅为 0%。然而，随着矫形角度的增大，近端交界区病变的发生率也增加。ACR 导致 PJK 和 PJF 的发病率分别为 30% 和 11%。ACR 联合 PCO 导致 PJK 和 PJF 的发生率分别为 42.9% 和 40%[46]。尽管没有研究直接比较这两种技术，但采用 ACR 技术的 PJK/PJF 发生率与采用传统开放式畸形矫正术的 PJK/PJF 发生率相当。因此，采用 MIS ACR 技术的近端交界区病变的风险仍然存在，需要常规的术后监测来识别和治疗有症状的患者。

六、结果

Turner 等对 ACR 技术的影像学结果进行了多中心分析。作者调查了 34 例患者，共 58 个 ACR 节段。PI、LL、T_1 脊柱骨盆倾斜角（T_1 SPi）、PT 和 IDA 分别在术前、术后 3 个月和最后一次随访时进行评估。PI-LL 从平均 29.4° 改善到了最后一次随访时的 6.6°。PT 从 28.3° 改善到了 22.1°。IDA 从术前到最后一次随访时的变化平均为 14.1°。加行后路多节段 PCO 后的 ACR，与未行后路截骨的 ACR 比较，其 IDA 增加了 72.7%[9]。

Mundis 等根据术前 PI、LL 和 TK 将 17 例 ACR 患者与 17 例 PSO 患者进行匹配分组，两组患者的基线统计资料和术前影像学参数相似。在 1 年随访时，ACR 组在所有影像学参数上都有显著的改善。ACR 组和 PSO 组术后 1 年随访的比较中，LL（34.6 vs. 26.1）、PI-LL（33.5 vs. 24.9）、T_1 SPi（3.9 vs. 8.1）和 T_1 骨盆角（13.3 vs. 11.4）均无显著性差异。然而，ACR 在矫正 PT 方面优于 PSO（8.8 vs. 2.6）。ACR 组手术失血量明显低于 PSO 组（1595ml vs. 3570ml）[12]。

Leveque 等对 13 例 ACR 和 14 例 PSO 的 ASD 患者的治疗结果进行了回顾性分析。PSO 组和 ACR 组的基线统计资料相似，术前 PI-LL 失匹配程度分别为 32.4° 和 33.1°。两组间 LL 矫正程度相当（PSO 组 35°，ACR 组 31°）。两组手术时间及住院时间相似。然而，ACR 患者的手术失血量明显少于 PSO 患者（1466ml vs. 2910ml）[11]。

这些研究都强调了 ACR 技术在矢状面上可以获得可观的角度矫正，与传统后路三柱截骨类似。然而，重要的是要理解 ACR 并不一定是 PSO 的替代物，因为其独特的适应证和 ACR 不能在融合椎间隙节段上进行。尽管如此，对于未融合的椎间隙，ACR 技术可能是有优势的，因为相较于 PSO，ACR 有较少的出血量和较低的并发症发生率。

七、结论

ACR 技术是一种可以提供类似于传统三柱截骨术的矢状面角度矫正能力的微创技术。术前计划和谨慎的手术操作是预防潜在的灾难性血管损伤的关键。如果 ACR 手术安全实施，其失血量较传统的三柱截骨术显著减少。这项强大的技术提供了一个微创方法来矫正严重的矢状面畸形。

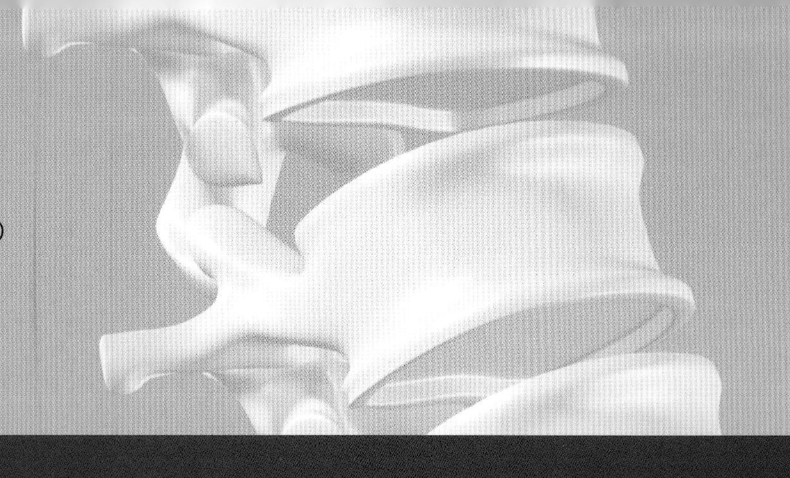

第九篇　发育不良与先天畸形

Dysplastic and Congenital Deformities

第100章 发育不良和先天性脊柱畸形的诊疗现状与介绍

Introduction/State of the Art in the Care of Dysplastic and Congenital Spine Deformities

Joseph L. Petfield　Suken A. Shah　著
杨　操　李　帅　译

一、概述

在过去的10年中，发育不良及先天性脊柱畸形的诊断、影像学、手术和非手术治疗等方面取得了长足的进展。本章简要概述了如何采用更加安全、有效的治疗以提高患者生活质量的相关进展。

二、诊断

精准和及时地识别发育不良性病理或先天性病理改变能够提供更好的家庭咨询措施，这有利于早期骨科转诊和评估。目前，疾病分类学已鉴别了逾400种基因相关的骨骼疾病，其中大多数骨骼发育不良是由基因突变引起的[1]。相关的基因数据库正在构建中，以便进一步分类和明确骨骼发育不良的潜在突变[2]。当前的基因测序法能够同时快速、高通量地检测多个基因[3]。目前，酶替代疗法可以治疗某些疾病，因此及时诊断很重要。随着产前超声检查技术的发展，大大提高了先天性脊柱畸形及其他合并脊柱畸形相关解剖异常的诊断准确率[4, 5]。这些诊断技术的发展，有利于更早地辨别先天性脊柱畸形及骨骼发育不良患者，并使他们获得早期诊疗的机会[6]。

三、影像学

诊断影像学的发展提高了人们对脊柱畸形的认识，减少了此类年幼患者的放射线暴露。现在，许多中心都采用低剂量数字化立体X线摄影术。该技术采用全景脊柱成像技术（slot-scanning technology），使患者显露于较低的辐射剂量之下，并可生成与标准X线质量相媲美的影像学资料[7]。这种成像方式，可以对脊柱表面解剖结构进行精准的三维重建[8]。当该技术应用于青少年特发性脊柱侧弯人群时，此类患儿随诊期间的辐射暴露降低到1/45[9, 10]。

计算机断层扫描（CT）已被推荐用于脊柱发育不良或先天性脊柱畸形患者的影像学检查。与双平面射线图像类似，CT扫描技术及成像技术的发展在强化了脊柱骨性结构的3D可视化效果的同时，还减少了小儿患者的放射线暴露[11]。CT技术可以同时用来研究胸廓功能不全综合征（thoracic insufficiency syndrome，TIS）患者的肺容量。基于CT的建模，有利于制订术前计划，熟悉复杂的解剖学结构。此外，这类患者常存在解剖标志的改变，术中多次应用CT检查以方便内植入物的植入。CT辅助的手术导航系统应用于青少年特发性脊柱侧弯患者后，使椎弓根螺钉的准确率从85%～90%提高至95%～99%[12, 13]。

另外，术中 CT 还可用于核实徒手技术或透视下椎弓根螺钉置钉位置是否满意。

为了进一步减少辐射暴露，超声检查在此类患者中的应用越来越多。超声检查评估磁控生长棒（magnetically controlled growing rod，MCGR）的延长程度，已被证明是一种可与标准 X 线片相媲美的替代方法[14-16]。

MRI 仍然是脊髓和脊柱软组织 3D 成像中最广泛使用的方式。全脊柱 MRI 检查常被用于年幼的早发性、先天性或发育不良性脊柱侧弯患者，因为此类患者神经轴畸形的发生率相对较高[17]。近期研究多集中于如何降低全身麻醉的应用和缩短全麻时间上，因为美国食品药品管理局（Food and Drug Administration，FDA）指南（新修订）强调了全身麻醉对 3 岁以下儿童的长期神经认知功能有潜在的不良反应[18-20]。最近研究表明，对早发性脊柱侧弯（early-onset scoliosis，EOS）患者应用一些特别序列行矢状位成像的 MRI 检查技术（limited sequence MRI，sagittal T_1，sagittal T_2），显示脊髓畸形敏感度达 100%，而成像时间缩短了 68%[21]。MRI 成像技术的深入研究和进步，有助于此类患者更精确、更有效的诊断和检查。

四、分型

关于先天性脊柱侧弯的具体描述，本章节不做深入讨论。但是值得注意的是近期早发性脊柱侧弯分型（classification of early-onset scoliosis，C-EOS）的发展和验证[22]。该分型纳入了患者年龄、病因、主弯 Cobb 角、后凸和年进展比率等因素（图 100-1）。该分型已被证明具有极好的观察者间和观察者内的可靠性[23]。最近研究发现，C-EOS 与纵向可撑开人工假体钛肋技术（vertical expandable prosthetic titanium rib，VEPTR）的近端内固定失败速率相关[24]。因此，这一新的分型对指导先天性脊柱侧弯未来的研究及制订治疗策略有所帮助。

五、非手术治疗

早期观点认为，先天性和发育不良性脊柱侧弯的非手术治疗效果欠佳。然而在过去的几年

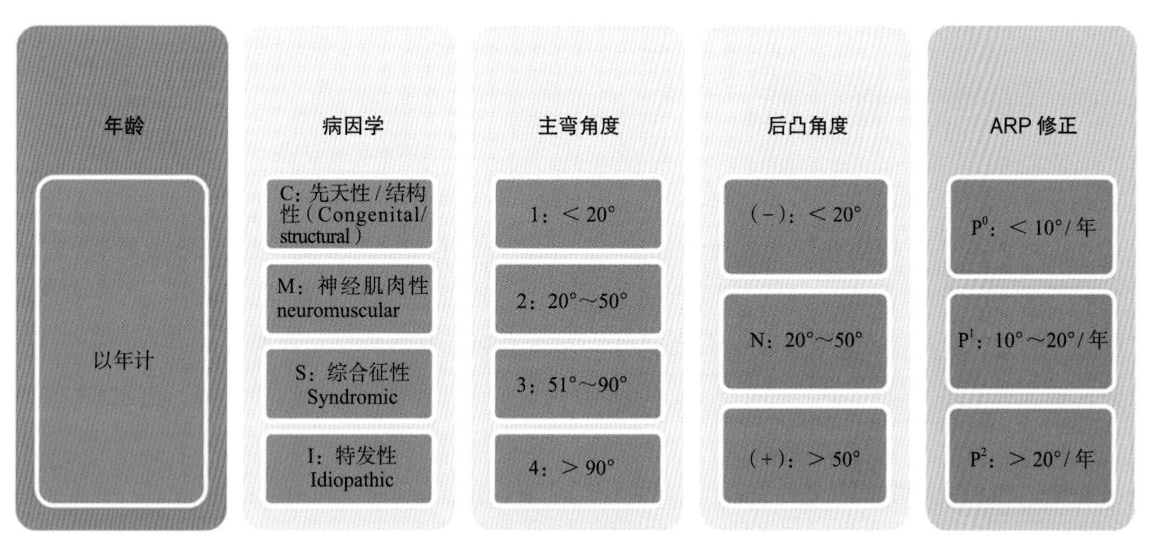

▲ 图 100-1　**EOS 的分型**

APR. 年进展比率（经许可转载，引自 Williams BA，Matsumoto H，McCalla DJ，et al. Development and initial validation of the classification of early-onset scoliosis (C-EOS). *J Bone Joint Surg* 2014；96[16]：1359–1367.）（译者注：APR=（主弯角度 t_2- 主弯角度 t_1）×（12 月 / 随访时长），t_1、t_2 为 2 个随访时间节点，2 个节点至少大于 6 个月。初诊的 6 岁患儿分型可以是 6M1-，7 个月后第 2 次随诊的分型可能是 6M1-P1）

里，即便是对于先天性患者，系列石膏与支具也是一种有效的“争取时间的策略”。最近关于采用了该技术的两项研究显示，可以将手术干预的时间平均推迟达2～3年[25,26]。考虑到长期使用影响生长潜力的外科手术的高并发症发生率，尤其是在年幼儿童中，手术时间的推迟会对患者预后产生积极的影响。

六、手术治疗

由于先天性和发育不良性脊柱侧弯的保守治疗效果欠佳，手术治疗对此类患者显得极为重要。手术治疗的目标是阻止脊柱畸形进展或使进展速度最小化，同时最大限度地保留脊柱生长的潜能，并将并发症发生率降至最低。半椎体切除术、后路两柱和三柱截骨术，以及不断进步的利于生长的技术均着重于强调手术的安全性，旨在改善此类患者的治疗效果。

对于孤立性先天性脊柱畸形，采取半椎体切除和椎弓根螺钉短节段融合术可获得良好的效果。这样可以即刻而有效地矫正畸形，同时保留脊柱的代偿弯、无先天性畸形部分的生长能力。长期随访表明，应用此技术后，患者的主弯和代偿弯均得到纠正，无“曲轴现象”发生[27]。此外，通过评估椎体高度或椎管直径时发现，该技术中使用的椎弓根螺钉对脊柱的发育无不良影响[28,29]。

在先天性和发育不良性脊柱畸形的治疗中，保留生长潜能的脊柱内固定系统发挥了重要作用。最重要的是，这种治疗方法能实现保持脊柱纵向生长和肺体积增加这一重要目标。过早进行长节段融合会对患儿的肺功能和胸廓发育产生显著不良影响。先天性或发育不良性脊柱侧弯的患者有可能进展为TIS，成年后无法维持正常的肺功能。

纵向可撑开人工假体钛肋技术（VEPTR）的设计目标是用于治疗TIS相关的肋骨和脊柱畸形。它最初是为了寻求一种治疗致命性胸廓不全畸形如Jarcho-Levin综合征和窒息性胸廓萎缩症（Jeune综合征）的内植入系统发展而来。VEPTR系统（DePuy Synths Spine，Raynham，MA）可对肋骨、脊柱或骨盆的多个位置进行固定。通常每6～9个月进行一次延长手术以达到逐步矫正畸形、维持生长的目的。目前在其第二代设计迭代中，VEPTR被FDA批准用于治疗6月龄至骨骼成熟的中度至重度早发性脊柱侧弯（≥60°）[30]。虽然多项研究表明VEPTR系统可以纠正脊柱侧弯[31]，但其术后对增加或维持肺容量/用力肺活量（forced vital capacity，FVC）的影响尚不清楚。最近有研究表明，VEPTR相关的并发症发生率较高（通常＞100%）[32,33]。这无疑与TIS患者的畸形程度严重、肺功能差、营养不良和运动状态有关。

先天性和发育不良性脊柱畸形的其他治疗选择包括保留脊柱生长潜能的内固定系统。传统的生长棒（traditional growing rod，TGR）系统将生长棒固定于畸形的头尾两侧，每6～9个月通过手术进行延长。FDA批准TGR技术应用于治疗10岁以下中度至重度EOS[31]。将其应用于先天性脊柱侧弯后，在有效保持脊柱生长的同时，主弯角度纠正率约为32%[34]。

最近，研发的磁力控制生长棒技术(magnetically controlled growing rod，MCGR）也是以同样类似的方式用于治疗EOS。MAGEC系统（NuVasive，San Diego，CA）类似于TGR技术，不同之处在于其撑开延伸处是一个受外部遥控器控制的磁性螺杆调节装置，不必在手术室即可对系统进行延长。欧洲和美国分别于2009年、2014年批准其用于治疗EOS。最近的一项成本分析研究发现，取消反复的延长手术可为每个患者节省约1.25万美元[35]。与TGR技术相比，虽然远期效果尚不清楚，但近期和中期结果表明，侧弯角度和生长情况获得改善，并发症（感染）和手术次数减少[36-39]。其他并发症如断棒、连接失败和金属离子沉积症的发生率与TGR相似。更多的前瞻性研究和远期结果将进一步确定MCGR在先天性和发育不良性脊柱侧弯中治疗效果的进一步确定，还需要更多的前瞻性研究和远期结果证明。

SHILLA生长引导系统（SHILLA growth guidance system，SGGS）（Medtronic，Inc，Minnepolis，MN）基于棒在螺钉中的滑动的原理，为EOS提供了另外一种基于撑开手段的治疗方法。这种生长引导技术中，畸形顶椎区行短节段固定融合，上下端椎体置入非锁定多轴椎弓根螺钉，连接棒可沿非锁定多轴螺钉滑动，引导患儿的脊柱在生长时沿着连接棒的方向滑动生长。FDA批准该技术可用于中度至重度（Cobb角≥60°）EOS患儿的治疗。对EOS患儿（包括少数先天性脊柱侧弯患儿）进行回顾性研究发现，SGGS与TGR技术在畸形角度、生长情况和并发症发生率的改善方面差别不大[40]。与TGR技术相比，SHILLA技术可以减少患者的手术次数。最近的一项随访研究发现，TGR和SHILLA技术在骨性融合指标方面，两者没有显著差异[41]。

鉴于脊柱发育不良部分类型疾病的发生率较低，重点关注在此类疾病中应用保留生长潜力内固定系统的文献研究还不具充分说服力。一项单中心大样本回顾性病例对照研究发现，应用TGR和VEPTR技术治疗脊柱发育不良，虽然内置物相关并发症的发生率很高，但显示脊柱序列改善，脊柱高度和胸腔容积增加[42]。最近的一项多中心研究将23例骨骼发育不良患者按照年龄、治疗与其他病因EOS患者匹配后，进行了对比分析。该研究发现两组患者的脊柱参数改善率和并发症发生率差别不大，但发育不良患者的神经监测改变发生率和内置物失败发生率更高[43]。最近的研究都表明，发育不良型患者的后凸角度的增加是内置物并发症频繁发生的危险因素。尽管如此，对于脊柱发育不良合并EOS的患者来说，这些技术是合适的治疗选择。

七、结论

近10年来，先天性脊柱畸形或发育不良性脊柱畸形患者的诊疗水平显著提高。诊断、影像学及非手术/手术治疗手段的进步，显著改善了这些患者的生活质量。对于肺和脊柱发育、植入物设计的后续研究，多中心患者登记体系的广泛使用，将为这些病情复杂的患者提供更有效、更精确的治疗方案。

第101章 发育不良性脊柱侧弯：神经纤维瘤病脊柱病理

Dysplastic Scoliosis: Neurofibromatosis Spinal Pathology

Alvin H. Crawford Keith R. Gabriel Adam Schumaier 著
朱泽章 史本龙 译

一、概述

神经纤维瘤病是一类涉及多个基因的家族遗传病的总称。患者会有包括皮肤、神经组织、骨骼及软组织等方面异常等一系列临床表现。早期对该疾病的描述多由病理学家完成[1]，其最常见的特征即为全身多部位受累的纤维神经鞘瘤神经纤维瘤。

基因学及分子生物学方面的进展证实该病的不同表型在遗传学层面是截然不同的。临床上将神经纤维瘤病主要分为外周型［1型神经纤维瘤病（neurofibromatosis type 1，NF-1）；也称von Recklinghausen病］和中央型［2型神经纤维瘤病（neurofibromatosis type 2，NF-2）］。其他亚型还包括节段性神经纤维瘤病[2]、脊柱型神经纤维瘤病[3, 4]及施万细胞瘤化生等[5]。

二、遗传学

NF-1是人类最常见的单基因遗传病之一，患病率为1/4000～1/3000[6]，无性别或种族差异。该病为常染色体显性遗传，约有50%的病例是由于新突变导致。虽然外显率接近100%，但临床表现的严重程度在病例间各有不同。

1987年，NF-1的责任基因首次被成功确认位于17号染色体上（17q11.2），该基因及其基因产物的蛋白特性于1990年被成功鉴别，随即NF-1基因的全序列被文献报道出来[7]。

NF-1基因位点包含约350 000个碱基对和至少59个外显子。该基因缺陷导致其基因产物，即由2818个氨基酸组成的神经纤维瘤蛋白合成异常。当有活性的神经纤维瘤蛋白无法维持在正常水平时即表现出NF-1的临床症状。

一直以来，对神经纤维瘤蛋白功能的研究不曾间断。目前认为神经纤维瘤蛋白的主要角色是一种肿瘤抑制物[8]。神经纤维瘤蛋白包含一段GTP酶活化蛋白（GTPase-activating protein，GAP），相关区域能够抑制p21-RAS原癌基因的表达[9, 10]，RAS在与GTP结合时才会活化，而神经纤维瘤蛋白促进了GTP-RAS转化为无活性的形式。

RAS是促进细胞生长机制中一种关键的信号转导蛋白，能活化其下游信号调节蛋白，如哺乳动物雷帕霉素靶蛋白（mammalian target of rapamycin，mTOR）等[11]。通过RAS通路，神经纤维瘤蛋白不仅可以影响细胞增殖与生长，也能调节腺苷酸环化酶活性及环磷酸腺苷的产生[12]。

目前研究者已借助多种有机体对NF基因及其类似物进行了研究，包括酵母[13]、草履虫[14]及黏液菌等[15]。另外，通过克隆NF基因，已发展出老鼠[16]、斑马鱼[14]等动物模型。

中央型神经纤维瘤病（NF-2）也是一种常染色体显性遗传病。其不如NF-1常见，发病率约为1/100 000。NF-2以双侧听神经中的前庭神经部分发生施万细胞瘤变为主要特征，在NF-1患者中并不会出现该类听神经瘤。此外，周围神经鞘瘤、脑膜瘤及室管膜细胞瘤在NF-2患者中也较为常见。NF-2基因位于22号染色体长臂上，目前也已可以通过克隆进行研究。其基因产物是一种神经膜蛋白，也称Merlin，该蛋白同样对肿瘤具有抑制作用[17]。

节段性神经纤维瘤病在临床表现上与NF-1类似，但是正如其名字表示的那样，该型神经纤维瘤病的临床表现仅局限于一个或少数几个皮节区，其被认为与NF-1基因突变产生体细胞嵌合体有关[2]。

脊柱型神经纤维瘤病以多发的脊柱双侧肿瘤为主要特征，很少有其他临床表现[3, 4]，患者完全不出现任何皮肤改变。

施万细胞瘤化生表现为多发的深部疼痛性施万细胞瘤。虽然在表现与分型上与NF-2有部分相似，但在临床及分子生物层面，两者却是截然不同的[5]。基因位点虽然同样位于22号染色体，但与NF-2基因序列不同，位置邻近NF-2基因。

NF-1（von Recklinghausen病、外周型神经纤维瘤病）的骨骼系统表现，尤其是治疗后相关并发症较为常见。脊柱畸形是最为常见的骨骼系统症状，其他特征表现还包括先天性胫骨发育不良伴前外侧弓形变或胫骨假关节、前臂或其他长骨相关类似改变、四肢过度生长及软组织肿瘤等。

与NF-1不同的是，NF-2出现原发性骨骼系统症状的情况较为罕见，因此本章将不再做过多讨论。

三、诊断

NF-1的诊断仍然是基于绝大部分病例的临床表现。1987年，在美国国立卫生研究院（National Institute of Health，NIH）的神经纤维瘤病共识发展大会上审核通过了NF-1的诊断标准[18]。此后，确诊NF-1必须满足所定7条临床标准中的至少2条。最近有研究者进一步证实，这些标准同样适用于年幼患儿（表101-1）[19, 20]。随着影像学技术的发展及对NF-1临床表现认识的深入，研究发现部分在NIH共识发展大会上未被纳入的特征在NF-1的诊断中也具有重要作用。部分研究者建议增添一些诊断标准，如脉络膜斑、贫血痣或磁共振成像（magnetic resonance imaging，MRI）下脑部出现不明高亮信号影[21-24]等。但是，截至目前，最初的诊断标准仍未更新。

对于临床诊断的看重，尤其是将牛奶咖啡斑作为NF-1的突出特征可能会引起与其他疾病的混淆。McCune-Albright综合征也表现有牛奶咖啡斑，但相比NF-1其边界更不规则，还表现有多骨纤维发育不良及多重内分泌功能紊乱。此外，多发的牛奶咖啡斑也是Legius综合征的特征之一，可伴或不伴巨头畸形及皮肤雀斑。该病2007年第一次被报道描述，研究发现其与SPRED-1基因杂合子突变有关。SPRED-1可与

表101-1 1型神经纤维瘤病临床诊断标准

1. 发现至少6个牛奶咖啡斑，青春期前患者每个斑点直径需＞5mm，青春期后患者每个斑点直径需＞15mm
2. 2个或更多的任何类型的神经纤维瘤，或至少一个丛状神经纤维瘤
3. 腋窝或腹股沟区的色素斑
4. 视神经胶质瘤
5. 2个及以上虹膜Lisch结节（虹膜错构瘤）
6. 独特的骨骼病变：蝶骨翼发育不良，长骨皮质变薄伴或不伴假关节形成
7. 有直系亲属按上述标准诊断为1型神经纤维瘤病

神经纤维瘤蛋白作用，也参与 RAS 通路[25]。

NF-1 基因检测的发展因其庞大的结构及广泛多样复杂突变而进展缓慢，其单基因位点突变率较正常值高出 100 倍。大量不同的 NF-1 突变被鉴别出，几乎每一种突变均对应一个特别的家系。借助一个大型多中心数据库，研究人员已经鉴定出 2800 种不同的致病变异[26]，其中仅有 31 种变异为超过 0.05% 的不同患者所共有。

既往使用的蛋白截断法检测只能发现 70% 的病理性突变。目前可以对 NF-1 基因进行直接测序来进行遗传学检测，该法敏感度高达 95%[27]。这一多步骤的直接测序方法是在新鲜血液样本中实现的。方法步骤包括使用荧光原位杂交分析进行蛋白截断检测，检测全基因缺失；对全编码区行直接测序检测错义突变或更小的框内缺失 / 插入；长程反转录酶聚合酶链式反应及 Southern 印迹分析检测更小突变；细胞遗传学分析检测大规模基因重组等[27]。美国国家生物技术信息中心（National Center for Biotechnology Information，NCBI）基因检测登记处（Genetic Testing Registry，GTR）可提供特定的检测选项，但要求提供的样本符合所选实验室的要求（http://www.ncbi.nim.nih.gov/gtr/tests）。

直接测序检测有助于明确疑似病例的诊断，也可用于产前诊断或研究[28]。遗憾的是，这些检测无法预测临床表现、症状严重程度或 NF-1 相关并发症。每一个携带该基因的患者最终都会表现出 NF-1 的一定特征。NF-1 患者在时间上存在 2 个发病高峰，一个是 5—10 岁，另一个是 36—50 岁。在第 2 个高峰发病的患者，75% 的临床问题均与恶性肿瘤相关[29]。

特定基因型与表型之间的关系目前已取得了部分重大研究成果[26, 30]。全基因缺失的患者倾向于患有严重 NF-1，发展成恶性周围神经鞘瘤的风险更高，病程中需要更密切的监测[31]。NF 基因内的外显子似乎在决定特定的表型中具有重要的作用，例如一种具有 Noonan 样特征的 NF-1 表型源自某外显子区域发生错义突变[32]。

四、脊柱畸形和全身状况

脊柱畸形是最常见的 NF-1 相关骨骼缺陷，脊柱侧弯在其中受到最广泛的关注。需要强调的是，该部分讨论的 NF-1 相关脊柱畸形指的是发生在多个平面和脊柱任意部分的所有脊柱畸形。

脊柱畸形在 NF-1 患者群体中的实际发病率尚不清楚。既往研究报道的发病率为 10%～77%，但大多数只是聚焦于脊柱侧弯而忽视其他畸形。颈椎及骶骨畸形很有可能被低估。一些研究可能因为所处机构的诊疗方向而产生样本偏差，或受研究人员对脊柱畸形强烈兴趣的影响而产生选择偏差。一项选择偏差较低的样本抽样调查显示约 1/4 的 NF-1 患者同时伴有脊柱侧弯。Chaglassian 等[33]回顾分析了 2 家医院 15 年内 141 例的 NF-1 患者，发现 26% 的患者伴有脊柱侧弯。一项由 Holt 等[34]完成的 5 年调查研究报道 36% 的 NF-1 患儿患有脊柱侧弯。Akbarnia 等[35]对一多专科神经纤维瘤病诊所的患者进行研究发现，脊柱侧弯的发病率为 10%。Crawford 等[36]报道一家大型神经纤维瘤诊所的脊柱侧弯发病率为 23%。

对于 NF-1 相关脊柱畸形，尤其是脊柱侧弯，常被讨论的点即是特发性或萎缩性。目前尚无明确的、普遍适用的诊断标准来定义"萎缩性"，但 NF-1 特征性的骨骼影像学改变被认为与胸椎侧弯的发生具有一定联系。萎缩性脊柱侧弯的最典型表现包括侧弯节段短（通常累及 4～6 个椎体）、成角明显和多位于上胸椎（图 101-1）。其他易于识别的萎缩性特征还有椎体的扇贝样改变、顶椎严重旋转、椎管扩张、神经根管扩大、椎弓根缺失或发育不良、椎旁肿瘤、横突变细及肋骨旋转等[37]。一项对 694 例 NF-1 患者（125 例伴有脊柱侧弯）的回顾性分析发现，表现出 3

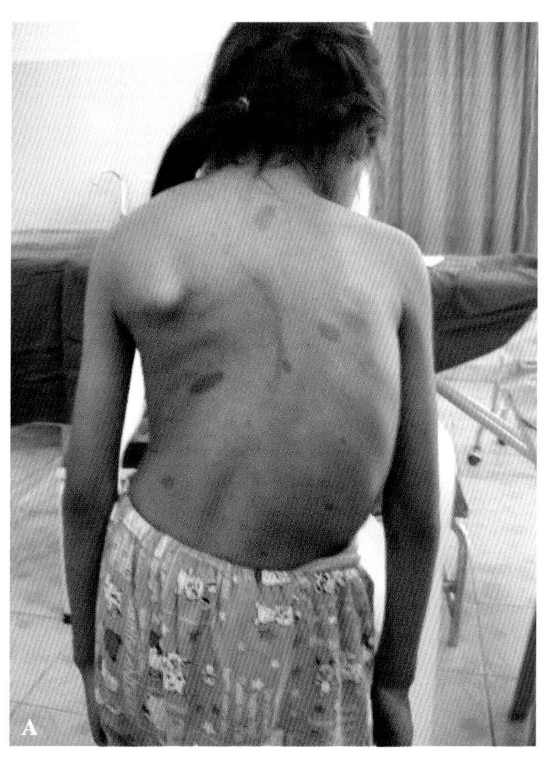
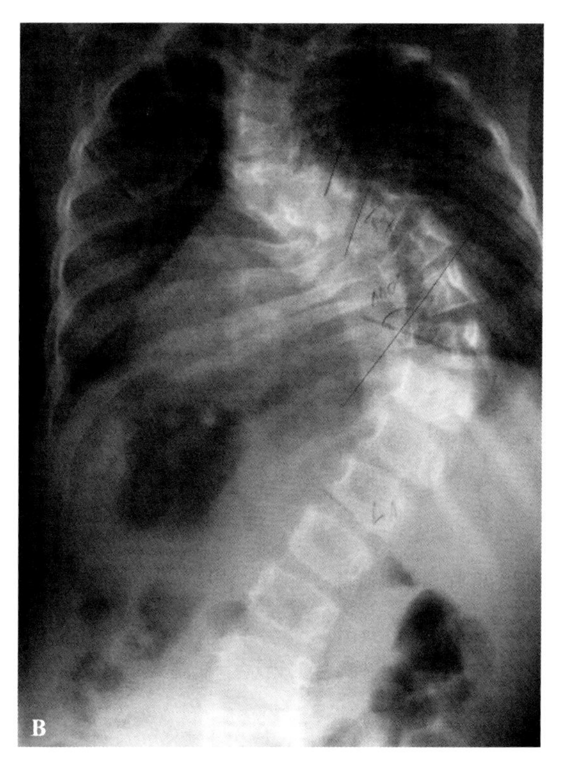

▲ 图 101-1　A. 12 岁女性患者，有多发牛奶咖啡斑；B. X 线片显示萎缩性胸椎侧弯的典型特征

个以上萎缩性特征即强烈提示需要手术治疗。在 X 线片上发现的最明显的萎缩性特征是椎体扇贝样改变与硬脊膜扩张。当使用 MRI 检查时，63% 的患者因脊柱丛状神经纤维瘤而具有需要接受手术治疗的可能 [38]。

最初表现为特发性的脊柱畸形的患者其后也有可能发展为萎缩性脊柱畸形。Funasaki 等的报道描述了这一变化随时间的发展过程 [39]。Durrani 等更是进一步将这种"萎缩性转变"归为萎缩性脊柱侧弯的一种形式，尤其是在发病年龄较小的年轻患者中 [37]。随着 MRI 的使用增加，发现部分发生"萎缩性转变"的侧弯一开始即具有某些在 X 线片上难以识别的萎缩性特征。根据某一中心的经验，36.3% 在 X 线片上被认为是非萎缩性的侧弯在 MRI 上可被归为萎缩性 [40]。

脊柱畸形的性质可随时间发展转变是 NF-1 的独有特征。非萎缩性侧弯可变为萎缩性，萎缩性侧弯可出现更进一步的萎缩性改变，萎缩性转变可缓慢发展也可迅速进展。在某一时刻，萎缩性转变累积到改变了畸形性质，此时即预示快速进展的发生。经过长时随访再评估，相关研究结果强调了即使在脊柱矫形术后萎缩性改变依然会持续发生 [41]。

萎缩性骨骼改变的病因学尚不清楚，提示可能是骨质产生病理变化的原因包括内分泌紊乱 / 原发性中胚层缺陷及神经纤维瘤组织对骨的直接浸润。一些研究也聚焦于畸形节段所发生的相关骨质疏松 [42]。一个血缘匹配的病例对照研究发现，NF-1 患儿腰椎及股骨近端的骨密度降低，松质骨尤为明显 [43]。

腰椎骨密度（bone mineral density，BMD）降低在 NF-1 患者中的发生率可高达 36%。有证据提示丛状神经纤维瘤负担与 BMD 呈负相关 [44]，意味着软组织病理改变与骨矿化异常的发病机制可能相同。补充维生素 D 已经被证实可减少 NF-1 患者骨质丢失 [45]，然而，体外二磷酸盐实验显示，NF-1 患者破骨细胞祖细胞对药物的反应要弱于正常情况下的破骨细胞 [46]。NF-1 患者发生骨骼系统病变的机制仍然很不明确，但借助于最近发展的动物模型，将有希望揭示其细胞分子机制[47]。

脊柱内外邻近软组织的侵蚀破坏作用也必须受到重视。这些软组织异常将在本章稍后部分进行专门强调。

五、影像学

对脊柱畸形的影像学研究应该包括颈椎、胸腰椎及骶骨区域的正侧位。每个区域都可能存在不易被察觉的畸形，因此对整个脊柱进行观察是十分重要的。畸形进展或严重发育不良的特定区域可借助计算机断层扫描（computed tomography，CT）或 MRI 进行评估（图 101–2）。建议对 NF–1 患者行任何脊柱手术前均先行全脊柱 MRI 检查。传统高能量 CT 脊髓成像技术可能是严重畸形患者的理想检查手段。由于严重损伤和畸形也可以是无症状的，因此对于需要接受气管内麻醉、Halo 股骨牵引或患有颈部肿瘤的患者推荐在治疗前行全面颈椎影像学检查。NF–1 患者颅骨可能也会出现侵蚀性损伤，因此在行 Halo 牵引或 Gardner–Wells tong 牵引前需常规行颅骨影像学检查。此外，建议在做股骨牵引前也拍摄股骨 X 线片，因膝关节周围偶尔会发现由多发纤维状皮质缺损所形成的骨质萎缩区。

六、颈椎畸形的处理

NF 患者出现颈部麻痹最早于 1892 年由 Meslet 报道[48]。后续研究对于颈部畸形与 NF–1 的关

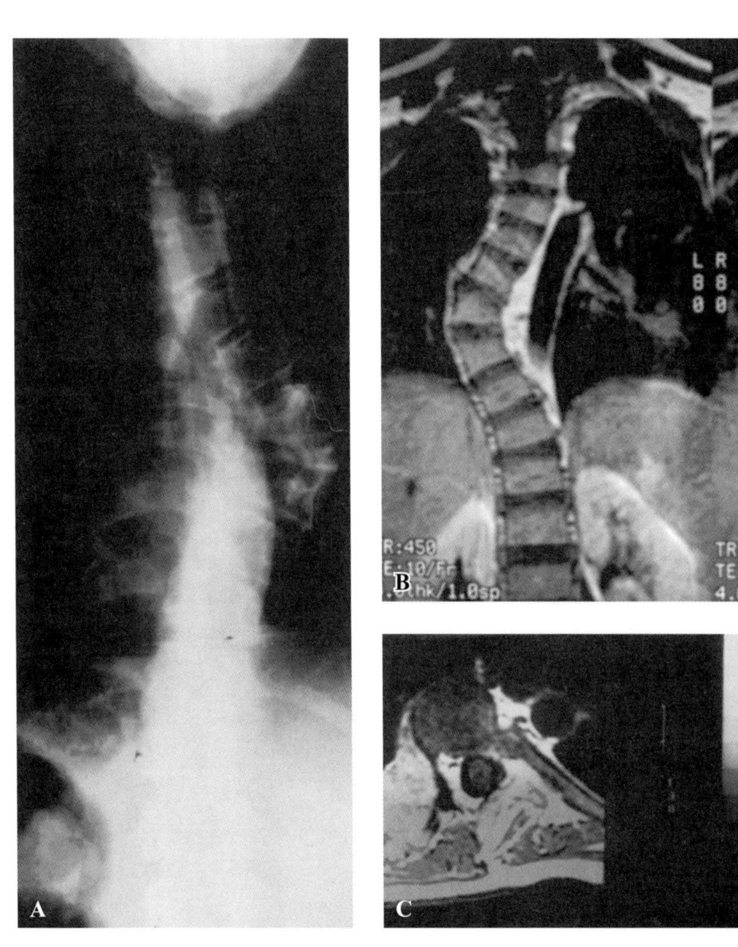

▲ **图 101–2　9 岁女性患者，患有萎缩性脊柱侧弯。X 线片（A）显示萎缩性楔形变、成角畸形及顶椎旋转。MRI 冠状面（B）及横断面（C）平扫显示在侧弯凹侧有神经纤维瘤突入椎管中**

系所能提供的参考有限，多是个案报道或样本量很小的临床研究。但是，颈椎受累的意义不应该被忽视。已报道的问题包括颈部麻痹与较轻的神经损害、颈椎前移、寰枢关节脱位或枢椎下脱位。

需要行颈椎检查的适应证包括颈部疼痛、斜颈或吞咽困难。部分患者因在做其他手术治疗前行常规头颈部检查发现有颈椎序列异常而来寻求骨科治疗（图 101-3）。多类型软组织异常被发现与之相关，包括前方脑脊膜膨出、丛状神经纤维瘤及哑铃型神经根肿瘤。

NF-1 患者可发生颈椎侧弯。通常可采用一期后路内固定融合手术，使用自体骨移植及 halo 固定。如果全面影像学检查显示有明显骨质萎缩性改变或邻近软组织异常，应考虑前后路融合以增大骨性融合概率。因椎弓根形态可能会影响植入物的选择，故术前应行 MRI 检查以评估软组织、CT 检查评估骨质结构。目前，暂无足够的临床研究报道证明这些患者行后路节段固定后可无须 Halo 固定。

最常见的颈椎畸形是严重后凸，其本身即高度提示 NF-1（图 101-4）。颈椎后凸也常见于颈椎肿瘤切除术后，当术中进行了颈韧带松解或脊柱后方结构切除，术后即可能发生后凸。行颈椎减压椎板切除后不做融合，术后几乎肯定会发生继发性颈椎不稳定及进展性后凸。Taleb 等[49]回顾分析了 22 例有症状性颈椎神经纤维瘤的 NF-1 患者，其中 10 例在切除颈椎肿瘤后进行了融合，余下 12 例未行融合。中位随访 7 年之后，仅 6 例患者最终无须接受固定手术。这 6 例患者未发生颈椎畸形，也没有出现萎缩性改变。作者最后总结了行初次肿瘤切除术时强烈建议行颈椎固定的指征为多节段受累、术中切除了侧块或关节突、术前存在颈椎畸形、枕颈或颈胸交界处受累、具有萎缩性改变。

对于轻中度但持续进展且无萎缩性改变的颈椎后凸，治疗应选择后路融合手术。如果后凸超过 45° 但仍保持有柔韧性时，Halo 牵引是一项有效的术前治疗措施。如果畸形僵硬，牵引后行软组织松解被认为更加安全，因为在患者清醒条件下进行牵引可以进行反复神经评估。Wu 等报道了 1 例外院牵引失败发生四肢瘫痪的患者，其颈椎后凸为 125°。作者对该患者实行了一种新的“颈椎悬吊牵引”方法，在神经功能逐渐改善后对颈椎进行了前后路联合松解，并最终成功完成了颈椎融合手术[50]。如果患者具有足够的骨质结构，还可运用棒、钢丝、螺钉或钩等内固定材料进行固定。若骨及软组织发生萎缩性改变，行椎板下钢丝固定则可能会比较困难。

在低龄患者中行多节段后路颈椎融合术后可能会发生一种罕见但处理困难的情况。因为医源性脊柱后方结构生长阻滞，颈椎椎体前部保留的生长潜能可能会导致进展性颈椎前凸，形成“观星”畸形，其类似于早发性脊柱侧弯患儿脊柱后路融合术后出现的“曲轴现象”。在对年幼患者行多节段颈椎后路融合手术前必须考虑到该并发症发生的风险（图 101-5）。Rodgers 等[51]在其报道的一组 5 例产生该现象的患者研究中将其描述为“枕颈部曲轴现象”。当枕骨被累及时后果最为严重、损害最大。因此，对该类患者术后应该密切随访，监测颈椎形态变化，当出现进展性“观星”前凸畸形，无论进展缓慢或迅速，均应积极准备实行颈椎前路融合手术。

对于后凸畸形严重到什么程度方需要行前后路融合治疗，目前还没有被普遍接受的标准，但大多研究报道的适应证为 50°～70°。如果畸形度数更大，且之前已接受过椎板切除手术，则前后路融合手术是必需的治疗手段。此外，当椎体前部萎缩性改变导致椎体不稳、成角型后凸畸形、椎体平移错位时，同样需行前后路融合。

当颈椎柔韧性后凸出现脊髓压迫症状时，可

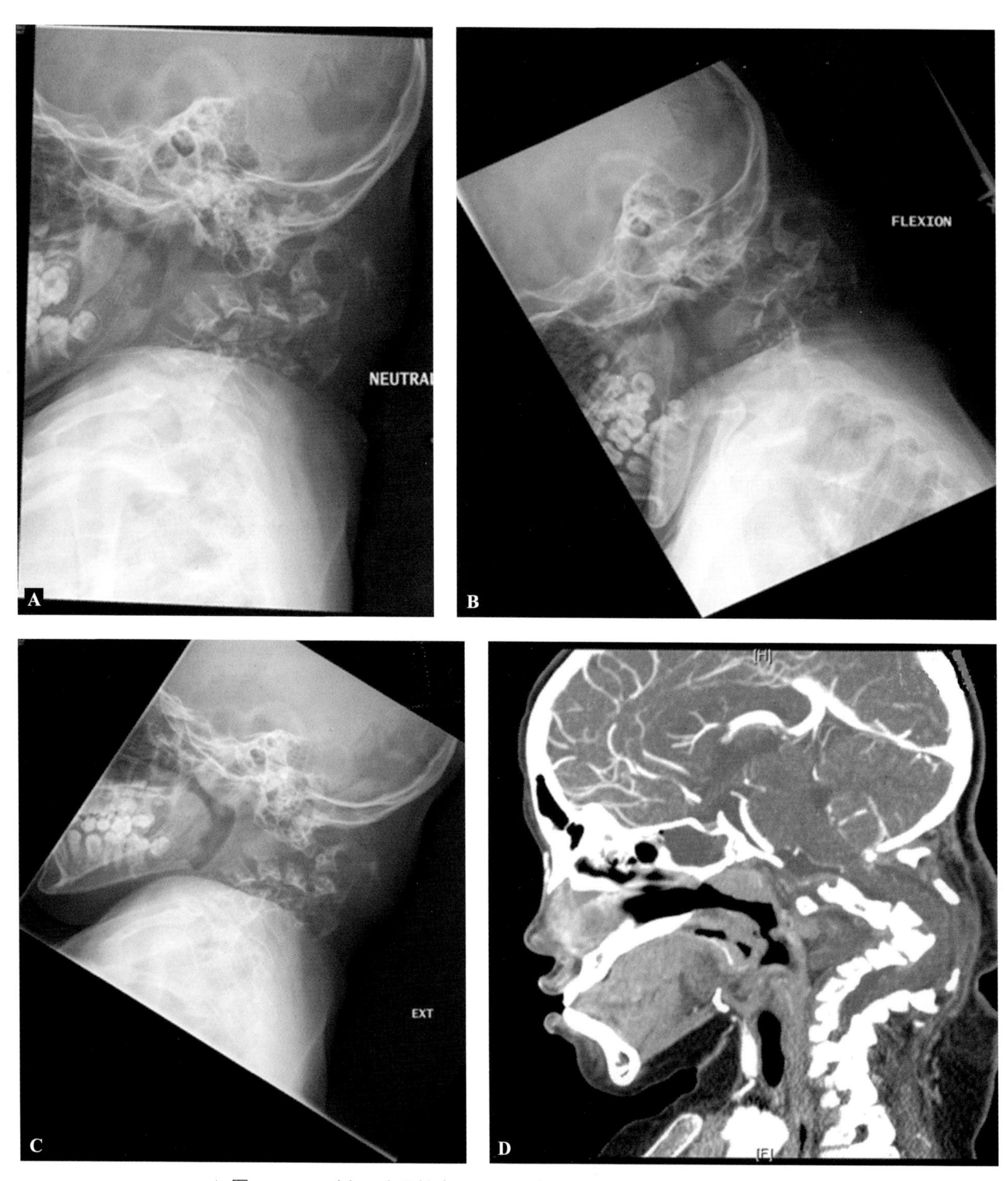

▲ 图 101-3 1 例 11 岁男性患儿，无法将下颏抬离胸部。无神经损害症状

A. 中立位颈椎侧位片显示颈椎后凸伴前方半脱位；B 和 C. 屈曲位及伸展位颈椎侧位片显示颈椎形态并未发生明显改变；D. 颈椎 CT 显示顶椎中部区肿瘤

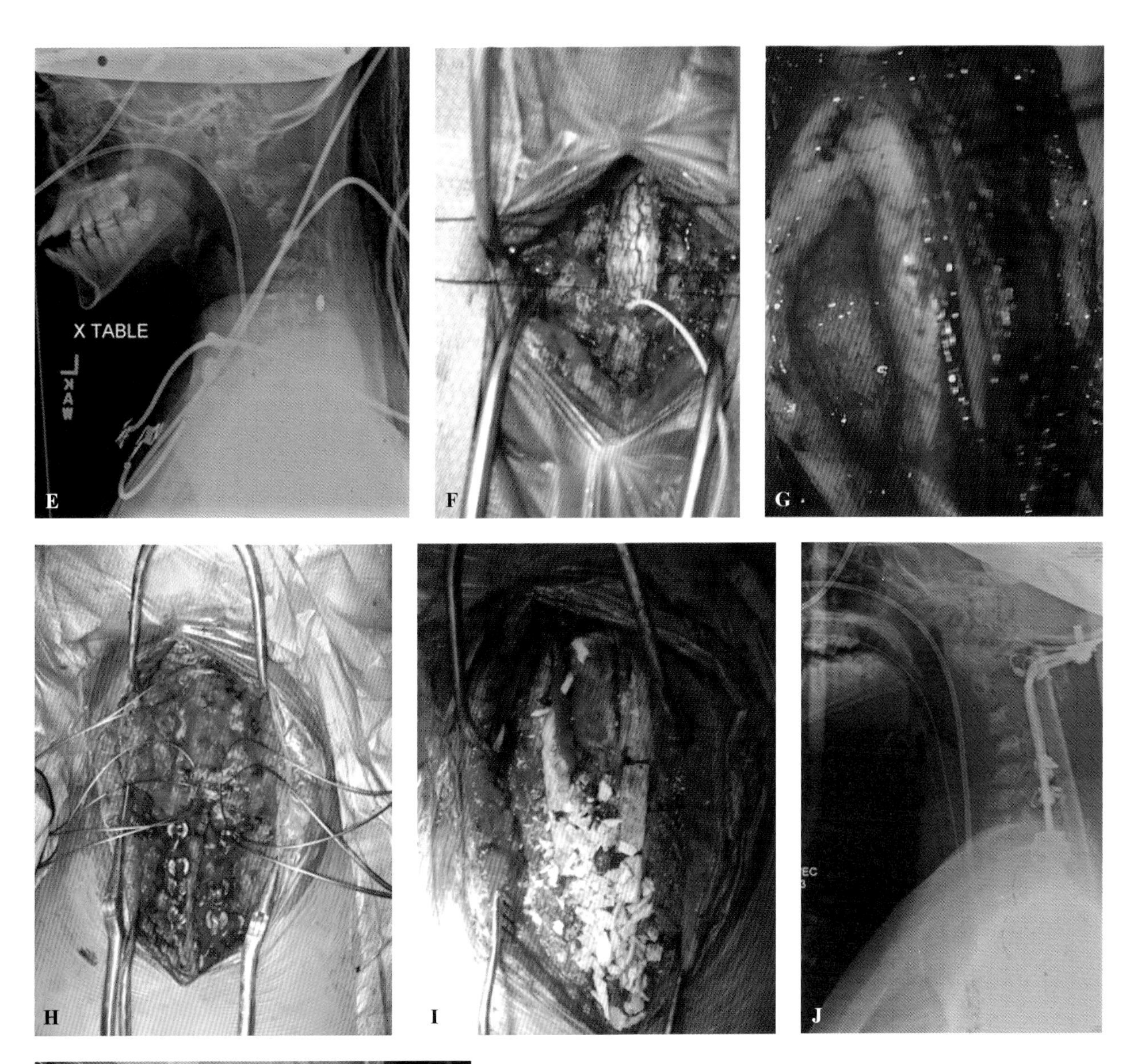

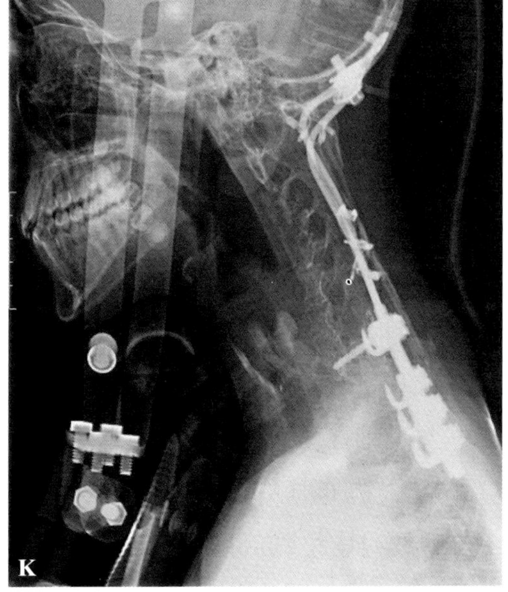

▲ 图 101-3　**1 例 11 岁男性患儿，无法将下颏抬离胸部。无神经损害症状（续）**

E. 行颈椎 – 股骨牵引术后，颈椎后凸减小，活检诊断 2 级星形细胞瘤；F. 术中照片显示行扩大椎板切除后取星形细胞瘤活检；G. 显微镜下行脊髓剥离；H. 2 周后，因无侧块结构，椎弓根也已被侵蚀，选择在残留椎板下放置椎板下钢丝；I. 将双侧腓骨附着于枕骨至上胸椎之间；使用枕颈钢板 / 棒系统固定至 T_4；J. 分期行前方骨植入术前的 X 线片；K. 术后 1 年颈椎 X 线片。因为需要化疗，考虑到骨融合问题，应一直使用非有创 Minerva 支具制动

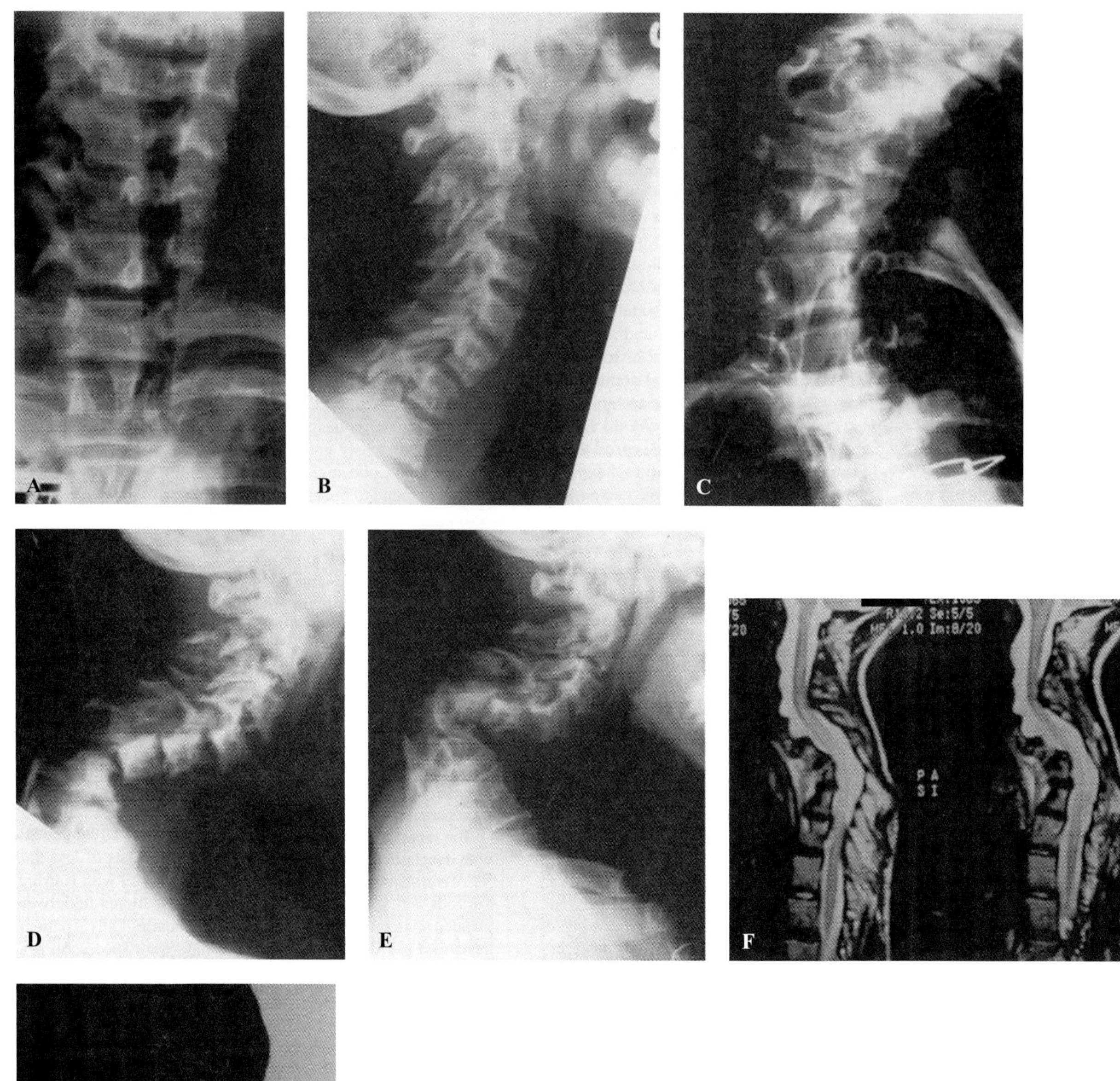

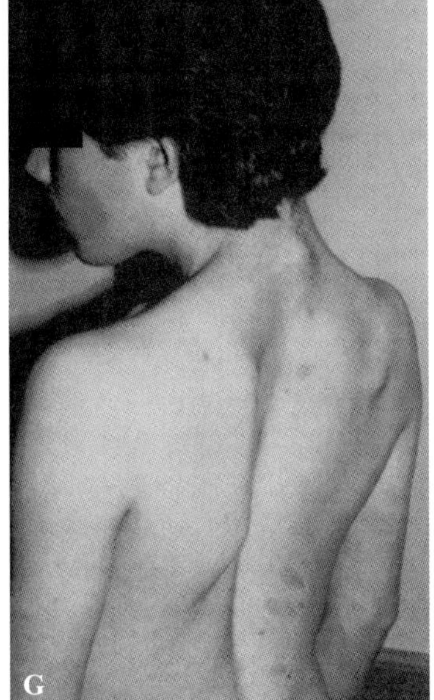

▲ 图 101-4 患者 11 岁发现右侧上胸部神经纤维瘤，接受了经前路肿瘤切除术

初诊术前前后位（A）及侧位（B）X 线片显示全颈椎椎体萎缩性改变，C_6～C_7 出现早期后凸征象。4 年后，患者因神经纤维瘤接受中部颈椎广泛椎板切除减压术，术后前后位（C）及侧位（D）X 线片显示进展性萎缩性改变及严重颈椎后凸。即使仅间隔 6 个月，后凸亦出现明显进展（E）。患者神经功能完整，可能与 MRI 上显示的硬脊膜扩张导致椎管明显扩大有关（F）。患者外观照（G）显示后凸对患者外观的影响，此外胸椎前凸较明显，可能促进颈椎畸形进一步发展

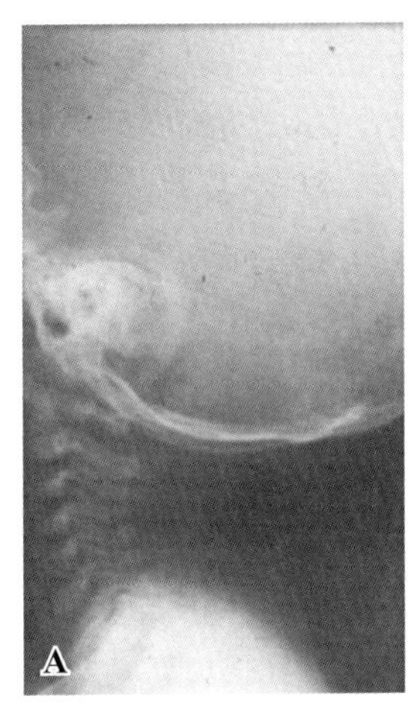
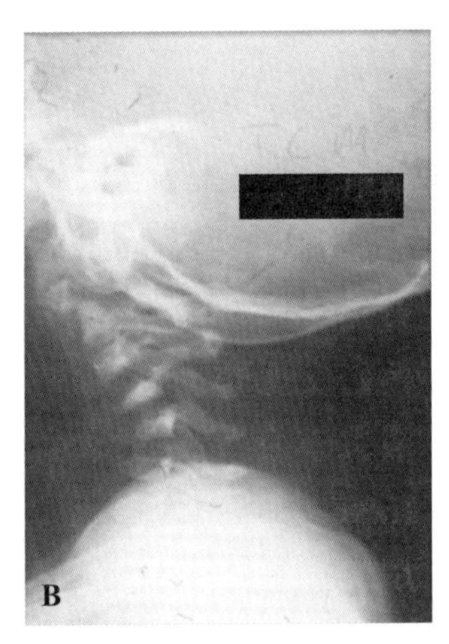
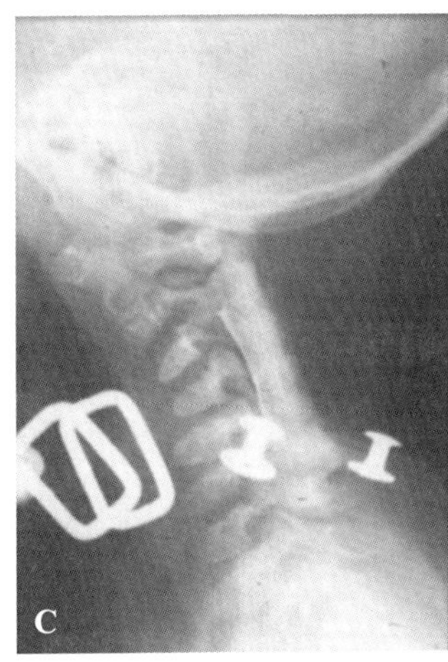
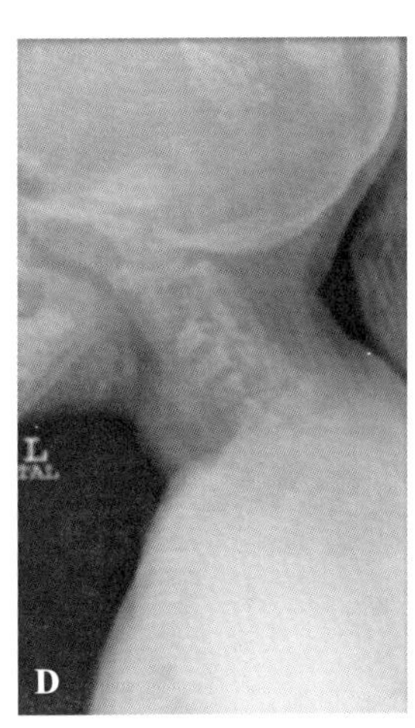
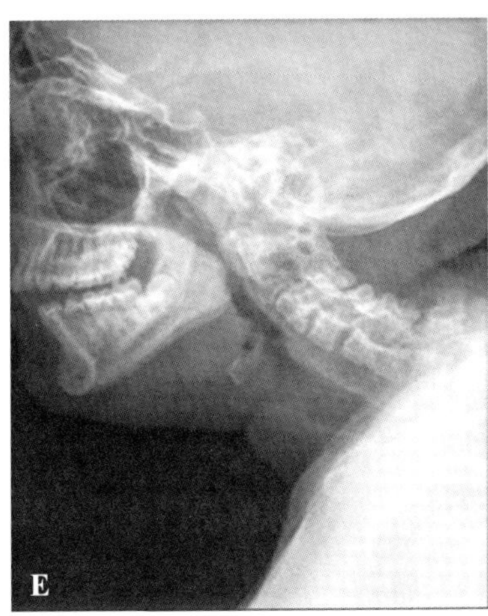
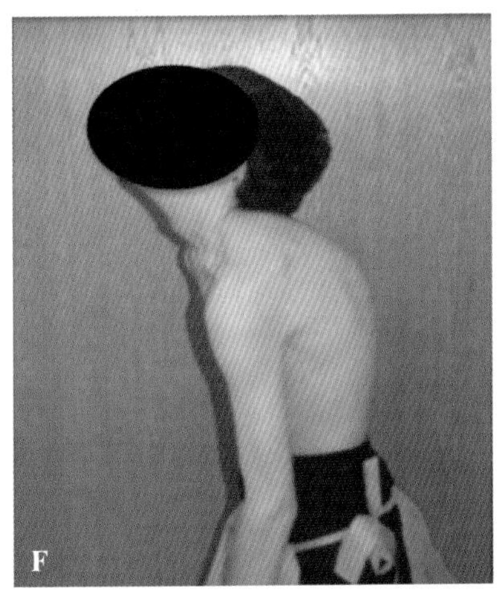
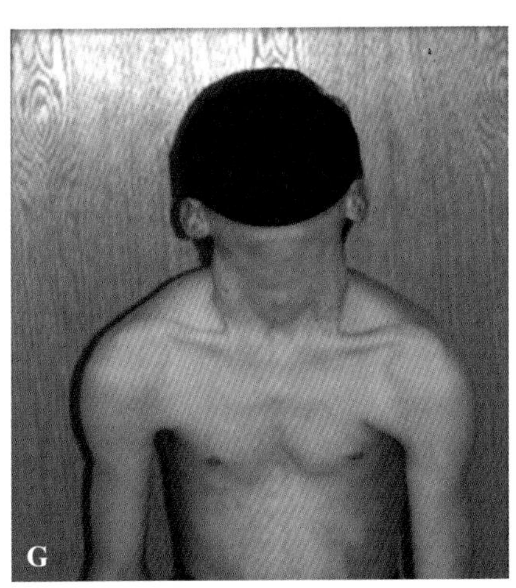

▲ 图 101-5 观星畸形

示例是 2 例年轻患者，第 1 例（A 至 E）在较小年纪接受肿瘤切除术，术中行多节段椎板切除联合后路融合。患者术后因出现“曲轴现象”发生严重颈椎前凸，即椎体后柱生长受限同时前柱持续生长导致脊柱过度前凸。A. 术前颈椎 X 线片显示颈椎形态正常。B. 肿瘤切除术后 6 个月，后凸明显进展，随后接受后路颈椎融合植骨手术。C. 术后，移植物保持在竖直位置，此时，脊柱保持有轻度后凸。椎板切除节段上下均做了融合。D. 4 年后，颈椎融合但是呈现出病理性前凸的形态。E. 10 年后颈椎处于僵硬性高度前凸的状态。F 和 G. 另一位患者的正侧位外观照，其于早期接受后路融合手术，术后发生观星畸形，现已发展到需要治疗的程度

尝试对患者在清醒状态下轻柔小心地进行 Halo 牵引，同时密切监测患者生命体征。通常脊髓压迫症状会好转，之后可在 Halo 固定的情况下做前后路融合手术。如果脊髓压迫症状未出现明显改善，可行前路减压加前后路融合。因单纯椎板切除减压会加重颈椎后凸，因此在该类患者中是绝对禁忌。

Kokubun 等[52] 报道了 1 例未行术前牵引而接受一期前后路融合手术的患者。术中前后路操作同时进行，术者能够以后纵韧带为轴，在前方撑开的同时在后方进行抱紧。Yonezawa 等[53] 使用了与此类似的技术，后方使用椎弓根螺钉固定[54, 55]。类似地，Ma 等报道了 7 例接受前后路联合矫形的患者，其中 6 例颈椎僵硬性后凸伴有关节融合的患者，其于背侧先行楔形截骨，再于腹侧行颈椎椎体次全切 / 植骨，最后使用颈椎侧块内固定技术行后方固定融合[56]。随着显微血管外科的发展，一些中心使用带有游离血管蒂的支撑移植物来治疗严重后凸[54, 57]。

一些患者可能需要融合颈椎与上胸椎。若

需前路融合，可采用“活板门法”胸骨切开入路[58]，该入路可同时对下颈椎及上胸椎行前方暴露（图 101–6）。

七、胸椎及腰椎畸形处理

（一）脊柱侧弯

1. 自然史

对未行手术治疗的神经纤维瘤病合并脊柱侧弯的自然史研究较少。事实上，已有的自然史研究也均是在未认识到侧弯可能由非萎缩性向萎缩性转变的时期进行的[37, 39]。目前一般认为非萎缩性侧弯的发展与特发性脊柱侧弯类似，萎缩性侧弯则倾向于发生快速进展。

Winter 等[59]分析了 102 例伴有脊柱畸形的 NF–1 患者，着重研究其自然史、相关结构异常及手术与非手术治疗的临床结果[35, 55]，发现 22 例非萎缩性侧弯患者在各方面的表现与特发性侧弯类似。萎缩性侧弯患者进行支具治疗效果较差，建议行早期融合手术。

Calvert 等[55]回顾性分析了 47 例伴有萎缩性脊柱侧弯的 NF–1 患者。32 例保守治疗时间超过 1 年，平均 3.6 年，为观察该类患者的自然史提供了一个绝佳的机会。这些患者畸形初发年龄平均为 9.75 岁。侧弯初始度数平均为 59°，平均每年进展 8.1°。胸椎后凸初始度数为 49°，平均每年进展 11.2°。侧弯萎缩性改变越严重则进展越迅速。

比较既往手术治疗的结果较为困难，因各文献报道中对患者的分类和治疗方法各有不同。但是，普遍共识是萎缩性侧弯获得稳定融合的难度更大，即使在行后路矫形融合手术后，其仍有较高概率发生假关节和畸形进展。

Holt 和 Johnson 报道了使用 Cotrel–Dubousset 内固定系统对萎缩性脊柱侧弯进行治疗[60]，其中 3 例患者术后仍发生畸形进展。作者建议术后若脊柱存在潜在不稳定的情况，需再额外佩戴支具治疗，对于非萎缩性患者术后则不需要采取该措施。

Sirois 与 Drennan 回顾性分析了 32 例伴有脊柱畸形的 NF 患者，其中 23 例为萎缩性[61]。他们发现 15 例行单纯后路融合的患者中术后假关节发生率为 38%，15 例患者中 9 例使用 Harrington 内固定系统，3 例未行内固定，1 例使用 Luque 内固定系统。作者建议对侧后凸畸形应行前后路融合且推荐使用 MRI 评估存在假关节的可能性。

Wilde 等报道了 25 例术后平均随访 9.7 年的萎缩性脊柱侧弯患者的临床结果[62]。该研究发现即使行前后路融合手术，该类患者仍倾向于发生畸形进展，尤其是过度后凸与侧弯涉及节段较短的患者。发生进展的预后特征包括椎体旋转半脱位、椎间盘楔形变、骨质萎缩性改变。

截至目前，尚无研究直接对比使用椎弓根螺钉固定系统与椎板钩固定系统治疗 NF–1 相关脊柱侧弯的临床结果。Wang 等随访了 5 例接受椎弓根螺钉固定的患者，其中 4 例使用的是钉钩混合结构，1 例只使用椎板钩进行固定。平均 9.5 年随访后，所有患者矢状面形态维持良好，但使用椎弓根螺钉固定的患者其冠状面矫形效果维持得更好[63]。事实上，在椎弓根条件允许的情况下，几乎所有的研究者均认为椎弓根螺钉固定要优于椎板钩固定。我们的经验认为，术前应对患者行 CT 平扫 + 三维重建以充分评估骨质与椎弓根条件。

2. 非萎缩性脊柱侧弯的治疗

非萎缩性脊柱侧弯，类似于特发性脊柱侧弯，是 NF 患者最常见的脊柱畸形。总体上，非萎缩性脊柱侧弯的治疗方法与特发性脊柱侧弯相同。但是，在长期随访的过程中，非萎缩性侧弯发生进展的概率更高，其接受固定融合术后假关节形成的风险也更高。此外，随时间发展，非萎

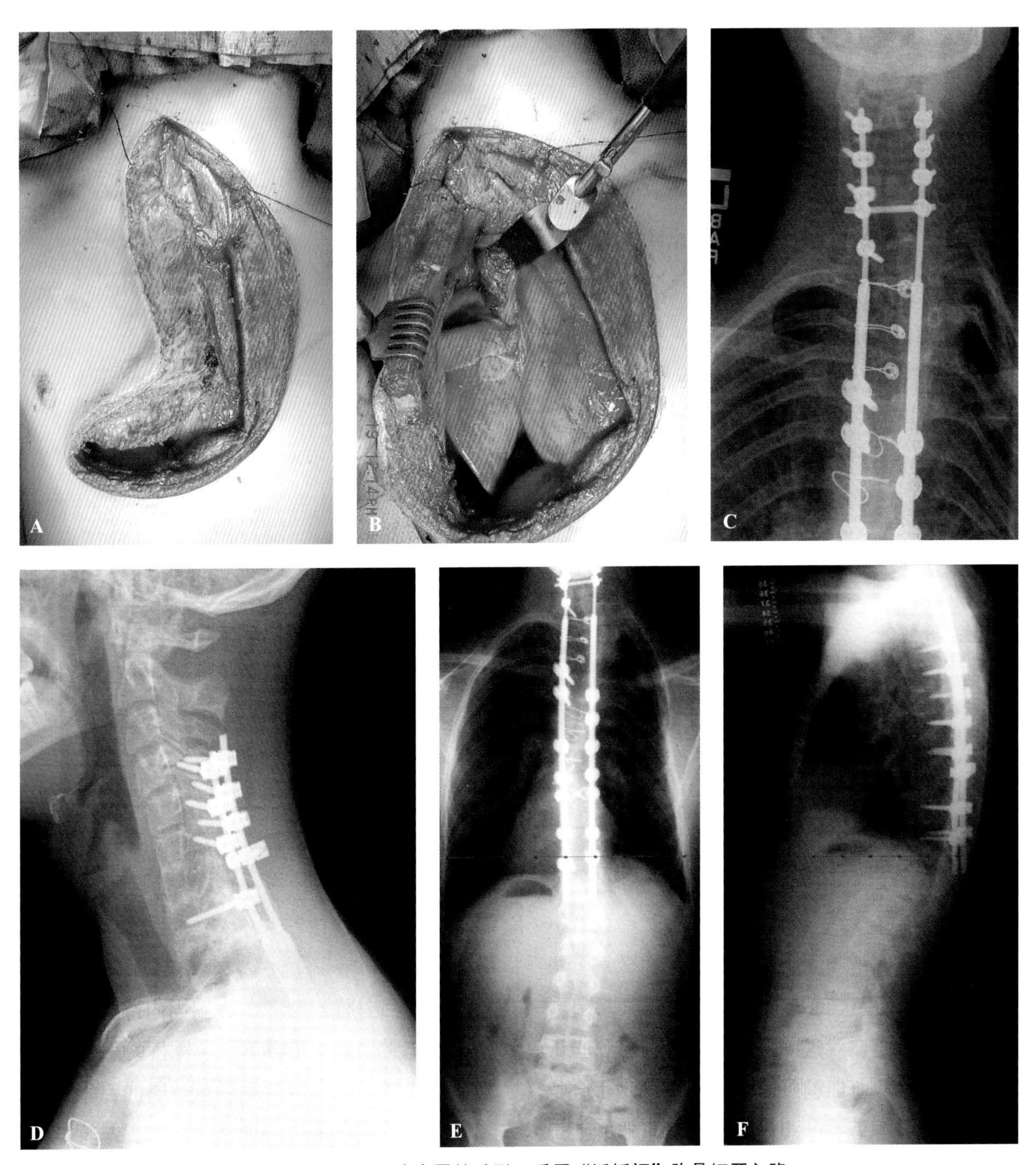

▲ 图 101-6 颈胸交界处畸形可采用“活板门”胸骨切开入路

切口（A）包括沿胸锁乳突肌内侧缘至胸骨上切迹的传统颈部暴露切口，以及从胸骨上切迹继续向远端纵向切开胸骨，至第四肋间转向一旁沿肋间肌切开的延长切口。旁侧附有肋骨的部分胸骨作为“活板门”（B 中的耙式牵开器）向一旁牵开，过程中需小心分离内部乳腺血管。从肺脏及纵隔膜间显露脊柱（B 中固定的叶片式牵开器）。可将锁骨下血管及无名血管牵向头尾两端。如果要处理颈胸交界处萎缩性侧弯，该入路可提供良好的视野来观察前方融合的关键区域，其后还另需行后路内固定融合手术（C 至 F）。（C 和 D 经许可转载，引自 Crawford AH，Herrera-Soto J. Scoliosis associated with neurofibromatosis. *Orthop Clin North Am* 2007；38：553–562.）

缩性侧弯也可能转变为萎缩性侧弯[37, 39]。术前，应对患者整个脊柱行 CT 与 MRI 评估。有时，在影像学检查中还可能发现部分萎缩性特征，此时，应修正初始诊断并重新拟定治疗策略。推荐使用钛合金内固定系统，以减小对术后可能进行的各种影像学检查的干扰。即使已行内固定融合术，仍强烈建议所有患者术后常规佩戴支具。

3. 萎缩性脊柱侧弯的治疗

NF-1 萎缩性脊柱侧弯总会发生进展，支具治疗对该类患者的效果较差，早期行融合手术是最好的治疗选择。治疗前行 MRI 或高能量 CT 脊髓造影术检查的重要性应重点强调，其有助于发现任何脊柱旁肿瘤并协助术者计划手术入路。

当认识到脊柱侧弯为萎缩性时，评估其矢状面形态尤其重要。严重或罕见的矢状面畸形，尤其是脊柱后凸，常提示骨与棘突旁软组织萎缩性改变更为严重，预示治疗更具挑战性。推荐对矢状面形态相对正常的患者采取以下措施。

(1) 对全年龄段伴有萎缩性脊柱侧弯的患者，如果度数低于 20°，应行密切随访监测畸形进展。

(2) 幼儿、少年（早发性）及青少年萎缩性脊柱侧弯患者的治疗具有挑战性。进展性萎缩性脊柱侧弯的年轻患者是行单纯后路融合的相对禁忌证，术后假关节发生率较高，即使在行牢固融合后依旧可能发生侧弯进展。对该类患者最有效最成功的治疗手段是前后路融合。

融合手术对年轻患者躯干生长的阻碍较小，因侧弯节段通常较短，且涉及的椎体已不具备正常的生长潜能。对于萎缩性 NF 脊柱侧弯，虽然已广泛认识到其治疗具有挑战性，但迄今对其术后发生曲轴现象的相对风险仍不清楚。并非所有的发育未成熟的萎缩性脊柱侧弯患者术后都会出现畸形进展，这可能与骨质萎缩性改变导致椎体前柱正常生长潜能丢失有关。某些成功接受前后路融合手术的患者术后仍出现畸形进展的趋势则难以解释。

Halmai 等发现 360° 融合可能有助于避免萎缩性脊柱侧弯患者术后畸形进展 [64]。在一项纳入 23 例早发性 NF-1 脊柱侧弯患者的研究中，Greggi 与 Martikos 发现 3 例接受单纯后路融合的患者术后出现曲轴现象 [65]，另外接受前后路融合的患者术后较易发生生物力学相关并发症。

Tauchi 等分析了 11 例患有早发性萎缩性脊柱侧弯的患者 [41]。所有患者均接受了前后路融合手术，初次手术的平均年龄为 8.5 岁。所有患者均被发现患有脊旁神经纤维瘤，其中 3 例还伴有硬脊膜扩张。平均随访 14 年后，没有患者发生曲轴现象。T_1～S_1 高度平均增长 6cm，但仍较健康同龄人矮。Tauchi 等特别提到，即使对所有患者成功施行了前后路融合手术，术后骨质萎缩性改变仍会持续进展。作者对部分患者施行了二次探查和扩大融合手术。

皮下可撑开“生长棒”技术可在提供固定和矫形的同时维持脊柱生长。该技术独具吸引力，尤其是其普遍适用的内固定系统及联合锚定点局部融合的方案设计。Mineiro 与 Weinsein 既往报道了 1 例接受皮下生长棒治疗的 NF-1 患者 [66]。最近，Jain 等总结了 5 个中心对共 14 例早发性 NF-1 脊柱侧弯患者施行可撑开生长棒技术治疗的经验 [67]。治疗周期为 22～95 个月，脊柱侧弯得到了有效控制，平均矫正率为 50%，T_1～S_1 平均每年增长 11.2mm，并发症发生率与其他不患有 NF-1 的早发性脊柱侧弯患者相同。

根据我们有限的经验，目前我们推荐对 5—10 岁、侧弯小于 60° 且持续进展的患者行双侧生长棒治疗。通常每 6 个月撑开一次。虽然磁控生长棒技术（MCGR）目前已用于临床 [68]，但对该技术的使用仍有很多需要注意的地方 [69, 70]。目前少有研究报道 NF-1 患者使用 MCGR 的病例。Akbarnia 等报道了一组早发性脊柱侧弯成功接受 MCGR 治疗的病例，术后并发症发生少，但纳入的研究对象中仅有 1 例 NF 患者 [71]。Ridderbush 等报道了 24 例成功接受 MCGR 治疗的患者，其中 4 例患有 NF-1 [72]。相似的，纵向可撑开型人工钛肋技术应用于 NF-1 脊柱侧弯治疗的报道也较少 [73]。

对于年龄低于 5 岁、但脊柱侧弯大于 60° 的患者，我们建议一期施行前路前纵韧带及纤维环松解，不做融合，术后联合 Halo 股骨牵引。牵引在一个可水平调节的支架上进行，时间不少于 10 天，之后再做二期生长棒植入手术（图 101-7）。

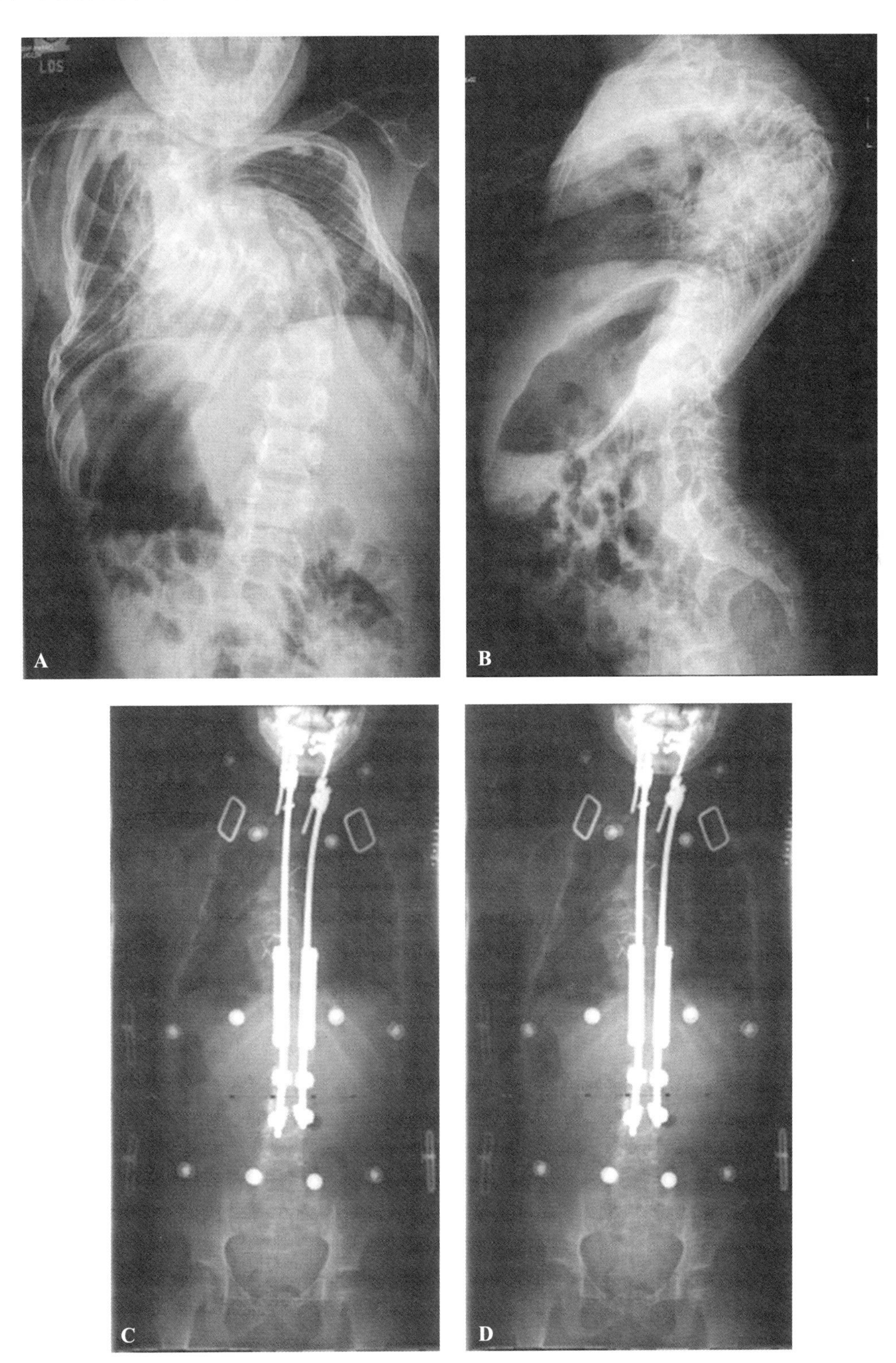

▲ **图 101-7 5 岁患者，患有严重萎缩性脊柱侧后凸（A 和 B），一期经前方双“活板门”入路行前方松解、后方松解及 Halo 股骨牵引减轻侧弯严重程度。二期行双侧生长棒置入撑开手术（C 和 D），持续佩戴 CTLSO**

引自 Crawford AH，Schorry EK. Neurofibromatosis update. *J Pediatr Orthop* 2006；26（3）：413–423.

(3) 对伴有进展性脊柱侧弯的青少年患者，如果侧弯度数大于 20° 但成角小于 40°，则应行脊柱融合手术。通常采取前路融合手术，前后路联合手术在该类患者中并不常用。术前行全椎管影像学检查是必不可缺的。如果发现存在硬脊膜扩张或邻近脊柱的肿瘤，对该类中度侧弯畸形行前后路融合手术可能是更好的治疗选择。后方暴露时应特别注意避免侵入椎管，因为该类患者骨质可能较为柔软且椎体后部结构可能会非常薄弱。相较使用骨膜剥离器，更推荐运用电刀行切除剥离 [74]。手术融合范围应至少从近端中立椎扩展到远端中立椎。融合时需要小心仔细地进行操作，所有小关节突及植骨材料与植骨面之间的软组织都应被仔细去除。手术优先选择自体骨融合。

有可能的情况下应尽量选择钛合金内固定。萎缩性椎体因后份畸形及骨质疏松并不总是适合置钩，此外，当伴有硬脊膜扩张时，使用椎板下钢丝也是存在危险的。夹带系统是另一个可在萎缩性椎体上使用的内固定选项。该系统使用梭织涤纶或聚对苯二甲酸乙二酯制作的索带，宽于椎板下钢索，更不易于对异常椎板产生切割作用。椎弓根螺钉可以提供最好的固定基础，但要求术前对椎弓根形态作充分的影像学评估。术后强烈建议佩戴支具或石膏固定。术后 6 个月使用薄层 CT 评估融合情况。如果出现任何融合失败的问题，推荐行二次补充植骨手术。

在适应证外使用如骨形态发生蛋白等生物辅助材料时，必须对其可能发生的相关并发症进行利弊的权衡 [75, 76]。既往有个案报道就丛状神经纤维瘤恶化及紧随的肉瘤迅速进展是否可能与骨形态发生蛋白的使用有关提出了疑问。我们赞同该个案报道作者的观点，即该病例虽然不能提供较强确定性，但仍建议在使用该类材料时引起注意 [77]。另一有趣的个案是 1 例接受单纯后路脊柱融合手术的 NF-1 患者，其于术后 17 年出现假关节，随后借助于培养自体成骨细胞达到了修复假关节的目的 [78]。

(4) 即使是中度脊柱侧弯（20°～40°），当出现严重骨质萎缩性改变时，应在后方融合的基础上增加前方融合。这样可以增加融合率，并减少术后侧弯进展的风险，后者即使在行牢固后路融合术后仍有可能发生。

(5) 前后路联合融合手术主要适用于冠状面畸形超过 40° 的萎缩性脊柱侧弯患者，即使其矢状面形态相对正常。所有区域均采用自体骨移植，联合适度预弯的内固定棒。当解剖结构允许时应尽可能使用椎弓根螺钉固定，这种固定方式即使在未患有 NF-1 的年轻患者中使用时也不导致椎管变窄 [79]。术后所有患者应常规行 Risser 石膏支具固定或佩戴胸 - 腰 - 骶联合支具（thoracolumbosacral orthosis，TLSO）。

随着现代椎弓根螺钉内固定系统的应用，学者们也逐渐开始探索即使对于更严重的萎缩性侧弯，单纯后路融合是否就足够达到满意的固定融合效果。

Li 等报道了 19 例 NF-1 伴脊柱侧弯的患者，其中 16 例为萎缩性侧弯，Cobb 角平均为 80° [80]。所有患者均接受单纯后路融合手术，部分使用混合内固定系统。在最少 4.8 年的随访时间里，仅有 1 例发生假关节，平均矫形丢失程度较报道的前后路融合手术未出现明显增加。

Zhao 等报道了使用混合内固定系统行单纯后路融合的临床结果，26 例伴有萎缩性脊柱侧弯的 NF-1 患者术后均取得了满意的矫形效果 [81]。所有患者均进行了 2～10 年的跟踪随访，但患者随访的具体时间、平均时间、中位时间并不清楚。因此作者最后也声明并不会对长期随访过程中可能发生矫形丢失做出评论。

Deng 等随访了 31 位接受混合内固定系统行单纯后路融合的萎缩性脊柱侧弯患者，平均随访时间为 53 个月 [82]。他们强调了选择多个节段椎体固定点进行联合固定的重要性，且推荐有时可选择长度较短的10mm长的椎弓根螺钉，以避免螺钉破出萎缩变薄的椎弓根外。所有患者术后均佩戴6个月支具，最终仅报道1例假关节，术后至末次随访矫正丢失为3.2%。

随着脊柱冠状面畸形进展，同时发生矢状面畸形的倾向也会越来越大。讨论严重侧弯的治疗，其内容会不可避免地与前述后凸畸形的相关内容产生重复。分期进行前路松解、前后路松解及牵引是处理严重脊柱畸形都应考虑的手段。僵硬性脊柱畸形行牵引治疗可能发生的神经风险必须被重视。可考虑先做前路松解，改善脊柱柔韧度，然后再做牵引，同时对处于清醒状态下的患者进行密切监测。

Winter等[59]报道，对于患有严重侧弯和柔韧性后凸的患者，术前牵引可以改善肺部功能，减少轻微神经损害，并在融合手术前减小脊柱畸形度数。Halmai等报道了对于超过60°的萎缩性脊柱侧弯患者，他们在术前会行平均3周的Halo-vest牵引[64]。Koptan和ElMiligui报道了对32例患严重萎缩性胸腰侧弯患者行前路松解、植骨联合后路固定[作者使用了包含钩、椎弓根螺钉和部分椎板下钢丝(6.5/例)的混合内固定结构，尤其是在顶椎周围]的成功治疗经验。在平均6.5年的随访期间，并发症发生率相对较低。仅2例发生假关节，分别在术后6个月和10个月左右，2例患者均成功进行了再植骨融合手术[83]。

我们推荐对接近90° 的僵硬性脊柱侧弯行分期手术。一期前路松解，联合同种异体骨植骨融合，鼻饲营养，中途间隔以Halo股骨牵引，牵引在可水平调节的卧式支架上进行，随后再行后路融合内固定手术。对于在任何平面上超过100°的脊柱侧弯，推荐在做最终融合手术前先行前后路松解与前路融合，鼻饲营养，接受不低于10天的头股骨牵引。在牵引期间密切监测神经功能并做好记录。

（二）脊柱侧后凸畸形

“脊柱侧后凸畸形”特指除侧弯外同时后凸超过50°的脊柱畸形。严重后凸畸形同时仅伴有轻微侧弯的病例相对罕见。该类畸形典型表现还包括严重的椎体发育不良。顶椎呈尖锐角形，椎体严重畸变缩小以至于在常规影像学图像上无法识别。严重后凸可至发夹畸形，即后凸的上下部分水平相接，向一旁呈半脱位，相互位置形成一类似发夹的形状（图101-8）。这种后凸病理性增加的脊柱畸形可能会引起神经损害。

对于脊柱侧后凸畸形和神经纤维瘤病的治疗始于全面的影像学检查。通过患者仰卧在垫枕上拍摄得来的高度伸展的侧位X线片来评估后凸的柔韧性。可通过MRI或高能量CT脊髓成像对全脊柱进行评估。

对于后凸超过50°、神经功能完整的患者，应选择行前后路融合手术。对于前路融合，彻底的椎间盘空间显露尤其重要。萎缩性椎体中任何显露的松质骨区域都易大量出血。在Koptan和ElMiligui的病例中，后凸超过45° 的患者较后凸小于45° 的患者术中出血量更大、手术时间更长[83]。椎体终板是最坚固的部分，需要保护好，在显露时应沿着纤维环剥离而不是在终板骨面上做尖锐剥离。

前路融合范围应覆盖整个结构性畸形区域，或甚至两端超出1～2个椎体水平。当情况允许时，应使用胫腓骨移植，移植时应尽量将移植骨段沿躯干受力长轴放置。一项由Iwai等报道的包含10例患者的研究显示，腓骨骨段移植能在术后至少平均9年的随访时间里不受侵蚀且阻止侧弯进展[84]。也可考虑使用带血管蒂的肋骨骨段移植。应将移植物间软组织彻底剔除，所有移植物应相互接触且与脊柱相接。想获得坚固融合的难度较大以至于如骨形态发生蛋白等骨生物辅助材料的使用都应小心谨慎，即使

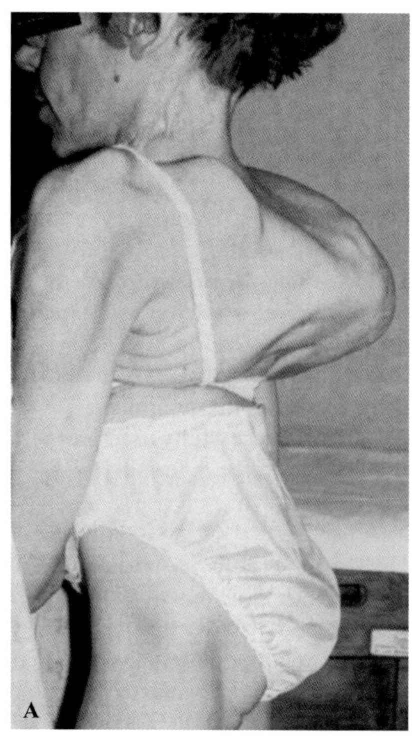

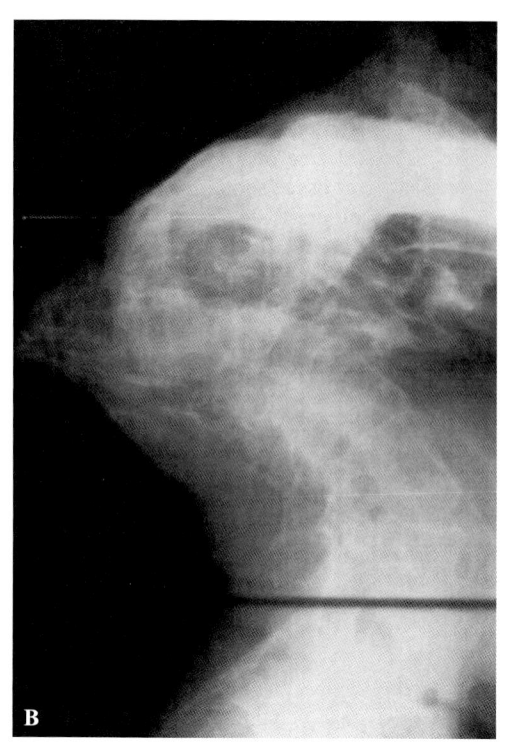

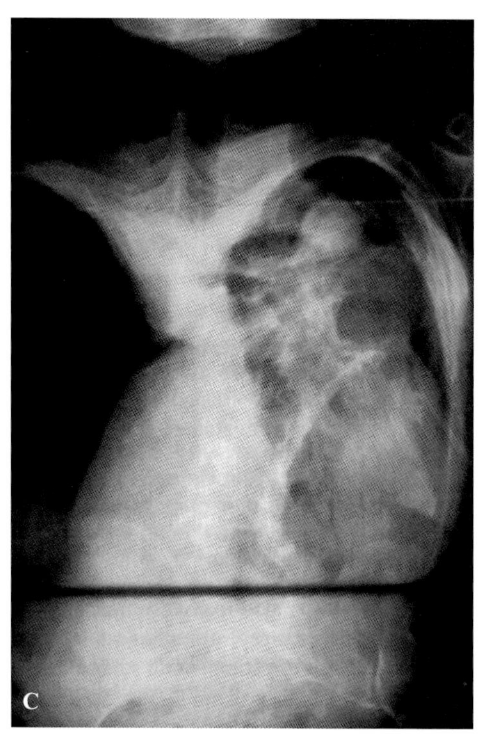

▲ 图 101-8 一名 46 岁患者（A），神经功能完整。唯一症状是呼吸短促费力。其萎缩性脊柱侧后凸畸形即使在 8 岁接受脊柱后路融合手术后仍持续进展，18 岁时行前后路融合手术。侧位 X 线片（B）显示脊柱后凸十分严重以至于脊柱上下部分水平接触形成一发夹样畸形。该畸形导致在常规脊柱正位 X 线片上（C）右胸部出现中胸椎横断面投影影像

这是属于适应证外应用。

神经纤维瘤，尤其是丛状神经纤维瘤，时常直接影响前路手术入路。对于位于皮下或肌肉组织层的肿瘤，如果它们严重阻碍暴露，可以将其切除或剥离，但是完全将这些良性肿瘤完全切除则既无必要也不实际。有些在暴露过程中将其简单牵于一旁即可。术前借助 MRI 仔细观察解剖关系可以大体判断肿瘤与脊柱间的剥离平面。行前方胸椎入路时，沿肋骨侧部及前部下缘走行的增大的肋间神经纤维瘤很少能干扰术中操作，也

可以将其简单牵至一旁。也可使用胸腔镜技术，直接从肋骨上缘开通道进入。

神经纤维瘤直接毗邻脊柱是一个更有挑战性的问题。移植骨嵌入甚至直接接触神经纤维瘤组织会逐渐被侵蚀吸收。需切除足够的范围以保证在融合完成时移植骨与肿瘤间无任何接触。然而，这往往意味着需牺牲部分节段神经。

对于几乎所有患者，我们均推荐从前方侧弯凸侧入路。凹侧入路的技术要求更苛刻，且顶椎时常发生半脱位或严重旋转以至于脱离脊柱正常序列。如果凹侧神经纤维瘤组织必须被切除，寻找及保护节段血管的难度极大。

截瘫在严重后凸的 NF-1 患者中并不罕见，发生率仅次于接受治疗的先天性脊柱后凸患者。原因包括后凸本身或脊髓内占位（如假性脑脊膜硬膜膨出或椎管内神经纤维瘤压迫脊髓）。如果存在脊髓刺激症状，则需寻找问题源头，前方占位行前方入路部分椎体次全切，后方占位则行偏侧椎板切除术。无论何种术式均应联合进行前后路融合。椎板切除术对于发生前方脊髓压迫的脊柱侧后凸患者是绝对禁忌的。

肋骨突入椎管多发生于侧弯凸侧。如果未被及早发现其可能导致缓慢出现的下肢轻瘫或在创伤、脊柱矫形术后发生急性瘫痪（图 101-9）。骨发育不良、椎间孔扩大及椎体旋转都可能为肋骨头突入椎管内提供解剖学及力学条件。一些报道指出，矫正畸形后会减轻椎管受累的程度，并建议突入的肋骨无须常规移除 [85, 86]。但是我们推荐脊柱矫形术前对该类患者行肋骨切除手术。行前路松解融合手术时可一并在凸侧胸腔内切除肋横突关节近端的肋骨，确保在后续后路矫形手术中不会导致肋骨穿入脊髓。

如果导致截瘫的后凸柔韧性较好，在做充分 MRI 评估后可行头股骨牵引治疗（治疗需特别小心），在牵引期间需行密切的神经或诱发电位监测。对于柔韧性后凸，牵引会矫正一部分畸形，一定程度上减轻对脊髓的压迫，还有可能改善神经功能。手术应采用一期前路松解融合联合二期后路融合的方法，必要时还可行一期前方减压。

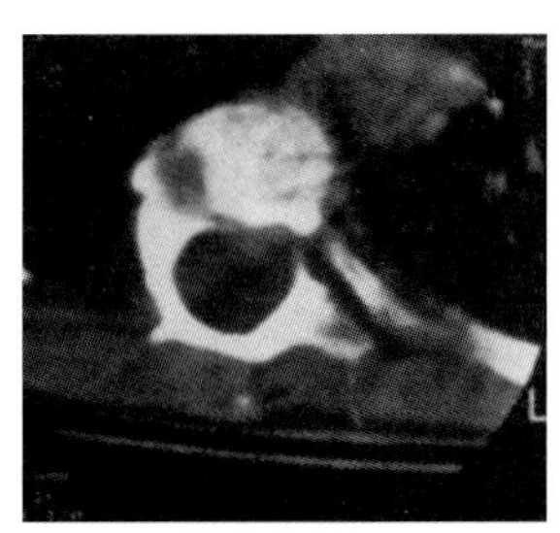
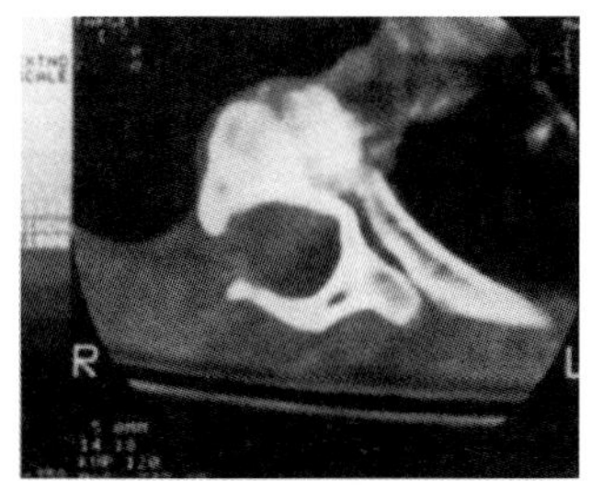
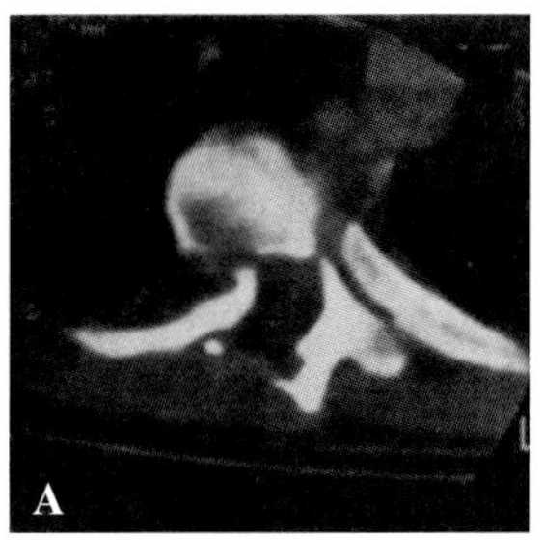

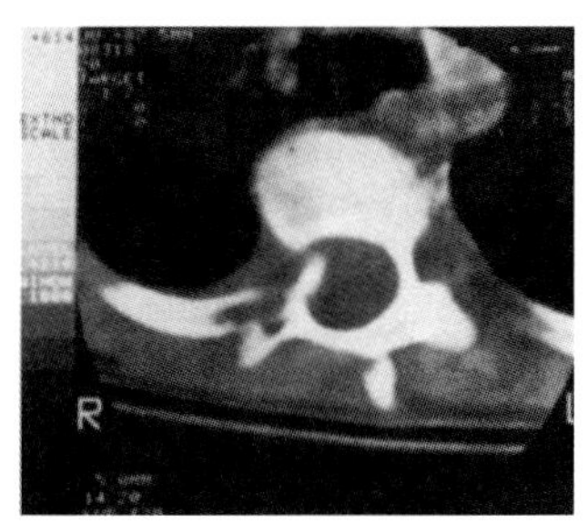
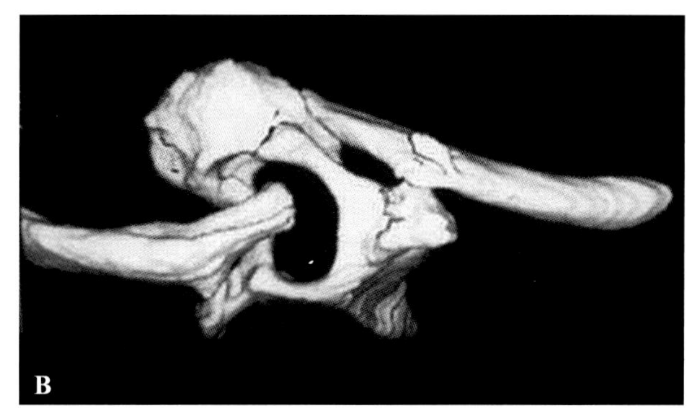

▲ 图 101-9　**A.** 部分显示硬脊膜扩张的侵蚀效应的横断面 **CT** 影像。椎管显著扩大，右侧椎板、横突及椎弓根受侵蚀导致肋骨移位突入椎管。**B.** 肋骨突出位置的三维重建图像更好地显示了这一问题

B 经许可转载，引自 Crawford AH，Parikh S，Schorry EK，Von Stein D. The immature spine in type-1 neurofibromatosis. J Bone Joint Surg Am 2007；89（Suppl 1）：123–142.

如果是僵硬性后凸则不应行牵引治疗[87]。牵引可能会牵拉僵硬性后凸两端可活动的椎体节段，加重后凸顶点脊髓所承受的张力及该位置对脊髓的压迫。进而导致损伤加重。因此，推荐直接行一期前路松解、椎间盘切除及椎间融合，间隔 7～10 天牵引治疗后再做二期后路脊柱内固定融合手术。

即使在经过这一系列手术治疗步骤之后，也并非所有患者都能获得坚固融合。术后 6 个月内如果出现矫形丢失怀疑假关节形成则应行增强融合手术。在这种艰难情况下，可以考虑超适应证应用骨形态发生蛋白等生物辅助材料。融合失败的可能原因包括术中操作不恰当或因神经纤维瘤增大、硬脊膜扩张、脊膜囊肿等发生压力性侵蚀。

因畸形本身或周围软组织异常过于严重而导致无法直接行内的情况十分罕见（图 101-10）。前后路融合联合椎体钉固定或使用脊柱骨盆固定术后需要长时佩戴 Halo 石膏支具或保护性支具。术后 6 个月使用骨扫描或高能量对比 CT 仔细评估骨融合情况，如果有任何融合不良问题，应考虑行探查和增强融合手术。

（三）脊柱侧前凸畸形

脊柱侧前凸畸形特指一小部分发育不良伴矢状面畸形患者出现明显胸椎前凸，角度测量记作负值。椎体后份萎缩性变薄及可能存在的椎管内硬脊膜扩张使得使用内固定矫正充满挑战。大多数患者胸椎前凸近端会发展出局部后凸（图 101-4）。必须监测与评估颈椎及颈胸交界处情况。

我们推荐在对进展性脊柱侧前凸畸形的患者行手术治疗时使用预弯的钛合金内固定。是否需要行前路手术则需个体化决定，根据目前较少的文献报道无法给出确切的指导。

八、骶骨及滑脱

在神经纤维瘤病中，硬脊膜扩张、肿瘤及相关的椎体畸形也可能发生在骶骨。对每个患者，评估整个脊柱包括骶骨是很重要的。

NF-1 患者发生椎体滑脱较为罕见。滑脱通常是椎弓根病理性延长及变薄的结果，而不仅仅是峡部问题。椎管直径扩大是导致该问题的原因，其继发于硬脊膜扩张伴脊膜膨出，或腰骶神经根丛状纤维瘤。这是一个潜在进展的过程，会逐渐加重脊柱畸形。

对严重椎体滑脱的治疗采取前后路脊柱融合。我们推荐前后路融合范围应至少由 L_4 至骶骨，同时行腰骶固定。强烈推荐术后制动。术后 6 个月必须评估融合情况，如果发现未达到确切融合，则应再次手术行增强植骨融合。

九、软组织问题

（一）硬脊膜扩张

“硬脊膜扩张”指硬脊膜囊不明病因地呈圆周样扩张。扩张的硬脊膜极度单薄且脆弱，且扩张的区域包含增多的脑脊液与褐色蛋白物。扩张的硬脊膜会侵蚀周围骨性结构，使椎体失稳。一些研究者探索了这些进展性改变是否还会进一步导致脆弱的骨骼发生应力性骨折[88]。在一些病例里，硬脊膜扩张导致椎管扩大，甚至在引发脊柱脱位时也能保证脊髓不受损害。

我们长期的经验表明，椎体毗邻硬脊膜扩张的位置所发生的侵蚀及萎缩性改变会持续进展，即使在成功进行前后路融合手术之后依然如此。椎体后缘扇贝样改变会难以避免地持续恶化。椎弓根侵蚀及变窄会持续发生，有时会达到骨性结构彻底溶解的地步。对该类患者必须进行密切的影像学监测。

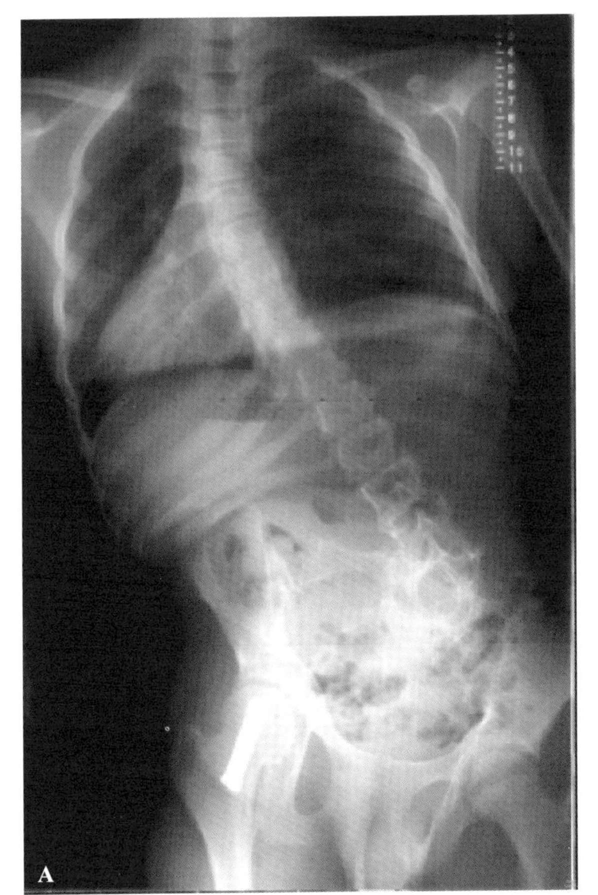

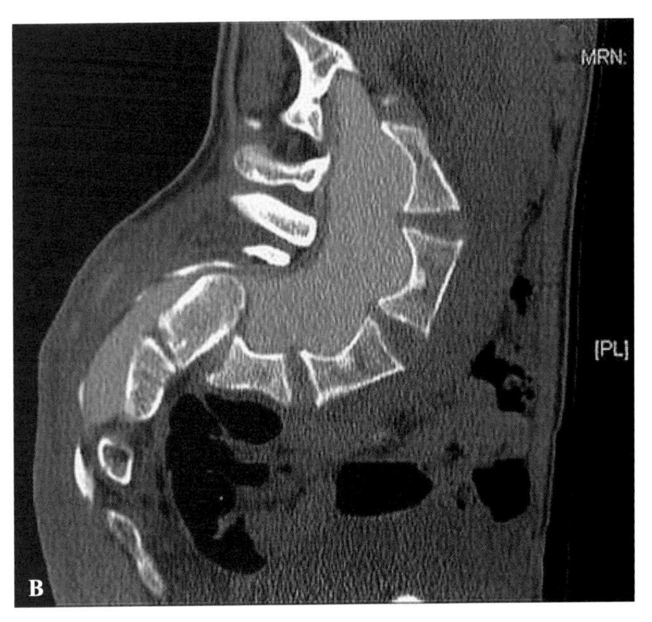

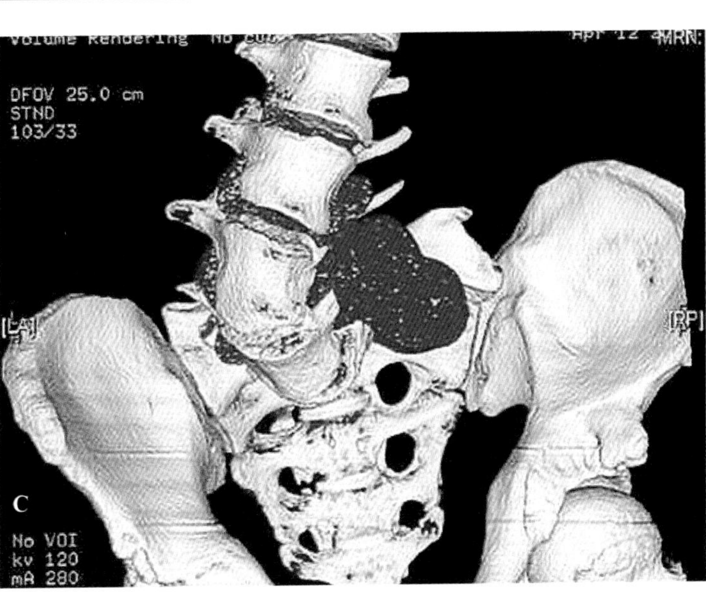

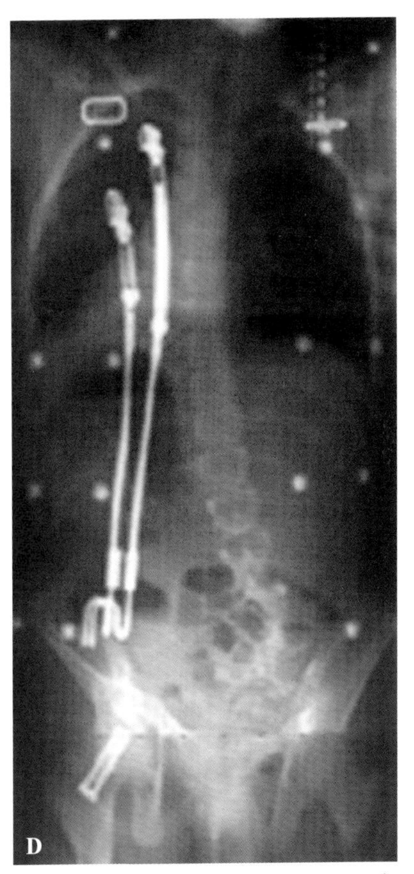

▲ **图 101-10　青少年患者，患有椎体滑脱及因硬脊膜扩张的持续侵蚀导致腰骶椎脱位产生滑脱相关脊柱侧弯**

A. 正位 X 线片显示因腰骶椎脱位而继发的脊柱侧弯。注意左侧髋关节处有用于治疗股骨头骺滑动的置入针。B. 腰骶椎侧位 MRI 显示腰椎椎管、椎体扩张性侵蚀性改变及 L_5 脱入骨盆与 S_1 前部相接。C. 三维脊髓造影重建显示出 L_4～L_5 后份的详细情况及疝入骨盆内的硬脊膜囊。注意骶骨扩大的神经孔。D. 正位 X 线片显示使用纵向可撑开人工钛肋技术维持冠状面形态和基本平衡

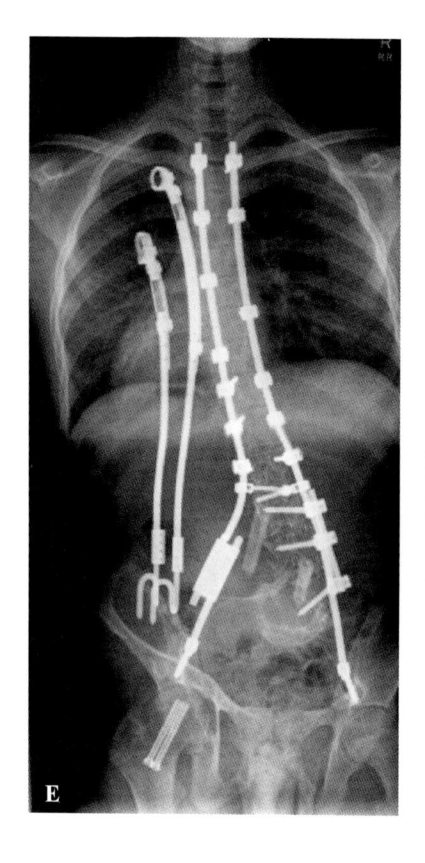

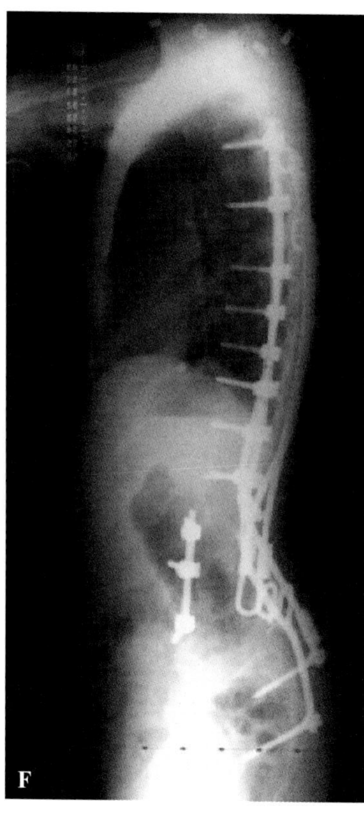

◀ **图 101-10（续） 青少年患者，患有椎体滑脱及因硬脊膜扩张的持续侵蚀导致腰骶椎脱位产生滑脱相关脊柱侧弯**

终末期采取前后路融合联合骨盆螺钉固定（E 和 F）。即使在行积极手术之后，硬脊膜仍持续侵蚀骨质（A 和 B 经许可转载，引自 Crawford AH，Herrera-Soto J. Scoliosis associated with neurofibromatosis. *Orthop Clin North Am* 2007；38：553–562.）

（二）脊膜膨出

脊膜膨出包含了硬脊膜通过椎间孔或受侵蚀的椎体突出或外翻的情况。它包含一个扩张且充满脑脊液的蛛网膜下腔间隙，形成过程中的局部改变与硬脊膜扩张的形成过程相似 [88]。脊膜膨出可发生在任何椎体水平，但最常见于胸椎，脊膜膨出是侵蚀性椎体萎缩性改变发生的可能原因之一。

胸椎脊膜膨出通常没有症状，有时仅在胸片上偶然发现，但是有的患者可能也会有咳嗽的症状。对于诊断的确认需经过超声、脊髓造影术或 MRI 等影像学检查（图 101-11）。当无症状性占位被发现即可确认诊断。出现脊膜膨出持续变大、进展性骨侵蚀、疼痛、神经损害或呼吸困难，即为需要手术治疗的指征。可通过椎板切除术或后外侧硬膜外入路行结扎或切除手术。如果脊膜膨出巨大且导致呼吸症状，应于前方行胸廓切开术或视频辅助胸腔镜技术进行处理。强烈推荐请胸外科医生和神经外科医生会诊。

（三）哑铃型占位

MRI 研究发现有多达 40% 的患者可能患有脊柱旁肿瘤 [4, 89, 90]。哑铃型占位是一种单发神经纤维瘤，其在生长过程中受狭窄的椎间孔限制，使得部分穿出于椎板间间隙，或穿出至硬膜囊。这种肿瘤可发生在脊髓的任何阶段。切除指征是肿瘤快速增大、进展性骨侵蚀、疼痛或神经症状。

（四）血管通道扩大

患者因静脉丛变异及富血管的神经纤维瘤组织，在脊柱手术中可能会出现大量出血。可能会发现有硬脊膜外动静脉瘘，其最常发生于 NF 患者的颈椎区 [91]。术前计划应包含准备血液回收与置换。我们的患者均给予抗纤溶药物氨甲环酸，同时我们使用高 Bovie 设定（约 60W）

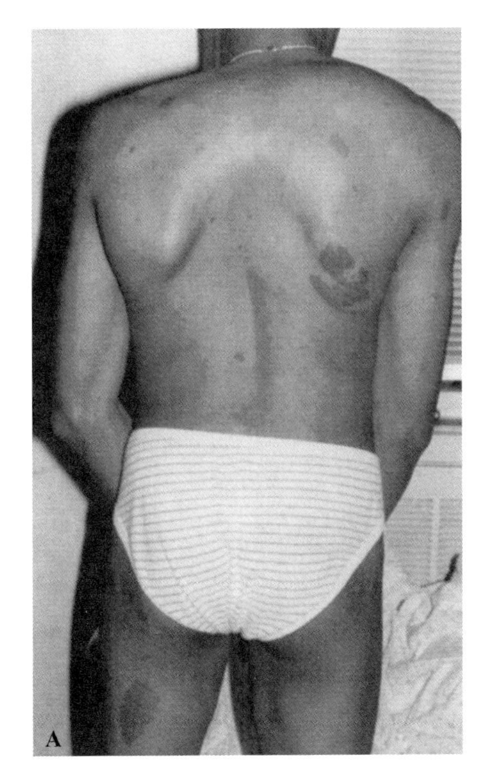

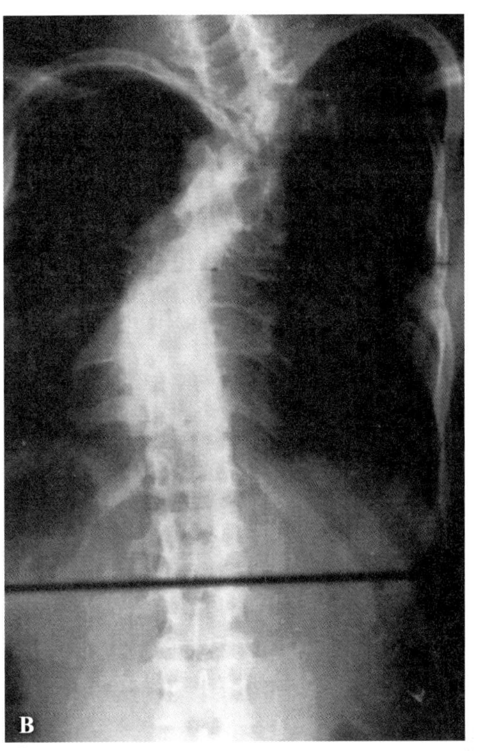

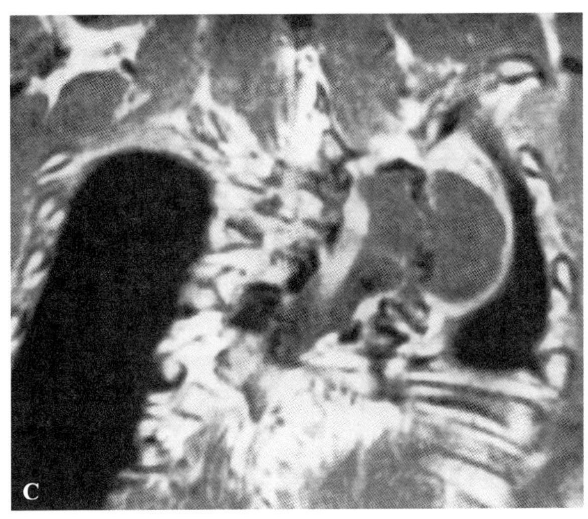

▲ 图 101-11 A. 18 岁患者背部多处牛奶咖啡斑；B. 脊柱侧弯锐利成角，萎缩性改变使得上胸椎严重变形以至于难以辨别；C. 冠状面 MRI 显示在侧弯顶椎发生胸腔内脊髓膜膨出

电刀协助减少出血。我们使用一些商用产品来止血，如包含凝血酶的凝胶颗粒（“Floseal”，Baxter）。另外，我们也使用凝血酶糊药联合明胶海绵（“Gelfoam”，Pfizer）、人造海绵（“Surgical”，Johnson & Johnson Gateway）及微纤维胶原蛋白（“Avitene”，Davol）的方法来达到减少出血的目的。需常规放置伤口引流。对所有进行了椎管探查的患者均必须放置深部引流管，因为一旦患者血压恢复正常可能会发生较多出血。

十、总结

对 NF-1 的遗传学、生物化学及分子生物学的研究一直在不断取得新的进展。对伴有脊柱畸形的该类患者的治疗已发展到可联合应用牵引、360° 融合、椎弓根螺钉、钛合金通用内固定系统、捆绑带系统及颅底神经监测等多种技术手段的程度。对该类畸形行手术固定有时也需要术者具备一定的创造力。在手术中，需要准备的全系列不同植入物包括椎板下钢丝、甲基丙烯酸甲酯及可能使用到的生物辅助材料。

对于神经功能健全的 NF-1 患者及手术者而言，最危险的情况仍然是在未发现椎管内占位的情况下处理脊柱病变或行内固定手术。术前对全脊柱行 MRI 或 CT 影像学评估的重要性怎样强调都不为过。手术过程中除需行全面电生理监测以外，最好配备一名有能力行唤醒试验的麻醉科医生。NF-1 患者即使在伴有严重脊柱畸形的情况下也通常无任何神经损害症状。手术者的责任就是在保证神经功能不受损失的情况下采取最便利、最安全及最牢固的方式建立脊柱平衡与稳定。

骨骼发育不良脊柱畸形的诊断及表现

Spinal Deformity in Skeletal Dysplasia Conditions: Diagnosis and Presentation

第102章

Klane K. White 著
仉建国 吴 南 译

骨骼发育不良是一类病因复杂的疾病，包含了 400 多种影响骨骼和软骨的生长和发育、导致不呈比例的身材矮小及四肢和脊柱异常的疾病。骨骼发育不良的患病率约为 1/5000 [1]。最新的骨骼疾病分类使用分子、临床和放射影像学诊断方法描述了超过 450 种疾病 [2]。据估计 40% 的骨骼发育不良会发展为脊柱畸形 [3]。这些疾病中的脊柱畸形常会早期出现，并随着持续生长而进展。

根据基因表型的功能，骨骼发育不良可分为四大类：①结构蛋白；②调节发育信号通路的蛋白；③负责代谢通路或转运的酶；④与肿瘤相关或与过度生长疾病相关的基因 [4]。作为长骨体部的发育性疾病，脊柱病变出现在有生长的部位，包括颅底（枕骨大孔）、齿状突、中央神经骺板（neurocentral synchordrosis，NCS）和椎骨终板。因此，相应的病理分别包括枕骨大孔狭窄、寰枢椎不稳、脊椎狭窄和后凸畸形。

本组疾病需要特别注意与上呼吸道解剖相关的围术期并发症风险，即气管支气管形态和功能异常、胸壁畸形、上颈椎活动异常，以及与全身健康相关的问题 [4]。因此患者需要在能够认识到这些潜在风险并可以预测和处理这些并发症的医疗机构中得到适当评估和处理。本章旨在区分这些疾病的细微差别，指导脊柱外科医生进行诊断，使其认识到每种疾病的特殊需求。针对这些患者的外科技术暂不讨论。

一、结构基因异常

（一）假性软骨发育不全

假性软骨发育不全（新生儿发病率 1/20 000）与软骨发育不全有许多表型相似之处，但却是一种截然不同的疾病。它是由软骨寡聚基质蛋白（*COMP*）基因突变引起的，以四肢近端短小、韧带松弛、一条腿向外翻，另一条腿向内翻和严重的骨关节炎为特征 [5]。假性软骨发育不全患者出生时外观正常。临床表现通常在 3 岁之前不明显，但是影像学改变会更早出现。

假性软骨发育不全特征性表现为侧位片上的椎体前缘舌状变尖（图 102–1）[6]。这是由椎体终板骨化延迟导致的。虽然这是特征性表现，但它出现较早，并随着年龄的增长而逐渐恢复正常，因此早期的影像学诊断很重要。

虽然胸腰椎后凸在假性软骨发育不全中很少见，但常伴有脊柱侧弯 [7]。对脊柱外科医生而言，最重要的是假性软骨发育不全患者中游离齿状突和 C_1～C_2 不稳定的高发病率 [8, 9]。如同其他骨骼发育不全，常规影像学检查是必要的。当有结构不稳定或脊髓病的影像学证据时，则提示需枕颈融合。

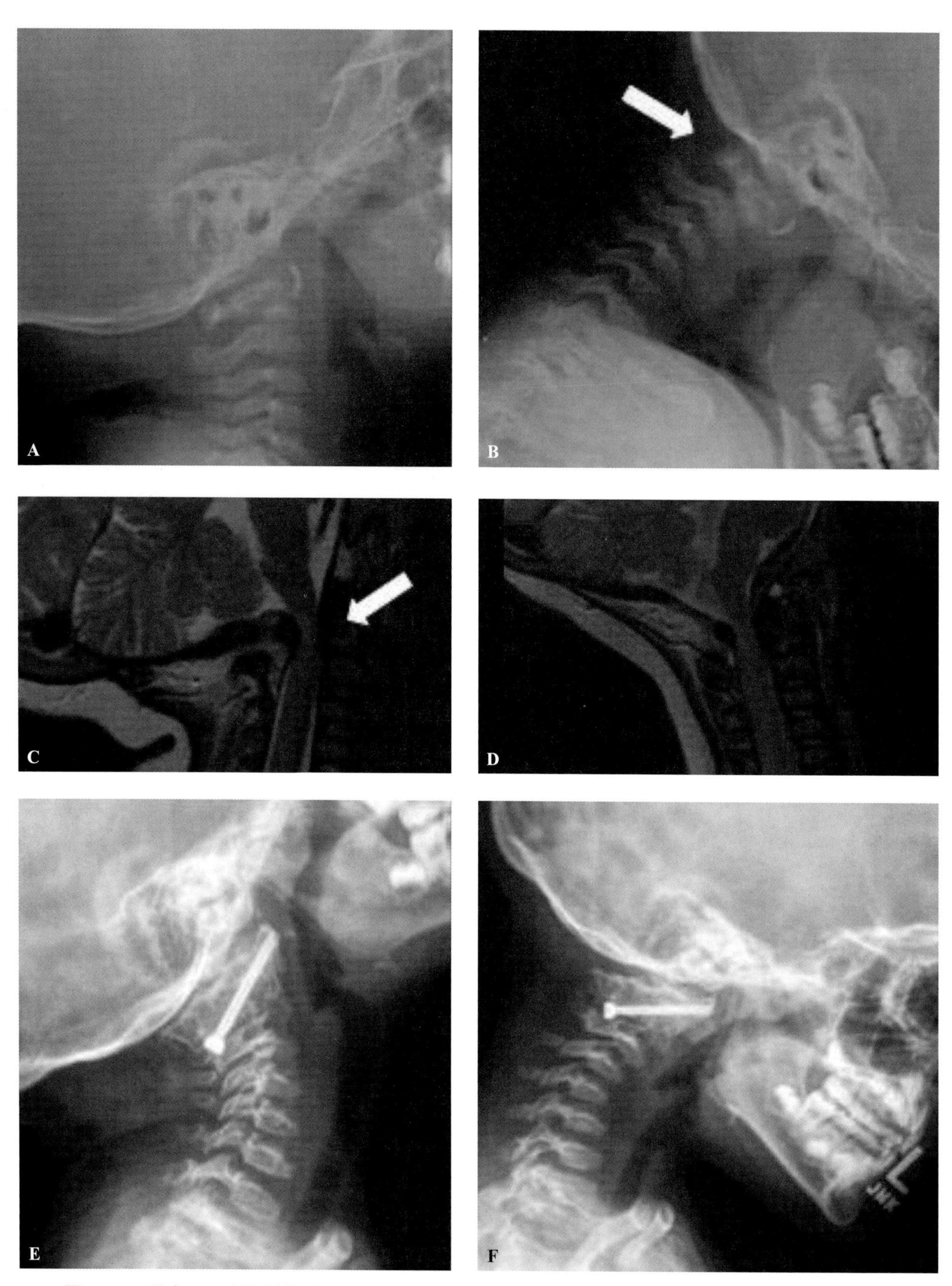

▲ 图 102-1 约有 **20%** 的假性软骨发育不全患者存在颈椎不稳。这主要与游离齿状突有关。在这个 **3** 岁的患儿（**A**）中可见屈曲不稳定（**B**），伴随 **SAC** 缺失（箭）。屈曲位和伸展位 **MRI**（**C** 和 **D**）显示 **2** 个体位都有明显的脊髓受压。关节螺钉固定（**E** 和 **F**）能有效地使其稳定

图片由 William Mackenzie 提供

（二）先天性脊柱骨骺发育不良

先天性脊柱骨骺发育不良（spondylioephyseal dgplasia congenital，SEDC）是一种与躯干短小的侏儒症相关的Ⅱ型胶原疾病。该疾病是由 *COL2A1* 基因突变引起的，为常染色体显性遗传疾病。SEDC 的发病率为 1/100 000。SEDC 的典型特征包括伴随躯干短小的不呈比例的身材矮小、近视、视网膜脱离、听力损失和腭裂。

本病患者在婴儿期椎体呈圆形或梨形，后可发展为严重的扁平椎。可能存在脊柱侧后凸和腰椎前凸的增大。寰枢椎不稳常由齿状突发育不全导致，进而导致颈髓软化。

寰枢椎不稳在 SEDC 中很常见。Miyoshi 等总结 21 例 SEDC 患者，发现身高低于平均值 7 个标准偏差以下的矮小与寰椎后间隙（posterior atlantoders interral，PADI）缩短有显著相关性[10]。他们还发现 PADI 随着年龄的增长而降低，而脊髓病的患病率随着年龄的增长而增加。除 1 例外，所有这些脊髓病患者都存在游离齿状突，但也有同等数量的游离齿状突患者不伴发脊髓病。可供选择的治疗方法是枕颈融合至 C_2，切除 C_1 椎板，并用缝合线固定原位髂骨植骨。必要时可行 C_2 椎板成形术、枕骨大孔扩大成形术或 C_1 硬膜成形术。Serhan 等报道了 20 例（17 女 3 男）SEDC 患儿，平均在 72 月龄时行上颈椎融合术[11]。5 例未使用内固定的儿童中有 3 例出现骨不连，因此他们认为对此类患者应尽可能尝试内固定。其他文献报道也证实了此方法有良好的神经功能恢复和融合率[12, 13]。

在 SEDC 患者中，胸腰椎后凸畸形通常与脊柱侧弯有关[11, 14]。融合和支具治疗的指征与特发性脊柱侧弯的指征相似。但鉴于这些患者身材矮小，支具治疗可能非常困难[7]。腰前凸过大在 SEDC 中也很常见[14]。外科手术很少直接针对脊柱，而是通过近端股骨延伸截骨来纠正相应的髋关节屈曲挛缩，以间接减少过大的腰前凸[15]。

（三）Kniest 发育不良、脊椎骨骺干骺端发育不良（Strudwick）和 Stickler 综合征

Kniest 发育不良、脊椎骨骺干骺端发育不良（Strudwick）和 Stickler 综合征属于其他类型的Ⅱ型胶原病[16]。其共同特点是早期关节退变和一定程度的骨骺和脊柱发育障碍。Kniest 发育不良是一种常染色体显性的短躯干侏儒症，与 *COL2A1* 突变有关，主要累及脊柱和关节。Strudwick 型脊椎骨骺干骺端发育不良（spondyloepiphyseal metaphyseal dysplasia，SEMD）是最常见的 SEMD 类型。在所有的Ⅱ型胶原病中，Stickler 综合征在临床上和遗传学上是最具有多样性的。即使在家庭成员之间也常有很大的差异。Stickler 综合征患者大多身材矮小，但也可以是平均身高，甚至更高。80%～90% 的 Stickler 综合征患者有 *COL2A1* 基因突变，并以常染色体显性方式遗传。其余 10%～20% 的 Stickler 综合征患者存在其他结构胶原基因的突变，包括 *COL11A1*、*COL11A2*、*COL9A1*、*COL9A2*、*COL9A3*，呈常染色体显性或隐性遗传[17]。

在 Kniest 发育不良中，患者骨骺明显增大，使长骨特别是股骨呈哑铃状改变[6]。Kniest 发育不良其他特征为手足受累，即表现为扁平的骨骺及球状掌指关节和近端指间关节。与 SEDC 一样，椎体冠状裂也表明这是一类Ⅱ型胶原病。Stickler 综合征表现为轻度至重度的脊柱骨骺发育不良伴随早发性退变性关节病变。Stickler 综合征患者可能出现髋内翻或髋外翻、脊柱畸形（脊柱侧弯或后凸），或冠状面上的下肢畸形。其他脊柱病变包括脊柱终板异常和 Schmorl 结节[18]。Rose 等发现 34% 的患者患有脊柱侧弯，43% 的患者有 Scheuermann 病样后凸[18]。67% 的患者和 85% 的成年患者存在慢性背痛。终板异常和 Schmorl 结节与年龄和背部疼痛相关。只有 1 例成年患者没

有出现脊柱异常。

胸腰段脊柱后凸可见于 Kniest 发育不良或 Strudwick 型 SEMD，症状可较严重，并且可演变为脊柱侧弯（图 102-2）。文献曾报道呼吸系统受累导致患者死亡[19]。此前认为治疗这些畸形需要早期行骨融合术，但儿童可能更适合有利于其生长的技术。这些患者也存在颈椎异常。Kniest 发育不良和 Strudwick 型 SEMD 患者可出现寰枢椎不稳，可采用枕骨 $-C_2$ 融合内固定或 Halo 支架固定治疗[11, 20]。Stickler 综合征患者中常可见脊柱侧弯，但通常不严重，无须采用外科手术治疗[21]。

（四）成骨不全症

成骨不全症（osteogenesis imperfecta，OI）是一组导致骨脆性增加和反复骨折的疾病。该疾病相对常见，发病率约为 1/5000[22]。约 90% 是常染色体显性遗传，并且是由于Ⅰ型胶原基因（*COL1A1* 或 *COL1A2*）突变所致。其他临床症状包括蓝巩膜、早发听力丧失、牙本质形成不全、关节活动过度和身材矮小。Ⅰ～Ⅳ型为常染色体显性遗传病，疾病严重程度不同。Ⅰ型成骨不全症通常为轻症，常无症状。Ⅱ型对于围产期胎儿是致死性的，而Ⅲ型和Ⅳ型症状可为中度至重度，常伴发脊柱病变。

成骨不全症的脊柱表现包括脊柱侧弯、脊柱后凸、颅颈交界处病变（如颅底内陷）、峡部裂和腰椎滑脱。在多项研究和各型成骨不全症中，脊柱侧弯的患病率在 39%～80%[23]。6 岁以下的患者中很少出现脊柱侧弯，但在确诊后可以迅速进展[24]。

37% 的成骨不全症患者存在颅颈交界区病变。这些病变包括颅底凹陷（13%）、基底凹陷（15%）和扁平颅底（29%）[25]。一项研究表明，所有 4 种类型的成骨不全症均存在颅底病变，但与成骨不全症的严重程度和较大年龄有关[26]。包括 CT 和 MRI 在内的影像学手段可用于更好地了解与颅底病变相关的复杂解剖结构，这些解剖结构在 X 线片上很难辨别。治疗方法可采用齿状突切除、枕骨大孔减压术或同时采用两者，有时需要行枕颈融合术[27]。Sawin 和 Meneze 报道的 25 例颅底凹陷患者中有 18 例存在成骨不全症[28]。

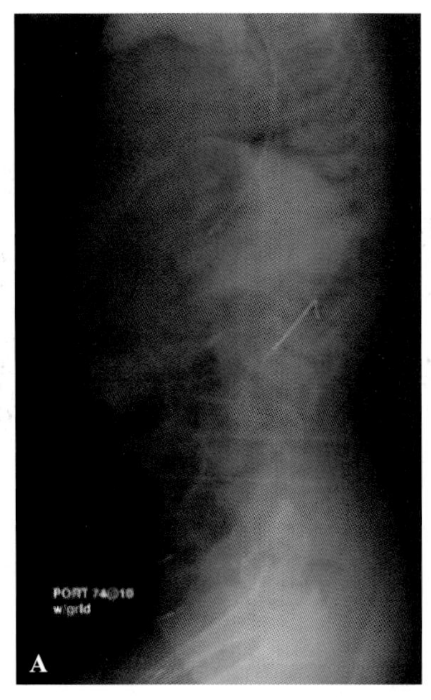

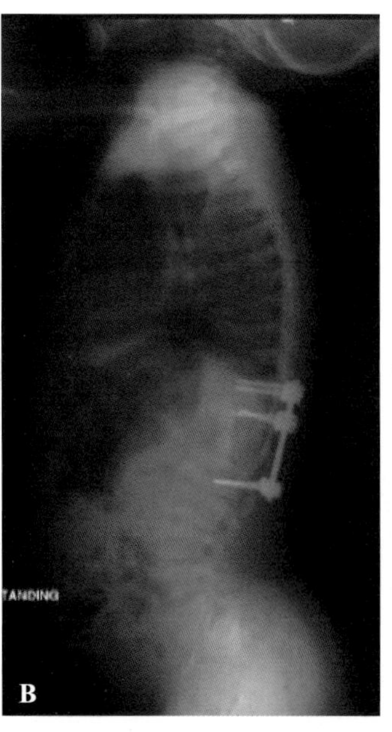

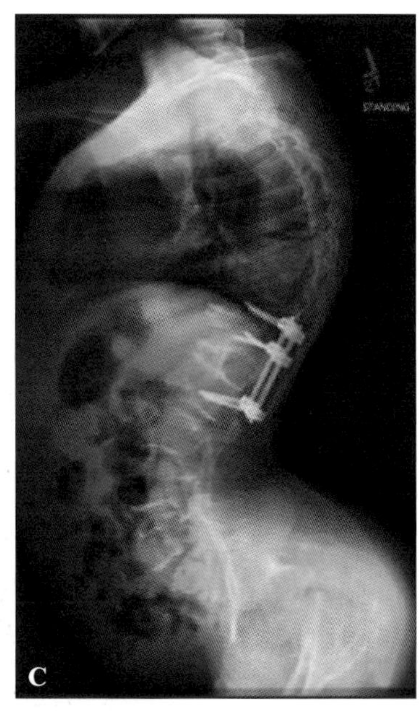

▲ 图 102-2 **A.** 在Ⅱ型胶原病中可见扁平脊椎或终板不规则，该例 **Kniest** 综合征患者出现此症状。**B.** 该患者在 **6** 岁时接受了椎体切除术。**C.** 该患者在 **16** 岁时的影像学表现

其中 56% 的人年龄在 11—15 岁。无症状的基底凹陷患者也曾接受外固定矫形治疗，但没有证据支持这一做法。有症状的脑积水患者在治疗基底凹陷之前进行了脑室－腹腔分流术。颅底凹陷的初步治疗包括术前牵引复位。对复位成功的患者（40%）行后路减压及枕颈融合术。未能复位的患者需经口腔或鼻腔行前路减压，随后行后路枕颈融合术。

由于骨质量差和畸形僵硬，成骨不全症患者脊柱侧弯的治疗较为复杂（图 102-3）。由于胸廓脆性较大，支具治疗无效且难以使用。支具治疗后可导致胸壁畸形和脊柱侧弯进展[29]。部分患者可使用柔软的胸腰骶矫形器以支撑坐姿，但无助于缓解侧弯进展。

当侧弯达到 50° 时，可行脊柱融合术阻止曲度进展，但也需要考虑患者的年龄和躯干高度，以避免胸廓功能不全综合征。有研究表明重度成骨不全症患儿在侧弯达 35°时可受益于脊柱融合治疗，但延迟至 50°治疗时也不会严重损害肺功能或增加治疗难度[30]。如今器械和矫正技术均有所进步。Yilmaz 等回顾分析了 10 例采用脊柱后路融合术治疗脊柱侧弯的成骨不全症患者[31]。所有患者均于术前接受了帕米膦酸盐治疗，其中 7 例患者在近端和远端行骨水泥强化椎弓根螺钉内固定术。作者提到由于肋骨过度生长和胸椎前凸可导致胸椎显露困难。通过肋骨和 Ponte 截骨术，上述患者平均矫正率为 48%，随访中无矫正度丢失，没有神经损伤，也没有植入物失败。他们还观察到这些患者的生活质量评分、疼痛和坐姿耐受性均有所改善。

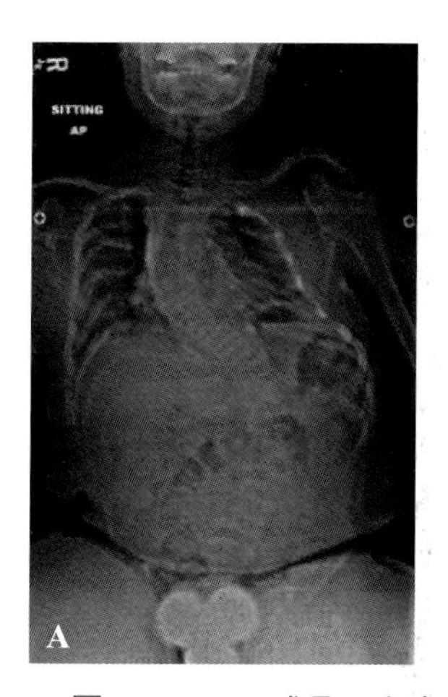

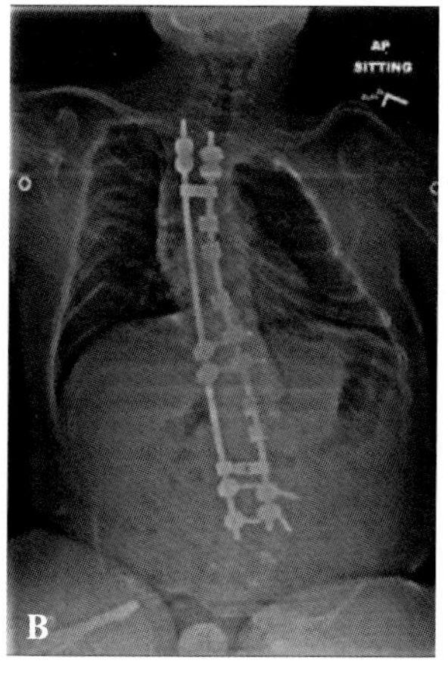

▲ 图 102-3 A. 成骨不全症患者中进展的脊柱侧弯；B. 在畸形顶点处使用椎板下聚乙烯带进行节段性内固定融合治疗

二、调节发育信号通路的蛋白相关疾病

（一）软骨发育不全 / 软骨发育不良

软骨发育不全是不呈比例侏儒症最常见的原因，患病率为 1/15 000。这是一种常染色体显性遗传病，由受体基因 *FGFR3* 跨膜部分的功能获得性突变所致[32]。这种突变是散发的，近 90% 的患者父母为中等身材。常见的表型是四肢近端短小、伴前额隆起的大头畸形、腰椎前凸和膝内翻。软骨发育不全患者的骨性差异可导致功能性和医疗的并发症，最显著的是枕骨大孔区畸形和腰椎管狭窄。

软骨发育不良临床表现与软骨发育不全类似，通常由于 *FGFR3* 基因酪氨酸激酶部分突变导致，但患儿出生时通常外观正常，后逐渐出现特征性表型。尽管不太常见，但软骨发育不良的个体也可出现枕骨大孔区畸形或椎管狭窄[33]。

这类疾病的影像学特征是骨性椎管狭窄[6]。在正位 X 线片上可见椎板间距进行性缩小，侧位片上可见椎弓根明显缩短。此外，椎体后缘常见扇贝样改变，胸腰椎交界处存在特征性的椎体前上角缺损。

软骨发育不全的婴儿死亡率更高，接近 7%[34]。在这一人群中猝死率增加至少一部分是由于枕骨大孔处脊髓压迫引起的中枢性睡眠呼吸暂停所导致的[35, 36]。对软骨发育不全的婴儿进行常规监测非常重要，并且需要结合病史、体格检查和多导睡眠图。只有当上述项目存在异常时，才需要进行椎管成像检查（MRI）[4]。

令人担心的临床发现包括运动发育迟缓、明显的低张力和肢体使用不对称等[4]。相关的体征包括阵挛、运动无力或痉挛及病理反射征。伴有中枢性呼吸暂停的睡眠障碍，MRI 图像显示枕骨大孔区狭窄并伴有前后方脑脊液减少，特别是存在脊髓软化症的证据，都是值得关注的。枕骨大孔减压术适用于有明显临床症状的神经功能损伤的婴儿，无论是否存在脊髓损伤的 MRI 证据（图 102-4）。这些患者通常需要行半紧急的枕骨大孔减压术。

95% 的软骨发育不全婴儿存在胸腰椎后凸。畸形可持续存在甚至可能在独立行走之前加重[37]。这个年龄段的畸形通常是柔韧的，可通过调整坐姿和支具以预防[38, 39]。虽然对于幼儿提倡使用传统胸腰骶矫形器（TLSO）[36]，但目前尚无研究支持这一治疗方法，且不常规推荐。10%～30% 的学龄期软骨发育不全患儿仍存在胸腰椎后凸[37, 40]。对于后凸畸形不能自然缓解的儿童，推荐使用前部柔软的 TLSO。儿童脊柱长期后凸可导致脊髓病、下肢轻瘫，极少数患者会出现截瘫[41]。手术治疗非常困难。Ain 等报道平均矫正率为 50%，无骨不连、感染、神经并发症或计划外再手术。有 1 例患者出现硬脊膜漏，另一

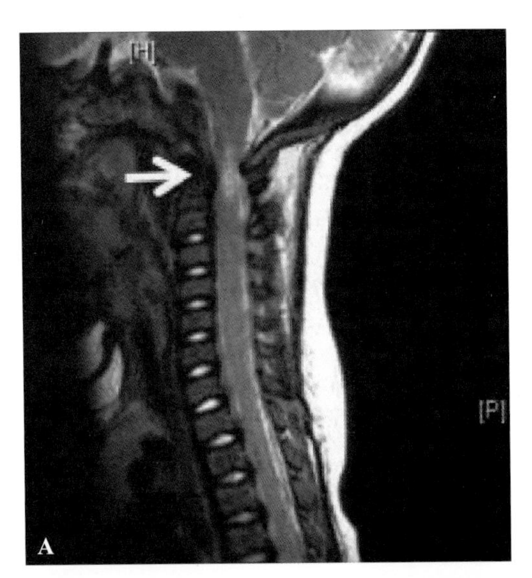

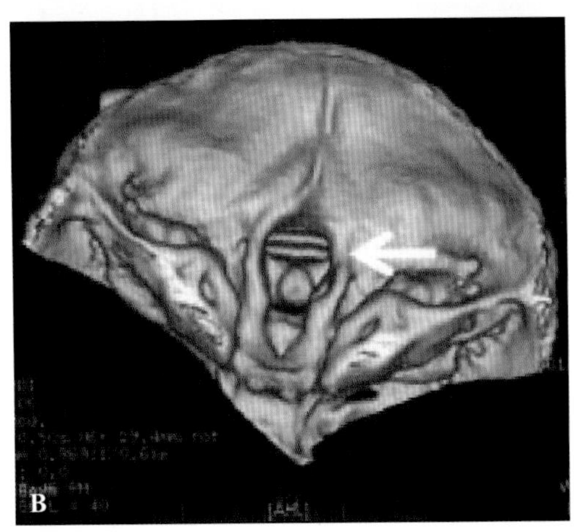

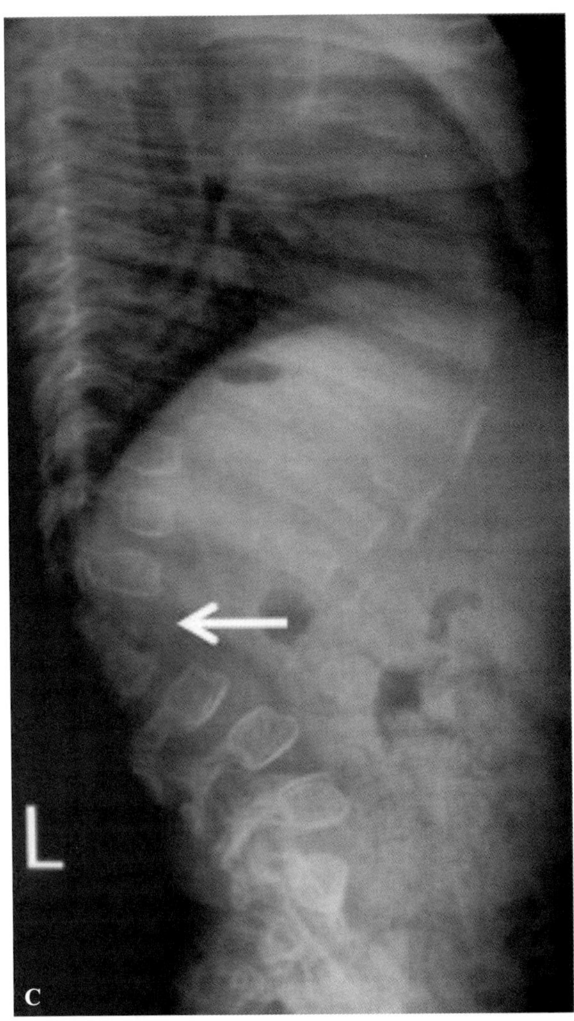

▲ 图 102-4 A. 约 5% 软骨发育不全患儿存在枕骨大孔狭窄，此例合并脊髓损伤，表现为磁共振 T_2 高信号（箭）；B. 该患者的“锁孔样”枕骨大孔；C. 软骨发育不全中典型的胸腰椎后凸和椎体发育不全（箭）

例患者出现术后交界性后凸[42, 43]。

软骨发育不全患者中普遍存在腰椎管狭窄[44]。腰椎管狭窄在青少年时期通常无症状，直到 30—40 岁时才出现典型的症状。但有时青春期可出现症状，特别是残存胸腰椎后凸的情况下[13]。典型症状包括腿部无力和疼痛所导致的行走耐力下降，可通过蹲、坐、向前弯腰或躺下以屈曲腰骶部来缓解[7]。对于骨骼尚未发育成熟的患者，有症状的椎管狭窄是需要治疗的，否则会导致永久性的神经功能损伤。术前影像学检查可能有帮助，但狭窄是多节段的，因此难以仅凭影像学解释症状，还需要结合临床。

目前治疗椎管狭窄的推荐方法是多节段椎板切除术，范围为从影像学显示的受压节段头侧的 1～2 个节段直到第 1 骶椎水平的尾侧。后路减压不充分会导致复发率升高。对于骨骼未发育成熟患者而言需要融合减压节段，以避免椎板切除术后的后凸畸形[11]。根据 Ain 等的经验，通常至少需要减压 4 个节段。如果存在后凸畸形，则建议同时矫正。

（二）屈肢骨发育不良

屈肢骨发育不良的典型表现为男性生殖器退化、性反转和多种面部畸形[45]。其遗传学异常发生在 *SOX9* 基因[46]。骺板软骨发育迟缓，导致脊椎发育不全。屈肢骨发育不良的特征是 X 线片上无胸椎椎弓根（图 102-5）。此前许多患儿在很小的时候就死于与严重的、进行性的脊柱侧后凸和胸廓发育不良相关的呼吸衰竭，但通过积极的肺部护理，包括气管切开和通气支持，目前的生存和预后得到了很大的改善[47]。因此，我们推荐治疗脊柱畸形。患者还可并发颈椎后凸、滑脱、脊髓积水或脊髓纵裂，术后常出现神经损伤和假关节[48]。与弯曲变形性发育不良一样，可使用利于生长的装置以在早期治疗畸形。由于椎体极度发育不良，影像学上未见椎弓根，此类患者可采用

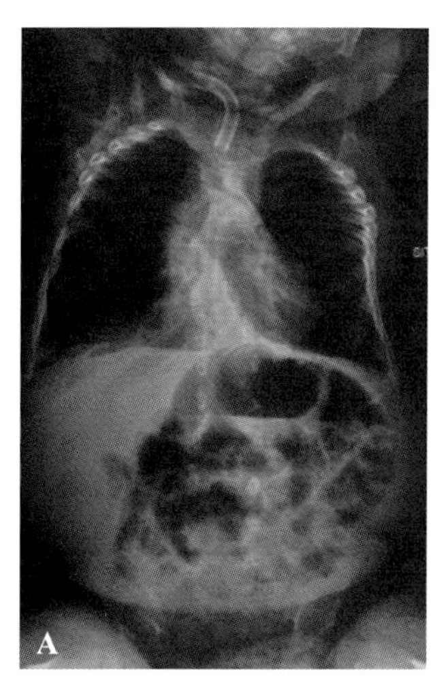
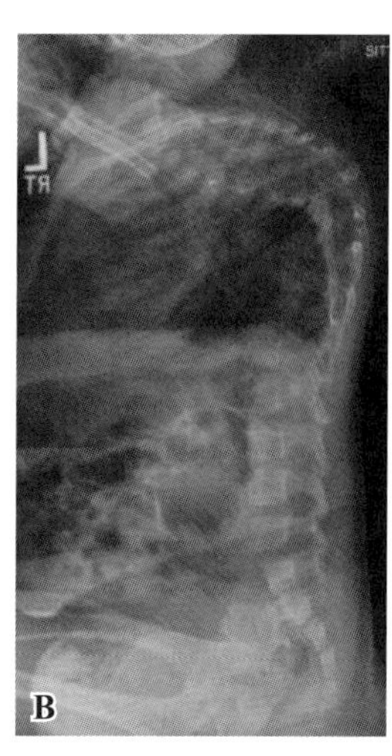

▲ **图 102-5 A. 屈肢骨发育不良患者的 X 线前后位像，因为严重的肺部病变可见气管造口管；B. 侧位可见严重的胸椎后凸**

脊柱 – 肋骨支撑。

（三）Conradi–Hunermann 综合征（X 连锁点状软骨发育不全 2 型）

点状软骨发育不全是一组以婴儿期斑点状骨骺和不同程度骨骼畸形为特征的异质性疾病[49]。其最常见的类型是 Conradi–Hunermann 综合征（CDPX2）。这是一种 X 连锁显性遗传疾病，由编码 δ（8）– δ（7）甾醇异构酶依莫帕米结合蛋白（emopamil–binding protein，EBP）的基因突变引起[50]。CDPX2 的临床表现从伴有多种畸形的胎儿死亡和严重的生长迟缓，到更轻微的临床表现，如无生理异常的成年人。至少 95% 的 CDPX2 患儿是女性，她们表现为生长迟缓和身材矮小，具有特征性的头面部表现和骨骼病变。正常骨化完成之前的儿童在 X 线相上可出现骨骺、椎骨、骶骨、气管和肋骨远端的钙化斑点。股骨畸形通常是不对称的，且多见脊柱后凸。

与该疾病相关的脊柱侧弯通常出现较早且十分难治，需要尽早治疗（图 102–6）[51]。Mason 等总结了 17 例患者，其中 11 例患者在初次融合失败后需要再次手术[51]。其中 2 例患者存在所谓的“非营养性”畸形，进展缓慢，对后路脊柱

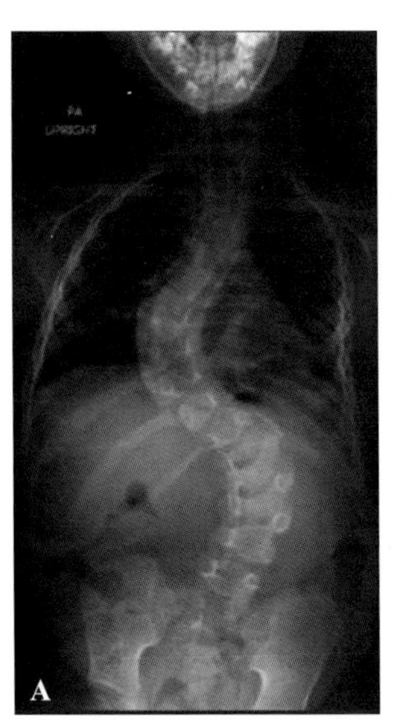

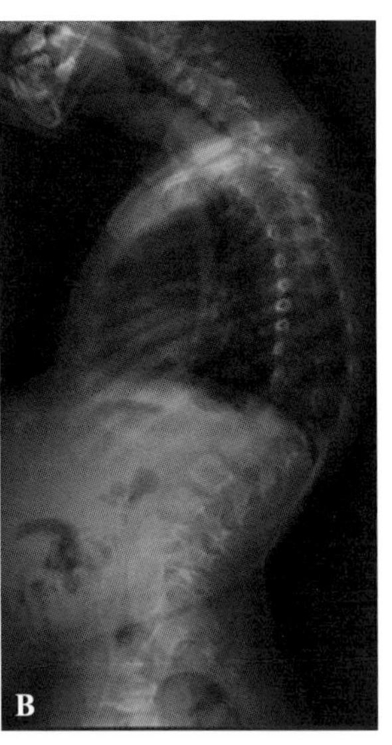

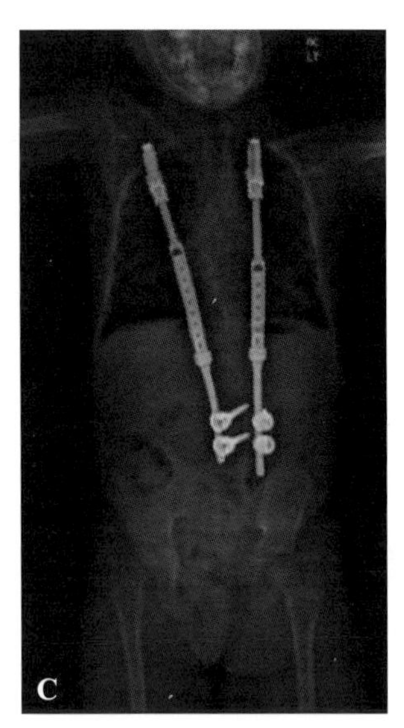

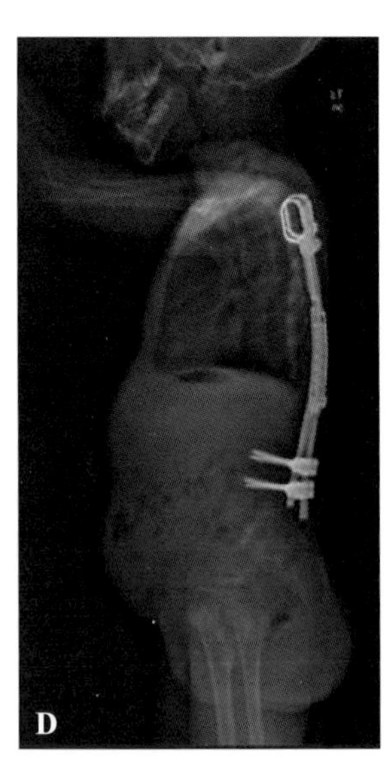

▲ 图 102-6 A 和 B. Conradi-Hunermann 综合征中脊柱侧弯的正位（A）和侧位（B）图像。脊柱后凸通常比此图更严重。C 和 D. 作者更倾向于使用脊柱 - 肋骨助生长固定系统来治疗早发畸形

融合术反应良好。与其他形式的骨骼发育不良一样，对于后凸畸形和椎体发育不良，脊柱 - 肋骨助生长装置有助于控制畸形和促进生长[52]。点状软骨发育不全的临床表现还包括游离齿状突、寰枢椎不稳和颈椎狭窄[53, 54]。这些患者推荐早期行融合术，存在治疗指征时可行减压。

（四）间向性发育不良

间向性发育不良的特征是四肢短小伴随关节活动受限和关节增大，以及严重的脊柱后凸。间向性发育不良是由瞬时受体电位香草酸亚型 4（*TRPV4*）突变引起的，该基因编码一种在多种组织内存在的多向钙离子阳离子可渗透性通道。存在常染色体显性和隐性 2 种遗传模式[55]。患儿出生时胸部狭窄，四肢异常短小，长骨呈哑铃状。该病的表型谱多样，严重者在宫内或出生后不久即死亡，轻症者仅有轻度骨骼改变[56, 57]。患儿出生时躯干较长，四肢较短。随着全胸椎后凸的发展，间向性发育不良看上去在早期转变为短干侏儒症（因此其希腊语名称为 Metatronpos，即"转变性生长"）[19]。影像学特征包括严重扁平椎、干骺端增大和长骨缩短[58]。

在间向性发育不良中常见颈椎狭窄和寰枢椎不稳（图 102-7）[13, 59]。Leet 等回顾了间向性发育不良中颈椎狭窄的经验，他们报道高达 75% 的患者均存在颈椎狭窄[60]。枕颈部和下颈椎均存在狭窄，MRI 是最好的评估手段。建议在狭窄节段处行手术减压的同时行枕骨融合术，术后使用 Halo 架。

（五）Larsen 综合征 / Ⅲ型骨发育不全症

Larsen 综合征以大关节脱位、马蹄内翻足和特征性颅面畸形为特征[61, 62]。Larsen 综合征为常染色体显性遗传，是由编码细丝蛋白 B（FLNB）的基因突变引起的。脊柱畸形包括闭合不全和椎体发育不良，进而导致脊柱侧弯和颈椎后凸[63]。患者可见铲形手指，多见于拇指。头面部畸形包括眼距增宽、前额突出、鼻梁凹陷、面部扁平。腭裂和身材矮小也是常见伴随的症状[64]。

骨发育不全症（atelosteogenesis，AO）最早是由 Maroteaux 等提出。这是一种致死性软骨发育不良伴随长骨成骨不全，包括肱骨、股骨、腓骨和脊椎骨[65]。随后 AO 分为 3 个亚型，包括Ⅰ～Ⅲ型骨发育不全症。所有亚型都有严重的短

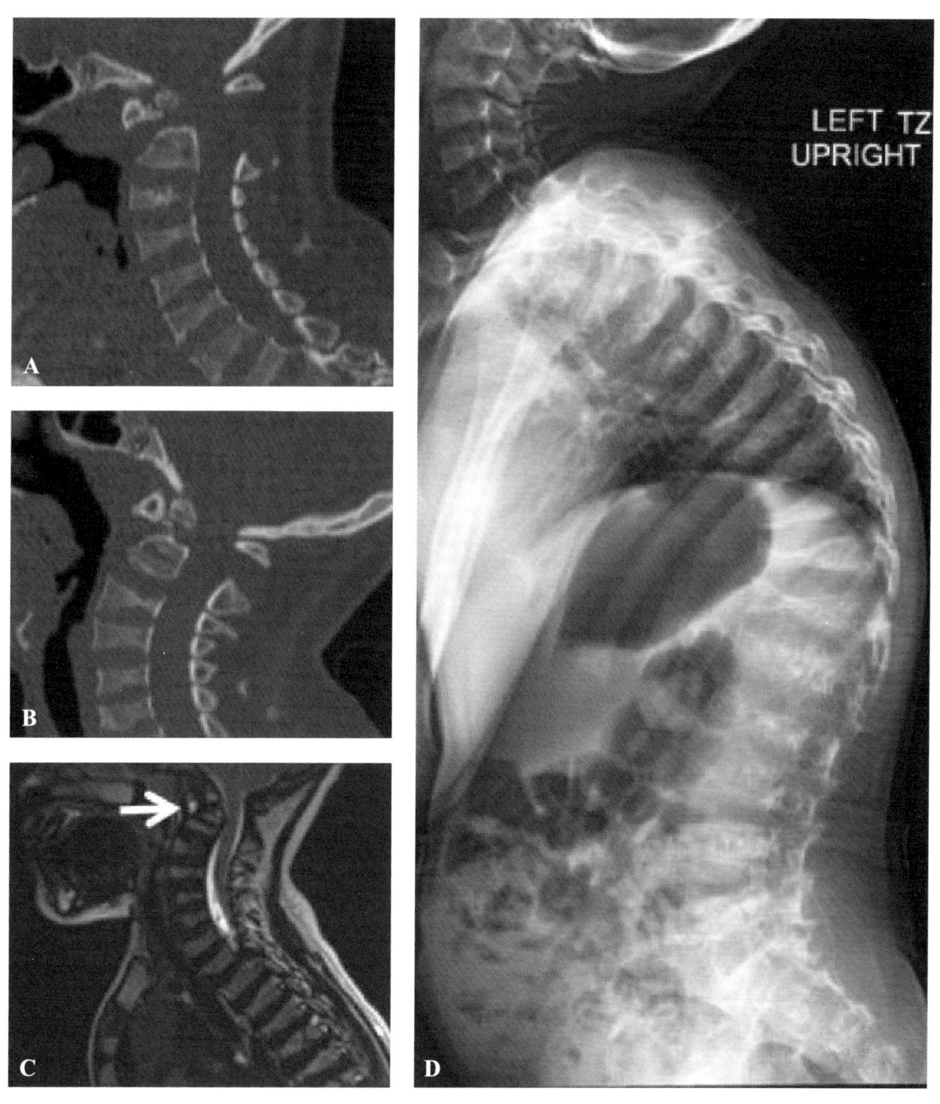

▲ 图 102-7　A 至 C. 过屈位（A）和过伸位（B）CT 平扫显示轻度不稳定，这与间向性发育不良（C）颈椎管狭窄和脊髓受压（箭）有关；D. 间向性发育不良患者中可见特征性的“煎饼”状扁椎骨

肢侏儒症和脊柱侧弯，但每种亚型都有特定的表型。Ⅰ型 AO 在围产期是致死性的，Ⅱ型 AO 不是 FLNB 导致的，Ⅲ型 AO 表现为一种严重的 Larsen 综合征[66-69]。

与 FLNB 相关的脊柱侧弯和其他脊柱畸形会导致脊柱和胸部畸形，限制了肺的发育，并可能损害心肺功能（图 102-8）。此前早发型脊柱侧弯可通过前路和后路 2 种方式矫正[64, 70]。目前，支具、石膏和助生长的手术技术可防止畸形的进展，最大限度地促进脊柱和胸部的生长，维持肺的发育和功能[52, 71]。颈椎的后凸和枕颈部不稳定可能导致脊髓受压。颈椎后凸和半脱位在治疗脊柱侧弯之前都应该行融合术治疗。前后路小关节融合术治疗颈椎后凸畸形已有所介绍[72]。

三、代谢处理或转运酶的相关疾病

（一）骨畸形性发育不良

骨畸形性发育不良是一种罕见的短肢侏儒症，由于骨骺骨化障碍和显著挛缩导致逐渐进展

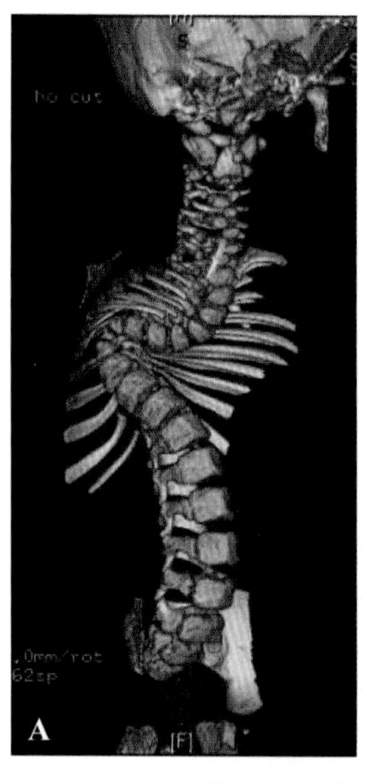
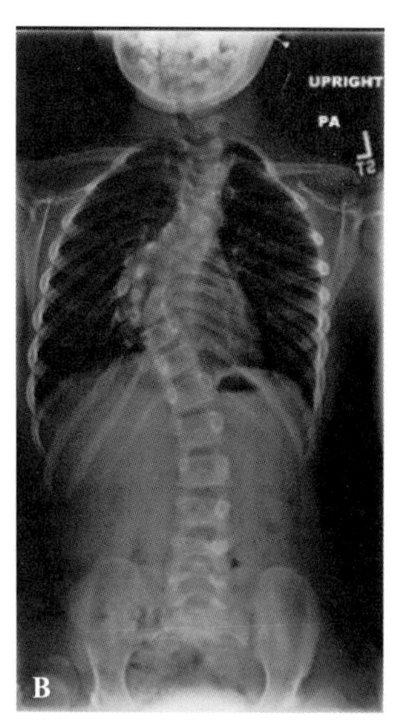

▲ **图 102-8 骨发育不全症（A）中的脊柱畸形比 Larson 综合征（B）的畸形更为严重。这 2 种情况都是 FLNB 突变导致的**

的骨骼畸形。虽然确切患病率尚不明确，但研究人员证实美国的新生儿患病率约为 1/500 000。芬兰地区发病率更高，约为 1/33 000[73]。这是一种由 *SLC26A2* 基因突变引起的常染色体隐性遗传病。这是一种硫酸盐转运蛋白基因。患者特点是身材显著矮小（躯干和四肢均受影响），脊柱后凸，关节挛缩，经典的"搭便车拇指"和马蹄内翻足。在婴幼儿期，患者可以出现严重的、有时甚至是致死性的气管软化[74]。表型具有多样性，最轻微的表现为"常染色体隐性遗传性多发性骨骺发育不良"，该类疾病不产生脊柱畸形[75]。

骨畸形性发育不良患儿中有 25%～40% 存在颈椎后凸。最早可于婴儿期出现，大多数患儿会逐渐缓解[76-78]。大于 60° 的严重侧弯与严重的椎体发育不良相关，往往不能缓解并会进展（图 102-9）。推荐使用支具治疗儿童颈椎后凸畸形，其治疗效果良好。但这也可能是该疾病的良性自然病史。后凸畸形进展可导致严重并发症，多篇文献报道了四肢瘫痪和心肺衰竭的病例。

传统推荐前路和后路固定，但是没有长期随访的报道。外科医生在规划手术入路时，应该意识到颈椎隐性脊柱裂发病率较高（高达 75%），术前要有充分的影像学检查，包括 CT 血管造影和 MRI[76, 79]。

脊柱侧弯是骨畸形性发育不良的典型特征，在 37%～88% 的患者中有报道[75, 76, 78, 80]。最常见的是胸椎侧弯合并后凸。畸形出现较早，通常出现在 5 岁之前，并且容易进展，出现脊柱强直，影响肺功能。萎缩性侏儒症患者一般在 10 岁以后躯干高度不再增加，因此建议无论年龄大小都要尽早干预（曲度＞50°）[80]。在年龄较小的儿童中已经成功地使用了助生长的装置[52]。由于脊柱后凸，可采用脊柱－肋骨装置以绕过脊柱后凸节段。随着年龄的增长和脊柱变僵硬，可能需要采用后路融合术及截骨内固定。

（二）黏多糖贮积症

黏多糖贮积症（mucopolysaccharidoses，MPS）是一类溶酶体储存障碍疾病，由于单基因突变导致负责降解糖胺聚糖（glycosaminoglycans，GAG）的酶功能障碍所致。MPS 是常染色体隐性遗传病（Ⅱ型 MPS 是 X 连锁隐性遗传），发病率为 1/25 000[81]。每型 MPS 都与单个基因缺陷和相应的酶功能缺陷有关。每类 MPS 临床症状的严重程度均不相同。

骨骼检查被用于评估多发性骨发育不良[6]。在脊柱方面，其最常见的表现为扁平椎伴颈椎椎体前部鸟嘴样改变，以及胸腰椎交界处后凸。脊柱的磁共振成像可见枕颈交界处椎管狭窄，但在下颈椎和胸椎较少见[82]。

颈椎管狭窄和寰枢椎不稳目前尚无明确手术指征，但出现脊髓病的体征和症状、明显的脊柱不稳定和 MRI 中脊髓信号改变是治疗的指征[83]。枕颈交界处的孤立性狭窄可单用减压术治疗，但由于可伴发韧带松弛，因此建议Ⅳ型 MPS 患者同期行融合术。当存在其他位置的椎体不稳定时，推荐行减压融合术。多节段狭窄见于Ⅰ型

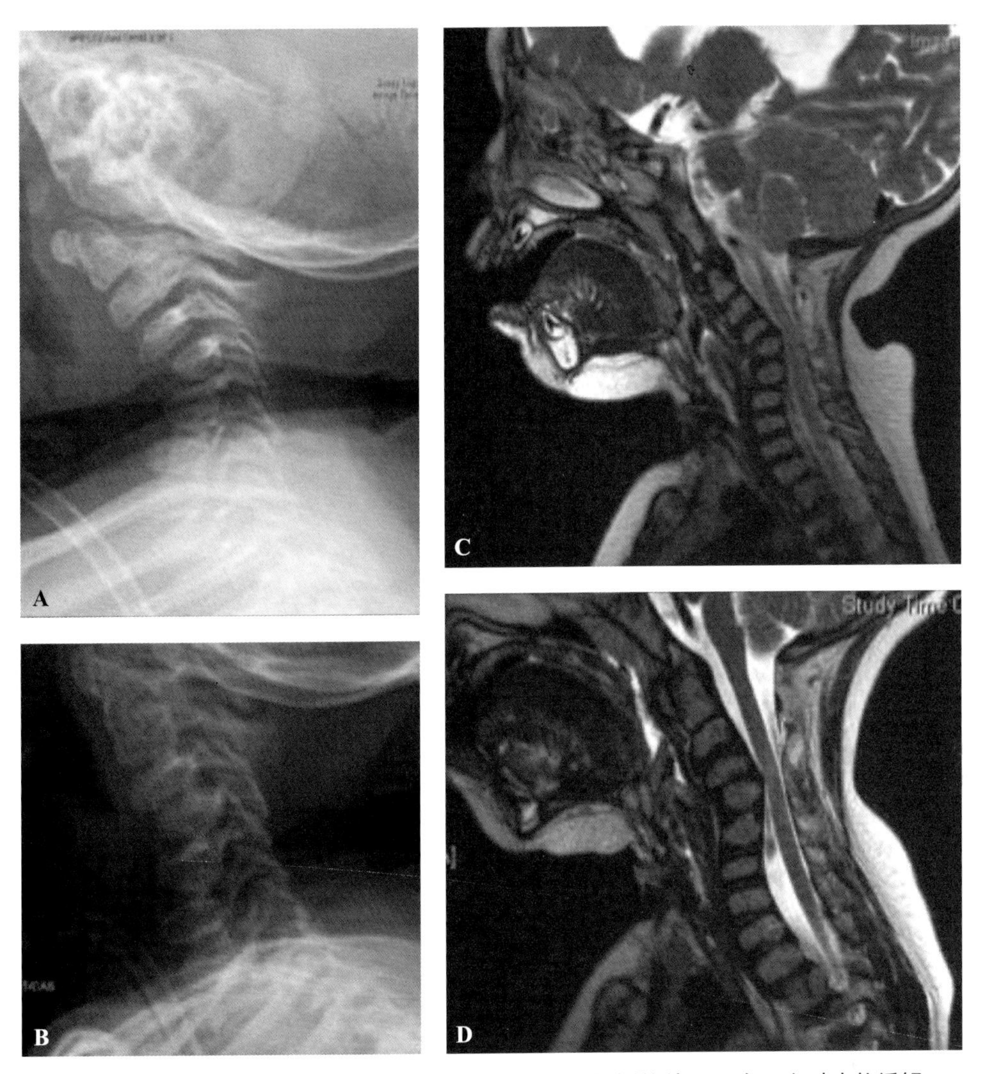

▲ 图 102-9 **A.** 骨畸形性发育不良患者 **3** 岁时的颈椎侧位片；**B.** 在 **9** 岁时症状缓解
C 和 **D.** 相应的 **MRI** 成像显示尽管有所改善，但脊髓仍存在风险

MPS（由于硬脑膜增厚）及Ⅳ型和Ⅵ型 MPS（由于多节段椎间盘突出）[82]。治疗手段包括多节段椎板切除术、可联合融合术，或椎板成形术。

对于严重畸形（＞70°）或脊髓病患者，建议手术治疗胸腰椎后凸[84, 85]。可行脊柱三柱矫形术，既可采用前后路联合入路，也可采用经椎弓根椎体截骨术[86, 87]。不建议仅采用短节段后路融合术。后凸畸形可能伴有脊柱侧弯，需要对此行融合术（图 102-10）。在 MPS 中，无论是应用支具、石膏和生长棒技术还是"生长友好型"脊柱内固定均无定论，但是可尝试用上述技术治疗复杂的患者。

四、总结

骨骼发育不良患者常见脊柱畸形。这些畸形通常出现早，而且容易快速进展。由于韧带松弛和后凸畸形，颈椎和胸椎病变可并发脊髓病变。尽管疾病的最终发展是类似的，但脊柱外科医生应该熟悉每种疾病的细微差别，因为每种疾病都有各自的难点。高风险畸形和并发症是最具有挑战性的。

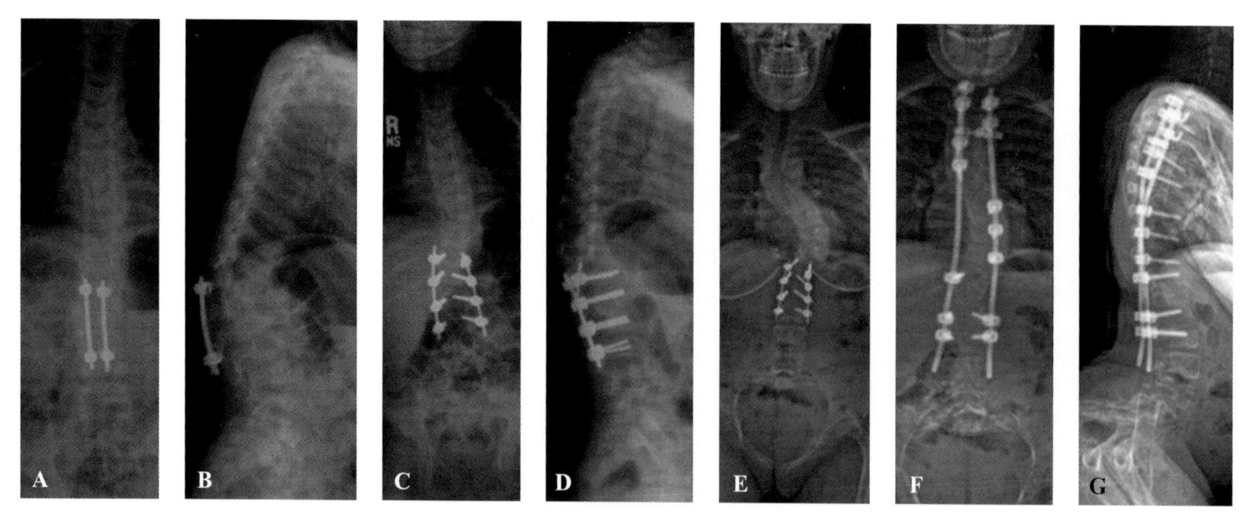

▲ **图 102-10　1 例 2 岁的 Morquio 综合征患者**

A 和 B. 患者因胸腰椎后凸接受了单纯后路融合术；C 和 D. 通过椎体切除术进行了翻修；E. 在 15 岁时患者出现明显的脊柱侧弯；F 和 G. 采用后路内固定延长融合术进行了治疗

骨骼发育不良引起的脊柱畸形的外科治疗

Surgical Management of Spinal Deformity in Skeletal Dysplasias

第103章

Eric D. Shirley　Michael C. Ain　著

杨　操　赵康成　译

一、概述

骨骼发育不良是由骨骼及软骨生长发育异常导致的一类身体比例失调性疾病。身材矮小是骨骼发育不良最容易识别的特征，其定义为身高低于人群平均身高2个标准差。脊柱异常也是骨骼发育不良的常见临床表现（表103-1）[1]。本章的目的是回顾患有这些疾病的患者进行脊柱手术时的注意事项。

二、骨骼发育不良患者脊柱外科手术一般注意事项

（一）术前管理

由于这类患者进行脊柱外科手术的复杂性，建议最好选择技术全面的综合性医院，并且具有开展此类手术经验的医疗机构进行治疗。共识性的围术期指南有利于术前准备的完成[2, 3]。为了评估可能存在的多种并发症，需要术前周密的评估。至少包括全血细胞计数和基础代谢相关实验室检查非常必要。Morquio综合征患者可能出现先天性心脏病[4]，必须进行心脏科会诊。进行肺功能检查可以用于评估手术后能否拔管。多导睡眠图检查也经常需要，尤其是在与气道阻塞相关的发育不良的疾病中，如软骨发育不全、骨骼弯曲变形性发育不全和黏多糖贮积综合征（mucopolysaccharidoses，MPS）[5]。

若骨骼发育不良患者的寰枢关节不稳（atlantoaxial instability，AAI）未被发现，即便是进行小手术，术中也有可能出现脊髓损伤甚至瘫痪[6]。骨骼发育不良患者症状具有显著多样性，存在颈椎异常的患者可能完全没有相关症状[7]。在手术前，所有发育不良所致的寰枢关节不稳（表103-1）及临床怀疑存在该病变的患者均应接受颈椎过伸-过屈位X线检查。我们遇到过很多对关节置换手术效果不满意的骨骼发育不良患者，而这些患者被发现存在需要手术治疗的寰枢关节不稳。除了脊柱X线片以外，磁共振检查（MRI）也经常被用于进一步观察解剖结构并识别伴发的其他异常[3, 8]。这些发育异常包括个别病例出现的椎管狭窄（表103-1）及Larsen综合征中表现出来的硬脑膜扩张[9]。

骨骼发育不良患者是麻醉并发症的高危人群[4]，因此建议邀请有经验的麻醉医生共同处理[2]。呼吸道/气道损伤常见于软骨发育不全、Kniest综合征、变形性骨发育不良、Morquio综合征[4]、假性软骨发育不全和脊柱骨骺发育不良（spondyloepiphyseal dysplasia，SED）。这类患者的气管插管经常会需要使用可视喉镜或纤维支气管

表 103-1 骨骼发育不良引起的脊柱临床表现

发育异常类型	寰枢椎不稳	颈椎后凸畸形	脊柱侧弯	后凸畸形	椎管狭窄
软骨发育不良				是	是
短指发育不良		是	是	是	
点状软骨发育不良	是		是	是	是
弯曲变形性发育不良		是	是	是	
Kniest 发育不良	是		是	是	
Larsen 综合征	是	是	是		
干骺端软骨发育异常	是		是		
变形性骨发育不良	是		是	是	是
黏多糖症	是		是	是	
假性软骨发育不全	是		是		
骨骺发育不良	是		是	是	
脊椎骨骺发育不良			是	是	

镜[3]。在脊髓压迫的患者中，麻醉插管考虑使用经鼻气管插管。如果需要放置中心静脉导管，由于患者体型矮小可能会导致放置过程不顺利，因此需要普通外科医生共同参与。因而，若条件允许，应邀请麻醉医生一起进行术前评估。

由于患者体型的异常，肩关节、肘关节、髋关节或者膝关节存在挛缩及腰椎前凸使得体位摆放变得复杂，在手术台上摆放患者体位时需要特别注意。安全的体位摆放往往需要额外的乳胶垫以覆盖保护所有的骨性突起。因为此类患者气道长度短，调整体位有导致气管插管意外脱出的风险，术中任何的体位调整都必须谨慎。

所有骨骼发育不良患者的脊柱手术均推荐使用神经监测设备。对于高危患者而言，术前在神经诊断实验室获得的基线诱发电位或在术前在手术台上于清醒状态尝试摆放体位有助于保障手术的安全[8]。因术中将患者体位变换为俯卧位时可能造成诱发电位丢失，故而应在改变体位之前获取神经监测信号。若出现这种情况，应采取重新放置头部、翻转患者至仰卧位、进行术中唤醒及考虑放弃手术等措施[8]。

（二）脊柱内固定系统

若操作得当，在骨骼发育不良患者手术中使用脊柱内固定系统在技术上是可行的。由于此类患者软组织覆盖条件差，使用体积小的固定系统或颈椎内固定系统有助于降低内置物凸起的风险。骨骼发育不良伴椎管狭窄（软骨发育不全、Morquio 综合征）的患者，术中禁止使用进入椎管的内置物，如椎板下的金属丝、金属带或椎板钩。椎弓根螺钉相比更具优势，因为螺钉置入骨内并且能提供更佳的矫正能力。然而，在身材矮小的患者中使用椎弓根钉内固定具有挑战性。安全置钉不仅需要技术经验，而且需要对变异椎弓根形态进行测量[10]。例如，软骨发育不全患者的椎弓根长度明显短于正常脊柱椎弓根，可能需要提前定制螺钉。在成年软骨发育不良的患者中，长 20～25mm，宽 5～7mm 的椎弓根螺钉适用于下胸椎和腰椎的椎弓根。此外，在软骨发育不全患者中，椎弓根螺钉的入钉点在腰椎中逐渐偏离正常[10]。在这些患者中，椎弓根螺钉置入常常需要透视机引导，以便找到不正常的位置和置钉轨迹。CT 引导的导航技术也有助于椎弓根螺钉置入。

尽管截骨术和椎弓根螺钉固定能够完成很大角度畸形的矫正，术前使用 Halo 架进行重力牵引仍可使严重的脊柱畸形获益[11, 12]。固定针和牵引弓的放置与无骨骼发育不良的患者类似，但通常会使用 4 个以上的固定针以适应患者矮小的体型[13]。在进行牵引时，通过使用附着在轮椅或者助行器上的牵引架来尽量减少卧床时间，以降低肺部并发症发生的风险（图 103-1）。此外，也可考虑将手术矫正的角度减少，以避免使用 Halo 牵引。

（三）术后管理和并发症

若条件允许，患者应该在手术室拔除气管插管[2]。如果高危患者面部出现软组织肿胀，且急诊气管切开术可能难以成功，则应推迟拔管，如 Morquio A 患者[2]或佩戴 Halo 支具的患者。等到有耳鼻咽喉科医生可处理呼吸道紧急状况的时候再拔除此类患者的气管插管，而拔管时间最好选在早晨或者下午较早的时间。高危患者即便是小手术后，若发生神经系统和呼吸系统并发症也应考虑转入重症监护病房观察[4]。

神经系统并发症包括截瘫、症状无缓解、症状反复或加重及尿潴留[14]。这些并发症可能是由于脊髓直接损伤或难于控制的出血及硬膜外血肿引起的。其他手术并发症包括切口感染、假关节形成和脊柱不稳。内科并发症包括贫血、肠梗阻和尿路感染。由于患者存在多种并发症，这些并发症可能导致患者死亡[14-16]。

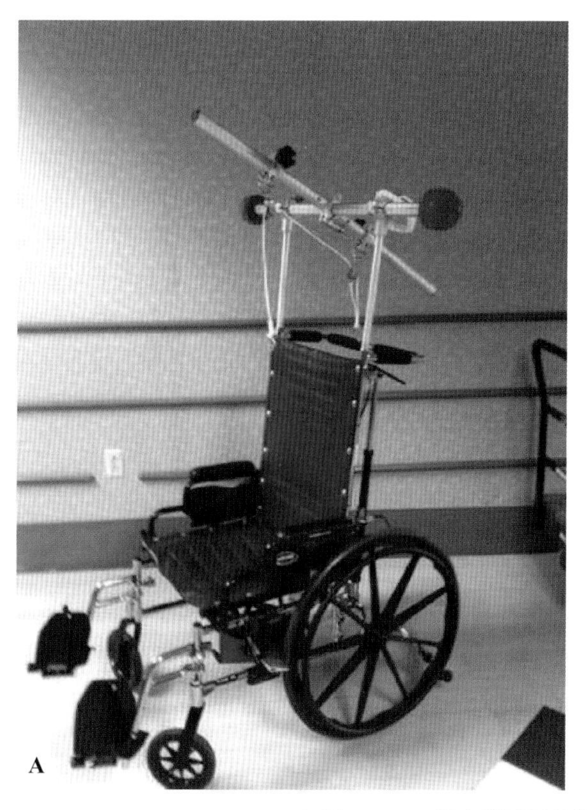

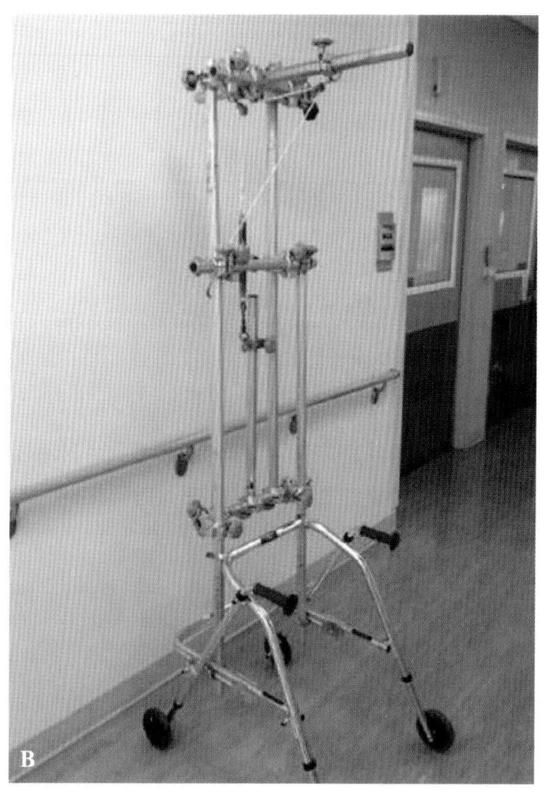

▲ 图 103-1　带有牵引工具的轮椅（A）和助步器（B）

三、特殊病变

（一）枕骨大孔狭窄

1. 临床表现及治疗

枕骨大孔狭窄可能发生于软骨发育不全和软骨形成不足的患者中。软骨发育不全患者中关于枕骨大孔狭窄的临床症状和治疗已经有明确的描述[17, 18]。大多数患者在出生后 2 年内出现枕骨大孔狭窄的症状。最常见的症状是严重的鼾症和睡眠呼吸暂停。枕骨大孔狭窄也能导致慢性脑干受压的其他体征或症状（表 103-2）[19]。脑干受压及其继发的睡眠呼吸暂停可能是软骨发育不全患儿猝死率上升的重要原因，因此早期诊断和治疗至关重要[20]。

表 103-2　枕骨大孔狭窄的临床表现

- 打鼾
- 睡眠呼吸暂停
- 吞咽困难
- 发育迟缓
- 突发婴儿死亡
- 下位神经功能障碍
- 腱反射亢进
- 肌张力减退
- 肌力下降
- 肌腱阵挛

对于所有 1 岁以内患有软骨发育不良的患者均推荐使用夜间多导睡眠图筛查枕大孔狭窄[19, 21]。尽管美国儿科学会建议所有患者均进行头颈部 CT 或 MRI 检查，但最新版的指南建议只在睡眠检查或神经学检查异常的情况下进行 MRI 检查[19]。我们同意后者的观点，因为该年龄段的儿童做 MRI 检查需要使用镇静药，如果可以的话应当尽量避免[22]。如果 MRI 证实存在枕骨大孔狭窄（图 103-2），同时多导睡眠图显示中枢性睡眠呼吸障碍或神经系统检查存在异常，则推荐采用手术减压进行治疗[19]。

2. 手术注意事项

俯卧位体位下使用 Mayfield 头架将患者头部和颈部固定在中立位。手术床头侧抬高 15°，以最大限度地减少静脉血液淤滞。切口从枕骨隆突延伸至 C_3 棘突。对枕骨大孔和 C_1～C_2 椎板进行骨膜下剥离显露。在枕骨和 C_1 后弓之间的平面及之间潜在的纤维连接和硬脑膜操作要谨慎，这里容纳脊髓的空间十分狭小，器械不要探入枕骨骨性边缘下方。使用高速磨钻打磨枕骨边缘直至只有一薄层骨质，以便刮匙或 Leksell 咬骨钳可以安全地将剩余的骨质从硬脑膜上清除。在婴儿患者中，减压范围通常会延伸至 C_1 后弓。在成年患者中，由于下颈椎和上胸椎的椎管狭窄，减压范围可能会延伸至 T_4 水平[15]。如果纤维组织造成束缚压迫，也可以将其切除[17]。清理骨和纤维组织后，可以使用术中超声对脑脊液进行评估。如果术中超声提示骨质和纤维充分减压后，脊髓仍存在持续压迫，则应该进行硬膜成形术。在整个减压过程中，使用双极电凝和骨蜡及时进行止血十分重要。硬膜缝合要认真细致地进行封闭。有呼吸暂停病史的患者术后拔管要谨慎，最早也要在术后 1 天以后拔管。

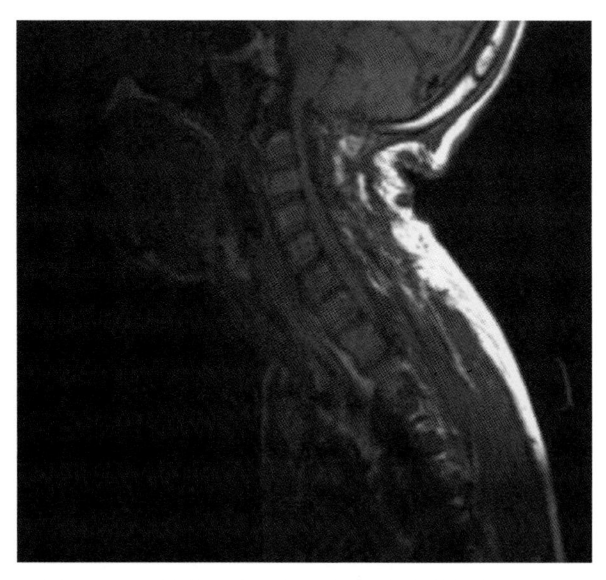

▲ 图 103-2　软骨发育不全和枕骨大孔狭窄患者的 MRI 检查

3. 疗效和并发症

Bagley [17] 等回顾了43例软骨发育不全的患者，为了治疗枕骨大孔狭窄他们接受了枕骨大孔减压和上颈椎椎板切除术，部分患者接受了硬膜成形术。手术的平均年龄是5岁10个月，所有患者的术前症状均得到完全或部分改善。并发症包括脑脊液漏（7例），需要翻修手术的复发性狭窄（5例）和感染（4例）[17]。

（二）齿状突发育不全和寰枢椎不稳

1. 临床表现和治疗

齿状突发育不全、齿状突游离小骨、AAI及其导致的脊髓压迫大多与骨骼发育不良有关（表103-1）[23-25]。在Kniest发育不良中还发现了寰枕关节不稳[26]。尽管可能会出现颈椎病的典型症状和体征，但是AAI继发的脊髓压迫的症状也可能不典型，如精神疲倦、四肢隐痛、步态不稳和不明原因阵发性呼吸急促。乏力通常发生在神经系统症状之前。骨骼发育不良和脊髓压迫患者的运动发育迟缓可能被错误地归因于严重的肢体不等长等其他原因，对此类患者，脊柱病变必须被列为鉴别诊断。

齿状突发育不全的诊断可以通过颈椎X线片检查明确，不稳定可以通过颈椎过伸-过屈侧位X线片发现。但是继发的解剖结构异常，骨化延迟及齿状突发育不全的情况可能难以解释[6]。屈伸位的MRI有助于识别脊髓受压及椎管管径的动态变化。检查在镇静状态下能够安全完成，但需要麻醉医生和放射科医生共同完成[6]。如果存在神经损伤或屈伸影像学检查显示移位超过8mm，则需进行C_1～C_2融合手术（图103-3）。如果屈伸位MRI检查显示脊髓损伤，那么移位5～8mm也需要进行融合手术。

2. 手术注意事项

在麻醉诱导完成后安装Halo架，利于术中复位，防止术中过度活动，以及增加内固定强度[27]。在安装Halo架后神经监测信号要重新获取信号基线，然后再进行其他操作。切口从枕骨隆突至C_3棘突。C_1和C_2进行广泛的骨膜下剥离以确保术中视野良好。减压和融合的范围取决于狭窄的程度。如果寰椎椎管矢状径正常，则无须进行C_1椎板切除术。如果矢状径小于14～16mm或存在固定性脱位不能复位，则需要进行C_1减压并与枕骨进行融合手术[28]。C_2椎管成形和枕骨大孔扩大成形是必须要做的。如果存在硬膜束带压迫则需行硬膜成形术。减压手术完成后，需要使用术中X线片评估头颈序列。

颈椎后路固定使用缆绳、侧块和椎弓根螺钉或C_1～C_2关节突螺钉（图103-3C和D）。如果患者骨质条件较差，融合应当向远端延伸。尽管由于减压需要或后方附件不够而需要向近端延伸融合[25]，然而寰椎和枕骨之间的活动度应当尽量保留[29]。植骨床去皮质后植入自体骨。仅从切除的椎板中获取骨质可能是不够的，可能需要从双侧的髂骨取自体骨移植。如果患者存在严重的脊柱前凸畸形，不利于髂骨的获取，骨移植材料也可从股骨和胫骨中获取。术后Halo架要严格穿戴3～6个月。

3. 疗效和并发症

在一项关于C_1～C_2不稳的多中心研究中，Helenius等发现采用坚强固定的融合率更高，没有坚强固定的患者中有43%（6/14）发生骨不融合，而使用坚强固定的患者中骨不融合的发生率为0%（0/14）[30]。Serhan等也有相似的研究报道，先天性SED患者使用内固定全部成功融合，融合率为15/15，而未使用内固定的患者未全部融合，融合率为2/5 [31]。除骨不融合外，其他的并发症包括神经损伤、出血、感染、骨折、骨畸形愈合、脑脊液漏和死亡。

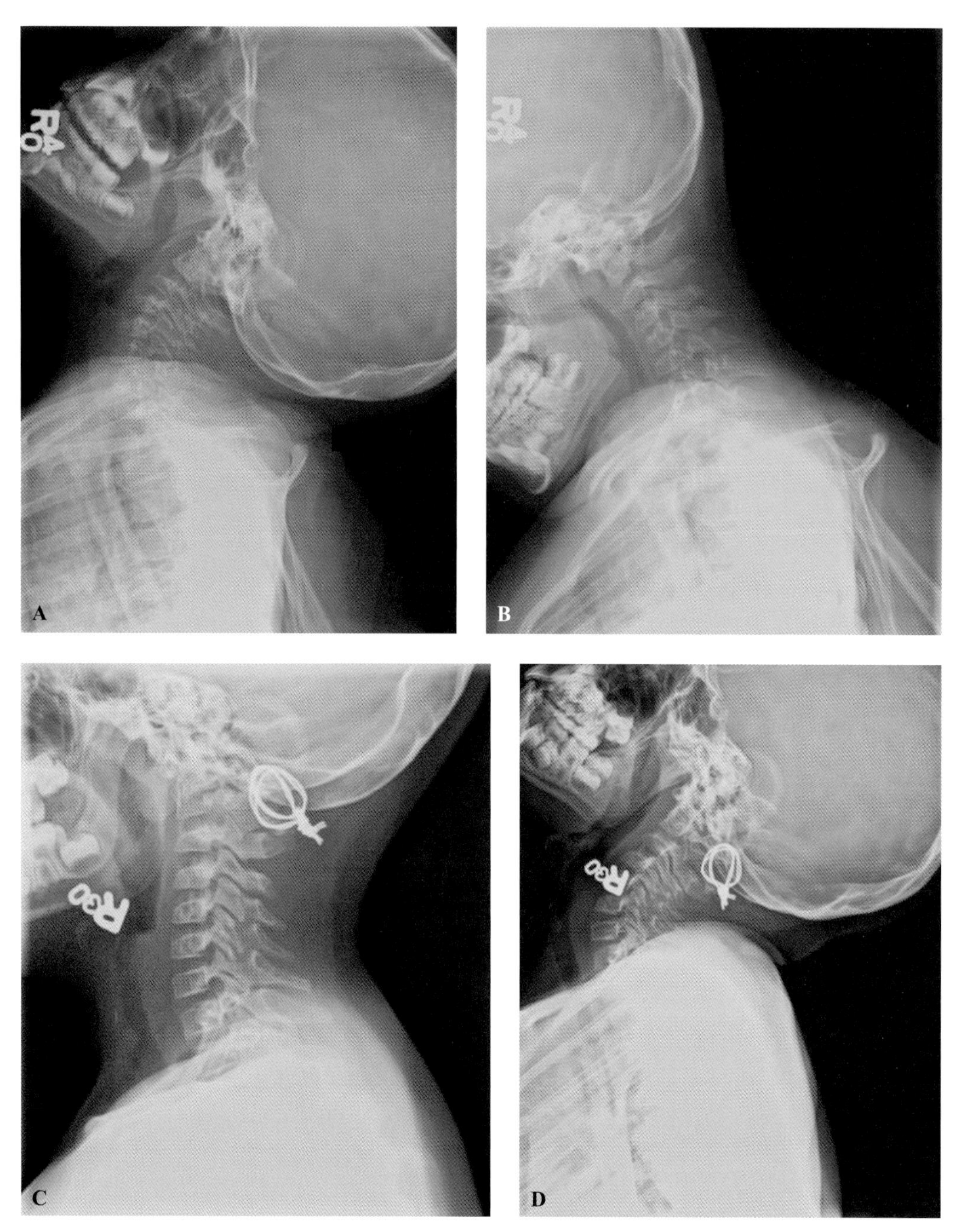

▲ 图 103-3 4 岁软骨发育不全伴寰枢椎不稳患者的过伸位 X 线片（A）和过屈位 X 线片（B）；C_1～C_2 融合手术后标准侧位 X 线片（C）和过伸位 X 线片（D）

（三）颈椎后凸畸形

1. 临床表现和治疗

颈椎后凸畸形可能发生在弯曲变形性发育不良、Larsen 综合征、短指发育不良、点状软骨发育不全综合征和脊椎干骺端发育不良综合征的患者中（图 103-4）[32, 33]。在骨畸形性发育不良患者中，高达 1/3 的患者会出现继发于椎体发育不全的颈椎后凸畸形 [34]。后凸畸形的顶点通常位于 C_3 或 C_4 [34]。由于这类患者的后凸畸形发病率很高，因此应在患者 2 岁以内拍摄颈椎 X 线片，以进行筛查。如果确定存在颈椎后凸畸形，以后每隔 6 个月就要复查 X 线片进行随访观察。

骨畸形性发育不良所致颈椎后凸畸形的自

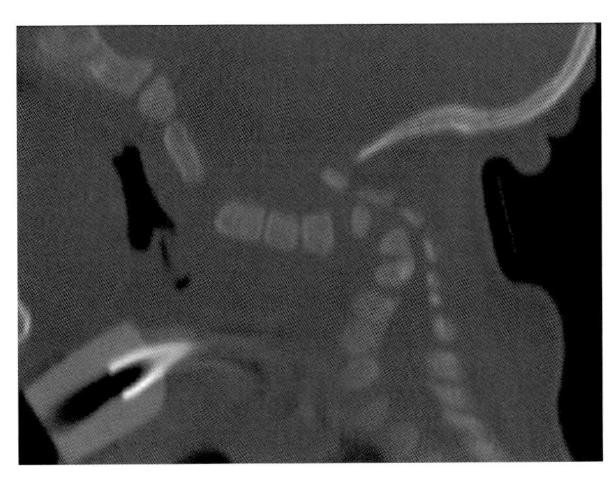

▲ **图 103-4 躯干发育异常伴严重颈椎畸形患儿的矢状位 CT 图像**

然病史是良性的。随着患儿开始学会抬头，由于抬头会减少椎体上的病理性负荷，因此大多数患儿的后凸畸形会消退。然而，如果畸形角度超过 60° 并且顶椎是圆形或三角形的，同时伴有完全向后移位时，畸形可能会呈进展性[34]。当后凸畸形进展时可以考虑使用支具进行矫正，Milwaukee 支具可有效治疗这类患者[35]。如果出现神经症状或体征及后凸畸形持续进展，则应该进行手术干预。如果不进行手术，进展性的颈椎后凸畸形可能导致脊髓受压、四肢瘫痪和死亡[34, 36]。

在 Larsen 综合征中，有 60% 的患者会发生伴有 C_4～C_5 椎体发育不全的颈椎后凸畸形[32, 37]。与骨畸形性发育不全患者不同，此类病例尚无自发性改善的报道，并且可能导致可危及生命的瘫痪[38]。后路脊柱融合手术适用于轻度和柔韧性后凸畸形，而严重的后凸畸形需要进行前路减压和前后路融合[23]。由于这种情况下进行前路手术风险高，因此应尽早对 Larsen 综合征患者进行颈椎侧位 X 线片检查筛选，以便发现适合于单纯后路手术的轻度畸形患者[23]。

2. 手术注意事项

Halo 架通常在将患者摆放于俯卧位之前安放。80% 的骨畸形性发育不全患者存在脊柱裂，因此在显露的时候必须格外小心，避免造成医源性损伤[36]。脊柱后路融合手术要覆盖所有病变节段，内固定要根据骨质的解剖结构允许放置。如果需要取自体骨移植，可以从双侧髂骨、股骨及胫骨获取。如果前方存在受压，则需要进行前路减压，对于严重的前路受压或脊髓病，需要进行椎体切除和支撑植骨手术。术后需要使用 Halo 架 3～6 个月。

3. 并发症

手术并发症包括融合失败、内固定断裂 / 移位、神经系统损伤、出血和感染。

（四）胸椎后凸畸形和胸腰椎后凸畸形

1. 临床表现和治疗

胸椎后凸畸形或胸腰椎后凸畸形可能出现在多种不同的发育不良性疾病中。这些发育不良性疾病包括软骨发育不全、畸形性侏儒症、间向性侏儒症、MPS 和 SED。胸腰段畸形在软骨发育不全患者中最常见，婴儿发生率高达 90%[39]。在这些婴儿中，出生时畸形角度大多在 20°。当患儿 6—18 月龄开始学会坐之后，由于躯干肌张力减退，存在头部尺寸过大及腹部凸起情况下，患儿通常会出现前倾。持续前倾会造成脊柱后凸畸形进展[39]，减少无支撑的坐姿状态可以减轻后凸畸形[40]。在开始行走后，90% 的胸腰段后凸畸形会自行缓解（图 103-5）。

持续脊柱后凸会导致畸形进展、髋关节屈曲挛缩和腰椎过度前凸。此外，畸形会加重伴随发生的椎管狭窄，造成神经功能损伤。如果脊柱后凸进展且与楔形椎体有关[22]，可以考虑使用支具进行矫正。然而，我们发现很多患者难以耐受佩戴支具。

若患者出现神经症状或体征及佩戴支具后畸形无明显改善，应当考虑进行手术治疗。出现神经症状之前，何种程度的后凸畸形需要矫形尚不明确。我们认为，后凸角度大于 50° 很可能发

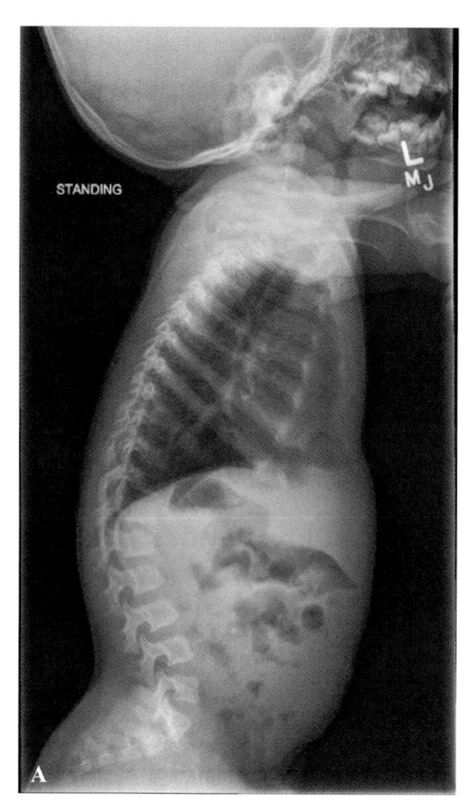

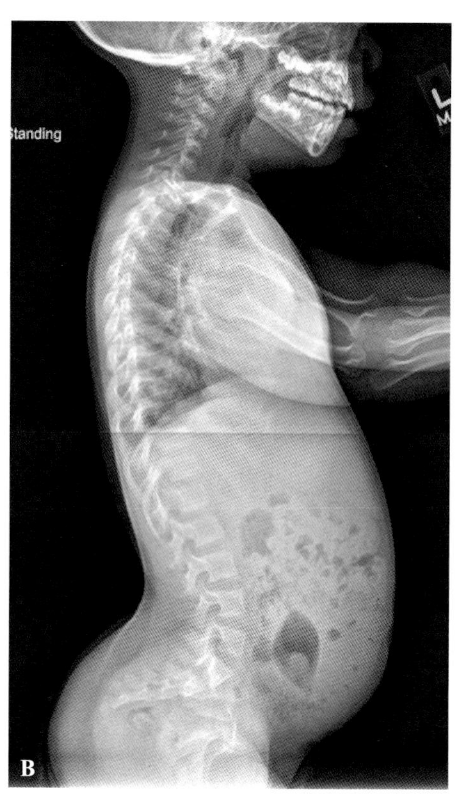

▲ 图 103-5　A. 1 岁软骨发育不全伴胸腰段畸形患儿的侧位 X 线片；B. 3 岁复查 X 线片

展成为僵硬性后凸畸形，可能会继发神经系统症状。因此，对于有神经症状或后凸角度超过 50° 的患者，我们会选择手术矫正[22, 41]。手术时机最好选择在患儿 4 岁以后再进行（除非后凸畸形发展迅速），这样患儿的体型才适合使用脊柱内固定（图 103-6）。

2. 手术注意事项

术前将患者放在垫枕上拍摄侧位过伸位 X 线片，以便确定矫形目标及是否需要前路矫形。X 线片还能确定在过伸状态下是否存在神经症状。前后路融合手术的适应证包括僵硬性畸形、前方脊髓压迫，以及椎弓根过小无法使用椎弓根螺钉的情况。软骨发育不全的患者禁止使用经椎弓根截骨术和椎体切除术进行矫形，因为正常大小的脊髓和狭窄的椎管之间的不匹配无法耐受短缩。

如果需要前路手术，可一期在一次麻醉下在后路手术之前进行或分期进行。前路手术最常采用的是腹膜后入路，术中需要取下第 10 肋并分离膈肌。用常规方式进行前路松解和椎间盘切除。如果存在脊髓前方压迫或顶椎为楔形椎，则应该采用椎体切除并行支撑植骨手术。如果患者的体型无法放置椎弓根螺钉，则要在需要融合节段的椎体前方置入椎体螺钉，并放置内固定棒。取下的肋骨修整后放在融合的位置起支撑植骨作用，其余的肋骨放置在椎间盘间隙内。

后路手术的切口位于后正中线。广泛的显露有助于减压、融合和内固定。如果畸形伴有椎管狭窄应当进行椎板切除术。使用高速磨钻可以方便地进行小关节截骨和去除骨皮质。融合范围至少应该从构成 Cobb 角的起始椎体延伸至末端椎体。若条件允许，所有节段的椎体均应置入椎弓根螺钉（图 103-6）。如果进行减压，那么融合范围至少要在椎板切除范围最头端的基础上向头侧延伸一个节段，避免出现交界性后凸畸形。内固定放置完成后要进行髂骨的自体骨移植。如果术中采用了坚强的椎弓根螺钉固定，术后不需要石

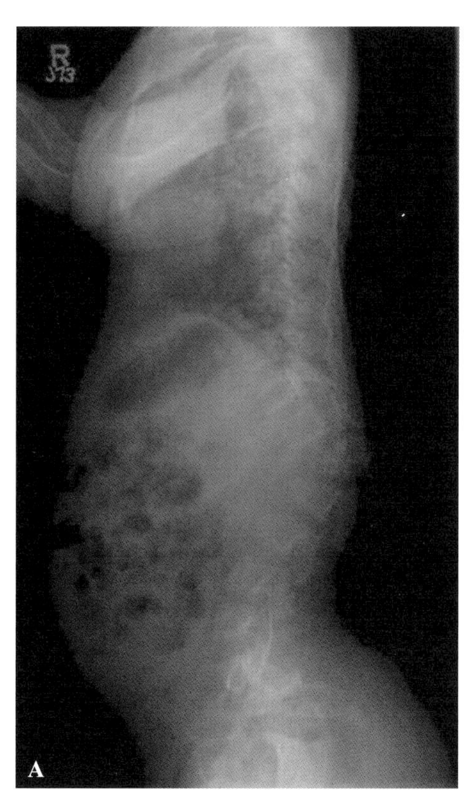

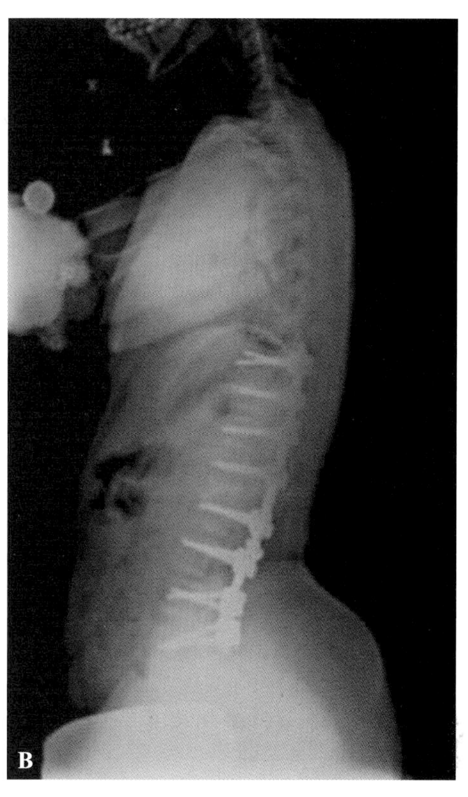

▲ **图 103-6　5 岁软骨发育不全伴进行性胸腰段畸形需要后路脊柱融合手术患者术前侧位 X 线片（A）和术后侧位 X 线片（B）**

膏或支具辅助。

3. 疗效和并发症

Ain 和 Browne [41] 报道了 12 例软骨发育不全的患者（平均年龄 12 岁），其中脊柱后路融合内固定手术 7 例，前后路联合融合后路内固定手术 2 例，前路内固定手术 3 例。脊柱后凸的平均改善率为 50%。所有患者均成功融合，没有发生术中或术后的神经系统并发症。有 1 例出现硬膜破裂 [41]。

（五）脊柱侧弯和脊柱侧后凸畸形

1. 临床表现和治疗

脊柱侧弯和脊柱后侧弯畸形也与多种骨骼发育不良有关，包括点状软骨发育不良 [42, 43]、畸形性侏儒症 [44, 45]、间相性侏儒症、假性软骨发育不全、先天性 SED [46]、脊柱裂和干骺端发育不良。畸形的类型和严重程度可能取决于造成脊柱侧弯畸形的发育不良性疾病。轻度的侧弯畸形无须干预处理，这些轻度患者常伴有软骨发育不全 [47]、MPS Ⅰ、MPS Ⅱ、MPS Ⅲ [4] 和假性软骨发育不良 [39]。

2. 手术注意事项

骨骼发育不良脊柱侧弯角度在 25°～45° 的患者考虑使用支具矫形 [48]，但与特发性脊柱侧弯相比，其侧弯对支具的抵抗力可能更高 [44]。对于进行性侧弯超过 50° 的患者推荐进行后路脊柱融合手术 [29, 49]。对于需预防曲轴现象发生的年幼患儿和严重侧弯畸形的患儿推荐联合前路融合手术，但是对何种年龄和何种侧弯严重程度患者采用前后路手术尚无明确的结论。生长棒手术是年幼患者的选择之一。目前，尚无数据用于指导内植入物置入的合适年龄及可进行最终融合的胸廓发育程度。本章的前几节介绍了骨骼发育不良患者的脊柱手术技术，脊柱侧弯的手术技术将在本书其他章节进行介绍。

3. 并发症

脊柱侧弯的手术并发症与特发性脊柱侧弯的

并发症相似。骨骼发育不良患者可能由于椎弓根过小及形态变异导致内固定植入更困难。严重的脊柱侧后凸畸形矫形手术面临着更高的并发症风险，包括假关节形成、内固定失败、瘫痪、呼吸衰竭和死亡等。因此，术前患者脊髓压迫程度和肺部的影像学评估尤其重要。

与生长棒对于其他类型的早发脊柱侧弯患者一样，骨骼发育不良患者的手术并发症发生率也很高（图 103–7）。Dede 等报道了 12 例生长棒治疗的骨骼发育不良的患者情况，9 例接受了生长棒手术，3 例接受了垂直可撑开人工钛肋（VEPTR；Synthes）[50]。所有患者和 41% 的手术出现了并发症，包括 6 例（50%）患者出现近端交界性后凸畸形需要进行翻修手术，4 例棒失败，6 例椎板钩和 8 例螺钉移位。没有出现神经系统并发症。作者呼吁要谨慎使用生长棒技术，并建议如果胸腔和肺部发育完善应当立即进行最终的融合手术[50]（图 103–6）。

（六）椎管狭窄

1. 临床表现和治疗

椎管狭窄在多种骨骼发育不良疾病中均有表现，其中在软骨发育不全的患者中最为突出[18, 22, 51–53]。点状软骨发育不全[54]、metatropic 发育不良[55]和 Morquio 综合征患者中也有颈椎椎管狭窄的报道[2]。椎管狭窄在软骨发育不全患者中的发病原因和治疗方法被阐释得最清楚。

在软骨发育不全疾病中，软骨内骨化缺损导致脊柱变窄，进而导致患者椎管狭窄发生的风险增高。患者脊柱的椎体和椎弓根都明显缩短[53]。L_1～L_5 的椎弓根间距缩短，椎弓根的直径同向逐渐增大（图 103–8）[53]。此外，椎间盘出现增生和黄韧带出现肥厚。这些结构异常造成从枕骨大孔到骶骨骶管的矢状位直径和冠状位直径减小了 40%，而脊髓和神经的大小正常[52]。这种不均衡导致软骨发育不良的患者面临着椎管狭窄的风险。

这些先天性软骨发育不良患者可能在青少年时期出现症状性椎管狭窄。然而，更常见的是随着年龄的增加，黄韧带肥厚和脊柱退变加重了先天性椎管狭窄，在 30—40 岁出现有症状的椎管狭窄。有症状的椎管狭窄的发病率从 10 岁的 10% 上升到 60 岁左右的 80%[56]。一份报道指出，24% 的软骨发育不全患者在其一生中会出现需要手术干预的椎管狭窄[56]。

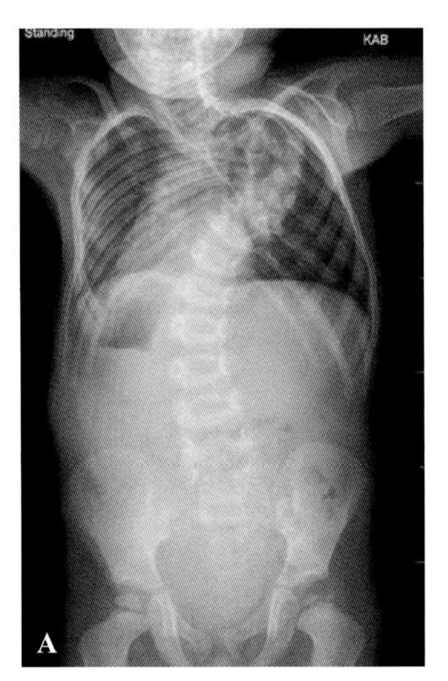

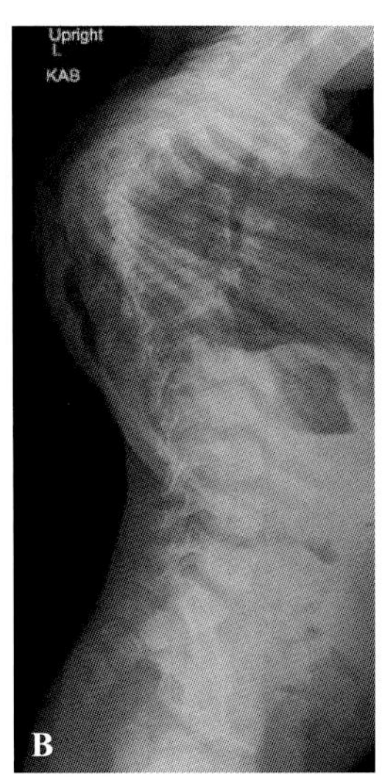

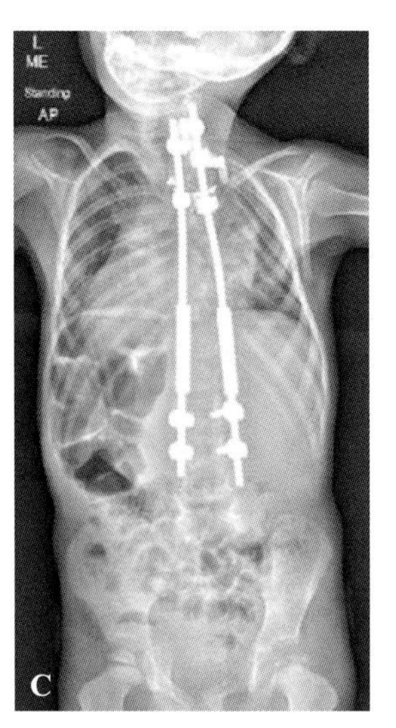

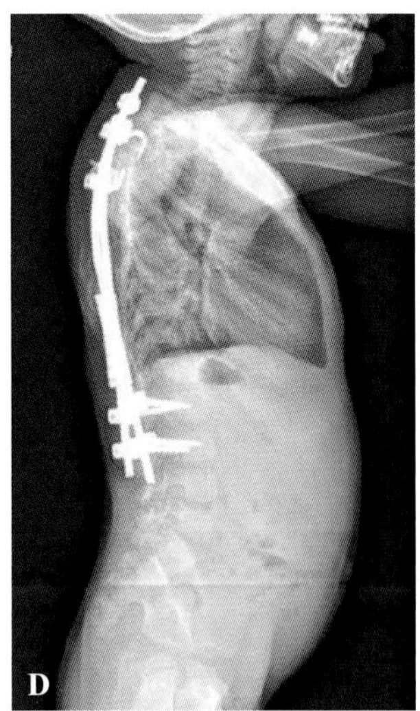

▲ 图 103–7　5 岁点状软骨发育不全伴脊柱侧后凸畸形患者术前正位 X 线片（A）和侧位 X 线片（B）。近端生长棒矫形术后正位 X 线片（C）和侧位 X 线片（D）

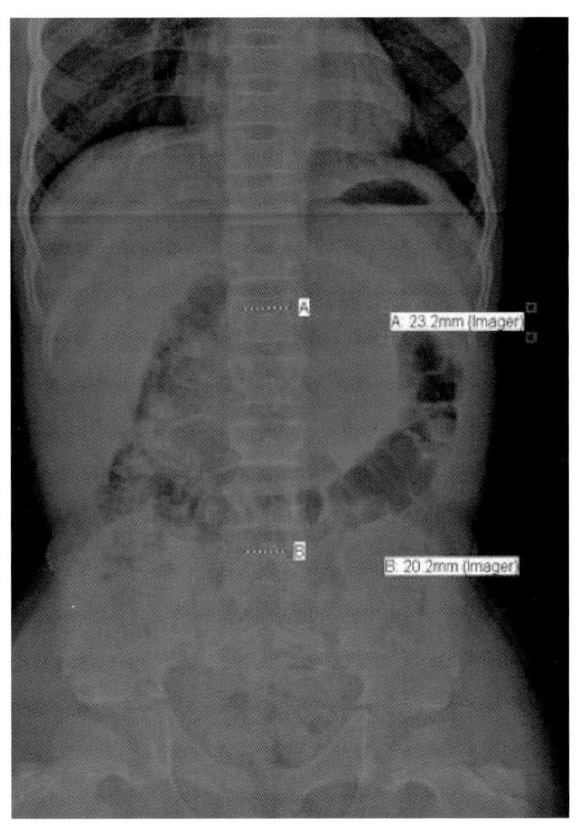

▲ 图 103-8 这是一张 14 岁软骨发育不全男性患者前后位 X 线片，图中显示腰椎椎弓根间距缩小

2. 手术注意事项

手术适应证包括症状进行性进展、尿潴留、无法连续行走 2 个以上街区的严重跛行，以及休息时有神经症状。症状如果较轻可以选择非手术治疗。软骨发育不全患者椎管狭窄的手术治疗非常具有挑战性，需要有经验的外科医生来处理（表 103-3）。完善的病史和体格检查足以诊断椎管狭窄和评估受累节段。从脑干到骶骨的磁共振成像（MRI）可以鉴别颅底凹陷、Arnold-Chiari 畸形和脊髓空洞症，并有助于确定每个节段的减压范围。如果无法进行 MRI 检测或者需要更多的手术区域细节，如进行翻修手术，那么经颈椎穿刺的 CT 脊髓造影是首选的检查方法、因为对于软骨发育不全患者而言，腰椎穿刺非常困难。通常，在颈胸或胸腰交界处存在局灶性压迫 [14]。单纯的胸椎管 [57] 和全脊柱的椎管狭窄通常少见 [58]。在一组软骨发育不全患者椎管减压过程中，111 例患者中有 13 例（12%）需要进行全脊柱减压 [58]。

表 103-3 软骨发育不全伴椎管狭窄手术减压技术要点

- 术前获得 CT 脊髓造影和 MRI 检查结果，以确定减压位置和减压范围
- 在压迫位置的近端向头侧扩展 3 个节段，在压迫位置的远端向尾侧扩展 2 个节段
- 薄层扫描有利于观察内层结构
- 侧方狭窄双侧减压
- 评估不稳定性，在所有骨发育不全节段进行融合手术
- 仔细关闭伤口

为了防止再次发生狭窄，选择适当的减压节段至关重要。应在脊髓造影出现阻塞处向头侧延伸 3 个节段，向尾侧延伸 2 个节段进行减压范围直到关节突的广泛减压 [14]。这种广泛减压是基于肥厚瘢痕形成、小关节突肥大和有限减压下的骨过度生长很容易造成再次狭窄 [14]。Pyeritz 等回顾了 22 例软骨发育不全患者行椎板切除术治疗椎管狭窄的长期随访结果 [14]。有 12 例患者功能改善超过 5 年，其中有 11 例（11/12）术后复发，有 10 例（10/12）需要行狭窄部位再次减压或邻近节段减压翻修手术 [14]。

然而，也有推荐小范围减压的报道 [59]。Thomeer 和 Van Dijk 治疗了 36 例软骨发育不全患者的腰椎管狭窄，他们在动态脊髓造影条件下选择狭窄最严重的部位进行椎管减压 [59]。术中没有发现椎板造成的椎管狭窄，因此没有进行椎板切除术。在 1～25 年的随访观察中，有 71%（25/36）的患者症状完全缓解。由于担心有限减压带来的长期疗效不佳，我们并未在这类患者中开展这种手术。

在 Jackson 手术台上摆俯卧位体位更加方便（与固定支架的 Wilson 手术床相比），因为适应患者躯干的支撑件和凝胶垫能够维持患者肢体蜷缩和过度前凸的腰椎。Jackson 手术床能够实现术中对椎弓根螺钉进行透视检查。严重的前凸畸形和髂骨的阻挡导致手术显露区域形成很深的凹

陷，因此软骨发育不全患者胸腰椎椎板切除术的显露十分困难。手术需要做 L_3～S_2 的长切口。在显露椎板过程中，小关节突外侧使用电凝时要调至最小功率，以防止去神经支配和继发的椎旁肌萎缩。

L_4～S_3 的椎板显露后，用高速磨钻或超声骨刮将椎板中线与小关节突之间的椎板打薄 [7, 50]。这些器械使得传统器械无法完成的腰骶部交界区的椎板切除手术成为可能 [58]。打磨极薄的骨片能够避免在使用椎板咬骨钳和咬骨钳时损伤深部的神经结构。超声骨刀的并发症发生率较低，包括硬脊膜破裂、脑脊液漏和伤口感染 [48]。超声骨刀先在远端造一个锁孔，然后使用椎板咬骨钳深入硬膜外腔隙清理内板 [15]。咬骨钳用于完成椎板切除术。单纯的椎板切除术不足以实现减压，必须探查双侧神经根侧隐窝，因为通常会存在侧方的狭窄。广泛减压为术后瘢痕形成预留更多的空间，以最大限度降低神经压迫的风险。

通常在广泛减压完成之后，必须评估脊柱的稳定性。通常在软骨发育不良的成年患者中初次减压手术后并不会发生失稳，但是在翻修减压手术后可能会出现失稳。如果减压导致了失稳，需要椎弓根螺钉内固定及植骨。如果减压过程中出现腰骶交界区失稳或腰椎前凸不足，为了避免交界性脊柱后凸畸形，远端应使用髂骨螺钉扩大融合范围至骶骨。然而把融合范围扩大至髂骨必须要慎重考虑、权衡，因为这种融合会导致个人卫生方面的困难和疼痛加重 [60]。在软骨发育不全的骨骼未成熟患者中，椎板切除术后脊柱后凸畸形是减压术后的常见并发症，因此需要同时进行内固定融合手术 [61, 62]。在未进行融合的情况下，软骨发育不全儿童椎管狭窄患者的减压手术翻修率很高 [1]。Baca 等报道了 18 例因腰椎管狭窄而进行手术减压的软骨发育不全患者，其中 9 例患者进行了内固定融合，另外 9 例患者未进行融合 [1]。未进行内固定融合的 9 例患者中，有 7 例患者由于症状加重或后凸畸形需要进行翻修手术，而进行内固定融合的 9 例患者中仅有 2 例需要翻修手术 [1]。

在脊柱减压操作后必须进行内固定和融合，仔细关闭腰骶部伤口对于避免假性脑脊膜膨出十分重要。由于硬膜很薄，即使无硬膜破裂也可能形成假性脑脊膜膨出。可以分离转位包裹在筋膜内和分离于髂骨棘的椎旁肌进行切口封闭。将转位的肌瓣内侧缘缝合到对应椎板底部的结缔组织上，以覆盖硬脊膜 [58]。对侧椎旁肌覆盖转移肌瓣上方用于消除无效腔。

3. 并发症

软骨发育不全患者脊柱椎管狭窄手术的并发症包括硬脊膜破裂、症状未完全改善、再发狭窄、泌尿功能障碍和伤口感染，这些并发症需要进行翻修手术。众所周知，由于硬膜薄而脆弱，软骨发育不全患者减压术中硬脊膜破裂的发生率很高。此外，在脊柱过度前凸部位失去了椎管外脂肪的缓冲，黄韧带会直接黏附在硬脊膜上，因此清理黄韧带会进一步增加硬脊膜破裂风险。硬膜破裂的发生率高达 50% [14]。

减压手术后可能会出现恢复不完全的情况。在 20 例行椎板切除减压的软骨发育不全患者的研究中，有 14 例神经功能损伤得到改善 [16]。除非进行紧急治疗，否则严重的术前功能障碍包括截瘫和括约肌功能障碍，不会得到实质性改善 [16]，60% 的患者有泌尿功能障碍，35% 的患者存在尿路感染，1 例患者出现伤口坏死需要进行清创手术 [16]。如果椎管狭窄复发，翻修手术会增加神经损伤、失稳和硬脊膜破裂风险 [63]。椎管狭窄复发的手术治疗能够改善力量、跛行、疼痛程度、膀胱功能障碍、胃肠功能紊乱和神经系统症状。翻修手术的好处似乎大于风险。

四、结论

大多数骨骼发育不良可能会伴发脊柱病变，包括枕骨大孔狭窄、AAI、颈椎后凸畸形、胸腰椎后凸畸形、脊柱侧弯和脊柱椎管狭窄。脊柱外科医生需要清楚与脊柱畸形相关的骨骼发育不良，包括 AAI 相关的骨骼发育不良。当决定进行手术干预时，由于潜在的内科并发症，需要进行充分的术前评估。最后，这些手术必须在具备相关治疗及护理经验的医疗机构中开展。

第104章 成骨不全综合征的脊柱表现

The Spine in Osteogenesis Imperfecta

Derek T. Nhan　Paul D. Sponseller　著
仉建国　杜　悠　译

一、概述

成骨不全综合征（osteogenesis imperfecta，OI）是以韧带松弛和骨脆性增加为特征的遗传性结缔组织疾病。尽管有超过15种基因突变与成骨不全综合征表型相关，但绝大多数表型是由于 *COLIA1* 或 *COLIA2* 及相关基因突变所致[1, 2]。OI患者脊柱任何区域均可出现畸形，包括颅底凹陷、脊柱侧弯、脊柱后凸、骨质疏松骨折、退变性椎间盘疾病及椎体滑脱（表104-1）。本章节将就OI的脊柱临床表现逐一综述。

表104-1　成骨不全综合征引起的脊柱畸形

- 颅底凹陷症
- 颅底压迹
- 扁平颅底
- 骨质疏松骨折
- 脊椎峡部裂和椎体滑脱
- 脊柱侧弯
- 脊柱后凸
- 退变性椎间盘疾病

二、颅底凹陷症

成骨不全综合征患者常常会合并颅颈交界畸形，发病率高达37%，包括颅底压迹、扁平颅底及会导致灾难性后果的颅底凹陷[3, 4]。该部分主要关注颅底凹陷症，即寰椎及齿状突凸入发育狭窄的枕骨大孔，从而可能导致神经功能障碍、脑积水，甚至死亡（表104-2）。枕骨大孔周围骨性结构反复微骨折会导致畸形进展，OI患者颅底周围可见骨痂形成可佐证这一观点。

表104-2　继发于颅底凹陷的并发症

- 神经功能障碍
  - 脑干或小脑压迫
  - 血管供血不足
- 脑积水
  - 脑脊液流动障碍
- 死亡

OI患者颅凹陷症的发病率为4%～25%，严重表型的患者发病率更高，而且发病率会随着年龄增长而增高[5, 6]。IVB型OI患者颅底凹陷发病率最高。因此，Sillence建议对于成骨不全综合征婴幼儿，尤其是IVB型患儿，应推迟坐立的时间至18个月，以给予患儿足够长的时间生长发育，以支撑起未发育成熟的颅骨。另外有研究发现，合并关节过度活动的患儿颅底凹陷或颅底压迹发病率较低，合并牙本质发育不全的患儿颅底凹陷或颅底压迹的发病率则较高[6]。

颅底凹陷症典型的影像学特点包括颞骨、枕骨隆起。其诊断标准在不同的文献中各异，但最常见标准是在颈椎侧位X线片上，齿状突投射顶点高于 Chamberlain 线 5mm 或 McGregor 线 7mm（图 104-1）[7]。OI 患者如果考虑合并颅颈畸形，建议进一步完善 MRI 或 CT 检查[5, 7]。

临床上，颅底凹陷症的症状通常没有显著特异性，表现为头痛、眩晕及恶心。然而随着病情进展，可能出现更严重的神经功能障碍，包括脑干或小脑受压、血管供血不足，以及脑脊液（cerebrospinal fluid，CSF）流动障碍，从而进一步导致共济失调（小脑功能异常所致）、吞咽困难、听力障碍、反射亢进、步态异常、三叉神经痛（继发于椎基底动脉压迫所致），以及由于齿状突压迫中脑水管导致中脑受压而引起与交通性脑积水相关的症状[6, 8]。这些症状和体征通常发生缓慢而且不易察觉，因此对于 OI 患者，必须进行仔细的神经系统检查并积极评估有无手术干预指征[6-9]。由于循环系统压力骤降或脑干呼吸中枢受压损害，颅底凹陷患者可出现猝死[6]。

与临床症状一样，颅底凹陷症治疗手段也多种多样。对于无症状的颅底凹陷，Minerva 支具制动可以缓解症状，防止畸形进展[10]。对于有症状的颅底凹陷，治疗手段取决于临床表现。对于进展性脑积水，建议在治疗颅底凹陷之前先行脑脊液脑室腹腔分流术（图 104-2）。手术方案的选择取决于颅底内陷可否复位。一项纳入 25 例的病例回顾研究显示，通过枕骨下截骨、上颈椎椎板切除、后路减压及背侧枕颈融合手术，约 40% 的患者可以一期复位。后路融合应包括同种异体植骨及内固定，以提供稳定支撑，避免进一步内陷（图 104-3）[10, 11]。若无法复位，应先行经鼻或经口前路减压，再行后路枕颈融合，采用椎板下线缆或线圈行自体肋骨植骨融合[12, 13]。如果腹侧压迫明显，可先行联合经口－咽入路手术减压，再行枕颈融合。除了已经接受治疗的严重病例，约 80% 的患者影像学可见颅底凹陷进行性加重。现代微创技术辅以图像导航，可以通过小切口进行减压手术，并取得和前路颈椎融合术基本相同的疗效。

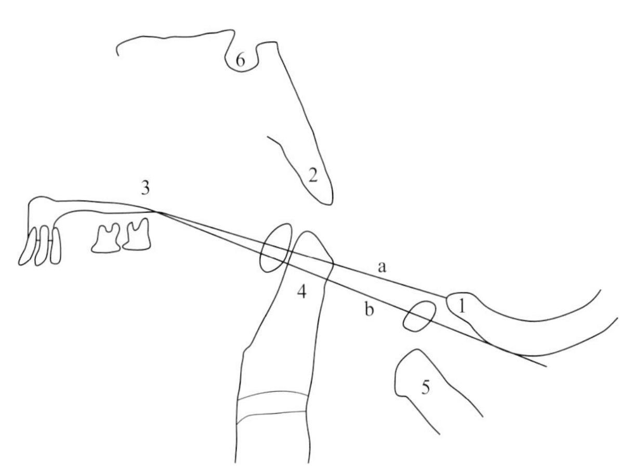

▲ 图 104-1　颈椎矢状位示意图显示了用于诊断颅底凹陷的 Chamberlain 线和 McGregor 线

1. 枕骨大孔后缘中点（枕骨大孔背侧缘）；2. 枕骨大孔前缘中点（枕骨大孔腹侧缘）；3. 后鼻棘（硬腭后缘）；4. 枢椎齿突（齿状突）；5. 枢椎棘突；6. 蝶鞍；a.Chamberlain 线即后鼻棘至枕骨大孔后缘中点连线，当齿状突顶点高于此线 5mm 即可诊断颅底凹陷；b.McGregor 线即后鼻棘至枕骨弯曲尾侧最低点连线。当齿状突顶点高于此线 4.5mm 即可诊断颅底凹陷

Ibrahim 和 Crockard 对 20 例 OI 患者予以扩大下颌骨切除入路，辅以选择性气管切开术，进行前路减压，再行后路枕颈融合术（枕骨至 C_7 或 T_2）。术后 80% 的患者的神经症状得到改善。

三、成骨不全综合征的骨密度表现

由于 I 型胶原蛋白基因突变导致骨基质形成障碍，OI 患者骨强度弱于正常人。通常，OI 患者成骨能力受损及骨吸收增强导致他们骨密度（bone mineral density，BMD）和骨矿物质含量（bone mineral content，BMC）下降。

之前的研究已经证实维生素 D、氟化物及降钙素治疗均无效[14]。然而，双膦酸盐疗法可改善骨量减少，而且可以改善骨骼质量、缓解长骨弓形畸形、增加 BMD、维持椎体高度及降低骨折发生率[15-20]。尽管双膦酸盐被广泛认为是药物治疗的重要一环，但组织学上典型的获益表现要等到治疗后 3 年才可见。

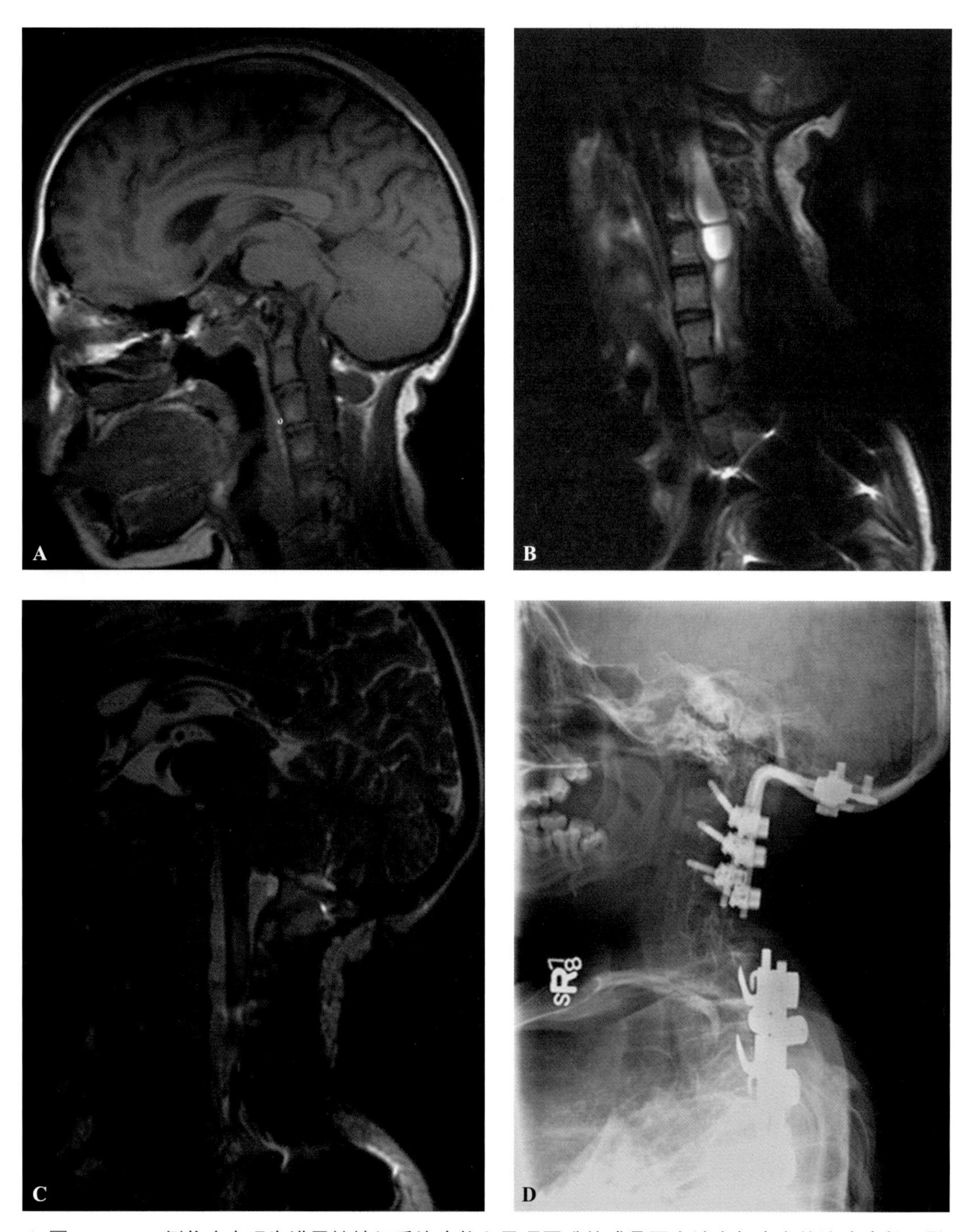

▲ 图 104-2　1 例临床表现为进展性神经系统症状和吞咽困难的成骨不全综合征患者的治疗病程，影像学确诊颅底凹陷及扁平颅底。该患者予以分期前后路减压手术

A. 术前矢状位 T_1 加权像示颅底凹陷，枕骨大孔狭窄，以及脑干延髓左前表面受压。B. 术前 T_2 加权像示 C_2 至约 C_6 节段多发脊髓空洞。C. Halo 牵引术，内镜下减压术，齿状突、C_1 及远端鞍蝶斜坡切除术，术后矢状位 T_2 加权像。D. 二期背侧枕颈融合术（枕骨至 C_5），枕骨下截骨，以及颈椎椎板切除术后矢状位 X 线片

加拿大魁北克省蒙特利尔 Shriner 医院的一项研究显示，静脉应用帕米膦酸钠的临床效果显著 [14]。随着治疗的进行，患者疼痛减轻，体力增强，腰椎 BMD 改善，骨折发生率降低（尤其是 2 岁以下儿童）。多项独立研究同样也证实了帕米膦酸钠可以改善 OI 患者身高、骨皮质厚度及骨小梁体积 [21-23]。帕米膦酸钠长期临床疗效仍在继续观察中。有限的研究显示，帕米膦

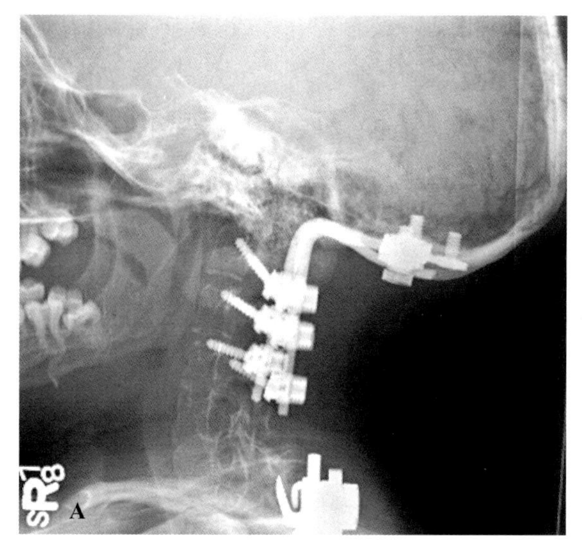

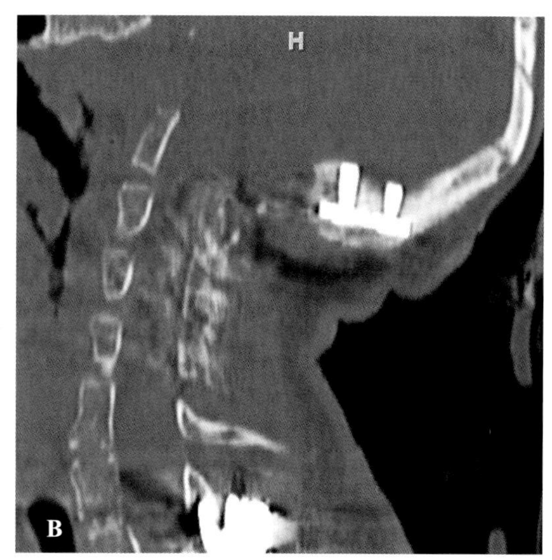

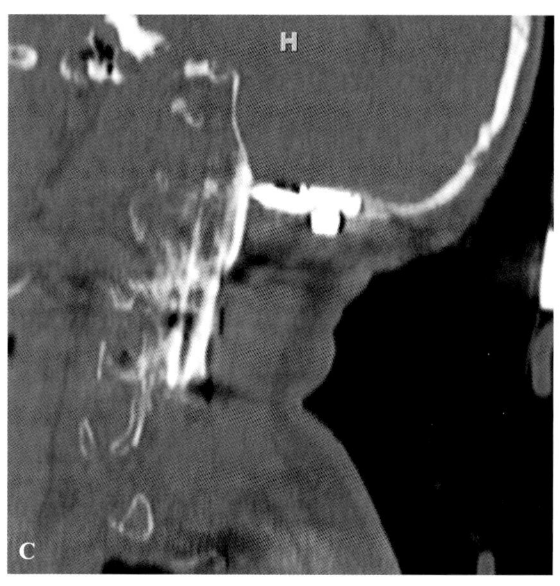

▲ **图 104-3　1 例 OI 合并颅底凹陷，行枕骨下截骨、椎板切除合并后路枕颈融合术**

A. 术后 X 线片可见连接棒上端应用接骨板及螺钉固定于枕骨下部，延伸至颈椎，应用螺钉固定于 C_3～C_5。内固定器械可以提供支撑力，防止进一步内陷。B 和 C. CT 扫描矢状位重建可见枕颈融合，C_2～C_5 颈椎后柱结构截骨并沿上颈椎植骨。此外，影像学检查可见椎管通畅，以及一些弥漫的矿化不全骨质与成骨不全综合征病史相吻合

酸钠能够缩短截骨术后 OI 患儿截骨断端愈合的时间 [24, 25]。

双能 X 线吸收法（dual-energy x-ray absorptiometry，DEXA）被用来定量评估成人骨质量，该方法同样可以准确测量婴幼儿和儿童骨密度。

Watamabe 等研究显示 OI 患者脊柱侧弯程度与身体质量指数（BMI）呈显著正相关，而与腰椎骨密度 Z 值及胸后凸角度呈负相关 [26]。这种相关性证实了 OI 患者脊柱侧弯很大程度上是由于椎体骨质脆性增加所致。OI 患者 BMI 升高引起脊柱应力增加导致侧弯畸形，加之骨密度较低、椎体脆性增加使脊柱更容易弯曲。

四、成骨不全综合征合并脊椎峡部裂和椎体滑脱

脊椎峡部裂和椎体滑脱最常发生于 L_5 节段，在儿童 OI 患者中发病率高达 8.2%，骨骼成熟后发病率为 5%～6%。椎体滑脱的发病率在不同文献中差别很大，这可能是由于所纳入 OI 患者活动能力不同所致。有假说认为，增加体力活动可以减轻腰段脊柱所承受的机械负荷，腰段机械负荷增加引起脊柱过度前凸快速进展和椎弓根延长，从而导致椎体滑脱 [27]。

正如前文所述，描述 OI 合并椎体滑脱及其

有效治疗策略的文献报道较少[28]。与正常人群一样，包括标准物理治疗、支具治疗在内的保守治疗方法同样适用于 OI 患者，而双膦酸盐治疗应该作为 OI 患者的基础治疗[29]。Ivo 等报道了 2 例 OI 合并腰椎过度前凸及腰椎椎弓根延长，并最终导致椎体滑脱的病例[27]。2 例患者均无腰痛主诉，也没有神经系统症状。尽管影像学检查确认了椎体滑脱的存在，但由于并无症状，故予以保守治疗而未行手术。

手术治疗 OI 合并脊椎峡部裂和椎体滑脱的病例数据十分有限，主要是一些手术治疗成功的个案报道。Basu 等报道了 1 例 OI 患者合并 L_4、L_5 椎弓根延长及发育不良，导致 L_3～L_4、L_4～L_5 及 L_5～S_1 严重腰椎滑脱[30]。他们对该患者进行了前路 L_3 至骶骨椎间融合术，但并没有进行内固定。术后 3 年随访提示疼痛明显缓解，而且畸形没有进展。Ivo 等报道了 1 例主诉腰痛合并活动受限的 OI 患者。该患者 L_3～S_1 腰椎过度前凸，L_3～L_5 椎弓根延长导致了腰椎滑脱[27]。由于持续进展，遂行腰椎椎板切除术，并应用 Cotrel-Dubousset 内固定系统行侧后方融合术。术后 11 年，行 MRI 检查提示腰椎滑脱无进展，而且活动能力显著改善。通过这些个案报道可见，对滑脱受累节段行融合手术可显著改善 OI 患者术后功能。对于一些严重 OI 合并有明显临床症状的滑脱患者，采用 Bohlman 技术行后路腰骶段同种异体植骨支撑可能是有效的。

五、成骨不全综合征合并脊柱侧弯

（一）发病率和患病率

成骨不全综合征合并脊柱侧弯十分常见。总体发病率为 39%～80%[31]。一项德国全国范围的调查显示，102 例成骨不全征患者中 74% 合并脊柱侧弯，平均年龄为 24.9 岁，大多数患者侧弯度数小于 40°。即便是 1—5 岁的儿童 OI 患者中，脊柱侧弯发病率也高达 26%，而且随着年龄增长发病率呈显著上升态势。Sillence Ⅲ/Ⅳ型患者脊柱侧弯的发病率高于Ⅰ型患者[32]。

不同类型的 OI 患者脊椎侧弯类型也不尽相同。一项队列研究发现，双弯患者占 43%，单胸弯占 28%，单胸腰弯占 26%[32]。最严重的脊柱侧弯见于Ⅲ型及Ⅳ型患者，Ⅰ型患者侧弯最轻，97% 的Ⅰ型患者仅有单胸弯[15]。OI 合并脊柱侧弯常常伴有后凸畸形，一项回顾性研究报道，接近 50% 的 OI 脊柱侧弯患者后凸大于 45°[33]。

（二）成骨不全征合并脊柱侧弯的病程

如不予干预，Ⅲ型 OI 患者脊柱侧弯平均每年进展 6°[15]。影响成骨不全脊柱侧弯进展的因素尚未明确，可能包括椎体骨质脆性增加、下肢不等长及骨盆倾斜（表 104-3）[26, 34, 35]。多个临床研究对这些影响因素进行了研究。椎体骨折假说认为由于椎体生长板损伤而引起了脊柱生长改变，也有一些学者认为是韧带松弛导致椎体间不稳定引起侧弯进展[36]。一项研究显示，脊柱侧弯进展与患者 BMI 呈显著正相关，与 BMD 呈显著负相关[26]。达成生长里程碑事件时的年龄被认为是另一个影响脊柱侧弯进展的因素[9]。达成“帮助下坐立”的年龄越小，发生病理性脊柱弯曲的可能性越低，且这与 OI 的严重程度无关，这可

表 104-3 影响成骨不全脊柱侧弯进展的因素

- 椎体形态
  - 青春期之前存在 6 个或 6 个以上双凹椎预示着未来会出现大于 50° 的严重脊柱侧弯
- 骨密度
  - 脊柱侧弯进展与 BMD 负相关
- 身体质量指数
  - 脊柱侧弯进展与 BMI 相关
- 达成“帮助下坐立”里程碑事件的年龄
- 结缔组织的松弛程度

BMD. 骨密度；BMI. 身体质量指数

能是由于这些患者脊柱肌肉平衡性较好。

近期，BMD 和椎体形态被认为是可以预测脊柱侧弯进展的影响因素。多个研究已经提示，OI 患者 BMD 降低对脊柱侧弯的发展起到关键作用[26, 36]。脊柱侧弯进展与否也可根据椎体形态来预测，青春期之前存在 6 个或 6 个以上双凹椎预示着未来会出现大于 50°的严重侧弯[34]。虽然相关研究较少，但结缔组织松弛仍然是引起 OI 患者脊柱侧弯可能的病因。

（三）治疗

由于脊柱侧弯通常会进展，因此医生采取了一些治疗措施来阻止畸形的加重。支具治疗可能会导致胸廓畸形，而且通常也无法阻止畸形进展[28]。一项关于支具治疗 OI 的国际大型调查研究纳入了 73 例经支具治疗的患者，发现支具治疗无法防止脊柱侧弯进展。即使侧弯发展早期进行支具治疗（小于 30° 侧弯），也没有显著疗效。支具治疗的并发症包括压疮、肋骨畸形及牙齿错颌牙合畸形。

脊柱融合手术是治疗 OI 合并进展型脊柱侧弯的选项之一（图 104-4）。一项回顾性研究纳入了 10 例后路融合手术患者，平均矫正率为 48%，而且没有矫正丢失、神经损害或内固定失败等并发症，患者整体健康状况也有好转。文献报道的融合手术适应证较宽泛，其中有报道对于严重 OI 患者，脊柱侧弯达到 35° 时即行融合手术，患者会因此获益[37]。目前，融合手术的适应证是脊柱侧弯大于 50° 且持续进展，畸形影响站或坐，脊柱或胸廓畸形影响肺功能[31]。治疗的主要目的是为侧弯的脊柱提供支撑和稳定，而畸形的矫正效果则因 OI 的严重程度而异。对于一些患者来说，过度矫形可能会造成脊柱的骨质疏松性骨折[38]。对侧弯超过 50° 的患者应考虑是否对其进行手术治疗以防止肺功能受损[31]。如果确定进行手术干预，术前应接受双膦酸盐治疗 1 年以上，以提升骨密度，可以对手术起到积极作用（图 104-5）。

目前，治疗 OI 合并脊柱畸形的手术方式是后路脊柱融合内固定术[38, 39]。对于严重侧弯患者，一些医生提倡在后路融合手术前应用 Halo 重力牵引（Halo gravity traction），以使内固定物上应力最小化。术中可能会遇到显露困难，这是

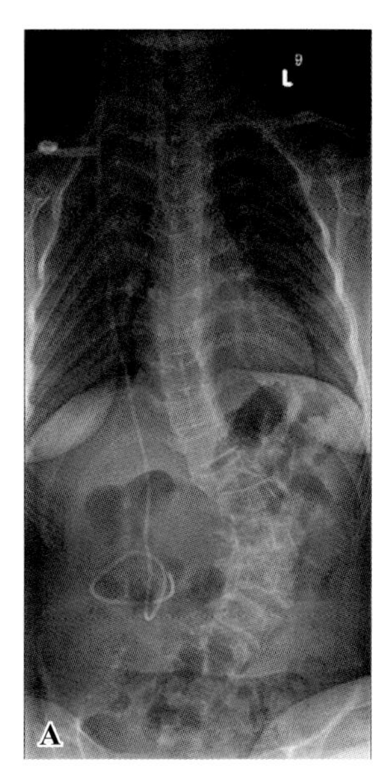

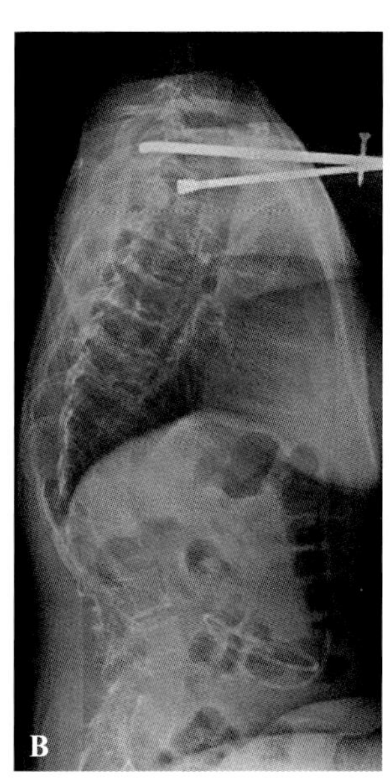

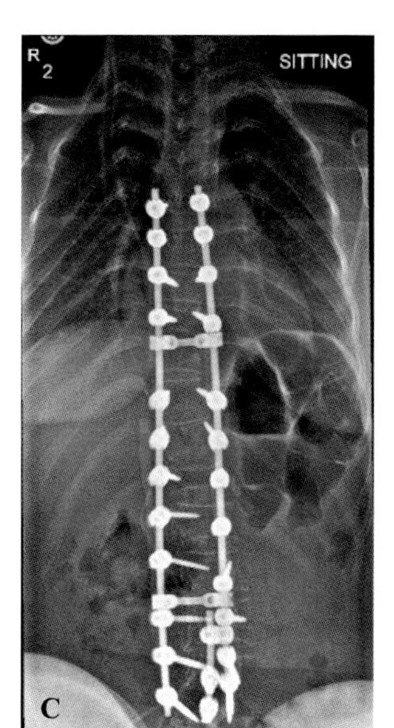

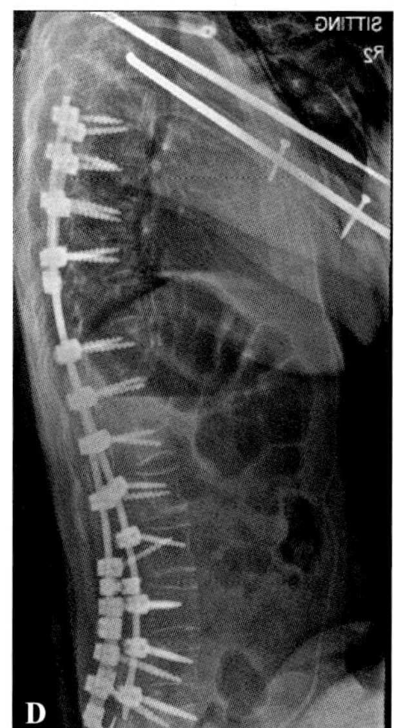

▲ 图 104-4　**1 例Ⅲ型成骨不全合并严重进展性脊柱侧后凸**

A 和 B. 术前 X 线片可见 67° 胸腰弯严重脊柱侧弯。患者 18 个月内脊柱侧弯加重了 40°。患者具备后路矫形植骨内固定手术指征，以防侧弯进一步进展。C 和 D. 术后 1 年随访，矫形效果满意，内固定维持良好

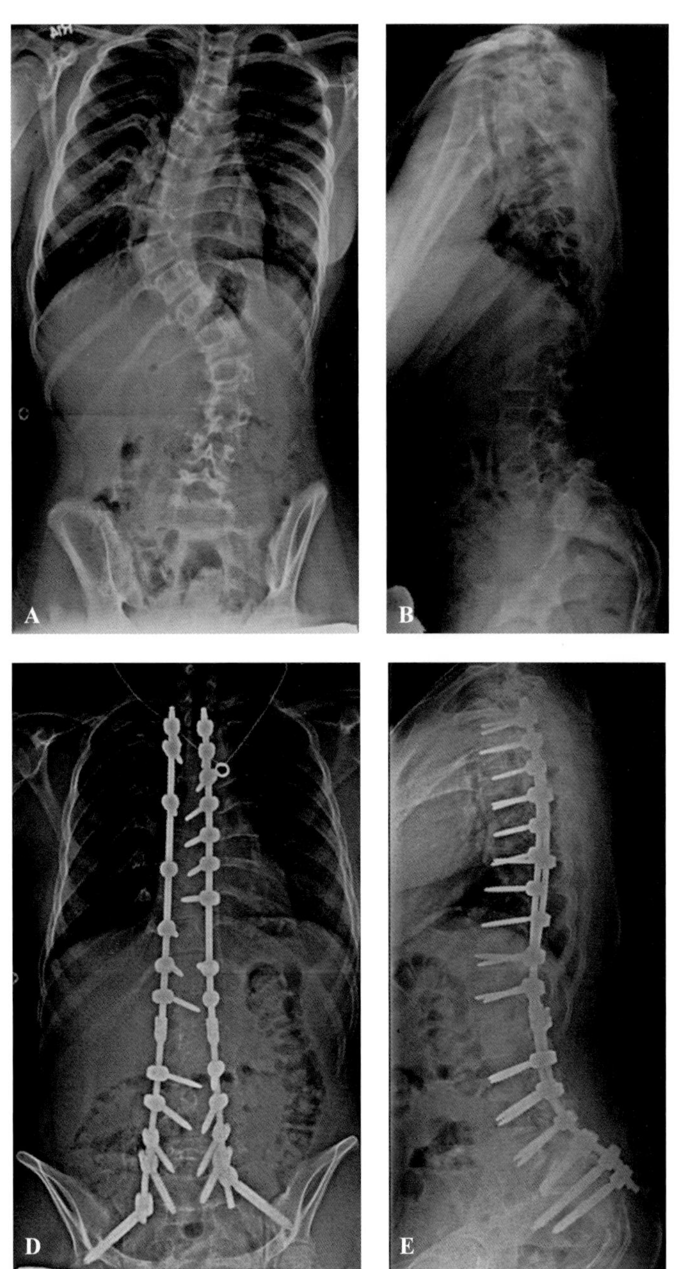

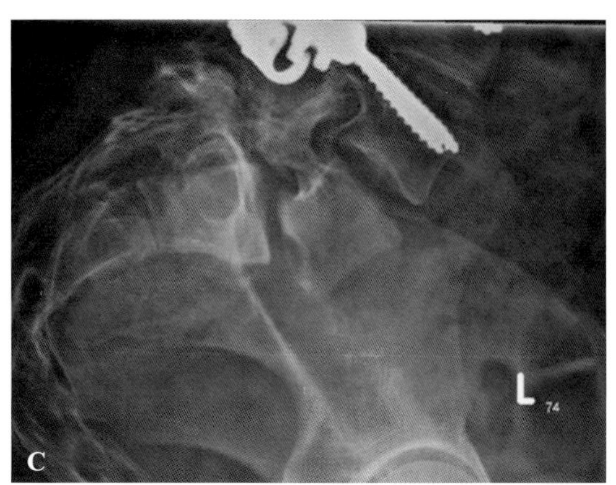

▲ 图 104-5 1 例成骨不全合并脊柱侧弯及 I 度腰椎滑脱（L_5～S_1）

该患者接受了 T_3～L_3 一期后路植骨融合内固定术。术后 8 年，由于腰椎滑脱进展至 Ⅱ～Ⅲ 度及出现了疼痛症状，患者接受再次手术，将内固定延长至 S_2 以纠正腰椎滑脱。患者术前每年 2 次接受帕米膦酸钠治疗。A 和 B. 术前 X 线片可见一 70° 主胸弯及 60° 腰弯；C. 初次手术术后，腰椎滑脱进展；D 和 E. 二次手术后 2 年随访，矫形效果满意，内固定维持良好

由于肋骨折叠畸形，并在脊椎的一侧向后方凸出，导致脊椎后方的结构处于畸形肋骨形成的“山谷”中（图 104-6）。有些病例中，这种肋骨畸形可能会限制椎弓根螺钉的植入。Yilmaz 等报道过 1 例肋骨过度生长及胸椎前凸畸形的患者，术中证实存在这种显露困难。由于每个节段椎体高度缩短，因此椎弓根螺钉几乎紧密相邻。横断面上，椎弓根可能过细或形态不规则，因此术中透视可能显示不清。由于置钉时触觉反馈可能不准确，因此术前应在影像学资料上评估椎弓根长度。应尽可能多地置入椎弓根螺钉以分担应力，也可以在椎弓根螺钉钉道内注射骨水泥（methyl methacrylate，MMA）以增强固定效果。应根据预期矫形效果来选择相应强度的棒，若棒的强度过硬，会导致螺钉断裂。某些病例可能需要采用颈椎或儿童专用内固定棒并采用骨水泥进行椎体强化。外科医生应注意，很多 OI 患者存在硬脊膜扩张，这使他们在术中容易出现脑脊液漏。应当

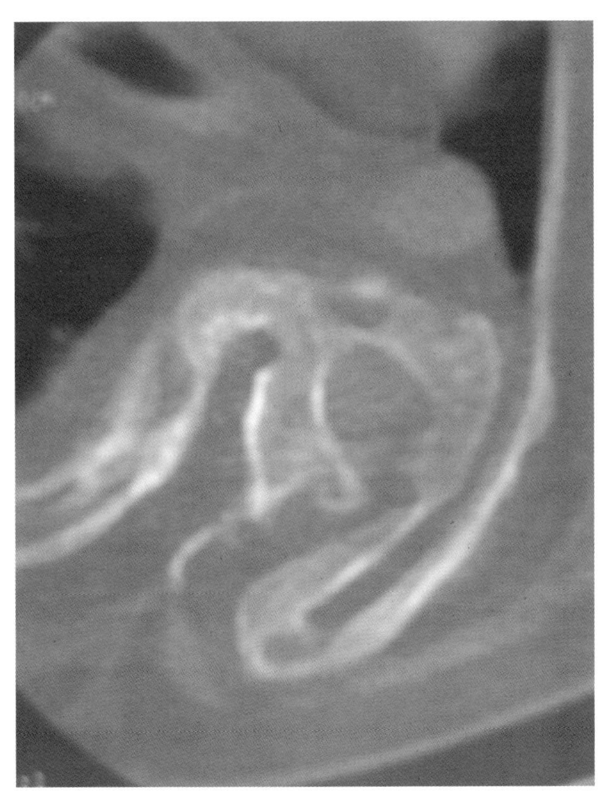

▲ **图 104-6　1 例成骨不全胸段脊椎轴面 CT 图像**

正如图中所示，如果肋骨折叠畸形并向后方凸出，则导致脊椎后方的结构处于畸形肋骨形成的"山谷"中，从而使得术中难以到达脊椎的后方结构。对于有成骨不全患者在术前评估脊椎皮质也十分重要。CT 成像可用于确定椎弓根螺钉在脊柱后路融合术中是否有足够的皮质以获得足够的把持力。如果皮质极少或根本没有，脊椎后路融合手术可能对患者没有帮助。应用双膦酸盐治疗可以提升骨密度，可能对上述情况有所帮助

在手术区域进行大量的同种异体植骨以提供正常的胶原。一些罕见病例中，后凸畸形也是手术指征，此时前柱应予以支撑从而避免内固定断裂。作者并未给这类患者使用术后支具，因为从力学角度来讲支具是无效的，且会给患者带来较多麻烦。同时，外科医生也应意识到并非所有 OI 患者均能够从脊柱融合手术中获益。对于长骨皮质减少或缺失及肋骨"折叠"畸形的患者而言，其骨强度可能无法为内固定器械提供支撑。因此对于将要进行后路脊柱融合手术的 OI 患者，作者建议应完善 CT 检查以明确椎体、椎弓根形态及骨皮质厚度。尽管尚缺少客观数据以评定哪些患者可以成功置入内固定器械，图 104-6 可作为"格式塔"提醒我们有些患者可能并不能获益于手术治疗。

近年来保留生长潜力的手术有了长足发展，如生长棒技术、椎体门形钉固定术及纵向扩张性人工钛肋植入术。由于 OI 患者骨骼质量较差，内固定物固定不牢靠，此类治疗方法仍存争议，然而，一些证据级别Ⅴ级的报道认为，此类技术可能让患者所获益，因为保留生长潜能可能可避免本就矮小的身体进一步恶化[29]。

手术并发症包括内固定物引起的椎板或椎弓根损伤，严重骨质疏松导致内固定无法置入，术后内固定失败导致矫形效果丢失，假关节形成及失血过多[38]。尚无 6 − 氨基己酸或氨甲环酸用于 OI 患者手术的相关报道，但这些药物可能对手术有所帮助。

有一个案报道描述了从不同角度对 1 例成骨不全合并脊柱侧后凸畸形的治疗。对于此病例，治疗策略分为几个阶段，包括术前静脉使用帕米膦酸钠、Halo 架牵引，以及最终应用三棒及全椎弓根螺钉固定技术行矫形融合手术[38, 40]。

（四）成骨不全合并脊柱侧弯的远期并发症

OI 患者脊柱畸形进展可能会导致严重肺部并发症，尤其在肺活量方面，可能会引起限制性通气障碍[31]。OI 患者呼吸系统损害被认为是继发于脊柱侧弯和胸壁畸形的，且该并发症会导致患者较高的死亡风险。一项对死亡 OI 患者的研究表明，Sillence Ⅲ型 OI 患者的预期寿命明显受损，81.6% 的死亡归因于呼吸系统疾病，而Ⅰ型和Ⅳ型患者 39% 的死亡归因于呼吸系统疾病。相比之下，普通人群中只有 15.7% 的死亡归因于呼吸系统疾病。

不幸的是，其他的并发症包括呼吸肌无力、肺功能发育不全、肺成纤维细胞胶原异常，以及肋骨骨折也会导致 OI 患者呼吸系统状况的恶化[31, 41]。最终，很多患者会因肺心病和呼吸功能不全而过早死亡[31]。

（五）尚待明确的问题

目前，手术治疗对 OI 合并脊柱畸形患者生活质量的影响尚不明确。此外，我们也不确定手术是否可改善背部疼痛及肺功能受损。有些研究基于影像学表现及疾病病程提出了 OI 分型系统[28]。但这类分型系统大多是为了解决“哪些患者应该接受手术治疗”的问题，通常对判断疾病预后没有帮助。因此，非常有必要继续开展 OI 合并脊柱侧弯自然史的相关研究。手术对患者未来生活质量的影响及现代手术技术和内固定的远期效果均需进一步研究进行明确（图 104-7）。

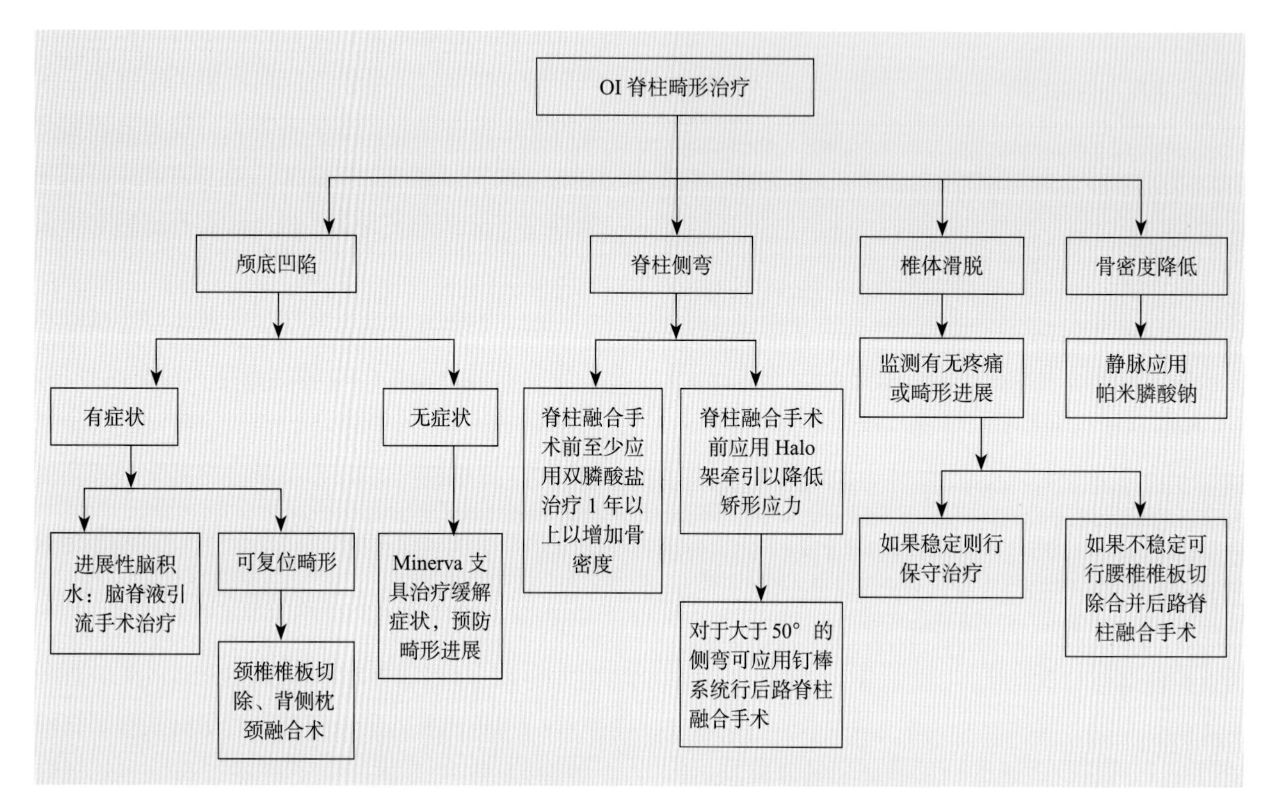

▲ 图 104-7 成骨不全综合征（OZ）合并脊柱畸形的治疗

家族性自主神经功能异常合并脊柱畸形
Spinal Deformity in Familial Dysautonomia

David S. Feldman　Fulya Üstünkan　Debra A. Sala　著
戈朝辉　马　荣　译

第105章

一、概述

家族性自主神经功能异常（familial dysautonomia, FD），也称为Riley-Day综合征或遗传性感觉和自主神经病Ⅲ型（hereditary sensory and autonomic neuropathy type Ⅲ，HSAN Ⅲ），是一种遗传性疾病，表现为先天性痛觉不敏感和自主神经功能障碍[1]。FD影响神经元发育和存活，并导致进行性感觉障碍和自主神经功能障碍。FD是一种涉及多个系统的神经系统疾病，危及生命，发病率和死亡率高。患者痛觉不敏感并且伴有无泪。他们还可有口咽不协调、误吸、言语不清、情绪不稳、胃动力异常、缺氧、呕吐危象、限制性肺部疾病、血压失调、心律不齐和心搏骤停等临床症状[2-4]。肌肉骨骼表现包括脊柱侧弯（80%的患者）、多关节无菌性坏死、骨质疏松、骨髓炎、反复骨折、共济失调和下肢旋转畸形[5-7]。血压控制、G管/胃底折叠术和脊柱侧弯的有效治疗等措施可降低FD患者的死亡率，通常能够活到成年期[8]。

对于FD而言，后凸畸形和脊柱侧弯的治疗通常很困难，由于自身体质脆弱带来的术中和围术期并发症较为普遍。另外，曲轴现象（患者可能会继续成长至20岁）、交界区后凸、内固定失败和术后假关节形成等问题也并不罕见。

二、病因和遗传学

FD是一种罕见的隐性疾病，几乎仅影响德系犹太人或东欧犹太人后裔。它的携带者发病率约为1/30，在东欧裔犹太人中的发生率是1/3600。FD基因位于9q31号染色体上。B细胞激酶复合物相关蛋白（IKBKAP）中的κ轻型多肽基因增强子的突变是FD表型表达的原因。已经证明3个独立的突变与该疾病有关，并且该突变导致组织特异性剪接缺陷。在定位基因并确认特定的突变后，应该进行FD的产前检查。美国妇产科学会推荐对所有德系犹太人家系的人进行FD基因筛查[2-4, 9]。

神经元发育不全和进行性神经元变性是FD出现症状的原因[2]。其结果是运动神经末梢缺乏外周血供、化学感受器和压力感受器功能障碍及儿茶酚胺代谢受损。脊髓和髓鞘胶质中的主要物质P轴突的数量减少是造成疼痛感丧失的原因，表现为温度觉、本体感受和振动觉的明显异常。

三、诊断

在怀疑患有FD的婴儿中，诊断的主要内容包括病史和体格检查。在德系犹太人或东欧犹太人后裔中，阳性诊断所需的4项临床标准是没有痛苦表情、深肌腱反射减低、舌尖蕈状乳头缺失，以及缺乏神经轴突激活所伴随的皮内组胺。目前，通过基因检测鉴定突变是该病的标准诊断方法，但是由于检测时间长，通常仅用于临床诊断[2]。

四、临床表现

FD 患者的表型表现各异，病情发展和病情的严重程度在患者之间并不一致。因此，所有 FD 患者都需要进行个体化评估。出生时通常不会出现典型的面部特征。然而，在儿童期随着年龄的增长，面部特征变得相似，表现为轻度面部不对称和口型僵硬[4]。FD 患者通常是发育欠佳、身材矮小的儿童，其肌张力较弱[2-4, 9]。

FD 对感觉系统的影响表现为腱反射的减低或消失，痛觉、温度觉及振动觉的减弱。

除了上述体格检查的异常，焦虑症和抑郁症也很常见。该病最独有的特征之一是眼部症状，表现为角膜反射减弱以及泪液产生减少可能会导致的严重角膜溃疡。眼科治疗的重点是使眼部水化以避免角膜病变。患者也会罹患口咽不协调而导致误吸和进食不足[2, 4]。

FD 另外一个严重的表现是严重的胃肠道病变，包括胃食管反流病、吞咽困难、运动障碍及呕吐风险等[10]。在过去，这些病变通常会导致患者发病和死亡，但是随着外科治疗水平的提高，如基于胃造口术的胃底折叠术，已经有效地降低了继发于误吸的肺部感染率，并改善了进食能力和营养状况。与呕吐伴随的一组全身症状，包括高血压、心动过速、弥漫性出汗，甚至性格改变，也被称为自主神经功能不全危象，这一危象是本病的主要特征（表 105-1）。自主神经功能失调的危象通常诱发于躯体或精神上的压力，并且被认为继发于中央自主神经功能障碍。儿茶酚胺代谢失调会导致直立性低血压、仰卧位高血压、皮肤红斑、弥漫性出汗、四肢的斑纹和自主神经危象。药物治疗有助于控制这些症状，特别是通过使用苯二氮革类药物和其他中枢神经系统药物来控制呕吐、自主神经危象及血压不稳定[2-4]。

表 105-1 家族性自主神经功能障碍的自主神经功能危象

- 呕吐 / 干呕
- 高血压
- 心动过速
- 弥漫出汗
- 人格改变

FD 患者的治疗中需要考虑肺部疾病，其中，慢性肺部疾病是发病和死亡的最常见原因。主要病变包括误吸引起的感染、由于脊柱侧弯引起的限制性肺疾病，以及对缺氧和高碳酸血症的不敏感而导致的呼吸控制不佳的系列并发症[3, 4, 11]。

在确定导致该病的致病基因和潜在的分子病理后，研究人员尝试寻找针对性的治疗来增加正常 IkB 激酶相关蛋白（IKAP）的表达。然而，不幸的是，截至目前尚未找到针对 FD 的特效治疗方法[12]。当前的治疗手段可以提高此类患者的生存率，体现在成年患者人数在增加，年龄最大者甚至达到 63 岁。此外，可独立生活的患者数量也在增加，并且他们都获得了相对较好的生活质量[8]。

五、脊柱畸形

1954 年，在认识到该疾病的 5 年后，Riley 等[13]报道了 FD 的首例脊柱侧弯病例。在纽约大学（NYU）家族性自主神经障碍中心，即全球最大的 FD 患者数据库中，已有 545 例 FD 患者得到注册登记。这些患者中 80% 患有脊柱侧弯或后凸畸形。FD 所致的脊柱畸形与其他神经肌肉型脊柱侧弯相近似，但有数个独有的特征性的表现。

对 FD 患者而言，脊柱畸形会对其整体健康状况产生不利影响。严重的、进展性的脊柱侧弯会恶化他们的共济失调性步态，常常可以见到此类患者出现身体平衡障碍。另一个更为重要的影响则是心肺系统。Yoslow 等[14]报道，由于严重脊柱侧弯对纵隔结构的机械压迫所致的心肺失代偿，能够导致患者早亡。Bar-on 等[15]报道了 1 例未接受治疗的严重脊柱侧前凸的 FD 患者，其食管亦受到了脊柱的严重压迫。

对于 FD 脊柱畸形患者的另一个考量是畸形所造成的心理影响，这很可能会导致其他严重的临床问题变得更加难以处理。随着对疾病治疗关注的改变及对病症的良好控制的实现，FD 患者正常活动的参与度在增加[3]，患者已变得能够更加适应于自己的脊柱畸形外观，这也对矫形术后的身体外观产生显著的积极影响。

（一）发病与弯型特征

FD 的脊柱侧弯通常发病较早，侧弯进展迅速而且僵硬[16]。通常在 10 岁以内即被诊断，甚至可能在出生后的头 2 年中即发病[5, 17, 18]。超过 70% 的 FD 患者在 10 岁以内会出现脊柱侧弯和（或）后凸畸形[18]。对于大多数患者而言，出现脊柱侧弯即被归类为病情严重[18]，就畸形而言，此类患者中男性和女性同等受累，并无性别差异[14, 18, 19]。由于患者畸形进展的不同及疾病自身的差异性，FD 的脊柱畸形的特点尚未得到很好的阐明，只有极少数的通用原则适用于 FD 的脊柱畸形。

首先，在 FD 脊柱畸形患者中脊柱侧弯是最常遇到的畸形。脊柱侧弯常伴有顶椎为 T_4～T_5 的后凸畸形，约 20% 的患者仅有后凸畸形。其次，与特发性脊柱侧弯不同，FD 的侧弯多数为左胸弯[18, 19]，并且侧弯的顶点位置会更高。通常，侧弯会导致冠状面和矢状面的失衡。此类患者，针对上胸椎后凸畸形和矢状位失衡的分析对于确定手术融合节段和预期的手术矫正的判断显得至关重要。FD 中的第 2 个弯通常很少见，表现为胸腰段交界处的侧前凸畸形。这些弯曲常导致严重的冠状位失衡，并经常延伸到骨盆，导致骨盆倾斜。

（二）非手术治疗

脊柱畸形的治疗总是由 FD 患者的健康情况来决定的（图 105-1）。多年来，支具是控制和治疗脊柱畸形进展的最主要的方法，因为对于那些处于严重自主神经功能危象的患者而言，它是唯

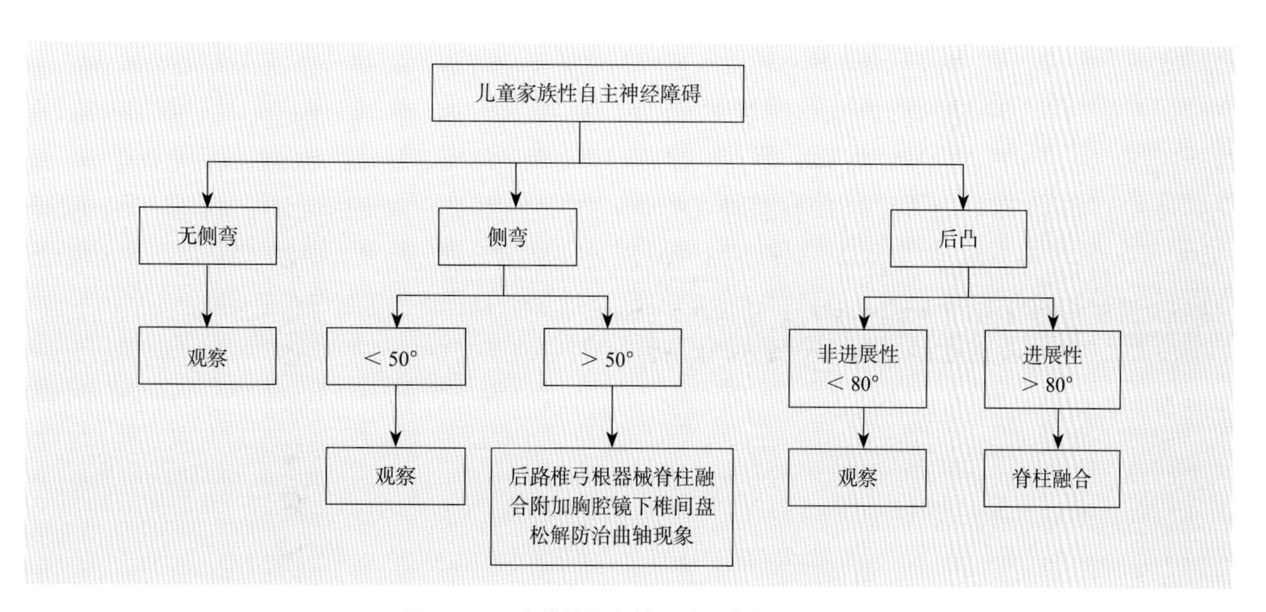

▲ 图 105-1　家族性自主神经障碍患者的治疗流程

一可行的方法。虽然使用了 Milwaukee 支具和改良的胸腰骶矫形支具，但总体结果表明，这些装置的不良反应多于积极作用[14, 19]。文献报道使用支具会造成压疮、呼吸功能损害及与情绪不稳相关的治疗困难等不良反应[3]。除这些不良反应外，支具还妨碍了患者通过其胃造口管进食，而这一点对于患者的营养是至关重要的[18]。尽管支具有一定不良影响，但许多外科医生仍然相信其有效性。在 2000 年，Hayek 等[18]报道了 94 例患者的保守治疗，研究表明支具在治疗快速进展的 FD 脊柱畸形中是无效的[18]。因此，支具对于 FD 脊柱畸形而言并非好的治疗选择。目前，药物治疗已经能够改善 FD 患者的整体健康状况，并且手术也变得更加安全。

物理治疗对于 FD 患者来说很重要，可以改善他们的共济失调步态和张力减退的躯干肌群。根据我个人的经验，加强躯干和四肢的力量，进行平衡训练及针对提高身体感知的疗法可以改善整体平衡。步态和姿势的改善可能会对 FD 患者的整体脊柱健康产生积极影响。Sands 等[20]对 FD 患者的生活质量进行了评估，建议他们接受物理疗法和职业疗法以改善生活质量。然而，物理疗法对 FD 脊柱畸形自然史的影响尚有待于进一步研究来确定。

（三）外科治疗

进展性的和严重的 FD 合并脊柱畸形需要手术治疗。1995 年，Rubery 等[21]报道了 1971—1991 年的 22 例外科手术病例。1999—2008 年，作者对 30 例 FD 患者进行了脊柱手术，其中对 7 例需要进行多次手术的患者进行了 42 次手术。脊柱畸形矫正的指征与其他神经肌肉型脊柱畸形相似，包括进行性畸形、侧弯 Cobb 角＞ 50°、后凸 Cobb 角＞ 80°。针对 Cobb 角，并没有绝对的手术指征，特别是对于后凸畸形者。当畸形合并有明显的心肺功能受累、日常活动受限及影响坐与站立姿势平衡者，则需要接受早期手术矫正。脊柱外科手术的禁忌证通常是内科并发症（如肺功能不良等），对于此类儿童，手术决定往往需要主要的相关内科医生一起参确定。

（四）术前期间

FD 患者的内科治疗和术前准备对于这一脆弱的患者群体至关重要。尽管大多数 FD 患者的疾病都得到了控制，但是实施全身麻醉和脊柱手术仍然具有很大的风险。当 FD 患者的心肺出现症状时，如肺活量降低和血压不稳定，进行长时间的脊柱手术就会很危险。

术前，患者应接受呼吸运动指导以更好地控制呼吸。过去，术前使用气管切开术可使肺部气道保持通畅与清洁，但在今天这并非是标准的方法。手术前需要进行血液检查，包括完整的血常规、炎症标志物、胰酶和电解质。由于可能存在与 FD 有相关性的胰腺炎，在脊柱手术前需要检测淀粉酶和脂肪酶的水平[22]。需要进行心电图检查以评估可能的 QT 延长[23]。需要对胸部进行影像学检查。同时，也需要开具肺功能检查单，但由于 FD 患者进行此类检查的依从性较差，常常会难以实施。

由于进食困难和自主神经功能障碍，FD 患者经常会脱水。应当在手术前 1 天收治患者，补充水分，使患者达到良好的血流动力学状态，防止在手术期间出现低血压发作。术前进行深度镇静可最大限度地减少焦虑发作的机会，以降低其引发自主神经功能障碍危象的风险[23]。

（五）手术治疗

过去的 20 年中，随着麻醉技术的提高和节段性固定内置物应用的进步，FD 患者可以得到相对创伤较小和成功率更高的治疗。最初，人们认为 FD 患者由于肺功能不全而不能耐受脊柱前路手术，这对于 FD 患者而言是一个无法回避的主要问题，因为 FD 患者骨骼发育迟缓，甚至直到 20 岁骨骼才能发育成熟。前路手术通常会导致严重的曲轴现象和脊柱内置物的失败。20 世纪 90 年代，通过节段固定钩的应用，几乎所有 FD 患者都接受了脊柱的前路松解 / 融合及后路器械融合固定术。随着胸腔镜的应用及普及，已经很少有 FD 患者需要进行开胸手术，他们似乎可以更好地耐受前路手术，而前路的松解附加融和术可明显降低曲轴现象的发生。

在椎弓根螺钉固定的时代，脊柱畸形手术已经较少采用前路术式，并且降低了曲轴现象的发生率。

因此，如今几乎所有需要脊柱侧弯矫治的 FD 患者都接受融合节段的全椎弓根螺钉固定。由于这些患者存在常见的骨质疏松症及其先天的痛觉迟钝，为防止植入物失败，FD 患者需要进行多点固定。

FD 脊柱畸形的融合节段和所需的矫正程度有其独特之处。如前所述，典型情况下，脊柱侧弯和后凸畸形的顶椎位于胸椎较高的节段。FD 患者需要一直保持矢状面正性平衡（即头向前），以便在其反复出现的低血压发作期间能够保持足够的脑血流量。接受后凸矫正的 FD 患者，从术前矢状面正平衡向术后矢状面负平衡的转变将可能导致其出现近端或远端交界性后凸。目前，尚没有足够的病例来证明融合节段的重要性。如果 L_4 倾斜进入侧弯，则应纳入融合节段。我们发现，当 L_4 倾斜进入侧弯时，未融合 L_4 通常会导致在脊柱冠状面的失代偿。我们不能利用特发性脊柱侧弯的标准来确定 FD 患者的融合节段。对于融合节段高于 L_4 的 2 例患者，由于出现了进展性后凸畸形，我们采用了经椎弓根三柱截骨进行畸形矫正。尽管有文献报道将 FD 患者的融合节段延伸到骨盆（1 例），但这样的做法如果有可能的话还是应尽可能避免[16]。由于 FD 患者存在先天性痛觉迟钝及难以维持矢状位平衡，因此，我们尽量避免在矫形固定时融合至骨盆。当所有腰骶部活动丧失时，我们还需担心可能出现的臀部皮肤破溃等问题。

如果术后发生近端交界性后凸，通常是继发于脊柱融合部分的矢状位负性失衡。即使融合向近端延伸，患者仍将继续失代偿并需要一直向上融合到枕骨。FD 患者术前的颈椎屈伸活动减少，无法代偿失衡，针对此问题最好的方法是避免上胸椎后凸畸形的过度矫正，适度矫正即可。即便是颈椎也必须注意将融合扩展到近端椎，如果融合偏短，患者将发展为近端交界性后凸。与 Scheuermann 病不同，FD 脊柱畸形的上端椎几乎总是位于 T_2。

总之，患者需要多节段固定，我们建议尽可能使用双侧椎弓根螺钉对每个节段进行固定。融合节段在近端向上延升至矢状面的上端椎，向下则延伸到冠状面最后一个倾斜的椎体，如果弯曲延伸到 L_4，则固定到 L_4。

（六）神经监测 / 术中注意点

FD 患者的术中有许多特点（表 105-2），85% 的患者无法进行术中监测，包括体感诱发电位和运动诱发电位。我们尝试对每一例患者进行术中神经监护，有时会获得成功，但原因不明。对于无法监测的患者，在完成器械固定和畸形矫正后应进行常规的唤醒试验。

表 105-2　家族性自主神经功能异常的特定手术注意事项

- 维持血红蛋白＞ 10g/dl
- 不进行等容血液稀释
- 不过度矫正上胸椎后凸畸形
- 不使用低血压麻醉
- 唤醒试验（神经电生理监测困难时）

不建议进行低血压麻醉，一般平均动脉压应维持在 70mmHg 以上。在一些医疗机构中，已经发生了多例术中即刻发生的、近乎灾难性的事件，都是由于按照类似于特发性脊柱侧弯所采取的术中采用低血压麻醉和等容血液稀释的患者。FD 患者不应进行等容血液稀释，因为他们无法调节血压，并且不能耐受轻微的贫血。我们努力在手术期间将这些患者的血细胞比容维持在 30%，术中使用氨甲环酸可以最大限度地减少失血。

（七）术后治疗

由于病情不稳定，FD 患者术后需要在重症监护病房（ICU）监测。无论其术前状态如何，都应对所有 FD 患者进行仔细观察，以免发生并发症。在术后早期，主要需要关注 5 个方面，即自主神经功能异常危象、心血管不稳定、间室间的大量体液和电解质转移、通气不足和适当的疼痛处理 [23]。

自主神经功能危象和血压不稳定是术后死亡和发病的主要原因，通过适当的药物治疗可得到很好的控制 [23]。患者通常需要 2 周的时间才能恢复到术前状态 [19]。大量的体液和电解质转移可能会导致电解质失衡，而这可能会因为危象或呕吐而加剧。

需要强调的是 FD 患者因肺活量低和易于呼吸道感染而往往需要通气支持。依据参数，患者通常需要转至 ICU 进行通气支持（插管及撤机）。可能会需要机械通气延长脱机，但概率较低。为了提供最好的支持，首选特殊的辅助通气治疗，如 BIPAP。更常见的是术后氧气依赖时间延长，甚至会长达 1 年，尤其是接受脊柱前路手术的患者。

压力和疼痛可能会在术后引起机体自主神经危象。因此，积极控制术后疼痛以避免可能的危象是非常重要的。尽管这些患者缺少躯体痛觉，但内脏痛敏感性仍然完整。疼痛是导致 FD 患者术后高血压的常见原因，脊柱手术后的疼痛治疗首选以麻醉为基础的镇痛药 [23]。

术后管理比较棘手，但随着人们对该病认识的增强，术后并发症的发生率有所降低。在我们的患者中，有 18 例（60%）在其术后早期或随访期间至少发生了 1 种并发症。1987 年，Albanesee 和 Bobechko [17] 在其病例系列中的所有患者中至少报道了 1 种并发症。Rubery 等 [21] 报道的 22 例患者中有 15 例共发生了 32 个并发症，包括胰腺炎、严重低钠血症、肺炎、褥疮、植入物失败和氧气依赖。在报道的 2 例术后早期死亡的患者中，1 例是由于胃肠道出血所致 [21]。另 1 例是一个 5 岁的儿童，死后尸检并未发现特定的原因 [24]。早先的研究显示术后有很高的肺部并发症发生率，其中以肺炎最为常见。我们的病例中尚无术后早期死亡或肺炎的发生。

六、其他类型的 HSANF

在先天性疾病－遗传性感觉运动神经病家族中，FD（Ⅲ型 HSAN）是最常见的类型 [9]。次之为Ⅳ型或先天性疼痛敏感伴无汗征。HSAN Ⅳ没有种族特异性，但与血缘关系有关 [9]。常常伴发骨科疾病，包括神经源性关节、骨折和骨髓炎。这些患者中的 Charcot 脊柱需要立即引起重视，患者可能会出现严重的脊柱不稳和进行性脊柱滑脱，通常表现为与活动相关的椎管狭窄样症状，包括短暂步行后下蹲。如果不及时治疗，他们会发展为急性瘫痪。

这种情况，则需要对受累区域进行坚强的脊柱固定与融合，但由此往往会引发近端交界区的失败，随后须融合到上胸椎或颈椎。为防止内置物失败，患者需要长期制动才能治愈，通常 3 个月内不允许患者行走，可接受转移训练和允许 75° 度坐立的可躺卧式轮椅护理。脊柱侧弯和后凸畸形在该人群中极为罕见，除了温度调节不受控制外，它们没有 FD 所见的全身症状 [6]。

七、总结

HSAN（以 FD 为最常见）是系统性疾病，其临床表现通常以脊柱畸形为主。尽管这些疾病具有独有的特征，但如果遵循治疗的特定指南，就可以成功解决脊柱问题。这包括术前优化患者的健康状况，术中认识到他们无法调节血压和（或）体温，需要对脊柱进行坚强稳定，以及考虑到患者由于缺乏疼痛而无法自我保护的术后管理（图 105-2 至图 105-5）。

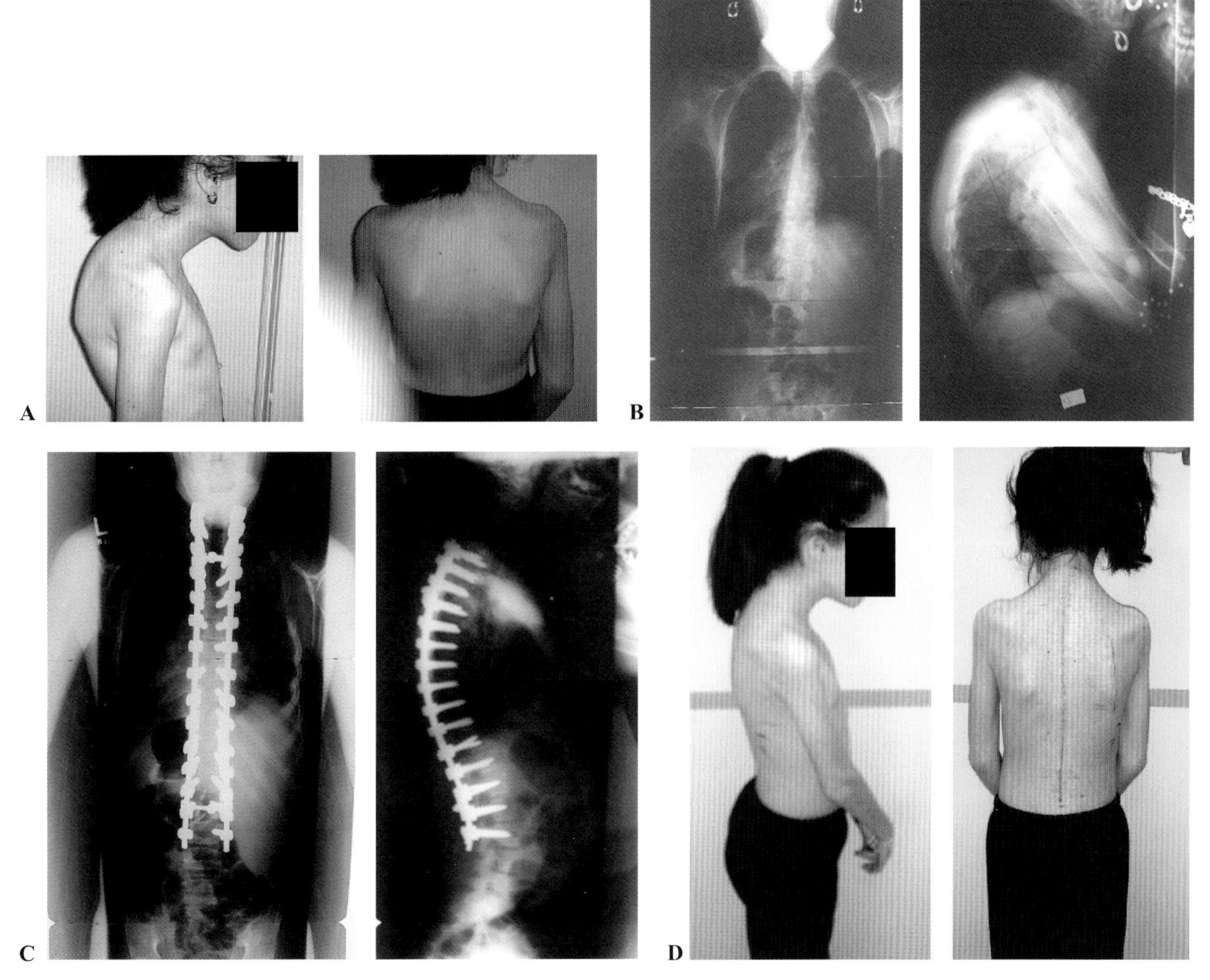

▲ 图 105-2　**A.** 术前外观：**14** 岁女孩，遗传性自主神经功能障碍Ⅲ型，典型的上胸椎后凸畸形；**B.** 术前 **X** 线片：站立位前后位与侧位；**C.** 术后 **X** 线片：脊柱前 / 后融合的状况；**D.** 术后外观

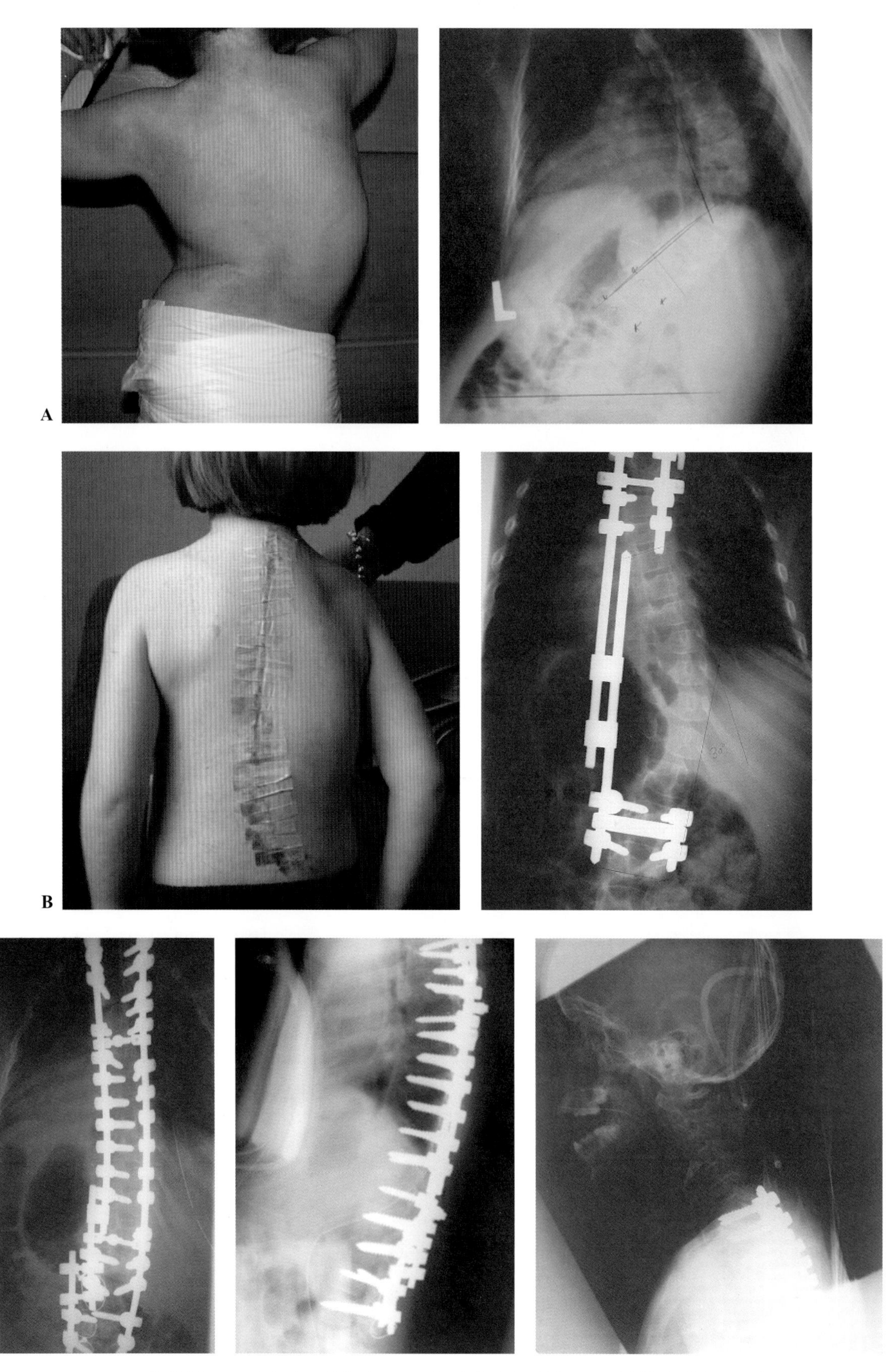

▲ 图 105-3 **A.** 术前外观：**4** 岁女孩，遗传性自主神经功能障碍Ⅲ型，严重进展性侧弯；**B.** 术后外观照和 **X** 线片：生长棒固定；**C.** 后路融合固定术后 **5** 年的 **X** 线片，上胸椎交界性后凸畸形行 **Ponte** 截骨

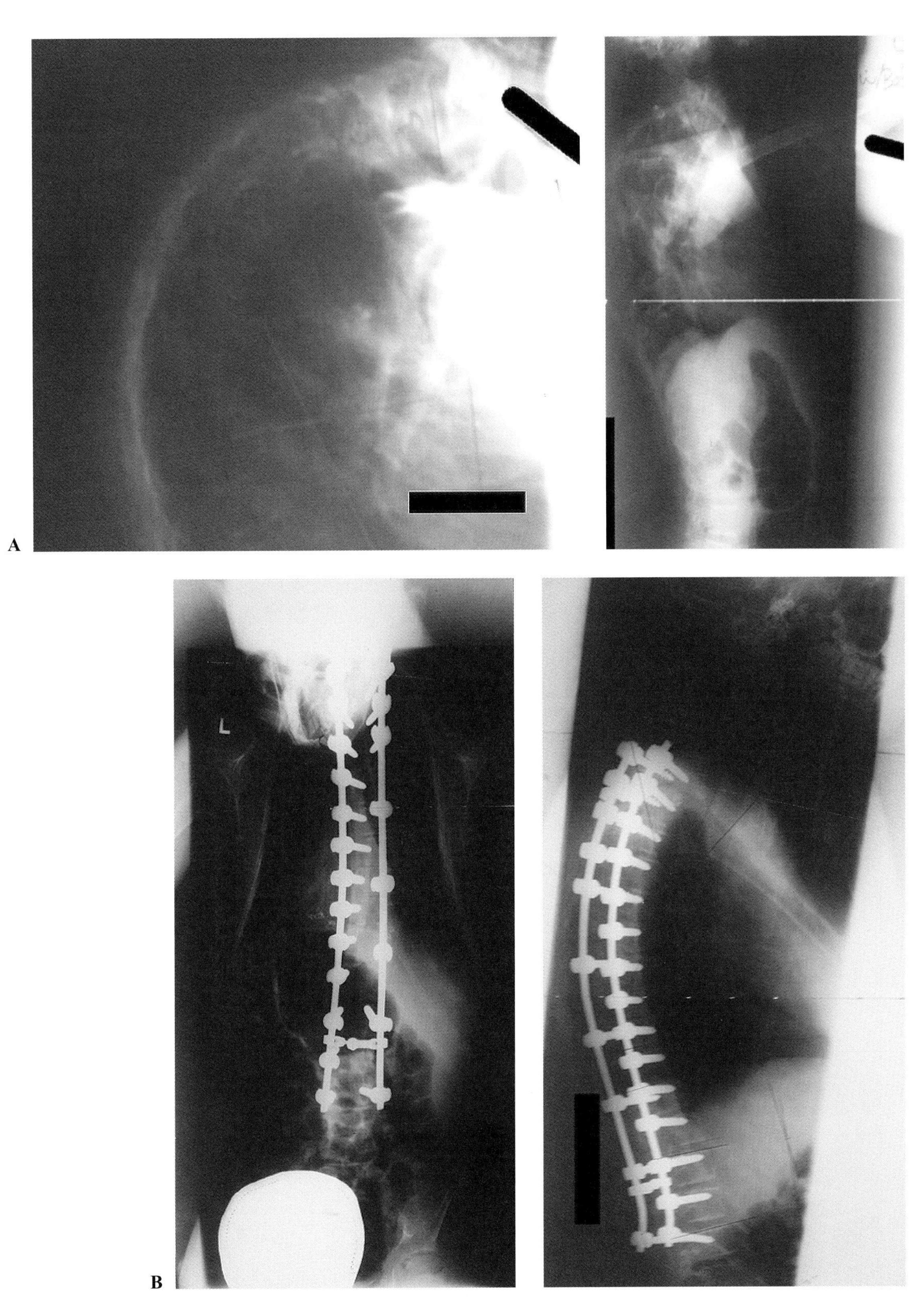

▲ 图 105-4　A. 术前 X 线片：15 岁男孩，严重后凸畸形；B. 术后 X 线片：前后联合脊柱融合固定，矢状面畸形矫正处于负平衡

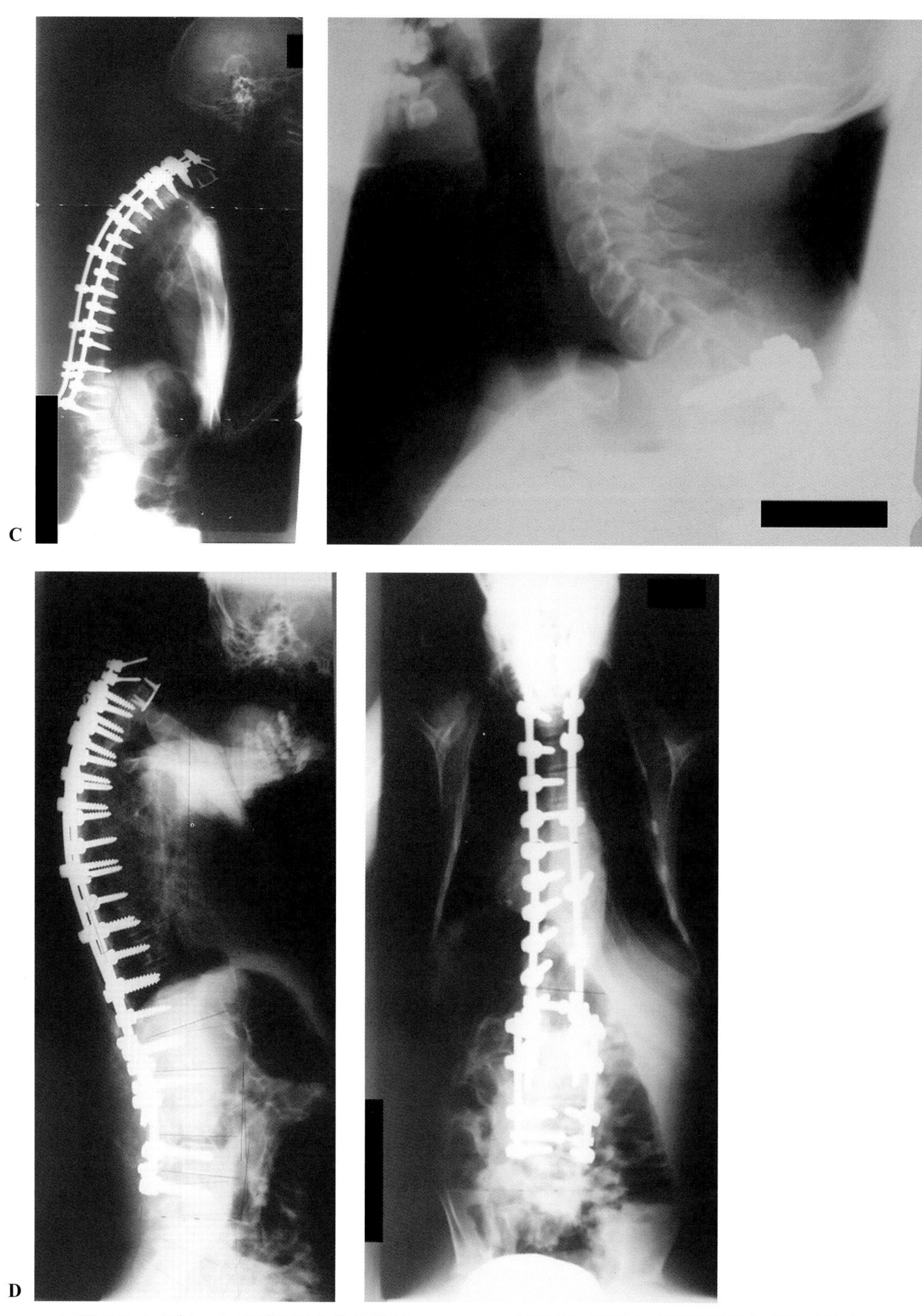

▲ 图 105-4（续） C. 器械远端失败失代偿；D. L_3 PSO 截骨矫正不足出现新的近段交界性后凸畸形

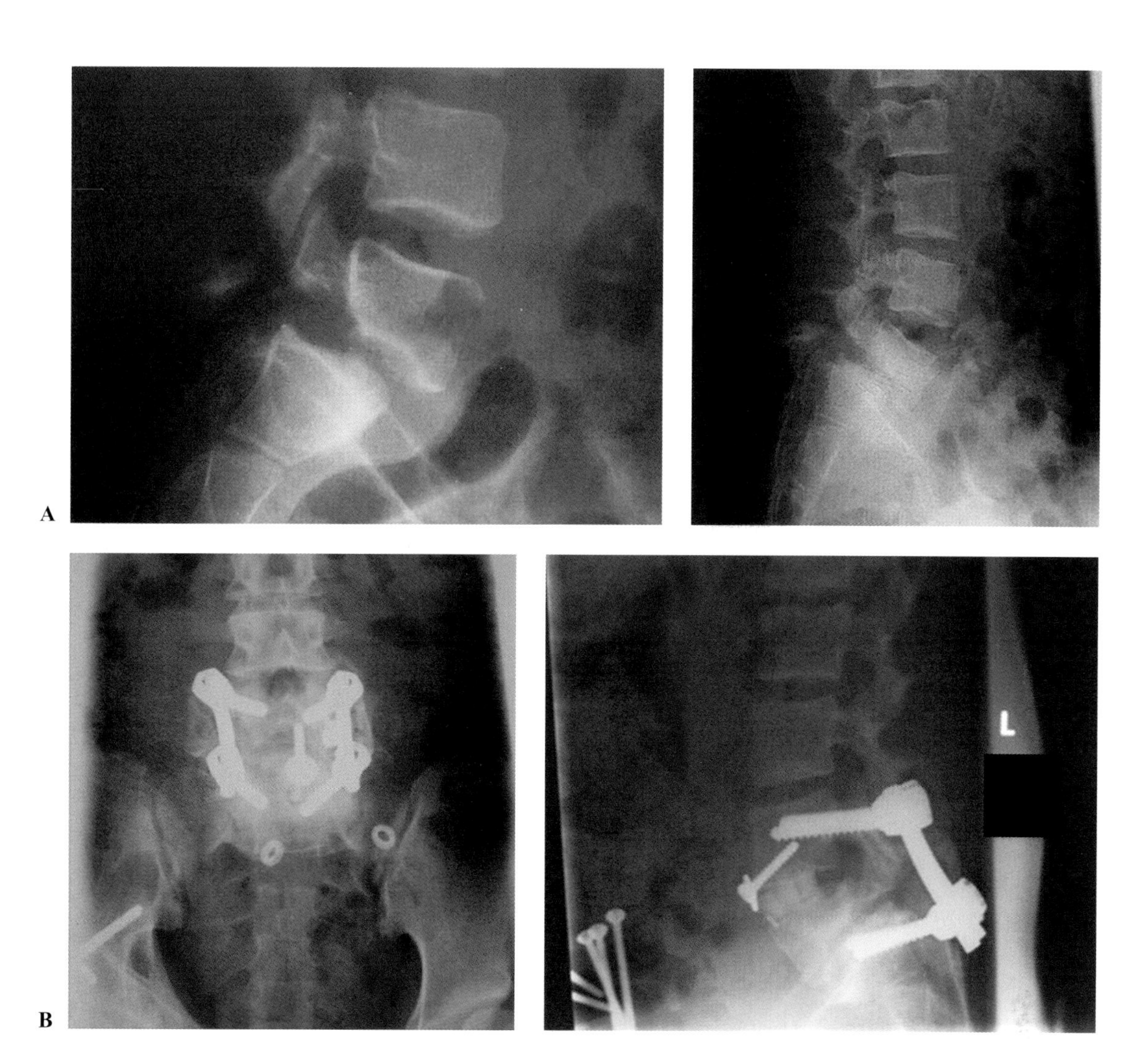

▲ 图 105-5　**A.** 术前 **X** 线片：**13** 岁女孩，遗传性自主神经功能障碍Ⅳ型，进展性脊柱滑脱和急性马尾神经综合征；**B.** 使用内固定进行前后路融合的状况

第106章

先天性椎管内畸形：椎管闭合不全——胚胎学、病理学和治疗

Congenital Intraspinal Anomalies: SPINAL Dysraphism—Embryology, Pathology, and Treatment

Ayodamola Otun　Jeffrey R. Leonard　Bruce A. Kaufman　David D. Limbrick, Jr　著

夏　磊　张华峰　译

一、椎管闭合不全——胚胎学、病理学和治疗

椎管闭合不全是指由神经管闭合不全和尾细胞团异常发育引起的一系列畸形，包括由外胚层、中胚层和神经外胚层组织发育不良引起的畸形。表 106–1 总结了与这类疾病相关的术语。

表 106–1　脊柱裂术语

脊髓裂	是指脊髓的纵裂，可分为不完全性脊髓裂和完全性脊髓裂、腹侧脊髓裂和背侧脊髓裂
脊椎裂	完全性神经管闭合不全（整个大脑和脊髓都显露在外部环境中，无法存活）
囊性脊柱裂	硬膜膨出和脊髓膨出
开放性脊柱裂	开放性或显露于外界环境的一个类型
隐性脊柱裂	一个或多个节段的椎弓融合失败，通常发生在腰骶椎

根据神经组织是否外露，可以对这些疾病进行大致分类（表 106–2）。开放性脊柱裂缺损处缺乏皮肤覆盖，如较常见的脊髓脊膜膨出（myelomeningocele，MMC），通常伴有一定程度的脊髓裂、后侧脊柱裂和神经组织外露。“闭合性”病变有皮肤完全覆盖缺损处，也可能有一定程度的脊髓裂和脊柱裂，但没有显露的神经组织。

表 106–2　脊柱裂病变的分类

• 无皮肤覆盖	• 有完整的皮肤覆盖（隐匿性脊柱闭合不全）
• 脊髓脊膜膨出	• 脊髓脂肪瘤 • 脂肪脊髓膜脑膨出
• 脊髓膨出	• 脊髓纵裂 • 皮肤窦道 • 前侧的硬膜膨出 • 终丝牵拉 • 脊髓囊肿状突出

二、流行病学

（一）开放性神经管畸形的流行病学

脊柱裂的发病率和流行病学因时间、地理、种族和民族而异（表 106–3）。开放性神经管畸形（neural tube defect，NTD）患病率最高的是中国，每 1000 名新生儿中有 6～14.9 名发病[94]。欧洲大陆和不列颠群岛也报道了较高的 NTD 发病率。在美国境内，东北部的发病率较高，与附近人群

相比，波士顿的凯尔特人移民的发病率更高。与非裔美国人和高加索人相比，西班牙裔婴儿的患病率明显升高[49]。婴儿患病率的这种差异还取决于受孕率、产前保健和诊断的可得性及选择性终止妊娠的比率（图 106-1）。

（二）叶酸补充与开放性神经管缺陷

叶酸在预防开放性神经管缺陷（open NTD，ONTD）中的重要性已在许多临床试验中得到证实。这些研究发现，在妊娠前至少 3 个月每天服用至少 0.4mg 的叶酸可使胎儿发生 ONTD 的概率降低 70%～80%[16]。因此，建议育龄期妇女每日服用 0.4mg，在备孕期每日服用 4mg。据疾病控制和预防中心的报道，在 1983—1990 年，脊柱裂的发病率从每 10 000 名新生儿 5.9 例下降到了 3.2 例[16]。疾病控制和预防中心报道，自 1998 年在谷物产品中强制补充叶酸以来，ONTD 的发病率进一步下降了约 26%，以目前的受孕率估计，发病率在 0.5‰～1‰[17]。

随着强制补充叶酸法律的实施，脊柱裂的患病率也明显下降。事实上，与自愿补充叶酸的国家相比，强制补充叶酸的国家患病率更低。例如，2016 年，北美的发病率为 0.387‰，包括活产、死产和终止妊娠的胎儿。补充叶酸降低

表 106-3 强化补充叶酸前后不同国家脊柱裂患病率差异[75]

国家间差异		时间周期	患病率（每 1000 人）
智利	强化补充叶酸前	1999—2009	1.7
	强化补充叶酸后		0.96
法国	强化补充叶酸前	1979—1992	1.094
	强化补充叶酸后		
南非	强化补充叶酸前	20 年	1.74～0.63
	强化补充叶酸后		
英格兰北部	强化补充叶酸前	1984—1996	1.79（+终止妊娠）
	强化补充叶酸后		0.56（出生）
加拿大魁北克省	强化补充叶酸前	1992—2000	1.89
	强化补充叶酸后		1.28
美国	强化补充叶酸前	1995—2005	0.25
	强化补充叶酸后		0.19
土耳其	强化补充叶酸前	1993—1994	3.01
	强化补充叶酸后		
德国	强化补充叶酸前	1996—2003	1.05
	强化补充叶酸后		0.68
中国山西省	强化补充叶酸前	2003—2004	13.9
	强化补充叶酸后		

改编自 Seidahmed MZ，Abdelbasit OB，Shaheed MM，et al. Epidemiology of neural tube defects.*Saudi Med J* 2014；35（Suppl 1）：S29–S35.

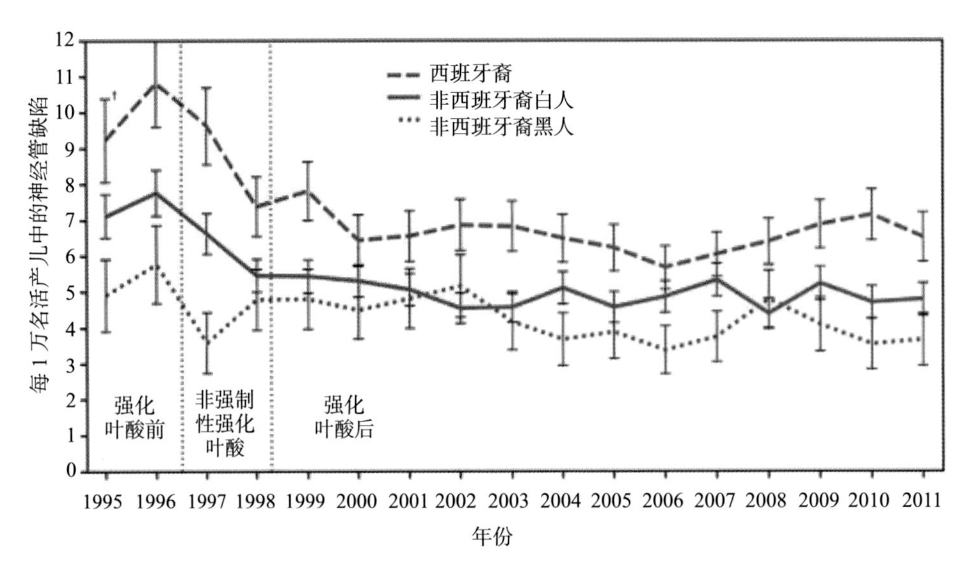

▲ 图 106-1 美国强制性叶酸强化预防神经管缺陷的评估

引自 Williams J, Mai CT, Mulinare J etal. vpdated estimates of neural tube defects prevented by mandatory folic acid fortification-lmited States, 1995–2011. *MMWR Morb Mortal Wkly Rep*, 2015; 64（1）: 1–5.

ONTD 患病率的做法被广泛采用，包括中国在内的多个国家实施叶酸补充计划后，ONTD 患病率显著降低 [10, 94]。

（三）遗传学与开放性神经管缺陷

除了饮食中添加叶酸等可变性外因，遗传因素等内因是造成 NTD 发病率差异化的主要因素。沙特阿拉伯的一项研究表明，在实施膳食叶酸强化后，遗传和其他因素可能是 NTD 的患病率仍然较高的原因（每 1000 名活产儿中有 1.46 例患病）[75]。某些亚组的患者有染色体、畸胎或孟德尔畸形综合征 [47]。对于非综合征型的脊柱裂，只有很少明确的病因或危险因素（表 106–4）。ONTD 家族史是最大的危险因素之一，患者的兄弟姐妹患病风险在 3%～8%，高于普通人群 [40]。总体而言，这些事件不符合孟德尔遗传定律。其他遗传传递机制，如 X 连锁隐性基因、外显性可变的显性基因或多基因的传递，已被用来解释这种在家庭内重复发病的现象。

一些基因的遗传变异与叶酸同型半胱氨酸代谢有关，这被认为是脊柱裂的危险因素。然而，特定的叶酸代谢途径的基因变异在引起脊柱裂中

表 106–4 脊柱裂已明确与疑似的危险因素 [16]

	相对风险
确定风险因素	
• 与同一伴侣有过脊柱裂患儿的孕产史	30
• 孕妇叶酸摄入量不足	2～8
• 妊娠前母亲患糖尿病	2～10
• 丙戊酸与卡马西平	10～20
疑似危险因素	
• 孕妇的维生素 B_{12} 状况	3
• 肥胖孕妇	1.5～3.5
• 孕妇体温过高	2
• 孕妇腹泻	3～4
• 多环芳烃 [60]	1.8
• 妊娠期糖尿病	NE
• 伏马菌素	NE
• 父亲接触过橙剂	NE
• 饮用水中氯化消毒副产物	NE
• 电磁场	NE
• 危险废品场地	NE
• 农药	NE
• 苯暴露 [46]	–2

NE. 未确定

的具体作用尚未明确。*MTHFR* 和 *MTHFD1* 基因都与之有关，而前者可能使非西班牙裔人群患 NTD 的风险增加 1.8 倍[21]。其他代谢途径，如 AMT 和 GLDC（参与甘氨酸裂解）的遗传变异，也与此相关[59]，后者已被证明对叶酸代谢有间接影响[64]。在母体或胚胎中，如与叶酸-同型半胱氨酸代谢和转运的相关代谢通路的基因，可以通过母体或胚胎基因型影响脊柱裂的发病风险。

（四）隐性脊柱裂的流行病学

隐性脊柱裂比 ONTD 更为常见。对其发病率的评估来自于对脊柱 X 线片的回顾分析，这些 X 线片不是因脊柱或神经系统的问题而拍摄的。17%～30% 的"正常"人患有发育性脊柱缺陷[26]。这在男性中更常见，而最常见的节段是 L_5 水平或 S_1 水平。隐性脊柱裂通常由儿科医生或初级保健医生发现，他们发现的依据通常是一些轻微但进行性加重的神经症状和皮肤丝斑等体征（如多毛症、酒窝、窦道或同一区域的毛细血管瘤）。与 ONTD 一样，遗传因素可能是某些隐性脊柱裂的危险因素[56]。

三、胚胎学

脊柱裂是脊柱和脊髓的发育畸形。原肠胚形成期形成的二胚层胚盘，在第 16～17 天进一步发育成三胚层胚胎（图 106-2）。到妊娠第 3 周时，发育出原条、界限清晰的胚层（内胚层、中胚层和外胚层）和脊索。外层细胞向原条的深层迁移，并形成胚胎内胚层，最终发育成肠道结构（图 106-3）。细胞继续向内迁移，形成中胚层，进而形成肌肉和骨骼。残留在胚盘上外侧胚层的细胞形成外胚层，皮肤和神经系统起源于此。随着中胚层的增殖，细胞在中线浓集，从原始结节（Hensen 结节）延伸到脊索前板（图 106-4）。这种细胞的浓集被称为脊索突起，它将发育成未来的脊椎和骨骼。

从 Hensen 结节开始，原始凹陷不断加深并延伸穿过脊索突起，形成一个中空的管状结构（图 106-5）。沿着其腹面，脊索突起与内胚层融合，并发生多个区域的内胚层细胞分解，形成神经肠管，进而允许卵黄囊和羊膜进行所谓的临时通信。这是脊索板嵌入的过程（图 106-6）。然后脊索板变为一个实心的圆柱体，即真正的脊索，并允许内胚层重建其连续性。此过程称为脊索的部分缺失。

随着脊索的发育，神经形成或神经管形成的过程开始（第 18～27 天）。脊索下层使 Hensen 结节的外胚层分化成神经板。神经板的细胞增殖并堆积在发育中的纵沟两侧，即神经褶在神经沟的两侧。从侧面看，神经板与其来源的外胚层相连（图 106-7）。

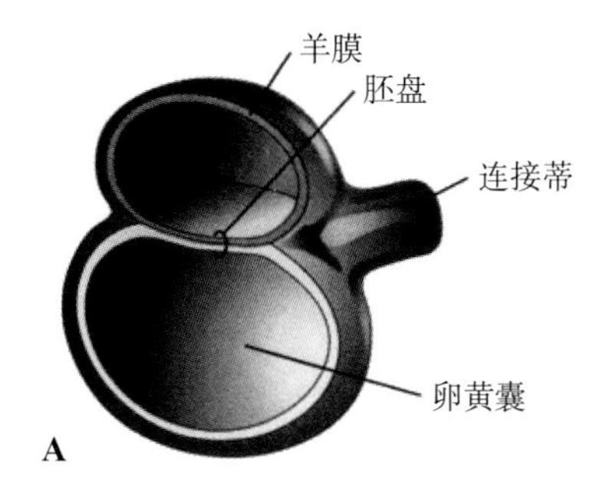

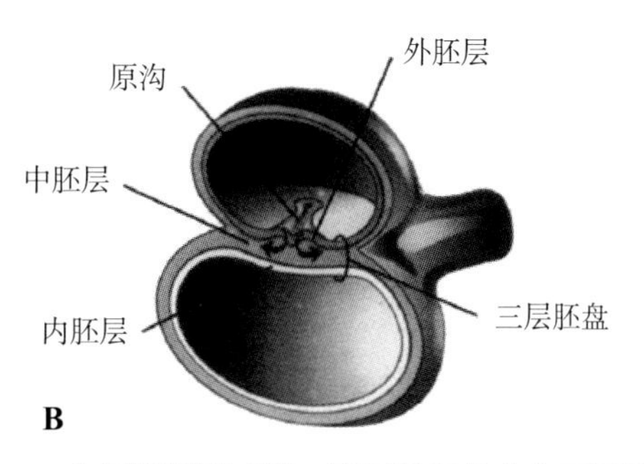

▲ 图 106-2　**A.** 被羊膜和卵黄囊包围的双层胚盘；**B.** 在原肠胚形成期，双层胎盘发育为三层胎盘，模拟未来的外胚层、中胚层和内胚层

经许可转载，引自 Moore KL，Persaud TVN. *The Developing Human: Clinically Oriented Embryology*. 6th ed. Philadelphia，PA：WB Saunders；1998. Copyright © 1998 Elsevier.

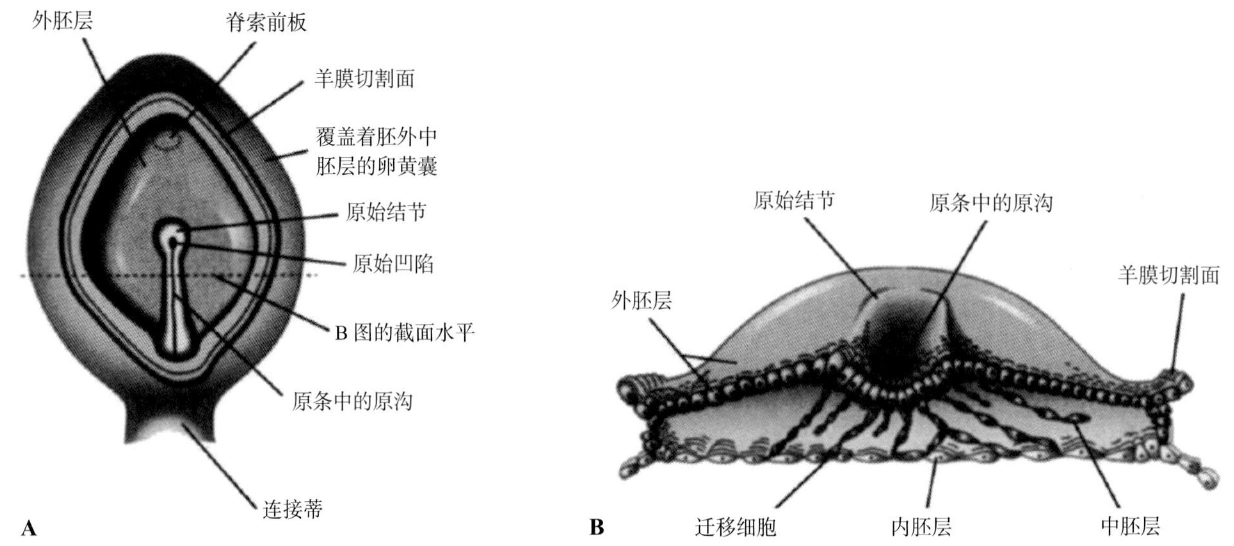

▲ 图 106-3 细胞从胚胎外层迁移进来。最深的细胞形成内胚层，其次是中胚层，其余的细胞形成外胚层

经许可转载，引自 Moore KL，Persaud TVN. *The Developing Human: Clinically Oriented Embryology*. 6th ed. Philadelphia，PA：WB Saunders；1998. Copyright © 1998 Elsevier.

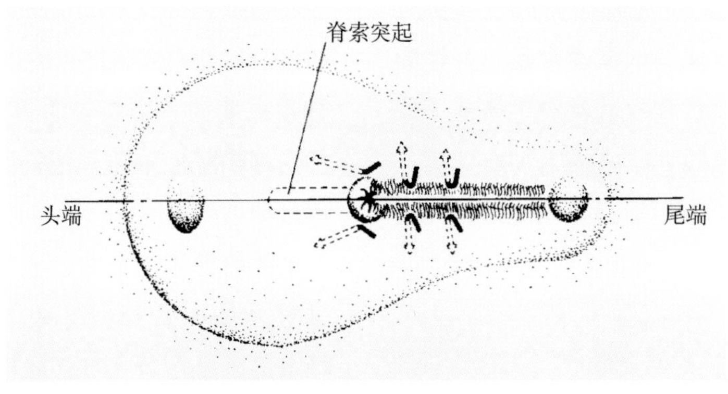

▲ 图 106-4 三层胚的形成

从外胚层侧面观察第 7 阶段的胚胎。中胚层由细胞凝聚在中线，并内陷于外胚层和内胚层之间（弯曲箭）形成。位于原始结节吻侧的中线细胞增厚，形成脊索突起

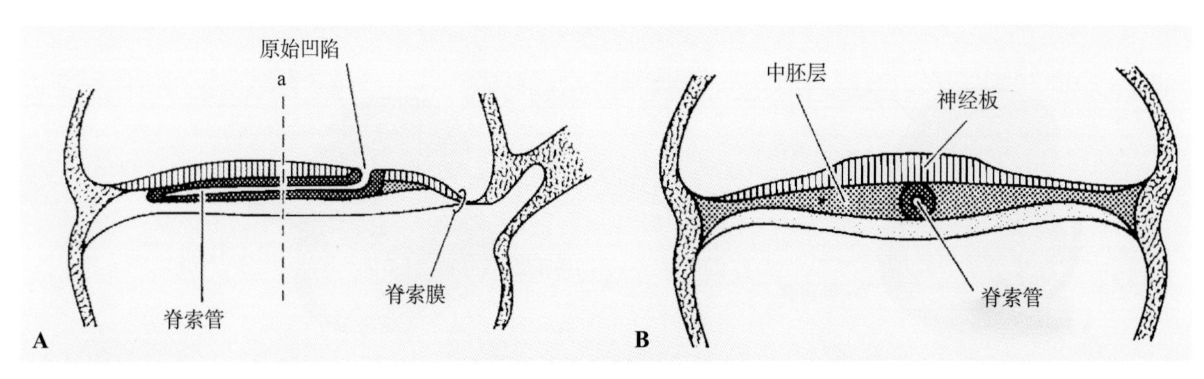

▲ 图 106-5 脊索突起的形成

A. 在脊索突起中脊索管的正中矢状面。该管从原始凹陷延伸至脊索突起的整个长度。B. 为 A 图中通过 a 线取具有代表性的轴截面。中胚层内和各层之间脊索管的关系可见。与脊索突起相邻的外胚层是神经板、前体或神经外胚层

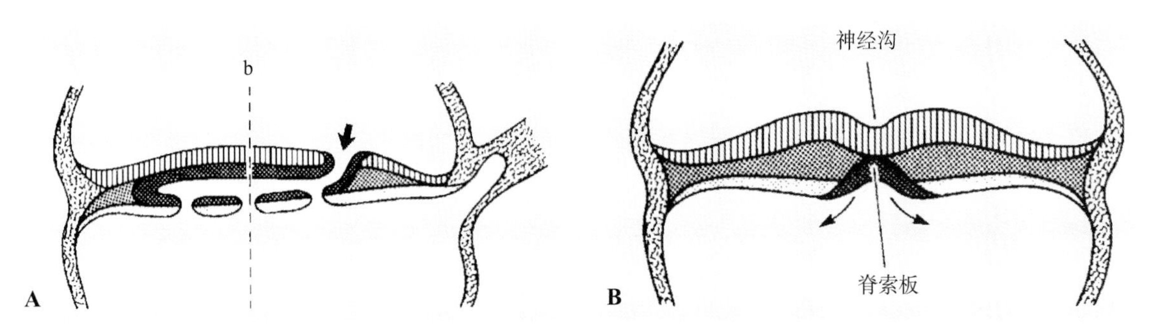

▲ 图 106-6　脊索板夹层

A. 内胚层破裂的矢状面。脊索管与内胚层融合。在羊膜与卵黄囊之间建立了一个临时相通结构，即神经管（箭）。B. 在 A 图中 b 线水平的轴截面。脊索管已与内胚层融合，并正在退出嵌入过程，形成脊索板

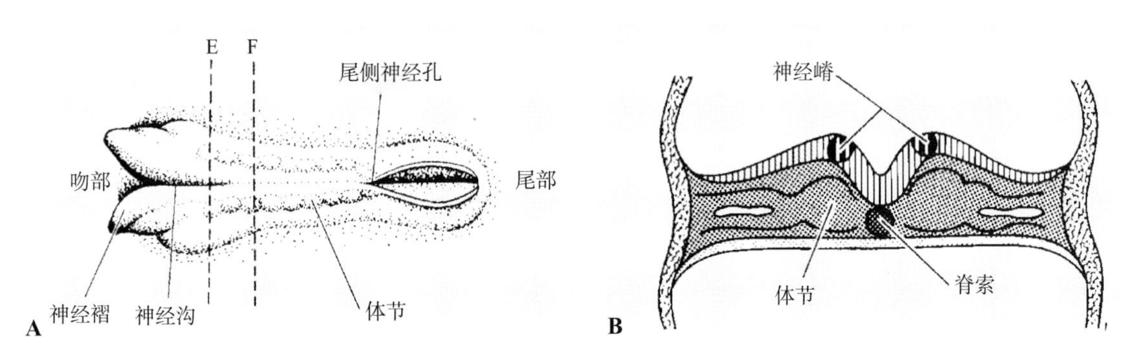

▲ 图 106-7　神经管的形成

A. 外胚层表面的胚胎描述：当体节在神经沟的两侧形成时，神经管被诱导形成，向吻部和尾部同时延伸。B. A 图中代表 E 线水平的轴截面。神经褶向内侧移动，神经嵴细胞团最终融合到神经管的背侧，外胚层重塑在最背侧（经许可，重制自 Moore KL. *The Developing Human: Clinically Oriented Embryology*. 2nd ed. Philadelphia，PA：WB Saunders；1977：52. Copyright © 1977 Elsevier.）

同时，脊索诱导近轴中胚层增厚，形成纵向的柱体。这些细胞团凝聚并分离为成对的节段，称为体节。体节最终形成时，有 42～44 对，包括枕节 4 对、颈节 8 对、胸节 12 对、腰节 5 对、骶节 5 对、尾节 8～10 对。最终，第 1 节枕节和尾侧的 5～7 个尾节退化。

随着神经褶的生长，它们在中线相遇并融合，形成神经管（第 22 天和第 23 天）（图 106-8）。闭合发生在每个层面上，几乎每对体节都在相同时间形成。首先在第 3～4 体节处神经管开始形成，即未来枕颈交界的位置。随着更多体节的融合，闭合也在尾部和吻部开始进行。神经管最顶端在第 24～25 天闭合，最终后神经孔（尾端）处闭合（26～27 天），即未来的 L_1 或 L_2 椎体水平。脊髓更低的部分通过一个独立的过程形成（神经管化）。

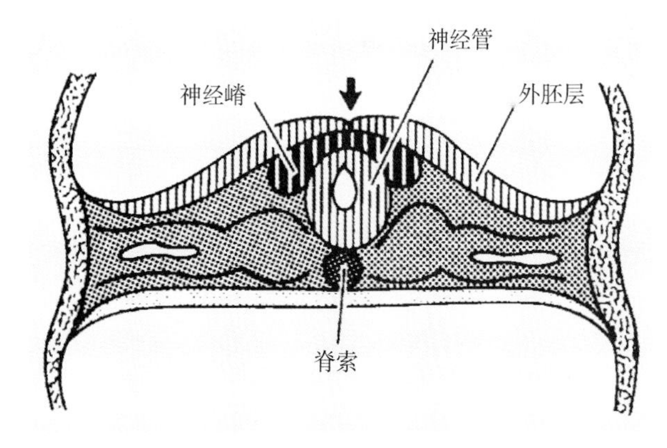

▲ 图 106-8　神经管

发育中神经管的轴截面，对应图 106-7 中的 F 线切面。神经管已经在此水平上形成。外胚层已与神经嵴细胞分离，即将在中线融合（箭），重建一个完整的层面（经许可，重画自 Moore KL. *The Developing Human: Clinically Oriented Embryology*. 2nd ed. Philadelphia，PA：WB Saunders；1977：52. Copyright © 1977 Elsevier.）

当神经管折叠并融合成管时，外胚层表层与神经管分离，然后在中线与神经管背侧融合，形成一个连续的外胚层（未来的皮肤）。间质从两侧迁移到神经管和外胚层之间的位置，最终形成脑脊膜、神经弓和椎旁肌。

在神经管形成过程中，远端脊髓在神经胚形成之后开始形成。尾部细胞团由未分化的细胞、残余的脊索细胞和神经管的尾端聚集而成，毗邻发育中的后肠和中肾。空泡在尾部细胞团中形成，开始凝聚，最终与脊髓中央管上端连接。

沿着这个远端管道，细胞分化成胶质细胞。最靠头侧的部分变成了脊髓圆锥，其余的形成终丝。在脊髓圆锥形成时，位于大约第 2 或第 3 个尾椎水平。脊髓并未发生退化，但脊柱的生长速度相对快于脊髓，导致圆锥明显的“上升”。在妊娠 8～25 周开始迅速上升，出生时圆锥体通常处于 L_2～L_3 水平，在出生后的几个月里达到正常的 L_1～L_2 的“成人”水平。

如下图所示，有多种情况是由于上述一个或多个形成过程执行不当而引起的（表 106–5）。

表 106–5　各种脊柱闭合不全的胚胎学病因 [2]

原肠胚形成障碍	脊索形成障碍	尾部退化综合征	腰骶椎体发育不全 / 发育不良；脊髓的钝性末端位于于预期水平之上
		节段性脊柱发育不全	先天性胸椎或腰椎后凸畸形；发育不良节段下方的脊髓出现粗大、肥厚
	脊索融合障碍	神经管原肠囊肿	原始内胚层和外胚层之间的反常连接导致分离失败
		背侧肠瘘	一小块原肠滞留在发育中的椎管内，这些肠道可能被隔离形成囊肿，或可能与肠道和皮肤保持连接，或同时发生，从而产生脊椎背侧肠道的异常现象
		脊髓分裂畸形（脊髓纵裂）	脊髓分裂成 2 个轴线：1 型为 2 个轴线位于由骨或软骨间隔分隔的单独的硬膜腔内；2 型为单个硬膜内包含两束脊髓
初级神经胚形成异常	过早分离	脂肪性脊髓脊膜膨出	关闭性神经管闭合不全，有皮肤覆盖腰骶部肿块。由于蛛网膜下腔扩张，基板 – 脂肪瘤结合于椎管外
		脂肪脊髓膨出	闭合性神经管闭合不全，有皮肤覆盖腰骶部肿块。基板 – 脂肪瘤结合于脊髓内
		硬膜内脂肪瘤	闭合性神经管闭合不全。背侧中线位于硬膜内的脂肪瘤。腰骶部是最常见的位置
	不分离	背侧皮窦	骶部皮肤存在连接到硬膜、圆锥或中央脊髓管的通道。真正的先天性背侧 DST 通常在窦口有一个非典型的较大的窝（> 5mm），通常不对称，距离肛门 > 2.5mm
		脊髓脊膜膨出	开放性神经管闭合不全。神经基板突出在皮肤表面之上。几乎总是与 Chiari Ⅱ畸形有关
		脊髓膨出	开放性神经管闭合不全。神经基板与皮肤表面齐平，伴有脊髓膨出
原肠胚和初级神经胚融合障碍	一侧脊髓膨出		极其罕见
	一侧脊髓脊膜膨出		与一侧脊髓脊膜膨出或脊髓膨出相关的脊髓纵裂
次级神经形成与退行分化异常	异常长脊髓		足月婴儿出生 1 个月后脊髓末端保持在 L_2～L_3 以下
	持续性终室		位置正好在终丝上方。缺乏对比增强。通常在前 5 年没有病理意义
	终丝牵拉		增粗的终丝牵拉脊髓
	骶内 – 骶前脑膜膨出		• 骶内硬膜膨出，被蛛网膜填充，位于与硬膜囊尾端相连的扩大的骶椎管内 • 骶前硬膜膨出，巨大的前硬膜膨出，穿过扩大的骶孔并产生骶前囊性肿块。在 Currarino 三联征中有遗传易感性
	终末期脊髓囊肿		巨大的末端脊髓空洞（脊髓空洞膨出）通过通常不相通的脊椎后部缺损于后部硬膜膨出

改编自 Acharya UV，Pendharkar H，Varma DR，Pruthi N，Varadarajan S. Spinal dysraphism illustrated; Embroyology revisited. *Indian J Radiol Imaging* 2017; 27（4）: 417–426.

四、开放性椎管闭合不全：脊髓脊膜膨出

（一）胚胎学

脊髓脊膜膨出（MMC）是最常见的神经管发育缺陷，病因可能是原发的神经管闭合失败、神经褶不能卷起和融合，也可能是由于扩张的中央管破裂导致闭合的神经管再次打开。尽管有实验证据支撑这 2 个理论，但神经管闭合不全最可能的诱因是直到出生前神经板仍扁平[56]。相关的 Chiari Ⅱ（Arnold–Chiari）畸形被认为是在妊娠后期继发的。

当神经管无法闭合时，表面的外层细胞仍然附着在扁平的神经外胚层的侧面。间质和体节不能向内侧迁移，因此造成骨、软骨和肌肉等成分横向形成。椎板呈“双裂”，形成的结构基本上是外翻的。在闭合不全的节段，通常有连续的多个椎体受累及。椎弓根和椎板向外侧旋转发育，横突指向前方。然而，这实际上减小了神经管前后（anteroposterior，AP）尺寸。如果椎板旋转足够远，则可以显著减小根管的 AP 尺寸。在某些椎弓根极度旋转的病例中，椎旁肌发育在脊柱正中冠状面的前方。在这个位置，它们会成为使脊柱屈曲的肌肉，可能导致或加重脊柱后凸，特别是发生在上腰椎或下胸椎水平时。

基于动物研究，一些理论已经被提出以解释与开放性脊髓缺陷相关的神经损伤[31]。他们主张这是一个二次打击的过程，其中第一次打击是神经管发育不良和相关的结构异常，第二次打击可能包括将正常神经组织显露在羊水中并导致损伤。在这类患者中，神经损伤平面通常与放射学确定的脊柱骨性缺损的解剖水平相对应。然而，2002 年发表的一篇回顾性综述指出，48% 的脊柱裂患者的神经损伤平面高于解剖水平，而 14% 的人低于解剖水平[70]。

（二）脊髓脊膜膨出的产前评估与治疗——胎儿外科治疗

随着产前筛查常规化开展，MMC 的产前诊断率显著增加，筛查包括母体血清标记物（如甲胎蛋白）的测量、超声成像和羊膜穿刺术的发展，以及在特定的病例中开展胎儿磁共振成像（MRI）技术[24, 87, 93]。产前诊断使临床医生有机会就 NTD 向家庭提供咨询，给出切合实际的疾病预期，并在他们考虑妊娠时为他们提供准确的信息。此外，还能讨论 MMC 的最佳治疗方案。

具体来说，早期产前诊断允许在特定的患者中考虑胎儿 MMC 修复[4]。自 1998 年首次报道以来，在 2011 年胎儿脊髓脊膜膨出研究（Myelomeningocele Study，MOMS）的治疗结果发表后，剖宫进行脊柱裂的宫内修补术得到了广泛的接受。MOMS 提供的Ⅰ级数据显示，产前修补明显提高了患儿 30 月龄时的运动评分，减少了分流的需要，相对百分比减少了 48%，绝对百分比减少了 40%；而且减少了 Chiari Ⅱ畸形的中度、重度后脑疝的发生，相对百分比减少了 63%，绝对百分比减少了 42%[5, 25, 84]。

胎儿修补术的风险包括手术本身导致的胎儿死亡率（总体至少为 4%）。此外，羊水过少（48% vs. 4%）、早产子宫收缩（50% vs. 9%）、早产（33.2 周 vs. 37 周）及低体重儿的发生率也会增加[86]。母体并发症包括子宫破裂、胎盘早剥和子宫切开术后粘连引起的肠梗阻，这些并发症也可能导致母体此后需进行剖宫产，因此应该在子宫切开术之前权衡利弊[37]。

（三）产后表现与评估

产前未诊断的 MMC 在出生时就表现出明显体征（图 106-9）。评估和治疗的目的是评定婴儿的一般健康状况、识别相关的问题，尤其是那些可能影响早期行闭合手术的问题、保护和维持

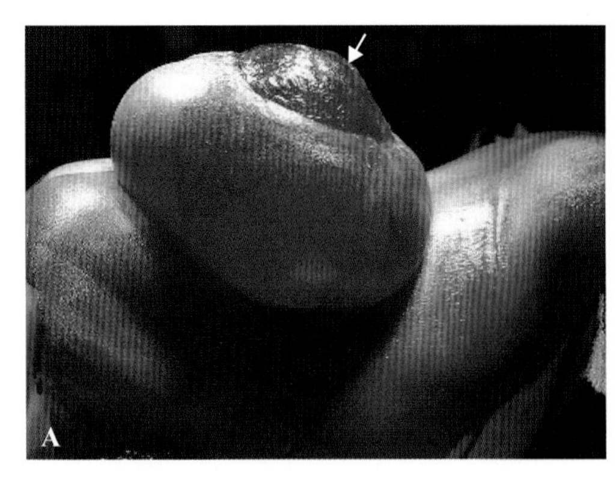
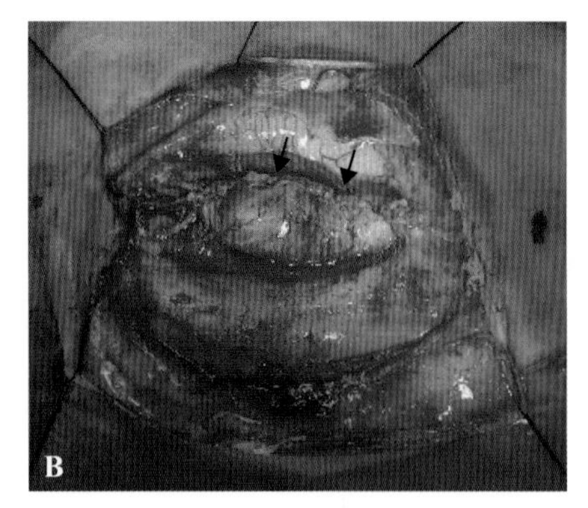

▲ 图 106-9 A. 脊髓脑膜膨出，表面有神经基板，中线可见神经沟（箭）；B. 脊髓脊膜膨出的术中照片，将神经管（箭）闭合至硬膜内

神经功能及闭合缺损和预防感染。新生儿护理在出生后应常规地立即开展，并通过使用无菌、潮湿、不粘敷料来保护缺损处以免受到创伤和变得干燥。

应进行心脏、胃肠和泌尿生殖系统的查体，对头部和泌尿系统进行超声检查，也可拍摄整个脊柱的全长 X 线片。相关的脑积水、肾积水及其他因素亦可用于协助制订手术计划。还应进行神经功能查体以确定病变的神经功能障碍平面。应当检查不同程度的反射异常，甚至偶尔出现的脊髓休克，不应被患儿功能是否完整所迷惑。也可能存在不对称的神经功能障碍表现，这可能提示存在其他的非即刻明显显现的畸形，如脊髓纵裂。

通过检查安静或睡眠时的新生儿，可以发现较低程度的感觉神经障碍。在施加刺激后，医生可从远到近的观察新生儿面部表情或哭声。运动功能检查是通过对上肢（或身体未受影响的部分）施加刺激，观察下肢的自主运动来完成的。下肢各种畸形的存在也有助于确定运动功能障碍平面。

对 MMC 进行体格检查时可见显露的神经板，属于脊髓内部的结构出现在体表。还可以发现中线沟，它是神经沟的残余，正常情况下神经沟和脊髓的中央管相连续。脑脊液（CSF）流经中央管，从神经板顶部的小孔流出。这种液体不应被误认为是硬膜囊的破裂。神经板本身被不同宽度的膜组织包绕，这些膜组织是由皮肤和蛛网膜的残留物形成的。在神经板周围的某地方已经开始上皮化并与神经组织连接。囊膜的大小与囊内 CSF 的含量有关。当有少量液体存在时，神经板与背部皮肤齐平（脊髓膨出）。而大量的液体会导致囊腔扩大，神经板高出背部皮肤（MMC）。MMC 这个概念一般被用来描述这 2 种情况。

神经板的腹侧含有正常情况下形成脊髓外部所应有的所有结构（图 106-10）。腹侧神经根正好在中线的两侧，背侧神经根出现在腹侧神经根的外侧。神经根穿过蛛网膜下腔，以常见的方式穿过神经孔。由扁平的神经板和神经根组成的结构被称为神经基板。硬膜囊和蛛网膜平行，硬膜构成开放的椎管的最外层，它在侧方也与边缘的皮肤融合。

脊髓实质上是脊髓栓系在神经基板及其连接的皮肤上。虽然大多数出生时发现的 MMC 都位于腰骶部，但当它们出现在较高位置时，缺损区之外上、下脊髓和椎管的结构可能都是正常的。

（四）脊髓脊膜膨出的产后修复

产后早期对脊髓脊膜膨出的修复对于降低感染和脑室炎的发生率起关键作用，从而降低了患儿精神和身体功能损伤的风险。没有渗漏的囊性结构应该在 72h 内闭合，在此期间可以对患儿父

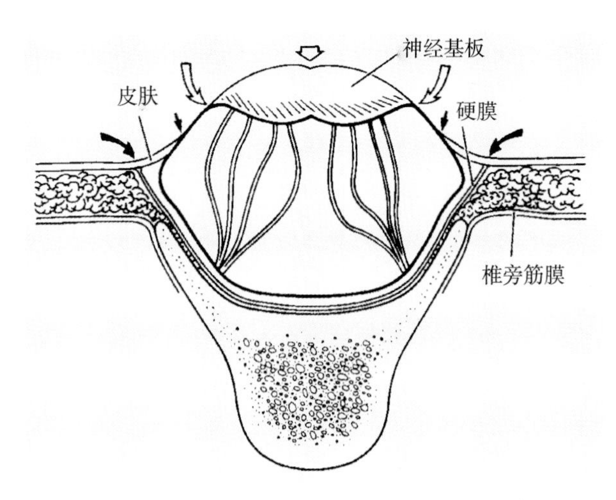

▲ **图 106-10　脊髓脊膜膨出的轴位切面示意图**

在闭合之前，神经基板的结构类似于在后方打开的脊髓。背面是以中央凹槽（空心箭）的形式显示的中央管残留物。腹面衬有蛛网膜，与椎管其余部分的蛛网膜连续（粗线）。虽然所有的神经根都指向前方，但腹侧神经根离开基板的位置更靠内，与背侧神经根一起通过神经孔离开椎管。硬脑膜向外与皮肤融合（弯曲箭），且硬膜外脂肪位于其前外侧。在闭合缺损时，切口应开在皮肤与变薄的蛛网膜的连接处（小箭），小心保护蛛网膜下腔内的神经根。从与神经基板的连接处（弯曲空心箭）开始沿圆周方向修剪硬膜。如果需要，可随后将神经基板重构为管状结构。在连接处（弯曲箭）切开并从皮肤上剥离硬膜，然后在中线闭合。如果需要，椎旁肌筋膜可以向侧方分离，并在硬膜上内侧翻折，以实现另一层闭合

母进行评估并展开全面的宣教。对于已经渗漏的囊性结构，应立即在 24h 内进行闭合手术[19]。出生后 72h 内患儿感染的风险仍然很低。有数据表明，在使用抗生素情况下，感染的风险出生 1 周后才会上升[50]。

已经有多种关于修复 MMC 技术的报道[68]。很多人喜欢解剖重建技术。神经管可以重建，但硬膜囊更应该重建，以使神经管位于充满脑脊液的硬膜腔内。这是一种试图为基板的神经功能提供最佳环境，并防止修复部位再栓系的一种尝试。在出生时存在于基板的神经功能可持续保留，并可通过 MMC 平面以下的功能、术后运动功能的恢复情况及神经基板的电生理检查来判断。

手术在全身麻醉下进行，开通静脉通路和留置尿管。围术期使用抗生素，但没有证据支持术后使用抗生素可以预防脑膜炎或脑室炎。在解剖神经基板时，需要使用双极电凝和视野放大设备（使用手术显微镜或头戴式放大镜）以最小化对神经结构的损伤。

在产后的神经管闭合手术时，只有 15% 的新生儿出现明显脑积水，但随后 80% 的患儿会发展成脑积水，且大多数病例需要脑脊液引流术[36]。脑室腹腔引流术的时机取决于脑积水的时间和严重程度、患者因素和外科医生经验。然而，在某些情况下，分流可在施行椎管缺损闭合手术时进行，在放置分流管的情况下，婴儿可以仰卧，需要使用环形垫来保护 MMC 缺损，或者也可以采用 3/4 俯卧姿势。

患者俯卧在适当大小的胸垫上来实施椎管缺损闭合手术。术野要大，可扩展到两侧胁部，以便在必要时扩大切口或使用大块的皮瓣，尽管这种情况很少见。

首先是分离神经基板。环形切开异常的上皮组织及残存的蛛网膜与正常皮肤的融合处。进入蛛网膜下腔，务必辨认和保护走行于这个腔内的神经根，避免对基板和脊髓的牵拉。保存有活性的皮肤，以便在缺损较大时用皮肤来完成修补。

接着，在放大的视野下，于修剪好的神经基板的边缘去掉所有的皮肤碎片、残存的硬膜及脂肪，这些组织如果被修补在缺损处，后期可能发展成表皮样囊肿[89]。然后，使用 7–0 丝线或类似的缝合线将蛛网膜外侧缘缝合在一起（避开神经组织），将基板重建成管状。神经管重建被认为是防止脊髓栓系的另一个关键步骤，创面最后会形成一个平滑的软膜表面，理论上不应粘连在愈合的硬膜上[68]。

硬膜囊重建前，应仔细检查闭合不全的椎管近端和远端是否伴有神经栓系或肿块（脊髓纵裂、脂肪瘤、皮样变、终丝增厚、表皮样变）。然后通过分离和闭合硬膜来重建硬膜囊和闭合的蛛网膜下腔（图 106-11）。在硬膜与皮肤交界处的一

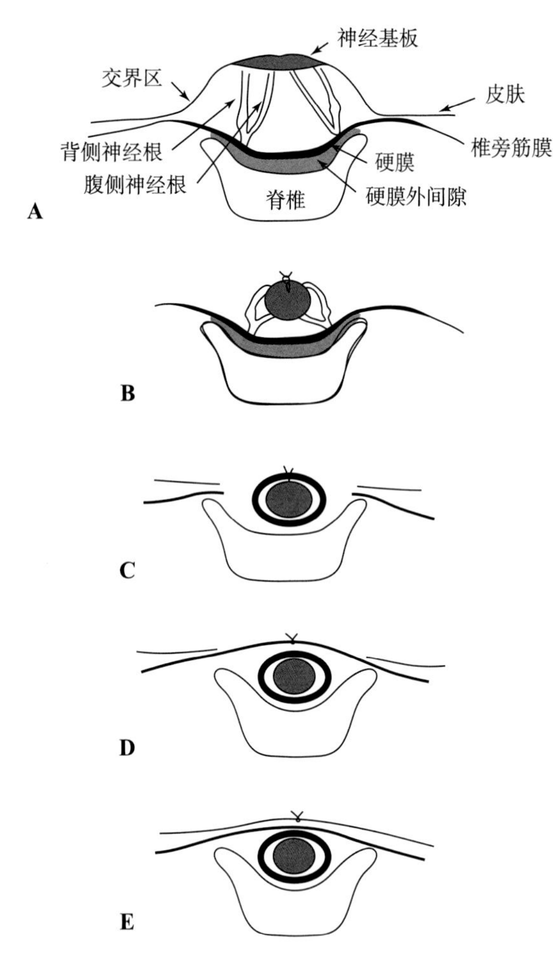

▲ 图 106-11 脊髓脊膜膨出修复手术步骤示意图

A. 脊髓脊膜膨出的轴位切面。神经基板像一本打开的书，腹侧神经根位于内侧，背侧神经根位于外侧。B. 重建神经管。在交界区做切口将基板从周围组织中剥离。切除所有真皮残留物，用 7-0 单丝线缝合蛛网膜。C. 重建硬膜囊。从其与筋膜和皮肤的连接处分离。目的是在不导致神经基板收缩的情况下实现严密缝合。D. 中线处闭合筋膜。需要松弛切口以松解足够多的筋膜。E. 正中闭合皮肤（经许可转载，引自 Cohen AR，Robinson S. Myelomeningocele：early management. In：McLone DG，ed. *Pediatric Neurosurgery.* 4th ed. Philadelphia，PA：WB Saunders；2000：241–259. Copyright © 2000 Elsevier.）

侧，锐性切开。硬膜下疏松的脂肪组织是外翻的硬膜外脂肪，在硬膜下钝性分离，并在其与皮肤连接的侧方进行锐性分离，尽可能分离出大块的硬膜，然后把两侧硬膜于中线处缝合。避免在内侧分离硬膜，因为在神经根出口区域的硬膜非常薄。

硬脊膜替代物和移植物被用来重建充满脑脊液的腔道[23]。然而，覆盖在这些移植物上的皮肤和皮下组织往往难以愈合，有很高的伤口破裂的风险。即使使用硅橡胶材料，也会因为迟发的、严重的纤维化反应导致炎症性肿块和再栓系，导致这些移植物材料无法被广泛应用。一些学者提出对大的 NTD 进行“荷包缝合”，不需要自体皮肤移植或松解局部皮瓣，实现了有效的覆盖，取得了良好的效果。皮肤和皮下组织从背侧筋膜整体剥离，以保护皮肤的血液供应，将这两层在中线一起闭合，硬膜与皮肤的交界区的组织牢固，可以用来进行缝合。有人提倡使用旋转肌皮瓣以获得良好的闭合效果。

约 15% 的 MMC 患儿出生时就存在明显的胸腰椎后凸，严重时椎体的实际位置可在背部平面之上。这不仅使闭合变得更加困难，在骨性突出的部位也有早期和晚期切口裂开的风险。特别是在这些病例中，椎旁肌起到脊柱屈曲的作用，会加重脊柱后凸。对于这类患者，有人建议在 MMC 闭合手术时通过椎体切除术切除后凸[42]。将硬膜囊从突出的椎体后方分离出来，切除椎体，从而减小脊柱后凸畸形。这样会更容易闭合神经管，而且骨性结构的去除也避免了压迫导致的组织坏死，从而促进伤口的愈合。因为椎旁肌回到伸肌的位置，这样能降低畸形加重的风险。在这些病例中，硬膜外分离和椎体切除过程中可能会大量失血。在年龄较大的儿童和成人中，无论是否脊髓横断，多节段脊柱融合和内固定都可以获得较大程度的脊柱后凸矫形，但同时并发症发生率较高。

MMC 修复相关的手术死亡率已降至几乎为零[53]。仔细的分离和双极电凝的使用，使手术时出血极少，但仍存在伤口感染的问题，在一组病例中高达 12%，但无切口裂开或其他重大后遗症。脑脊液渗漏通常是自限性的，可通过适当的引流来解决。

（五）脊髓脊膜膨出修补术后脑积水的监测

应当观察没有引流的患者是否有进行性脑积

水的症状和体征，包括呼吸暂停、脉搏下降、肌力下降、头围增加、囟门或MMC修补部位紧张。可用超声检查来监测脑室大小。如果出现脑积水，需检查患者是否有感染的迹象，如无迹象表明感染，可考虑手术治疗脑积水。虽然治疗脑积水的“金标准”仍然是脑脊液引流，但部分患者中，内镜第三脑室造口术（ETV）± 脉络丛烧灼术（choroid plexus cauterization，CPC）被认为是引流术的合理替代治疗方案[43, 79, 91]。

五、闭合性椎管闭合不全

（一）概述：一般类型及临床表现

隐匿性椎管闭合不全包括脊髓脂肪瘤和脂肪脊髓脊膜膨出、脊髓纵裂畸形（split cord malformation，SCM）、真皮窦、脊髓囊肿、终丝牵拉及非严格意义上的“脊髓栓系”（表106-6）。虽然它们源于不同的胚胎学畸变，但这些病变都会导致脊髓栓系，症状更多地是由栓系而不是特定的胚胎病变而引起。

神经影像学的进步使这些畸形早期就可能被检测出来，否则这些畸形在临床上表现为“脊髓栓系综合征（tethered cord syndrome，TCS）”才会被发现。尤其是MRI可以在无法逆转的临床损害变得明显之前就对神经解剖学的细节进行定义和分类[8]。

隐匿性椎管闭合不全的患者可能会出现与皮肤、神经、骨骼和泌尿系统相关的各种全身性和局部表现（表106-7）。许多皮肤特征是这些隐匿性闭合不全缺陷的标志（图106-12），如皮肤多毛、异常色素沉着、血管瘤、皮赘、皮肤窦道。多毛通常与脊髓纵裂和脊柱脂肪瘤产生的大量皮下脂肪堆积有关。凹陷和小孔通常与背侧真皮窦

表106-6 隐匿性椎管闭合不全的状态

异 常	疑似胚胎学起源	MRI表现
终丝脂肪沉积	有缺陷的逆行性分化	终丝脂肪瘤厚度＞2mm
脂肪脊髓脊膜膨出	神经管与外胚层的不完全分离	位置较低或在圆锥背侧（L_2~L_3以下）
Ⅰ型和Ⅱ型脊髓纵裂	神经肠管未封闭	双脊髓，有或没有隔膜
内含物病变（皮样、真皮窦道）	神经外胚层不完全分离	窦道等信号改变，轻度增强
神经肠管囊肿	神经肠管未封闭	等密度囊肿、脊索移位
脊髓空洞症	神经管未完全闭合	从头侧至脊髓圆锥的脊髓空洞或扩张的中央管（脊髓纵裂或终丝牵拉）
脊髓囊肿	神经管开放畸形伴随脊髓积水	伴有囊性成分的脊髓/脂肪脊髓脊膜膨出

经许可转载，引自Keating RF，Multani J，Cogen PH. In：Winn HR，ed. *Youman's Neurological Surgery.* 5th ed. Philadelphia，PA：Saunders；2004：3258. Copyright © 2004 Elsevier.

表106-7 隐匿性椎管闭合不全的临床表现

皮 肤	泌尿系统	骨 骼
• 皮肤窦道 • 不对称臀裂 • 皮下脂肪瘤 • 多毛症 • 毛细血管瘤	• 神经源性膀胱 • 尿路感染 • 尿失禁	• 足部/腿部畸形 • 脊柱侧弯 • 骶骨发育不全

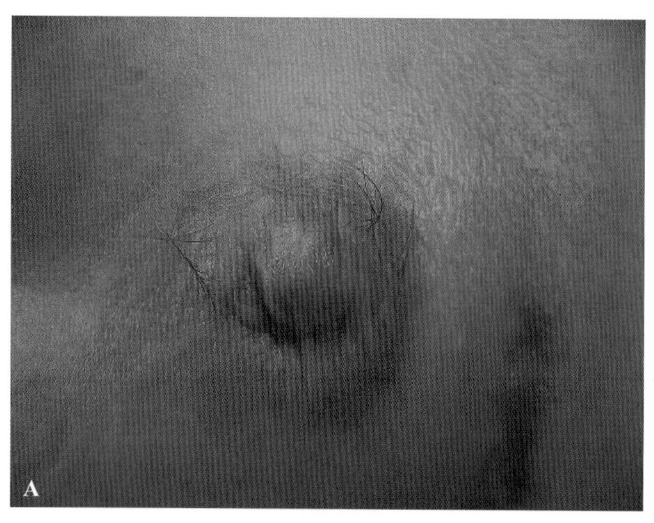
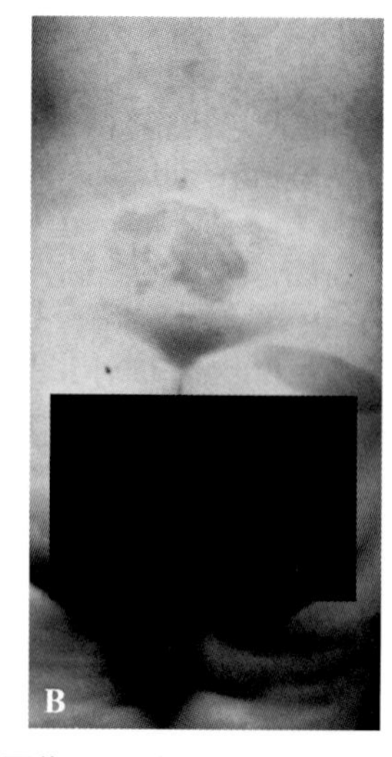
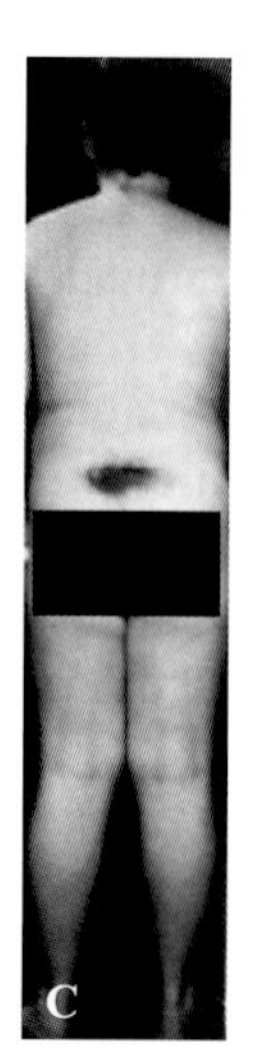

▲ 图 106-12 A. 腰椎皮肤窦道口的红斑及周围毛发的放大图像；B. 痣可能是多发的，可以与其他斑块一起发现；C. 多毛症通常与脊髓纵裂有关

道同时出现。这类位于骶骨上方的凹陷通常与椎管内组织相连，无论放射学表现如何，均应进一步检查。任何位于中线外的凹陷也需要进一步检查。然而，尾骨末端的窦道或小凹陷通常没有椎管内成分，不需要进一步的神经外科评估。

（二）脊髓栓系综合征

长期以来，TCS 的复杂的临床症状和体征的起源一直使其存在争议。这一疾病名称最早报道于 1957 年，有相同临床表现的患者腰骶段脊髓的氧化代谢损害得到证实，松解手术后神经功能和代谢均得到改善，从而阐明了该损伤的病理生理机制。此后，该综合征及其病因学（牵拉所致的骶尾部脊髓缺氧性损伤）才被普遍接受。这种牵拉引起的功能障碍常合并其他畸形，如 MMC、脂肪瘤、脂肪脊髓脊膜膨出、脊髓纵裂、脊膜膨出和皮样病变。尽管有争议，但最近已有报道描述了脊髓圆锥水平正常的 TSC 患者特有的临床症状及对这些患者进行松解手术治疗的潜在好处[39]。

临床表现：腰部到腿部、会阴或生殖器的放射性疼痛是 TCS 的常见症状。弯腰会导致疼痛加剧，脊柱前凸的姿势或骨盆倾斜会减轻疼痛，但会加剧步态变化。常并发四肢痉挛，步态改变也是一种常见的主诉，可能会伴随着姿势的改变。高达 30% 的患者有这些表现，特别是当感觉障碍或运动障碍延伸到腰部或骶骨区域时。感觉变化可能是模糊的、不对称的，也可能不随皮节分布。会阴感觉减退也可能是最早的变化。

泌尿系统症状不太常见，很少有年幼的儿童因为这些症状而引起注意。随着年龄的增长，如厕困难、大小便失禁和频繁的感染使诊断更加明确。尿动力学检查可以证实排尿功能障碍，这是一个有用的筛选和监测工具，可以选择合适的患者进行松解手术治疗[39]。虽然这是排尿功能障碍在内科治疗或外科治疗后临床改善程度的间接测量方式，但用这种方法筛查的手术患者被证实脊髓终丝确有病理性异常。

大多数患者的栓系集中在下胸段或腰骶部。然而，位置较高的病变可能有广泛的神经症状和障碍。颈髓栓系的患者可能会出现四肢麻木、不协调，部分上肢肌肉萎缩。无力可能是不对称的，深反射改变可能从减弱到过度亢进不等。对于位置较低的病变，皮肤表现往往被忽略，直至发展出更为严重的神经功能障碍。

有一种罕见的颈椎管闭合不全，被称为脊膜膨出或颈椎 MMC。它不同于典型的 MMC，因为它被皮肤很好地覆盖，起初在损伤水平以下具有完整的神经功能。脊髓仍位于椎管内，然而，神经纤维束通过脊髓囊中的一个小的背侧缺口从脊髓延伸出来，切实地拴住脊髓。单纯切除皮肤部分不足以防止随后的神经功能衰退，椎板切除术、硬膜内显露和解除栓系是治疗的确切手段（图 106-13）。

当前阐释 TCS 症状的病理生理机制涉及脊髓和神经根在日常活动中的运动和牵拉。这种牵拉通常在多个脊柱节段上逐渐消除。栓系阻止了这种能量的散失，使脊髓上可能会产生更多的局部牵引力，从而导致神经组织损伤。TCS 患者姿势的改变表明他们试图将这些牵拉力减到最小，这一机制也解释了初始症状与体力活动或患者生长的关系。继发于牵拉的脊髓血管损伤也被认为是一个诱发因素。脂肪瘤或神经斑块周围的神经根的直接扭曲，可能与一些无力、失禁和疼痛的临床表现有关。

手术：TCS 的手术指征与诊断本身一样充满争议，必须根据原发性解剖异常和临床症状恶化的风险或实际情况以合理的方式进行治疗。大多数观点认为，考虑到儿童的自然病史，患有脊髓栓系椎管闭合不全性病变的儿童应该接受预防性松解手术，但没有随机对照研究来印证。手术难易程度因具体病变及其部位而异。手术操作将在下面不同疾病中论述。

（三）脂肪脊髓脊膜膨出

脂肪脊髓脊膜膨出和脂肪脊髓膨出是一种隐匿椎管闭合不全性疾病，包括脂肪瘤与背侧开放脊髓融合的不全性背侧脊髓裂。它们在解剖学上类似于脊髓膨出和 MMC，占所有隐匿性椎管闭合不全的 20%～56% 和皮肤覆盖的尾部肿块的近 20%[81]。考虑到病变的隐匿性，其患病率是不

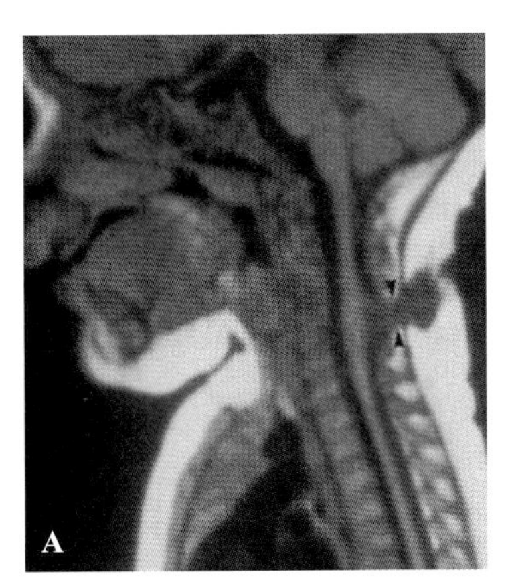

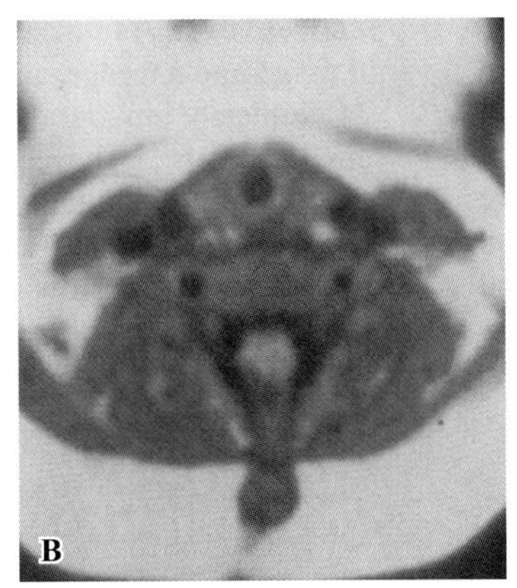

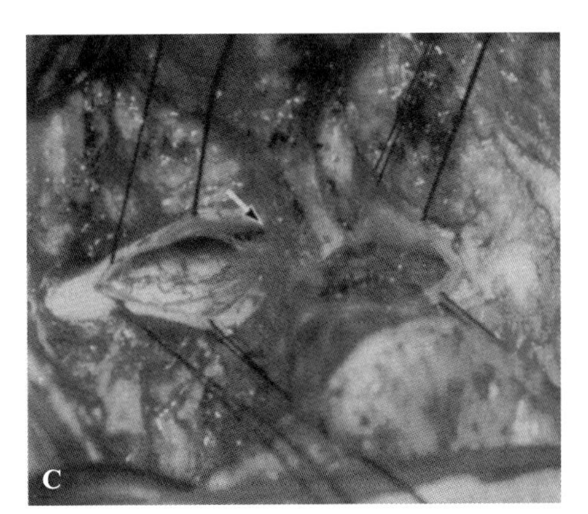

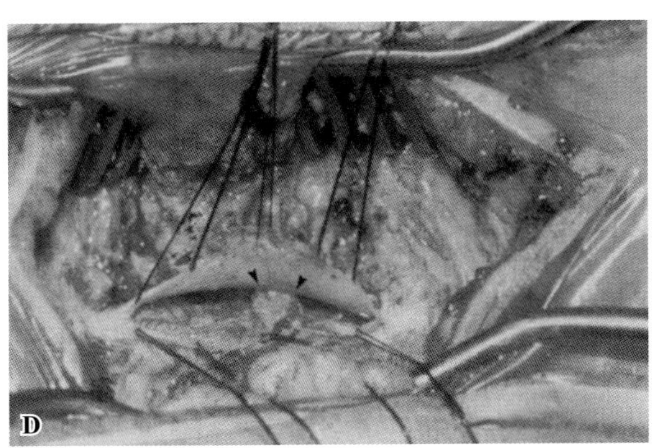

▲ 图 106-13 **A.** 这名 7 月龄的男童出现排尿功能障碍，四肢力量下降。他在出生后不久就从颈后部切除了一个“囊”。正中矢状位磁共振扫描显示椎管内的脊髓和背侧附着物通过脊柱缺损（箭头）到达先前皮下修复部位（**1.5T，TR 650，TE 20，3mm** 厚）。**B.** 轴位磁共振图像通过脊髓缺损程度清楚显示脊髓背侧栓系（**1.5T，TR 650，TE 20，3mm** 厚）。**C.** 术中照片显示正常脊髓通过纤维条索与皮下组织相连（箭）。**D.** 条索被分开（箭头），解除栓系，闭合硬膜

确定的，尽管在成人 MRI 中偶然发现的病例越来越多。据估计，在确诊病例中，其发病率约为 4000 例婴儿中发生 1 例，约占开放性 MMC 缺陷的 25%，女男比例为 2:1。

该病确切的病因尚不明确。补充叶酸对脂肪脊髓脊膜膨出的发生率没有影响。研究还表明，西班牙裔比非西班牙裔白人或非西班牙裔黑人更易患脊髓脊膜膨出[73]。已报道了罕见的家族性病例，但遗传模式尚未明确。

目前，已有几种理论来解释脂肪瘤出现和附着在脊髓缺损处的现象。脂肪细胞通常存在于蛛网膜下腔，并且存在脂肪细胞的过度生长。从胚胎学上讲，脂肪和血管来源于间充质，而脂肪瘤可能来源于胚胎血管形成过程中长入脊髓的间充质。McLone 和 Naidich[55] 提出，神经形成过程中的一个异常，即过早的外胚层分离，可以用来解释这一疾病。如果与神经褶的外胚层连接过早分离，间充质细胞可以迁移到形成的神经管内。然后外胚层在背侧融合，皮肤随后覆盖缺损。脊髓裂是间充质组织阻止神经管闭合的结果。神经板腹侧表面继续正常分化，形成神经根，就像 MMC 一样。

研究人员认为，通常不与间充质接触的神经管内部只能诱导间充质分化为脂肪。在神经管外间质形成正常的蛛网膜和硬膜，神经板腹侧形成正常的蛛网膜下腔。神经板、蛛网膜和脂肪瘤在神经板的外侧边缘形成连接。这可能是脂肪组织不侵犯硬脊膜或蛛网膜下腔，却可以侵入中央管的原因。

在脂肪脊髓脊膜膨出中，脊髓仍位于椎管内，而脂肪瘤和脊髓的交界处也位于椎管内。然而，脂肪瘤的形状可以改变神经板的形状。椭圆形脂肪瘤会使神经组织变薄，形成一个凸起的覆盖层。向外侧突出的脂肪瘤可使神经组织形成楔形，看起来像在脂肪瘤内。完全性硬膜内脂肪瘤占所有脊柱脂肪瘤的不到 5%。虽然可能发生于整个脊髓，它们更常见于颈段或胸段。在这些病例中，椎管更接近正常，通常仅有狭窄的脊柱裂，其硬脊膜完整但变薄，脂肪瘤位于脊髓的背侧或背外侧。

临床表现：虽然已有几个脂肪脊髓脊膜的系列病例报道，但是尚无文献报道这种病变的自然史[27]。虽然大多数患者在出生时和出生后的第 1 年都是正常的，但会出现神经系统障碍的突然恶化。一般而言，神经功能障碍的发生率在出生后 2 年开始增加，在儿童早期，大多数患者都有一定的神经功能障碍[73]。

患者早期被转诊的主要原因经常是评估由皮下脂肪引起的所谓外观畸形。肿块通常位于臀间裂之上，但也可延伸至一侧臀部。50% 的患者有相关的皮肤体征，如中线处小的皮肤凹陷或真皮窦、毛斑或血管瘤痣（图 106–14 和表 106–8）。

在过去，许多医生认为这主要是一个外观问题，在患者年纪很小时就切除了皮肤红斑，但没有处理潜在的椎管内病变。患者家属可能没有意识到或忽视了同时累及下肢和膀胱的细微的、进行性的神经功能障碍。成年后，这些患者可能会出现急性的神经功能障碍加重。重要的是要认识到，这些婴儿和幼儿存在神经管闭合不全的皮肤红斑比大一些的儿童和成人更常见。因此，需要进行仔细的神经系统检查和彻底的泌尿系统评估，而神经诊断性影像可为进行适当的手术提供了必要的信息。

最常见的神经系统问题是泌尿系统功能障碍，约 50% 的患者受累，在成人中更为常见[27]，表现包括反复的尿路感染、排尿困难、残余尿，尿动力学检查通常是异常的。儿童早期发现的泌尿系统功能障碍可能是可逆的，在年龄较大的儿童和成人中预后差，保持目前的功能状态是治疗的目标。然而，检测婴儿泌尿系统功能障碍是相当困难的。专门的检测如神经生理学检测是检测

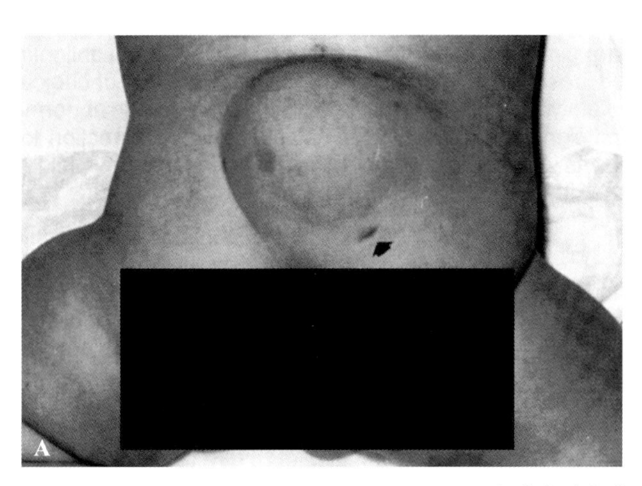

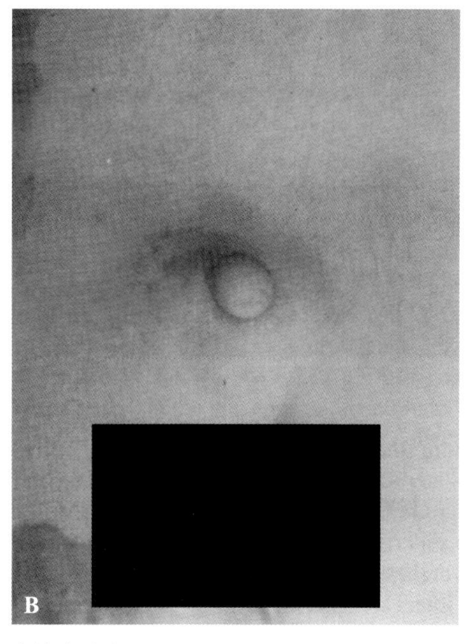

▲ **图 106-14 脂肪脊髓脊膜膨出的皮肤表现**

A. 臀间皱褶上的脂肪皮下肿块很容易辨认。体检时，它固定在皮肤和皮下组织上，不能移动。中线外有一个小凹坑（箭）。B. 这个患者的脂肪堆积不太明显，但臀部皱褶上方有一个清晰的皮肤标记和小凹陷。50% 的患者可能有这种皮肤表现

表 106-8 脂肪脊髓脊膜膨出的皮肤异常表现

- 中线或椎旁肿块
- 局灶性多毛症
- 真皮窦
- 残留的尾巴
- 闭锁性脊膜膨出
- 毛细血管瘤

尿路功能障碍的可行方法。运动和（或）体感诱发电位及肌电图已被证实是通过评估神经功能来评估组织功能的有效方法。会阴诱发电位联合肛门括约肌肌电图对括约肌协同障碍和膀胱运动障碍的敏感性分别为 100% 和 86% [73]。

1/3～1/2 的患者存在骨科问题。这包括下肢畸形、脊柱侧弯 [57]、神经营养性溃疡和髋关节半脱位。下肢畸形包括双下肢不等长和足部畸形，最常见的是马蹄内翻足畸形。

疼痛是大龄儿童和成人最常见的症状，通常局限于局部腰椎区域。疼痛会因活动而加剧，如伸展、弯腰、行走、跑步或创伤。其他神经系统问题包括运动障碍或感觉障碍。肌电图可检测到大约 50% 的无症状患者和大多数有症状患者的异常。

影像学检查：对新生儿远端脊柱及脂肪瘤的超声检查常能显示脂肪瘤及脊柱异常。X 线片显示，多达 50% 的患者存在腰椎前凸增大、椎体（半椎体、椎体融合）的分节异常和骶骨畸形（部分发育不全）。X 线片上显示的背侧闭合不全程度可对手术提供帮助。在脂肪瘤的上方，最后一个完整的神经弓通常缺失或有一个粗短的棘突。可能有几个椎弓尾端的椎板突起延伸向后方，但未能在正中融合。在手术中可发现裂开的棘突间存在纤维束带。脂肪脊髓膨出或脂肪脊髓脊膜膨出在棘突裂开最宽的地方疝出。如果在缺损的下方重建椎管，这些椎板畸形将以相反的顺序恢复正常。

磁共振成像是首选的成像方式，可以直接显示神经板。利用 MRI 生成的不同扫描平面，可以直接观察神经板在椎管内的方位及其相对于脂肪瘤的形态。磁共振成像还可以检测到未被发现的其他相关异常。其中一个例子是脂肪脊髓脊膜

膨出可能与 Chiari 畸形Ⅰ型相关，其发病率明显高于一般人群[85]。

手术：手术的目的是解除脊髓的栓系。一般不要试图从脊髓完全切除脂肪瘤，因为脂肪瘤组织伸入脊髓实质。完全清除脂肪会损伤功能性神经组织，会造成外科医生试图避免的神经功能损伤。成功且安全地将脊髓与脂肪瘤分离，减小髓内张力，可使相关的发病率和死亡率降至最低[56]。早期诊断和手术修复提高了保留和改善术前神经功能（包括膀胱功能）的可能性[14, 20]。

在 Arai 等[9] 报道的 120 例接受手术的患者中，他们根据神经影像学将腰骶部脂肪瘤分为 5 种类型，即背侧型、尾侧型、联合型、丝状型和脂肪脊髓脊膜膨出型。所有患者均行脊髓栓系松解术，术后平均随访 9 年。他们显示大多数患者没有明显的恶化，且有些患者的功能有所改善。研究确定了两组不同的腰骶部脂肪瘤患者，一组（尾侧丝状脂肪瘤，大部分为背侧脂肪瘤）解剖简单，手术无风险，可进行满意的栓系解除，另一组（联合型脂肪瘤和脂肪脊髓脊膜膨出）手术有一定风险，考虑到病变的复杂解剖结构，完全解除栓系是不可能的。在 Colak 等的另一系列研究中，有 20% 的脂肪瘤患者在显微镜下去除脂肪瘤的同时解除栓系，其术后症状复发。大部分患者证实有类似的长期满意的预后[20]。

在手术中，患儿俯卧在体位垫上，腹部悬空。在皮肤中线处切开，并在双侧进行分离，在脂肪瘤之外组织撑开。注意不要因而在浅层皮下脂肪中过多分离，而使皮肤失去血运。识别并分离脂肪瘤上方的神经弓。最后，完整的神经弓和带纤维束带的裂开椎板被解剖出来。为了显露正常的硬脊膜，需要在头侧尽可能多地进行足够的椎板切除。

在放大的视野下，硬脊膜从正常区域上方开始打开。在距神经板、脂肪瘤、硬脊膜交界处外侧数毫米处，沿着具有较大的蛛网膜下腔的神经板侧面向下切开（图 106-15A）。然后在直视下切开另一侧。通常可以通过术前 MRI、CT 或超声扫描来确定蛛网膜下腔大小，但术中超声也可以用来辅助探查。如果切口太靠近脊髓 - 脂肪瘤交界处，进入神经板外侧的脊神经后根可能被切断。有时，神经板的一侧不能完全断开，因为神经根已被脂肪瘤的侧壁合并或包裹。

在某些情况下，脂肪瘤不对称性生长，导致

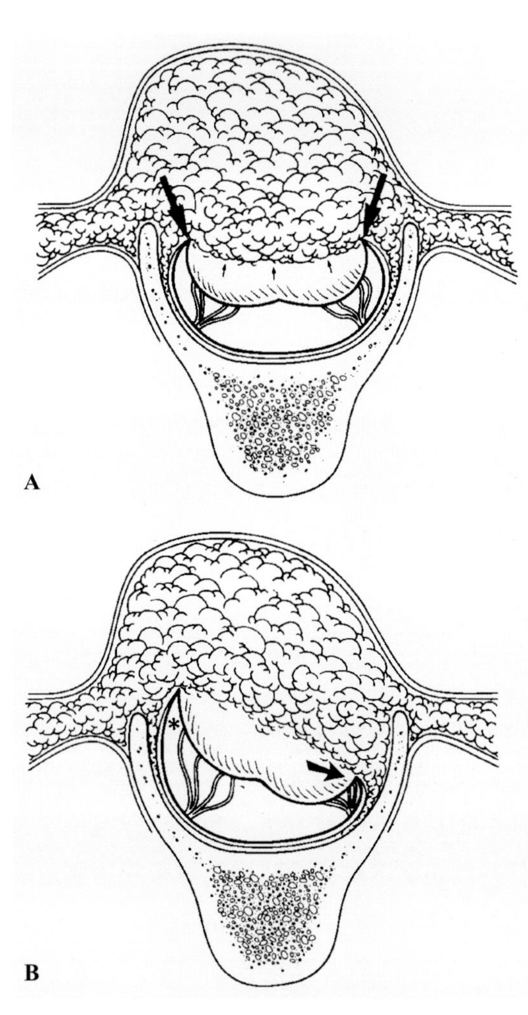

▲ 图 106-15　脂肪脊髓脊膜膨出的轴切面示意图

A. 脂肪脊髓脊膜膨出的大量脂肪瘤组织与皮下和硬膜外脂肪是连续的。与神经组织（小箭）的交界面模糊不清。不应尝试将神经组织完全从脂肪瘤中分离出来，因为这会损伤脊髓。蛛网膜下腔的初始切口（由增粗线勾勒）从正常硬脊膜区域开始，沿神经组织向硬脊膜、脂肪瘤和脊髓交界处（大箭）外侧 1mm 或 2mm 延伸。B. 有时，神经组织和脂肪瘤形成不对称，一侧（箭）在椎管内位置更深，使这边形成较短的神经根和较小的蛛网膜下腔。蛛网膜下腔的初始切口应在"上"侧（*）进行神经板“倾斜”（图 106-15B）。在“上”侧有一个巨大的蛛网膜下腔，神经根较长，从神经板延伸到椎间孔。然而，“下”侧神经根非常短，常常导致该侧的硬脊膜连接处分离困难。即使硬脊膜周围组织被彻底松解，这些短的神经还是可能会造成脊髓栓系而出现功能异常。这些较短的神经根在硬膜周围组织完全游离松解后是否会延长尚不清楚。

然后，可以使用超声波抽吸器或激光去除脂肪瘤肿块（图 106-16）。邻近神经板时，脂肪瘤的切除需根据术前 MRI 显示的神经组织进行。完全切除脊髓脂肪瘤是不应尝试的，只需缩小瘤体，使神经管和椎管的闭合不受限制。通过缝合留在脊髓脂肪瘤边缘的硬脊膜小边缘来重建神经管。与 MMC 修复一样，这试图通过提供一个光滑的软膜表面来预防再栓系。应尽可能一次性闭合硬脊膜，虽然经常遇到缺少足够的硬脊膜的情况。如有必要，可用筋膜或硬脊膜构建一条宽敞的腔道，使脊髓被脑脊液包裹。

由于该手术风险较高，应考虑采用术中神经电生理监测，包括激发状态和静息状态肌电图及运动和（或）体感诱发电位。这些监测需要采用全静脉麻醉和短效肌松药。用体感诱发电位监测脊髓背柱通路和 L_4～S_3 神经根（胫神经）。在股四头肌、胫前肌、腓肠肌和双侧肛门括约肌上的针电极可以通过运动诱发电位监测腰骶神经根。双训练刺激可能对较小的儿童有用，因为他们有更多未成熟的有髓运动纤维。激发肌电图有助于从脂肪瘤肿块中分辨神经组织[73]。

使用天然或合成的硬脊膜替代品的经验很少。来自动物研究的实验证据证实了移植物材料的潜在不良反应，它们可能导致术后粘连和纤维化，从而引起脊髓栓系。硅橡胶补片可引起纤维化和延迟栓系复发[23]。有实验证据表明，用涤纶纤维增强的硅橡胶材料会引发严重的炎症反应，而普通的硅橡胶薄膜则没有。一项研究比较了

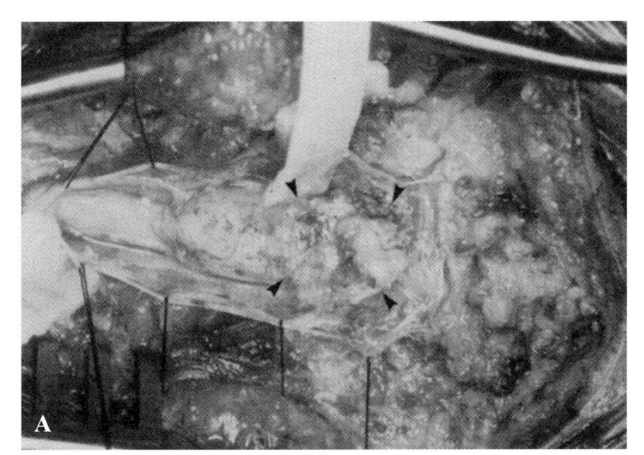

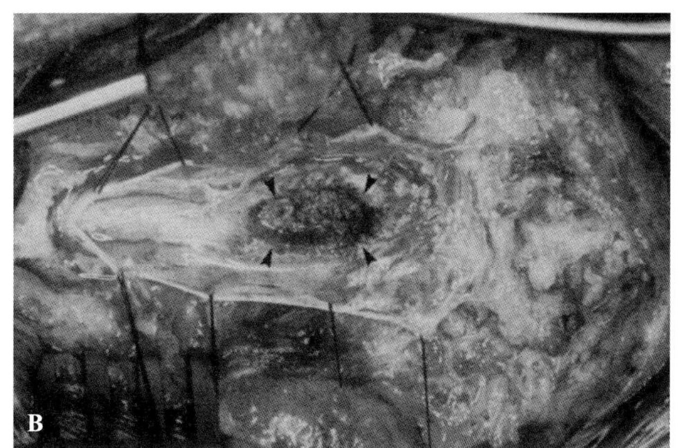

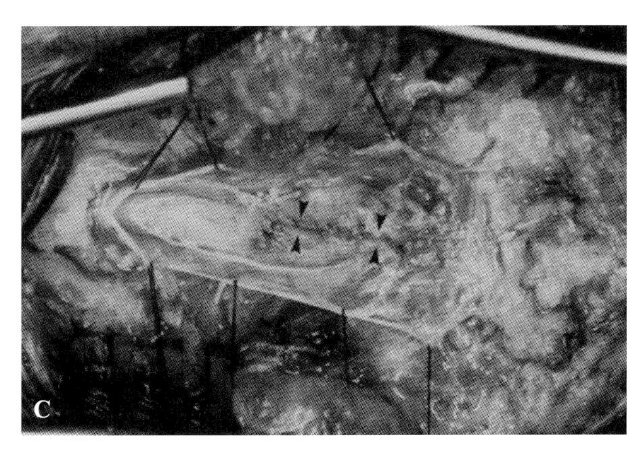

▲ **图 106-16 脂肪脊髓脊膜膨出松解术术中图像**

A. 硬脊膜已经被打开（由头侧正常的脊髓开始到左侧），脂肪瘤浸润硬脊膜处离断（箭头）。B. 大部分脂肪瘤已经用手持二氧化碳激光（箭头勾勒出空洞的轮廓）汽化。脂肪瘤并未完全切除，以保护附着的神经组织。C. 现在已经变小的脂肪瘤软膜边缘已经被缝合在一起，以防潜在的栓系复发。尽可能闭合硬脊膜，或者必要时用补片闭合，以重建足够的脑脊液间隙

4 种不同的硬脊膜替代物，包括 Surgicel、Durasis、DuraGen 和 Preclude，结果表明，DuraGen 在蛛网膜下腔产生的炎症反应最轻，而 Preclude 产生的炎症反应最重。可吸收的合成共聚物和微孔聚酯 – 聚氨酯 – 硬脊膜替代品的不断发展，使其具有减少炎症反应的潜力。

皮下组织和皮肤在中线处闭合。由于脂肪瘤的存在，椎旁肌肉及其筋膜向外侧移位，通常不能在中线处闭合。一般情况下，脑脊液会在术后积聚在切除脂肪瘤后遗留的皮下间隙中。这通常是暂时的，几周后就会完全吸收。手术后患者要平躺数天，以减少脑脊液的积聚和切口的张力。一般来说，术前神经功能是预测手术效果的重要指标。一项研究显示，84.2% 的患者术后和术前神经功能分级一样（包括神经功能、骨科功能和泌尿功能）[9]。有 10%～20% 的概率脊髓会发生再次栓系，其初始临床表现通常是背部疼痛 [73]。

（四）脊髓纵裂畸形

脊髓纵裂畸形（SCM）指的是一种隐匿性的闭合不全，脊髓被纤维带或骨性分割纵向劈裂。脊髓纵裂畸形包括许多病变，如脊髓纵裂、神经管原肠囊肿、肠背瘘、肠重复畸形、憩室和肠扭转不良。Pang 基于异常神经肠原管的存在，提出了胚胎起源的统一理论，并收集了大量的试验和临床数据来支持这一理论 [61]。这一理论基本解释了与脊髓纵裂畸形相关的许多异常解剖变异。

胚胎学和解剖学：广义上讲，SCM 有 2 种类型，尽管它们有各自的特点，但都被认为具有相似的胚胎学发生机制。Pang 等提出的 SCM 统一理论认为外胚层与内胚层的粘连是起始的异常事件 [62]。这导致在卵黄囊和羊膜之间的副神经肠管持续存在。伴随内充质管的持续存在，神经管和脊索随后独立分化。从这里开始，神经管可以分裂成 2 个独立的实体，在此基础上根据分裂区域的解剖对 SCM 进行分类。Ⅰ型 SCM 包括 2 条脊髓，每条脊髓都位于硬脊膜囊内，并由硬硬膜覆盖的骨软骨间隔隔开。SCM Ⅱ型或称脊髓纵裂，在一个硬脊膜囊内有 2 条脊髓，但由 1 个非骨性的纤维间隔隔开。区分Ⅰ型和Ⅱ型的标准没有重叠部分，即硬膜囊形态和纵隔的性质。SCM Ⅰ型更常见，约占 60% 的病例。SCM Ⅱ型的真实发病率尚不清楚，但据报道在 16%～60%[48, 58]。

这 2 种类型的 SCM 都在生长发育过程中栓系脊髓 [61]。各种外胚层或内胚层残留可能持续存在，导致真皮窦（dermal sinus tract，DST）、脂肪瘤、皮样囊肿或神经管原肠囊肿的形成，也可能形成脊膜膨出或 MMC。

（五）脊髓纵裂

“脊髓纵裂”一词最早出现于 1837 年，用来描述脊髓矢状裂开，2 个硬脊膜套在分裂的上方，并在下方重新融合。在目前的使用中，脊髓纵裂是指脊髓或终丝在一个或多个层面上的矢状分裂。实际脊髓纵裂并非总是完全贯穿脊髓全层。在某些情况下，脊髓纵裂是部分的，脊髓组织在腹侧或背侧，与裂口进入椎管的位置正对。脊髓纵裂不应与脊髓纵裂畸形混淆，后者代表了脊髓的真正重复，包括 2 组运动和感觉神经根。

脊髓裂开的位置最常见于胸腰椎，颈椎及上胸段脊髓纵裂并不常见。在 90% 的病例中，脊髓远端重新融合，但脊髓的裂开通常在硬膜裂开的上方和下方延伸。

临床表现：SCM 患者中女性明显占多数，与男性相比接近 3∶1 [48]。大多数患者（50%～90%）存在皮肤表现，最常见的是多毛斑或痣，通常标志着脊髓纵裂发生的节段，高达 25% 的脊髓纵裂患者同时有 MMC。在这些患者中，脊髓纵裂通常在 MMC 关闭后很长时间才被发现。

这些患者中有相当少的一部分完全没有症状，SCM 是在皮肤检查或脊柱检查后偶然发现的。

尽管高达 40% 的患者最初可能没有症状或体征，但未接受手术治疗时，几乎所有患者都会出现一些神经系统表现[61]。成人患者与儿童有许多相同的临床表现，最常见的是疼痛和泌尿系统功能障碍。成人会发生会阴疼痛或肛周疼痛并伴有感觉减退。这些症状常由体力活动诱发或加重。儿童出现疼痛的频率较低，通常没有会阴部感觉减退。在儿童中，症状的进展是隐蔽的。

在一些患者中，脊柱侧弯可能是唯一的症状。随着患者年龄的增长，脊柱侧弯的严重程度会逐渐加重。脊柱侧弯是否有神经学基础尚不清楚，因为几乎所有患者都同时有多个椎体的异常。据估计，5% 的先天性脊柱侧弯患者存在脊髓纵裂。

大多数 SCM 患者都会有 TCS 的症状，其中 75% 的患者至少有一种骨性畸形。在 20%～60% 的脊髓纵裂患者中，包括下肢、背部和躯干在内的一系列表现，加上其他正常的神经系统检查，被称为“骨科综合征”。通常，患者会有腰部的僵硬或疼痛，脊柱侧弯及一侧腿部和足部先天性短小（图 106-17）。足部可出现内翻、外翻或内凹畸形。在成人患者，会出现感觉功能正常的慢性足溃疡或伤口愈合不良。

在另一组大宗病例中，神经症状是主要的

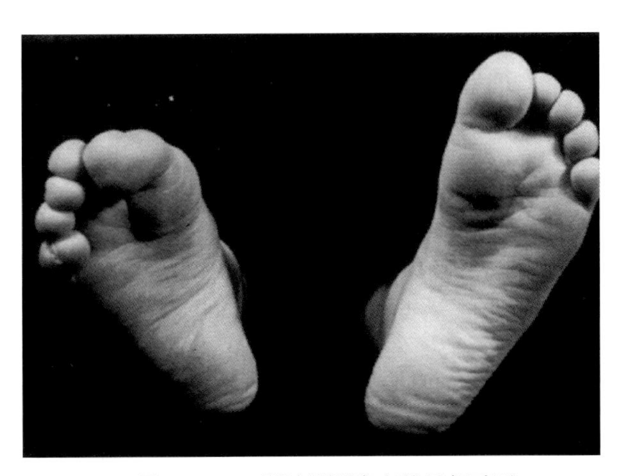

▲ **图 106-17　脊髓纵裂患者的足部畸形**

脊髓纵裂患者先天性较小且畸形的足。同侧的下肢较另一侧短而小

临床表现，包括单侧小腿消瘦、踝关节无力、踝反射消失，也可出现上下运动神经元损伤混合体征，伴有同侧膝及另一侧腿的反射亢进。多达 50% 的患者也会有脊柱侧弯[61]。两组的临床表现有一些表现是相同的。

影像学：SCM 的 X 线片显示有广泛椎管闭合不全的影像学表现，有助于诊断和随访合并发生的脊柱侧弯。椎体、椎管和椎板的畸形在 90% 以上的患者中存在，最常见的是椎体分节异常，包括半椎体、蝴蝶椎、椎板融合和双椎板。

MRI 应作为 SCM 的筛查手段[33]。它是一种无创、无电离辐射的技术，可以对整个脊柱进行评估，直接显示脊髓结构。尽管它可能受到患者严重脊柱侧弯和无法直接显示骨骼的限制，但它能很好地发现其他相关畸形。在近 50% 的患者中发现 1 个或 2 个半脊髓中存在脊髓空洞[74]。终丝增厚、脂肪瘤和 DST 等远端栓系损伤可见于 40%～90% 的患者[61]。

通过 MRI、脊髓造影和 CT 扫描诊断 SCM 时，水溶性对比剂可用于确定硬膜袖、隔膜及其骨化程度，以及在术前准备中确定其与半脊髓的关系。CT 是显示骨异常的最佳方式，尤其有助于确定椎体和椎板上分裂骨棘的起点和终点（图 106-18）。骨嵴是多中心骨化成骨，骨化程度随时间增加。在脊髓纵裂层面，椎体发育不良，椎间盘间隙变窄，椎弓根间距最宽。

邻近椎体发生较严重畸形常出现在 SCM Ⅰ型中（图 106-19）。骨化的中隔（或骨踏）通常向前腹侧和腹侧突出，有一定的倾斜性，通常位于脊髓裂的远端[61]。骨嵴可以与该区域的任何骨结构、椎体残块、椎体或肋骨融合。它通常在硬膜囊的背侧形成蘑菇状的骨性帽状结构，有肥大的椎板和大的棘突。在 SCM Ⅱ型中，椎体异常并不常见，也不严重，也可能不伴椎体异常（图 106-20）。然而，CT 脊髓造影或 MRI 都不能显示出造成脊髓栓系的纤维间隔。

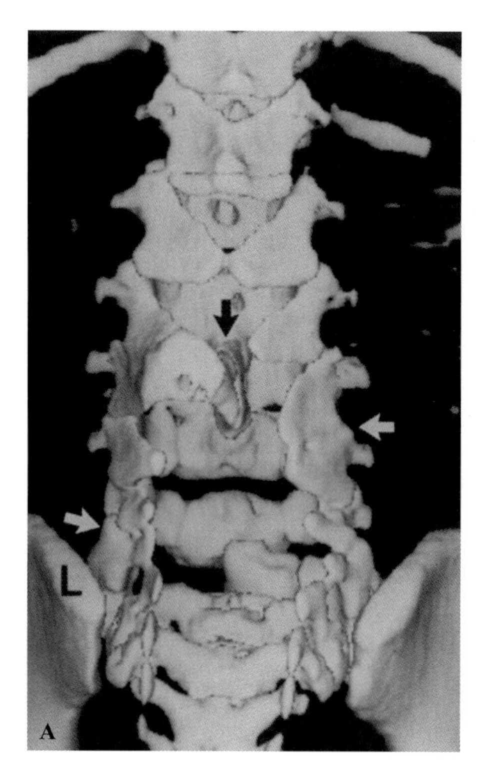

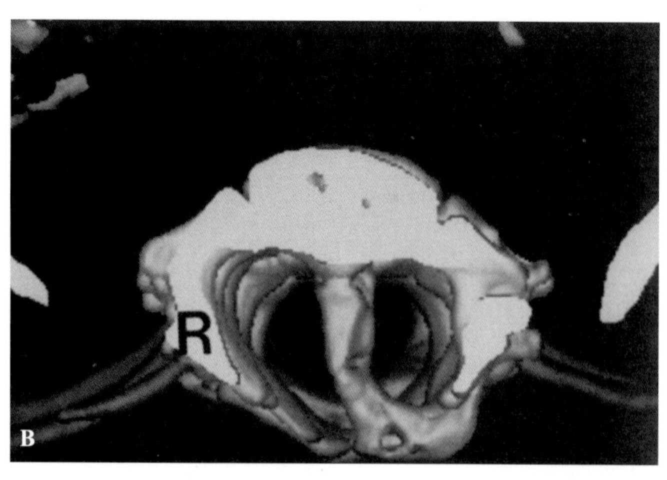

▲ 图 106-18　Ⅰ型脊髓纵裂畸形（双硬脊膜囊脊髓纵裂）的三维 CT 重建

A. 后面观显示从椎板左侧产生的中央骨嵴，及其将椎管分开（黑箭）。在这个患者中，许多椎板不完整，存在椎弓根融合及半椎体（白箭）。B. 轴位图显示的是骨嵴将椎管分开的方向和位置（"R" 表示右侧）

临床表现：脊髓纵裂症状的病理生理学被认为主要是由分裂的隔膜对脊髓牵拉引起的，无论隔膜是骨性的还是纤维性的。这一理论认为，隔膜栓系住或影响脊髓纵裂的下边缘，当脊柱相对于脊髓运动时，对脊髓施加"牵拉力"。在生长发育期（婴儿期和青春期早期），单纯的对分裂的脊髓远端骨嵴的碰撞似乎不是引起症状的主要因素。大多数患者在脊柱快速生长之前就诊，即 17 月龄—6 岁。然而，最近 Pang 的研究表明，SCM Ⅱ型病变具有相对较硬的中间分隔，这确实解释了那些没有骨性间隔的患者为什么会出现神经症状。脊髓被紧张的终丝、DST、脂肪瘤或 MMC 栓系，可能引起症状。在细胞水平上，脊髓局部也可能受累，包括局部缺血或脊髓空洞形成。

手术：与其他形式的脊柱闭合不全的手术目标一样，该病手术的目标是稳定目前的症状，防止进一步恶化，并尽可能逆转神经功能障碍。即使是没有症状的患者，也要进行手术以防止可能的病情恶化，因为病情何时恶化无法预测。

SCM Ⅰ型时患者手术时俯卧位，从背侧入路。游离并切除骨嵴背侧的椎板嵴附着物，显露骨嵴上下正常的硬脊膜。这些椎板通常是分叉的，应避免从内侧切开分叉的椎板。由于缺损水平的椎弓根间距离变宽，分离的范围通常比预期的更宽。

从边缘向中央逐步去除骨嵴背侧的硬膜囊上方的骨性帽状结构，直至显露出直立的骨嵴，一旦看到了骨嵴，在放大的视野下从骨嵴上分离硬脊膜，术者应避免压迫脊髓。硬脊膜裂和骨嵴周围硬膜外腔可见静脉丛。静脉丛和骨嵴内的一条或几条血管的出血可通过双极凝血、骨、骨蜡和明胶海绵来控制。接着使用金刚石钻头将骨嵴切除至椎体后壁的水平。

然后沿纵轴打开硬脊膜，绕脊髓裂口沿两个硬膜囊向下。去除所有栓系脊髓的粘连或纤维条索。形成裂口的硬脊膜袖口被切除，使得 2 条脊髓位于一个硬脊膜囊中。为避免损伤脊髓，硬脊膜前开口不应关闭，硬脊膜前表面与后纵韧带之间的粘连可防止脑脊液渗漏。背侧硬脊膜缺损以

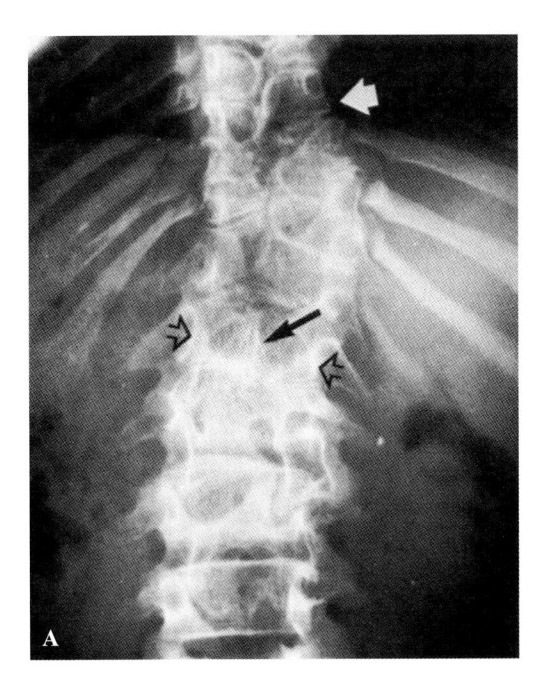

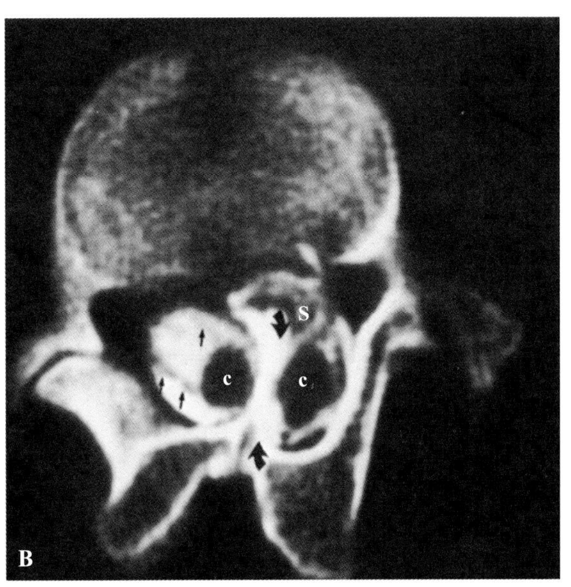

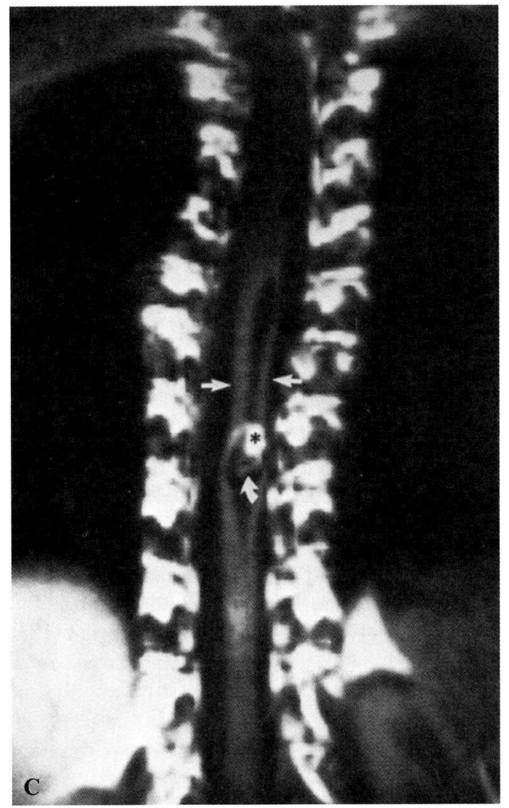

▲ **图 106-19 Ⅰ型脊髓分裂畸形（脊髓纵裂伴骨间隔和 2 个硬脊膜套）**

A. 脊髓纵裂的骨棘在脊柱正位片（箭）中可以看到。由于经常出现广泛的分节异常，骨棘并不总是容易看到。脊髓分裂的上部用白箭标记。在骨棘的水平椎弓根间距最宽（箭头）。B. 应用水溶性对比剂甲泛葡胺行脊髓造影后获得的轴位 CT 图像，可显示脊髓纵裂的详细情况。2 条脊髓（c）及其与骨棘（S）的关系很容易辨认。骨嵴（弯箭之间）因其密度更高（更高的 Hounsfield 值）而区别于对比增强的脑脊液。此时，可以看到一侧神经根的前根和后根（小箭）。C. 这个中胸椎的冠状位磁共振图像显示了脊髓的不对称分裂（箭）。椎管中央的高信号是由于骨棘（*）内的脂肪组织引起的。中等强度信号在骨棘（弯箭）下方，可能来自硬脊膜套和骨棘下表面之间的组织。结合轴位和矢状位可以进一步确定骨棘的位置及其与神经结构的关系（MRI 1.5T，TR 500ms，TE 21ms，层厚 0.5mm）

标准方式闭合，如有必要，可应用移植物防止脊髓受压。如果有相关的栓系病变（脂肪瘤或增厚的终丝），则应同时处理。

SCM Ⅱ型病变的处理方式与之相似。椎板切除术后，正中切开单个硬膜囊。栓系系带位于脊髓裂的尾端，其与脊髓的连接相对于硬脊膜的稍靠头侧。这些连接结构通 常跨越硬膜囊的整个直径，背侧和腹侧的栓系系带可以相交。检查脊髓腹侧是必要的，无论是在分裂的脊髓之间还是通过轻轻旋转脊髓，以确保完全解除栓系。中

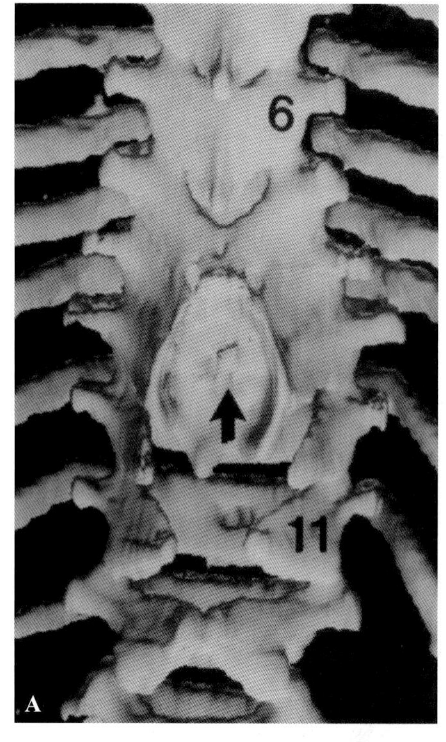

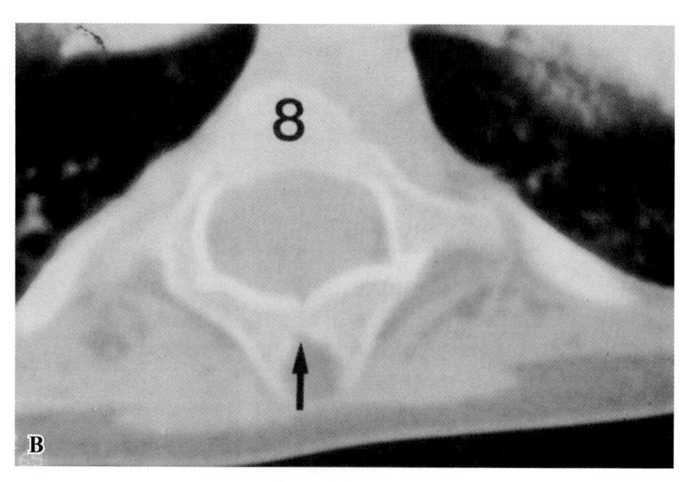

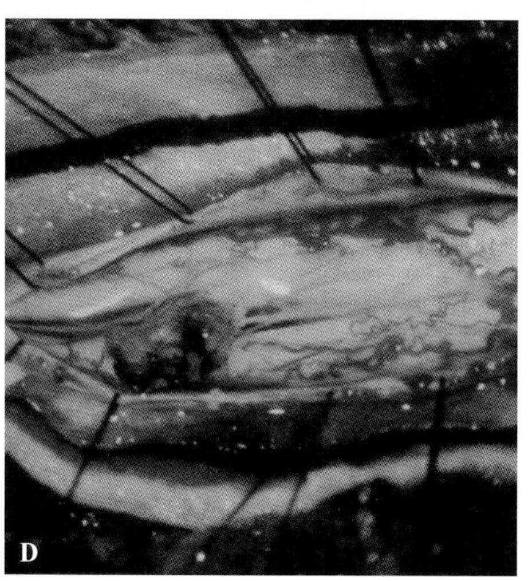

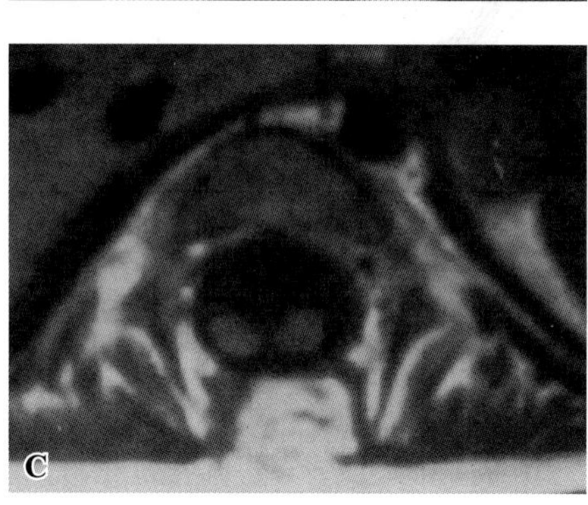

▲ 图 106-20　Ⅱ型脊髓纵裂畸形（一个硬脊膜囊内的脊髓纵裂）

A. 三维 CT 重建的背视图显示 T_8～T_{10} 发育不良的椎板和 T_{11} 发育不良的椎板形成一个的大骨帽。椎板上的孔（箭）含有纤维柄和与硬脊膜相连的血管。B. 经 T_8 轴位 CT 扫描显示扩大的椎管没有骨棘，椎板上的洞在 A 部分（箭）。C. 磁共振图像（1.5T，TR 900，TE 15，3mm 厚）清楚显示脊髓的分裂。在其他图像中，未见中间隔膜，但在脊柱裂的上方有一脊髓空洞。D. 椎板切除和硬脊膜切开后的术中照片。分裂的脊髓位于纤维血管隔的两侧，纤维血管隔与硬脊膜背侧相连，并向前延伸。为了达到解除栓系的目的，需要切断脊髓的前后所有连接。随后直接闭合硬脊膜

央血管常出现在中央间隔处，而且可以见到旁中央神经根。在手术过程中两者都被烧灼凝结以便分离。

手术直接导致的并发症很少。大多数有神经症状的患者（80%～90%）术后症状稳定或可得到改善。疼痛是最有可能解除的症状。运动和感觉障碍是其次最有可能解除的症状。症状持续时间越短，预后越好。脊柱侧弯在大多数患者的初期可以稳定下来，因此，在 SCM 手术后应考虑推迟脊柱融合手术。泌尿系统功能障碍改善的可能性最小，但通常术后可以稳定不再进展。

（六）神经管原肠囊肿

髓内或髓外硬脑膜内神经管原肠囊肿是神经

孔与未来肠道生长的胚胎性联系的结果。目前尚不清楚这是由于内胚层组织与疝出的背侧结构的异常连接所致，还是由于神经肠管的异常所致。这些罕见的囊性病变更常见于颈部和下胸部。症状是典型的髓内或椎管内肿块，伴有不同程度的麻痹或中央脊髓综合征。疼痛是常见的，可能是局部性的或放射性的。脑膜炎和反复感染也可能存在。诊断和治疗计划最好能结合磁共振成像。手术包括尝试切除椎管内成分和解除脊髓的栓系，通常通过后路或侧后路。对于某些胸椎病变可能需要前路手术，同时处理相关的椎体畸形。

（七）真皮窦

大约每2500个活产儿中就有1例发生真皮窦（DST）[3, 66]。它们最常出现在神经管最后闭合的脊柱区域。一份已发表的所有DST的综述显示，该病41%发生在腰椎，35%发生在腰骶交界处，10%发生在胸椎，1%发生在颈椎[3]。它们的胚胎学的发生很可能源于神经胚形成时的单发异常，这有助于解释真皮窦症状、体征等临床表现。

胚胎学上，真皮窦可能是由于外胚层与神经管分离不全所致。如果外胚层有一个地方仍然附着在神经管上，从皮肤到脊髓可以形成一个由上皮细胞排列并被皮肤成分包围的管腔。当脊髓在胎儿发育后期“上升”时，该管腔被拔出似乎要沿椎管“向上”移，导致它在皮肤上最终的位置比原发的位置要高几个节段。这些管腔通常直接从皮肤开口穿过皮下组织和深筋膜，然后穿过裂开的椎板，在硬脊膜或硬脊膜前终止，尽管有报道说60%的管腔可穿透硬脊膜。它的末端可能开口于蛛网膜下腔、终丝或马尾内，或直接与脊髓圆锥相连。这一外胚层来源的管腔在皮肤上局部扩张形成皮样或表皮样瘤。高达60%进入椎管的真皮窦包括或终止于表皮样或真皮样瘤，然而，只有约30%的椎管内真皮样肿瘤有与之相关联的窦道[3]。

临床表现：在过去，真皮窦患者通常在治疗复发性脑膜感染或脊髓栓系症状变得明显后才被诊断出来的。孔洞是脑脊液感染的入口。细菌性脑膜炎可导致蛛网膜炎或脓肿形成。患者还可能因表皮样囊肿漏入脑脊液而患无菌性脑膜炎。生长的表皮样或皮样肿瘤的占位效应可能引起症状。因为初级保健医生更关注其实无关紧要的皮肤病变，所以皮肤肿块会更早被诊断。检查这些患者的背部总能发现一些皮肤病变，通常是中线附近的一个小孔。小孔周围常有几根毛发。小孔的数量很少超过一个，位置很少偏离中线。有时血管瘤可能会包围孔洞。骶尾部水平的真皮窦很少向椎管内延伸或造成脊髓栓系。因此所有高于此水平的真皮窦均应行MRI检查。

影像学：与其他形式的椎管闭合不全相比，此类病的影像学评估有一定的局限性。X线片可显示椎管闭合不全，新生儿超声可用于确定圆锥的水平和椎管内肿块的存在，而MRI和平扫CT都可能漏诊这些小管腔的椎管内部分。椎管外部分与穿过的脂肪皮下组织形成对比从而易被发现（图106-21）。脑脊液鞘内造影增强后的CT扫描在确定椎管内解剖结构方面非常有用，但是，对于儿童来说，可能需要全身麻醉来完成这一检查。磁共振成像可以在不麻醉的情况下进行，并且可以提供关于一些有用的信息，如圆锥位置和椎管内是否有肿瘤。然而，磁共振成像并不是一种可靠的诊断方法，因为它不能发现全部的病变[82]。由于这些检查对椎管内的观察都有局限性，因此无论神经放射学表现如何，在骶尾部上方看到的任何真皮窦都应进行探查。

手术：手术的目的是松解窦道对脊髓的栓系。术中应该切除所有能引起感染的通道，包括所有相关的表皮样或皮样肿瘤。患儿取俯卧位，作背部正中梭形切口切除皮窦，分离窦道，然后通过筋膜追踪到椎管，窦道通常通过2个椎板之间或裂开的椎板进入椎管。切除椎板显露硬脊膜

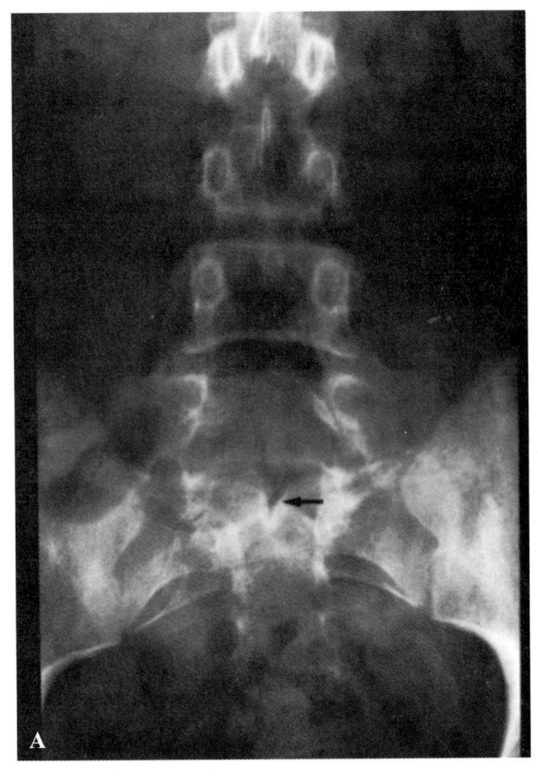

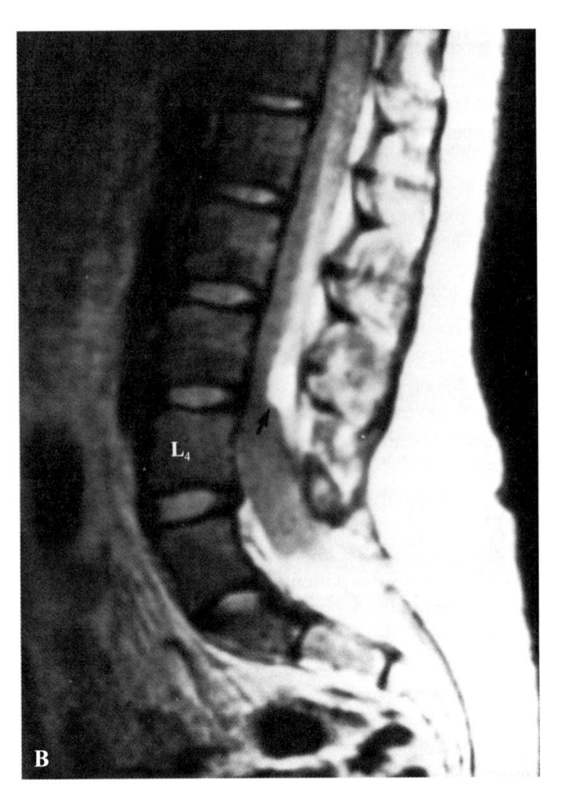

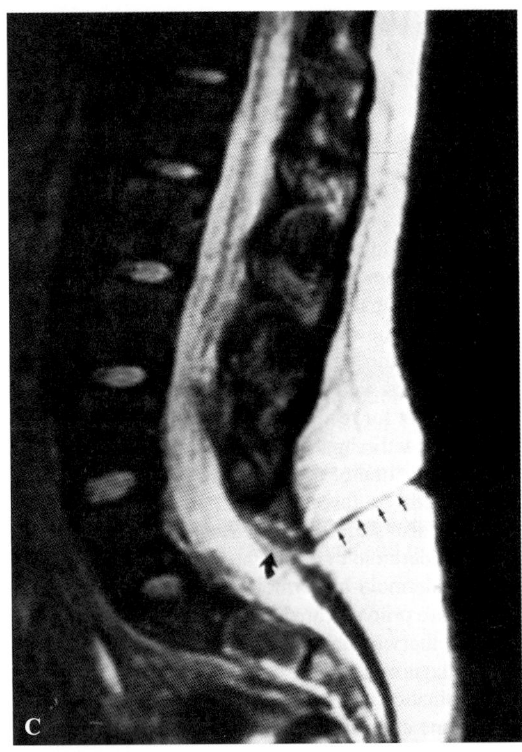

▲ 图 106-21　**A.** 真皮窦患者的下腰椎 X 线片仅在 S_1 处显示出一个小脊柱裂（箭）。**B.** 矢状位磁共振图像（**1.5T，TR 2000ms，TE 30ms，5mm** 层厚）显示了脊髓终止在 L_4 水平，脊髓和窦道交界处存在一个硬膜内脂肪瘤样肿块（箭）。根据这些图像很难识别窦道本身。**C.** 通过矢状位磁共振图像（**1.5T，TR 2000ms，TE 80ms，5mm** 层厚）很容易观察到低信号的窦道穿过高信号的皮下脂肪（小箭）。窦道的硬膜外部分如同其进入椎管内的部分一样（弯箭），被少量的硬膜外脂肪勾勒出轮廓。根据这些影像，很难看到脊髓和窦道的硬膜内部分

入口。硬脊膜在窦道正下方的中线处打开，切除硬脊膜被穿透的部位。即使窦道看起来终止在硬脊膜，硬脊膜也必须被打开，以确定窦道入口的末端（图 106-22）。如果该窦道向头端延伸多个节段，那么显露和椎板切除可能需要延长。在横断该窦道之前，需要看到该窦道的末端，从而确保硬膜囊内没有其他病变并且确保脊髓完全解除栓系。从神经组织中剥离出窦道和相关肿瘤通常

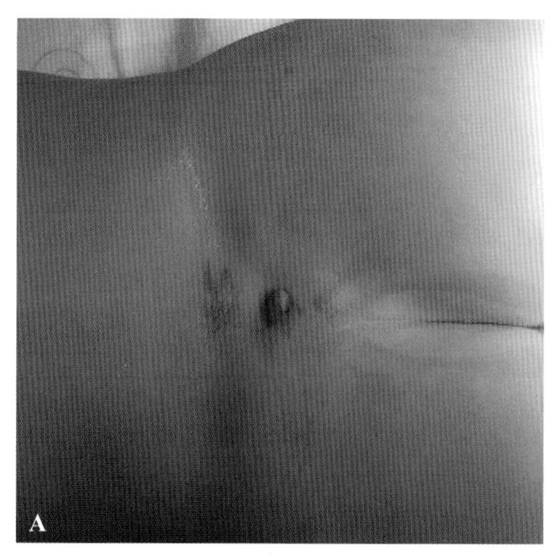
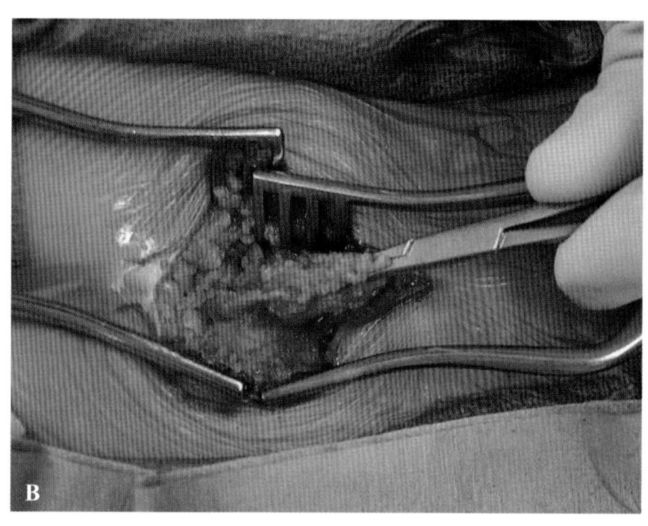

▲ 图 106-22　A. 真皮窦的皮肤表征。B. 真皮窦的游离。此处所示由镊子夹住从皮下脂肪到硬脊膜的窦道。在确定头侧附着点后，将窦道从硬脊膜中分离并切除，然后将硬脊膜常规闭合

是比较容易完成的，即使既往有过感染。然后常规关闭切口。对此类患者，还可考虑另一种术式，即在打开硬脊膜以确保不存在硬脊膜粘连后，在硬脊膜内将窦道分离，这样就不用扩大椎板切除，作者建议术后要认真观察患者的 MRI。此手术前需进行高质量的磁共振成像，以确保高位无皮样 / 表皮样囊肿的漏诊。目前，虽然还没有文献支持这一点，但病理检查显示窦道只是由纤维组织组成。在完成窦道切除后，常规闭合切口。

（八）脑脊髓膜突出

由不含神经成分的硬脊膜和蛛网膜缺损形成的硬脊膜囊称为脑脊髓膜突出。缺损可能位于前面、侧面或后面。前方缺损通常位于骶骨区或胸段。侧脑脊髓膜膨出通过神经孔形成，最常见于胸段。后方脑脊髓膜膨出是最常见的，通常发生在腰椎区域，通过背侧的椎板缺损发展而来，但仍然深至完整的皮肤。它们的特征是与下肢无力、脑积水或 Chiari 畸形无关。如果同时出现脊髓异常病变，如 SCM、脂肪瘤、DST 或包裹性囊肿，这些患者有发生 TCS 的风险。

影像学：受累位置的 X 线片显示局限的脊柱裂，椎管在脑脊髓膜膨出处变宽。脊髓造影 CT 或 MRI 可显示充满脑脊液的囊状结构。与椎管相通处或者称为“颈部”在大小上可能差别很大。

MRI 可以同时显示出硬膜囊和缺损颈部，以及任何缺损处疝出的神经组织并与其他相关肿瘤或肿块相区分，如与皮样瘤或脂肪瘤。

手术：后方脑脊髓膜膨出的修复方法与脊髓脊膜膨出的修复方法相似。需要显露病灶上方的正常硬脊膜，这通常需要在病灶颈部以上行 1～2 个节段的椎板切除。当颈部很窄时，通常只有 1～2 个发育不良的椎板的范围。在中线处切开硬膜，术者要小心避免损伤任何疝出的神经组织。神经组织被还纳入椎管内。

在腰椎病变患者中，终丝通常将脊髓栓系，需要同时做松解术。硬脊膜缺损处、皮下组织和皮肤在中线处闭合。

前脑脊髓膜膨出最常见于骶骨区，一般通过局灶性骨缺损而疝出。然而随着时间的推移，脑脊液搏动对骨通道的重塑作用可使缺损扩大，并且女性发病比男性常见。前脑脊髓膜膨出可作为 Currarino 三联征的一部分，该三联征包含直肠肛管畸形、骶骨异常和骶前肿块 [72]。其症状包括腹

部不适、慢性便秘、肛门和膀胱张力下降（或尿失禁）、反复发展的尿路感染、骶部感觉减退等。如果盆腔内膨出的囊变得非常大，在囊和椎管之间会发生明显的脑脊液流转。这可能造成高血压和低血压的相关症状。

骶前脑脊髓膜膨出多为单侧和不对称的。在 X 线片上，可表现为增宽的腰骶管像扇形一样覆盖在骶骨及其下方的椎板。当膨出的囊袋增大时，剩余的骶骨可能被重塑成新半月形。在 MRI 常显示脊髓位置较低，脊髓圆锥常位于硬膜缺损的颈部。有时脊髓可被延伸至硬脊膜缺损处的脂肪瘤或皮样瘤栓系。

这些缺损的闭合手术可通过骶骨椎板切除术来完成。这种方法可以识别和修复椎管内的神经组织，解除脊髓的栓系，并直接闭合缺损的颈部。分期的经腹前入路手术在囊袋巨大时是有必要的，但脑脊膜与直肠的粘连，以及移位的硬膜外静脉的出血会使手术复杂。最近腹腔镜治疗骶前脑脊髓膜膨出的尝试在小部分患者中取得了满意的效果[83]。

侧方脑脊髓膜膨出最多见于胸椎和腰椎，并且最多发于神经纤维瘤病患者。它们可通过单个或多个神经孔膨出。在胸段，其可延伸至胸后外侧沟的胸膜外间隙。它们与脊柱侧弯有关，脑脊髓膜膨出常位于凸侧，椎管内的神经组织位移到凹侧。囊袋的闭合手术常与脊柱侧弯矫形手术同时进行。

（九）脊髓尾侧的发育改变

正常脊髓末端和终丝的胚胎形成过程包括尾端细胞团的形成、细胞团的管化，以及这些结构的退化分化。这些发育阶段中的异常可以造成脊髓囊肿或终丝牵拉，两者均可导致隐性椎管闭合不全。

在胚胎形成过程中，邻近结构是尾肠和泌尿生殖系统的前体细胞。这些结构的异常常与尾侧结构的闭合不全并存，终丝牵拉通常与肛门畸形相关，而脊髓囊肿通常与膀胱外翻和泄殖腔外翻相伴随发生。

（十）终丝牵拉综合征

典型来讲，终丝牵拉综合征患者存在脊髓栓系的症状及粗而短的终丝和低平的圆锥，而没有其他的栓系性病变。有许多报道称一小部分患者被确认存在典型的脊髓栓系综合征的临床表现，但圆锥位于正常位置[22]。对终丝牵拉的胚胎学解释仍不清楚。胚胎在发育过程中可能存在脊髓末端复位不良或终丝延伸不良的情况。

女性比男性更容易发病，典型的发病年龄与身高快速增长的时期有关，通常在 5—15 岁。脊髓栓系患者的症状和体征是典型的，最常见的是运动无力、疼痛和膀胱功能障碍。17%～25% 的患者存在脊柱侧弯，50% 的患者存在皮肤病损（皮肤酒窝、血管瘤或多毛症）。

影像学：MRI 是首选的检查方法，可确定脊髓栓系和终丝增厚，并能排除其他病变（图 106–23）。轴位影像总是可以看到腰下段或骶上段正中脊柱裂，其中 82%～86% 的患者脊髓圆锥位于 L_2 以下[90]。因为终丝紧紧地牵拉硬脊膜背侧，轴位像的硬膜囊可能呈现为三角形，此时可能很难分辨终丝。终丝的增厚常由脂肪或纤维组织浸润而致。在正常人群中，有 6% 的人终丝中存在脂肪，但在脊髓栓系的人群中，这一比例为 91%（图 106–24）。在 10%～15% 中终丝缺如，脊髓延伸至末端硬膜囊[90]。多达 29% 的患者存在终丝纤维脂肪瘤，T_1 加权 MRI 扫描中为高强度信号。

外科手术：手术治疗通常需要在圆锥远端切除一部分的椎板。通过放大视野下探查终丝，分离正常的神经根，然后电凝并离断终丝，术中不能使用金属夹，因其会干扰后续 MRI 扫描。对于范围较大的脊髓圆锥栓系病例，需要进行更广泛的椎板切除，并仔细解剖末端神经根。与其他形式的脊髓栓系性疾病一样，术后大多患者可以获得症状缓解，有报道指出 1/3 的患者术后脊柱侧弯的度数减小了。

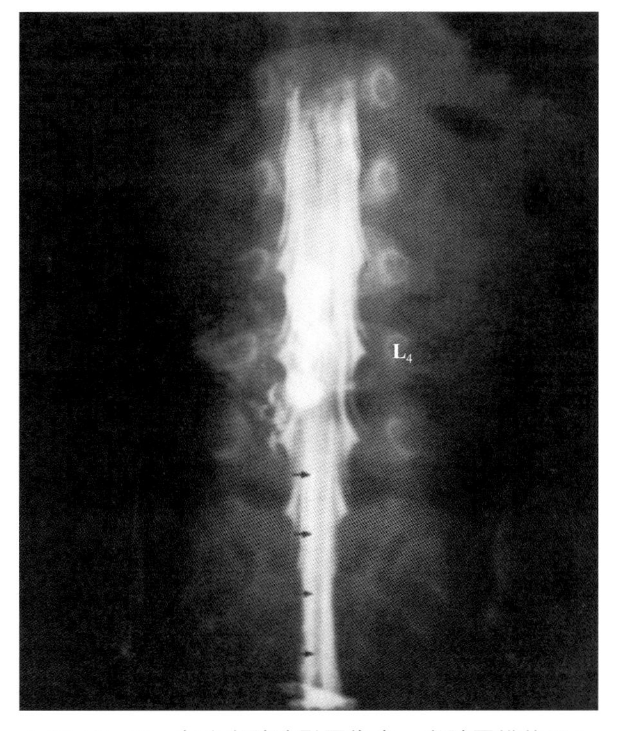

▲ 图 106-23　在此脊髓造影图像中，脊髓圆锥位于 L_4 水平，可发现增厚的延伸到骶骨的脊髓终丝（箭）。这也在脊髓造影后计算机断层扫描中得到证实

（十一）末端脊髓囊状突出

在末端脊髓囊状突出中，末端脊髓膨大形成终末囊肿，并被栓系在皮下组织里。此类病变占所有腰骶部皮肤肿块的 4%～8%。新生儿出生时，在臀间皱襞中的脊髓囊状突出由一个很小或很大的皮肤覆盖性囊组成。受累儿童智力发育可能是正常的。有些人虽然出生时没有神经系统缺陷的表现，但随着时间的推移，可出现神经缺陷。另一些则在出生时就存在不同程度的尾端神经功能障碍。

X 线片上可见远端脊柱裂伴有不同程度的椎体融合或骶骨发育不全。如同其他腰骶部椎管闭合不全一样，骨性椎管增宽，在正位片表现为阴影，常伴有侧弯或旋转。超声可以明确诊断并与其他病变如骶尾部畸胎瘤区分开来。肿块由 2 个囊组成，一个是脊髓末端的喇叭状扩张，另一个是近端蛛网膜下腔的扩张。

扩张的终末囊肿与脊髓中央管直接相接。囊内壁是光滑的，内衬由室管膜和发育不良的神经胶质组成。

McLone 和 Naidich 根据他们的手术发现和正

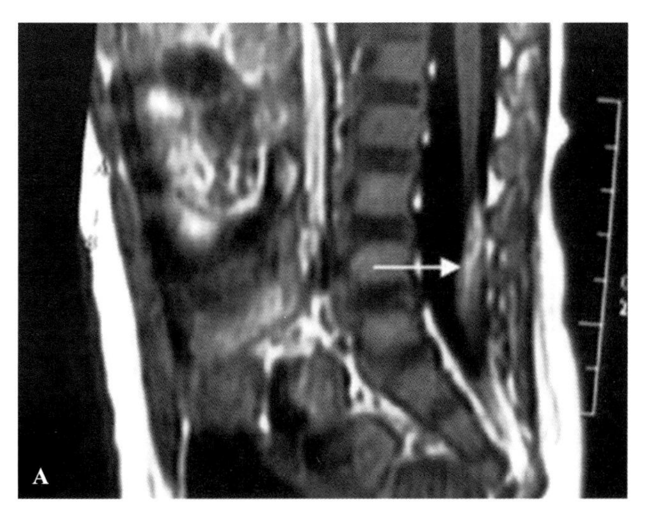

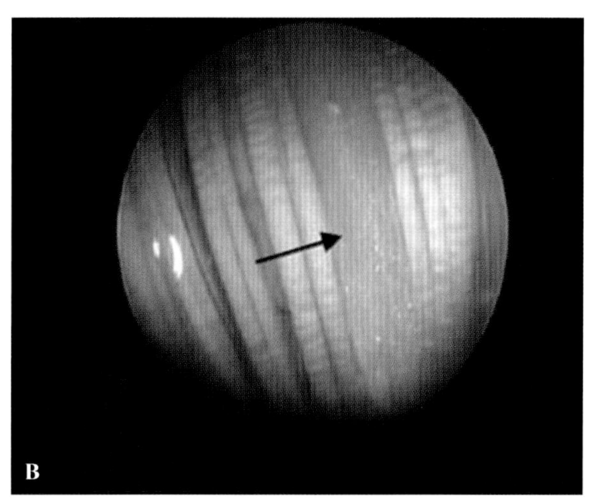

▲ 图 106-24　终丝增厚的影像表现

A. MRI 显示终丝增厚和脂肪瘤浸润（箭）；B. 术中内镜显示终丝增厚伴脂肪瘤浸润（箭）（经 Springer 许可转载，引自 Bao N，Chen ZH，Gu S，Chen QM，Jin HM，Shi CR. Tight filum terminale syndrome in children：analysis based on positioning of the conus and absence or presence of lumbosacral lipoma. Childs Nerv Syst 2007；23（10）：1129–1134. Copyright © 2007 Springer-Verlag.）

常的胚胎形成过程提出了以下形成机制[55]。由于未知原因，脑脊液在神经管内积聚。当尾端细胞团管化时，脑脊液进入终室并使其扩张。当终室膨胀时，它破坏了背侧间质而不破坏外胚层，形成了皮肤覆盖的椎管闭合不全。远端膨胀的脊髓继续生长会导致末端蛛网膜腔扩张并阻止脊髓上移。最后，膨出的脊髓末端延伸至蛛网膜外，并与周围组织融合。

（十二）椎管闭合不全相关性直肠肛门畸形

先天性泄殖腔衍生结构异常与尾端脊髓栓系性病变之间存在明显的相关性。超过 50% 的直肠肛门、泌尿生殖系统或骶骨异常患者可通过 MRI 发现其脊髓栓系性病变[86]。严重泄殖腔异常的患者往往存在较复杂的脊髓异常。如泄殖腔外露者的脐带异常较肛门闭锁者更为严重，高位肛门闭锁者较低位者更为复杂。脊髓的栓系性病变并不局限于 X 线片有异常或严重直肠肛门异常者。骶骨 X 线片正常、低位肛门闭锁及无症状的患者也不能除外脊髓栓系性疾病的可能。虽然很难区分功能障碍的症状和体征是发育异常引起的还是脊髓栓系性疾病引起的，但大多患者的临床情况是稳定的。

肛门、直肠和泌尿生殖系统结构在妊娠 7 周时由一个共同的泄殖腔产生。泄殖腔背侧的脊索细胞和尾细胞团（最终成为尾神经管）仅在孕 4～7 周分化发育。由于这两个区域的邻近性和发育时机的原因，致畸事件可影响 1 个或同时影响 2 个区域，也可以通过影响一个区域进而引起另一个区域的变化。Pang 对可能导致相关尾部畸形和脊髓栓系的区域的正常胚胎学和潜在的相关异常进行了全面的综述[62]。

建议对所有患有泌尿生殖系统、直肠肛管和骶骨异常的患者进行 MRI 检查，以确定是否存在隐匿性脊髓栓系。如果确实存在隐匿性脊髓栓系，应考虑预防性松解术。由于这些患者临床表现稳定，对于那些接受腹部或盆腔重建的患者，可以延迟神经外科干预。

六、Chiari 畸形和脊髓空洞症

（一）Chiari 畸形

19 世纪 90 年代，Chiari 描述了 4 种与脑积水相关的后脑异常，现在以他的名字命名（表 106-9）。脑膨出属于 Chiari Ⅲ型畸形，这种类型还包括了不同程度的脑干压迫、枕颈缺损和枕骨大孔处的小脑疝，以及许多其他异常。Chiari Ⅳ型畸形是完全性小脑缺如（图 106-25）。

表 106-9　Chiari 畸形

Ⅰ型	小脑扁桃体延伸至枕骨大孔下方
Ⅱ型	异常胼胝体
	大丘脑间质
	喙顶盖
	颅后窝变小
	低卧性窦汇
	后脑延伸至颈椎椎管
	扭结的颈髓交界区
Ⅲ型	枕颈性脑膨出
Ⅳ型	无小脑
	脑积水

以上均与脑积水相关

1. Ⅰ型 Chiari 畸形

Ⅰ型 Chiari 畸形（CM-1）特征是小脑扁桃体位于枕骨大孔以下（图 106-26）。小脑扁桃体异位程度随年龄而异[76]。对于 CM-1 诊断所需的小脑扁桃体异位程度尚无明确共识。事实上，这是一个有重大争议的话题。MRI 研究表明扁桃体异位很常见，即使在无症状的个体中也是如此[38, 80]。因此，那些同时具有小脑扁桃体异位和

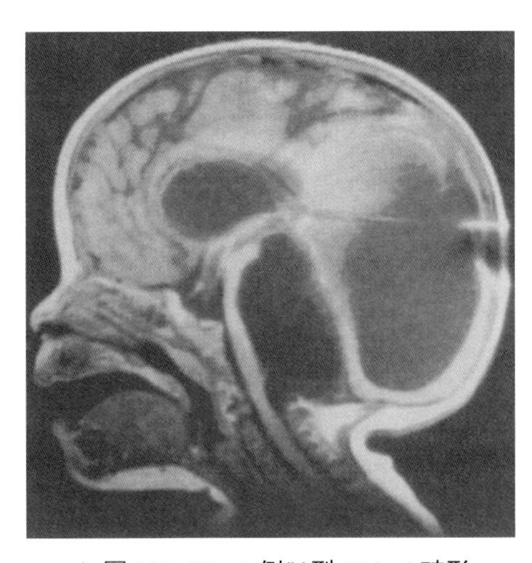

▲ **图 106-25　1 例Ⅳ型 Chiari 畸形**

该患者因为颅后窝内存在脑脊液而最初被诊断为 Dandy-Walker 畸形。磁共振图像清楚地显示了小脑组织和桥脑交叉纤维的缺失

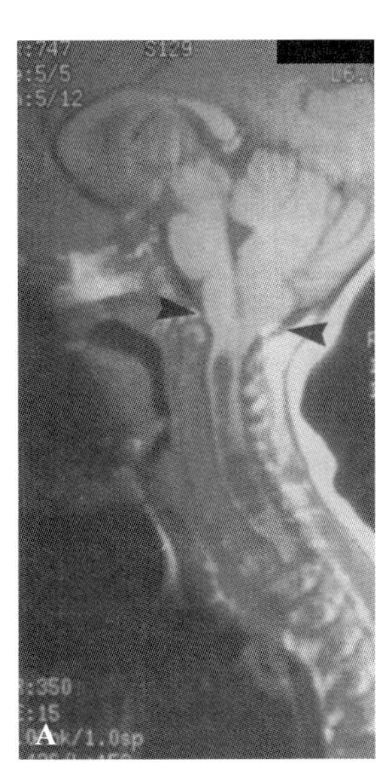

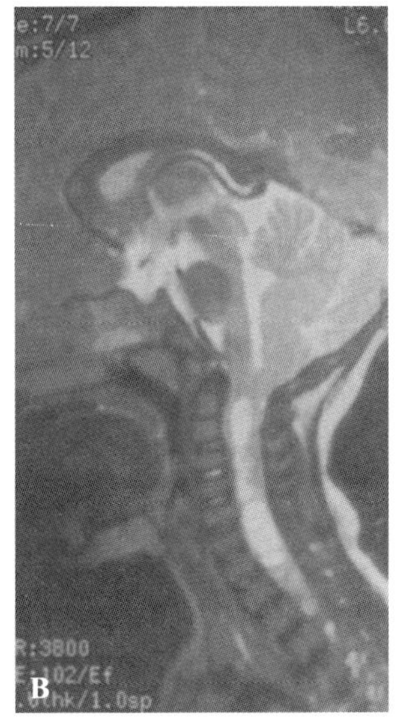

▲ **图 106-26　1 例Ⅰ型 Chiari 畸形**

这个 3 岁 6 月龄的孩子表现为右腿张力下降和足下垂，上肢正常。A. 在正中矢状位磁共振图像（1.0T，TR 350ms，TE 15ms，3mm 厚）中，颅后窝大小正常，但小脑扁桃体延伸到了枕骨大孔水平以下（箭头之间）。在颈髓处可见累及整个脊髓的脊髓空洞。结肠袋样形状不代表存在包裹性积液，这在脊髓空洞症中很常见。B. 在 T_2 加权像中（1.0T，TR 3800ms，TE 102ms，3mm 厚）脑脊液为高信号，但在枕骨大孔水平脊髓及小脑周围未见明显信号

CM-1 引起的症状的患者才适合诊断为 CM-1，这些症状包括枕部劳力性头痛或延髓症状的患者。研究采用 MRI-cine 脑脊液流动技术显示，与无症状的扁桃体异位患者相比，有症状的Ⅰ型 Chiari 畸形患者更容易观察到异常的脑脊液流动模式[36]。此外，在脑脊液流动的 MRI 研究中，不论扁桃体异位程度如何，枕部头痛和后脑脑脊液流动异常之间似有高度的相关性[52]。CM-1 的手术通常被称为“Chiari 减压”或“颅后窝减压”。根据 MRI 表现，可能需要枕下颅骨切除和颈椎椎板切除。是否需要硬膜切开减压（硬膜成形术）或硬膜内探查 / 剥离是一个值得深入研究的课题[45]。目前这些手术操作通常是由术者视具体情况而定。13%～36% 的患者患有脊柱侧弯[32, 67]。Chiari 畸形患者的脊柱侧弯通常没有 Chiari 畸形合并脊髓空洞症患者严重[28]。关于枕下减压及硬脑膜成形术后脊柱侧弯表现的研究正在进行中。这些患者的短期随访（平均随访 2.1 年）显示 62% 的患者脊柱侧弯表现为稳定或改善[12]。然而，长期随访（5.3 年平均随访）显示近 50% 的患者需要融合手术，30% 的患者脊柱侧弯存在进展[67]。较低的斜坡轴角、较高的 Cobb 角和 pBC2 ＞ 9mm 是与脊柱侧弯进展风险增加的相关因素。

2. Ⅱ型 Chiari 畸形

Ⅱ型 Chiari 畸形，也称 Arnold-Chiari 畸形，是一个广泛的畸形群，在不同程度上影响整个大脑、颅骨和脊髓总是与脊髓脊膜膨出有关（图 106-27）。通常颅后窝很小，小脑、脑桥和髓质不同程度地进入颈椎管。虽然枕骨大孔和上颈椎椎管较正常宽，但脑干受压程度不一。幕上腔室可出现胼胝体异常，丘脑间质团增大。超过 80% 的患者合并脑积水[77]。在脑干上部，顶盖呈喙状，颈髓交界部在颈椎管内扭结。

关于脊髓脊膜膨出患者胚胎形成的统一理论可解释Ⅱ型 Chiari 畸形的所有表现。远端脊柱的开放性神经管缺陷是神经外胚层贴附和附着失败的结果。在正常胚胎形成过程中，存在神经管腔的暂时性并置和闭塞，这被认为是导致室腔扩展的原因。

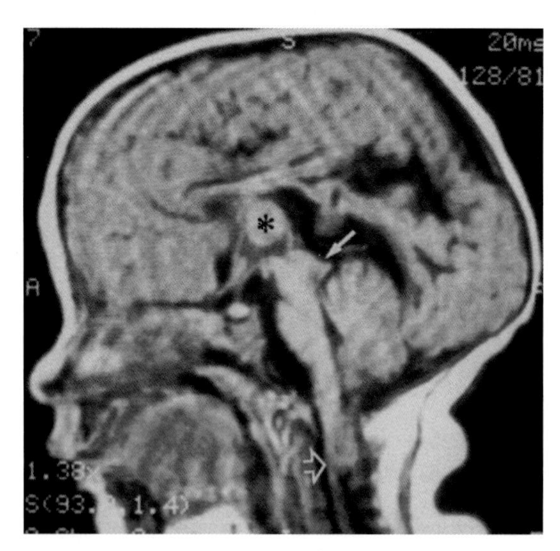

▲ 图 106-27　Ⅱ型 Chiari 畸形

正中矢状位磁共振图像显示了这一畸形的许多特征，伴随有胼胝体异常、中间的巨大肿块（ * ）、顶盖的喙状结构（白箭）、狭小的颅后窝及宽大的枕骨大孔，小脑组织在枕骨大孔下方延伸至约 C_3 水平（开放箭）

如果贴附失败，周围间质的相应压力会发生改变，进而导致颅骨、颅后窝和后脑的改变。大脑异常被认为是发育过程中端脑脑室缺乏扩张的结果。

脊髓脊膜膨出合并Ⅱ型 Chiari 畸形患儿中，约 20% 可出现后脑压迫或功能障碍的症状。该病的这些症状可能出现在任何年龄，但却是 20 岁之前发病和死亡的最主要原因。不同的年龄症状不同，常见的症状有多种（表 106-10）。在婴儿中会出现典型的脑干功能障碍相关症状，包括吞咽困难（喂养差或缓慢）[63]、反复误吸、呼吸暂停和声带麻痹引起的喘鸣。年龄较大的儿童患脑干功能障碍的可能性较小，主要表现为肢体无力和反复误吸。青少年和成人患者通常表现为痉挛、感觉改变和脊柱侧弯，但这些实际上可能是脊髓空洞症的相关症状。该病的症状在婴儿中的进展也更为迅速[63]。对于手术治疗无反应的患者需要寻找任何引起这些症状的原因，可能的原因包括脑干核的先天性缺失或发育不全及后脑压迫引起的脑缺血[88]。

引流管不通或未经治疗的脑积水可出现类似后脑压迫的所有症状。因此，必须对脑积水进行治疗，对脑积水患者的治疗应从判断引流管是否有故障开始。MRI 可清晰显示后脑移位和颈椎管压迫的程度。小脑受压移位可扩展至 C_1 和 T_1 水平之间的任何位置。如果症状提示有脊髓空洞，可能需要对整个脊柱进行 MRI 检查。这些患者也可能同时存在颅颈交界处的病变，如颅底凹陷、寰枢椎不稳或分割异常，这些应通过 X 线片和 CT 进行评估。

有症状的Ⅱ型 Chiari 畸形的治疗包括对移至椎管的后脑行减压术。虽然常被称为“颅后窝减压术”，但治疗Ⅱ型 Chiari 畸形的手术仅限于颈椎。因为患者经常有环状窦和硬膜静脉窦的尾侧

表 106-10　Ⅱ型 Chiari 畸形的症状和表现

	研究			
	Park 等[63]（%）	Vandertop 等[88]（%）	Pollack 等[65]	
			婴儿（%）	大龄儿童（%）
吞咽困难	69	71	77	50
窒息	58	29	85	17
喘鸣	56	59	92	16
误吸	40	12		
虚弱	27	53	23	67
角弓反张	18		54	25

位置异常，通常靠近或位于枕骨大孔附近，所以在枕骨大孔上方扩大减压是危险和不必要的。

患者取俯卧位，正中切口显露枕骨大孔及颈椎板，切除椎板。术中超声可以用来确定小脑的尾部范围，从而确定椎板切除的必要范围，在约 50% 的患者中的 C_1 后弓下有一条非常狭窄的硬脊膜束带，需要切开硬脊膜，从小脑尾部一直延伸到枕骨大孔，分离松解硬膜内的粘连或瘢痕。如果术中开放硬脑膜，可用硬膜补片封闭，以扩大的硬膜囊内的空间。

手术减压效果与症状的严重程度直接相关 [88]。特别是声带麻痹或喘鸣音的出现是预后不良的先兆，减压手术对年龄较大的患者可能最有效。尽管婴儿的治疗结果好坏参半，死亡率为 12%～40%，但大多数婴儿病情可以稳定甚至完全康复。在有严重脑干功能障碍的患者中，新生儿的死亡率较高 [6]。这类患者减压手术效果不佳可能源于脑干结构异常，手术减压不能改变这些结构异常，或者是在手术时已经形成了不可逆的缺血性损伤。

（二）脊髓空洞症

脊髓空洞症是脊髓内部出现空腔的病变。脊髓积水是脊髓中央管的扩张。虽然这可能是 2 个不同的过程，但在临床中很难将两者区分，并且这 2 个术语经常可以互换使用。自从 MRI 出现以来，脊髓空洞症通常在症状出现之前就很容易被发现，而且更多患者被发现有脊髓空洞。

MRI 显示有脊髓栓系、脊髓闭合不全和 Ⅰ 型 Chiari 畸形的患者容易发生脊髓空洞症。很多患者的脊髓空洞是小且稳定的，没有症状，而其他患者的脊髓空洞可能是进展性的 [60]。罕见的是脊髓空洞症可能与肿瘤、创伤或其他病理过程有关。许多病例的病因可能是隐匿的或未知的，可称为特发性脊髓空洞症 [30, 41, 71]。

临床表现：脊髓空洞相关的症状可能是脊髓功能受影响而引起的。脊髓丘脑感觉纤维在进入脊髓的水平中断，可能导致了典型的分离感觉障碍，也有患者会出现运动功能障碍，而累及颈髓时可造成手内肌的萎缩。脊髓空洞患者常合并脊柱侧弯，必要时可行手术矫形，效果与青少年特发性脊柱侧弯的手术效果相似 [29]。Ⅰ 型 Chiari 畸形患者可能会出现枕颈源性头痛，这种头痛会因紧张、咳嗽和大笑等使颅内压增高的行为而加重。

病理检查和 MRI 显示的脑脊液在枕骨大孔的动态流动，以及术中对枕骨大孔阻塞性病变的超声检查，形成了几种脊髓空洞起源的理论。许多临床医生和研究人员认为，脑脊液枕骨大孔处的阻塞是脊髓空洞病病理生理学的基础，尽管这仍存在争议。在 Chiari 畸形中，小脑组织对枕骨大孔处的脑脊液流动的阻塞可能会阻止心脏收缩时产生的脑脊液流动和压力在蛛网膜下腔的调节。脊髓蛛网膜下腔的压力可导致脑脊液通过周围血管或间质间隙进入脊髓。这一理论可以解释大多数类型的脊髓空洞症和各种涉及枕骨大孔减压术的治疗取得一致的效果 [34]。

治疗：脑脊液在枕骨大孔处流动受阻的患者，如 Ⅰ 型 Chiari 畸形患者，需要进行颅后窝减压并硬脑膜成形术。该技术与 Ⅱ 型 Chiari 减压术相似，但将颅骨切除术和硬膜切口延伸至枕骨大孔上方，以确保足够的减压。虽然环状窦和横窦处于较正常的位置（不同于 Chiari Ⅱ 型畸形），但当分离位于大孔水平的环状窦时，可能导致大量出血。一般来说不必在硬膜内对脊髓空洞进行处理，但某些情况下，可行蛛网膜下腔开窗术。颅后窝减压术伴各种硬膜内手术已应用多年，取得了不同的成功（40%～80% 的患者脊髓空洞缩小了）[18]。

对于合并脊髓栓系和脊髓空洞的患者，如果没有脑积水或枕骨大孔压迫，初次手术可以考虑只做栓系松解术。如果经其他治疗后，脊髓空洞增大，症状加重，或大的脊髓空洞未缩小，可考虑直接分流空洞。在空洞相对尾侧的地方行局限性椎板切除可避开颈椎和腰骶神经根出口的区域。显露脊髓并在脊髓空洞处开窗。在某些情况下，可直接在空洞处留置小的硅胶管。空洞分流管的末端可置入蛛网膜下腔、腹膜腔或胸膜腔，都可取得相似的成功。若 MRI 发现存在蛛网膜炎，则应不应分流入蛛网膜下腔。

在同时患有脑积水和脊髓空洞症的儿童中，治疗通常先从治疗伴随的脑积水开始。在已行脑积水分流术的患者，应确认分流是否通畅。如果分流失效，应该先进行修复。

随着脊髓空洞的消退，即使 MRI 显示的脊髓空洞并没有完全消失，大多数患者的症状仍然可得到改善或稳定。这些患者应该进行临床随访和定期 MRI 检查随访。

七、椎管闭合不全相关护理事项

许多椎管闭合不全的患者存在持续性的残疾或独特的病理生理问题，需要长期护理。他们容易出现迟发性医学问题，而这些问题在诊断和最初治疗时可能并不明显。这些问题包括神经系统的问题（脑干功能障碍和压迫、脊髓空洞 / 水髓鞘、脊髓重连）、泌尿系统（尿失禁、肾功能障碍）和骨科（脊柱侧弯、肢体畸形、行走改变）的问题。随着患者年龄的增长，相关社会问题也会发生变化。如果不加以认识或治疗，可能导致严重的发病率。

几乎所有的脊髓脊膜膨出患者和许多脊髓脂肪瘤患者都有一定程度的神经性膀胱和肠功能障碍，需要持续的随访和治疗。虽然已经对评估的时机和方法进行了讨论，但进行适当护理的必要性也已得到共识。一些证据表明，早期尿动力学评估可以预测这些患者后期上尿路恶化的风险。也有证据显示早期诊断和尽早神经外科干预可保留甚至改善患者的膀胱功能。清洁的间歇导尿已成为常规，这可减少尿转流术的需求。最新的药物治疗、电刺激和生物反馈治疗，以及人工括约肌的应用，提高了对这些患者的护理效果。

患者及其家属最关心的是对行走能力的相关预后的判断。影响行走能力最重要的因素是神经功能缺损的程度。骶骨病变的患者应能独立行走，而上腰椎病变的患者可能要借助轮椅活动。腰中段病变患者行走功能的预期主要取决于受累的特定肌群的功能，而不是先前的“神经水平”。Chiari 压迫、脊髓空洞 / 脊髓积水或再栓系所产生的迟发性神经损伤会干扰对神经功能恢复的预测。在越来越多使用轮椅的情况下，少数临床情况稳定的儿童表现出移动能力的变化，这也许是对社交目标改变或身体成长及活动需要更多能量的一种反应。

（一）栓系复发和翻修

一部分脊髓脊膜膨出和脂质脊髓膜膨出患者在初次手术多年后再次出现脊髓栓系综合征的症状和体征。在脊髓脊膜膨出人群中，这种“栓系复发”的发生率估计在 15%～20%[35]。这是基于相对较小样本研究的结论，真实的发病率尚不清楚。

临床表现：栓系复发的诊断通常是临床性诊断。患者会因为功能的逐渐丧失而引起医生的注意，但最初的发现往往很细微，需要通过仔细和常规的评估来确定。可制订一个时间表来定期评估神经和肌肉功能、脊柱侧弯和泌尿功能以早期发现任何可能的功能恶化。栓系复发的最常见的症状包括一条或两条腿的新发或渐进性无力，新发的脊柱侧弯或者原有的脊柱侧弯的进展，以及步态的改变（表 106-11）。脂肪脊髓脊膜膨出的患者，背部或腿部的疼痛非常常见。以导尿频率改变或失禁为特征的尿路功能障碍，以及进行性足部和臀部畸形在脂肪脊髓脊膜突出的患者中也

表 106-11　以往脊髓发育不良术后患者中的栓系

症状和体征	患者人群	
	脊髓脊膜膨出 (n=100)（%）	脂肪性脊髓脊膜膨出（n=53）（%）
虚弱	55	47
新出现或进展		
单侧或双侧腿		
步态变化	54	43
添加所需步行支持		
疼痛	32	57
背部或腿部定位		
尿失禁	6	21
置管频率的改变		
自理丧失		
脊柱侧弯	51	11
新出现或进展＞ 10°		
骨科畸形进展	11	32
足畸形		
髋脱位		

引自 Herman JM, McLone DG, Storrs BB, Dauser RC. Analysis of 153 patients with myelomeningocele or spinal lipoma reoperated upon for a tethered cord—presentation, management and outcome. *Pediatr Neurosurg* 1993; 19: 243.

比较常见。

在进行栓系松解手术之前，应确定脑脊液分流是否正常，因为脑脊液分流障碍可能造成类似症状。对栓系区域的 MRI 扫描可明确圆锥的位置和那些比较明显的栓系的位置（最常见的是背侧或背外侧）。偶尔可发现脊髓空洞、肿瘤（皮肤样、表皮样、脂肪瘤）或脊髓纵裂。如果需要进一步排除异常，可行 CT 扫描脊髓造影。

治疗：在这些患者中，解除脊髓栓系的手术方法与脂肪性脊髓脊膜膨出的手术方法相似。必须特别小心以避免损伤神经基板或脊髓圆锥，因为它们就位于皮肤下方，与扩张的腰椎脑脊液间隙的背侧相连。通过正中皮肤切口，分离、显露和移除栓系位置上方最后一个完整的椎板。确认并切开正常的硬脊膜进入硬膜囊。继续剥离粘连，常可见扭曲、拉伸，尤其是和脂肪瘤粘连的神经根。有些病变（皮肤样、脂肪瘤、纵裂）在术前 MRI 扫描时无法发现，仅可在手术中发现。在这些患者中，由于广泛的神经根粘连和卡压，通常不可能完全松解脊髓。

手术并发症较少。脑脊液漏是最常见的并发症，但很少需要再次手术。术后神经功能立即下降，一般表现为轻微的运动功能丧失（3%），但通常可以恢复。

据报道脊髓栓系复发的手术效果良好，70%～75% 的患者的术前症状得到改善[35]。Herman 等[35]代表性的研究结论如表 106-12 所示。疼痛是松解手术效果最好的症状。2/3 的脊髓脊膜膨出患者的无力症状得以改善，并且因其他症状而手术的患者术后运动功能也有所改善。60%～70% 患者的步态得到改善（减少踝足矫形器的使用，提高步行耐力，改善站立姿势）。本组病例中唯一一个失败的病例术后出现了新的永久性无力。一小部分排尿困难的患者术后症状改善却非常小。

McLone 团队的一项研究显示，36 例栓系复发行松解手术的患者，平均随访 12 年，其中 8 例脊柱侧弯得到改善，平均减小 5°，其中 4 例脊柱侧弯稳定无变化。11 例未行脊柱融合术，发生脊柱侧弯进展。13 例在脊柱融合术后发生脊柱侧弯[11]。另一项研究发现，在平均 3.8 年的随访中，松解手术后患者的脊柱侧弯进展与年龄之间存在相关性。80% 的侧弯角度＜ 45° 且＜ 10 岁的患者脊柱侧弯发生了进展，但只有 25% 的侧弯角度＜ 45° 且＞ 10 岁的患者有进展，作者认为这种差异是由骨骼的成熟度不同导致的。他们还指出，43% 的侧弯＜ 45° 的患者需要行脊柱手术，而 83% 的侧弯＞ 45° 的患者需要手术[7]。McGirt 等报道脊柱侧弯＜ 40° 的患者 32% 的脊柱侧弯发

表 106-12　减压手术效果

症状	患者人群			
	脊髓脊膜膨出		脂肪性脊髓脊膜膨出	
	(%)	(*n*=)	(%)	(*n*=)
• 运动功能	67	(55)	52	(25)
– 有提升的[a]	30			
– 未改变的	3			
– 进展的				
• 步态	72	(54)	59	(23)
– 有提升的[b]	26		41	
– 未改变的	2			
– 进展的				
• 疼痛	91	(32)	90	(30)
– 有提升的	9		10	
– 未改变的				
• 尿失禁	33	(6)	36	(11)
– 有提升的[c]	69		64	
– 未改变的				

a. 通过感觉平面的恢复判断运动功能提升
b. 需要较少的协助，提升行走耐力
c. 恢复术前导尿或完全自制
引自 Herman JM, McLone DG, Storrs BB, Dauser RC. Analysis of 153 patients with myelomeningocele or spinal lipoma reoperated upon for a tethered cord—presentation, management and outcome. *Pediatr Neurosurg* 1993; 19: 243.

生了进展，而脊柱侧弯＞40° 的患者 75% 的脊柱侧弯发生了进展。此外，三组患者，即 Risser 0～2 级和侧弯＞40°、Risser 0～2 级和侧弯＜40°、Risser 3～5 级和侧弯＜ 40° 的脊柱侧弯进展的概率分别为 83%、54% 和 0%，随访时间为（6 ± 2）年（图 106-28）[51]。

患者的脊柱侧弯在脊髓栓系松解术后改善的原因尚不清楚。可能涉及脊髓可逆性缺血性损伤，也可能是由于异常上行的节段间通路相关的脊柱肌肉张力不对称。脊髓减压可以减少或消除这些不平衡，使脊柱侧弯得以改善或稳定。其机

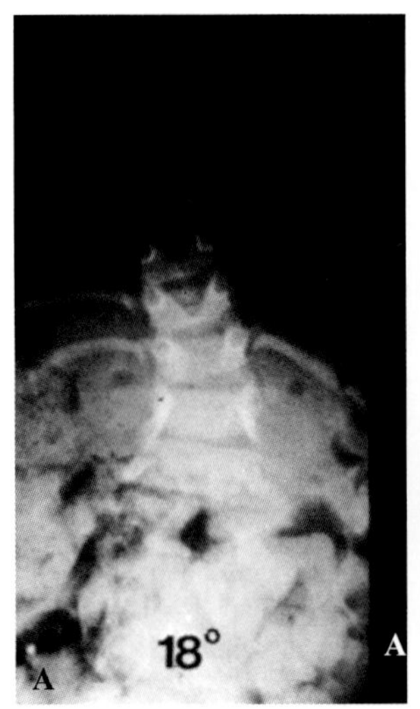

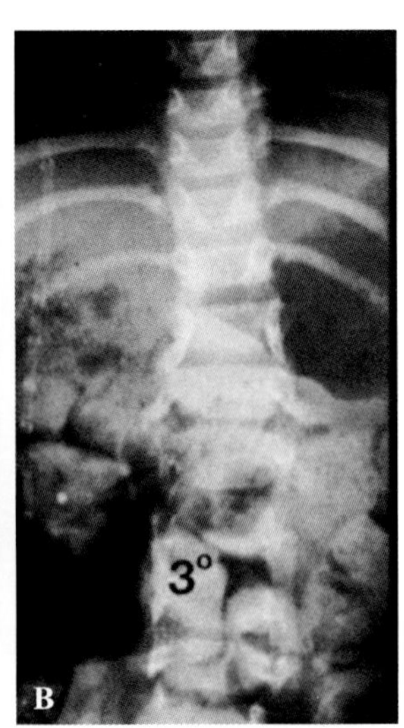

▲ 图 106-28　脊髓栓系松解术前后脊柱侧弯的改变

A. 10 岁的腰椎脊髓脊膜膨出症患者，一出生就进行手术治疗，术前的脊柱侧弯为 18°；B. 手术几个月后，脊柱侧弯减小到 3°（Courtesy of Dr. David G. McLone, Children's Memorial Hospital, Chicago, IL.）

制可能与脑瘫患儿行腰背根切除术后上肢功能改善的机制相似。

（二）长期护理

多学科医学中心可能是椎管闭合不全患者的长期护理的一种常见方式，因为一个医生可以无法单独处理这些患者遇到的各种问题。

一项发布于多临床学科的对一组从多学科医学中心出院的患者的回顾性研究强调了此类照护的问题。虽然单一学科的医疗中心可以持续为这些患者服务，但是大多数医疗中心缺乏定期和专业的随访。缺乏随访与支付方式或离医院的距离无关，但与患者的年龄有关。与在多学科医学中心积极随访的患者相比，这些患者罹患一些本可避免的疾病。一个大宗栓系复发患者的研究发现，在多学科医学中心随访的栓系复发患者中，症状出现后平均 3 个月就得到了确诊，而那些由外部医生转诊来的患者的诊断平均被延迟了 11 个月。在多学科医学中心随访的患者，82% 得到了改善，而转诊来的患者中只有 54% 得到了改善。患者在专门为椎管闭合不全患者开设的多学科医

学中心中更容易得到护理，而且这些研究证实可以改善预后。在多学科医学中心的医疗协作可实现再一次门诊由多个专科医生为患者诊治，而不是像过去只有一个单一的儿科医生来诊治。这种方式既能将家庭与社区资源联系起来，同时能分配一位相关人员来解答家庭成员提出的问题，将使患者家庭受益并改善全面的患者照护 [13]。过渡期照护，即衔接儿童和成人阶段的照护，是椎管闭合不全患者长期护理的另一个重要方面。要建立这样一个有效的系统往往会面临很多挑战。已被评估的不同干预措施包括以下方面：护士主导的一对一的照护；为期 2 天的讲习班形式的培训；基于网络和短信的培训；以及有过渡协调员的结构化过渡方案。以护士为主导和以技术为基础的干预措施在过渡期准备和慢性病的自我管理方面有稍有增长。目前还没有具体的证据支持某一项技术可以为患者提供最佳的过渡期照护 [15, 44]。一项研究表明，患者和家长更愿意接受由他们目前的儿科医生和未来的提供成人医疗服务的医生共同提供的过渡期培训 [78]。

八、总结

本章简要回顾了各种先天性畸形及其表现。显而易见关于椎管闭合不全的症状和进展的认识在近年来有所发展。很明显，无论是在发病的初期还是在他们的终身随访期间，这些患者需要一个更加积极主动治疗干预（如手术方法）。同样明确的是，既往手术修复的椎管闭合不全的患者也需要密切和持续的随访。他们的照护应该是多学科治疗的整合，因为脊髓病理的表现是多种多样的。任何神经功能衰退都不应被认为是疾病的自然发展而不可避免，我们应该积极寻找原因并积极治疗。对这些疾病的胚胎起源时的病变进行了解有助于对其解剖和手术矫正的方法的理解。细致的显微外科操作，以及从经验中获得的对这些疾病的认识，可降低治疗的并发症并取得令人满意的结果。

第107章 先天性脊柱侧弯及后凸畸形

Congenital Scoliosis and Kyphosis

Todd J. Blumberg　Didja Hilmara　Patrick J. Cahill　著
王　征　付索超　译

一、概述

发育性脊椎畸形会导致先天性脊柱侧弯及后凸畸形，产生脊柱在冠状面及矢状面纵向生长的局部失衡。脊椎畸形在患儿一出生时即存在，但临床上的畸形往往在幼儿期以后才表现出来，此时可通过 X 线检查发现。

需要指出的是，先天性脊柱侧弯不是指某一个独立的畸形，而是包括如脊柱侧弯、侧后凸及后凸畸形的总和。侧弯的类型取决于脊柱生长失衡发生的部位，如果失衡发生在侧方则出现侧弯畸形，如果是在脊柱旋转轴线的前方则出现后凸畸形，如果是在旋转轴线的侧前方则最终形成侧后凸畸形。在 750 例先天性脊柱畸形患者中，80% 为侧弯畸形，14% 为侧后凸畸形，6% 为单纯后凸畸形。侧后凸畸形和后凸畸形的患者自然史不同，所需治疗方式也不同[1, 2]。

不同严重程度的先天性脊柱畸形可见于儿童生长的各个阶段。有些患者仅表现为轻度畸形且进展缓慢，而有些则在年龄很小时就快速进展为严重畸形。幼儿严重的畸形将影响肺部的生长发育，若 10 岁以后还未经治疗，则将导致严重的僵硬性脊柱畸形，导致手术治疗难度增大。

对先天性脊柱畸形的治疗的能力不仅在于能够在晚期进行复杂重大手术，还在于早期能够预判可能发生快速进展的畸形。这些病例可进行预防性手术以阻止畸形进展，从而将肺功能的损伤减少到最小。在弯曲尚小时进行早期干预比畸形进展为僵硬性畸形再进行风险更高的挽救性手术要好得多。

在制订合适的治疗方案时有必要了解先天性侧弯的自然史、脊柱和胸部正常生长的规律与各种类型的先天性脊椎畸形所致的脊柱畸形的病理解剖及脊柱失平衡之间的联系。

二、发病机制

（一）脊柱

正常脊柱的纵向生长是椎体上下方骺板生长的总和，这种生长是对称性的，最终保证脊柱在冠状面和矢状面的平衡。先天性椎体发育异常表现为脊柱一侧生长板数量或生长速度的缺失或减少，这将导致脊柱纵向生长的局部失衡及伴随着脊柱生长而脊柱畸形的加重。

先天性脊柱侧弯的进展速度及最终严重程度与脊椎畸形导致的生长失衡有关。通常来说，生长失衡越严重，畸形就越严重。这种畸形进展恶化直至生长板融合骨骼成熟后才停止。脊柱生长的速度不是恒定不变的。脊柱存在 2 个快速生长期，这期间脊柱侧弯畸形将快速地进展。第 1 个快速增长期是 2 岁以前，第 2 个快速增长期是青少年发育的突增期。对女孩来说是 10—13 岁，男孩相应晚 2 年。先天性脊柱侧弯畸形的初诊也多是在这两个时期。约 25% 的病例无进展，25% 进展缓慢，还有约 50% 进展迅速[3]。

先天性脊柱后凸继发于脊柱前部的异常发育，往往是椎体形成不良或分节不全。虽然发生率低于侧弯畸形，但是由于后凸畸形会产生脊髓压迫，其后果更为严重[4]。

（二）胸部

目前，我们更加深刻地认识到脊柱的生长与胸廓的生长及肺的发育具有相关性。出生时婴儿胸腔容积仅为成年的 6.7%；5 岁时容积增加 5 倍，达到成人的 30%；10 岁时达到成人的 50%；在骨骼成熟时达到成人的容积。胸腔容积决定了肺的容积。

肺的生长有赖于胸腔容积的正常持续增长。通过肺泡增殖带来的肺部生长可延续至 8 岁，出生后 2 年内是快速增长期。肺泡生长增殖的同时伴有动脉及毛细血管的发育。在 8 岁以后肺泡的数量保持不变，但随着胸廓容积增加，肺泡体积也逐渐增大，直至骨骼成熟。

在婴儿期出现的胸椎侧弯将引起胸腔的变形，从而导致胸廓的容积及肺生长发育所需要的空间减少。此外，早期且广泛的胸椎融合将阻碍该节段脊柱的纵向生长，也不利于胸腔发育。Campell 等[5]曾描述了一种胸廓功能不全综合征（thoracic insufficiency syndrome，TIS），表现为胸廓不能支持肺的正常发育及维持正常呼吸功能。此病好发于严重的早发性先天性胸椎侧弯或后凸畸形，特别是在伴有脊柱凹侧先天性肋骨融合的患儿更易发生。Davies 和 Reid[6]曾研究了 4 具早期继发于脊柱侧弯出现胸廓畸形的患儿尸体。他们发现其肺泡已经丧失了正常的增殖功能，甚至在压缩的肺组织中观察到了肺泡萎缩的现象。如果在早期确需采取手术控制胸椎侧弯进展，那么手术的目标应该不仅限于保持脊柱纵向的生长，还应包括维持胸廓的正常发育以保证肺的正常生长发育。

骨骼成熟后，衰老也会对肺功能造成不利影响。先天性胸椎侧弯伴胸壁异常导致的严重胸廓畸形患者还会因病变的进展逐渐出现其他类型的肺功能受损，晚期可能出现心肺功能衰竭。

三、分型和自然史

目前，先天性脊柱侧弯畸形治疗的主要进展在于对自然史的更好的认识、对肺脏发育的不利影响，以及在可能出现严重脊柱及胸廓畸形前知道何时进行预防性的手术干预。

导致脊柱侧弯的先天性脊椎畸形的分型基于胚胎期的脊柱发育不良（表 107-1 和图 107-1）[3, 7]。有 2 种基本类型的脊椎畸形可导致脊柱侧弯畸形。首先是单侧的脊椎形成不良，最常见的是半椎体。其次是 2 个或多个椎体的单侧分节不全，导致单侧分节障碍伴或不伴同节段对侧的半椎体。当然还有兼具椎体形成不良与分节不全的复杂脊椎畸形，不能进行确切的归类。脊椎发育异常也可以存在于脊柱的其他区域，但不表现出侧弯，如果这些脊椎畸形不参与脊柱畸形的构成，我们在对脊柱侧弯进行分型时会将其忽略。

脊柱畸形分类首先基于脊柱 X 线片，利用 X 线片能很好地辨认椎体及椎弓根结构的畸形，然而对于脊椎后方结构的辨认却比较困难。CT 三维重建则能很好地显示畸形脊椎前方及后方结构的细节。同时，也能显示在某些病例存在的脊柱后方结构异常，如单侧或双侧、部分或完全的椎板融合，以及神经结构外露无保护的脊柱隐裂。这些椎体后方结构与前方结构的异常可能存在又拉关系，也可能不存在对应关系，但对脊柱畸形的进展有一定影响。

一项涉及 560 例先天性侧弯患者的研究表明，使用 X 线片进行诊断时，38% 的脊柱侧弯存在一个或多个半椎体，30% 的患者存在单侧分节障碍，12% 的患者存在单侧分节障碍且对侧存在半椎体，12% 的患者存在混杂畸形，不能简单分型[8]。楔形椎及阻滞椎不常见到，因为它们所导致的脊椎畸形不明显，常被忽略。混合型畸形中常可看到它们的存在，混合畸形难以进行分型，但会造成严重的脊柱畸形。

通过频繁拍片来预测侧弯进展并不可靠，一些通用原则可帮助制订最佳的治疗方案。

四、半椎体

半椎体是先天性脊柱侧弯畸形的常见致病原因，但是半脊椎畸形严重程度却千差万别，关于半椎体治疗的必要性和时机选择还存在争议。有学者主张半椎体应全部切除而另有学者则认为不需处理。我们认为不能一概而论，应该根据半椎体的不同类型和生长部位而理性地看待。

半椎体能否导致严重的脊柱畸形决定于 3 个因素。首先最重要的是半椎体的病理解剖及其与邻近椎体的相互关系（图 107-1）。最常见的是完全分节的半椎体，半分节或嵌合的半椎体最少见。区分这 3 种类型的半椎体非常重要，因为不同类型的半椎体具有不同的生长潜能。最终脊柱畸形的严重程度和手术必要性取决于半椎体的分节程度。其次，半椎体的发生部位也很重要，特别是那些发生在腰骶交界区的半椎体。再次，就是半椎体的数量及它们之间的相互排列关系。1 个还是 2 个半椎体？它们是位于同侧还是在对侧？

表 107-1　导致先天性脊柱侧弯的发育性脊椎畸形分型

脊椎分节障碍
- 单侧
  - 未分节骨桥形成
  - 未分节骨桥形成合并对侧半椎体
- 双侧
  - 阻滞椎

脊椎形成障碍
- 完全单侧
  - 半椎体：完全分节、半分节、未分节、嵌合型
- 部分单侧
  - 楔形椎

混合或难以分型的脊椎结构异常

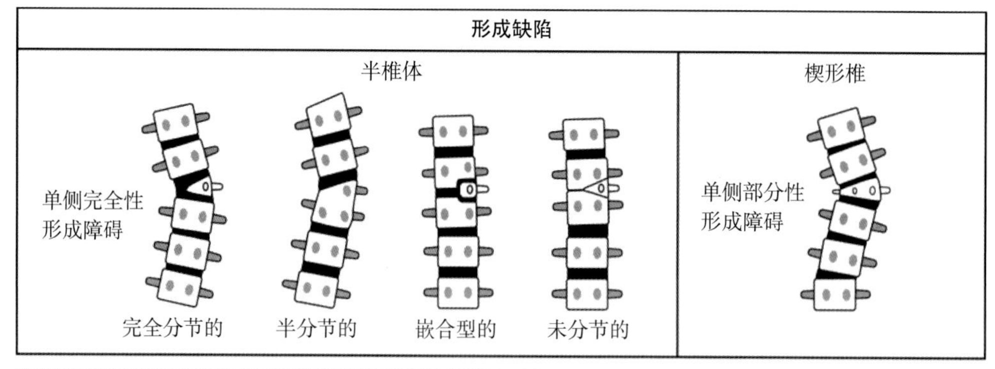

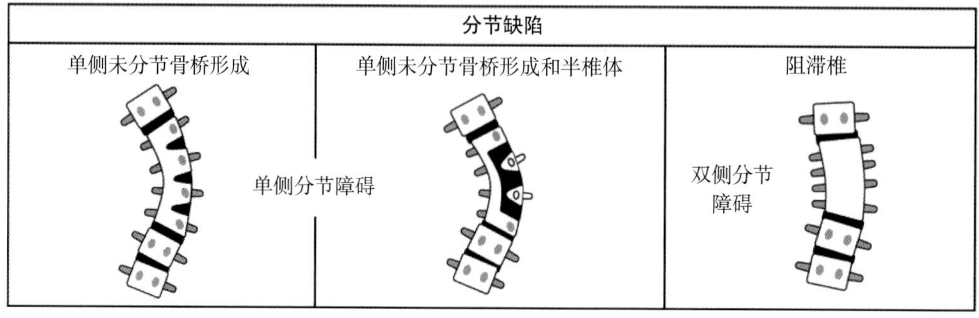

▲ 图 107-1　先天性脊柱侧弯畸形

（一）完全分节的半椎体

这种半椎体的上、下方都具有正常的椎间盘结构，与邻近的椎体完全分开。在未成形的一侧缺少 2 个生长板，但是椎体上、下终板的生长却是相对正常的。随着半椎体的生长，它就如同一个不断放大的楔子，导致了侧弯的加重。半椎体可发生于脊柱的任何部分，位于腰骶交界区的半椎体会带来严重的后果。对于未经治疗、由完全分节半椎体导致的脊柱侧弯畸形，很难预测其进展，必须进行密切的随访观察。大多数的侧弯进展缓慢，每年加重 1°～2°。

最为有害且致畸作用最强的半椎体为位于腰骶交界区的半椎体。它将导致骶椎以上的腰椎出现倾斜。在脊柱的上方节段将会出现代偿弯，这种代偿常常是不充分的，患者因为躯干偏移向半椎体的对侧而出现倾斜。脊柱失平衡比侧弯的度数更为重要。最初的代偿弯是柔软且可矫正的，但随着时间的延长，代偿弯变得僵硬旋转，成为主弯。对这类患者治疗的时机宜早不宜迟。在代偿弯还未僵硬前，若半椎体能够完全切除，则侧弯畸形能够得到完全纠正。

发生在颈椎或颈胸交界区的半椎体虽然少见，但却可致头部的歪斜。其常与颈椎上段的先天性融合椎（Klippel-Feil 畸形）伴发，后者使颈椎的活动度下降并且限制了颈椎代偿弯的代偿能力。患者为了摆正头部要么使躯干尽量向一侧倾斜要么在上胸椎形成代偿弯（图 107-2）。

这类患者最好的治疗时机是在发病早期，局部的原位融合即可阻止畸形的进展。这比单纯等待好得多，后者等到只能通过畸形半椎体切除才能矫形时，将面临更大的手术难度和风险。

同侧 2 个半椎体较为少见，但是预后更差[8]。通常半椎体都被几个正常的椎体所分隔。2 个同侧半椎体使脊柱一侧的生长板减少了 4 个，更容易出现脊柱生长的失平衡。这些畸形每年将进

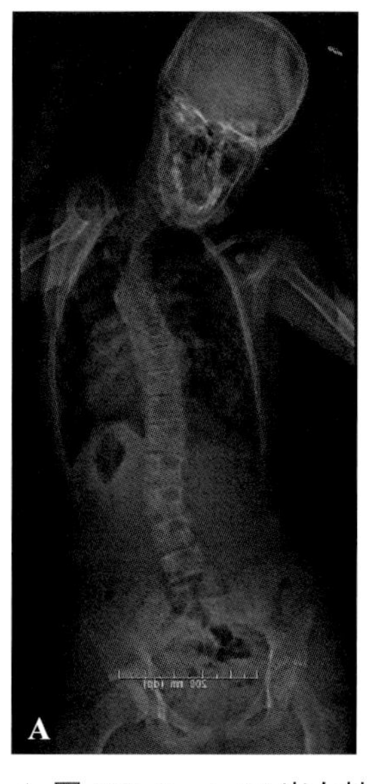

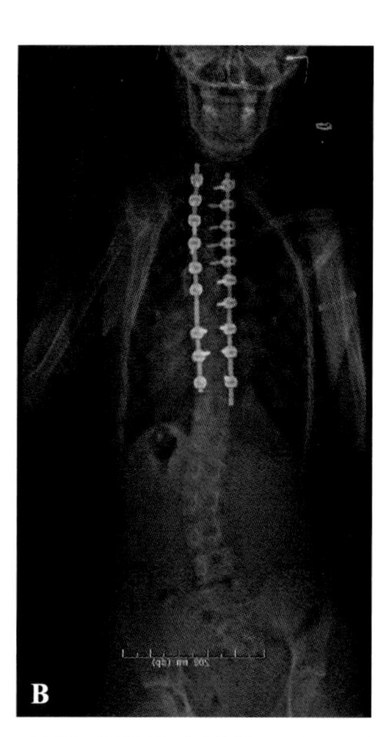

▲ 图 107-2　A. 13 岁女性，颈胸交界处半椎体，头部明显倾斜；B. 行 T_1～T_4 后路脊柱融合平衡改善

展 3°～4°，若未经治疗，在 10 岁以前大多数侧弯的角度将进展到超过 50°。在骨骼成熟以前，绝大多数的侧弯将进展到 70°。所有这类患者在 10 岁前需尽早行预防性的手术治疗以平衡脊柱的生长。

2 个相对的半椎体表现为脊柱两侧对称存在 2 个对应的半椎体，它所带来的脊柱畸形预后较难判断。预后取决于半椎体的类型、半椎体是否相邻或者分布在远隔的不同节段。如果是在同一节段的紧密相邻的 2 个半椎体，它们表现为相互的制衡，且最终形成微小的、不影响外观的畸形，不需要治疗。如果半椎体在远隔的不同的节段，侧弯几乎都是失平衡的，最终将导致脊柱的失代偿，这种畸形往往是严重的，所以应该尽早进行干预。最糟糕的情况是腰骶交界区存在半椎体并且在腰椎近端的对侧存在另一个半椎体，这将导致脊柱失平衡。这 2 个半椎体均需切除以恢复脊柱的平衡。

（二）半分节的半椎体

该型半椎体的上方或下方一侧具有椎间盘结构，而另一侧则与邻近椎体融合在一起。凸侧缺

失了2个生长板，似乎平衡了半椎体未成型侧缺少的2个生长板。虽然在理论上脊柱的生长发育是平衡的，但实际上脊柱会产生倾斜，半椎体会导致进展缓慢的脊柱侧弯畸形。这种通常不需要治疗，除非分节的半椎体处于腰骶椎区域会导致脊柱失平衡。

（三）嵌合型半椎体

这种半椎体表现为卵圆形小骨，位于脊柱“壁龛”里，脊柱的力线则保持正常。半椎体上方或下方的椎间盘通常较狭小且形成很差，显示出较差的生长潜能。该型半椎体通常发生于胸段。该型脊柱侧弯的进展速度很缓慢，骨骼成熟时很少有病例的侧弯度数会超过20°，常常不需要治疗。

在处理一个由完全分节的半椎体引起的先天性脊柱侧弯患者时，非常重要的是我们应该了解在未形成半椎体的一侧不可能获得生长潜能。我们只能通过阻滞凸侧生长的半椎体来平衡脊柱的生长。这种阻滞可以通过凸侧半椎体的生长阻滞也可以通过半椎体的完整切除来实现。凸侧阻滞来实现，阻碍了凸侧的生长，保留了脊柱凹侧继续生长的潜能，从而缓慢地纠正侧弯畸形。切除位于凸侧顶点、不断增大的楔形半椎体，可以消除导致侧弯的主要因素。以上2种方法都应在5岁之前进行，此时脊柱侧弯弯度较小且尚未形成僵硬的代偿性侧弯。

五、单侧未分节骨桥形成

单侧未分节骨桥形成是造成先天性脊柱侧弯畸形的第二位原因。它是指2个或多个椎体的一侧存在分节障碍。未分节的骨桥形成不包含生长板，因此其没有进一步纵向生长的能力，然而在脊柱的凸侧存在着一定程度的生长，预后不良[3]。

未分节骨桥形成可发生在脊柱的任何部位，从上胸椎至骶骨都可发生，各部位发生率无明显差异。一般而言，未分节骨桥形成的平均累及范围为3个椎体（2～8个椎体）。通常未分节骨桥形成的范围越长，侧弯进展的可能性越大，最终脊柱侧弯畸形也越严重。但是未分节骨桥形成的范围与脊柱侧弯进展不总是具有相关性的。畸形凸侧的生长潜能尤为重要。导致脊柱畸形的是脊柱凸侧不平衡生长而不是凹侧骨桥，若凸侧不生长，将不会产生脊柱侧弯。因此评估畸形的预后时不仅要评估骨桥形成的程度，更要评估脊柱双侧的生长情况。与椎间隙狭窄的椎间盘相比，如果位于脊柱凸侧的椎间盘是张开的，则提示该处有更大的生长潜能。患儿的年龄及青春期快速发育期的到来都将直接影响畸形的快速进展。

到10岁时，未经治疗、单侧分节障碍的脊柱侧弯患者侧弯度数将超过50°，进展为严重僵硬的畸形。这类患者需要在10岁以前，脊柱还未形成僵硬畸形时尽早行干预性的手术以平衡脊柱的生长。

六、单侧未分节骨桥形成合并对侧半椎体

单侧未分节骨桥形成导致的先天性脊柱侧弯畸形预后不良。然而，仍有更少的、未被充分认识的畸形类型会导致预后更差。这些患者不仅在一侧存在未分节骨桥形成，而且在对侧相应节段存在1个或更多的半椎体。半椎体将会比仅单侧未分节骨桥形成造成更大程度的脊柱生长失平衡。如果不进行干预，此类畸形会导致进展最为迅速、畸形最为严重的脊柱侧弯畸形[9]。如果在脊柱凹侧存在肋骨融合，此类患者的预后会更差。

脊椎的异常可发生在脊柱的任何节段，未分节骨桥形成平均跨越5个椎体，对侧平均跨越3个半椎体（1～8个半椎体）。在晚期，此型脊椎

畸形并不容易诊断。早期，通过 X 线片可以清楚地诊断脊椎的异常，但随着弯度恶化，因为畸形的加重，导致半椎体变得模糊不清。此外，凸侧椎体前外侧的生长及凹侧生长阻滞所产生的曲轴效应将导致严重的椎体旋转及肋骨扭曲。如不予手术治疗，侧弯将以每年 6° 的速度加重恶化，在 2 岁时弯曲就将超过 50°。胸廓畸形常常在患者早年即出现，将损害到肺的生长发育，这是手术指征之一。手术可采用钛质的肋骨垂直撑开装置（vertical expandoble prosthetic titanium rib，VEPTR）或胸廓扩大成形术[10]。

七、复杂的混合型脊椎畸形

由混杂、难以分类的脊椎畸形导致的先天性脊柱畸形很难预测其进展，需要密切随访[3]。一些脊椎畸形患者能够维持很好的平衡，除了躯干稍有短缩外很少有其他的畸形，不需要进行手术治疗。然而，另一些患者则存在严重的脊柱生长失衡，早年即出现严重的侧弯畸形。如果脊椎畸形的节段太长，则其近端或远端的正常椎体太少，则不能通过代偿弯来再次平衡脊柱。这些椎体的错乱排列常与头部倾斜、双肩不平衡、脊柱失代偿、胸椎移位、骨盆倾斜及明显下肢不等长等相关。如果在早期还有与此相关的进展性胸廓畸形，将导致胸廓功能不全综合征。早期进行长节段的脊柱融合将引起严重的躯干生长障碍，将导致胸廓功能不全综合征的出现。这也成为患者接受生长棒及 VEPTR 手术的指征，等其长大后再行脊柱融合手术。

八、先天性肋骨和胸壁畸形

先天性的肋骨、胸壁及肩胛骨畸形常伴发于先天性脊柱畸形。

胸壁畸形可以很简单也可以很复杂。简单的畸形见于 2 个或是 3 个肋骨的局部融合，而复杂的畸形则见于更加广泛的肋骨融合，没有固定的类型，伴有邻近胸壁因肋骨缺失或偏移导致的缺陷。此类畸形常发生在单侧脊椎分节障碍（伴或不伴有半脊椎畸形）所致的先天性胸椎和胸腰椎畸形的凹侧（38%）。

位于凹侧的复杂肋骨融合会导致单侧的脊柱生长阻滞。这些畸形常位于脊柱分节障碍的同侧。先天性肋骨融合及逐渐进展的侧弯畸形将最终发展为胸廓功能不全综合征，需要早期进行预防性的 VEPTR 手术。有近 20% 的先天性脊柱侧弯患者同时合并有肋骨畸形。

Sprengel 畸形（先天性高肩胛症）常见于单侧分节障碍导致的颈胸段或胸段的脊柱侧弯，约占 60%[11]。这种先天性高肩胛症和先天性上胸椎侧弯畸形的组合将会因肩胛线的抬高和肩关节功能障碍而引起严重的畸形。然而，当先天性高肩胛症发生于脊柱侧弯的凹侧，它常因部分的代偿而起到矫正畸形的作用。因为正常状态下，位于脊柱凸侧的对侧肩是被抬高的，高肩胛可以减少肩关节的不对称性，从而也减少了复位肩胛的必要性。

九、需要治疗的继发性畸形的特征

对所有类型的先天性侧弯畸形而言，其都有一些重要的继发性特征，这些特征与脊椎畸形所处的位置有关。这些特征对患者的所有畸形都起到重要作用，因此在制订治疗方案时必须予以考虑。

先天性的颈胸椎侧弯畸形将导致头偏向一侧。患者要么通过倾斜上半身去调整，要么在低于脊柱侧弯节段的上胸椎出现代偿弯以进行调节。因此，在出现明显的畸形之前，就需要进行早期预防性手术，对畸形节段进行原位融合。

先天性上胸椎侧弯的弯度可能不会很大，但

由于凸侧肩线的抬高及偶尔的头偏斜，可导致严重畸形[3]。通常来说，侧弯顶点的位置越高，临床上畸形越明显。

先天性中胸椎侧弯的顶椎在 T_4、T_5、T_6 或 T_7，特别是那些有单侧未分节骨桥形成伴或不伴半椎体的侧弯畸形，常与处于低位的胸椎或胸腰椎的继发性结构性弯的形成有关[9]。随着先天性脊柱侧弯的弯度进展，它产生的旋转力矩传递到下方的胸椎或胸腰椎，导致对侧形成继发性脊柱侧弯。这种继发性侧弯不包含任何先天结构异常，最初是代偿性的、可纠正性的。然而，继发性侧弯会变为固定畸形，且可能比位于其上方的先天性主弯进展得更快。先天性胸弯可能只存在椎体的中度旋转，但其下位的继发弯则常存在着严重的旋转，产生严重影响外观的畸形、脊柱失平衡及巨大的肋骨凸起。这样，在先天性上胸弯的下方便出现了一个严重的、明显的“特发性”弯，其重要性还未获得充分认识。如果在早期未进行外科干预，年轻的先天性脊柱侧弯患儿可能需要采用“保留生长潜力的”的撑开系统来同时控制原发畸形及继发性的结构弯。

先天性胸椎侧弯与严重的胸廓扭转有关。若在 8 岁以前发生，将影响肺的发育和功能[6]。畸形的进展会导致肺活量逐渐减小，在一些未经治疗、严重的患者将发生心肺功能障碍，可能在成年早期死亡。在年轻患者中长节段的胸椎融合会导致脊柱的延缓发育及肺活量的进一步下降[12, 13]。这些患者除早期可行脊柱融合外还可行生长棒及 VEPTR 手术。

低位胸椎、胸腰椎及腰椎的先天性侧弯尤其是单侧椎体分节障碍或多节段、不可分型的脊椎畸形，常不能在下腰段的对侧形成有效平衡脊柱的代偿弯。原因在于在僵硬的畸形节段与骶椎之间缺少正常活动的椎体。这样便导致了脊柱力线不良，产生了明显的外观畸形，常伴有骨盆的倾斜和双下肢的不等长。

先天性腰骶椎侧弯畸形通常源于腰骶交界区的半椎体，常造成对侧上腰段或胸腰段的继发结构性“非先天性”侧弯，导致脊柱失平衡。这种固定且存在旋转的继发性弯成为脊柱的主弯，也需要进行手术治疗。

十、预后

关于先天性脊柱侧弯恶化的速度、最终畸形程度以及是否致残取决于 3 个方面（表 107-2），如下所示。

1. 脊椎畸形的种类及脊柱失平衡的程度。导致最为严重侧弯的脊椎畸形类型是半椎体伴对侧肋骨融合，按严重程度依次递减的是单侧未分节骨桥形成合并同一水平对侧半椎体、单一的单侧未分节骨桥形成、2 个单侧完全分节的半椎体、1 个完全分节的半椎体、楔形椎及致畸作用最小的阻滞椎[3]。单侧未分节骨桥形成合并对侧半椎体的预后不良是可预见的，无须长时间的观察即可尽早施行手术干预。混杂脊椎畸形导致的先天性脊柱侧弯畸形的预后很难预测，需要密切随访再行治疗。

2. 异常脊椎的位置。不管任何类型的脊椎畸形，其最终导致的侧弯畸形在胸椎、胸腰椎中很严重，但是在上胸椎和腰椎却不是很严重。脊椎畸形，尤其是在腰骶椎交界区的畸形与继发性结构性弯进展性和脊柱失平衡相关。

3. 确诊时患者的年龄。早年即在临床上表现出畸形的先天脊柱侧弯通常预后较差，因为其往往提示显著的生长失衡，这个失衡将一直持续直至脊柱生长板闭合，骨骼成熟。此外，恶化的程度是不一致的，在 10 岁以后随着青春期生长发育高峰的到来，将变得更为严重。甚至在骨骼成熟以后，因为脊柱的塑性应变或是继发的退变性改变，严重的侧弯还可能会继续缓慢恶化。

表 107–2　不同类型、未经治疗的先天性脊柱侧弯在不同节段的平均年进展率(以度为单位，术后 10 年内和 10 年后)

侧弯所处位置	先天性脊椎畸形的类型					
	阻滞椎	楔形椎	半椎体（完全分节）		单侧未分节骨桥形成	单侧未分节骨桥形成合并对侧半椎体
			单侧	双侧		
上胸椎	＜1°～1°	★～2°	1°～2°	2°～2.5°	2°～4°	5°～6°
下胸椎	＜1°～1°	2°～2°	2°～2.5°	2°～3°	3°～5°	5°～8°
胸腰椎	＜1°～1°	1.5°～2°	2°～3.5°	5°～★	3°～7°	7°～14°
腰椎	＜1°～★	＜1°～★	＜1°～1°	★	3°～5°	★
腰骶椎	★	★	＜1°～1.5°	★	★	★

□. 不需治疗；◘. 可能需脊柱手术；■. 需要脊柱手术；★. 太罕见或是没有弯曲
Spinal growth and congenital deformity of the spine. McMaster MJ（2006）[8].

十一、术前评估

（一）脊柱

X 线片：先天性脊柱侧弯的诊断、畸形位置和程度、头颅倾斜、双肩不对称、躯干的失代偿、骨盆倾斜的评估都依赖于患者的前后位及侧位全脊柱站立位全长 X 线片。婴儿可能必须要拍摄坐位或卧位片。对畸形僵硬度的评估有赖于脊柱侧屈位的 X 线片。还应拍颈椎 X 线片以排除 Klippel–Feil 综合征或颈椎半椎体。然而，通过更先进的技术包括 MRI 和（或）CT 能够对脊椎畸形进行更精确的判断。患儿出生后不久的 X 线片能提供最为有用信息。然而，由于在完全骨化之前 X 线无法显示，短节段、单侧未分节骨桥形成的婴儿也存在漏诊可能。类似的，区分半椎体分节程度和生长潜能也非常困难。

在脊柱侧位片上对可能存在的后凸畸形进行仔细观察十分重要，这会影响到患者的治疗。如果只看前后位 X 线片，那么在椎体后外侧 1/4 椎体产生的侧后凸畸形就会被误诊为侧方半椎体造成的脊柱侧弯畸形。对侧弯畸形进行前后路联合凸侧骺骨阻滞是可行的，但是禁忌用于侧后凸畸形，这会加重矢状位失衡。

正位片上清晰辨识脊椎畸形后，我们要计算脊柱双侧生长板的数量以估计脊柱潜在的生长不平衡。对每一个椎间盘都应该设定一个标准，因为任何狭窄的或是定义为病理性的椎间盘都提示生长潜能受损。对于混合型脊椎畸形的婴儿侧弯很难预测预后，因为其出生时只有 30% 的骨化，对可能出现的进展性侧弯需要进行仔细的放射学随访。

当明确脊椎畸形后，随后的放射学随访则不需要显示椎体解剖的细节信息。连续的前后位脊柱站立位全长片对于侧弯进展的评估非常重要。脊柱侧弯的 Cobb 角都是在连续随访的 X 线片上针对同一节段脊椎进行测量。外科医生进行测量时从一开始便使用同一标志，注意细节，便可将测量的误差减少到最小。每隔 4～6 个月摄 X 线片将显示侧弯的进展及任何与肩部不对称、躯干失代偿、骨盆倾斜有关的变化。对脊柱畸形节段可以行 CT 平扫来获取三维重建影像。这对于诊断更加复杂的先天性脊椎畸形及发现此前未被发现的脊椎畸形都很有帮助。

CT 重建应该被限制用于脊柱畸形的节段，从而减少对生长期儿童的辐射。精确识别脊椎畸形对制订术前计划至关重要，包括发现神经结构无骨性遮盖的脊柱隐裂。

Sprengel 畸形（先天性高肩胛症）常见上胸椎或颈胸交界区的先天性脊柱侧弯。当其发生于脊柱凸侧时，这两种异常的组合将会因为肩线抬高而导致严重的畸形。当脊柱侧弯需行外科手术时可能需对肩胛骨进行复位手术。如果抬高的肩胛骨位于脊柱侧弯的凹侧，它可能通过抬高肩膀而部分代偿侧弯畸形。这种情况只要肩关节功能可以接受，则不需要手术治疗。

（二）脊柱内结构异常

神经轴与脊椎的胚胎发育是同步进行的，因此不难理解两者的畸形常常是共存的。脊髓的异常可以与后侧椎弓发育缺如、直接的皮肤软组织覆盖相关联，导致了“开放性”的脊柱缺陷如脊髓脊膜膨出。本章只涉及“闭合性”先天性脊柱侧弯，有完整的皮肤覆盖脊柱。然而，有些隐匿的椎管内畸形可致轻微的下肢神经功能异常。发现这些“隐藏的”椎管内畸形很重要，它们会限制脊髓在椎管内的活动，并随着脊柱生长和手术治疗侧弯时导致神经恶化。不伴椎管内畸形、只发生在冠状面的先天性脊柱畸形，不会导致脊髓压迫或神经功能障碍。这与先天性后凸和侧后凸畸形导致顶椎对脊髓产生的压迫明显不同[1]。

椎管内畸形可以发生在先天性脊柱侧弯的任何类型和任何位置，但最常见于（约 50%）单侧未分节骨桥形成合并对侧半椎体，这导致下胸椎或胸腰椎节段侧弯[14]。以往用脊髓造影术诊断椎管内畸形，5%～21% 的患者被诊断出脊髓纵裂[14]。

1. 临床检查

椎管内畸形可能不会立即有临床表现，但据其表现还是有临床线索可寻。近 70% 的患者表现为脊柱表面皮肤的异常，如存在凹陷、皮肤痣、局部多毛或脂肪瘤[15, 16]。然而，这些皮肤红斑不只是覆盖在脊柱内异常的部位，也可能位于正常的节段。影响到下肢的神经异常可能在临床上有所表现，但通常症状都很轻微，容易被忽视。通常是单侧下肢受累，可能肢体会有所短缩且足发育得小、足弓轻度畸形、爪形趾。

2. X 线片

脊柱 X 线片可能显示累及 1 个或多个相邻椎体的脊柱隐裂，椎弓之间的距离增大，椎间盘间隙窄缩。偶尔可以在脊柱 X 线片上看到与脊髓纵裂有关的骨嵴，但是仍需行 MRI 检查以证实它们的存在并显示其他相关的神经畸形。

3. 磁共振

磁共振是一种非有创的高敏感度的检查方式，可以发现脊髓等软组织的异常，显示椎体的软骨终板，提供生长潜能方面的信息。然而按照原则，5 岁前的患儿行 MRI 检查需要行全身麻醉，对 5—10 岁的患儿需进行镇静。因此，应选择性使用 MRI，只对那些临床上或 X 线片上发现有异常并高度怀疑有问题的患儿才实施。同样，对于将要接受矫形手术的患儿也应常规检查。

Basu 等[17]使用 MRI 检查 110 例先天性脊柱侧弯的患者，发现其中 34% 存在着椎管内结构的异常。最常见的是脊髓栓系（16 例）、脊髓空洞（13 例），然后依次为终丝增厚肥大（11 例）、低位圆锥（10 例）、脊髓纵裂（8 例），以及很少出现的 Chiari 畸形及蛛网膜囊肿。

4. 神经外科治疗

目前已达成共识，对于椎管内畸形引起的脊髓栓系来说，如果其导致进行性神经功能障碍加重或计划行脊柱矫形，都应该行手术切除或松解治疗。切除或松解椎管内畸形不能改善神经功能，但它可避免神经功能进一步恶化，减少脊柱矫形过程中出现并发症的风险[14]。如果在 5 岁以前例行检查时诊断出椎管内结构异常，应该行预防性的切除手术以避免晚期可能出现的神经并发症。对于年长的儿童，椎管内畸形不一定是手术的适应证，除非有症状或计划行矫形手术。切除或是松解椎管内畸形是神经外科手术，我们认为最好在先天性脊柱侧弯矫形前的 1～3 个月前单独进行，使得硬膜既有足够的时间愈合且还不易再次出现栓系复发。

（三）呼吸功能

评估呼吸功能需由接诊儿童脊柱畸形经验丰富的呼吸科医生来完成。常规的肺功能检查用于 6 岁以上的患者，更年幼的儿童因其依从性差不太可能应用。年幼儿童可以通过 CT 扫描进行肺活量的评估，遗憾的是这种方法对肺功能相关信息的提供有限。常用的肺活量指数是基于站立身高的正常预测值百分比。然而，这也会造成一种误导。因为侧弯患者的脊柱高度是减少的，伴有先天性脊椎畸形的儿童由于年幼本来就矮小，加之畸形就比同龄的儿童更矮小。因此，受年龄的影响，在这些患者中以两臂伸展距离来评估正常肺活量的百分比是最好的方法。对于呼吸功能受损严重需要额外支持的患者，辅助呼吸机分级（assisted ventilator rating，AVR）可直接用于呼吸损害的程度分级 [18]。AVR 将患者的呼吸功能按 0～4 分进行分级。+0 分指可呼吸房间自然空气无须其他辅助；+1 分指需要吸氧；+2 分指只夜间需要呼吸机或需正压气道通气支持；+3 分指部分时间需要呼吸机或需正压气道通气支持；+4 分指需要全时呼吸机支持。将患者按照肺功能需求进行分组后，可以衡量早发性脊柱侧弯和胸廓功能不全综合征患者的干预有效性。一组 77 例进行早期 VEPTR 治疗的胸廓功能不全综合征患者术前及术后的 AVR 评分结果表明，24% 的患者 AVR 评分下降（疗效有所改善）。而绝大多数患者（64%）没有变化，有改善患者中的绝大多数（84%）能够在 2 年内将 AVR 降到 + 0 分 [18]。

（四）其他相关的先天性畸形

先天性脊柱侧弯常伴发其他系统的先天性畸形。这些畸形往往是非症状性的，直至患者确诊先天性脊柱侧弯后进行评估时才有所察觉。

Beals 等 [19] 发现 60% 的脊椎畸形患者存在其他系统的 1 种或多种畸形，有许多在医学层面上都是很重要的。Basu 等 [17] 研究发现，如果相关畸形能够发现，这些患者的预后是很好的，通过超声心动图检查，110 例先天性脊柱侧弯畸形患者中有 23% 存在先天性心脏疾病。常见畸形是动脉及室间隔缺损、持续的动脉导管未闭，有些需要进行外科手术治疗。因此，对于计划行先天性脊柱侧弯手术的患者来说，超声心动图检查是必要的。

据报道，13%～37% 的患者存在泌尿生殖系统畸形 [17]。通过肾脏超声诊断的最常见的畸形是单侧肾脏、马蹄肾及输尿管梗阻。这些肾脏畸形也可在脊柱 MRI 上观察到，作为术前例行评估的一部分 [20]。颈椎和上胸椎脊椎畸形的患者肾脏畸形率往往是最高的。这些畸形绝大多数是良性的，但也有一些在手术治疗先天性侧弯之前可能需行相应的治疗。

其他畸形

有些综合征和骨发育畸形可能导致先天性脊柱侧弯和胸廓发育不良。VATER 综合征与先天性畸形相关，包括脊椎畸形、肛肠闭锁、气管食管瘘和肾脏畸形。另外，心脏和肢体的缺陷，如桡侧棒球手和拇指的发育不良被描述为 VACTERL 综合征。Jarcho–Levin 综合征是一种罕见的与严重呼吸力量受累相关的骨发育不良和胸廓功能不全综合征，继发于脊柱分节障碍和肋骨畸形（图 107–3）。因为躯干高度的减低和肋骨的拥挤，患者发育成特征性的“蟹足状”胸廓。与普通人群相比，该病在波多黎各裔和西班牙裔中发病率有逐渐上升的趋势 [21]。

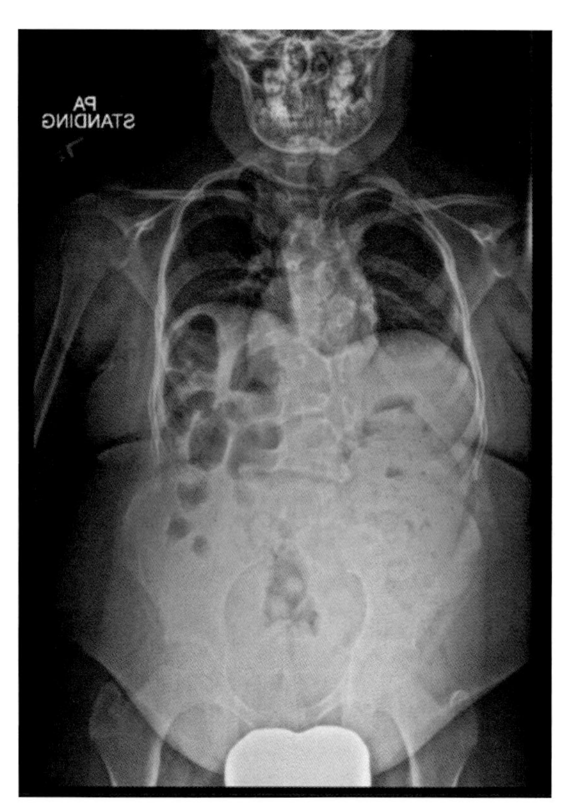

▲ **图 107-3　14 岁男性，Jarcho-Levin 综合征**
肢体长度正常，肋骨和脊椎畸形，躯干长度变短及由此导致的胸廓功能不全

十二、先天性脊柱侧弯与所有其他类型的侧弯治疗迥异

（一）非手术治疗

对于先天性脊柱侧弯治疗而言，需要解决的是脊柱生长的失衡问题，侧弯畸形经常是僵硬的，因此支具治疗无法替代手术治疗，支具不能纠正僵硬的畸形，也不能使得脊柱不生长的一侧获得生长能力。

然而，在早期预防性手术后，支具可以维持脊柱的力线并防止那些未经融合或行生长棒控制的代偿弯的进展。与主弯相比，继发性、结构性弯更容易用支具控制，因为继发性弯通常是发生在脊椎相对正常的区域而且比原发脊椎畸形节段有着更大的活动度。对年幼患者应该注意，不要因为支具的应力导致继发性的胸壁发育畸形而出现额外的呼吸系统损害。

（二）外科治疗

先天性脊柱侧弯常需进行外科治疗，手术可以在任何年龄进行。如果侧弯预后较差或进展较快、畸形严重就应进行手术干预。

手术的目的在于：①纠正或预防畸形加重；②在生长结束时尽量保持脊柱在冠状面和矢状面的平衡；③尽量短节段地融合脊柱；④始终保留呼吸功能。我们现在也充分意识到广泛的胸椎融合可能对肺的生长发育存在着不利影响[12, 13]。这些与青少年特发性脊柱侧弯不同，后者手术主要是在 10 岁以后进行，此时肺部已经充分发育，脊柱融合不可能对于呼吸功能有严重的影响。尚没有哪一种手术能够对所有类型的先天性脊柱侧弯有效。手术方法的选择取决于患者的年龄、脊椎畸形的位置和类型、侧弯弯度大小、脊柱平衡情况，以及是否有结构性代偿弯或明显的胸廓畸形。手术治疗成功的关键在于选择合适的手术方式和恰当的手术时机。共有 3 种手术方式（表 107-3）。

1. 预防性手术

预防性手术的目的在于在侧弯尚不严重时，通过较局限的外科手术就能够平衡脊柱生长，预防其在后期进展为更严重的畸形。但是先天性脊柱侧弯的凹侧不能正常生长，或生长迟滞及不生长，对一些脊柱生长明显失衡的患者，没有完美的治疗方案。

对于侧弯进展的预测和预防性手术的实施需要综合考虑先天性脊椎畸形的类型、部位，以及它可能导致的脊柱生长失衡的程度。只有在早期对于主弯进行矫正或稳定才可能阻止继发的结构性代偿弯或脊柱失平衡的发展。同样的患者，延迟治疗将需融合更长节段，不仅需要融合先天性侧弯部位的脊柱，还需融合结构性代偿畸形。在大的、僵硬型侧弯中获得矫形很困难，常存在更

表 107-3　进展性先天性脊柱侧弯的手术选择

预防性手术	年龄小于 5 岁，侧弯小于 40°
单侧椎体形成障碍	
半椎体 • 单侧 1 个完全分节半椎体 – 脊柱平衡：凸侧骨骺固定术或半椎体切除术 – 脊柱不平衡：半椎体切除术 • 单侧两个半椎体 – 两个单纯后路半椎体切除术或单一后路生长棒 ± 凸侧骨骺固定术	
单侧椎体分节障碍	
单侧未分节骨桥形成合并 / 不合并对侧半椎体 • 短节段畸形：4 个或不足 4 个椎体 – 胸壁正常 ◦ 原位局部脊柱后方融合 + 撑开内固定 – 胸壁异常椎体严重旋转和（或）侧弯快速进展（可能是曲轴现象） ◦ 前路脊柱融合 + 撑开内固定 – 胸壁异常 + 凹侧肋骨融合 ◦ VEPTR 和胸廓成形术 • 长节段畸形：4 个以上的椎体 ± 凹侧肋骨融合 – VEPTR 和胸廓成形术	
复杂未分型的畸形 • 短节段畸形：4 个或不足 4 个椎体 – 生长棒 ± 凸侧干骨骺固定术 – 磁力生长棒 • 长节段畸形：4 个以上的椎体 – 胸壁异常 ◦ 后路生长棒或磁力生长棒 – 胸壁异常 + 凹侧肋骨融合 ◦ VEPTR 和胸廓成形术	
儿童后期的矫形手术	
年长但骨骼未发育成熟 中度到重度的侧弯畸形 • 小于 50° – 后路融合内固定 • 大于 50° – 前路松解 + 脊柱后方固定融合术或全椎弓根螺钉后路脊柱融合术	
椎体切除	
严重僵硬侧弯伴有固定的脊柱失衡 • 前后路联合进行半椎体切除、内固定融合 • 单纯后路椎体切除、椎弓根钉棒系统	

VEPTR. 垂直可撑开人工钛肋

高的神经损伤的风险。

预防性手术的主要适应证是儿童、5 岁以前、侧弯角度不超过 40°、X 线证实存在侧弯进展，特别是可能引起脊柱失稳的病例。手术的目的是平衡脊柱的生长，若侧弯位于胸段，尽可能进行一定程度的脊柱矫正，尽量减少其对肺部发育带来的任何不利影响。治疗选择可包括：①原位融合术，最简单但无任何矫形作用；②凸侧生长阻滞手术（半侧骨骺固定术），不可预测且依赖于凹侧的持续生长来进行矫形；③半椎体切除术，能取得即刻矫形效果，但应用范围有限；④胸廓畸形将损害到肺的生长发育，使用胸廓成形术的 VEPTR 手术。

单侧形成障碍导致的完全分节的半椎体需要行半椎体切除术或凸侧局部前后方联合的骨骺阻滞术。

单侧脊椎分节障碍如果范围不超过 4 个椎体可以进行原位融合，不会对正常胸腔造成明显的不利影响。手术的目的在于把单侧未分节、骨桥形成导致的畸形节段转变成阻滞椎，虽然限制了脊柱的纵向生长但获得了更好的脊柱平衡。可以结合后路生长棒控制畸形节段上下方未融合的正常椎体，这包含在侧弯 Cobb 角测量范围内。此外，生长棒还可用来阻止或控制在先天性侧弯下方形成的结构性代偿弯。然而，幼儿胸椎长节段（超过 4 个椎体）融合，可能对胸椎的生长和肺的发育产生不利影响 [12]。因此，患者最好行胸廓成形术或 VEPTR 手术，能在控制脊柱侧弯的同时最大限度地保证肺的生长和发育。

混合型或难以分型的脊椎畸形跨越几个节段并导致进行性侧弯畸形，但胸廓正常，可以使用生长棒技术结合或不结合凸侧骺骨固定术。然而，在胸段的脊椎畸形累及多个节段，如果同时伴有凹侧肋骨融合，则最好使用 VEPTR 进行胸廓成形术进行治疗。Campbell 和 Smith 报道了 VEPTR 的撑开力能够促进单侧分节障碍的生长 [22]。

在行预防性手术后，必须严密监测所有的畸形直至骨骼成熟。不仅每 6 个月需要进行 1 次生长棒或 VEPTR 的延长，而且还要发现任何需要其他手术的进展性侧弯，特别是在青春期快速生长期。在这些情况下，脊柱融合的范围必须延伸至整个畸形范围，包括先天性侧弯和继发性结构性侧弯。

2. 大龄儿童的中、重度先天性脊柱侧弯矫形手术

已经发展成严重脊柱侧弯的大龄儿童，如果未经治疗，侧弯将持续进展至骨骼成熟。手术的目的在于对脊柱侧弯进行部分矫形，将脊柱稳定于最佳位置，对脊柱侧弯的全长范围融合包括任何代偿性的结构弯。这需要行后路脊柱融合，是否联合前路的松解取决于侧弯的严重和僵硬程度，以及内固定物的种类（如椎板钩、混搭和椎弓根钉）。后路内固定物主要作为体内支架来重建平衡而不在于过度地追求矫形，否则会有神经损伤的风险。

3. 晚期严重僵硬失平衡的先天性侧弯的挽救性手术

患儿在晚期表现为脊柱侧弯的严重僵硬失平衡，如果追求完美，需要行椎体切除以达到良好的矫形效果和脊柱力线重建。然而，治疗主要的目标仍是阻止畸形的进一步恶化，只有在保证安全的前提下才能去尝试纠正脊柱畸形。僵硬畸形的矫形非常困难，更易出现神经并发症，而且手术疗效更加不确切。

十三、干预性手术

（一）凸侧生长阻滞（半骨骺阻滞术）

前后路联合的凸侧骨骺阻滞术是一种改变脊柱生长的手术，作为一种预防性的外科技术，它被应用于进展缓慢的单侧椎体形成障碍（如半椎体）导致的先天性脊柱侧弯，脊柱凹侧存在一些生长潜能。在凸侧阻滞生长，可因凹侧持续生长的能力获得畸形自发性矫正。

这种手术不能迅速地纠正侧弯，适用于脊柱平衡和外观畸形尚可接受但因畸形进展预后不佳的患者。对年龄小于 5 岁、因单个完全分节半椎体形成短弯、跨越椎体不超过 5 个、仰卧位侧弯纠正小于 40° 的患者进行此类手术会取得最佳的效果（图 107–4）。对更为严重或失平衡的侧弯最好行半椎体切除以达到脊柱即刻矫形和平衡的目的。

（二）半椎体切除术

半椎体切除术是切除位于侧弯顶点、导致侧弯进展的楔形椎体，是一种预防性手术，具有很强的实用性（图 107–5）。半椎体切除手术可以分期进行，也可以同时前后路联合进行，亦可以单纯后路进行。

该手术的主要适应证是完全分节的半椎体导致明显进展性侧弯和（或）脊柱失平衡，特别是腰骶交界区的半椎体使腰椎自骶骨开始出现倾斜，躯干向一侧倾斜。在脊柱腰段施行该手术最安全，不会损伤脊髓，但在颈胸段、胸段、胸腰段操作是充满风险的，因为该处脊髓缺少对短缩的适应性。

半椎体切除术的优点在于通过对脊柱进行楔形截骨，闭合时仅一个节段的融合就能对脊柱产生即刻矫形和力线重建。它的缺点在于对技术操作要求较高，无论从前路进入或从后路进入椎管都存在神经损伤 [23] 及硬膜外静脉丛出血的风险。

在 Leatherman 和 Dickson [24] 报道二期前后联合入路楔形截骨短缩脊柱矫正畸形后，人们便开始接受了半椎体切除术作为一种治疗脊柱侧弯的方法。脊柱的短缩产生脊髓压迫和神经并发症风险较低。时至今日，前后联合入路手术仍是半椎体完全切除最常用的技术。最初，因担心脊髓急性缺血和神经并发症，手术分成 2 次，间隔 5～7 天进行。事实证明这种担心是没有必要的，现在这种手术都是一次麻醉，同期前后路联合完成。

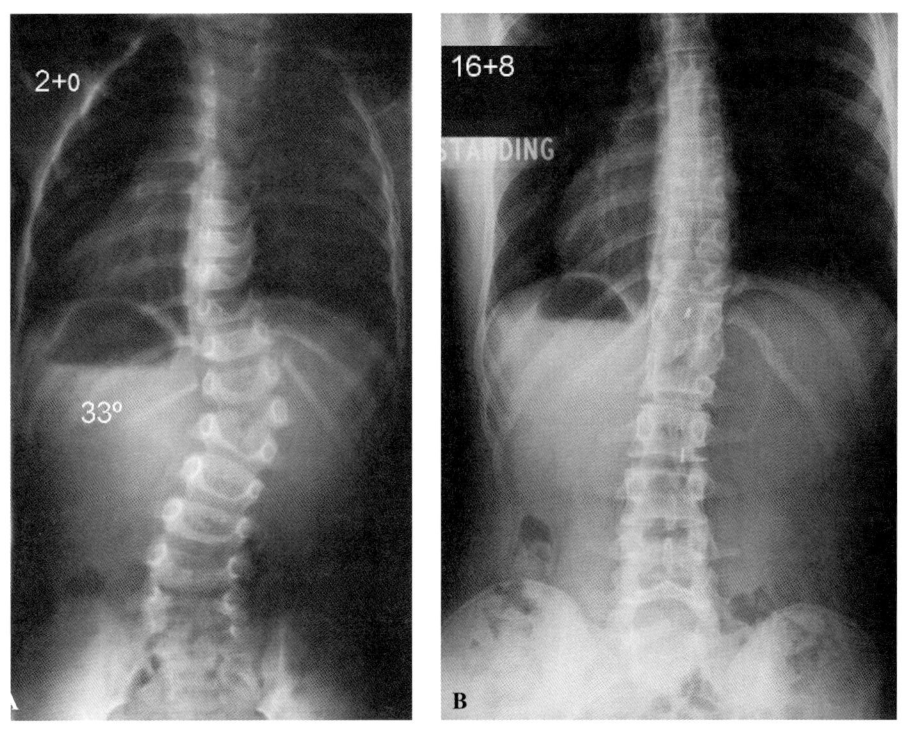

▲ 图 107-4　**A. 2** 岁婴儿因为一个位于 L_1 的完全分节的半椎体导致右侧胸腰椎侧弯畸形 **33°**。行 T_{11}～L_3 前后联合凸侧生长阻滞手术。**B.** 侧弯得到矫正，一直保持到了 **16** 岁 **8** 个月

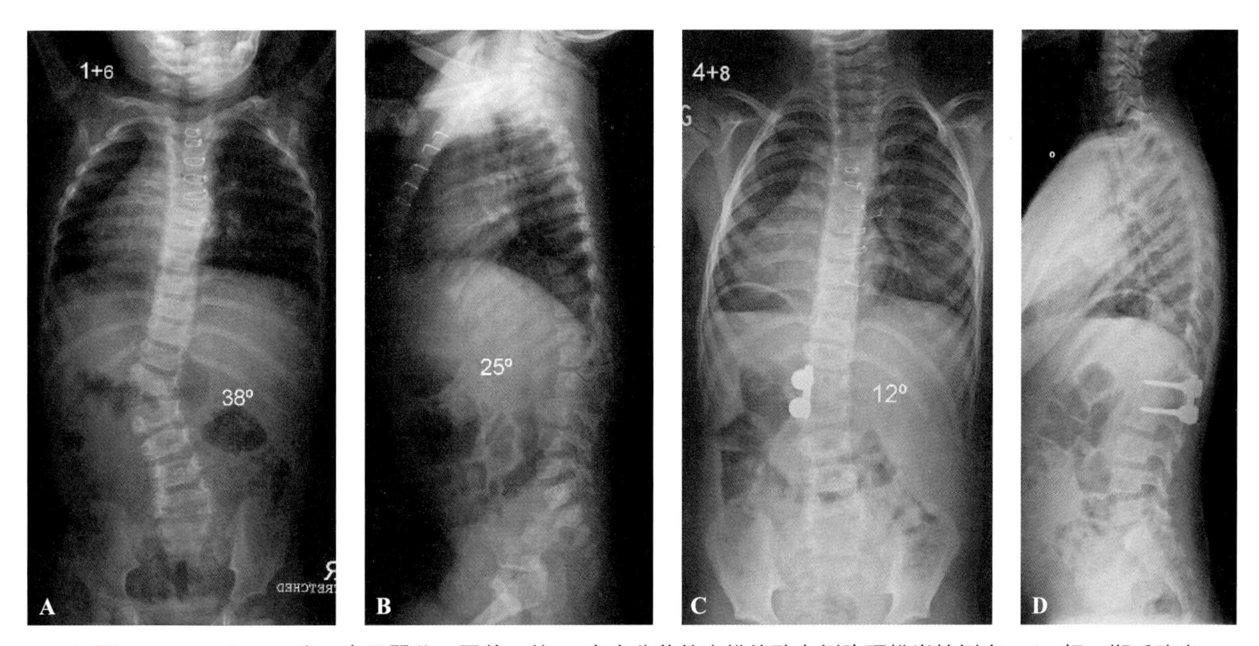

▲ 图 107-5　**A** 和 **B. 1** 岁 **6** 个月婴儿，因单一的 L_2 完全分节的半椎体致左侧胸腰椎脊柱侧弯 **38°**。行一期后路半椎体切除术，凸侧椎弓根钉棒植入矫正脊柱侧弯。**C** 和 **D. 4** 岁 **8** 个月，在切除半椎体的位置进行单个节段融合，侧弯稳定在 **12°**

行前后路联合切除术时，半椎体结构经前、后路均要显露出来，这与行半椎体凸侧阻滞时的手术显露是相似的。在一期前方入路时，半椎体的体部和椎弓根的前半部分连同邻近的椎间盘和椎体终板都要切除。前方入路提供了良好的视野，也为广泛切除椎体和相邻椎间盘及椎体终板

提供了可能。术中完整切除凹侧的椎间盘很重要，可以加大脊柱活动度，使楔形截骨更容易闭合。在一次麻醉下，再进行后方显露，切除半椎体后方附件和椎弓根的后半部分，至此完成了一个楔形的截骨。

以往，半椎体切除术后楔形截骨的闭合需要 6 个月的人字型石膏固定。现在，脊柱内置物的应用为半椎体切除后遗留间隙的闭合提供了更为高效的方法，同时也减少了外固定的使用时间，提供了更好的脊柱稳定性。

已经有 6 组 83 例患者的报道，所有患者平均 5 岁前行前后联合入路半椎体切除并后方内固定术 [25-30]。术前侧弯的平均角度为 38°，术后降为 12°（11°～16°），平均改善率为 68%（64%～71%）。Bollini 等 [25] 推荐经前路在半椎体切除部位的 2 个邻近椎体间放置腓骨移植骨作为骨性支撑物，以预防后续进展为后凸畸形。神经并发症中，83 例中神经根损伤 3 例（4%），2 例恢复，1 例永久性损伤，2 例发生假关节（2%），无血管损伤并发症。

另有 3 组 73 例患者平均年龄超过 12 岁，使用前后联合入路行半椎体切除术的报道 [23, 31, 32]。术前平均侧弯角度比年幼患者大 59°（45°～78°），术后减少到 27°（17°～38°），平均改善率 54%（44%～61%），低于年幼患者。Benli[31] 等报道的病例中，12 例患者行前后联合入路并后路内固定术，其余 14 例患者行后前联合入路前方加压内固定术获得矫形。研究发现两组矫形角度方面无明显统计学差异。因此，他们总结出半椎体切除可以在青少年中安全展开，切除后遗留的间隙可以通过脊柱内固定物进行闭合。然而，在胸段前路使用内置物有导致后凸的倾向，在腰椎后路使用内置物有导致前凸的倾向。只有 1 例出现了并发症。Holte 等 [23] 报道了神经损伤并发症，37 例患者中 8 例（22%）出现神经根损伤，7 例恢复，1 例存在永久损伤；1 例出现血管并发症，髂静脉破裂失血 7200ml。3 例出现假关节需行翻修手术。

依照作者的观点，半椎体最好行早期切除，手术时机应选在脊柱活动度良好及先天弯或代偿弯进展为继发性、结构性侧弯之前。半椎体可在胚胎期通过超声检查诊断，也可以在出生后不久在例行胸部 X 线片或腹部 X 线片检查诊断。然而，行手术的最佳年龄通常是在 2—5 岁。此时，脊柱的骨性结构已经充分发育，儿童椎弓根钉棒系统可提供足够的力量闭合楔形截骨，最终使先天性弯及代偿弯获得近乎完美的矫形。在腰椎行截骨闭合时一定要小心不要损伤到浮现的神经根，而在胸椎牺牲神经根则可能不会有问题。半椎体骨化越是充分，其切除部位的融合越容易发生。

我们发现如果侧弯是接近完美的矫形且脊柱在矢状面和冠状面都是平衡的，那么半椎体切除并加压内固定术将取得最好的远期效果。严重的先天性侧弯畸形，特别是上方或下方已经出现继发性结构性变化或僵硬的代偿性侧弯，不能通过半椎体切除获得矫形，会继续进展加重。因此，联合应用后路生长棒技术，跨越畸形全长涵盖任何残留的代偿弯，尽可能地保留脊柱纵向生长和平衡脊柱，有望推迟到青春期行终末后路融合手术。对于严重、残留的先天性脊柱侧弯，上方或下方存在固定的代偿弯，如果固定失败，将导致矫形的慢性丢失，而在青少年快速生长期这一过程将会加速，将需要进行更为复杂的椎体切除和内固定手术以获得更好的矫形及平衡脊柱的效果。

也可以通过前后联合入路切除颈椎或颈胸交界处的半椎体 [33]。然而，这是一项更有风险的手术操作，必须由经验丰富的脊柱外科医生来完成。因为有椎动脉的存在，手术入路更为复杂，椎动脉通常从 C_6 开始穿过横突孔向上走行。术前的 MRI 和 CT 血管造影有助于对任何解剖学变异的评估。在行半椎体切除位置经前后路小心显露椎动脉，在截骨闭合时与神经根一起保护。手术时使用 Mayfield 头架进行头部固定，前后联合入路的内固定矫形术后 Halo 外固定 12 周。Ruf[33] 等报道使用该术式治疗 3 例因颈椎半椎体致头部明显倾斜的患者。手术平均年龄为 9.3 岁。术前平均 Cobb 角 29°，术后降为 6°，术后平均随访 4.8 年。1 例患者存在 C_5 神经根麻痹，更换 1 枚螺钉后恢复。

最近，已有单一后路完全半椎体切除术的相关报道 [34-36]。该术式为后正中入路，双侧骨膜下剥离显露半椎体。通过使用手术显微镜或头戴放大镜，胸椎半椎体的后方结构与横突和肋骨内侧一并被切除。显露半椎体水平的脊髓和神经根并全程加以小心保护。使用刮勺对椎弓根和半椎体进行刮除。经后方对半椎体体部切除相对安全，因为脊髓位于畸形的凹侧且给半椎体上下方椎间盘的切除提供了必要的间隙。骨膜下显露半椎体的外侧结构，以咬骨钳咬除椎体的残余部分。半椎体位于一个纤维囊性结构中，在儿童中比成人要厚得多，允许相对安全地切除掉半椎体的椎体。然而，在手术操作过程中，由于术野限制及椎体和硬膜外的出血，特别是对于儿童，很难完全切除椎间盘及邻近椎体的终板。为了对侧弯进行充分矫形，将椎间盘完全切除至对侧是十分重要的，这将使我们获得一个可移动的楔形截骨间隙。胸椎通过短节段切除相邻的肋骨及分离出口神经根可获得更好的手术视野。切除半椎体可以从外向内而不是直接从后向前。即使在年幼儿童，通过对凸侧进行内固定加压也可闭合楔形截骨面，可以在上、下相邻的正常脊椎植入椎板钩或椎弓根螺钉。应该在半椎体椎体切除之前植入内固定。在截骨闭合过程中，脊柱保持相对稳定，因为韧带保留在凹侧，当截骨闭合时可起到稳定铰链的作用。在可移动的腰椎进行矫形容易并安全得多，因为马尾在此处有回弹间隙，而在胸椎则更为困难，因为脊髓在此活动度差，且因为胸廓固定的原因，脊柱侧弯往往更加僵硬，应避免强行进行此类操作。

2001 年，Shono 等 [36] 报道了 12 例患者一期后路切除半椎体，其中胸椎 9 例，腰椎 3 例。手术时平均年龄 14 岁，经过平均 5.9 年的随访，脊柱侧弯的平均度数从 49° 减小到 18°（平均改善率 64%）。手术使用了椎板钩和棒等内置物，未出现神经并发症。Nakamura 等 [34] 于 2002 年报道了一组 5 例患者进行了半椎体切除术，也是单一后侧入路，平均手术年龄为 10 岁。除 1 例患者外均使用了 Harrington 内固定系统，无神经并发症出现。然而，作者不主张在胸腰椎部位应用，因为有损伤脊髓的风险。Ruf 和 Harms [35] 在 2003 年报道的单一后路切除半椎体的大宗手术病例中，28 例患者使用了椎弓根钉棒内置物以获得脊柱的矫形和稳定。半椎体位于胸椎的有 12 例，胸腰椎 12 例，腰椎 4 例。没有腰骶椎半椎体畸形。其中 8 例患者在半椎体水平存在对侧分节障碍，同凹侧的融合肋骨一并切除。术前侧弯的平均 Cobb 角为 45°，平均随访 3.5 年，术后 Cobb 角减少到 13°（平均改善率 72%）。所有患者术后第 1 周开始活动，佩戴支具 12 周。无神经损伤并发症发生。然而，有 2 例存在椎弓根骨折，3 例内置物失败，1 例感染。因为侧弯进展，2 例行再次手术。

在年幼儿童中使用椎弓根螺钉会担心其影响椎弓根的生长，从而导致椎管狭窄。然而，解剖研究证实在早年儿童椎管的发育便已达到了成人水平。Ruf 和 Harm 对 3 例 6 岁前儿童患者进行了椎弓根螺钉植入手术，行最少 5 年以上随访并予 MRI 和 CT 复查。扫描显示，内置物植入的椎体相对正常地生长发育，没有出现明显椎弓根生长迟滞及椎管狭窄。

作者认为，单一后路手术切除半椎体联合椎弓根钉棒植入手术的优势在于手术创伤小、失血少、术后瘢痕粘连少，不需要开胸及胸腔引流，从而减少了呼吸系统相关潜在并发症的风险。此外，椎弓根螺钉相比于椎板钩对椎管的有创小，特别是在幼儿存在较多软骨时能提供更大的加压力以闭合截骨术。

（三）原位融合

预防性治疗的局部原位融合手术的适应证是单侧未分节骨桥形成导致的先天性脊柱侧弯，伴或不伴同一水平对侧半椎体。脊椎畸形导致脊柱的僵硬畸形并且必然会出现畸形的加重。手术的目的是在早期出现明显畸形前，把单侧未分节骨桥形成导致的畸形节段转变成平衡更好的阻滞椎来获取脊柱的稳定，虽然这样做会限制脊柱的纵向生长但会使侧弯变得更加平衡。通常使用后路坚强内固定融合术跨越畸形节段至上、下（一个）正常的节段。因为存在于凹侧的、骨桥形成节段的生长潜能很小，凸侧生长阻滞的办法对于这一类型的先天性脊柱侧弯起不到矫形作用。未分节骨桥形成的截骨作为预防性手术是没有价值的，因为分节障碍中不含生长板，况且截骨术后很快就会愈合，作为单侧的生长栓系又会阻碍脊柱的生长。如果严重的脊柱侧弯继续进展，只能通过脊椎切除手术进行矫形，而这种截骨手术是困难而充满风险的。

已有经验是对单侧分节障碍的患者最好在 2 岁以前行原位融合的预防性手术。目前认为早期融合是否影响脊柱生长的争论与这种类型的先天性脊柱侧弯无相关性。因为这些异常节段对于脊柱垂直高度无影响，只会导致脊柱更加弯曲。普遍认为，一个短的、相对直的、平衡的脊柱比因严重弯曲导致更短的脊柱要好。但是，这没有考虑到幼儿短小的胸椎可能对于胸廓及肺发育带来的负面影响。

最近的研究表明，虽然 5 岁以前，4 个或以上广泛的胸段脊柱融合能够控制脊柱侧弯进展，但也会影响到肺的正常生长发育，因为肺部发育直至 8 岁时才完成[12]。Vitale 等[37]对 21 例进展性、先天性脊柱侧弯患者进行了肺功能及生活质量的研究，患者平均年龄 4.9 岁（1—10 岁）时行后路融合手术。他们发现，术后平均 7 年随访时手术患者的肺功能与生活质量评分明显差于健康儿童。因此，虽然不能否定将脊柱原位融合作为一种早期干预治疗的方法，但其可能需要修正和完善。Goldberg 等[13]报道了治疗早发性婴幼儿特发性脊柱侧弯所面临的挑战。他们发现需早期手术（平均年龄 4.1 岁）的患儿往往都会呼吸功能减弱，长期随访后可见畸形复发。

脊柱后路融合术后早期矫形丢失的常见原因有假关节的形成，整块、未融合的节段弯曲受力，畸形椎体的上方或下方正常椎体的出现，以及后方结构生长阻滞导致前方脊柱生长失平衡，出现曲轴现象进而导致椎体旋转加重。

由于畸形节段的前方生长板异常、生长潜能减小，先天性脊柱侧弯中的曲轴现象通常不会很严重。这有别于婴幼儿型和少年型特发性脊柱侧弯这些生长板相对正常的畸形。Winter 和 Moe[38]报道了 49 例 5 岁以前行后路融合手术的患者，3 例（6%）出现了曲轴现象，矫形丢失超过 10°。他们后续报道了 290 例先天性脊柱侧弯的患者，在不同年龄行后路融合手术，曲轴现象发生率为 14%[39]。他们最终总结出曲轴现象最可能出现在脊柱融合手术前进展最快的侧弯类型中。Terek 等[40]发现，21 例先天性脊柱侧弯患者在 10 岁前行后路融合手术，其中 30% 侧弯进展超过 10° 或表现明显的椎体旋转。Kesling 等[41]随访 54 例行后路脊柱融合的先天性脊柱侧弯的患者，15% 出现曲轴现象，主要的危险因素为手术时机越早和（或）弯度超过 50°。他们未发现融合节段的椎间盘数量和融合长度与曲轴现象有关。

对严重进展性、先天性脊柱侧弯患者，若弯度跨度相对较短，作者更喜欢用椎弓根螺钉固定行短节段的融合。如果松解和（或）半椎体切除能够对矫形或畸形有利，那就应加做此类手术。作者认为椎弓根螺钉可以提供三柱固定，减少曲轴发生的风险（图 107-6）。

（四）生长棒

先天性脊柱侧弯幼儿行长节段脊柱融合将导致躯干生长障碍。对先天性脊柱侧弯患者，不做融合、植入生长棒的目的在于一方面尽可能安全地矫正脊柱畸形，另一方面避免脊柱畸形进展，并保留弯曲中正常节段的纵向生长。对于长节段侧弯畸形，我们使用撑开型内置物。我们更喜欢用 VEPTR，但是传统的生长棒同样有效。与其他类型侧弯相比，先天性脊柱侧弯的 VEPTR 需要承担更大的力，因此其两端获得牢固的骨性锚定很关键。手术的目标是适度、相对地控制畸形进展和适度矫形（图 107-7）。

通过后入路，在脊柱侧弯上端至下端中立椎范围，在凹侧的单侧或双侧安装内固定装置。内置物按照胸椎后凸和腰椎前凸生理曲度进行塑形。传统生长棒的每个棒都嵌入上端和下端的节段，在胸腰椎交界区生长棒重叠的位置，通过横向连接头或纵向连接头延长，允许通过撑开进行

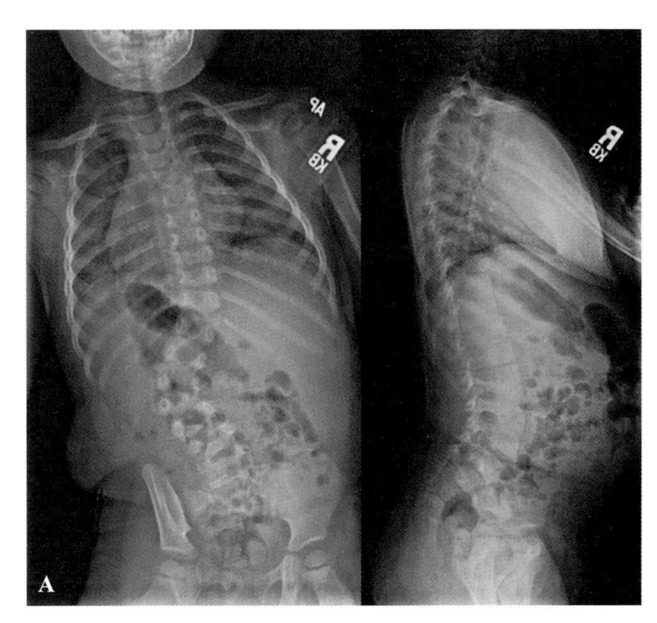

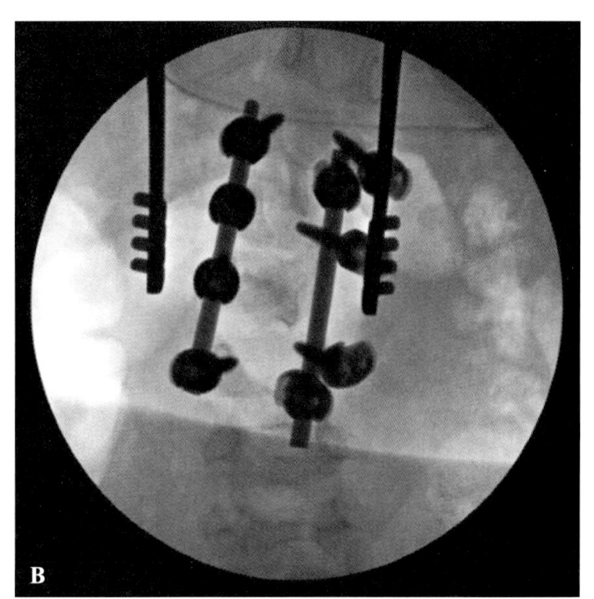

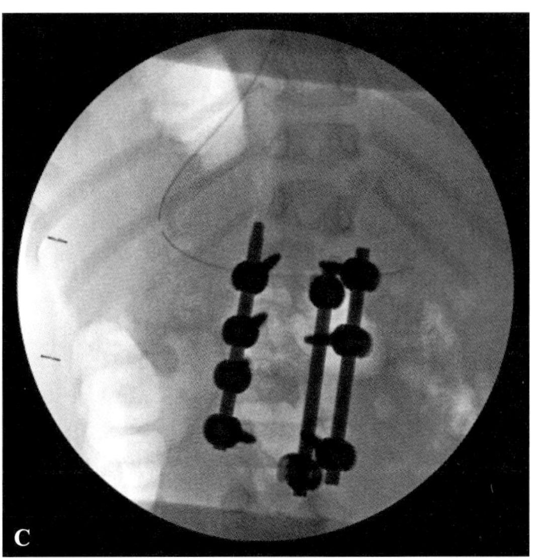

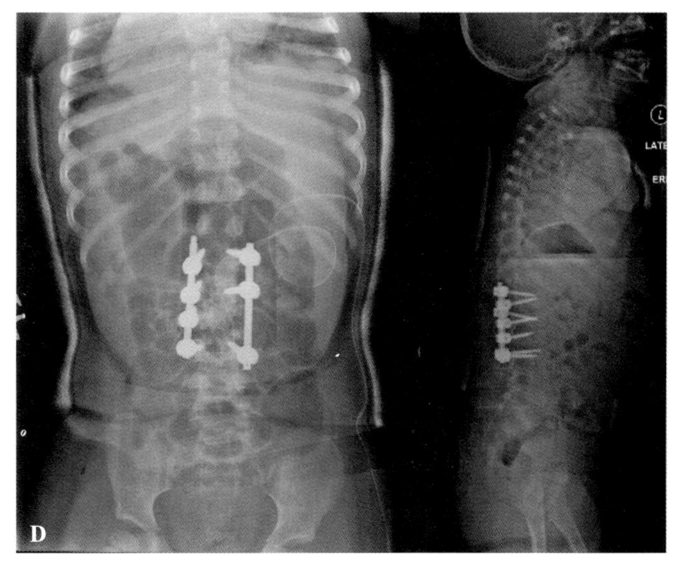

▲ 图 107-6　A. 3 岁女性，左侧 L_3 半椎体，进展性先天性脊柱侧弯，达到 67°；B. 患者行 T_{12}～L_4 的脊柱融合，使用临时棒和椎板钩尝试进行矫形；C. 凹侧撑开；D. 术后 3 个月 X 线

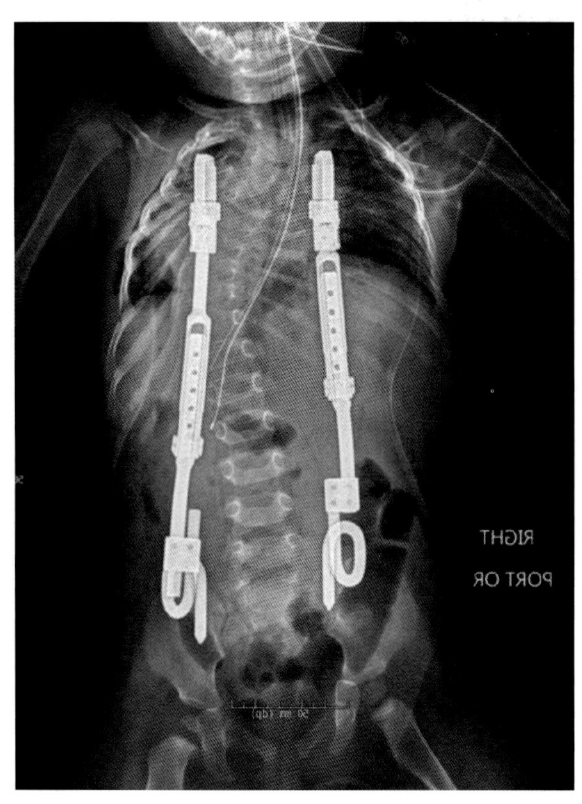

▲ 图 107-7　4 岁男性伴有多节段脊椎畸形和先天性脊柱侧弯，采用成对的肋骨 - 骨盆 VEPTR 生长装置控制先天性侧弯畸形

延长。棒放置在肌肉下或是皮下，不会刺激局部组织产生意外的脊柱自发融合，通过使用椎弓根螺钉或爪形椎板钩跨越侧弯上方或下方 2 个椎体来固定脊柱。只在上方或下方锚定点做骨膜下剥离，在该部位的椎板钩和椎弓根钉周围利用局部切除的自体骨或人工骨植骨，以期提供进一步的稳定性。在脊髓诱发电位监测下，通过撑开生长棒，部分矫正脊柱侧弯畸形。为适应脊髓的生长，每 6 个月延长一次，直至脊柱侧弯不需要再控制进展或在患者 10 岁以后行侧弯的终末融合手术。不要延迟调整生长棒，至少每 6 个月常规调节一次棒的长度将会取得良好的临床疗效 [42]。

至今仍缺乏进展性先天性脊柱侧弯患儿行生长棒的长期随访结果。脊柱生长研究组数据库 [43] 有 19 例先天性脊柱侧弯患者行单侧或双侧生长棒治疗术后 2 年的随访资料。生长棒最初植入时的平均年龄为 6.9 岁。5 例患者存在分节障碍、4 例存在形成障碍、10 例存在混合型或未能分型的脊椎畸形。每例患者平均受累的畸形椎体为 5.2 个（2～9 个）。植入生长棒以后，Cobb 角由平均 65° 减小到 45°，平均随访 3.6 年后为 47°。平均每例患者行延长手术 4.3 次。脊柱生长及肺发育空间得到了提升，但缺少肺功能方面的相关研究。5 例患者做了终末融合手术。

先天性脊柱侧弯使用生长棒发生并发症很常见，因为每 6 个月都要通过同一切口重复进行手术，而且还要承受脊柱未融合时的机械应力。患者中出现 11 例内置物相关的并发症，2 例感染，2 例呼吸系统感染，没有神经损伤并发症。

作者认为，撑开装置应该完全跨越侧弯的 Cobb 角的两端椎体。在对先天性脊柱侧弯进行 Cobb 角度测量时不仅包含异常的椎体，也包含了侧弯远、近端相对正常的椎体，它们也共同参与构成了脊柱的弯曲畸形。若这些椎体不能获得稳定将导致侧弯的持续性进展（图 107-8）。生长棒也可用来稳定低位胸椎或胸腰椎区域的继发结构性侧弯，这种侧弯发生于脊柱侧弯主弯远端的对侧，先天性主弯的顶椎多位于 T_4、T_5、T_6 或 T_7。每 6 个月延长 1 次生长棒不仅可起到稳定脊柱的作用，更使得整个畸形范围内正常和未融合的椎体可以保持纵向持续生长。这一技术有望将整个畸形的终末融合手术尽可能向后推迟。不幸的是，这种技术对于弯曲范围内未融合椎体的去旋转是没有任何作用的，并且它的机械力学强度太小，不能对肋骨融合导致的胸廓限制进行有效的外侧扩张。

十四、肋骨扩张手术

Campbell 等 [5, 10] 率先使用开放楔形胸廓成形术结合 VEPTR 治疗进展性、先天性脊柱胸椎侧弯畸形，该畸形伴有幼年凹侧肋骨融合，可能导致胸廓功能不全综合征。它代表了一种观念的转

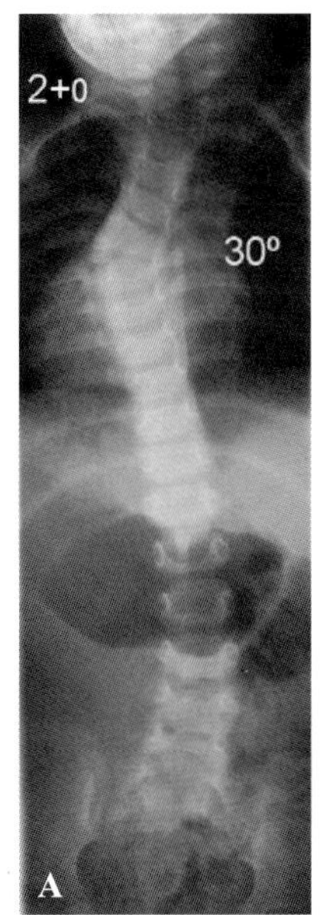

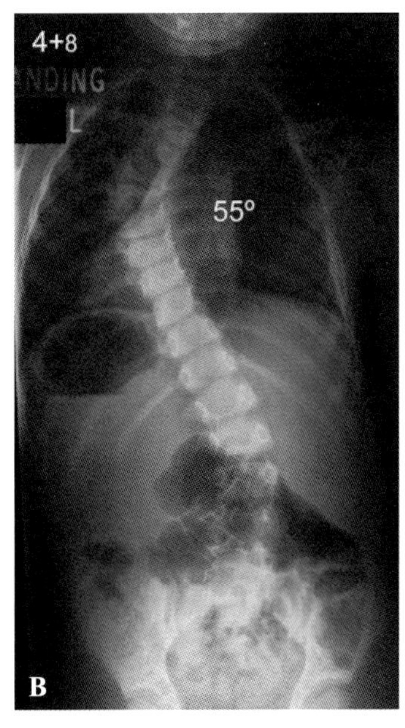

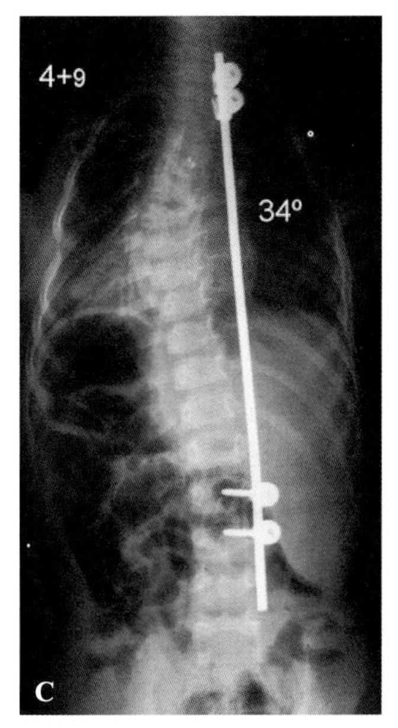

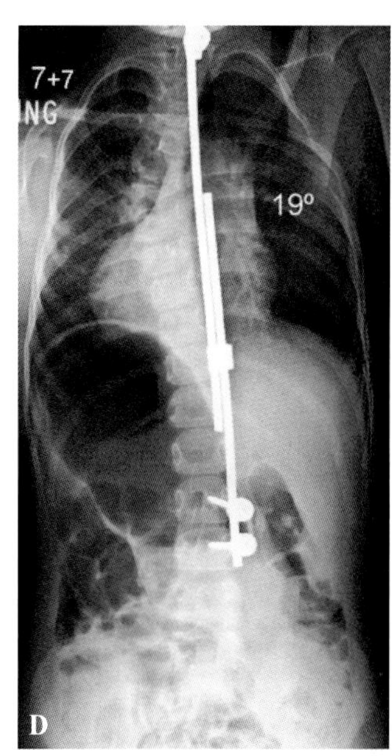

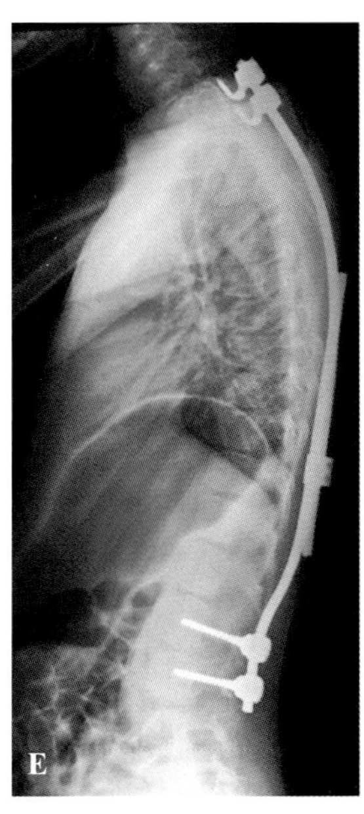

▲ **图 107-8 A.** 2 岁男孩因为 T_6 半椎体致胸椎左侧弯 30° 畸形，未予手术治疗。**B.** 在 4 岁 8 个月之前，侧弯畸形增加至 55°，脊柱失衡。**C.** 开胸手术行前路 $T_4 \sim T_8$ 的凸侧生长阻滞，结合后路一期 $T_1 \sim L_3$ 的生长棒固定。侧弯减小到 34°。**D 和 E.** 每 6 个月进行 1 次生长棒的延长，直至 7 岁 7 个月，侧弯进一步减小到 19°。维持脊柱矢状位平衡

变，以往我们只是关注脊柱畸形本身，现在则转变为处理与胸廓畸形相关的问题及对胸廓容积和肺生长可能造成的不利影响。肺活量低于正常预测值 43%、伴有脊柱侧弯是导致最终呼吸衰竭的危险因素。

行扩大胸廓成形和 VEPTR 手术的目的在于连续扩张位于脊柱凹侧的半侧胸壁，增加肺潜在生长发育所需的可利用空间，否则就会出现恶化的情况。此外，这种手术还有间接部分矫正胸廓畸形、平衡脊柱、保持脊柱纵向生长和活动潜能的作用。

2004 年，Campbell 等 [10] 报道了 27 例先天性脊柱侧弯并肋骨融合的患者，均接受胸廓成形和 VEPTR 手术。这些患者中有 25 例存在单侧分节障碍并同一水平对侧半椎体。手术时患者平均年龄为 3.2 岁，术后平均随访 5.7 年。在随访过程中，他们平均做了 10.4 次的延长手术。只有 3 例年龄足够大，术前能够配合肺功能测试。术后 CT 扫描显示所有患者的肺生长可用空间都增大。随着儿童逐渐长大，有 16 例患者进行术后

肺功能的连续测量。在这些患者中，术后可获得的第一个肺活量平均值达到正常预测值的 49%，在末次随访时降为 47%。患者在 2 岁前手术，因肺泡的增殖，肺生长很快，在末次随访时可获得个人最大肺活量。此外，其对于先天性脊柱侧弯的矫正还有间接的有益影响。术前平均 Cobb 角为 74°，术后纠正到 56°，随着连续的撑开，最后末次随访时进一步改善到 49°（平均改善率 34%）。

所有 22 例患者出现了 52 个并发症。最常见的（26%）是平均 3 年以后内置物通过其与肋骨的连接逐渐向上移动，在行一下次扩张术时需要进行重新固定。作为混搭使用的椎板钩也有 15% 出现向下移位。2 例存在上肢臂丛神经损伤，重新安装上端固定点后康复。1 例存在脊髓损伤，为切除凹侧融合肋骨时侵入椎管导致神经损伤，2 年后基本完全恢复。在较少见的并发症中，最常见的是植入部位的感染，占 11%，延长手术后感染发生率占 2%。感染常常伴有皮肤破溃。

Emans 等 [44] 报道了 31 例伴有先天性脊柱畸形并融合肋骨的患者行胸廓成形和 VEPTR 术。患者手术时的平均年龄为 4.2 岁，平均随访时间为 2.6 年，在此期间平均行 3.5 次的内置物撑开延长术。通过使用 CT 扫描测量肺容积，他们发现手术后肺容积增加，而手术侧的胸壁比正常侧要僵硬。对年龄较大的患者进行肺功能检查，术后即刻会出现恶化，但在末次随访时仅稍有改善。

在保留脊柱纵向生长潜能方面，VEPTR 和胸廓成形术具有同生长棒类似的作用。然而，生长棒对预防胸廓畸形进展没有任何作用。此外，VEPTR 的力学性能优于生长棒。VEPTR 近端固定在肋骨上，比生长棒在上端椎体的附着点更加偏外，能产生更大的杠杆效应和更好的脊柱整体平衡（图 107-9）。Campbell 等 [45] 证实中胸椎行 VEPTR 和开放楔形开胸术可使僵硬的上胸椎和颈椎作为一个整体旋转，从而使躯干变得更直，颈椎倾斜得到改善和肩膀更加平衡。对于生长棒而言这是不可能的。此外，VEPTR 避免了对椎旁肌肉的破坏，这也将防止出现早期的自发融合。Cahill 等已经报道了几乎普遍存在的生长棒术后自发融合现象 [46]。Sankar 在报道中将这种现

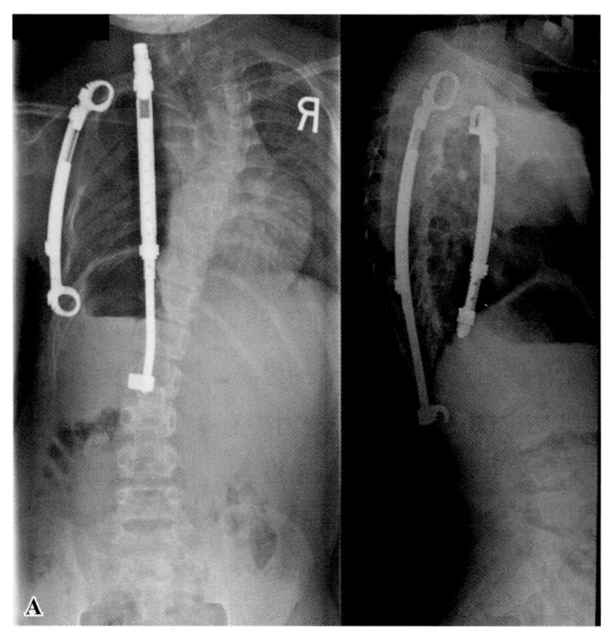

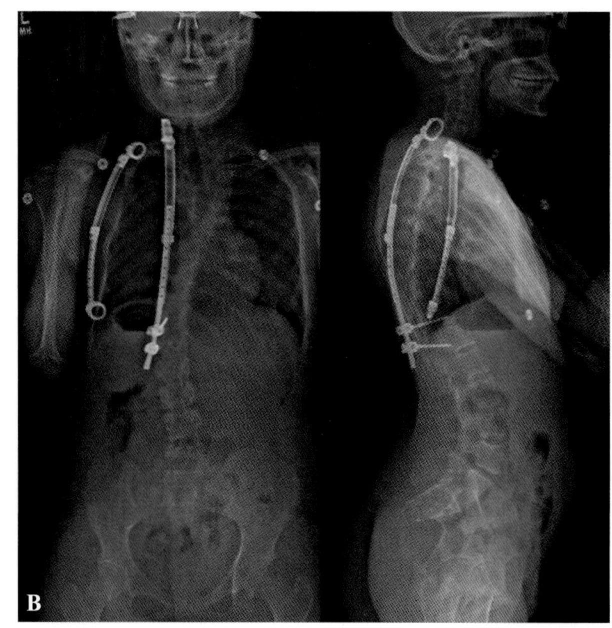

▲ 图 107-9 **A.** 9 岁女性伴有胸廓畸形和先天性脊柱侧弯，同时还有心脏和肾脏的畸形。以 T_7 为中心行左侧胸廓扩张成形术，植入左侧肋骨－肋骨和肋骨－脊柱的 VEPTR。**B.** 5 年随访期间，因为生长发育，行 18 次扩张术及 VEPTR 翻修术

象称之为“效益递减规律”[47]。VEPTR和生长棒手术的不足在于需要在同一切口内重复地行内固定延长或翻修术，可能带来手术部位的皮肤问题和继发感染。

Campbell和Hell-Vocke[48]对18例患者使用CT扫描测量脊柱纵向生长，这些患者因单侧未分节骨桥形成、对侧半椎体、凹侧肋骨融合，初次行了VEPTR和扩大胸廓成形术。平均2.7岁时行手术治疗，扫描的基线是平均3.3岁。他们发现，经过平均4.2年的随访，脊柱侧弯Cobb角的变化无显著统计学差异，在随访时间内患者平均进行了7.6次的扩张手术。同未分节骨桥形成的延长一样，CT测量显示凹侧和凸侧生长相对均衡，但有别于正常脊柱节段的生长。他们提出VEPTR在脊柱上产生的撑开力作用到脊柱凹侧未分节骨桥形成上、下方相对正常但狭窄的椎间盘，允许其继续生长。CT扫描证实了未分节骨桥形成型畸形的生长板是缺失的，它能够延长原因还不很清楚，可能原因是“同位骨生长（appositional bone growth）”，类似于胫骨或股骨截骨术后的残端骨生长。我们希望能保持脊柱的平衡生长，那么骨骼成熟时胸椎的高度将比早年行脊柱融合手术的高度增加许多。而这将对维持胸腔的容积和肺的潜在生长和发育产生有益的影响。然而目前仍缺少长期随访，最近随访时患者的平均年龄只有7.5岁。

十五、磁力控制的生长棒

最近研发出来的带外部遥控、非有创生长棒扩张系统已获批用于治疗早发性脊柱侧弯。磁力控制的生长棒（magnetically controlled growing rool，MCGR）与传统的生长棒相似，具有体外延长不需要麻醉的优点。这种生长棒能够非对称性地延长，允许在畸形的凹侧进行额外矫形。

Akbarnia等报道了一组14例患者，发现42%的患者早期获得侧弯矫形，48%的患者在末次随访时得到矫正[49]。通过使用这一内置物，再次手术被减低到最小，无须放射线显露，用超声即可进行延长的测量[50]。当然，这些设计也有一定的局限，对于先天性脊柱侧弯的矫形而言，MCGR所能够提供的矫形力不足，导致体外磁场有时不能很好地对棒进行延长。结合肋骨和（或）骨盆VEPTR锚定点的设计也可以利用MCGR进行操作，避免了对脊柱的显露和内置物植入，减少了自发融合的潜在风险，而后者在一系列报道中高达89%[46]。这些装置的并发症仍然很常见，断棒、延长失败，有时会有近端锚定点脱出[51]。MCGR的局限性包括患者的体型和是否在意效益回报递减[51]，在传统的生长棒中也存在类似的问题[47]。该治疗仍需中期和长期的随访观察，早期结果已经显示了较少手术、节省费用[52]和减少手术部位的感染等优势[53]，避免了传统生长棒技术的反复撑开手术。

十六、使用内固定进行矫形和脊柱融合

对于大龄儿童的中重度脊柱侧弯，患者畸形还在加重且相对是柔软的，我们采取畸形矫形、后路脊柱内固定融合术。如果侧弯严重和（或）僵硬，可能需结合前路的脊柱松解和内固定融合。手术通常在12岁以后进行，这时肺的发育基本完成，大部分胸椎生长也已经完成。手术的目的在于获得脊柱的整体平衡，而不是对先天性侧弯的过度矫形，因为后者是有风险的。后路内固定融合术需跨越先天性侧弯的全长，包括任何位于上方或下方、构成畸形的结构性代偿弯。融合范围通常从先天性弯或更近端、导致肩失衡的结构性代偿弯上端的中立椎开始，直至先天性侧弯远端的稳定椎，如果存在下位结构性代偿弯（图107-10），则在其远端的稳定椎。虽然通常在

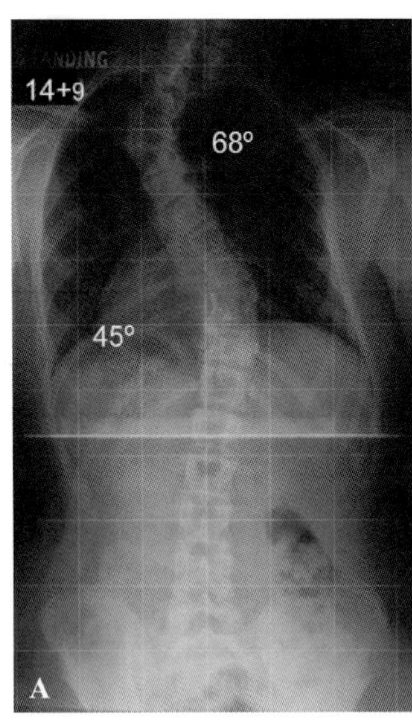

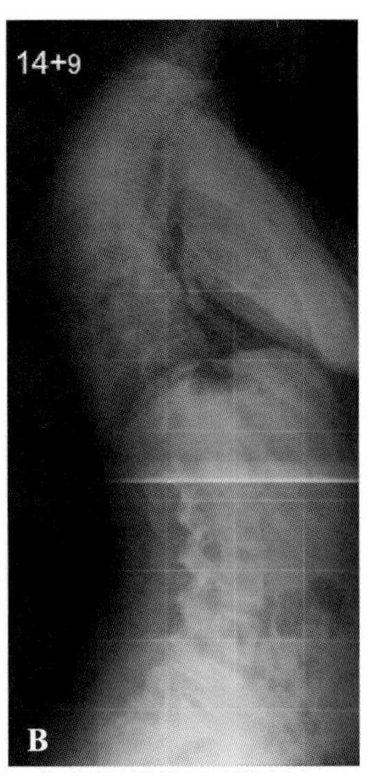

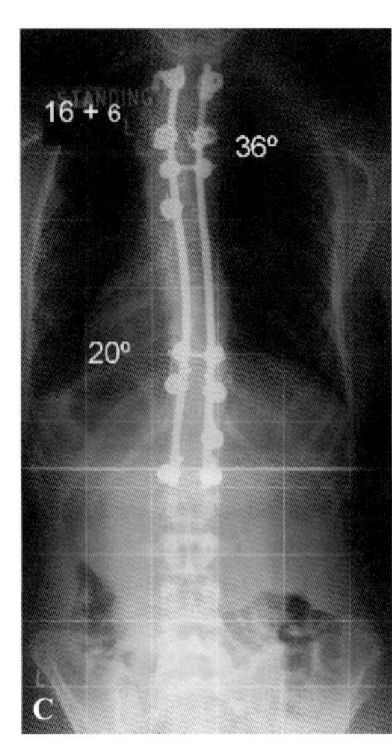

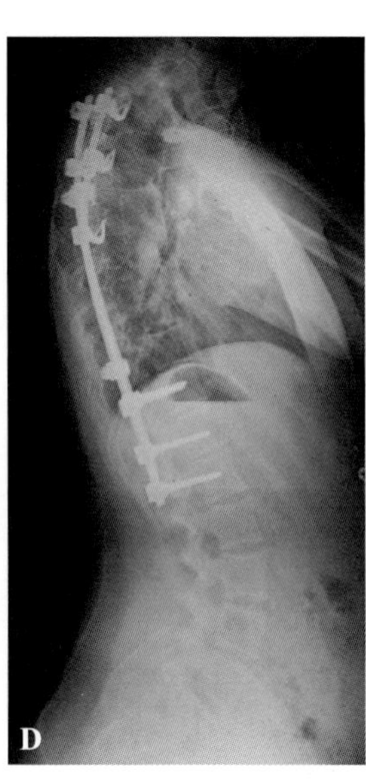

▲ **图 107-10 A 和 B. 14 岁 9 个月女孩，因为 T_4～T_5 的单侧分节障碍导致上胸椎侧弯畸形，Cobb 角 68°，并有一个 45° 的下胸椎代偿性结构弯，代偿弯不包括先天性脊椎畸形。我们使用椎板钩、椎弓根钉棒系统从 T_1～L_1 行后路脊柱融合术，范围包括先天性弯和代偿性弯。C 和 D. 16 岁 6 个月时，通过坚固的后路融合获得脊柱平衡。先天性侧弯矫形到 36°，结构性代偿弯矫形到 20°**

畸形脊椎的部位不可能获得明显的矫形，在代偿弯节段的区域内可以取得适度的矫形（图 107-11）。

最好使用钛质内固定物，以便行进一步、必要的影像学检查。使用脊柱内置物行后路节段性矫正脊柱侧弯往往会取得较好的矫形。然而，在各种类型的脊柱侧弯中，全身麻醉于进行先天畸形的矫形导致神经损伤的风险最高。利用椎板钩、椎弓根钉和椎板钢丝将棒固定于脊，但是先天性椎板畸形使用这类内固定更加困难，在畸形节段可能存在先天性椎管狭窄或脊髓变异，穿钢丝或使用椎板钩会侵入椎管，增加危险。异常的解剖结构可能会使得椎弓根螺钉的置入变得困难，可能使螺钉进钉点的标志变得模糊，也可能存在椎弓根的缺失或缺陷。作者更喜欢使用术中导航。术前 CT 重建可用于引导完成个体化椎弓根螺钉植入 [54]。对畸形尝试过大的撑开矫形也会带来神经损伤的风险。因此，在凸侧使用平移和加压来进行矫形非常重要。并且，凹侧内置物应该作为内固定的支撑结构去撑住脊柱而不是发挥主要的撑开功能。

脊柱内固定的优势在于不仅能够纠正畸形而且能够平衡脊柱，维持矫形直至达到融合。它也可避免使用脊柱石膏或支具外固定，减少了假关节形成的风险。术中必须采取相应措施去发现可能出现的神经损伤并发症。脊髓诱发电位监测是必要的，如果怀疑存在风险，则在矫形后马上做唤醒试验或踝阵挛试验。

十七、全脊椎切除、矫形和融合术

脊椎切除、融合术是主要的挽救性手术，在先天性脊柱侧弯中很少需要用到。该手术常用于确诊较晚或一直未被重视的侧弯患者。需要行椎体切除的患者本该在早期采取更加简单的手术方式就得到更好的治疗效果。

椎体切除手术的适应证是非常严重、僵硬的脊柱畸形伴有固定的失平衡，常常伴有躯干近端相对于骨盆显著的失代偿、固定的骨盆倾斜及明显的双下肢不等长而不能用其他风险更小的手术进行矫形。治疗的主要目标是恢复脊柱的矢状面和冠状面平衡。这些严重的畸形通常是由多节段复杂畸形、缺乏未融合节段进行代偿，或单侧

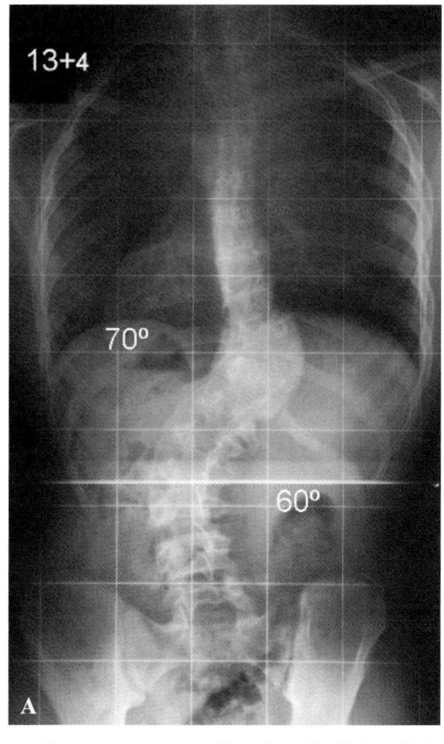

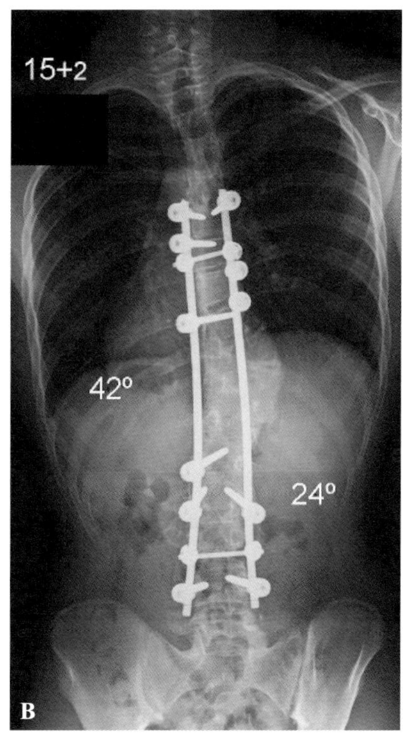

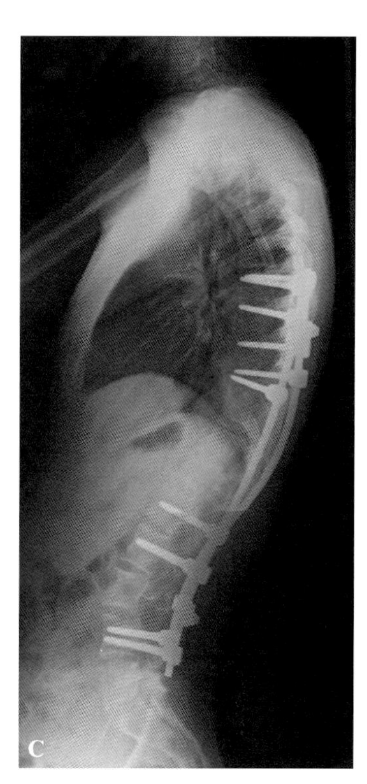

▲ 图 107-11 A. 13 岁 6 个月的男孩，伴有 70° 胸腰椎右侧弯畸形，T_{12} 水平存在 T_{10}～T_{13} 的单侧未分节畸形、骨桥形成。在侧弯的凹侧存在先天性融合肋骨。行后路 T_6～L_4 钉棒固定融合术。B 和 C. 15 岁 2 个月时，侧弯维持良好，畸形矫正到 42°，脊柱获得良好融合

未分节骨桥形成合并或不合并对侧半椎体所导致的。在这些患者中，后路内固定融合手术或前路松解联合后路融合内固定手术仅获得有限的矫形，不能达到脊柱的平衡。此外，任何尝试通过过度的牵张力去纠正僵硬性侧弯的方法都将导致脊髓的拉伸，损害神经功能。严重僵硬性脊柱侧弯的矫正和脊柱平衡的重建只能通过凸侧顶点位置脊椎的 360° 截骨来实现[55, 56]。这可以短缩脊柱、松弛神经结构，获得脊柱在 3 个平面内移动的即刻活动性，进而将头部及上部躯干平衡于骨盆水平的正上方。非脊椎全切的脊柱截骨只是通过铰链结构提供单一平面的矫形，不能保证神经在不受损伤的前提下完成椎体的移位。

1997 年，Bradford 和 Tribus[55] 报道了一种前后联合、脊柱短缩和后路节段融合内固定的椎体切除手术（posterior vertebral column resection，PVCR），并治疗 24 例严重的僵硬型脊柱侧弯患者，他们系不同病因导致的脊柱失平衡。其中 6 例为先天性脊柱侧弯。首先在前侧切开胸腔或胸腹入路进行凸侧的显露。切开椎体的骨膜瓣然后将椎体切除。如果是角状畸形，在侧弯顶点切除一个椎体就足够了。然而，如果是长弧形侧弯，为避免拉伸脊髓，常需要切除 2 个或 3 个顶椎区域的椎体以重建脊柱平衡。凸侧椎弓根在经前路显露时切除，而凹侧的椎弓根只能在保证安全的前提下部分切除。他们建议前路手术导致的失血如果少于 1000ml、手术时间短于 3h，可在同一麻醉下继续行后路手术。如果条件不允许，则在 1 周后行后路手术。后路手术时，通过中线切口在骨膜下剥离显露脊柱侧弯全长。必要时对脊柱两侧肋骨予以切除。切除脊椎后部结构，包括前路手术残存的椎弓根。切除部位通过节段性内固定来短缩和平移脊柱进行矫形。脊柱后路内固定需跨越畸形的全长并加以后路融合。术后 2～3 天患者佩戴脊柱矫形支具下地活动。

使用这一技术，Bradford 和 Tribus[55] 治疗的

患者，术前平均侧弯 103°，术后矫形至 49°（改善率 52%）。冠状面和矢状面的失平衡平均被矫正 82% 和 87%。平均融合范围为 8.3 个椎体，平均手术时间 730min。手术失血量很大，平均达 5500ml，14 例（58%）患者出现并发症。其中 3 例为神经损伤，均有恢复或改善；8 例为硬膜撕裂；3 例出现伤口感染。为解决上述一些问题，Suk 等[56] 开展了单纯后路切除手术，通过单一的后正中切口骨膜下显露行全脊椎切除并椎弓根钉棒内固定。首先在拟切除椎体的一侧植入最少 4 根椎弓根螺钉。按照畸形的轮廓，安装 1 根临时棒，置于脊柱的凹侧。目的是在截骨过程中提供脊柱的稳定性。在畸形的顶椎部位行椎体切除，切除椎体的数目取决于畸形的类型和为达脊柱平衡需要矫形的度数。在椎体切除部位行全椎板切除结合椎间孔去顶技术显露神经根。必要时移除脊柱两侧的横突和相应的肋骨。从凸侧椎体外侧壁向下行骨膜下切除直至前缘。位于凸侧的椎弓根和外侧椎体同邻近的椎间盘一起被切除。再把临时固定棒移到凸侧，在凹侧进行同样的截骨连同椎体后壁的移除。在进行椎体 360° 的切除以后，应避免对神经组织的牵拉，通过对跨越切除间隙的脊柱内固定物进行轻微加压来实现脊柱的短缩。通过交换临时棒矫正畸形，临时棒需要根据 3 个平面的矫形度数进行塑形预弯。这些棒从小的矫形开始，陆续到中度矫形，直至达到最终的预期形状。在脊柱的双侧交替更换矫形棒，这期间要避免已经短缩的脊柱截骨矫形丢失或出现不可控制移位。应用特殊的复位螺钉逐渐使脊柱靠向预弯的棒，通过平移、旋转和加压矫正脊柱侧弯，保持脊柱的短缩。前柱的骨缺损可用骨块或填塞骨粒的钛网进行填充。患者术后 24h 佩戴脊柱支具开始活动，支具需佩戴 6 个月。

Suk 等[56] 在 2005 年报道了他们在 16 例患者中应用该技术的研究成果，与 Bradford 和 Tribus 的病例相似[55]，16 例患者均为严重僵硬性脊柱侧弯同时伴有脊柱失平衡。其中 3 例因为单侧未分节骨桥形成导致先天性脊柱侧弯。PVCR 的手术适应证是侧弯超过 80° 且伴有脊柱失平衡的僵硬性脊柱侧弯，柔韧性小于 25%。术前侧弯角度平均为 107°，矫形至 46°（改善率 59%）。冠状面和矢状面失衡的平均矫形率分别为 79% 和 55%。融合范围平均为 10.6 个椎体。平均手术时长 370min，平均失血量 7034ml，比 Bradford 和 Trib[55] 报道的还多。4 例（25%）出现了并发症，其中完全性麻痹 1 例，血肿 1 例，血气胸 1 例，还有近端交界处后凸（proximal junction kyphosis，PJK）1 例。

依照作者的观点，全脊柱切除无论是前后联合入路还是单一后路都是技术性很强的手术，存在着神经损伤的风险。这类手术必须经过患者或其家长充分咨询后且无其他方式可选择时才采用，由有丰富经验的脊柱外科医生，一组 2 人共同完成。对于严重僵硬性脊柱侧弯及脊柱失平衡，此 2 种手术方式能获得相似的矫形度数。然而，由于硬膜外静脉丛及椎体的静脉血窦，2 种手术都可能导致大出血。因此，术前应该充足备血，若患者不能耐受大出血则是手术的禁忌证。单一后路手术的优点是同前后路联合手术相比，只需一期手术，手术时间减少，不需要开胸手术，使一部分肺功能差的患者能够耐受手术。神经并发症在这 2 种手术方式中都有发生，或在截骨时发生脊髓直接损伤，或在截骨完成时脊柱突然出现不可控移位造成的损伤。脊柱过度的短缩也可因硬膜皱缩导致神经损伤。脊髓缺血虽然少见但也可在大范围截骨后出现，特别是在中胸椎区域，因为这一节段脊髓的血供本来就是最差的或者存在着先天性的缺陷。椎弓根钉棒系统可用于上述 2 种手术方式，它的优点在于能够保证整个截骨过程的稳定，术中对畸形进行三维控制性矫形并完成脊柱的重建和坚强内固定。缺少坚强内固定所需的骨性锚定点是该手术的禁忌证。

十八、总结

先天性脊柱侧弯是一种潜在的严重疾病，在一些患者中可能导致脊柱的极度畸形，伴随着身体的力线异常，在儿童中可能出现胸廓狭窄，影响肺的正常生长和功能。

手术的目的在于矫正和预防脊柱畸形的进展，通过尽可能的短节段融合以在生长结束时能够重建脊柱在冠状面和矢状面的平衡，同时保留肺的功能。

最常见的处理的错误是：①在婴儿期的所摄 X 线片上没有意识到先天性脊椎畸形的意义，在临床畸形出现以前把它归咎于脊柱以外的原因；②在脊柱或胸腔出现严重的僵硬性畸形之前，不能观察和预防脊柱侧弯的进展；③不能通过手术方式稳定整个脊柱，包括任何结构性代偿弯的畸形。成功的干预取决于 3 个重要的原则。首先，5 岁以前，侧弯角度超过 40°、代偿弯变僵硬或出现明显胸廓畸形以前的早期诊断；其次是提前预测畸形进展的能力，基于侧弯的类型和脊椎畸形的位置、患者的年龄和脊柱潜在生长能力来预测可能会发生的情况；再次是在早年行预防性手术以平衡脊柱的生长，在一些患者中预防胸椎畸形的进展。存在进展风险的脊柱侧弯，无论患者年龄多小，都需要立即进行预防性治疗。在患儿早年行相对简单的手术比在侧弯进展严重且僵硬时再做拯救性手术要好得多，后者要承担更高的风险，可能出现神经并发症，而且可供选择的治疗方式更少。

先天性脊柱后凸及侧后凸

矢状面的畸形可能由先天性脊椎畸形引起，常导致严重的早发性后凸畸形，给临床治疗带来了重大挑战。这些畸形源于脊柱前柱的异常生长，给畸形处理带来前所未有的挑战，不但存在完全性脊髓损伤的重大危险，还存在潜在的损害肺功能的风险。这些畸形较先天性脊柱侧弯少见，但是处理起来却更加困难。考虑到脊髓受压的风险，未经治疗的先天性后凸畸形常常难以处理。

十九、分型和自然史

先天性后凸和侧后凸畸形可分为 4 型（表 107-4 和图 107-12）。与 2 种基本的脊椎畸形形成先天性脊柱侧弯类似，有 2 种主要的脊椎畸形产生了椎体的后凸和后侧凸畸形。它们是脊椎前方形成障碍，其中最常见的是后外侧 1/4 椎体。其次是前方 2 个或以上椎体的分节障碍，导致前方或前外侧未分节骨桥形成。也有混合型畸形，例如前外侧未分节骨桥形成伴有对侧后外侧 1/4 椎体，可导致矢状面的先天性畸形。最后，还有些畸形太过复杂无法分型。

表 107-4　脊椎发育畸形导致脊柱后凸的分型

椎体分节障碍 • 前路未分节骨桥形成（部分） • 阻滞椎（完全）
椎体形成障碍 • 后外侧 1/4 椎体 • 后侧半椎体 • 蝴蝶椎 • 楔形椎
混合型或不可分型的脊椎畸形
前外侧分节不全和对侧 1/4 半椎体

一项关于 112 例先天性后凸或侧后凸畸形患者的研究发现，畸形的原因归咎于椎体前方形成障碍的占 61%，前方分节障碍的占 21%，兼具上述 2 种畸形的占 10%，还有 7% 属于复杂畸形组合，难以分型（图 107-13）[1]。

这些畸形的自然史很难以量化。在 Winter 等的多中心大宗病例研究中，报道了 130 例先天性脊柱后凸或侧后凸患者，发现大多数（77%）在确诊后 1 年内进行了治疗 [39]。McMaster 和 Singh 发现后凸畸形的进展以一种类似于其他脊柱侧弯

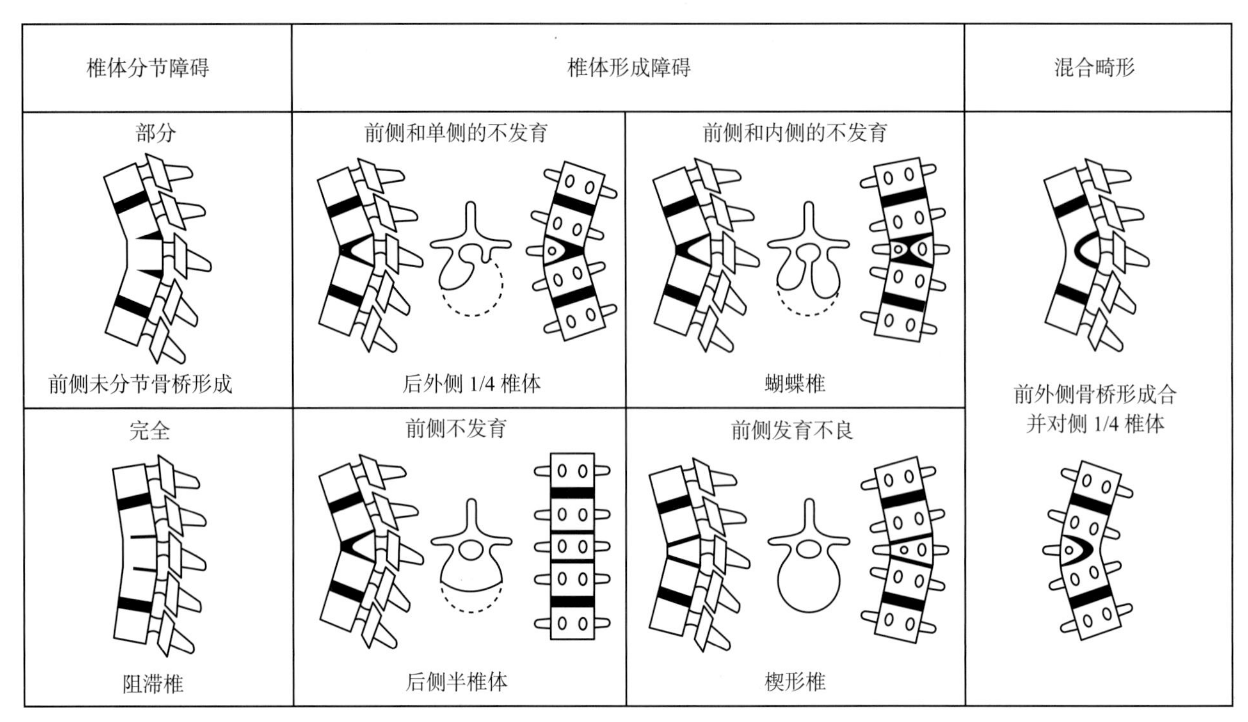

▲ 图 107-12　导致先天性后凸和侧后凸的脊椎畸形

经许可转载，引自 McMaster MJ, Singh H. Natural history of congenital kyphosis and kyphoscoliosis. A study of one hundred and twelve patients. J Bone Joint Surg Am 1999;81(10):1367–1383.

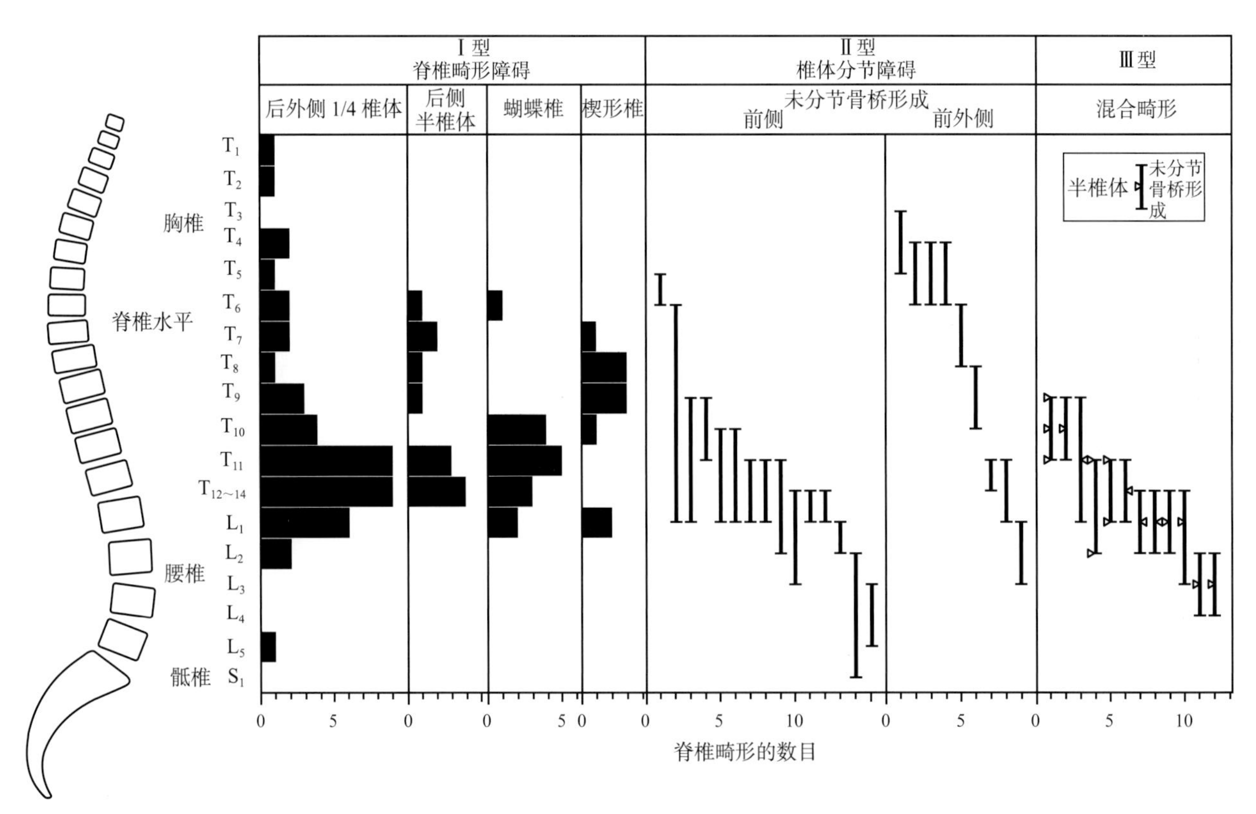

▲ 图 107-13　基于受累节段的椎体缺陷和发生频率描述图

经许可转载，引自 McMaster MJ，Singh H. Natural history of congenital kyphosis and kyphoscoliosis. A study of one hundred and twelve patients. J Bone Joint Surg Am 1999；81（10）：1367–1383.

的模式进行，在生长期进展平稳，青春期及青春突增期进展加速。因为脊髓的压迫，10% 的患者出现进展性神经功能障碍[1]。

二十、先天性后凸的治疗

由于此类畸形相对少见，且同时存在脊髓受压的风险，其治疗非常具有挑战性[2, 57]。在先天性脊柱侧弯患者中使用保留生长潜力的内置物，可以减缓畸形的进展。这些内置物存在的不良反应是施加额外的撑开力后会出现后凸加重，导致侧弯进展。处理后凸行之有效的办法就是在后凸角达到 45° 前行脊柱后路融合术[1, 2]。这种方法可有效阻止后凸进展，在许多病例中随着前柱的生长还可以进一步矫正畸形。对于那些因为分节障碍导致的后凸畸形，后路融合手术出现曲轴现象的风险很小，因为前柱的生长潜能很小（图 107-14）[1, 2]。

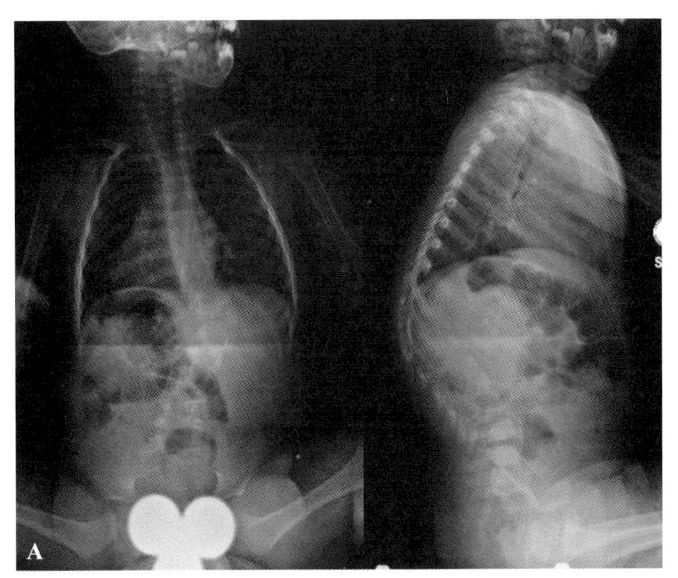

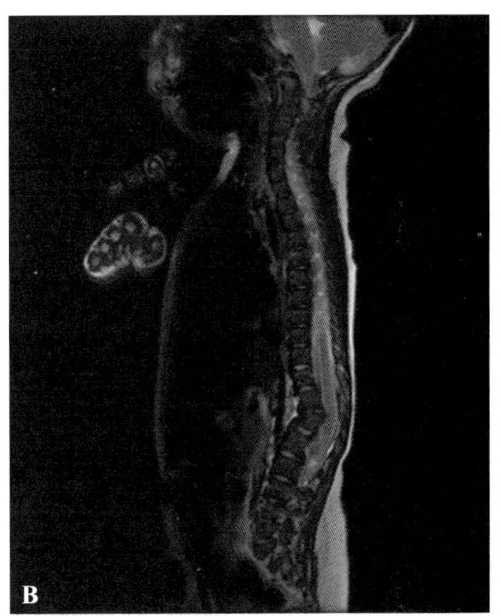

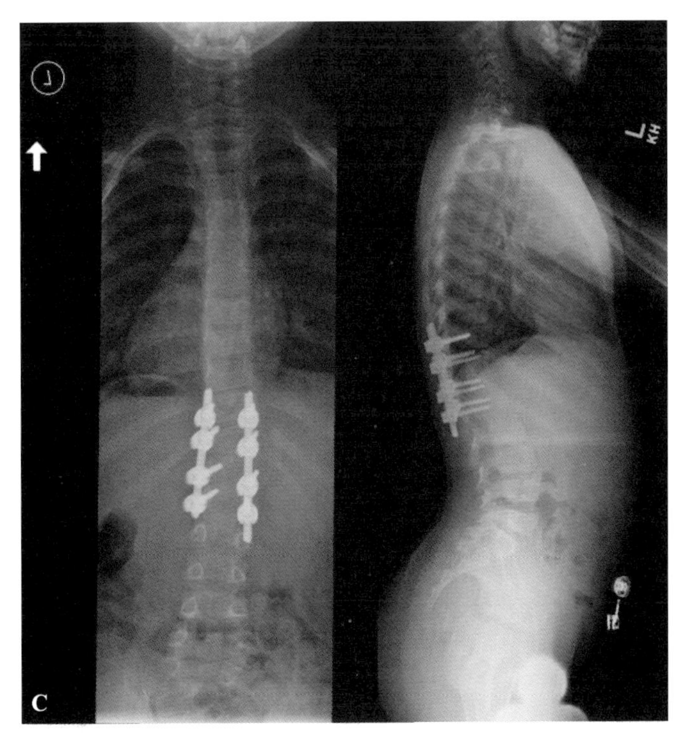

▲ 图 107-14　**A.** 2 岁男孩，存在继发于先天性单侧半椎体的进展性后凸畸形。神经系统查体正常，肾脏超声和超声心动图无明显异常。**B.** MRI 显示脊髓有受压风险，但是没有出现脊髓软化。**C.** 行半椎体切除和 T_{10}～L_1 脊柱后路内固定融合术后 4 年随访的影像

第108章 半椎体切除术

Hemivertebra Resection

Michael Ruf　Jürgen Harms　著
张学军　冯　磊　译

一、概述

先天性脊柱侧弯是由于脊柱生长发育不平衡而引起的脊椎畸形。根据 Winter 等的研究[1]，这些畸形可以分为分节不良型或发育障碍型。一侧脊椎完全未发育造成了半椎体，这是导致先天性脊柱侧弯的最主要原因。除了一些嵌合型外，半椎体具有与正常椎体相似的生长潜力，在脊柱的生长过程中持续进展，从而形成楔形畸形。由半椎体引起的先天性脊柱侧弯的自然进程已经得到了很好的阐明[2]。侧弯的进展速度和最终严重程度取决于畸形的类型和发生部位。进展加速可能发生于生长发育高峰期。随着生长，不对称负荷导致与半椎体相邻的正常节段不对称生长，形成楔形畸形，主弯的僵硬程度增加。继发弯的进展可促进躯干平衡，最初继发弯是柔软的，但随着时间的推移，可逐渐变成结构性弯。

二、手术指征和手术时间

支具或石膏等非手术疗法无法控制脊柱的不对称生长。手术指征取决于确诊时脊柱侧弯的度数和预期的进展程度。McMaster 认为，预后最差的是对侧有骨桥的半椎体，其次是单侧双半椎体和完全分节的单侧半椎体[2]。以上畸形必须手术干预。如果进展程度不明确，特别是半分节或嵌合型或上胸段半椎体，必须定期进行影像检查随访。一旦进展明显，则需进行手术治疗。

先天性脊柱侧弯的治疗目的是获得较直的脊柱，同时保持正常的矢状面形态，并尽可能减少融合节段。为了达到这一目标，儿童的早期诊断和早期手术干预是必不可少的。手术应在半椎体邻近的椎体形成不对称之前及继发弯变成结构弯之前进行。此外，小儿的脊柱柔韧性非常好，半椎体切除后的畸形矫正需要的力量很小。神经系统损伤的风险也小。通过早期完全矫正局部畸形，可以避免继发性改变的发生，使得无畸形、健康的节段可以正常生长。然而，对于延误治疗的年龄较大的儿童或成人，手术必须包括继发弯，因此需要较长的融合节段。基于这些原因，我们认为最适宜的手术年龄是 1—5 岁。

手术方法

各种治疗先天性脊柱侧弯的手术方法的目的均是防止畸形进一步进展。后路融合术是几十年来的标准治疗方法。如果在严重侧弯形成之前尽早进行，效果良好[1, 3, 4]。融合术应在双侧进行，使用或不使用内固定器械。对于年龄较大的儿童，大多数情况下建议使用内固定器械，而对于年龄较小的儿童，最好使用石膏外固定。这项技术最常见的问题是融合失败，或者尽管融合牢固，但畸形进展导致失败。据报道，凸侧前后路半骺阻滞 / 半侧融合术可以在轻度侧弯的儿童中达到稳定甚至一定程度的矫正 [5]。但其结果很难预测，这主要取决于凹侧生长潜能。与原位融合和半骺阻滞相比，半椎体切除术能提供更确切的疗效，并能立即矫正畸形，这是半椎体导致的先天性脊柱侧弯唯一的直接去除病因的治疗策略。

Royle 于 1928 年首次提出半椎体切除术 [6]。随后有更多的报道 [7]，但早期该术式的疗效较差且并发症发生率较高，如假关节、后凸畸形和神经功能损害等。1979 年，Leatherman 和 Dickson [8] 报道了二期手术行半椎体切除的大样本病例，手术效果有明显提升。先行前路椎体切除，二期再切除半椎体后方结构并用 Harrington 内固定。之后有更多的前后路联合切除半椎体的手术报道。通过使用 6 个月的石膏和支具闭合切除后残留的楔形间隙 [9, 10]，或者通过缝合线、钢丝 [11] 或后路钩棒系统闭合截骨间隙 [10, 12–14]。此后，单纯后路半椎体切除术的报道越来越多 [15–19]，此法安全、有效，并发症少，恢复期短 [20]。椎弓根螺钉被证实即使在低龄儿童中也是安全有效的 [16, 21]。

三、后路半椎体切除术

1991 年，Jürgen Harms 介绍了下述半椎体切除术，该技术具有 2 个基本特征，如下所示。

1. 半椎体切除术是通过一种创伤较小的单纯后路方法实现的。

2. 脊柱侧弯和后凸畸形的矫正可通过椎弓根螺钉完成短节段、坚固的加压来实现。

（一）术前计划

术前影像学检查包括整个脊柱和畸形区域的站立位 X 线片。如有必要，可行脊柱 bending 位 X 线片以评估柔韧性，尤其是继发弯的柔韧性。CT 三维重建对于评估半椎体形状及位置、邻近脊椎、脊椎后部结构，以及提供有关骨桥或肋骨融合的信息是必不可少的。同时可测量椎弓根的大小和直径以选择合适尺寸的螺钉。磁共振成像（MRI）和脊髓造影可评估脊髓畸形。

（二）手术步骤

患者取俯卧位，取后正中线切口显露脊柱。仔细显露半椎体及邻近椎体的后方结构，包括椎板、横突和小关节。除计划融合节段外，其余部位在显露过程中应谨慎操作并尽可能保留骨膜。计划置入椎弓根螺钉的进钉点用针头标记，其位置通过术中透视机在前后位确认（图 108–1）。在前后结构错配的情况下，椎弓根的定位尤为重要。腰椎椎弓根螺钉进钉的标志是上关节突外侧缘、横突的根部。胸椎进钉点在关节突下缘略外侧、横突的上缘。在确认针头的位置正确后，用尖锥破入椎弓根入口点的骨质。然后用 1.5mm 或 2.0mm 的钻头通过椎弓根逐渐进入椎体。钉道用克氏针标记。用术中透视检查它们是否在正确位置。攻丝后置入螺钉（图 108–2）。螺钉直径取决于椎弓根的大小。对于 5 岁以下的儿童，通常 3mm 或 3.5mm 的螺钉比较合适。

切除半椎体后方结构，包括椎板、小关节、横突和椎弓根后部。这样脊髓及半椎体椎弓根上下的神经根得以显露。在脊柱胸段，肋骨头和肋骨近端也一并切除。切除横突和肋骨头后，半椎体的外侧和前部可通过钝性剥离显露。腰段于腹膜后显露，胸段于胸膜外显露。插入钝性撬板以保护前方血管（图 108–3）。切除椎弓根的残余部分，露出半椎体的后部。由于半椎体远侧位于凸侧，而脊髓通常移向凹侧，因此有利于切除（图 108–4）。切下与半椎体相邻的椎间盘，移动并取出半椎体。在清除椎体终板直至渗血骨面的同时，将上下椎体的剩余椎间盘组织完全切除。

仔细地切除椎间盘直至对侧（图 108–5）。后

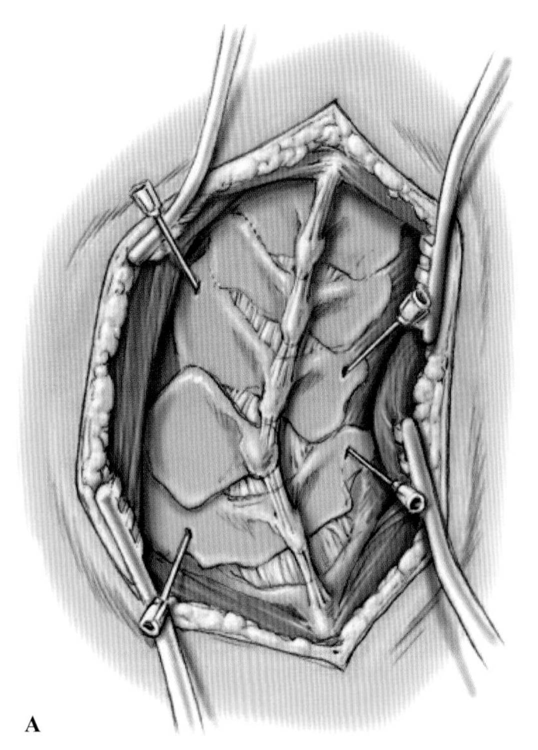
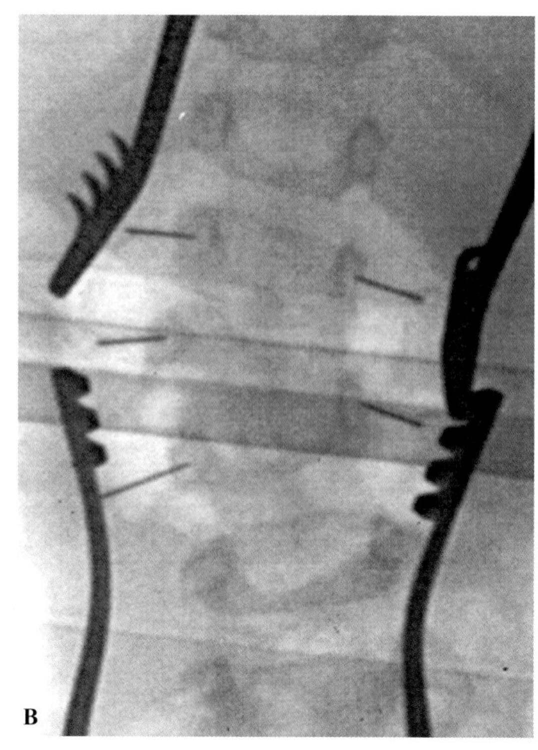

▲ 图 108-1　置入椎弓根螺钉的位点用针头标记，其位置由术中透视确认

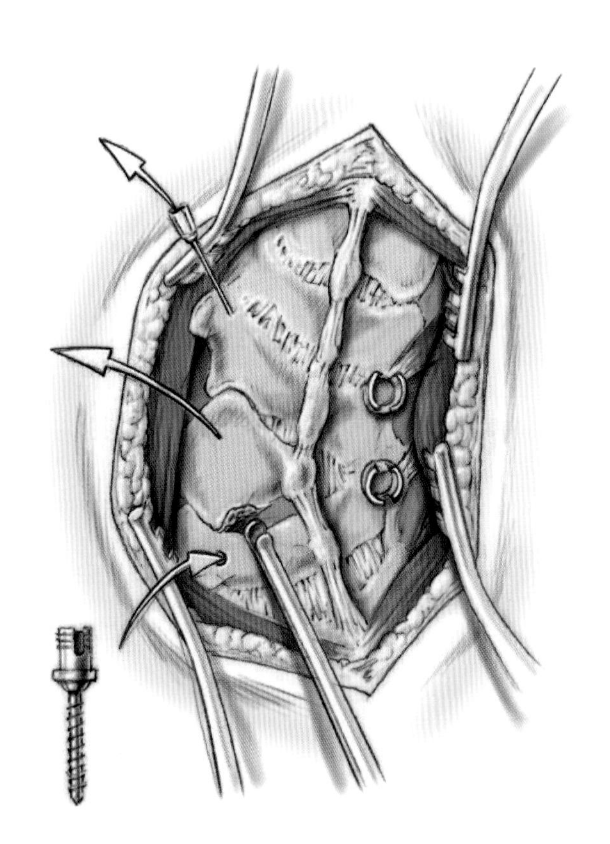

▲ 图 108-2　钻孔和攻丝后，置入椎弓根螺钉。半椎体的后方结构被切除

纵韧带也一并切除，以避免矫正时出现任何卡压。对于明显的后凸畸形，可通过使用钛笼增加前柱支撑，以形成一个支点来实现前凸。内固定器械置入完成后，在凸侧加压，直到半椎体切除后留下的间隙完全闭合。其中可以填充松质骨（来自半椎体的骨质）以促进骨性融合。在半椎体切除和矫正过程中，必须保护神经结构（图 108-6），因此神经电生理监测是必不可少的。

如果是单个半椎体，不伴有骨桥、肋骨融合或相邻椎体的其他主要结构改变，则只融合与半椎体相邻的 2 个椎体（图 108-7）。如果矫正畸形需要很大的压缩力，特别是在有明显后凸畸形的情况下，应永久或临时额外多固定 1 个或 2 个节段，以避免椎弓根超负荷而发生椎体骨折（图 108-8A 至 C）。如果计划临时固定，则应非常小心地显露这些额外的椎体，尽可能保骨膜和小关节。初次手术后 3 个月，可将内固定器械缩短至融合节段，临时固定的节段被释放以恢复活动度（图 108-8D 至 G）。

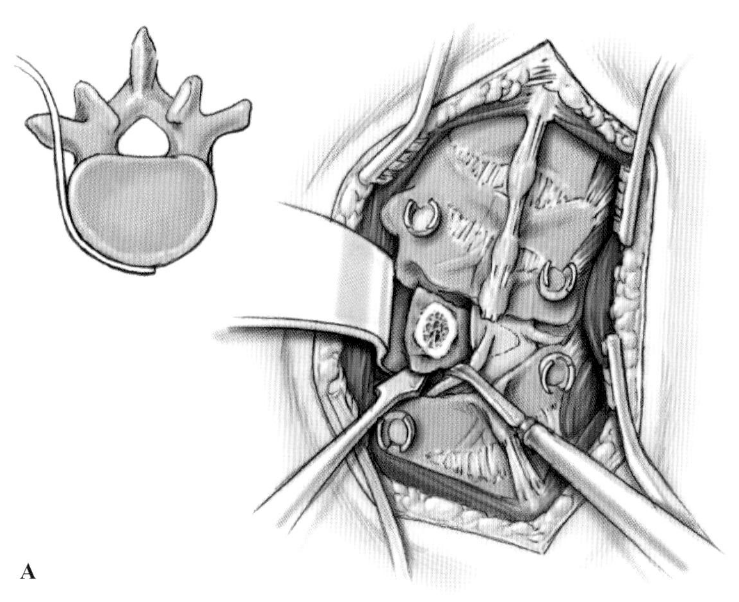

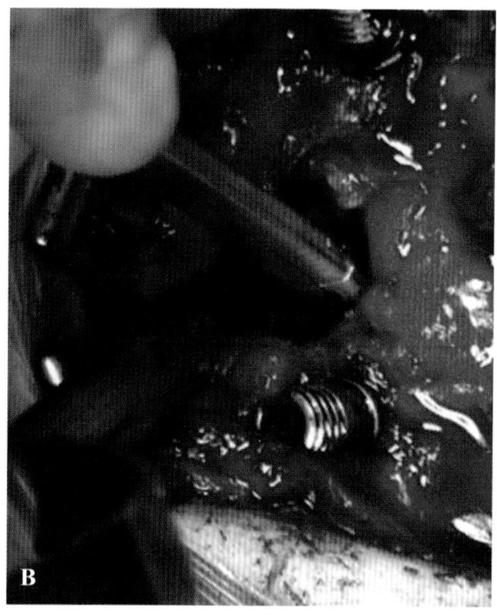

▲ 图 108-3　半椎体横突切除后，对半椎体的外侧和前部进行钝性剥离。切除与半椎体相邻的椎间盘，并活动和移除半椎体

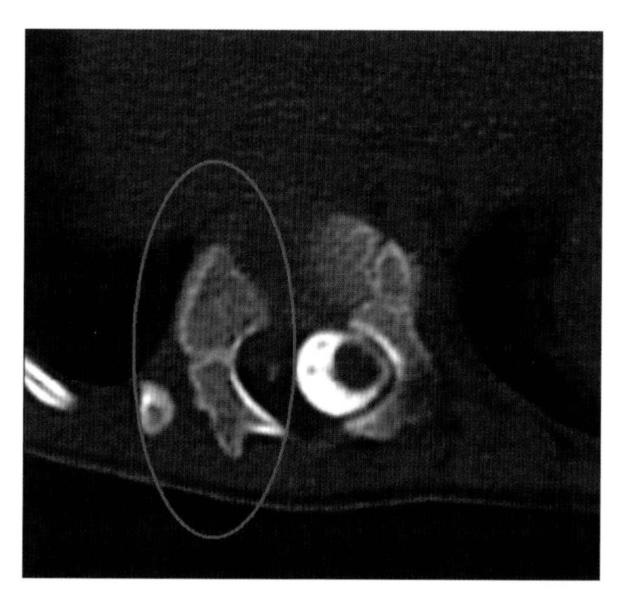

▲ 图 108-4　脊髓通常移向凹侧，而半椎体（椭圆）远侧位于凸侧，便于切除

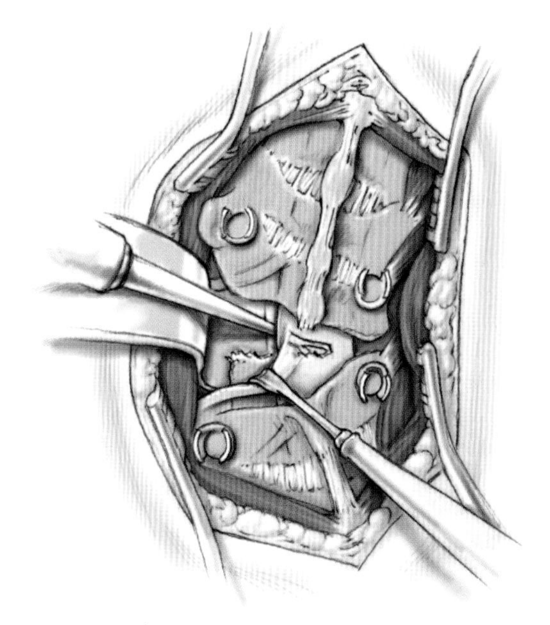

▲ 图 108-5　邻近的椎间盘在椎体终板清除后取出。椎间盘切除必须扩大至对侧

在半椎体对侧有骨桥和肋骨融合的患者中，应切除凹侧融合肋骨近端，并切断骨桥。在这些病例中，还需要在融合椎体的凹侧进行额外手术。切除融合椎体的小关节，并暴露神经根。切除横突和肋骨近端部分，包括肋骨头，钝性分离显露融合椎体的外侧（图 108-9）。然后对骨桥进行截骨，以达到矫正所需的活动度（图 108-10）。由于脊髓偏向凹侧，因此手术必须非常小心。此外，双侧入路可能会导致相当大的不稳定性，截骨时需要在对侧至少放置一根临时棒，以维持术中稳定。根据骨桥和所需截骨的长度，然后将内固定节段和融合范围扩大至相邻椎体（图 108-11D 和 E）[22]。

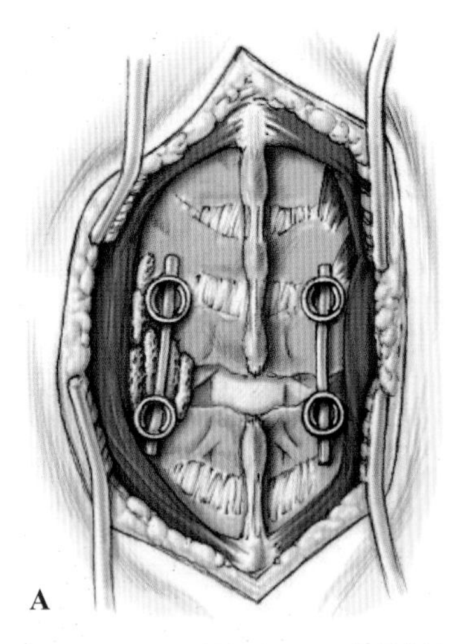

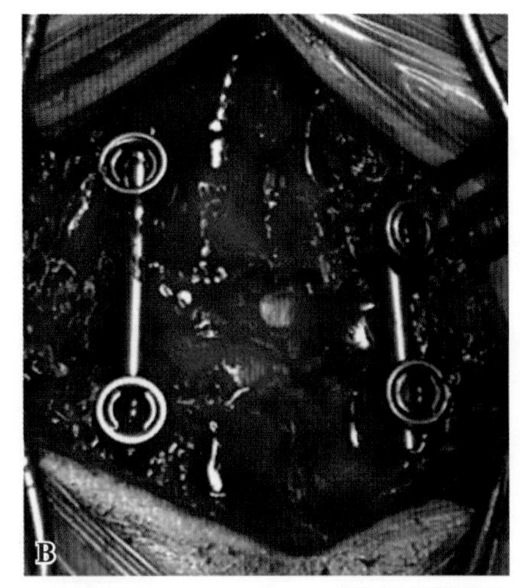

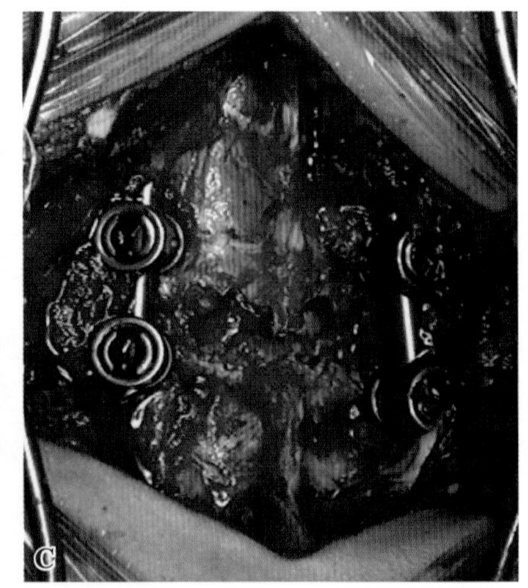

▲ 图 108-6　在凸侧加压，直到半椎体切除后留下的间隙完全闭合。可塞入松质骨以促进骨融合

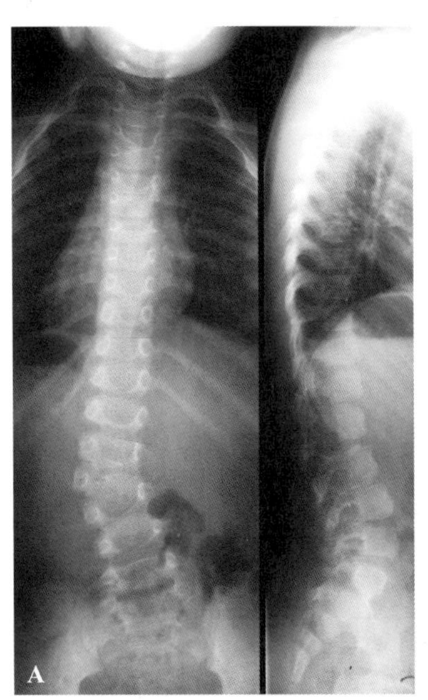

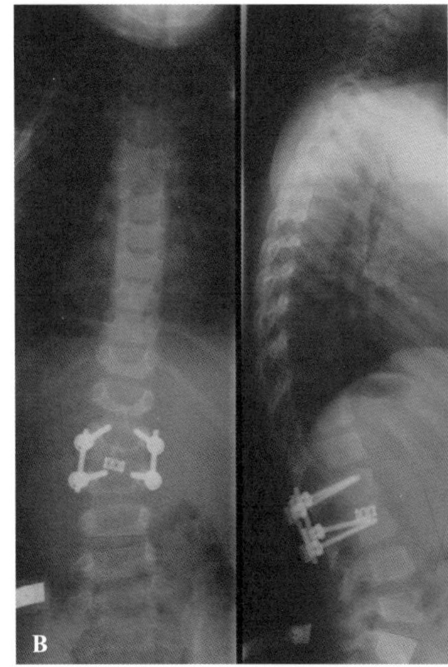

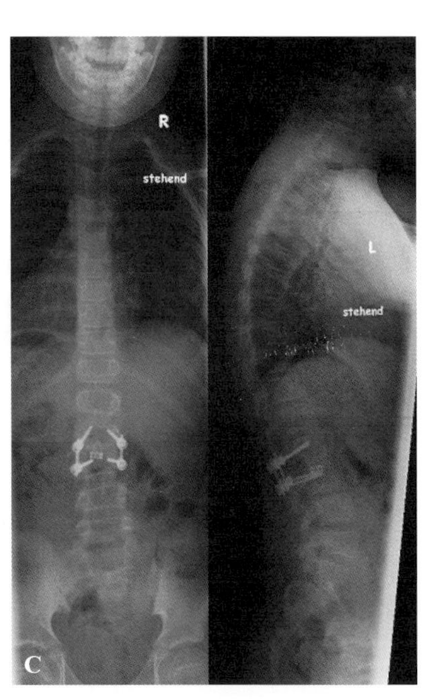

▲ 图 108-7　患者 1：一个不到 3 岁的男孩术前 X 线片，脊柱侧弯 36°，后凸 16°（A）；置入钛笼以获得前凸：术后（B）和 10 岁时（C）的 X 线片

（三）术后处理

患者在术后第 1 周即可活动，通常应佩戴支具 12 周。术后 2 周、3 个月和 6 个月进行 X 线检查。之后每年进行一次放射学检查，直到生长结束。在进一步生长过程中可能出现新的畸形，应予以治疗（图 108-12）。即使达到骨性融合，植入物也应留在原处，直到患者骨骼发育成熟，以避免增加脊柱侧弯进展的风险。

（四）并发症处理

并发症方面，主要担心的是神经系统的损伤。尤其是在矫形过程中，脊髓必须得到小心的保护。后纵韧带和半椎体后壁必须全部切除，以免在内固定加压时出现任何卡压，可根据需要对邻近椎板进行部分切除。神经电生理监测是必不可少的。

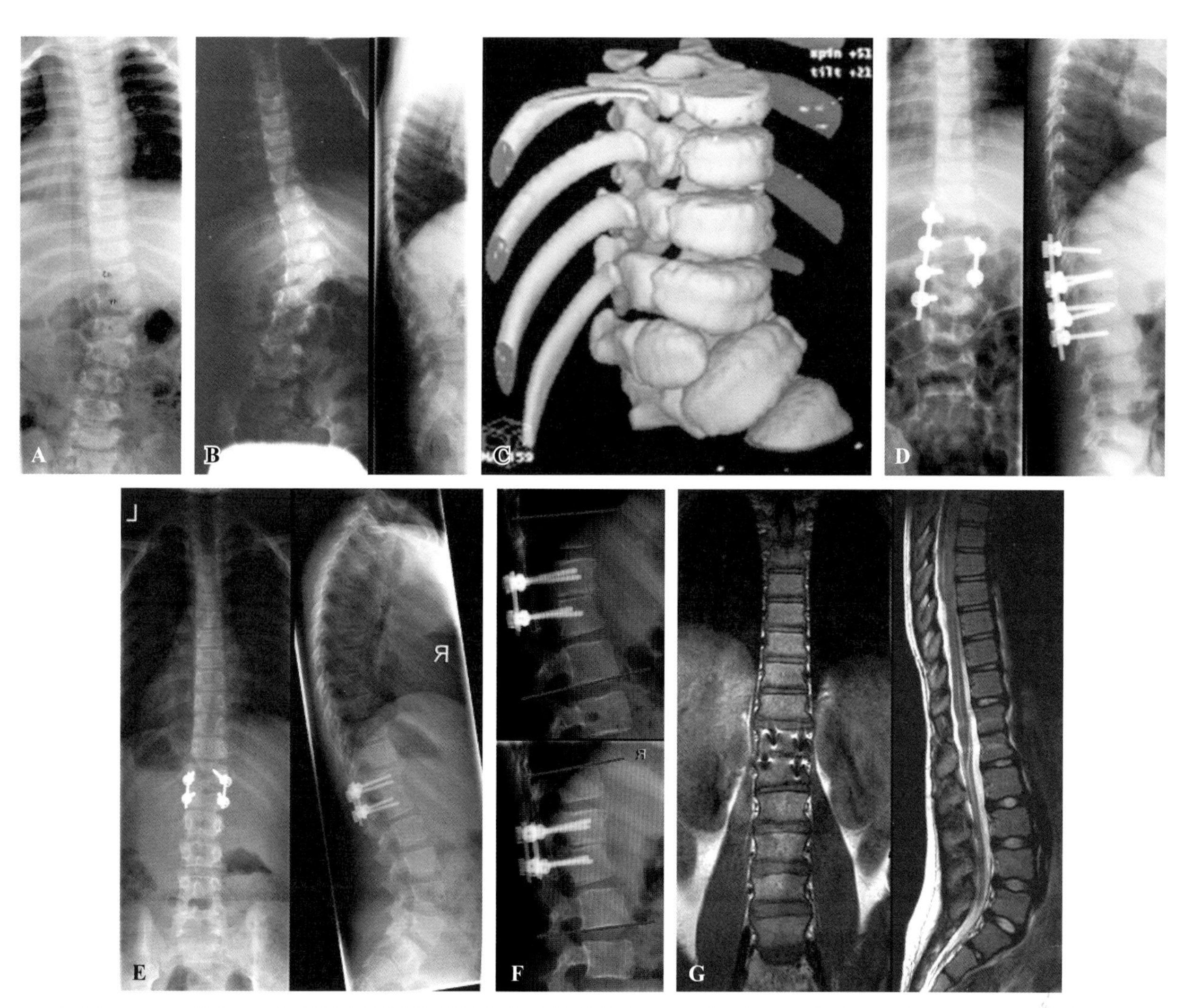

▲ 图 108-8 患者 2：胸腰段交界处半椎体完全分节的女孩。8 月龄时 Cobb 角为 27°（A）；22 月龄时进展为 44°，后凸 28°（B 和 C）；22 月龄时切除半椎体，内固定包含邻近节段；4 个月后缩短内固定（D）。术后 7 年的 X 线片（E）；临时固定的节段仍然具有活动度 [前屈时有 8° 后凸（上方的 X 线片）]，伸展时有 3° 前凸（下方的 X 线片，红线标记）（F）；磁共振成像显示没有椎管狭窄（G）

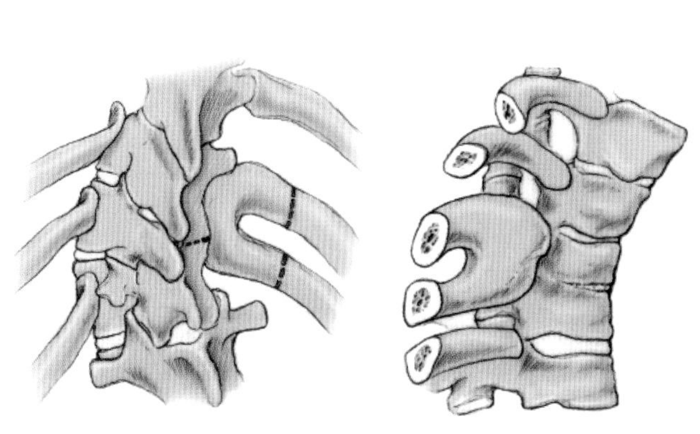

▲ 图 108-9 切除包括肋骨头在内的融合肋骨的近端部分，以进入融合脊椎的凹侧

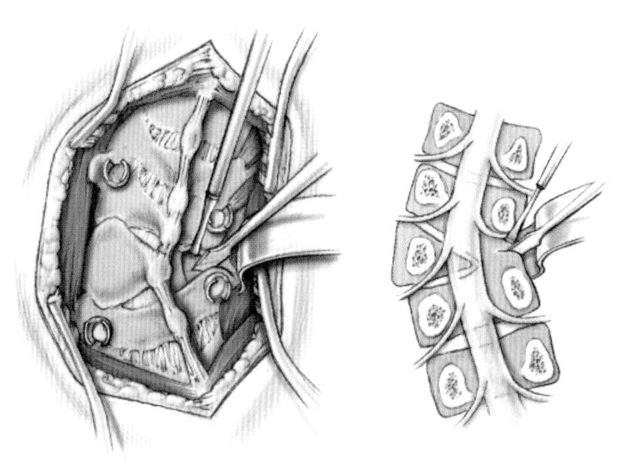

▲ 图 108-10 凹侧骨桥截骨以达到矫正所需的活动度

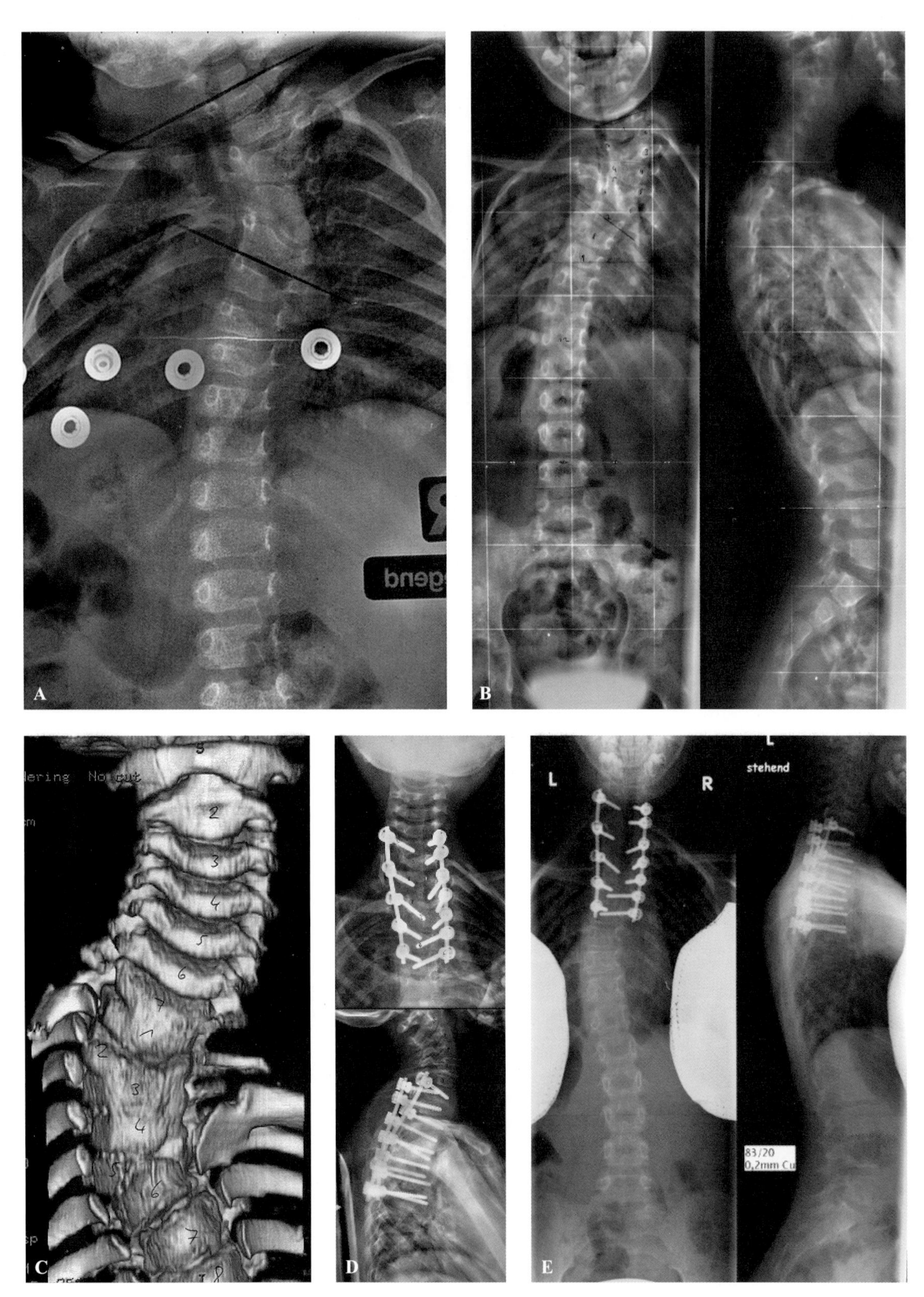

▲ 图 108-11 患者 3：9 月龄时发现复杂畸形，T_2 和 T_5 半椎体，伴有对侧骨桥形成、肋骨融合（A）；5 岁 8 个月时术前形态（B 和 C）；T_2 半椎体及骨桥切除后的术后 X 线片（D）；术后 4 年的 X 线片（E）

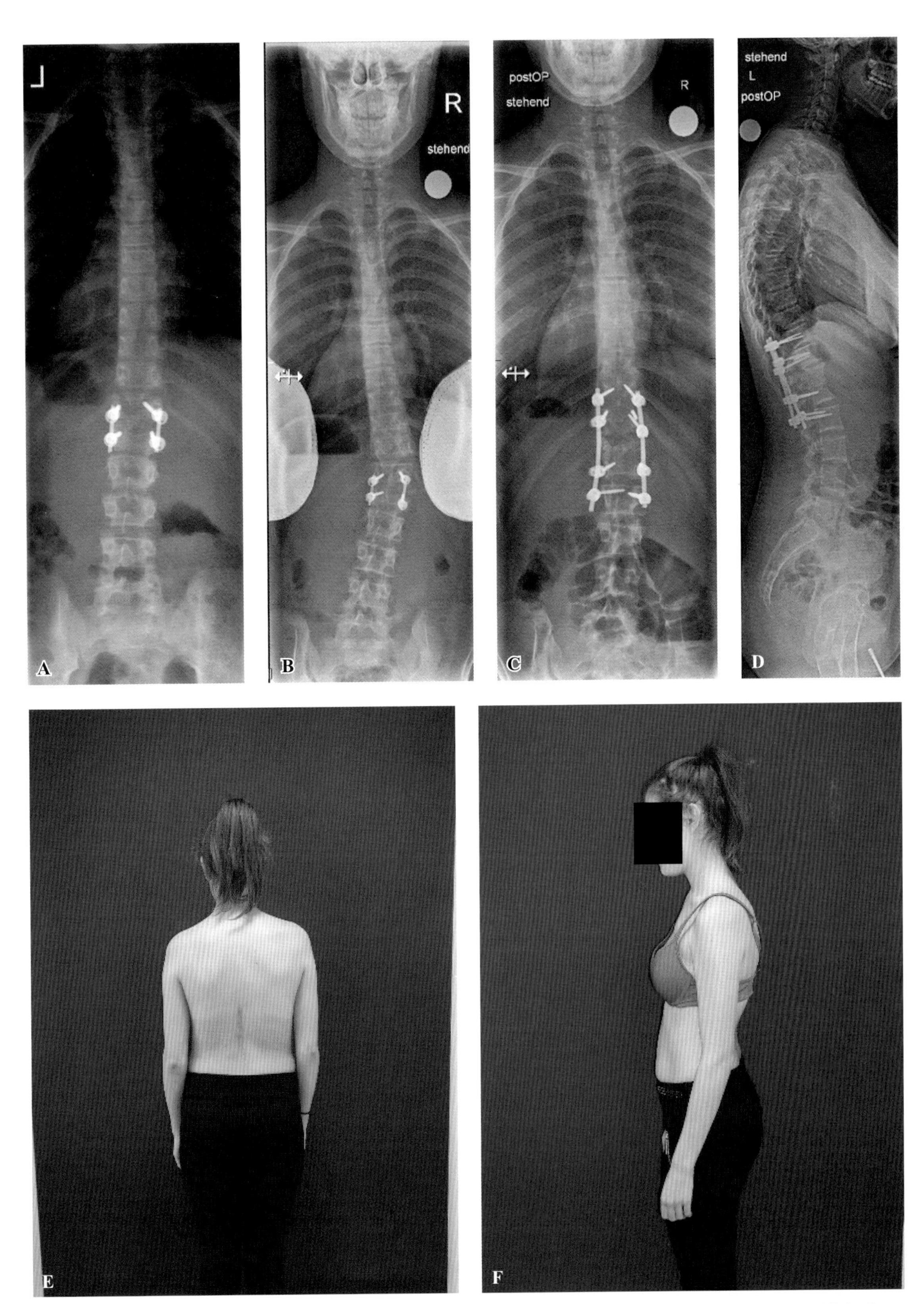

▲ 图 108-12　**A** 和 **B.** 患者 **2**（图 **108-8**）：**9** 岁时脊柱是直的，**14** 岁时脊柱侧弯增加；**C** 至 **F.** 再次手术后 **17** 岁时的最终结果

当椎弓根螺钉过载时，可出现椎弓根骨折或螺钉脱位。此时可更换或取出螺钉，并在相邻节段中置入额外的螺钉，以改善应力。根据稳定性的不同，这些额外的螺钉可在 3 个月后取出，以恢复相应节段的活动度。

四、结果

分析结果需要将行半椎体切除术的患者分为 2 组，一组为无任何其他异常的单纯半椎体患者（第 1 组），另一组为半椎体合并骨桥成或肋骨融合的患者（第 2 组）。在第 1 组中，假设半椎体切除、完全矫正和短节段融合后脊柱进一步正常生长，这些患者可被视为已治愈（图 108-13）。相反，在第 2 组中，半椎体只是复杂畸形的一部分，其预后主要受其他畸形的影响。

在我们的研究中，1991 年 6 月至 2007 年 5 月的 44 例 1—6 岁的患者中，使用前述技术共切除了 54 个半椎体。其中女 23 例，男 21 例，手术年龄从 15 月龄—6 岁 11 个月，平均年龄为 3 岁 5 个月。44 例患者中，22 例合并其他畸形，其中伴有脊柱其他畸形 17 例，中枢神经系统异常 9 例，泌尿生殖系统异常 1 例，心肺系统异常 1 例，Goldenhar 综合征 2 例。1 例患者因脑脊膜膨出 2 年前曾接受手术治疗。

第 1 组 30 例患者，共 33 个半椎体。其中胸段半椎体（T_1～T_9）7 例，胸腰段（T_{10}～L_2）18 例，腰段（L_3～L_5）8 例（图 108-7 和图 108-8）。所有半椎体均没有嵌合型，其中 20 个为完全分节半椎体，13 个半分节半椎体。平均手术时间为 186min（120～305min），平均失血量为 312ml（80～1000ml）。

术前主弯平均为 37.2°（16°～80°），术后平均 7.0°（-1°～25°），末次随访时平均 5.8°（-5°～36°），平均矫正率为 84%。头侧代偿弯术前平均 14.3°（2°～37°），术后平均 2.3°（-3°～16°），末次随访时平均 2.1°（-7°～15°），平均矫正率为 85%。尾侧代偿弯术前平均 16.7°（5°～46°），术后平均 4.2°（-8°～19°），末次随访平均 2.4°（-14°～13°），平均矫正率为 86%。

在矢状面矫正方面，节段性后凸和前凸分别用正值、负值表示，与相应的 Bernhardt 和 Bridwell 标准值进行比较[23]。计算节段角度与生理性角度差值后，我们发现所有半椎体均有不同程度的后凸畸形。术前平均后凸角度为 21.8°（2°～41°），术后平均为 7.6°（-4°～21°），末次随访平均为 4.4°（-9°～21°），平均矫正率为 80%（表 108-1）。平均融合 1.5 个节段。24 例（73%）仅行相邻 2 个椎体单节段融合。9 例中其他 2～4 个节段纳入融合节段。

第 2 组 14 例患者，共 21 个半椎体。其中 6 例患者有 2 个连续半椎体（图 108-11），1 例患者有 3 个半椎体位于同一侧，对侧骨桥连接 7 个节段，多达 10 节肋骨融合成骨性连接复合体。半椎体位于胸段者 11 例、胸腰段 2 例、腰段 1 例。本组平均手术时间 268min（115～400min），平均失血量 690ml（150～1600ml）。

主弯 Cobb 角术前平均为 69.4°（37°～109°），术后平均 22.9°（4°～45°），末次随访时平均 20.8°（2°～59°），平均矫正率为 70%。头侧代偿弯术前平均 27.0°（7°～50°），术后平均 10.8°（4°～21°），末次随访时平均 7.2°（-4°～19°），平均矫正率为 73%。尾侧代偿弯术前平均 35.4°（11°～89°），术后平均 13.6°（0°～34°），末次随访平均 10.6°（-1°～62°），平均矫正率 70%。

在矢状面矫正方面，术前脊柱后凸角（与正常矢状角之差）平均为 22.9°（8°～52°），术后平均为 9.2°（0°～17°），末次随访时平均为 7.0°（1°～20°），平均矫正率为 69%（表 108-2）。平均融合 4.9 个节段（1～9 个节段）。

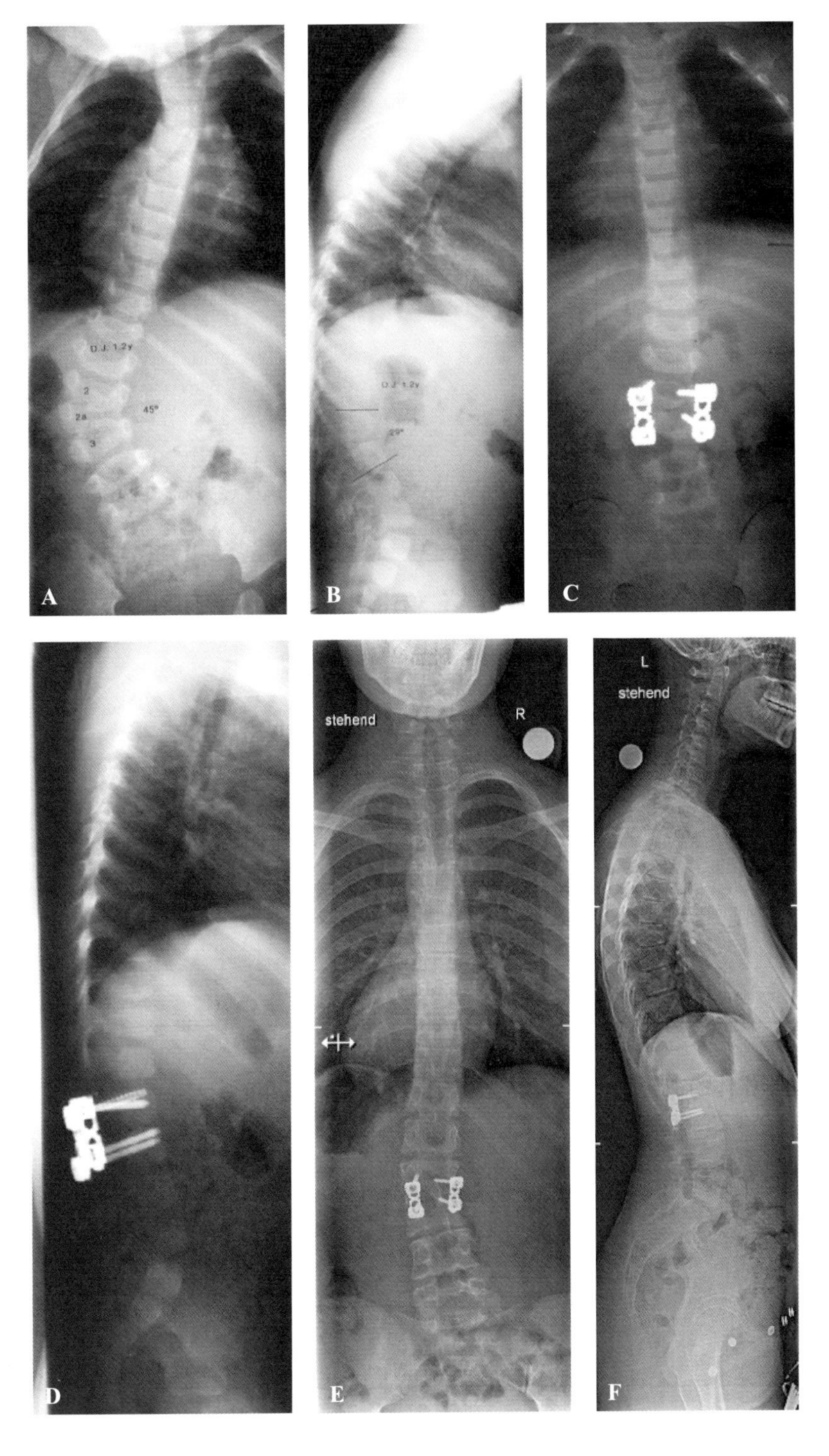

◀ **图 108-13　A 和 B. 1 例 14 月龄的女孩，L_2 半椎体脊柱侧弯和后凸并逐渐加重。C 和 D. 1994 年，16 月龄时，行半椎体切除及 L_2/L_3 内固定。因为当时没有儿童螺钉可用，所以使用了颈椎钢板；E. 该患者 22 岁时**

（一）临时内固定

总体而言，44 例患者中有 10 例（23%）临时使用了额外节段内固定，以减少应力。术后 3 个月可常规减少内固定节段。

（二）并发症和翻修手术

以上所有病例均无神经系统并发症发生。14 例需进一步手术治疗。其中 3 例内固定失败（2 例早期病例使用螺钉 – 钢丝组合，1 例使用钉 – 棒装置）需要翻修手术。另外 3 例患者中，1 例

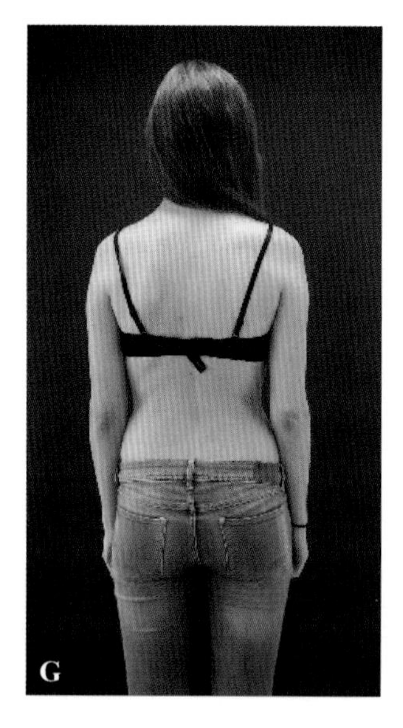
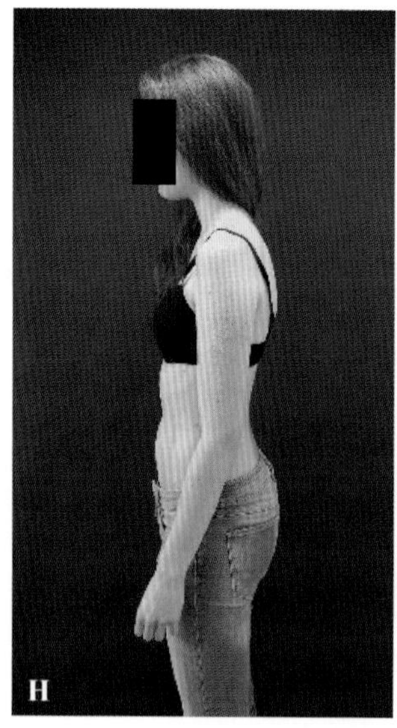
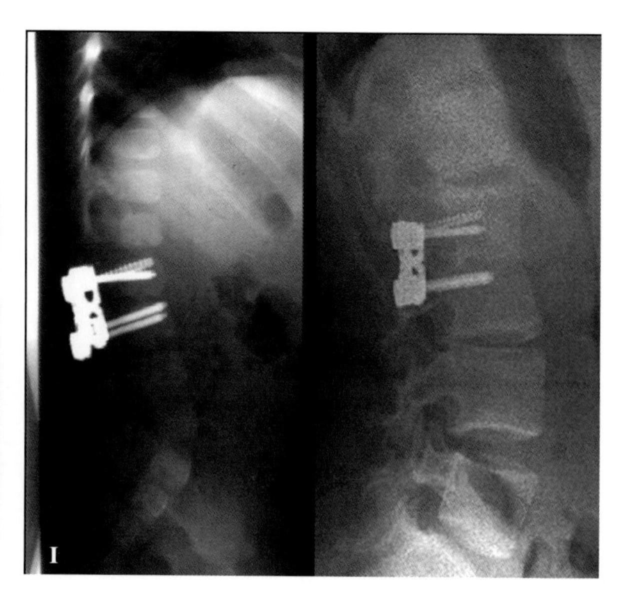

▲ 图 108-13（续） G 和 H. 该患者 22 岁时。I. 1994 年（左图）至 2015 年（右图）的生长。尽管有内固定，脊柱还是在生长。注意由于后方阻滞而前方生长，导致前凸增加

表 108-1 不伴有骨桥的半椎体的主弯、代偿弯及后凸矫正（平均 Cobb 角）

	术前（°）	术后（°）	随访（°）	矫正率（%）
主弯	37.2	7.0	5.8	84
头侧代偿弯	14.3	2.3	2.1	85
尾侧代偿弯	16.7	4.2	2.4	86
后凸（与正常值的差值）	21.8	7.6	4.4	80

表 108-2 伴有骨桥的半椎体的主弯、代偿弯及后凸矫正（平均 Cobb 角）

	术前（°）	术后（°）	随访（°）	矫正率（%）
主弯	69.4	22.9	20.8	70
头侧代偿弯	27.0	10.8	7.2	73
尾侧代偿弯	35.4	13.6	10.6	70
后凸（与正常值的差值）	22.9	9.2	7.0	69

因凸侧的椎弓根应力过大而断裂，需要增加一个节段内固定。其中 1 例因为血肿，1 例因为感染需翻修。7 例（第 1 组 3 例、第 2 组 4 例）在矫正手术后出现了新的畸形，其中 2 例在半椎体切除处的 2 个楔形畸形行截骨矫正，并增加一个内固定节段；2 例置入生长棒以引导相邻节段的生长；3 例在骨桥形成区进行楔形截骨。

五、椎弓根内固定和脊柱生长

椎弓根螺钉是脊柱外科手术中最稳定的椎体固定方法。特别是在低年龄儿童中，可靠的固定是充分矫形和固定早期进行活动的基础。经椎弓根内固定能够将较大的压应力传递给椎体，以在半椎体切除后闭合间隙。稳定的内固定使短节

段融合得以实现。然而，经椎弓根螺钉在低年龄儿童中穿过脊柱神经弓中心软骨联合。这可能引起对椎体能否进一步生长和椎管宽度能否进一步增加的异议。自 1991 年以来，30 例名 1—2 岁的儿童接受了经椎弓根内固定的手术。术后随访 16 年，这些儿童在生长过程中均未出现神经功能障碍。MRI 和 CT 扫描未出现椎管狭窄（图 108-8G）[23]，且内固定纵向和垂直方向均有椎体生长[24]。对幼猪脊柱椎弓根螺钉的研究表明，在生长过程中，椎管的形态没有改变，后路内固定可能起到了阻滞作用，导致前凸增加（图 108-13I 和图 108-14）。

六、结论

由半椎体引起的先天性脊柱侧弯通常是不断进展的，半椎体切除术是直接针对病因的有效治疗方式。本章节介绍了前后路联合切除和后入路切除，通过石膏或不同类型的内固定矫形等多种方法。本章所述的后路半椎体切除加椎弓根内固定的技术要求很高，但具有以下显著优点。

- 在冠状面和矢状面都有很好的矫正。
- 短节段融合。
- 高稳定性和可行早期活动。
- 微创入路。
- 低神经损伤风险。

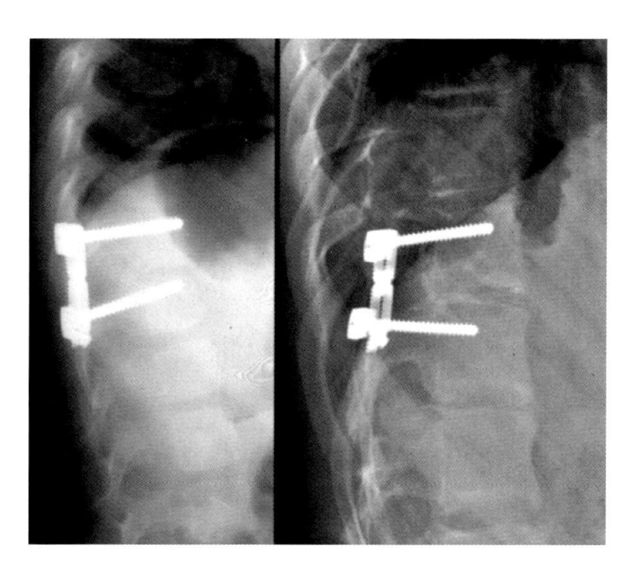

▲ 图 108-14　椎弓根内固定术后的生长情况：2 岁时行单侧内固定术（左）和术后 12 年（右）。椎体在纵向和垂直方向继续生长，从而产生前凸

该技术可以 1 岁起对幼儿进行早期矫正。如果一个半椎体没有合并任何其他畸形，切除半椎体可以达到治愈的效果。我们可以在完全矫正和短节段融合的情况下，使脊柱的进一步正常生长。行单节段融合术对这些患者的脊柱生长没有任何限制。在相邻椎体不对称生长发生之前，特别是在结构性继发弯形成之前进行早期诊断和治疗是最理想的。

在半椎体合并骨桥和胸廓畸形的病例中，半椎体切除加截骨可以充分矫正局部畸形。与正常脊柱相比，融合节段通常延长至骨桥形成的长度，会有一定的生长受限。由于椎体形成和分节障碍的种类繁多，这些患者的治疗方法必须根据畸形的类型、严重程度和预期的进展来单独选择。

对于所有先天性畸形患者，必须定期进行随访评估，直到生长结束。

七、未来展望

患有半椎体畸形、伴对侧骨桥形成和肋骨融合的儿童是更具挑战性的患者群体。这类脊柱畸形通常进展迅速，预后不良。根据畸形的类型，不同手术方法的联合应用可能有助于获得最优化的矫形效果。半椎体切除加截骨术和短节段融合对颈椎矫形效果较好。为了保证相邻脊柱的正常生长，可以增加一个辅助的生长引导内固定。生长引导内固定技术可包括经椎弓根撑开内固定、生长棒技术、应用滑棒系统或肋骨撑开术。以上不同手术方法的结合可以达到最佳的手术效果对脊柱影响最小。可实现脊柱直立，对生长影响最小，关键是能充分矫正脊柱畸形。

八、颈椎半椎体切除术

半椎体引起的先天性颈椎侧弯很少见，一旦存在可能导致整个脊柱严重畸形。颈椎半椎体常与其他畸形并存，如 Klippel–Feil 综合征，因此，在冠状面上脊柱侧弯代偿的可能性很小。为了使头部保持笔直，眼睛保持水平线，患者上胸部往往出现严重的代偿弯。

严重畸形、已证实或预期可能加重的患者应考虑手术治疗（图 108–15）。颈椎半椎体切除术因椎动脉的走行而变得更为复杂。半椎体的完整切除需要前后联合入路，同时保护好脊髓、神经根和椎动脉。半椎体完全切除后，用前路或后路加压器械闭合间隙来完成矫形 [25, 26]。

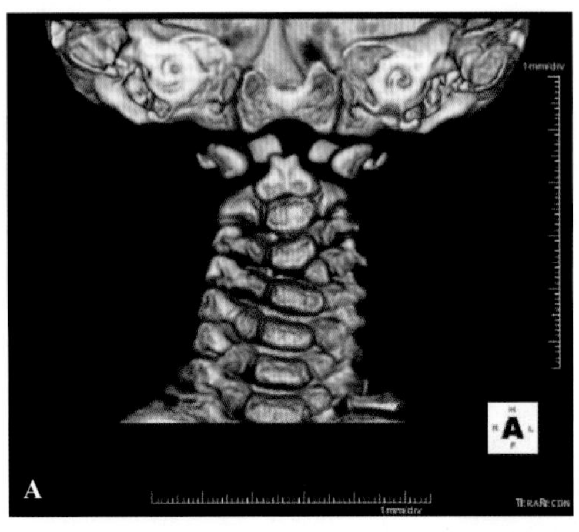
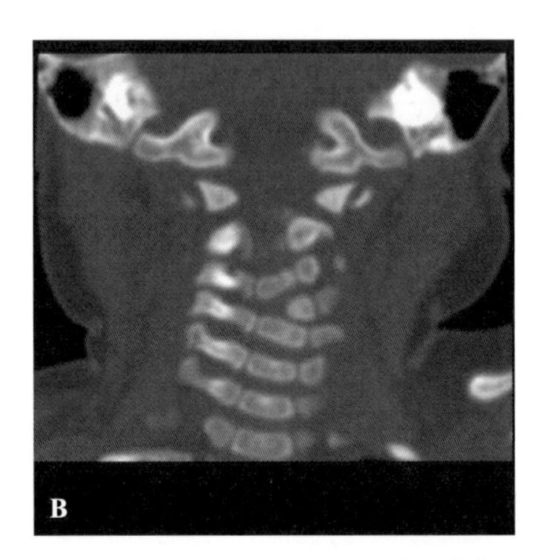
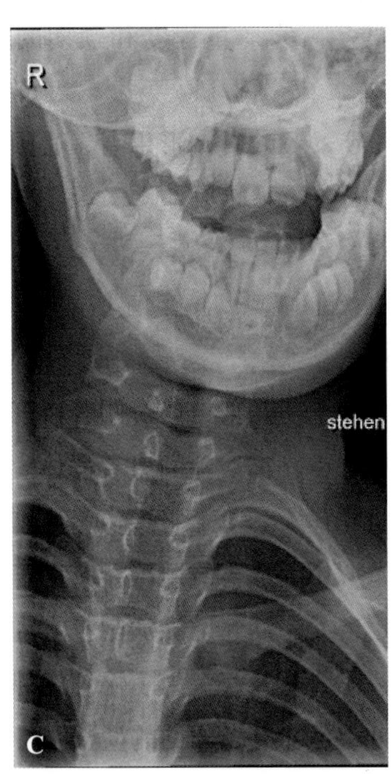

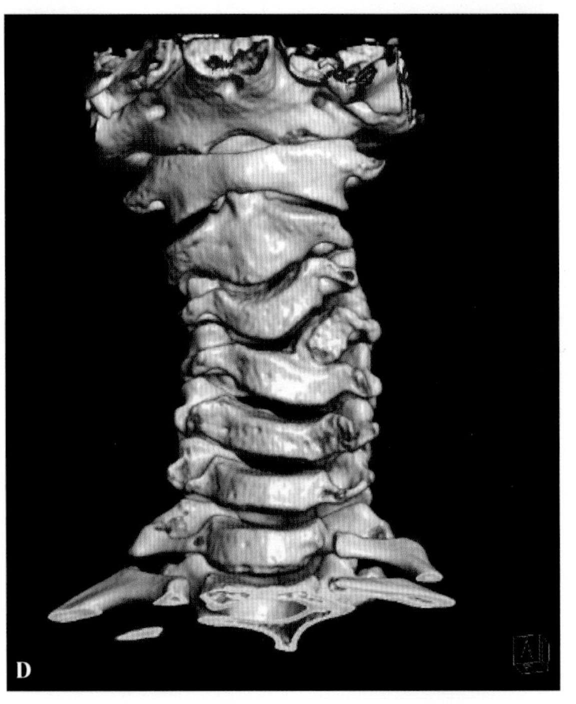

▲ 图 108–15 A 和 B. C_4 半椎体，5 月龄时的 CT 扫描；C 和 D. 7 岁时畸形加重

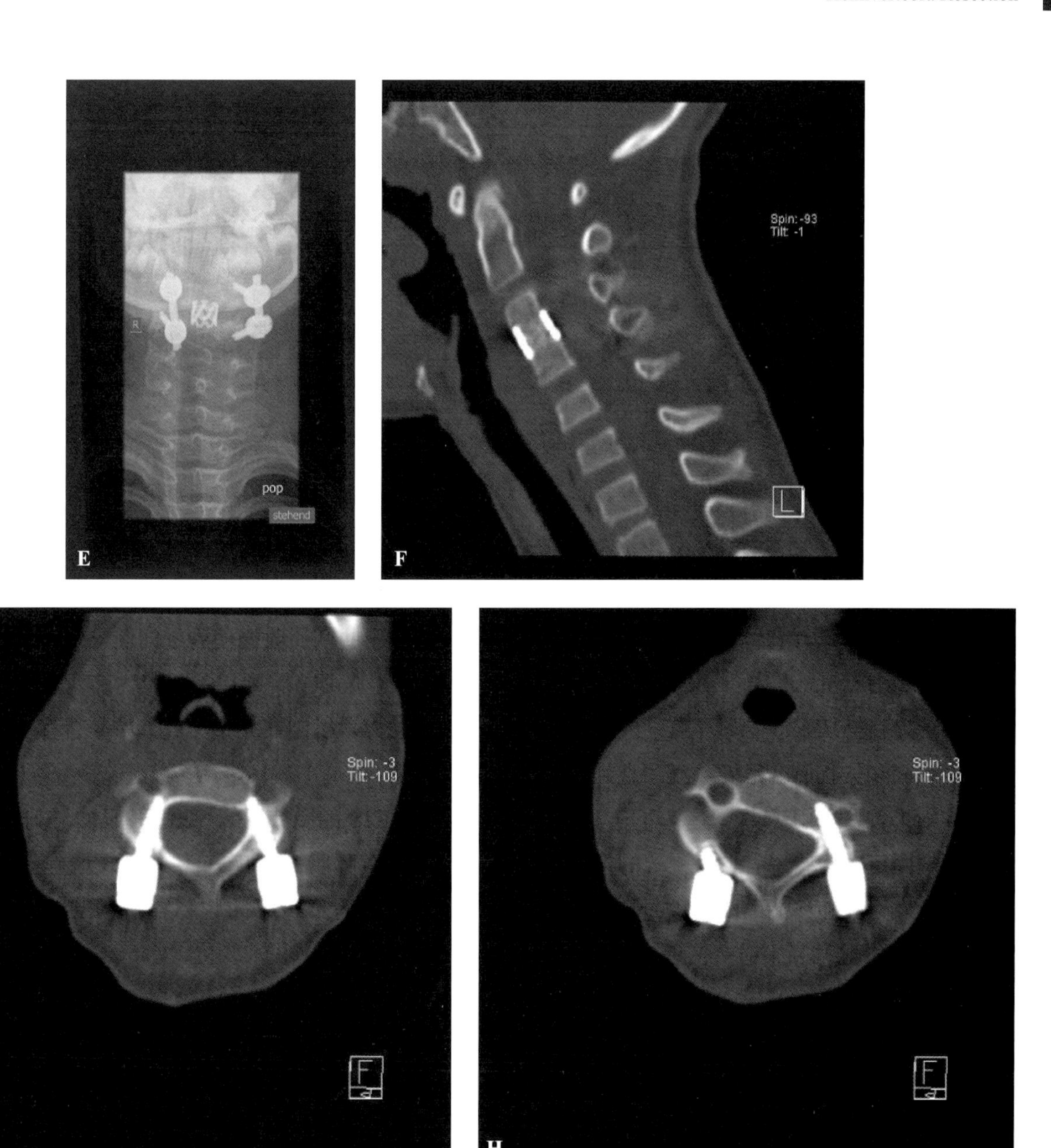

▲ 图 108-15（续）　E 至 H. 后前路联合方法切除半椎体并融合 C_3～C_5 后的 X 线和 CT 扫描结果

第109章 胸廓发育不良综合征

Thoracic Insufficiency Syndrome

Robert M. Campbell, Jr 著

杨 操 华文彬 译

一、概述

从 Paul Harrington 时代开始，脊柱畸形的传统手术治疗目标从未改变，即通过内固定和融合实现冠状面和矢状面畸形的矫正。直到近代，该治疗准则仍普遍适用于青少年和幼儿，但是它未考虑到内固定对这些患者脊柱生长的抑制及对长期肺生长发育和肺功能的间接负面影响。复杂脊柱畸形的幼儿还可能伴发其他影响肺功能的因素，如肋骨缺如导致的先天性连枷胸、肋骨融合和脊柱侧弯导致的肺压缩等，这些问题显然不是通过脊柱内固定就能解决的。Campbell 等[1]对这类特殊的年幼患者提出了一种综合治疗，他们认为脊柱畸形仅是整个胸廓畸形的一部分，该胸廓畸形可影响肺功能的可用容积、肺生长发育及用于维持呼吸功能的胸廓生物机械扩张功能。因此他们将这类疾病描述为胸廓发育不良综合征（thoracic insufficiency syndrome，TIS），即胸廓不足以支撑正常呼吸和肺生长发育。

TIS 的诊断主要基于胸廓的生物机械缺陷导致的呼吸功能下降或由于胸廓畸形导致的生长抑制。两者都可能导致致命性的限制性肺疾病，前者的影响是短期的，而后者的影响是长期的。正常的呼吸直接依赖于胸廓的正常容积及容积的变化能力[1]。吸气时的肺扩张主要通过膈肌收缩来完成，占成人肺活量的 80%[2]，而其余的肺活量来自于肋间肌收缩使胸壁向前外侧扩张产生的肺扩张。膈肌 / 胸廓扩张而产生肺活量这一特殊的生物力学机制在儿童与成人中是否存在差异尚不明确。

TIS 的重点在于畸形引起的胸廓容积减小及其对呼吸的影响。为了更好地确定早期脊柱和胸壁畸形引起的胸廓容积问题的类型，以便矫形手术策略标准化，Campbell 和 Smith[3]提出了一个胸廓畸形的分型，即胸廓容积减小畸形（volume depletion deformity，VDD）分型（表 109–1，图 109–1）。

表 109–1　胸廓容积减小畸形（VDD）分型

单侧胸廓容积减小畸形	
Ⅰ型	肋骨缺如和脊柱侧弯
Ⅱ型	肋骨融合和脊柱侧弯
整体胸廓容积减小畸形	
Ⅲa 型	Jarcho–Levin 综合征
Ⅲb 型	Jeune 综合征、早发性脊柱侧弯

Ⅰ型：肋骨缺如和脊柱侧弯，凹侧的肺不仅小，还伴有周围的胸壁缺损，因此呼吸时不能由肋骨完成肺扩张。由于膈肌完整，胸壁完整性的缺失意味着在膈肌收缩时肺可能仅向胸腔脱垂而

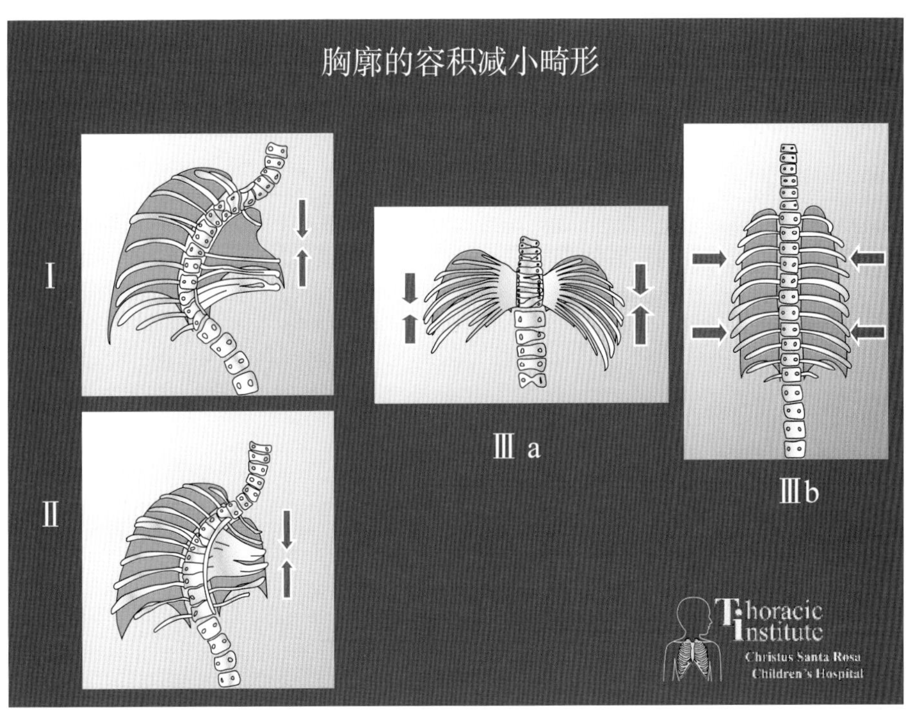

▲ 图 109-1 胸廓的容积减小畸形

不能产生有效肺扩张。在生命早期的严重胸壁缺损通常是致命的。治疗应重建病损胸廓的稳定性和容积，并以保留生长的方式矫正脊柱畸形。

Ⅱ型：肋骨融合和脊柱侧弯，胸廓功能障碍的机制是类似的，由于胸壁稳定融合，使得只有膈肌在肺扩张中发挥功能。由于呼吸功能不正常，仍然存在 TIS，即肋骨融合的一侧胸廓容积减小且胸壁不能扩张，无法辅助膈肌完成肺扩张。TIS 的其他因素还包括生长抑制，这是由于广泛的胸壁融合限制了肺生长发育。三维胸廓畸形可应用纵向可撑开型人工钛肋（vertical expandable prosthetic titanium rib，VEPTR）技术及胸廓开放楔形切开术（图 109-2），延长和扩大缩窄的胸廓，通过非融合技术间接矫正脊柱侧弯，因此胸椎能够继续生长发育，增大胸廓容积，促进肺生长发育。通过手术恢复凹侧胸廓和凸侧胸廓的水平对称性可以改善两侧膈肌的基底面积和结构，并可能改善膈肌动力及其对肺活量的贡献，但是该假设尚待进一步的研究证实。由于肋间肌缺如，尚无已知的手术方式能恢复伴有肋骨融合和脊柱侧弯的胸廓的胸壁运动，然而控制或矫正胸廓和脊柱畸形可保留或增加凸侧胸廓的胸壁运动及其对肺活量的贡献。

Ⅲa 型：Jarcho–Levin 综合征，胸壁发育不良，由于先天性脊柱畸形，整体胸廓纵径缩短，引起胸壁僵硬和容积问题，常继发致命的早发性限制性肺疾病。治疗需要对称性地延长胸廓，以恢复容积。

Ⅲb 型：最常见于 Jeune 综合征，即窒息性胸廓发育不良，由于异常狭窄、僵硬的胸廓合并肋骨发育不良，常引起致命的容积减小。治疗应对称性地扩大胸廓以恢复容积。对于严重的早发性脊柱侧弯患者，胸廓“吹风样”畸形也可能引起胸廓的横切面变窄，即脊柱旋转至凸侧胸廓，导致显著的容积丢失，脊柱前凸也会折叠关闭凹侧胸廓，导致进一步的容积减小。治疗应矫正脊柱畸形，稳定或逆转胸廓畸形。

TIS 的手术治疗应在不抑制生长的情况下，恢复病变胸廓的容积、对称性和生物机械功能。目前还不存在这种理想的手术方式，但是有一类

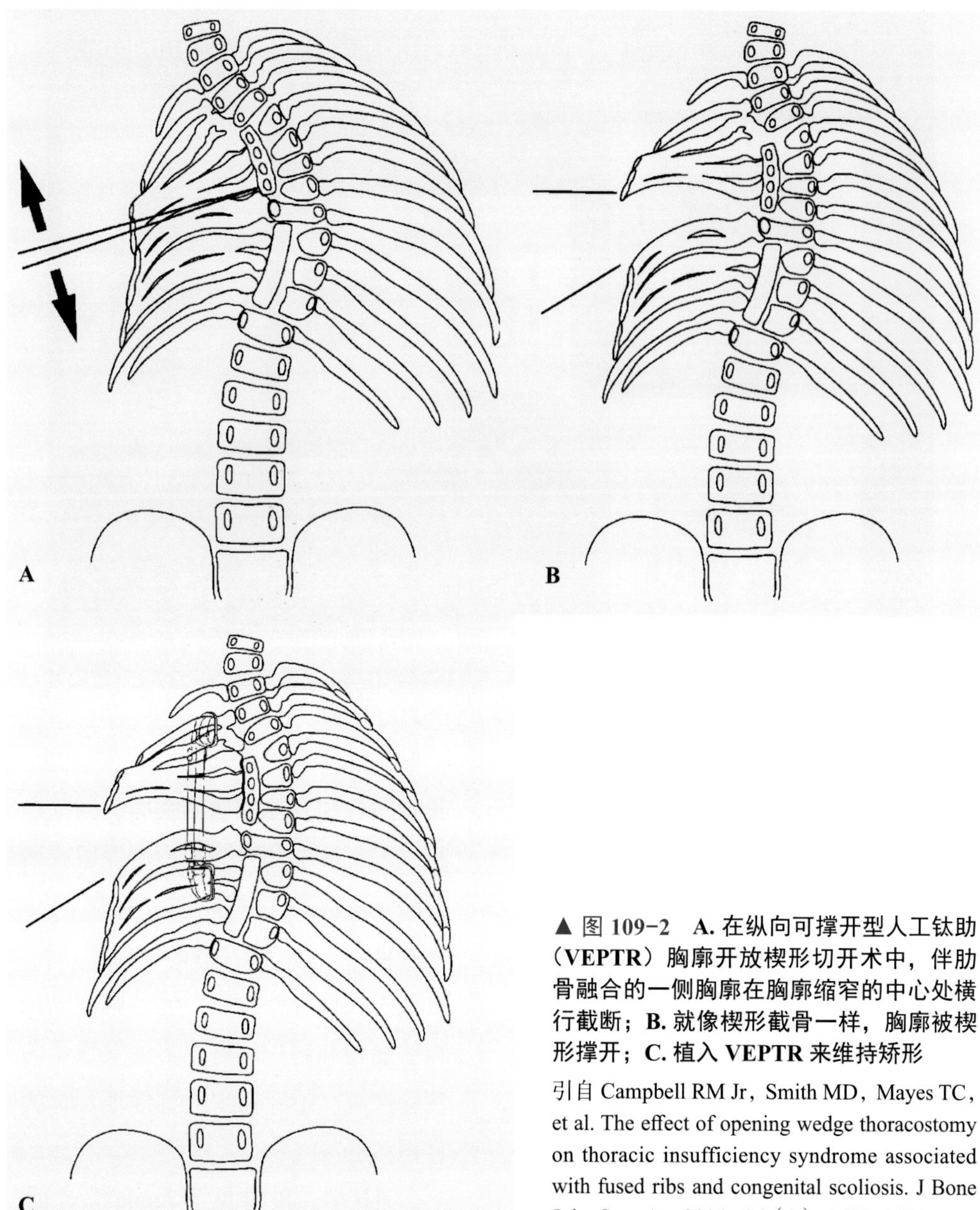

▲ 图 109-2 **A. 在纵向可撑开型人工钛肋（VEPTR）胸廓开放楔形切开术中，伴肋骨融合的一侧胸廓在胸廓缩窄的中心处横行截断；B. 就像楔形截骨一样，胸廓被楔形撑开；C. 植入 VEPTR 来维持矫形**

引自 Campbell RM Jr，Smith MD，Mayes TC，et al. The effect of opening wedge thoracostomy on thoracic insufficiency syndrome associated with fused ribs and congenital scoliosis. J Bone Joint Surg Am 2004；86（8）：1659–1674.

新的手术方式，统称为"胸廓扩大成形术"，可以通过胸廓重建来解决 TIS 的容积减小畸形，在不抑制脊柱或胸廓的生长的情况下矫正脊柱和胸壁畸形。

VEPTR 的出现使得此类手术成了可能，VEPTR 是 FDA 近年来批准的一种人道主义应用的医疗器械，即胸壁假体 / 肋骨 – 脊柱支撑装置（图 109–3A 和 B）（Synthes Spine，West Chester，PA）。脊柱手术中应用内固定装置是为了直接矫正脊柱畸形，而 VEPTR 手术是通过胸廓重建来矫正脊柱畸形，增大凹侧胸廓容积而间接矫正脊柱侧弯，且 VEPTR 装置是在胸廓重建手术完成后再植入，以作为胸廓和脊柱畸形矫正的内固定"支具"。

这些装置需要定期撑开以跟上儿童的成长，而并非为了进一步矫形。所以初次植入手术成功完成才是最重要的。

本章节将叙述 VEPTR 在治疗Ⅱ型 TIS（即先天性肋骨融合伴脊柱侧弯）中的应用，通过 VEPTR 胸廓开放楔形切开术，完成胸廓扩大成形术[4,5]。

VEPTR 胸廓开放楔形切开术用于Ⅱ型 TIS，肋骨融合伴先天性脊柱侧弯

VEPTR 治疗肋骨融合伴先天性脊柱侧弯的手术指征如下所示。

- 在脊柱侧弯的凹侧有 3 根及以上的并肋。
- 有效肺容积（space available for lung，SAL，凹侧胸廓纵径和凸侧胸廓纵径之比）减少 10% 以上。
- 6 月龄以上至骨骼发育成熟前的进展型胸椎先天性脊柱侧弯患儿。
- TIS 患者。

手术禁忌证如下所示。

- 软组织不能充分覆盖内固定装置。
- 体重低于相应年龄正常体重的 25%。
- 僵硬型后凸畸形 Cobb 角大于 50°。
- 膈肌功能缺失。
- 患者不能耐受重复多次的手术。
- 近端肋骨缺如，无 VEPTR 锚定点。

禁忌证亦可通过一些方式进行治疗或改善。低体重和纤薄的软组织可能会引起覆盖内固定装置上的皮肤裂开，因此术前可以通过补充营养来增加体重，如保持健康、用药物刺激提高食欲、鼻饲或 G 管喂饲。显著的后凸畸形可以通过 Halo 架牵引减轻。最近发布的 VEPTR Ⅱ（图 109-3C）可用于不同类型延长棒的撑开，近端有多个肋骨附着点，能够更好地控制 TIS 患者的后凸畸形。如果 VEPTR 装置的锚定点近端肋骨缺如，可以通过“锁骨强化 / 第一肋骨”来完成手术。肋骨植骨块取自对侧。近端肋骨缺如的同侧锁骨行延长轴截骨，将前半段锁骨翻至臂丛神经下的带血管的植骨床，将自体肋骨植骨块植入在锁骨植骨床与 T_2 横突之间。既往有脊柱融合手术史，大部分胸椎节段已融合，这并不是手术禁忌证，但此类患者 VEPTR 治疗的效果比无脊柱融合手术史的患者差。在已融合范围内的僵硬性侧弯不能被矫正，脊柱生长很少，肺功能结果往往也不佳[4]。

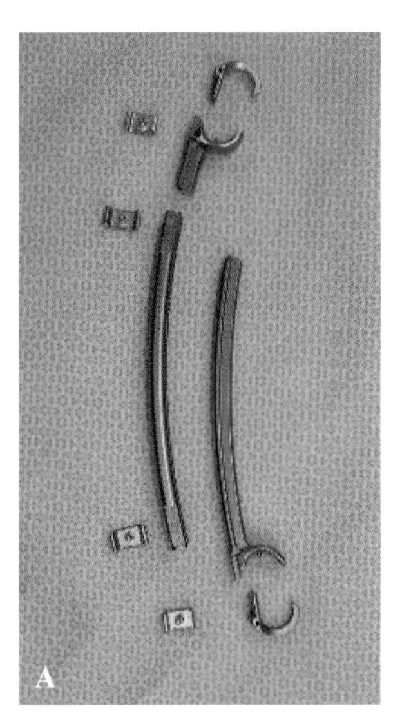

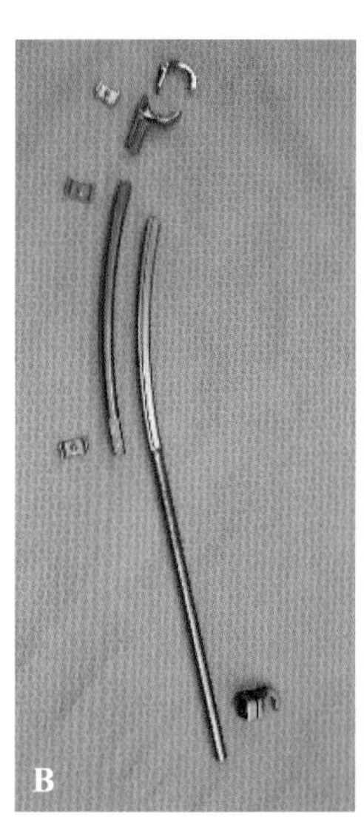

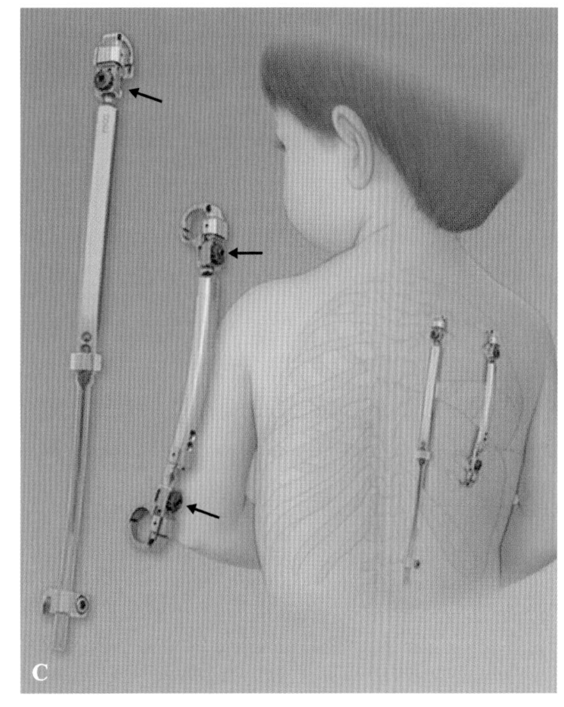

▲ 图 109-3 **A.** 标准肋骨 - 肋骨 **VEPTR** 分解图。上端为上端肋骨锚定钩，中央为肋骨袖，下端为下端肋骨锚定钩。**B.** 标准肋骨 - 脊柱混合型 **VEPTR** 分解图。上端为上端肋骨锚定钩，中央为肋骨袖，下端用直径 **6mm** 的脊柱棒替代肋骨锚定钩。**C. VEPTR** Ⅱ内植物。上下两端均为直径 **6mm** 钛合金棒，可切割长度，将上端、下端肋骨锚定钩或混合型装置中的下端椎板钩固定于棒上，螺母锁紧固定（箭）。对于后凸畸形，应将上方的棒预留稍长并向下折弯以适应胸廓后凸，且可以同时将多个肋骨锚定钩固定到棒上并固定至多根肋骨以分散应力。**VEPTR** Ⅱ的可撑开部分始于脊柱后凸的顶点，并向下延伸至 T_{12} 下终板。植入时应将上部的棒折弯塑形，将后凸胸廓轻轻向上提拉。在后续的延长手术中，既要在装置的可撑开部分延长，还要在棒的上半部分做有限显露，利用原位弯棒器进一步延长以矫正后凸畸形（图 **C** 由 **Synthes** 提供）

二、术前计划

需要询问并记录的病史应包括既往的呼吸问题，肺炎发作及肺炎发作期间是否需要氧气吸入、持续气道正压通气（continuous positive airway pressure，CPAP）或呼吸机支持等；睡眠障碍（这可能提示早期肺心病）；出生史，如早产伴支气管肺发育不良后遗症；膈疝病史；气管支气管软化症或其他固有肺疾病史。临床呼吸功能不全应按辅助通气等级（assisted ventilation rating，AVR）进行分级[3]，如下表所示。

+0	不需要辅助，呼吸空气
+1	需要吸氧
+2	夜间需要呼吸机或 CPAP
+3	有时需要呼吸机或 CPAP
+4	一直需要呼吸机或 CPAP

既往脊柱手术史及手术年龄、融合范围都应该明确。需要进行超声或 MRI 检查排除先天性肾脏异常，MRI 检查排除脊髓异常。肋骨融合伴脊柱侧弯的患者同时合并脊髓异常的发生率高达 43%[6]。

体格检查应包括静息呼吸频率的测量，并与正常值进行比较，以确定是否存在隐性呼吸功能不全。杵状指可能是慢性呼吸功能不全的体征。标准的脊柱体检应包括弯曲柔韧性、头部失代偿、躯干失代偿和躯干旋转。可以通过拇指移位试验测量呼吸性胸壁扩张来评估胸廓功能[1]，检查者的手置于胸廓基底部周围，拇指放置于背后并指向上方，且双手拇指位于与脊柱等距离的位置。呼吸时，由于胸壁向前外侧运动，双手拇指会相对于脊柱对称性移位（图 109-4）。吸气时如果拇指相对脊柱的移位大于 1cm 分级为 +3，即正常；如果移位介于 0.5～1cm 分级为 +2；如果不超过 0.5cm 分级为 +1，如果完全无移位分级为 +0。凹侧胸廓肋骨融合，拇指移位试验常为 +0，如果

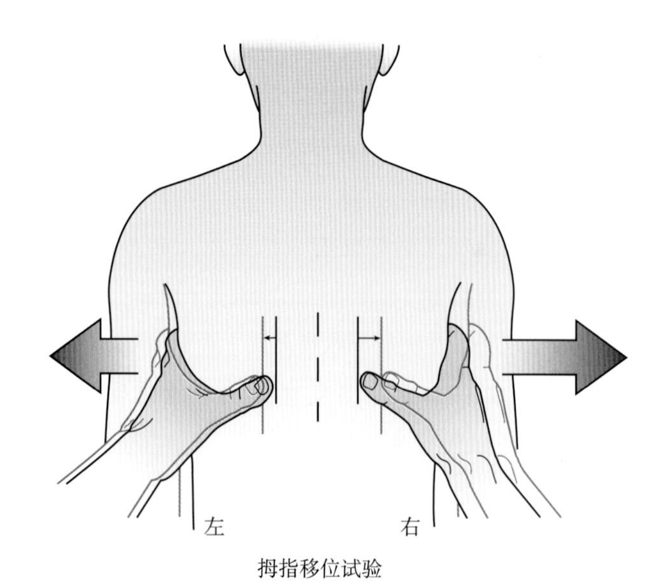

▲ **图 109-4　拇指移位试验**

引自 Campbell RM Jr, Smith MD, Mayes TC, et al. The characteristics of thoracic insufficiency syndrome associated with fused ribs and scoliosis. J Bone Joint Surg Am 2003; 85（3）: 399–408.

凸侧胸廓有明显的驼峰畸形也会变得僵硬，拇指移位试验也为 +0。胸廓运动消失就是呼吸功能异常，这也是 TIS 的一种体征。

术前放射影像学检查包括脊柱前后位（anteroposterior，AP）和侧位 X 线片，需要包括胸廓和骨盆。需要测量 Cobb 角、头和躯干失代偿及有效肺容积。有效肺容积是指凹侧胸廓纵径（一侧最近端肋骨中心与膈肌中点的连线距离）和凸侧胸廓纵径之比，是胸廓畸形的一个有价值的测量指标，比 Cobb 角能更好地反映胸廓畸形对肺功能的不良影响。Bowen 等[7]在一组脊柱侧弯早期融合患者的研究中发现，有效肺容积与肺活量相关，用力肺活量（forced vital capacity，FVC）与 Cobb 角无关。仰卧弯曲位片可用于确定凹侧胸廓的柔韧性和缩窄程度。如果合并后凸畸形，则在后凸畸形顶点下方用一个支撑垫来拍摄仰卧水平投照侧位片，以确定后凸畸形的柔韧性。颈椎 X 线片，包括过伸过屈侧位片，可用于评估颈椎有无异常或不稳。

CT 平扫可用于评估胸廓的三维畸形，椎管

闭合不全的位置及固有肺疾病，如支气管扩张或慢性肺不张。CT 平扫（不包括增强）层厚为 5mm，应包括颈椎、胸椎和腰椎。通过透视或动态肺磁共振成像记录正常的膈肌功能，全脊柱 MRI 筛查脊髓异常，如脊髓栓系或脊髓空洞。

术前实验室检查应包括血常规、ESR、C 反应蛋白、电解质、肌酐、凝血功能、尿常规、血气分析等。这些患者通常都有慢性肺疾病，ESR 和 C 反应蛋白会轻度升高，因此术前测定基础值非常重要，术后怀疑有感染时可用于参考。超声心动图可用于筛查早期肺心病。

在 Philadelphia 儿童医院，常规采用一种三专科评估系统，即手术策略需要骨科医生、小儿普外科医生和小儿呼吸内科医生共同评估确定。普外科评估重在评估相关的胃肠道、肾脏、心脏和先天性肺畸形。小儿呼吸内科评估的重点是肺功能，包括呼吸功能不全和固有肺疾病的进展风险，这些因素都可能会使患者的病情更趋复杂。术前通过三专科会诊，根据专科医生提供的病史、体格检查及支持 TIS 诊断的相关检查，为每位 TIS 患者制订治疗方案 [3]。如果所有医生一致认为患者属于进展型 TIS，VEPTR 胸廓开放楔形切开术是最佳的治疗选择，应推荐手术治疗。如果有医生反对，则推荐选择替代治疗方案。图 109-5 阐述了 VEPTR 手术患者的诊疗流程。

三、手术技术 [4, 5, 8]

（一）显露

术前留置中心静脉导管、动脉导管和 Foley 导管。患者取改良的侧卧位，胸部稍前倾。如果手术侧能够悬空，有时可以采用完全俯卧位。腋窝卷和泡沫垫垫在骨盆和下肢处。在畸形顶椎的下方放置一个海绵枕。用 2 英寸（1 英寸≈ 2.54cm）宽的布带加垫毛巾固定患者骨盆顶部，并系于手术台两侧，再用另一条布带和毛巾固定双下肢。上臂悬垂在外，连接脉搏血氧计。肩部露出并与身体的轴线成直角，肘部屈曲 90°，两臂之间和肘部下方有泡沫垫（图 109-6A）。如果切口侧铺巾较低，也可以采用俯卧位。脊髓神经功能的监测，可通过上下肢监测感觉诱发电位（somatosensory evoked potential，SSEP），也可

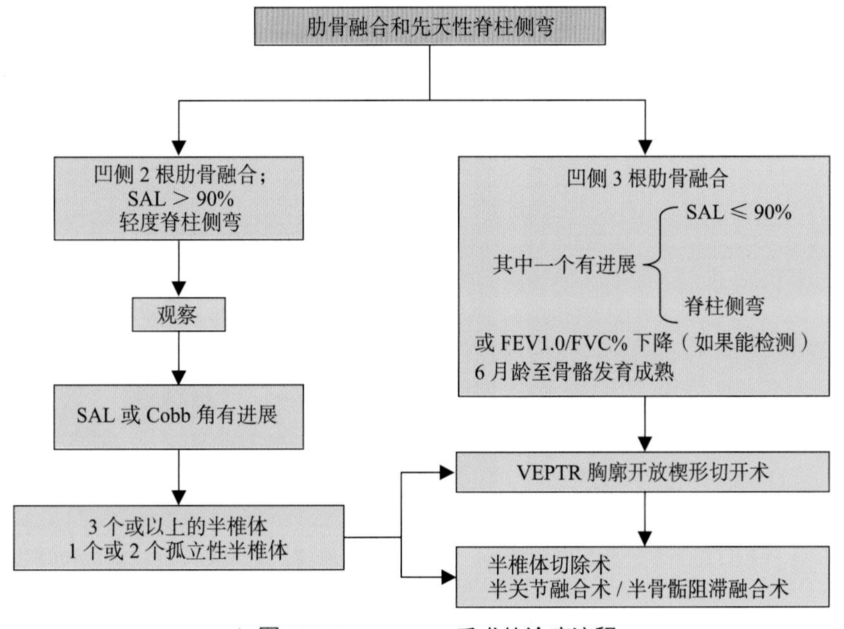

▲ 图 109-5　VEPTR 手术的诊疗流程

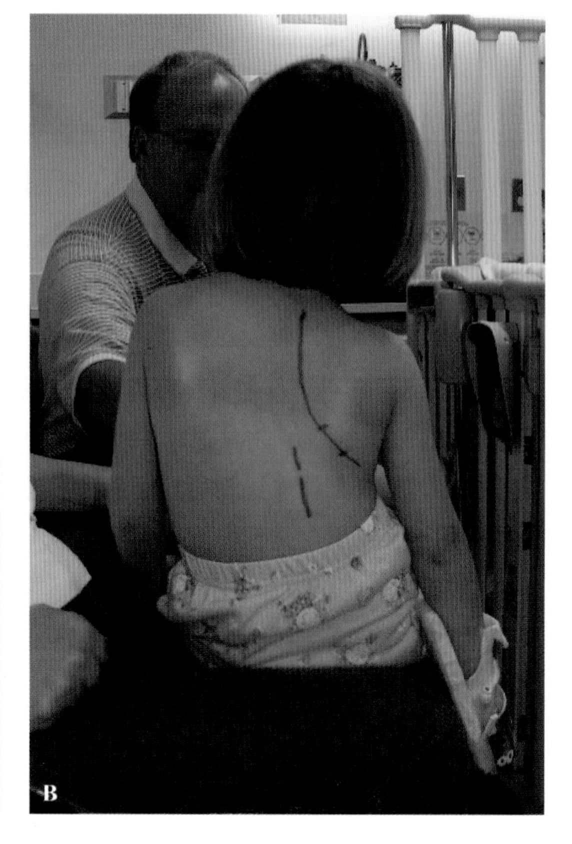

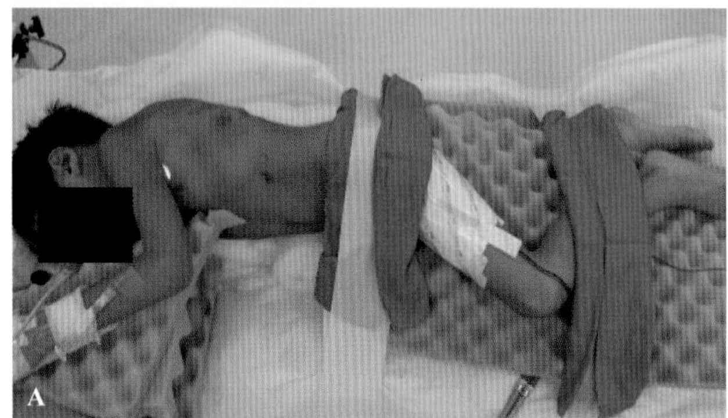

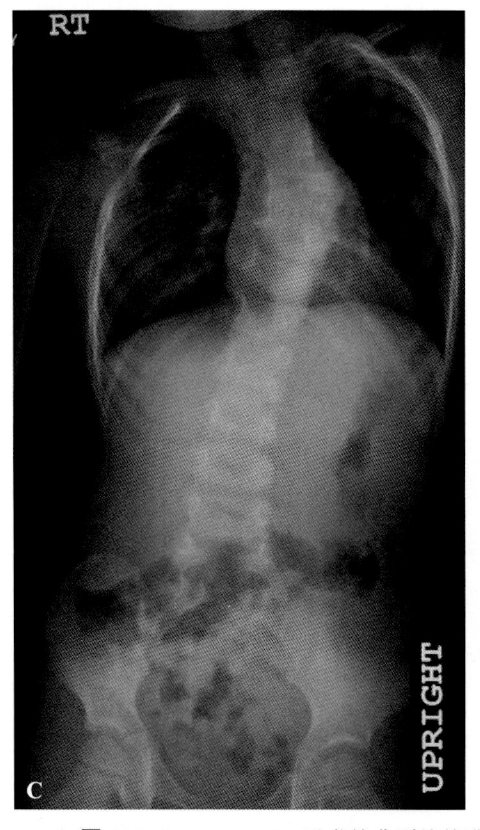

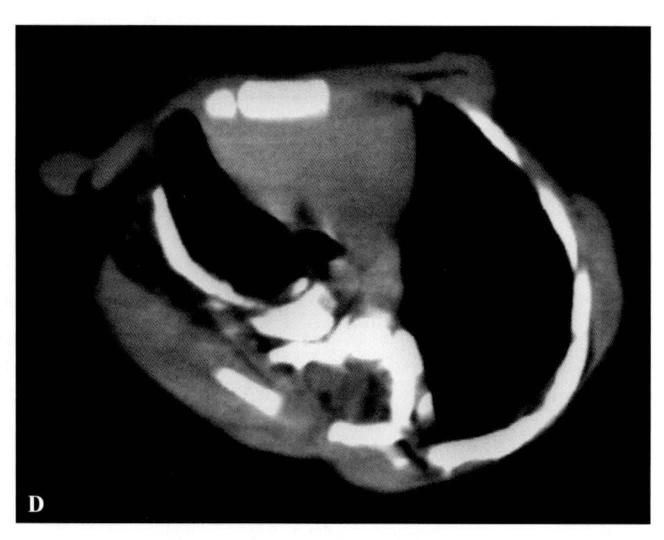

▲ 图 109-6 **A.** VEPTR 手术的典型体位准备。**B.** 3 岁女性患者，先天性伴脊柱侧弯和并肋，术前标记手术切口。**C.** 患者的术前 AP 位片。**D.** 另一位患者的术前 CT 扫描显示肩胛骨内侧缘通过椎管闭合不全的区域侵入椎管

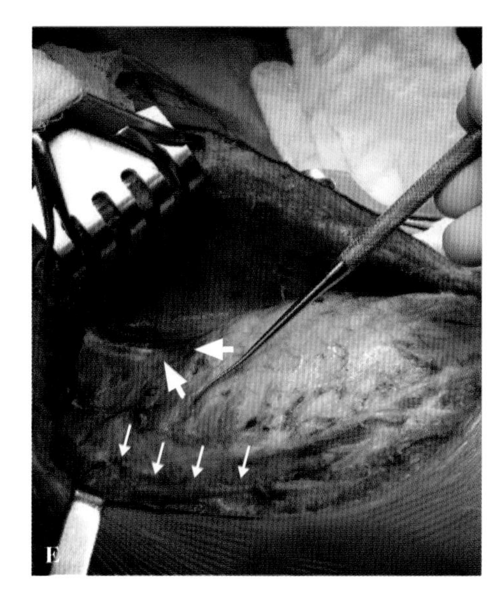

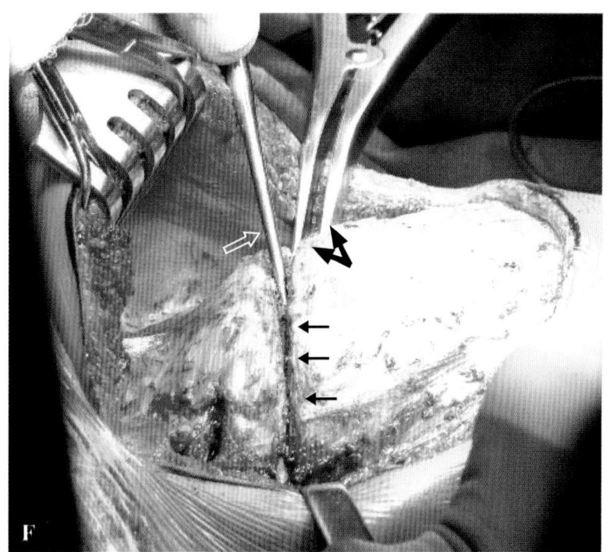

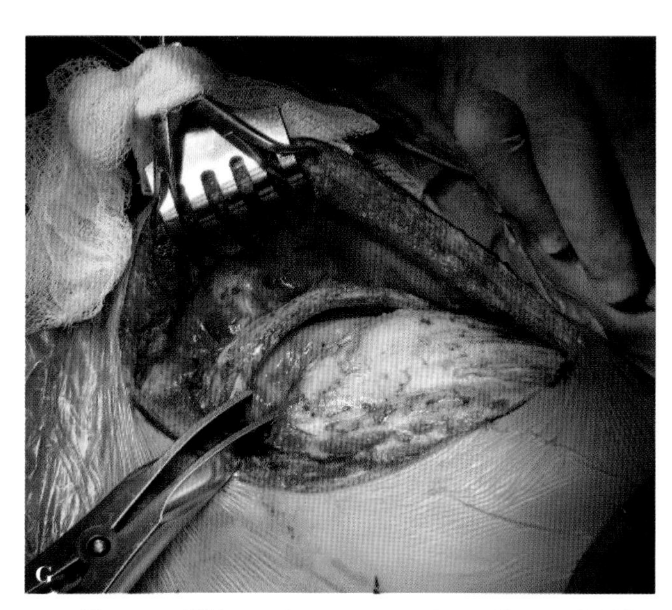

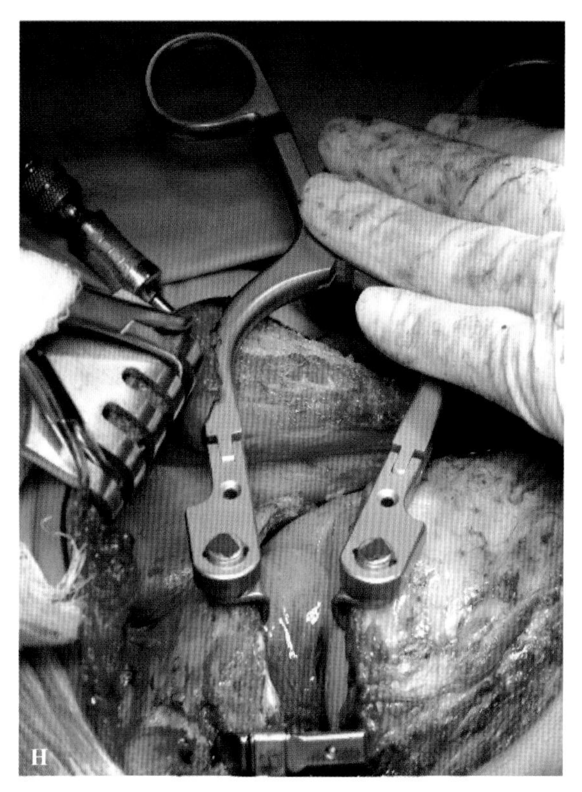

▲ 图 109-6（续） **E.** 完全显露。注意后斜角肌和中斜角肌的止点（大箭），保留椎旁肌内侧的肋骨表面的薄层软组织有助于血管再生（小箭）。**Freer** 剥离子插入肋间隙，确定上端肋骨锚定钩的锚定点。**F.** 电凝标记（小箭），**Kerrison** 椎板咬骨钳咬开通道，通过前方的骨撑开器（大箭）施加张力，同时用 **4** 号 **Penfield** 剥离子（方框箭）插入到胸膜骨膜结合处下方以保护肺组织。因为该患者的胸廓缩窄处靠近近端，可以直接在开放楔形切口处植入上端肋骨锚定钩。**G.** 用 **AO** 骨撑开器插入通道内侧，逐渐扩大间隙，以完成胸廓开放楔形切开术，并延长缩窄的胸廓。注意保护下方的肺组织。胸膜太薄，难以保留。**H.** 用 **Synthes** 肋骨撑开器代替骨撑开器，胸廓切口进一步逐渐扩大

以通过经头皮监测运动诱发电位（motor evoked potentials，MEP）。术前预防性抗生素治疗，头孢唑啉 30mg/kg 静脉应用。

消毒铺巾，并显露从骨盆顶部至肩顶部的躯干区域。作一个长弧形切口，近端起于 T_1，沿着肩胛骨内侧缘和脊柱棘突的中线下行并逐渐沿第 10 肋骨向前切开（图 109-6B 和 C）。Emans（个人交流）强调，这种相对直长的皮瓣有助于在胸

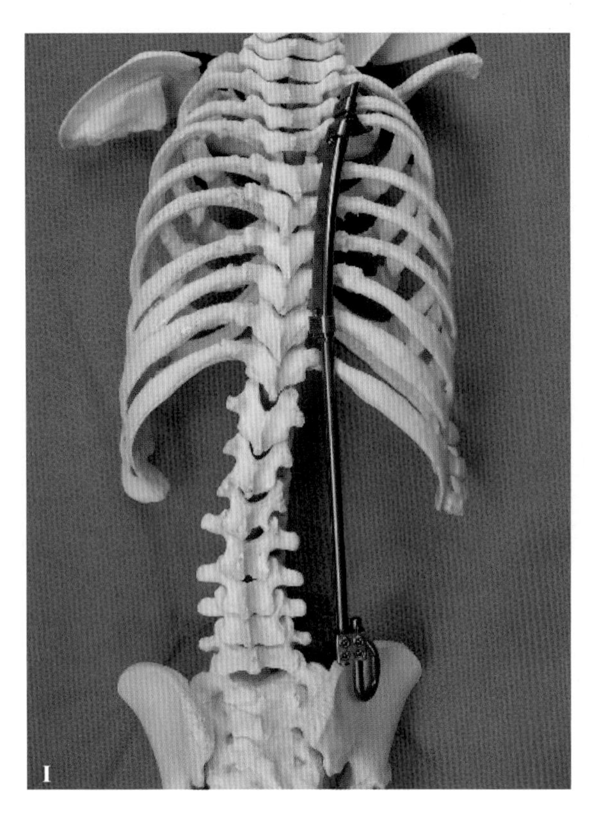

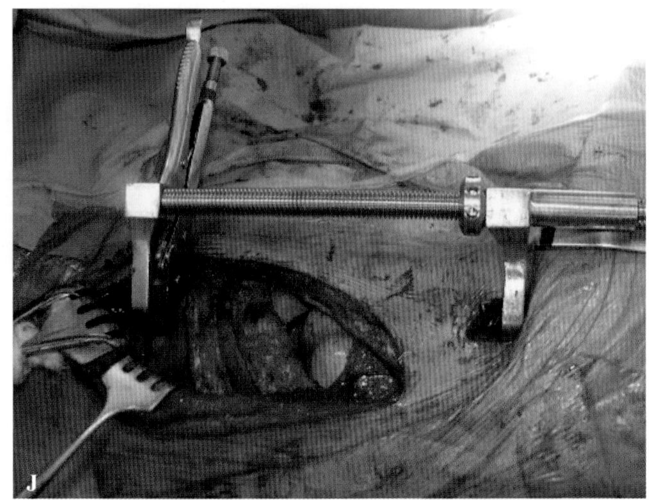

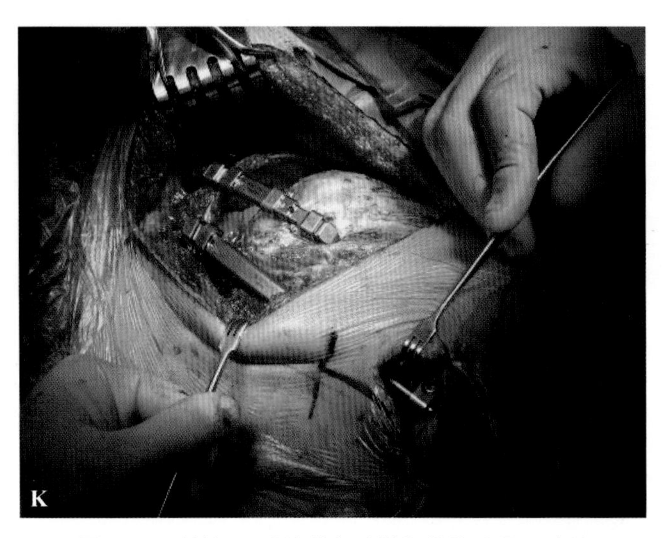

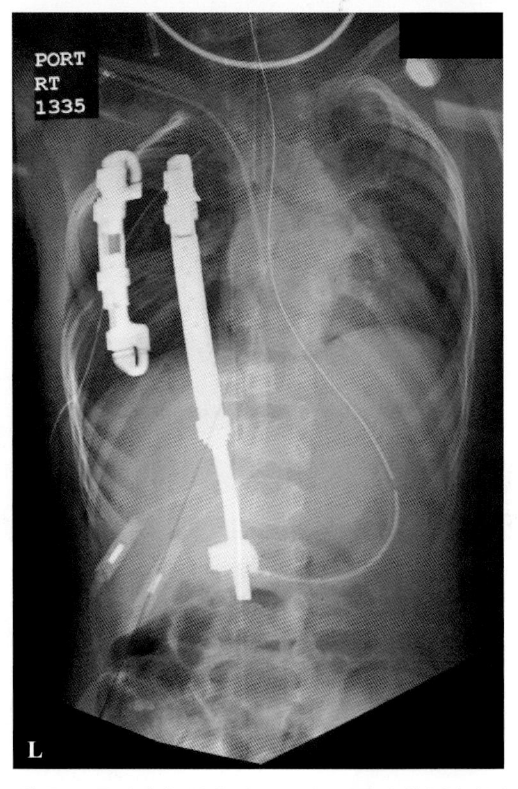

▲ 图 109-6（续） **I.** "埃菲尔铁塔" 样的肋骨 - 髂骨 **VEPTR** 装置，通过隆起处的横切口在骶髂关节侧方植入 **Dunn-McCarthy** 钩固定于髂嵴。这种固定方式适用于腰椎附件结构缺如或骨盆倾斜的患者，其机械强度大约是相同节段椎弓根螺钉的 **2.4** 倍。**J.** 用 **Harrington** 支架牵引完全矫正胸廓缩窄，同时矫正骨盆倾斜。通过胸廓开放楔形切口可见膈肌。随后植入其余的混合型装置组件。**K.** 最终装置：内侧为混合型 **VEPTR** 装置，外侧为用于分担负荷的肋骨 - 肋骨 **VEPTR** 装置。**L.** 术后 **AP** 位片。可以观察到不仅矫正了 **Cobb** 角，亦改善了有效肺容积和躯干平衡

廓开放楔形切开术后关闭切口。

沿着皮肤切口，用电凝切断背阔肌、斜方肌和菱形肌。如果术前 CT 平扫发现中段胸椎椎管闭合不全，肩胛骨内侧缘位于椎管内（图 109-6D），则必须改变手术入路以避免损伤脊髓。对于这种情况，应该用拉钩将肩胛骨向后拉出椎管，并在远离椎管闭合不全的区域，将菱形肌直接切断。随后，沿肩胛骨向近端钝性剥离，找到中、后斜角肌在第二肋骨的止点。这是一个重要的解剖标志，应注意保护前方的神经血管束。用电凝向上切开，直至肋软骨交界处，形成前皮瓣。为了充分显露，用电凝向后显露椎旁肌，直至横突（图 109-6E）。不应继续向内侧显露，因为脊柱显露可能引起自发融合。应注意保留肋骨表面的薄层软组织，以避免损伤骨膜影响血管再生。

（二）植入上端肋骨锚定钩

下一步就是在胸廓缩窄的近端植入 VEPTR 的上端肋骨锚定钩。上端肋骨锚定钩应环绕固定于直径 1cm 以上的肋骨。若肋骨太细，可以环绕 2 根肋骨，并添加一个扩展钩盖装置。在所要固定肋骨的下方肋间肌中部作 1cm 长的切口。插入 Freer 剥离子，将肋间肌推至肋骨下缘，剥离肋骨前方的胸膜骨膜联合层。在肋骨锚定点的上方肋间肌再切开一个切口，插入 Freer 剥离子并向远端推移，从前方剥离肋骨骨膜，直至 2 个 Freer 剥离子互相接触，在肋骨前方形成一个连续的软组织通道。随后沿着切口插入 VEPTR 装置并向上、下撑开。

从上方肋间肌切口将肋骨锚定钩盖倾斜插入，并向下端翻转，以避开大血管和食管。将上端肋骨锚定钩插入下方肋间肌切口，并与钩盖装配，植入钩锁锁紧。轻轻向上提拉上端锚定钩测试其稳定性。如果不稳定，应将上端锚定钩移至远端更粗的肋骨重新固定。避免将上端锚定钩固定于第 2 肋骨，因为这可能会损伤臂丛神经。对于柔性脊柱，不要将上端锚定钩固定于近端的刚性曲线上，这是由于 VEPTR 的撑开力会诱发近段代偿性侧弯，而不能矫正原发的僵硬性侧弯。如果所选肋骨与上下邻近肋骨存在纤维粘连而不存在正常肋间肌时，上端锚定钩的固定方法是类似的。如果上端锚定钩需要固定于并肋块时，需要用磨钻磨出一个 5mm × 1.5mm 的槽，且上方需要一个磨出 5mm 的窗，用于固定钩盖。

（三）胸廓开放楔形切开术

胸廓开放楔形切开术的目的在于制造一个用于延长缩窄胸廓的支点。就像楔形截骨一样，凹侧胸廓被横行截断，沿着截骨端撑开，将胸廓拉直，延长凹侧的胸廓，并间接矫正脊柱侧弯。胸壁缩窄处通常位于脊柱侧弯的顶椎近端，不仅包括并肋，还包括邻近缩窄的胸壁，在弯曲位片上可以看到相应节段连续多个肋间隙缩窄。如果胸廓缩窄处主要是 3～4 根肋骨形成的并肋，简单的胸廓开放楔形切开术足以矫正畸形。在进行胸廓开放楔形切开术时，注意使用骨膜外软组织保留技术，避免剥离肋骨骨膜造成继发性肋骨缺血。

沿着并肋之间的凹槽，用电凝标记拟行胸廓切开间隙。前方并肋通常有分离的部分，因此从肋软骨交界处开始进行胸廓切开，沿着标记间隙向后切开肋间肌和纤维粘连组织。用巾钳抬高肋间肌或纤维组织，以保护下方的胸膜。到达并肋块的连接区时，用 4 号 Penfield 剥离子插入并肋块下方剥离胸膜骨膜层，保护肺组织。用 Kerrison 椎板咬骨钳进行胸廓切开，形成 2cm 的间隙（图 109-6F）。插入 Penfield 剥离子，继续向后进行胸廓切开直至横突尖端。随后将 AO 骨撑开器沿腋后线插入胸廓切开间隙并撑开（图 109-6G）。

胸廓切开线的横突内侧通常有纤维组织，用 Freer 剥离子仔细分离，避免侵入椎管。如果在胸廓切开线的横突内侧有骨组织，用 Freer 剥离子小心地进行骨膜下剥离，然后在直视下用椎板咬骨钳咬除。

注意保护任何可能穿过并肋块的异常节段血管。为避免误入椎管，处理并肋块的最后 5mm 时，用弯刮匙小心地将肋骨从脊柱上脱位、游离。骨蜡可用于表面出血点止血。用骨撑开器进一步撑开胸廓切口，确保胸廓与脊柱完全游离。如果有 4 根以上的并肋造成胸廓缩窄，或者并肋块下方的肋骨与纤维组织紧密粘连，可能需要二次甚至三次胸廓切开术来矫正畸形。胸廓开放楔形切开间隙应至少达到肋骨厚度的 2 倍。

随后用 Kidner 剥离子向近端和远端分别轻柔剥离并肋截骨端下方的胸膜，使其充分游离。一旦将胸廓切口间隔撑开至几厘米，就可以用 Synthes 肋骨撑开器替换 AO 骨撑开器，再将胸廓切口进一步缓慢撑开至最大限度（图 109-6H）。将缩窄的胸廓成功延长后，斜向的近端肋骨就会变为水平位；上端肋骨锚定钩在最初插入时是向内侧倾斜的，此时也开始与身体纵轴平齐。

（四）植入混合型 VEPTR

对于年龄大于 18 月龄的患儿，腰椎椎管空间已经足够承受椎板钩，可以使用锚定于近端肋骨与腰椎之间的混合型 VEPTR 装置，实现胸廓矫形效果最大化。腰椎固定节段通常选择 L_2 或 L_3。为了防止术后后凸畸形加重，混合型撑开装置一定要固定于交界性后凸畸形远端至少 2 个以上椎体，并拍摄侧方负重 X 线片。

Synthes 肋骨撑开器留置于胸廓切口间隔，持续延长缩窄的胸廓，接下来重点处理混合型 VEPTR 下端的腰椎固定装置。在近端腰椎水平，距离棘突中线 1cm 做一个 5cm 长的椎旁皮肤切口。将皮瓣向内抬高，显露脊柱中线。用电凝纵向切开目标间隙处 2 个棘突处的隆起组织，用 Cobb 剥离器剥离脊柱椎旁肌。由于先天性脊柱侧弯常合并隐性椎管闭合不全，用大的 Cobb 剥离器剥离椎旁肌，可以减小显露过程中椎管损伤的风险。注意不要损伤椎板锚定点处的皮质骨，因为这可能会削弱承受牵张力的能力。切开黄韧带，插入椎板钩。如果椎板间隙太小不能插入椎板钩，可以行上位椎板减压扩大椎板间隙。在椎管显露区域，可用明胶海绵止血。通常将切除的自体肋骨制成骨块，植于上位椎板至椎板钩的顶部，单节段融合加强固定。为了椎板钩在骨融合之前保持在位，可用 1 号 Prolene 线将椎板钩的柄部和棘突下方缝合固定。

如果脊柱侧弯延伸至腰椎，或者骨盆倾斜相当严重，混合型固定装置远端可以下延并采用 S 形 Dunn-McCarthy 钩固定至髂骨，这被称为“埃菲尔铁塔”样装置，而固定至髂骨中央的 S 形钩被称为“髂嵴底座”（图 109-6I）。这种结构是矫正骨盆倾斜的有力手段[9]。还有一种缓慢矫正骨盆倾斜的有效方法，即首先用 Harrington 支架撑开近端肋骨和髂嵴之间的间隙（图 109-6J），再植入混合型肋骨 - 髂骨 VEPTR。先植入上端肋骨锚定钩，再植入 S 形钩。可在已植入的上端肋骨锚定钩的外侧胸壁肋骨下方临时植入一枚肋骨锚定钩，并与临时肋骨袖连接。这种方法能够轻柔地撑开完全性外侧胸廓缩窄，且植入的 VEPTR 载荷点不会承受过大的力量。

手动旋转 Harrington 支架的螺母，直至其反向作用力达到最大。每次撑开 3min，让胸部黏弹性组织放松，再循环继续。随着倾斜的骨盆逐渐恢复至躯干下方，反应性压力持续增加，需要在 Harrington 支架上使用杆式扳手继续撑开，每 3 分钟撑开几毫米。当转动 Harrington 支架的螺母时，瞬时反应性应力达到最大证明已实现最大矫形。维持 Harrington 支架的位置，将混合型 VEPTR 装置依次与肋骨锚定钩、S 形钩连接。VEPTR 撑开后，即可拆除 Harrington 支架。这种方法也适用于混合型肋骨 - 脊柱 VEPTR 装置植入，但是必须注意向远端插入椎板钩时不要用力过大，并且必须取出 Harrington 支架后才能植入 VEPTR 装置。

一旦矫正了侧方胸廓缩窄，充分显露后即可植入上端肋骨锚定钩和远端的肋骨－脊柱混合型 VEPTR 装置。测量混合型装置腰椎撑开所需的肋骨袖的长度，即上端肋骨锚定钩环绕固定的肋骨底部至 T_{12} 下终板之间的距离，并在肋骨袖和腰椎撑开装置上的对应数值处标记。临床上可通过触诊第 12 肋骨判断 T_{12} 下终板的位置。安装混合型装置，撑开锁锁紧。为了估计合适的长度，可以先将肋骨袖固定至上端肋骨锚定钩，在脊柱棒上标记出椎板钩下方 1.5cm 的位置。再将混合型装置取出，用剪棒器平滑地剪断脊柱棒。避免使用断线钳，因为由此产生的锐利边缘可能会切断表面覆盖的软组织。用 French 弯棒器将脊柱棒的末端折弯使其轻度前凸和外翻，棒植入后应与脊柱的轴线对齐，并符合腰椎前凸曲度。通过筋膜下安全通道植入已测量的混合型腰椎撑开装置。用一个长 Kelley 钳，从近端切口向远端切口，通过椎旁肌探出一条通道，小心操作避免损伤胸壁和心包。用 Kelley 钳夹持胸管，将其向上拉至近端切口，将混合装置穿过胸管引导至近端。取出胸管，将混合型装置分别与下端椎板钩及上端肋骨锚定钩相连接，置入撑开锁锁紧。为了完成装置的初始撑开，需要将 Synthes 的 C 形环紧贴椎板钩的近端并与棒连接，通过 C 形环撑开 VEPTR 近端和远端椎板钩，将椎板钩与脊柱棒锁紧。将 Synthes 肋骨撑开器从胸廓切口处取出，如果混合型装置已经充分撑开，胸廓开放楔形切开术可维持其开放位置。

（五）植入第 2 套 VEPTR：肋骨－肋骨装置

第 2 套 VEPTR，即肋骨－肋骨 VEPTR 装置应固定于混合型 VEPTR 装置的外侧，辅助混合型 VEPTR 装置完成畸形矫正，并减轻内侧肋骨锚定钩的应力。上端肋骨锚定钩的锚定点通常选择内侧混合型装置环绕固定的肋骨，而下端肋骨锚定钩的锚定点应选择一个稳定、尺寸合适的肋骨，不能低于第 10 肋骨，且最好处于水平位。VEPTR 的胸壁跨度应越大越好，实现装置撑开潜能最大化。同上显露下端肋骨锚定钩的植入间隙，肋骨－肋骨 VEPTR 的长度应根据缩窄胸廓的矫正长度确定，因此植入上端肋骨锚定钩后，再次使用 Synthes 肋骨撑开器将胸廓切口间隙撑开至最大限度，测量上端肋骨锚定钩锚定点的下缘和下端肋骨锚定钩锚定点的上缘之间的距离。测量距离应与肋骨袖和肋骨－肋骨 VEPTR 下端肋骨锚定钩上的数值相对应。将下端肋骨锚定钩与肋骨袖连接后一并植入。

肋骨－肋骨 VEPTR 的上端肋骨锚定钩和下端肋骨锚定钩的标准位置为中立位。然而，由于肋骨倾斜，如果下端肋骨锚定钩的锚定点在水平面方向与上方肋骨不一致，VEPTR 与下方肋骨就不能完美匹配，这时应将下端肋骨锚定钩向右或左旋转 30° 以实现更好的匹配。

取出 Synthes 肋骨撑开器，将下端钩盖倾斜插入至下端肋骨锚定钩锚定点远端，将其向上旋转并与下端肋骨锚定钩装配。如果下端的肋骨锚定点倾斜，需要连接扩展钩以跨越更长的距离，以保证肋骨锚定钩环绕固定于肋骨。下端肋骨锚定钩应置于肋骨锚定点的上部，安装钩盖，用钩锁锁紧。肋骨袖近端与上端肋骨锚定钩成角度连接，并缓慢就位。一枚撑开锁锁紧近端，将肋骨－肋骨 VEPTR 撑开 0.5cm 以保持结构的张力，再用一枚撑开锁锁紧远端。

外侧装置撑开后，将内侧混合型装置再次撑开，以平衡内侧结构拉紧后形成的牵张力，将钩锁锁紧，取出 C 形环（图 109-6K 和 L）。

从肺的角度考虑，VEPTR 干预治疗的理想年龄是 6 月龄至 2 岁。但是 VEPTR 混合型装置可能不适合于婴幼儿，因为 18 月龄以下的患儿的腰椎椎管尚无足够的空间植入椎板钩。对于这类患儿，建议使用肋骨-肋骨装置稳定胸廓切口。使用肋骨-肋骨 VEPTR 装置矫形的效果可能不及混合型 VEPTR 装置，但足以维持胸廓切口开放至患儿年龄达到 2 岁。此后根据病情需要可以更换混合型 VEPTR 装置以获得更大的矫形。更换装置时需要充分显露，先取出下端肋骨锚定钩和肋骨袖，再植入更长的肋骨袖以匹配混合型装置的撑开跨度，并固定至上腰椎。必要时可以再植入一套肋骨-肋骨 VEPTR 装置。

（六）关闭切口

为了辅助关闭切口并保持缝合线的最小张力，肌瓣和皮瓣可用干的开腹海绵覆盖，再用力牵拉靠近。软组织皮瓣易于拉拢重叠。留置 2 根深部引流管，分别为 7 号和 10 号 Jackson-Pratt 引流管。如果脏胸膜有明显的破裂或撕裂，则需要放置胸管。脏胸膜的小破口无须处理，但是如果存在广泛撕裂则需要借助 Surgisis 膜补片（一种生物可吸收膜）修补，并用可吸收线间断缝合（图 109-7）[10]。皮下镇痛导管泵入局部麻醉药有助于控制术后疼痛，建议放置在装置附近。

沿着切口顶点，用 0 号 Vicryl 线间断“8”字缝合深部肌肉关闭肌皮瓣，注意脉搏血氧计及上肢的 SSEP 和 MEP，警惕急性胸廓出口综合征。上端并肋被推向上方，可能压迫先天性短缩的臂丛神经，因此关闭切口时可能发生臂丛神经损伤[6]。一旦出现臂丛神经受压症状，尤其是尺神经电位波幅减少，或脉搏血氧计读数丢失，稍微松开切口后体征或神经监测电位波幅通常会有所改善。如果脉搏血氧计读数或脊髓神经监测电位波幅无改善，可能必须切除第 1、第 2 肋骨的前外侧部分，以减压臂丛神经。

顶点处缝合关闭后，用 0 号 Vicryl 线连续缝合近端和远端的肌瓣，4 号 Monocryl 线关闭皮肤。用无菌纱条及厚敷料包扎覆盖伤口，敷料上可覆盖外科聚氨酯泡沫以保护切口。术后在手术室拍摄 AP 位片和侧位片，检查内置物的位置，确定矫形效果，检查有无气胸，并确认气管插管位于隆凸上方合适位置。

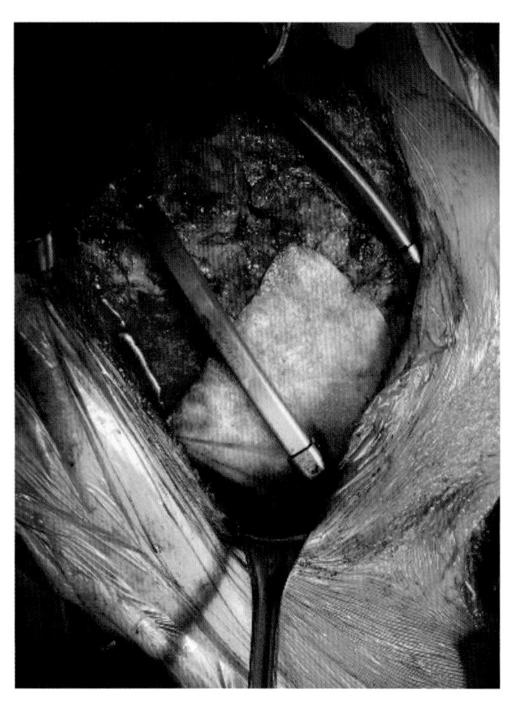

▲ 图 109-7 **Surgisis** 膜补片（薄），放置于肺底最可能发生膈疝的区域，覆盖胸膜破口。近端小于 **4cm** 的胸膜缺损不需要使用膜补片修补

四、术后处理

患者通常需要维持气管插管 24～72h，相比标准开胸手术，VEPTR 胸廓重建后大大改变了肺功能的机械机制，因此术后通常不能即刻拔管。每 3 天需要复查一次血细胞比容。尽管平均失血量通常约为 50ml [4]，但巨大皮瓣下持续渗出导致术后输血风险高达 50%。通常血细胞比容应维持在 30% 以上，以保障这些患者的携氧能力。应注意限制液体量以防止急性肺水肿。

患者一旦脱离呼吸机，即可转至普通病房，引流量低于 20ml 时可拔除 Jackson-Pratt 引流管。胸管的 24h 引流量低于每千克体重 1ml 可拔除。

术后需要鼓励大力拍背或叩击背部，促进呼

吸道分泌物排出。应鼓励患者尽快下床活动。由于支具可能限制胸部活动度，不建议佩戴。

患者在拔除引流管或胸管后，偶尔可能发生呼吸窘迫，应考虑胸部 X 线检查确定是否存在胸腔积液及肺压缩。如果存在胸腔积液，前方放置"猪尾"胸管临时引流有助于改善症状。

（一）VEPTR 撑开

VEPTR 装置植入术后 6 个月，应在全麻下完成首次撑开手术。除非初次植入术中出现神经功能异常，本次撑开手术不需要脊髓神经监测。体位与初次内固定植入手术相似。通过 3cm 的小切口显露撑开锁，如果胸廓切口邻近撑开锁，则可以利用原切口，如果原切口远离撑开锁，则平行于内固定作一新切口。取出撑开锁，用撑开钳撑开直至达到最大力量（图 109-8），植入新的撑开锁。装置上一定要覆盖厚的肌瓣，通过周密的软组织处理，可将皮肤裂开的风险降至最低。如果通过胸廓切口显露撑开锁，则沿着装置的顶部向近端插入 Freer 剥离子，剥离表面覆盖的肌肉，形成软组织通道，用电凝进一步松解装置周围的肌肉组织，皮肤切口的游离缘形成可活动的厚肌瓣。远端采用相似入路处理。完成装置撑开后，覆盖撑开锁的肌瓣应无张力关闭。如果皮肤切口平行于装置，需要在肋骨袖撑开锁附近，沿装置一侧用电凝切开肌肉，并向侧方松解肌瓣将其从装置表面剥离，用 Freer 剥离子将全厚肌瓣翻开，完成撑开操作后将全厚肌瓣还原并覆盖装置，关闭切口。

术后拍摄站立位脊柱 AP 位片和侧位片，患者通常可以在术后 24h 内出院。所有的装置都需要每隔 6 个月定期撑开，一旦患者年龄足以配合肺功能检查时，需每年定期检查。

（二）VEPTR 更换手术

当 VEPTR 装置达到最大撑开时，需进行装

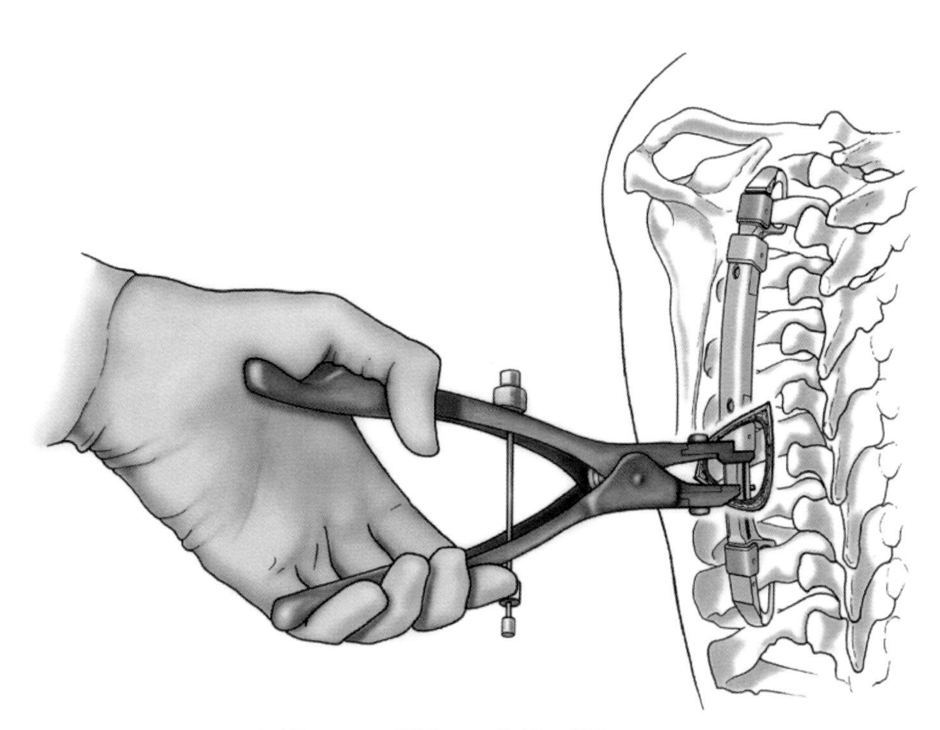

▲ **图 109-8　通过 3cm 的切口撑开 VEPTR**

手术通常大约需要 30min［引自 Campbell RM Jr，Smith MD，Mayes TC，et al. The effect of opening wedge thoracostomy on thoracic insufficiency syndrome associated with fused ribs and congenital scoliosis. J Bone Joint Surg Am 2004；86（8）：1659–1674.］

置更换手术，更换肋骨袖、下端肋骨锚定钩或混合型装置的腰椎撑开组件，可以保留上端肋骨锚定钩、椎板钩和 Dunn-McCarthy 钩，术中必须行脊髓神经监测。装置更换手术通常可以通过有限切口完成，远端切口位于钩的上方，中部切口位于混合型装置上方，上方切口位于肋骨锚定钩处。肋骨 - 肋骨 VEPTR 则需要分别显露近端和远端。

五、并发症

手术最常见的并发症是上端肋骨锚定钩从肋骨锚定点缓慢无症状移位。装置植入数月后，肋骨锚定点可能增生肥大，大多数病例的肋骨锚定钩内的肋骨周围都会长满新骨。有时在锚定钩下方也会有新骨形成，因此看似肋骨锚定钩移位至肋骨增生肥大的区域，然而实际上它仍然保持原位。肋骨锚定点的完全移位可能发生于装置植入术后平均 3 年，通常毫无症状，经常是在定期撑开手术前复查拍摄 X 线片时偶然发现的。移位通常在进行撑开手术时处理，通过胸廓切口近端的有限切口显露上端肋骨锚定钩，按常规方法将其重新固定至肋骨锚定点。用弯刮匙将肥大的肋骨剥削塑形以便于重新植入肋骨锚定钩（图 109-9）。

第二常见的并发症是皮肤裂开或感染，需要通过清创手术治疗并保留装置，用稀释的必妥碘冲洗引流（图 109-10）。用 Prolene 线松弛地拉拢切口皮缘，并保留 5mm 的间隙，待二次手术时关闭切口。持续静脉抗生素治疗 4～6 周，并根据细菌培养结果选择特定抗生素治疗。可以选择使用伤口负压辅助愈合（vacuum assisted closure，VAC）治疗系统覆盖装置，促进伤口愈合。

对于反复感染的患者，需要取出肋骨袖和腰椎混合型撑开装置或下端肋骨锚定钩，持续抗生素治疗 6 周，当 ESR 和 C 反应蛋白恢复正常，伤口愈合时，可以考虑重新手术植入装置。

皮肤裂开可通过清创及皮瓣转位治疗。对于长期使用 VEPTR 装置治疗的患者，装置表面可能会形成很厚的软组织瘢痕，因此反复的皮肤裂开是一个棘手的问题。对于这类患者可在侧方埋置软组织扩张器扩张皮肤，切除瘢痕组织，再请整形外科医生会诊将新生的皮肤转位并覆盖装置（表 109-2；图 109-11）。

六、TIS 的治疗展望

对先天性脊柱侧弯伴肋骨融合的患者行 VEPTR 胸廓开放楔形切开术是对 TIS 手术治疗

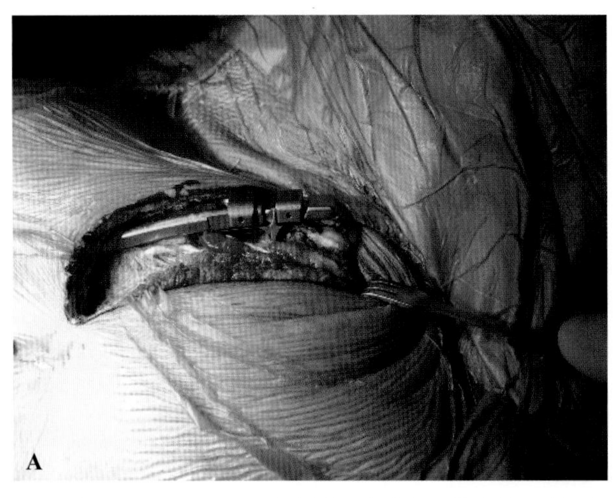

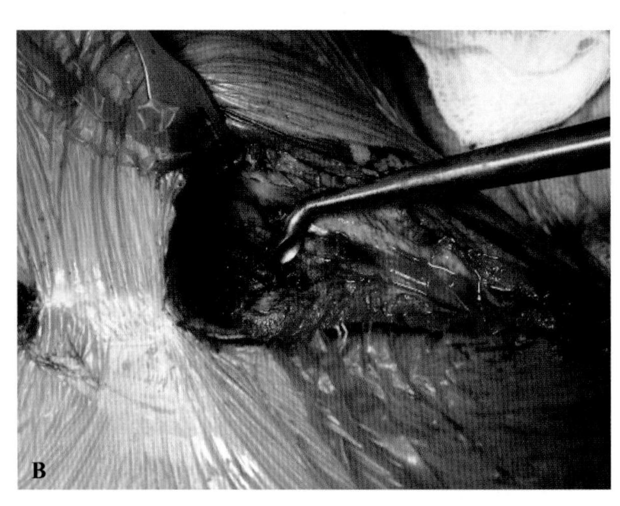

▲ 图 109-9 **A.** 肋骨锚定钩无症状向上移位的有限显露。探查证实锚定钩内没有骨性肋骨。**B.** 弯刮匙用来“雕刻”改造后的肋骨的尺寸和形状，以适合锚定钩的重新固定

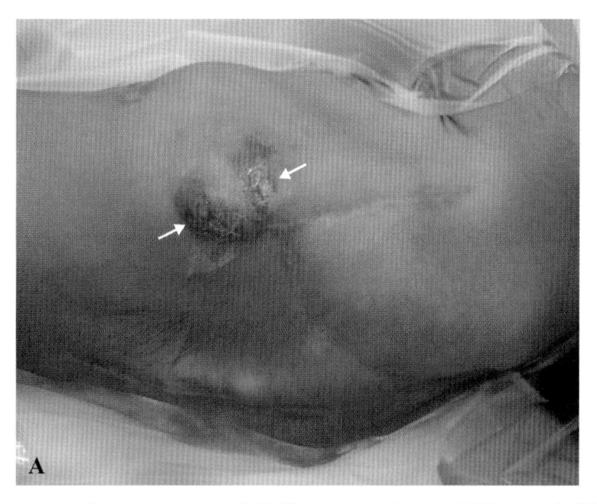
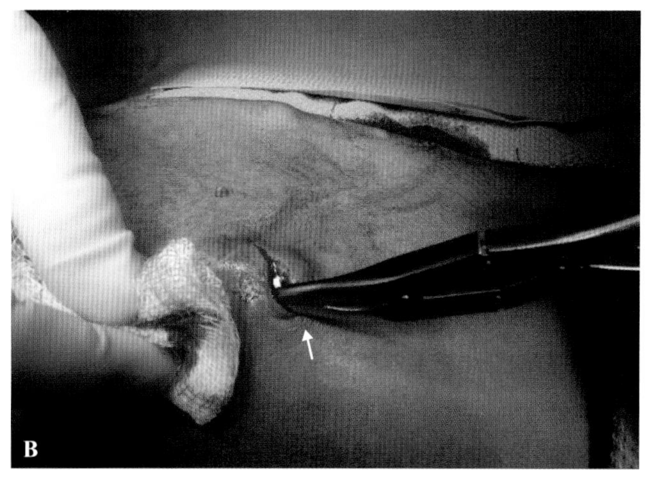

▲ 图 109-10　**A.** 感染的 **VEPTR** 切口（箭）。**B.** 切开引流术。如果仅有少量脓液，行局部清创手术，不需要取出装置。用一把咬骨钳（箭）去除近端伤口的坏死组织。伤口换药后等待二次手术治疗，也可以使用伤口 **VAC** 治疗

表 109-2　**San Antonio VEPTR 的并发症，1989—2004 年**[3]

n=201 ，1412 次手术
每位患者平均手术次数：7.02/ 患者
平均年龄：6 岁
感染率：3.3%
皮肤脱落：8.5%
移位指数（完全移位的风险 / 患者 / 年）
移位数 / 患者 / 年 0.09（每年）
移位平均时间：3.2 年
出现移位的患者：27%
发生内固定断裂的患者：6%

尝试首次尝试。这一治疗解决了 TIS 的容积减小畸形，并保留了胸廓和脊柱的生长，但不能恢复伴肌肉缺损的融合胸壁的活动度。这一治疗还有很多需要研究的问题，如 TIS 的自然史，VEPTR 如何改变疾病进程，其他传统治疗，如生长棒、凸侧融合术或经典的脊柱融合术如何影响疾病进程[11]。小样本的病例系列研究[12, 13]提示早期脊柱融合会对肺部造成不良影响。Karol 等[14]近期报道，青春期前的广泛的脊柱融合，尤其是近端融合，对肺功能有害，推荐对幼儿选择脊柱融合的替代治疗方案。不同类型的胸廓畸形对肺功能

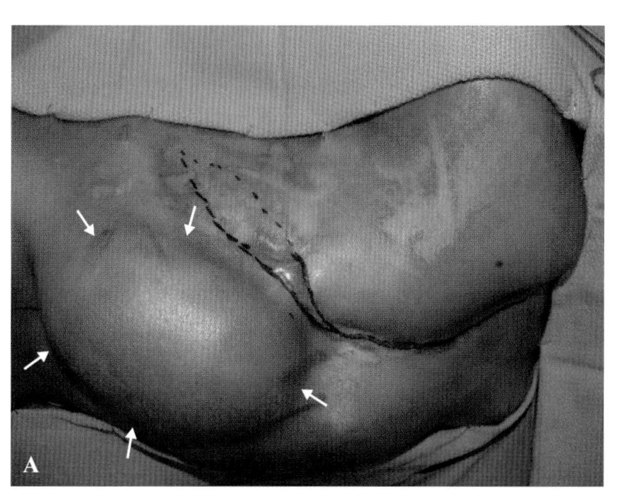
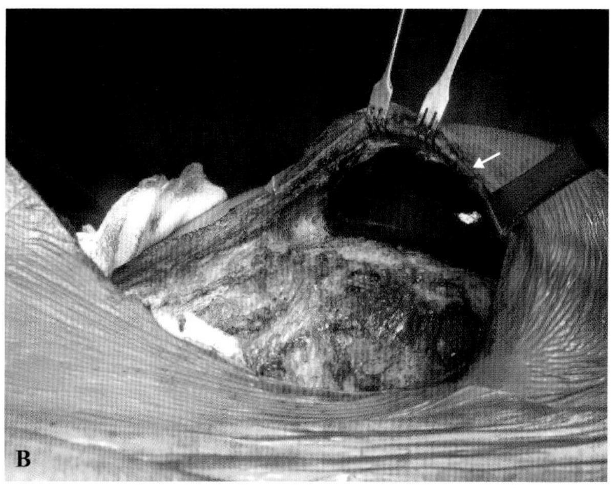

▲ 图 109-11　**A.** 反复皮肤裂开的患者。软组织扩张器（箭）埋置在下方，经过几个月的扩张，获得伤口覆盖需要的组织。虚线标记的切口线勾勒出要切除的皮肤减薄区域。**B.** 切除致密瘢痕，取出下方埋置的软组织扩张器（箭），用扩张器形成的近端大块软组织皮瓣覆盖。皮瓣被拉向远端，无张力关闭皮肤切口

损失的影响程度尚不清楚，主要取决于胸椎融合后的生长丢失。严重的限制性肺疾病最常见于早期行脊柱融合且骨骼发育成熟后胸椎长度不足 18cm 的患者，提示胸廓短缩存在阈值，这很可能是由于先天性畸形和脊柱融合共同导致肺功能的严重受损。Ramirez 等[15]报道了一组脊椎胸廓发育不良的老年幸存患者的 TIS 自然史，这类患者的脊柱实际上是一整块脊椎骨，脊柱高度大约只有正常平均值的 24%，而肺活量只有正常值的 29%。这些患者也许能够代表早期脊柱融合的模型。脊柱融合会影响胸廓的生长发育和容积。Canavese 等[16]注意到兔的后路脊柱融合模型会影响胸廓的生长发育，导致矢状面直径的缩短和胸骨长度的缩短。脊柱融合对胸廓发育和肺功能的影响可能必须借助 TIS 动物模型来进一步研究阐明。

既往认为先天性脊柱侧弯需要早期融合的理论基础在于单侧未分节的椎体不能生长，然而我们发现 VEPTR 治疗过程中胸廓的高度和容积都在增加[17]。Emans 等也证实 VEPTR 治疗后患者 CT 平扫肺容积有所增长[18]。VEPTR 胸廓开放楔形切开术也似乎在短期内有肺功能保护的作用[4, 19]。其他保留生长的治疗方式如生长棒，对先天性脊柱侧弯治疗经验有限，对肺部的影响尚不明确。可以考虑将 VEPTR 治疗广泛应用于单节段半椎体畸形以外的先天性脊柱侧弯。对于单节段半椎体畸形，有限凸侧融合术或半椎体切除术仍是更合适的治疗方式。

VEPTR 治疗的终点是什么？肺生长，包括肺泡细胞增殖或增大，会持续到骨骼发育成熟的年龄，因此推荐 VEPTR 治疗至骨骼发育成熟，并根据 Risser 征进行评估。骨骼发育成熟后，取出混合型 VEPTR 装置，再行终末后路脊柱融合术。如果患者无明显症状，可以保留外侧的 VEPTR 装置，但不需要进一步的撑开。建议每年定期随访并进行放射学和肺功能检查。VEPTR Ⅱ目前也可应用，且自动撑开装置也在研发中。

正如本章节前文所述，TIS 的理想手术治疗应重建病变胸廓的容积、对称性和生物机械功能，且不影响生长发育。脊柱融合术能否解决上述问题尚未明确，仍缺乏术后评估资料，如肺功能和 CT 平扫肺容积。脊柱非融合手术，如生长棒技术，能否解决上述问题同样不清楚。VEPTR 手术能够解决 TIS 患者的容积减小畸形，改善胸廓的对称性，并保留脊柱的生长。我们认为 VEPTR 对肺功能有好处，但是难以证实。Mehta 等[20]建立了 TIS 的兔模型，他们将幼兔的胸廓拴住，再模拟 VEPTR 胸廓开放楔形切开术治疗，以矫正容积减小畸形。动物模型显示，疾病组由于胸壁的融合压缩，导致肺的组织学发生了严重改变，而胸廓开放楔形切开术能够部分改善上述病变。目前已设计该动物模型的进一步研究。

由于胸廓的生物机械原理尚不明确，难以明确 VEPTR 治疗对胸廓的生物机械力学影响，开发高级评估工具，如肺动态 MRI，有助于理解胸部疾病及各种治疗对胸廓呼吸动力机制的影响。Campbell 等的初步研究发现，早发性脊柱侧弯或侧后凸畸形患者的动态肺 MRI，可以清晰显示胸廓活动异常和膈肌偏移[21]，进一步的研究正在评估在 TIS 的自然史中及 VEPTR、生长棒和脊柱融合等方式治疗后，胸廓 / 膈肌在扩张肺部中的生物机械作用比率。

未来也许会有更好的装置能用于解决 TIS 的所有问题，然而，就目前而言、进一步发展 VDD 矫正区保留生长的技术矫正容积减小畸形仍是最佳的实际目标。

致谢

本章节纪念小儿普外科医生 Melvin D. Smith，他为我们理解 TIS 并研发 VEPTR 手术做出了重大贡献。

第110章 儿童先天性颈椎畸形：节段性不稳和椎管侵入的治疗

Congenital Anomalies of the Cervical Spine in Children: Management of Segmental Instability and Spinal Canal Encroachment

Vincent J. Alentado John P. Dormans Rod J. Turner, Jr Andrew Jea 著
张学军 高荣轩 译

一、概述

与成人相比，由于特殊的胚胎学、发育解剖学和与未成熟的骨骼相关的生物力学等原因，儿童颈椎的解剖学有其独特的特点。正常儿童韧带松弛、小关节浅，对节段性脊柱稳定有不良影响。此外，儿童中薄弱的肌肉和相对较大的头颅增加了另一个生物力学方面的劣势。其结果是，与在成人中造成类似结果所需的能量相比，较低的能量增加了神经损伤的风险。这种神经损伤更可能发生在上颈椎，特别要注意的是软骨与软骨相结合的部位。

儿童先天颈椎畸形除了以上的复杂特征外，还影响了脊柱生物力学的完整性，可能增加神经损伤的风险。本章的目标是明确颈椎独特的胚胎学、发育过程中可能发生的相关先天性畸形，最后是儿童颈椎节段性不稳和椎管侵入的手术治疗。

二、颈椎胚胎学

要了解各种先天性颈椎畸形及其对脊柱生物力学的影响，首先要了解婴幼儿独特的发育特点。未成熟颈椎可分为近端段（从枕骨底部延伸至 C_2～C_3 椎间盘间隙）和远端段（从 C_3 延伸至 C_7）。与脊柱的其他部位相比，颈椎近端的胚胎学和发育是特殊的。相比之下，颈椎远端的发育与脊柱的其他部位相似。

（一）近端颈椎的胚胎学（枕骨至 C_2～C_3 椎间盘间隙）

考虑到近端颈椎的复杂解剖，最容易的理解方法是逐个节段进行胚胎学和发育解剖学的理解。

1. 寰椎（C_1）

寰椎的形成与其他椎体的形成不同。第四枕骨体节与第一颈椎体节结合形成前寰椎。寰椎发育不良的例子包括分节不良导致骨性融合和寰枕融合。此外，枕骨和寰椎之间的髁突关节也可能发生各种发育不良。由于关节活动受限或异常活动而造成的不稳能够影响正常的关节活动（图 110–1）。

2. 枢椎（C_2）

C_1 和 C_2 体节参与于枢椎的发育。其发育源

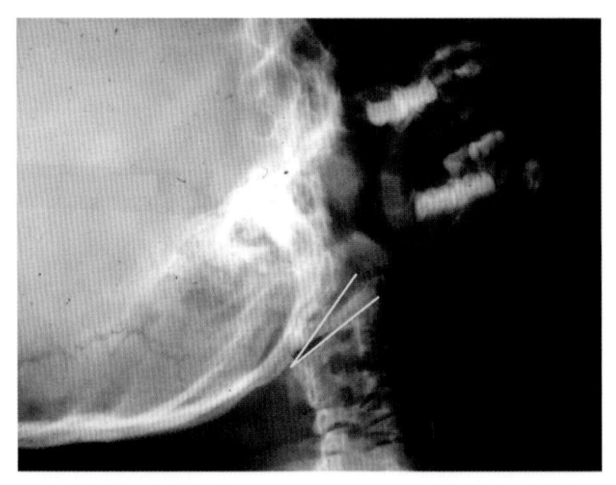

▲ 图 110-1 侧位 X 线片显示枕骨和寰椎之间的楔形开口，导致摇摆运动，提示髁突关节功能缺陷和不稳

于寰椎椎体的细胞分离并组合，参与齿状突的形成。这一过程的失败可能会导致发育不全或发育不良。虽然发育不全很少见，但在颈椎近端先天性脊椎畸形的患者中，发育不良是相对常见的（图 110-2）[1]。

（二）远端颈椎（C_3～C_7）的胚胎学

脊索是在胚胎第 2 周形成的，靠近轴旁中胚层，在第 2 周和第 3 周时发育，脊索被分割成 4 个头颅体节和 8 个颈部体节。与脊椎的其他部位相似，每个体节都可分为头半部和尾半部，它们随后与相邻体节的头半部和尾半部结合，形成相应原脊椎。脊索最终形成顶端韧带和翼状韧带，以及各个椎间盘的髓核。在胚胎的第 5 周和第 6 周，软骨化发生在每个椎体和神经弓的一半。然后在每个椎体和侧块中进行骨化。

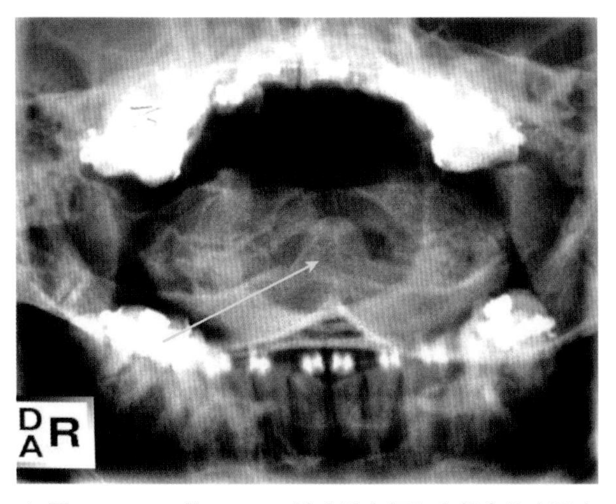

▲ 图 110-2 一位 22q11.2 缺失综合征和齿状突发育不全患者的张口前后位 X 线片

三、未成熟颈椎的发育解剖学

正如在 X 线片上所看到的，儿童颈椎的解剖结构随着椎体的生长、成熟和持续的骨化而不断变化。存在邻近两椎体终板的生长中心和未成熟骨骼中所见的很多软骨结合部都决定了这些部位可能会发生脊柱损伤。例如，在幼童中，齿状突尾侧基底的软骨结合是齿状突骨折分离的部位。

（一）寰椎

寰椎由 3 个骨化中心发展而成。2 个初级中心形成侧块，1 个次级中心形成前弓。寰椎的前弓在大约 1 岁时骨化（图 110-3 和图 110-4）。后弓在 3 岁或 4 岁时融合，侧块和前弓之间的软骨结合在大约 7 岁时融合。

（二）枢椎

枢椎由 5 个初级骨化中心组成，包括 2 个侧块、1 个齿状突（出生时由 2 个纵向部分组成）和 1 个椎体。有 2 个次级中枢，包括齿状突顶端的终末小骨和下环隆起（图 110-3 和图 110-4）。齿状突的两部分有时持续作为 2 个中心 [被称为双角齿（dens bicornis）] 而存在。齿状突与椎体之间由齿突中心软骨隔开。这种软骨联合在大多数情况下保持开放，直到 3 岁，在大多数情况下在 6 岁时融合。齿状突的尖端在 3 岁左右出现，12 岁时与齿状突融合。它有时可能保持未融合状态，然后成为终末小骨持续存在。

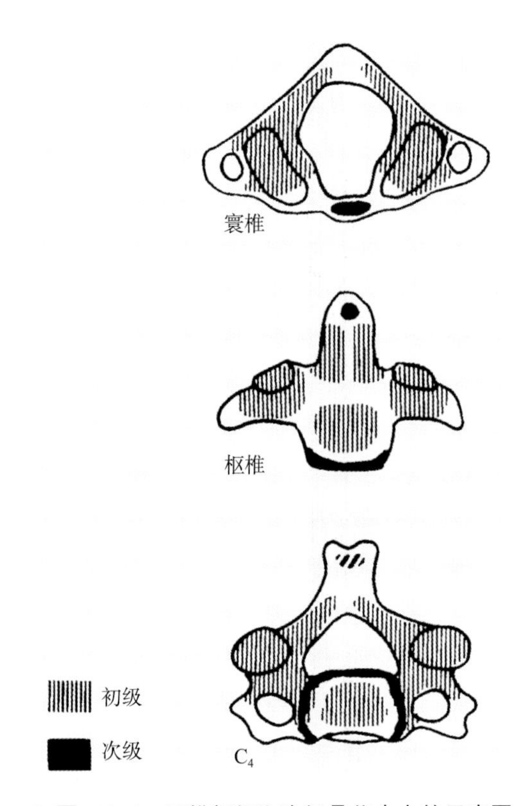

▲ 图 110-3 颈椎初级和次级骨化中心的示意图

经许可转载，引自 Sherk HH. Developmental anatomy of the normal cervical spine. In：Clark CR，ed. *The Cervical Spine*. 4th ed. Philadelphia，PA：Lippincott Williams & Wilkins；2005：37–45.

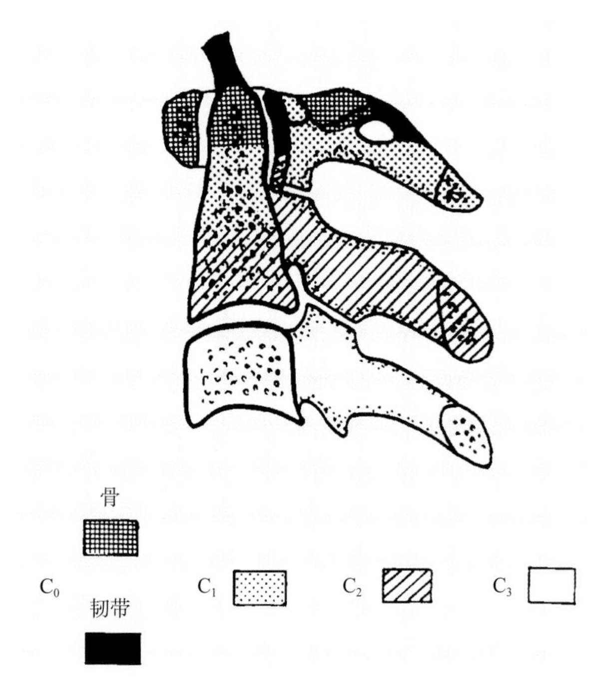

▲ 图 110-4 C_0 的下半侧生骨节提供齿状突的上部、下索前弓和寰椎上小关节的背侧部分，以及翼状韧带、横韧带（上部）和关节后韧带（图示黑色）。通常认为 C_1 骨节提供前弓的剩余部分和齿状突的下部

经许可转载，引自 Sherk HH. Developmental anatomy of the normal cervical spine. In：Clark CR，ed. The Cervical Spine. 4th ed. Philadelphia，PA：Lippincott Williams & Wilkins；2005：37–45.

（三）下颈椎

每个下颈椎由 3 个初级骨化中心组成，椎体一个，2 个神经弓各一个。环状隆起在儿童期后期骨化，在 20 多岁时融合。神经弓在 2 岁或 3 岁时向后融合，椎体侧块结合部在 3—6 岁时融合。

四、生物力学

与健康成人相比，正常儿童的脊柱生物力学有所不同。儿童相对的韧带松弛会影响小关节的稳定性及寰枕关节和寰枢关节的功能。此外，儿童寰枕关节的小关节和髁突发育较浅。因此，在加速和减速力量下，儿童更容易造成脊柱损伤，其次是脊髓损伤。特别容易引起脊髓严重的牵引性损伤。即使在 X 线片上脊柱的外观是正常的，椎间盘、小关节和软骨结合也可能损伤。虽然儿童脊柱可以承受半脱位和牵张，但脊髓不能。如果颈椎过度屈伸，就会造成脊髓损伤。

先天性畸形的存在，特别是在近端颈椎，通常会对脊柱生物力学造成进一步的负面影响，增加了节段性不稳和撞击或动态侵犯脊髓的风险。

五、椎管侵入

侵入：在儿童颈椎有 3 种主要类型的侵入，可以单独发生，也可以合并发生。了解这些有助于医生评估先天颈椎畸形患者的脊髓病风险。

1. 继发于骨性侵犯的椎管狭窄或缩小。

2. 椎管内的肿块，如小脑扁桃体，它在 Chiari Ⅰ畸形中可以观察到，或合并颅底凹陷时出现齿状突通过枕骨大孔突入。

3. 继发于脊柱不稳和一个节段在另一个节段上平移的动态侵入。

侵入的诊断

T_2 加权磁共振成像（MRI）是评估椎管侵入的最佳方法。对于年龄较小的儿童，这项研究可能需要全身麻醉。儿童椎管的最小宽度为 13mm，但随着年龄的增长而增加 [2]。

六、脊柱不稳

脊柱不稳定义为发生在 2 个或更多节段之间的病理性活动。无论在静态还是在屈曲和伸展时的动态过程中，通常观察到的是在矢状面 X 线片中的平移。除节段性平移外，失稳还可识别为枕骨与寰椎之间的异常运动，如摇摆。在这种摇摆运动中看到的楔形开口，而不是关节的平滑对称运动，是髁状突关节畸形、韧带松弛或两者兼而有之的评判证据。

与成人相比，通过临床检查确定儿童患者脊柱不稳很困难 [3]。儿童，特别是年幼的儿童，在查体配合方面存在困难。因此，对于年幼患者的创伤，需要寻找导致颈椎损伤的线索，特别是在上颈椎（枕骨到 C_2～C_3 椎间盘间隙）。头部受伤、安全带征或昏迷状态应考虑颈椎相关损伤的可能性。体格检查可以发现压痛、肿胀或挫伤。

由于骨骼不成熟的特点，对于大多数不太熟悉评估未成熟脊柱的临床医生来说，颈椎是一个困难的影像学研究。在表 110-1 中，列出了未成熟颈椎特有的、可能被误认为脊柱疾病的正常椎体观测。脊柱不稳在年幼的儿童中经常被误诊，因为不完全骨化的椎体可能会给出错误的平移或假性半脱位的诊断。以下是诊断儿童颈椎不稳的常用阈值。

表 110-1　正常儿童脊柱的特征

一般特征	• 棘突的次级骨化中心可能与骨折相似 • 椎体前缘变圆可能呈现出楔形压缩骨折的表现 • 水平小关节和韧带松弛允许更大的节段间活动度 • 颈椎前凸减少 • 较宽的椎前软组织可能和创伤时的肿胀相似
特殊特征	• C_1 多个骨化中心与骨折相似 • C_1 前弓未骨化可能被认为是 C_1～C_2 不稳定 • 正常儿童的 C_1～C_2 寰齿间隙可达到 4.5mm • C_2 正常的齿状突向后成角（4% 的儿童）可能与骨折相似 • 终末小骨可能与骨折相混淆 • 基底部的软骨结合可能与骨折相混淆 • C_2～C_3 和 C_3～C_4 假性半脱位可能被误认为不稳定

不稳的定义和测量

颈椎整体稳定性可通过在矢状位脊柱中立、屈曲和伸展状态下的动态 X 线片进行评估。一般说来，儿童稳定性的正常参数并不像成人那样严格。此外，任何水平的稳定性的可接受阈值不仅取决于测量本身，还取决于椎管。与狭窄的椎管相比，宽敞的椎管可以承受更多的节段性平移（表 110-2）[4]。

表 110-2　颈椎不稳分型

病　因	亚　型
先天性	• 脊柱型（骨性畸形） 　– 颅枕缺陷（枕椎、颅底凹陷、枕骨发育不良、髁突发育不良、寰椎枕化） 　– 寰枢椎缺陷（寰椎椎弓发育不全、齿状突发育不全） 　– 下颈椎畸形［分节不良和（或）融合不良、脊柱裂、脊柱滑脱］ • 韧带型 • 结合异常型　出生时发现，属于躯体异常 • 综合征型疾病（如 Down 综合征、Klippel-Feil 综合征、22q11.2 缺失综合征、Marfan 综合征、Ehlers-Danlos 综合征）
获得性	• 创伤 • 感染（化脓性 / 肉芽肿性） • 肿瘤 • 炎症状态（如幼年类风湿关节炎） • 骨软骨发育不良（如软骨发育不良、脊柱骨骺发育不良） • 贮积疾病（如黏多糖病） • 其他（如术后）

值得注意的是，尽管矢状位屈伸 X 线片被认为是稳定性测试的金标准，但这项检查在昏迷儿童中是不安全的。由于儿童相对的韧带松弛，颈椎的形变超过了脊髓的承受能力。在这种情况下，为了确保脊柱稳定需要相关的信息，磁共振成像是合适的检查方法。

图 110-5 中提出了一种用于诊断颈椎先天性畸形患者疑似颈椎不稳的算法。

1. 寰枕运动

寰枕层面的不稳定在矢状面后仰位上观察效果最好。此层面的平移阈值成人为 1mm，儿童为 2mm [5]。宽大的椎管可以接受更多的平移。

2. 寰枢椎运动

寰枢椎不稳在矢状位前屈位上观察效果最好，并测量齿状突前表面与寰椎前弓后表面之间的距离。测量齿状突的前表面与寰椎后表面之间的距离是观察寰枢椎不稳定的最好方法。这就是所谓的寰齿间隔（atlantodens interval，ADI）。不稳通常被定义为 ADI 在成人大于 3mm，在儿童大于 4mm [6]。

3. 下颈椎运动

目前尚无儿童下颈椎稳定性正常值的报道。重要的是要避免过度诊断节段性不稳，特别是在 C_2～C_3 节段。在未成熟的脊柱中看到的不完全骨化，可能会给人一种平移的假象。有些作者将节段间平移 2mm 定义为正常上限。此外，椎管直径是决定可接受平移的重要因素。

七、颈椎不稳的先天性原因

颈椎不稳的先天性原因很复杂 [7]。表 110-3

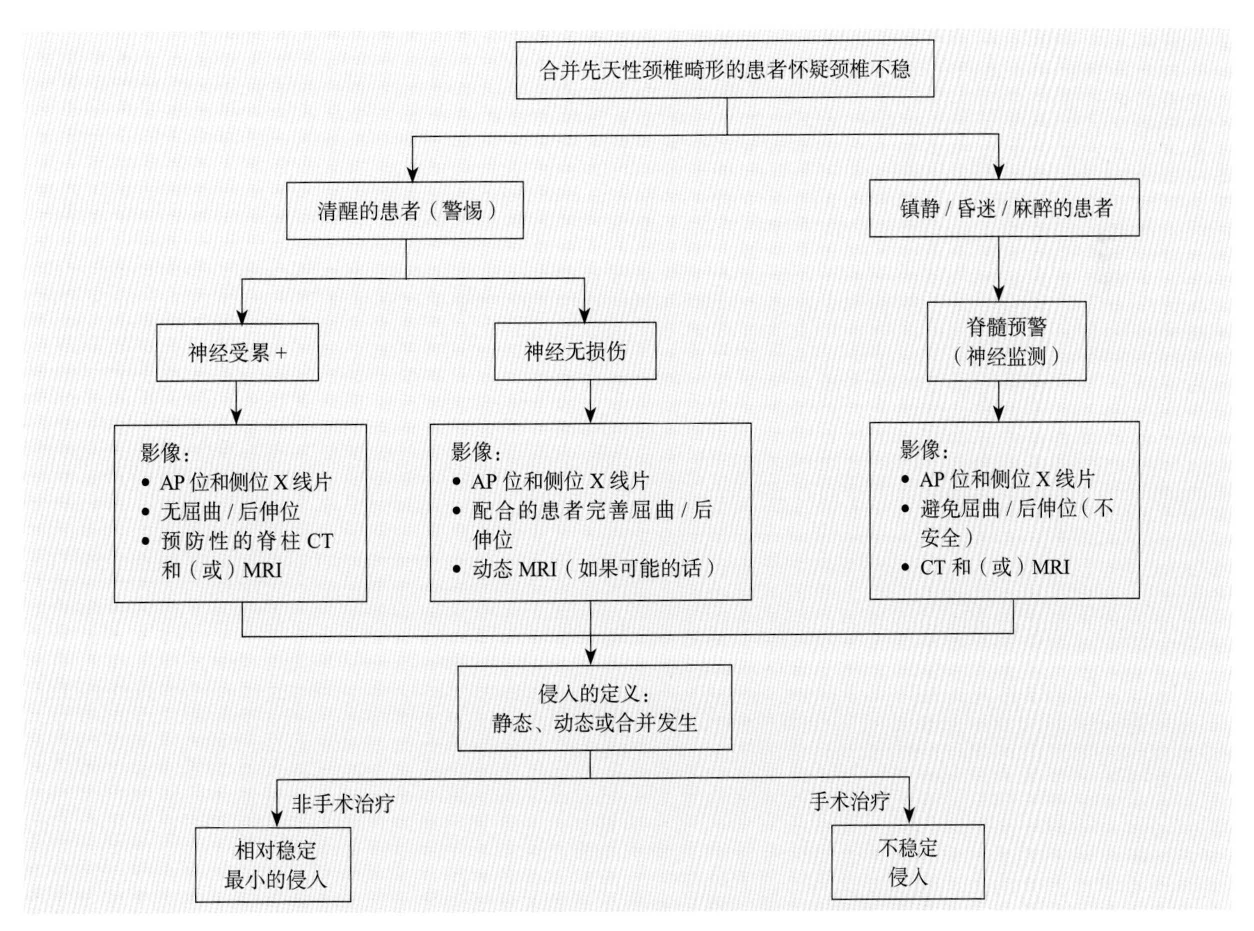

▲ 图 110-5 合并先天性颈椎畸形患者的颈椎不稳的建议算法

AP. 前后位；CT. 计算机断层扫描；MRI. 磁共振成像

提供了按受累部位分类的畸形目录。值得注意的是，颈椎畸形更多的是多发性的，而并非单发性的。回顾 68 例上颈椎先天性发育异常儿童，每个患儿出现椎体和椎管内畸形的频率为 2.3 个畸形（表 110–4）[8]。在大多数病例中，多发畸形均源于相同的体细胞发育缺陷。因此，当观察到一个畸形时，应该寻找有无其他畸形。这种检查不应局限于颈椎，也应包括胸椎和腰椎。在这种情况下，其他器官系统也可能存在先天性异常。在颈椎中最常见的先天性畸形如下所示。

上颈椎：（枕骨至 C_2～C_3 椎间隙）

常见的上颈椎先天性畸形包括寰枕融合、寰椎畸形、颅底凹陷、颅底扁平、齿状突畸形、游离齿

表 110–3　上颈椎的先天性畸形

	先天性骨性畸形			先天性非骨性神经性畸形
枕颈区	枕骨发育不良 枕骨畸形	枕下发育不良		• Arnold–Chiari 畸形 • 脊髓空洞症 • 脊髓脊膜膨出 • 神经纤维瘤病
	• 枕椎 • 颅底凹陷 • 枕骨发育不良 • 髁突发育不良 • 寰枕融合 • 寰椎弓发育不良	寰椎畸形	枢椎畸形	
		• 寰椎弓裂 • 寰枢融合 • 寰枢分节不良	• 终末小骨持续存在 • 游离齿状突 • 齿状突发育不全和发育不良 • 枢椎裂 • C_2～C_3 融合	
下颈椎区	• 原发性胚胎分裂失败（KFS 及其变异型） • 融合不良 • 脊柱裂 • 脊柱滑脱			

KFS. Klippel–Feil 综合征

表 110–4　脊髓侵入和上颈椎不稳与需要手术治疗的关系

	不　稳	侵　入	不稳 + 侵入	两者均无
非综合征组				
例数	15	10	12	3
手术 • 减压 • 关节融合 • 减压 + 关节融合	 0 9 1	 2 0 6	 0 4 5	 0 0 0
综合征组				
例数	5	7	9	7
手术 • 减压 • 关节融合 • 减压 + 关节融合	 0 1 4	 0 1 3	 0 3 5	 0 0 0
总例数	20	17	21	10
总手术	15	12	17	0

状突、Arnold-Chiari Ⅰ型畸形、椎间融合、先天性椎管狭窄、寰枕节段性不稳和枕枢椎节段性不稳。这些异常中最常见和临床相关的概述如下。

1. 寰枕融合

寰枕融合被定义为枕骨和寰椎部分或完全地先天性融合（图 110-6）。据报道，它在普通人群（成人和儿童）中的患病率为 0.12%～1.04%，男性和女性的患病率相等[9]。寰枕融合的范围从寰椎和枕骨的完全骨性融合到连接寰椎和枕骨局部区域的部分骨桥。寰枕融合的临床表现从无症状到引起颈部疼痛和僵硬，并有可能出现不同程度的神经功能障碍。在大多数寰枕融合的患者中，症状直到 40 岁才出现[10]。很难预测哪些儿童在儿童时期或成年后会出现症状。

寰枕融合可能与导致脊髓或脑干可容纳空间动态狭窄的异常有关。先天性 C_2～C_3 融合合并寰枕融合相对常见（图 110-7）。这种关联增加了邻近寰枢关节不稳定的风险。矢状面和冠状面 CT 重建和（或）MRI 有助于明确诊断（图 110-8）。在神经受损的情况下，通常需要减压（枕下开颅术和上颈椎椎板切除术）及枕枢关节融合术。

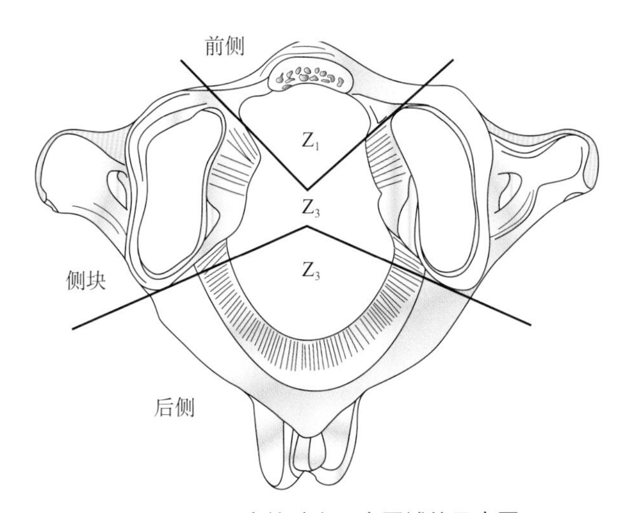

▲ 图 110-6　寰枕融合 3 个区域的示意图

经许可转载，引自 Gholve PA，Hosalkar HS，Ricchetti ET，Pollock AN，Dormans JP，Drummond DS. Occipitalization of the atlas in children. Morphologic classification，associations，and clinical relevance. J Bone Joint Surg Am 2007；89（3）：571–578.

2. 半寰椎和寰椎环不全闭合

先天性寰椎单侧缺失可以在出生时出现，也可以在出生后出现继发性斜颈。CT 和（或）

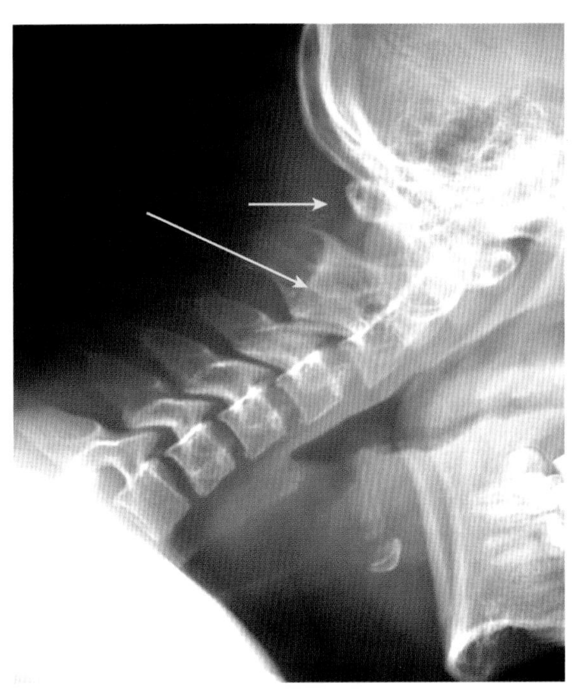

▲ 图 110-7　寰枕融合伴 C_2～C_3 融合的患者侧位 X 线片

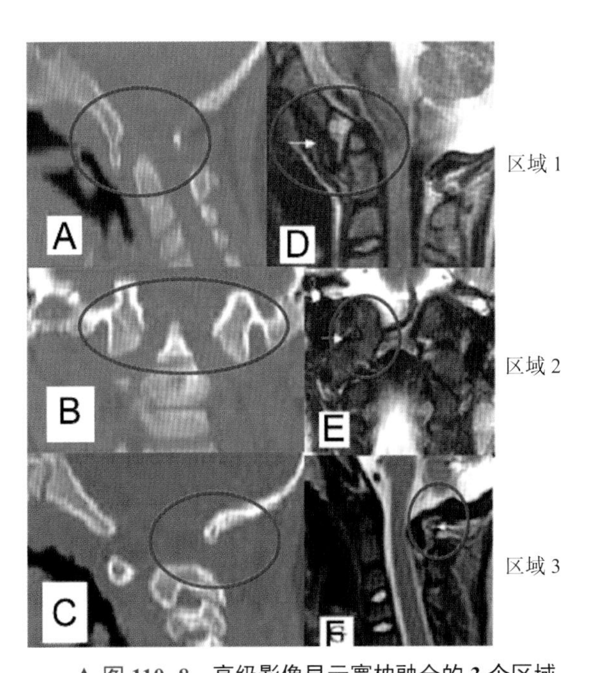

▲ 图 110-8　高级影像显示寰枕融合的 3 个区域

经许可转载，引自 Gholve PA，Hosalkar HS，Ricchetti ET，Pollock AN，Dormans JP，Drummond DS. Occipitalization of the atlas in children. Morphologic classification，asso-ciations，and clinical relevance. J Bone Joint Surg Am 2007；89（3）：571–578.

MRI 成像用于评估该畸形。此畸形常合并椎动脉畸形，临床医生在考虑对这些病例进行任何手术干预之前，应该进行合适的影像和检查[11]。治疗从细微病例的观察到椎管狭窄时的外科减压。如有必要，减压后可在 5—8 岁行后路融合。

3. 颅底凹陷

颅底凹陷是上颈椎最常见的发育性畸形之一。枢椎向颅侧移位，齿状突通过枕骨大孔侵犯脑干[12, 13]。文献中不准确地使用同义词“basilar invagination”“basilar impression”“cranial settling”和“platybasia”[14]。Basilar impression 是指获得性颅底凹陷，可见于 Paget 病、骨软化症、肿瘤、感染、甲状旁腺功能亢进、成骨不全、Hurler 综合征或佝偻病中，由于颅底骨质软化而导致[15]。Cranial settling 是颅底凹陷的一种类型，是专为类风湿关节炎的病例保留的[16]。Platybasia 是指颅底扁平，可单独存在或者合并颅底凹陷。

颅底凹陷通常与其他畸形有关，如 Chiari 畸形、寰椎发育不良和枕颈融合[12, 13, 15, 17, 18]。它也可能是更广泛的系统性疾病的一部分，如软骨发育不全、成骨不全、Klippel-Feil 综合征和 Morquio-Brailsford 综合征。

大多数的颅底凹陷患者直到 20—30 岁都没有症状，而此后患者可能表现出头痛、颈部疼痛和神经功能损害。25%～35% 的颅底凹陷患者有各种神经后遗症的症状，包括脊髓空洞症、延髓空洞症和脑积水[14]。

颅底凹陷的评估应包括 CT 和 MRI。McGregor 线是一种传统的、从硬腭后缘的上表面到枕骨曲线的最尾端的 X 线测量方法[19]。脊髓前部侵入可能需要在后伸位融合，或者经口入路切除齿状突前部，然后在后伸位固定。后部侵入可能需要枕下开颅和 C_1 后弓减压术，也可能到 C_2，然后相应的节段进行关节融合手术。

4. 齿状突畸形

齿状突畸形有不同的表现，从罕见的发育不全到不同程度的发育不良。因为这些畸形使得齿状突无法起到栓系及限制作用，可能导致寰枢椎不稳。目前认为游离齿状突源于创伤，具有类似于齿状突发育不全或发育不良的特征。此外，在先天性颈椎畸形的儿童，特别是伴有颅底内陷的，常可观察到齿状突的发育异常，如齿状突成角。

患者可有不同的临床表现，从颈部疼痛、不适到明显的神经损害，有时还会因轻微创伤而突然四肢瘫痪或死亡。当有神经受累，在屈伸片上证实寰枢椎不稳，伴有持续颈部疼痛和不适的症状，或由于其他原因（如 Chiari Ⅰ畸形）导致该节段可供脊髓容纳的空间缩小时，就有手术的指征。

5. Chiari Ⅰ畸形

Chiari Ⅰ畸形的定义是移位的小脑扁桃体、脑干和（或）小脑下叶通过枕骨大孔进入上颈管。这种畸形有几个重要的因素。首先，其他脊柱畸形通常与 Chiari Ⅰ型畸形有关。必须认识到脊髓压迫症的风险，特别是在出现一个或多个额外的颈椎畸形时。其次，与之相关的先天性颈椎不稳可能会加重 Chiari Ⅰ畸形的后遗症。最后，枕骨大孔的拥挤可能会干扰脑脊液（cerebrospinal flnid，CSF）动力学，从而导致脊髓积水或继发进行性神经肌肉性脊柱侧弯。

Chiari Ⅰ畸形的症状多种多样。由于颈髓空洞形成，症状可能首先出现在上肢区域。这可能会导致背部、肩部、手臂和腿部疼痛、僵硬或虚弱。此外，患者可主诉头痛、温度觉减退，特别是手掌的温度觉功能。最后，可能会发现构音障碍和吞咽困难等脑干症状，如出现此症状则需要紧急处理。

颅后窝减压术伴或不伴 C_1 后弓切除术是治疗 Chiari 畸形的首选方法。同时，可以进行硬脊膜成形术，以确保足够的脑脊液流动。如果合并上颈椎不稳，建议采用枕颈融合术。

八、先天性颈椎畸形相关的常见综合征

与颈椎先天性畸形和（或）不稳相关的最常见的综合征是 Down 综合征、KFS 和 22q11.2 缺失（DiGeorge）综合征

（一）Down 综合征

在与 Down 综合征相关的其他临床表现中，存在先天性胶原缺乏导致韧带松弛的表现。在颈椎，这可能会导致一个脊柱节段相对于相邻的脊柱节段发生平移，从而导致不稳定。通常，这发生在寰枕关节、寰枢关节或这两个节段同时发生[20]。下颈椎不稳较少见，但也会发生。平移的程度取决于韧带松弛的严重程度，这在不同的患者之间是不同的。神经并发症的风险不仅取决于不稳定的程度，还取决于患者的椎管宽度。幸运的是，先天性椎管狭窄不是 Down 综合征的典型表现。因此，与其他先天性综合征相比，神经系统并发症发生率较低。然而，由于在寰枕关节和寰枢关节观察到的平移可能很明显，因此在 Down 综合征患者颈椎不稳的情况下，最有效的是通过 MRI 评估椎管大小。Down 综合征患者颅颈交界区症状性不稳定的治疗是复杂的。在对这些患者进行手术前，患者的照顾者应该充分了解围术期的过程和术后预期。

（二）Klippel-Feil 综合征

对于 KFS，颈椎有多个先天性椎体融合。本综合征完整的体征标志是短颈、颈部僵硬和发际线偏低。不稳定可以发生在 2 个融合节段之间，也可以发生在融合节段与多个正常椎体的交界处。虽然急性神经系统并发症在 KFS 儿童中很少发生，但无力和临床体征经常在中年时出现[21, 22]。KFS 患者的脊髓横截面积比年龄匹配的正常对照组小，这可能解释了在一些 KFS 患者中观察到的潜在的神经功能丧失的原因[23]。

（三）22q11.2 缺失综合征（Digeorge 综合征）

与 22q11.2 缺失相关的染色体异常是最常见的遗传综合征之一，该综合征包括心脏、腭部和免疫学异常等多种异常。在最近发表的一系列研究中，连续 79 例 22q11.2 缺失综合征患者在 X 线片上发现上颈椎异常。每例患者至少观察到一种枕骨或颈椎发育变异。观察到的枕骨变异有颅底扁平症和颅底凹陷。寰椎变异有畸形的形状，前弓或后弓未闭及枕骨化。枢椎变异包括齿状突畸形。在这些已经注意到一系列的先天性颈椎融合的患儿中，其中最常见的发病部位是 C_2～C_3。在颈椎动力位 X 线片检查中，超过 50% 的患者存在寰枕平面节段性活动增加，这是通过伸展平移来定义的。此外，超过 1/3 的患者存在节段性活动增加，提示超过 1 个节段的不稳定。

九、儿童先天性颈椎畸形的处理和治疗

（一）一般治疗原则

对于儿童先天性或发育性原因引起的颈椎不稳的治疗决策，需要充分地掌握和理解治疗原则。先天性颈椎畸形可能导致逐渐加重的神经功能障碍，如果未经治疗，还会导致死亡。许多患者存在不同程度的神经损伤。作为选择，也可以预防性地进行手术，以防止病变进展而导致不可逆的神经损伤。与父母 / 监护人讨论病情和治疗的意义是很重要的。

大多数先天性或发育性颈椎不稳的病例都会出现症状逐渐加重。然而，颈椎创伤或脊柱手术也可能会加重临床表现。评估一般情况、相关综合征受累情况和详细的神经系统评价都是对患者

进行初步评估所必需的，尤其是创伤患者。重要的是，临床医生和医务人员（包括护理人员）要意识到，如果使用标准的成人脊柱板进行运输，幼儿较大的头部可能会导致无意间增加颈椎屈曲，并存在节段性平移的风险。儿科脊柱板的设计应适应较大的头部，且不弯曲颈部。如果没有这样的脊柱板，可用折叠的毛巾或床单垫起躯干和肩膀，并使用颈托暂时保持头部和颈部处于中立位置。

（二）Halo 头环背心的固定

使用 Halo 头环背心稳定脊柱是处理颈椎不稳的一个有用的辅助手段。Halo 头环使用较为简单，可以在急诊局麻下进行安装固定。一旦应用了 Halo 头环，它就可以很容易地连接到 Halo 头环背心或其他矫形器上。有一些关于儿童 Halo 头环的重要指南。首先，儿童颅骨较薄，最大厚度区域因患者不同而不同。因为没有确定的安全区域，所以头颅 CT 扫描对于小年龄儿童来说是很有用的，可以选择最安全的区域作为进针点。应触诊颞浅动脉，避免其损伤。其次，年轻患者的颅骨比青少年或成人的颅骨柔软。相应地，对于 6 岁以下的患者，建议至少使用 8 枚螺纹针并以 0.35～0.70N/mm（2～4in/lb）的扭力拧入，对于 6—8 岁的患者，建议至少使用以 0.70～1.05N/mm（4～6in/lb）的扭力拧入 4 枚，对于年龄较大的儿童和青少年，建议以 1.05～1.40N/mm（6～8in/lb）的扭力拧入 4 枚。

值得注意的是，虽然 Halo 头环背心使用方便，但其仍存在很多并发症。Dormans 等报道在使用 Halo 头环背心的儿童中，有 68% 的并发症发生率[24]。在 11 岁以下的患者中感染和螺纹针松动更为常见。

十、颈椎不稳和侵入的手术治疗

在大多数先天性颈椎畸形导致不稳定或神经损害的病例中，手术是最终的治疗方法。以下是外科医生可用于治疗这些疾病的各种治疗方法。

（一）前入路手术

1. 经口腔 – 腭咽入路

经口咽入路可直接进入下斜坡、寰椎和枢椎。为了建立通路，患者首先要仰卧，经口进行纤维支气管镜气管插管。在后咽做一个正中切口，从头端斜坡延伸剥离到 C_2～C_3 椎间盘间隙。咽后壁外侧解剖，显露斜坡、C_1 前弓和齿状突。电凝器骨膜下显露前纵韧带，宽度不超过 3cm，以避免损伤咽鼓管、椎动脉和舌下神经[25]。使用高速钻头钻 C_1 弓和前斜坡。仔细解剖斜坡下缘的硬膜附着物，避免损伤环状窦和引起脑脊液漏。接下来，对齿状突进行钻孔和掏空。然后将齿状突的骨皮质从周围韧带自头端到尾端分离出来。当齿状突完全切除后，切开交叉韧带和覆盖膜显露硬膜[25]。

充分减压后，伤口分层闭合，包括颈长肌、头长肌、咽后肌和咽后黏膜。如果后期要进行后路固定，患者可能需要穿上 Halo 头环背心，直到可以通过枕颈融合完成最终的关节融合术。术后留有鼻胃管进行肠外营养，并保持气管插管，直到口腔呼吸道消肿[14]。

2. 颈椎前路减压融合术

颈椎前路减压融合术可以相对容易地对颈椎前方病变进行显露。此外，颈椎前路融合术可以避免更大、更痛苦的后路融合术。然而，这些理论通常是针对骨骼成熟的儿童患者。

取皮肤横切口进行显露。锐性剥离显露颈阔肌并垂直切开。然后钝性剥离颈动脉鞘和食管之间斜行的无血管平面。食管向中线方向牵拉，使用电凝器将头长肌从椎体前缘分离出来。定位之后，切除相应的椎间盘，并显露终板以备椎间植骨。反之，可使用高速钻头和（或）咬骨钳来去除椎体，为椎体切除做准备。如果手术的主要目的只是稳定，则不需要切除后纵韧带。在青少年或年长患者中，使用 12～14mm、自外向内钉道的螺钉锁紧固定在椎间盘间隙和椎间植骨表面的前路钢板。严格的 CT 评估将指导小年龄患者选择合适长度的螺钉。术中拍 X 线片确认螺钉和钢板的位置。止血后逐层缝合切口，包括颈阔肌和皮下组织。

（二）后入路手术

1. 颈椎后入路的体位

颈椎后路手术恰当的体位很重要，它可以为外科医生提供最佳的视角，并且在内固定器械融合的病例中，也可以为术后提供良好的脊柱序列。患者应用 Halo 头环或 Mayfield 头架维持在俯卧位。当存在相关的脊柱不稳时，在患者的转运和摆放体位时需要非常小心。一旦摆完体位，应使用脊髓监测并与基线值进行比较。拍摄连续的侧位片，以确定颈椎复位和体位情况。

2. 颈椎后路减压术

对于有脊髓受损症状的侵入，需要进行颈椎后路减压手术。适应证包括症状性 Chiari Ⅰ畸形、颅底凹陷和先天性颈椎椎管狭窄。后路减压术通常包括枕骨切除的枕骨大孔减压术、后路椎板切除术和（或）椎板成形术。

值得注意的是，儿童颈椎经多次椎板切除术后可能会出现进行性脊柱畸形。Lonstein 报道了他们 50% 椎板切除术的病例术后出现明显的脊柱畸形[26]。导致畸形的危险因素包括广泛的椎板切除、术前神经受累和手术时年龄较小。当存在或预计可能存在不稳时，应采取手术固定和关节融合。

3. 枕颈关节融合术

枕颈关节融合术的体位注意事项与上述相同。取枕骨和 C_3 间的正中切口进行显露。触诊确认 C_2 分叉的棘突和枕骨结节。正中切口从枕骨延长至 C_3 棘突。枕颈结构至少应向远端延长至 C_2。

对于幼儿，非内固定融合术是手术融合的首选（图 110-9 和图 110-10）。取成对的自体肋骨，用椎板下钢丝或编织缆绳固定在枕骨和枢椎上[27]。肋骨自身的曲度更利于贴附颈椎及作为融合床。这一过程似乎有更好的耐受性，稳定性与髂骨移植术提供的稳定性一样好或更好。两种术式的术后处理相同。患者应用 Halo 头环背心固定，直到骨性融合为止。

在年龄稍大的患者中，枕骨螺钉和固定棒提供了更加坚固的结构（图 110-11）。枕骨内固定器械的安全位置为上、下项线之间。虽然双皮质螺钉由于更多的皮质骨固定可以获得更好的把持强度，但需要小心避免穿透和潜在的神经损伤[28-30]。直径 4.0～4.5mm 的枕骨螺钉可以用 2mm 增量的阶梯式钻孔技术以双皮质方式固定（图 110-12）。钻头和螺钉钉道应向内侧中线厚骨板成角倾斜（图 110-13）。固定棒应贴附并且使患者处于中立位。对位欠佳可能会影响术后吞咽功能。

枕颈内固定系统的局限性大部分存在于结构的颅骨端[31, 32]。枕骨的倾斜度及其与颈椎的夹角对器械固定施加了独特的几何约束[32-34]。双皮质枕骨螺钉置入有导致硬膜裂伤、脑脊液漏、硬膜静脉窦损伤 / 血栓形成和硬膜下或硬膜外血肿形成的风险[35]。脑脊液漏和静脉窦出血可以通过置入枕骨螺钉或者用骨蜡填塞无法置入螺钉的钉道来制止。应该术前告知患者和其照顾者枕颈融合术后颈椎活动范围会明显减少[36]。

4. 非内固定寰枢椎关节固定术

(1) Gallie 技术：用于寰枢关节固定的 Gallie 技术（图 110-14）的显露与枕颈关节融合术相似。重要的是避免过度显露，以防止相邻节段的融合。确定寰椎后弓，切开并剥离骨膜以通过椎板下的钢丝或缆绳。从中线向外侧剥离，儿童不超过 1cm，青少年不超过 1.5cm，可规避椎动脉。用一根 18 号或 20 号的钢丝或缆绳绕着寰椎后弓

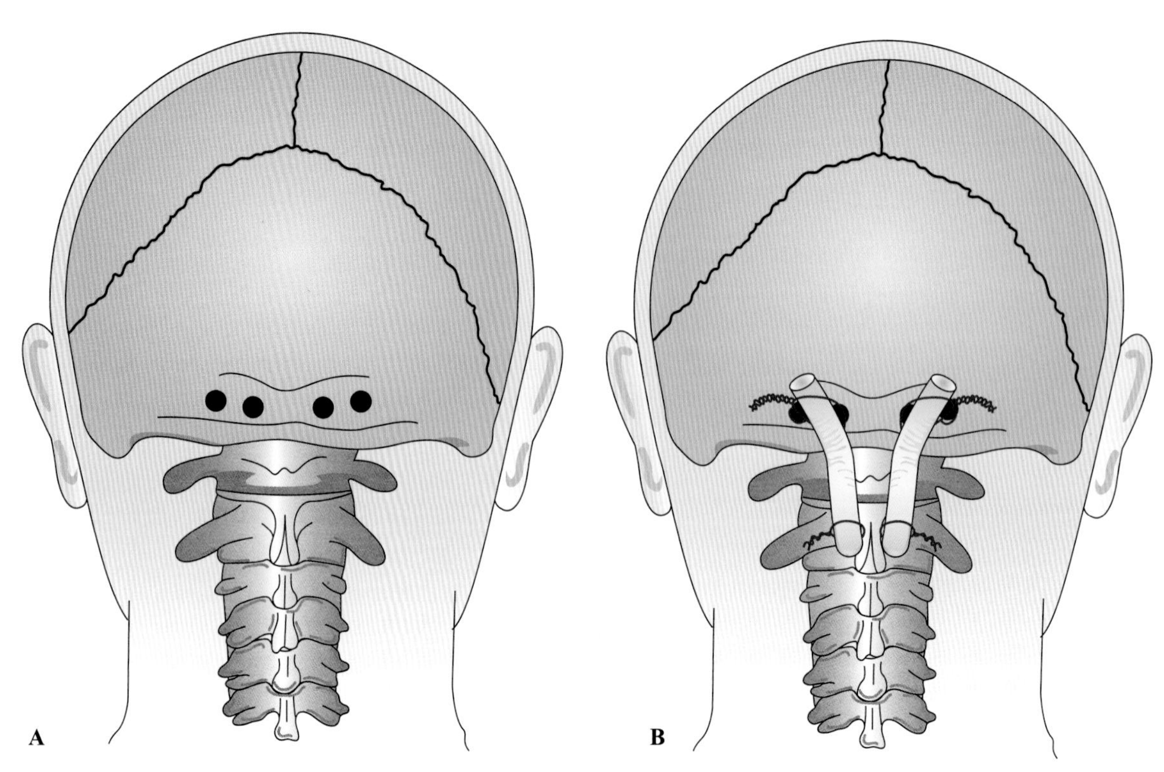

▲ 图 110-9　枕颈融合术：CHOP 技术 2

A. 枕骨横向取 4 个钻孔，中线两侧各 2 个，每对的 2 个孔之间留有牢固的骨桥。B. 最重要的是，每对钻孔都有一根 16 号的钢丝穿过。在尾端，钢丝在椎板下穿过枢椎中线两侧或寰椎椎体，这两个椎体都低于不稳定水平，且后弓完整。移植的肋骨通过扭紧钢丝固定牢固（经许可转载，引自 Sherk HH. Developmental anatomy of the normal cervical spine. In：Clark CR，ed. The Cervical Spine. 4th ed. Philadelphia，PA：Lippincott Williams & Wilkins；2005：37–45.）

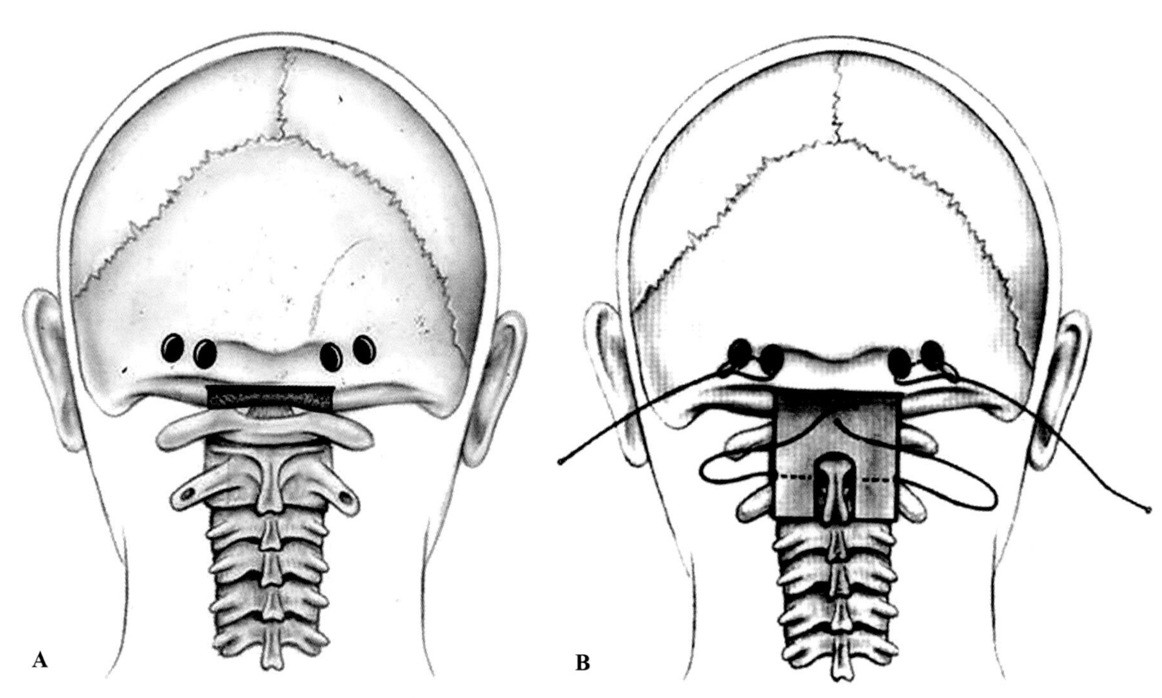

▲ 图 110-10　枕颈融合术：CHOP 技术 1（枕骨 – C_2 关节融合术）

A. 显露后，枕骨中线两侧钻孔，枕骨底部制作凹槽，放置自体移植髂嵴。B. 植骨到位后，在两边的钻孔之间套上钢丝圈。钢丝套在骨块上。接合和拧紧钢丝确保植骨块牢固（经许可转载，引自 Dormans JP，Drummond DS，Sutton LN，et al. Occipitocervical arthrodesis in children. A new technique and analysis of results. J Bone Joint Surg Am 1995；77：1234–1240.）

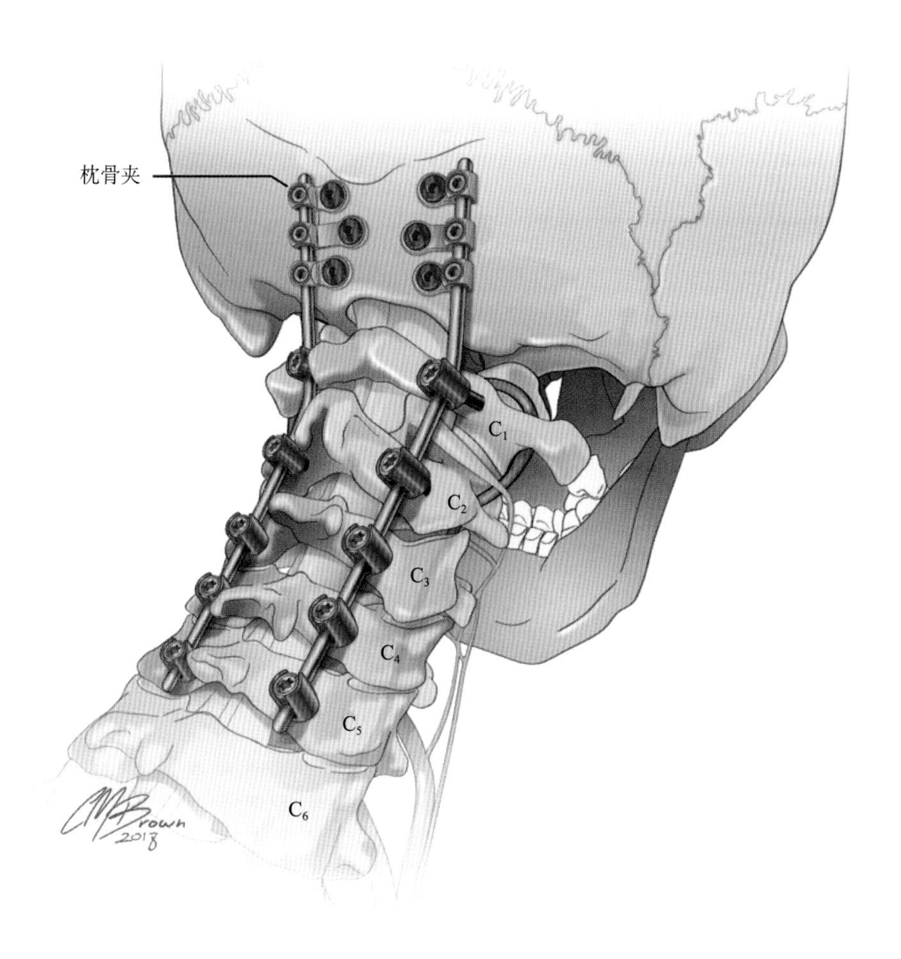

▲ 图 110-11 演示的枕颈融合技术中的钉 - 棒固定

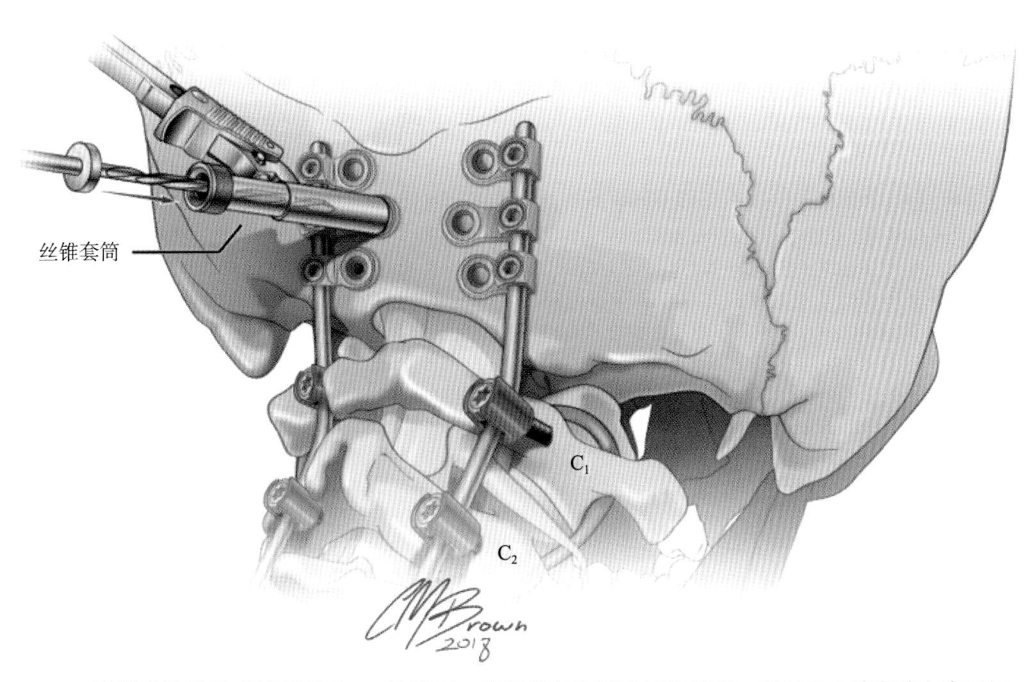

▲ 图 110-12 阶梯式钻孔技术应该以 **2mm** 为增量，使用丝锥套筒或类似装置，以便安全地突破内皮质层

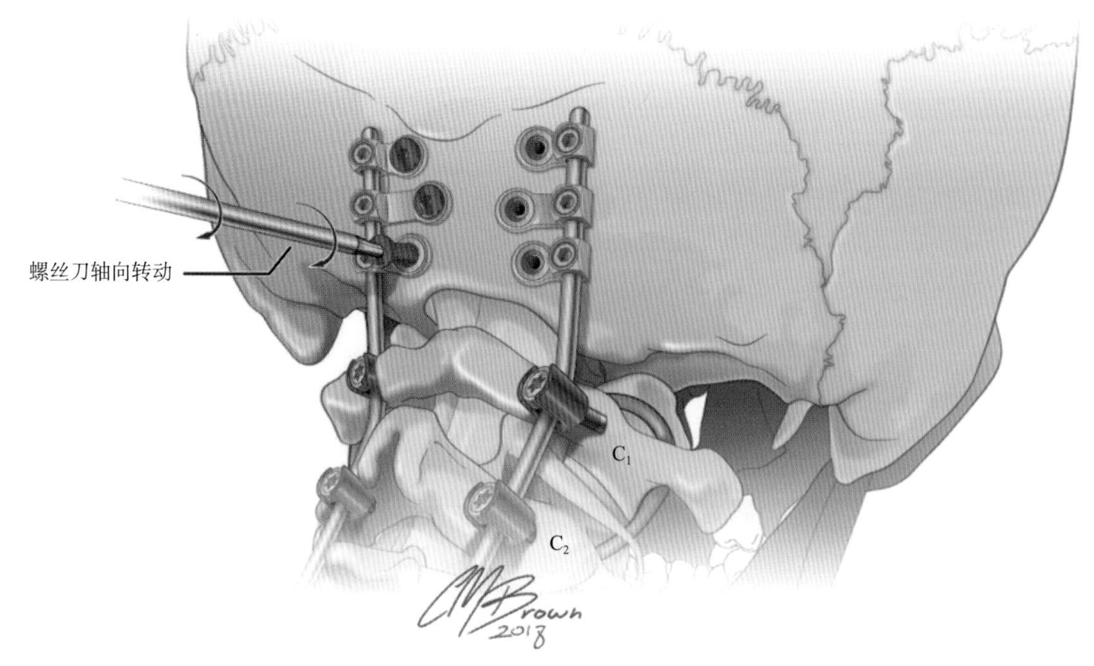

▲ 图 110-13　内侧螺钉钉道指向中线厚骨板

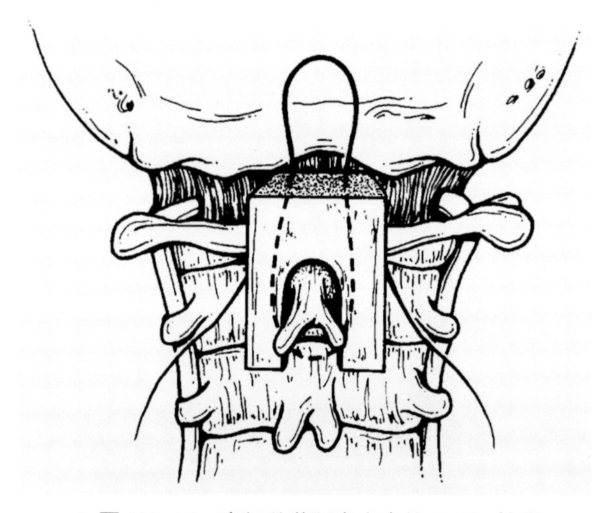

▲ 图 110-14　寰枢关节固定术中的 Gallie 技术

双皮质移植骨块已经被切割和修剪以适应寰椎后弓和枢椎的棘突和椎板。图中所示的钢丝环已从 C_1 后弓下方通过。植入骨块后，将钢丝环在骨块下方牵向尾侧、绕过枢椎棘突。然后，钢丝游离的两端在骨块上方交叉并拧紧，以锁紧钢丝并稳定颈椎（经许可转载，引自 Drummond DS. Pediatric cervical instability. In：Wiesel SW，Boden SD，Wisneski RJ，eds. Seminars in Spine Surgery. Philadelphia，PA：WB Saunders；1996：292–309.）

穿过。在困难的情况下，Mersilene 缝合线可以作为导线。然后从后髂嵴或后肋切取双皮质自体移植骨块，修剪形状后与寰椎后弓和枢椎棘突相附贴。随着骨块的植入，钢丝环在骨块下通过，绕过枢椎的棘突。然后，钢丝游离的两端从骨块外缘向中线聚拢并拧紧，从而固定骨块并稳定颈椎。持续的脊髓监测和术中影像学检查是确定复位和植骨位置的重要手段。术后使用 Halo 头环背心或颈托固定来保护内固定物及保证充分的骨性融合。

(2) Brooks 关节固定术：Brooks 关节固定术（图 110-15）的显露过程和上面描述的 Gallie 技术是相同的。内固定使用 2 根 18 号钢丝分别缠绕寰椎后弓和枢椎椎板。编织缆线柔软，穿过时相对安全，其抗疲劳性能好，固定效果好。从髂嵴或后肋切取两块面积约 1.25cm × 3.5cm 的矩形自体骨块，松质骨面修剪以适应 C_1～C_2 间隙。骨块有助于防止过伸，同时保证 Brooks 手术的稳定。

5. 内固定寰枢椎关节固定

(1) C_1 侧块螺钉技术：从中线显露至 C_1 节段后，找到 C_1 后弓，并向外侧剥离直至可以看到侧块。行 C_2 神经根和相关静脉丛的骨膜下剥离，以减少出血。或者可以使用双极电凝器电灼 C_2 神经根和相关静脉丛，也不会造成临床影响。可

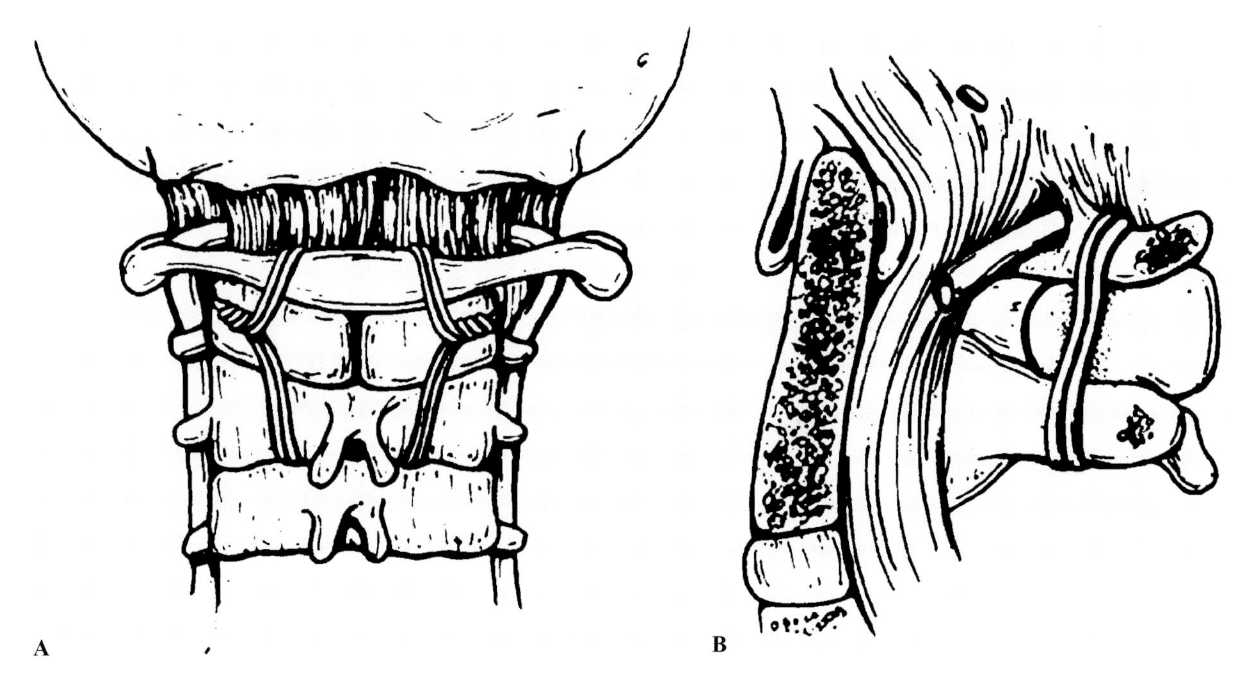

▲ 图 110-15　**Brooks 寰枢关节固定术**

A. 钢丝已经分别从两侧 C_1 后弓和 C_2 椎板下穿过；B. 显示了修剪骨块的重要性，它可以防止过伸和医源性半脱位（Reprinted with permission from Drummond DS. Pediatric cervical instability. In：Wiesel SW，Boden SD，Wisneski RJ，eds. Seminars in Spine Surgery. Philadelphia，PA：WB Saunders；1996：292–309.）

以在侧块的中心钻一个导向孔，通常距离内侧表面不超过 2～3mm。钻孔和螺钉钉道内倾角度为 0°～5°，指向 C_1 前弓上半部。双皮质固定通常允许穿过前弓前面皮质约 4mm（图 110–16）。螺钉的置入至关重要，由于允许的误差范围很小，所以术中需要良好的影像。

(2) C_1～C_2 经关节突螺钉技术：C_1～C_2 经关节突螺钉置入在技术上要求很高，因为椎动脉与螺钉路径非常接近。在几个大宗研究报道中，患者椎动脉损伤的发生率在 2%～8% [28, 29, 37]。C_2 的上侧面和内侧面显露出来。不必显露 C_2 外侧面。然后通过 C_2 椎弓根至 C_1～C_2 关节突。C_2 的进钉点先要通过定位 C_2～C_3 关节突内缘来确认。进钉点在这点的外侧和头侧，可以通过观察内侧面的走行来估计，内侧面通常向上约 3mm、向外约 3mm。钻头或克氏针沿 C_2 椎弓根内倾约 15°，穿过 C_1～C_2 关节突，指向 C_1 前结节（图 110–17）。将钻头或克氏针的尖端推进到距 C_1 前结节短 4mm 的位置，以达到 C_1 前部皮质。攻丝后，使用直径 3.5mm 或 4.0mm 的全螺纹皮质螺钉。所需的螺钉长度可以直接从钻头或克氏针上测量。螺钉通常长 34～44mm。

(3) C_2 椎弓根螺钉技术：显露 C_2 椎弓根螺钉的进钉点与 C_1～C_2 经关节突螺钉相似。C_2 椎弓根螺钉的钉道内侧与 C_2 椎弓根内壁平行，指向 C_1 的前结节（图 110–18）。C_2 椎弓根螺钉未达到 C_1～C_2 关节突处。螺钉长度通常为 16～22mm。

6. 下颈椎固定术

(1) 经椎板螺钉技术：在充分显露相应的下颈椎椎板后，使用高速钻头在棘突和椎板交界处打开一个小的“入口”皮质骨骨窗，在螺钉钉道的对侧。在关节突和椎板的交界处钻出另一个小的“出口”皮质骨骨窗，靠近椎板的头侧缘。接下来，沿着其长径钻入椎板，看上去与显露的椎板表面的角度对齐，指向“出口”骨窗。应在“出口”骨窗见到钻头尖端（图 110–19）。这证实

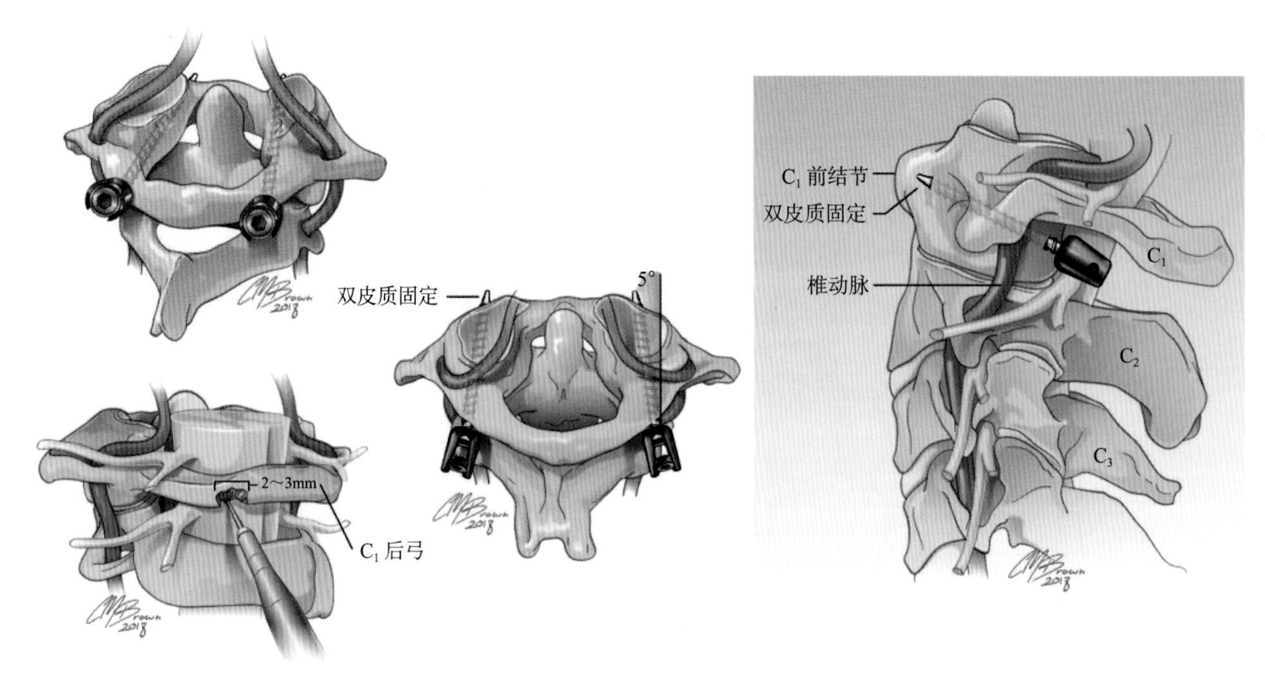

▲ 图 110-16　C_1 侧块螺钉技术

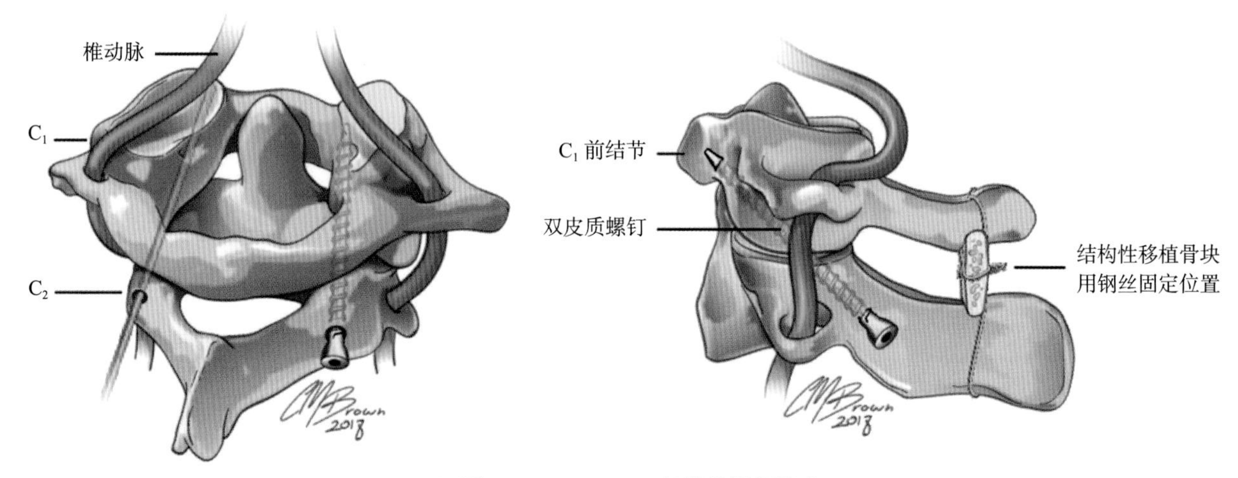

▲ 图 110-17　C_1～C_2 经关节螺钉技术

了钻头没有破坏椎板的内侧骨皮质，是双皮质固定，并确保准确测量螺钉长度。通常，置入长度为 20～30mm、直径为 3.5 mm 或 4.0mm 的螺钉。然后，另一枚交叉的经椎板螺钉重复上述步骤。

(2) 侧块螺钉技术：下颈椎的整个侧块从其与椎板的内侧连接显露到外侧台阶。进钉点位于侧块的 2D“正方形”中心向下约 1mm 和向内约 1mm 处。钻头和螺钉钉道指向上外侧，大约向上 20°，向外 20°，以避开神经根和椎动脉（图 110-20）。单皮质骨固定是安全的，但双皮质固定可允许更牢固的螺钉固定。

十一、结论

先天性颈椎畸形在影像学上和临床表现上极其多变。对于临床医生而言，深入研究这些病症以评估神经损害和（或）可能导致神经损伤的不稳是至关重要的。运用上述治疗原则和技术，精干的外科医生可以为这些复杂病症的患者提供最佳的治疗方案。

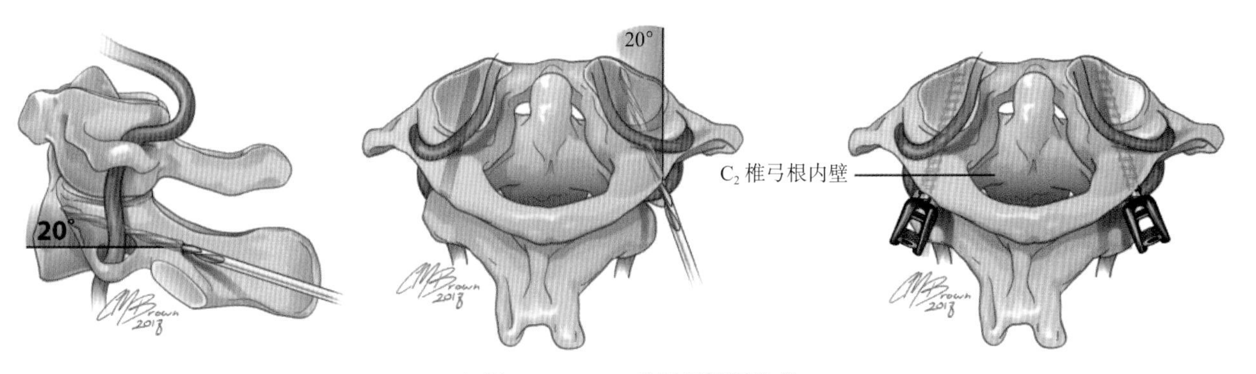

▲ 图 110-18 C_2 椎弓根螺钉技术

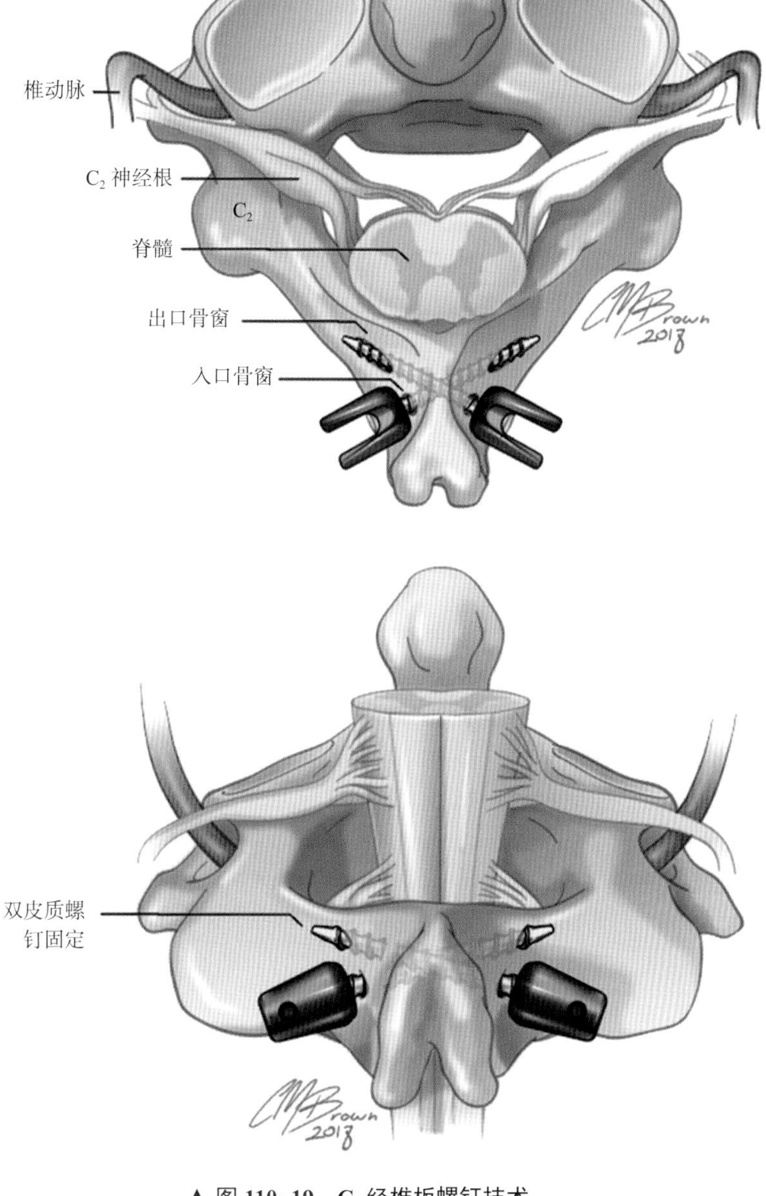

▲ 图 110-19 C_2 经椎板螺钉技术

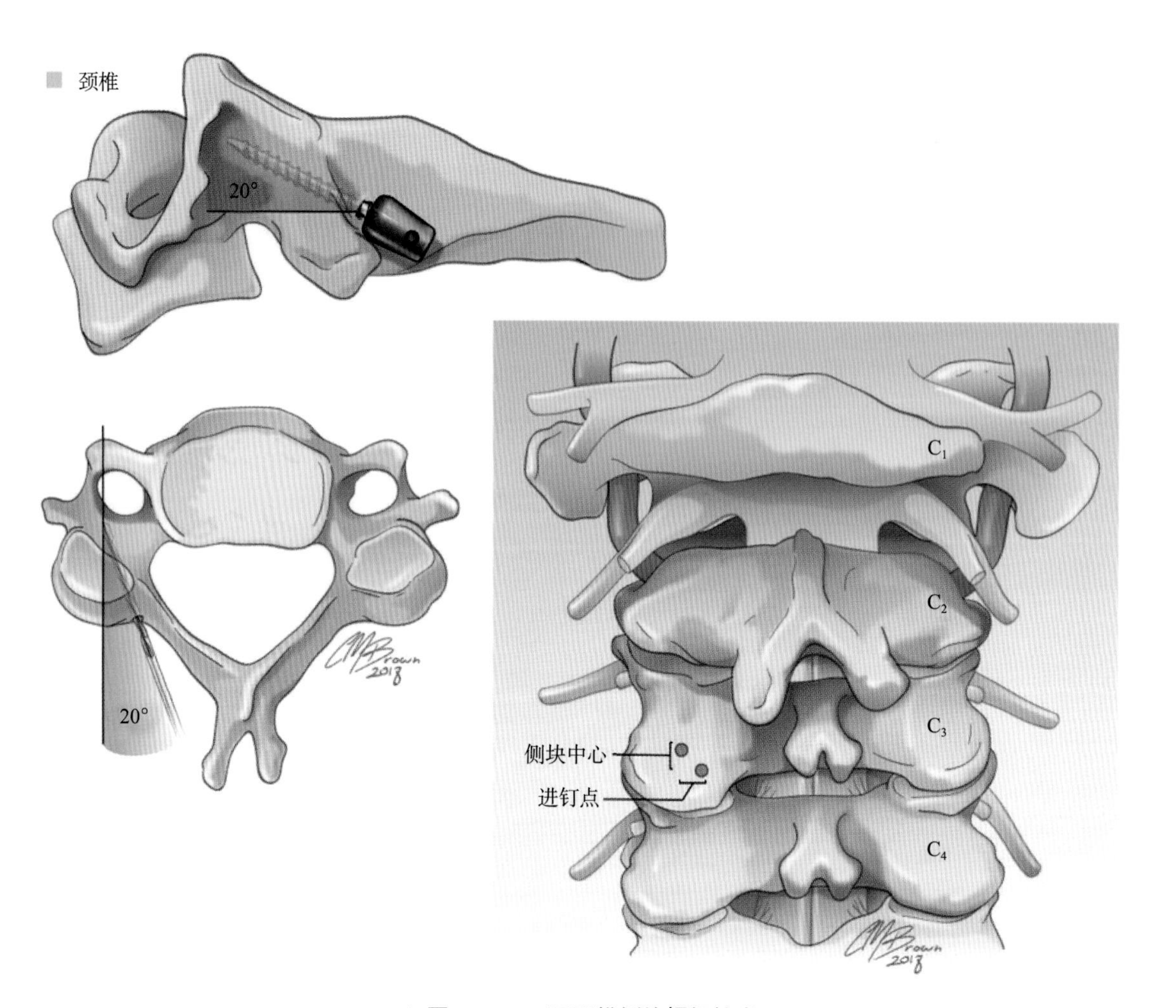

▲ 图 110-20　下颈椎侧块螺钉技术

先天性脊柱畸形的手术并发症

Complications of the Surgical Treatment of Congenital Spinal Deformities

第111章

Jaysson T. Brooks　Luke C. Drake　Burt Yaszay　著

朱　峰　刘树楠　译

一、概述

先天性脊柱侧弯表现为椎体发育不良或椎体分节不良，通常是在孕5～10周期间脊柱发育畸形所导致的[1]。虽然许多先天性畸形可以仅随访观察而不需其他处理，但某些畸形可能导致脊柱侧弯快速进展，进而需要手术治疗[2, 3]。

在所有儿童脊柱侧弯类型中，先天性脊柱侧弯的并发症发生率位列第二[4]，且神经系统异常的发生率最高[5]。与特发性脊柱侧弯相比，先天性脊柱侧弯发生静脉血栓栓塞的风险也更高[6]。先天性脊柱侧弯患者的每个治疗阶段都可能出现并发症，在以下各章节中，我们将系统介绍这些患者的手术相关并发症。

二、先天性脊柱侧弯中导致并发症的相关畸形

先天性脊柱侧弯患者的术前评估必须从全面的体格检查和临床评估开始，因为多达55%～60%的先天性脊柱畸形患者合并有其他器官系统异常，平均每位患者存在2.4处异常[7, 8]。如果在先天性脊柱侧弯的术前评估中未发现这些器官异常，围术期的并发症发生率可能会进一步增加。在以下各节中将进一步探讨最常受累的器官系统。

（一）心血管系统异常

心血管系统异常是先天性脊柱侧弯的常见并发症。Basu等最早研究了先天性脊柱侧弯患者的先天性心脏病患病率，并发现患病率在8%～26%[7-11]。先天性心脏病有着较高的发病率，且有近1/3的先天性心脏病患者是在矫形手术术前评估时才诊断出患有先天性心脏病，这进一步强调了术前进行全面心脏检查的重要性。在这项研究中，他们发现33%的先天性心脏病患者需要手术治疗，12.9%的患者需要先行内科治疗，并在未来可能需要手术治疗。先天性脊柱侧后凸畸形是目前发现唯一可以提示先心病高发病率的原因。在先天性脊柱侧后凸患者中，最常见的心血管系统异常是由慢性低氧血症和肺动脉高压所导致的右心功能不全。但是，最近的文献报道对这一观点提出了质疑。Li等[12]使用传统的超声心动图评估了26例先天性脊柱侧弯的患者，没有发现心血管系统功能障碍的迹象。但是他们改用斑点追踪超声心动图后发现，无论右心室是否存在功能不全，大多数患者的左心室和左心房都存在轻度的功能不全。由于普通的超声心动图可

能无法检测到所有的心血管系统异常，因此应当尽早将患者转诊给儿童心内科专家，对患者的心脏功能进行全面评估。

术前检查时最常见的心血管畸形包括二尖瓣脱垂、室间隔缺损、房间隔缺损、动脉导管未闭、二叶主动脉瓣畸形和法洛四联症[8, 10]。不过由于手术并发症并不严重，仍然可以对脊柱侧弯患者行矫形手术治疗。Taggart 等[13]评估了 64 例合并先天性心脏病的先天性脊柱侧弯患者的手术预后情况，研究结果表明围术期并发症发生率为 27%（17 例），其中大多数并发症并不严重。合并有肺动脉高压的患者并发症发生率更高。在侧弯矫形手术前针对先天性心脏病行矫正手术，并不会显著降低发生并发症的风险。Liang 等[14]评估了 32 例先天性脊柱侧弯患者的手术预后，这些患者此前曾接受过先天性心脏病矫正术。与对照组相比，既往接受过先天性心脏病矫正术患者的并发症发生率更高，不过差异不具有统计学意义。既往接受过先天性心脏病矫正术的患者确实需要更多的围术期输血，但其他并发症情况相似。这种输血需求的增加并不是失血增多所导致的，而是由于心脏病发作后需维持足够的灌注水平。

（二）肺功能异常

术前肺功能评估对于降低先天性脊柱侧弯患者的手术并发症发生率同样重要。多达 65.5% 的先天性脊柱侧弯患者合并有肺功能异常[15]。Tsirikos 和 McMaster 等报道，肋骨和胸廓融合可能是引起肺功能障碍的原因[16]。

由于某些患者未发育成熟或发育迟缓，有时无法对患者的肺功能进行详细评估。作为外科医生，对患者肺功能的总体评估应包括详细的病史询问，包括呼吸易疲劳性、因呼吸道感染住院情况、在家中是否需要氧气吸入。此外，使用拇指偏移试验，可能会发现呼吸功能的轻度降低[17]。

（三）脊髓畸形

先天性脊柱侧弯患者中常伴随脊髓畸形，患病率为 18%～43%[8, 10, 11, 18–21]。鉴于患病率如此之高，外科医生应对所有患者预约磁共振（MRI）进行术前筛查。常见的脊髓畸形包括脊髓纵裂、脊髓空洞症、脊髓栓系、低位圆锥和脊髓肿物[8, 10, 11, 18–21]。Shen 等回顾性分析了 226 例先天性脊柱侧弯患者并发脊髓畸形的危险因素，发现女性、椎体分节不良，同时伴有椎体分节和发育不良及胸椎半椎体畸形都增加了并发脊髓畸形的风险[11]。其他研究发现颈椎半椎体畸形[8]、年龄较大和肋骨畸形[18]也是并发脊髓异常的风险因素。如果在手术前发现了这些脊髓异常，特别是存在脊髓纵裂，通常建议进行神经外科的专科评估。然而，最近的文献对长期已存在的观念提出了质疑，即在矫正脊柱侧弯之前是否需要进行修复脊髓畸形或解除栓系。Feng 等[22]比较了 82 例先天性脊柱侧弯伴 I 型（骨性分隔）脊髓纵裂患者的预后，15 例进行了骨性分隔切除，其余患者则未切除。两组患者术后侧弯矫正率相近，但是在骨性分隔切除组中，手术时间和失血量增加，并且 1 例患者有永久性神经系统损伤。Shen 等[23]对 73 例先天性脊柱侧弯伴 I 型或 II 型（纤维分隔）脊髓纵裂的患者进行了评估，所有患者术前神经系统检查均正常，并且在侧弯矫形手术前未行栓系松解，矫形术后所有患者均无神经系统并发症，并且两组的侧弯矫正率相近。

（四）泌尿生殖系统畸形

泌尿生殖系统是先天性脊柱侧弯患者中另一个常见受累系统，泌尿生殖系统畸形患病率在 12%～40%[8, 9, 11, 24–27]。最常见的畸形包括伴有马蹄肾的单侧肾发育不全、肾发育不全、异位肾、先天性巨输尿管症、尿道下裂、尿道上裂和双输尿管畸形等[27]。Basu 等分析了 25 例伴泌尿生殖系统畸形的侧弯患者，其中 25% 的泌尿生殖系统畸形需要手术矫正，2 例需要接受包括透析在内的内科治疗[8]。由于泌尿生殖系统畸形具有较高的高患病率且可能需要进一步手术，所有先天性脊柱侧弯患者均应在术前行双侧肾脏超声评估，如果发现异常，则应将患者转诊至泌尿外科。

（五）相关综合征

许多综合征可并发先天性脊柱侧弯，外科医生在术前评估时应多加注意。

VACTERL 综合征是包括椎体畸形、肛门闭锁、心脏畸形、食管气管瘘、肾发育不良和肢体畸形在内的多种畸形的疾病[28]，当存在 3 种及以上畸形时即可诊断。Solomon 等对 79 例 VACTERL 综合征患者进行了分析，研究发现 80% 患有心脏畸形、78% 患有椎体畸形、72% 患有肾脏畸形、55% 患有肛门闭锁、52% 患有食管气管瘘、47% 患有肢体畸形。他们还发现椎体、心脏和肾脏畸形三者往往同时发生[29]。Passias 等为了调查先天性脊柱畸形的发生率，研究先天性脊柱畸形与其他器官系统畸形的相关性，分析了一个由超过 1200 万名儿童组成的美国国家儿科数据库[30]。研究发现，先天性脊柱畸形合并半椎体畸形、脊髓纵裂的发生率分别为每 10 万名儿童中 9.1 人、6.2 人。当更深入地研究数据时发现，半椎体畸形患者中高达 31% 的患者会并发 3 个以上的器官系统畸形。尽管此数据未能区分单纯的半椎体畸形和复杂多节段先天性脊柱侧弯，但它强调了为先天性脊柱侧弯患者行多器官系统评估的重要性，以确认没有并发多器官系统畸形。通常可将患者转诊至遗传学家或畸形研究专家来完成此类评估。

Klippel-Feil 综合征表现为先天性的颈椎分节不良，可伴有经典三联征，即短颈、发际线低和颈部活动受限[31]。1967 年，Gunderson 等将椎体分节不良进一步分为 3 种类型[32]：Ⅰ型为多个颈椎及上胸椎融合，此型中经典三联征最为常见；Ⅱ型为 1～2 个椎间隙的颈椎发生融合，这是最常见的类型；Ⅲ型为颈椎融合伴有胸椎或腰椎的融合。许多文献报道了 Klippel-Feil 综合征与先天性脊柱侧弯之间的联系。Winter 等研究调查了 1215 例先天性脊柱侧弯患者的 Klippel-Feil 综合征发病率，发现其中 25% 患有 Klippel-Feil 综合征。在这项研究中，他们建议应当针对所有先天性脊柱侧弯患者开展颈椎影像学检查，以排除是否存在 Klippel-Feil 综合征。但是该发现对治疗先天性脊柱侧弯是否具有临床价值仍不明确[31]。为了进一步解决这个问题，Theiss、Smith 和 Winter 针对 32 例患有 Klippel-Feil 综合征的先天性脊柱侧弯患者开展了长期随访。经过至少 10 年的随访，只有 22% 的患者因 Klippel-Feil 综合征出现临床症状，且只有 6% 的患者需要因 Klippel-Feil 综合征接受手术治疗。此项结果表明，外科医生应明确先天性脊柱侧弯患者是否并发 Klippel-Feil 综合征，但是否并发 Klippel-Feil 综合征对患者预后不会有过多影响。

Goldenhar 综合征具有典型的颅面部、耳部和眼部畸形[33, 34]。该综合征患者并发先天性脊柱畸形者高达 60%[35]。Goldenhar 综合征在患儿出生时即可诊断[33]，在术前计划制订过程中需特别考虑该综合征可能出现的插管困难及并发症。

三、先天性脊柱侧弯术前牵引相关并发症

术中大幅矫正严重的侧弯很容易出现神经并发症，所以应在术前先行牵引治疗以缓慢改善侧弯[36]。Halo 牵引最常见的并发症是轻微的钉道感染或头钉松动[36, 37]。最需要注意的可能危及生命的并发症是脑脓肿，Victor 等在 1973 年首次报道 1 例先天性脊柱侧弯患儿在治疗过程中发生脑脓肿[38]。但脑脓肿这一并发症在儿童中实为罕

见，因此不应禁止外科医生使用 Halo 牵引技术来治疗严重脊柱畸形。

虽然 Halo 牵引期间的神经系统并发症通常是暂时的，但外科医生也应多加关注这些潜在的并发症。Bogunovic 等对接受术前 Halo 牵引的 33 例重度脊柱侧弯患者（包括 3 例先天性脊柱侧弯）进行了研究。他们报道了多种神经系统并发症，包括眼球震颤、上肢麻木、进行性下肢肌无力和单侧瞳孔缩小。这些并发症是暂时的，可通过减少牵引重量或终止牵引而得到缓解[37]。Sink 等[39]报道，1 例被诊断为合并 Klippel-Feil 综合征的脊柱侧弯患者在接受牵引 6 周后出现口腔上腭麻木，此症状在终止牵引治疗后得以缓解[39]。Rinella 等还报道了 2 例神经系统并发症，包括 1 例眼球震颤、1 例恶心和头晕，这 2 种并发症均通过立即解除牵引而解决[36]。在使用 Halo 牵引技术时也有出现臂丛神经麻痹的报道。Quin 等回顾分析 300 例采用 Halo 牵引技术治疗的脊柱侧弯患者，在 300 例患者中，出现了 7 例臂丛神经麻痹，7 例中有 3 例为先天性脊柱侧弯患者。所有臂丛神经麻痹的原因都可以在刚出现症状的前 3h 内找到。所有患者均可在接受康复和药物治疗 3 个月后恢复神经功能[40]。此外，亦有接受 Halo 牵引后出现脑神经并发症的报道。Wilkins 和 MacEwen 报道称，接受 Halo 牵引治疗的患者中有 9%（6/70）的患者出现脑神经功能障碍；最易受损的神经是第Ⅵ对脑神经（外展神经），第Ⅸ、Ⅹ和Ⅻ对脑神经也可能出现功能障碍。一旦发现神经受损，去除牵引后，所有脑神经功能障碍症状均得到恢复[41]。MacEwen 的一项基于国际脊柱侧弯研究学会（Scoliosis Research Society，SRS）调查报道的研究发现，有 6 例术前截瘫是由于使用了 Halo- 股骨髁上牵引和 Halo- 骨盆牵引技术，这 6 例患者中有 4 例被诊断为先天性脊柱侧弯并伴有后凸畸形[42]，预示可能先天性脊柱侧弯有着更高的 Halo 牵引并发症风险。

四、先天性脊柱侧弯手术导致的相关并发症

从上一节中可以发现，详细的术前检查，可以发现许多伴发的其他器官系统异常，可以帮助外科医生规避许多潜在的并发症。但是，当最终决定进行矫形手术时，还会存在许多治疗技术相关的并发症。在以下各节中，探讨了各种潜在的并发症，并介绍了避免这些并发症的一些技巧。

（一）先天性脊柱侧弯的非融合手术相关并发症

通常先天性脊柱侧弯患者的侧弯角度可能很大且难以矫正。而在早发性的先天性脊柱侧弯患者中，其疾病复杂性和相关并发症发生率可能会进一步增加。发生于 10 岁以前的脊柱侧弯畸形被定义为早发性脊柱侧弯（early-onset scoliosis，EOS）[43]。鉴于 EOS 患者仍具有脊柱生长潜能，生长棒技术可避免这些患者过早行长节段融合。Elsebai 等评估了 19 例早发性先天性脊柱侧弯患者[44]，其中有 12 例使用了单侧生长棒，其余 7 例患者使用双侧生长棒。所有患者生长棒的撑开平均次数为 4.3（范围为 1～10）。19 例患者使用的近端和远端固定系统各不相同，包括全椎弓根螺钉、全椎板钩和杂交系统。在至少 2 年的随访中，19 例患者中有 8 例（42%）发生了 14 例并发症。大多数并发症与内置物有关，包括 5 例断棒、3 例近端内固定移位、2 例内固定失败和 1 例伴随症状的内固定凸出，需行翻修手术。此外，还包括 2 例肺部并发症和 1 例术后感染。

Wang 等报道了 30 例早发性先天性脊柱侧弯患儿接受双侧生长棒治疗的结果[45]。平均治疗年龄为 7.3 岁（2—13 岁），平均随访 2 年。其中 5 名患者在置入生长棒时同期行半椎体切除或截骨术。7 例患者发生 13 例并发症，并发症发生率为 23%。这些并发症的发生也主要与内置物有关，

包括 6 例脱钩、3 例与近端交界性后凸（proximal junctional kyphosis，PJK）相关的螺钉拔出和 1 例断棒。此外，1 例患者因浅表伤口感染行清创和缝合治疗。此外，在最近一次随访中发现，接受过半椎体切除或截骨术的患者均未发生内置物相关的并发症。但这并不是一个重要发现，因为半椎体切除术具有其自身的并发症。

纵向可撑开型人工钛肋技术（vertebral expandable prosthetic titanium rib，VEPTR）最初用于治疗胸廓功能不全综合征（thoracic insufficiency syndrome，TIS）的患者[46]，Campbell 等[17]将 TIS 定义为胸廓无法支持正常呼吸功能和肺部生长的疾病。TIS 通常是由于先天性脊柱畸形合并胸壁和肋骨融合引起的。与其他生长棒技术一样[47]，VEPTR 治疗后的并发症发生率很高。TIS 患者因营养不良导致其并发症进一步增加，因营养不良引起软组织较少导致无法覆盖内固定物。Emans 等[48]评估了 26 例先天性脊柱畸形伴肋骨融合畸形患者的手术疗效，这些患者接受了胸廓造口术及 VEPTR 置入术。初次手术平均年龄为 4.2 岁，平均随访时间为 2.6 年。与传统的生长棒或磁控生长棒不同的是，VEPTR 器械由于其直径达 6mm 因而很少发生断裂，但是其他内置物相关并发症较为常见（图 111-1）。Emans 等研究未发现 VEPTR 断裂或失败的并发症，但是 31%（8/26）的患者发生 VEPTR 固定点移位。其余并发症包括 2 例肋骨再融合、2 例肋骨骨折和 1 例手术切口感染。Emans 等亦有相关研究表明，若肋骨再次融合，则表明需要再次进行肋骨截骨术，并需进一步扩大 VEPTR 器械的撑开空间。Flynn 等评估了 24 例非综合征型先天性脊柱侧弯患儿的胸廓造口术 +VEPTR 置入术的手术预后[49]。8 例患者发生了 16 例并发症，并发症发生率为 33%。在并发症中，VEPTR 器械的固定点移位最为常见，发生率为 44%（7/16）；伤口感染或裂开是第二常见的并发症，发生率为 38%（6/16）。

VEPTR 技术不但在伴肋骨融合的先天性脊柱畸形患者中疗效很好，也可用于仅患先天性脊柱畸形的患者。Murphy 等[50]评估了 25 例未并发肋骨融合的先天性脊柱侧弯的手术预后。研究结果为，接受 VEPTR 技术治疗的平均年龄为 5.7 岁，在 25 例患者中有 15 例（60%）被发现患有 41 例并发症。最常见的并发症是感染（20%，5/25）、伤口裂开（20%，5/25）和固定点移位（20%，5/25）。此外，此研究在 5% 的患者中发现了内固定失败，这在 VEPTR 技术中并不常见。在与 VEPTR 器械相关的 28 例并发症中，只有 3 例（10%）并发症需接受计划外再次手术。

当使用 VEPTR 技术时，常会发生近端肋骨固定点沿着肋骨发生移位，但是肋骨通常不会在这种移位过程中发生骨折。在治疗的后续几年中，锚定器械将推动肋骨且肋骨在向上的锚定压力作用下发生骨重塑。在患者下一次延长手术时，通常可将 VEPTR 锚定点重新插入原先的肋骨固定部位，该部位通常已发生骨重塑。

如前所述，考虑到此类患者的营养状况未知，在植入 VEPTR 器械后有时很难获得足够的软组织覆盖或维持伤口闭合。Garg 等[51]评估了北美各地医疗中心的患者在接受 VEPTR 手术后的感染风险。在他们纳入研究的 38 例患者发生的 55 个感染事件中，有 13 个感染事件（19.7%）发生在使用 VEPTR 技术治疗的先天性脊柱侧弯患者中。该感染率仅次于接受 VEPTR 装置治疗的神经肌源型脊柱侧弯患者。

（二）先天性脊柱侧弯的融合手术相关并发症：单侧椎体骨骺阻滞术

考虑到半椎体切除术和全椎体切除术手术风险较高，外科医生发明了可矫正畸形的其他手术方法。其中一种为引导侧弯生长技术，通过融合凸侧，理论上将允许凹侧继续生长[52]。这一技术进一步改进为凸侧骺板融合联合凹侧撑开手术。

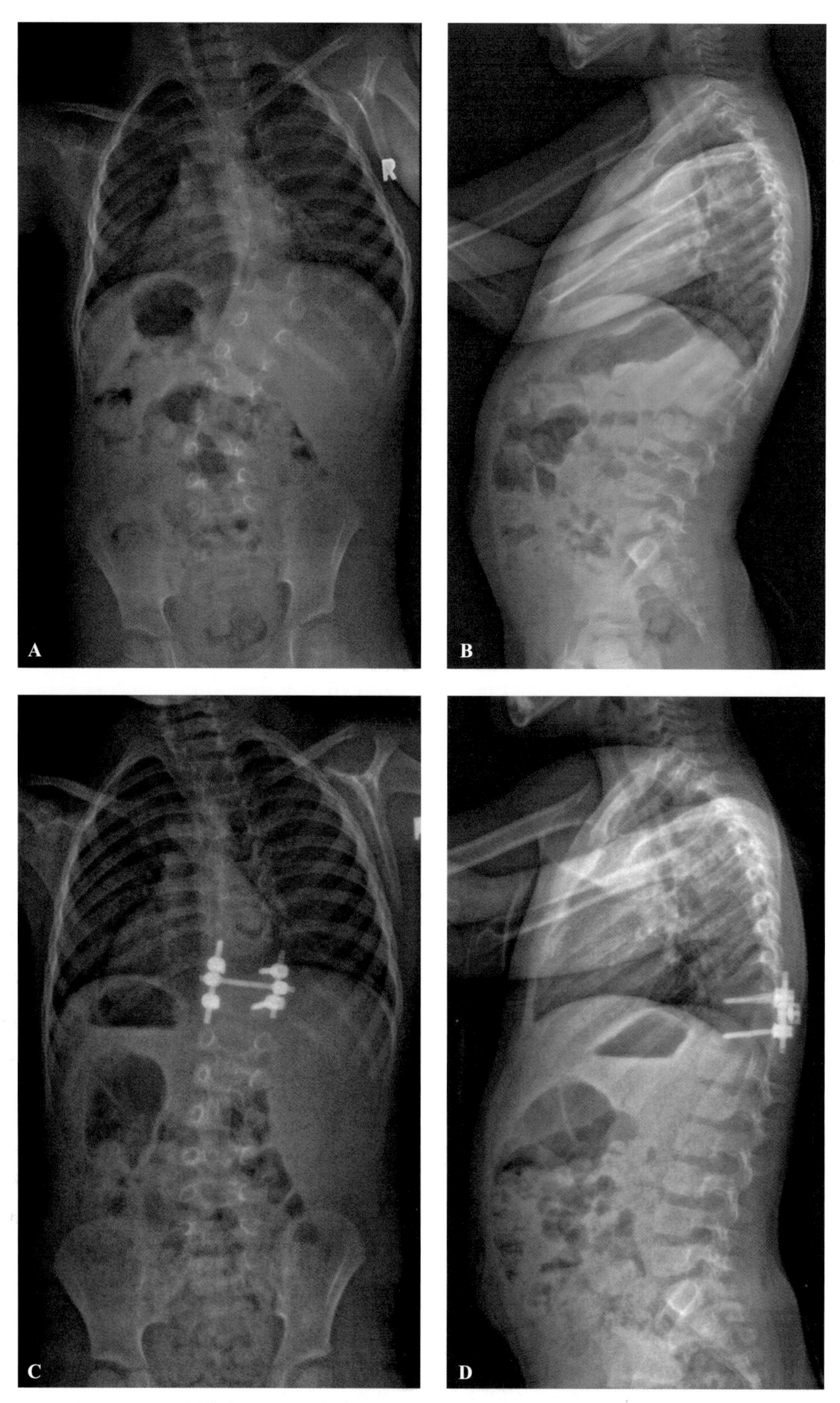

▲ 图 111-1　1 例患有 T_{11} 半椎体畸形的先天性脊柱侧弯患者的术前后前位 X 线片（A）和侧位 X 线片（B），以及接受 T_{11} 半椎体切除和脊柱融合术的术后后前位 X 线片（C）和侧位 X 线片（D）

Cheung 等[53]报道了这种改良技术在6例伴有半椎体畸形的先天性脊柱侧弯患者中的疗效，此研究采用的技术为一种前路手术方法，手术去除半椎体周围的椎间盘和生长板，但并未切除半椎体。在平均10年的随访中，患者的平均Cobb角从49°减少到29°。该手术并发症包括1例深部感染，需要移除植入物，以及1例假关节形成，需进行额外的植骨融合。Demirkiran 等[54]采用了类似的手术策略，但选择了后方入路。共报道了11例患者，发生了5例并发症。这些并发症包括螺钉拔出和断棒，但是没有患者出现神经损伤或感染的并发症。无论使用前后路联合还是单纯后路，该技术均可作为先天性脊柱侧弯患者行半椎体切除的可替代备选手术方案。尽管所获得的术后畸形矫正率可能并不高，但其并发症的发生率很低，故可将该技术作为可行的备选手术方案之一。

（三）先天性脊柱侧弯的融合手术相关并发症：半椎体切除术

如前文所述，使用生长棒技术治疗先天性脊柱侧弯存在各种潜在的并发症，但是即使对于5岁以下的儿童，非融合技术也并非是唯一的选择。先天性脊柱侧弯继发于椎体发育不良，其中继发于半椎体畸形的侧弯较为常见，尤其是完全分节或部分分节的半椎体，这意味着半椎体周围有着完整的或部分的椎间盘和终板（图111-2）。若半椎体并未分节（嵌闭型半椎体），则侧弯进展的风险较小；因此，避免半椎体患者并发症发生的首要方法是明确半椎体类型，以及是否需要切除[55]。许多基于脊柱融合技术的手术方法可用于治疗半椎体畸形，包括原位融合、凸侧椎体骨骺阻滞术、半椎体切除术。所有手术技术均有自身的优劣，但是在本节中，我们将重点介绍最常用的脊柱融合术。

既往文献报道半椎体切除术多为前后联合入路手术，然而最近的文献报道对前后联合入路手术的优劣提出了不同的看法。Jalanko 等回顾性分析了22例接受半椎体切除和融合手术的先天性脊柱侧弯患者，12例采用前后联合入路，10例采用单纯后路手术[56]。接受手术的平均年龄为3.2岁。接受单纯后路手术的患者术中出血量更高、手术时间更短，但不存在统计学差异。在并发症方面，采用前后联合入路的患者并发症发生率为8%（1/12），而单纯后路的并发症发生率为40%（4/12），但是此差异也无统计学意义。两组均无永久性神经系统并发症或内固定失败发生。Yaszay 等[57]开展了一项纳入76例先天性脊柱侧弯患者的多中心研究，第1组患者不矫正畸形，单纯行脊柱融合术；第2组患者不切除半椎体，行脊柱融合术；第3组患者为前后路或单纯后路切除半椎体，行脊柱融合术。第1组、第2组和第3组的并发症发生率分别为23%、17%和44%，但三者间无显著统计学差异。尽管第1组的并发症发生率低于第3组，但前者的冠状位Cobb角矫正率亦最小。显然，在制订治疗计划时必须针对每个不同病例均考虑不同治疗干预措施的风险和收益。此外，这项研究亦表明治疗经验至关重要。41%的第3组患者来源于同一个治疗机构。与其他较少病例数的机构相比，该机构纳入的第3组患者融合时间更短，失血量减少50%，手术时间更短且并发症更少。

对于许多手术医生来说，关于是否应通过前后联合入路或单纯后路切除半椎体的争议已经解决，且多数人主张使用后者[58-60]。现多趋向于选择单纯后路的原因可能是仅通过单纯后路手术即可完成大多数小儿脊柱畸形矫形手术，但这种选择亦可能发生相关并发症。Wang 等评估了36例接受单纯后路手术行半椎体切除术的先天性脊柱侧弯患者的3年手术预后和计划外再次手术情况[61]。其研究虽未报道神经系统并发症，但2例患者术后发生凸侧的椎弓根骨折，需要行翻修手

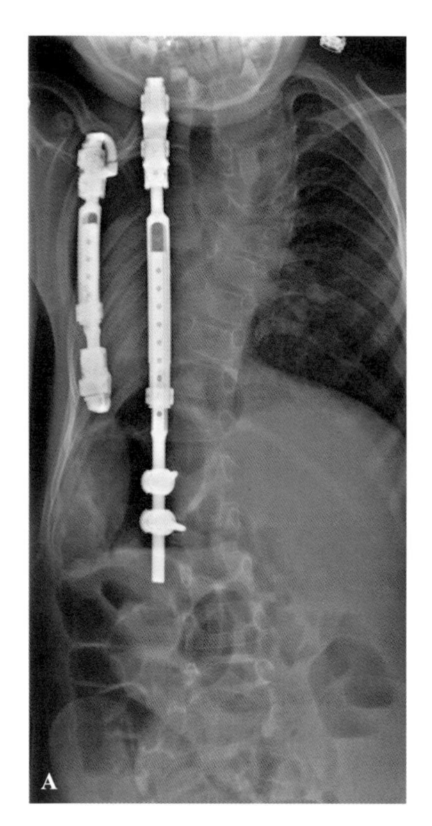

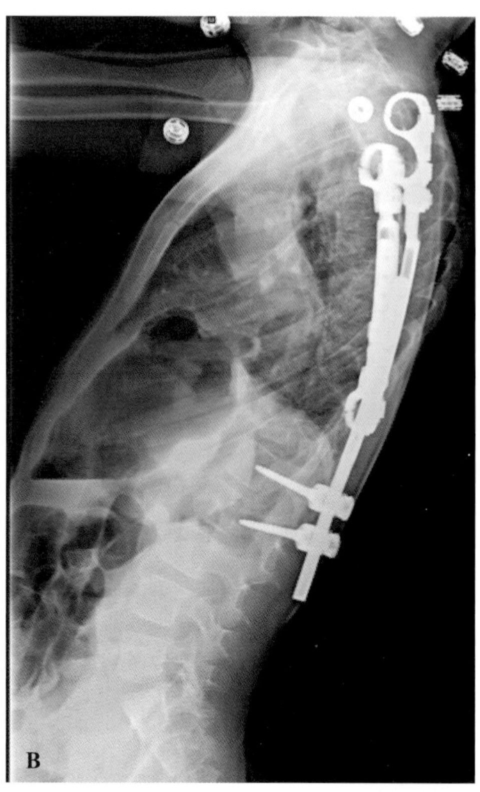

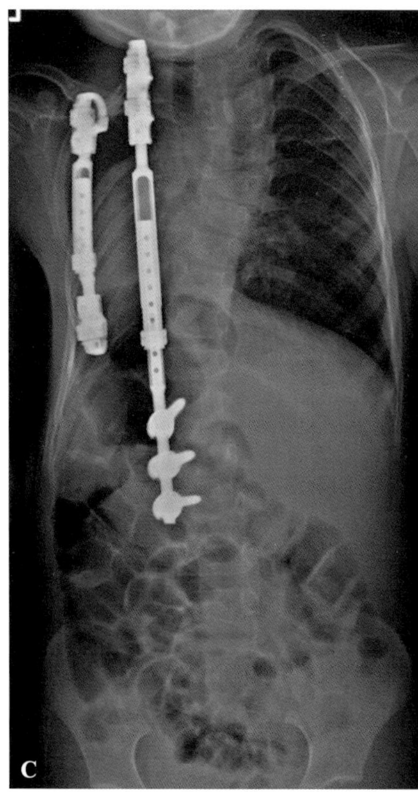

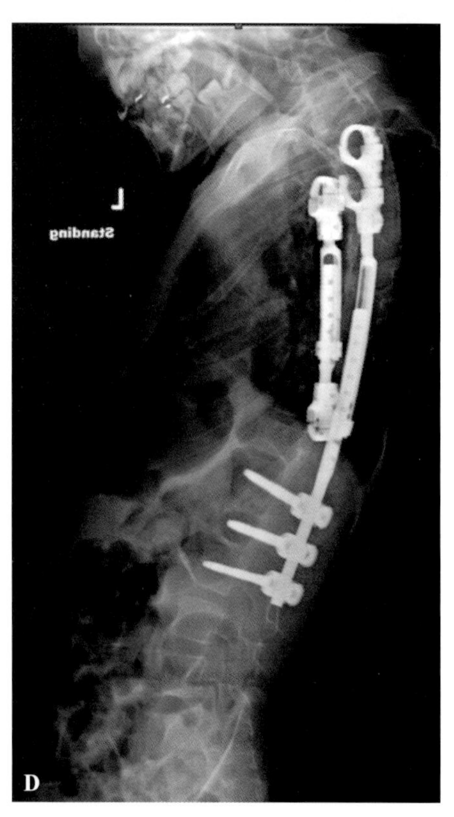

▲ 图 111-2　1 例患有 VATER 综合征伴先天性脊柱侧弯的 5 岁儿童在接受了纵向可撑开型人工钛肋技术（vertebral expandable prosthetic titanium rib, VEPTR）治疗，术后行后前位 X 线片检查（A）。随访 2 年，侧位 X 线片显示远端椎弓根螺钉拔出（B）。后再次手术改用更大直径的椎弓根螺钉，并延长固定到 L_3 水平（C 和 D）

术。报道的另一种严重的并发症是进行性近端交界性后凸，需要在初次手术 2 年后行翻修手术。

为了防止凸侧椎弓根骨折，不仅需要彻底切除半椎体，而且需要对其周围的椎间盘进行更彻底的切除，直到终板呈现出渗血状态的松质骨。其研究还建议最好切除对侧的骨桥和融合的肋骨，这可降低凸侧的整体抗压缩能力。此外，如果在矫形后，后凸大于 40° 或者在凸侧加压后仍残留有较大空隙，应使用钛笼填充。鉴于在切除半椎体和融合后，植入物相关的并发症最为常见，Guo 等评估了 116 例先天性脊柱侧弯患者发生植入物相关并发症的危险因素 [62]。没有患者发生永久性神经系统并发症，但是，在术后 4～7 年有 2 例患者因发生了 PJK 需要行翻修手术。在他们的研究中，植入物相关并发症最常见的危险因素是手术时年龄≤ 5 岁、切除腰椎半椎体、采用双节段融合固定术而非更长节段的融合术。5 岁以下的儿童行半椎体切除术存在许多技术局限，其椎弓根直径细、骨密度较低，且随着患儿的生长发育可能发生内固定移位。手术通常会使用尺寸较小的椎弓根钉，有时甚至使用颈椎椎弓根钉。为避免这些较小尺寸出现内固定失败，可以使用以下技术来增强内置物稳定性：①患者在术后持续使用定制的胸腰矫形器 3～6 个月；②采用 Hedequist 技术 [63]，该技术使用第 3 根棒连接上下椎板钩，故此可加固椎弓根螺钉和双棒结构。采用这种技术治疗的先天性脊柱侧弯患者未发现内固定失败。

五、结论

在先天性脊柱侧弯儿童的诊疗中，其治疗过程的任何阶段都可能出现并发症。先天性脊柱侧弯患者常常伴发其他系统畸形，尤其是在心血管和泌尿系统中，了解这些畸形将有助于医生避免可能出现的各种围术期并发症。术前 Halo 牵引技术是一种有效的方法，可帮助逐步纠正大角度、僵硬的先天性脊柱畸形，且并发症的发生率很小。在先天性脊柱侧弯的治疗中有多种手术选择，包括使用生长棒、VEPTR 技术、半椎体切除术、凹侧引导性生长技术和短节段融合技术，每种手术技术都有其自身特有的并发症。参阅本章后，外科医生应学会权衡利弊，使得患者在承担有限风险的情况下从手术中受益。

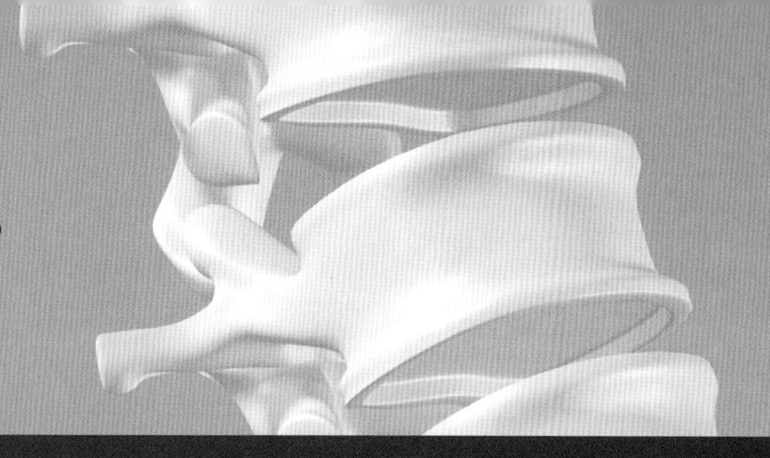

第十篇　脊柱神经肌肉畸形

Neuromuscular Spine Deformity

第112章 神经肌肉型脊柱侧弯的临床考量

Considerations in Neuromuscular Spine Deformity

Derek T. Nhan　Paul D. Sponseller　著

周许辉　马　君　译

一、概述和发病率

神经肌肉型脊柱侧弯是脊柱畸形的一种亚型，伴有不同程度的长期运动异常、感觉异常和中枢神经系统缺陷。脊柱侧弯研究学会将其分类为神经源性（中枢或外周运动神经元受累或两者均受累）和肌源病[1]。中枢性病因可细分为神经系统病变，如脑瘫（cerebral palsy，CP），和运动神经元病变，如脊髓空洞症或Rett综合征。其他常见原因包括原发性肌肉病变，如进行性假肥大性肌营养不良（Duchenne muscular dystrophy，DMD）或脊髓脊膜膨出。

尽管脊柱畸形已被证明是神经肌肉病变的结果，但文献中对其发病率的报道却不尽相同。脊柱侧弯的发病率与活动状态呈负相关，在卧床患者中脊柱侧弯的发病率为80%～100%[2]。在重度CP患者中，进展性脊柱侧弯的发病率为64%～74%。对于DMD患者，文献报道这一比例为33%～100%，而Ⅱ型脊髓型肌萎缩症患者的脊柱侧弯发病率为78%～100%[3-9]。本章节将对神经肌肉型脊柱侧弯进行概述，后续章节将对其进行更详细的介绍。

二、手术适应证

对于仰卧位可自行矫正的柔韧性好的侧弯患儿，可以给予观察和坐姿支撑治疗。对于肌张力低下和姿态性畸形的患者，柔软的脊柱支具可能有助于保持坐姿平衡。此外，对于幼儿来说，可以临时应用轮椅座垫以提供直立坐姿支撑[10]。尽管如此，支具通常不是有效的选择，随着侧弯继续进展（骨骼成熟后仍可继续进展，这一点与特发性脊柱侧弯不同），手术通常成为主要的治疗方法[11]。

手术的主要适应证包括严重脊柱畸形导致的运动或心肺功能受损、支具无法控制的进行性畸形、持续进展的较轻侧弯畸形，以及伴有疼痛症状的畸形。角度大于50°的畸形被认为是严重的侧弯畸形。矫正手术方式取决于多种因素，包括患者的年龄、畸形严重程度，活动状态及潜在的神经系统疾病。与特发性畸形相比，青春期侧弯进展速度为每月2°～4°，尤其是对于坐轮椅的患者而言[12]。

三、伦理考量

从伦理学上讲，手术治疗神经肌肉性脊柱侧弯既有优点也有缺点，必须权衡利弊。长期以来，手术对改善健康相关生活质量（health-related quality-of-life，HRQoL）的实际获益一直存在争议。对于这些患者，通常难以抉择是否手术，一般必须通过辅助手段以评估生活质量。虽然手术已被证明可以阻止畸形的进展并改善骨盆倾斜，但一些学者也在文献中告诫，不要轻易推断手术矫正的潜在长期获益。许多人对这些患者的整体健康状况持续恶化，以及17%～74%的术后并发症发病率表示担忧[13-15]。此外，患者往往需要在重症监护病房进行更严密的围术期护理。文献中的关键问题之一是异质性和缺乏严格的入选标准，即使是被引用最多的一篇论文，该论文描述了不同亚型神经肌肉型脊柱侧弯的患者队列的结局，甚至包括一些患有多种并发症的患者，来判断治疗获益的问题[16]。我们需要一个更客观的方法，以评价手术对HRQoL的影响。

在Miyanji等的一篇具有里程碑意义的论文中，使用CPCHILD结局指标前瞻性地对203例CP脊柱融合术后的儿童进行了评估，作者发现，整体运动功能分级系统（gross motor function classification system，GMFCS）Ⅳ级或Ⅴ级的CP患者HRQoL显著改善。随访5年的结果显示，这些改善在各儿童亚组中得以维持，满意度水平也较高[17]。尽管在术后1年时总并发症发生率较高（46.4%），并持续至第5年，但这些并不影响HRQoL的改善和照料者对手术的满意度。在该论文发表之前，有关脊柱侧弯手术受益的数据十分有限。

Shirley等[18]阐明了在伦理角度的困境，为考虑通过手术矫正神经肌肉型脊柱侧弯的家庭提供了一个辅助决策方法。在对9个神经肌肉型脊柱侧弯儿童家庭的研究中发现，共同辅助决策方法在改善信息沟通、满意度和解决决策冲突方面是有效的。作者发现该方法有助于患方在治疗方案的咨询过程中更有效地利用时间，并有助于患方在做出决定前仔细考虑。关于脊柱融合手术对神经肌肉型脊柱侧弯自然病程的影响，需要进一步的前瞻性纵向研究来证实。然而，考虑到目前手术决策的复杂性，即使用到上述方法也同样具有挑战性。

四、术前评估

手术前，患者必须进行全面的病史采集，尤其是明确并发症，并进行体格检查。在评估神经肌肉型脊柱侧弯的患者时，需要进行视诊和全面的运动功能和感觉功能的检查。通过悬吊头部或双侧腋窝下可评估侧弯的柔韧性。如果该操作有困难，可以在检查台上牵引，牵引时下肢需屈曲，以消除肢体不等长和骨盆不对称的影响。在运动方面，需评估各肌肉群的张力高低和活动范围，尤其是髋关节。不对称的髋关节僵硬可能导致典型的“风吹样畸形”外观。这对于术中体位摆放很重要，可能会影响治疗躯干畸形之前是否纠正髋关节序列的决策。此外，这对骨盆固定增加了难度，因为它可能增加插入预定角度植入物的难度。

此外，必须仔细评估患者的运动能力[19]。还应明确运动时辅助器具的使用情况，是否能独自行走，是否需要矫形器等辅助器具，还是由于躯干控制和平衡受损而所有的动作都需要辅助。除骨科医生外，神经肌肉型脊柱侧弯患者应由专科医生在术前进行仔细评估，以确保身体的每个系统（尤其是神经系统、心脏功能和肺功能）均已接受检查。

手术前还需要儿科医生进行评估。评估包括营养状况评估，尤其是在伤口愈合存在风险的情况下。对于严重营养不良的患者，可能需要放置胃造瘘管。神经科医生的评估，可确保癫痫控制在稳定期。虽然麻醉药物可在术中抑制癫痫发作，但在术后也应提前预防癫痫发作。

从肺功能的角度来看，呼吸可能受到中枢神经系统或脊柱畸形的影响，尤其是伴随胸椎小后凸、肋骨畸形或胸腰椎后凸畸形时，均可能影响呼吸肌的功能[20]。术后呼吸治疗包括可以增加胸腔顺应性的间歇正压呼吸装置，以及用于肌营养不良或脊髓性肌萎缩的低张力患者的“咳嗽辅助”装置。更多的选择还包括使用与辅助呼吸器械连接的口鼻面罩进行无创通气支持，以及伴随吞咽功能障碍的通过气管切开插管进行有创通气[21]。为了避免术后呼吸窘迫而需紧急气管切开，应在手术前制订详细的应急预案。Khirani[22]等对 13 例神经肌肉型脊柱侧弯患者进行研究，发现术前至少 1 周，每天接受无创通气 30min，术后无呼吸系统并发症。

心肌病和心动过速是 DMD 患者需要关注的一个问题，应在术前和术后短期内仔细监测，以确保可获得重症监护支持[23]。此外，对于其他有神经系统疾病的患者，应同时进行超声心动图和心电图检查，以评估射血分数和任何潜在的心律失常。

影像学上，至少应该包括标准脊柱前后位和侧位 X 线片，同时拍摄牵引位和侧屈位 X 线片，以评估脊柱的柔韧性和固定的节段。当怀疑脊髓异常（如脊髓空洞症、Chiari 畸形或其他神经轴异常）时，术前应完善磁共振检查。

五、感染

感染是严重的术后并发症，可能造成灾难性的后果。文献中手术部位感染的发病率为 6%～24%。在样本量最大的一项研究中，Ramo[24]等回顾了 30 年间的 428 例患者，发现总体手术部位感染率为 10.3%，其中伴脊髓脊膜膨出的患者感染率为 22%，革兰阴性菌感染率为 41%，多重感染率为 45%。经过回归分析后，术后感染与尿失禁史、头孢唑啉剂量不足、住院时间长短和其他严重并发症相关。

神经肌肉型脊柱侧弯患者的术后感染率已被证明高于特发性脊柱侧弯患者，一些文章也综述了该人群具有更高感染风险的危险因素。Sponseller 等[25]在发生深部切口感染的 204 例 CP 患者中发现，感染率与胃造瘘管或胃空肠造瘘管置入相关。Mackenzie 等[26]通过多中心队列研究发现，非特发性脊柱侧弯手术和骨盆固定是手术部位感染的主要因素，其发生率分别是对照组（特发性脊柱侧弯患者）的 2.01 倍和 3.05 倍。

Vitale 等[27]使用 Delphi 方法（专家调查法）制订了最佳的实践指南，使流程更好地标准化。专家们达成一致的主要方面包括术中切口冲洗、术中静脉给予头孢唑啉和围术期预防革兰阴性杆菌感染。

六、骨盆固定的需求

神经肌肉型脊柱侧弯经常合并骨盆倾斜。然而，其确切病因尚不清楚。一些人认为是由于躯干和骨盆协同肌和拮抗肌的不对称收缩，而另一些人则认为是由于髋关节的姿势差异，一侧髋关节的屈曲、内收和内旋诱发坐位和卧位的不对称。前者被称为“上游原因”，而后者被描述为骨盆倾斜的“下游原因”。无论病因是什么，进行性骨盆倾斜伴不平衡的脊柱侧弯会危害到坐位平衡、压力和生活质量[28-32]。因此，神经肌肉型脊柱侧弯常需要骨盆固定来解决骨盆倾斜。手术的目标是恢复冠状面及矢状面的脊柱骨盆序列，以保持坐姿平衡，这通常需要从上胸椎至骶骨的长节段融合。在当前文献中，骨盆倾斜小于 15° 通常被认为不需要进行骨盆固定[33]。必须仔细权衡骨盆固定的益处与其增加的并发症风险（包括螺钉拔出、假关节、骨不连、内固定器械突出、切口感染和内部感染等）。

七、失血

失血是神经肌肉型脊柱侧弯患者的一个主要

术中风险。Jain等[34]在617例接受脊柱侧弯矫正的患者中发现神经肌肉疾病的患者失血量最多，CP患者的失血量高于其他患者。许多文章推测了神经肌肉型侧弯手术大量失血及输血并发症率高的因素。这些因素包括潜在的凝血因子异常、抗癫痫药物的使用、骨质疏松、营养不良等[35-37]。

在过去几年中，抗纤溶药物的使用显著减少了失血量。Dhawale等[38]在84例CP患者中发现，与非抗纤溶组相比，当不考虑融合节段的数量时，切口前接受抗纤溶药物的患者的估计失血量和血液回输量显著降低。

八、NMS患者的结局评价指标

结局评价指标的范围包括影像学数据、患者或父母/照料者的主观感受等。影像学上，除了标准的Cobb角矫正外，还应包括骨盆倾斜和躯干旋转的矫正。由于这些儿童通常无法直立，这些数值可能比特发性脊柱侧弯患者的测量值更严重。尽管经常使用这些指标，但这些指标的改善尚未发现与照料者主观感觉上的改善相关。Bohtz等[39]在50例CP患者中发现，侧弯角度的影像学矫正与结局指标之间无相关性。

最近，开发了残疾人生活照料者报道的结局指标（Caregiver Priorities and Child Health Index of Life with Disabilities，CPCHILD），CPCHILD是首个经过验证的针对非卧床CP患者的评价指标[40]。该指标的目的是评估与生活质量和患者功能改善相关的结局，而不是简单地依赖于影像学数据。该指标可以有效地代表GMFCS Ⅳ期或Ⅴ期患者的功能和健康状况、照料者负担和HRQOL。最初的验证研究是在77例5—18岁CP患者中进行的。照料者使用6个方面的量表对每个项目对其孩子生活质量的重要性进行评分。主要包括：①姿势、搬运、运动；②个人护理；③健康；④沟通和社交；⑤健康；⑥生活质量。2周后随访评估的可靠性。52例患者中41例患者的照料者评分在这期间无变化。该评价体系已翻译成多种语言，且都具有较好的效度。

目前已经针对较少见的神经肌肉型脊柱侧弯的病因（包括脊髓脊膜膨出和松弛性疾病，如DMD和脊髓性肌萎缩）开发了其他指标。Bridwell等[41]对48例患者使用问卷调查评估了脊柱侧弯手术治疗的有效性，该问卷侧重于术后6个月内的疼痛、满意度、功能和生活质量等因素。与对照组（特发性脊柱侧弯患者）相比，在行走能力和肺功能方面，两组之间存在显著差异，通常神经肌肉型侧弯患者在这两方面评分更低。还需要进一步的工作来继续完善评价体系。

在肌营养不良人群中，Suk等[42]使用营养不良脊柱问卷评估DMD患者的结局，结果显示手术组在姿态、外观和用力肺活量方面优于非手术组。营养不良问卷也被用作开发神经肌肉型侧弯患者评价问卷的基础。Watanabe等[43]在一项临床结局研究中发现，脊柱畸形矫正后71%的CP患者生活质量改善，满意度为92%。满意程度较低的患者侧弯角度矫正较少，并发症较多，并有术后腰椎过度前凸的迹象。

鉴于疾病的不同性质（其可能以疾病特有的方式影响HRQOL），尚未开发出用于神经肌肉型脊柱侧弯结局评价的金标准。这仍需要进一步的工作来评估长期术后量表的成本效益和广泛应用性。

第113章 神经肌肉型脊柱侧弯的术前管理

Preoperative Preparation for Neuromuscular Spine Surgery

Eric D. Shirley　Nicholas D. Fletcher　著

郑国权　黄　逸　译

一、概述

充分的术前准备是神经肌肉型脊柱侧弯手术的必要前提。为获得最符合每个家庭目标和需求的治疗方案，准备工作需要从共同决策（shared decision making，SDM）开始。一旦决定行手术治疗，则需要开始对患者进行细致的临床评估，从而尽可能确保患者达到适于手术的状态。对于是否伴有髋关节病变的鉴别、融合范围的确定，以及是否需要牵引或其他辅助手段的考量，手术计划显得尤为重要。

二、临床手术决策

（一）手术指征与争议

神经肌肉型脊柱侧弯行融合手术的指征是：畸形角度＞50° 的非卧床患者，或进展性畸形＞50°、有交流能力且思维敏捷的卧床患者[1]。对于畸形角度＞50°、全身受累、不能行走、不能交流的脑瘫患者，并没有明确的手术指征[2, 3]，为避免矫正严重畸形带来的并发症，应视情况而定[4]，或持续观察直至坐、如厕等日常活动受限加剧时再予以手术治疗[1]。

虽然有研究指出，对于大多数全身受累的脑瘫患者，其手术收益大于风险[2, 5, 6]，但也有观点认为需要更多的证据支持[3]。Whitaker 等[3]的研究指出，整体运动功能分级量表（Gross Motor Function Classification Scale，GMFCS）Ⅴ级的脑瘫患者的手术没有随机或前瞻性研究证据支持。他们提出先前的研究过分强调护理者的主观感受，这可能受到偏倚或认知失调的影响。他们还认为，由于指征不明确，风险高，患者不能参与决策、表达意愿及主观努力，在这种情况下决定是否手术存在伦理争议。

（二）共同决策

对于那些无法交流、对周围环境缺乏认识的患者，是否手术是一种“意愿导向”（preference-sensitive）决策。当科学证据不完全充足，患者与家属对于同一疾病治疗的潜在风险及收益认识不一，即产生“意愿导向”类决策[7, 8]。仅基于当地临床实践模式给出手术建议而不考虑家庭意愿是不恰当的，因此这类抉择存在风险[9, 10]。因此，这是设立共同决策流程——SDM 的理想背景。

SDM 是一个协作流程，在此过程中，医疗机构提供关于治疗方案的信息，患方则表达他们对这些方案的认识和期望由此达到的治疗效果[11–14]。SDM 的目标是充分告知患者，进而使他们做出符合其价值观、需求、意愿和具体情况的治疗抉择[15-17]。美国国家科学院医学研究所（IOM）与患者导向医疗效果研究所（PCORI）均倡导SDM流程作为家庭医疗保健抉择的方式[18, 19]。

SDM适用于姑息治疗、癌症筛查、慢性病的药物治疗及择期手术等医疗抉择[15, 17, 20-22]。SDM具有提高患者满意度、决策质量，以及在获得相关治疗经验的同时降低法律风险等优点[15, 23]。同时SDM使得患者决定是否进行手术时更有信心[20, 21]。SDM对择期手术患者选择的影响不一，根据一系统回顾报道，24项研究中有9项的手术率减少，8项没有变化，1项有增加[15]。

（三）患方家庭教育

在SDM流程中，必须对患方家庭进行适当的教育，使其了解治疗抉择的益处和风险。该教育包括讨论看护方式、为畸形脊柱设计的轮椅改造，并强调这些不会影响畸形的进展[6]。大多数角度＞40°的脑瘫患者畸形预计会继续进展[24]，一旦畸形达到60°，其护理会变得更加困难[25]。畸形的严重程度对预期寿命没有明显的影响，预期寿命更多地受到肺功能损害、管饲、严重认知异常及缺乏行走能力的影响[25]。然而，患方必须被告知，由于大多数（84%）的痉挛性四肢瘫患者可以活到成年，通常其畸形会在相当长的时间内持续进展[26]。

对于神经肌肉型脊柱侧弯，手术目的应依据患方家庭的目标和期望进行讨论。对手术技术进行简略描述，必要时对牵引治疗的指征和持续时间进行讨论[27, 28]，解释并告知住院期间及出院后恢复的注意事项，尤其需要告知患方，如果没有充足的准备，术后住院期间可能会经历一段困难的过程[2]。

应向患者家属综述脊柱融合术的益处，使其与相关风险进行比较。脊柱融合术治疗神经肌肉型脊柱侧弯能可靠地达到50%以上的矫正，并限制畸形进一步进展。手术治疗对GMFCS评分Ⅴ级患者的特殊益处包括改善坐姿、外观和舒适度[2, 5, 29-32]，在各系统功能、头部活动控制或进食方面的改善因具体情况而异[10, 27, 29]。85%～92%的脑瘫患者家属和护理者对脊柱融合术的效果表示满意[2, 5]。Tsirikos等[32]报道96%的父母及84%的护理者会推荐进行手术[32]。Mercado等对1980—2006年的出版文献进行了系统回顾，得出结论，脑瘫患者行脊柱手术可提高生活质量；然而，这是一个基于Ⅳ级和Ⅴ级证据的C级建议[33]。CPCHILD量表的开发和验证促进了对无法交流的脑瘫患者的生活质量改善的评估[34]，CPCHILD后来被用于证明50例脑瘫患者在脊柱融合术后至5年后生活质量改善[35]。

肌营养不良患者的生活质量在行融合术后也得到了改善[33, 36, 37]。这些改善包括舒适的坐姿、能够坐一整天、在餐桌前吃饭、能够保持坐姿平衡、躯体疼痛，以及社交功能[36]。然而，Mercado等[33]在其系统回顾中确定了脊柱融合术不能改善脊柱裂患者的生活质量（C级建议）。

由于神经肌肉型脊柱侧弯患者并发症发生率高达31%[2]～68%[5]，大量研究关注手术风险和并发症的治疗。需要告知患方家庭有8%的病例需要进行翻修手术[38]，有1.3%到11%的伤口感染发生率[38, 39-42]。告知胃食管反流[43]、营养不良[44]或认知功能障碍[45]会增加患者伤口感染的风险。告知患方家庭有14%～24%的肺部并发症发生率[38, 40]。虽然脑瘫患者在后路脊柱融合术治疗侧弯畸形后的平均生存期为11年2个月[46]，但考虑到手术的复杂性和潜在的并发症，围术期死亡可能发生[5, 47, 48]。虽然这种极端的并发症可能没有在个别外科医生或医疗机构发生过，但从全美和社会数据库的0.3%～1.6%的围术期死亡率来解释尤为重要[49-51]。

（四）决策辅助工具

充分传达所有以上信息，随后在决策中让

家属将其与自身目标结合起来，这对医生来说是一个巨大的挑战。此外，虽然大多数患者希望获得更多信息以做出医疗抉择[52]，但并不是所有患者都具有同样的理解和整合能力[53]。为了克服 SDM 流程中的这些困难，患者决策辅助工具（patient decision aid，PDA）应运而生[15, 54]。PDA 以平衡的方式提供关于病情、选择和可能预后的准确信息，为家庭更好地在 SDM 流程中与医生合作做好准备[17, 55]。PDA 与传统患者教育素材的不同在于，它们试图明晰患者自身的价值观，并帮助他们做出符合自己意愿的理性决定[56, 57]。在没有明确的最佳治疗选择的情况下，这些辅助工具极其有效[58]。

PDA 由相关专家根据渥太华决策支持框架（Ottawa Decision Support Framework）的标准所开发，并使用国际患者决策援助标准工具（International Patient Decision Aid Standards instrument）对其质量进行了评估[59, 60]。PDA 的内容通常包括患者感言、相关临床证据、指南意见，以及有助于明晰患者自身意愿的题目[13, 61, 62]，可以在诊疗预约之外以视频或手册的形式提供信息，以尽量减少对门诊时间的影响[63]。使用 PDA 可以使患方掌握相关知识并产生更精确的预期[57]。PDA 可以减少决策冲突[57]，同时增加患者意愿和治疗抉择间的一致性[20, 57]。

PDA 已被应用于多种骨科治疗情境[20, 63–66]。De Jesus 等应用 PDA 在膝关节单髁置换术与全膝关节置换术之间进行临床抉择[64]。73% 的患者增进了关于疾病的知识，考虑了与预后相关的价值，并将他们的抉择与术者进行交流[64]。Lurie 等[20]对有症状的椎间盘突出、椎管狭窄或椎体滑脱的患者应用了 PDA。观看视频与患者转变治疗意愿、决定治疗策略关系更紧密[20]。在另一项涉及多种情况的研究中，Sepucha 等[63]的前瞻性研究发现，用于髋关节或膝关节关节炎、腰椎间盘突出症或腰椎管狭窄症的 PDA 与较高的疾病知识测试得分、更好的患者体验评分和更多的共同决策相关[63]。

用于神经肌肉型脊柱侧弯手术的 PDA 已被开发，在各个机构均可使用[67]（图 113–1）。初稿由骨科医生撰写，由相关专家根据国际患者援助标准（International Patient Decision Aid Standards）进行格式化，再在全国范围内进行同行评审[65]。一项前瞻性研究指出该 PDA 能够提升患者对疾病的认知、指高满意度以及改善决策冲突，能被临床医生所接受[65]。

三、术前医疗准备

一旦就是否进行手术达成了一致的抉择，就会启动综合的术前措施以最大限度地保障患者的安全和预后。神经肌肉型脊柱侧弯患者的术前评估较为复杂，且取决于与其相关的潜在疾病的性质。该类患者存在的挑战通常在于肺功能、营养、活动能力、胃肠功能、认知，以及与护理人员的沟通方面。针对每个医疗保健系统，对神经肌肉型脊柱侧弯患者的个人护理应适当平衡，首先确保由合适的各类专科医生进行充分的术前评估。通过由外科医生、家庭医生、护士或其他护理协调员协调的护理路径对患者进行适当的分转诊及会诊（表 113–1）[40, 68]。

四、术前会诊

（一）呼吸系统

许多神经肌肉型脊柱侧弯患者由于脊柱弯曲和潜在的呼吸肌无力而合并限制性肺疾病[69]，需要进行肺功能评估。较大的脊柱弯曲幅度和胸椎后凸畸形与逐渐恶化的肺功能试验（pulmonary function testing，PFT）结果相关。Lao 等将 60 例冠状面 Cobb 角> 100° 的重度侧弯患者与轻中度侧弯患者进行比较，发现 1 秒用力呼气量（forced

神经肌肉性脊柱侧弯

了解选项

Ⅰ. 要知道的关键事实

Ⅱ. 这些选择有哪些?

Ⅲ. 手术的益处与风险

Ⅳ. 当选择脊柱侧弯手术或非手术治疗时需要考虑的事情

Ⅴ. 词汇表

Ⅵ. 参考文献

孩子的神经肌肉性脊柱侧弯应该怎样治疗?

为孩子选择手术和非手术选择可能很困难。本出版物可为您提供有关此决定的问题的解答。
您和您的团队将讨论如何做出对孩子和您最有利的正确决定。

Ⅰ. 要知道的关键事实

在这一部分，你将学习什么是神经肌肉性脊柱侧弯，什么问题导致了这种疾病及如果疾病恶化，这种疾病对于你和你的孩子意味着什么?

什么是神经肌肉性脊柱侧弯?

脊柱侧弯是脊柱的一种异常弯曲。脊柱可能旋转（扭曲）导致肋骨或躯干更加前凸（见右图）。在神经肌肉性脊柱侧弯中，这种侧弯是由肌肉无力或肌肉痉挛所致，如下所示。

- 脑性瘫痪（由大脑损伤或大脑发育异常所致的脑部及神经问题）
- 肌肉营养不良（肌肉无力和肌肉组织的丢失）
- 脊髓损伤（脊柱内神经损伤）
- 脊柱裂（在妊娠期间，脊柱在脊髓周围并没有完全闭合）
- 脊柱肌肉萎缩（具有明显肌肉无力的遗传病）

什么导致神经肌肉性脊柱侧弯?

- 脊柱和上肢肌肉无力或太紧张（也称为痉挛），会在脊柱上施加异常力量，从而使脊柱向一个方向牵拉超过另一侧。这会导致脊柱弯曲（脊柱侧弯）
- 臀部和骨盆的肌肉太弱或太强，导致躯干移位，因此头部不再居中于臀部.
- 异常的肌张力是由于潜在疾病引起的（如脑性瘫痪或肌肉营养不良）

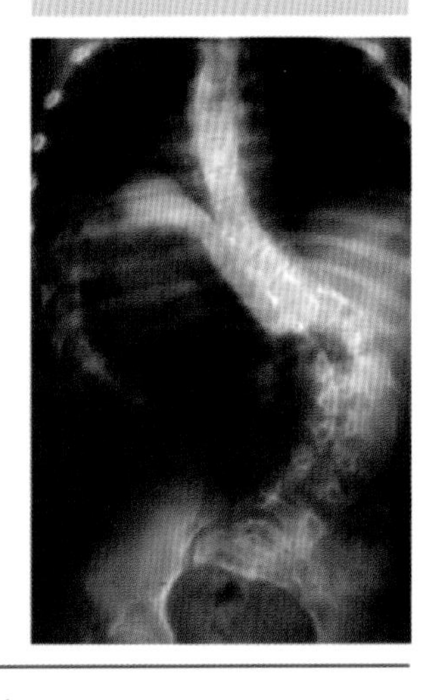

▲ 图 113-1 神经肌肉型脊柱侧弯手术的决策辅助工具

expiratory volume in l second，FEV_1）、FEV_1 比值、用力肺活量（forced vital capacity，FVC）、FVC 比和呼气流量峰值（peak expiratory flow，PEF）存在显著差异[70]。Kang 等[4] 报道神经肌肉型脊柱侧弯矫正手术患者肺部并发症发生率为 50%，与 FEV_1 < 40%、FVC < 39.5%、Cobb 角 > 69° 以及年龄> 16.5 岁有关。这种效应在造成肌肉失用和萎缩的情况下会加剧，如发生各种肌营养不良症[37, 71–74] 或脊髓性肌肉萎缩症[75, 76] 时。

Chong 等[77] 回顾 74 例弛缓性神经肌肉型脊柱侧弯患者的 PFT 结果，发现> 50% 的患者 FVC < 50%。PFT 结果可用于预测术后是否需要呼吸机支持。Almenrader 和 Patel 等[78] 发现进行性假肥大性肌营养不良（duchenne muscular

表 113-1　神经肌肉型脊柱侧弯的术前会诊

术　前	会诊指征	术前检验检查
消化系统	1. 无胃造口管 且 BMI ＜10% 或 WHO z 分数 ＜-1 2. 考虑 SMA 综合征和考虑置 GJ 管	CBC、铁蛋白、CMP、维生素 D（25- 羟基 - 维生素 D）、前白蛋白、锌、维生素 C
呼吸系统	1. FVC ＜ 60% 2. FVC 下降 ＞ 10% 3. 血清碳酸氢盐＞ 30 或 CBG 异常 4. SaO_2 ＜基线值的 95% 5. 睡眠呼吸暂停（打鼾，日间易入睡） 6. Cobb ＞ 90°	如果＞ 5 岁且可配合，则行 PFT 1. 简化的肺活量测定 2. 咳嗽峰值流量 3. MIP/MEP 4. MVV
心血管系统	1. 相关症状（心悸、胸痛、SOB） 2. 心肌病、主动脉疾病家族史 3. 疑似结缔组织病 4. Marfan 综合征相关表现 5. 蒽环类药物使用史	1. 胸部 X 线片 2. 超声心动图 3. ECG 4. CBC 5. 凝血功能 6. 对 DMD 患者进行凝血功能检查
神经内科 / 神经外科	1. 分流术后，没有在过去 1 年内复查 2. 持续性分流不良的相关症状（恶心、头痛、呕吐、痉挛） 3. 脊髓脊膜膨出 4. MRI 示终丝脂肪变或低位圆锥 5. 瘘管 ＞约 5mm 6. VNS 植入后 7. 巴氯芬剂量调整	脊髓脊膜膨出患者需要行 MRI，但大多数脑瘫患者不用。VNS 植入是 MRI 的禁忌
理疗科 /DME	1. 轮椅需要改装 2. 考虑预期住院时间长、术后疼痛耐受困难、功能明显下降（如几乎不可活动的骨盆固定患者）	

BMI. 体重指数；SMA. 肠系膜上动脉；GJ. 胃空肠吻合术；CBG. 血气；SOB. 气短；CBC. 全血细胞计数；FVC. 用力肺活量；CMP. 全套生化；PFT. 肺功能试验；ECG. 心电图；DMD. 进行性假肥大性肌营养不良；VNS. 迷走神经刺激器

dystrophy，DMD）患者术前 FVC 与术后机械通气之间存在关联，DMD 患者和 FVC ＜ 30% 的患者与 FVC ＞ 30% 的患者相比，术后机械通气的可能性有增加趋势（*P*=0.052）。Yuan 等 [79] 发现有 32% FVC ＜ 40% 的患者需要延长术后插管时间。术前与呼吸科会诊医生一起计划向无创性机械通气进行过渡，可使弛缓性神经肌肉型脊柱侧弯患者受益 [77, 80]。术前会诊应基于术前临床肺功能（包括临床症状和 PFT 结果）的评估而进行。入院后，线粒体肌病和脊髓性肌萎缩患者应考虑术前行无创机械通气。

应向家属询问，患者是否有病毒性或细菌性上呼吸道感染导致的持续性咳嗽、胸闷或咳嗽黏液等症状。应评估肺炎或类似上呼吸道感染的频率。打鼾、喘气，或睡眠不宁，易在日间睡眠提示睡眠呼吸暂停综合征的存在。有呼吸困难倾向的患者术后可能很难成功拔管。了解患者处理唾液或分泌物的能力，以及在进食或饮水时咳嗽或呛咳的个人史，可以促进对吞咽能力的评估，以最小化术后误吸的风险。最后，仔细询问既往的麻醉史和术后拔管史至关重要。

既往 FVC 小于预测值的 60%，近期 PFT 结果降低 10%，或者对患者肺功能有顾虑而无法进行 PFT，应考虑将患者转诊给呼吸科医生。血气分析示血清碳酸氢盐＞ 30 或动脉血氧＜ 95% 的基线值也提示转诊的需要。虽然仍有争议，但 Cobb 角增大与肺动脉压力升高、继发肺动脉高压的风险有关，可以被认为是肺部转诊的一个指征。最后，对上述问题进行积极筛查也是呼吸科转诊的考虑因素。对于5岁以上符合要求的儿童，通过预先安排PFT，可以实现护理加速和肺部评估的简化。测试应包括简单的肺活量测定（FEV_1、FEV_1比、FVC、FVC比、PEF和PEF比）、咳嗽峰值流量、最大吸气和呼气压（MIV和MEV）及最大自主通气量（maximum voluntary ventilation，MVV）。

（二）心血管系统

大多数患有神经肌肉型脊柱侧弯的患者无须进行心功能评估，只有一小部分患者例外。对于小儿脊柱外科医生，DMD可能是临床诊疗中最常见的需要心脏检查的神经肌肉疾病。其他与心功能障碍相关的综合征包括Becker肌营养不良症、先天性肌病[81]、1型强直性肌营养不良（DM_1或Steinert病）[82]，以及伴有脊髓性肌萎缩和心肺功能障碍的部分儿童[83]。有些症状性或神经肌肉型脊柱侧弯的患者也会有先天性心脏病，对他们残留的疾病状态进行评估可以提示有无心功能评估的必要。对于已经治疗的心功能不全患者，除非有残余症状或疾病表现，否则无须进一步评估。残余疾病患者及有特殊心脏形态如Fontan术后、严重心室功能障碍、肺动脉高压、有心脏移植史的患者，应由心脏科医生评估是否适合手术，并评估是否需要在术前或术后进入心脏重症监护室（CICU）。

临床医生应询问是否存在心悸、胸痛、气短等有关症状。有心肌病、主动脉疾病或结缔组织疾病家族史的患者应由心脏科专家和遗传病专家进一步评估。最后，一小部分有肿瘤病史的患者可能曾接受过有心脏毒性作用的蒽环类药物治疗，在临床中需要注意。

术前心功能评估最好由患者以往的心脏科医生指导。术前实验室检查应包括全套血常规以筛查贫血或白细胞增多；全套生化以评估有无电解质失衡，包括钾、钙、钠、肝功能、筛查各类蛋白血症、肌酐范围；动脉血气分析以评估SpO_2、$EtCO_2$[84]。超声心动图对大多数既往心脏病患者的诊断并不适用；但心肌病、肌营养不良（DMD、DM_1或Becker病）、残留的心脏结构性疾病、肺动脉高压的存在、神经肌肉型脊柱侧弯中的先天性侧弯都是超声心动图的适应证。我们的做法是，只对有DMD和左心室射血分数（LVEF）> 50%，且过去6个月未行超声心动图检查的患者再次检查；对于LVEF < 50%的患者，如果在之前的3～4个月内心脏功能急剧下降而没有行超声心动图则再次检查。Roberto等[73]发现脊柱融合术对肺功能影响显著，但对心功能影响的相对不明显，每年仅下降1%。对于DMD患者，皮质类固醇激素的使用可以在保护肺功能的同时延迟心肌病的出现[85-89]。对存在瓣膜病、心室功能障碍、Fontan术后或单心室、肺动脉高压的患者，应考虑术前由专业的心脏麻醉医生来进行评估。最后，如果考虑对有明显左室功能障碍（LVEF < 30%～35%）的患者进行手术，通常建议进行植入式心脏除颤器（implantable cardiac defibrillator，ICD）评估。对于某些中心，射血分数< 30%是手术禁忌证[73]。

（三）消化系统及营养

由于患有神经肌肉疾病的儿童是吞咽困难和胃肠道运动功能障碍的高发人群，许多患者都进行消化科复诊。基于患者营养不良或术后肠系膜上动脉（superior mesenteric artery，SMA）综合征的风险，通常让患者在术前接受消化专科检查[69, 90-98]。蛋白性营养不良和蛋白–热量性营养不良都能影响伤口愈合，同时导致免疫力低下[99]，因此应该在术前完善会诊。

骨科医生在工作环境中，客观地对营养不良进行评价常常是一项挑战。个人的体重–年龄百分位图对男女、不同GMFCS水平的患者均适用[3]。GMFCS Ⅴ级儿童的百分位图是根据儿童经管喂养还是经口喂养来选择。也可使用 z 分数（z-score），其具有与年龄匹配的平均值表[100, 101]。z 分数，或称标准偏差分数，是由世界卫生组织支持的一种与性别无关的营养不良的测量方法。可以对体重指数（BMI）进行计算，但测量痉挛、挛缩及脊柱畸形儿童的身高可能存在困难[102]。对于体重或 BMI 低于第 5～10 百分位数的患者，应首要考虑通过加强进食或延迟手术以补充营养[7, 25, 103, 104]。术前营养补充是很重要的，在营养科医生的协助下，通常需要至少 2～3 个月的时间才能实现明显的改善[104]。Mahant 等[105]对 50 例痉挛性四肢麻痹性脑瘫患者行胃造口术（45 例）、胃空肠造口术（5 例）治疗营养不良，其 z 分数的中位数为 −2.8（基线下）[105]。在 12 个月的进食计划后，体重 − 年龄 z 分数增加到 −1.8，84% 的父母认为喂食管有帮助，然而健康相关生活质量评分（HRQoL）并无差异[105]。

术前实验室检查包括全套血常规，全套生化，铁蛋白、维生素 C 和维生素 D、前白蛋白、锌的水平，均可帮助指导营养科医生关于营养的补充。Jevsevar 与 Karlin 等[106]回顾分析了 44 例因神经肌肉型脊柱侧弯而行脊柱融合手术的四肢痉挛性脑瘫患者，发现与白蛋白（ALB）＜ 35g/L、总淋巴细胞计数（TLC）＜ 1500/mm^3 的患者相比，ALB ＞ 35g/L 和 TLC ＞ 1500/mm^3 的患者有更低的感染率、更短的插管时长及更短的住院日。

对于 SMA 综合征，应考虑进行胃造口术或放置 GJ 管，该综合征在 BMI 较低、营养性脂肪较少的大矫正率脊柱矫形术后患者中最常见[93–96]。GJ 管相比标准的胃造口管（G 管）更容易堵塞。在介入科医生进行术后置管时，可将 G 管换为 GJ 管，更提倡提前置管[107–109]。

（四）神经系统

在对患有潜在的神经系统疾病（如脑瘫、Rett 综合征或线粒体疾病等）的患者进行手术干预之前，通常需要进行神经系统评估。大多数患者均有既往神经专科医生治疗史。对于所有患有运动障碍的儿童，如果从未去或最近没有去神经专科就诊，应该在手术前留足够的准备时间开始药物治疗或对其进行调整。

脊柱外科医生在术前必须确认患者是否有分流术史，是否使用巴氯芬泵或迷走神经刺激器（vagal nerve stimulator，VNS）。分流评估应在各类脊柱畸形手术前进行，通常由负责治疗的神经外科医生进行。头痛加重、视觉改变、恶心或呕吐等症状也应被视为分流功能障碍的警示症状，应及时进一步评估。在有新的症状或进行每年的复查时，分流的影像学评估是必要的[110, 111]。影像学异常、有脊膜膨出且近期出现进畸形展的患者，应该考虑神经外科会诊，以确定是否与脊髓栓系复发有关。有其他异常发现如终丝脂肪变或瘘管时，也应请神经外科会诊，因为在手术矫正脊柱畸形之前或矫正时，可能需要对其进行处理。

VNS 是一种植入式装置，常用于慢性癫痫或癫痫患者。它们的作用是向迷走神经传递小的脉冲，然后通过传入神经纤维向中枢神经系统发送信号。大多数植入 VNS 的患者禁行磁共振成像（MRI）；然而，外科医生应该仔细查阅产品信息，以确定该患者的设备是否兼容 MRI 检查。在近 1/3 的患者中，该设备与阻塞性睡眠呼吸暂停综合征的加重相关[112]。睡眠呼吸暂停综合征的加重会使术后肺功能情况变得复杂，对于呼吸功能明显受抑制的患者，可考虑在围术期关闭 VNS 装置[113]。另外也可以选择使用更高水平的氧气流量来克服这一问题[114]。另一个需要考虑的与脊柱手术相关的问题是植入装置对电刀的反应，因为在装置内可能由此产生电凝作用。VNS 不一定需要因为手术停用；但是，电刀的负极贴片应尽可能远离 VNS，以防止电流通过 VNS 系统。建议在脊柱手术后确认 VNS 的功能[112]。

（五）其他注意事项

许多神经肌肉型脊柱侧弯患者需要轮椅来实现部分或全部的活动需求。对于外科医生和护理团队来说，预测患者在脊柱融合术后可能出现的坐位变化尤为重要。虽然一些医疗机构有内部的轮椅供应商，但在其他与外部供应商签约的医疗机构，患者家属应在术前与其联系，以便安排在术后短期内进行再次评估，因为脊柱及下肢序列与术前计划相比可能会有所调整。同骨质减少或使用生长棒的儿童一样，该类患者可能需要术后支具治疗，这也需要与专科医生进行讨论。支具额外增加了患者躯干的体积，需要制订长期的计划，反复调整、逐渐过渡至取下支具。由于许多神经肌肉型脊柱侧弯的患者头颅大小、轮廓发育异常，可能也需要矫形外科医生评估是否需要使用特殊的头环固定器进行颅骨–重力牵引或颅骨–股骨髁上牵引固定。应该注意，标准的头环固定器并不一定适合所有的患者。

在矫形术后，由于手术范围较大、固定后活动范围受限及因骨盆倾斜而进行骨盆固定，许多神经肌肉型脊柱侧弯患者的活动能力会暂时下降。虽然这种下降通常是暂时的，但可以采取一些预防措施来最大限度地实现恢复[115]。由于骨盆与上肢间不能连带运动，对于以爬行为主要活动方式的儿童而言，骨盆固定尤为困难[116–118]。步态模式也会随着骨盆倾斜、髋部和膝关节屈曲挛缩和张力的改变而发生变化。鉴于以上因素，外科团队应在术前进行理疗咨询，或者请专业的康复医学理疗师会诊。如果预期患者在术后的活动能力会显著下降，可以考虑提前安排康复病房使其获得相应治疗。

（六）护理协调

对于神经肌肉型脊柱侧弯患者，术前护理最具挑战性的方面可能是护理协调和相关证明。虽然目前术前护理通常由一个护士来完成，但已经有一些医疗系统的报道指出了护理协调的优势。Miller 等[68]报道了有关于复杂脊柱侧弯围术期护理路径［脊柱外科护理路径（Care Pathway for Spinal Surgery,CAPSS）］的使用报道，包括护理、强化治疗、治疗师、呼吸科医生、营养、病例管理和社工等多学科团队的合作。68 例 CAPSS 患者在术前 6～8 周进行了睡眠监测，并在术前 3～6 周由各专科进行了各种诊断性检查检验，包括凝血检查、白蛋白、静脉血气、胸部 X 线片、心电图、心脏和营养状况等。护理团队通过术前访视以指导解决患者的术后需求，包括家庭护理方式、治疗康复所需的相关仪器设备，术后喂养及和 G 管相关的问题。然后，患者通过护理协调员与外科医生会面，让家属了解围术期的进展情况。该团队通过队列研究，评估了 9 例在 CAPSS 下接受治疗的患者，与对照组进行了仔细的匹配，发现在住院时长、ICU 住院时长和并发症方面均有显著改善[68]。

护理协调路径的使用，在复杂成人脊柱畸形的治疗中也显示出类似的风险降低。Sethi 等[119]报道在行后路脊柱融合术的成年患者中，使用多学科团队护理协调路径时并发症发生率减少（RR 0.49，95% CI 0.30～0.78）。无论采用何种方法，我们都鼓励采用一种结构化的方式，以满足该患者群体的各种实际临床需求。为改善这些患者接受的护理服务，我们可以使用各种有效的策略，以上的术前统一检查、护理路径、护理团队间多学科会诊就是几个实例。

五、手术准备

（一）临床检查

肌肉骨骼系统病史的几个组成部分对术前准备至关重要。运动模式决定了手术时是否融合至骨盆。需要记录患者的吞咽、交流、视觉及听觉功能[27]。记录患者既往手术史及并发症史，若存在既往术后感染或脓肿，术前则需要对抗生素的选择进行调整。

术前体格检查包括生命体征和体重。除了按年龄百分位数评估体重外，针对营养不良的一般临床查体也有帮助。检查皮肤是否有压疮或骨性突起，这些可能会导致术后皮肤破损[120]或植入物突出[6]（图 113-2）。评估儿童与环境的互动能力和选择性运动控制能力。最后，评估痉挛程度和行走能力[6]。术前应记录特殊的肌力下降情况，以便术后比较。

脊柱查体包括对坐姿或站立姿势的评估，包括肩对称、冠状面畸形、矢状面畸形和骨盆倾斜的情况[6, 121]。检查者用双手从患儿腋下将其向上抬举，以拉伸脊柱来评估侧弯的活动性。纵向牵引或手法推拉也可用于评估活动性[6, 121]。检查髋关节有无屈曲挛缩，因其可影响患者在手术台上的体位摆放，在行脊柱手术前需要进行干预[6, 122]。另外，检查髋关节有无内收或外展受限，有无骨盆倾斜[6, 27]。伴有明显骨盆倾斜的髋关节病变通常在脊柱手术中同时矫正，使骨盆恢复水平，以避免继发于持续性骨盆倾斜所致的反复髋关节脱位[121]。

（二）影像学

标准的术前影像学检查包括站立位（对于有活动能力的患者）及坐位的正侧位 X 线片。通过测量 2 种视图上的 Cobb 角来评估脊柱侧弯和脊柱后凸。通过测量髂嵴连线与 T_1～S_1 垂线间的夹角来评估骨盆倾斜度（图 113-3）[123]。检查髋关节有无脱位或半脱位[6]。

无活动能力的患者摄 bending 像 X 线片存在困难，可以用牵引像代替，以评估弯曲畸形的活动度[6, 124]。可在仰卧位通过向远端牵引双腿的同时，在腋窝反向牵引来完成牵引像（图 113-4 为坐位牵引像示例）。虽然这些牵引像的确切价值还没有像在特发性脊柱侧弯中那样被广泛研究，

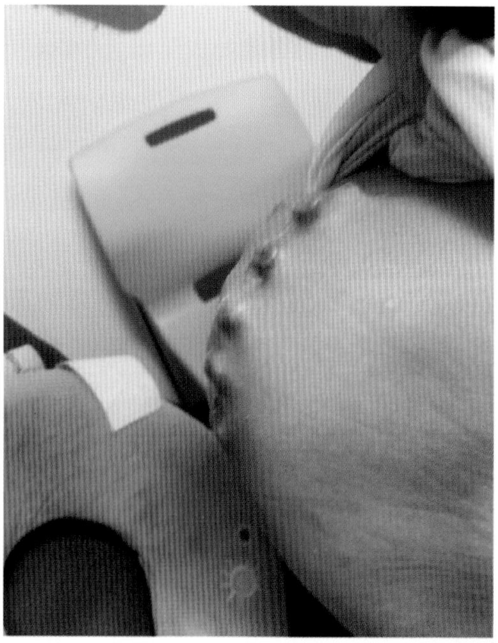

▲ 图 113-2　脑瘫患者后路脊柱融合术后，由于局部皮肤变薄及持续性后凸，可见植入物从皮面突出

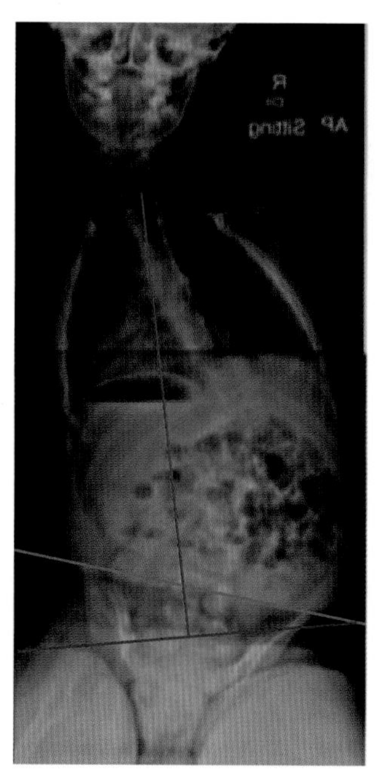

▲ 图 113-3　脊柱侧弯患者，坐位下 X 线正位片测量骨盆的水平倾斜度。蓝线为髂嵴近端切点连线，红线为 T_1～S_1 连线及其垂线

但其提示的畸形活动度影响了是否需要前路松解和牵引的手术决策[6, 121, 124, 125]。

术前是否需要进一步的影像学检查取决于有无潜在病变。对于脑瘫患者，只有神经功能在近期发生变化或病情快速进展才需要在术前行MRI检查[27, 125]。相反，对于脊髓脊膜膨出或其他类型的脊髓发育不良的患者，术前应常规行MRI检查，以评估圆锥的水平位置和是否有解除脊髓栓系的需要[126–131]。CT有利于复杂骨性畸形和严重脊柱侧弯患者手术计划的制订，如脊髓脊膜膨出等多种综合征或先天性脊柱侧弯等。

六、结论

神经肌肉型脊柱侧弯的手术要求极高，其中术前计划最为重要。术前计划包括有效使用SDM以制订治疗方案。选择行手术时，需要进行细致彻底的临床及外科评估，以便为手术做充分准备，并尽量减少手术并发症的发生。

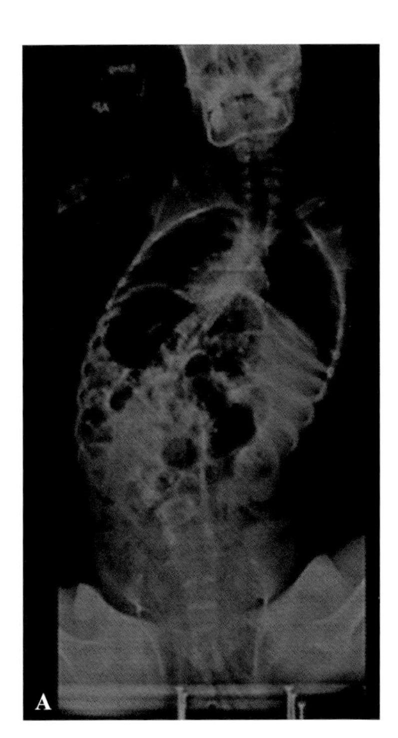

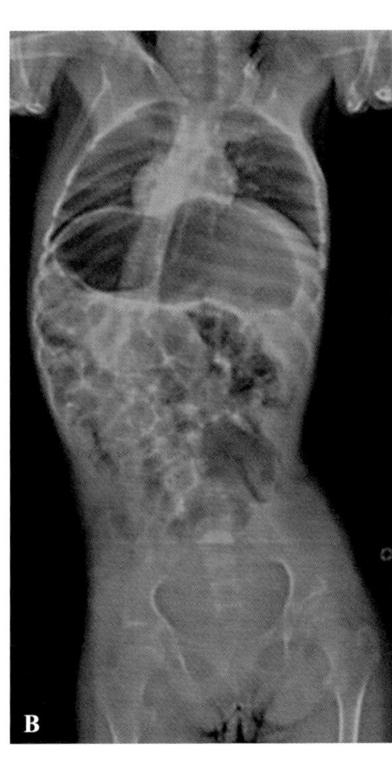

◀ **图113-4 神经肌肉型脊柱侧弯患者畸形活动度测量，坐位X线正位片**
A. 无手牵引；B. 有手牵引

第114章 神经肌肉型脊柱侧弯特殊的外科技术

Surgical Techniques Unique to Neuromuscular Scoliosis

Tyler C. McDonald　Jaysson T. Brooks　著
李方财　王智伟　译

一、概述

神经肌肉型脊柱侧弯（neuromuscular scoliosis，NMS）是一类包含多种影响脊柱生长发育的疾病的统称。无论是何种病因，当该类患者需要进行终极手术治疗时，外科医生必须考虑到这类疾病的特殊性。本章中，我们将对NMS及其最新文献中的手术技术进行详细阐述。

二、术前评估

（一）并发症风险

术前全面彻底地了解潜在的手术并发症是十分必要的。与青少年特发性脊柱侧弯（adolescent idiopathic scoliosis，AIS）相比，NMS患者手术并发症发生率更高[1]。最近一篇纳入15 218例NMS患者的Meta分析提出，肺部并发症（23%）是最常见的手术并发症，其次是内置物（13%）和感染相关并发症（11%）[2]。NMS患者术中失血也较多[3, 4]。通常这类患者处于“亚健康”状态，其中以呼吸系统疾病和营养不良最常见。所以，这些并发症可能会对其原本就不健全的身体造成更大的损害。

由于NMS患者并发症发生率较高，所以大量研究致力于寻找其手术和围术期并发症的危险因素，并希望找到一些可以改变的因素。Master等研究发现术前侧弯大于60°预示围术期并发症的风险显著增加[5]。此外，骨盆固定[6, 7]和预防性抗生素使用不当[8]也将增加术后感染风险。

脊柱外科医生必须时刻谨记NMS是不同病因引起脊柱畸形的一个概括性疾病术语，需要判断其具体病因及可能的并发症。因为不同病因的NMS的并发症风险和特点差异较大。例如，Duckworth等通过对110例接受脊柱侧弯矫形手术的NMS患者行回顾性研究，发现进行性假肥大性营养不良Dvchenne肌萎缩患者的并发症发生率显著高于其他类型[9]。甚至相同病因的NMS的一些并发症发生率也不相同。脑瘫患者并发症发生率往往随着GMFCS分级增大而增加。长期卧床的患者出现术后主要并发症的风险显著升高[5]，也有文献报道认知障碍是术后感染的危险因素之一[10]。最新研究表明，对伴有最严重的运动神经元损害的脑瘫患者（GMFCS 5级）进一步行亚级分类，有助于预测术后并发症的发生。在一项前瞻性收集资料的回顾性研究中，Jain等根据中枢神经运动神经元损害程度并结合一些易于判断的并发症（癫痫、不能说话、气管切开和胃造瘘），对199例GMFCS 5级的脑瘫患者进行亚级分类[11]。无上述并发症损害的被归为GMFCS

5级，伴有一项损害的为5.1级，两项的为5.2级，三项及以上的为5.3级。他们发现并发症发生率随着GMFCS 5级亚级分级升高也显著增加。

（二）髋关节并发症

外科医生在治疗NMS时，常常会遇到合并髋关节疾病的患者，尤其是在长期卧床的患者中更为多见。其髋关节通常表现为屈曲挛缩、半脱位或完全脱位，并且常伴有一定程度的骨盆倾斜。在制订脊柱手术方案之前评估髋关节是十分重要的，因为髋关节疾病也会影响脊柱手术方案的制订。

一般情况下，如果伴髋关节疾病的NMS患者需要同时行脊柱融合和髋关节手术，应该先行包括矫正骨盆倾斜的脊柱手术。然后二期行髋关节手术。如果骨盆倾斜在髋关节术前没有得到纠正，那么髋关节通常会处于内收位，术后可能再次发生半脱位或全脱位[12]。所以先行包括矫正骨盆倾斜的脊柱手术，再行髋关节手术，将使髋关节更加稳定。在讨论髋关节－脊柱综合征时，最新研究与既往文献结果不同。Crawford等分析了47例伴髋关节疾病的GMFCS 4～5级的脑瘫患者[13]，发现骨盆倾斜矫正程度越大，髋关节疾病越容易加重，进而不得不更多地选择手术治疗髋关节疾病。术前无髋关节疾病的患者在行脊柱融合及骨盆倾斜矫形术后，17%的患者出现髋关节半脱位或全脱位。研究还指出，所有伴髋关节疾病的患者先行关节置换术，再行脊柱矫形术后，髋关节能够持续保持稳定。一些伴重度髋关节屈曲挛缩的患者，手术体位不可能摆成髋关节足够伸展的俯卧位。在这种情况下，建议请专科医生先行髋关节松解术，这也有助于改善患者的腰椎过度前凸状态（图114–1）。

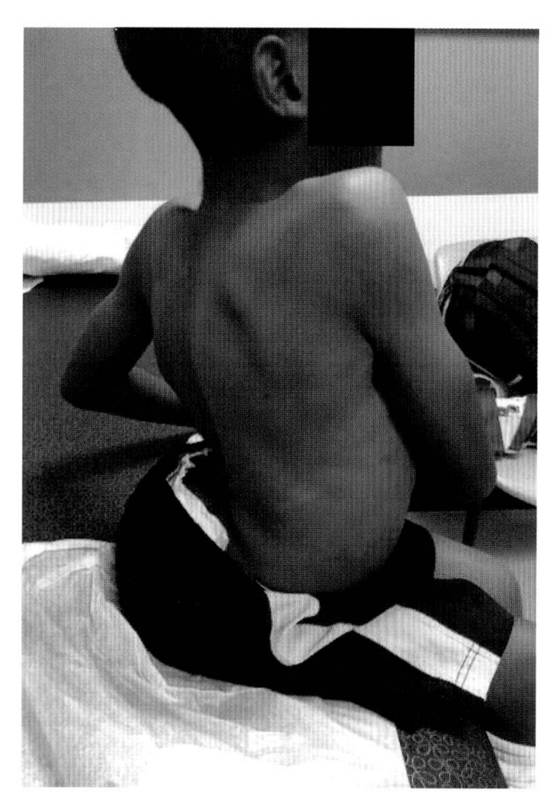

▲ 图 114–1　伴髋关节屈曲挛缩的重度腰椎前凸的NMS患者。如果该患者之前没有行髋关节屈曲挛缩松解术，现在采取俯卧位会比较困难，并且可能加重腰椎前凸

（三）术前和围术期牵引

鉴于大多数NMS患者脊柱侧弯相对柔软，术前或围术期较少使用头环－重力牵引（halo-gravity traction，HGT）[14]。有NMS患者使用HGT后致死的个案报道。Steller等回顾性比较8例术前使用HGT治疗和17例未使用HGT治疗的NMS患者，发现HGT组术后矫形效果较好，但是无显著统计学差异[15]。所以，除非术前侧弯非常僵硬，达到本章作者定义的术前牵引位片中矫正率＜20%，一般NMS患者无须术前牵引。

（四）前路松解的指征

对于许多21世纪之前完成脊柱外科专科培训的外科医生来说，重度NMS患者（＞100°）常规行前路松解联合后路脊柱融合术治疗。此后，椎弓根螺钉技术与后路松解术迅速发展，导致在21世纪前10年行前路松解的NMS患者越来越少[16]。鉴于不断增长的并发症发生率，NMS患者手术治疗的目标应是在保证安全性的前提下尽量缩短手术时间，进而减少术中失血和降低术后感染风险。在当前后路固定技术迅速发展的时代，什么时候该行前路松解呢？ Suk 等对 35 例 70°～105° 的重度侧弯患者（包括 3 例 NMS 患者）采取单纯后路手术治疗，结果显示术后矫形效果满意，但是他们认为如果侧弯＞ 105° 并且柔韧性＜ 20% 时，可能需行前路松解 [17]。对于 NMS 患者，本章作者认同 Suk 教授提出的关于 NMS 患者前路松解的相对适应证，并且认为术前牵引状态下侧弯柔韧性影像学评估是主要决策依据。另一个前路手术适应证是局部节段的极度前凸或角状弯曲，这种情况下行脊柱前路短缩可能更加安全。

（五）2 名主治医生共同参与治疗 NMS

在骨科手术的发展进程中，许多治疗技术最初看起来完全没有必要，但随后很快发展成为标准治疗方法，例如全膝关节置换术中截骨工具和脊柱矫形术中椎弓根螺钉的应用。对于 NMS 患者来说，虽然目前对于 2 名主治医生共同参与治疗 NMS 患者的报道较少，但是这将成为一个趋势，并且可能发展成为治疗的标准方案。如前所述，NMS 患者的手术目标是提高手术效率以减少术中失血和围术期并发症。2 名主治医生共同参与有助于实现这一目标。Chan 等对 60 例 AIS 患者进行了一项前瞻性研究，比较由 1 名主治医生和 2 名主治医生共同参与手术的效果，结果发现由 2 名主治医生共同完成手术的手术时间、术中失血量、住院时间及术后疼痛控制所需的吗啡量均显著减少 [18]。如果助手是完成小儿脊柱外科专科培训的外科医生也是有帮助的。Shrader 等进行一项包含 50 例脑瘫患者的对照研究，比较由 1 名和 2 名已完成脊柱外科专科培训的医生的脊柱后路融合术的手术效果，结果显示由 2 名医生共同手术的 NMS 患者手术时间短（3.3h vs. 5.3h）、失血量少（865ml vs. 1238ml）、住院时间短（5.3 天 vs. 6.5 天）、并发症少（2 例 vs. 9 例）及术后感染少（0 例 vs. 2 例），所有差异均具有显著统计学意义 [19]。

如果 1 名主治医生与 1 名专科培训医生手术配合默契，对上述结果影响不大。Hefferman 等回顾性比较行脊柱后路融合术的 80 例 NMS 患者和 120 例 AIS 患者，发现对于 AIS 患者，无论是专科培训医生还是住院医生作手术一助，结果无显著性差异；但是，对于 NMS 患者，专科培训医生做一助可显著缩短手术时间和提高矫形效果 [20]。

三、术中处理

（一）围术期抗生素的使用

切皮前 60min 内使用第一代头孢菌素（通常是头孢唑啉）是围术期预防手术部位感染的标准治疗方法 [21, 22]。然而对于 NMS 患者，必须考虑到其革兰阴性菌感染的风险增加 [23–25]。目前 NMS 患者脊柱手术围术期抗生素预防和使用策略在全美儿童医院中各不相同 [26, 27]，这与缺少该领域的文献报道有关。在认识到这些预防措施缺乏证据支持后，关于高危感染的脊柱侧弯手术（包括 MNS 患者）的最佳实践指南最近已经发表，推荐围术期使用静脉注射头孢唑啉和覆盖革兰阴性菌的抗菌药物 [28]。本章作者将庆大霉素作为首选。

最近一项系统性综述证明，抗菌药物剂量不足、给药时间不当和追加剂量不当可增加儿童脊柱侧弯手术部位感染的风险 [8]。一项最佳实践指南建议对围术期抗菌药物给药时间、剂量和给药间隔进行监测 [28]。表 114–1 介绍了 NMS 常用的抗菌药物及推荐的给药间隔。目前，术后抗生素何时停用尚无共识。对于 NMS 患者，有些外科医生使用头孢菌素直到引流管拔除，有些持续使

表 114-1　神经肌肉型脊柱侧弯患者围术期常用抗生素

抗生素	儿童静脉注射剂量（成人剂量）	首剂给药时间	肾功能正常情况下术中追加剂量
无青霉素过敏			
头孢唑啉	30mg/kg（体重> 80kg，2g）	切皮前 60min 内	每 4 小时
头孢西丁	40mg/kg（2g）		每 2 小时
庆大霉素	2.5mg/kg（5mg/kg）		每 8 小时
万古霉素	15mg/kg（15mg/kg）	切皮前 120mim 内	每 6 小时
青霉素过敏			
克林霉素	10mg/kg（900mg）	切皮前 60min 内	每 6 小时

引自 https://www.mdanderson.org/documents/for-physicians/algorithms/clinical-management/clin-management-surgical-antibiotic-prophylaxis-pedi-web-algorithm.pdf and https://www.choc.org/userfiles/AntibioticProphylaxisForSurgeryGuideline.pdf

用到患者出院，本章作者倾向于后者。

（二）术中神经监测

术中神经监测（intraoperative neural monitoring，IONM）可在早期可逆时就及时发现神经损伤。AIS 术中神经监测目前相当普及，但在 NMS 患者中仍然使用较少。最初人们担心 NMS 患者使用经颅运动诱发电位（transcranial motor-evoked potential，TcMEP）可能诱发癫痫发作，因为理论上其有增加癫痫发作的风险。最近研究表明，NMS 和有癫痫病史的患者使用 IONM 是安全的[29, 30]。此外，有文献证明对 NMS 患者单纯使用体感诱发电位（somatosensory-evoked potential，SSEP）监测，其监测结果不可靠且无特异性[31]。对 NMS 患者使用运动通路监测和多个 SSEP 位点监测可提高结果的可靠性[32]。一般来说，IONM 对大部分 NMS 患者是可靠的，但是如果 NMS 患者伴有十分严重的中枢神经系统疾病，其可靠性将降低[33, 34]。NMS 患者中常见的幕上神经解剖异常可导致信号可靠性降低。脑瘫患者的脑积水、脑软化和脑室周围白质软化亦可导致 IONM 基线信号不可靠[35]。但是如果发现神经监测不可靠，外科医生应该放置颈下电极片，并从 SSEP 收集一切有用的信息以做参考。

（三）特殊手术体位

严重的髋关节屈曲挛缩和（或）腰椎过度前凸畸形可能影响患者手术体位摆放（图 114-1）。这种情况下，髋关节伸展的标准俯卧位会导致较预期更大的腰椎前凸，在这种体位下进行脊柱融合术将导致脊柱矢状面负平衡。这类患者的体位需要在髋关节弯曲 90°位摆放，而不是伸展位。这可通过降低支撑下肢的悬带使之靠近地面，进而让髋关节屈曲 90° 来实现（图 114-2）。

（四）术中牵引

术中牵引是 NMS 患者脊柱 - 骨盆矫形的一

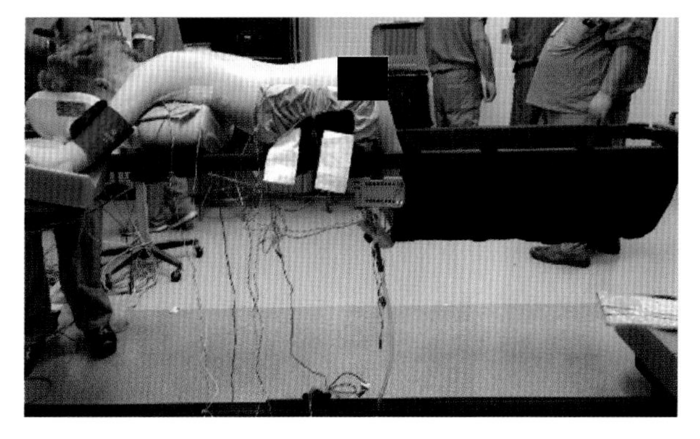

▲ 图 114-2　髋关节屈曲挛缩患者的照片，显示通过降低支撑患者下肢的悬带可以使髋关节屈曲。该体位时腰椎前凸更自然。如果采用标准俯卧位，伸展髋关节可能导致腰椎前凸加重

项关键技术。术中牵引特别适合于治疗 NMS 患者，它有助于矫正骨盆倾斜[36, 37]、降低前路松解的必需性[38]、减少术中矫形操作[36, 39]和缩短手术时间[36]。许多 NMS 患者长期卧床，可伴骨密度降低。某些术中矫正骨盆倾斜或脊柱侧弯的快速复位手法，理论上会在骨－金属界面产生不当的压力，增加固定失败的风险。这种情况下，使用间接矫正或改善畸形的技术可能更有效。

术中牵引基本原则是近端固定患者头部，然后在远端不对称牵引患者下肢进而矫正脊柱侧弯和骨盆倾斜。近端头部固定也可减轻患者俯卧位时头面部的压力[40]。虽然这项技术已经在 NMS 患者中使用了一段时间，但直到 2001 年才被 Huang 和 Lenke 推广普及[41]。头部常用 Mayfield 钳固定，如果患者术前已经行牵引治疗，则用头环固定。虽然 Gardner–Wells 钳也可提供良好的近端牵引，但是对 NMS 患者进行上述远端牵引时，其不能牢固固定患者头部。

如上所述，对 NMS 伴骨盆倾斜的患者，通过牵引骨盆"高"的一侧下肢可以强有力地矫正骨盆倾斜。远端固定的方法包括股骨远端骨牵引、足牵引和皮牵引。大多数研究中 NMS 患者术中牵引通常采用股骨骨牵引，但具体情况需要根据临床情况和医生习惯来决定。对于作者来说，最常用远端皮牵引治疗早发性 NMS（图 114–3）。对于年龄稍长的患者，常用远端足牵引。如果上述方法都不可行，则用股骨牵引。Vialle 等报道了在 51 例 NMS 患者术中行不对称牵引[36]，与前期术中未经牵引治疗的患者相比，前者脊柱侧弯和骨盆倾斜矫正率更高、手术时间更短。因此他们认为远端牵引可显著缩短用于术中复位操作的手术时间。

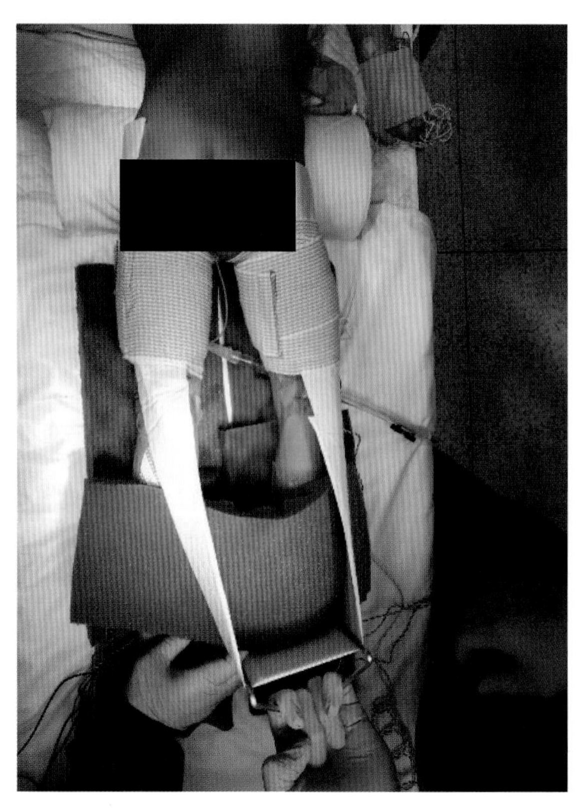

▲ 图 114–3　1 例早发性 NMS 患者的照片，显示用皮牵引来辅助矫正脊柱侧弯和骨盆倾斜

首先将安息香酊涂在皮肤上，然后将皮牵引置于大腿和臀部外侧，弹性绷带加固。牵引物置于肢体远端，持续牵引矫形，或者两侧不等力牵引矫正骨盆倾斜（照片由医学博士 Brandon Ramo 提供）

（五）巴氯芬泵

许多拟行脊柱手术的 NMS 患者硬膜内装有治疗痉挛的巴氯芬泵。以前有人担心巴氯芬泵可能导致并发症的增加，如切口感染。在最近一项对多中心的前瞻性收集资料的回顾性研究中，Yaszay 等发现装有巴氯芬泵患者与无泵的患者相比，伤口并发症、侧弯矫正、术中失血或手术时间均无显著差异[42]。术前最好准备一套维修套件，以备脊柱矫形后巴氯芬泵意外损坏时用于维修或调整。术中逐层进入时，建议从导管穿过软组织的一侧开始，通常是患者右侧。除非用电刀故意长时间触碰巴氯芬泵导管，否则电刀一般不会损坏导管；因此，可用电刀缓慢地将导管从软组织中分离出来。当导管被分离、离开椎板后（图 114–4），外科医生可以将其原位保留并在周围行钉棒内固定术，也可以将导管结扎和离断、后期修补。

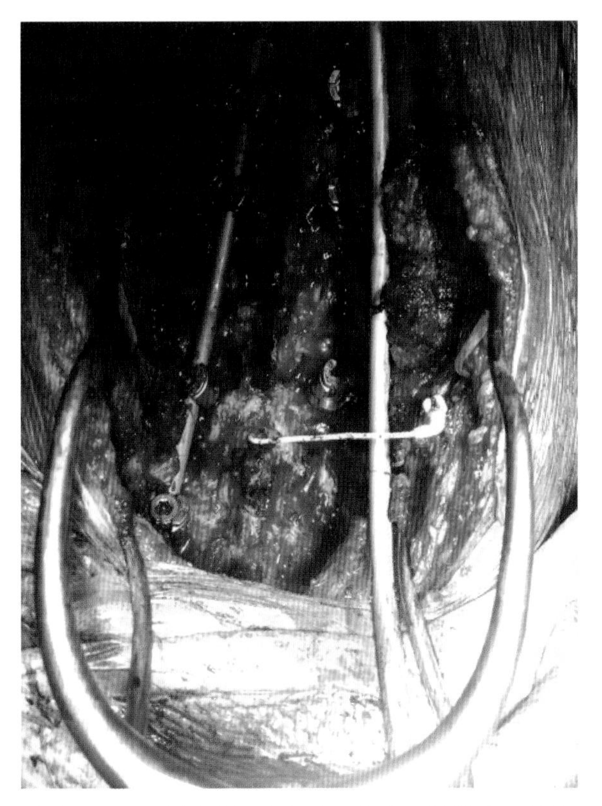

▲ 图 114-4 术中照片显示患者巴氯芬泵导管位于原处

图中导管位于原处，周围软组织已经剥离。椎弓根螺钉已经置入，左侧连接棒已经安装好，右侧连接棒正从导管下方穿过（照片由医学博士 Paul Sponseller 提供）

（六）减少术中失血

NMS 患者在脊柱矫形手术中很可能出现大量失血的情况。术中丢失身体 50% 以上血量的风险很高[3]。此外，对于 NMS 患者，手术时间延长往往会导致更多失血[43]。所以在确保安全的前提下快速完成手术十分重要。如前所述，2 名主治医生共同参与手术可缩短手术时间，已成为作者所在医院的标准治疗方法，并且该方法值得推荐。除了缩短手术时间，其他一些技术方法也可减少术中失血，详情如下。

在美国，抗纤溶药物越来越多地用于 NMS 手术[44]。最常用的 2 种药物是氨甲环酸和氨基己酸。在一项回顾性病例对照研究中，Thompson 等通过对比 62 例接受氨基己酸治疗和 34 例未接受氨基己酸的 NMS 患者[45]，发现用药组平均年龄较大、术前侧弯严重。尽管严重侧弯和高龄被证明与术中失血增多显著相关[43]，但是用药组术中失血量、自体血回输和异体血制品的使用却显著减少。在一项多中心的回顾性研究中，Dhawale 等通过前瞻性收集 84 例使用氨甲环酸和氨基己酸的脑瘫伴 NMS 患者，发现与没有使用抗纤溶药物的患者相比，使用 2 种抗纤溶药物中任意一种的患者的失血量及自体血回输明显减少[46]。通过比较氨甲环酸和氨基己酸的效果，他们发现氨甲环酸减少术中失血和自体血回输的功效更强。最后，一项新的氨甲环酸的随机双盲对照试验推荐 50mg/kg 作为负荷剂量，术中 10mg/（kg·h）作为维持剂量[47]。这也是本章作者对 AIS 和 NMS 患者的药物使用方案。

术中使用双极电凝，如 Aquamantys 双极电凝（Medtronic，USA），对 NMS 患者更有利。与标准电刀相比，双极电凝使用时软组织温度低、且电凝范围广泛。在最近一项回顾性研究中，Hardesty 等前瞻性收集 129 例行脊柱后路融合术的 NMS 病例，发现双极电凝可减少术中失血和相应的输血[48]。许多外科医生术中等到有明显出血时才使用双极电凝，这是不正确的。相反，双极电凝应在手术切皮后就开始使用，而不是遇到严重出血后才使用。

脊柱矫形中如果用普通骨凿行小关节截骨，出血量常较多。最近许多脊柱外科医生开始使用 BoneScalpel 超声骨刀（Misonix，USA）。其刀尖以 22 500 Hz 振荡，可以选择性地避让软组织而仅切割骨组织[49]。其安全性已在多种脊柱手术中得到证明[50]。目前尚无研究专门评估其在 NMS 患者中的效果，但是最近 Bartley 等在 AIS 矫形手术中对其进行评估，认为相对于普通骨刀，使用超声骨刀术中失血较少[51]。但是它的使用存在学习曲线，即使外科医生已经熟练掌握，也需要在延长小关节截骨时间和减少失血之间做出权衡。

最后，术中脊柱显露时精细的骨膜下剥

离是无可替代的。许多外科医生已经习惯在显露脊柱每一层时填塞止血海绵来帮助止血。此外，还有专门的止血纱，如 QuikClot TraumaPad（Z-Medica，USA），用于严重出血部位，可能对 NMS 患者特别有帮助。这些止血纱中含有可激活内源性凝血通路的矿物质，可加快止血。本章作者发现在脊柱远端显露前，于已经显露好的脊柱近端使用止血纱有助于减少出血。如果近端持续出血，为防止远端显露时近端出血过多，可将止血纱填塞在近端骨表面，然后用巾钳把椎旁肌夹到脊柱上来止血。

四、NMS 的特殊手术技术

大多数 NMS 患者身体控制能力和平衡性较差。因此，NMS 患者的内固定节段通常从 T_2 或 T_3 开始延续到骨盆。与 AIS 相似，NMS 患者近端使用哪一种锚定尚无共识，因此椎弓根螺钉或横突钩都可选用。近端交界性后凸畸形一直以来是脊柱侧弯治疗的焦点；但是当近端交界性后凸畸形发生时却很少需要进一步干预[52, 53]。

（一）连接棒、椎弓根螺钉、钢丝和聚酯带等内固定器械

对于 NMS 患者，除非特殊病例，本章作者首选钛棒固定，其弹性模量与骨组织相似，且易于塑形。同时，由于 NMS 患者术后内置物感染风险较高，所以也推荐使用感染率较低的钛棒。使用钛棒后行 MRI 检查是安全的，而使用其他类型的连接棒可能因为不能行 MRI 检查而耽误后续的治疗。

椎板下钢丝是以前将连接棒固定到脊柱的主要方法[54, 55]。但是由于椎弓根螺钉对脊柱三柱有良好的控制力和抗扭力，目前其已经取代椎板下钢丝成为最主要的固定手段。在本章作者的临床工作中，椎板下钢丝目前仅作为椎弓根螺钉的备用品或补充，特别是当椎弓根螺钉被拔出或没有椎弓根的时候。随着内固定器械的发展，通过椎板下聚酯带将连接棒绑定在脊柱上实现强有力的复位矫形[56]在近期逐渐流行。但是由于椎板下钢丝价格相对低廉，其仍然是外科医生不错的备用手段。

对于要使用椎板下钢丝的节段，用咬骨钳去除椎板下钢丝穿过节段的黄韧带。将钢丝折成半圆，半径不小于椎板的长度（图 114-5）。将钢丝在骨膜剥离器手柄上转动，也可做一个合适的半圆。通常将环状的钢丝尾端置于椎板下部中线处，双手操作小心前进，保持持续向上的压力以免钢丝进入太深而误伤脊髓。在钢丝前进 5mm 后，通过小心转动半圆形钢丝尾端将其尖端转至椎板上缘。如果钢丝不能轻松转过来，需要在再次转动前轻轻向前推一点。当钢丝在椎板上缘露出时，用神经拉钩游离轻拉钢丝尾端，然后用持针器将其持牢。持续推进钢丝，直至椎板上下端钢丝长度相同。为避免在后续操作中误伤脊髓，将钢丝折向各自对应的椎板。上段钢丝折向中线，下段钢丝折向侧方椎旁肌。当所有钢丝绕过椎板并安放好连接棒后，小心地依次用钢丝绑紧连接棒，使脊柱逐渐贴附连接棒，完成复位矫形。把钢丝紧线器置于钢丝尾部，通过持续上提扭转紧线器使钢丝对称缠绕。如果不能向上持续用力将使一根钢丝缠绕在另一根上，使另一根钢丝把持力减弱。最后锁紧，将钢丝在约 1/2 英尺处切断，然后折向中线。

如前所述，椎板下聚酯带固定连接棒具有强大的矫形力，但缺点是比钢丝昂贵。聚酯带末端可以塑形，可以像椎板下钢丝一样穿过黄韧带。使用上述同样的方法，当看到聚酯带头端越过椎板上缘时，用持针器夹住，通过双手推拉将其穿过。然后将聚酯带通过专用的钳夹固定在连接棒上，使用专用工具完成脊柱矫形。该套技术需要借助专用的脊柱矫形器械完成。

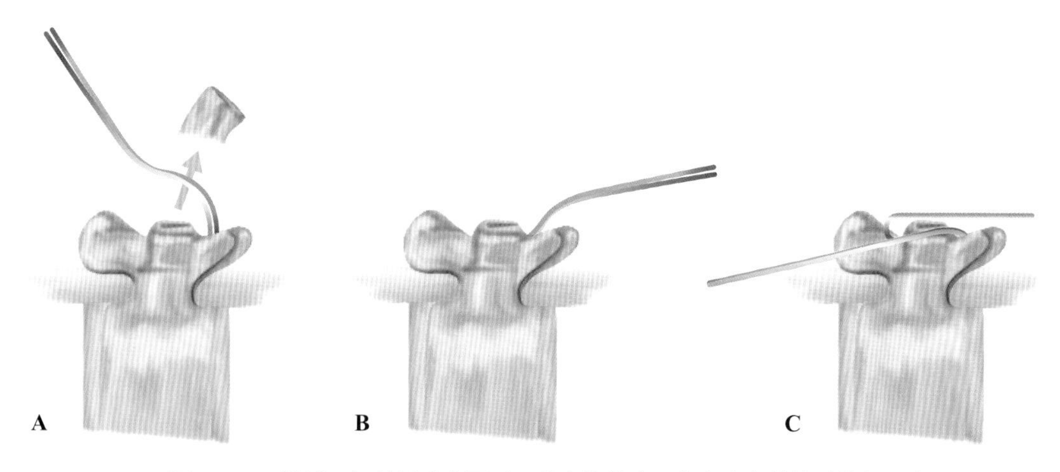

▲ **图 114-5　椎板下钢丝折成半圆形，从中线处由下向上小心地绕过椎板下方**

钢丝在椎板上方弯折，上段折向中线，下段折向侧方（引自 Chapter 61. Unit rod instrumentation for neuromuscular scoliosis. *Operative Techniques in Orthopaedic Surgery*. 1st ed.）

（二）融合至骨盆

毫无疑问，大多数 NMS 患者手术需要融合至骨盆，因为这既可防止术后骨盆倾斜加重，也可通过水平的骨盆确保脊柱的平衡性。当然也有例外，以下情况外科医生认为不需要融合至骨盆。

- 顶椎位于胸腰交界区上方，且下端椎在 L_4 以上。
- 患者可独立控制躯干，且坐位时可独立保持骨盆平衡。
- 骨盆倾斜小于 10°。
- 融合至骨盆会限制患者功能活动和影响生活质量。

Allen 和 Ferguson 首先将“Galveston”技术用于骨盆固定，用 2 个 L 形棒从髂后上棘插入髂骨的内外壁之间（图 114-6）[57-59]。基于相同原理，Bell 等采用同样起始于髂后上棘的 unit 棒固定骨盆，其需要根据后凸畸形情况提前预弯连接棒[60]。虽然 unit 棒对骨盆倾斜矫形效果较好，但是它轴向抗拔出力和抗扭转力小，且 unit 棒插入骨盆后会产生微动[61]。随着椎弓根螺钉普及，同样起始于髂后上棘的髂骨钉也流行起来。通常用咬骨钳在髂后上棘上开槽，将髂骨钉尾部完全埋在骨槽里与髂骨嵴平齐，进而消除髂骨置钉后钉尾产生的隆起。髂骨钉的一个不可避免的缺点是需要一个连接棒 - 髂骨钉的转接头。安装转接头需要额外进行软组织剥离显露，会在体型消瘦的患者身上产生一个明显的隆起，也增加了一个潜在的内固定失败发生部位（图 114-7）。从骨盆外

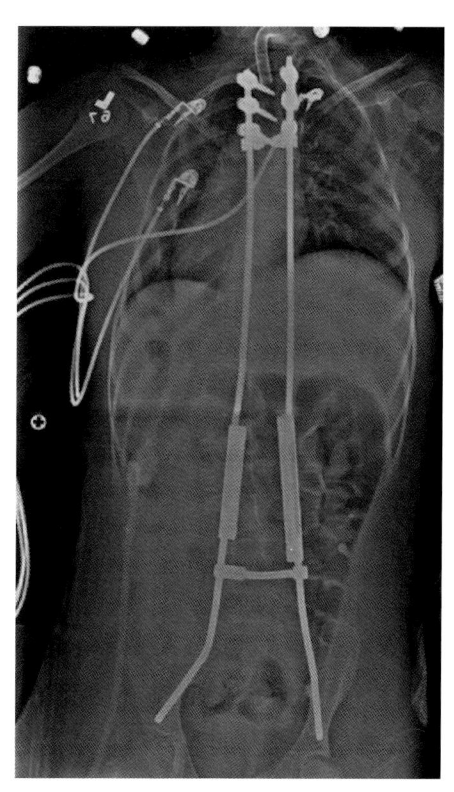

▲ **图 114-6　1 例 NMS 患者的后前位 X 线片，显示通过髂后上棘的 Galveston 技术实现骨盆固定**

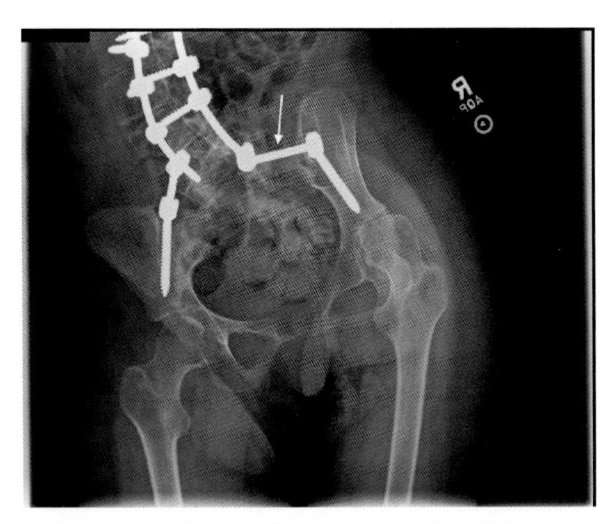

▲ 图 114-7 1 例 NMS 患者的骨盆后前位 X 线片，患者曾接受脊柱后路融合术，本次使用髂骨钉将融合延长至骨盆。白箭表示连接髂骨钉和连接棒的转接头。该患者右侧的转接头已经从连接棒中脱出

壁穿向 S_1 椎弓根的髂骶螺钉通常相对牢固；但是它需要广泛的软组织剥离和特殊的转接头，因此也增加了内固定失败的风险 [62]。

骨盆固定使用的经骶骨翼骶髂（sacral–alar–iliac，SAI）螺钉可让外科医生免受上述问题困扰 [63]。首先，SAI 螺钉的位置与腰椎、胸椎椎弓根螺钉在一条线上，不需要额外的棒 – 钉转接头。其次，SAI 螺钉的进钉点在中线上，不需要广泛的软组织剥离。最后，SAI 螺钉进钉点比髂骨钉在髂后上棘的进钉点深 1.5cm，在体型消瘦的 NMS 患者身体表面不会产生明显的隆起。此外，SAI 螺钉与 Galveston 棒和髂骨钉对骨盆倾斜矫形效果相似，并且失败率更低 [64, 65]。鉴于上述优点，SAI 螺钉固定已成为 NMS 患者骨盆固定新的标准术式。

（三）SAI 螺钉置入技术

本章作者通常先置入 SAI 螺钉，然后置入椎弓根螺钉，确保椎弓根螺钉与 SAI 螺钉在一条线上。SAI 螺钉技术上的进钉点位于 S_1 终板下方约 25mm（16～34mm）、S_2 棘突旁开约 22mm（10～30mm）处。但在实际操作中，不会用标尺来确定进钉点，实际进钉点是 S_1 和 S_2 骶后孔外侧缘延长线与 S_1 和 S_2 骶外孔连线中点水平线的交点（图 114-8）。开路锥通过该进钉点进入髂骨 2cm 后，行后前位透视确认钉道刚好位于坐骨大切迹上方，这是髂骨最宽的部位（图 114-9）。一般来说，钉道应该外偏 40°、尾倾 40°；但是由于 NMS 患者骨盆常常在横断位上旋转不对称，因此透视下及时调整钉道更可靠 [66]。在开路锥插入的过程中，当突破骶髂关节时会遇到一些阻力，如果阻力明显，通常是由于开路锥贴近髂骨外侧骨皮质引起。这种情况下，外科医生应退回开路锥，向更垂直的方向重新进针以避开外侧骨皮质。

用圆头探针确定 SAI 螺钉钉道壁完整，然后用同一探针测量 SAI 螺钉长度。本章作者习惯使用长度为 70～90mm、直径为 8mm、9mm 或 10mm 的 SAI 螺钉。这种尺寸的螺钉即使用于骨质疏松的患者也可矫正骨盆倾斜，减少螺钉尾 – 杆交界处断裂和螺钉松动的发生。根据患者骨质量情况，一些 SAI 螺钉钉道可能需要攻丝，但最终由外科医生决定。本章作者习惯选择用易于置入的 SAI 空心螺钉，但对于置钉成功并不是必需的。接下来，将开路锥重新插入钉道，把配有 SAI 空心螺钉的导丝（图 114-10）从开路锥中心插入钉道。手术医生应确保导丝到达 SAI 螺钉钉道远端的骨组织中（图 114-11）。最后，将 SAI 空心螺钉通过导丝拧入钉道，直到螺钉尾部牢固地固定在骶骨皮质上（图 114-12）。完成双侧 SAI 螺钉置钉后，再向头端置入腰、胸椎椎弓根螺钉并与 SAI 螺钉平齐（图 114-13）。本章作者通常会跳过 S_1 直接置入 L_5 椎弓根螺钉，当然，无论是用 S_1 螺钉代替 L_5 螺钉、还是联合 L_5 椎弓根置入，这是外科医生的习惯问题，都不影响最终结果。

（四）骨盆倾斜和脊柱畸形的矫形技术

传统 NMS 侧弯矫形需要外科医生根据胸椎

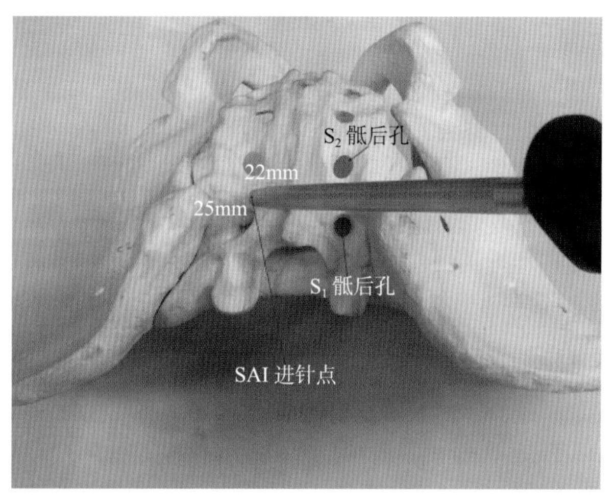

▲ 图 114-8　骨盆模型后面观显示 SAI 螺钉的置钉点。SAI 螺钉进钉点位于 S_1 终板下方约 25mm、S_2 棘突旁开约 22mm 处。实际操作中，SAI 进针点位于 S_1 和 S_2 骶后孔外侧缘延长线与 S_1 和 S_2 骶后孔连线中点水平线的交点

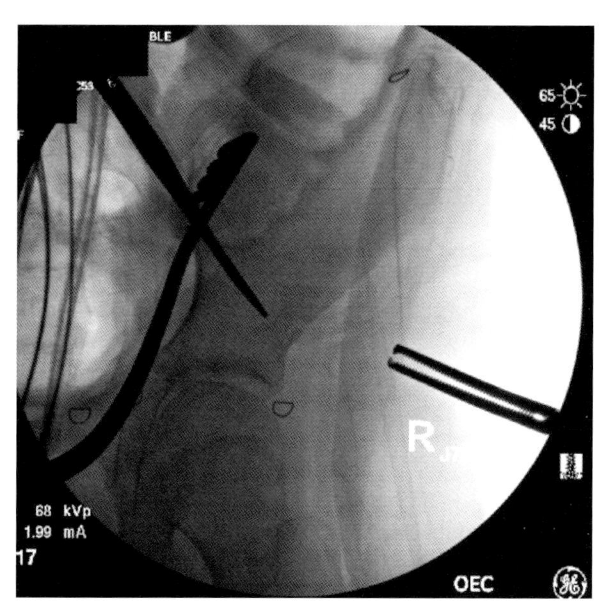

▲ 图 114-9　术中后前位透视显示开路锥所在位置就是理想的 SAI 螺钉的钉道。开路锥应该刚好位于坐骨大切迹上方，该处是髂骨最宽的部位

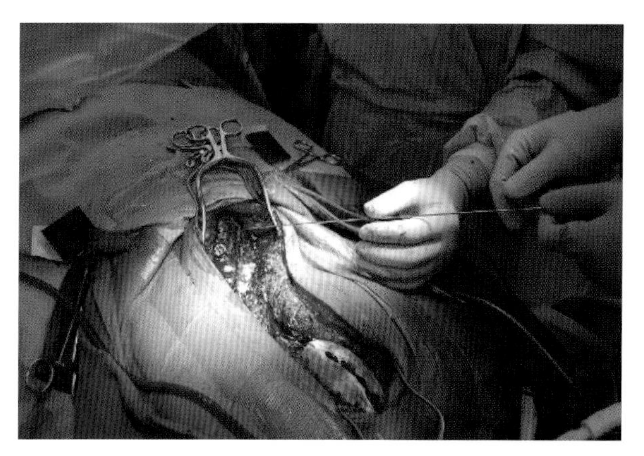

▲ 图 114-10　术中照片显示 SAI 空心螺钉的导丝正位于钉道中

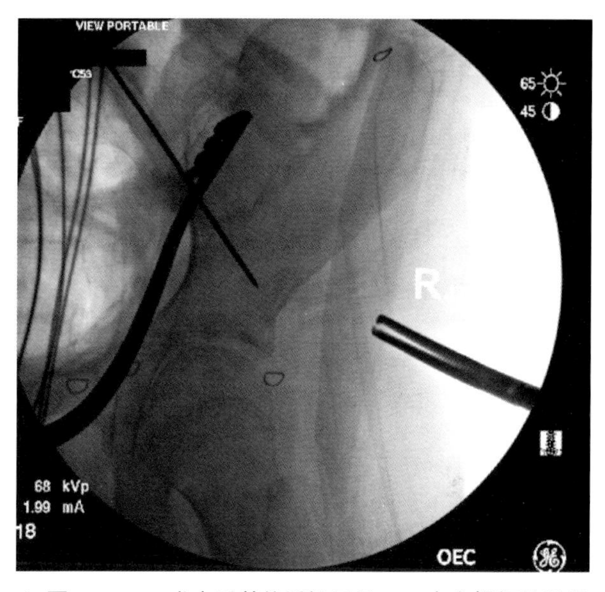

▲ 图 114-11　术中后前位透视显示 SAI 空心螺钉的导丝在位。导丝远端应略超过钉道，安全地置于骨组织中

后凸和腰椎前凸的角度预弯连接棒，再将其锁定到 SAI 螺钉和椎弓根螺钉上。单单这项技术就能够矫正目前大多数脊柱畸形。随后，在患者凹侧和凸侧通过撑开加压的方法进一步矫正畸形。如果仍部分残留骨盆倾斜和冠状位失衡，外科医生可通过在持棒钳和 SAI 螺钉之间撑开加压的方法来平衡骨盆。连接棒需要在 SAI 螺钉远端预留 2cm 长度，为后续使用撑开和加压的方法矫正侧弯畸形预留足够长度。可用无菌的被称为“T-square of Tolo”的 T 形仪来评估冠状位平衡的真实恢复程度（图 114-14）[67]。将 T 形仪的水平部分放置在双侧髋臼顶上方（图 114-15），如果冠状位平衡已经恢复，T 形仪的近端部分将位于 2 个连接棒近端之间（图 114-16）。

上述技术都能取得良好效果，但是也有其他替代技术。组合棒也可以很好地矫正骨盆倾斜，因为它是一个单一连续的结构，虽然其也存在一些缺点。因此，当组合棒的骨盆臂固定后，再通

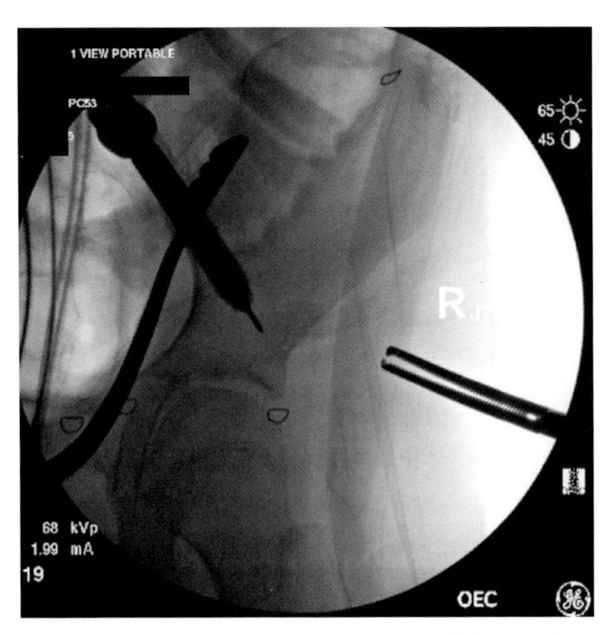

▲ 图 114-12 术中后前位透视显示 SAI 螺钉已经完全置入

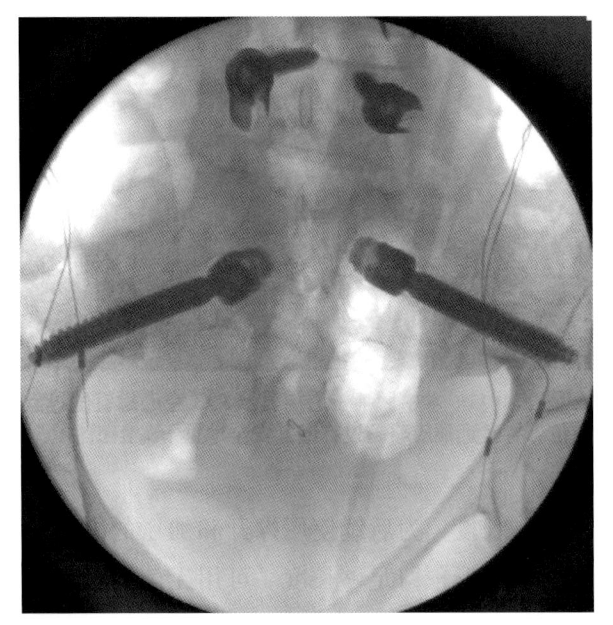

▲ 图 114-13 术中后前位透视显示 L_5 椎弓根螺钉尾端与之前置入的 SAI 螺钉尾端在一条线上

过垂直臂的杠杆技术复位脊柱，骨盆将与其上方的脊柱保持一致（图 114-17）。

一种新的脊柱内固定系统中有预弯的连接棒，可被医生“连接组合”起来发挥组合棒的功能，通过相同的杠杆技术进行复位。上棒前，通过在近端放置横连可将连接棒“连接组合”起来

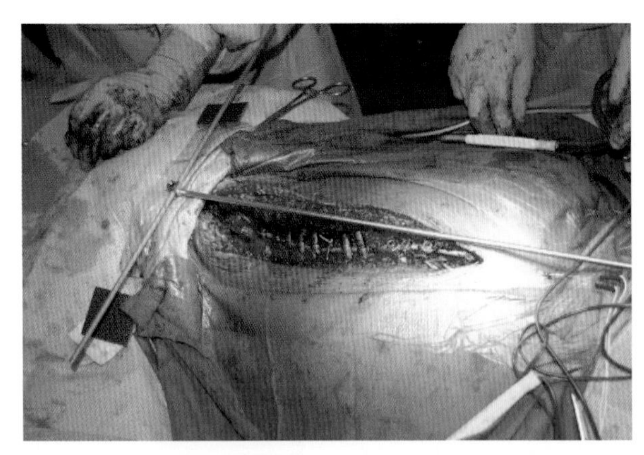

▲ 图 114-14 术中照片显示 T 形仪评估骨盆固定术后冠状位平衡的正确放置方法

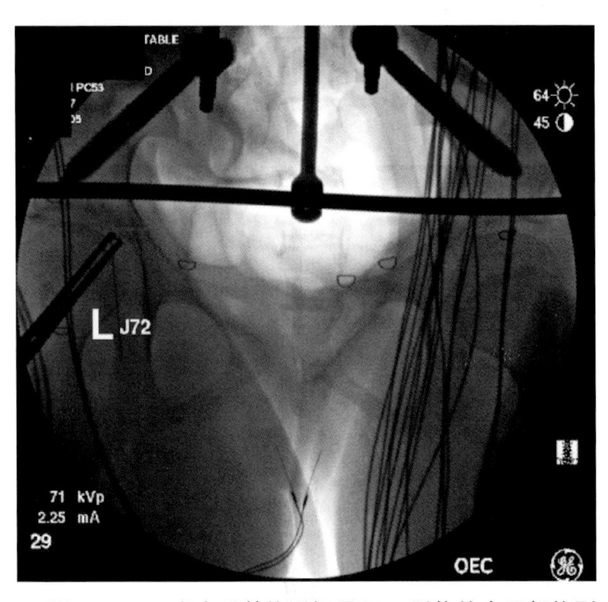

▲ 图 114-15 术中后前位透视显示 T 形仪的水平部位刚好位于两侧髋臼顶上方

（图 114-18）。在 SAI 螺钉和椎弓根螺钉置入后，外科医生先将连接棒远端固定到两侧 SAI 螺钉上（图 114-19），再锁紧 SAI 螺钉，通过组合成整体的两根连接棒的杠杆技术顺序复位脊柱，迅速纠正骨盆倾斜和侧弯畸形（图 114-20）。其中，重要的是要将连接棒压向脊柱，而不是通过螺帽、椎板下钢丝或聚酯带牢固固定连接棒，这样可以最大限度减少螺钉拔出的发生。使用该技术后，连接棒近端通常会过度超出最近端的椎弓螺钉，超出的部分可以在连接棒已经固定于近端螺钉后直接剪掉，横连原位保留。

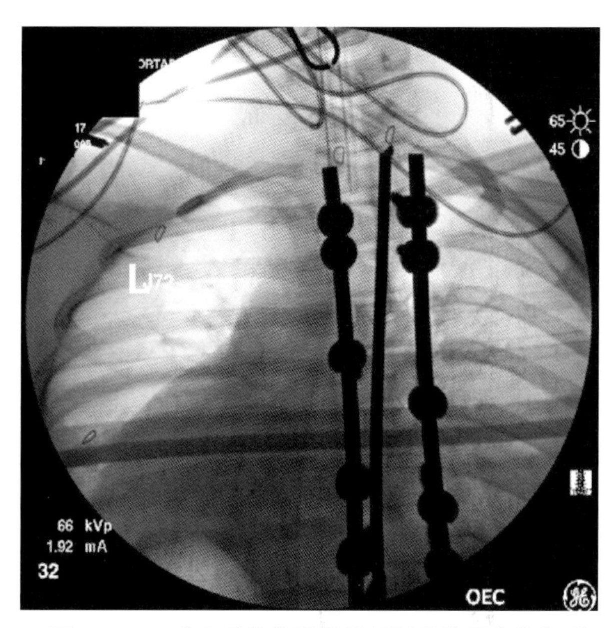

▲ 图 114-16　术中后前位透视显示冠状位平衡恢复后，T 形仪近端正位于两根连接棒之间

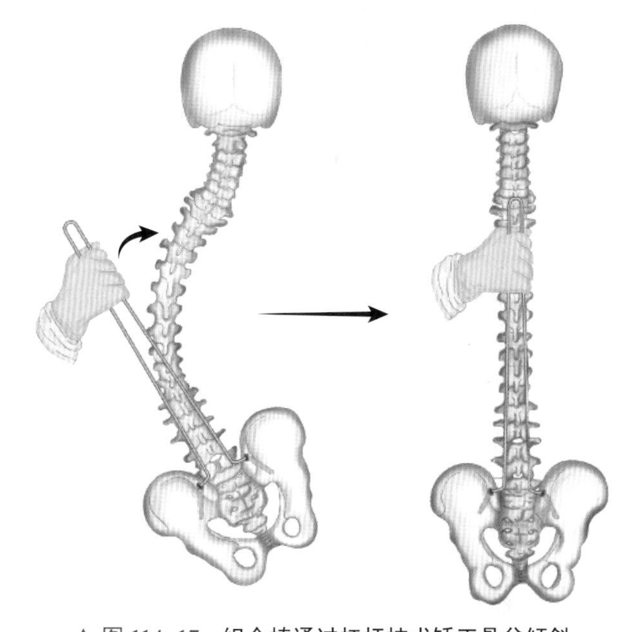

▲ 图 114-17　组合棒通过杠杆技术矫正骨盆倾斜

引自 Bulman WA，Dormans JP，Ecker ML，Drummond DS. Posterior spinal fusion for scoliosis in patients with cerebral palsy：a comparison of luque rod and unit rod instrumentation. *J Pediatr Orthop* 1996；16（3）：314–323.

五、切口闭合注意事项

切口关闭的重点在于预防手术部位感染。目前关于切口闭合及术后处理的文献较少，但是关于 NMS 患者切口闭合的方法正不断推广普及起来。

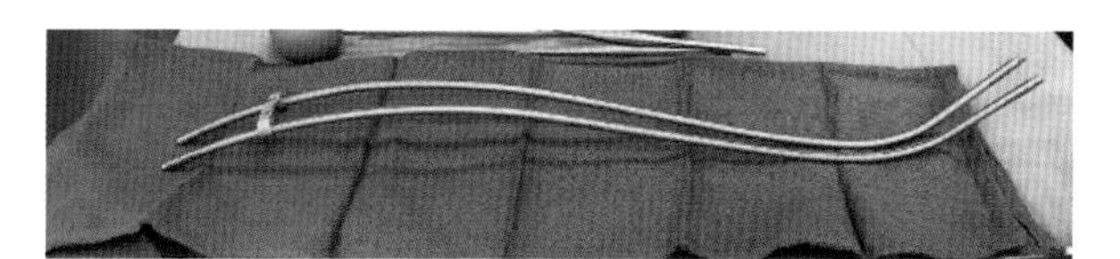

▲ 图 114-18　照片显示两个预弯的连接棒通过近端横连连接

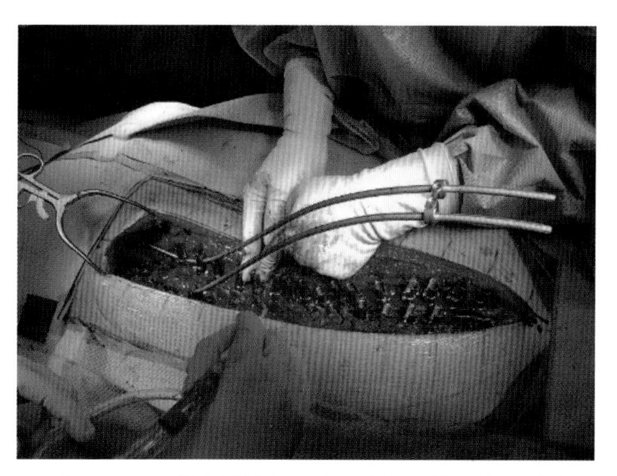

▲ 图 114-19　术中照片显示将预弯的一体化的连接棒远端与 SAI 螺钉固定。一体化的连接棒在矫正骨盆倾斜时发挥强大的杠杆功能，通过杠杆技术顺序地将连接棒和椎弓根螺钉连接固定，进而矫正骨盆倾斜

切口冲洗是切口闭合前清理脊柱和内固定器械表面杂质的重要方法，目前没有统一标准。可以用氯己定液浸泡伤口 1min，或者用 3L 生理盐水与 5 万单位杆菌肽混合液脉冲冲洗伤口。也有脊柱外科医生使用稀释的聚维酮碘液冲洗伤口。如果使用 SAI 螺钉，需要注意的是在骶骨翼和髂骨交界处去除皮质骨，以促进该处骨融合。

（一）植骨中抗生素的使用

最新的临床指南建议将万古霉素与植骨块混合或直接撒在手术部位中使用；但是，专家们关于是否加用庆大霉素尚未达成共识[28]。最新系统综述认为，NMS 患者手术部位使用万古霉素的疗效不确定[8]。儿童脊柱患者手术部位使用万古霉素是安全的，但是对植骨块中混合万古霉素的剂量尚未有统一建议[6, 68]。鉴于 NMS 患者容易感染革兰阴性菌，本章作者目前在探索去皮质后将万古霉素和妥布霉素加到植骨块中预防伤口感染。

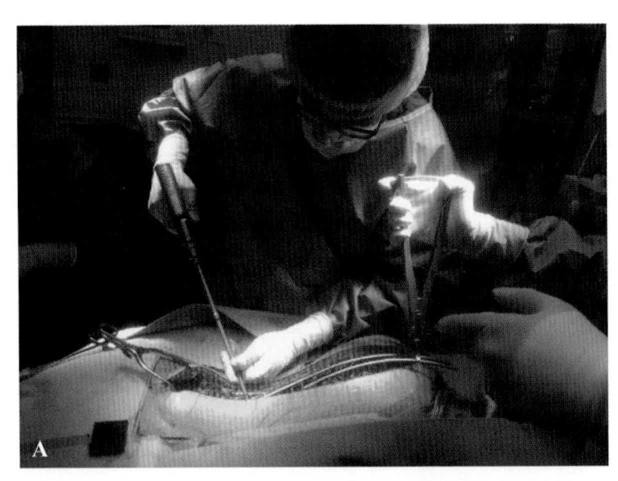
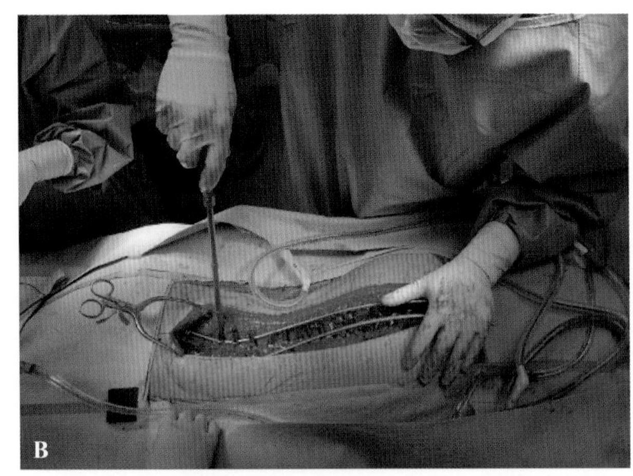

▲ 图 114-20 A. 通过杠杆技术将连接棒推向脊柱；B. 手动维持直到螺帽锁紧

（二）倒刺线缝合

NMS 患者常伴有各种并发症，患者术后越早离开手术室，并发症发生的概率就越小。因此加快闭合伤口的各种技术也十分重要。倒刺无结缝合线，如 Quill 缝合线（Surgical Specialties Corporation, USA）或 STRATAFIX 缝合线（Ethicon, USA），已广泛应用于全关节置换术切口缝合中。与传统方法相比，倒刺缝合线缝合被证明是安全的，且缩短了切口闭合时间[69, 70]。目前只有一项研究评估倒刺线在儿童脊柱侧弯手术中闭合切口的效果。患者包括 AIS 和 NMS。Mansour 等发现使用倒刺线切口缝合速度显著加快[71]。值得一提的是，这项研究还发现由于手术时间成本降低，抵消了倒刺线价格的上涨，反而使总体费用降低。由于脊柱切口下部容易被尿液和粪便污染，进而发生切口开裂，所以本章作者常规用不可吸收缝合线（如尼龙线）加固切口下部（图 114-21），术后 3 周于门诊拆除不可吸收线。

（三）整形外科医生参与切口闭合

在 NMS 手术中引入整形外科医生参与伤口缝合的观念比较新颖，目前仅有一篇关于这方面的研究报道。Ward 等在一项对行脊柱融合术的非特发性脊柱侧弯患者的回顾性研究中，发现整形外科医生使用专业的多层次缝合技术和臀肌瓣转移术（如果需要的话）闭合切口后，术后感染率明显下降[72]。尽管上述结果对今后研究相当有意义，但是要求整形外科医生常规参与 NMS 手术还缺乏充足的证据[8]。

六、结论

由于 NMS 患者有较高的合并症和并发症发生率，所以需要一系列特殊的术前准备和围术期技术支持。外科医生的总体目标应该是在恢复患者冠状面和矢状位平衡的同时，尽快完成手术。希望外科医生通过阅读本章内容，能够掌握实现这一目标的诸多技能。

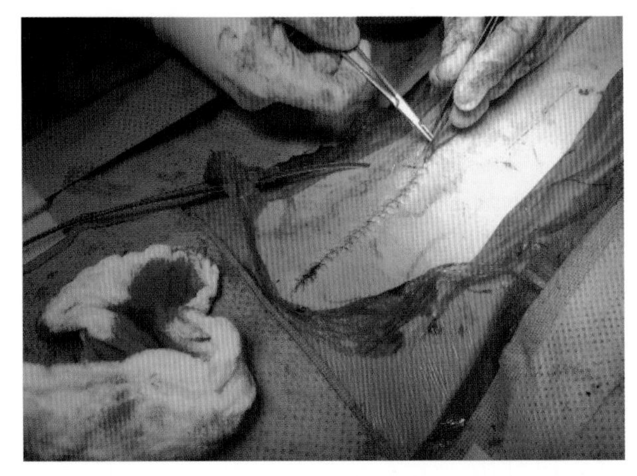

▲ 图 114-21 术中照片显示用尼龙线加强缝合切口下部，预防术后切口裂开和手术部位感染

第115章 神经肌肉型脊柱侧弯的骨盆固定

Pelvic Fixation in Neuromuscular Scoliosis

Oussama Abousamra　Paul D. Sponseller　著
王　冰　徐洁涛　译

一、概述

在小儿脊柱手术中，骨盆固定常用以矫正神经肌肉型脊柱畸形相关的骨盆倾斜[1]。神经肌肉型脊柱畸形通常表现为延伸至骨盆的长弯，可造成冠状面和矢状位失衡[2–4]。而由此导致的骨盆倾斜是一种复杂的多维畸形，使得脊柱后路手术远端固定融合需延伸至脊柱骨盆区域[2, 4, 5]。骨盆固定不仅可提供矫形的杠杆力及锚定力，且可防止神经肌肉失衡所致的矫形丢失。骨盆固定理论上可以在骨盆上方形成一个稳定融合和序列垂直的脊柱，从而能够提供舒适的坐姿平衡[1, 6]。

由于骨盆固定增加了脊柱融合手术的复杂性及并发症发生率，尤其在处理复杂的神经肌肉型脊柱侧弯患者时，外科医生一直尝试寻找最佳固定方式，以在提供并维持所需矫正的同时最大限度地降低并发症发生率。目前已涌现出多种技术，以期实现神经肌肉型脊柱侧弯骨盆固定的上述目标[1, 2, 4, 5, 7]。本章介绍神经肌肉疾病中常见的骨盆畸形及其影像学测量、骨盆固定的适应证及骨盆固定植入物的最新进展，包括其结果和并发症。目前用于神经肌肉疾病骨盆固定的技术有3种，即Galveston髂骨棒技术（图115–1A）、髂骨螺钉（图115–1B）和经骶骨翼骶髂（sacral–alar–iliac，SAI）螺钉（图115–1C）。其他技术如S型钩、骶骨螺钉和髂骶螺钉应用较少[8, 9]。

二、骨盆倾斜

在儿童神经肌肉型脊柱畸形中，骨盆倾斜已被大家所熟知，相关的研究报道也较多[1–3]，这也是该类脊柱畸形的显著临床特征[3]。骨盆倾斜所致的躯干失衡可影响患儿的行走能力，并导致依赖轮椅的患儿坐姿不平衡[10]。站立位X线片用于测量可行走的患儿的骨盆倾斜，而对于无法站立的患儿，应首选坐位X线片[1]。

专家们采用不同的角度测量方法进行骨盆倾斜的评估（图115–2）[1, 11, 12]。脊柱骨盆角为T_1～S_1连线垂线与髂嵴连线的夹角（图115–2B）[1, 13]。另一种测量方法为T_1和L_5椎体中心连线与髂嵴连线垂线之间的夹角（图115–2C）[2, 14, 15]。所有角度在坐位X线片上测量为最佳。由于神经肌肉型脊柱畸形曲线常为大C形单弯，C_7垂线位置及垂线落于高侧或低侧骨盆可影响脊柱骨盆角度的大小[2]。因此，比较患者间脊柱骨盆角度时应注意患者姿势差异对结果的影响[2]。有学者建议使用多个角度测量指标来描述骨盆倾斜，以避免采用单一方法造成测量误差[2]。

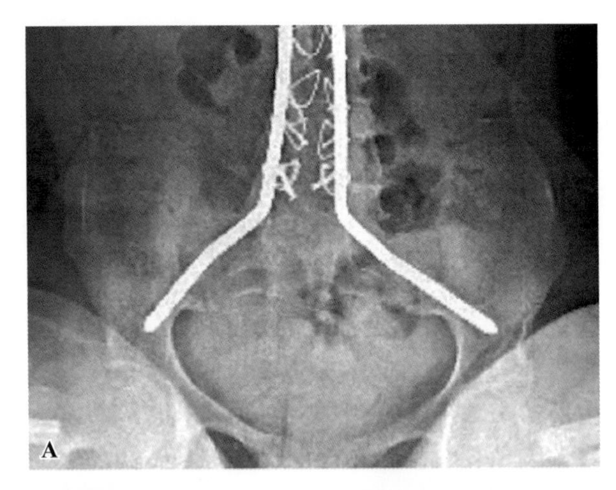

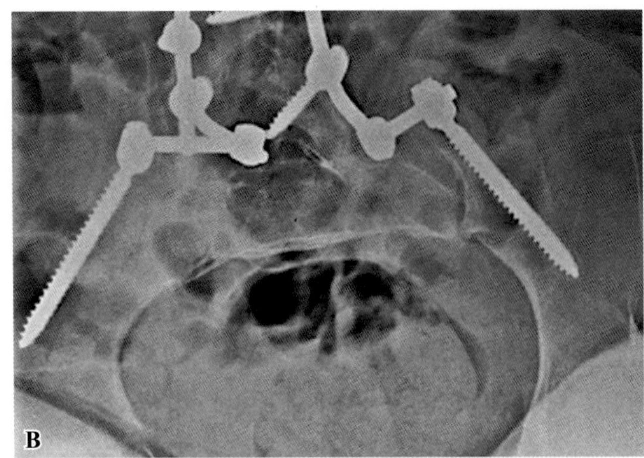

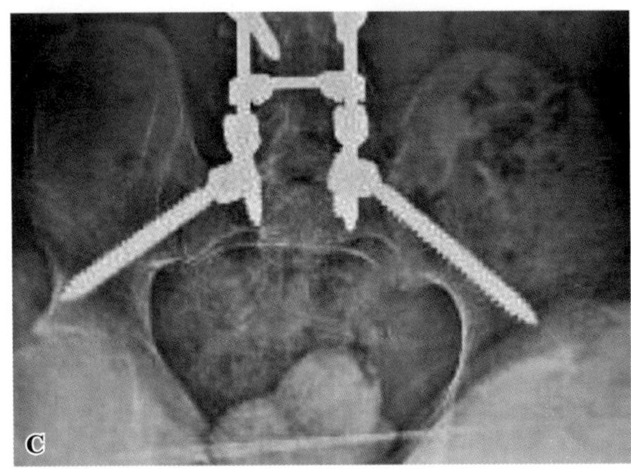

▲ 图 115-1 3 种骨盆固定方式

A. Galveston 髂骨棒技术；B. 髂骨螺钉；C. 经骶骨翼骶髂螺钉

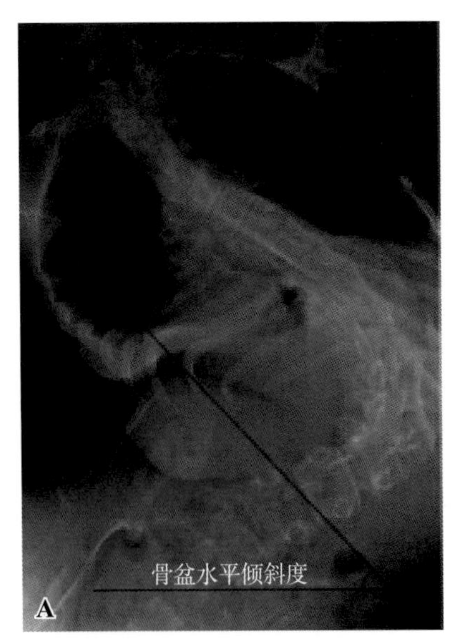

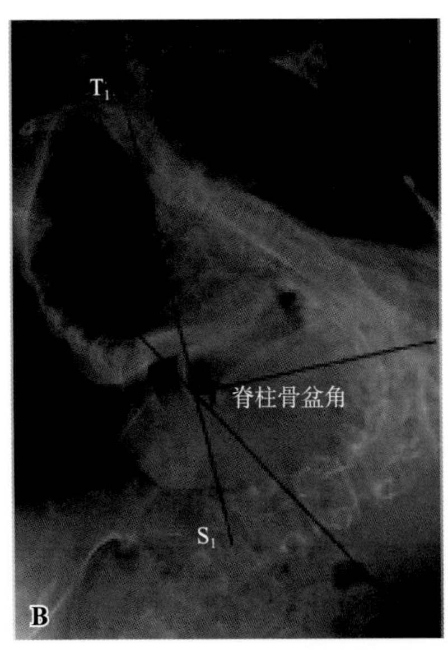

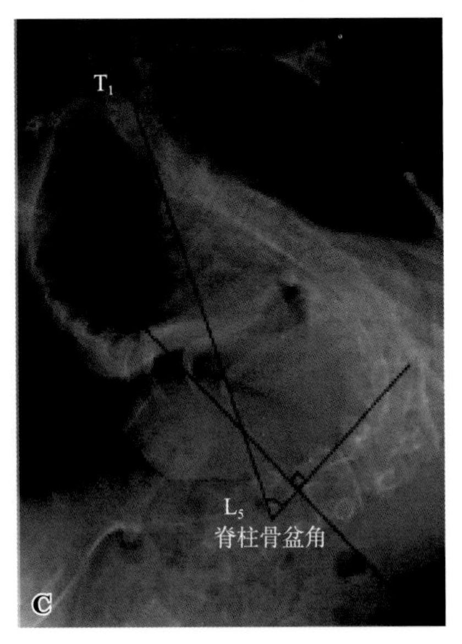

▲ 图 115-2 测量骨盆倾斜的不同方法

A. 测量骨盆水平倾斜度；B. 测量脊柱骨盆角；C. 另一种方法测量脊柱骨盆角

三、骨盆固定的适应证

不能行走的神经肌肉疾病患儿脊柱畸形的发病率较高，所以需要手术的患儿常伴有严重的功能障碍而需要依靠轮椅生活[16]。而可行走的脑瘫患儿有时也存在骨盆倾斜[10]。尽管骨盆固定一般并不推荐应用于可行走的患儿，但后路脊柱固定融合延伸至骨盆不会对患儿的行走功能造成影响[10]。

在大多数的神经肌肉疾病中，骨盆固定用于纠正骨盆倾斜并提供坚强稳定的远端支撑[1]。在某些情况下，骨盆固定也用于阻止骨盆倾斜的进展及满足进一步手术的需要，如对进行性假肥大性肌营养不良患者需要进行骨盆固定[17]。但在神经肌肉型脊柱畸形中存在以下情况，应避免固定至骨盆：①骨盆倾斜角度小于 10°；②侧弯顶点在 T_{12} 或以上；③患者可以自主端坐或站立。

四、骨盆固定内置物和技术

脊柱骨盆固定的研究主要集中在骶骨骨盆的 3 个解剖区域[18]。第Ⅰ区包括 S_1 椎体和骶骨翼上缘；第Ⅱ区包括骶骨翼和骶骨下部；第Ⅲ区包括双侧髂骨[18]。骨盆固定可以提高Ⅰ～Ⅲ区的生物力学强度。由双侧髂骨构成的第Ⅲ区，能够为神经肌肉型脊柱畸形矫正等长节段胸腰椎内固定融合重建提供生物力学有效的骨盆锚定点[18]。目前多种不同类型的内置物已达到固定强度要求，能够提供牢靠的固定强度并维持骨盆倾斜矫正能力[1]。本章描述经Ⅲ区进行固定的内置物，包括 Galveston 髂骨棒技术（图 115-1A）、髂骨螺钉（图 115-1B）和 SAI 螺钉（图 115-1C）。

（一）Galveston 髂骨棒技术

1. 手术技术

20 世纪 80 年代 Allen 和 Ferguson 首先报道了 Galveston 技术[11]，该技术将光滑的髂骨棒由髂后上棘打入双侧髂骨的内外皮质骨板之间实现骨盆固定[11, 19]。最初的髂骨棒由外科医生折弯并从脊柱左右两侧分别置入，而后改良为可供选择的预弯整体髂骨棒。近端通过椎板下钢丝将与髂骨相连的棒的倒 U 形端固定于脊柱[11]。用锐利的锥子或钻子在髂后上棘水平内外皮质骨板之间进行开孔钻洞[13, 20]。然后把髂骨棒下端从肌肉下经髂后上棘斜行插入髂骨，止于坐骨切迹上方并指向髋臼[18, 21, 22]。髂骨棒置于髋臼上方的前侧髂骨能够提供抗弯力[18]。Galveston 技术使用悬臂梁法矫正骨盆倾斜，在髂骨棒置入骨盆后，利用依次收紧椎板下钢丝力量把骨盆矫正至与脊柱垂直的位置[13, 21]。

2. 结果和并发症

既往研究显示利用 Galveston 技术骨盆倾斜可以获得 50%～80% 的矫正率，且矫正度丢失率低[4, 13, 23, 24]。该技术同良好的疗效而成为既往神经肌肉型脊柱侧弯矫形的金标准（图 115-3）[4, 24]，其被认为是治疗儿童神经肌肉型脊柱侧弯安全、简单和经济有效的方式[24]。尽管该技术效果佳、低切迹、抗弯力好，但其表面光滑的髂骨棒的直接轴向抗拔出力小，髂骨内固定可出现微动[18]。这种微动可能由穿过髂骨棒的骶髂关节的持续活动引起[18]。微动可导致髂骨棒周围出现放射透明（雨刷征）的髂骨侵蚀征象（图 115-4）[2, 18, 25]。除非发生内置物明显松动、脱出，否则这种微动现象并无实际临床意义[2]。

已存在的骨盆畸形或腰骶段过度前凸会增加髂骨棒远端预弯难度，也增加了 Galveston 技术陡峭的学习曲线[21, 22]。技术难度与用于节段固定的椎弓根螺钉技术的发展，促进了其他新技术的发展应用，如髂骨螺钉和 SAI 螺钉[4, 5]。

（二）髂骨螺钉

1. 手术技术

髂骨螺钉作为脊柱后路固定融合的远端固

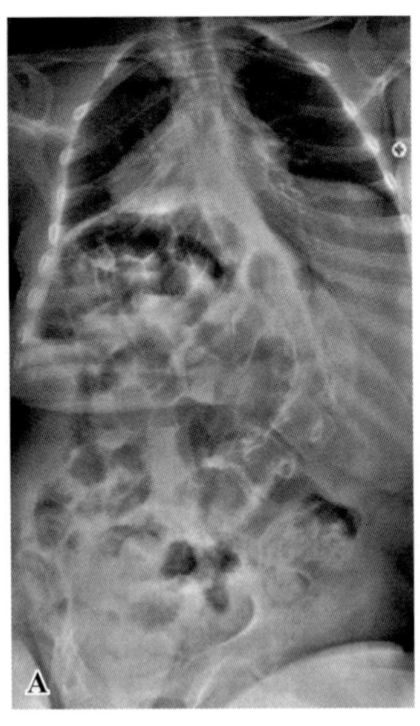

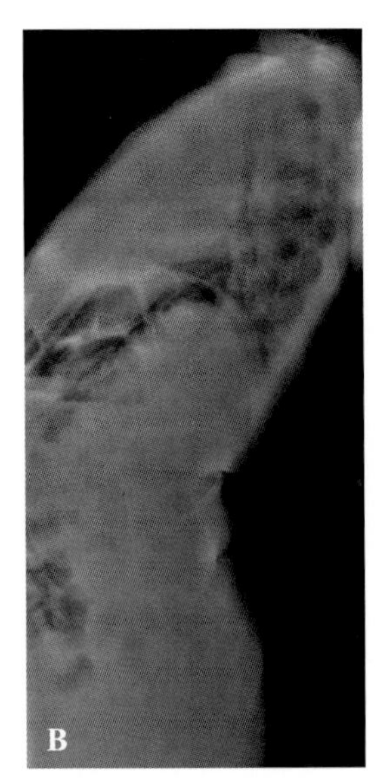

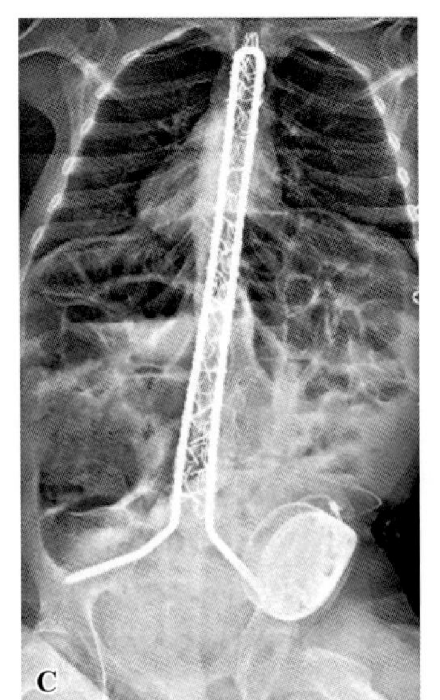

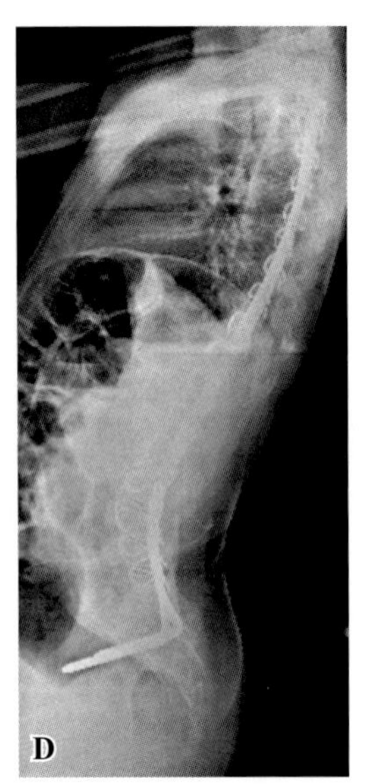

▲ **图 115-3 A 和 B. 1 例 16 岁脑瘫合并脊柱侧弯男性患儿脊柱正侧位 X 线片；C 和 D. 采用髂骨棒行后路脊柱固定融合至骨盆术后 5 年的复查结果**

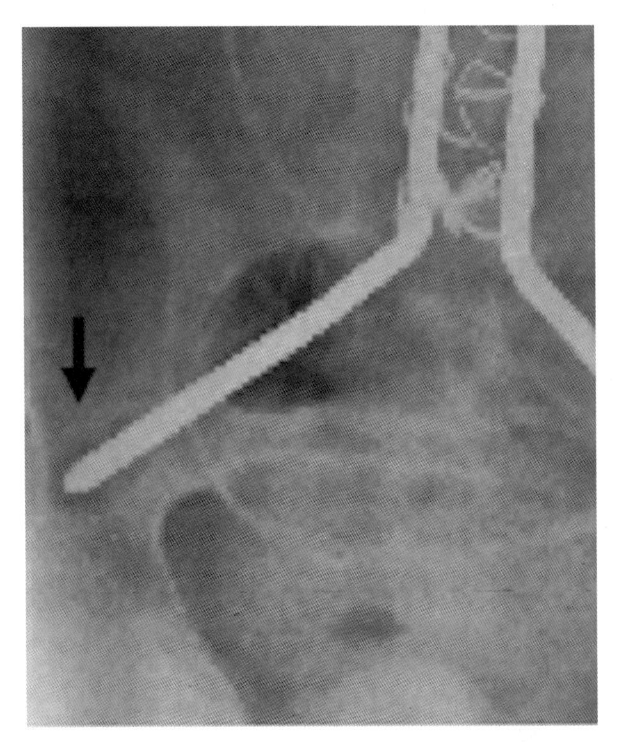

▲ **图 115-4 X 线片显示“雨刷征”（箭），表明髂骨棒在髂骨内存在不稳定，可能与未融合的骶髂关节活动有关**

定内置物，可提供与 Galveston 技术相似的抗弯力，且抗拔力更强 [18]。髂骨螺钉经髂后上棘进入双侧髂骨，并通过连接器与纵向棒连接 [18, 22]。由于髂骨螺钉直径大且通过螺纹加压固定髂骨皮质骨和松质骨，因此髂骨螺钉技术能够提供 3 倍于 Galveston 髂骨棒技术的抗拔力 [18, 22, 26]。另外，脊柱内置物位于骨盆近端这一模式也可以使置入的髂骨螺钉独立于其他锚定点 [22]。

髂骨螺钉植入前需要在髂后上棘远端做一个底部与后侧骶骨皮质齐平的凹槽，使髂骨螺钉后端切迹埋入髂棘内 [18]。使用探针经髂骨内外皮质骨板间至坐骨切迹上方建立指向髋臼上部的钉道轨迹 [18]。侧向连接器将置于侧方的髂骨螺钉与中间的棒相连。联合 S_1 和 L_5 双侧椎弓根螺钉能够增强骨盆固定的强度，使重建结构更为稳定 [27]。有报道称 35% 的骨盆固定失败与 L_5 至骨盆固定少于 6 颗螺钉有关 [27]。改良的髂骨螺钉技术其置钉点选择在靠近坐骨切迹上方、尽量贴近中线位置，必要时把固定棒稍外展预弯，可以避免使用连接器。

2. 结果和并发症

尽管文献报道髂骨螺钉可获得满意的、与 Galveston 技术相似的骨盆倾斜矫正效果（图 115-5）[2, 4]。然而髂骨螺钉技术肌肉剥离范围需要达到髂后上棘，从而导致伤口易开裂的神经肌肉疾病患者发生伤口远端感染的风险进一步增加 [5, 22]。另外，尤其对于低体重的神经肌肉型脊柱侧弯患儿，螺钉尾部和连接器的突起可能也是一个问题[5]。也有文献报道螺钉和连接器之间发生连接失败（图 115-6）[27]。而且选择在髂后上棘置钉，同时又要满足 L_5 和骨盆之间放置 6 个固定点也较为困难[27]。为弥补上述髂骨螺钉技术的不足，SAI 螺钉技术应运而生[7]。新的骨盆固定技术置钉点比髂后上棘更靠远端和深方，可以避免外侧肌广泛剥离，并与上方椎弓根螺钉置钉点保持在一条直线上而无须连接器，同时保证骨盆周围有尽可能多的固定点[5, 22, 27]。

（三）Sacral-Alar-Iliac 螺钉

1. 手术技术

已有研究表明 SAI 螺钉能够减少传统的髂骨螺钉所带来的并发症[5, 7]。SAI 螺钉置钉点比髂骨螺钉经髂后上棘（上方）的置钉点深 15mm，降低了螺钉钉尾切迹，使得该技术能够减少植入物皮下突起[5]。SAI 螺钉尾端可部分嵌入骶骨内，且无须侧方剥离到髂骨，还可以减少伤口并发症发生率[5]。SAI 螺钉更大的外倾和内倾角度能够增加其抗拔出力。另外，螺

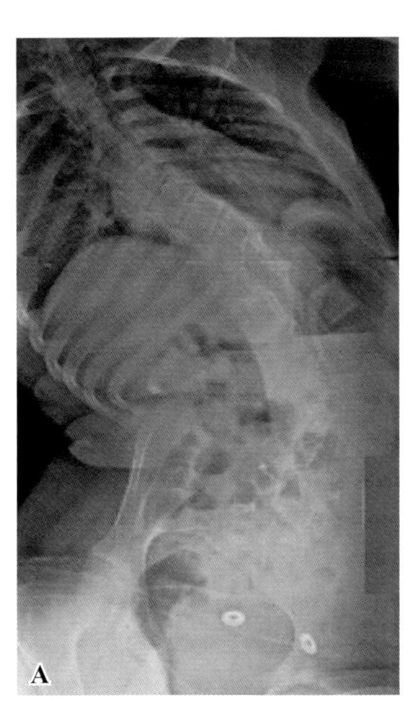
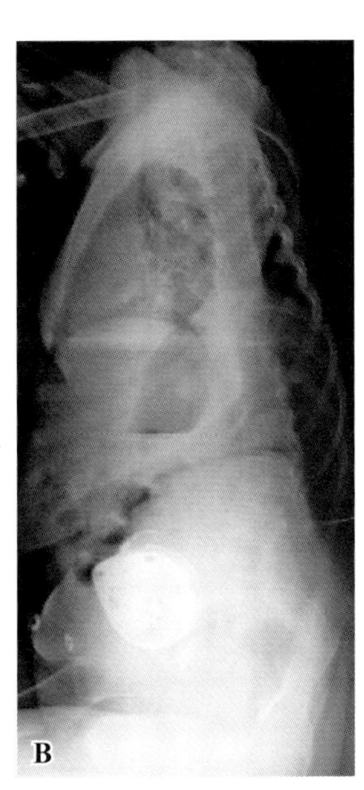
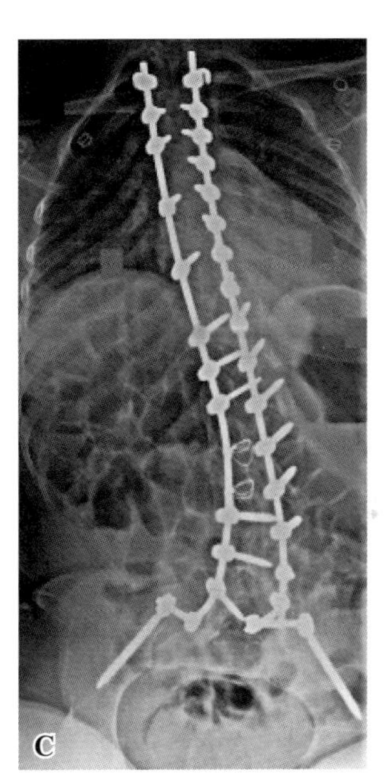
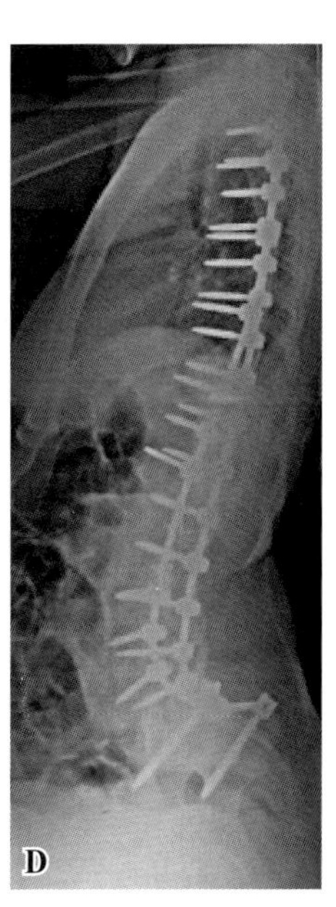

▲ 图 115-5　A 和 B. 1 例男性 14 岁脑瘫合并脊柱侧弯患儿脊柱正侧位 X 线片；C 和 D. 采用髂骨螺钉进行骨盆固定，行脊柱后路固定融合术后 5 年脊柱正侧位 X 线片

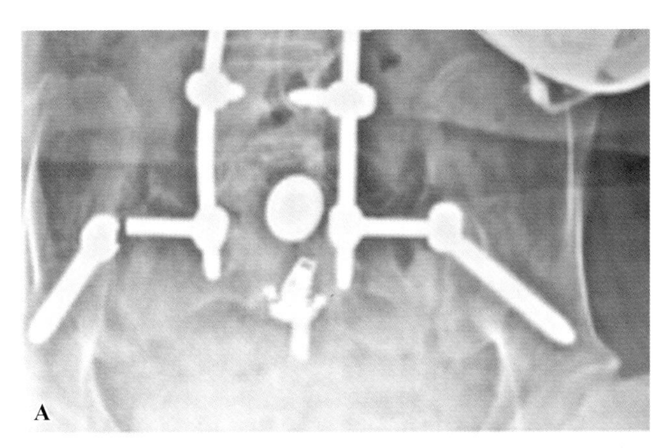
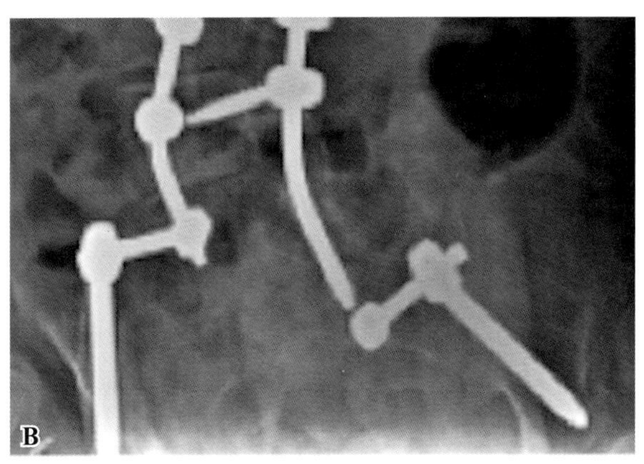

▲ 图 115-6　A. 在髂骨螺钉和连接棒之间发生断裂；B. 连接棒和长固定棒之间发生断裂

钉额外穿过骶髂关节两层骨皮质也进一步增强了骨盆固定强度。最后 SAI 螺钉在髂骨内的锚定位置较为靠前，不会影响髂骨植骨的取骨区 [5, 7]。

SAI 螺钉的置钉点与 S_1 椎弓根螺钉在同一直线上 [22]。用锥子在距 S_1 椎间孔背侧旁开 2～4m 和远端 4～8mm，向外下约 40° 并指向髋臼上端建立钉道 [5, 22]。透视下引导有助于确认轨迹并确保钉道在坐骨切迹上方。当钻孔困难时，用带弧度的锥子更方便建立钉道轨迹（图 115-7A），尤其在骨盆“直来直去”的一侧。利用测深器或球探确认钉道完全位于骨内。也可以在导丝引导下（图 115-7B），置入长度和直径大小合适的空心螺钉。建议采用的 SAI 螺钉有径，该技术可允许置入直径＞ 8mm、长度＞ 60mm、最大 105mm 长度的螺钉，非常有利于畸形矫正 [5, 7]。然而，对将来可能需要另行骨盆截骨术的患儿，螺钉应指向头侧且应止于距髋臼至少 3cm 处。当完成所有螺钉置入后插入固定棒，用 T 形尺确认骨盆与脊柱呈垂直状态（图 115-7C）[28]。如需进一步调整，可直接用 SAI 螺钉对骨盆进行加压或撑开。手术结束前，在髂骨下方和骶骨翼处也需要进行植骨，从而融合整个固定区域。

2. 结果及并发症

研究表明，SAI 螺钉应用于骨盆固定是一种安全的技术，其有效性与 Galveston 技术和髂骨螺钉相似（图 115-8）[2, 5]。另外，该技术避免了侧向连接器的使用，降低了神经肌肉型脊柱侧弯患儿内置物皮下突出及皮肤破损的潜在并发症。有报道称，与髂骨螺钉技术相比，SAI 螺钉技术内置物失败率、螺钉突出翻修率及并发症发生率均更低，其优势之一是避免使用钉棒之间的侧向连接器 [29]。也有报道称在 SAI 螺钉周围也出现无症状性放射学透亮区 [5]。超过 2 年的随访表明，3 种类型的内置物在影像学上的透亮区程度相似 [2]。然而，这种影像学透亮区的临床意义仍需进一步观察。

近来一份比较 SAI 螺钉、髂骨螺钉和 Galveston 髂骨棒的远期疗效数据（未发表的数据）显示，SAI 螺钉内置物相关并发症发生率最低。5 年的术后随访结果显示，SAI 螺钉与髂骨棒维持矫正效果方面相似，且均优于髂骨螺钉。SAI 螺钉对脊柱侧弯的矫正效果也优于髂骨螺钉，这表明恢复骨盆正常序列对获得和维持脊柱冠状面弯曲的矫形也非常重要。笔者认为 SAI 螺钉应是神经肌肉型脊柱畸形矫正的首选骨盆固定方式。

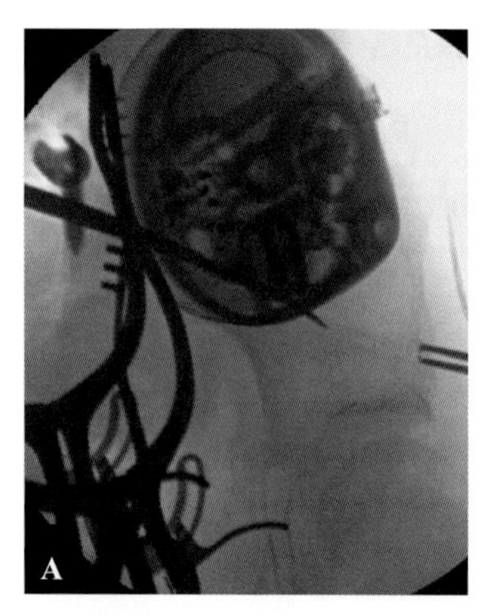

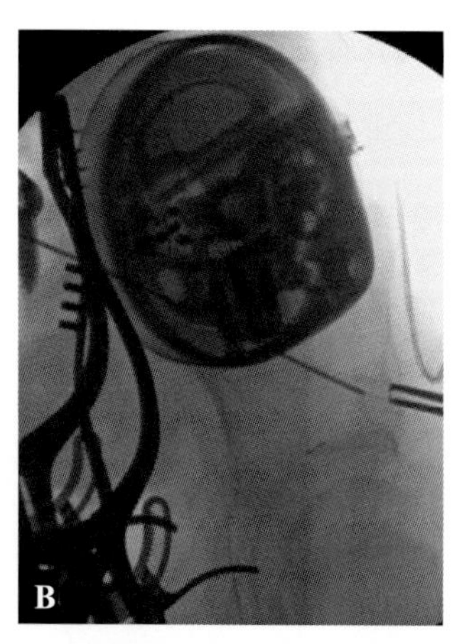

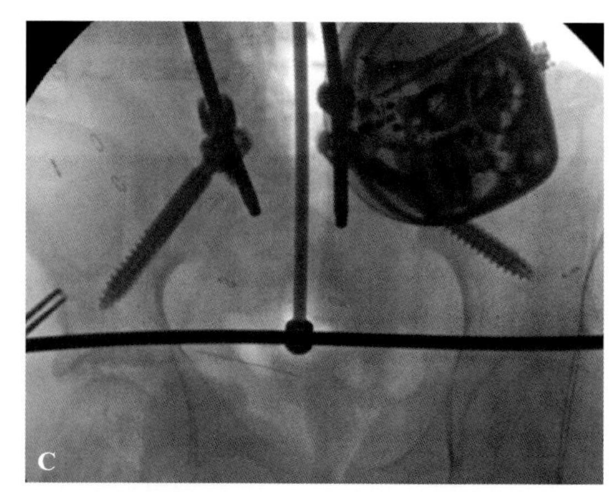

▲ **图 115-7** **A.** X 线透视显示 SAI 螺钉的置入。用锥子预建钉道；在骨盆“直来直去”的一侧利用带弧度的锥子更便于建立良好的钉道。通常，脑瘫患儿均佩戴巴氯芬泵，常会增加骶髂螺钉置钉的难度。**B.** 放置导丝以维持螺钉轨迹。**C.** 一旦完成所有螺钉及固定棒的置入，可以用 T 形尺来进一步确认骨盆与脊柱是否垂直，可以通过 SAI 螺钉来进行骨盆的加压或撑开以进一步调整

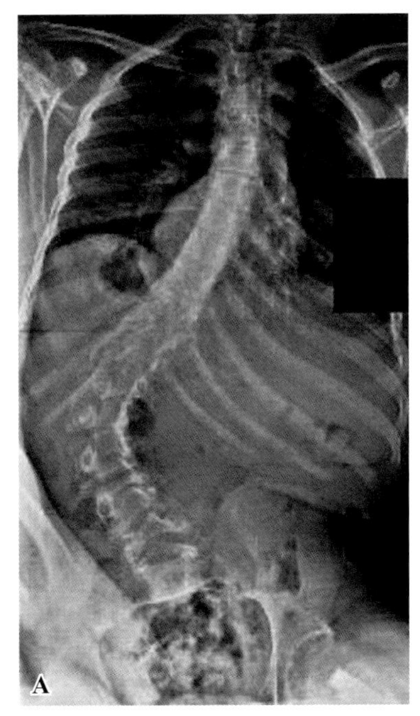

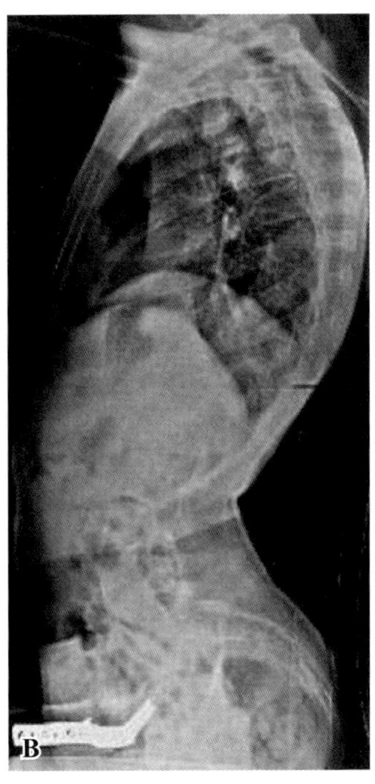

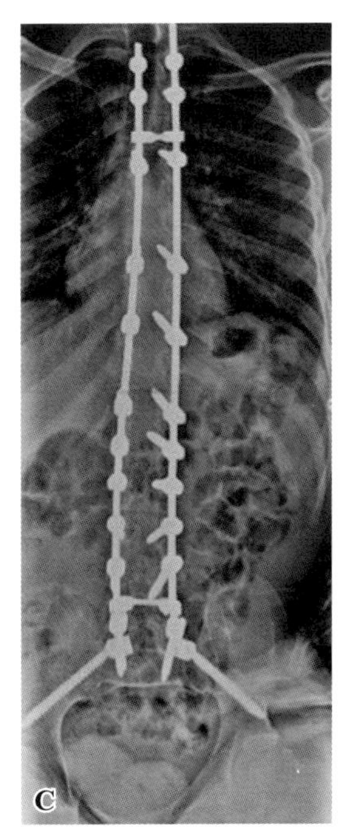

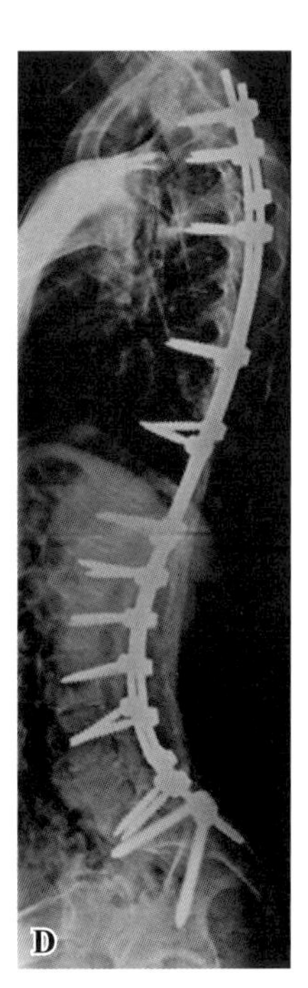

▲ 图 115-8　**A** 和 **B.** 1 例男性 13 岁脑瘫患儿脊柱正侧位 X 线片；**C** 和 **D.** 采用 SAI 螺钉技术，行脊柱后路融合和骨盆固定术后 5 年脊柱正侧位 X 线片

五、总结

骨盆固定已成为无法行走的神经肌肉型疾病患儿脊柱畸形矫形中的重要一环。处理复杂的、三维的骨盆畸形仍是一项极具挑战的外科手术。充分理解脊柱侧弯患儿冠状面、矢状面畸形与骨盆倾斜在手术矫形计划中具有重要的意义。由于远端需要固定至下腰椎、骶骨和髂骨，提供坚强和稳定的固定以维持重建和垂直的脊柱骨盆序列，骨盆固定应采用长而坚固并且具有良好把持力的锚定方式。SAI 螺钉骨盆固定技术的并发症发生率较低。神经肌肉型疾病患儿骨盆固定的远期疗效以及对脊柱畸形矫正策略的优化仍需进一步研究。

第116章 脊髓性肌萎缩症、进行性假肥大性肌营养不良和其他神经肌源性疾病

Spinal Muscular Atrophy, Duchenne Muscular Dystrophy, and Other Neuromuscular Disorders

Matthew A. Halanski 著
朱泽章 秦晓东 译

神经肌源性脊柱侧弯通常是指由于神经或肌肉疾病引起的脊柱侧弯，包括脑瘫、脊髓发育不良和 Rett 综合征等神经疾病伴发的脊柱畸形。本章神经肌源性疾病特指肌营养不良（贝克肌营养不良 / 进行性假肥大性肌营养不良）、运动神经元疾病［脊髓性肌萎缩（spinal muscular atrophy，SMA）、肌萎缩侧索硬化（amyotrophic lateral sclerosis，ALS）等］、离子通道病（先天性肌强直）、线粒体肌病［Friedreich 共济失调（Friedreich ataxia，FA）、线粒体脑肌病伴高乳酸血症和卒中样发作（mitochondrial encephalomyopathy, lactic acidosis, and stroke like epsiados，MELAS）、肌阵挛癫痫伴破碎红纤维综合征（myoclonic epilepsy with ragged red fibers，MERRF）等］、肌病（中央轴空、杆状体肌病、线粒体肌病等）、神经肌肉接头疾病（先天性肌无力综合征、Lambert–Eaton 综合征）、周围神经疾病［遗传性运动感觉神经病（Charcot–Marie–Tooth，CMT）］[1]。以上列出的疾病只是冰山一角，“神经肌源性疾病”所涵盖的内容非常广泛。

尽管大多数临床医生有能力鉴别运动神经元疾病、神经肌肉接头疾病和肌病，但要仔细鉴别肌营养不良与肌病、线粒体肌病、离子通道病（肌强直）存在一定困难。肌营养不良的特点是进展快，肌肉快速出现萎缩和退化；而肌病相对稳定，肌肉常因遗传、代谢和激素等原因丧失功能[2]。如果肌病的原因是线粒体功能损害，则称其为线粒体肌病。儿童离子通道病（肌强直）是指肌肉细胞表面的离子通道发生损害，而出现肌力下降或一过性肌肉麻痹。

各种神经肌源性疾病都可能在以下环节存在问题：①下运动神经元至肌细胞的正常信号转导；②肌肉的正常收缩功能。其共同临床表现是肌无力，并逐渐影响躯干平衡、行走及日常活动。尽管这些病理变化引起脊柱侧弯和后凸的机制仍不清楚，但重力因素起着一定的作用，这类患者的躯干力量往往无法支撑其自身重力。部分疾病仅累及局部肌群（如肢带型肌营养不良），而部分疾病则可能累及全身肌群（如 SMA），并伴随以下全身症状，如呼吸困难、胃肠道动力下降、恶性高热风险增加[3]，甚至部分患者可能出现心脏发育异常，对脊柱侧弯患者无论是手术还是非手术治疗，都应仔细评估这些临床特点。

由于篇幅限制，本章无法对所有神经肌源性疾病进行深入讨论，我们仅挑选其中最典型的 2 种疾病进行深入了解，即进行性假肥大性肌营养

不良（duchenne muscular dystrophy，DMD）和SMA。对于其他引起脊柱畸形的神经肌源性疾病，如先天性肌营养不良、先天性肌强直、FA和CMT等，我们仅简要介绍。

一、SMA

（一）病因

SMA是最常见的致命性遗传疾病之一，在儿童人群中的发病率为1/10000～1/6000[4]。它是一种常染色体隐性遗传疾病，其病因是位于5号染色体长臂上的运动神经元存活基因1（*SMN1*）的7号和（或）8号外显子出现纯合缺失、*SMN2*出现拷贝数变异，引起脊髓前角运动细胞损伤[5-10]。*SMN1*基因编码SMN蛋白（http://ghr.nlm.nih.gov/gene/SMN1）[7]。尽管SMN蛋白于全身广泛表达，但其主要集中在脊髓及大脑组织中。该蛋白主要作用是处理信使RNA（mRNA），促进树突和轴突的发育。*SMN1*基因具有同源相关基因*SMN2*，其在转录过程中偶尔会出现内源性错误，转录并编码出少量的SMN1 mRNA及蛋白。患者*SMN1*的拷贝数为2对，但其*SMN2*的拷贝数存在变异。*SMN2*基因可通过偶然的转录过程编码出SMN1蛋白，使SMN1过表达，从而对疾病严重程度产生影响[11-13]，但影响程度随机[9, 14-16]。了解该疾病的病理机制，我们才能更好地认识其治疗的新型手段。由于病变主要发生在脊髓前角细胞，属于下位运动神经元，因此患儿的临床表现往往是全身性软瘫。

（二）经典自然史

患有SMA的儿童，根据其发病年龄和运动功能表现，可分为三型。Ⅰ型患儿一般在出生后6个月内发病（Werdnig–Hoffman综合征），Ⅱ型一般在6～18个月内发病（儿童肌萎缩），Ⅲ型则在18个月以后发病（Kugelberg–Welander综合征）[17]。尽管不同类型的患者的运动功能和临床转归会发生变化，但整体来说，Ⅰ型患儿无法独坐和行走，常于2岁内死于呼吸衰竭[18]；Ⅱ型患儿可独坐但无法行走，可存活至青少年；Ⅲ型患儿可存活至成年，但进入成年期后行走功能会减退[17]。患儿的典型表现为动作发展指标延迟或丢失、肌张力低下、舌肌颤动、腱反射丢失，95%～97%的患儿基因检测可发现*SMN1*基因的2个拷贝均丢失，5%～7%的患儿*SMN1*基因出现点突变。Ⅰ型和Ⅱ型患儿死亡的主要原因是限制性肺病[19]、肺换气不足和咳嗽困难[20]导致的进行性呼吸功能衰竭[4]。除了运动功能下降和肺部疾病外，SMA患儿常常伴有胃肠道和骨科疾病[21-24]。

（三）最新医学进展

1. 积极的多学科治疗

通过呼吸科、营养科、骨科等多学科的交叉治疗，该病的自然史可得到较好的转归[4, 25-28]。在本中心，我们采用此种多学科治疗方法，成功维持Ⅰ型SMA患者超过20岁。

呼吸及营养支持治疗对于延长患者生存期限、辅助骨科手术治疗具有重要作用。SMA Ⅰ型和Ⅱ型患者的呼吸肌中，肋间肌较为薄弱而膈肌力量相对较强，因此膈肌是这类患者的主要呼吸肌群。由于呼吸肌受损，患者咳痰无力，下呼吸道分泌物难以排出，睡眠时肺换气不足，胸壁和肺组织发育不全。反复的肺部感染也会加剧呼吸肌麻痹，破坏肺实质的完整性。为处理这些呼吸问题，我们常采用正压通气，用于扩张肺组织和胸壁，从而有利于肺部发育，改善通气功能。早期可仅在睡觉时进行，采用带鼻面罩的无创双相气道正压通气（bilevel positive airway pressure，BIPAP）或气管穿刺行有创机械通气[29-32]。随病情发展，大多数SMA Ⅰ型患者需全天采用正压通气。

SMA患者不仅呼吸肌麻痹，消化道也会发

生平滑肌麻痹，从而出现吞咽困难、胃食管反流和呃逆等症状。因此，大多数患儿需通过外科手术（如 Nissen 胃底折叠术）放置喂养管以确保最佳的能量摄入[24, 33]。无论患儿是否是母乳喂养，我们均推荐氨基酸饮食，适当补充维生素 D、钙和双膦酸盐等。有研究发现低脂的氨基酸饮食可提高运动功能，减少呼吸道分泌物，降低心率，改善胃肠道功能，促进患者进食[22, 34, 35]。

2. 医学突破

除了上述的多学科交叉治疗的方法，大多数治疗该病的药物均无法获得满意疗效[36, 37]，但近年来有一批针对 SMA 的分子治疗药物已被 FDA 批准，进入临床试验阶段，这些患儿的未来是光明的[38]。诺西那生钠（Spinraza，Biogen）是首个被批准的此类药物，于 2016 年审批通过[39]，它是一种反义 RNA 核酸，可增加 *SMN2* 的固有转录错误，促进 SMN1 蛋白的表达[40, 41]。早期临床研究发现患者运动功能改善与脊髓中 SMN 蛋白表达升高相关[40, 42]。但由于该药物是一种 RNA，且需要通过鞘内注射给药（作用于脊髓前角细胞），因此其发挥作用有限，需要多次鞘内注射以增加浓度。如果能通过留置泵或者留置导管进行鞘内释放，治疗将更人性化，脊柱外科医生在行脊柱内固定手术时，应考虑到如何鞘内置入该类装置，并且可重复使用，条件允许可考虑终身置入。其他的治疗方法包括基因替代治疗[43]、奥利索西[44]等其他药物[37, 45]。

（四）脊柱畸形

1. 胸腰椎脊柱侧弯

脊柱侧弯是 SMA 常见的临床表现（Ⅰ型及Ⅱ型患者占 92%，Ⅲ型患者占 50%），且 SMA 疾病越严重，侧弯出现越早（Ⅰ型 2 岁前出现，Ⅱ型 1—7 岁时出现，Ⅲ型 4—14 岁时出现）[46, 47]。与其他神经肌源性脊柱侧弯类似，弯型大多是长弯。胸壁严重畸形的患者常伴有脊柱侧弯表现。由于肋间肌薄弱，膈肌较强，这样一种做功特点在刚出生前几年长期作用于胸廓，使得胸廓发育成钟形，肋骨下垂和塌陷，最终形成经典的“阳伞状畸形”（图 116–1）[48]。虽然未有文献报道，但根据我们的经验，正压通气可延缓肋骨畸形的进展速度。当胸廓阳伞状畸形合并胸椎旋转畸形时，就会出现特发性脊柱侧弯患者典型的肋骨隆起表现，由于一侧的肋骨向椎体前外侧塌陷，肋骨隆起表现会迅速进展，出现剃刀背畸形（图 116–2）。

在 CT 横断面上，由于胸廓塌陷，肋骨直接压在椎体上，导致顶椎区域的肺组织严重受压（图 116–3）。这些严重的胸部畸形多见于Ⅰ型患者。有时父母会觉得患儿的肩膀很厚（尤其是在凸侧），这是由于肌张力下降、肩胛骨和后胸壁之间的相对位置改变，原来在冠状面上的肩胛骨向后塌陷，增加了矢状面上的宽度（图 116–4）。这些侧弯有的可引起骨盆倾斜，有的可引起上胸椎后凸（Ⅱ型更常见）。脊柱侧弯除引起肺功能

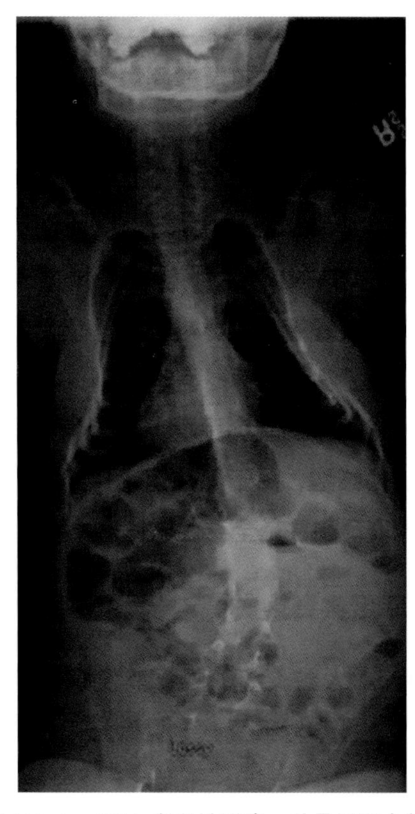

▲ **图 116–1　SMA 患者钟形胸，肋骨呈阳伞状畸形**

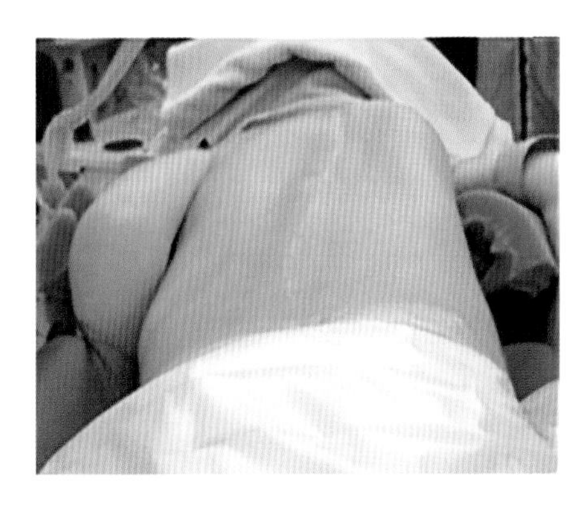

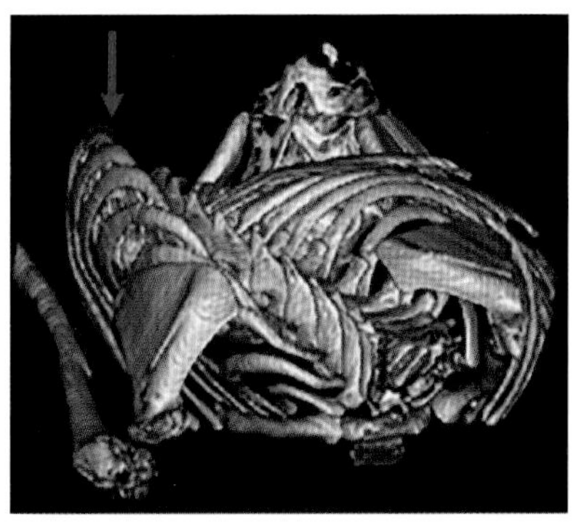

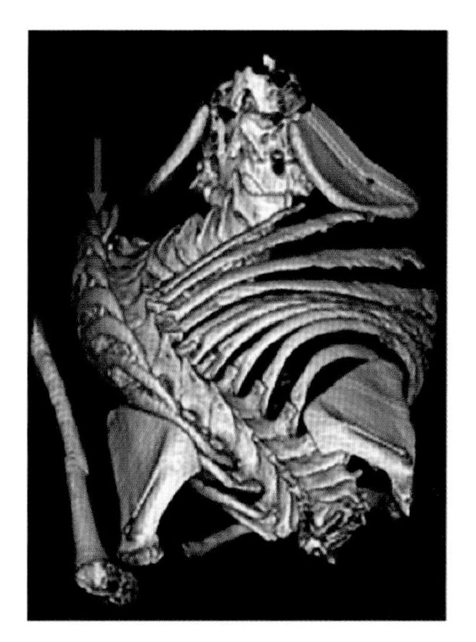

▲ 图 116-2　剃刀背畸形的外观照和三维 CT，红箭处为畸形位置，当脊柱侧弯合并严重的肋骨塌陷时，肋骨后方形成山峰状隆起

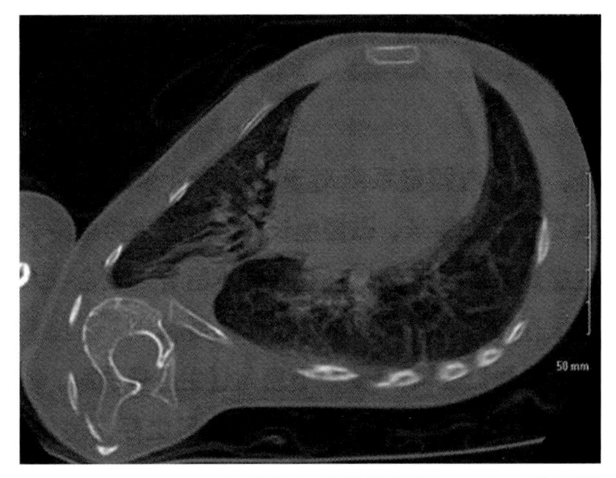

▲ 图 116-3　SMA Ⅰ型患者胸椎横断面 CT 示：凸侧的肋骨已与椎体直接接触，前方肺组织严重受压；此外，椎体骨质疏松，椎体前后径减小，尤其是通过椎弓根的前后径长度很短，在进行椎弓根螺钉固定时应注意到这个特点

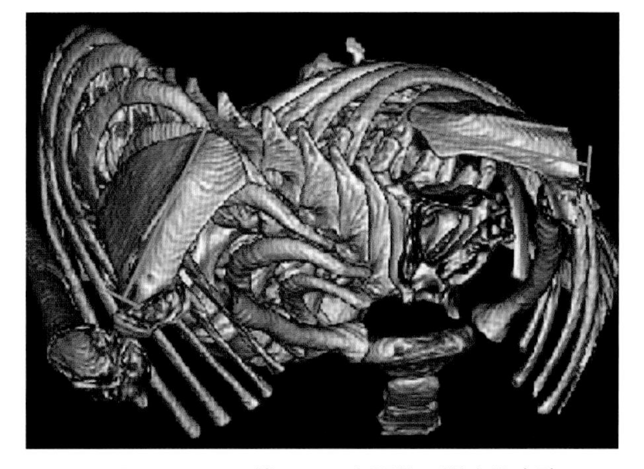

▲ 图 116-4　三维 CT 示肩胛骨及塌陷的胸壁

受损外，还可能引起疼痛和功能受限[46]。

2. 颈椎矢状面及骨盆因素

多数有关 SMA 患者脊柱的相关研究主要关注胸腰椎侧弯的治疗，因为这与患者的肺功能及整体功能密切相关。但颈椎畸形常常被忽略，该畸形有时会相当严重，其发病机制尚不明确，可能与头部重力作用、颈部肌张力差和头部的某些功能性体位（如坐轮椅时进行无创呼吸）有关。针对该畸形的治疗并没有标准化规范，据笔者经验，其治疗较为棘手（图 116-5）。此外，笔者也发现部分 SMA Ⅱ型患者伴有髋关节脱位或半脱位，无明显疼痛表现，但行脊柱 – 骨盆矫形内固定术后，疼痛可明显加重[23]。我们推测，此类患者术前是通过髋关节的屈曲，让腹部下垂贴到大腿上，从而支撑起躯干保持直立体态。因此，笔者建议此类患者远端仅固定到至 L_5，当然这只是笔者的经验，缺乏同行评议的证据。

3. 保守治疗

SMA 患儿采用支具矫形存在一定的问题，因为这类患儿呼吸功能受损，以腹式呼吸为主，对于已经有限制性肺病的患者再行限制性矫形支具治疗，会加速肺功能的恶化，这一点在既往文献中已有报道[49]。既往文献对于支具治疗减缓侧弯

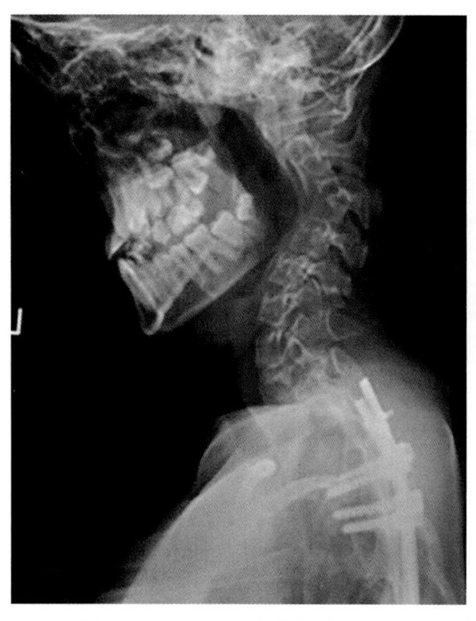
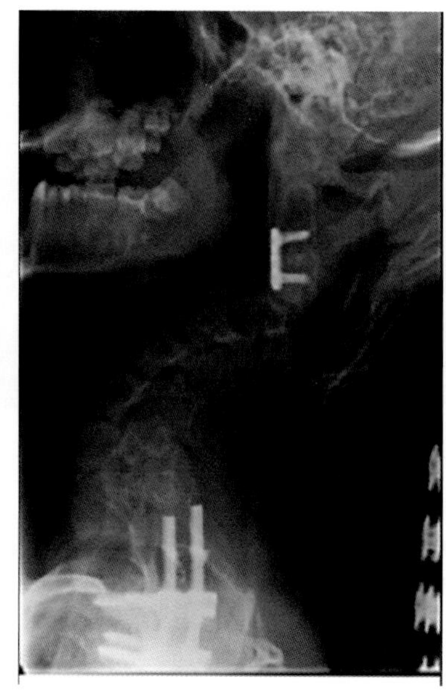
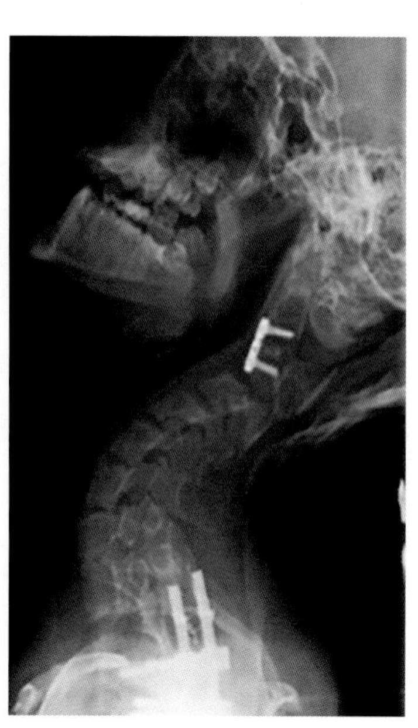

▲ 图 116-5 SMA 患者行生长棒术后多年，出现颈椎病，行前路单节段 ACDF 手术，但随后又出现邻椎病，等待再次翻修手术

进展的结果喜忧参半，其对于轻度的 SMA 往往能取得较好的效果[50, 51]。在本中心，我们建议对可直立患者，无论坐轮椅与否，如度数超过 20°即行支具治疗。对于无法直立的患者（大多数 I 型 SMA 患者），支具治疗意义不大。我们一般使用半刚性 TLSO 支具，腹部镂空，有利于腹式呼吸，减少对胃肠道的影响。在决定做生长棒或脊柱融合手术之前，均采取支具治疗。由于石膏的空间限制，我们不建议 SMA 患者行石膏治疗。

4. 手术指征

SMA 患者脊柱侧弯的手术指征为侧弯持续进展至 50°～60°[51]，当畸形进展至此，应与患者及家属积极沟通，建议在围术期多学科支持的条件下进行手术治疗。继续拖延会增加矫形手术难度及相关并发症风险[52, 53]。随着后路脊柱撑开系统的出现 [生长棒和垂直可撑开人造钛肋（VEPTR）]，通过手术治疗稳定侧弯畸形变得更为安全[48, 54, 55]。这些患儿术后出现并发症的风险与普通正常儿童持平，甚至风险更低，因为这些患儿肌张力下降，活动能力大幅减退。但采用 VEPTR 的患者容易出现内固定移位[56]。此外，后路内固定系统对于阻止肋骨塌陷疗效欠佳[48, 55]。近年来，磁控生长棒的出现成为后路脊柱撑开系统的亮点[57]。生长棒术后脊柱融合手术指征存在较大争议，需要个体化判断[58, 59]。在本中心，我们建议 10 岁以下患儿行生长棒手术，10 岁以上的患儿行脊柱融合手术。但也存在例外，部分 10 岁以下的患者，在其他中心行脊柱融合手术后，对疗效满意，肺功能无明显障碍[59]。

5. 围术期措施

除了部分技术细节，此类患儿的围术期护理与其他疾病的患儿相仿。但如果外科医生对 SMA 患儿认知不深，建议术前综合呼吸科、麻醉科和监护病房医生会诊意见，以确保围术期平稳交接。我们的多学科围术期治疗方案见表 116-1。

6. 术前评估

术前 SMA 患者骨科方面最重要的评估即此类患者的骨形态和骨质变化。众所周知，SMA 是神经肌源性疾病中骨质最差的[60, 61]，其原因可能是多因素的，包括骨负荷量减少[60] 和破骨细胞增多[62]。尽管双膦酸盐在其他神经肌源性疾病中的运用（如脑瘫伴脊柱侧弯）已有研究，但其对

表 116-1 神经肌源性疾病患儿的围术期方案[1-5]

	术 前	术 中	术 后
肺部	• 所有患者术前呼吸科会诊 • 如果患者可以配合检查，行肺功能测试 • 术后镇痛和麻醉可增加肺换气功能不足的风险，如果术前未行呼吸支持，建议行无创正压通气（NIPPV） • 如果术前咳痰困难、反复肺炎或 MEP 较低（如 MEP < 60cmH$_2$O），建议术前行呼气－吸气机械呼吸训练	• 气管插管，呼吸机正压通气 • 伴有慢性呼吸功能不全的患者需全程提供通气支持，包括麻醉诱导期和复苏期。术后需保持插管状态，拔管后立即更换无创正压通气 • 麻醉医生除需要监测血氧外，还需要监测二氧化碳分压，以避免出现高碳酸血症和低氧血症	• 术后清除气道分泌物，推荐采用肺内冲击通风（IPV，Metaneb），术后 1h 及之后每隔 4h 进行机械吸气－呼气，通过气管插管、气管造口管或经口吸痰 • 直到呼吸道分泌物清除干净，适应室内空气，疼痛控制良好后，再拔气管导管 • 在准备提高吸氧浓度时，先关注患者的通气功能，因为术后低氧血症绝大多数是由于肺通气功能不足引起的，而后者与麻醉镇痛有关 • 患者拔管后采用无创正压通气，并慢慢过渡到仅夜间使用，在出院后康复期可能需要继续使用无创正压通气
麻醉 / 疼痛	• 所有全麻患者术前麻醉科会诊 • 仔细评估气道，做好插管困难的准备，因为患者活动受限，有时存在解剖结构异常（如张口困难、舌头肿大） • 考虑到会厌显露困难，可能需要采用纤维支气管镜进行气管插管	• 全麻的诱导和维持都采用四级麻醉技术 • 避免使用去极化肌松药（如琥珀酰胆碱）和非去极化肌松药 • 如果必须使用非去极化肌松药，应滴定剂量使用，并实时监测神经肌肉功能 • DMD 和 SMA 患者避免行吸入麻醉 • 如果可能的话，插管时尽量避免使用肌松药 • SMA 患者术中可以使用短效的阿片类药物	• 镇痛镇静可能会加重原有的呼吸功能不全，但不能因为害怕呼吸抑制，而不采取积极的术后镇痛[1, 2] • 术后常规镇痛方案为阿片类药物联合对乙酰氨基酚和非甾体抗炎药，配合适当的无创通气、辅助排痰 • 也可采用苯二氮䓬类药物治疗肌肉痉挛和不适
营养 / 胃肠道	• 所有患者术前进行营养状况评估，住院期间应提供最佳的营养支持 • 评估患者吞咽功能，决定术后的进食方式 • 如果患者需要整夜的肠道营养，则术前给患者行全肠外营养（TPN），因为有的 SMA 患者脂肪酸氧化代谢紊乱，无法耐受长时间无营养摄入	• 如果术前已经采取 TPN，则术中继续 TPN • 监测血糖，避免术中出现低血糖	• 促进肠道蠕动，预防便秘及肠梗阻 • 如果患者术后 24～48h 内经口营养摄入不足，应采用细的鼻十二指肠鼻饲管进行肠内营养或肠外营养 • 对于胃肠道动力不足的患者，可插鼻胃管行胃肠减压 • 如果术前采取 TPN，术后继续 TPN，直到患者能耐受目标摄入量的 50%
心脏	• 所有 DMD 患者术前都需要心脏科会诊 • 对于有心脏病或心功能不全病史的患者，在麻醉前 3～6 个月内需行心功能评估	• 密切的心脏监护	• 术后心脏监护，记录液体出入状况 • 对于 DMD 患者，术后仍需心脏科会诊 • 使用远程监测
骨骼与肌肉	• 由于侧弯矫形术后，躯干整体形状发生改变，需计划好术后用于就座的工具[6]		• 术后应尽早让患者躯干直立起来，有助于肺的扩张，预防肺不张和肺炎 • 咨询专业的物理治疗师指导术后康复（如指导下床计划和日常活动水平）
其他	• 预先与患者及家属沟通，讨论治疗的目标，有可能行气管切开术，呼吸机使用时间可能延长，延迟拔管		• 咨询姑息疗法，如疼痛管理等

本表提供了神经肌源性疾病患儿围术期的肺部、呼吸、营养、麻醉和骨骼与肌肉等方面的治疗方案。对于某些特定的神经肌源性疾病（如 DMD 与 SMA）的治疗方案也单独列出

引自 Birnkrant DJ, Panitch HB, Benditt JO, et al. American College of Chest Physicians consensus statement on the respiratory and related management of patients with Duchenne muscular dystrophy undergoing anesthesia or sedation. Chest 2007；132（6）：1977–1986；Blatter JA, Finder JD. Perioperative respiratory management of pediatric patients with neuromuscular disease. Paediatr Anaesth 2013；23（9）：770–776；Finkel RS, Mercuri E, Meyer OH, et al. Diagnosis and management of spinal muscular atrophy: part 2: pulmonary and acute care; medications, supplements and immunizations；other organ systems；and ethics. Neuromuscul Disord 2018；28（3）：197–207；Islander G. Anesthesia and spinalmuscle atrophy. Paediatr Anaesth 2013；23（9）：804–816；and Wampole A, Schroth M, Boriosi J. Survival of a child with spinal muscular atrophyand acute respiratory distress syndrome. Pediatr Pulmonol 2015；50（8）：E29–E31.

SMA 的疗效仍未可知[63]。部分脊柱外科中心在行手术治疗前常规使用双膦酸盐。根据笔者的经验，术前使用双膦酸盐，可有效提高患者术中骨质。其原因可能与应力负荷减小、卧位时间增加（尤其是Ⅰ型 SMA 患者）、椎体形态发生明显改变有关。椎体常变得又窄又长，像四肢动物的脊椎（图 116-2 和图 116-6）。这不仅是一个有趣的现象，而且椎体前后径距离减小具有临床意义，术中不能按照正常规格置入椎弓根螺钉。术前应通过 CT 和 MRI 测量前后径距离，以确保术中植入大小合适的螺钉。此外，椎体后方棘突往往较短，上覆软组织很薄，使得螺钉尾部凸出皮肤表面的风险增加，这可能是术后某些并发症的原因[64, 65]。此外，部分患者四肢屈曲挛缩影响术前体位摆放，外科医生需评估患者体型大小、四肢屈曲程度。由于患者肌张力低下，骨质疏松严重，摆放体位和转运过程中需要谨防动作过猛引起隐匿性关节脱位或骨折。

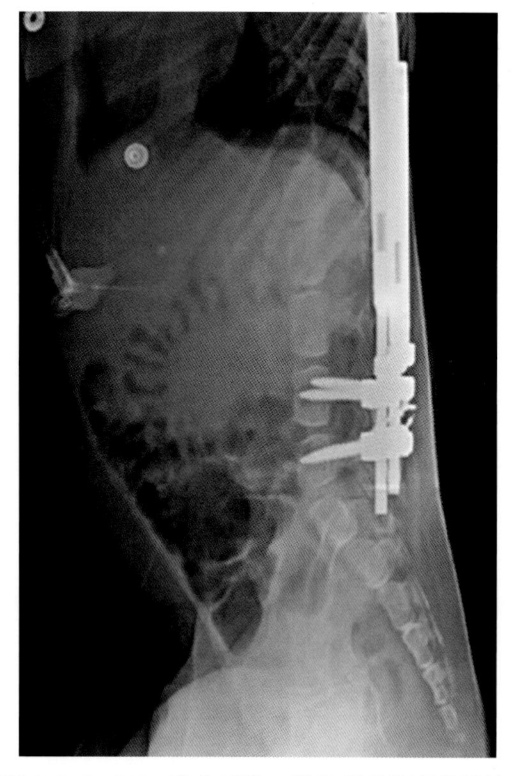

▲ 图 116-6 SMA 患儿侧位 X 线片示椎体高度被拉长，但前后径变小，棘突变短，软组织覆盖较少

7. 术中评估

(1) 手术入路与固定长度：由于此类患者肺功能较差，我们只做单纯后路手术。既往报道行前路手术的 SMA 患者，疗效多不理想，存在术后融合节段上下出现明显矫正丢失、肺部并发症增多等现象[49]。在“短节段”后路手术中，我们也发现了类似结果。因此，文献里推荐的融合范围至少是 $T_{2/3}$～L_5/ 骨盆[66, 67]。我们发现部分患者固定至骨盆会出现明显的臀部疼痛，因此我们采取“重叠缝合”技术，使用椎弓根螺钉和椎板下钢丝，在不牺牲骨盆平衡的前提下，尽量固定到 L_5，减少术后髋部的疼痛。

(2) 植入物选择：由于椎体较小且骨质疏松，我们发现应适当限制植入物的大小和强度，这可防止术中矫形时出现拔钉。椎弓根螺钉是使用最多的植入物，此类患者应使用短螺钉（长度＜ 20mm），尽管钉头长度短，钉尾切迹仍然较高，有可能顶到皮肤，尤其是在胸椎区域；此外，由于骨质差、多结构覆盖等原因，上胸椎侧位透视时椎弓根螺钉常常显影不清。椎板下钢丝由于切迹低，在胸椎区域很有用，可有效降低相关并发症[64, 65]。既往文献报道采用 Harrington 内固定系统或 Luque 内固定系统治疗 SMA 也可取得满意的效果[21, 49, 50, 68–72]。

(3) 鞘内注射通道：如前文所述，在做 SMA 脊柱内固定手术时，需考虑到近年来一些治疗 SMA 的新型方法，即鞘内注射分子药物。鞘内注射通道可以用于释放诺西那生钠及其他特效药物。术中如何保留鞘内注射的通道十分重要。部分外科医生行内固定手术时，在中线部分节段区域不植骨，也有部分医生直接于某节段行椎板切除术，以有利于后期鞘内穿刺。尽管该治疗方案尚未达成共识，外科医生制订手术计划时仍应将此纳入考量。一旦患者施行完全的脊柱融合术，最佳的鞘内穿刺位置可能是融合椎上方或者需要再次行椎板切除术，此种情况还未有文献报道过。

8. 术后评估

术后我们严格遵循呼吸科团队给我们制订的神经肌源性患者的治疗流程。术后的康复过程无特殊，有文献报道迟缓性瘫痪患者的术后转归与 SMA 患者类似[73]。正如前文所述，肺功能和胃肠道功能恢复是术后最大的问题。

（五）结果

既往多篇文献报道 SMA 患者行经典的脊柱融合术[8, 22, 50, 74, 75]。因此，有必要比较行脊柱融合术和生长棒手术患者的长期随访效果。有文献报道脊柱融合术后，部分患者的吸气峰流速和肺活量显著改善，其余患者的肺功能丧失速度减缓[69, 76, 77]。另有文献报道脊柱畸形矫形术后，侧弯畸形仍持续进展[58]，运动功能显著减退，行走及独坐功能进行性丧失[74]。总而言之，患者及家属对脊柱畸形矫形手术的疗效较为满意[49, 69]，但脊柱融合手术与生长棒技术孰优孰劣，仍待进一步研究。

近年来研究证实了生长棒手术的安全性和有效性，其允许脊柱生长，但每隔 6～9 个月需要行撑开手术。回顾文献，我们发现后路撑开内固定手术可延缓肺功能损害速度，但不能彻底阻止其发展[57, 78–80]。

二、DMD

（一）病因

DMD 是一种 X 连锁隐性遗传病[81]，儿童发病率为 1.5/10 000[82]，每 100 万个新生儿中有 200 个患病[83, 84]。其发病是由于 *dystrophin* 基因（抗肌萎缩基因）受损[85]，导致其编码的抗肌萎缩蛋白水平异常[86–88]，影响肌细胞膜的稳定性[89, 90]。顾名思义，缺乏抗肌萎缩蛋白的肌细胞，由于细胞膜不稳定，随着时间的推移逐渐出现萎缩表现，进而出现炎症、再生和纤维化，最终形成肌肉无力、肌纤维化[91, 92]。

（二）自然史

DMD 男孩发病时间为 2—4 岁[93, 94]。肌无力遵循一种可预测的模式发生进展，患者逐渐出现特殊的体态和步态，并逐渐丧失行走功能。患儿表现为躯干过度前凸，患者直立需要依靠髋关节过度伸展、膝关节伸展、踝关节跖屈（由于屈曲挛缩）以维持姿势。如此，患者可以使身体的重心位于髋关节旋转中心的后方，依靠髋关节前囊的张力来保持髋关节的伸展，而不需要依赖臀肌的力量[95–97]。当髋关节过伸时，重心落于膝关节前方，反过来允许使膝关节保持伸直锁定位（依靠十字韧带和后膝关节囊的张力），很少需要用到股四头肌的力量[96, 97]。以往骨科医生通过广泛的多节段下肢骨科手术来保持患者的行走能力，但效果维持短暂，平均仅能维持 1～3 年[98–100]。D. Mann 医生提出，这类患儿最终无法独立行走不是因为行动不能，而是因为一旦在公共场所摔倒，就无法独立站立。行走能力丧失的自然进程一般发生在 9—12 岁[93, 98–100]，但采用类固醇治疗可延缓此过程[101, 102]。有趣的是，可行走状态似乎可阻止脊柱畸形的发生，因为研究发现在患者丧失行走能力之前，无明显脊柱侧弯发生[103]。通过积极的医疗管理和类固醇的使用，DMD 患者的平均寿命从 20 岁上升到近 41 岁[104]。

（三）心脏评估

与骨骼肌一样，心肌中也存在抗肌萎缩蛋白，DMD 患儿可出现营养不良型心肌病[105]。临床上典型的心肌病最早发生于 10 岁左右，18 岁时所有患者都会出现心肌病表现。随着患者生存期延长、呼吸治疗水平的提高，心源性死亡成为 DMD 患者死亡的主要原因[104, 106]。营养不良型心肌病可导致扩张型心肌病[105]，进而引起进行性左心衰竭[107]和心律失常。尽管多种药物被推荐用于治疗营养不良型心肌病，但这并不是本节讨论的范围[108, 109]。外科医生在术前必须意识到患者存在的心脏问题，并确保由心脏病专家进行适当的术前评估，并将评估意见转达给麻醉团队。通常需要关注的问题是心律失常及左心室功能不全无法耐受麻醉和手术应激[110]。

（四）最新治疗进展

1. 积极的多学科治疗

正如在 SMA 章节讨论的内容，DMD 患者也需要积极的多学科治疗[111]，包括无创正压通气[112]、营养支持[113]和心脏治疗等，多学科的综合治疗有助于延长患者生存期。此外，类固醇治疗对 DMD 患者具有延长生存期[104]，显著降低侧弯进展速度[114]，减少脊柱内固定手术的作用[101, 115]。

2. 医学突破：类固醇类药物地夫可特

治疗 DMD 最大的医学突破就是皮质类固醇激素的使用[101, 116]。最新研究证明长期使用此类药物（＞3 年）可延长患者行走能力（2～5 年），降低侧弯手术率，提高心肺功能、生存率和生活质量[116, 117]。该类药物的作用主要是稳定细胞膜，预防肌肉纤维化[118, 119]。类固醇在治疗 DMD 中已使用多年[120, 121]，近年来类固醇类药物中的地夫可特被推荐用于治疗 DMD，因为其相对于传统的泼尼松 / 泼尼松龙，不良反应大大减小，尤其是引起肥胖方面的不良反应[122–124]。每天使用此药物可延长患者活动能力[101, 125]。药物治疗开始得越早，越能防止脊柱侧弯的发生，早期用药的患者仅有少数出现脊柱侧弯的表现[114, 125]。Rebel 等通过长期随访研究发现，采用类固醇治疗，侧弯发生率可从 92% 下降至 28%[101]，这组患者的生存分析发现药物治疗可使脊柱手术率下降 70%（药物治疗组 78% 的患者可避免脊柱手术，而对照组仅有 8% 可避免手术）。该研究结果与最近的一项人口学研究结果相符，自从 2004 年报道类固醇在治疗 DMD 中的重要作用后[114]，2001—2012 年，该地区 DMD 男性患者脊柱手术率下降了 48%[115]。类固醇治疗并不会引起椎体骨折[125, 126]、体重增加[124, 127]和白内障[127]等并发症。未来的治疗方向主要是研发新药用于增加抗肌萎缩蛋白含量[128]及基因疗法[89]。

（五）脊柱畸形

1. 胸腰椎脊柱侧弯

与 SMA 患者中出现的早发性脊柱侧弯不同，DMD 患者在丧失行走能力前不会出现较大的侧弯畸形[103]。其弯型为长弯，部分可引起骨盆倾斜。一旦患者无法行走，侧弯会加速进展。伴有后凸畸形的患者进展速度要快于前凸患者[129]。有研究报道仅部分患儿出现进展型脊柱侧弯[129–131]，但多数研究认为所有 DMD 患者的侧弯畸形都会随着时间的推移发生进展，然而其加重速度存在差异，未服用类固醇类药物的患者，进展速度相对较快[132–135]。患者的侧弯自然史受到类固醇药物的影响[101, 114, 131]。DMD 的脊柱畸形与 SMA 不同，一般不会出现胸壁畸形，但有时会伴有后凸畸形。有研究称顶椎偏移的方向与优势手相关，但结果存在争议[136, 137]。DMD 患者的体型有两种，要么很瘦，外观看侧弯很明显；要么很胖（不管用不用类固醇），外观上很难发现有脊柱畸形。一旦患儿失去行走能力，应筛查 X 线片是否伴有脊柱畸形[103, 132, 135, 138]。

2. 颈椎畸形及腰骶椎评估

DMD 患者常伴有颈椎过伸或颈椎前凸畸形[75]，其发生机制可能与颈部肌无力逐渐加重相关。可通过前路[139]或后路颈椎手术治疗[75, 140]。

3. 保守治疗及手术指征

在无法行走的 DMD 患者中，一旦出现后凸畸形，往往预示着畸形进展较快[129]，此类患者采用支具治疗的目的是恢复脊柱前凸，减缓畸形进展，但文献报道支具治疗的作用不大[138, 141, 142]。

由于此类患儿脊柱畸形进展较快，支具治疗效果不佳，从20世纪80年代到90年代，文献报道其脊柱手术率显著升高[133, 138, 143-145]。尽管不同研究的结论略有差异，但他们都提到一点，即对于度数介于25°～35°的侧弯，且肺功能（FVC）在40%左右时，建议行脊柱融合术。在临床实践中，我们发现度数更大、FVC更小的DMD患儿行脊柱融合手术，也可取得满意效果[77, 146-149]。随着类固醇的使用，坐轮椅的患儿度数＞30°时，侧弯不一定都会进展[131]。随着医学技术的发展，希望有更多的保守治疗方法。

（六）手术治疗

1. 术前准备

与其他神经肌源性疾病一样，术前需要外科医生、呼吸科医生、心脏科医生和麻醉医生充分沟通。尽管睡眠研究和心脏超声在正常发育的儿童中没有广泛筛查，但在DMD患儿中有重要作用，可用于指导术中和术后的治疗[110, 150, 151]。与一般的脊柱畸形不同，术前采用正压通气[150]和心脏保护治疗[108, 110]能起到较好的效果。

此外，DMD患儿骨密度较低，术前需仔细评估。DMD患儿骨密度基线水平很低，在长期服用类固醇药物后，骨密度会进一步降低[152, 153]。研究发现，补充钙和25-羟基维生素D_3，可提高2/3患者的骨量[154, 155]。双膦酸盐也在DMD患者中使用，但疗效还不清楚。研究发现双膦酸盐可有效缓解椎体骨折引起的疼痛[126]，但如果想要用于增加骨量，可能需要在发病早期就使用[156-158]。

由于肌肉纤维化和功能障碍，脊柱显露相当困难，有文献报道出血量可达3L[147, 159]。研究发现出血量大与此类患者平滑肌收缩功能减弱相关[160]。因此，术前医生应做好充分准备，需要一个有经验的团队，准备好输血、纤溶治疗和其他血液制品。氨甲环酸可用于减少术中失血，并降低输血量[159]。

2. 术中要点

除了脊柱显露和出血的问题，脊柱畸形手术的内固定选择与其他畸形区别不大。有报道称采用Luque内固定器械可取得满意的手术效果[145, 161-163]，也有报道称采用椎弓根螺钉系统可获得满意效果[147, 161-165]，选用哪种器械取决于手术医生的个人偏好（图116-7）。长期使用皮质醇激素的患者，在选择固定方式时需要考虑骨质疏松情况。尽管采用椎弓根螺钉固定可增加矫形效果，减少手术时间[161]，但可能会出现血胸等并发症[65]。

虽然通常建议使用T_2-骨盆融合术以最大限度地降低内固定上下节段进展的风险并有助于坐位平衡[166]，但在某些患者中融合至L_5并不会导致预后不良，特别是如果使用椎弓根螺钉的情况下[146, 161, 165]。融合到L_5的指征是L_5倾斜＜15°[164, 167]，且侧弯顶椎位于L_1近端[166]。然而，似乎融合在L_5以上可能有侧弯进展和再次手术的风险[146, 168]。尽管在这些患者中融合到骨盆可能是更保守的选择，因为它可以降低骨盆后倾的风险，但已观察到固定止于此水平的并发症[166, 169]。

3. 术后要点

术后我们严格遵循呼吸科团队给我们制订的神经肌源性患者的治疗流程，与既往文献报道类似，采用无创正压通气[150]。

（七）结果

DMD患者脊柱内固定术后的疗效尚不清楚，因为绝大多数文献均为小样本量报道，证据等级可靠性有限[170]。整体而言，既往文献都支持脊柱矫形手术能有效矫正脊柱畸形[133]，但对于肺功能的改善存在争议。多项研究表明脊柱矫形术后肺功能没有明显变化[74, 148, 171-173]。部分文献报道采用预测用力肺活量（PPFVC）评估肺功能减退率，矫形手术可能对PPFVC产生负面影响[174]，手术本身也可大幅降低PPFVC[175]。部分文献持

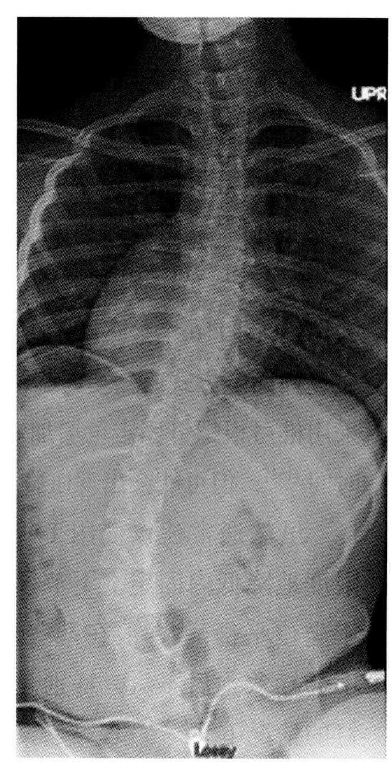

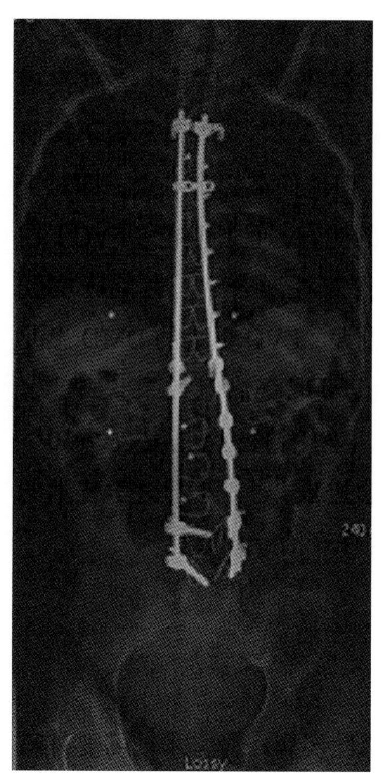

▲ 图 116-7　**DMD 患儿行脊柱后路矫形融合内固定术**

不同意见，认为术后肺功能减退速率减缓，甚至出现好转[77, 133, 176-178]。如果通过脊柱融合术能获益很多，肺功能方面的弊端并不是决定性指标，在神经肌源性手术患者中，DMD 患者的并发症发生率最高达 38.5%[179]，包括感染、肝中毒、心脏疾病，甚至死亡等严重并发症[64, 75, 163, 179]。尽管手术风险很大，对肺功能也存在潜在影响，绝大多数家庭并不后悔进行了手术，他们认为通过手术能提高儿童的生活质量[75]、改善功能[173]。

三、其他神经肌源性疾病

（一）先天性肌营养不良

先天性肌营养不良一般在出生后 2 年内发病，主要表现为肌张力低下、动作发展指标延缓和进行性的肌力下降[2]。肌张力减退可以是轴性的，但也有患者出现脊柱僵硬表现。部分患者出生时即表现为四肢屈曲挛缩，也有部分患者表现为关节松弛[2]。此类患者一般伴有轻中度的认知障碍。其发病原因与多分子缺陷和遗传因素有关[2]。其发病人群似乎也存在地理偏好。该类疾病包括但不限于 Ulrich、Bethlem 肌病（胶原 6 型），福山型肌营养不良（Fukuyama，糖基化缺陷），肌氨酸缺乏和层粘连蛋白相关的先天性肌营养不良[2]。根据疾病的类型，这些患儿可伴有或不伴有呼吸和心脏的问题。药物治疗大多是有效的，当患儿出现脊柱侧弯进行性加重时，可行后路脊柱融合手术，固定节段为 T_2～L_5[180] 或骨盆（图 116-8）。和其他神经肌源性疾病一样，患儿在脊柱手术前应做全面的心肺评估。

（二）先天性强直性肌营养不良

虽然命名上容易混淆，肌强直特指肌肉强直挛缩后肌肉不能放松[181]。先天性强直性肌营养不良（congenital myotonic dystrophy，CMD）的特点是出生时明显肌肉无力，之后情况有所改善，但在 10 多岁时又出现进行性远端肌无力和

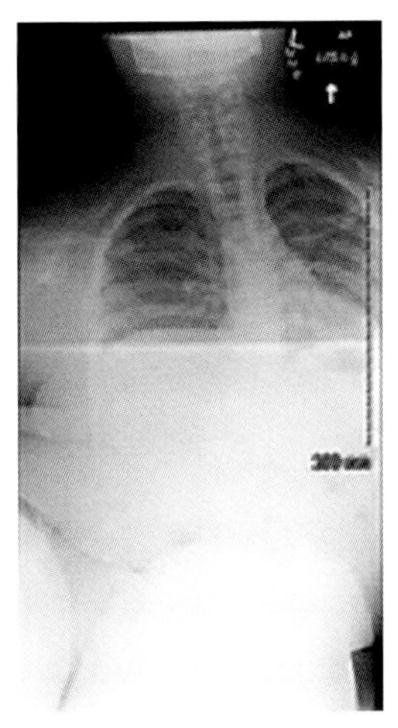
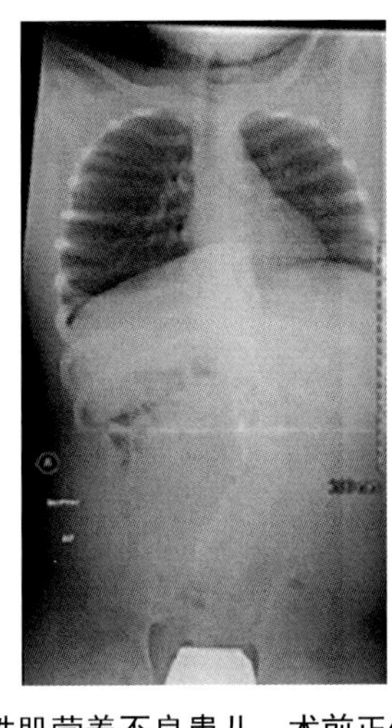
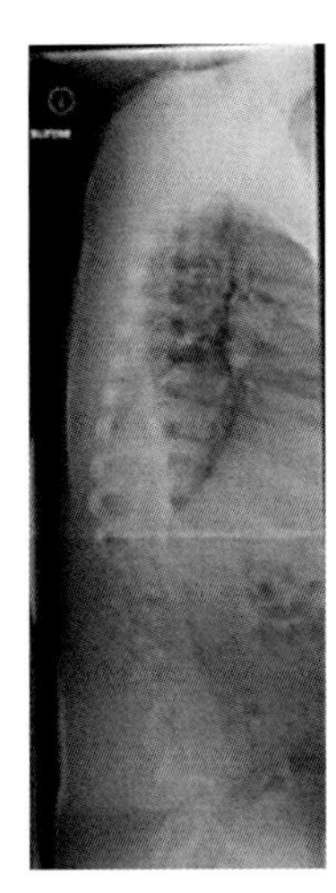
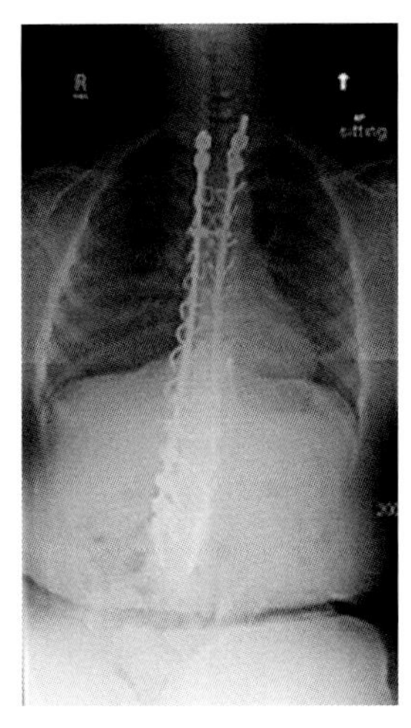
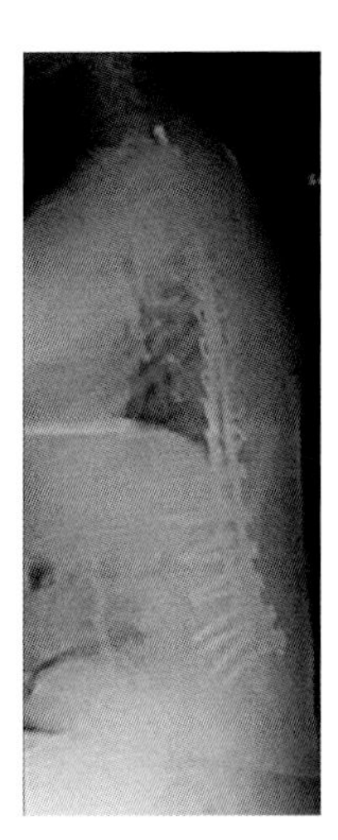

▲ 图 116-8　先天性肌营养不良患儿，术前正位片及左侧 Bending 片显示脊柱侧弯严重，但柔韧性相对较好

肌强直[181]。该病是由 2 个不同的遗传位点的改变而引起，CMD Ⅰ型（占 95%）是由 19q13 染色体上的 CTG 异常扩增引起的，而 CMD Ⅱ型（占 5%）是由 3q21 染色体上的 CCTG 异常扩增引起的[181, 182]。异常扩增的重复序列的大小和数量决定了患者的表型，重复序列越多则发病越早，症状越重[183]。这些缺陷可引起正常细胞的离子流动改变，导致肌强直的发生。当病变发生在心肌时，可出现心律失常[184]。这些患者的临床特点是脸型又长又薄，骨科特点是下肢挛缩、足部畸形和脊柱畸形。文献报道 CMD 患者 15%～30% 伴有脊柱畸形，当畸形进展时，手术治疗有效[181, 185]。与其他神经肌源性疾病一样，术前应仔细评估心肺功能，在选择麻醉药时应谨慎，有文献报道对于此类患者，使用布比卡因、硫喷妥钠、苏沙氨铵、新斯的明和氟烷时出现严重心肺并发症和恶性高热，可能是这些药物具有潜在的对离子通道的影响或破坏作用[3, 184, 186–188]。

（三）Friedreich 共济失调

FA 是一种进行性退行性共济失调综合征，表现为行动笨拙、共济失调、发音困难、眼震颤、脊柱侧后凸畸形和足部畸形，症状通常在青春期出现[189]。它的发病机制是线粒体内铁储存障碍，引起自由基过度堆积，导致细胞死亡[190]。患者的 9 号染色体上的 GAA 三核苷酸异常扩增，影响 *frataxin* 基因的表达[191]。三核苷酸扩增的长度与患者的发病年龄和需要坐轮椅的年龄呈反比，即扩增越多，发病越早[192–194]。在患有 FA 的儿童中，脊柱畸形的发生率为 60%～100%[195–198]，在脊柱畸形的诊断方面可能有些差异，但大多数畸形都是进展型的。与特发性侧弯相比，FA 患者的左弯比例较高，近端交界性后凸风险增加[195]。支具治疗的效果有限[196, 198]，但有的侧弯畸形可能并不需要手术干预[195, 197, 199]。尽管早期弯型与特发性相似，手术固定节段还是推荐 T_2～L_5 或骨盆，以预防术后近端交界性后凸的发生（图 116-9）[195, 199]。多数患者会出现左心肥厚性心肌病[189, 200–202]，因此，术前必须仔细评估心肺功能[203]。外科医生需要意识到术中的神经电生理监护的结果可能并不可靠，有时甚至无法监测[195, 199]，因此，术前需与麻醉医生沟通行唤醒试验。此外，外科医生需要注意到此类患儿常有构音困难、吞咽困难和糖尿病，因此，术后需要防止误吸、监测血糖水平[189]。

（四）遗传性运动感觉神经病

遗传性运动感觉神经病（hereditary motor

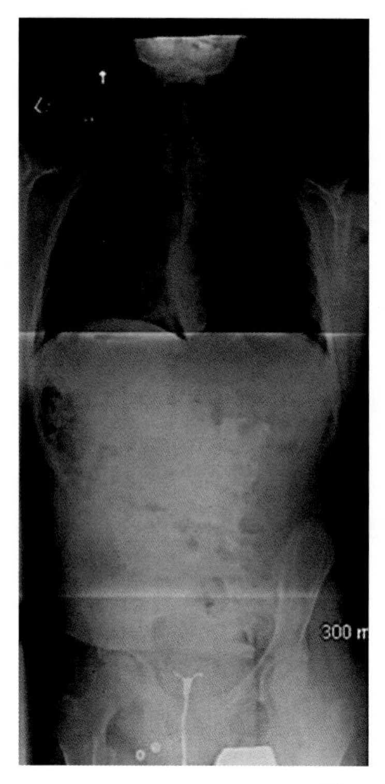
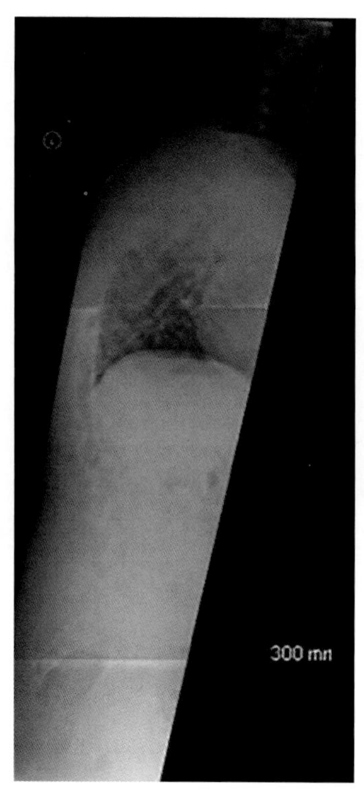
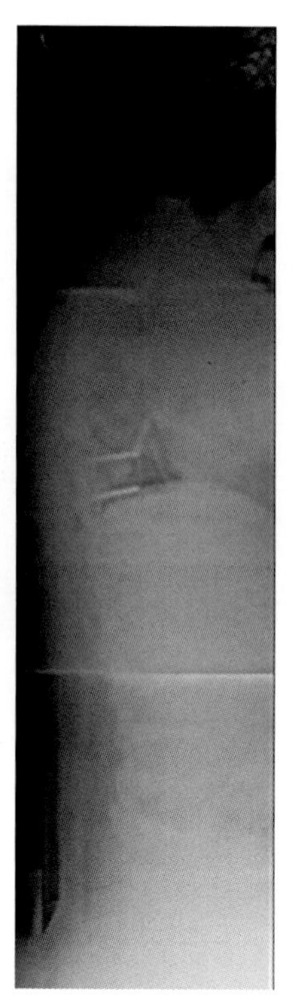
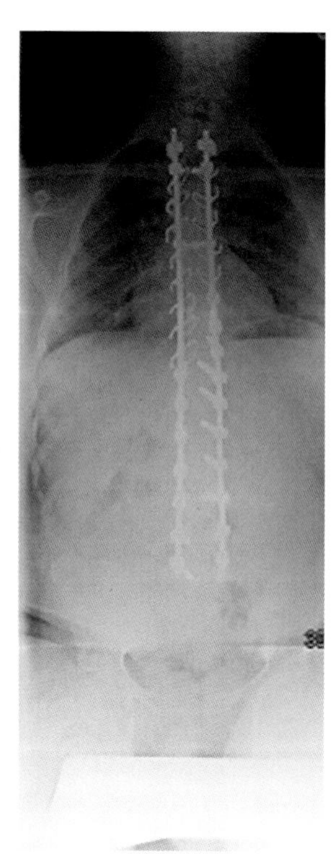

▲ 图 116-9 **Friedreich 共济失调患儿病例，术前和矫形术后 X 线片**

sensory neuropathy，HMSN）又称为进行神经性腓骨肌萎缩症（chw-Marie-Toot，CMT），是最常见的遗传性多发性神经病变[204]。根据基因和分子病理学分类，CMT 有不同亚型[205]。最常见的是 CMT-1A 型[205]，发病原因是 17p11.2 染色体上的外周髓鞘蛋白基因（*PMP2*）发生缺陷[205]。除了根据病因学分类，也可根据肌电图结果进行分类，分为 HMSN Ⅰ型（脱髓鞘）和 HMSN Ⅱ型（轴突）。家族性高弓内翻足是本病最常见的骨科方面的病理改变[206, 207]，约 10% 的患者出现髋关节发育不良[208, 209]，10%～40% 的患者发生脊柱侧弯[70, 210-212]。若 *MPZ* 基因发生突变，可出现严重临床表型（Dejerine-Sottas 综合征），更易发生脊柱侧弯[211]。因此，如果医生发现某患儿有 CMT 家族史，或有家族性高弓内翻足时，应完善脊柱检查，明确有无脊柱侧弯。与特发性侧弯相比，此类患儿的脊柱侧弯的特点是胸椎左弯、侧后凸和胸腰弯比例较大，患儿的性别比例较均衡[210, 211]。支具治疗效果有限[210]，手术治疗时融合节段要较特发性侧弯长，侧后凸畸形患者并发近端交界性后凸的发生率较高（图 116-10）。文献报道此类患者术中神经电生理监测结果不可靠[210, 213]，外科医生术前应与麻醉医生沟通行唤醒试验[210]。

致谢

感谢 Mary Schroth 医生在治疗这些神经肌源性疾病中付出的不懈努力，感谢她制订了神经肌源性疾病围术期治疗方案。感谢 David Mann 医生对这些患儿的照顾。

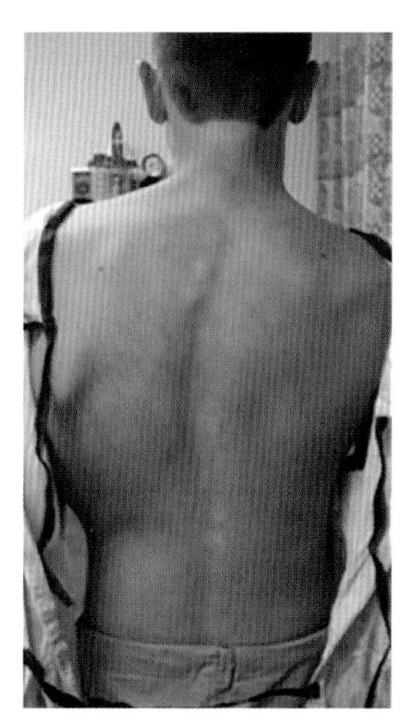
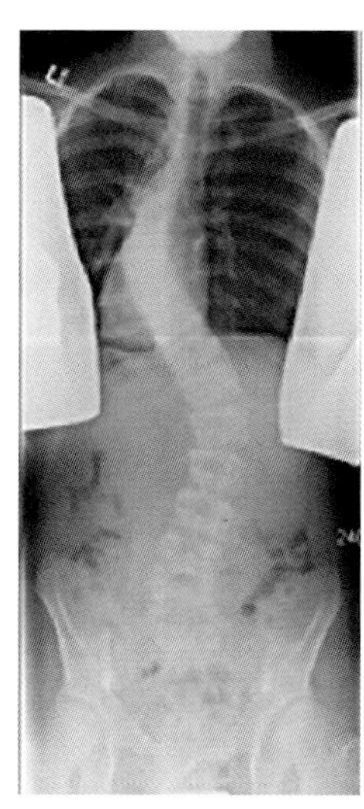
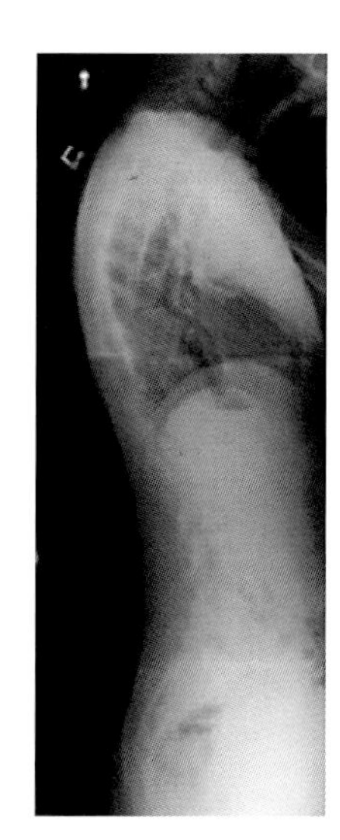
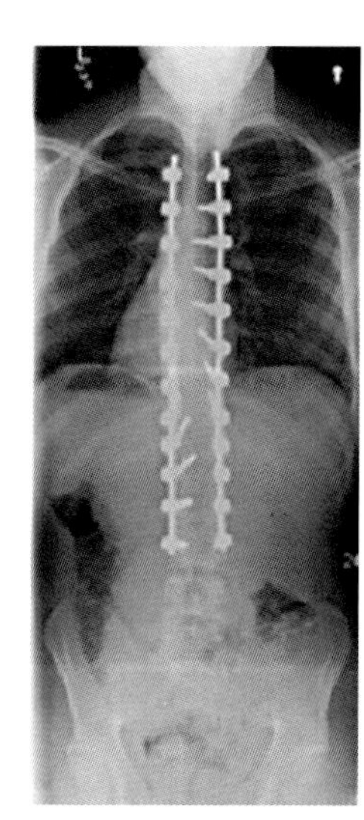
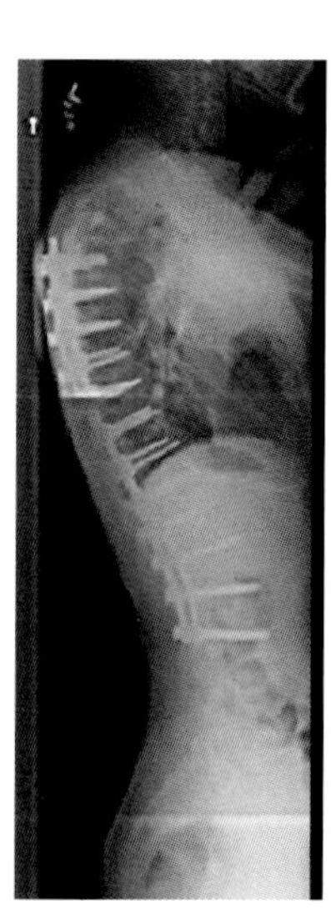

▲ 图 116-10　**CMT** 伴脊柱侧弯、髋关节发育不良，弯型为左弯，术后出现近端交界性后凸

第117章

脑瘫和 Rett 综合征伴发的脊柱畸形

Spinal Deformity in Patients With Cerebral Palsy and Rett Syndrome

Stuart L. Mitchell　Paul D. Sponseller　著
朱　峰　刘树楠　译

一、概述

脑性瘫痪 [（cerebral palsy，CP），简称脑瘫] 和 Rett 综合征（Rett Syndrome，RTT）是 2 种相似但截然不同的多系统疾病，其中神经系统的异常往往会导致脊柱畸形的产生。CP 与 RTT 病情严重的患者会出现伴有骨盆失衡的长“C”形的神经肌源性脊柱侧弯。这 2 种疾病伴随的脊柱畸形的治疗都很复杂，而在 CP 与 RTT 严重的患者中脊柱畸形的治疗尤为困难。对于严重 CP 或 RTT 合并脊柱畸形的患者，其脊柱畸形手术治疗的并发症发生率也更高。对手术指征的把握应该尤为谨慎，选择最佳手术方式进行手术，以免延误治疗时机。侧弯的角度和柔韧性是判断是否应该手术的 2 个指标，应在 Cobb 角剧增和脊柱变得僵硬之前，适时地开展手术治疗；但同时，手术决策也要考虑到患者的骨骼成熟度。过早进行脊柱融合可能会导致相关并发症，如脊柱前凸和曲轴现象。关于脊柱融合术入路选择，一般可以采用单纯前路、前后联合入路或单纯后路。由于钉棒系统发展的较为成熟，通常单纯后路就可以完成大多数侧弯的矫形。在行脊柱融合术前，必须仔细考虑并发症的发生率和手术风险。

二、脑性瘫痪

脑性瘫痪是一种静止性脑病，是由多种病因导致的未成熟大脑的损伤，疾病的严重程度可以从微不可查到全身受累。CP 不是单一的特定疾病，而是代表一类在出生时发生的非进行性神经系统损伤的综合征[1]。CP 的发病率非常高，在发达国家，每 1000 名婴儿有 1.2～3.0 名为 CP 患者[2-4]。患者会表现出一系列继发症状，从认知障碍到运动功能障碍。依据不同临床症状，可将 CP 划分为多种亚型。按照传统上划分，临床亚型包括痉挛型、不随意运动型（包括手足徐动、舞蹈性手足徐动和肌张力障碍）、共济失调型和混合型[5, 6]。但是，这些临床亚型未能详尽阐述相关症状及其病情的严重程度。故此，后续进一步建立了粗大整体运动功能分类系统（gross motor function classification system，GMFCS），该系统根据患者的自发运动情况及是否需要辅助对 CP 患者进行分类[7]。GMFCS 将患者分为 5 个层级，级别越高疾病严重程度越高。该系统近期得到了进一步完善，针对最高级别受累患者（GMFCS Ⅴ级）设立了 3 个子级别，以囊括其他的运动障碍和皮质不稳（癫痫）[8]。通过评估共存的障碍，包括胃造瘘管、气切管、癫痫发作史和语言障碍，来进行亚分级。不伴有任何障碍为 5.0，发生 1 个障碍是 5.1，发生 2 个障碍是 5.2，发生 3 个或 4 个障碍是 5.3 [8]。GMFCS 的修改具有重要的意义，因为重度脑瘫患者通常会有伴有更多的健康问题，如脊柱畸形。此外，GMFCS Ⅴ级子级别的等级升高，还与脊柱融合手术后并发症的风险增加相关，以及与通过残疾儿童健康生活指数（Caregiver Priorities and Child Health Index of Life with Disabilities，CPCHILD）问卷所量化的健康相关生活质量（health-related quality-of-life，HRQoL）降低相关。

（一）脑瘫伴发脊柱畸形的自然史

根据脊柱侧弯不同的定义标准、患者年龄、功能状态及神经系统受损程度和类型，脊柱侧弯患病率为 15%～80% [9-15]。总的来说，CP 的临床表现与运动障碍类型和儿童功能状态相关。Persson-Bunke 等发现脊柱侧弯的发生率随 GMFCS 等级和年龄的增加而增加，但 CP 亚型与 GMFCS 等级之间无显著关联 [14]。这反映了在 CP 不同亚型之间，GMFCS 的等级分布不同。此外，他们发现，GMFCS Ⅳ级或Ⅴ级的儿童到 18 岁时发生中度或重度脊柱侧弯的风险可达 50%，且只有这些严重脑瘫患儿的脊柱侧弯会发展至 40° 以上 [14]。重度脊柱侧弯的产生也与难治性癫痫、粗大整体运动功能量表总分低、肢体痉挛状态、既往髋关节手术史及行走受限有关 [16]。大多数患儿是在 8 岁以后确诊患有脑瘫的，但这些患者的脊柱畸形往往在 10 岁以前便开始进展，其中重度脑瘫患儿可能会更早地出现较严重的脊柱侧弯 [12, 14, 17]。以上研究表明患儿可能在早期就患有脊柱畸形，但要等到较晚的时候才被诊断出来。脊柱侧弯通常每年进展 3.0°～4.4° [18, 19]，但是在生长发育高峰期，进展速度会增加到每月 2°～4° [12, 20]。因为不同 CP 患者的青春期和骨骼成熟期存在很大差异，所以其脊柱侧弯的快速进展期难以预测 [11, 13, 21, 22]。当青春期脊柱侧弯角度快速进展后，畸形也变得更加僵硬，且手术难度大幅增加。即使在骨骼成熟之后，脊柱侧弯也可能会继续进展。脊柱侧弯的进展速度与行走受限和侧弯角度相关，侧弯＞ 50° 的进展速度是＜ 50° 的进展速度的 2 倍 [19]。

（二）脑瘫伴发脊柱畸形的特点

CP 患者可能会出现不同类型的脊柱畸形，其中以脊柱侧弯最为常见。脊柱后凸可单独发生（图 117-1）或与脊柱侧弯同时发生。当除外其他骨骼肌肉疾病的影响，脊柱畸形的严重程度通常与 CP 的类型和严重程度有关。神经系统受累较严重的儿童（GMFCS Ⅳ级和Ⅴ级）易并发长“C”形的胸腰弯，进而导致骨盆倾斜 [23, 24]。据 Lonstein 和 Akbarnia 在 1983 年发表的研究认为 CP 伴发的脊柱侧弯主要分为 2 种主弯类型 [25]。他们纳入了患有 CP 或智力障碍的脊柱侧弯患者，将无明显骨盆倾斜的双主弯（胸弯和腰弯）患者分为Ⅰ组，具有明显骨盆倾斜的重度腰弯或胸腰弯患者分为Ⅱ组，纳入患者大多数被归为Ⅱ组（59%）[25]。值得注意的是，这是一项单中心研究，且纳入患者不全是 CP 患者（71% 为 CP 患者），因此可能无法代表真实的弯形分布情况，也可能无法涵盖所有的侧弯类型。

三、Rett 综合征

Rett 综合征（RTT）是一种罕见的神经发育异常的遗传性疾病，通常由甲基化 CpG 结合蛋白 2（methyl-CpG-binding pro-tein 2，MECP2）的基因突变导致。RTT 的发病率约为每 10 000 名新生儿中发病 1 例 [26]。RTT 患者基本上全为女性，因其为 X 连锁显性遗传病。大多数 RTT 是由 *MECP2* 基因突变引起的，但约有 10% 的

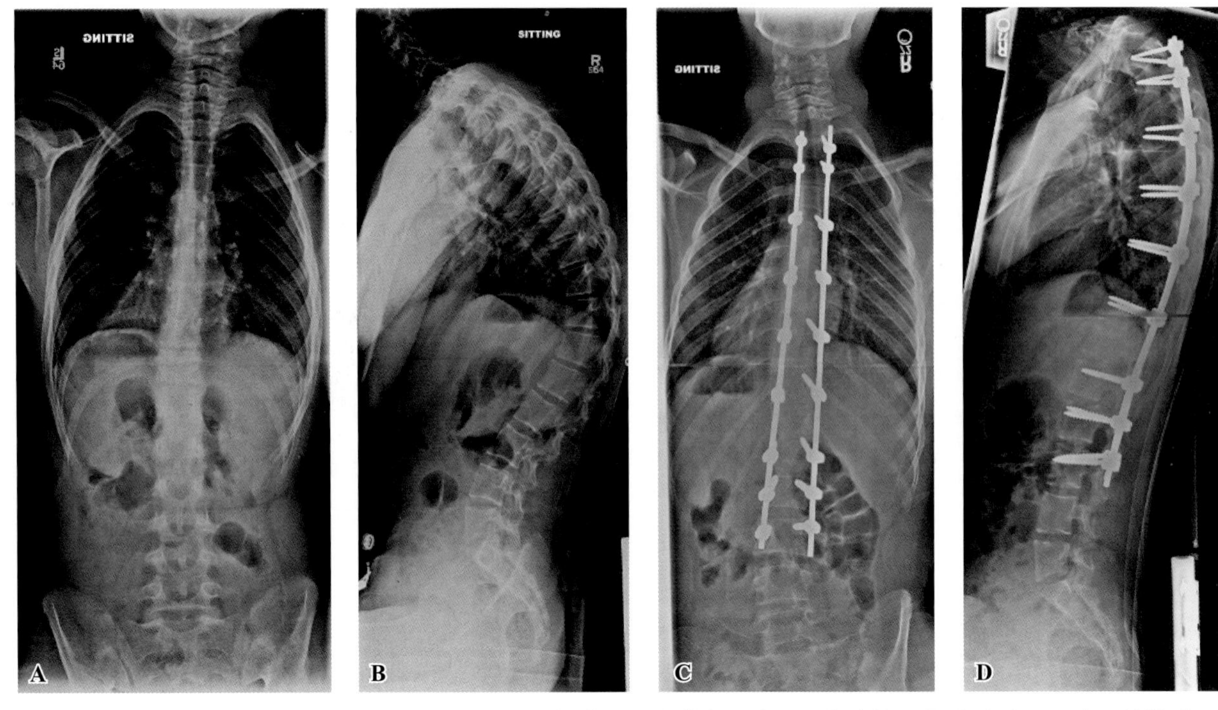

▲ **图 117-1 1 例 12 岁的 GMFCS Ⅲ级的 CP 男性患儿，术前表现出 71° 的胸椎后凸畸形（A 和 B），并接受 T_2～L_3 的后路脊柱融合矫形内固定术，术后 1.75 年随访结果如图所示（C 和 D）**

RTT 是由 *CDKL5* 或 *FOXG1* 基因突变引起的 [27]。RTT 患者在出生后早期会正常发育，而在 6 月龄至 2.5 岁，会开始出现运动发育和心理发育的倒退 [26, 28, 29]。除了上述神经心理方面的临床表现之外，由于发育过程中出现的肌肉失衡或肌无力，还可出现类似于 CP 患者的骨骼肌肉系统方面的临床表现。RTT 最常见的骨骼肌肉系统疾病是脊柱畸形，其中脊柱侧弯最为常见 [30, 31]。其他常见的临床表现包括髋关节外翻、髋关节脱位 / 半脱位、关节挛缩和高弓足畸形 [32, 33]。

（一）Rett 综合征伴发脊柱畸形的自然史

两项大型的前瞻性队列研究共纳入了 1303 例 Rett 综合征患儿，其中脊柱侧弯的患病率在 13—16 岁的患儿中为 66%～80% [28, 29]。在脊柱侧弯患者中，约 28% 的患者为重度脊柱侧弯畸形（Cobb 角 ≥ 40° 或需行矫形手术）[28]。其中脊柱侧弯的最早诊断年龄约为 1 岁（患病率 4%），脊柱侧弯的初诊年龄中位数为 11 岁 [29]。两项研究均指出，脊柱侧弯的患病率和严重程度均随年龄的增加而增加 [28, 29]，但发病趋势在 13 岁左右达到顶峰 [28]。一项研究长期随访了 > 18 岁女性 RTT 患者的预后和生存率，患者中有 86% 合并脊柱侧弯，有 40% 接受了矫形手术 [34]。此外，脊柱侧弯的进展似乎与 RTT 的严重程度有关，某些较轻表型的突变（如 *R133C*、*R294X* 和 *R306C* 基因变异）患者具有较低的脊柱侧弯发生率 [28]。不能坐立、行走和运用双手的患者更易发展为重度脊柱侧弯，并更早地进入青春期 [28]。除了 p.Arg306Cys 基因突变以外的患者，脊柱侧弯的度数进展速度都较快 [29]。除表型最轻的 RTT 外，其他类型的 RTT 在生长发育高峰期（即青春期）伴发的脊柱侧弯通常会快速进展 [35]。在进展最快的脊柱侧弯患者中，Cobb 角可能每年增加最多 21° [36-38]。通常，脊柱侧弯会在幼年时期相对柔韧，然后在骨骼快速生长的青春期变得僵硬 [35]。与 CP 患者相似，RTT 患者在骨骼成熟后通常其脊柱侧弯会持续进展 [38]。

（二）Rett 综合征伴发脊柱畸形的特点

RTT 伴发的脊柱畸形是神经源性的，常常会引起重度的、快速进展的脊柱侧弯。CP 和 RTT 伴发的脊柱畸形有许多相似的临床表型，包括侧弯类型、进展情况、骨盆倾斜，以及在生长发育高峰期后脊柱变得僵硬。RTT 患者可仅伴发脊柱后凸畸形或伴发脊柱侧后凸畸形。在多数情况下，RTT 伴发的脊柱侧弯表现为典型的神经肌源性脊柱侧弯，为长“C”形胸腰弯伴整体脊柱后凸畸形（图 117-2）[31, 35, 36, 39]。在 RTT 临床症状较轻的患者中，弯形可能表现为类似于特发性脊柱侧弯的处于平衡的双主弯（S 形脊柱侧弯）[39]。目前，尚无针对与 RTT 伴发的脊柱畸形的正式分类系统。类似于 CP 患者，RTT 患者伴发的侧弯通常用双弯或长“C”形神经肌源性脊柱侧弯来描述。由于长“C”形弯可能延伸至骨盆，导致骨盆实际上可变成了下端椎，因此，此类患者也常出现骨盆倾斜。

四、神经肌源性脊柱畸形的功能影响

神经肌源型脊柱畸形是由多种致病因素导致的，这些因素会引起生长过程中的脊柱受力不均，进而导致畸形[6, 15, 23, 40, 41]。在疾病初期，患儿的脊柱侧弯柔韧性较好，随着疾病的进展，脊柱畸形会逐渐加重且侧弯会变得更加僵硬[42]。许多病情严重的患儿会出现骨盆倾斜，这会导致这些患儿在坐位或侧卧位时，部分骨性突起受到更多的压力[15, 24]。长期的压迫会引发疼痛甚至褥疮产生。患者骨盆倾斜和躯干失平衡往往会使得其在不依赖支撑的情况下难以保持坐立，这会对患者的健康和正常生理功能产生重大影响[15]。无法站立行走的患者常常需要使用上肢来辅助上身的直立，这导致许多需要上肢辅助的动作受到限制，如进食和肢体交流等[6, 23, 40]。此外，为了更好地完成进食动作，患者不得不保持坐立的姿势，在重力的帮助下将有助于完成吞咽动作、避免误吸并减少胃食管反流[15]。

五、脑瘫或 Rett 综合征伴发的脊柱畸形的治疗

（一）非手术治疗

尽管大多数病情严重的患者最终将从矫形手

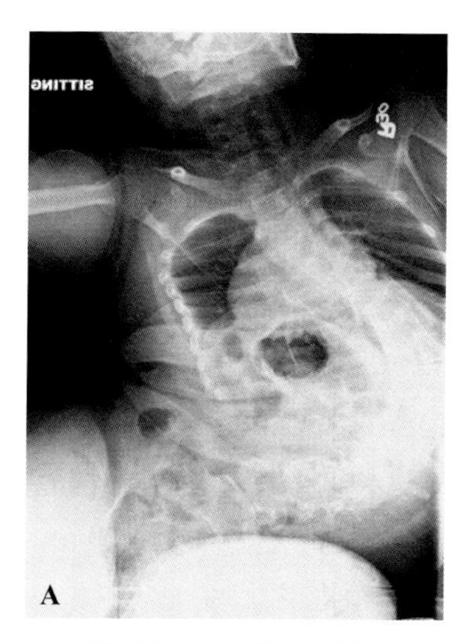

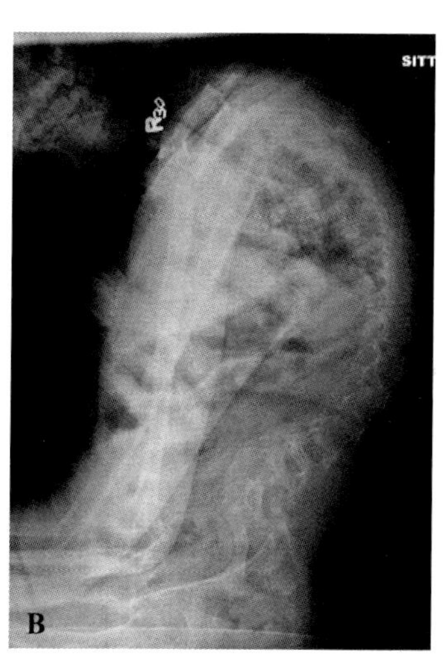

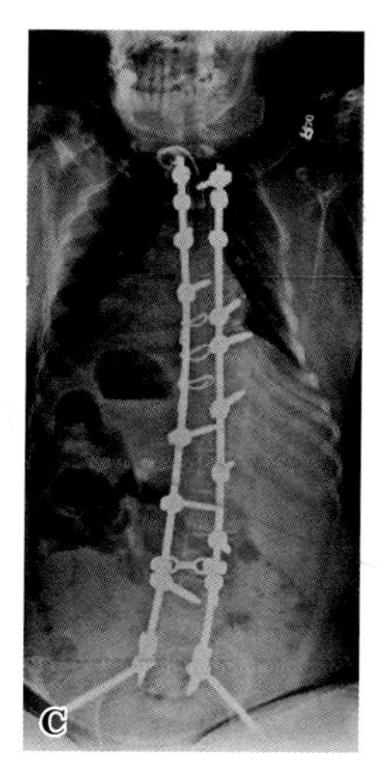

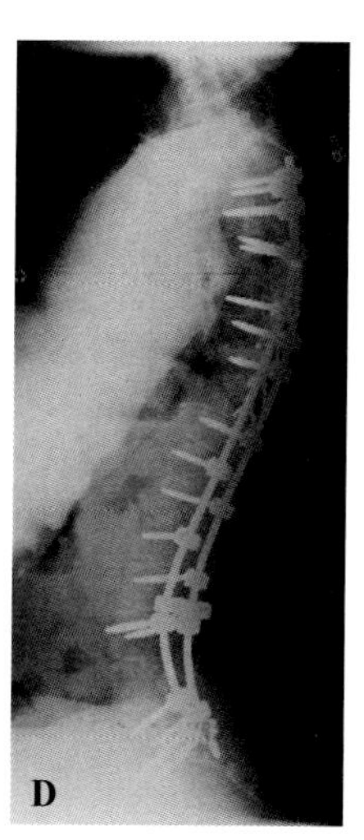

▲ 图 117-2 1 例 14 岁的 RTT 女性患者诊断为典型的神经肌源性脊柱侧弯，表现为 135° 的长“C”形胸腰弯脊柱侧弯和脊柱后凸（A 和 B），通过牵引后可减少至 85°。牵引 10 天后，她接受了一期后路脊柱松解术和二期后路脊柱融合矫形内固定术。在 1.5 年的随访中，其脊柱畸形矫形效果显著且稳定（C 和 D）

术中受益，但是合理的非手术治疗方案同样可在伴 CP 或 RTT 的神经肌源性脊柱畸形患者身上发挥重要作用。非手术治疗方案包括随访观察、支具治疗、轮椅辅助、物理和职业治疗、药物治疗（如巴氯芬）等。非手术治疗可用于年幼的重度脊柱畸形患者，以延迟患者接受手术治疗的时间，直到患者发育得更加成熟；也可用于轻度畸形且尚未满足手术指征的患者。非手术治疗方案的目的是维持或改善功能，改善日常护理及预防或减轻疼痛 [42, 43]。不同的非手术治疗方案并非相互排斥，可以根据患者的治疗需求联合使用。

在 CP 和 RTT 患者中使用支具治疗，其目的是辅助维持坐立并尽可能减缓侧弯的进展速度。此外，针对有手术禁忌证的患者，或病情过于复杂、功能受损以至于无法耐受脊柱融合手术的患者，亦可使用支具治疗 [35]。佩戴支具可以辅助维持坐立，将双手从维持姿势中解放出来，从事其他活动。在 CP 和 RTT 患者中，支具能否减缓或阻止侧弯进展仍存在争议 [20, 23, 33, 35, 44]。考虑到治疗目的主要是辅助维持姿势，大多数外科医生建议使用软性支具，以避免硬性支具引发的各类并发症，如皮肤破损、肺部疾病和胃肠功能异常 [8, 15, 40, 42, 43]。大多数外科医生都认为支具是辅助治疗神经肌源性脊柱侧弯的重要手段。

轮椅可以个体化定制，以保持舒适、直立的坐姿，以期达到类似于支具的疗效 [6]。轮椅改装包括添加侧挡、固定带、类似支具的外壳、头部或下巴支撑、模块化座椅系统和后倾系统 [41, 42]。此类系统可以简化某些日常护理工作，同时又不限制呼吸运动,（对于有胃造瘘管的患者）方便腹部的操作和护理 [42, 43]。在某些特定情况下，定制轮椅可以延迟或避免接受手术治疗 [6]。

（二）手术治疗

尽管非手术治疗方案有助于治疗尚未达到手术指征或侧弯进展减缓的患者，但对于严重的 CP 和 RTT 患者，手术治疗仍是脊柱畸形唯一有效的治疗方法。手术的目的因患者具体情况而异，并且取决于许多因素，例如潜在疾病的病因、神经系统疾病的严重程度及患者的个人需求等。总的来说，手术受益主要体现在改善姿势 / 坐姿平衡、肺功能、进食耐受性、上肢运用（上肢不再需要用于支撑躯干）、日常活动、骨盆倾斜、自我形象和社交观念等 [6, 21, 24, 25, 40, 45–48]。

1. 手术指征

把握合适的手术时机非常重要，如果延误手术时机可能导致侧弯加重和僵硬，并使得手术风险大大增加。延误手术时机会导致发病率增加、并发症发生率增加和预后不良 [49]。目前尚无明确的侧弯矫形手术的指征，但存在一些相对指征，可以辅助外科医生和患者决策是否行手术治疗。大多数外科医生认为，侧弯角度大于 50° 的 10 岁以上的患者应当接受矫形手术治疗，或出现了与重度侧弯相关的功能恶化时，应当手术治疗 [6, 12, 25, 40, 50, 51]。CP 和 RTT 患者往往有多种严重的并发症，在接受手术治疗前应当先处理好相关内科疾病。最终是否进行手术治疗，应当由患者本人（如果他 / 她有决策能力）、患者的监护人、外科医生及患者诊疗团队其他成员共同决策决定 [41]。第 113 章详细讨论了相关内容。

2. 失血和术中神经检测

除完善内科治疗及术前准备外，神经肌源性脊柱畸形患者还有几个特别的关注点需加以关注，以期减少并发症并改善预后。首先要关注的是失血过多的风险。与其他类别疾病相比，神经肌源性脊柱畸形患者的矫形手术估计失血量（estimated blood loss，EBL）较高 [52–54]。与青少年特发性脊柱侧弯、休门病、其他神经肌源性脊柱畸形、遗传性脊柱畸形和综合征性脊柱畸形相比，CP 患者的 EBL 最高 [53]。体型较小、使用 unit 棒系统和术前冠状面 Cobb 角较大均可增加 CP 患者脊柱矫形术中的 EBL [52, 54]。使用氨甲环酸（tranexamic acid，TXA）或 6- 氨基己酸（epsilon-aminocaproic acid，EACA）等抗纤溶药物可显著减少儿童脊柱手术期间的失血量[55-57]。Dhawale 等[55]针对接受脊柱融合术的 CP 患者的相关研究发现 TXA 比 EACA 更有效。然而，一项针对所有儿童脊柱融合手术的 RCT 研究的 Cochrane 系统评价发现，虽然抗纤溶药物可减少失血量和输血概率，但 TXA 与 EACA 相比并无差异。此研究认为考虑到 TXA 的广泛可用性，TXA 可能为首选的抗纤溶剂[56]。

其次需要关注的是针对 CP 或 RTT 患者使用术中神经监测技术（intraoperative neuromonitoring，IONM）。由于 CP 和 RTT 患者存在神经系统异常，伴有癫痫的患者的经颅运动诱发电位（transcranial motor-evoked potential，TcMEP）也存在异常，导致使用 IONM 在技术上存在挑战性。在 RTT 患者应用 IONM 的为数不多的文献报道中，纳入所有患者均采用体感诱发电位（somatosensory-evoked potential，SSEP），2 例患者额外联合使用 MEP 的情况下，能够在脊柱融合手术中可靠地监测 16 例患者中的 15 例（94%）[58, 59]。相比之下，已发现 IONM 在 CP 患者中的可靠性较差，总体成功率为 77%～88%[60-62]。Mo 等发现在术中使用过 SSEP 和 TcMEP 的 93 例 CP 患者（92% GMFCS Ⅳ或Ⅴ）中，SSEP 和 TcMEP 两者均有效的为 37%，仅 SSEP 有效的为 20%，仅 TcMEP 有效的为 10%，33% 的患者无信号[61]。尽管存在以上问题，但针对所有接受脊柱融合术的 CP 或 RTT 患者，仍应尝试 IONM。当经皮质刺激未能产生反应时，下行神经源运动电位有一定意义。

3. 入路和手术器械

多数神经肌源性脊柱畸形患者的矫形手术可采用单纯后方入路，可选择节段性固定、使用椎弓根系统、特制预弯棒或 unit 棒。具有三柱固定特性的椎弓根螺钉系统，其模块化和高强度特性使得采用后路即可完成大多数脊柱矫形手术[63, 64]。然而，在那些侧弯严重（Cobb 角 > 100°）、脊柱僵硬或脊柱前凸的病例中，一期行前路松解 ± 内固定置入术，二期行后路脊柱矫形融合内固定术及脊柱矫形器械置入术仍然是必要的，如图 117-3，此类病例需要增加脊柱柔韧性以达到足够的脊柱畸形矫形效果[41]。前路松解术和后路脊柱内固定术可同期进行，亦可分期进行。

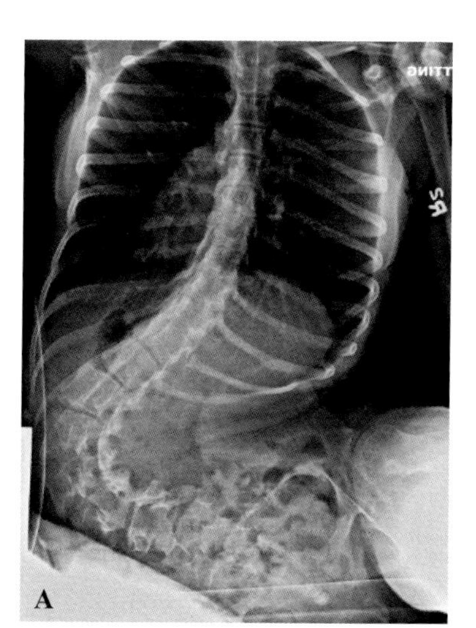

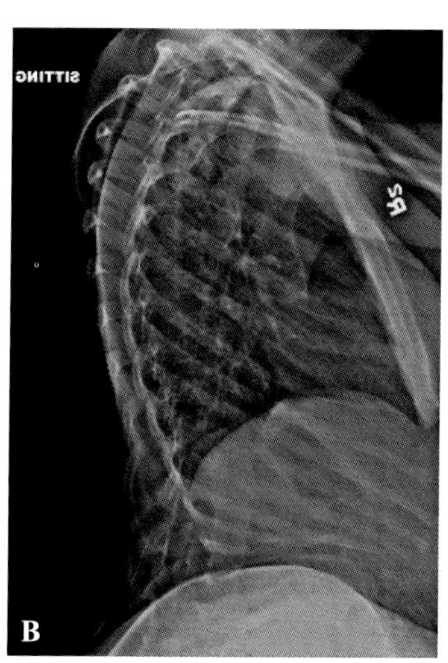

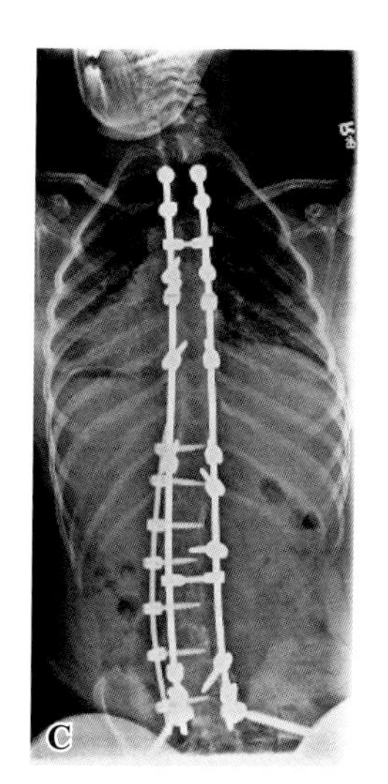

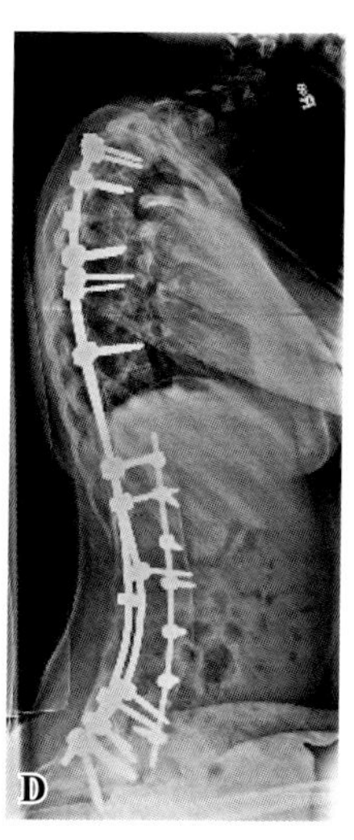

▲ 图 117-3　1 例 14 岁女性患者（GMFCS Ⅴ），临床表现出僵硬的 130° 的短胸腰弯，并具有明显的骨盆倾斜（A 和 B），需要一期行前路松解和内固定置入术，二期行后路脊柱矫形融合内固定术。术后 4 年随访，脊柱矫形效果优异且维持较好（C 和 D）

如上所述，椎弓根螺钉系统、特制预弯棒和unit 棒均可用于神经肌源性脊柱侧弯的矫形手术。unit 棒系统是一种源自 Luque [65]–Galveston [66] 技术的早期内固定器械，该技术使用刚性的连接棒，每个节段使用椎板下钢丝固定，并且骨盆固定牢靠。unit 棒系统相对易于操作，可提供良好且稳定的脊柱矫形和骨盆倾斜矫形效果，并且费用较低 [63, 64, 67]。unit 棒系统的一个重要局限性为，针对横断面骨盆严重不对称或脊柱前凸畸形严重的患者，unit 棒系统实施困难甚至无法实施 [41]。近期针对 unit 棒系统、全椎弓根螺钉系统、钉钩混合系统的比较研究发现，unit 棒系统相较于其他 2 种固定方式，手术时长更短且针对骨盆倾斜矫正效果更稳定，但是 unit 棒系统住院时间和 ICU 治疗时间更长，且需要更大的输血量 [64, 67]。椎弓根螺钉系统的结构具有模块化和三柱固定特性的优点。但是，许多神经肌源性脊柱畸形患者也患有骨量减少或骨质疏松，这可能限制了其矫形效果 [6]。

当使用 unit 棒系统时，由于器械本身的设计原因，不需要针对脊柱近端和远端固定节段做太多选择（由于设计原因，骨盆一定需要固定）。如果外科医生选择椎弓根螺钉系统或使用 custom 棒的杂交系统，则可根据患者的神经系统受累程度和功能状态确定脊柱近端和远端融合节段。病情较轻仍能行走的患者，以及脊柱双弯较平衡的患者应避免固定至骨盆，并根据侧弯的位置确定近端融合节段。病情较重的患者（如无行走能力、功能活动受限等）则需要从 T_1 或 T_2[6, 24] 固定到骨盆。所有无行走能力且骨盆倾斜的患者必须接受脊柱骨盆固定术。

骨盆固定最好采用 unit 棒系统、骶髂（SAI）螺钉或 S_2 螺钉（S_2-alar-iliac，S_2AI）[68, 69]（图 117–4）。骨盆固定可矫正骨盆倾斜，并通过构建坚固的脊柱内固定结构促进脊柱融合 [41]。SAI 螺钉的使用在神经肌源性脊柱畸形的儿童患者中是安全的，并且相比其他技术，手术所需的显露范围更小 [64, 68–75]。此外，其内固定切迹较低，并且至少可以实现同等水平的骨盆倾斜矫正并维持矫形效果 [64, 68, 72–74]。当使用螺钉或杂交系统固定到骨盆时，最好在 L_4 和骨盆之间至少使用 3 对锚钉（图 117–4），以提高骨盆倾斜矫形效果并降低内固定失败的风险 [71, 75, 76]。

（三）并发症

CP 或 RTT 及其他神经肌源性脊柱侧弯患者通常会伴有许多并发疾病，并且有大量证据表明脊柱融合术后具有高并发症发生率。每项研究之间的并发症发生率差异很大，这取决于研究纳入的研究人群和所采用的“并发症”定义。CP 患者的总体并发症发生率在 38%～80% [8, 15, 77–79]，RTT 患者的总体并发症发生率在 48%～94% [80]。呼吸系统并发症是 CP 和 RTT 患者中最常见的外科手术并发症，在 CP 患者中发生率为 26%～30% [77, 78]，在 RTT 患者中发生率为 24%～100% [48, 80–84]。在 Cohen 等针对 RTT 与 CP 患者术后并发症发生情况的研究中发现，RTT 与 CP 患者相比，前者呼吸衰竭发生率更高、正压通气时间更长、ICU 治疗时间更长 [85]。RTT 与 CP 患者中常见的其他潜在并发症包括胃肠道并发症（如肠梗阻、进食困难和胰腺炎等），感染性疾病（如手术部位感染、尿路感染和其他部位感染），血液系统并发症（如失血过多、输血概率增加等）和神经系统并发症（如癫痫发作、神经系统受损等）。

六、结果

与并发症发生率类似，由于不同研究报道的术后改善指标不同，不同研究之间的手术预后差异很大。Toovey 等 [79] 针对合并 CP 的脊柱侧弯患者术后疗效的系统评价发现，纳入的 14 项研究在长期随访（＞2 年）中平均脊柱侧弯矫正

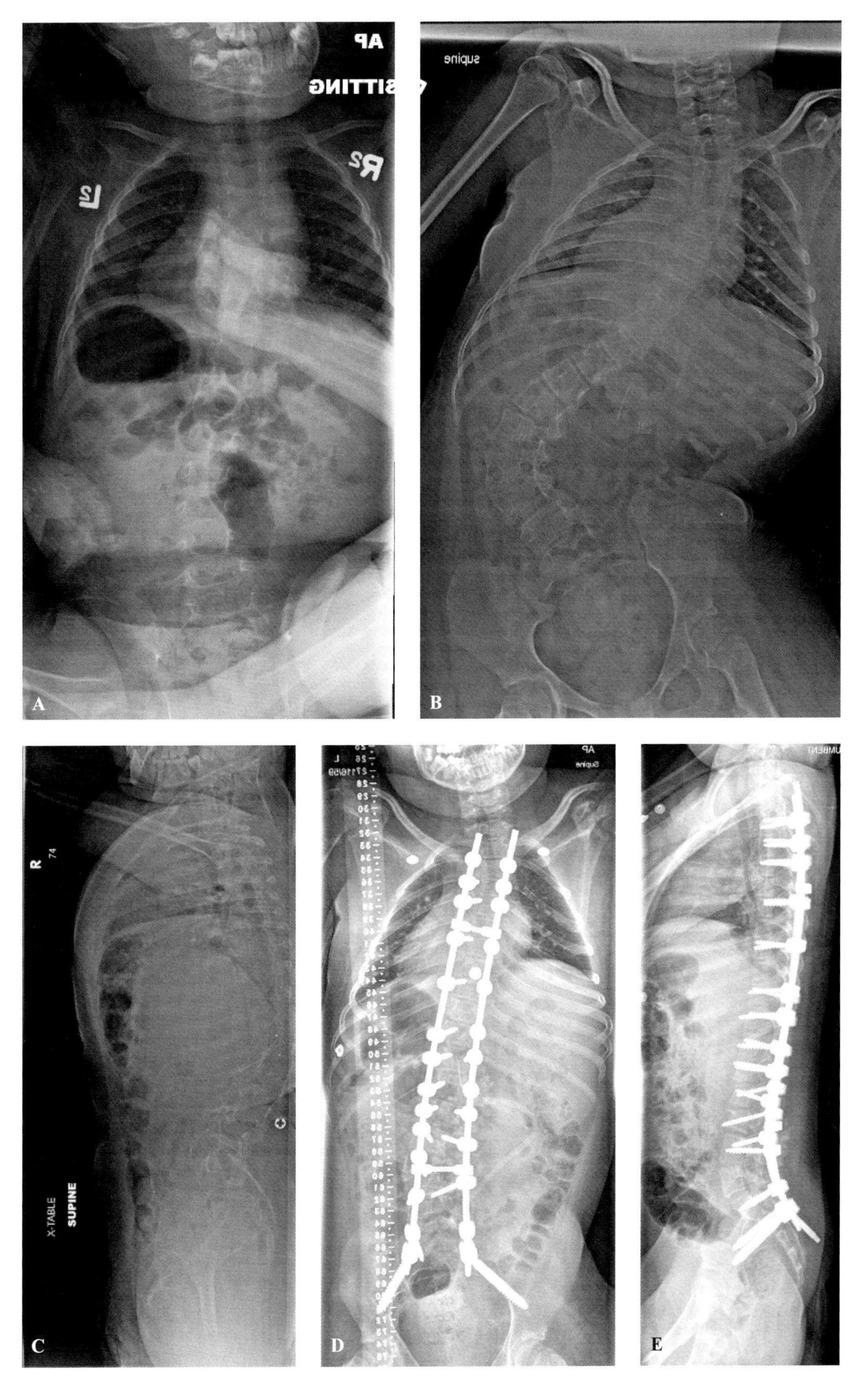

▲ 图 117-4 1 例患有 RTT 的 2.5 岁女性诊断为腰弯 25° 和胸弯 20° 的神经肌源性脊柱侧弯（A）。尽管接受了支具疗法，但当其 11 岁 9 个月大时，脊柱畸形发展为腰弯 79° 和胸弯 62°，且仍在继续恶化（B 和 C），因此决定接受进一步手术治疗。她接受了后路脊柱矫形融合内固定术，从 T_2 固定至骨盆（D 和 E）

率为 61.4%（55%～78%）。在 3 项通过手术治疗的 RTT 患者中，平均矫正率为 72%[48, 58, 83]。除了评估脊柱畸形矫形程度外，亦需考虑患者功能运动状态和 HRQoL 量表的变化。对于 CP 患者而言，可用的最佳量表工具是 CPCHILD[4]。该工具已通过验证，并可用于评估患儿的功能运动状态、身体健康状况和心理健康状况。该量表由监护人填写，可以随访儿童功能情况、评估治疗效果并跟踪儿童的健康状况。目前，尚未发现针对 RTT 人群的其他类似量表工具。但是，Downs 等[86] 的一项队列研究纳入了 140 例伴 RTT 的严重脊柱侧弯（Cobb 角 ≥ 45°）患者，并根据突变类型和发病年龄进行筛选，研究发现接受过脊柱融合固定术的患者的死亡率降低 70%（风险比 =0.30；P =0.009）。而在早发性脊柱侧弯患者中，死亡率甚至更低（风险比 =0.17;P < 0.002）。

第118章 脊髓脊膜膨出脊柱畸形的手术治疗

Surgical Treatment of Spinal Deformity in Myelomeningocele

Peter G. Gabos 著

陶惠人 吴太林 译

本章节的早期版本出自 Gabos PG. Surgical treatment of spinal deformity in myelomeningocele. In：Samdani AF，Newton PO，Sponseller PD，Shufflebarger HL，Betz RR，eds. Neuromuscular Spine Deformity. New York：Thieme；2018：49–58.

一、概述

就而言，脊柱畸形外科医生对神经肌肉型脊柱侧弯严重、持续进展的冠状面和矢状面畸形以及骨盆倾斜十分熟悉，而对于伴有脊髓脊膜膨出的脊柱畸形的治疗面临着复杂和特有的挑战，包括先天性脊椎畸形、椎体后方结构缺如、椎弓根发育异常、皮下硬脊膜、皮肤缺损、废用性骨量减少等各方面（表 118–1）。严重影响术后并发症的混杂医源性因素包括分流性脑积水、Chiari 畸形、脊髓空洞、脊髓栓系、肾功能不全、手术性膀胱扩大、大便失禁、胸廓功能不全综合征（thoracic insufficiency syndrome，TIS）、乳胶过敏、肥胖、下肢挛缩和皮肤麻木（表 118–2）。

表 118–1 脊髓脊膜膨出对脊柱内固定植骨融合术的解剖学挑战

- 多平面脊柱畸形（脊柱侧弯、后凸、前凸）
- 先天性椎体畸形
- 椎体后部缺如
- 椎弓根发育异常
- 皮肤缺损
- 皮下硬脊膜
- 废用性骨量减少

表 118–2 影响脊髓脊膜膨出内固定融合术的混杂因素

- 分流性脑积水
- Chiari 畸形
- 脊髓栓系
- 神经源性肠功能障碍、神经源性膀胱
- 手术性膀胱扩大
- 胸廓功能不全综合征
- 乳胶过敏
- 躯干肥胖
- 下肢挛缩
- 皮肤麻木

经 Gabos PG 许可，引自 Surgical treatment of spinal deformity in myelomeningocele. In：Samdani AF，Newton PO，Sponseller PD，Shufflebarger HL，Betz RR，eds. *Neuromuscular Spine Deformity*. New York：Thieme；2018：49–58.

二、治疗指南

小于 40°～50° 的脊柱侧弯通常选择保守治疗。对于非功能损害、重度或进展性脊柱侧弯，有必要定期进行放射检查和（或）临床随访，以便及时获取脊柱畸形的进展情况。支具可以作为辅助躯干稳定和独立坐姿的“支柱”，但通常不会用于脊柱侧弯角度的纠正。而皮肤受损、泌尿生殖系统和肠道置管、躯干肥胖和呼吸功能受损等一定程度上也会限制支具的使用。

脊柱畸形的手术治疗适用于脊柱侧弯进展及侧弯进展伴随的相关功能受损。脊柱侧弯时"独立"坐姿的丧失可导致一系列的功能受损。骨盆倾斜可能引起肋骨 - 盆骨撞击损伤，诱发疼痛；坐骨结节、大转子或尾骨压力分布改变使丧失感觉的皮肤受压形成溃疡。脊柱畸形进展导致呼吸功能下降、疲劳感加重。脊柱后凸畸形的后凸顶点区域的压力性溃疡可能会长期不愈合，甚至可能导致皮肤慢性溃疡和椎体骨髓炎（图 118-1）。

三、术前评估

（一）影像学评估

术前影像学评估包括脊柱畸形各方面的综合特征。明确脊柱裂的位置，对避免硬脊膜撕裂或进一步神经损伤至关重要，因为后路脊柱裂也可合并脊髓脊膜膨出。患者如果需要固定融合至骨盆，骨盆和骶骨影像必须清晰。X 线片检查应包括脊柱全长正侧位和骨盆正位。脊柱柔韧性评估应包括仰卧位 bending、支点 bending、和（或）脊柱牵引 X 线片，从而评估侧弯僵硬程度及脊柱截骨和（或）全脊柱截骨的必要性。术前可用 CT 扫描和 3D CT 技术评估手术入路、矫正技术选择及脊柱和骨盆置钉位置，尤其是先天性脊柱畸形的病例，仅靠 X 线片是不够的。MRI 扫描可用于评估硬脊膜、脊髓栓系、脊髓纵裂、Chiari 畸形和空洞等情况。

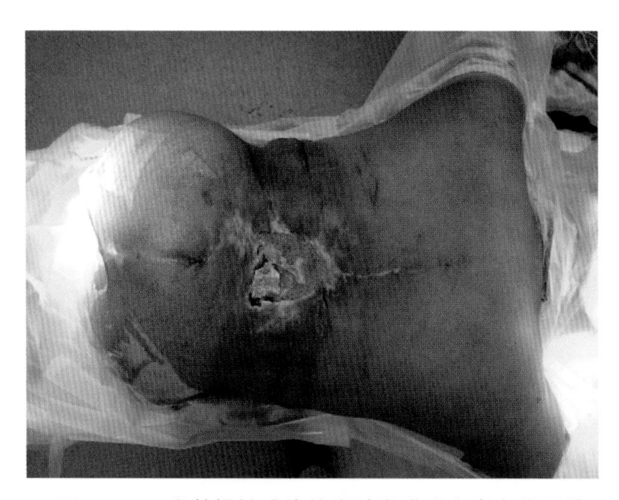

▲ **图 118-1 术前慢性感染的脊髓脊膜膨出患者的照片，腰椎后凸顶点区域皮肤破溃，覆盖的皮肤丧失，椎体骨髓炎和显露坏死的脊椎骨**

经 Gabos PG 许可，引自 Surgical treatment of spinal deformity in myelomeningocele. In：Samdani AF，Newton PO，Sponseller PD，Shufflebarger HL，Betz RR，eds. *Neuromuscular Spine Deformity.* New York：Thieme；2018：49–58.

如果患者存在脑室腹腔分流（ventriculoperitoneal，VP），术前评估应确认从颅骨出口点开始到任何一段分流通道的结构完整性，尤其要注意最常出现分流中断的颈部区域。术前颅脑 CT 或 MRI 检查是一种非常有价值的比较工具，可作为评估矫形术后分流失败出现脑积水的一种方法。如果术前注意到分流管结构性障碍（分离），就不会考虑滞留性脑积水（arrested hydrocephalus）[1, 2]。术后应立即进行放射检查，以确认分流管全长的通道完整性。大多数情况下，术中分流道中断后需要重新分流。分流失败引起的脑积水的症状可能包括头痛、恶心、呕吐、嗜睡、眼外肌运动异常、认知改变、神经功能恶化，甚至呼吸停止和死亡。

（二）患者评估

多学科联合协作在脊髓脊膜膨出患者的外科治疗中非常重要，包括咨询神经外科（处理分流和栓系松解）、整形外科（协助切口规划、皮肤闭合和伤口处理）、泌尿外科（如果进行膀胱重建或分流手术，则在术前放置导尿管）和康复医学科（优化术后康复和功能预后）的同事，以确保手术时机和术后恢复计划的正确性。

我们应认识到 TIS 引起的肺功能受损的征象。这可能是由于脊柱侧弯、胸廓前凸和（或）腹部内容物通过横膈突入胸腔，造成胸腔容积减少所致。在体格检查中，可能表现为呼吸困难，包括 Moarionette 征的出现[3]，肺功能检测有助于量化肺功能不全的程度。脊柱侧弯患者可能不合并胸廓狭窄，所以对肺可用空间（space available for lurg，SAL）的 X 线测量不能充分地描述脊柱纵裂患者胸廓功能不全的程度[4]。而一种更实用的测量方法是膈肌侵入指数（diaphragm intrusion index，DII），它量化了横膈向上移位后可用肺空间的大小[5]（图 118-2）。因为可以计算两侧胸腔的 DII，因此与脊柱侧弯和胸廓狭窄的存在并无关联。

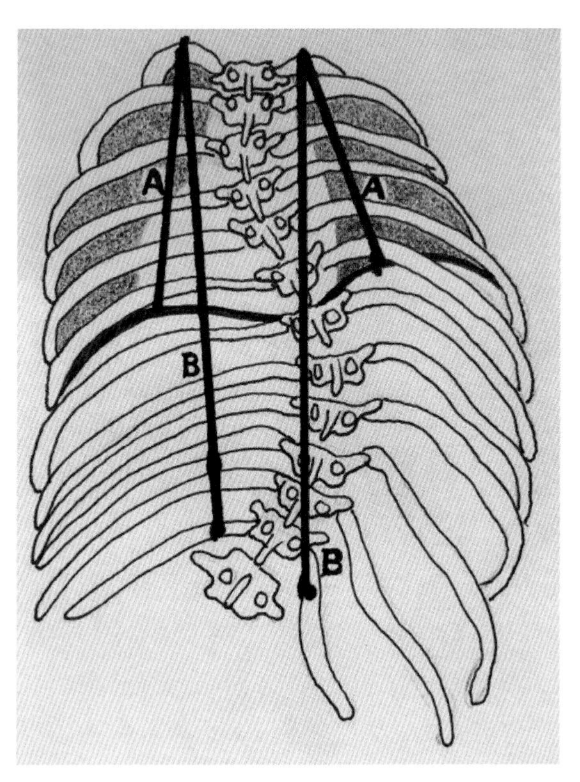

▲ 图 118-2 测量膈肌侵入指数（DII）的技术

肺的可用空间定义为从第 1 根肋骨的中点到膈肌中心的距离（A 线）。半胸的高度被定义为从第 1 根肋骨的中点到第 12 根肋骨上中点的距离，该点到脊柱的距离与先前在第 1 根肋骨上选择的起点相同（B 线）。例如，如果第 1 根肋骨的中点距离 T_1 椎体中心 3cm，则将线 B 绘制在距 T_{12} 椎体中心 3cm 处的点。通过将肺部可用空间（A 线）除以半胸腔高度（B 线），得出以百分比表示的膈肌侵入指数（DII）。它可以针对每侧胸腔进行计算，因此与脊柱侧弯和胸腔狭窄并无关联（经 Gabos PG 许可，引自 Surgical treatment of spinal deformity in myelomeningocele. In：Samdani AF，Newton PO，Sponseller PD，Shufflebarger HL，Betz RR，eds. *Neuromuscular Spine Deformity.* New York：Thieme；2018：49–58.）

术前应获得血清白蛋白和白细胞计数、尿液分析和尿培养等相关数据，并应在术前治愈尿路感染[6]，术中和术后抗生素的使用应基于术前尿液细菌培养的药敏结果选择[7]。术中确保放置在尿道或尿流改道部位的 Foley 导管的通畅性，这对整个手术过程至关重要。应避免导管堵塞，尤其是膀胱扩张部位，因为这里常发生黏液堵塞导管。对于时间长的手术，如果术中导管堵塞可能会导致肾脏损伤和严重的尿毒症，甚至导致患者术后死亡，所以应制订并严格遵守泌尿系统方案（表 118-3）[5]。

表 118-3 Nemours/Alfred I. duPont 儿童医院：脊髓脊膜膨出患者脊柱融合术围术期的泌尿外科方案[5]

- 泌尿外科术前咨询
- 手术前 14 天进行尿液分析和培养加药敏检测；如果阳性，应根据机体药敏情况使用抗生素治疗，直至手术当天。手术前 3 天重复培养。如果仍然阳性但没有症状，继续治疗直到手术。如果有症状，手术推迟到完全治愈之后
- 将机体敏感性纳入术中和术后抗生素方案的选择
- 在手术中，如果进行了膀胱重建，泌尿科医生会在手术前放置导尿管。用庆大霉素溶液冲洗膀胱（480mg 庆大霉素 1L 生理盐水溶液；向膀胱内灌注 30ml，然后取出 10ml 以确认回流）。固定 Foley 导管
- 患者最终取俯卧位后，在术前准备和铺手术单之前，泌尿科医生通过重新冲洗膀胱来验证 Foley 导管的通畅性。如有必要，请调整导管
- 如果尿量有减少，则在手术期间重新冲洗膀胱，或每小时冲洗 1 次

经 Gabos PG 许可，引自 Surgical treatment of spinal deformity in myelomeningocele. In：Samdani AF，Newton PO，Sponseller PD，Shufflebarger HL，Betz RR，eds. *Neuromuscular Spine Deformity.* New York：Thieme；2018：49–58.

仔细检查全身皮肤的状况非常重要，包括足部和骨盆隆起部位的皮肤及既往手术的切口吻合处。仔细评估既往神经外科手术后神经板上的毛细血管充盈度、肥厚性瘢痕、整体活动性及骨粘连情况［通常为髂后上棘（PSIS）的粘连］（图 118-3）。深部的污浊区域可能难以消毒到位。瘢痕形态（中线、偏心、十字形、倒“Y”形等）将极大地影响手术切口的设计。此外，还应评估患者的躯干肥胖、牙列和整体卫生状况。

功能评估应包括详细的运动功能和感觉平面

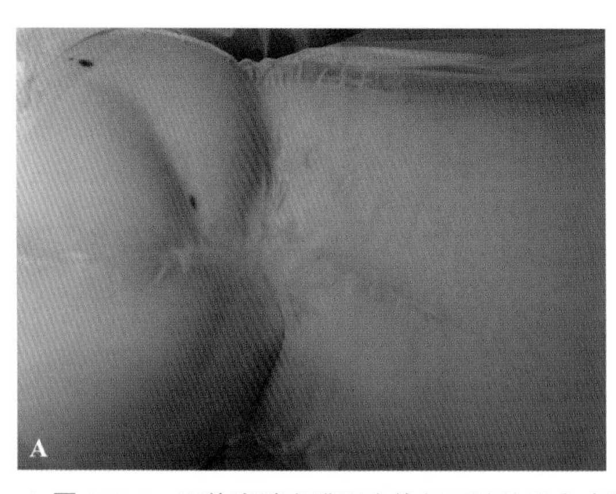
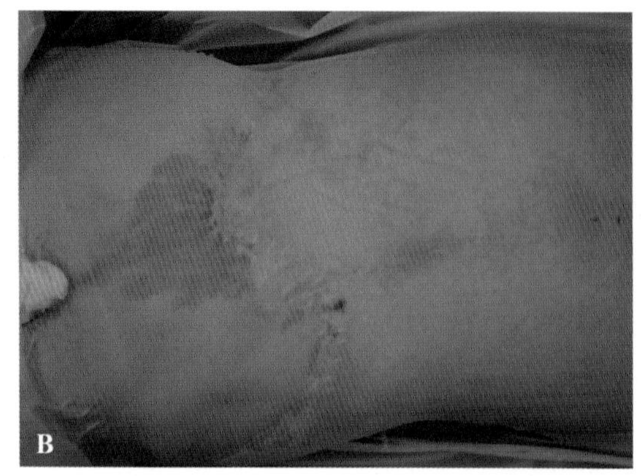

▲ 图 118-3 既往脊髓脊膜膨出修复区域的残余皮肤切口可能会造成皮肤裂开、皮瓣坏死、感染和畸形矫正后脊柱植入物覆盖不足等重大风险

A. 脊髓脊膜膨出患者接受后路畸形矫正，其下腰椎和骶骨上覆盖弥漫的、薄纸样的、血运不良的皮肤。这些皮肤在两侧髂后上棘均有分布。B. 十字切口与以前的臀肌皮瓣的偏移闭合，可能会造成器械矫正后皮瓣坏死，造成切口周围大面积皮肤丢失。仔细规划手术切口至关重要，可能需要在手术前咨询整形外科医生（经 Gabos PG 许可，引自 Surgical treatment of spinal deformity in myelomeningocele. In：Samdani AF，Newton PO，Sponseller PD，Shufflebarger HL，Betz RR，eds. *Neuromuscular Spine Deformity.* New York：Thieme；2018：49–58.）

评估、四肢功能状态、步行功能和适应设备的能力、独立导尿技术或护理者导尿技术，以及对术后独立性总体水平的期望等。这些都应该清楚地记录在图表中的标准位置，如术前记录中，以便日后进行比较。如果预期使用肌肉转移皮瓣覆盖伤口和（或）植入物，外科医生必须考虑其对拐杖、助行器或轮椅推进有何影响。记录所有上肢和下肢关节的活动范围。在具有行走功能的患者中，髋关节挛缩和下肢僵直可能会对术后的坐姿和行走功能产生影响，需要在任何脊柱手术之前或之后进行治疗。当患儿处于坐姿时，髋关节伸展挛缩，会给脊柱植入物带来不必要的张力，导致固定失效。而当过度的腰椎前凸得到矫正时，髋关节屈曲挛缩也可以逐渐“显露”出来。

咨询社会工作团队是评估患儿手术后返回护理环境的一个至关重要的环节，因为这影响了手术是否能获得整体的成功。

（三）手术计划

手术入路的选择根据侧弯的僵硬度和严重程度、手术目标和外科医生的偏好来决定，包括一期或二期前路和（或）后路手术。治疗脊髓脊膜膨出的所有手术方法几乎都有文献支持，每种方法都有理论和实践上的优点和缺点。从以往经验看，前后路联合内固定术是获得持久融合的最佳方法[8-13]。前路椎间盘切除提高脊柱的柔韧性，前路椎间融合增加稳定性和融合面积，特别是在椎体后方结构缺如的区域。前路融合内固定术可以考虑单独用于特定的侧弯，并且可能降低术后感染风险[14]。少数文献报道的某些病例，脊柱融合也可以不固定到骶骨和（或）骨盆[15]，但大多数学者主张对不能行走的患者进行脊柱－骨盆融合和内固定。对于能行走的患者，外科医生必须进行详细的步态力学评估。步态严重依赖腰骶运动的患者，骨盆融合后会丧失这种运动能力，可能对患者有不利影响（图 118-4）。

对于脊柱明显僵硬和（或）严重脊柱侧弯或后凸的患者，术前可行 Halo 架牵引。如果要放置 Halo 头环，必须考虑预先存在的 VP 分流的位置。

由于植入物的改进，一期后路的手术方法已变得越来越受欢迎。此类手术可能需要使用先进的后路截骨技术，包括全脊椎（顶椎）截骨等。后路椎体间融合术（posterior lumbar interbody fusion，PLIF）利用椎间融合器的植入有助于促进

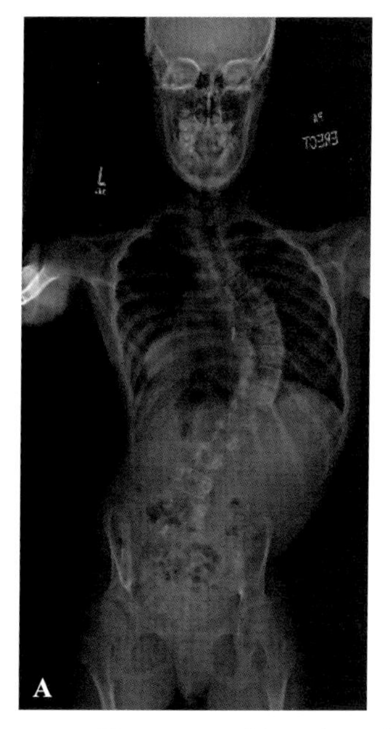

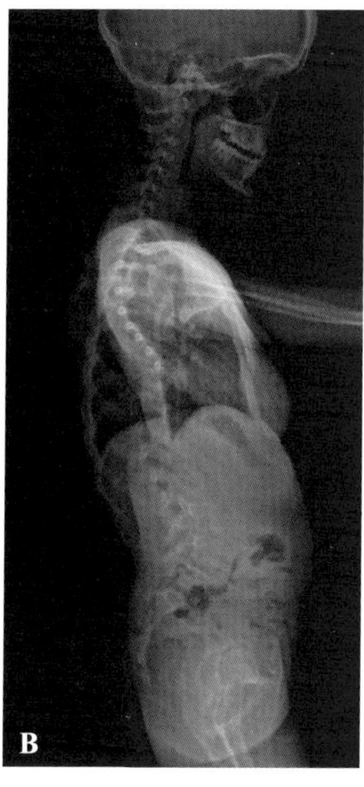

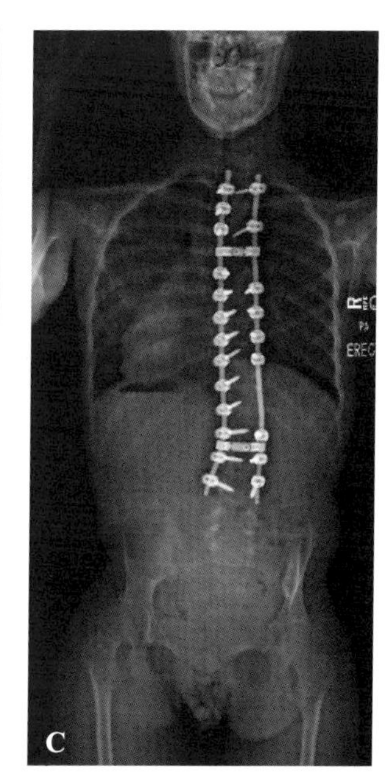

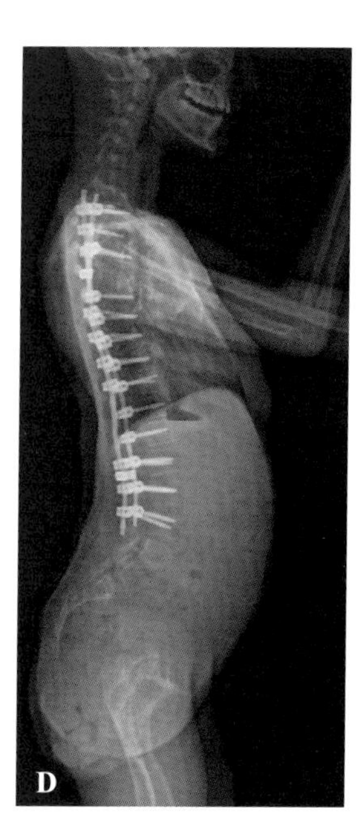

▲ 图 118-4　1 例 15 岁 L_3 节段脊髓脊膜膨出的患者，脊柱侧弯进展迅速，影响了躯干的步态稳定性。她是一名使用洛氏拐杖（Lofstrand）的步行者（GMFCS 二级），也可以独立行走较短的距离。她在很大程度上依赖于腰骶摆动和骨盆旋转来向前推进，特别是在没有使用拐杖的情况下。术前检查包括分流检查显示功能正常的 VP 分流，MRI 显示脊髓栓系

A 和 B. 术前正位和侧位 X 线片显示 75° 胸腰椎侧弯，合并胸腰椎后凸，代偿性胸椎前凸和颈椎后凸。C 和 D. 后路一期松解和内固定融合术后 18 个月的正位和侧位 X 线片，显示 T_2～L_3 的冠状面和矢状位平衡得到改善。术后的前 6 个月，她被要求使用洛氏拐杖行走，以避免在较低水平内固定受到扭转的剪切力；随后恢复到以前的行走状态，躯干平衡和整体步态都得到改善

椎间融合和增加结构强度，特别是在椎体后部结构缺如的区域 [16]。

如果患者存在下肢功能障碍和（或）表现出栓系的症状，脊柱矫正术前应先行脊髓栓系松解术。对无临床症状的脊髓栓系患者，并非一定都要行脊髓栓系松解，尽管目前缺乏不松解脊髓栓系而直接选择脊柱侧弯畸形矫正的选择标准 [17]。根据以往经验，在脊柱畸形矫正手术之前进行脊髓栓系松解，但也可以在安全有效的情况下同时进行 [18]。对于有高位病变的患者，可考虑进行脊髓离断（cordotomy），但必须在选定的平面上进行头颅至硬脊膜囊的闭合手术，以避免脑脊液（CSF）流动中断。脊髓离断可以更好地矫正畸形，降低痉挛发作，并可能对膀胱功能产生积极影响 [19]。对于有局灶性脊柱感染的高位病变患者，如严重的脊柱后凸伴皮肤破裂，在感染部位近端进行脊髓离断可能有助于降低硬脊膜撕裂的机会和脑脊液感染的灾难性风险（图 118-5）。

神经监测评估每个患者的神经损害情况。对于下肢功能障碍或无运动功能的患儿，术中上肢监测可能有助于预防臂丛神经损害或周围神经卡压，尤其是在预计手术时间较长时。

咨询整形外科医生，进行切口规划和切口闭合的优化处理，可能包括术前使用软组织扩张器。

对所有乳胶过敏的患者，执行无乳胶环境的标准。

对于年龄在 9 岁或 10 岁以下的患者，可以考虑进行侧弯度数控制和保持脊柱持续生长的手术，如“生长棒”手术。这些结构通常在脊柱或肋骨头端和脊柱尾部使用螺钉和（或）钩锚固定到畸形处，连接到肌肉下方隧道的连接棒上。如果有明显的骨盆倾斜（＞10°～15°），这些结构可以固定在骨盆上，但在能行走的患者中失败率会更高（图 118-6 和图 118-7）。

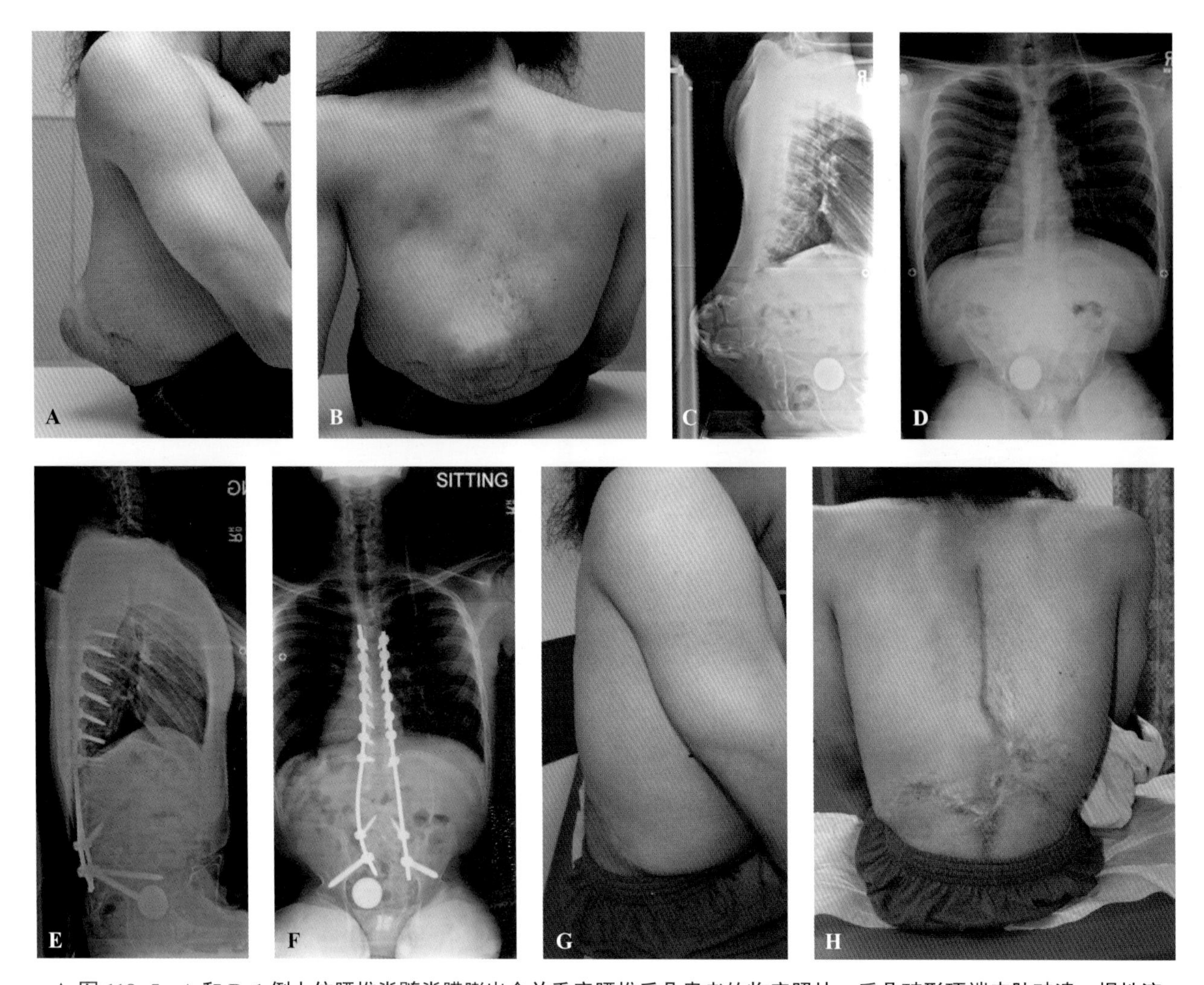

▲ 图 118-5 **A 和 B.** 1 例上位腰椎脊髓脊膜膨出合并重度腰椎后凸患者的临床照片。后凸畸形顶端皮肤破溃、慢性流脓。皮肤破溃最初发生在长时间的泌尿外科手术过程中，因为该手术需要仰卧位进行，长时间压迫后凸隆起的肌肉皮肤。充分的床垫支撑和合适的垫圈使后凸部分悬空，可能可以避免这种并发症。脊柱畸形进展导致独立坐姿丧失。**C 和 D.** 术前坐位拍摄的侧位和后前位 X 线片显示严重的腰椎后凸和腰椎垂直高度丧失，导致腹部内容物拥挤并向膈肌侵犯。**E 和 F.** 术后坐位拍摄的侧位和后前位 X 线片，术后 1 年行感染区域上方脊髓离断、后凸顶端切除、脊柱－骨盆融合术。**G 和 H.** 术后 1 年拍摄的临床照片。患者实现了独立坐姿，提高了坐姿耐受性。手术切口瘢痕愈合良好

经 Gabos PG 许可，引自 Surgical treatment of spinal deformity in myelomeningocele. In：Samdani AF，Newton PO，Sponseller PD，Shufflebarger HL，Betz RR，eds. *Neuromuscular Spine Deformity*. New York：Thieme；2018：49–58.

四、外科技术

仔细观察患者所有骨骼和软组织隆起位置的皮肤组织，是避免延长手术时间造成压疮的关键。下肢挛缩会增加手术体位摆放的难度和时间，伸直或屈曲髋部有助于部分恢复腰椎前凸。体位摆放完成后必须确认 Foley 导管的通畅，并可以通过庆大霉素溶液冲洗膀胱来维持。在整个脊柱手术过程中都要检测导管通畅性，因为黏液栓塞导管在接受膀胱扩大重建术的患者中很常见，这可能导致严重的尿脓毒症（表 118-3）。皮肤切口的设计必须考虑皮肤瘢痕的存在，如果固定到骨盆，必须对两侧髂骨表面的皮肤质量进行评估。如果需要在骨盆内固定置入后对骨盆进行透视扫描成像，需在准备和铺手术单之前拍摄一些必要的图像，用以确认进入骨盆的 X 线通畅无阻（图 118-8）。充分的准备和铺单应包括所有计划内（或计划外）肌瓣和（或）皮片或移植物

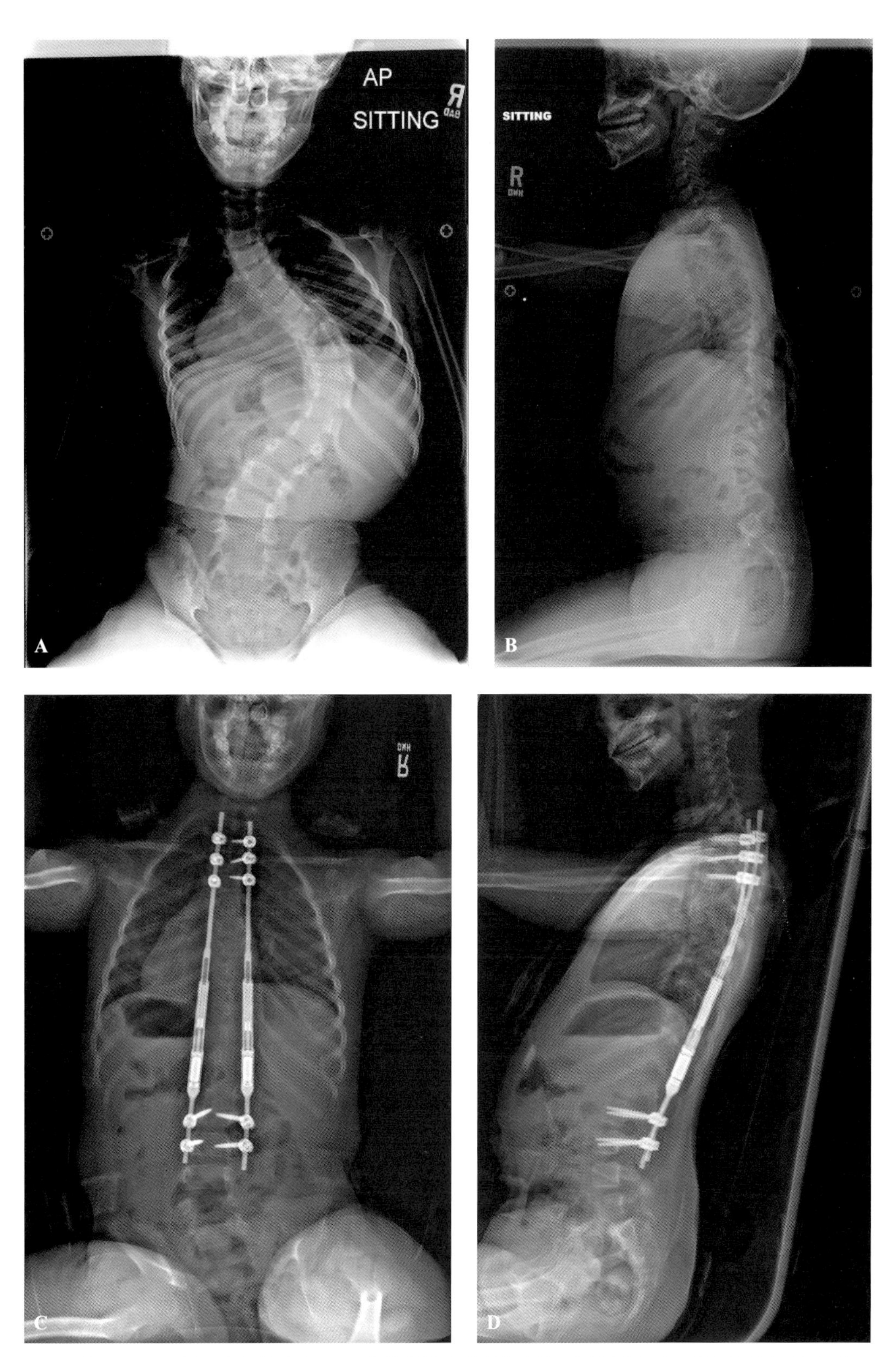

▲ 图 118-6 1 例 6 岁女性患儿，L_3 节段脊髓脊膜膨出和进展型脊柱侧弯。她短距离使用助行器，长距离使用轮椅（GMFCS Ⅲ）。她的主要症状是由于脊柱弯曲而丧失了独立坐姿的能力

A 和 B. 术前正位和侧位 X 线片显示胸腰椎后凸 90°，达到骨盆水平。C 和 D. 双脊柱生长棒植入 18 个月后拍摄坐位正位和侧位 X 线片。她利用磁力控制的脊柱生长棒，在 6 次的延长过程中增加了 2cm 的脊柱长度。随着右髋关节的进行性半脱位，她的右侧骨盆倾斜度开始增加，终末脊柱融合手术可能会扩大到骨盆

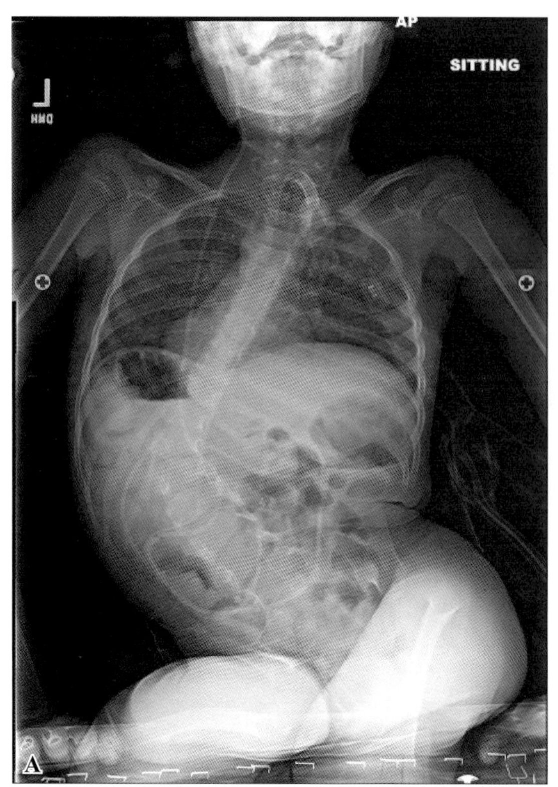

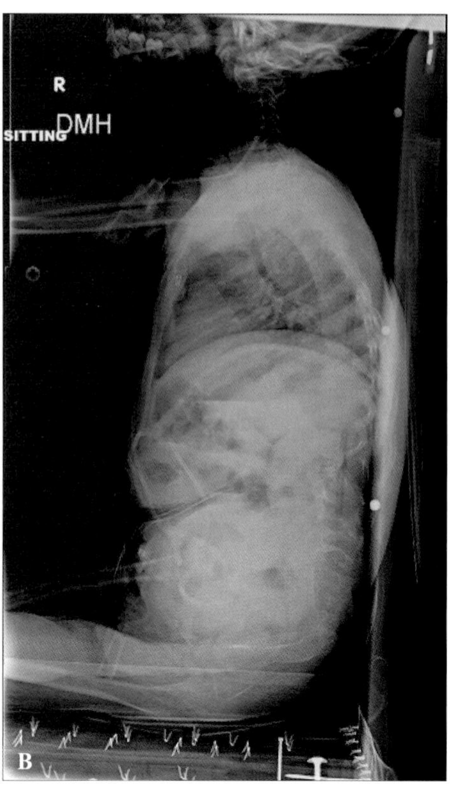

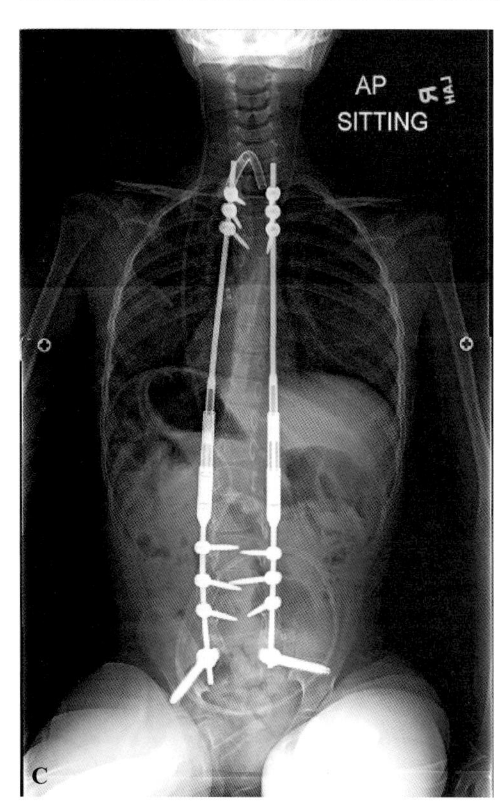

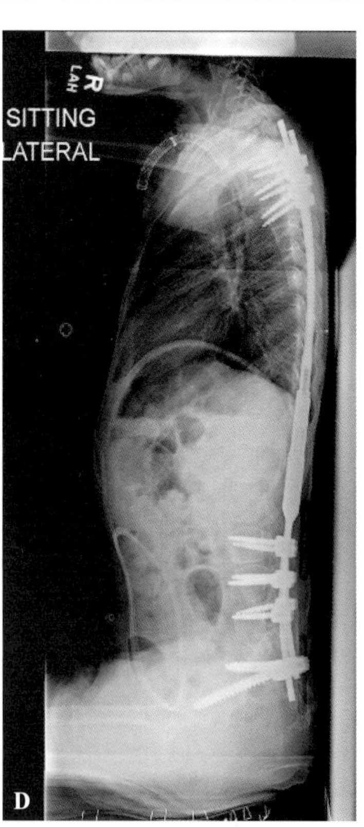

▲ 图 118-7　1 例 5 岁男性患儿，上腰椎水平脊髓脊膜膨出，不能行走（GMFCS Ⅴ），依赖呼吸机。快速进展的脊柱侧弯和不断增加的骨盆倾斜度严重限制了他的坐姿耐受性，丧失独立坐姿能力，并且继发疼痛

A 和 B. 正位和侧位 X 线片显示胸腰椎侧弯 85°，右侧骨盆倾斜 40°，右侧骨盆髋臼撞击。C 和 D. 脊柱双侧生长棒植入 18 个月后拍摄坐位正位和侧位 X 线片。他利用磁力控制的脊柱生长棒，在 4 次延长过程中增加了 2cm 的脊柱长度。他的脊柱侧弯已降至 10° 以下，骨盆倾斜度已降至 5°。现在他在轮椅上可以有独立坐姿能力所在的区域，在某些情况下包括大腿后部和臀部皮肤。

任何时候都要谨慎地处理皮肤和皮下组织，多次定位牵引有助于避免组织损伤。随着皮肤和软组织的分离显露，必须考虑到显露硬脊膜的位置和后部骨缺损，以避免硬脊膜撕裂或脊髓损伤。从已知椎体后部结构完整的区域开始手术，有助于避免意外的硬膜切开，术中使用剥离器分离开瘢痕皮下组织、肌肉组织、硬脊膜。保持侧方骨性结构的完整性，如横突、小关节和关节间隙，并从外侧向内侧前进，一旦确定了硬脊膜囊，就可以进一步向尾侧剥离。

在某些情况下，可以有计划地进行脊髓横切和硬膜切开术。如果存在严重污染，如在某些严重后凸畸形的化脓性感染病例中，在远端显露之前，应对感染部位头侧彻底冲洗，以免硬膜撕裂造成潜在的脑脊液污染。

对于大多数患者来说，外科手术的主要目的是恢复骨盆脊柱平衡，让患者可以使用轮椅。因此减少骨盆倾斜、纠正骨盆－肩部（躯干）旋转

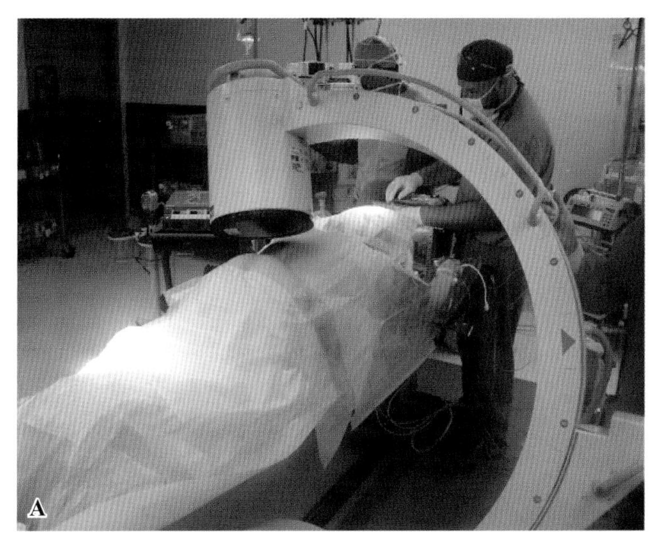
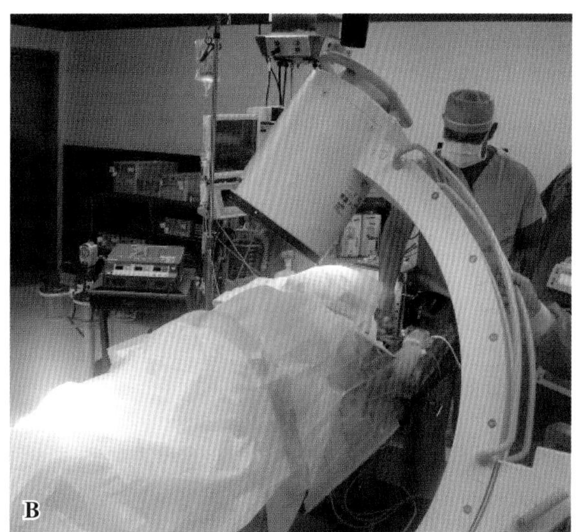
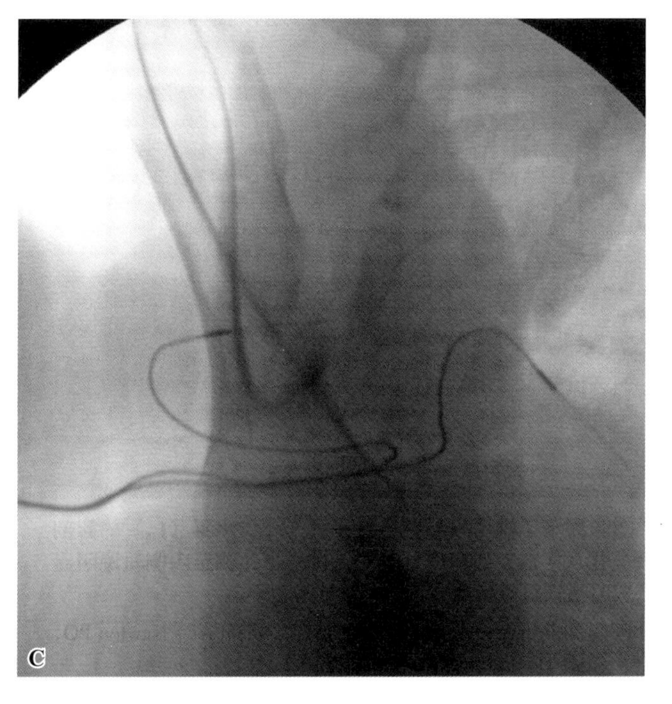

▲图118-8 **A和B.** 在准备和铺手术单进行畸形矫正手术之前，要进行透视扫描成像，以确保髂骨或骶翼到髂骨（**SAI**）螺钉固定的骨盆标志物在**X**线上未被遮挡。**C.** 髂骨泪滴影为髂骨内固定螺钉提供了一个清晰明确且坚固的通道

经Gabos PG许可，引自Surgical treatment of spinal deformity in myelomeningocele. In：Samdani AF，Newton PO，Sponseller PD，Shufflebarger HL，Betz RR，eds. *Neuromuscular Spine Deformity*. New York：Thieme；2018：49–58.

很重要。无论选择哪种骶骨、骨盆和脊柱内固定术式，坚固牢靠的固定和最大限度地恢复脊柱骨盆平衡都至关重要。将骶骨正中线（ceritral sacral line，CSL）恢复到中线位置，使头部在矢状面和冠状面都回到骨盆上方，也可以更好地将身体重量从坐骨结节分配到大腿后部，以避免皮肤破溃和压迫性溃疡形成。尾椎形态也应该受到关注，因为在较瘦的患儿中，手术纠正腰椎前凸可能会导致这个突起部位皮肤溃疡。

椎体后部结构缺如的区域不能使用基于后部结构的固定装置，如椎板下钢丝、椎板钩等。椎弓根螺钉可以提高脊柱内固定的适用性和强度。在不稳定截骨区和全脊椎截骨后置入临时固定棒以避免脊柱发生平移，这种平移通常发生在远端脊柱节段向前方的滑移。万向螺钉和提拉复位螺钉可以更容易地上棒，特别是伴有骨质疏松时。单平面螺钉可以增强脊柱去旋转能力，尤其在侧弯顶椎处的旋转。在椎体后方结构缺如的区域，通过椎间盘切除、植骨及前路或后路（PLIF）植入椎间融合器可以增加脊柱稳定性，促进骨性融合。当行后路入路时，椎间融合器应在安置矫形棒之前植入。

下段椎体的椎弓根置钉可能较为困难，因为进针点的标记由外侧到内侧的轨迹走行如下（图 118–9）。肥胖和腰椎前凸度数的增加会加大椎弓根螺钉置入的难度。髂翼截骨术可以使椎弓根螺钉更好地进入下腰椎和骶骨岬（图 118–10）。该技术需用骨刀把髂骨嵴软骨从髂骨后嵴剥离，然后沿着预计的截骨路线进行髂骨外板骨膜下显露。切除的骨可用于植骨。在皮肤受损、瘢痕密集的髂后棘区域，切除髂骨后嵴，保留薄薄的嵴软骨边缘（如果有），保持肌肉附着点完整，也可以防止受损和粘连部位的皮肤撕裂。如果需要放置髂后上棘螺钉，应谨慎进行髂骨截骨术，因为这可能会影响固定或导致螺钉突出。

目前，多种骶骨骨盆内固定技术已有报道，包括 Galveston、Dunn–McCarthy 和 Warner–Fackler 技术[20–23]。髂骨螺钉可提供强大的骨盆固定能力，并可避免 S 形钩或 Dunn–McCarthy 固定引起的一些并发症[24]。其次是骶翼到髂骨（SAI）螺钉固定可以使髂骨螺钉进入更深的位置，避免螺钉头部和尾侧连接棒上方的皮肤破裂，而且不会受到髂骨嵴截骨的影响。在大多数情况下，SAI 螺钉允许“串联”棒从脊柱到骨盆直接连接，而不需要偏移或其他横向连接器来连接棒，这可

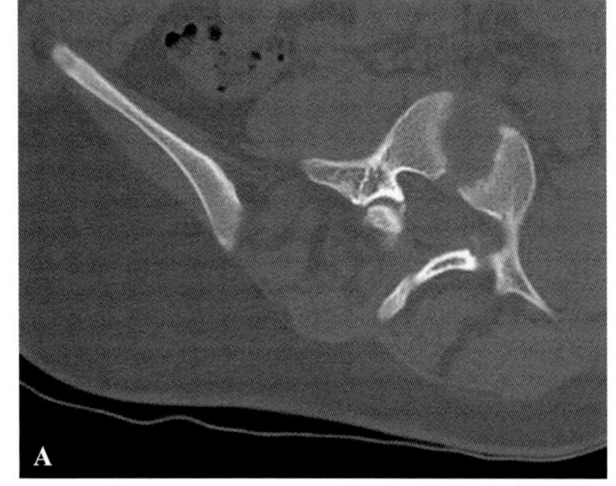

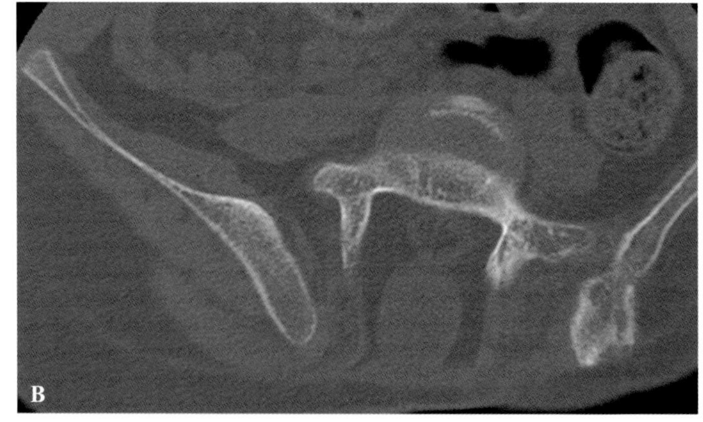

▲ 图 118–9 A. 1 例无脊髓脊膜膨出的患者的轴位 CT 图像显示了椎弓根和髂后翼在第 5 腰椎水平（L_5）的解剖关系。B. 脊髓脊膜膨出患者的轴位 CT 图像。可见棘突呈宽八字形，后方成分缺失，椎弓根外侧至内侧轨迹明显异常，硬脊膜中线裸露，硬脊膜囊后置，髂后上棘阻挡椎弓根螺钉进针点

经 Gabos PG 许可转载，引自 Surgical treatment of spinal deformity in myelomeningocele. In：Samdani AF，Newton PO，Sponseller PD，Shufflebarger HL，Betz RR，eds. *Neuromuscular Spine Deformity*. New York：Thieme；2018：49–58.

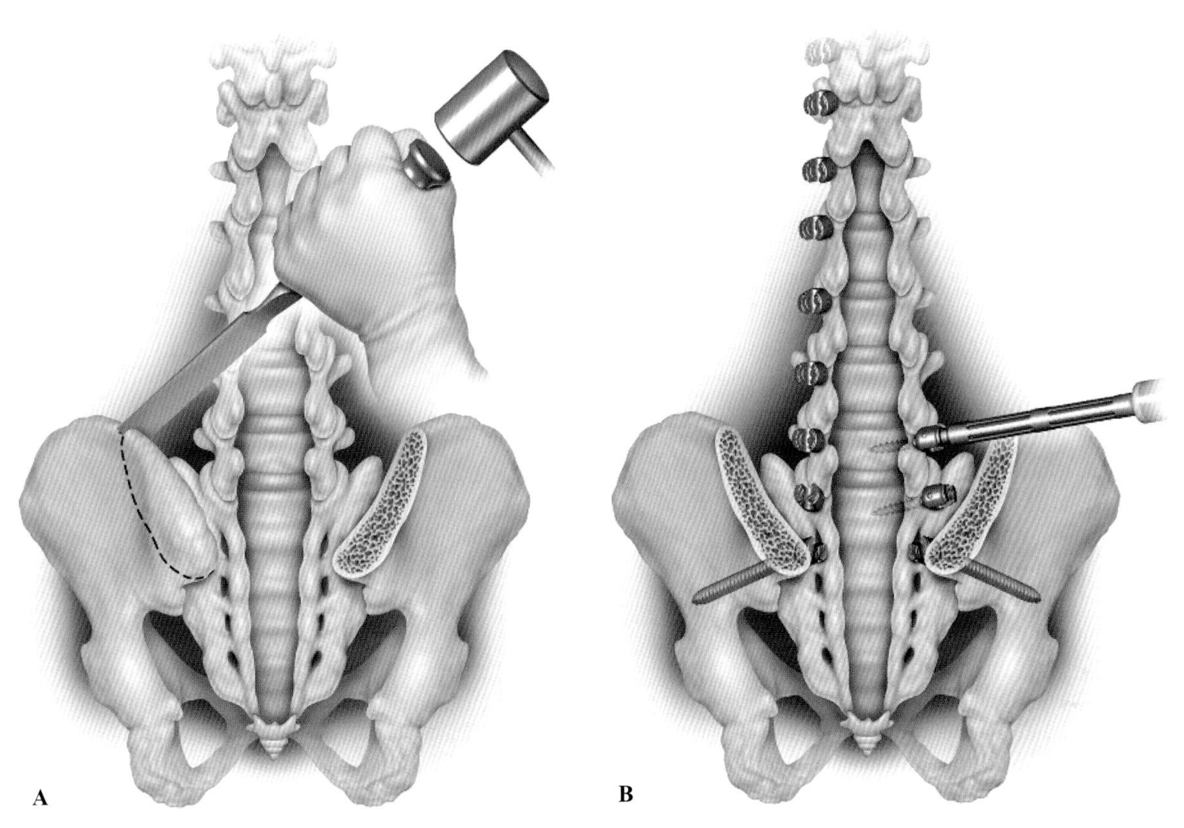

▲ 图 118-10 髂翼截骨术（A）可使椎弓根螺钉更好地进入下腰椎和骶骨岬（B）

经 Gabos PG 许可，引自 Surgical treatment of spinal deformity in myelomeningocele. In：Samdani AF，Newton PO，Sponseller PD，Shufflebarger HL，Betz RR，eds. *Neuromuscular Spine Deformity*. New York：Thieme；2018：49–58.

能会消除潜在内固定失败的区域[25]。在选择 SAI 螺钉插入的起始点之前，放置骶尾部腰椎螺钉和（或）骶岬螺钉（如果使用）有助于棒的直线固定（图 118-11）。如果需要置入更多的标准髂骨螺钉，应将螺钉头后退到手术创建的髂骨槽中，以避免植入物突出（图 118-12）。其他固定的选择包括骶骨固定，如果骨盆由于某些原因不能置钉，可以从 S_2 向头侧和骶翼侧方置入螺钉或使用 S_1 骶岬螺钉进行固定（图 118-13）。

根据手术目的和外科医生的偏好，脊柱畸形矫形棒的置入技术会有所不同。为防止植入物在骨质疏松的情况下拔出，应遵循多点固定和逐渐复位的原则。棒复位技术有顺序植入和双棒同时植入 2 种，当同时放置 2 根棒时，外科塑形或预塑形的一组棒可以利用类似于悬臂矫正的技术来固定棒。在这种情况下，棒首先固定于骨盆螺钉上，然后从尾部向头侧逐渐压棒，当棒压低到脊柱时，保持对棒的持续压力。整体或节段去旋转矫正可以通过单平面螺钉固定来实现，通常运用于侧弯顶椎区。其他矫正技术还包括平移矫正、撑开［恢复后凸和（或）获得凹曲矫正］和加压［恢复前凸和（或）凸曲矫正］，以及原位折曲等，但都必须考虑骨骼的整体质量和固定的强度。初步矫正完成后，术中透视扫描图像可以评估任何残留的骨盆倾斜度，通过对腰骶和骨盆固定点的加压或撑开可以进一步改善。在切口闭合前，也要做脊柱全长侧位 X 线片，以评估整个矢状面形态。在手术闭合时将万古霉素和庆大霉素加入脊柱切口，或直接将万古霉素和庆大霉素加入用于融合的植骨块中，可以降低感染率（图 118-14）[26]。

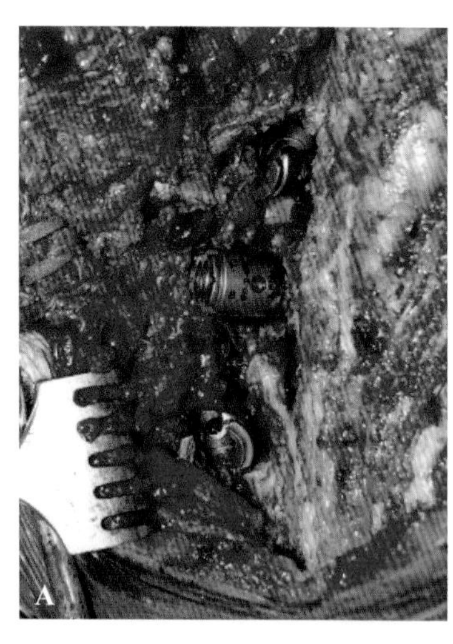

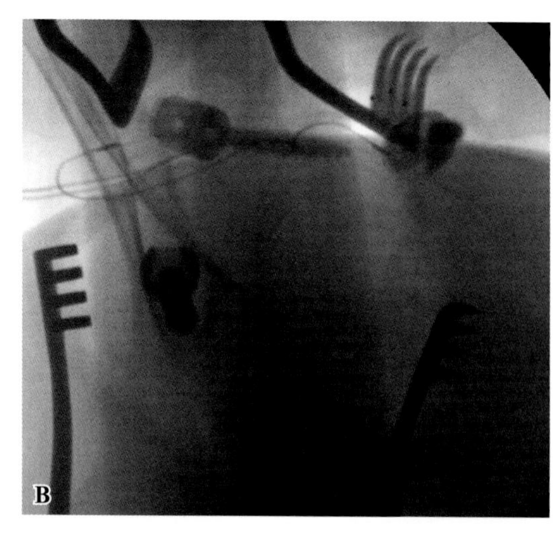

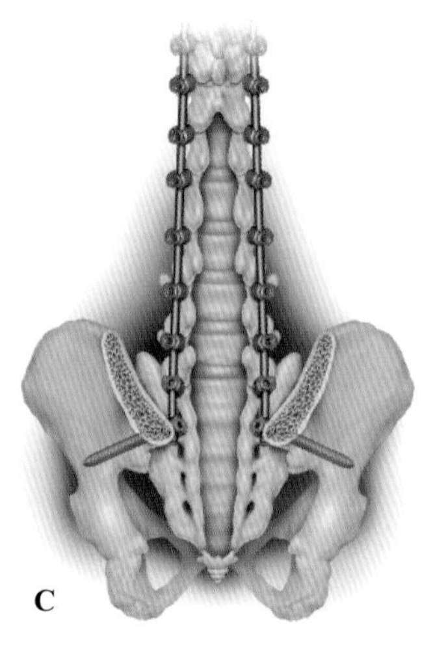

▲ 图 118-11　在骶翼至髂骨（SAI）螺钉之前植入下腰椎和骶骨螺钉可以帮助调节脊柱连接棒的直线位置

A. 在这张照片中，最近端的螺钉在 L_5 应首先植入［在完成 L_5～S_1 后路椎间融合（PLIF）后］，中间的螺钉在 S_1，最远端的螺钉是 SAI 螺钉，最后放置。B. 术中透视扫描显示 SAI 螺钉最终置入髂骨泪滴影下象限。C. 图中显示了 L_5 椎弓根螺钉、S_1 骶岬螺钉和 SAI 骨盆螺钉的直线对齐情况。螺钉按此顺序放置，棒直接从脊柱固定到骨盆，而不需要任何类型的侧向或偏移连接器来固定到骨盆（经 Gabos PG 许可，引自 Surgical treatment of spinal deformity in myelomeningocele. In：Samdani AF，Newton PO，Sponseller PD，Shufflebarger HL，Betz RR，eds. *Neuromuscular Spine Deformity*. New York：Thieme；2018：49–58.）

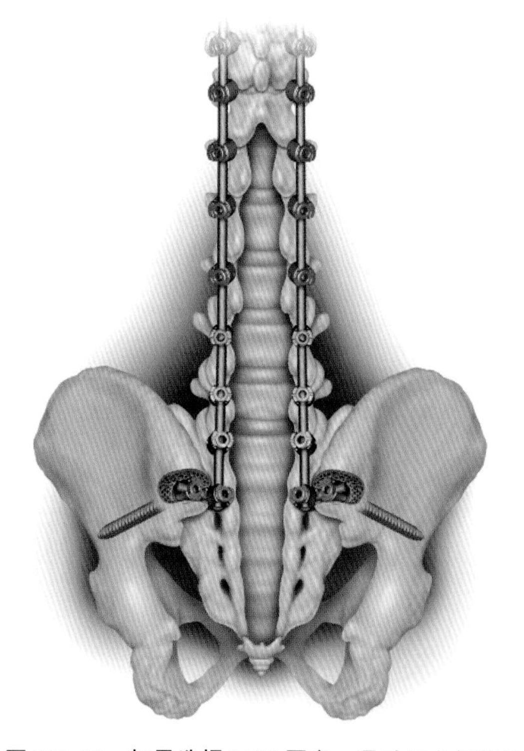

▲ 图 118-12　如果选择 PSIS 固定，通过手术创造的髂骨缝隙将有助于避免植入物突出。需要横向连接器或偏移来将脊柱固定棒连接到骨盆的植入物上

经 Gabos PG 许　，引自 Surgical treatment of spinal deformity in myelomeningocele. In：Samdani AF，Newton PO，Sponseller PD，Shufflebarger HL，Betz RR，eds. Neuromuscular Spine Deformity. New York：Thieme；2018：49–58.

五、切口处理

手术切口的处理对手术的成功十分重要，这类患者的皮肤和肌肉关闭过程可能非常复杂，如脊柱和植入物无法获得稳定的覆盖可能导致灾难性的深部感染。在某些情况下，可以考虑术前使用皮肤扩张器处理。仔细处理皮肤和软组织很重要，如果有需要，可移植软组织皮瓣、背阔肌或腹部斜肌的肌肉皮瓣及植皮等。围术期使用深层和浅层引流有助于减轻肿胀及对皮肤张力的影响。必须熟练地使用填塞敷料，特别是在臀部褶皱周围，以防止粪便污染（图 118-15）。在术后恢复期间使用专门的空气床垫，经常检查敷料是否有污渍或脱落，并仔细检查伤口是否有开裂、感染或污染的迹象。

六、术后护理

大多数患者术后在重症监护病房（ICU）中恢复，直至他们的病情稳定下来。患者逐渐地从

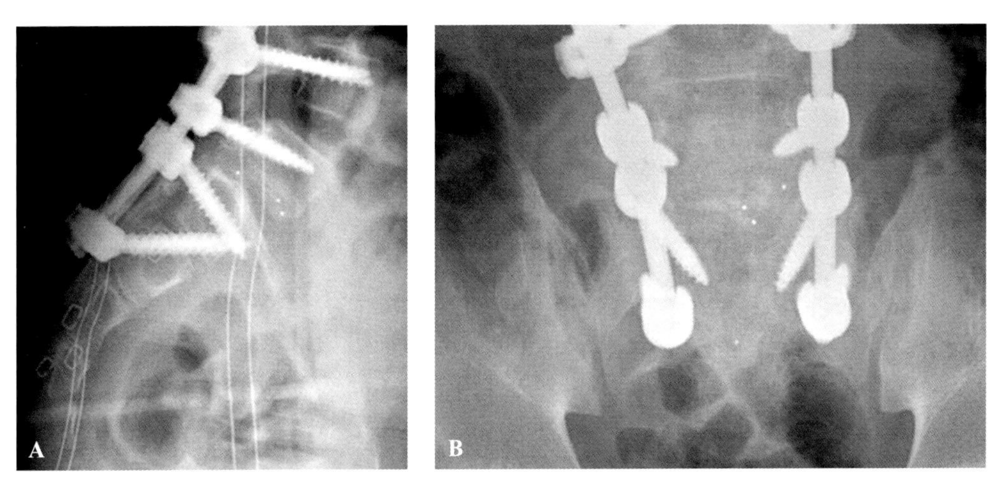

▲ 图 118-13　如果骨盆由于某些原因不能置钉，可以从 S_2 向头侧和骶翼侧方置入螺钉或使用 S_1 骶岬螺钉进行固定

经 Gabos PG 许可，引自 Surgical treatment of spinal deformity in myelomeningocele. In：Samdani AF，Newton PO，Sponseller PD，Shufflebarger HL，Betz RR，eds. *Neuromuscular Spine Deformity*. New York：Thieme；2018：49–58.

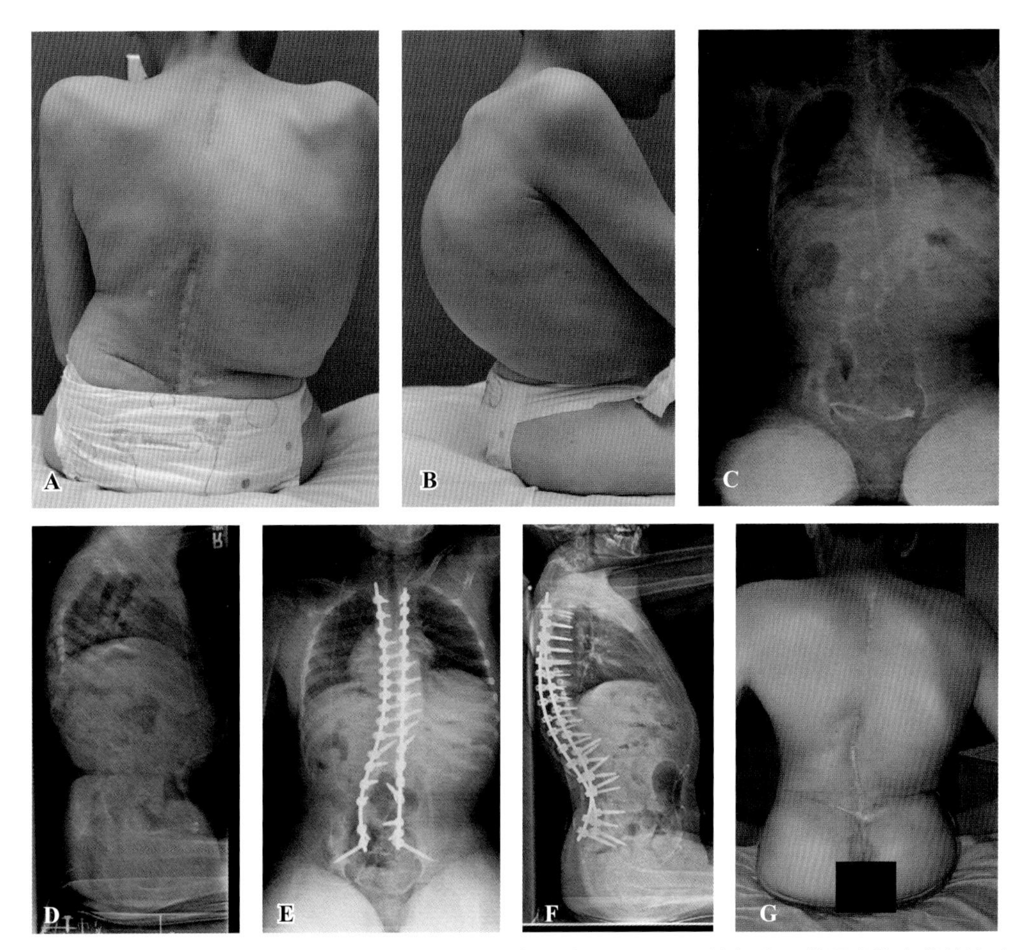

▲ 图 118-14　1 例腰椎中部水平脊髓脊膜膨出患者，进行性脊柱后凸，不能行走，曾用脊柱生长棒治疗，棒断裂后取出

A 和 B. 临床照片显示有明显的脊柱后凸。他在下腰骶部有一个愈合的十字切口，紧密附着在髂骨后嵴上。C 和 D. 术前坐位后前位和侧位 X 线片显示明显的脊柱后凸。E 和 F. 使用本章描述的技术进行脊柱 – 骨盆融合，术后 4 年的坐位正位和侧位 X 线片。G. 临床照片显示脊柱和骨盆平衡良好。无术后并发症（经 Gabos PG 许可，引自 Surgical treatment of spinal deformity in myelomeningocele. In：Samdani AF，Newton PO，Sponseller PD，Shufflebarger HL，Betz RR，eds. *Neuromuscular Spine Deformity.* New York：Thieme；2018：49–58.）

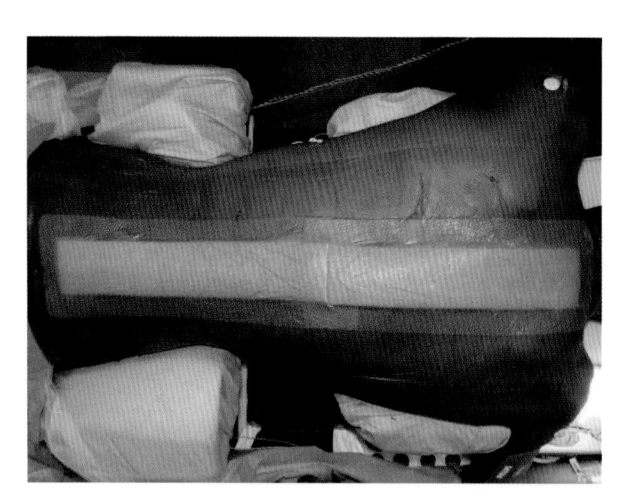

▲ **图 118-15 术后敷料必须是封闭的，以防止术后粪便和（或）尿液污染，并要求在术后经常检查。如图示，闭合切口后，使用银离子敷料直接与皮肤切口接触，并用浸碘的覆盖物密封切口**

经 Gabos PG 许可，引自 Surgical treatment of spinal deformity in myelomeningocele. In：Samdani AF，Newton PO，Sponseller PD，Shufflebarger HL，Betz RR，eds. *Neuromuscular Spine Deformity*. New York：Thieme；2018：49–58.

躺在床上到坐在椅子上进行康复锻炼。对现有的轮椅可能需要进行改装并评估，以适应患者状况。每天对切口进行检查，始终使用防水封闭敷料密封切口，以防止污染。任何外科引流管都要保持通畅，直到每天引流出的液体总量少于 50～100ml 后考虑拔管。术后进行积极的高营养支持可促进切口愈合，在能耐受的情况下逐渐开始负重（如果合适）和转移训练。

基于上述指南把握适应证，通过团队详细地制订手术计划及给予最佳的伤口处理方法，即使是这种充满挑战性的手术，大多数患者都能获得较高的满意度。

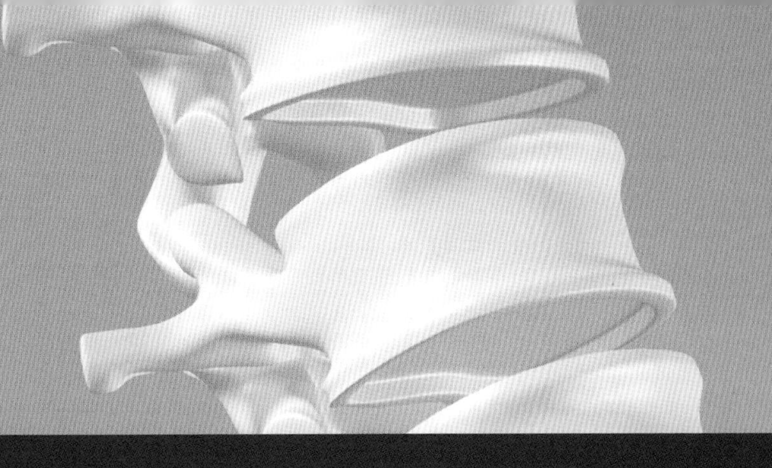

第十一篇　脊柱后凸与椎板切除术后畸形

Kyphosis and Postlaminectomy Deformities

第119章 导论与现状

Introduction and Current State of the Art

Peter D. Angevine 著
仉建国 杜 悠 译

脊柱后凸畸形是一类由多种致病因素所致，年龄跨度大的疾病，可表现为正常前凸的脊柱节段出现相对后凸，以及胸段脊柱的过度后凸。基于多种原因考虑，该疾病的治疗常常令人望而生畏。由于脊髓的存在，颈椎及胸椎手术的神经损伤风险高于腰椎手术。脊柱后方结构发育不良或医源性椎板切除所引起的后凸畸形，手术时可采用的后路融合内固定器械种类有限，且后外侧融合的面积较少。严重、病程较长或医源性的脊柱后凸畸形通常十分僵硬，对于此类僵硬后凸畸形通常需要高级别的截骨及矫形技术。该篇几个章节介绍了学术权威及临床专家关于脊柱后凸畸形诊断、临床决策、手术治疗及并发症预防处置的经验。

从某种程度上来说，休门病（Scheuermann disease）是典型的脊柱后凸畸形。对于脊柱后凸畸形评估的很多原则在治疗特发性后凸畸形时得到阐释和提炼。Shufflebarger 医生简明阐述了休门病后凸畸形的治疗历史及现代评估和治疗的原则，包括手术治疗和非手术治疗。正如作者所讨论的，目前研究热点为如何基于矢状面力线来选择合适的融合节段，以避免融合与非融合节段间所出现的交界性问题。

由于针对类风湿关节炎的药物治疗手段有了长足的发展，类风湿性颈椎病变的发病率明显降低，但其他病因导致的颈椎不稳及后凸畸形仍然常见且治疗复杂。此类颈椎畸形的治疗所面对的一部分挑战为：颈椎的活动度，包括枕颈交界区的活动度；保护颈髓，避免神经损害；颈椎相对有限的固定手段和固定强度；重建脊柱力线，恢复颈植功能。因此，对正常颈椎的解剖、功能和脊柱力线的全面了解，以及对颈椎不稳、力线不佳所致异常的系统性掌握，对于治疗此类病变而言是最基本的。对于脊柱力线的整体认识包括对颈椎的认识。对于部分患者来说，脊柱全长的影像学检查在手术规划中不可或缺，这是在过去 5 年里学界发生的重大变化。

现在，以较低的辐射剂量即可获得全脊柱甚至全身骨骼的站立位影像，加上对脊柱的理想功能的认识不断加深，使得临床医生对胸腰段畸形的诊断及治疗如虎添翼。术中辅助技术，如图像引导置钉、术中高质量多层面成像技术，以及多关节脊柱专用手术床，均提高了脊柱畸形手术的安全性及有效性。

胸腰段后凸畸形，无论是发育性、医源性、炎症性或特发性，都是脊柱畸形手术的重要组成部分。图像诊断技术、手术技术的发展，以及对远期预后认识的不断深入，持续推动着该领域的发展，并将显著改善患者的预后。

僵硬性的胸腰段畸形，如强直性脊柱炎所

致畸形，为高度致残的畸形，需要手术矫正。手术医生必须了解此类畸形的自然史及可能伴发以及继发的病变，以便对其进行安全有效的治疗。Qiu 教授所著的章节包含了丰富的知识和经验。

创伤后畸形评估和治疗原则与其他胸腰段畸形有许多共通之处。作为对本部分其他章节的补充，Adogwa 和 Buchowski 所著章节着重阐述了创伤后畸形，常见的临床表现及畸形导致的神经功能异常。

随着我们对颈椎和颈胸段畸形的认识水平不断提高，并逐渐接近于以往对胸腰段畸形的认识水平，我们的手术技术也逐步提高以适应近端脊柱的矫形需求。颈椎和颈胸段脊柱截骨术，包括后柱截骨和三柱截骨，都是脊柱畸形矫正的重要手段。在专门的章节中，Qiu 教授总结了颈胸段畸形复杂的评估和治疗手段。对矫形技术一步步清晰地描述彰显了他深厚的功底。

即使治疗过程一帆风顺，脊柱后凸畸形的治疗仍然具有很大的挑战性。充分了解潜在的并发症、规避并发症的措施及并发症发生后的应对措施，对于任何一位脊柱矫形外科医生来说至关重要。脊髓电生理监测可以降低神经损伤的风险，但并不能消除所有风险。注意术中和术后患者血压、保证脊髓和神经根的充分减压，以及谨慎决定矫正度数，对降低手术风险都十分重要。应用止血药物、采用自体血液回输、术中监测凝血功能，可以降低输血风险。手术切口内应用抗生素十分普遍，可降低手术区域感染的风险。长期来看，近端交界性后凸及假关节形成仍是最主要的并发症。力学及生物学研究的进步可降低两者发生的概率，进一步的研究仍在进行中。

本篇内容涵盖了多种病因所致脊柱后凸畸形的评估与治疗所必需的基本知识。仔细周全地应用本篇所阐述的治疗原则，辅以前人经验、同道交流及持续思考，将有望使每一个患者获益，并能够推动整个领域的发展。

第120章 颈椎不稳定和后凸（类风湿、侏儒症、退行性变性、其他病因）

Cervical Instability and Kyphosis (Rheumatoid, Dwarfism, Degenerative, Others)

Wesley H. Bronson　Anand H. Segar　Eric Harris　Alan S. Hilibrand　著

李危石　赵衍斌　译

一、概述

颈椎的重要功能包括维持平视、日常生活中进行灵活的颈部运动和保护颈脊髓。颈椎能够维持头部位置和适度活动，同时避免出现过度或异常的活动。如果颈椎上述功能失效将导致功能障碍。本章节主要讨论2种颈椎功能异常的情况，即颈椎不稳定和后凸。我们将回顾颈椎的解剖和生物力学，不稳定和后凸的病理生理、病因及治疗方法。最后将展示几个不稳定和后凸的诊断和治疗的典型病例。

二、颈椎解剖

颈椎包括 C_1～C_7 共7节椎体，上颈椎 C_1 和 C_2 的结构和功能明显不同于下颈椎 C_3～C_7。C_1 也称为寰椎，由两侧侧块和前后弓连接形成环形结构，两侧有横突孔。寰椎无椎体结构，胚胎发育时与 C_2 椎体融合形成齿突。C_2 椎体也称为枢椎，枢椎包括向头侧隆起的齿突。

上颈椎韧带结构是维持稳定的重要结构。最重要的韧带是横韧带，起自 C_1 侧块内缘，从后方固定齿突，主要作用是维持寰枢关节的稳定性[1]。头部前屈时，横韧带保持齿突和 C_1 前弓的相对位置，使齿突后方有足够的空间容纳脊髓。横韧带损伤可以导致 C_1～C_2 关节不稳定，引起疼痛和神经功能障碍。向上连接枕骨、向下连接 C_2 的韧带结构，和横韧带一起构成十字韧带。翼状韧带是成对的，连接齿突尖和枕骨髁基底部，防止头部过度旋转。齿突尖韧带连接齿突尖和枕骨大孔前缘。

下颈椎 C_3～C_7 的结构大致相同，类似于胸椎和腰椎。前方关节复合体，包括2个椎体和中间的椎间盘，可以维持适度的活动，对抗压缩和剪切力。后方张力带结构包括小关节、侧块、棘突和韧带组织，可以协助颈椎运动，防止颈部过度屈曲。椎体向上突起的钩突和上位椎体下缘形成钩椎关节，也称为Luschka关节。

三、颈椎稳定性

上颈椎灵活，运动范围很大。枕颈交界区大约可完成颈部50%的屈伸和旋转运动。寰枕关节可屈伸25°，旋转和侧屈5°。寰枢椎可屈伸25°，

C_1 围绕齿突可以旋转 40°。下颈椎多个节段可以完成另外 50% 的旋转和屈伸运动[2, 3]。随着年龄的增长，颈椎活动度将下降[4]。

Panjabi 等研究认为脊柱稳定性反馈包括三部分[5]。首先是被动系统，由静态解剖结构组成，包括椎体、小关节和关节囊、肌腱。被动系统能够预防过度运动，特别是弹性区的运动。其次是主动系统，由肌肉组织构成，可以调节和控制中立区的运动。最后是神经控制系统，接受主动和被动系统的信号并通过反馈进一步调控运动。颈椎需要提供适度的运动功能，同时避免神经组织的损伤。颈椎不稳定，是这种平衡失代偿的表现。White 等这样定义不稳定，即脊柱丧失了一定的能力，导致其无法再在生理负荷下维持运动，同时避免了损伤或刺激脊髓或神经根，且不产生畸形和疼痛[6]。

四、颈椎不稳定的病理生理

颈椎不稳定的病理生理复杂，多个部位都可出现不稳定。本章节主要讨论先天因素和退行性变性导致的脊柱不稳定。这些病因包括如类风湿关节炎横韧带松弛导致的寰枢椎不稳定，也包括医源性因素，如椎板切除术后后方解剖结构破坏导致的不稳定。病因多种多样，但都会导致稳定结构丧失而引起颈部过度活动。颈椎不稳定导致颈椎中立区范围相对于颈椎整体活动范围增大，中立区指的是颈椎活动阻力最小的活动范围。限制脊柱活动的韧带或小关节受损，导致脊柱活动范围增加。从临床角度来说，颈椎不稳定导致的病理性活动度增加可以引起疼痛或神经损伤。

五、颈椎不稳定的评估和诊断

颈椎不稳定的症状和体征多样。颈痛是最常见的症状，特别多见于类风湿关节炎。其他症状包括肌肉痉挛、头痛。颈椎不稳定刺激 C_2 神经根可以导致放射到后枕部、面部或耳部的头痛。有的患者颈部屈伸时可以有碰撞感。

颈部评估时需进行全面的查体，包括评估颈椎主动和被动活动度、步态、运动和感觉检查（包括轻触觉、针刺觉和关节位置觉）、上肢和下肢反射、特殊检查和体征（如 Hoffmann 征、Babinski 征、阵挛和 Romberg 征）。

颈椎不稳定的影像学评估包括 X 线、CT 和 MRI。首先评估正侧位 X 线，尽量完成过伸过屈位 X 线检查。但严重不稳定的病例不要行过伸过屈位 X 线检查，有神经损伤的风险，而且严重不稳定导致的疼痛也限制了患者的颈部活动。CT 可明确骨质结构，明确是否有骨破坏或韧带骨化。MRI 可以明确中央管和神经根管是否狭窄，髓内信号是否有改变。MRI 还可以发现炎症组织如类风湿性血管翳或黄韧带肥厚。X 线不能明确软组织情况，而 MRI 可以明确是否有软组织增生。

颈椎不稳定包括很多 X 线指标。上颈椎骨性标志有枕骨大孔前缘和后缘（即颅底点和颅后点）、硬腭、斜坡和齿突。侧位 X 线可以观察颈椎是否有不稳定。寰齿前间隙（atlantodens intenal，ADI）指的是 C_1 前弓后缘到齿突前缘的距离，寰齿后间隙（posterior atlantodens interval，PADI）指的是齿突后缘到 C_1 后弓前缘的距离。成人正常 ADI < 3mm，儿童 < 5mm[7, 8]。ADI > 7mm 提示横韧带断裂（图 120-1 和图 120-2）。PADI 反映了脊髓的有效空间（space available for the spinal cad，SAC），可以评估神经损害的风险，PADI 正常值应该> 12mm。后面的类风湿关节炎章节将进一步讨论 PADI 的重要性。

齿突和颅骨的对应关系很重要，齿突头侧移位可以形成颅底凹陷，或称为颅骨下沉（图 120-3）。颅底凹陷的定义为齿突尖位于 McGregor 线（硬腭后缘到枕骨后缘最低点连线）4.5mm 以上，位于 Chamberlain 线（硬腭后缘到枕骨大

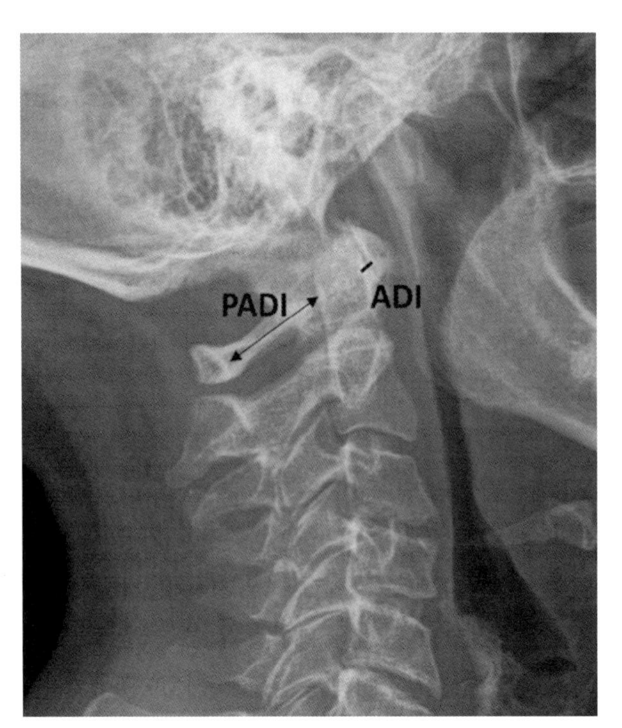

▲ 图 120-1 侧位 X 线示正常寰齿前间隙（ADI）和寰齿后间隙（PADI）

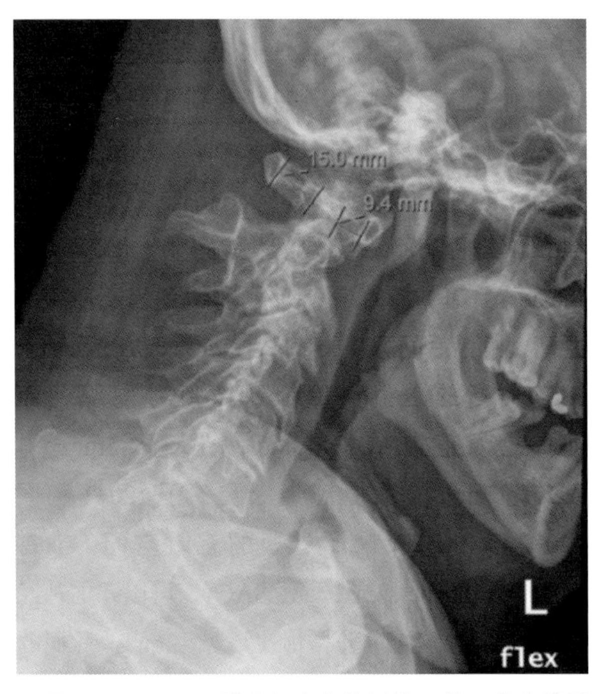

▲ 图 120-2 Down 综合征患者的侧位 X 线示寰齿前间隙 (ADI) 增加和寰齿后间隙（PADI）减小

孔后缘连线）3mm 以上，或位于 McRae 线以上[9-11]。齿突不应该超过 Wackenheim 线，即斜坡的延长线。Ranawat 指数是 C_2 椎弓根中点到寰

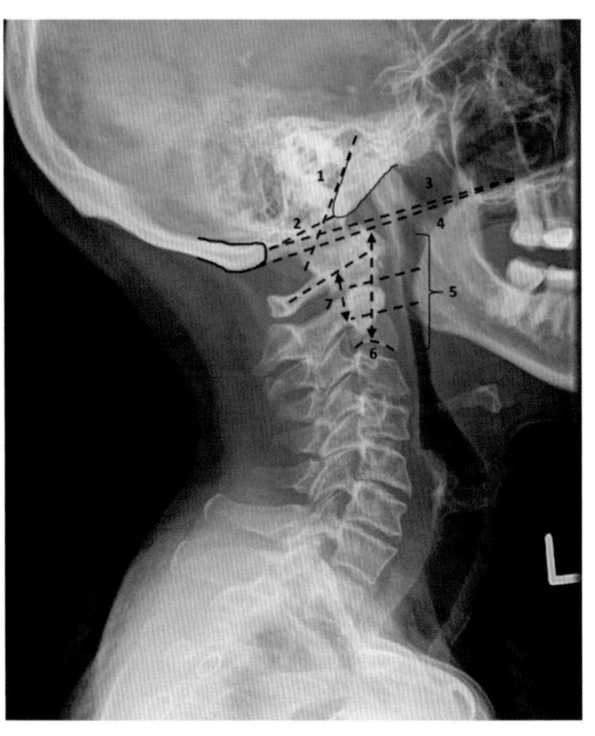

▲ 图 120-3 齿突和枕骨对应关系测量指标

1. Wackenheim 线（斜坡延长线）；2. McRae 线（枕骨大孔前后连线）；3. Chamberlain 线（硬腭后缘到枕骨大孔后缘连线）；4. McGregor 线（硬腭后缘到枕骨后缘最低点连线）；5. Clark 定位（齿突分成三等分，C_1 前弓位于头侧上 1/3 区域）；6. Redlund-Johnell 值（McGregor 线到 C_2 椎体基底连线的距离）；7. Ranawat 指数（C_2 椎弓根中点到寰椎前后结节连线的距离）

椎前后结节连线的距离[12]，男性和女性正常值分别为 17mm 和 15mm，垂直方向脱位导致该数值变小。Clark 定位将齿突分成三等分，C_1 前弓应位于头侧上 1/3 区域[13]。Redlund-Johnell 值即 McGregor 线到 C_2 椎体基底连线的距离[14]，男性和女性正常值分别超过 34mm 和 29mm，垂直方向脱位导致该数值变小。

上述指标诊断颅底凹陷的可靠性存在疑问。Riew 等采用上述方法评价类风湿关节炎患者的 X 线片，发现单一指标诊断颅底凹陷的敏感度和特异度均不足，联合应用 Clark 定位、Redlund-Johnell 值和 Ranawat 指数的敏感度为 94%，阴性预测值为 91%，对于可疑颅底凹陷的患者，建议行 CT 和 MRI 检查[15]。

下颈椎的椎体间移位和成角可以进行测量。

White 等在尸体标本上进行韧带逐步切除的生物力学实验，结论是，在侧位或过伸过屈 X 线上，椎体移位 3.5mm 或成角 11° 定义为临床不稳定[16]。

（一）颈椎不稳定的病因

颈椎不稳定的病因很多，临床表现取决于不同的致病因素。我们主要分析最常见的非外伤性不稳定，包括类风湿关节炎和其他炎症性疾病、退行性变性疾病、先天和遗传性疾病。

（二）类风湿关节炎

类风湿关节炎是自身免疫性炎症性疾病，可以导致 3 种颈椎不稳定，即寰枢椎不稳定（atlantoaxial instability，AAI）、颅底凹陷和下颈椎不稳定。在上颈椎，侧块关节、齿突和横韧带关节的慢性滑膜炎和炎症反应可以导致横韧带破坏和齿突骨质破坏。约 50% 的患者的寰枢椎不稳定是由上述炎症反应造成的，引起疼痛并可能导致脊髓受压[17]。

累及寰枕关节和寰枢关节的炎症反应可以导致 C_1 侧块的破坏或塌陷，齿突相对上移，30% 的患者由上述原因导致颅骨下沉[18]。脑干受压可以引起很多临床症状，包括低位颅神经症状、脊髓病、皮质盲、小脑功能障碍（如眩晕和恶心）。极端病例可出现短暂呼吸困难、跌倒（椎基底动脉供血不足），甚至突然死亡。

小关节的关节囊和韧带的破坏可以导致下颈椎阶梯样多节段半脱位，占到该类病例 25% 以上[19,20]。下颈椎半脱位可以导致后方脊髓有效间隙减小，引起脊髓受压或神经根管狭窄导致神经根病。

需要注意的是，寰枢椎不稳定和下颈椎半脱位早期仅能在动态 X 线上发现，所以过伸过屈位 X 线应作为常规检查。实际上，对没有症状的患者进行颈椎 X 线检查，颈椎异常或不稳定的发生率高于 50%[21,22]。

累及颈椎的血清阴性关节炎包括强直性脊柱炎、银屑病关节炎和青少年类风湿关节炎。强直性脊柱炎患者的下颈椎僵硬，呈后凸畸形，上颈椎应力增加可导致寰枕关节或寰枢关节不稳定。银屑病关节炎患者中 50% 可以出现颈椎受累[23]。

六、类风湿关节炎不稳定的治疗

类风湿关节炎主要依靠药物治疗，风湿病医生通过药物可以控制疾病进展。Kaito 等认为早期应用抗风湿病药物，可以预防无影像学骨质破坏的患者出现不稳定。但是，药物治疗难以控制已出现的不稳定的进展[24,25]。需要手术治疗的类风湿关节炎患者已明显减少，但小部分不稳定患者仍需手术治疗，所以了解手术适应证还是很重要。

除了不稳定，颈椎病手术指征一般为脊髓病或神经功能障碍。一些神经功能完整的患者，存在影像学不稳定也需要接受手术治疗，如颅骨下沉是枕骨 $-C_2$ 融合术的手术指征，以避免出现灾难性神经症状，如猝死[26]。融合术前进行适当牵引可以帮助矫正畸形。

单纯寰枢椎不稳定是否需手术治疗，主要看寰齿后间隙。一些学者认为寰齿前间隙达到 8～10mm 就应该手术治疗[27,28]，但是手术结果难以预测。对于颅骨下沉的患者，寰齿前间隙可表现为减小，称为假性稳定[29]。Boden 等研究认为，寰齿后间隙可以预测寰枢椎患者的神经功能恢复情况[30]，寰齿后间隙＜ 14mm 容易出现瘫痪，而寰齿后间隙＞ 14mm 的患者术后均有神经功能恢复。但是，上述研究是在数字化 X 线广泛应用之前，应用普通 X 线有 120% 的放大作用，所以寰齿后间隙应该是 12mm。Hilibrand 报道，行关节置换术的患者中有 50% 存在颈椎不稳定，10% 的患者有瘫痪的高危因素[31]。寰枢椎不稳定的标准治疗为后路融合术，C_1 侧块螺钉联合 C_2 椎弓根螺钉或峡部钉。难复性寰枢关节脱位可能需行 C_1 后弓切除术进行减压。

下颈椎不稳定的治疗取决于多个因素，包括病变位置和颈椎曲度，入路有前入路、后入路或联合入路，手术目的是减压，重建曲度和稳定颈椎。

病例 120–1：类风湿性血管翳

82 岁女性类风湿关节炎患者，出现进行性神经功能下降、行走困难和双手笨拙。查体发现步态不稳和上肢肌力下降。MRI 示齿突后方巨大血管翳压迫脊髓，下颈椎多节段椎管狭窄（图 120–4）。手术行后路枕骨 $-T_1$ 融合，C_1～C_7 椎板切除术（图 120–5）。术后 MRI 示减压良好（图 120–6）。术后上肢肌力恢复，仍有行走困难。

七、先天性 / 遗传性颈椎不稳定

多种其他疾病可以导致颈椎不稳。Down 综合征和 Klippel–Feil 综合征的患者可以出现颅骨下沉 / 颅底凹陷。假性软骨发育不良和 Morquio 综合征导致的齿突发育不良可以引起寰枢椎不稳定，Down 综合征、游离齿突、先天性脊柱骨骺发育不良、Kniest 发育不良、Klippel–Feil 综合征等多种病因也可导致寰枢椎不稳定。治疗方案取决于患者的年龄和畸形类型，为减少因不稳定造成的神经损伤风险，一般进行枕颈或寰枢椎融合术。

病例 120–2：游离齿突

37 岁女性患者，枕下区疼痛多年。患者近期

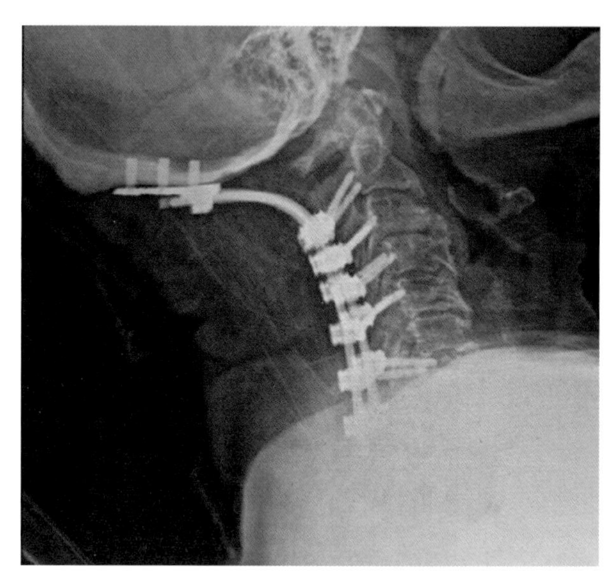

▲ 图 120–5　C_1～C_7 椎板切除联合枕颈融合术后侧位 X 线片

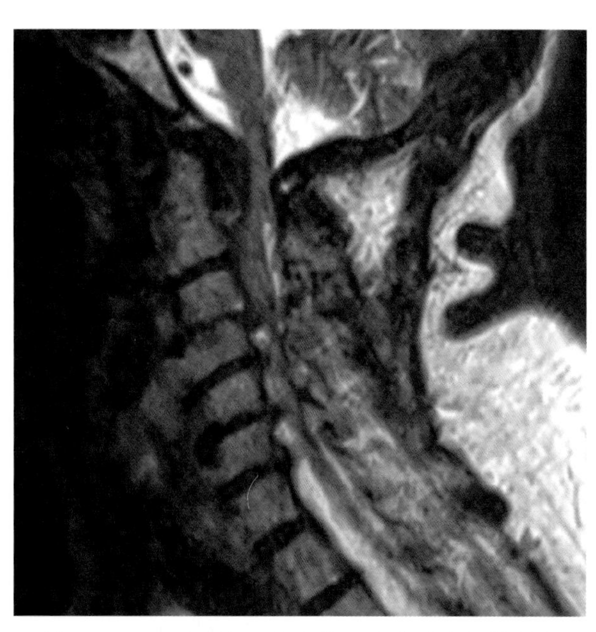

▲ 图 120–4　MRI 的 T_2 加权像示齿突后方血管翳和多节段椎管狭窄导致脊髓受压

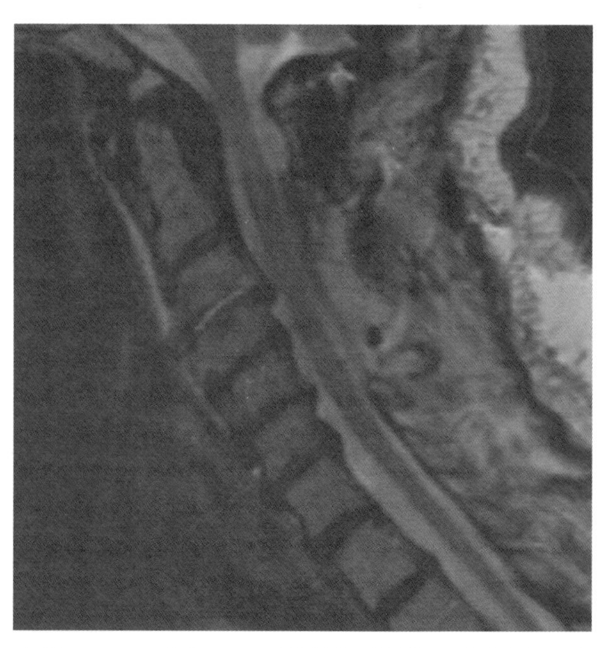

▲ 图 120–6　术后 MRI 示脊髓向后漂移，减压良好，前方血管翳没有切除

有跌倒病史，之后出现短暂下肢无力，原因考虑可能与脊髓震荡有关。过伸过屈位 X 线示齿突发育不良，上颈椎不稳定。手术行后路寰枢椎融合术，C_1 侧块螺钉，C_2 椎弓根螺钉，髂骨取骨。术后枕下区疼痛症状完全缓解（图 120-7 至图 120-10）。

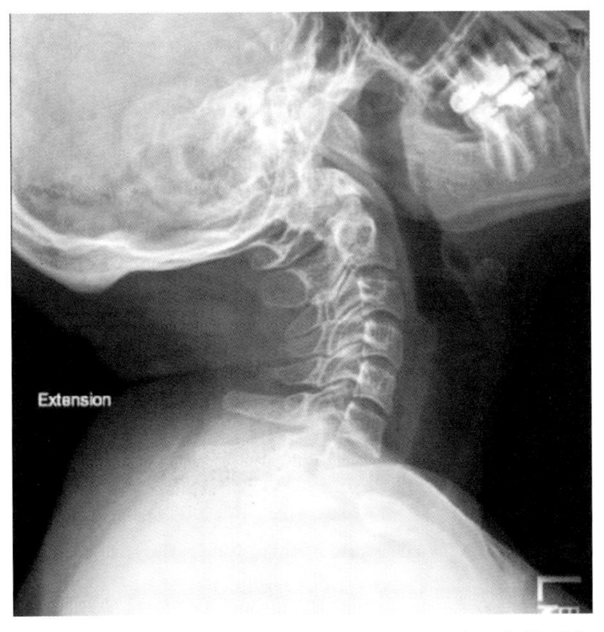

▲ **图 120-7**　游离齿突患者的过伸位 **X** 线片，寰椎稍向后移位

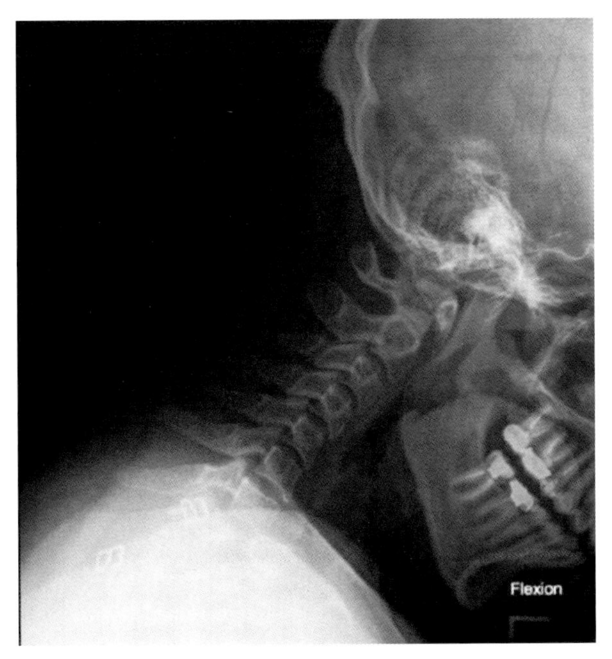

▲ **图 120-8**　过屈位 **X** 线片示寰椎向前移位，提示寰枢椎不稳定

八、颈椎矢状面力线

颈椎的重要功能是维持头部平视姿势，此时需要颈椎有一定前凸。但并非所有人的颈椎都表现出前凸，一项研究对无症状的志愿者进行 EOS

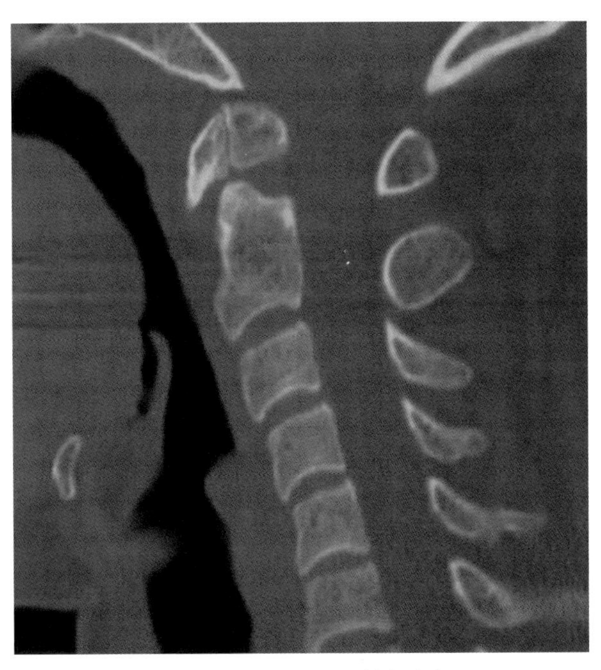

▲ **图 120-9**　**CT** 示游离齿突

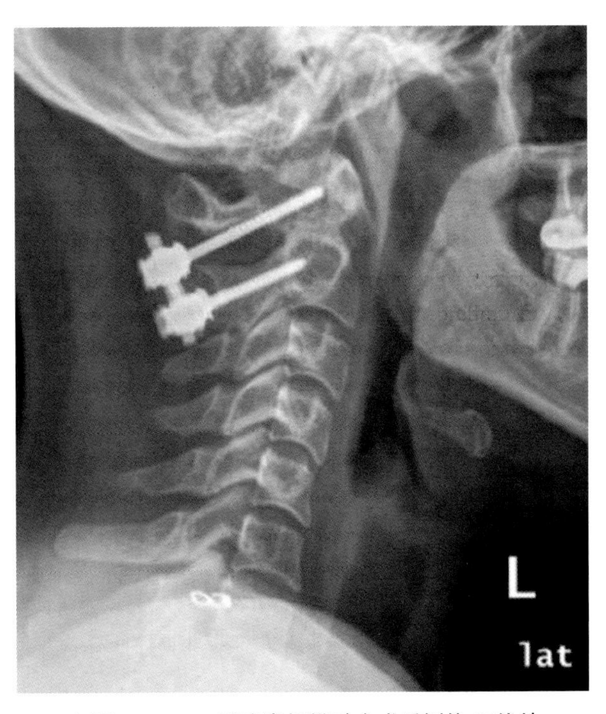

▲ **图 120-10**　后路寰枢椎融合术后侧位 **X** 线片

影像分析发现 30% 的人 C_2～C_7 是后凸的。过去 20 年我们一直认为正常颈椎是前凸的，我们回顾一下颈椎曲度的影像学和临床参数（图 120–11）。

无症状患者枕骨到 C_7 的平均前凸是 40°，大部分前凸位于寰枢椎[32]。C_2～C_7 前凸角度为 10°～20°，平均为 14.4°[33]。测量方法包括 Cobb 角法，即 C_7 下终板和 C_2 下终板连线的夹角。Harrison 法是测量 C_2～C_7 椎体后缘连线角度进行相加，测量准确但复杂[34]。

学者们对颈椎前凸角度参照腰椎骨盆入射角和腰椎前凸的关系进行了研究。胸廓入射角（T_1 上终板中点与胸骨柄上缘连线和 T_1 上终板中点垂线的夹角），T_1 倾斜角和颈椎前凸可能相关联。胸廓入射角度大的患者 T_1 倾斜角度也较大，需要较大的颈椎前凸来维持平衡[35]。上述研究结果可解释无症状人群中颈椎前凸的较大差异。Hilibrand 等研究特发性脊柱侧弯患者颈椎、胸椎曲度关系，发现胸椎后凸减小与颈椎后凸相关[36]。

颈椎矢状位平衡的测量也很重要，最常用的 C_2～C_7 SVA 是 C_2 椎体中点和 C_7 椎体后上角的水平距离，C_2～C_7 SVA 正常值 < 4cm，该值与生活质量评分相关[37]。

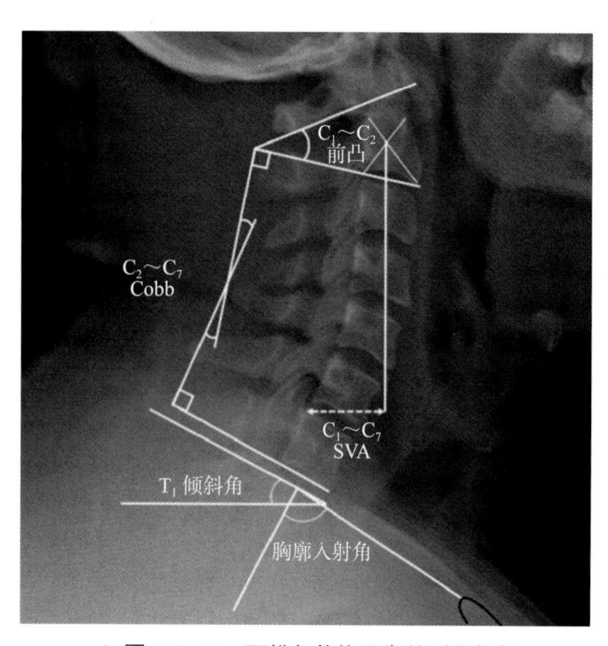

▲ 图 120–11　颈椎矢状位平衡的测量指标

照片上可以测量颌眉角评估平视功能，该角是下颌跟额连线与重垂线的夹角。颌眉角的正常值有争议，术后患者的颌眉角在 –10°～10° 时平视功能良好[38]。

九、颈椎后凸的病因和评估

颈椎后凸的病因很多，包括退行性变性、肿瘤、外伤、医源性（椎板切除术后）和特发性。所有患者均应详细询问病史、仔细查体。颈痛是常见症状，前凸减少时头部重心前移，为维持直立和平视姿势，颈后肌肉的应力增加。脊髓病和神经功能障碍也很常见，随着后凸增加，脊髓受牵张紧贴在椎体后方。一方面脊髓直接受压，另一方面，脊髓前方牵张可以导致脊髓缺血。Shimizu 等的动物模型试验证实，颈椎后凸的增加与脊髓扁平和脱髓鞘相关[39]。Brieg 等研究发现后凸可以导致血管变扁，引起脊髓缺血和神经功能障碍[40]。

十、颈椎后凸的基本治疗原则

无论何种病因的后凸，治疗时需关注以下因素，Tan 等指出的关键因素包括神经受压情况、畸形的柔韧性、前方或后方是否骨性融合、畸形的位置、手术史、其他节段退行性变性情况、患者整体身体情况[41]。过伸过屈位 X 线可以评估畸形的柔韧性。对于不能主动后伸颈部的被动畸形患者，平躺位的侧位 X 线可以部分矫正畸形。CT 可以明确前方或后方小关节，以及既往手术的融合情况。MRI 可以明确脊髓是否受压和软组织情况。

柔韧性良好的畸形可通过单纯前路或前后联合入路治疗。前路多节段 ACDF 或椎体次全切除可以进行前方减压并矫正畸形，后路手术内置物可以进一步矫正畸形。Gillis 等认为单节段 ACDF

恢复前凸可达 6° 以上，多节段 ACDF 矫形效果良好 [42]。所以，多节段 ACDF 具有很好的后凸矫形效果。前路截骨手术切除钩椎关节（注意保护椎动脉）可以进一步提高矫形效果。但是，单纯前路手术难以治疗僵硬性后凸畸形。对严重僵硬的后凸畸形来说，前路椎体次全切除或 ACDF 可以去除前方压迫，此种畸形往往需要后方截骨，如 Smith-Peterson 截骨或 C_7 椎弓根截骨。

十一、颈椎退行性变性和脊髓病

脊髓型颈椎病（cervical spondylotic myelopathy, CSM）患者由于多节段椎间盘突出也可引起颈椎后凸畸形。此时行后路手术脊髓减压不充分。Suda 等发表了经典的文章，认为 CSM 患者后凸超过 13°时，后路椎板成形术减压不充分 [43]。K- 线的定义适应于 CSM 和后纵韧带骨化症（ossification of the posterior longitudinal ligament, OPLL）[44]。K- 线是 C_2 和 C_7 椎管中央的连线，如果 OPLL 接触到了 K- 线（一般是后凸或前凸较小的患者），后路术后脊髓漂移可能不充分。K- 线首先被用来指导 OPLL 的治疗，后来也用于多节段椎间盘突出或骨质增生导致的椎管狭窄。所以，前方受压合并后凸的病例一般采取前入路手术治疗。是选择多节段 ACDF 还是 ACDF 与椎体次全切除术的组合取决于压迫位于椎间隙后方还是椎体后方。前路重建术后，根据残留压迫程度决定是否行后路椎板切除术。前路多节段重建应力大，不融合率高，推荐联合进行后路固定融合术。

病例 120-3：脊髓型颈椎病合并后凸

56 岁男性步态不稳数月。查体发现上肢肌力稍下降，四肢反射偏活跃，Hoffmann 征阳性，有阵挛。MRI 示多节段椎管狭窄和脊髓受压。X 线示后凸畸形（图 120-12 和图 120-13），手术行前后联合入路减压矫形术（图 120-14）。

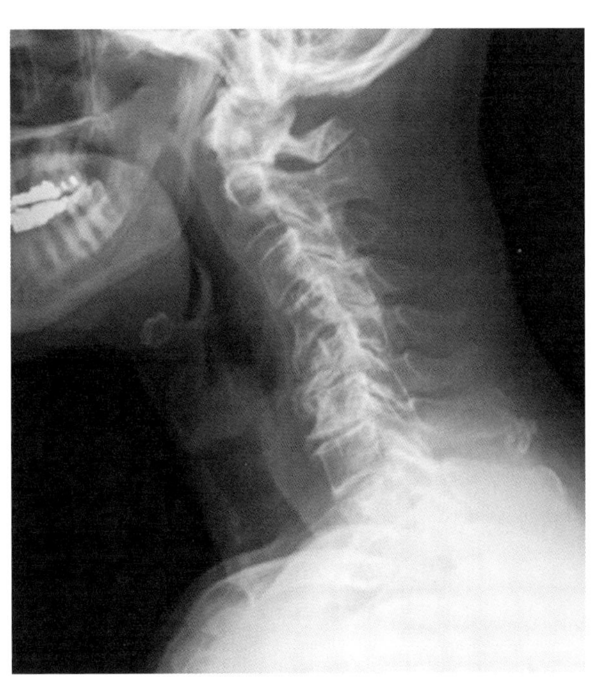

▲ 图 120-12　脊髓型颈植病患者
侧位 X 线示颈椎后凸

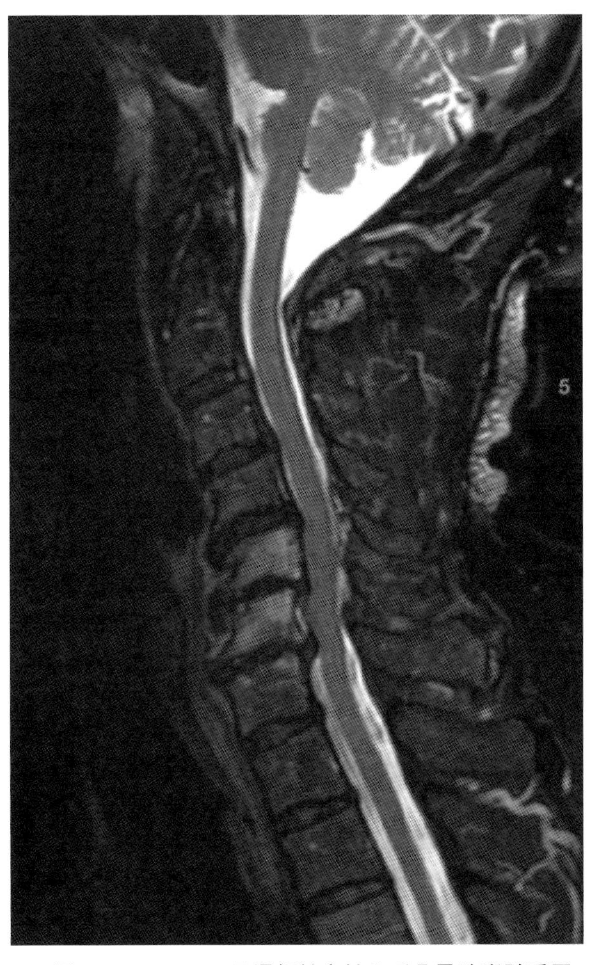

▲ 图 120-13　MRI 示退行性变性和后凸导致脊髓受压

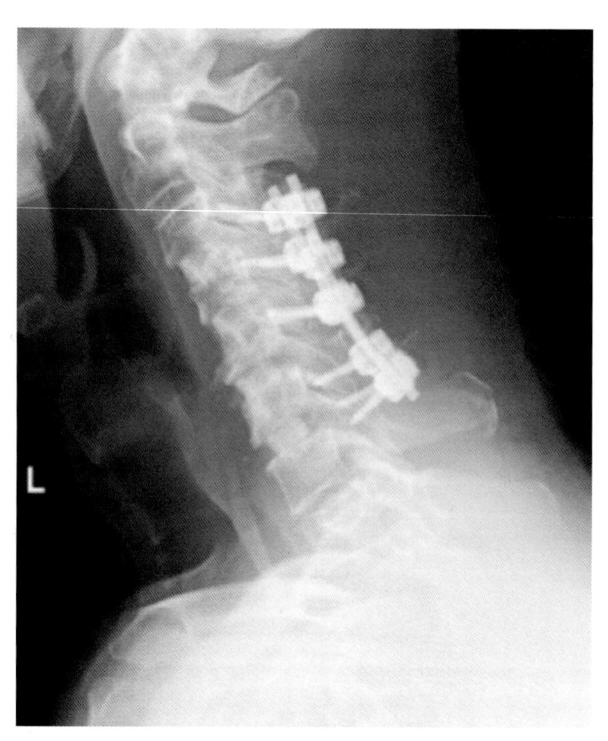

▲ 图 120-14　C_3～C_7 ACDF 和后路 C_3～C_7 融合术后 X 线，颈椎前凸恢复

十二、椎板切除术后后凸

单纯椎板切除术后，颈椎容易出现后凸畸形。Pal 和 Sherk 通过尸体标本研究表明，颈椎 36% 的负荷通过前柱传导，64% 的负荷通过包括小关节在内的后柱传导 [45]。切除单个或多个棘突，张力会转移到小关节或者出现压缩应力 [46]。Nowinski 发现椎板切除术中小关节切除 25%，可以导致术后后凸畸形 [47]。后方结构的切除破坏了颈椎稳定性，导致负荷前移和后凸畸形。

椎板切除术后早期患者临床症状改善，但术后可逐渐出现后凸畸形，导致颈痛。椎板切除术后后方伸肌群失去了原先的骨性附着点，很难维持平视的姿势。最终，后凸畸形导致脊髓受压和受到牵张力而出现神经症状。

类似于合并后凸的 CSM 患者，椎板切除术后后凸畸形一般需前后联合入路手术治疗。先行多节段 ACDF 或椎体次全切除术，之后行后路内固定融合术可以治疗柔韧性良好的椎板切除术后的后凸畸形。Zdeblick 和 Bohlman 报道，椎板切除术后后凸患者前路手术植骨块移位发生率高 [48]。Riew 和 Hilibrand 随访了 18 例患者也发现植骨块相关并发症高，术后应用 Halo 架不能防止植骨块移位 [49]。Albert 和 Vacarro 认为单纯前路手术植骨块移位和破碎风险高，对于椎板切除术后再行椎体次全切除术导致的 360° 不稳定，建议环形融合术 [50]。同样，固定畸形可能是后路或前后路联合截骨术的指征。

十三、头颅下垂综合征

头颅下垂综合征很少见，特点是颈后伸肌群无力，导致患者无法主动抬起头部和维持平视姿势。继发的 Chin-on-chest 畸形一般可以部分矫正，患者有时会用自己的双手托起下巴。上述畸形的病因尚不完全明确，发病常见于老年人，经常合并其他神经系统疾病，如 ALS 和重症肌无力 [51]。患者首先出现颈后伸肌群无力，然后是后凸和不能抬起头颅。对于完全柔软的该畸形，全麻后行后路尽量长的固定，可以行 C_2～T_5 融合以矫正畸形。Sharan 等认为若短节段固定（不包括上胸椎），由于长杠杆效应一定会失效 [52]。对于局部柔软的该畸形，ACDF 或椎体次全切除术可以矫正局部僵硬性后凸，再行后路固定融合术。

病例 120-4：头颅下垂综合征

65 岁女性患者患脊髓病，颈部不能维持平视。几个月前病情进展迅速，她不能主动后伸颈部，可以用手抬起头部。有骨质疏松病史，每日吸烟半包，近期已戒烟。手术行 C_2～T_1 ACDF 和后路 C_2～T_2 融合术。术后早期疗效良好，但几周后出现内固定失效，翻修手术延长内固定到枕骨（图 120-15 至图 120-18）。

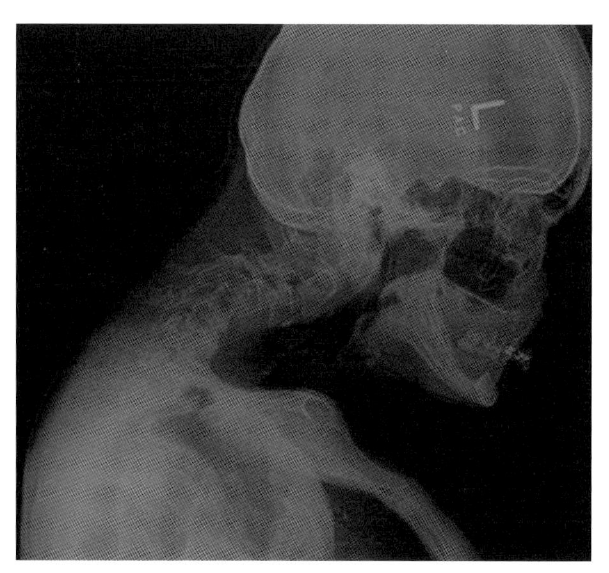

▲ 图 120-15 头颅下垂综合征患者的侧位 X 线示后凸畸形和严重矢状位失衡

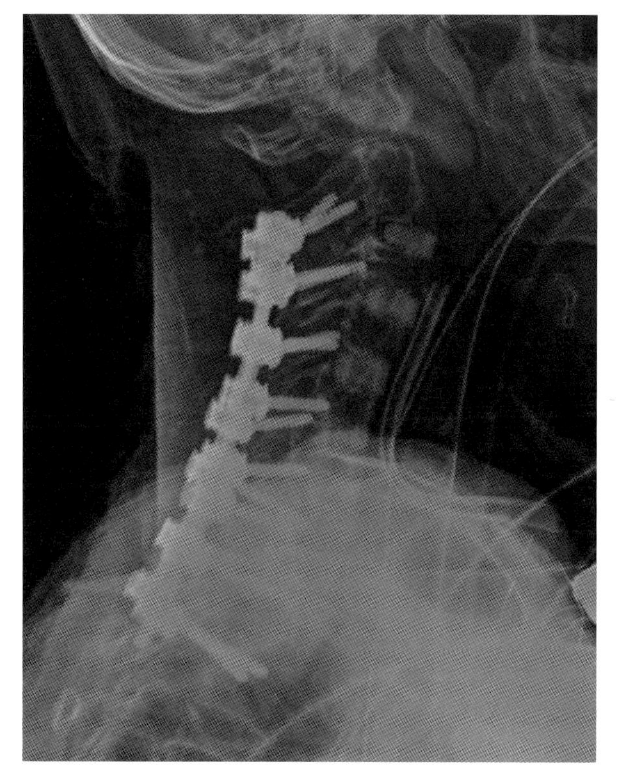

▲ 图 120-16 C_2～T_1 ACDF 和后路 C_2～T_2 融合术后侧位 X 线，颈椎前凸和矢状位平衡恢复良好

十四、先天性和多种临床表现的颈椎后凸畸形

许多遗传性疾病的临床表现里包括颈椎后凸

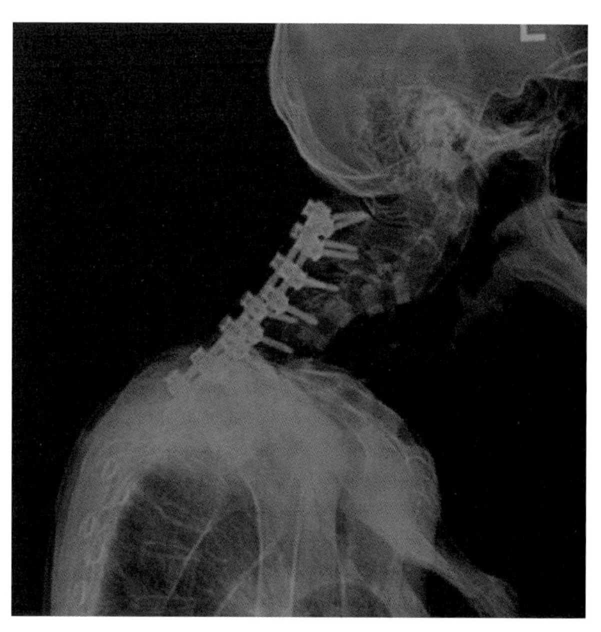

▲ 图 120-17 内固定失效近端螺钉拔出，后凸畸形复发，矢状位失衡

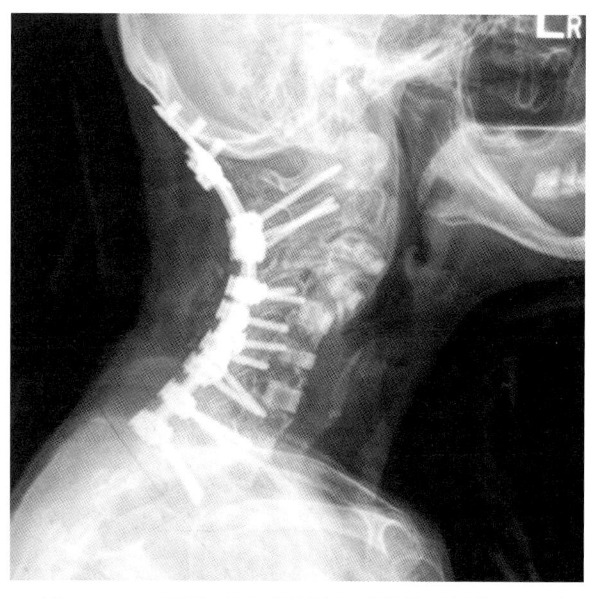

▲ 图 120-18 翻修手术延长固定到枕骨后侧位 X 线片。C_2～C_4 仍有部分后凸，颈椎整体为前凸，矢状位曲度较术前明显改善

畸形，如 Larsen 综合征、成骨不全、Klippel-Feil 综合征和神经纤维瘤病。这些后凸的治疗需要评估以下因素，即后凸畸形的自然病史、患者年龄、神经功能情况、内置物强度，最重要的是要了解该疾病的伴随情况，以保证安全地对患者进行治疗。

Larsen 综合征是一种细丝蛋白 B 基因突变导致的结缔组织疾病，表现为韧带松弛、多关节脱位、面部发育异常和严重的颈椎后凸畸形 [53]。该后凸畸形由椎体发育异常导致，早期出现而且快速进展，患者年轻时即可出现神经功能障碍而需行手术治疗。Angsanuntsuk 发现该类患者接受初次手术的平均年龄仅 4 岁，术前 60% 的患者有神经功能障碍 [54]。

骨畸形性发育不良是硫酸盐转运蛋白基因（*DTDST*）突变导致的罕见的骨骼发育不良，表现为典型的花椰菜样耳朵、搭便车样拇指、四肢近端短小。Larsen 综合征合并的后凸畸形逐渐进展，而畸形发育不良合并的后凸畸形有时可以自愈，尤其是后凸角度低于 60° 时 [55]。畸形发育不良后凸的治疗原则是观察畸形进展和神经功能情况。出现神经功能障碍或持续进展的后凸需手术治疗。

病例 120-5：肾性骨营养不良

26 岁女性，有多种疾病，包括原因不明的骨骼发育不良，22 岁诊断 CAD s/p MI，因 ESRD 多年行透析治疗。3 周前出现颈痛、四肢感觉异常和下肢无力。CT 示 C_5～C_7 椎体骨质破坏，明显后凸畸形（图 120-19）。MRI 示后凸节段脊髓受压（图 120-20）。手术行前路 C_5～C_7 椎体次全切除，后路 C_2～T_2 减压固定融合术，术后颈椎曲度明显改善（图 120-21）。

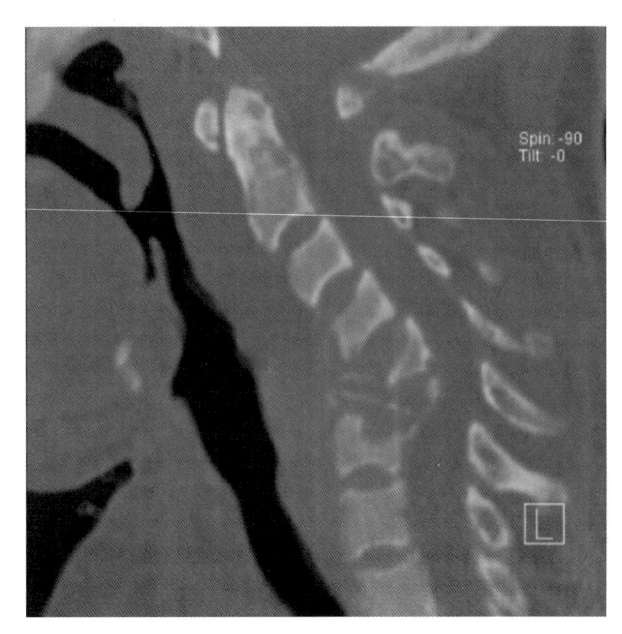

▲ **图 120-19　术前矢状位 CT 示 C_5、C_6 和 C_7 椎体破坏和塌陷，导致后凸**

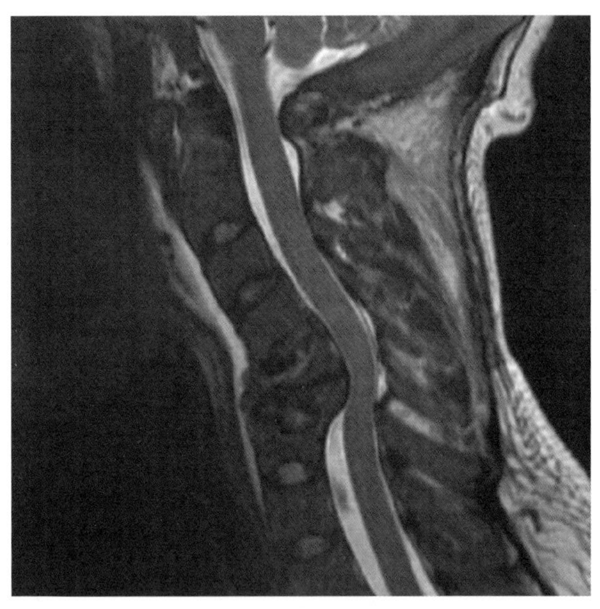

▲ **图 120-20　矢状位 MRI T_2 加权像示颈椎后凸，后凸节段脊髓受压**

十五、强直性脊柱炎和僵硬性后凸畸形

强直性脊柱炎患者往往不能维持平视姿势，颈胸段后凸往往导致颌眉角增大和不能平视。强直性脊柱炎患者后凸僵硬，前后方均融合，往往需要截骨才能矫正后凸畸形。一种矫形角度计算方法是测量颌眉角和颈胸段后凸角度，矫形后使颌眉角维持 0°，从而恢复平视姿势 [56]。经椎弓根截骨一般位于 C_7 椎体，因为 C_7 横突孔一般无椎动脉走行，C_8 神经根发出于肋骨之上，相对松弛。C_7 节段 PSO 可以达到 35° 的矫形效果，其他节段联合 Smith-Peterson 截骨可以进一步提高矫形效果 [57]。

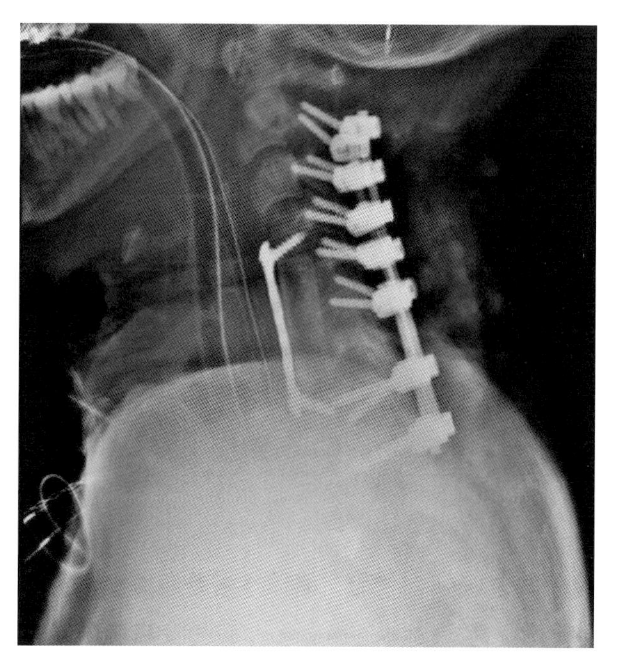

▲ 图 120-21　三节段椎体次全切除联合同种异体髂骨块植骨、后路 C_2～T_2 融合术后侧位 X 线

病例 120-6：颈椎截骨矫形

65 岁男性患者近几年平视困难，身体多年来保持屈曲姿势，目前不能主动及被动抬头。X 线示严重僵硬性颈胸段后凸（图 120-22）。由于畸形僵硬，手术行 C_7 经椎弓根截骨，后路 C_2～T_6 固定融合术。术后 X 线示 C_2～C_7 SVA 仍比正常值大，但患者术后平视恢复良好（图 120-23）。

十六、结论

颈椎不稳定和后凸是由于颈椎的稳定解剖结构破坏导致的过度活动和进行性畸形，不稳定和后凸都可以导致神经功能障碍。在治疗此类患者时，首先需仔细询问病史和查体，分析影像学病变位置以明确诊断。动力位 X 线可以明确严重畸形的柔韧性，但慎用于严重不稳定的患者。术前计划是手术成功的关键，手术的目标是获得神经减压、脊柱稳定和恢复曲度。

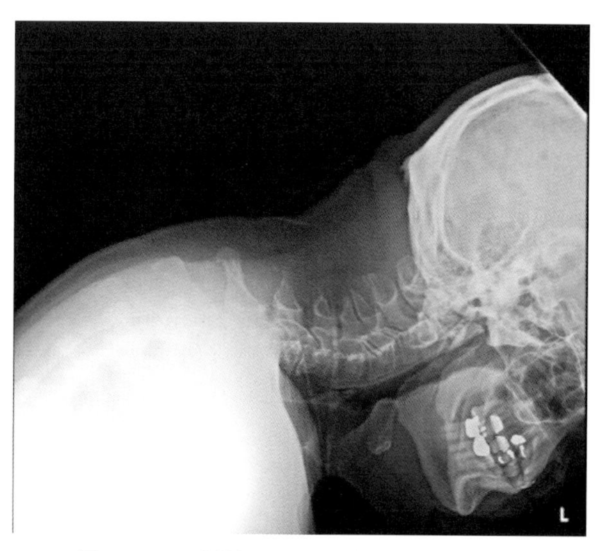

▲ 图 120-22　侧位 X 线示颈胸段僵硬性后凸畸形

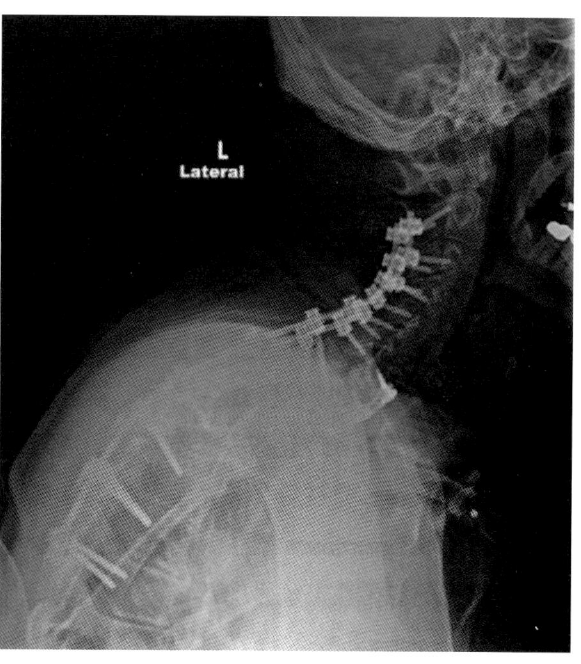

▲ 图 120-23　C_7 PSO 和后路固定融合术后侧位 X 线。术后 C_2～C_7 SVA 仍比正常值大，但整体曲度明显改善，术后颌眉角和平视改善良好

第121章 Scheuermann 脊柱后凸畸形的手术治疗

Surgical Treatment of Scheuermann Kyphosis

Stephen G. George　Harry L. Shufflebarger　著

吴子祥　赵　雄　译

一、概述

1920 年，丹麦骨科兼放射科医生 Holger Werfel Scheuermann 报道了一种以发育性胸椎僵硬性后凸为特征的临床疾病[1]，这种疾病后来被正式命名为 Scheuermann 脊柱后凸。然而，其他几位学者的工作对我们进一步理解这种疾病亦至关重要。1964 年，Sorensen 进一步定义了该病的诊断标准，提出在侧位片上，顶椎区域 3 个以上相邻椎体楔形变＞ 5°（图 121–1）[2]。其他学者认为脊柱后凸度＞ 45° 且有一个楔形椎，可以诊断为 Scheuermann 脊柱后凸[3]。尽管影像学描述略有不同，Scheuermann 脊柱后凸仍然是青少年和成人常见的结构性矢状面畸形。

Scheuermann 脊柱后凸总的患病率为 0.4%～8.3%。Scheuermann 认为这种疾病主要见于男性。然而，Bradford 等[4] 认为女性的患病率高于最初的假设。另一些学者认为男性和女性之间发病率无差异[5]。胸椎后凸的正常值是 10° ～45°，但是矢状面曲度可以随年龄增加而发生变化，成人可增加到约 50°[6]。

Scheuermann 脊柱后凸的病因尚不清楚。致病机制包括骺环缺血性坏死、软骨内骨化的抑制、椎间盘突出穿破终板及持续存在前血管沟[3]。组织病理学研究表明软骨内骨化异常（如骨软骨病）与 Blount 病相似，椎体终板胶原减少和黏多糖增加。尽管对 Scheuermann 病的发病机制尚未达成共识，但大多数学者认为生物力学因素对畸形的发生和发展有重要的作用。腘绳肌紧张可能导致骨盆前倾困难，胸椎代偿性屈曲应力增加，造成脊柱后凸与畸形进展。

虽然椎体楔形变是这一畸形的典型特征，但其为原发性还是继发性目前尚不明确。其他病因研究旨在阐明 Scheuermann 是否有遗传倾向，丹麦双胞胎登记处发现单卵双生子比双卵双生子更容易出现畸形。本研究表明，Scheuermann 的遗传率为 74%[7]，需要注意的是，该遗传率没有考虑其他可能影响脊柱后凸的因素。

Scheuermann 的自然史通常是良性的，只有在极少数情况下，这种疾病才会导致神经功能障碍或严重受限。研究表明中度 Scheuermann 患者多出现背痛，他们往往从事需要劳动水平更低、活动范围更小的工作。尽管如此，在受教育程度、缺勤天数及疼痛对日常生活运动的影响程度等方面，Scheuermann 患者与正常人群之间无显著差异。此外，与对照组相比，在自尊、自我意识、使用止痛药或娱乐活动水平方面也无显著差异。但是，值得注意的是，该研究中 Scheuermann 患者组的平均后凸角度仅为 71°[1]。

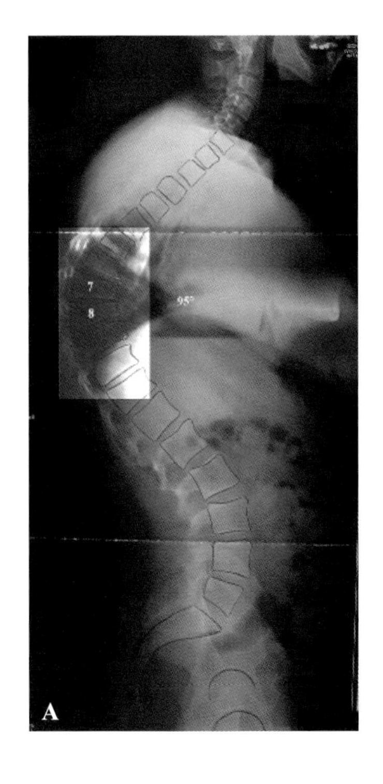

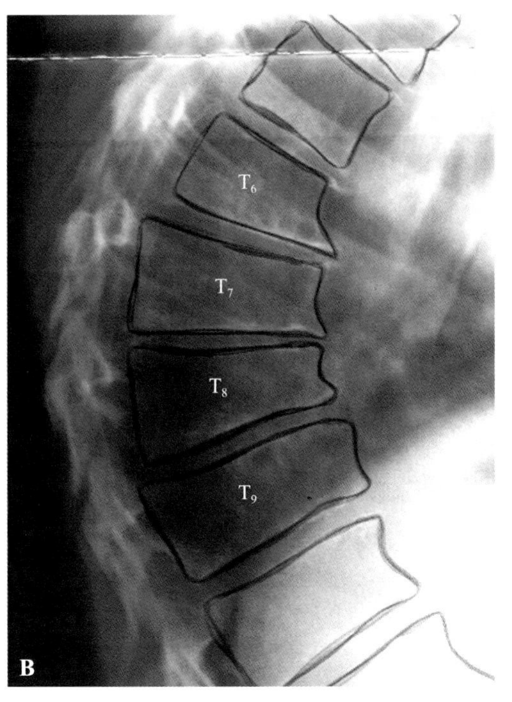

◀ **图 121-1 A. A 和 B 是一位 45 岁男性，为典型严重的 Scheuermann 脊柱后凸，后凸顶点在 T_7～T_8 椎间盘，T_4～T_{11} 的 Cobb 角是 95°，顶椎区的 4 个椎体楔形变；B. 放大图片可见 Scheuermann 的典型表现，即顶椎区椎体前后径拉长、椎体楔形变与椎体前方骨赘形成**

二、临床评估

许多脊柱后凸疾病被误认为 Scheuermann（图 121-2）。在青少年和成人患者中，脊柱后凸都可归因于“不良姿势”。需要对患者进行仔细的临床和影像学评估，以明确是否为 Scheuermann 脊柱后凸。体位性脊柱后凸、椎板切除术后综合征、肿瘤、骨折、神经和先天性疾病都可能导致严重脊柱后凸并需要手术治疗。Scheuermann 所致的青少年脊柱后凸早期就可以出现典型的临床表现。与体位性脊柱后凸不同，Scheuermann 顶椎区存在椎体楔形变，即使脊柱过伸时仍然可见后凸畸形。此外，Scheuermann 患者往往有原发性胸椎后凸畸形伴轻度胸腰段脊柱侧弯。Scheuermann 脊柱后凸可以是“高”位的，其顶椎区位于中胸段；也可以是“低”位的，其顶椎区位于胸腰椎段。后凸的程度和位置在 Adam 前屈试验中清晰可见。

临床上，患者通常会出现疼痛，站立或活动量增加时疼痛加剧。虽然症状最重的部位可能位于畸形最明显的部位，也就是脊柱后凸的顶点，但在邻近颈椎和腰椎过度前凸节段也常出现疼痛，而这些节段的疼痛症状很可能与脊柱前凸过大、后方关节突关节接触应力增加相关。Scheuermann 引起的神经功能损害并不常见。此外，与导致脊柱畸形的其他疾病不同，Scheuermann 通常不伴发相关的并发症[8]。虽然神经损害不常见，但胸椎间盘突出可以导致脊髓损伤。尽管 Scheuermann 合并冠状面和矢状面畸形，但其不一定会引发结构性心脏或肺部并发症，严重畸形可能通过影响胸廓的活动而导致限制性肺部疾病。

三、影像学评估

Scheuermann 患者的影像学评估至少需要后前位（anteroposterior，AP）和侧位脊柱全长 X 线片，需要包含枕骨和骨盆。这些影像可以准确评估脊柱的矢状面和冠状面、局部与整体、力线与平衡状态。后前位片用于评估是否存在轻度的脊柱侧弯。T_2～T_{12} 的正常后凸为 10°～45°，T_{10}～L_2 相对平坦（即 0°），上腰段稍前凸。这些

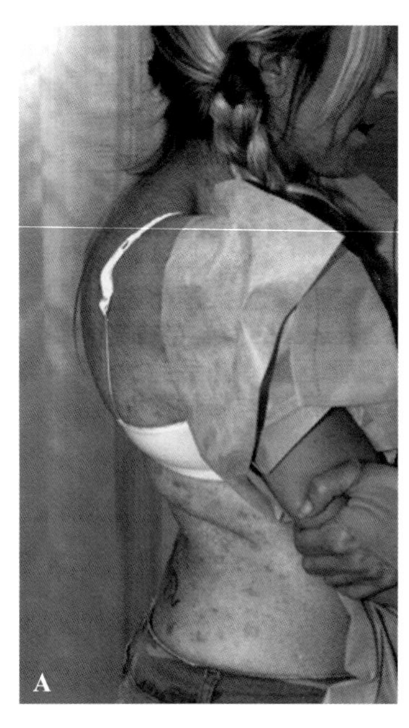
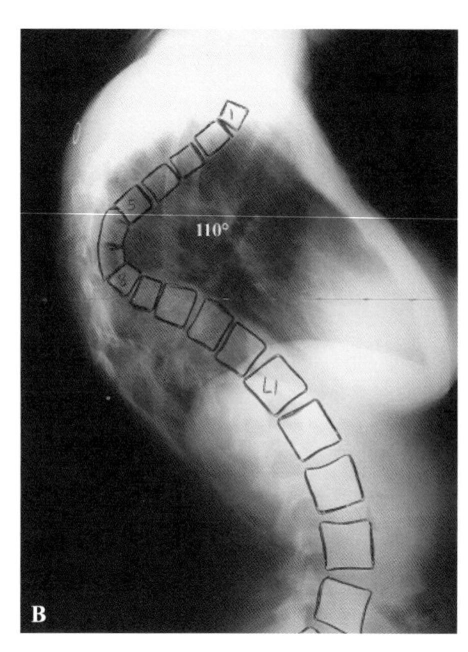

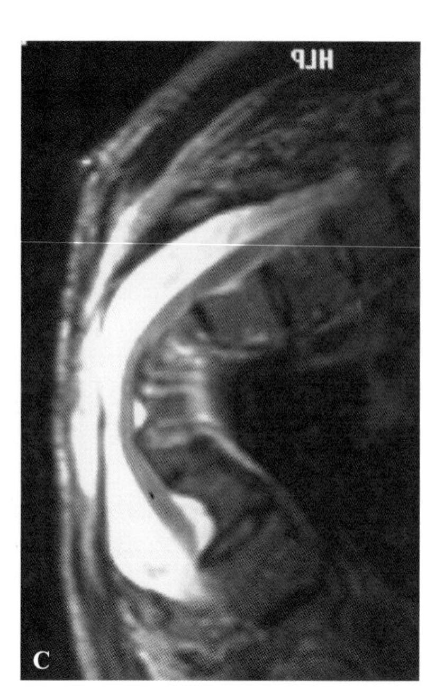

▲ 图 121-2 A. 临床上并非所有脊柱后凸都为 Scheuermann 所致。需要注意临床影像学细节，鉴别脊柱后凸是 Scheuermann 所致，还是其他原因，如本例是神经纤维瘤病所致。B. 侧位片示 $T_5 \sim T_8$ 后凸 110°。这是胸椎椎板切除术后与神经纤维瘤病共同引起的畸形。C. MRI 示典型的神经纤维瘤病的形态学异常，以及在顶椎区域肿瘤对椎体的影响

胸椎、胸腰段后凸与腰椎前凸（40°～70°）是平衡的。腰椎前凸应与骨盆入射角（PI）相匹配，骨盆形态参数在整个生命过程中变化很小。自 C_7 椎体中心测量的 C_7 铅垂线，理想情况下应穿过 S_1 的后上角（图 121-3）。除了胸椎或胸腰段脊柱的后凸畸形外，传统的 Scheuermann 的放射学诊断标准还需包括顶椎区相邻 3 个的椎体楔形变＞ 5°。

Scheuermann 脊柱后凸有 2 种明显的后凸形态，即胸段后凸和胸腰段后凸（图 121-4）。胸段后凸更常见，后凸的顶点约在 T_8 或 T_9 水平。胸腰段后凸的顶椎通常在 T_{10} 和 T_{11}。一般认为胸段后凸畸形往往比较僵硬，而胸腰段后凸相对柔韧。腰椎 Scheuermann 往往与退行性平背类似，以多节段退行性椎间盘疾病为主要影像学表现，而并非表现为楔形椎，这种表现在胸椎 Scheuermann 中较少见。

对于拟行手术治疗的患者需要术前行 MRI 检查，以评估可能存在的脊髓异常，包括硬膜外脂肪瘤、椎间盘突出、滑脱，以及下方固定椎以及远端椎间盘的退行性变性情况。术前对这些病理情况的了解可能会改变手术计划，或提醒外科医生在畸形矫正手术中神经损伤的风险可能会增加。最近的一项前瞻性多中心研究发现，4.7% 的患者由于术前 MRI 检查结果而改变了手术计划[9]。

四、治疗

（一）非手术治疗

Scheuermann 主要采取非手术治疗（表 121-1）。稳定和无症状的畸形不需要治疗。传统上对于骨骼发育不成熟后凸畸形＞ 50° 的患者，推荐使用 Milwaukee 支具治疗[4]。然而，支具治疗＞ 74° 的畸形失败率较高。因此，指南建议将手术治疗与非手术治疗进行区分。对于后凸＜ 75° 的生长期青少年，可以考虑使用支具进行治疗[10]。在支具治疗的同时进行功能锻炼。与脊柱侧弯佩戴支具一样，每天至少佩戴 18h。如有必要，患者可以在夜间去除支具。Milwaukee

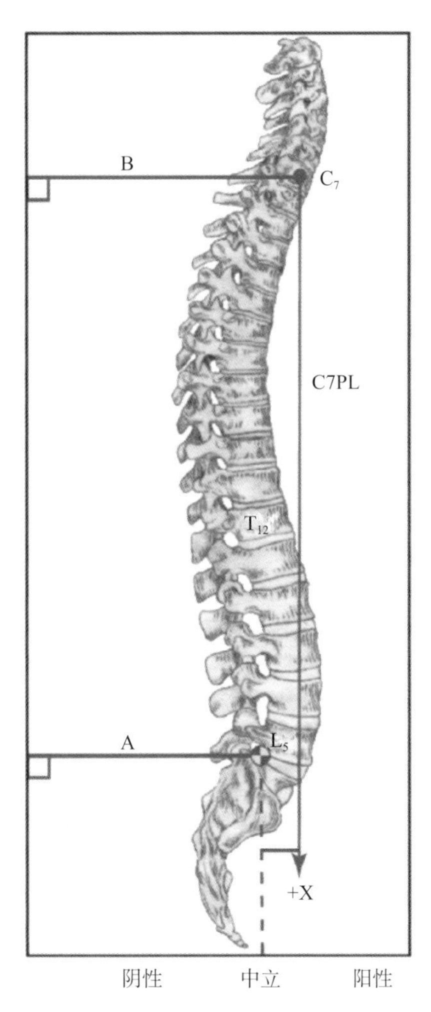

▲ 图 121-3 矢状面曲线对脊柱的整体功能很重要

尽管 **Scheuermann** 脊柱后凸患者胸椎后凸大，但通常通过增加腰椎前凸达到平衡。此类患者矢状位平衡是可接受的，C_7 铅垂线（C7PL）穿过骶骨后上角（引自 O'Brien MF, Kuklo TR, Blanke KM, et al., eds. SDSG Radiographic Measurement Manual. Memphis, TN: Medtronik Sofamor Danek; 2005: 89.）

支具在过去一直受到青睐，胸腰椎–骶骨矫形（thoracolumbar sacral orthosis，TLSO）支具通常在大多数情况下亦可应用，但顶椎过高的患者除外。

（二）手术治疗

成人或儿童症状性 Scheuermann 脊柱后凸的手术治疗旨在改善脊柱平衡，包括手术节段与邻近的颈椎和腰椎代偿节段。手术治疗的主要目的是减轻受累部位的疼痛，改善整体矢状面曲线、外观，以及改善与健康相关的生活质量[11]。手术治疗的适应证包括畸形进行性进展、局部疼痛、不可接受的外观、限制性肺病、神经功能损害（表 121-2）。症状性胸椎后凸 > 75° 通常需要手术。患者对有症状的胸腰段后凸通常耐受性较差，因此手术治疗的阈值可能低于胸椎。然而，对于 Scheuermann 脊柱后凸患者，不应该草率做出手术治疗的决定。Lonner 等[12]发现，与青少年特发性脊柱侧弯患者相比，Scheuermann 脊柱后凸患者手术治疗的主要并发症发生率增加了 3.9 倍，感染率和再手术率明显增高。

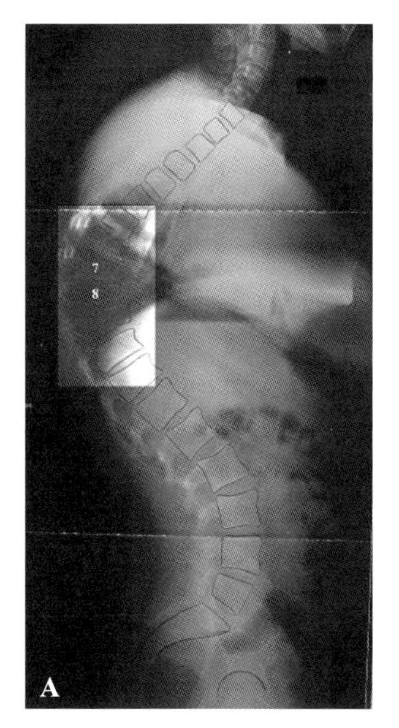

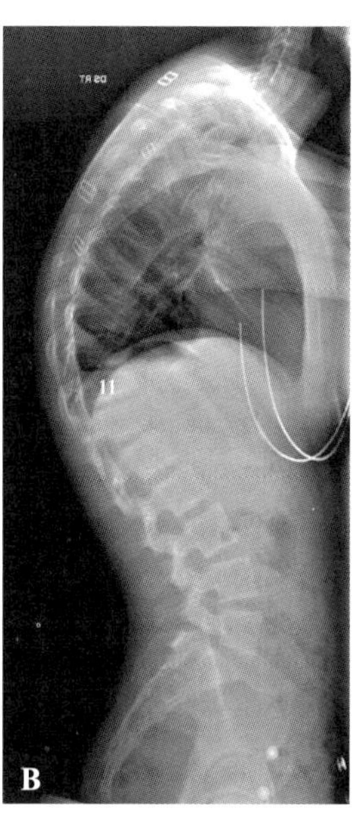

▲ 图 121-4 **Scheuermann** 脊柱后凸畸形之间可能存在细微差异

Scheuermann 脊柱后凸可表现为顶点位于高位胸椎，如图 A 所示，后凸顶点位于 T_7～T_8 椎间盘水平。另外，如图 B 所示顶点位于低位胸椎 T_{11}。高位胸椎顶点往往畸形较为僵硬，而胸腰段为后凸顶点的畸形柔韧性通常较好。顶椎位置低还提示获得并维持远端的矫形与固定会更加困难

表 121-1 非手术治疗的适应证

- 无疼痛的畸形
- 后凸 < 80°
- 成人、稳定、无症状性后凸（任何角度）
- 可以接受外观
- 无神经症状

可以通过健康结果问卷来评估临床脊柱畸形对患者自尊和自我认知的潜在影响。Murray 等[13]的

表 121-2　手术治疗的适应证

- 后凸进行性进展
- 伴有疼痛
- 外观不能接受
- 限制性肺部疾病
- 神经功能障碍

一项研究发现，与对照组相比，Scheuermann 患者单身更为多见。这表明，体态、自我形象、自信和社会化之间可能存在某种关系，这对社会交往至关重要。尽管客观的影像学对治疗决策很重要，但患者对疾病和畸形的认识是临床诊疗的重要组成部分，应该在手术决策中发挥重要作用。

在过去的几十年里，Scheuermann 脊柱后凸的外科治疗技术已经取得明显进展。早期使用 Harrington 加压、撑开的内固定技术在实现和维持矫正方面存在明显的局限性。此后，用于矫正脊柱后凸的器械包括 Harrington 非节段固定钩、节段固定钩、椎板下钢丝，以及使用钩和椎弓根螺钉的混合固定器械。前路和后路技术在不同时期受到青睐。然而，最近的研究发现，以后路为基础的技术有较低的并发症发生率和较短的住院时间[14, 15]。目前手术治疗主要通过后路进行[8, 16]，通过双侧椎弓根螺钉固定矫形。然而，矫形的关键是进行充分的骨性结构和韧带结构的松解。这些松解是通过各种截骨术实现的。对 Scheuermann 最实用和标准的松解技术包括胸椎的 Smith-Peterson 截骨术或 Ponte 截骨术及 Shuffleberger 所描述的腰椎后路广泛松解术[2, 17, 18]，尽管器械的改进可以达到更有效的脊柱畸形矫正，但最终矫形是否成功取决于松解的效果。通常胸椎 Ponte 截骨可以获得充分的后路松解，然而术中脊柱柔韧性的评估将决定是否需要更高级别的截骨技术，如经椎弓根截骨术（PSO）[19]（病例 121-1 和表 121-3）。对于僵硬的畸形、多节段椎体明显楔形变或后凸＞ 100° 时，需要在 1 个或 2 个节段行 PSO，以达到满意的矫形。PSO 是 Ponte 截骨的进一步延伸，Ponte 截骨完成后，在拟行 PSO 的节段切除椎板和双侧椎弓根，然后在椎弓根正下方楔形切除椎体，可以使截骨部位达到 30° ～40° 的后凸矫正（图 121-5）[20]。

表 121-3　相关手术技巧

- 单纯后方入路
- 双侧椎弓根螺钉
- 后凸顶椎区 Ponte 截骨

调整截骨宽度以达到预期矫正效果

- 根据术中评估是否行 PSO
  - 以下情况建议行 PSO
    - 顶椎区非常僵硬
    - 顶椎区重度楔形变
    - 后凸＞ 100°
    - 骨质疏松

PSO. 经椎弓根截骨术

选择正确的固定与融合节段是成功纠正矢状面畸形的关键。对于顶椎在胸椎中段或上胸椎的后凸畸形，理想的上方固定椎应与前凸椎间盘相邻，通常为 T_2 或 T_3。远端融合节段由 2 个标准决定：首先，矢状面骶骨中垂线应平分或接近平分预期远端固定椎；其次，该椎体也应位于第一个前凸椎间盘的远端和前凸椎间盘的腹侧，同时确保远端第一个未固定的椎间盘没有退化。如果存在脊柱侧弯，则必须根据脊柱侧弯畸形的末端固定椎体的原则进行调整。内固定过短常常导致畸

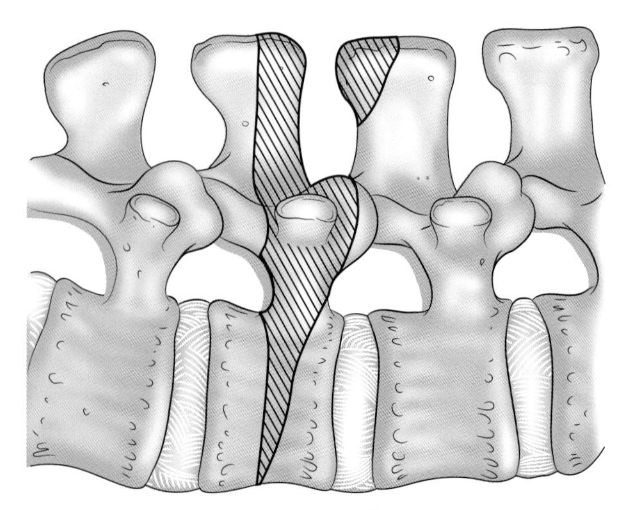

▲ 图 121-5　经椎弓根截骨术示意图

形进展或远端交界性后凸（DJK）。DJK 可能有或没有症状，且并非所有 DJK 都需要翻修手术。近端交界性后凸（PJK）也是一个潜在的问题，其病因不明。最近的研究表明，PJK 的发病率为 25%，低于之前的报道。避免脊柱骨盆不平衡可能会减少 PJK [13, 21, 22]。尽管后路技术可以使脊柱矢状面畸形矫正至正常，但必须注意不要矫枉过正。一般来说，畸形矫正 50% 即足够。矫形＞ 50% 可能会导致 PJK 或 DJK（图 121–6）[23, 24]，代偿性颈椎和腰椎前凸会自发矫正。

术中必须进行脊髓电生理监测，应使用所有可用的监测技术，包括经颅运动诱发电位（TcMEP）、体感诱发电位（SSEP）和经椎弓根螺钉刺激监测。虽然 Scheuermann 脊柱后凸的矫形通常并不复杂，但仍有一定风险 [25]。椎间盘突出、截骨矫形和血管损伤均可引起神经损害。在这些手术操作中，特别是在畸形矫正时，应优化血管生理功能以防止神经功能损害。应采取措施使平均动脉血压升高至≥ 90mmHg，提高红细胞压积以确保氧合最大化。如果截骨矫形矫正角度大，如行 PSO 或椎体切除术，必须注意确保椎管保持通畅。神经监测方面出现的任何明显变化都应立即解决，可以通过升高血压、氧合和红细胞压积，或通过恢复监测信号下降前的任何事件或手术操作来实现。类固醇被认为是脊髓损伤早期的神经保护药，文献报道的效果比目前矫形外科医生普遍认为更为乐观。如果存在脊髓损伤的可能，给予大剂量类固醇所造成的风险是可以接受的 [26]。

（三）手术技术（表 121–3）

手术在 Jackson 手术床上进行 [27]。为了辅助体位复位，胸垫和骨盆垫的距离要比平时更大，以便在显露时通过重力逐渐减少后凸。脊柱完全显露后（图 121–7 和图 121–8），切除胸腰椎小关节。为了更好地完全切除小关节，应在置入椎弓根螺钉前进行，椎弓根螺钉的存在将使小关节突关节切除变得困难（图 121–9）。椎弓根螺钉内固定采用 Shufflebarger 所述透视技术 [28]，除最头侧 2 个节段所有中线结构需要保留外，每个节段棘间韧带均要切除。然后根据需要缩短或切除棘突以达到椎板间隙（图 121–10 和图 121–11）。将切除的骨组织保存起来，以备用于植骨。显露黄韧带，应用宽的双动 Leksell 咬骨钳在中线处将其切除。然后用 Kerrison 咬骨钳切除残余黄韧带至小关节突外侧。Kerrison 咬骨钳继续向外切除相应节段下方椎体的上关节突。同样的技术用于胸椎和腰椎，完成一系列 V 形截骨术。根据复位矫形的要求，对截骨的头尾侧进行扩大。将棒置于近端螺钉槽并锁紧（图 121–12 和图 121–13），通过悬臂梁技术将棒置入远端螺钉槽内（图 121–14 和图 121–15）。在畸形顶椎区使用复位螺钉，双侧交替压棒进行矫形复位。棒放置完成后，可通过局部节段加压进一步完成矫形（图 121–16）。最后锁紧所有内固定。后方结构去皮质后，植入自体骨与同种异体骨完成后方融合。术后第 1 天即可无须支具保护下地行走，通常在术后2～3天出院。

五、结论

Scheuermann 脊柱后凸是青少年和成人常见的脊柱畸形，治疗通常可采用观察或保守治疗，有时需要采用外科手术。由于许多客观和主观原因，需要外科手术。与前路手术相比，后路手术更有效，相关风险更低。Scheuermann 脊柱后凸的标准手术方案包括后路脊柱截骨 / 松解、植骨融合内固定术。椎弓根螺钉固定和脊柱截骨相结合，通常可以满意地矫正脊柱后凸畸形，应避免矫枉过正，保持脊柱 – 骨盆平衡。严重的神经系统并发症并不常见，但也有可能发生。矫形过程中应注意患者的电生理参数和手术技巧。不应在没有充分脊髓监测的情况下进行此类手术。

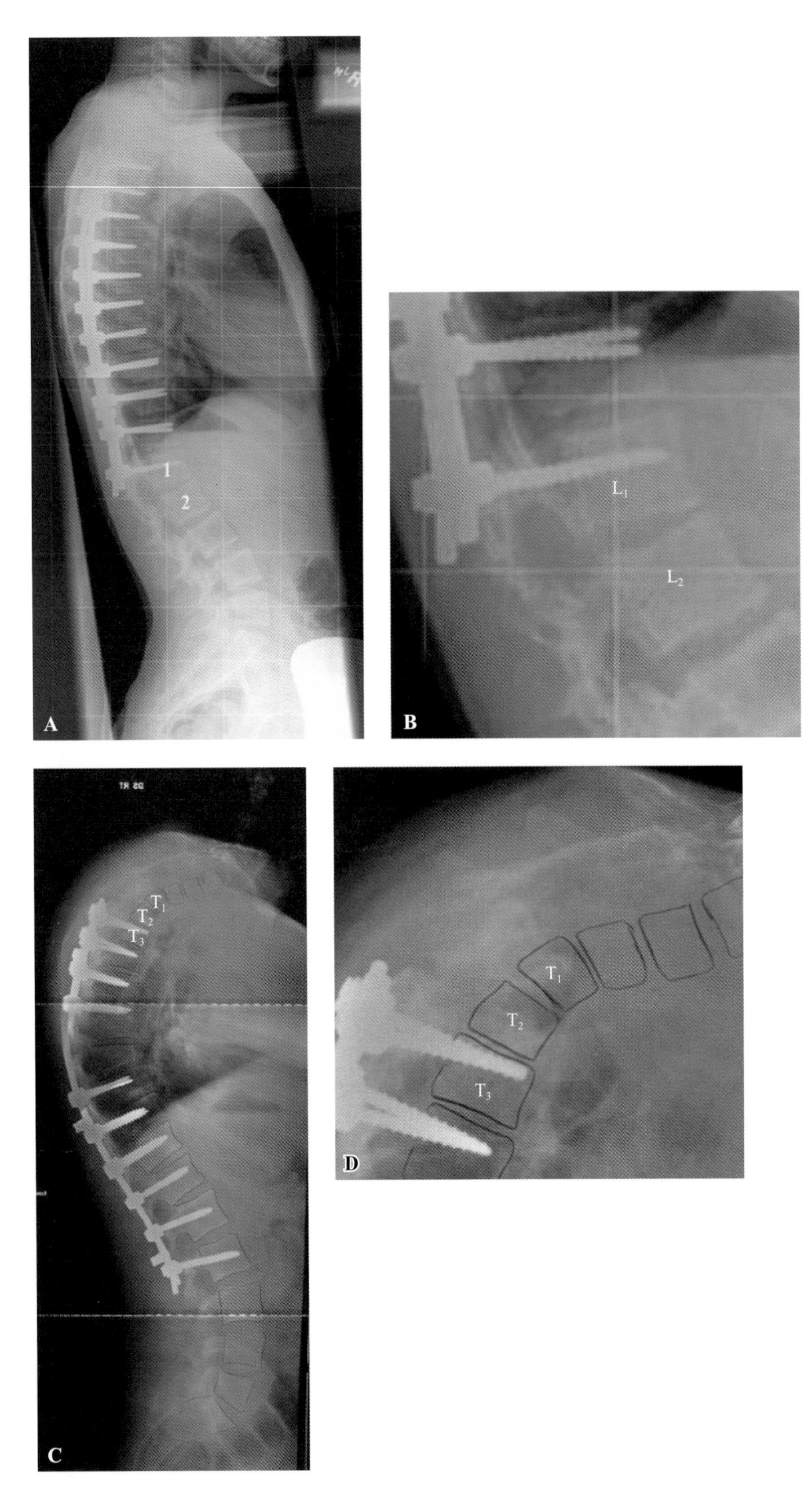

▲ **图 121-6** 远端（**A** 和 **B**）和近端（**C** 和 **D**）出现交界性后凸是脊柱后凸术后常见问题

通常这些交界性后凸无明显的临床症状，只是在影像上看起来不满意。偶尔严重的近端或交界性后凸需要翻修手术

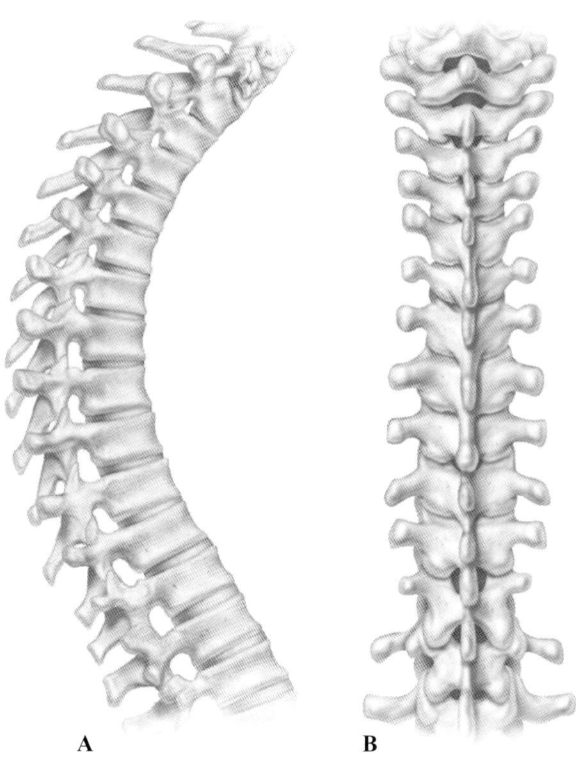

▲ 图 **121-7**　典型的 **Scheuermann** 脊柱后凸的术前矢状面（**A**）和冠状面（**B**）力线

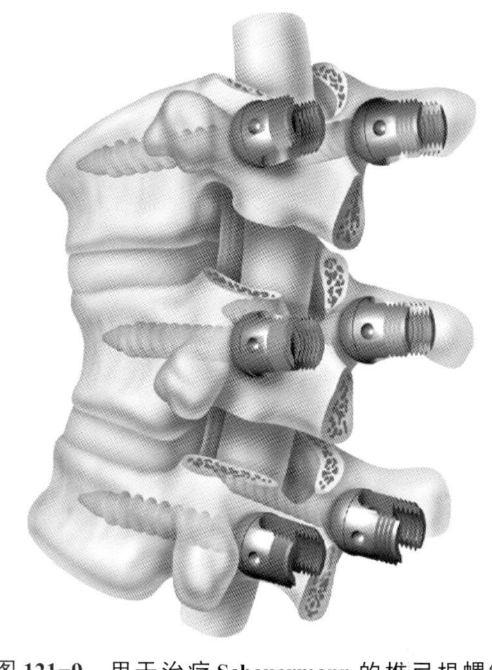

▲ 图 **121-9**　用于治疗 **Scheuermann** 的椎弓根螺钉置入与 **Ponte** 截骨术的近距离三维示意图，由于在置入椎弓根螺钉后，部分患者局部解剖结构太小，难以进行 **Ponte** 截骨

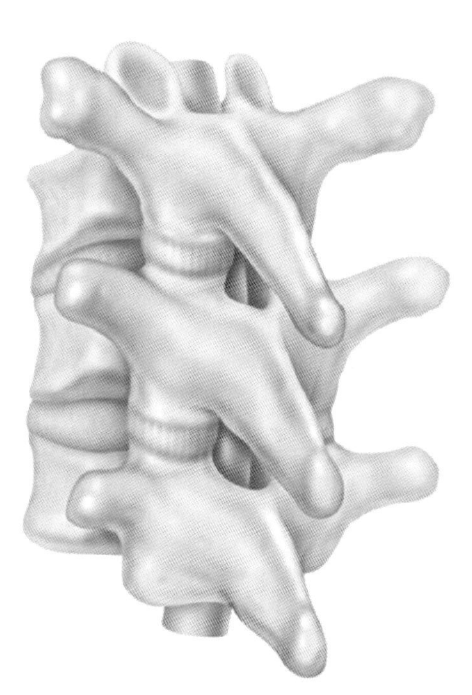

▲ 图 **121-8**　**Scheuermann** 脊柱后凸所需的椎弓根螺钉固定和截骨术相关解剖三维图示

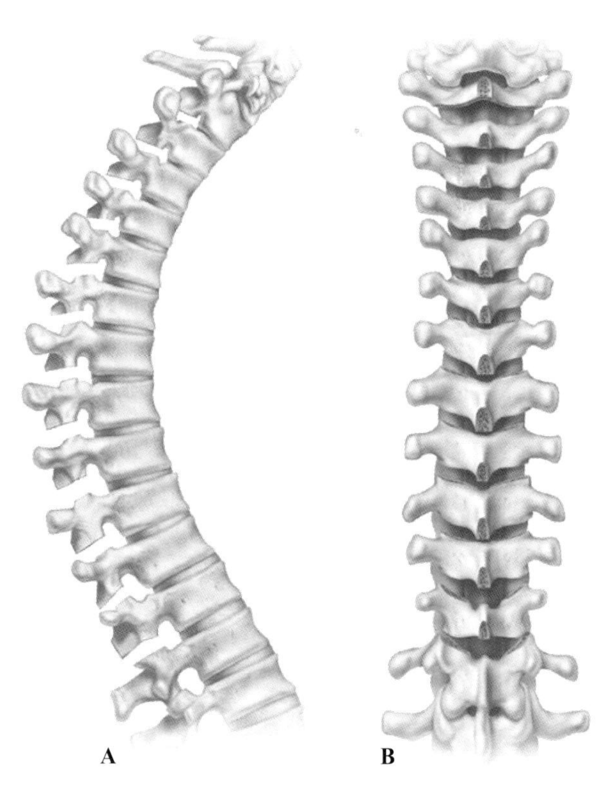

▲ 图 **121-10**　胸椎多节段 **Ponte** 截骨的矢状面（**A**）和冠状面（**B**）图

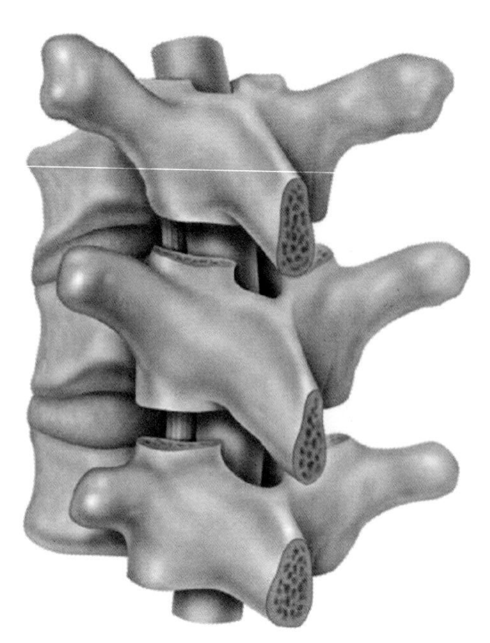

▲ 图 121-11　标准 **Ponte** 截骨术的三维示意图

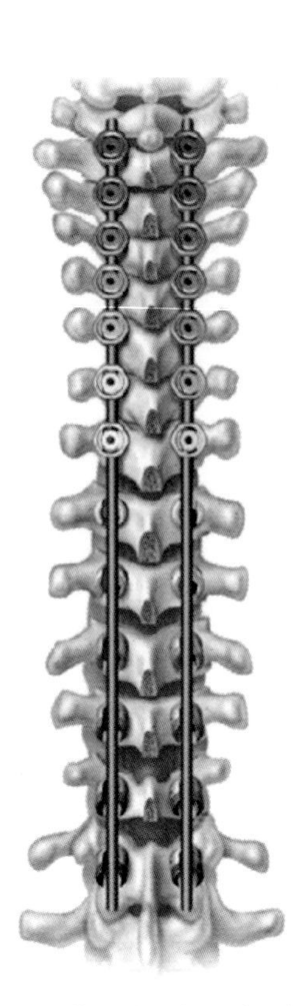

▲ 图 121-13　**Ponte** 截骨术的闭合包括近端放置固定棒，并通过这些截骨部位进行节段性加压，实现截骨部位的近端到远端的闭合

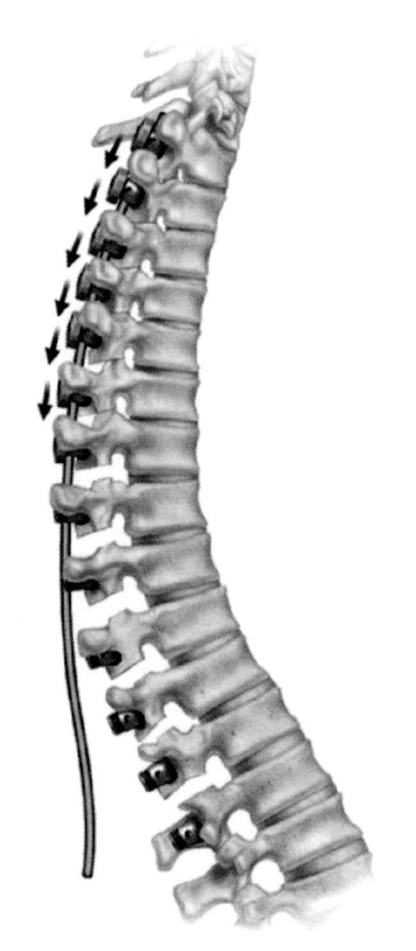

▲ 图 121-12　**Ponte** 截骨术的闭合包括近端放置固定棒，并通过这些截骨部位进行节段性加压，实现截骨部位的近端到远端的闭合

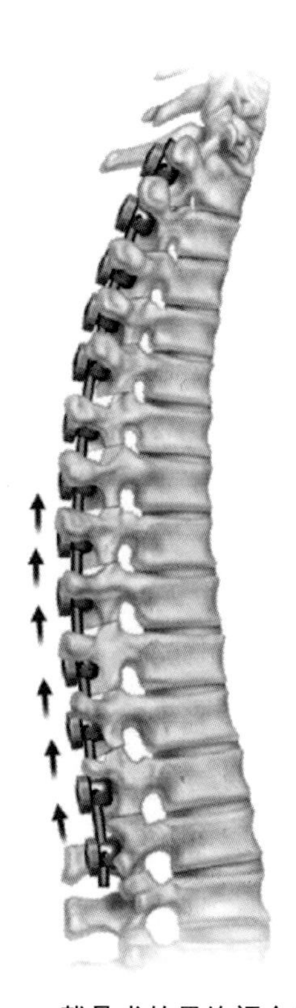

▲ 图 121-14　**Ponte** 截骨术的最终闭合是通过远端 **Ponte** 截骨区向近端截骨区持续加压来实现的，与悬臂梁操作同时进行，将棒置入远端螺钉以达到矫正后凸的目的

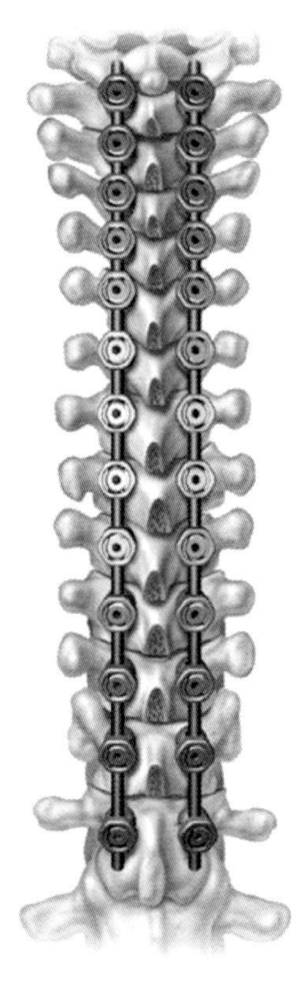

▲ 图 121-15 **Ponte** 截骨术的最终闭合是通过远端 **Ponte** 截骨区向近端截骨区持续加压来实现的，与悬臂梁操作同时进行，将棒置入远端螺钉以达到矫正后凸的目的

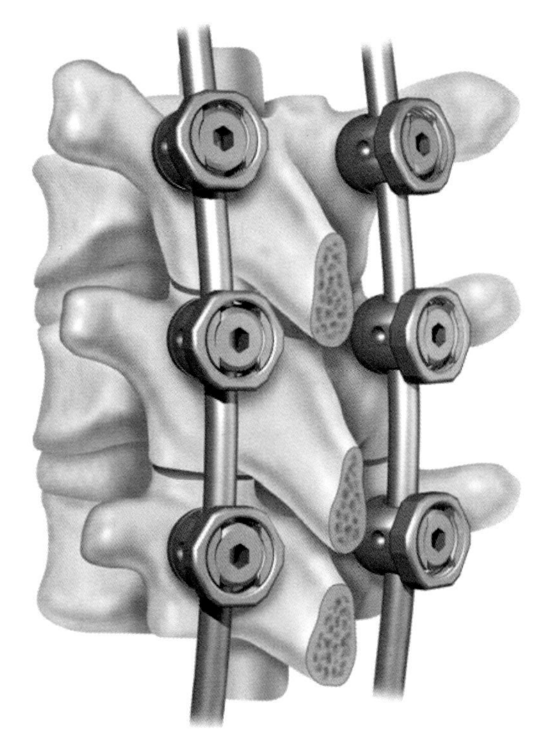

▲ 图 121-16 椎弓根螺钉最终置入和 **Ponte** 截骨闭合后的三维示意图

六、临床病例 121-1

MS 是一名 24 岁男性，有明显的脊柱后凸畸形（图 121-17A 和 B），伴有轻度脊柱侧弯（图 121-17C），这在 Scheuermann 中很常见。侧位片显示（图 121-17D）胸椎顶点并不是很高，但在侧位外观照上比较明显（图 121-17A）。术后外观照（图 121-17E 和 F）显示矢状面的曲度恢复良好。术后 X 线片（图 121-17G 和 H）显示冠状面和矢状面曲度、平衡良好，无明显的近端或远端交界区后凸。

TF 是一位 19 岁的女性，术前外观照片显示存在明显的脊柱后凸（图 121-18A 至 C）。正位片（图 121-18D）显示无明显的脊柱侧弯。侧位片（图 121-18E）显示明显的胸椎后凸，T_4～T_{12} 约 90°。术后外观照（图 121-18F 至 H）显示了良好的矢状面曲线，包括腰椎前凸和胸椎后凸的恢复良好，没有出现近端或远端交界性后凸。术后 X 线片（图 121-18I 和 J）显示良好的冠状面和矢状面力线，无近端或远端交界性后凸。

KS 是一名 16 岁的高水平游泳和排球运动员。患者背痛加重，后凸逐渐进展。临床后前位（AP）和侧位（图 121-19A 和 B）及前屈外观像（图 121-19C）显示中度的“低位”后凸畸形。术前正位片（图 121-19D）和侧位片（图 121-19E）显示 T_{11} 平面轻度脊柱侧弯和低位顶椎的脊柱后凸畸形。对于 T_4～L_2 为 88° 的 Scheuermann 脊柱后凸患者，术后外观照（图 121-19F 和 G）显示良好的冠状面和矢状面曲线，没有任何近端或交界性后凸的迹象。术后 X 线照片（图 121-19H 和 I）证实了良好的冠状面和矢状面序列。请注意，为了改善后凸顶点下方脊柱曲度，行 T_{11} PSO 以获得胸腰段前凸。矢状面曲度满意，未出现任何近端或远端交界性后凸。

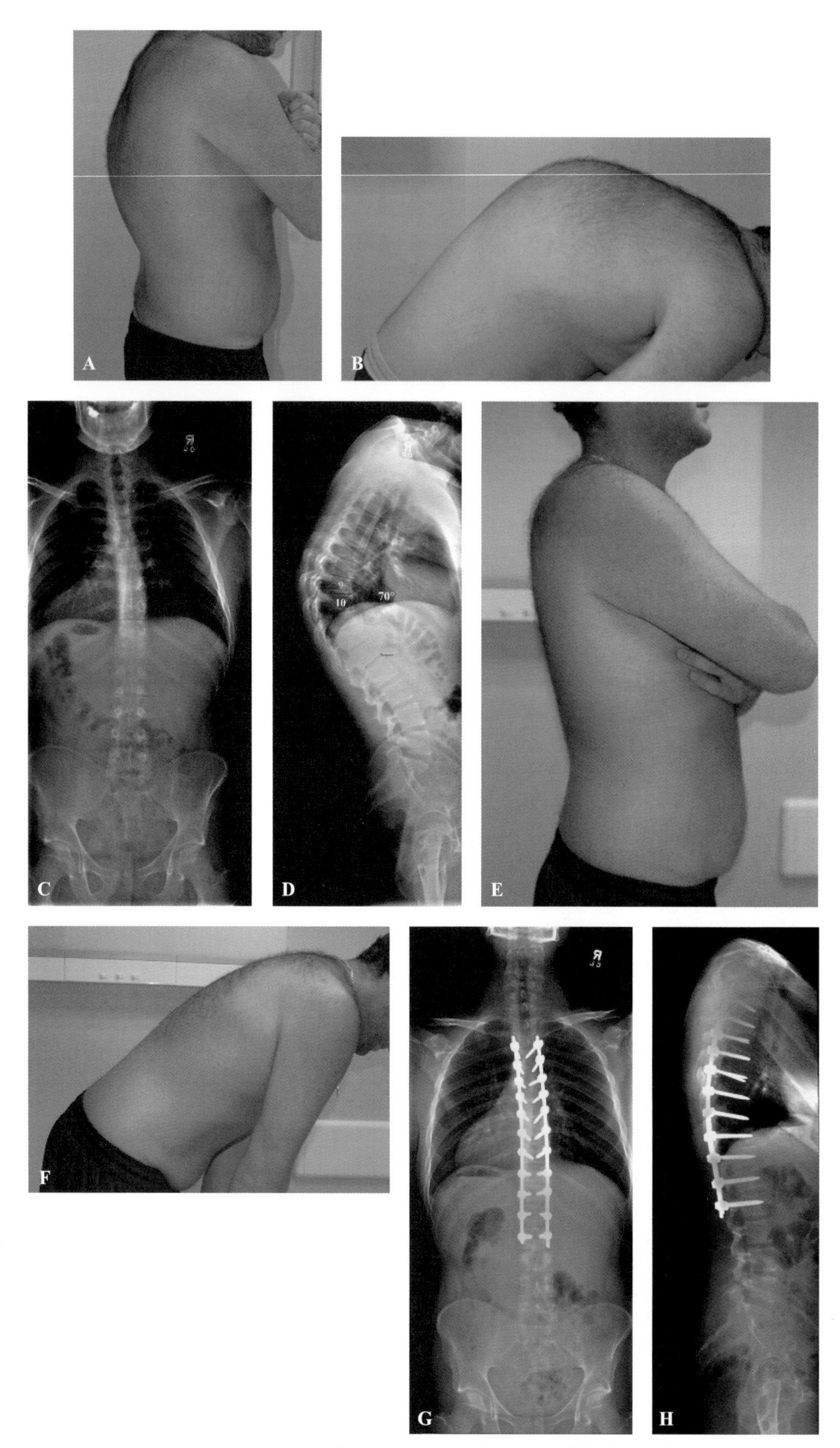

▲ 图 121-17　24 岁男性 Scheuermann 病脊柱后凸伴轻度脊柱侧弯

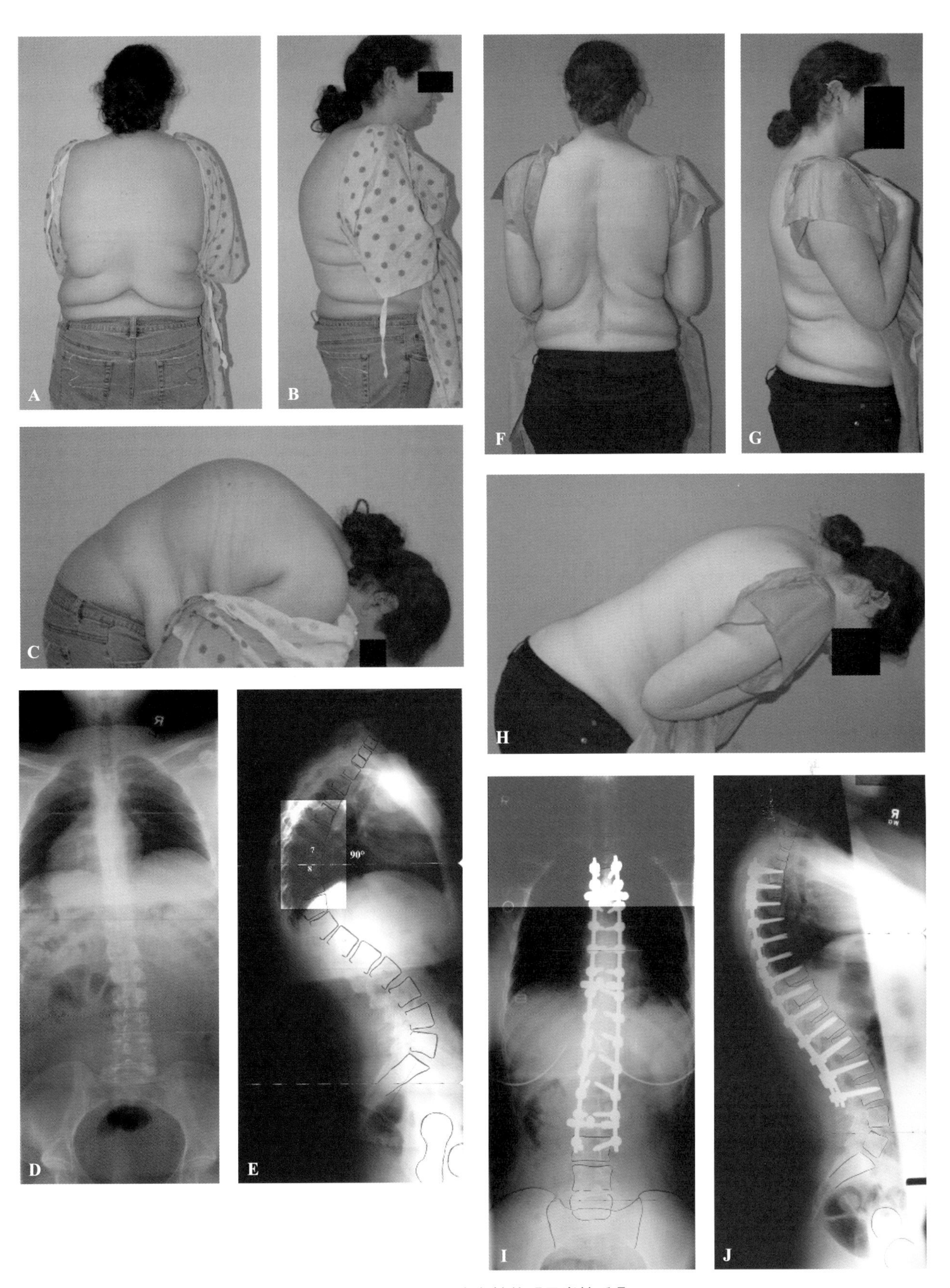

▲ 图 121-18　19 岁女性伴明显脊柱后凸

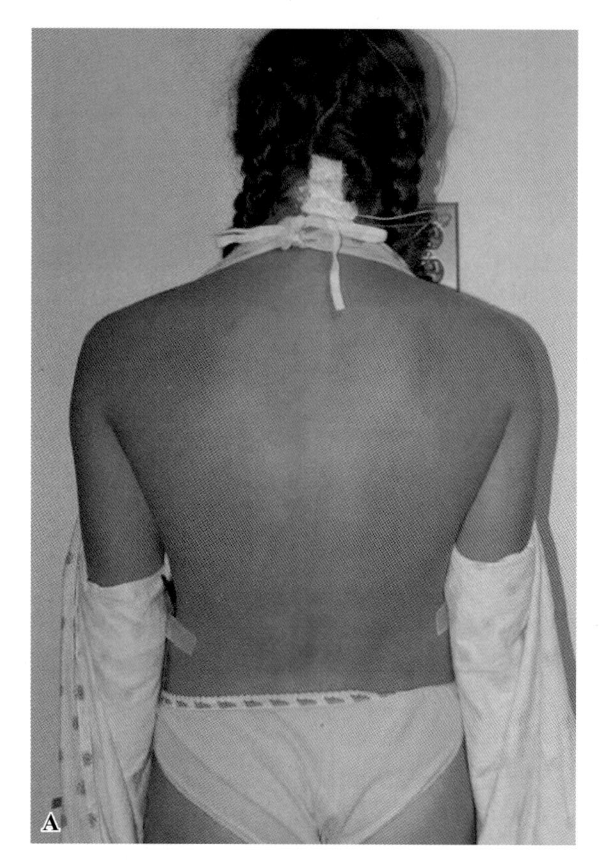

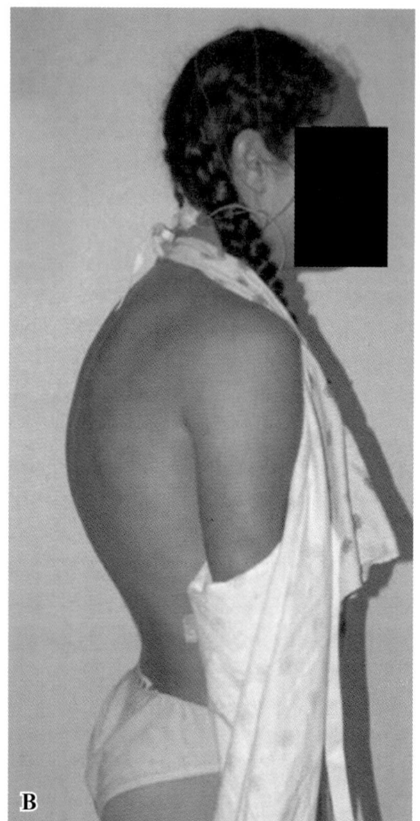

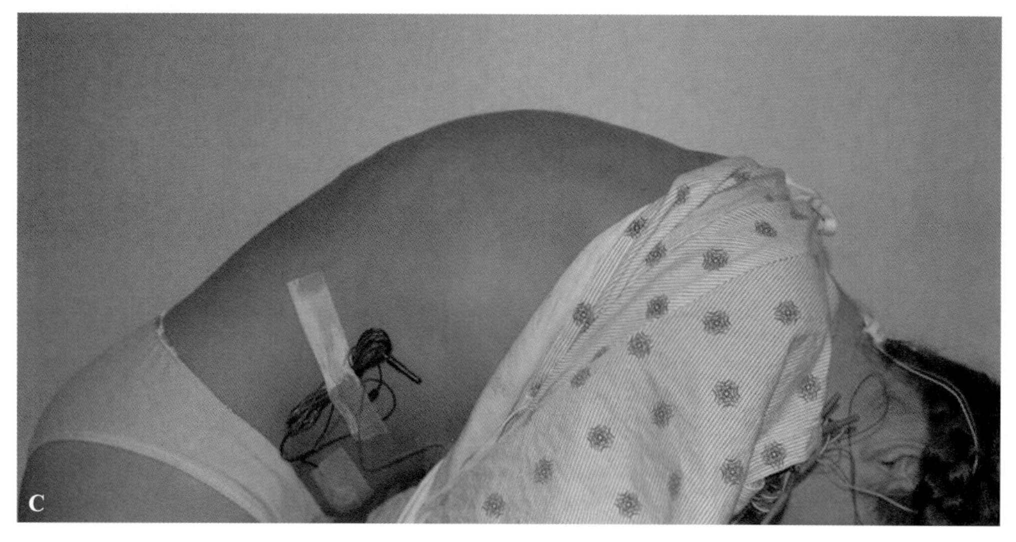

▲ 图 121-19　16 岁 Scheuermann 病脊柱后凸患者

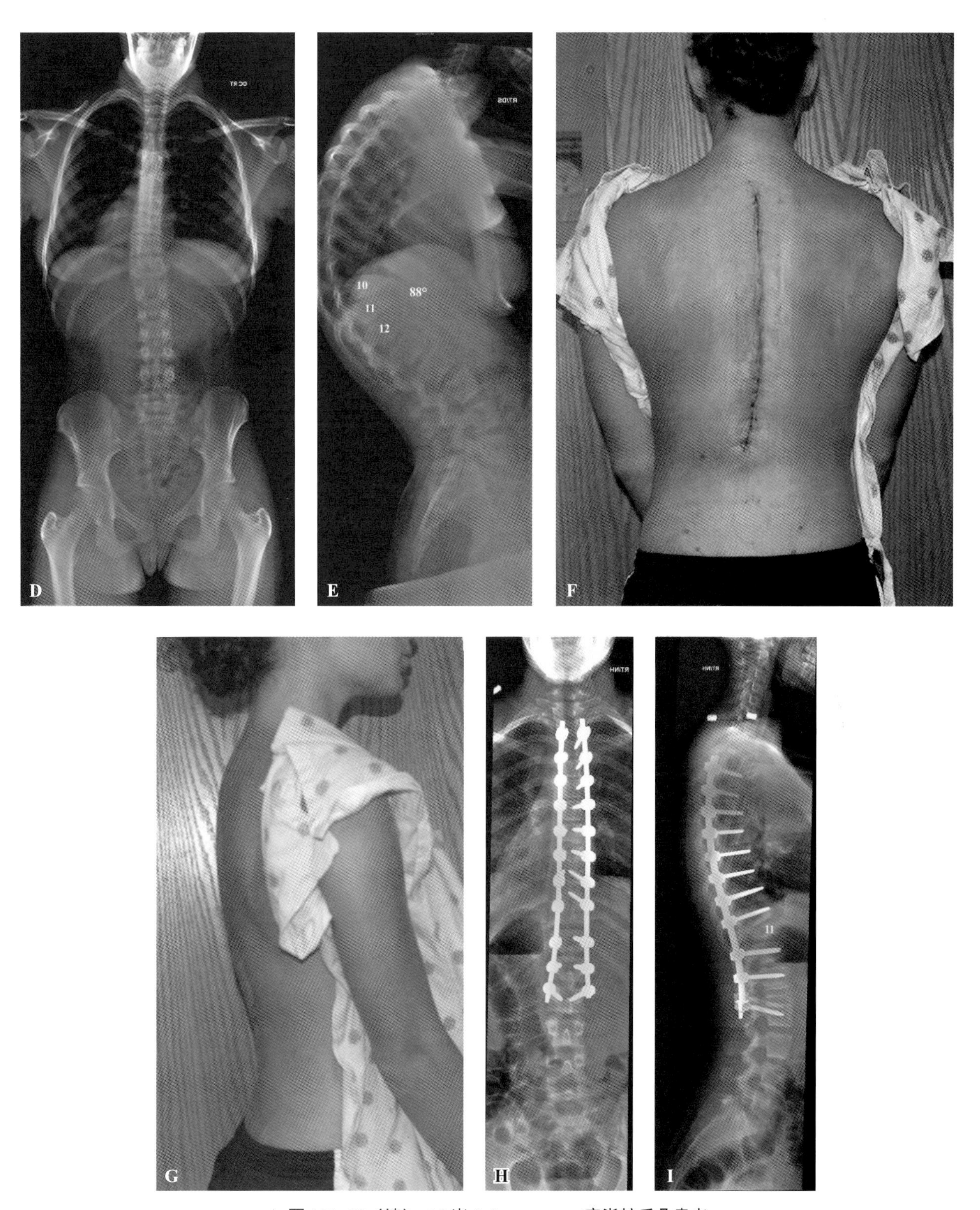

▲ 图 121-19（续）　16 岁 Scheuermann 病脊柱后凸患者

第122章 迟发性创伤后脊柱畸形：临床表现及治疗方案

Delayed Posttraumatic Deformity: Presentation and Management

Owoicho Adogwa　Jacob M. Buchowski　著
陶惠人　王　斐　译

一、概述

除骨质疏松性骨折外，美国每年还有 15～16 万人发生脊柱骨折。虽然骨折的严重程度差别很大，但约有 20% 的脊柱骨折患者合并脊髓损伤[1-3]。脊柱骨折对患者本人及其家庭的打击都是灾难性的，尤其是存在永久性脊髓损伤时。脊柱创伤包括近期和远期并发症，其中创伤后脊柱畸形的形成，可能导致患者生活质量进一步恶化，而针对创伤后脊柱畸形的治疗往往极具挑战性。

二、流行病学

美国每年有 1～1.7 万新发的急性脊髓损伤，发病率为（3.2～5.3）/10 万[1, 2]。急性脊髓损伤往往与外伤相关，患者年龄分布呈双峰型，15—24 岁和 50 岁及以上为高发人群，平均年龄为 33 岁[1, 2, 6]。以外伤为主要原因的急诊入院患者中，约 2.6% 合并急性脊髓损伤[2, 4, 5]，急性脊髓损伤约 55% 发生在颈椎，30% 发生在胸椎，其余 15% 发生在腰椎，而其中 43%～46% 的患者存在损伤平面以下感觉和运动功能完全丧失。幸运的是，由于安全标准的提高和紧急医疗服务的进步，包括合理制动和创伤护理水平的提高，脊髓损伤的发生率逐年下降。随着脊髓损伤发生率的下降，其整体死亡率和不完全脊髓损伤向完全脊髓损伤进展的情况也在下降[2, 7]。由于生存率的提高，越来越多的患者面临着脊柱骨折的远期并发症，因此，创伤后脊柱畸形的患病率正在增加[7-9]。

三、患者临床表现

创伤后脊柱畸形的形成多发生在严重创伤后，但也可能发生在骨质较差的轻微创伤的患者，如伴有骨质疏松症、强直性脊柱炎、获得性迟发性成骨不全症，以及其他内分泌或遗传性等疾病时。创伤后脊柱畸形的患者可能在尝试支具塑形或手术干预后，就没有任何后续的治疗。而不管创伤后畸形的病因是什么，也不管最初的治疗方法是什么，患者最常见的远期并发症包括矢状面和（或）冠状面畸形、疼痛加重、神经功能损害或这些并发症合并出现等[10]。

四、创伤后脊柱畸形

创伤后畸形的合理治疗依赖于对脊柱正常

的矢状面和冠状面序列的全面了解[7]。胸椎、胸腰段和腰椎节段共同组成了一个完整的脊柱矢状面序列。评估每个节段对整体矢状面序列贡献的最好的方法是测量其相应节段产生的前凸或后凸的度数。通常规定，脊柱后凸度数为正，前凸为负。胸椎矢状面序列的测量一般从 T_2 上终板到 T_{12} 下终板，但由于上胸椎往往难以辨认，因此胸椎后凸角度测量也可从 T_4 上终板到 T_{12} 下终板。正常成人胸椎后凸角度在 +20°～+50°，平均为 +35°[11, 12]。中段胸椎后凸角度测量通常从 T_5 的上终板到 T_{12} 的下终板，正常范围在 +10°～+40°。胸腰段（T_{12}～L_1）是从脊柱后凸向脊柱前凸过渡的区域，在脊柱序列中通常是处于中立位[11]。该过渡区的矢状面测量通常是从 T_{10} 的上终板到 L_2 的下终板，一般处于中立位或轻度的前凸。腰椎的矢状面测量是从 T_{12} 的上终板到 S_1 的终板，正常范围在 −40°～−80°，平均约为 −60°[11, 12]。当对整个脊柱的矢状面轮廓进行逐节段检查时发现，胸椎后凸通常始于 T_1～T_2（在此节段平均为 +1°）并且逐节增加，在 T_6～T_7 达到后凸的顶点，角度约为 +5°。在后凸顶点以下角度逐节减少，直到胸腰椎连接处，脊柱序列变为中立位。腰椎前凸通常起始于 L_1～L_2（在此节段平均为 −4°），并在每一节逐渐增大，直至骶骨，其前凸的顶点位于 L_3～L_4[11]。

除了解正常的胸椎、胸腰段和腰椎矢状面序列外，了解每一个单独节段对整个矢状面序列的影响，对创伤后脊柱畸形的治疗也是非常重要的。矢状面序列正常的患者中，头部应位于骨盆上方。换而言之，C_7 铅垂线应通过 S_1 的后上角。如果 C_7 铅垂线落在 S_1 后上角的前方，那么患者的矢状面平衡为正，如果 C_7 垂直线在 S_1 的后上角的后方，则患者的矢状面平衡为负。由于创伤后脊柱畸形也会影响冠状面序列，当冠状面序列正常时，头部也应该位于骨盆上方，因此 C_7 铅垂线应该通过骶骨中心（即 C_7 铅垂线与骶骨正中线重合）[12]。

尽管脊柱创伤会导致脊柱矢状面和冠状面的各种失衡，但一般表现为胸椎、胸腰段和（或）腰椎后凸的增加，以及矢状面的正性平衡。如果无代偿机制，局部脊柱后凸畸形进展会导致整体的矢状面正性失平衡，但许多创伤后脊柱畸形患者由于邻近节段的代偿性改变，通常具有正常的矢状面平衡。通过测量损伤节段头侧的上终板和尾侧的下终板之间的夹角，可以准确地评估矢状面序列的局部变化。应避免测量单个骨折椎体的后凸畸形，因为它已被证明是不准确的[7, 13]。除了局部畸形评估外，矢状面指数的确定（其定义是基于指定节段本身的矢状面轮廓进行调整后的节段性后凸的测量）有助于指导治疗，证据表明矢状面参数＞15° 的患者，手术治疗具有更好的治疗效果[14]。

如前所述，目前最常见的创伤后脊柱畸形为脊柱后凸畸形[7, 10]。脊柱后凸畸形通常发生在脊柱的胸椎和胸腰段，但有时也可发生在腰椎[3, 7, 13]。例如，在胸椎，压缩性骨折常在损伤水平上表现为局部后凸及胸椎的整体后凸增加。尽管代偿机制通常阻止矢状面正性失平衡的出现，但这种情况仍可能出现。当脊椎中柱和后柱保持完整时，椎体压缩骨折一般不会引起进展性的后凸畸形，但如果局部后凸超过 20°，则可能会对后方韧带结构造成损伤，从而导致创伤后畸形的进行性加重。即使后柱完整，损伤造成的局部后凸也可能导致脊柱生物力学异常，从而加速退行性改变，并可能导致损伤后疼痛加重[13]。如果损伤更加严重，如严重爆裂性骨折或引起前、中、后柱损伤的屈曲牵张损伤，尤其是发生在胸腰段或没有胸廓支撑的腰椎时，那么创伤后畸形程度可能更加严重，自然病程中发生进展的可能性更大[7, 13]。

除了由创伤本身引起的急性脊柱畸形外，患者还可能出现晚期创伤后畸形。迟发性创伤后脊柱畸形的形成可能与创伤治疗相关，如假关节形成、内固定失败、单纯的后路手术、短节段融合和（或）早期的椎板切除术等；也可能与创伤治疗无关，如椎体坏死或 Charcot 病的进展等。当患者合并假关节形成时，可出现创伤后脊柱畸形进展、假关节局部疼痛，伴或不伴有内固定失败 / 疲劳的放射学证据。对于合并假关节形成的患者，应排除隐匿性感染，因为深部感染可导致有症状的骨不连。白细胞计数、血沉（ESR）、C 反应蛋白（CRP）的基本情况，以及某些不确定的患者中，三相骨扫描或白细胞示踪扫描可能有助于排除隐匿性感染的可能。虽然假关节形成是导致内固定失败的常见原因，但内固定 / 骨界面应力过大、内固定把持力不足、患者不配合、骨量减少或骨质疏松等也可能导致内固定失败。手术方式上，前路或后路手术均有可能发生内固定失败，往往需要进行手术翻修。除了假关节形成和内固定失败外，某些因素也可以导致创伤后脊柱后凸畸形进展，如单纯后路手术、短节段融合和早期的椎板切除术 [7] 等。为了避免这种情况，对于发生在胸腰椎交界处的骨折，一些作者主张固定 5 个节段，并尽可能避免在可能发生脊柱畸形部位进行椎板切除术。

椎体骨坏死，又称 Kümmell 病，是一种罕见的可导致创伤后畸形的疾病。在 Kümmell 病中，脊柱创伤后椎体骨坏死常表现为迟发性，导致椎体塌陷和进行性畸形。另一种可导致创伤后脊柱畸形进展的罕见疾病是 Charcot 病，也称为神经性脊柱关节病。这种情况通常发生在脊髓损伤导致截瘫或四肢瘫痪伴有损伤平面以下感觉丧失的患者身上，保守治疗或手术治疗患者均可能发生。Charcot 病被认为是由于在损伤水平以下感觉缺失，导致椎体之间异常运动，关节表面破坏，软骨下复合骨骨折，椎体塌陷，最终导致“球窝式”的假关节形成。Charcot 病通常表现为进行性脊柱后凸、屈曲不稳定和椎体高度下降 [7]。

五、疼痛

疼痛是创伤后脊柱畸形最常见的症状之一，它被认为是由畸形层面上的生物力学异常引起的，会导致施加在软组织和周围结构上的应力发生改变 [7]。这种疼痛是典型的持续性疼痛，最初发生在畸形的层面。当患者局灶性后凸为 30° 或以上时，会增加脊柱后凸区域出现慢性疼痛的风险 [15, 16]。由于脊柱生物力学改变，导致畸形上下节段提前退行性变性，患者常主诉畸形邻近节段的疼痛，通过手术进行脊柱畸形的矫正似乎可改善这类患者的疼痛。Bridwell 等 [17, 18] 的两项研究表明，对于明确的矢状面失平衡患者，采用经椎弓根截骨矫形术进行脊柱畸形矫正，在术后疼痛的改善上有统计学意义。Ahn 等 [19] 观察到类似的结果，Kostuik 和 Matsusaki [20] 指出，对于晚期创伤后脊柱后凸畸形采用前路固定和减压可以显著缓解大多数患者的疼痛。Bohlman [21] 等的一项研究表明，对于胸腰段骨折合并椎管受累的患者，进行晚期的前路减压可改善慢性疼痛。虽然这些研究显示出令人鼓舞的结果，但由于他们都只包含了少量患者，因此必须谨慎理解。所以，尽管手术治疗可以改善创伤后脊柱畸形导致的疼痛，但手术干预能否成功的缓解疼痛还不能很好地预测，因此，单纯的疼痛不应该作为手术解决这一难题的绝对指征。

六、神经功能损害

由于脊柱畸形的进展，如常见的创伤后脊髓空洞症的发展，创伤后脊柱畸形患者可出现神经功能损害或神经功能损害的进展。创伤破坏脊柱及支撑结构，可导致脊柱后凸、狭窄、不稳定和（或）脊柱侧弯。由于神经的直接压迫、神经元在角状后凸处的牵拉及脊髓的机械应力，创伤后脊柱畸形的进展可导致新的或逐渐恶化的神经功能损害。虽然创伤后脊柱畸形的进展可能导致神经功能损害的进展，但这种恶化通常是由于创伤后脊髓空洞症的进展导致的。

随着 MRI 的出现和广泛应用，越来越多的创伤后脊髓空洞症被确诊。通常认为，创伤后脊髓空洞症约占所有脊髓空洞症的 25%[22]。30%～50% 的患者在脊髓损伤后 MRI 上会有脊髓囊性变的迹象，在脊髓损伤人群中 21%～28% 的患者在最初损伤后 1～30 年可能会出现脊髓空洞，只有 1%～9% 的脊髓损伤患者最终出现脊髓空洞症[22]。

脊髓空洞症在四肢瘫痪或截瘫中的累积发病率相似，而创伤后脊髓空洞症的进展与椎管狭窄或脊髓完全及部分损伤之间没有明显的相关性[22]。创伤后脊髓空洞症通常表现为节段性疼痛和感觉丧失，并伴有不对称的进行性无力。这种疾病的病因尚不清楚，但被认为与脊髓的初始损伤、持续性脊髓压迫、蛛网膜炎、蛛网膜下腔顺应性改变和血管周围血流中断等多种因素有关[22]。创伤后脊髓空洞症导致的神经功能损害通常是渐进的[22]，但也有由于空洞出血导致突然恶化的报道。目前，有症状的进展性外伤后脊髓空洞症的治疗方法包括脊髓松解术、蛛网膜溶解术和硬膜成形术等。囊肿的直接分流（无论是空洞胸腔分流还是空洞蛛网膜下腔分流）是一种治疗选择，但其失败率约为 50%。无论采用何种手术治疗创伤后脊髓空洞症，都应首先纠正潜在的脊柱畸形和脊髓压迫[7, 22]。Abel 等[23] 对创伤后脊髓空洞症这一难题进行了广泛的研究。作者发现，无脊髓空洞症的患者神经功能的恶化，通常是由脊柱畸形进展、蛛网膜炎和脊髓拴系引起的。< 15° 的创伤后脊柱后凸畸形或狭窄 < 25% 的创伤后椎管狭窄的患者与畸形残留超过这些指标的患者相比，发生脊髓积水的可能性要低 50%。这至少表明，恢复和（或）维持正常的脊柱解剖结构可能会防止创伤后脊髓空洞症的发展和相关神经功能的恶化[23]。

七、手术策略

创伤后脊柱畸形的手术适应证包括：①持续加重的背部轴性痛；②假关节形成或畸形愈合；③邻近节段的病变；④神经根病或神经功能障碍加重。创伤后脊柱畸形的矫正可采用单纯后方入路、单纯前方入路或前后联合入路。手术的主要目的包括对于存在症状性的椎管狭窄进行神经减压，恢复矢状面和冠状面脊柱序列。因此，手术入路的选择取决于如何最好地实现手术目的。无论采用哪种入路，外科医生都必须在椎体前方和后方提供足够的支撑，以完成脊柱畸形的矫正和牢固的融合。采用单纯后方入路进行脊柱后凸畸形的矫正，可能无法为脊柱融合提供足够的前方支撑。如果没有前方支撑，可能会对后路内固定施加过大的拉力，尤其是局部畸形并伴有矢状面整体失衡时，可能会发生内固定丢失 / 内固定失败、矫正失败和假关节形成。

进展性的神经功能损害、神经根症状或跛行症状是进行外科干预的明确指征。在脊柱后凸畸形的情况下，神经压迫通常发生在前方。因此，在这些病例中，通常减压方法是前方入路，并进行椎体切除，以便进行彻底的减压。前方入路是一个相对直接的入路，与后方入路（通常采用后外侧入路或经椎间孔入路）相比，可更方便地进入脊柱前、中柱，而后方入路对脊柱前、中柱的显露相对有限[16, 20, 23]。此外，前路手术可以相对容易地放置前方的结构性支撑，以帮助畸形的矫正和维持。最后，即使在初次损伤 2 年后，神经功能不完全缺损的情况下，前路减压手术与后外侧手术相比仍可获得更大程度的神经恢复[23, 24]。然而，最近研究并不支持这一观点，并且发现无论采用何种入路，都有可能部分解决神经功能损害[25]。目前观点是，手术治疗进展性神经功能损害，并非只能选择前方入路，手术的核心在于对神经进行彻底的减压，并移除所有从椎体后方突出压迫脊髓腹侧或马尾神经的骨块。

为了成功地治疗创伤后脊柱畸形，外科医生不仅要考虑脊柱基本生物力学的重建和神经压迫的区域，而且还必须考虑创伤后畸形的程度及整个矢状面和冠状面的平衡。制订手术方案的第一步是评估局部畸形的严重程度。局部畸形的矫正很重要，因为它不仅可以影响整体矢状面和（或）冠状面平衡，而且当局部后凸畸形超过 30° 时，慢性疼痛的风险会增高[15, 16]。此外，当截瘫患者伴有＞15° 的局部后凸和（或）＞25% 的外伤性椎管狭窄时，其发生脊髓积水的概率是不伴这些数值异常的患者的 2 倍多。虽然局部畸形的严重程度很重要，但是畸形的特征也需要考虑。例如，尖锐的角状后凸与平滑的后凸是不同的。柔韧性也是一个关键问题，应通过仰卧位或过伸位侧位片进行评估。评估局部脊柱畸形的特征后，制订手术方案的第二步是确定矢状面的整体平衡。患者可分为Ⅰ型矢状面畸形，其特点是整体矢状面平衡正常，但伴有局部脊柱畸形 / 后凸；Ⅱ型畸形不仅有局部脊柱畸形，还伴有整体矢状面失平衡[26]。一般来说，Ⅰ型畸形患者与Ⅱ型畸形患者的治疗方法不同，Ⅱ型畸形患者通常需要长节段的外科手术[26]。

对于整体矢状面不平衡的患者，治疗方案取决于畸形的柔韧性。柔韧性好的畸形患者［特点是仰卧位和（或）仰卧位侧位片可见畸形几乎完全矫正］很少需要进行截骨矫形，因为通过术中复位和内固定可达到和 X 线片显示的相同矫形效果。另外，僵硬的或柔韧性差的创伤后脊柱畸形很难进行矫正，常常需要进行脊柱截骨术。对于僵硬的或柔韧性差的创伤后脊柱畸形患者的手术入路包括前后联合入路或单纯后路联合脊柱截骨。最常使用的截骨手术方式包括 Smith-Petersen 截骨术（SPO）、经椎弓根截骨术（PSO）和全脊椎切除截骨术（VCR）。在本书其他章节有关于截骨术术式的描述，此处不做详细的介绍。

只有外科医生对脊柱畸形有了透彻的了解之后，才能制订出一个深思熟虑的手术方案。这不仅包括局部脊柱畸形的程度和柔韧度，还包括整个矢状面和冠状面平衡的考虑。此外，外科医生必须明确术中要处理的神经压迫的区域，特别是在已经存在神经功能损害的情况下。一旦神经减压完成，畸形矫正就可更安全地进行。当畸形柔韧度较好时，术中复位可进行充分的矫正，通常不需要进行截骨。当患者胸椎或腰椎创伤后畸形较为平滑，矢状面总体平衡正常（平滑的Ⅰ型畸形）时，应考虑单节段或多节段的 SPO。SPO 也可用于存在尖锐、角状后凸的胸椎创伤后脊柱后凸畸形，但在腰椎的角状后凸畸形的矫正中，PSO 应用的更加广泛。根据畸形的严重程度和胸椎的情况，有些可能需要使用 VCR。对于存在局部和整体矢状面失衡的Ⅱ型创伤后脊柱畸形患者，其治疗更为复杂。治疗在很大程度上取决于矢状面失平衡的程度和局部脊柱畸形的性质。根据畸形的程度和柔韧性，整体矢状面失平衡程度在 2.5～5cm 的较轻的患者，以及平滑的创伤后脊柱后凸畸形（无论是在胸椎还是腰椎）的患者，仍然可以使用单个或多个节段的 SPO 进行治疗。若患者存在更严重的矢状面失平衡（＞5cm）及尖锐的角状后凸，如果畸形主要发生在腰椎，通常需要进行 PSO，而畸形主要发生在胸椎，则需要进行 VCR[27, 28]。前后联合或分阶段的前 / 后入路可用于畸形的矫正。当患者存在较明显的矢状面失平衡（＞5cm）和较平滑的胸椎创伤后脊柱后凸畸形时，可采用单节段或多节段的 SPO 进行治疗，尽管通常情况下明显的矢状面失平衡需要进行多个节段的 SPO，但若存在严重的矢状面的整体失平衡，偶尔需要行腰椎的 PSO。当患者存在较明显的矢状面失平衡和较平滑的腰椎创伤后脊柱后凸畸形时，通常使用 PSO 进行治疗。这些患者通常避免使用 SPO，因为过多的腰椎 SPO 可能导致医源性椎间孔狭窄。当较轻微的矢状面失平衡和尖锐的角状后凸畸形发生在胸椎时，通常使用 SPO、PSO 和 VCR 进行治疗。这些原则的说明如图所示（图 122-1）。

考虑到在腰骶交界处长节段的畸形矫正的假关节形成的概率较高，如果创伤后畸形的长节段融合远端延伸到骶骨，应该考虑给予前柱支撑。前路支撑不仅可以分担负荷提高融合率，还可以帮助恢复腰椎前凸，达到更接近于正常的矢状面轮廓。通过前路（如 ALIF 或者 LLIF）或者后路（如 TLIF 或者 PLIF）手术均可以完成对前柱的支撑。病例如图所示（图 122-2 至图 122-4）。

八、疗效

创伤后脊柱畸形的患者通过手术治疗，往往能取得较好的效果。其最终效果取决于原发损伤的类型、损伤和矫形之间的时间跨度、年龄，以及患者的健康状况等[7]。在 Kostuik 和 Matsusaki[20] 的研究中心，37 例晚期创伤后脊柱后凸畸形的患者通过前路减压和固定均获得了牢固的融合，78% 的患者疼痛明显减轻。此外，椎管狭窄的患者通过减压，症状获得明显改善，8 例术前截瘫患者有 3 例在术后神经功能得到改善[20]。Malcolm 等[15] 报道了手术治疗 48 例损伤后至少 6 个月的创伤后脊柱后凸畸形的患者，12 例采用单纯前路手术，16 例采用单纯后路手术，剩下的 20 例采用前后联合入路手术。术后有 31% 的患者疼痛明显减轻，有 67% 的患者疼痛完全缓解[15]。Lehmer 等[29] 报道 38 例晚期创伤后脊柱后凸畸形患者接受了单节段后路楔形截骨术，所有患者均获得了牢固的融合，93% 的患者维持了矫形，平均纠正度数为 35°。此外，作者发现术前有神经功能损害的 14 例患者中有 8

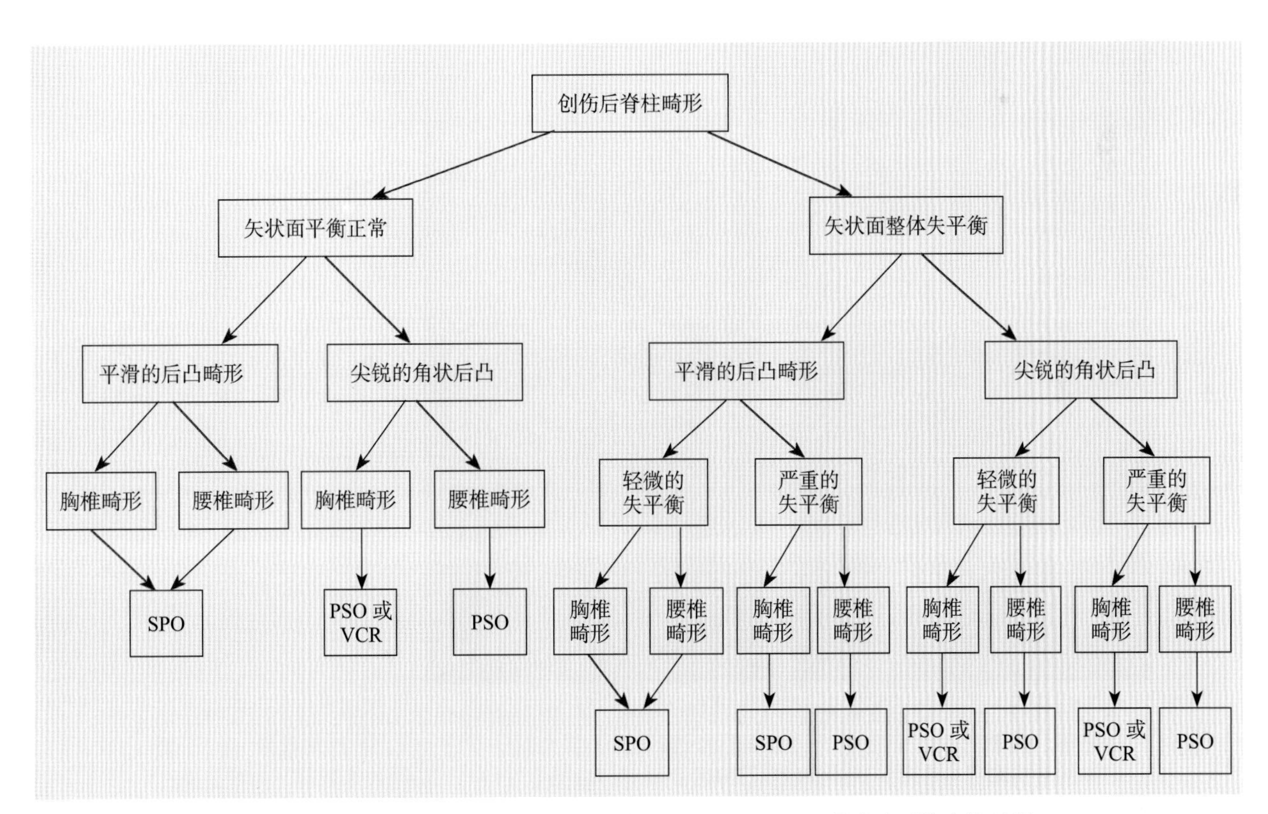

▲ **图 122-1　流程图展示了我们在考虑创伤后脊柱畸形手术治疗时的决策过程**

SPO. Smith-Petersen 截骨术；PSO. 经椎弓根截骨术；VCR. 全脊椎切除截骨术（经 Elsevier 许可，引自 Kuhns CA, Bridwell KH, Lenke LG. Surgical management of posttraumatic Thoracolumbar kyphosis. *Spine J* 2008；8（4）：666–677.）

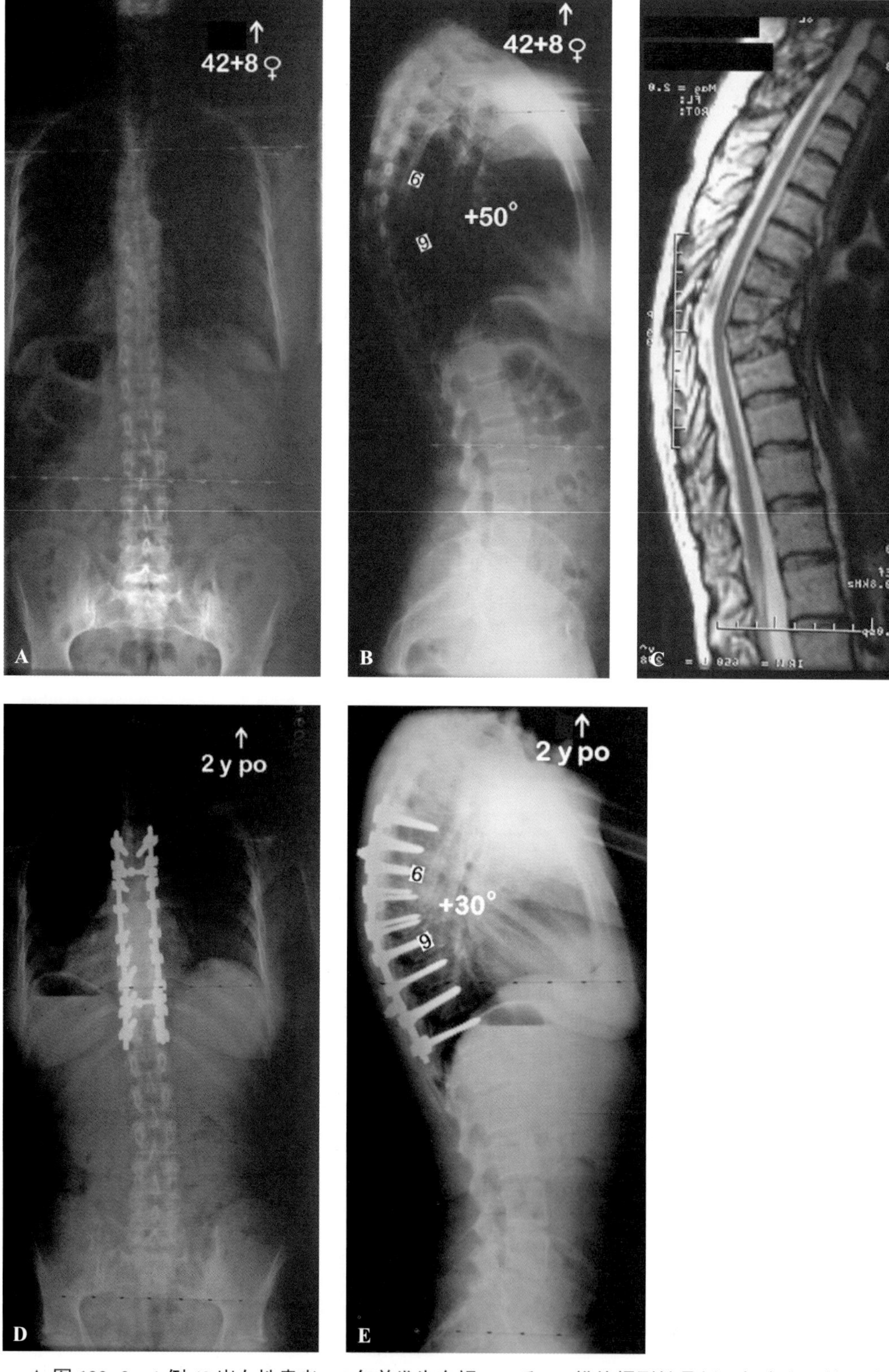

▲ 图 122-2 1 例 42 岁女性患者，1 年前发生车祸，T_7 和 T_8 椎体爆裂性骨折，但未出现神经功能损害，其术前正位 X 线片（A）、侧位 X 线片（B）和脊柱矢状位 MRI 的 T_2 加权像（C）。因严重的背痛和胸椎中部尖锐的角状后凸来我院就诊，曾接受 TLSO（胸腰骶矫形器）治疗。通过 T_4～T_{12} 的后路脊柱融合术，恢复了正常的矢状面轮廓和平衡，如图术后正位 X 线片（D）、术后侧位 X 线片（E）所示

引自 Buchowski JM，Kuhns CA，Bridwell KH，et al. Surgical management of posttraumatic thoracolumbar kyphosis. *Spine J* 2008；8（4）：666–677.

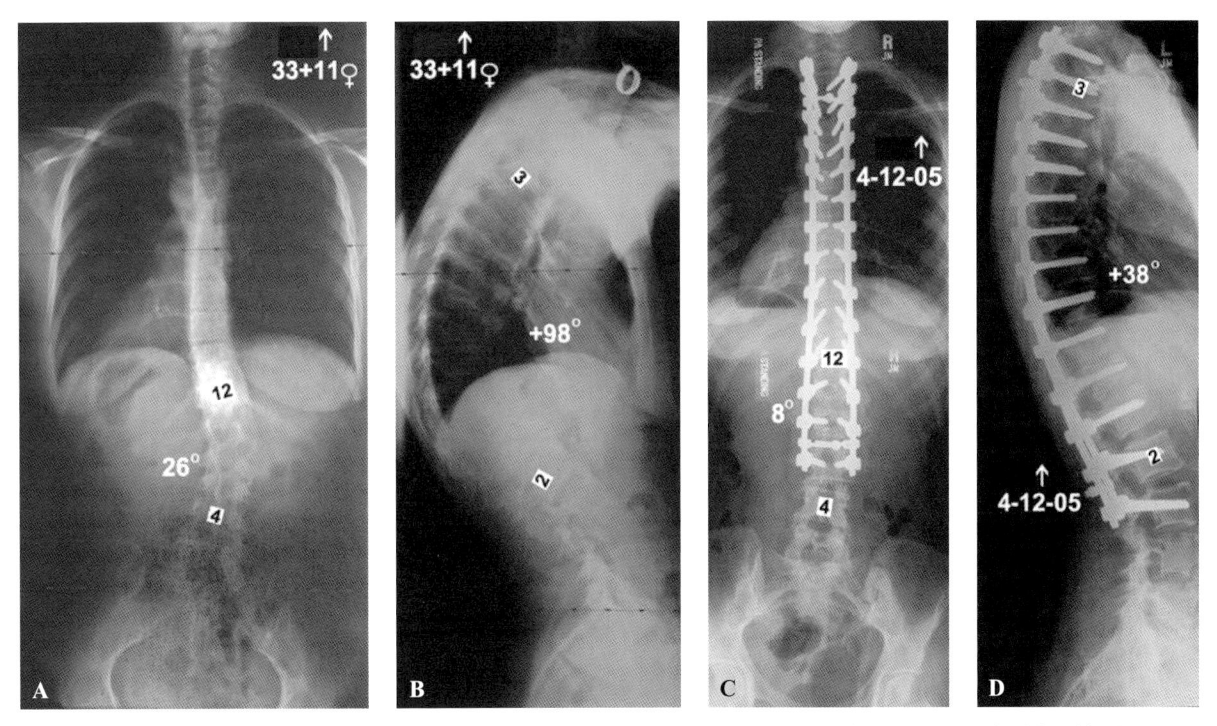

▲ 图 122-3 1 例 22 岁女性患者，被倒下的树木砸伤，导致 T_5 和 T_8 椎体压缩性骨折、T_{12} 椎体爆裂性骨折。其术前正位 X 线片（A）和侧位 X 线片（B）。患者在外院接受 T_2～L_1 内固定及 T_{11}～L_1 的后路融合术治疗，术后 1 年，拆除内固定。患者在内固定拆除后约 6 年来我院就诊，主要症状为持续增加的胸椎疼痛和过度的后凸。通过 T_5～L_1 多节段的 SPO 和 T_2～L_3 后路椎弓根螺钉融合术的治疗，恢复了正常的矢状面轮廓和平衡，如图术后正位 X 线片（C）、术后侧位 X 线片（D）所示

引自 Buchowski JM，Kuhns CA，Bridwell KH，et al. Surgical management of posttraumatic thoracolumbar kyphosis. *Spine J* 2008；8（4）：666–677.

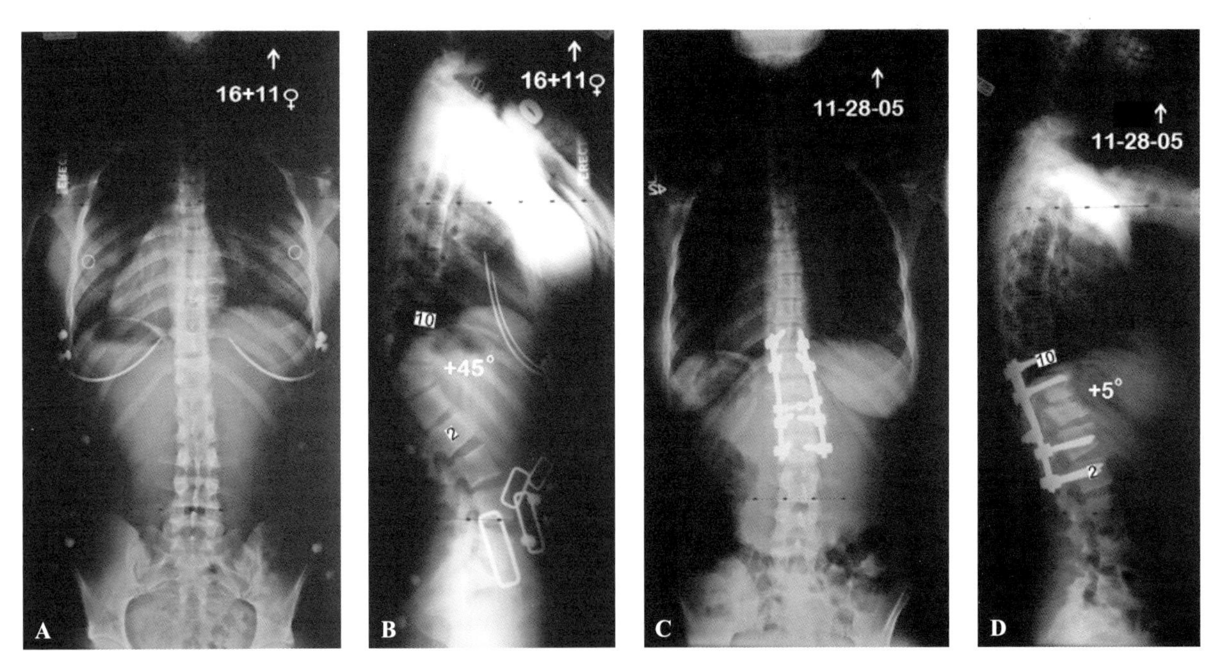

▲ 图 122-4 1 例 16 岁女性患者，在交通事故中遭受三柱的屈曲 - 牵张损伤。其正位 X 线片（A）和侧位 X 线片（B）。她接受了 T_{10}～L_2 脊柱后路融合术和 T_{12} 的经椎弓根截骨术，纠正了脊柱畸形并恢复了正常的矢状位平衡，如图术后正位 X 线片（C）、术后侧位 X 线片（D）所示

引自 Buchowski JM，Kuhns CA，Bridwell KH，et al. Surgical management of posttraumatic thoracolumbar kyphosis. *Spine J* 2008；8（4）：666–677.

例在手术后有明显改善。其他研究也发现了类似的结果。

尽管手术治疗创伤后脊柱畸形的结果令人鼓舞，但手术并发症情况也需要引起足够重视，如术后新发神经功能损害或现有神经功能损害进一步加重。虽然创伤后脊柱畸形的患者术后新发的神经功能损害的发生率高于常规脊柱手术，但报道的发生率数值差异很大，为 9%～20% [7, 9, 15, 20, 29–31]。在创伤后脊柱畸形的治疗中，较高的神经系统损害发生率是由多个因素造成的。第一，因为最常见的创伤后脊柱畸形是后凸畸形，神经可能贴覆在椎体上，导致脊髓的拉伸和间接压迫，使脊髓在畸形矫正过程中更容易受到进一步的损伤。第二，创伤后畸形的患者很可能术前即存在脊髓损伤、瘢痕和拴系，随着畸形的矫正而产生进一步损伤。第三，创伤后脊柱畸形的外科矫正技术，往往具有挑战性，如减压不充分、过度的矫形或内固定放置错误均可能导致神经功能损害 [7]。创伤后脊柱畸形进行截骨矫形时，神经功能损伤可能是由于半脱位、残留的背侧骨结构的压迫、撞击及截骨部位或附近硬脊膜的屈曲共同作用的结果。创伤后脊柱畸形的患者在手术治疗时，除了存在神经系统损害加重的风险外，还存在术后手术部位感染的风险，根据研究显示感染率为 0%～7% [7, 9, 15, 20, 29–31]。其他有报道的并发症还包括矫形的丢失、假关节的形成、手术翻修及内科并发症等 [7, 9, 15, 20, 29–31]。

九、结论

伴或不伴脊髓损伤的脊柱外伤可导致近期和远期的并发症，进而可能导致患者功能和生活质量的进一步恶化。创伤后脊柱畸形的进展就是其中之一。创伤后脊柱畸形的治疗往往具有挑战性，而成功的治疗取决于对手术适应证的严格把握和适当的外科干预。如果患者存在明显的或逐渐加重的畸形、背部或腿部疼痛加重、畸形部位上下节段破坏、假关节形成、畸形愈合或进行性神经功能损害，应考虑手术治疗。若临床上存在明显椎管狭窄，手术的目的包括神经减压，恢复正常矢状面力线和整体矢状面 / 冠状面平衡。尽管创伤后脊柱畸形的治疗往往具有挑战性，但只要使用合适的植骨技术、选择合理的固定节段，并为维持矫形效果和成功融合提供合适的生物力学环境，就能取得良好的效果。

第123章 强直性脊柱炎/胸腰椎后凸畸形

Ankylosing Spondylitis/Thoracolumbar Deformities

Yong Qiu 著
钱邦平 译

一、概述

强直性脊柱炎（ankylosing spondylitis，AS）是一种免疫介导的慢性炎症性疾病，主要累及脊柱和骶髂关节。据估计，不同国家的 AS 患病率在 0.1%～1.4%，男女比例为（9～10）：1 [1-6]。近年来男女患病比例正在缩小 [7]。约 80% 的患者在 30 岁前出现腰痛，而 45 岁之后发生腰痛的患者比例不到 5% [8]。AS 晚期患者可发生僵硬性脊柱后凸畸形，后凸畸形可发生在腰椎、胸椎，甚至颈椎。后凸畸形最常见于胸腰段，导致患者出现俯视体态。

学者已提出多个关于 AS 的致病假说，包括遗传因素、异常免疫反应等。遗传因素在 AS 的发展中起着关键作用，AS 的易感性＞90% 由遗传因素决定。AS 的发生与 *HLA-B27* 基因密切相关 [3, 9, 10]。然而，据报道仅有 1%～5% 的 *HLA-B27* 阳性人群可能发展为 AS。越来越多的非经典 MHC 基因被发现与 AS 的发病有关，包括 *RANKL*、*PDCD-1*、*IL23R*、*ERAP1*、*IL1R2* 等 [11, 12]。有研究证明一些 miRNA（具有调控功能的非编码小分子 RNA）与 AS 发病有关，如 miR-146a、miR-499miR-149、miR-146a、miR-155 等 [13-15]。迄今为止已发现超过 100 个遗传变异与 AS 相关，其中 48 个遗传变异具有全基因组意义 [3]。

除遗传因素外，异常免疫反应也与 AS 的发生有关。AS 患者软骨下骨和骨髓中以 $CD3^+$、$CD4^+$、$CD8^+$T 细胞，$CD20^+$B 细胞和 $CD56^+$ 成骨细胞等炎症性细胞浸润为主。此外，IL-23/IL-17 炎症轴引起的炎症细胞因子的过度表达也是近年来研究的热点 [16, 17]。

AS 诊断的依据为纽约修订诊断标准，该诊断标准多年前已在临床工作中广泛应用 [18]。根据纽约修订诊断标准，如果患者符合影像学标准加上 3 个临床标准中的 2 个（背痛、脊柱活动度和胸部扩张受限，表 123-1），即可诊断为 AS。

表 123-1　AS 纽约修订诊断标准

影像学标准	• 双侧骶髂关节炎≥ 2 级或单侧骶髂关节炎 3～4 级。 （0 级：正常，关节宽度正常，边缘锐利；1 级：可疑变化；2 级：硬化或部分侵蚀；3 级：骶髂关节严重侵蚀，关节间隙扩张，部分强直；4 级：完全强直）
临床标准	• 腰痛晨僵 3 个月以上，活动时改善，休息无改善 • 腰椎冠状面和矢状面活动受限 • 胸廓活动度低于相应年龄、性别的正常人
符合影像学标准和一项以上临床标准即可诊断为 AS	

二、临床表现

（一）疼痛

AS 患者常诉有腰部或臀部炎症性疼痛。疼痛通常在早晨或长时间休息后加重，但在体育活动后减轻。疼痛最初是间歇性的，但逐渐发展为持续性疼痛。患者将疼痛描述为隐痛、酸痛、易疲劳或不适症状。对于脊柱外科医生来说，很难区分炎症性背痛和非炎症性背痛。

（二）脊柱骨折

AS 患者脊柱生物力学特性会因椎体周围慢性炎症而改变，导致骨质流失和骨质侵蚀，继而发生骨质重构。该过程会造成 AS 患者脊柱结构损坏、骨折风险增加 [19–21]。据报道，与正常人群相比，AS 患者脊柱骨折的风险可增加 4 倍 [20, 21]。

AS 患者的轻微外伤即可引发脊柱骨折，有时甚至没有明显外伤时也可引起骨折。由于颈椎活动度大和头部活动范围大，骨折多发生在颈椎部位。因胸腰椎交界区应力集中，胸腰椎骨折多发生于此部位。

颈背部疼痛突然加重的患者应高度怀疑脊柱骨折。然而，有时骨折相关疼痛和炎症性疼痛难以区分 [22, 23]。脊柱骨折延迟诊断会导致严重的后果，如神经相关并发症、假关节和进行性后凸畸形。由于脊柱结构异常（如韧带骨赘）或下颈椎区域的肩带骨重叠，有时难以在 X 线片上观察到骨折（图 123–1A 及图 123–2A 和 B）。当 X 线片图像无法检测到骨折时，应使用高分辨率 CT 重建进行诊断（图 123–1B 和图 123–2C）。MRI 对脊髓损伤的诊断比 CT 图像更敏感（图 123–1C 和图 123–2D）。

（三）椎间盘炎

孤立性椎间盘炎在 AS 患者中较为少见，表现为一种溶骨性硬化过程，并逐渐延伸至椎间盘和相邻椎体。既往文献显示 AS 患者的发病率为 5%～28%，以男性为主 [24]。早期椎间盘炎是由椎间盘与相邻骨面的炎症过程引起。椎间盘炎发生

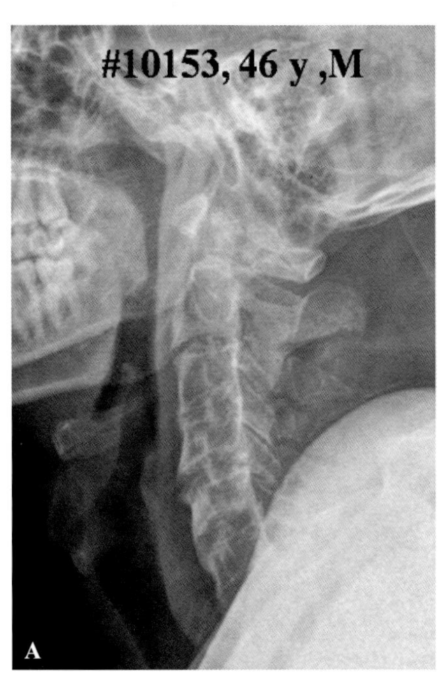

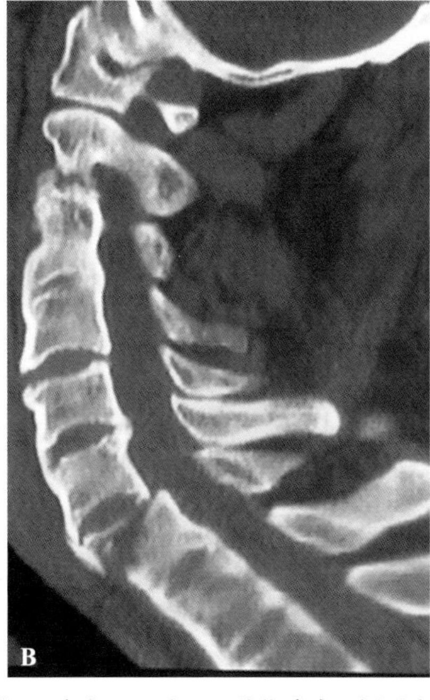

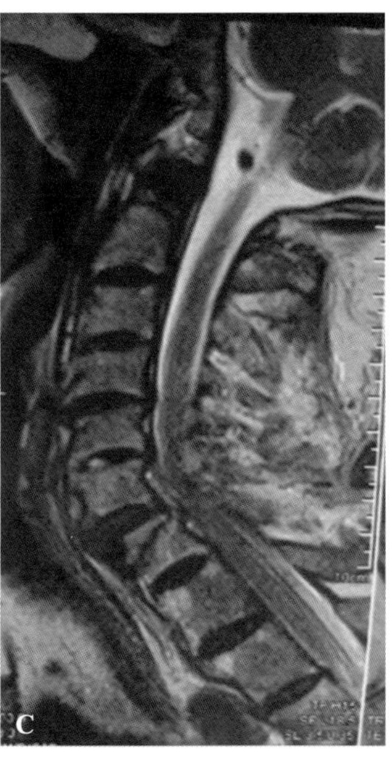

▲ 图 123–1 男性 AS 患者，46 岁，无外伤病史，诉重度颈部疼痛

X 线无法清晰显示 C_7 骨折（A），在 CT（B）与 MRI（C）上可清晰显示骨折

在AS晚期可能性更大，常表现为溶骨性破坏。椎间盘炎多发生在胸腰段，累及一个或多个层面。

椎间盘炎在X线片上可表现为局限性中央溶骨性破坏、局限性周围溶骨性破坏、广泛的中央与周围溶骨性破坏、孤立性椎间盘间隙变窄或扩大（图123-3A和B）和假关节形成。CT扫描可显示椎间盘破坏性改变、邻近终板侵蚀和外周硬化（图123-3C）。MRI显示 T_1WI上椎间盘和邻近终板的低信号和 T_2WI上的高信号（图123-3D）。

椎间盘炎最常见的临床表现为背部疼痛。有腰痛与无腰痛的AS患者比例相等。椎间盘炎也会由于脊柱不稳或肉芽组织向椎管扩张而导致神经受压。虽然椎间盘炎引起的背部疼痛保守治疗效果良好，但椎间盘炎可因脊柱不稳而逐渐发展为假关节（图123-4）。

（四）假关节

假关节是晚期AS典型的机械并发症，通常发生在椎间隙、少见于椎体部位[25]。AS患者晚期由于脊柱强直和骨质疏松，脊柱极易发生骨折[26]。轻微创伤即可造成应力性骨折，甚至无

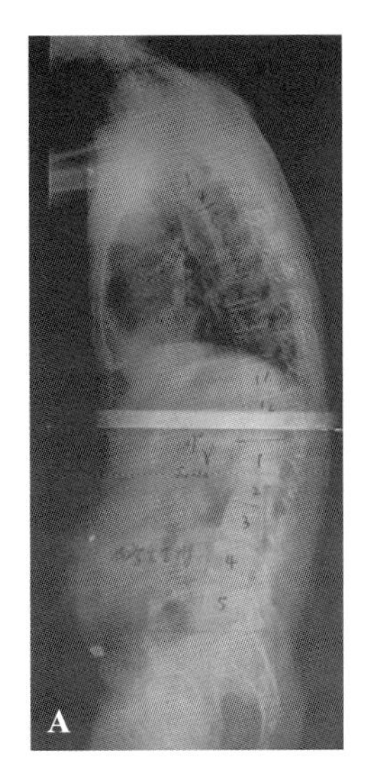

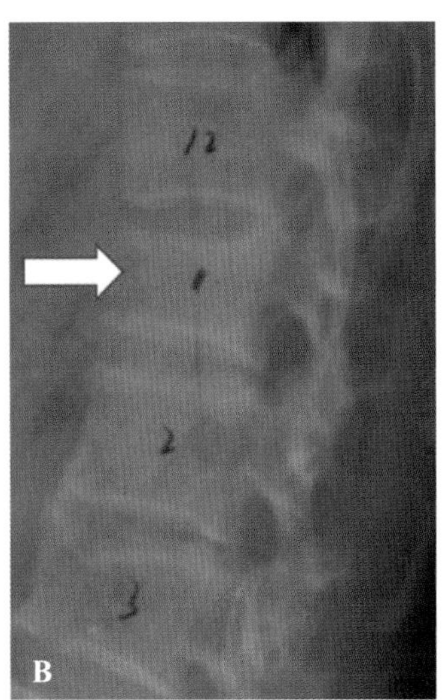

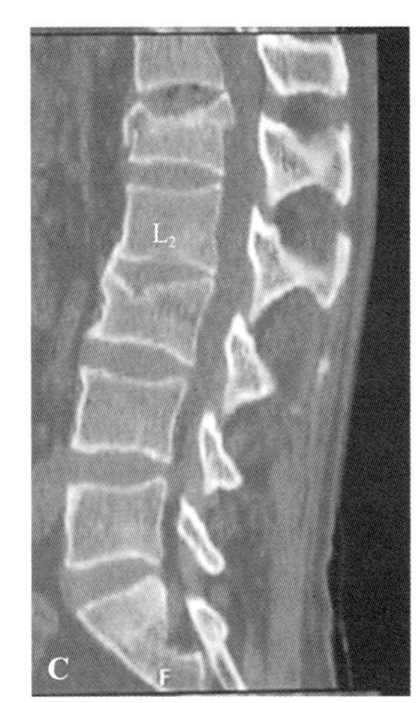

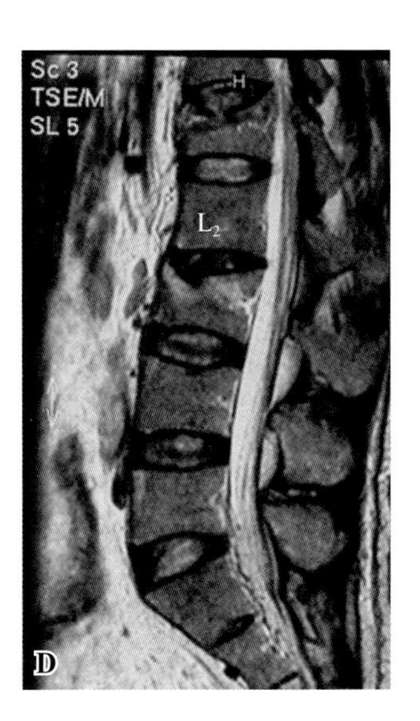

▲ 图123-2 男性AS患者，48岁

L_1 椎体骨折（A），在传统X线片无法清晰显示骨折（B）。CT矢状面重建图像（C）与MRI（D）均可清晰显示 L_1 骨折情况

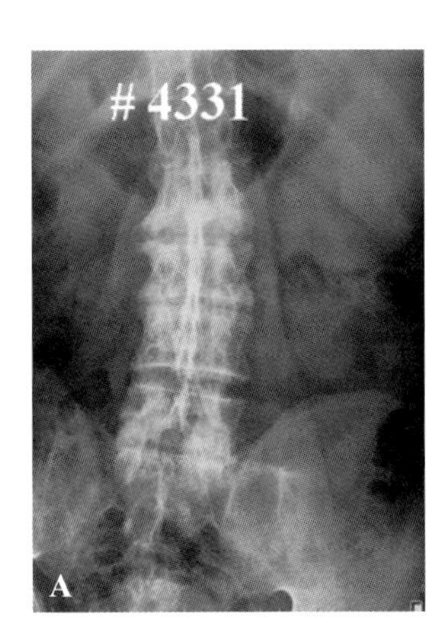

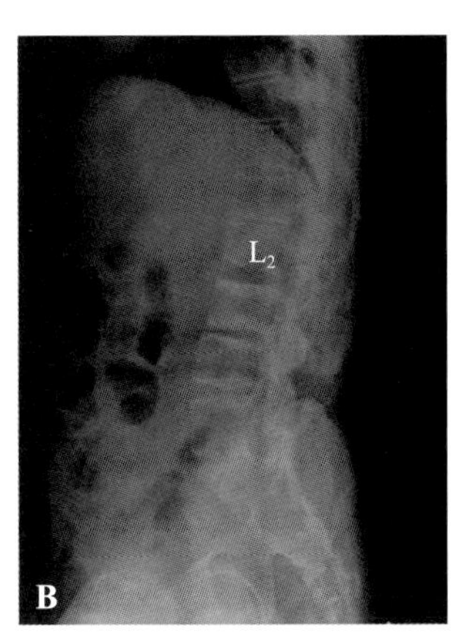

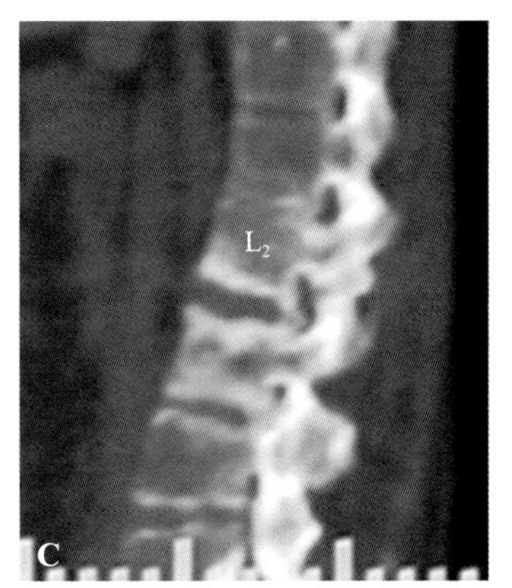

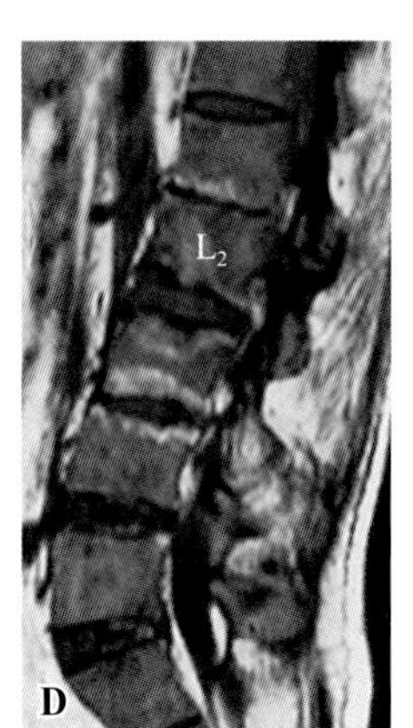

▲ 图123-3 男性AS患者，45岁，诉重度背部疼痛

A. 腰部X线片；B. X线片示 L_2/L_3 椎间隙增宽；C. CT扫描显示 L_2 与 L_3 邻近终板侵蚀、伴骨质硬化；D. MRI在 T_2WI上显示椎间盘及邻近终板高信号

明显外伤也可引起胸腰椎交界区脊柱骨折。骨折部位是强直的脊柱上仅有的活动部位，该部位持续异常活动使得骨折愈合更为困难，最终导致假关节的发生[27]。很多 AS 患者的椎间盘炎最终可演变为假关节（图 123-5）。涉及三柱病变的假关节导致脊柱非常不稳定，患者易出现进行性胸

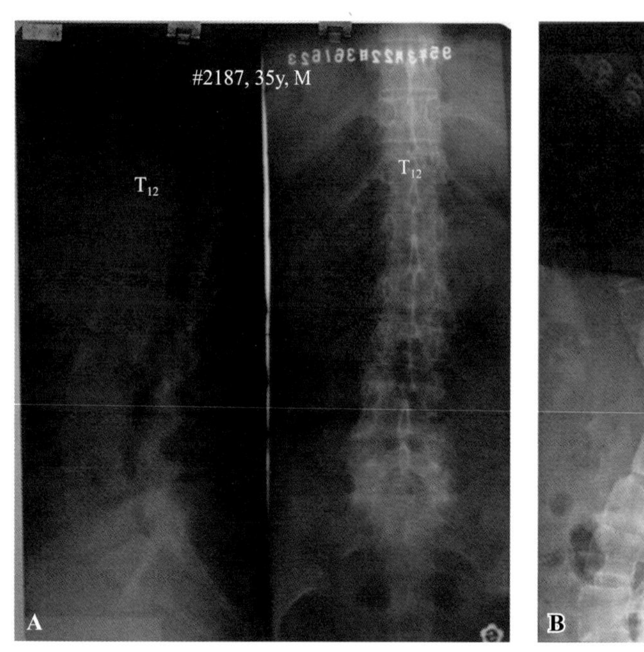

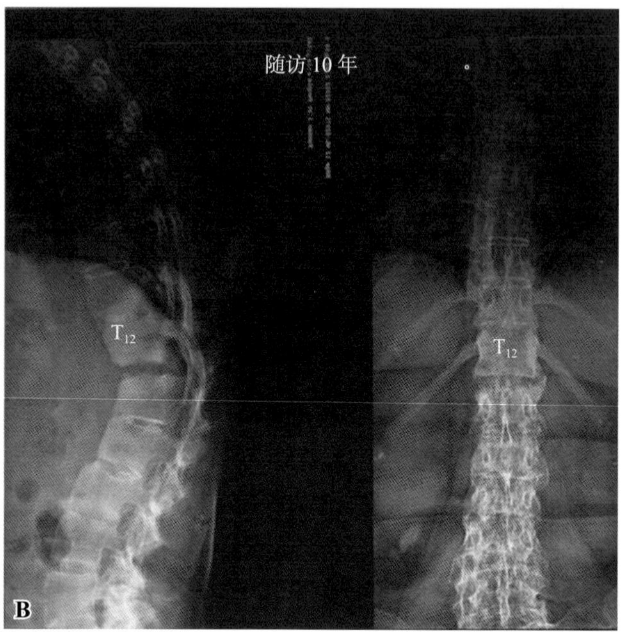

▲ **图 123-4　男性 AS 患者，35 岁**

A. 在 T_{12}/L_1 有椎间盘炎（椎间隙变窄）；B. 10 年后，椎间盘炎逐渐演变为假关节

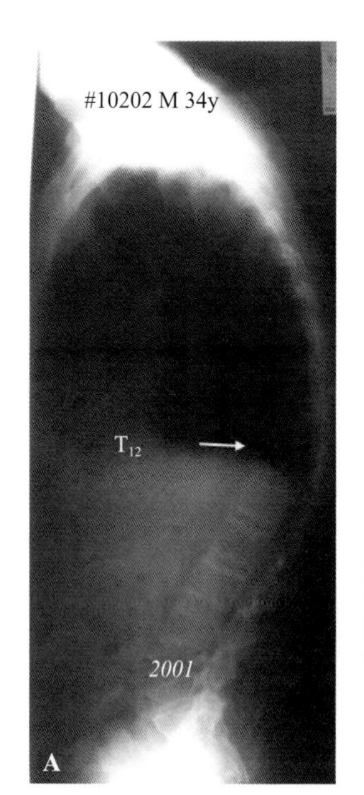

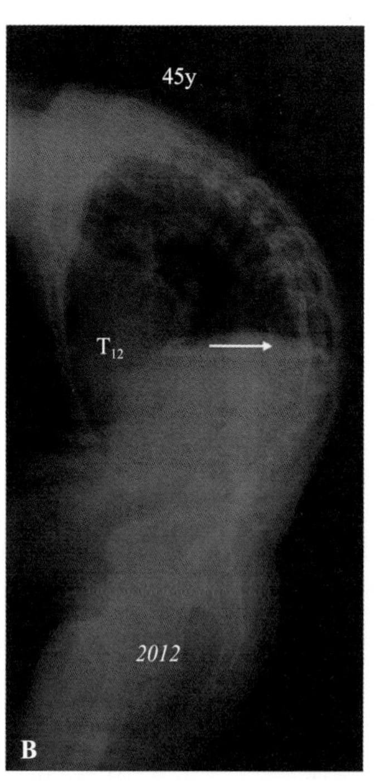

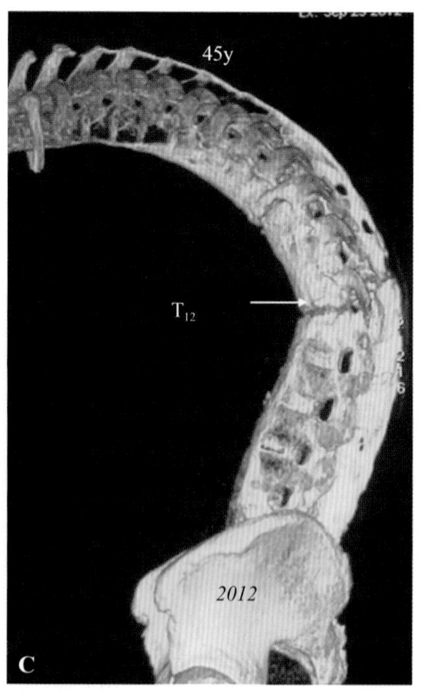

▲ **图 123-5　男性 AS 患者，34 岁**

2001 年 X 线片显示 T_{12}/L_1 部位有椎间盘炎（A）。11 年后随访时的 X 线显示患者已出现随相同节段的假关节进展（C），伴随出现胸腰椎后凸畸形进行性加重（B）

腰椎后凸畸形、严重的背部疼痛和韧带骨赘形成[25, 28]。韧带骨赘造成椎管面积逐渐减小，从而导致脊髓压迫进行性加重（图123-6）。

假关节在X线片上的共同特点是上下椎板消失，周围硬化，椎间盘区结缔组织破坏（图123-6A和B）。当脊柱出现不稳定时，病变周围可见骨赘形成。CT检查在判断不规则椎间盘骨质溶解伴反应性硬化、椎管狭窄（图123-6C和D）、椎体“真空现象”和椎旁水肿方面优于常规X线片检查。MRI在诊断早期假关节和显示病变范围方面更为有效（图123-6E和F）。假关节病变在T_1加权像上显示椎间盘及邻近椎体的信号强度降低，在T_2加权像上显示信号强度升高。

截至目前，AS患者假关节的手术治疗策略仍有争议，且不同类型假关节治疗方式也有所不同。对于有局限性假关节和无后凸畸形的患者，优先选择前路植骨融合内固定术。然而，前路植骨融合术不适用于有假关节合并严重后凸的患者。南京鼓楼医院经验认为[29]，对假关节合并严重后凸畸形的患者可经假关节或以下节段行单纯后路截骨术进行治疗，后者假关节可随着时间进展而自发融合（图123-7）。对于后路截骨术后前柱有较大缺损的患者，可补充性行前路自体骨移植术。

（五）后凸畸形

AS相关脊柱畸形最常见于胸腰椎区，导致患者出现弓背、俯视体态（图123-8）。其他病因导致的原发性脊柱后凸多与胸椎后凸增大或腰椎前凸减小相关。颈椎和（或）上胸椎受累，可造成“颌触胸”畸形。该畸形会导致平视、平卧、行走、吞咽及呼吸困难。AS相关的严重颈椎/颈胸椎后凸畸形和假关节可引起脊髓受压，合并椎管狭窄或脊髓疝时脊髓受压更为常见（图123-9）。

三、影像学检查

（一）影像学特点

1. X线片

脊柱侧位片常用于评估AS的进展。一系列评分系统已被提出以量化脊柱损伤进展程度，如改良Stoke强直性脊柱炎脊柱评分系统（modified Stoke Ankylosing Spondylitis Spine Score，mSASSS）[30]。在mSASSS评分系统中，颈椎和腰椎椎体前后角的影像学结果被分为侵蚀、硬化、方形椎体（评分为1）、韧带骨赘形成（评分为2）和骨桥形成（评分为3），分数范围为0～72（所有颈椎和腰椎都有骨桥形成）（图123-10）。

骶髂关节X线片是早期诊断AS的关键。AS患者骶髂关节可见骶髂关节硬化、侵蚀、融合，其骨化程度分为0～4级（0级：正常，正常宽度和关节边缘清晰；1级：可疑病变；2级：硬化或部分侵蚀；3级：严重侵蚀，关节间隙假扩张，部分强直；4级：完全强直），用于评估骶髂关节炎的严重程度（图123-11A）[31]。

2. CT扫描

因AS患者体位或周围组织影响，常规X线片有时难以准确评价骶髂关节炎的分级。CT对诊断骶髂关节炎的分级更为敏感（图123-11B）。骶髂关节损伤包括骨质侵蚀、软骨下硬化、关节间隙改变和新骨形成。这些病变可分为0～4级：0级，无病变；1级，可疑病变；2级，局部范围侵蚀、硬化或硬化伴关节宽度变化；3级，中晚期骶髂关节炎，关节侵蚀、硬化、增宽、变窄或部分强直；4级，重度病变伴完全强直[32]。

3. MRI

MRI能清晰显示AS患者早期软骨改变和骨髓水肿状态。临床实践中MRI常常被用来评价脊柱的炎症情况，而非脊柱的结构变化。AS脊柱

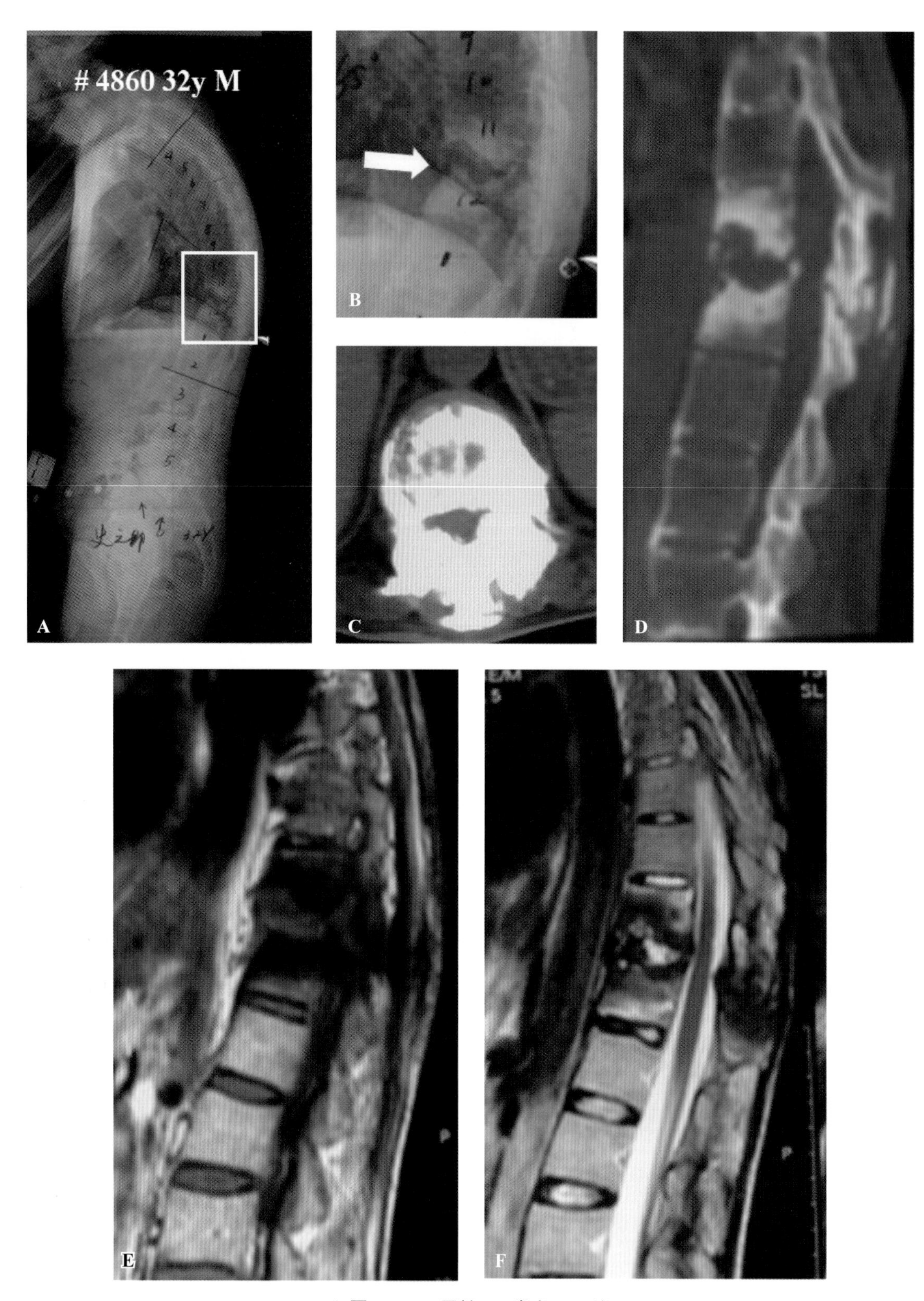

▲ 图 123-6　男性 AS 患者，32 岁

T_{11}/T_{12} 部位假关节形成（A）。矢状面 X 线片显示上、下椎体终板消失，终板周围组织骨化（B）。横截面 CT 显示椎管严重狭窄（C），CT 矢状面重建表现为反应性硬化、椎体不规则性溶骨性破坏（D）。T_1 加权像低信号（E），T_2 加权像高信号（F）

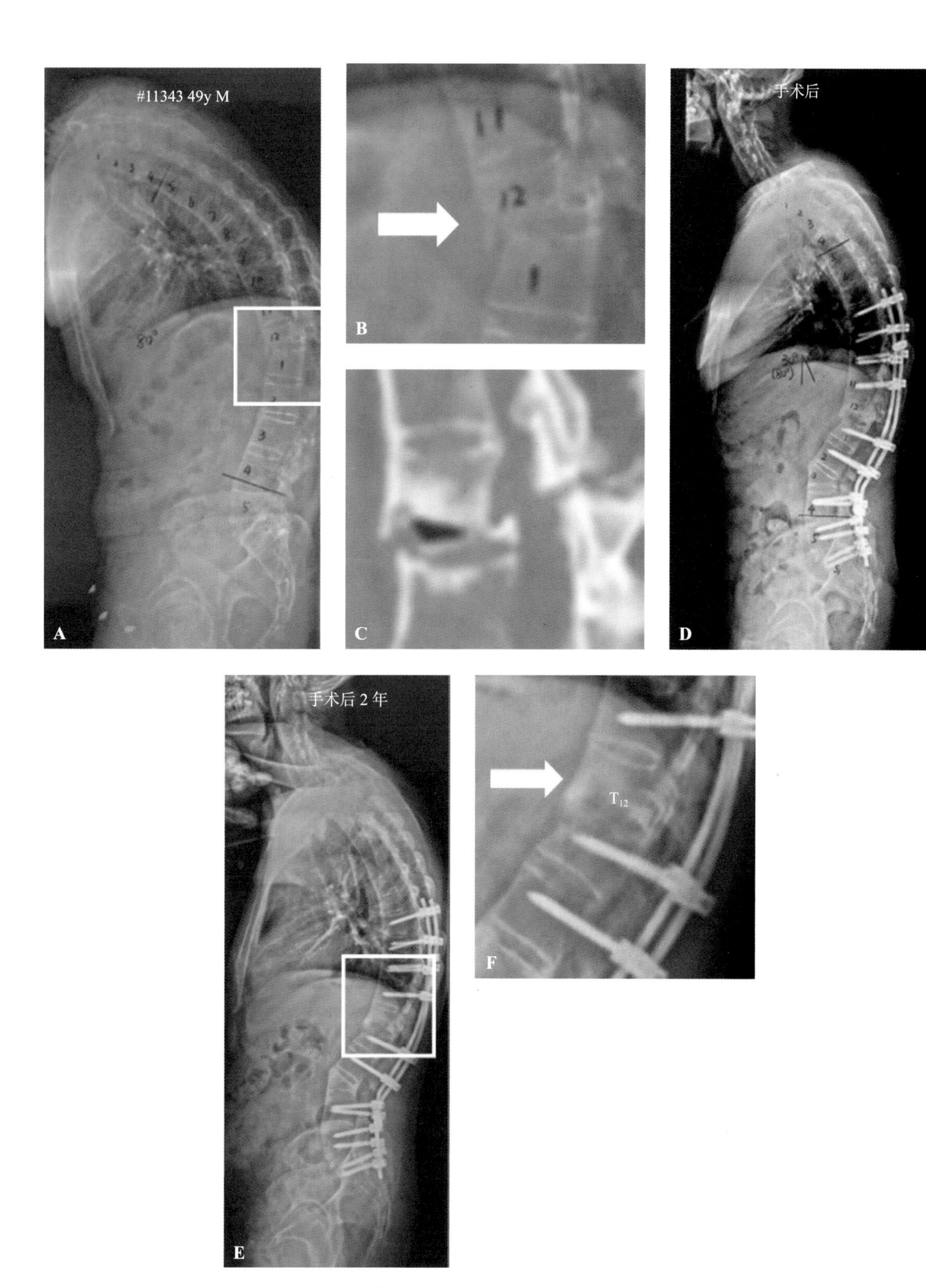

▲ 图 123-7 男性 AS 患者，49 岁

胸腰椎后凸畸形，Cobb 角为 80°（A），合并 T_{12}/L_1 部位假关节（B 和 C）。该患者行 L_3 PSO 术，固定范围为 T_8～S_1（D）。术后 2 年随访时，假关节部位已产生骨性融合（E 和 F）

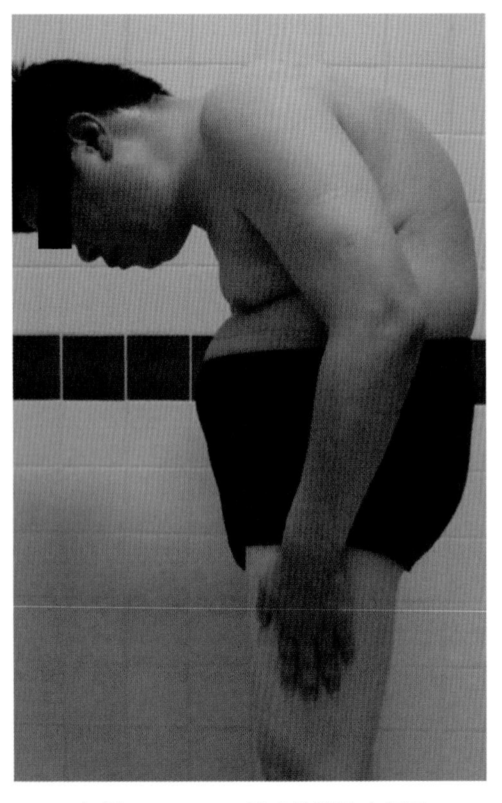

▲ 图 123-8 AS 患者俯视体态图示

MRI 炎症活动性评分（ASspiMRI-a，图 123-12）已在临床中用于评估 AS 炎症活动性[33]。ASspiMRI-a 评分系统将整个脊柱（C_2～S_1）分为 23 个椎体单位。每个椎体单位由相邻两椎体过中点的 2 条水平线之间的结构组成。ASspiMR-a 评分计算方法如下：0 级，正常；1 级，轻度强化和骨髓水肿，范围≤ 25%；2 级，中度骨髓水肿，范围≤ 50%；3 级，重度骨髓水肿，范围＞ 50%；4 级，骨髓水肿和侵蚀范围≤ 25%；5 级，骨髓水肿和侵蚀范围≤ 50%；6 级，骨髓水肿和侵蚀范围＞ 50%。因此，ASspiMRI-a 的得分为 0～138。

（二）后凸畸形评估

由于胸腰椎后凸畸形的患者可通过髋关节和膝关节屈曲代偿，因此应在患者双侧髋关节和膝关节完全伸展的站立位时，进行后凸畸形的

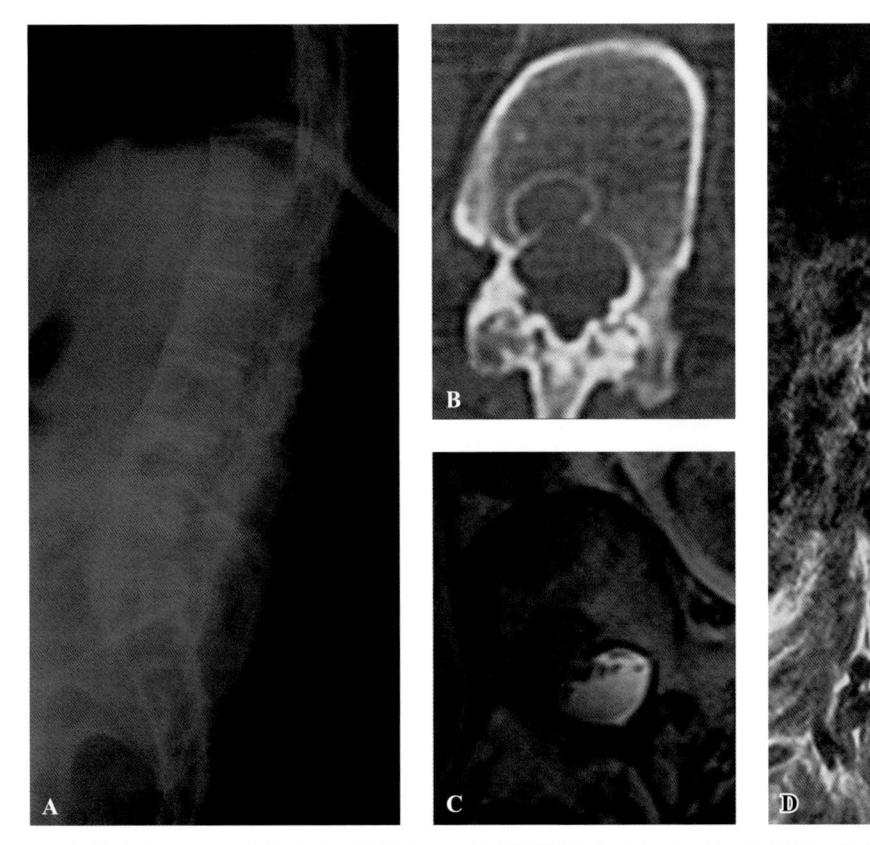

▲ 图 123-9 AS 患者（A），该患者 T_{12} 层面脊髓疝（B 至 D）。CT 显示 T_{12}（B）椎体部位缺损，MRI 显示脊髓进入缺损部位（C 和 D）

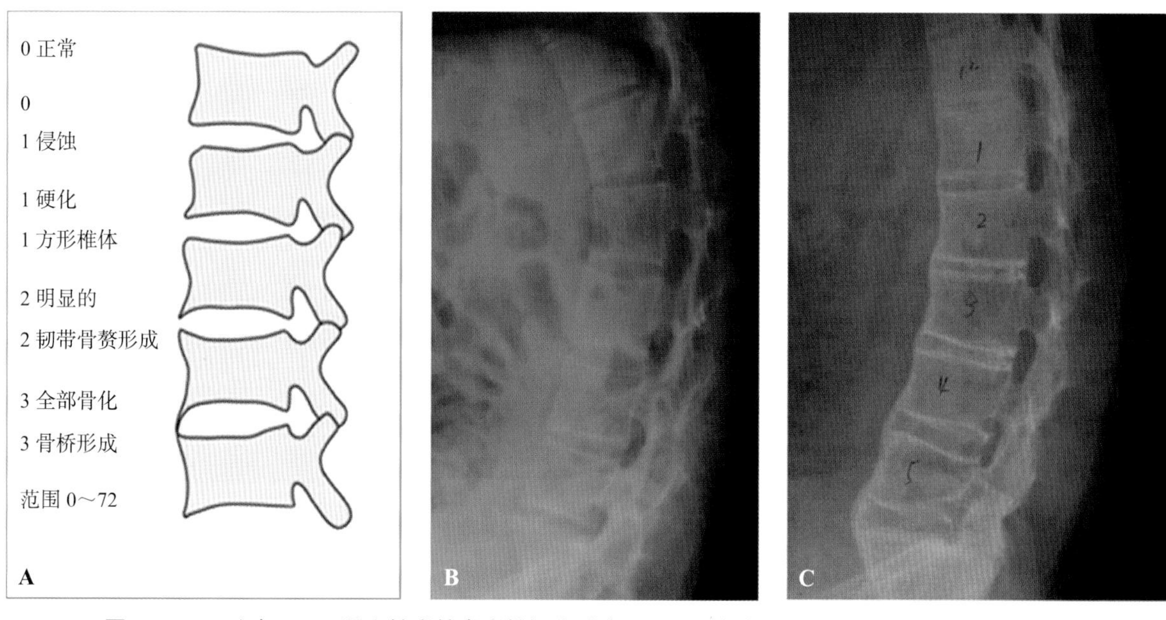

▲ 图 123-10 改良 **Stoke** 强直性脊柱炎脊柱评分系统（**A**）。腰椎椎体硬化（**B**）和腰椎骨桥形成（**C**）

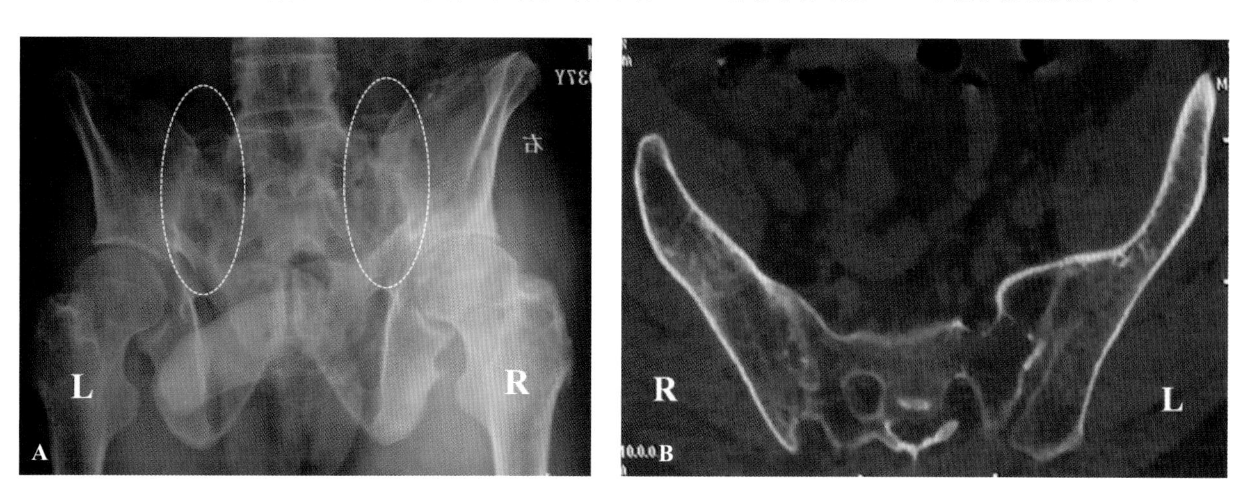

▲ 图 123-11 骶髂关节 **X** 线片显示左、右两侧均为 **3** 级骶髂关节炎（**A**），骶髂关节 **CT** 显示两侧均为 **3** 级骶髂关节炎（**B**）

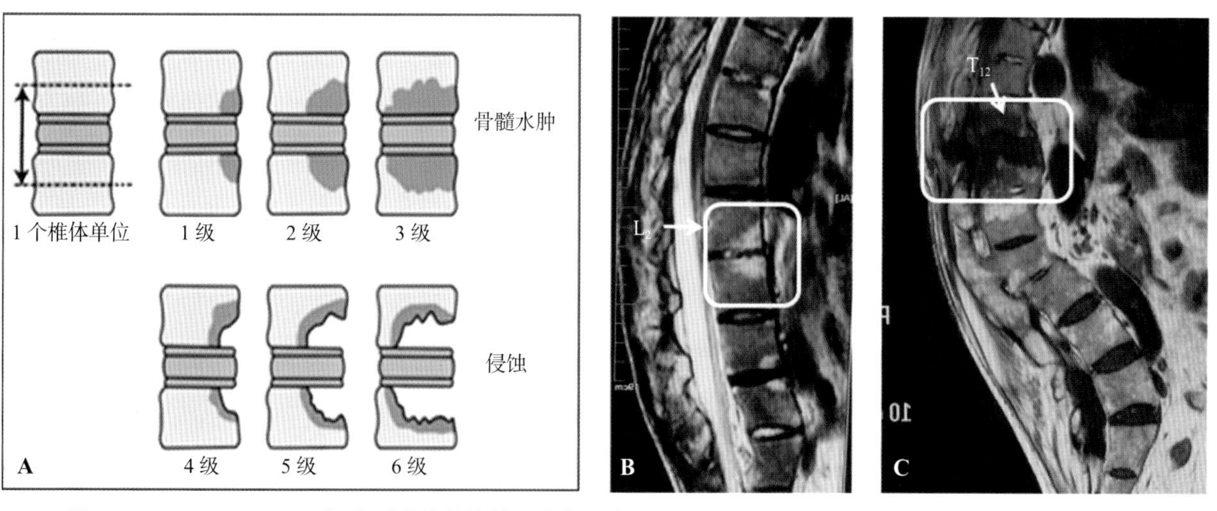

▲ 图 123-12 **ASspiMRI-a** 评分系统将椎体单元病变分为 **6** 级（**A**）。**MRI** 显示 L_2/L_3 处有骨髓水肿（**2** 级）（**B**），T_{12} 处有假关节形成（**6** 级）（**C**）

评估。整体矢状面畸形（图 123-13A 至 C）用下列参数进行评估：①矢状面垂直偏移（sagittal vertical axis，SVA），即站立位全脊柱侧位 X 线片上 C_7 椎体中心垂线与 S_1 后上缘的水平距离；② 全脊柱最大后凸 Cobb 角（global kyphosis，GK），即脊柱后凸节段最倾斜的上端椎上终板与下端椎下终板之间的角度；③脊柱骶骨角（spino sacral angle，SSA），即 C_7 中点至骶骨上终板中点连线与骶骨上终板所形成的角度（图 123-13D）；④脊柱骨盆角（the spinopelvic angle，SPA），即 C_7 中心到骶骨终板中心连线与骶骨终板中点到股骨头中心连线之间的角度（图 123-13D）。一些参数可用于评估局部矢状面畸形（图 123-13A 至 C），包括胸椎后凸角 [（thoracic kyphosis，TK），T_5 上终板与 T_{12} 下终板的夹角] 和腰椎前凸角 [（lumbar lordosis，LL），T_{12} 下终板与 S_1 上终板的夹角）]。

骨盆在维持胸腰椎后凸患者的直立姿势方面有重要作用[34]。全面评估脊柱矢状面失衡时，应考虑 AS 患者的骨盆旋转产生的代偿作用。骨盆可以绕髋关节旋转，以保持 C_7 铅垂线在股骨头后方。目前学者已提出 3 个骨盆参数来描述骨盆的解剖形态（图 123-13E 至 F），即骨盆入射角（pelvic incidence，PI）、骨盆倾斜角（pelvic tilt，PT）和骶骨倾斜角（sacral slope，SS）。骨盆入射角[35-38]定义为 S_1 终板中点垂线与股骨头中心连线夹角，描述了骶骨平台和股骨头之间的解剖关系。无论骨盆旋转如何，每个患者骨盆入射角都是固定不变的。然而，骨盆倾斜角（经 S_1 上终板中点和双侧股骨头中心连线中点的直线与铅垂线的夹角）和骶骨倾斜角（骶骨终板切线与水平线的夹角）都是随骨盆旋转会发生变化的参数。骨盆倾斜角是测量骨盆矢状面后倾程度的参数，而骶骨倾斜角可以量化骶骨平台的矢状面倾斜度。骨盆入射角等于骨盆倾斜角加上骶骨倾斜角。由于骨盆入射角是一个固定的形态学参数，骨盆倾斜角和骶骨倾斜角两者大小相反。当骨盆向后旋转时，骨盆倾斜角增加，骶骨倾斜角相应减小。在胸腰段 / 腰椎后凸患者中，由骨盆倾斜角增大和骶骨倾斜角减小所反映的骨盆后倾是矢状面平衡的重要代偿机制。

T_1 骨盆角（T_1 pelvic angle，TPA）是一个新的评估整体矢状面畸形程度的参数，它是指 T_1 上终板中点与股骨头中点连线和股骨头中点与 S_1 上终板中点连线所形成的夹角（图 123-13G），它结合了 SVA 和 PT 两个参数，更能直观地反映出整体脊柱畸形的程度。TPA 受站立位躯体代偿变化的影响较小，可看作是评估 AS 患者整体矢状面脊柱 – 骨盆畸形的理想参数[39]。

四、治疗

（一）保守治疗

1. 物理疗法

运动疗法、手法治疗、按摩疗法、水疗法、电疗法等多种物理疗法均已应用于 AS 的非手术治疗。体育锻炼可以减轻疼痛，改善脊柱功能和生活质量。

2. 药物治疗

非甾体抗炎药（nonsteroidal anti-inflammatory drug，NSAID）和肿瘤坏死因子 α 抑制药（tumor necrosis factor-alpha inhibitors，TNFi）均被用于缓解 AS 的症状。NSAID 能通过抑制环氧化酶和前列腺素的产生而减轻炎症性疼痛[40]。然而，对于 2 类药物能否延缓骨结构的破坏存在争议[41]。生物制剂是治疗 AS 最常用的二线疗法[42]。TNFi 是最早被批准用于 AS 的药物治疗的生物制剂。迄今为止，已有 5 种不同的 TNFi 用于缓解 AS 的疼痛症状。然而，其治疗效果却大不相同。据报道，20%～30% 的患者服用 TNFi 时减轻疼痛的效果不明显[43]。

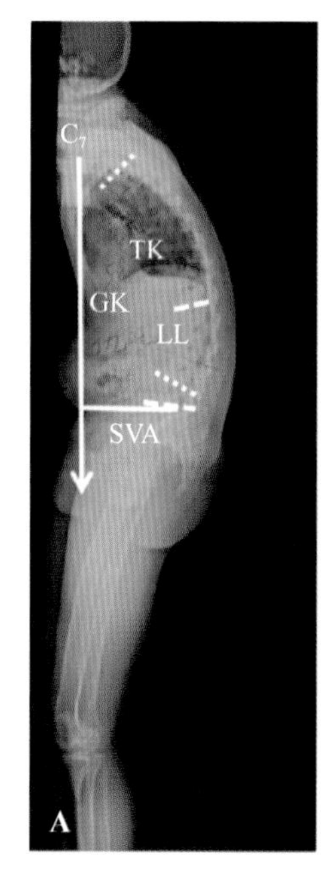

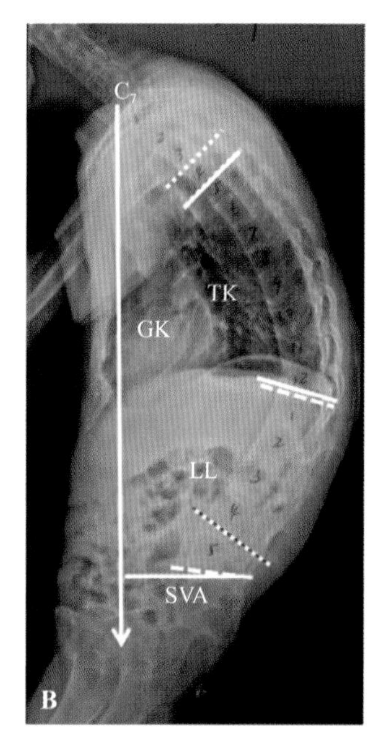

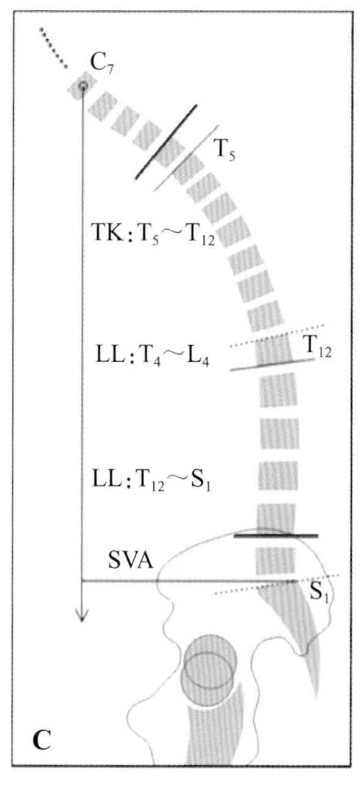

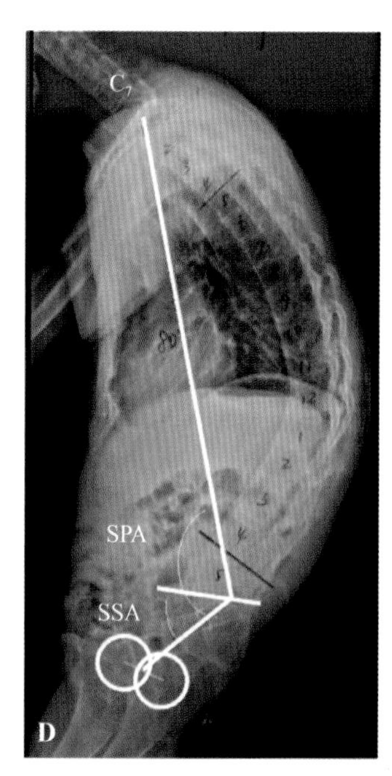

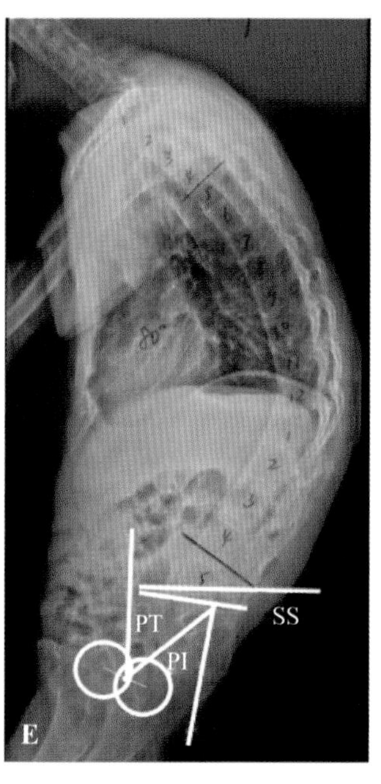

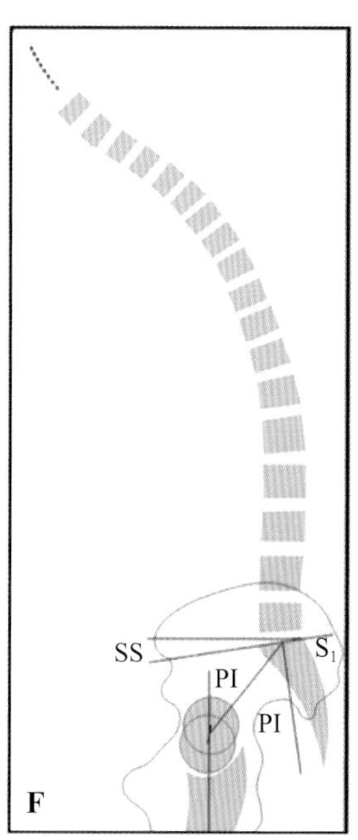

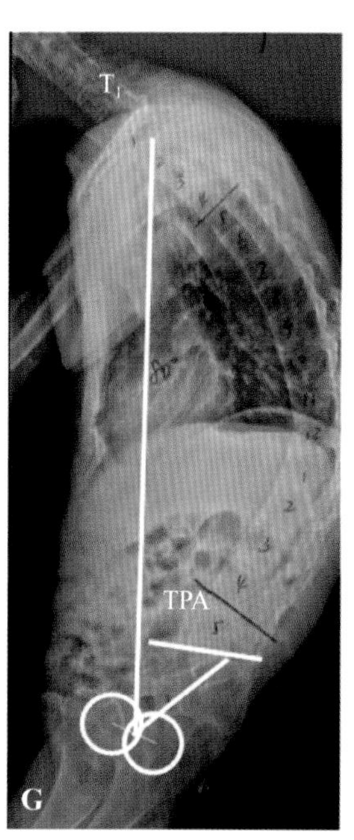

▲ 图 123-13　脊柱骨盆形态参数的图示

TK. 胸椎后凸角；GK. 全脊柱最大后凸 Cobb 角；LL. 腰椎前凸角；SVA. 矢状面垂直偏移；SPA. 脊柱骨盆角；SSA. 脊柱骶骨角；PT. 骨盆倾斜角；PI 骨盆入射角；SS. 骶骨倾斜角；TPA. 下骨盆角

（二）胸腰椎后凸畸形的手术治疗

AS 晚期患者可能会出现严重后凸畸形，使其难以直立、平卧、平视，从而限制患者的日常活动。对于这些患者，通常推荐 2 种脊柱矫正截骨术，即 Smith-Petersen 截骨术（SPO）和经椎弓根椎体截骨术（PSO）[44, 45]。

1. SPO

1945 年，Smith Petersen 等首次提出 SPO [46]，用于 AS 相关胸腰段脊柱后凸畸形的手术治疗。SPO 仅适用于前纵韧带和椎间盘轻度钙化的非角状后凸畸形 [47]。该手术技术通过前柱延长，有时通过前纵韧带的断裂或椎体间隙张开而达到矫正效果（图 123-14）。SPO 平均每节段可获得约 10° 矫正。可在胸椎至腰椎进行多节段 SPO，以获得更大的矫正度数（图 123-15）。

手术过程：全麻条件下患者俯卧于固定在手术台上的弓形架。术前应根据胸腰椎后凸程度调整弓形架（图 123-16A 和 B）。为防止臂丛神经损伤，双上臂不应处于外展位。将充气垫（图 123-16B 至 D）放置于下肢远端，以便在矫正脊柱后凸时调整下肢的位置。如果发生术中半脱

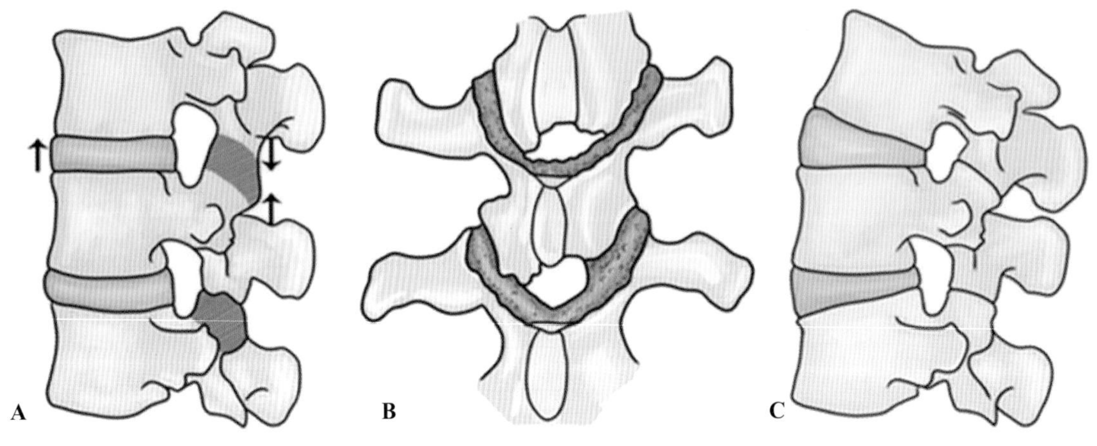

▲ 图 123-14　**SPO 手术过程图解**

方形部分是要切除的结构（A）。截骨范围包括上、下关节突关节的切除，然后从椎板下缘和下关节突切除黄韧带（B）。在切除关节突关节、黄韧带和上下关节突后，通过闭合后柱、张开前柱来达到矫正效果（C）

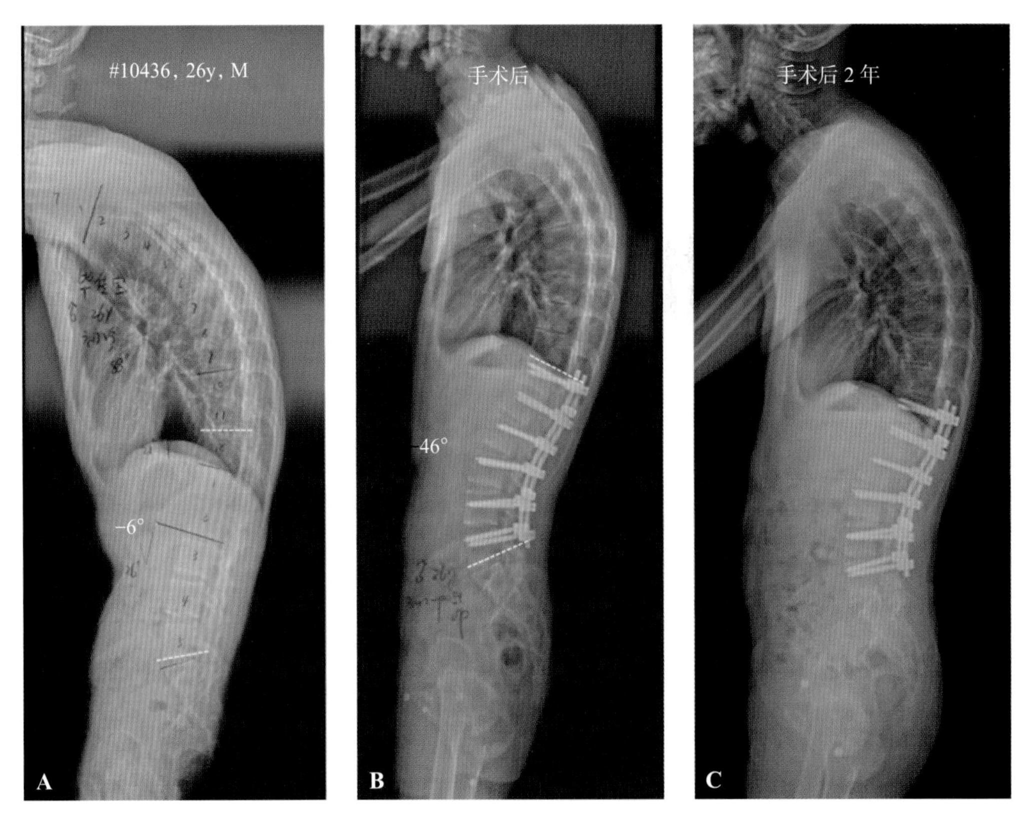

▲ 图 123-15　**男性 AS 患者，26 岁**

胸腰椎后凸畸形（A）。行 T_{12}～L_5 多节段 SPO，术后矢状面矫形效果良好（B 和 C）。T_{12}～L_5 的 Cobb 角从术前的 -6° 改善至术后 -46°，平均每节段矫正 8°

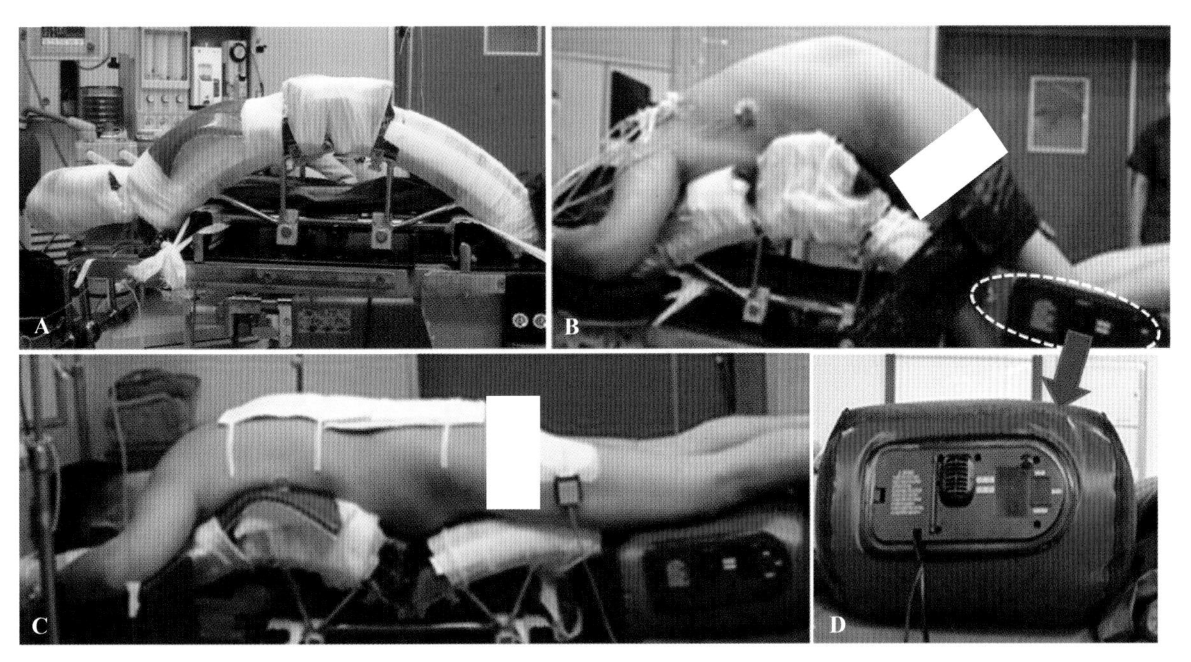

▲ 图 123-16 调整四柱弓形架，使其适合患者术前后凸弧度（A 和 B）。矫形时通过缓缓调整弓形架使得弧度逐渐减小，并逐渐提高患者的上身和下肢（C）而实现矫形。充气垫®（SANYOU, China）（B）用于在手术期间调整患者的下肢位置（D）。当充气垫充气时，双下肢随其高度增加而升高，从而有助于脊柱后凸矫正（D）

位，充气垫也可用于即刻复位。

采用后正中切口显露脊柱。脊柱后部肌肉等结构剥离、显露至横突外侧。然后在双侧预定节段置入椎弓根螺钉。SPO 截骨时切除截骨椎体的关节突关节、黄韧带，双侧上、下关节突可用骨刀或 Kerrison 咬骨钳斜行切除。截骨宽度为 7～10mm。每切除 1mm 约可获得 1° 后凸矫正。因此单节段 SPO 可以获得约 10° 矫正。对称咬除椎板，修出一个由两侧向中下方向的“V”型槽。椎板截骨面应充分切除，以避免在截骨面闭合时造成硬膜囊卡压。然后借助弓形架，通过轻按截骨部位实现截骨面闭合。如果在闭合过程中发现硬膜囊或神经根受压，需行椎板扩大切除以实现减压。术中必须使用体感诱发电位（somatosensory-evoked potential，SEP）和运动诱发电位（motor-evoked potential，MEP）进行监护。

2. PSO

PSO 是 AS 患者经典后路术式之一，Bridwell 认为 PSO 主要用于伴有前纵韧带钙化或椎间盘完全钙化的后凸畸形[45]。PSO 包括椎体楔形切除（图 123-17A），以截骨椎前壁骨皮质作为铰链实现矫形，单节段截骨可获得 35°～40° 矫正（图 123-17B）。该技术也被称为闭合楔形截骨术（closing wedge osteotomy，CWO）。如果单节段 CWO 矫正度数不足以恢复矢状面失衡，还有一种方式是采用闭合-开放楔形截骨术（closing-opening wedge osteotomy，COWO），通过截骨后的椎体前壁皮质骨折，在截骨部位可多获得 10°～20° 的矫正效果（图 123-17C）[48]。

手术过程：PSO 的患者体位摆放及显露方式与 SPO 相同。在截骨椎上下相邻至少 3 个节段置入椎弓根螺钉。在预定截骨节段“V”形切除截骨椎椎板，切除关节突关节，在双侧椎弓根与椎板连接处切出 2 个骨槽，然后进行全椎板切除。此时硬膜囊和神经根清晰显露。椎弓根切除后，可通过椎弓根钻入椎体。椎体截骨前在截骨椎相邻的上下节段放置单侧临时棒，防止椎体突然移位和截骨椎椎体过早塌陷。

然后通过两侧椎弓根切除椎体内松质骨。直至椎体内形成楔形空腔，楔形截骨结束。在截骨过程中，若患者无脊柱侧弯，外科医生必须确保截骨椎两侧的骨切除量相同，以实现截骨面的对称闭合。然后用反向刮匙或神经剥离子将椎体后壁推入截骨后形成的空腔。Gupta 提出在处理椎体后壁时，应保护好硬脊膜[49]。通过逐渐伸直弓形架，同时结合上半身和下肢的高度变化来完成畸形矫正（图 123-18）。这是典型的 CWO 型 PSO 手术过程。

对于较严重的后凸畸形患者，CWO 型 PSO 的矫正效果可能不足以恢复矢状面失衡。对于这些患者，可采用 COWO 术式。在 COWO 中，截骨时产生的椎体空腔比 CWO 的大，截骨椎仅留有薄壁外壳。截骨范围上至截骨椎上终板，下至截骨椎下终板。此外，椎体两侧外侧皮质向下切除至前皮质。然后用刮匙削薄前壁皮质，造成

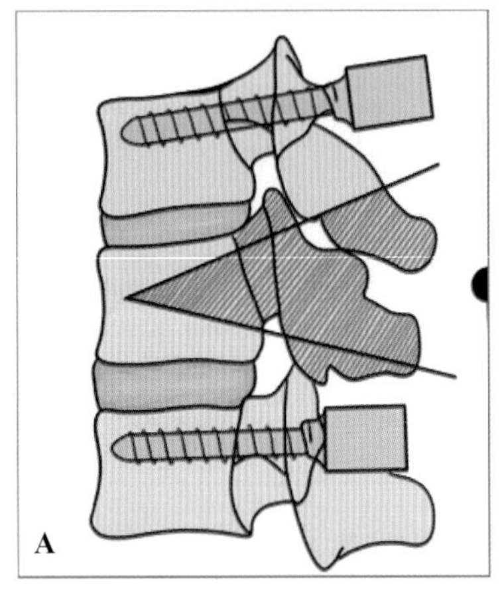

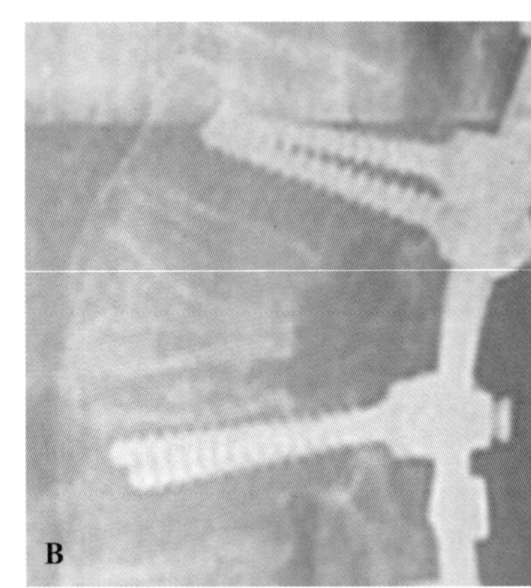

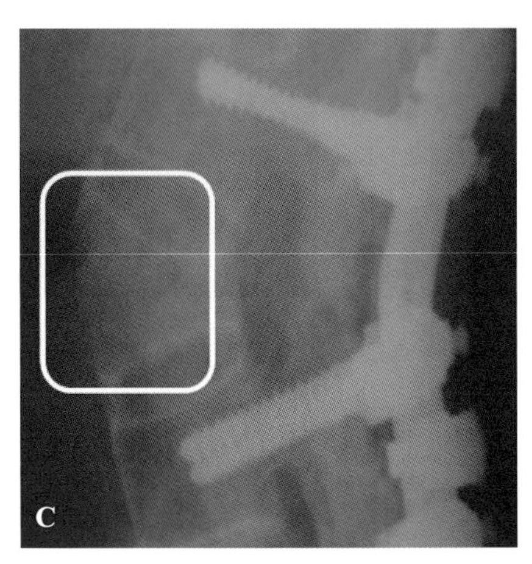

▲ **图 123-17　闭合未契形截骨术（CWO）和闭合 - 开放契形截骨术（COWO）手术技术图示**

截骨椎上突出显示的区域表示切除范围（A）。在 CWO 手术中，以截骨椎前壁皮质为铰链闭合前柱和中柱（B），COWO 手术允许前壁皮质骨折，从而在截骨部位（C）获得更大的矫正度数

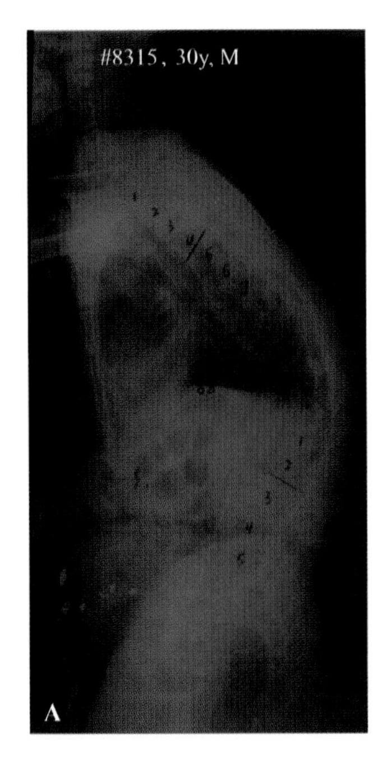

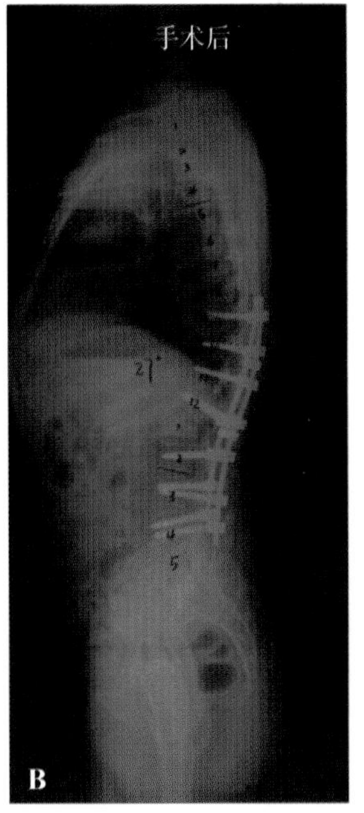

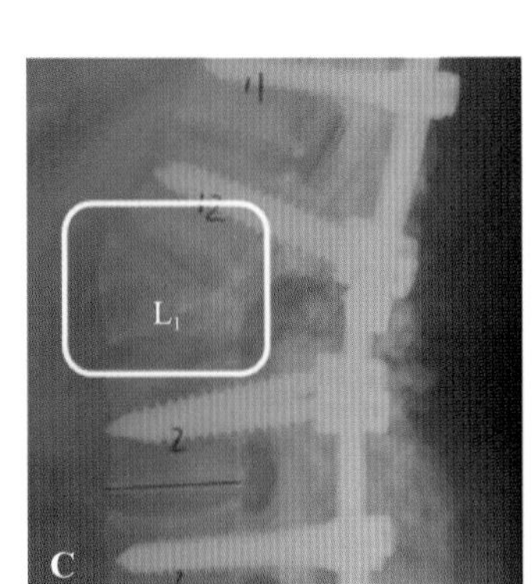

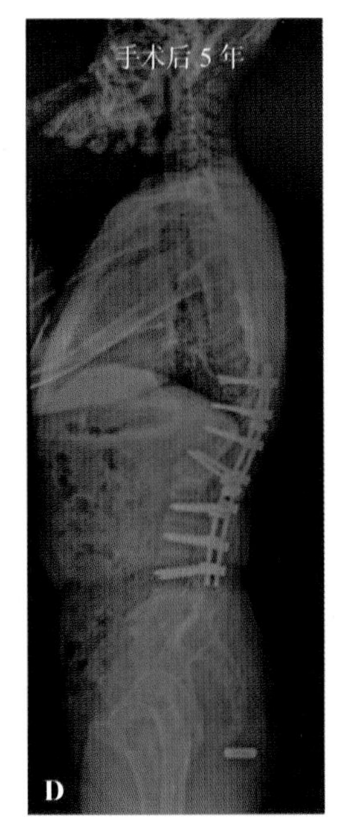

▲ **图 123-18　男性 AS 患者，30 岁**

重度胸腰椎后凸畸形（88°）（A）。行 L_1 CWO 型 PSO 后矢状面平衡恢复良好（B 和 C）。术后 5 年随访时矢状面平衡保持良好（D）

前壁皮质青枝骨折。截骨结束时，可听到破裂声，表明前壁皮质骨折或钙化的前纵韧带断裂。以截骨椎后柱作为支点，将 CWO 型截骨术变为 COWO 型截骨术（图 123–19）。最后，在矫形部位用永久棒代替临时棒。

脊柱后凸矫正完成后，外科医生可根据患者的双肩和骨盆是否在同一水平线，或利用术中侧位片评估 PSO 矫正是否已恢复理想的矢状面平衡。如需进一步矫正，可用双手向下轻推截骨部位，同时将固定棒进行原位弯棒。

3. 双节段 PSO

在极重度胸腰段 / 腰椎后凸患者中，单节段 PSO（CWO 或 COWO）有时不能恢复矢状面失衡，同时也增加了内固定植入和矫正失败风险。对于这些患者，可以考虑行跳跃式双节段 PSO（skipping two-level PSO，STPSO）（图 123–20）。然而，这种手术技术要求极高，也会增加术中失血风险和神经系统风险[50]。STPSO 最常见的截骨联合节段是 L_1 和 L_4。根据脊柱后凸顶点所在节段（上截骨椎应尽可能靠近脊柱后凸顶点），也可以采用 T_{12} 和 L_3，或 L_2 和 L_5。

手术过程：常规显露后，在上截骨椎头端 4～6 节段置入椎弓根螺钉，直至 S_1 水平。以 L_1 和 L_4 的 STPSO 为例（图 123–21），L_1 截骨过程按照 PSO 部分内容，放置单侧预弯固定棒，上至上端椎，远端达到 L_3 椎板的下缘。L_3 远端棒的长度应以能容纳一个双排 Domino 的长度为宜。完成一个节段 PSO 后，进行唤醒测试，以确保神经功能完好。如果神经系统监测保持稳定、唤醒试验阴性，则可以采用与 L_1 相同的截骨方式在 L_4 进行第 2 次截骨术。L_4 PSO 完成后，在截骨部位（L_3～L_5）放置一根临时短棒。然后，将患者向头端移动，使截骨椎（L_4）位于已经调整水平的弓形架的凹陷处，通过再次抬高弓形架、肩部垫枕以抬高躯干，充气垫抬高下肢，从而完成 L_4 截骨面的闭合。截骨面闭合后，两侧连接 L_3～S_1 的预弯棒固定到尾端螺钉上，两侧 Domino 连接远端矫形棒。另一种方法是在一侧使用连接 2 个节段 PSO 的长矫形棒，对侧使用 Domino（图 123–22）。Domino 加压抱紧有助于进一步缩小截骨面间隙。

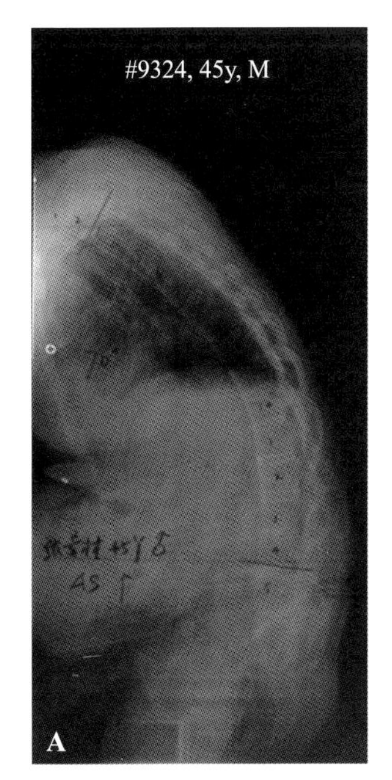

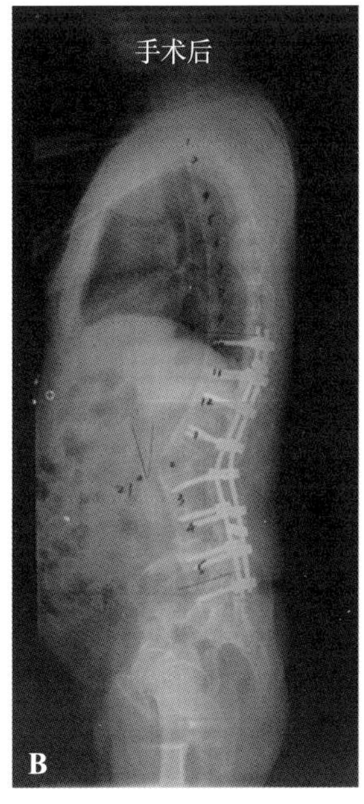

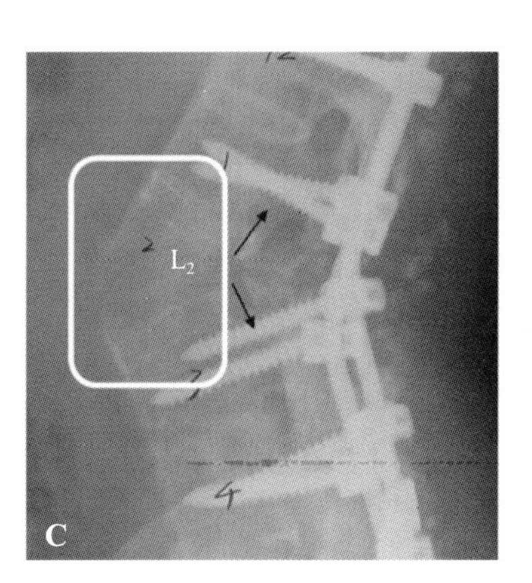

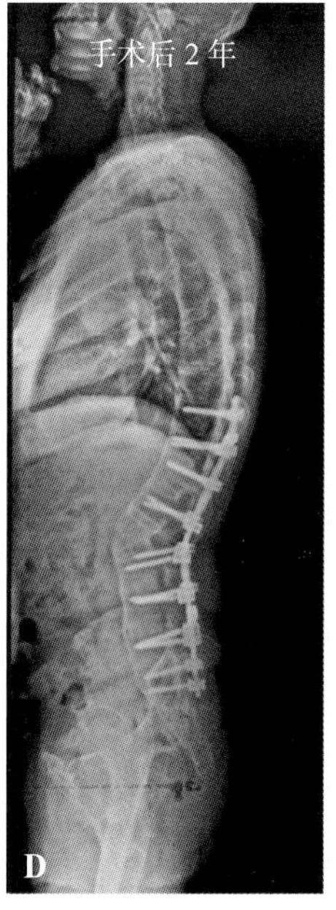

▲ **图 123–19　男性 AS 患者，45 岁**

胸腰椎后凸畸形（71°）（A）。行 L_2COWO 型 PSO（B），L_2 椎体前壁骨折（C）。术后 2 年随访时发现骨折部位（L_2）骨融合（D）

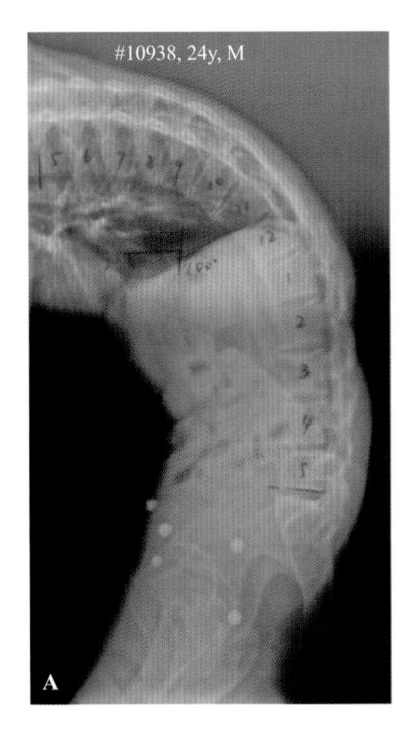

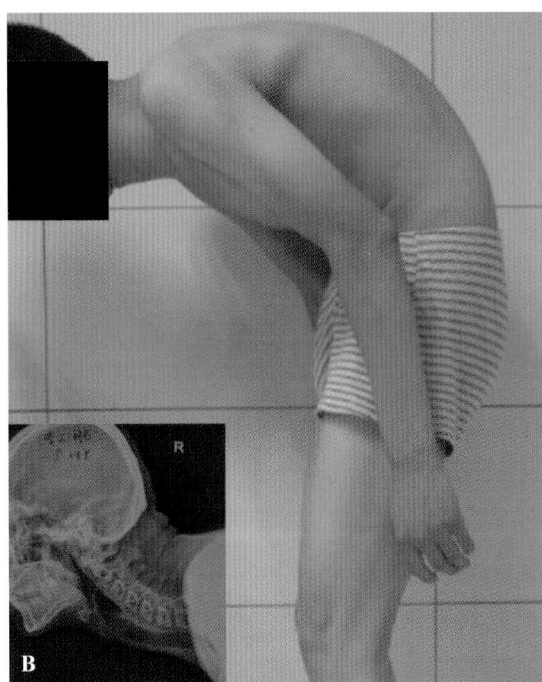

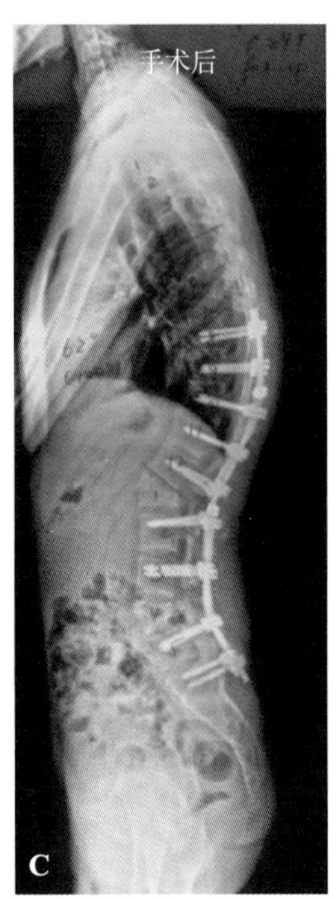

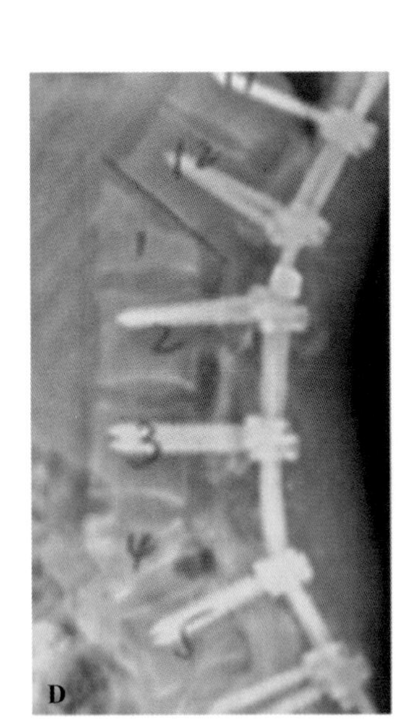

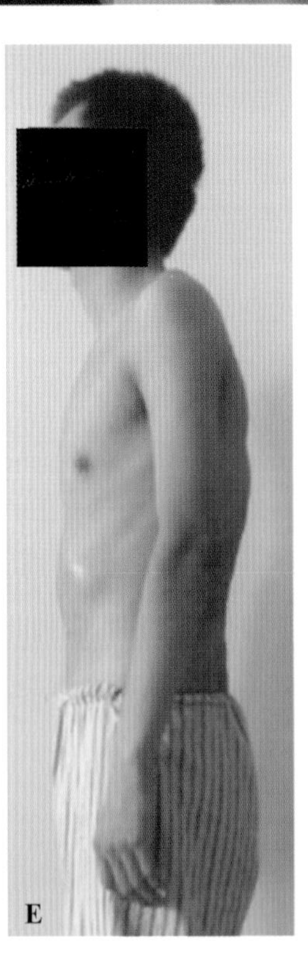

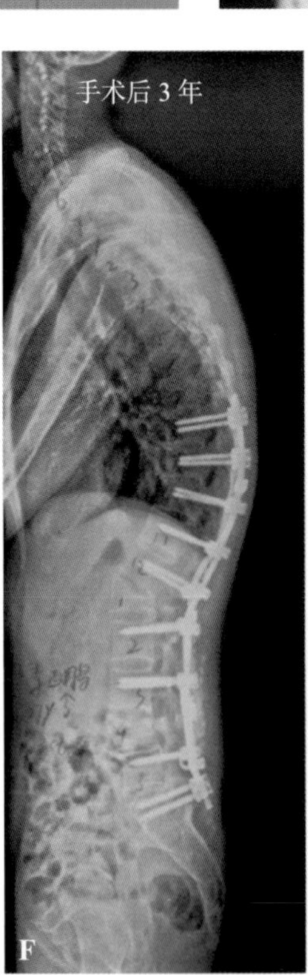

▲ 图 123-20 **男性 AS 患者，24 岁**

全脊柱后凸畸形（Cobb 角为 100°）（A 和 B）。采用跳跃式双节段 PSO（L_1 和 L_4），固定节段为 T_8～S_1（C 至 E）。术后 3 年随访时未发现明显矫正丢失，S_1 未发生机械性固定失败（F）

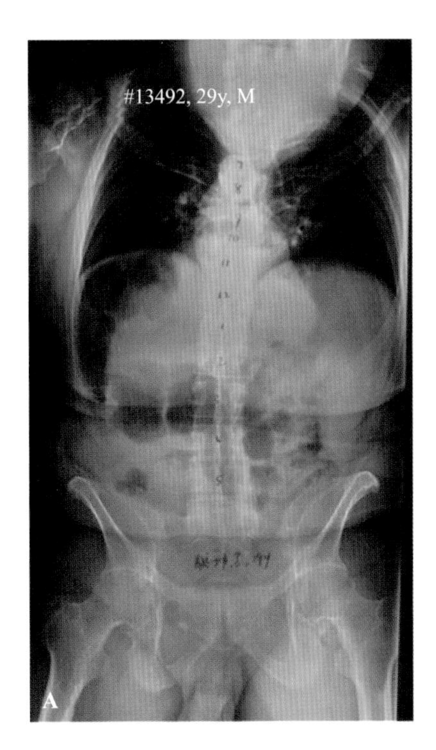

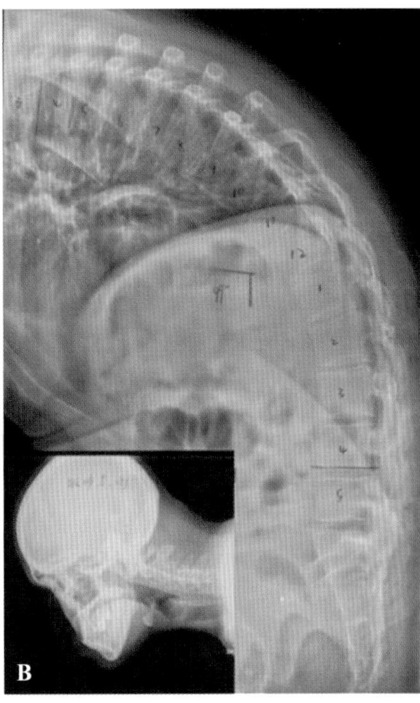

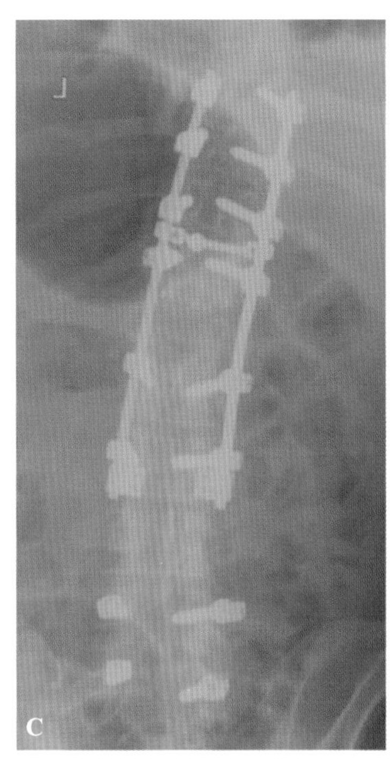

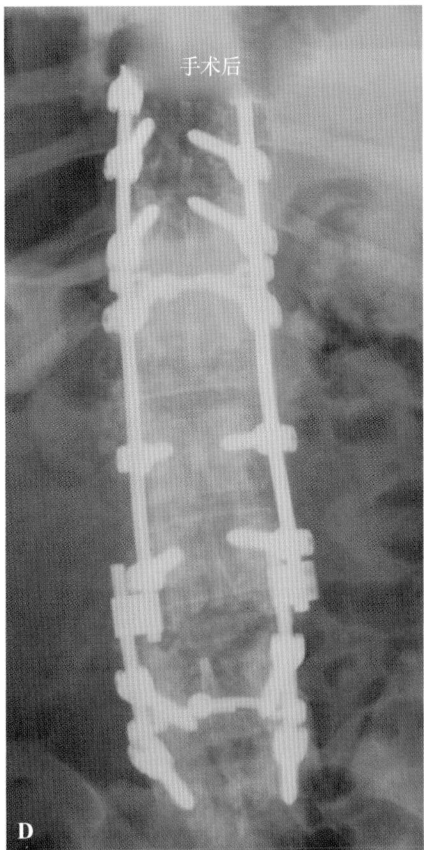

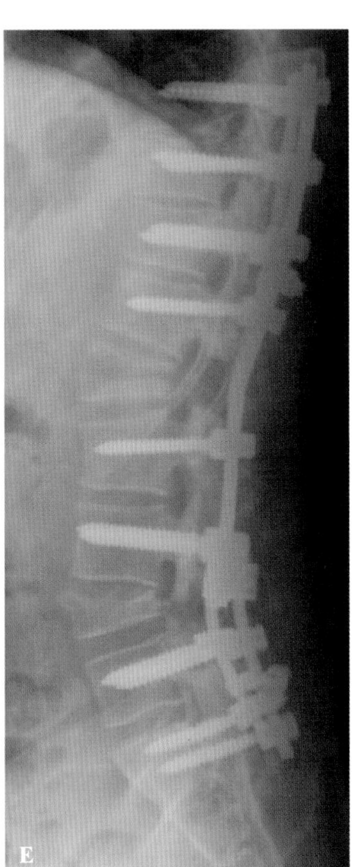

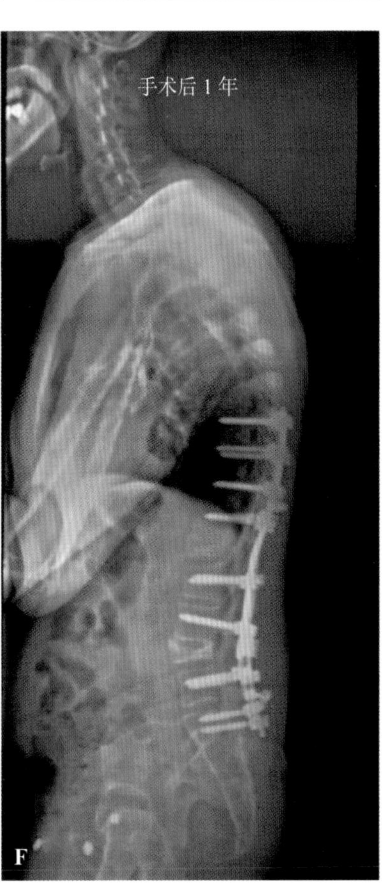

▲ 图 123-21　**AS 患者，29 岁**

全脊柱后凸畸形（Cobb 角 99°）（A 和 B）。在 L_1 PSO，行双侧 T_9～L_3 预弯矫形棒固定（C）。L_4 截骨面闭合后（D），用双侧 Domino 固定双侧 L_2～S_1 矫形棒（E 和 F）

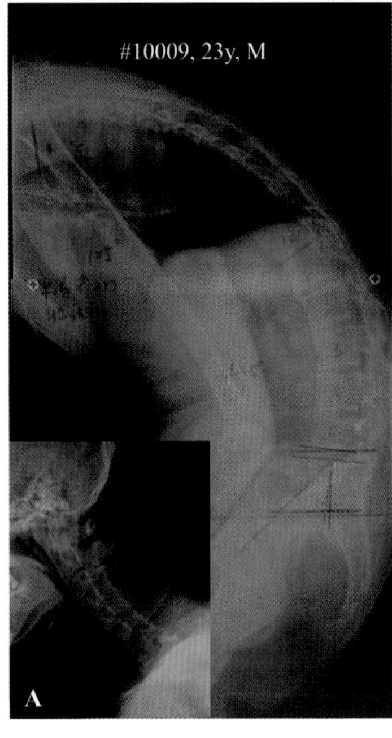

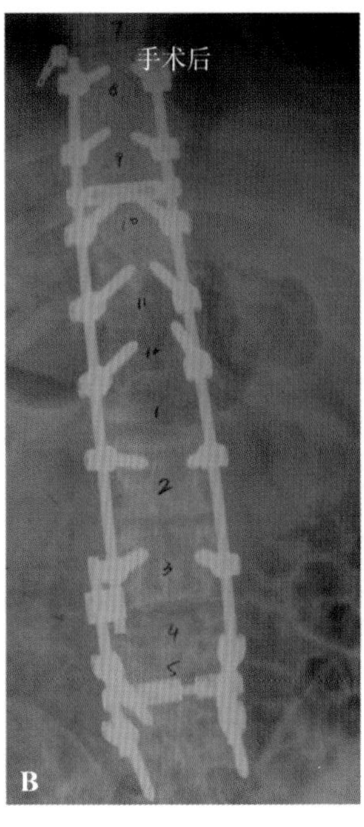

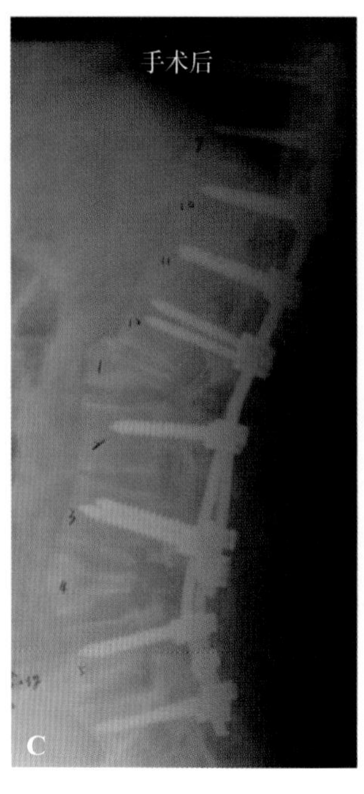

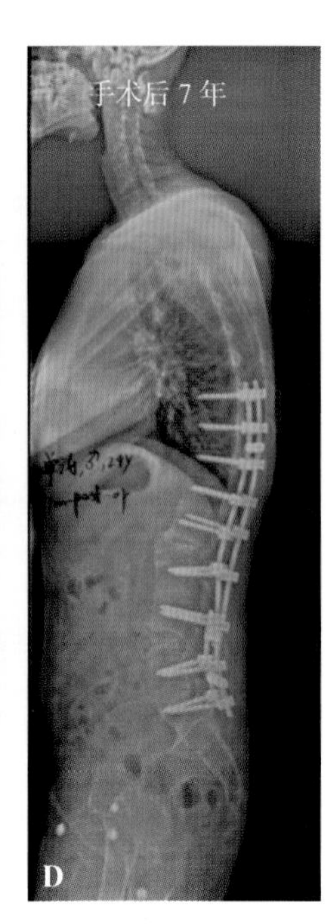

▲ 图 123-22 男性 AS 患者，29 岁，行跳跃式双节段 PSO（L_1 与 L_4）（A）L_1 PSO 后，在左侧将预弯矫形棒固定于上端椎至 L_3 部位。然后在 L_4 处进行第 2 次 PSO，并在右侧固定一个跨越两截骨区域的长矫形棒。最后，在左侧用 Domino 连接近端已安装的矫形棒和远端的矫形棒（B 至 D）

五、手术方案设计

为了计算恢复矢状面平衡所需的矫正角度，几种术前截骨方案设计的方案被提出，如三角法[51, 52]、计算机模拟法[53, 54]和数学公式计算法[55]。

（一）三角法

Ondra 提出一种简单的三角法来计算脊柱后凸矫正所需的 PSO 角度（图 123-23A）[51]。他用骶骨垂线（定义为穿过 S_1 后上角的垂线）上 PSO 顶点的投影点作为旋转顶点。实际上，脊柱后凸矫正过程中躯干旋转的轴是 PSO 的顶点。只有当截骨椎体前皮质中点位于骶骨垂线上时，三角法才能准确估计出矫正角度。若截骨椎位于骶骨垂线的前方，则该方法计算的矫正角会偏小；而截骨椎位于该线的后方时，计算的矫正角会偏大。因此，Yang 将该三角法改良为“精确计算法”（图 123-23B）[52]，但因未考虑矢状面平衡的几个重要代偿方式，如骨盆后倾、髋关节屈曲等，仍不能精确预测矫正角度（图 123-23C）。

（二）计算机模拟法：SurgiMap 软件

近年来 Surgimap 软件（Nemaris 公司，美国纽约）也被用于截骨矫形术的手术策略制订[53]。计算机模拟更加准确和简单。该方法通过模拟不同截骨节段与截骨角度得出矫正后的矢状面形态（图 123-24），最终可得出矫正胸腰椎后凸的最佳矫正角度。

Van Royen 等开发了一个名为“ASKyphoplan”的程序，用于 AS 患者的截骨矫形方案设计。ASKyphoplan 基于生物力学和数学原理，所有变量都可为患者单独选择[54]。本程序可在网站免费使用，网址为 http://www.stega.nlunder，在首页选择“研究”菜单进入。ASKyphoplan “校准”“绘制”“设置 SS”“计算”和“结果”。虽然此方法更易于使用，但它未考虑到脊柱骨盆参数的个体差异。

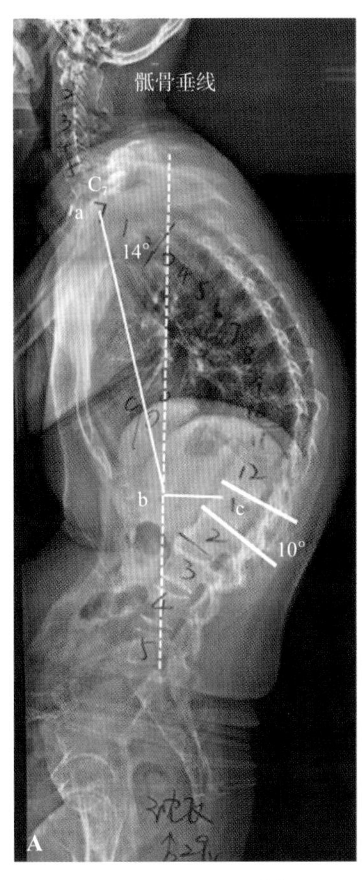

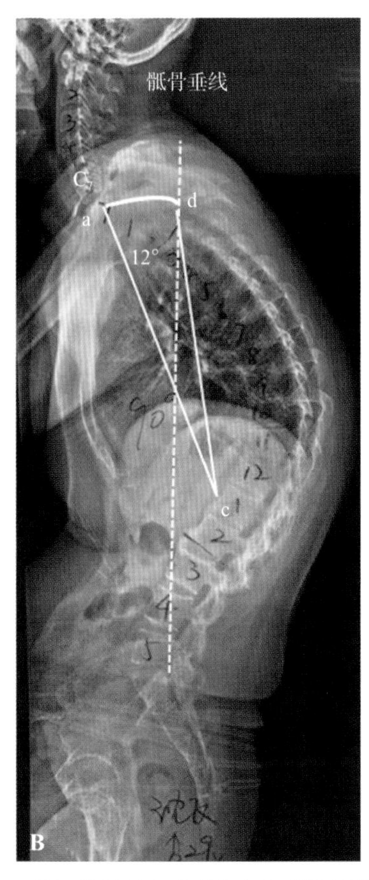

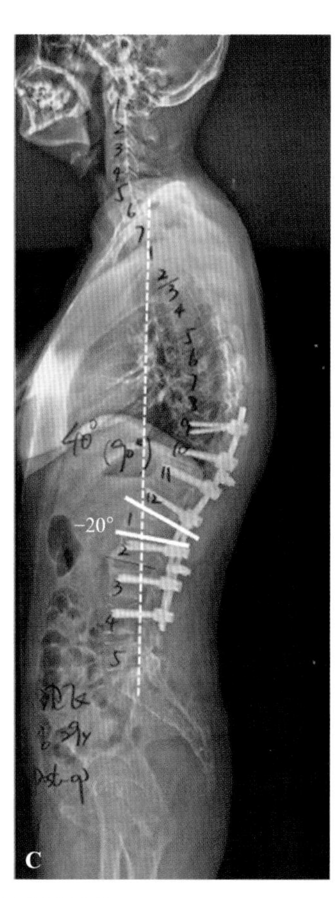

▲ 图 123-23　**2 种计算矫正角度以恢复矢状面平衡的方法图示**

点 a 是 C_7 的中点（A）。b 点是 PSO 顶点（截骨椎前壁皮质中点，"c 点"）在骶骨垂线上的投影点（A）。在脊柱后凸矫正过程中，a 点将沿以 c 点为中心的弧线滑动，当与骶骨垂线相交时，在 d 点停止（B）。用三角法（ab 线与骶骨垂线的夹角）计算的校正角为 14°（A）。通过"精确计算法"（ac 线和 dc 线之间夹角）计算的校正角为 12°（B）。2 种方法都不能准确预测该患者在 L_1 截骨时的实际矫正角度（30°）（C）

（三）数学公式法

矢状面平衡取决于脊柱、骨盆和下肢间的相互作用，这一理论已被广泛认可[37]。在 AS 胸腰椎后凸畸形中，随着矢状面失衡程度增加，涉及脊柱–骨盆和骨盆下部位的一系列代偿机制逐渐发挥作用。因此，恢复 AS 患者的矢状面失衡依赖于对矢状面参数的综合分析[55]。有学者提出躯干整体平衡技术［（full balance integrated，FBI），包括脊柱、骨盆和下肢在内的躯干整体］用以估计所需的矫正角。FBI 矫正角计算公式为"C_7 偏移角（C_7 translation angle，C_7TA）+ 股骨倾角（femur obliquity angle，FOA）+ 骨盆倾斜代偿角（pelvic tilt compensation angle，PTCA）"（图 123-25）。采用 FBI 公式计算截骨角需拍摄从 C_1 到骨盆（包括髋部和股骨）的全脊柱 X 线片。点 a 是 C_7 下终板的中点，点 b（C_7 术后理想位置）是在穿过 S_1 上终板中点的垂线上、与 a 等水平的点。c 点是要截骨椎前壁皮质的中点。C_7TA 是 ac 线和 bc 线之间的角度。FOA 为股骨干与铅垂线之间夹角。PT 是指穿过 S_1 上终板中点和双侧股骨头中心连线中点的直线与铅垂线的夹角。如果 PT 在 15°～25°，PTCA 为 5°；如果 PT 在 25° 以上，PTCA 为 10°。FBI 技术是基于对全身平衡的整体分析，因此它比其他方式更可靠（图 123-26 和图 123-27）。然而，有时仍无法估计截骨术的矫正角度（图 123-28）。

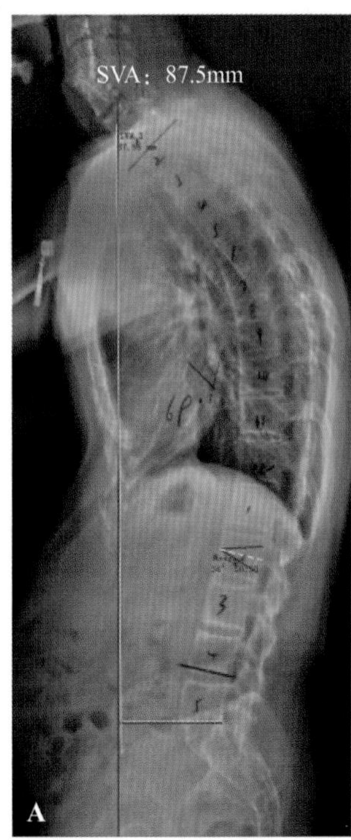

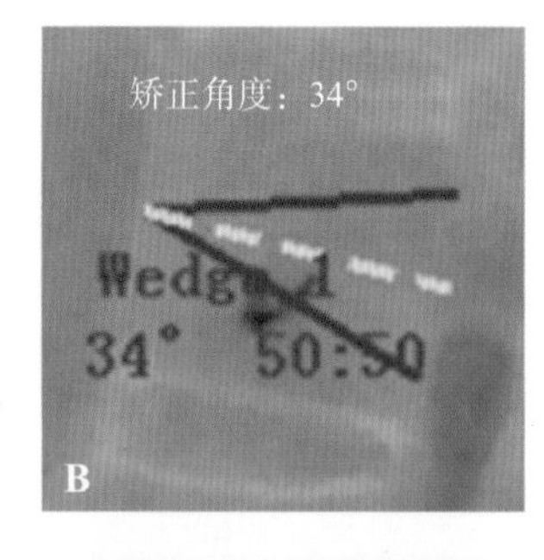

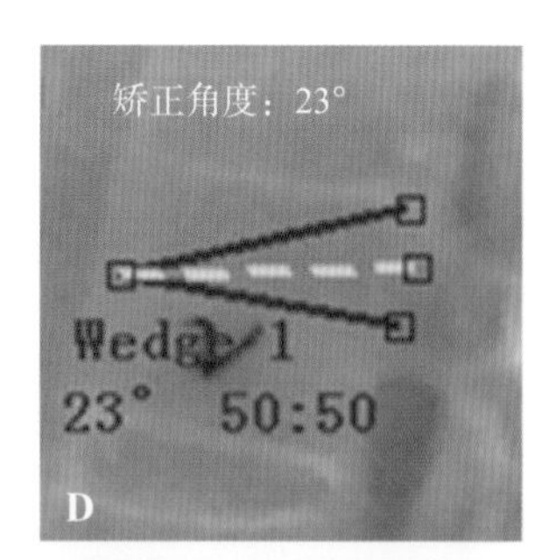

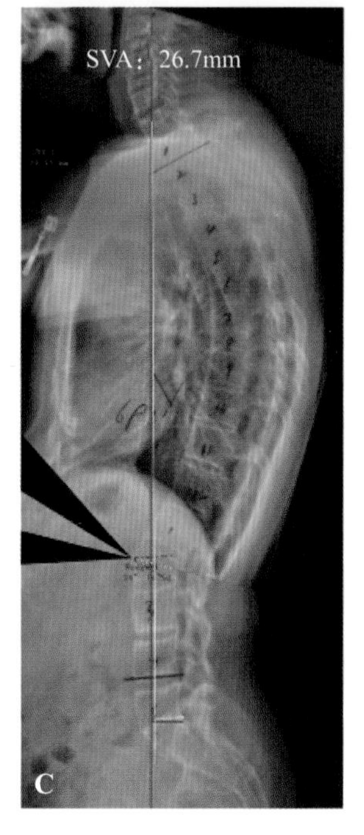

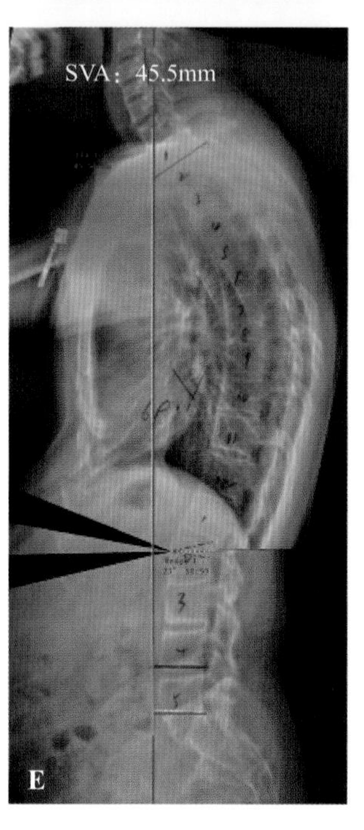

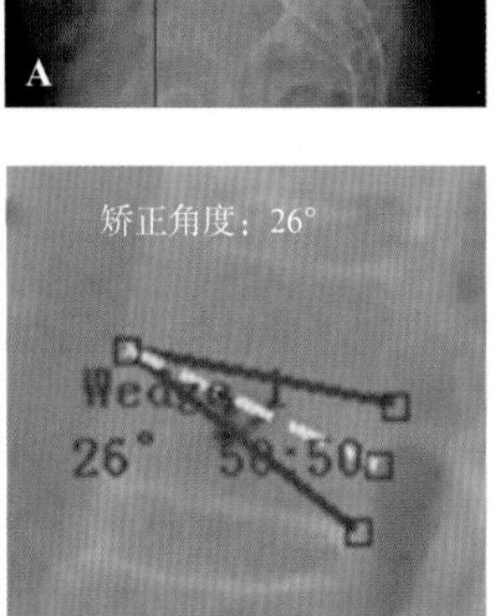

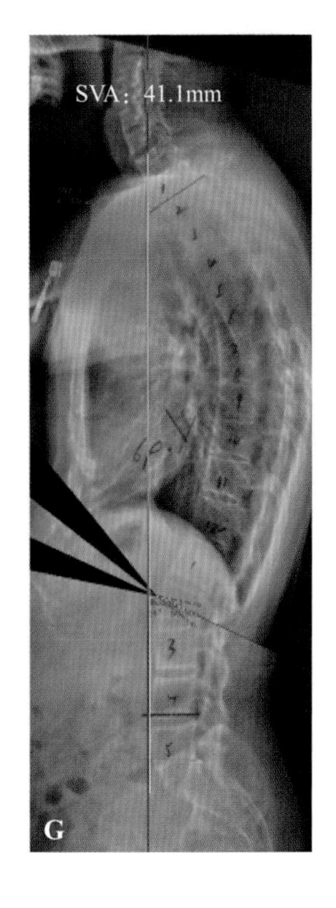

▲ 图 123-24 男性患者，37 岁。术前矢状面垂直偏移（SVA）为 **87.5mm**（**A**），以 L_2 作为截骨椎的不同计算机模拟方式对比。以 L_2 前壁皮质中点为铰链轴。在 L_2 模拟 **3** 种不同形态的截骨方式得到的效果。采用等腰三角形截骨，得到的矫正角度和术后 **SVA** 分别为 **34°**（**B**）和 **26.7mm**（**C**）。在椎体上半部呈直角三角形截骨，其矫正角度和术后 **SVA** 分别为 **23°**（**D**）和 **45.5mm**（**E**），在椎体下半部呈直角三角形截骨，矫正角度为 **26°**（**F**），术后 **SVA** 为 **41.1mm**（**G**）。由于等腰三角形截骨模拟获得了最大的矫正角度和最佳 **SVA** 矫正，因此该患者可以在 L_2 进行等腰三角形截骨

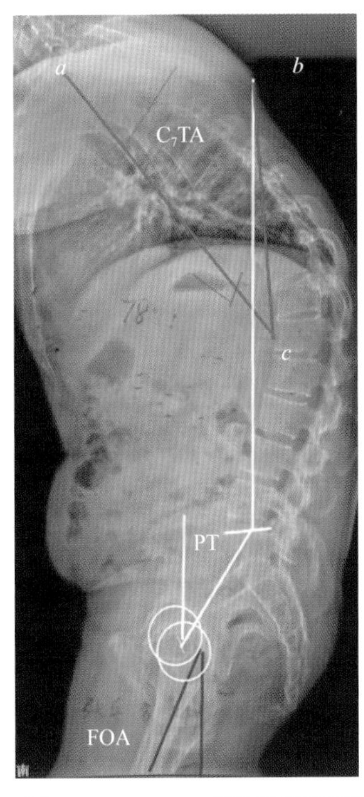

▲ 图 123-25　**FBI 参数的定义图示**

南京鼓楼医院经验认为现存计算方式都不能精确预测每一个 AS 患者在矢状面失衡时所需的矫正角度。这些方法忽略了能够影响矫正效果的几个重要因素，如半脱位、截骨椎体前壁皮质骨折断裂、椎间盘前方张开、截骨椎相邻椎体假关节、截骨上下间隙闭合比及颈椎活动度。

1. 截骨椎体术中半脱位

因 PSO 涉及三柱松解，脊柱在截骨椎部位不稳定。如果在矫形过程中前柱皮质骨断裂，截骨椎可能会突然发生椎体半脱位。为了防止半脱位发生，在截骨和矫形过程中，应放置单侧稳定棒以避免脊柱突然移位。此外，在闭合截骨面时，截骨椎邻近椎弓根螺钉应用持钉钳牢固地抓持。虽然半脱位很大可能会造成神经损伤，但半脱位发生后可更大程度地矫正 SVA（图 123-29）。

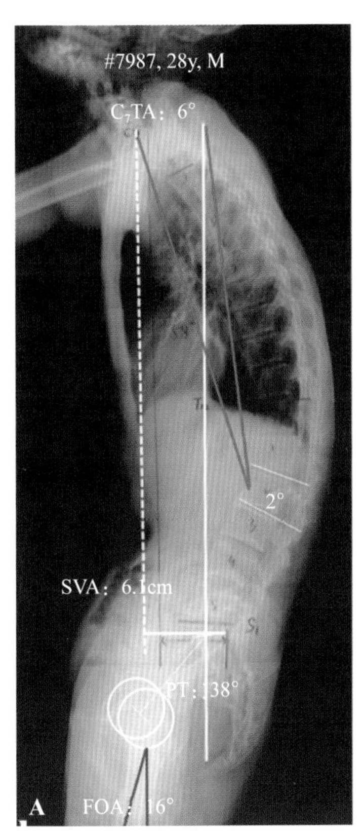

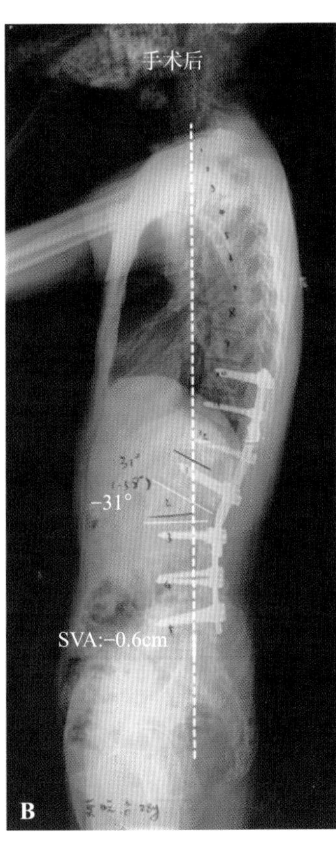

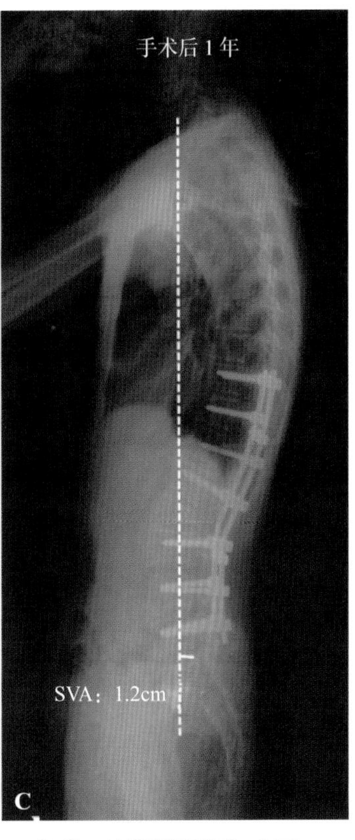

▲ 图 123-26　**男性患者，28 岁。术前 SVA 为 6.1cm（A）。根据 FBI 公式，计算矫正角为 C_7TA（6°）+ FOA（16°）+ PTCA（10°）=32°。行 L_2 PSO，矫正角度为 33°。术后 SVA 为 -0.6cm（B），术后 1 年随访时 SVA 为 1.2cm，矢状位平衡良好（C）**

C_7TA. C_7 偏移角；SVA. 矢状面垂直偏移；FOA. 股骨倾角；PTCA. 骨盆倾斜代偿角

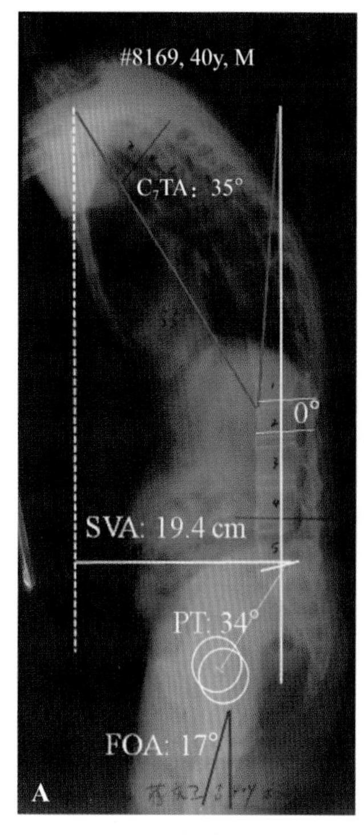

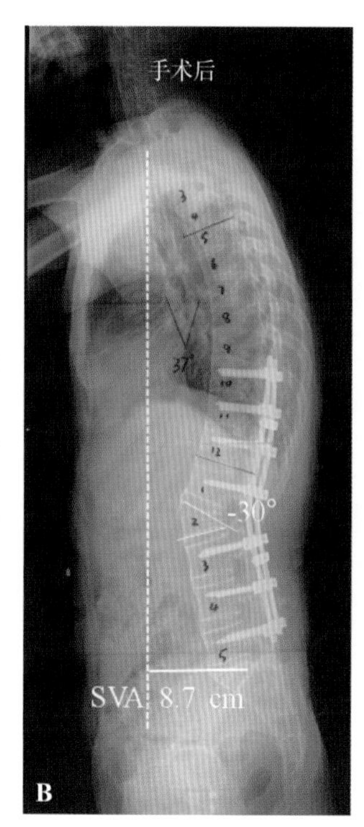

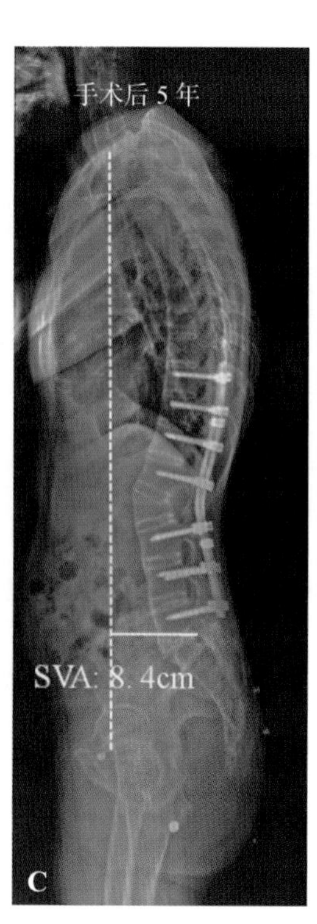

▲ 图 123-27 男性患者，**40** 岁。术前 **SVA** 为 **19.4cm**（**A**）。根据 **FBI** 估计，选择 L_2 作为截骨椎（**A**），则矫正角计算为"**C_7TA**（**35°**）+ **FOA**（**17°**）+ **PTCA**（**10°**）= **62°**"。L_2 **PSO** 实际矫正角度仅为 **30°**，**SVA** 为 **8.7cm**，矫正不足（**B**），术后 **5** 年随访时未发生矫正丢失（**C**）

C_7TA. C_7 偏移角；SVA. 矢状面垂直偏移；FOA. 股骨倾角；PTCA. 骨盆倾斜代偿角

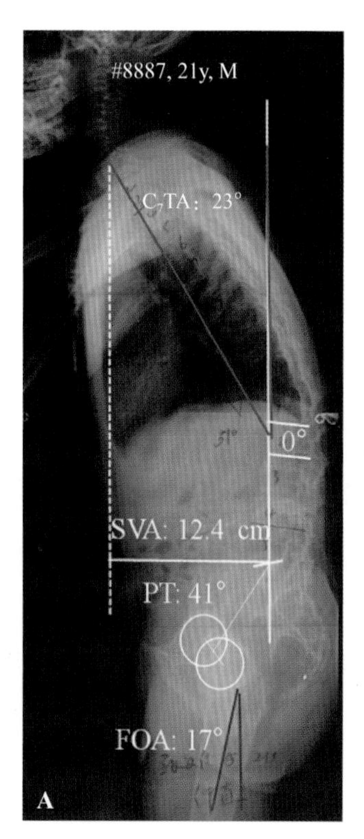

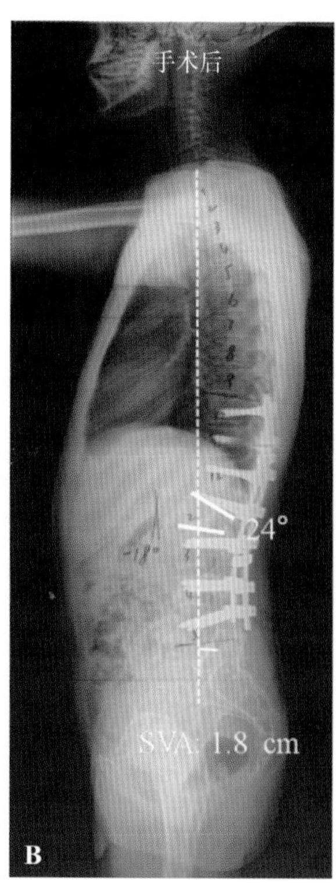

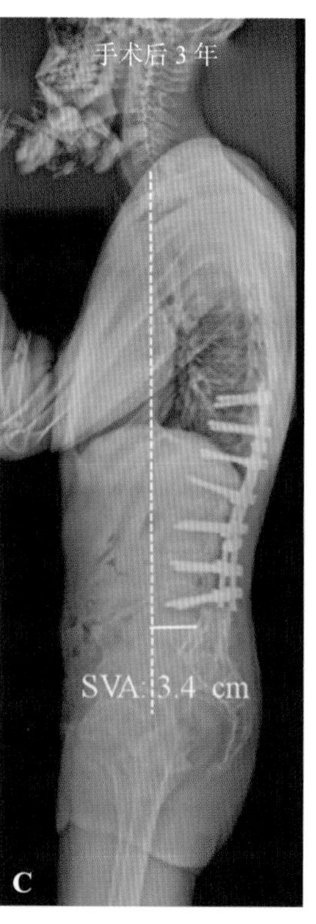

▲ 图 123-28 男性患者，**21** 岁。术前 **SVA** 为 **12.4cm**（**A**）。根据 **FBI** 公式，矫正角计算为"**C_7TA**（**23°**）+ **FOA**（**17°**）+ **PTCA**（**10°**）= **50°**"。行 L_2 **PSO**，截骨角为 **24°**。尽管截骨角与 **FBI** 公式计算角度不同，但患者术后 **SVA** 为 **1.8m**、矢状面平衡效果满意（**B**），可能是因截骨椎下方椎间盘前方张开所致。术后 **3** 年随访时 **SVA** 为 **3.4cm**（**C**）

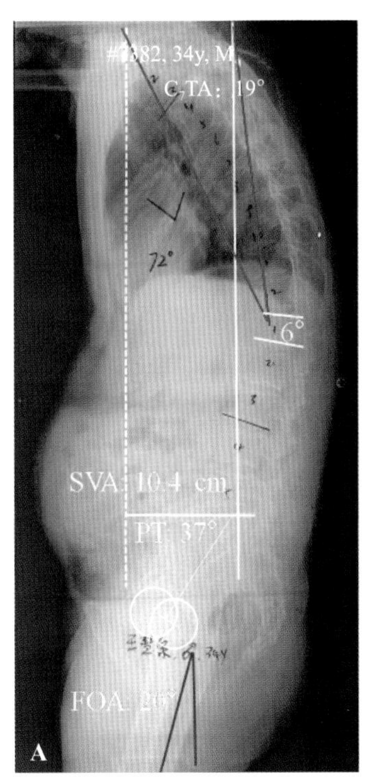

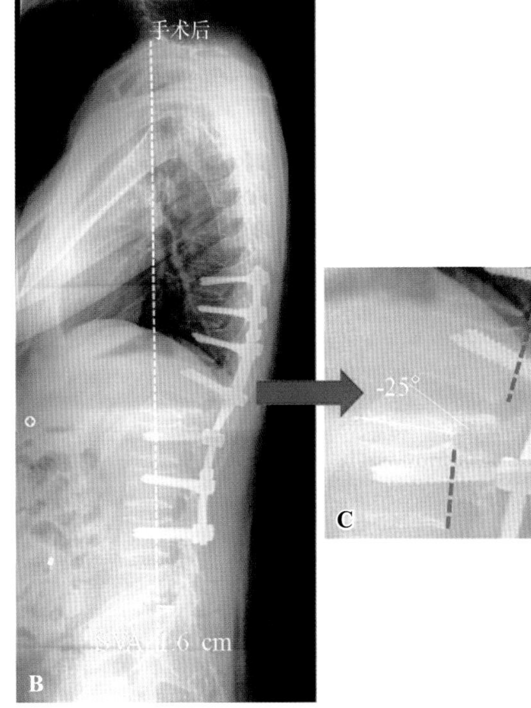

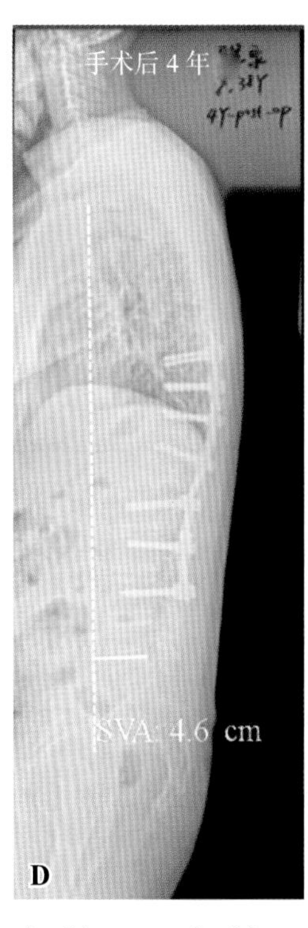

▲ 图 123-29　男性患者，34 岁，行 L_1 PSO 矫形术。根据 FBI 公式，矫正角度计算为"C_7TA（19°）+ FOA（20°）+PTCA（10°）=49°"（A）。该患者术中发生截骨椎半脱位（B）。截骨角仅 31°（C）。但该患者术后矢状位平衡矫形满意，术后 SVA 为 1.6cm（B），表明半脱位有助于 SVA 的矫正（C）。术后 3 年随访时 SVA 为 4.6cm（D）

2. 截骨椎前壁皮质骨折与断裂

若单节段 CWO 型 PSO 矫正效果不足，则可采用 COWO 型 PSO 的技术，该技术通过截骨椎前壁皮质骨折和断裂（见 PSO 部分），从而获得更大的矫正角度（图 123-30）。

3. 固定范围内椎间盘前方张开

若患者前纵韧带或椎间盘没有完全钙化，截骨面闭合时，截骨椎上下节段的椎间盘前方张开，也可获得更大的后凸矫正角度（图 123-31）。

4. 截骨椎相邻节段假关节

假关节是 AS 晚期患者的常见并发症，其典型特征为发生在椎间隙的骨不连，在椎体部位较少见。截骨面闭合时，假关节水平前间隙的张开也可辅助矫正后凸畸形（图 123-32）。

5. 截骨椎上、下截骨间隙闭合比

PSO 手术过程中，通过逐渐抬高弓形架，同时抬高躯干和双下肢，实现截骨面闭合。上半身的抬高有助于闭合上截骨间隙，而下肢伸展有助于闭合下截骨间隙。计算机模拟显示，上截骨间隙和下截骨间隙的不同闭合比例可能影响 SVA 矫正效果（图 123-33）。

6. 颈椎活动度

值得注意的是，上述所有手术设计方案都没有考虑到术后颈椎矢状面变化。AS 患者截骨矫形的主要目的之一是恢复患者的平视能力。尽管这些方法可以精确计算出截骨角度，但如果忽略颈椎活动度对术后矢状面变化的影响，AS 患者可能会发生矢状面的过度矫正。

胸腰椎后凸畸形的患者中，根据颈椎活动性，有 2 种不同的颈椎代偿调节方式（图 123-34）[56]。对于有颈椎活动度的患者而言，如发生矫形过度，可由颈椎代偿。然而对颈椎僵硬的患者，因为颈椎僵硬对胸腰椎后凸矫形的代偿能力较差，应避免发生矫形过度，否则会导致患者不能俯视楼梯，影响患者日常生活质量（图 123-35 和图 123-36）[57]。

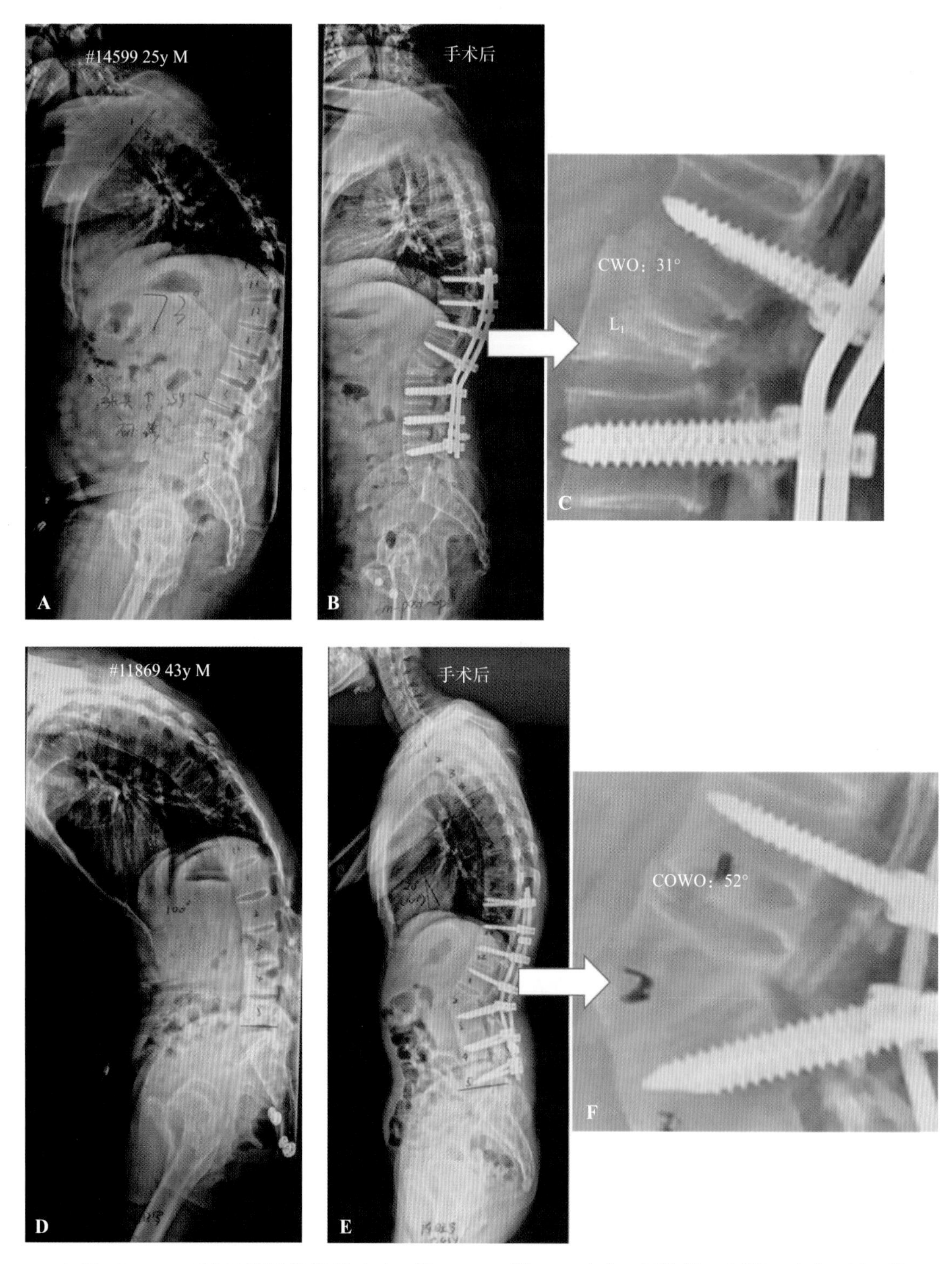

▲ 图 123-30 1 例 34 岁男性患者（A），行 L_1CWO 型 PSO（B），仅获得 31° 矫正（C），另 1 例 43 岁男性患者（D），行 L_2COWO 型 PSO（E），因截骨椎前壁皮质断裂而获得 52° 后凸矫正（F）

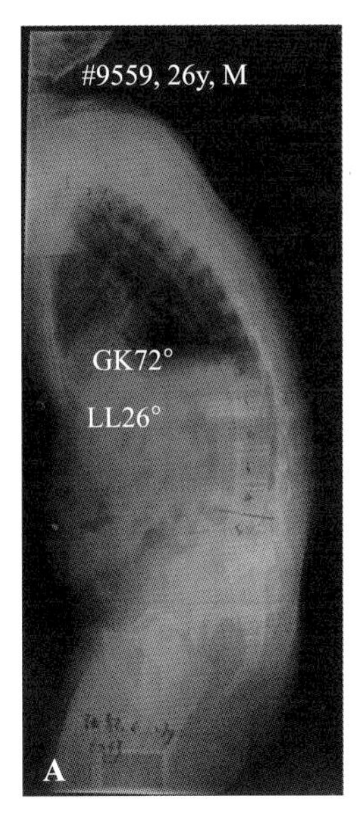

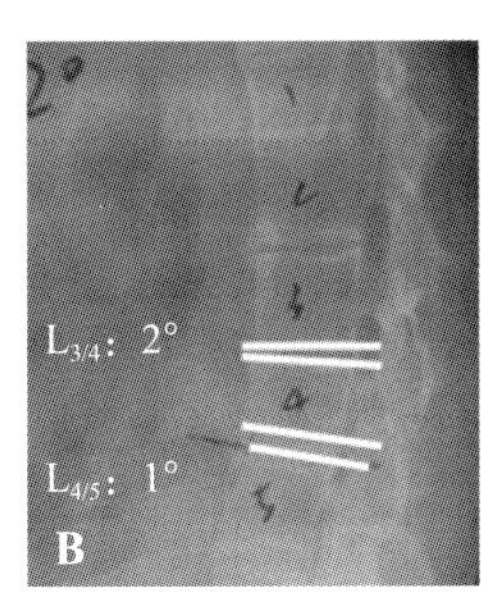

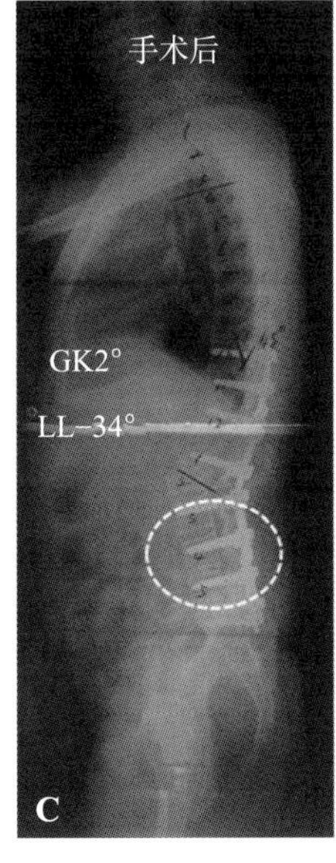

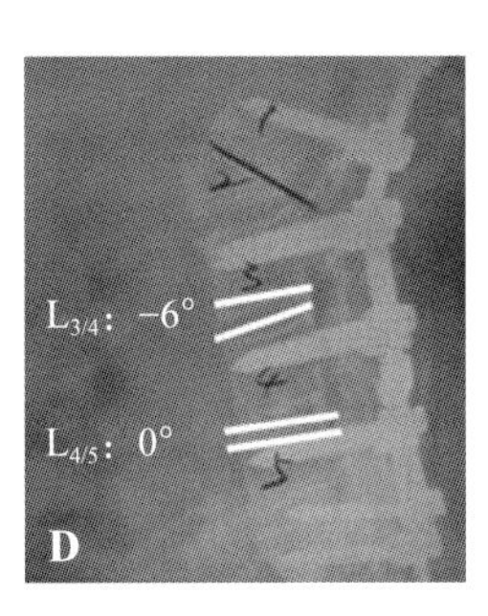

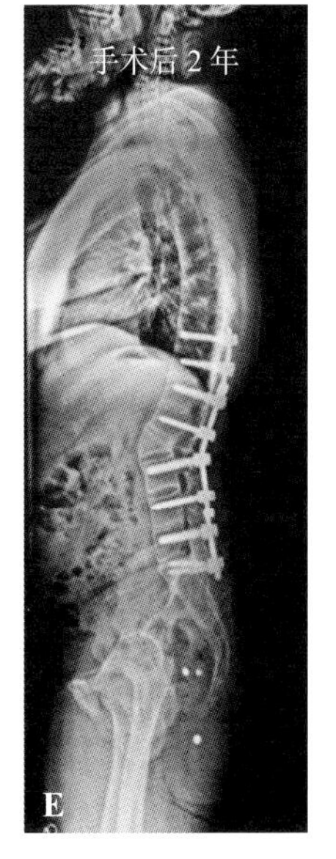

▲ 图 123-31　男性患者，26 岁。术前 LL 为 26°（A）。L_3/L_4 椎间盘角度为 2°，L_4/L_5 椎间盘角度为 1°（B）。行 L_2 PSO，内固定范围为 T_{10}～L_5（C，E）。术后 L_3/L_4 椎间盘开放角度为 -6°、L_4/L_5 为 0°（D），表明椎间盘张开可获得 9° 矫正

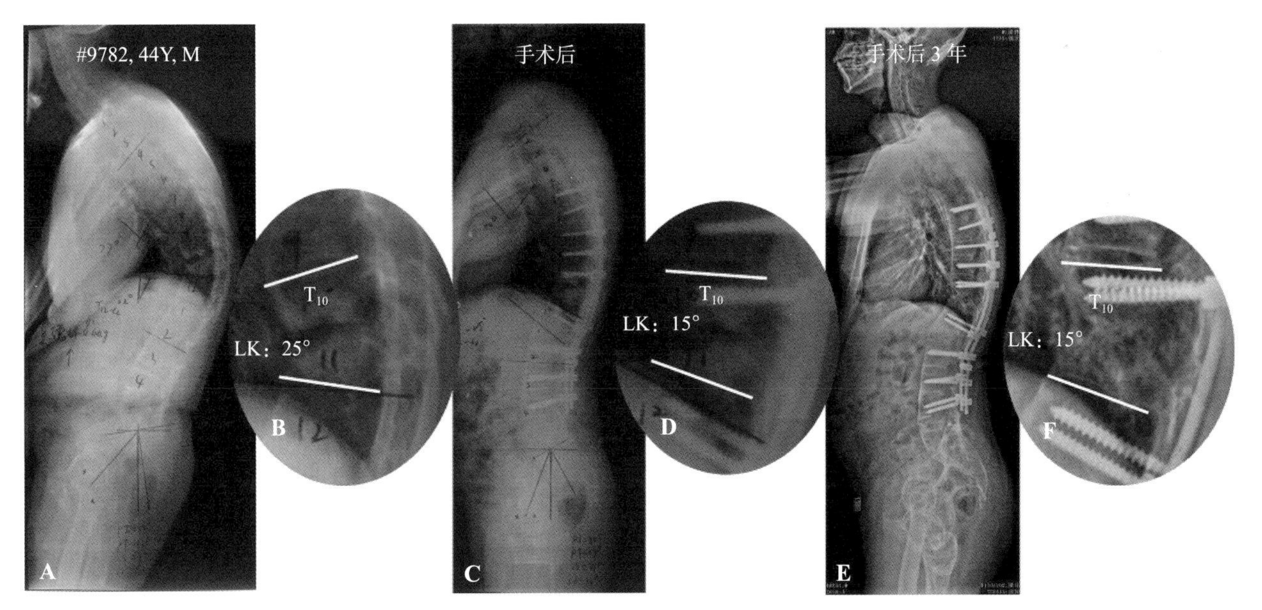

▲ 图 123-32　男性患者，44 岁。T_{10}/T_{11} 节段假关节形成（A），局部后凸角 25°（B）。行 L_1 PSO，固定范围为 T_6～L_4（C）。术后假关节部位局部后凸角变为 15°，提示假关节前方间隙张开为后凸矫正提供 10° 以上矫正（D）。无须行前路辅助植骨，术后随访 3 年时，假关节自行愈合（E，F）

（四）脊柱截骨矫形术和全髋关节置换术：应先进行哪种手术？

据报道近 1/3 的 AS 患者有髋关节受累。对合并脊柱和髋关节强直畸形的患者，符合脊柱截骨术和全髋关节置换术（total hip replacement，THR）2 种手术的手术指征。但是，应先进行哪种手术仍然存在争议。一些学者建议先进行 THR，再进行脊柱截骨矫形手术，因 THR 可以增加髋关节的运动范围，使脊柱截骨矫形术的后凸矫正角度预测更加精确、体位摆放更容易。然而，也有学者建议先行脊柱截骨矫形术、再行

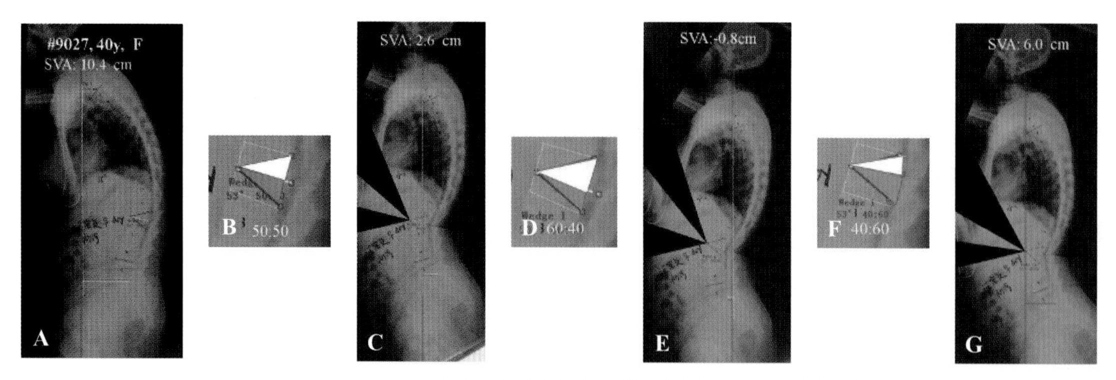

▲ 图 123-33 不同截骨面闭合比例产生不同 SVA 矫正效果

女性患者，40岁，术前 SVA 为 10.4cm（A），行 L_2 PSO，截骨角度为 53°。如果截骨间隙上、下闭合比设为 50：50（B），则术后 SVA 估计为 2.6cm（C）。若闭合比设置为“60：40”（D），术后 SVA 为 -0.8cm（E）。若闭合比设为“40：60”（F），则估计术后 SVA 为 6.0cm（G）

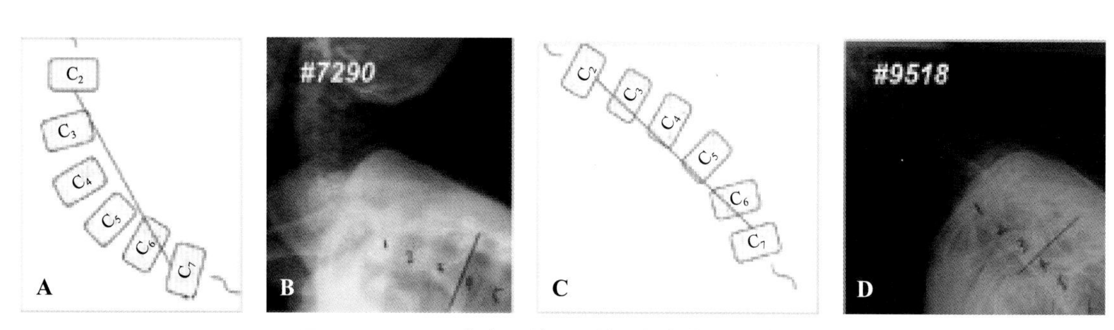

▲ 图 123-34 AS 患者 2 种不同的颈椎代偿调节方式图示

在有颈椎活动度的患者中，为了适应胸腰段脊柱后凸，颈椎过度前凸（A 和 B）。颈椎僵硬患者的颈椎呈僵直或后凸状态，不能代偿胸腰椎后凸（C 和 D）

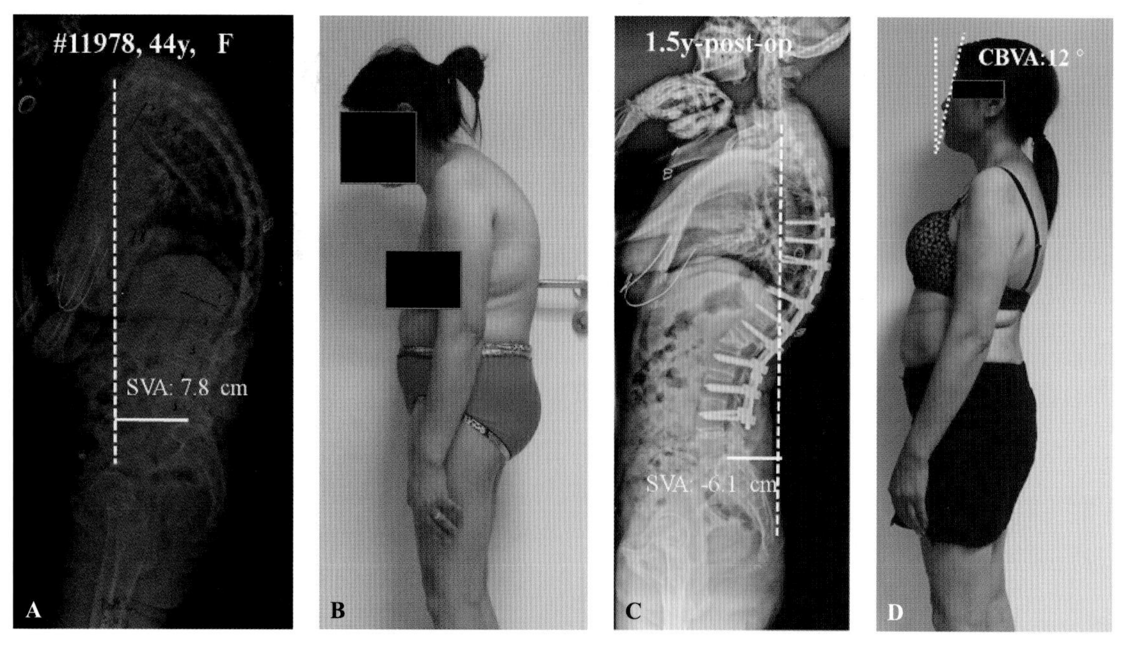

▲ 图 123-35 44 岁女性患者，颈椎僵直

术前 SVA 为 7.8cm（A），因颈椎僵硬，平视功能受损（B）。胸腰椎后凸畸形矫形过度，术后 SVA 为 -6.1cm、颈椎过度伸展（C），不能看见楼梯（D），诉会阴卫生护理困难

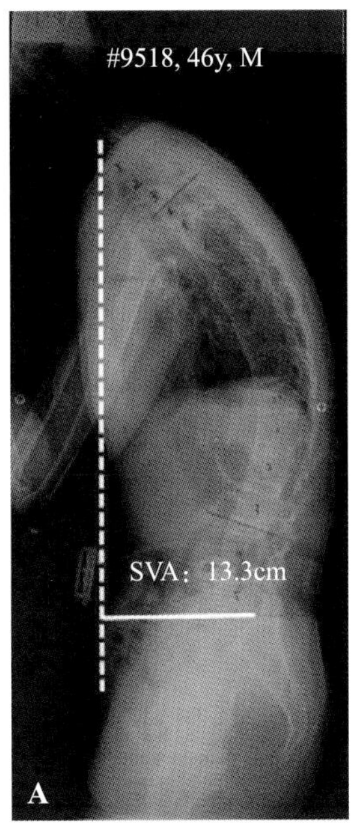

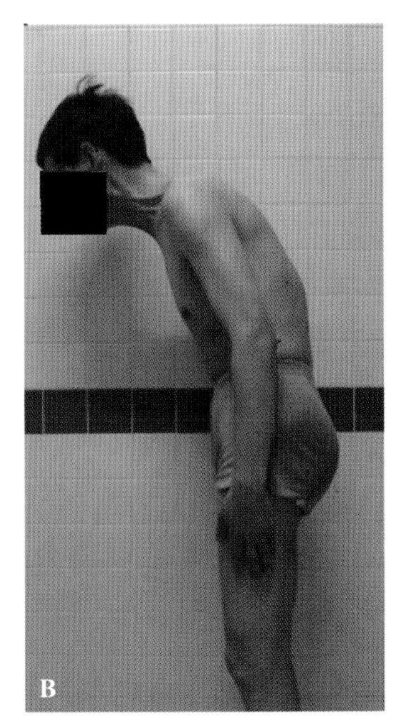

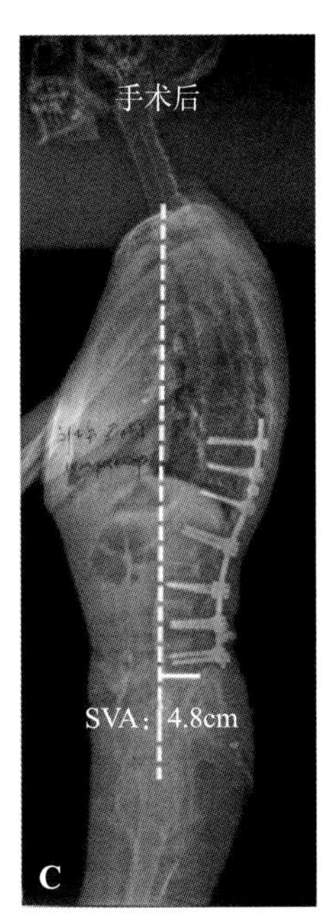

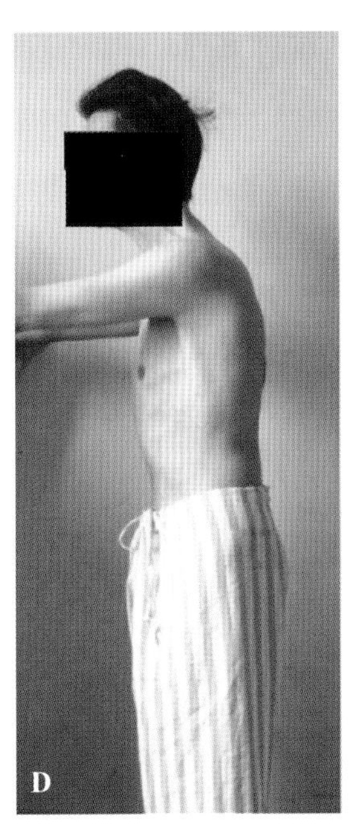

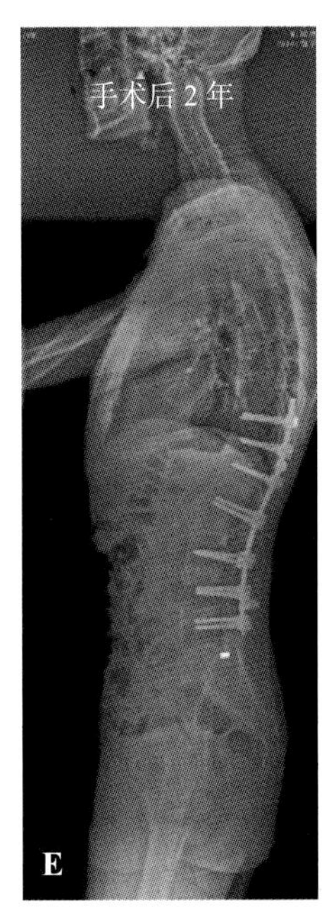

▲ 图 123-36 男性 AS 患者，46 岁。颈椎僵直，术前 SVA 为 13.3cm（A 和 B）。降低胸腰椎后凸畸形的矫正度数，术后 SVA 为 4.8cm（C），以避免看不到楼梯（D 和 E）

THR 术 [58]。这些学者认为当患者在脊柱截骨术后，直立姿势恢复时，髋关节会处于过度伸展的位置，增加髋关节前脱位的风险。Zheng 研究发现，6 例先行 THR、后行脊柱截骨矫形术的患者中，有 2 例在脊柱手术后发生早期髋关节前脱位 [58]。此外，体位摆放困难的 AS 患者行 THR 时可导致脊柱骨折。Danish 报道 2 患者例 THR 术中胸椎伸展型骨折，患者发生截瘫 [59]。

当然，手术决策是一个复杂的过程。脊柱截骨矫形术对术后患者矢状面失衡的影响取决于截骨椎的选择和截骨角度。一般情况下，在腰椎最低水平选择截骨椎时，整体脊柱后凸矫正最大，而选择脊柱后凸顶椎作为截骨椎时，局部后凸畸形矫正最大。腰椎截骨矫形术后脊柱骨盆参数会发生变化，尤其是骨盆后倾程度。因此，对于脊柱和髋关节都受到影响的 AS 患者，除髋关节畸形严重影响到患者麻醉和体位摆放的情况外，应在 THR 前进行脊柱截骨矫形术。

六、隐患和并发症

（一）神经损伤

AS 患者接受 SPO 手术或 PSO 手术的神经并发症发生风险较高。Camargo 报道的 66 例患者中有 2 例神经功能损害[60]。Bradford 报道 2 例腰椎截骨术后进行性截瘫患者，后行前路减压[61]。Qian 报道 1 例脊柱截骨术中出现神经功能损伤，术中神经监测波幅下降。立即行椎管扩大减压术、神经根减压术，术后 6 个月随访时完全恢复[48]。

AS 患者的神经相关并发症发生原因各异。截骨过程中邻近椎板或截骨椎骨碎片可能压迫脊髓或神经根。这种原因造成的神经并发症，应做椎管扩大减压术或神经根减压术。椎管过度短缩而引起的硬膜囊扭曲、皱褶也对脊髓或神经根造成危险。截骨矫形术可引起大出血，也会导致脊髓缺血性损伤。此外，硬脊膜与黄韧带的粘连可导致手术过程中硬脊膜撕裂。更重要的是，由于截骨面闭合时截骨椎前壁皮质骨折或经假关节截骨引起的半脱位，增加了脊髓损伤风险。

（二）主动脉延长

SPO 和 COWO 型 PSO 闭合截骨面时，脊柱后柱缩短，前柱延长。前柱的延长可增加血管并发症的潜在风险，尤其是在术中发生半脱位时（图 123–37）。Weatherley[62] 报道 2 例因严重血管并发症而在 SPO 术后死亡的病例。Qian[63] 通过 CT 影像检查证实 COWO 术后主动脉会发生延长。Qian 研究发现，COWO 术后，患者固定节段的主动脉长度平均增加了 2.2cm，截骨部位的主动脉平均直径减少了 0.4cm。此外，Qian 的团队还通过 MRI 研究发现，CWO 矫正度数较大时也会引起主动脉的延长（图 123–38）[64]。

（三）肠系膜上动脉综合征

已有文献报道患者接受后凸畸形截骨矫

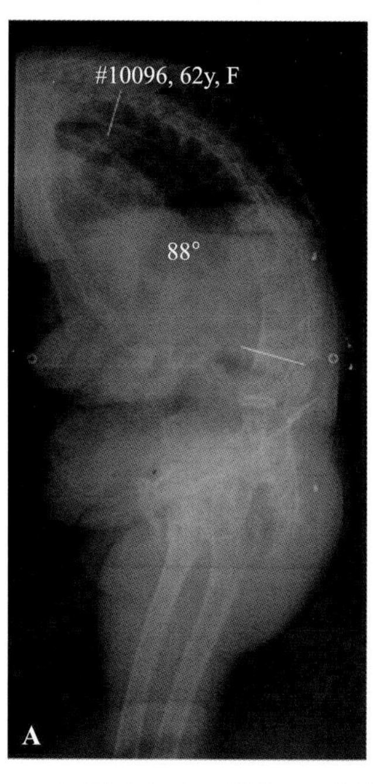

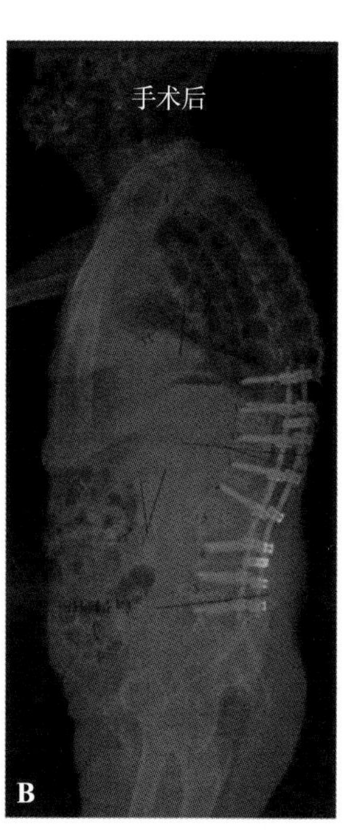

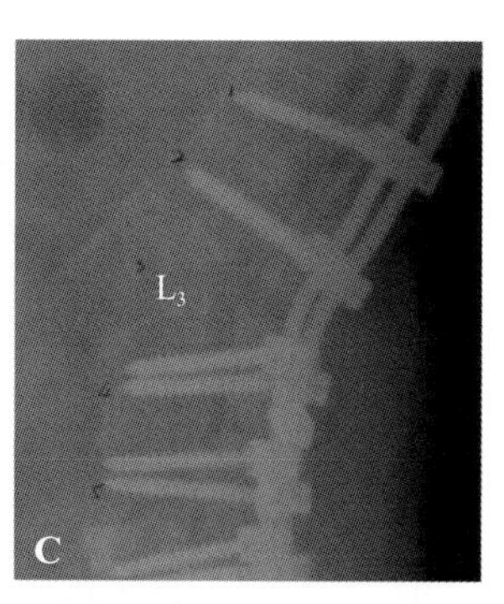

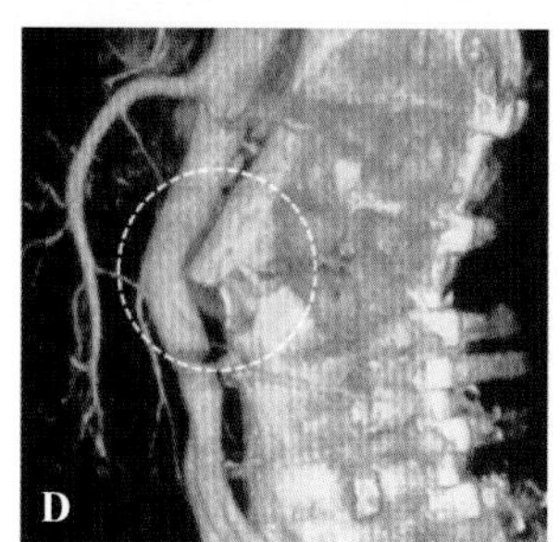

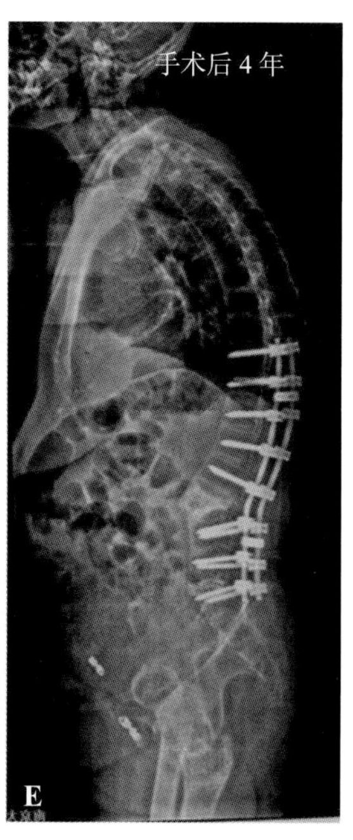

▲ 图 123–37 男性 AS 患者，62 岁。全脊柱后凸畸形，Cobb 角为 88°（A）。行 L_2 COWO 型 PSO 术（B），截骨椎发生半脱位（C）。CT 血管造影显示，骨折部位的尖端对主动脉构成巨大威胁（D）。术后 4 年随访时，半脱位部位发生椎体重塑、并获得稳定骨融合（E）

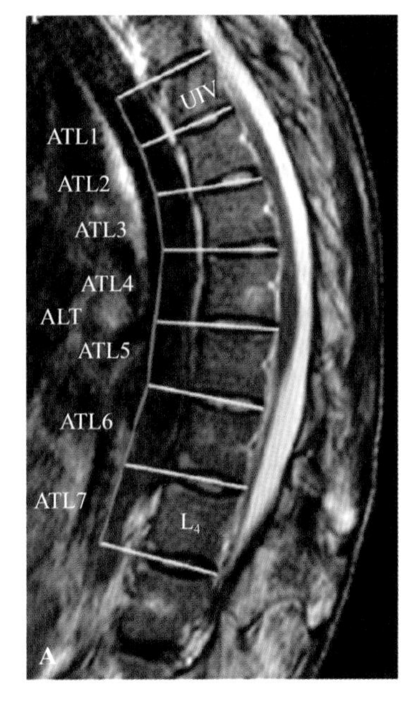

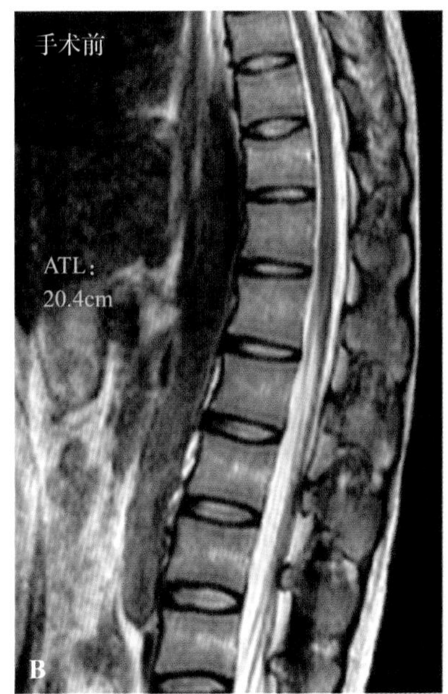

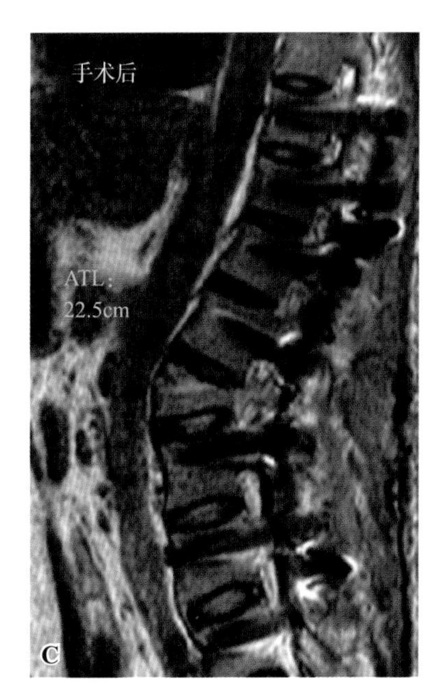

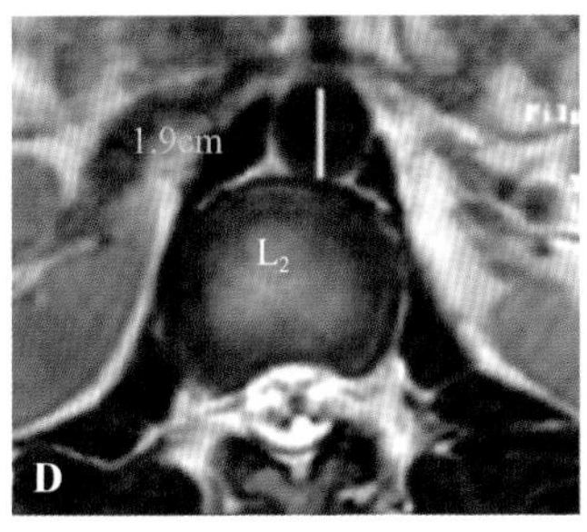

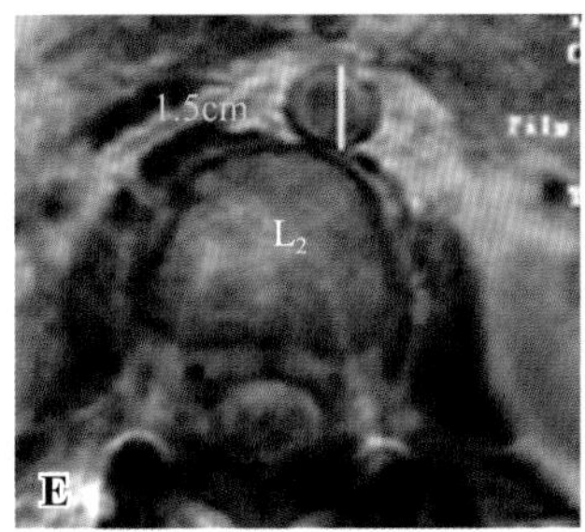

▲ 图 123-38　**男性 AS 患者，26 岁，行 L_2 PSO，固定节段为 T_{10}～L_5。主动脉矢状面长度（aorta traversing length，ATL）是指在矢状位 MRI 上，固定范围内上端椎上终板与下端椎下终板之间所有节段长度的总和（A）。术后 ALT 由术前的 20.4cm（B）增加至术后的 22.5cm（C），L_2 处主动脉直径由 1.9cm（D）降至 1.5cm（E）**

形手术后发生肠系膜上动脉综合征（superior mesenteric artery syndrome，SMAS）[65, 66]。肠系膜上动脉起源于腹主动脉前壁，在 L_1 或 L_2 水平，以锐角向下进入肠系膜根部。十二指肠在 L_3 水平穿过主动脉，并经行肠系膜上动脉和主动脉之间的锐角。截骨术结束后，肠系膜上动脉与主动脉之间的距离与角度都变小，可增加 SMA 与主动脉之间十二指肠水平部血管受压的风险（图 123-39）[67]。虽然 SMAS 在 AS 患者中的发生概率较低，但外科医生依然要予以重视，并告知患者家属相关风险。

（四）术中半脱位

PSO 术中以截骨椎前壁皮质为铰链轴闭合截骨面而实现矫正目的。手术过程中，脊柱三柱不稳定可能导致截骨椎部位突然发生椎体半脱位。半脱位可能发生在头端或尾端。有几个因素被认为与半脱位有关[68]：① COWO 术中截骨椎前壁皮质突然骨折，造成截骨部位极不稳定，尾段脊柱可能向腹侧移位，导致截骨椎半脱位（图 123-40）；②截骨量过多时可能导致椎体突然平行塌陷而缩短，而非在复位过程中闭合截骨面导致（图 123-41）；③截骨量不足时，人为骨折时用力过大可能导致不可控制的半脱位（图 123-42）；④在内固定中不当应用悬臂技术是另一个不可忽视的危险因素。近端长内固定的杠杆臂长，因此当对远端强直脊柱施加向下的力时，由于预弯棒的急剧弯曲可造成近端脊柱相对的背向移动（图 123-43）。

若发生近端向腹侧半脱位，应在弓形架和充气垫的辅助下逐渐抬高双下肢，使脊柱远端与近端靠近。在远端脊柱腹侧半脱位的情况下，应抬

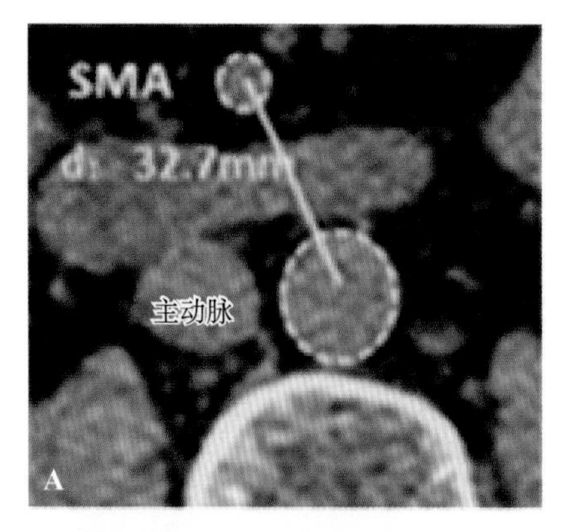

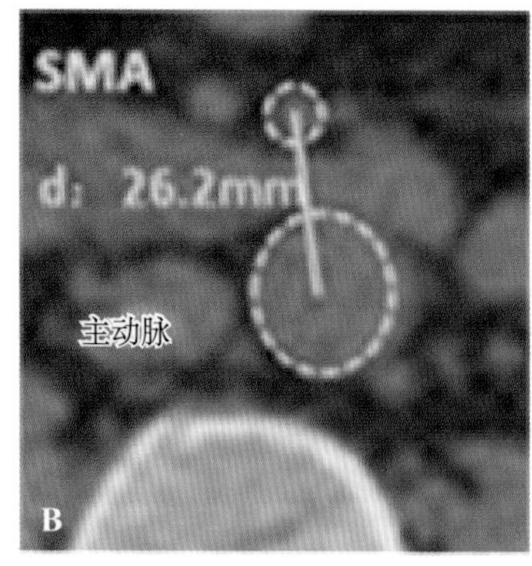

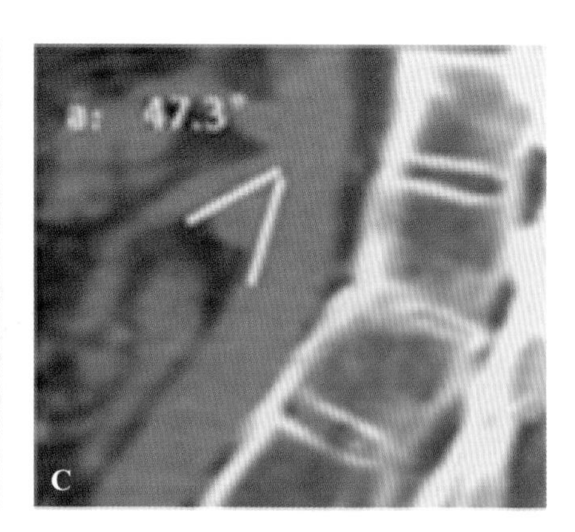

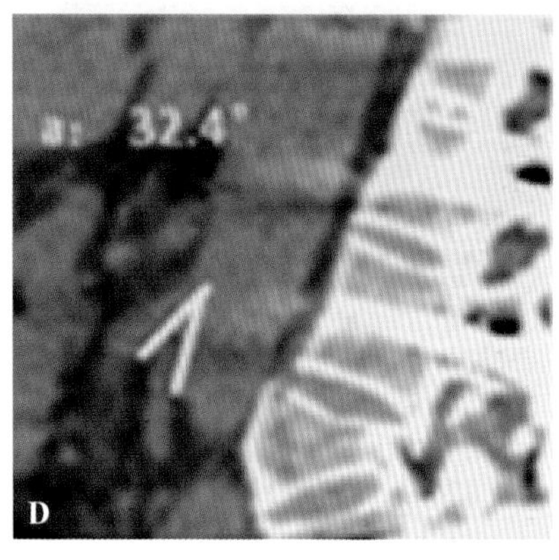

▲ 图 123-39 **男性 AS 患者，28 岁，接受 L_2 PSO 术。脊柱后凸矫形完成后，主动脉 - 肠系膜距离由 32.7mm（A）减少至 26.2mm（B），主动脉 - 肠系膜角由 47.3°（C）减少至 32.4°（D）**

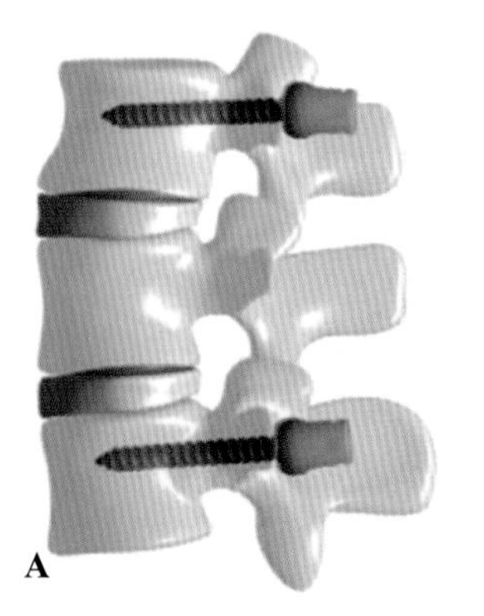

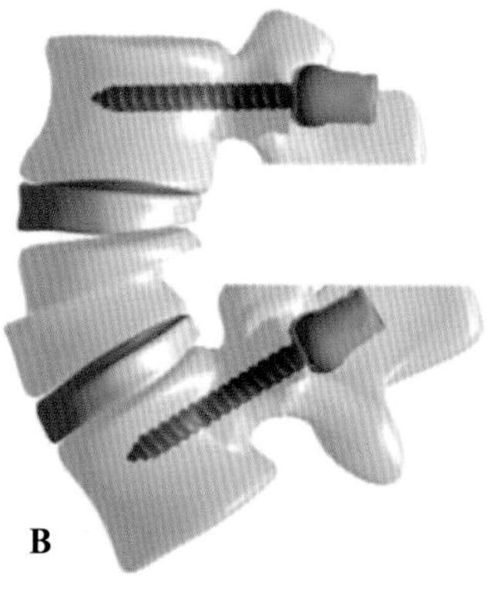

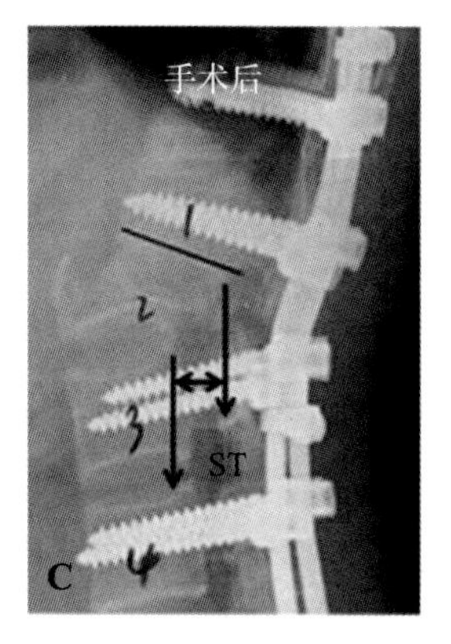

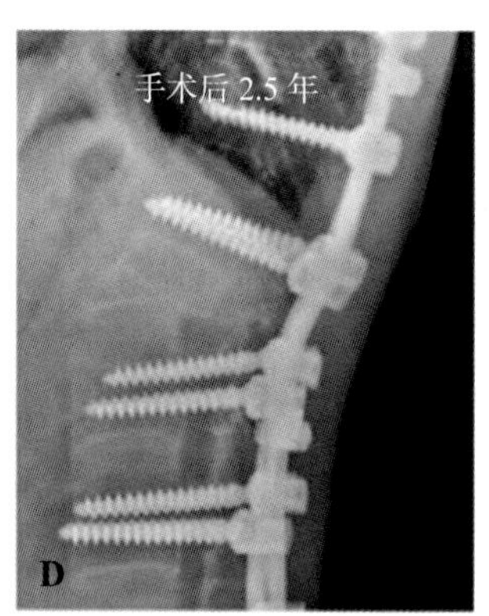

▲ 图 123-40 **截骨椎前壁皮质过早突然骨折可能导致远端脊柱发生腹侧半脱位（A 至 C）。术后 2.5 年随访时，患者未出现神经系统并发症，但发生椎体重塑、脱位部分发生骨性融合（D）**

高肩部，使近端脊柱靠近远端脊柱。为防止发生半脱位，必须在截骨节段上使用单侧临时短棒来稳定脊柱。截骨面闭合时，必须使用持钉钳牢牢固定截骨椎部位邻近椎弓根螺钉。南京鼓楼医院已发明一种新型复位装置，用以防止截骨面闭合时发生半脱位（图 123-44）。

七、术后护理与康复

术后 48h 内应密切监测神经功能和血压情况。术后患者保持绝对卧床休息，直至拔出引流管（当切口引流量小于每天 50ml 时即可拔出）。患者卧床期间，每隔 2h 翻身，以防止压疮。床上功能训练有助于减轻患者背部压力，促进功能恢复。此外，还需进行心理压力、睡眠、能量摄

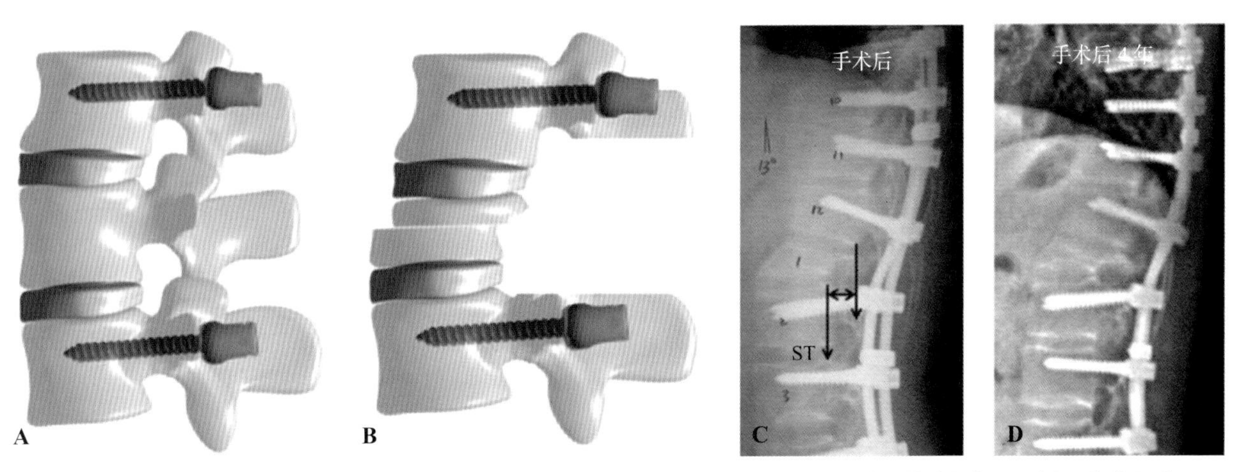

▲ 图 123-41　**A 至 C.** 椎体截骨量过多时导致椎体突然平行塌陷，导致半脱位。脱位导致局部后凸矫正非常困难；**D.** 术后 **4** 年随访时脱位部分发生骨性融合

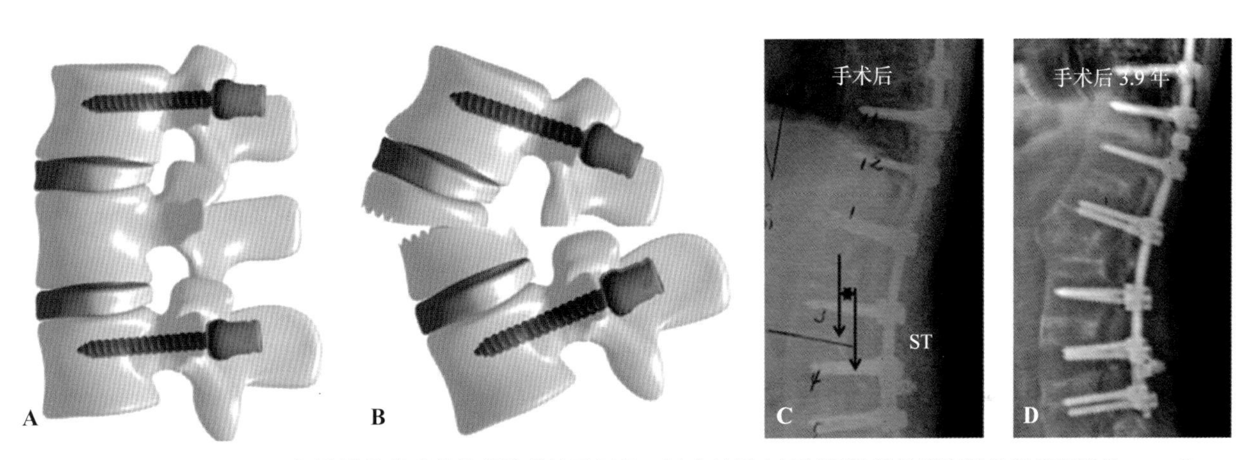

▲ 图 123-42　**A 至 C.** 如果截骨术后截骨部位截骨量不足，过大的压力可能导致截骨椎突然骨折伴半脱位；**D.** 术后 **3.9** 年随访时已发生骨性融合

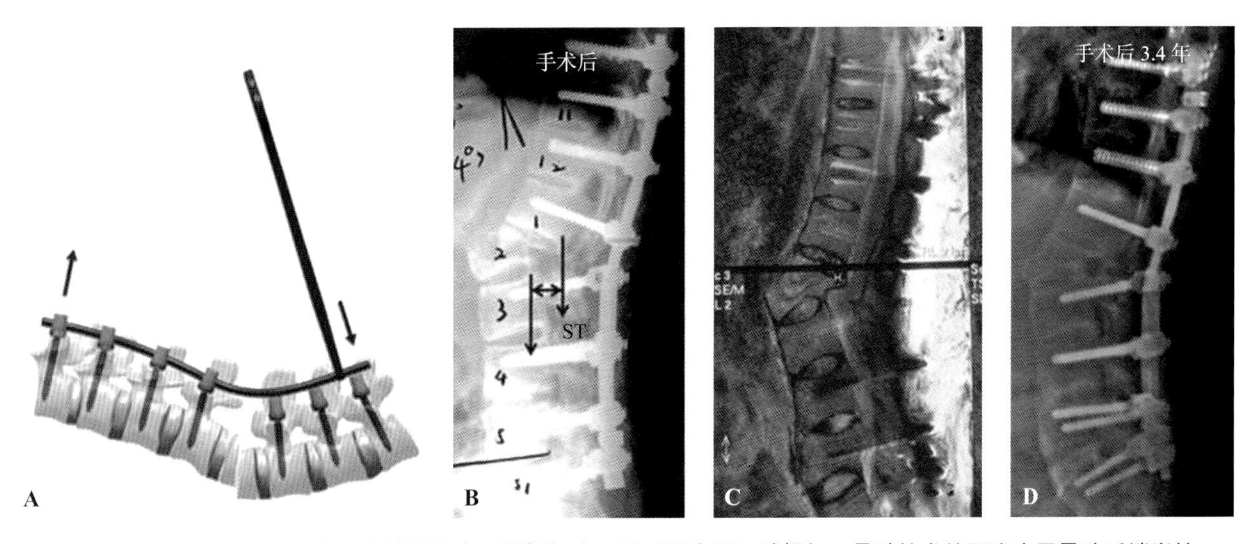

▲ 图 123-43　**A 和 B.** 先将预弯棒固定在近端螺钉上，然后固定于远端螺钉。悬臂技术的不当应用导致近端脊柱发生背向移位；**C.** 患者发生脑脊液漏，但无神经功能损害；**D.** 术后 **3.4** 年随访时，半脱位部位发生骨性融合

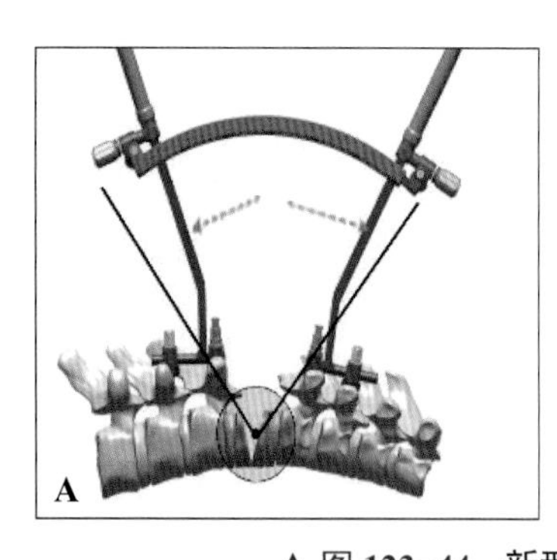

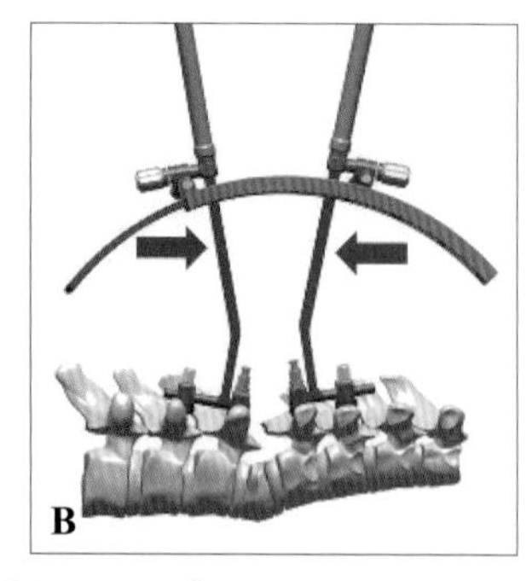

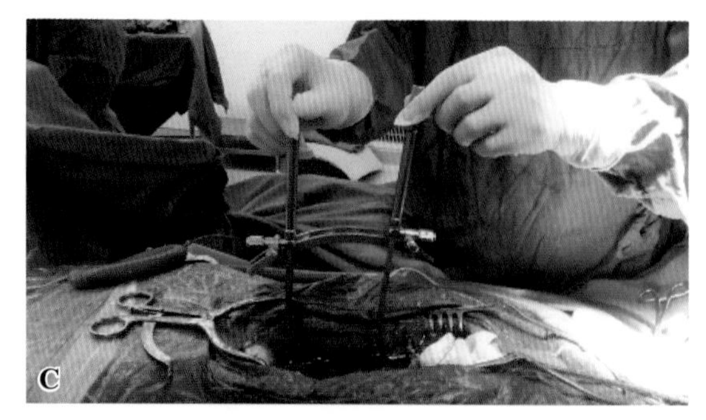

▲ 图 123-44 新型复位装置®（SANYOU, China）预防截骨面闭合时发生半脱位的图示

A. 2 个 T 形棒（虚箭所指部位）分别与截骨椎上、下的椎弓根螺钉牢固连接；B 和 C. 将该复位装置与螺钉连接在一起，截骨面的闭合通过将 2 个 T 形棒沿弧形结构逐渐闭合来实现

入、沟通及预防受伤等方面的教育[69]。

切口愈合后，患者应学会如何正确上下床、穿脱衣及走路（开始时可能需要助行器辅助）。患者术后在坐位、站立过程时，需有护士对患者体位变化予以帮助和指导，以避免意外伤害。对于矫正度数大或合并骨质疏松的患者，可用支具保护。

在影像学资料显示患者已有坚强融合之前，患者应避免过度屈曲与扭转运动。在恢复期间，常有伸肌肌力的减弱。恢复无限制活动前，进行等张肌力训练十分必要。术后还应定期监测以 ESR、CRP 和临床症状为典型表现的炎症活动。

八、结论

1. AS 是一种慢性炎症性自身免疫病，主要侵蚀中轴骨。AS 可导致韧带和椎间盘的进行性钙化，最终产生僵硬的胸腰椎或腰椎后凸畸形。

2. 胸腰椎或腰椎的僵硬性后凸畸形造成 AS 患者直立、平卧和平视困难，这是截骨矫形手术的适应证。

3. 多节段 SPO 仅用于轻度前纵韧带钙化和椎间盘钙化的患者，否则应采用 PSO，特别是脊柱呈“竹节”样变化时。

4. 术前 SVA 较大的患者单节段 PSO 后更易出现矢状面失衡矫正不足，对于这些患者，补充性 SPO 或 COWO 有助于获得满意的矫正效果。

5. 一般情况下，在腰椎最低节段选择截骨椎时，整体脊柱后凸获得的矫正最大；将后凸顶椎作为截骨椎时，局部脊柱后凸获得的矫正最大。在临床实践中，外科医生考虑到神经并发症的发生情况，通常倾向于将 L_1 或 L_2 作为截骨椎。

6. 对于跳跃式双节段 PSO，通常选择 L_1 和 L_4 为截骨椎。L_1 作为上截骨椎的优点在于它通常是脊柱后凸的顶点，且此部位更易进行截骨操作。下截骨椎（L_4）与上截骨椎相距 2 个椎体，便于在近端和远端椎体之间放置 Domino 装置。

7. 患者手术策略的制订是一个非常复杂的过程。脊柱外科医生应充分了解脊柱后凸和矢状面调整的代偿机制。

8. 对于脊柱和髋关节同时受累的患者，在大多数情况下，应先行脊柱截骨术，后进行 THR。

颈胸段伸展性截骨术治疗“颌触胸”畸形

Cervicothoracic Extension Osteotomy for Chin-on-Chest Deformity

第124章

Yong Qiu 著
钱邦平 译

一、概述

(一)定义

“颌触胸”畸形，又称头颅下垂畸形，是一种罕见但严重致残的疾病，常见于强直性脊柱炎(AS)患者[1]。颈椎/颈胸椎的固定屈曲畸形导致头部重心位于寰枕关节前方。下颌随时间进展逐渐靠近胸骨，并最终在接近胸骨的部位形成僵硬性畸形(图124-1A)。下颌到胸骨的距离减小甚至消失，是“颌触胸”畸形的典型表现，患者平视能力受损。患者必须最大限度上抬眼球，同时骨盆后倾、双膝屈曲以平视前方。颈部疼痛在此类患者中较常见。日常活动如咀嚼、吞咽和个人卫生，尤其是下颌部位皮肤的清洁，对于此类患者而言相当困难。情绪低落、心境抑郁的心理状态也较常见，常导致患者社交功能障碍[1-3]。一些患者还有神经功能损害[3]。颈部固定屈曲畸形可伴随不同程度的颈部倾斜和旋转，导致颈胸段形态发生变化，被称为“颌触肩”或“耳触肩”畸形(图124-1B和C)。

(二)病因学

因AS造成的颈胸段重度僵硬性脊柱后凸是“颌触胸”畸形的主要病因[3]。颈椎骨折后，在头颅重力作用下的应力性愈合或椎体重塑导致的颈椎反弓也是造成颈椎后凸畸形进行性加重、最终形成“颌触胸”畸形的病因(图124-2A和B)[4]。极端情况下，头颅负重轴前移和近轴融合可引起寰枕关节和寰枢关节的负荷增加，致其易发生半脱位和脱位[5]。寰枢椎半脱位是一种特有但常被忽视的并发症，对“颌触胸”畸形的发展和加重有较大影响(图124-2C至E)。再者，在合并重度胸腰椎/腰椎固定屈曲畸形，即全脊柱后凸畸形时，颈椎完全僵直也可造成“颌触胸”畸形的加重(图124-3E和F及图124-5A至D)。

其他病因，如椎板切除术后医源性原因、创伤后、感染后，以及继发于Ⅰ型神经纤维瘤病的营养不良型颈椎后凸，一般不会引起僵硬性“颌触胸”畸形[6-8]。上述情况下，颈椎后凸通常伴有进展性脊髓病和(或)神经根病，但不像AS患者有颈椎强直，因此需要进行颈椎截骨术来矫正畸形的情况较少见。

二、“颌触胸”畸形的影像学分类

“颌触胸”畸形在AS患者中较罕见，其影像

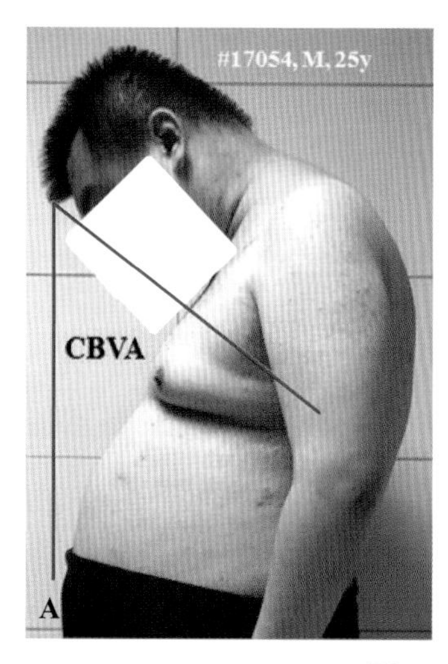

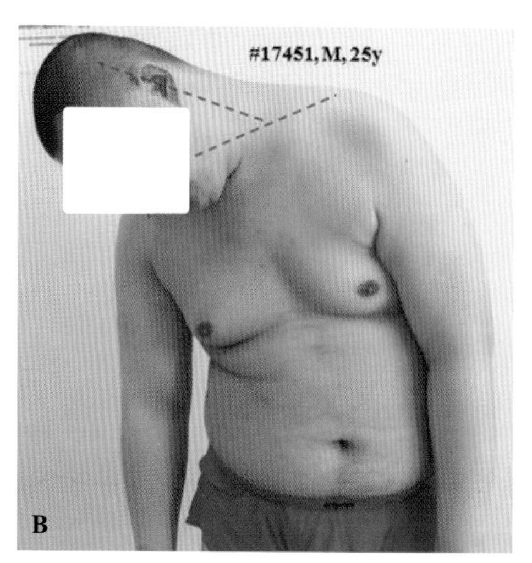

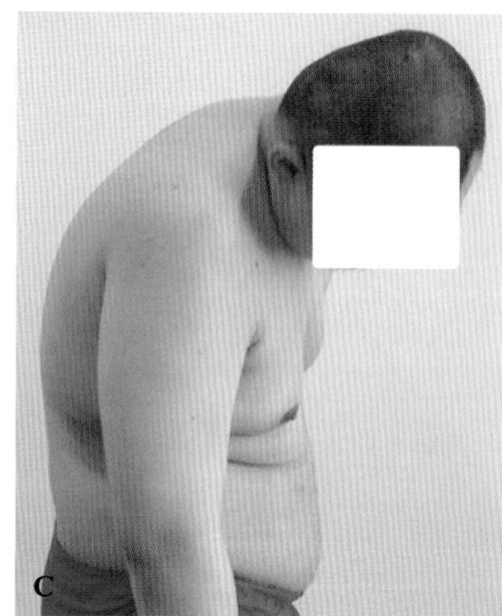

▲ 图 124-1 AS 患者“颌触胸”畸形（A）与“耳触肩”畸形（B 和 C）

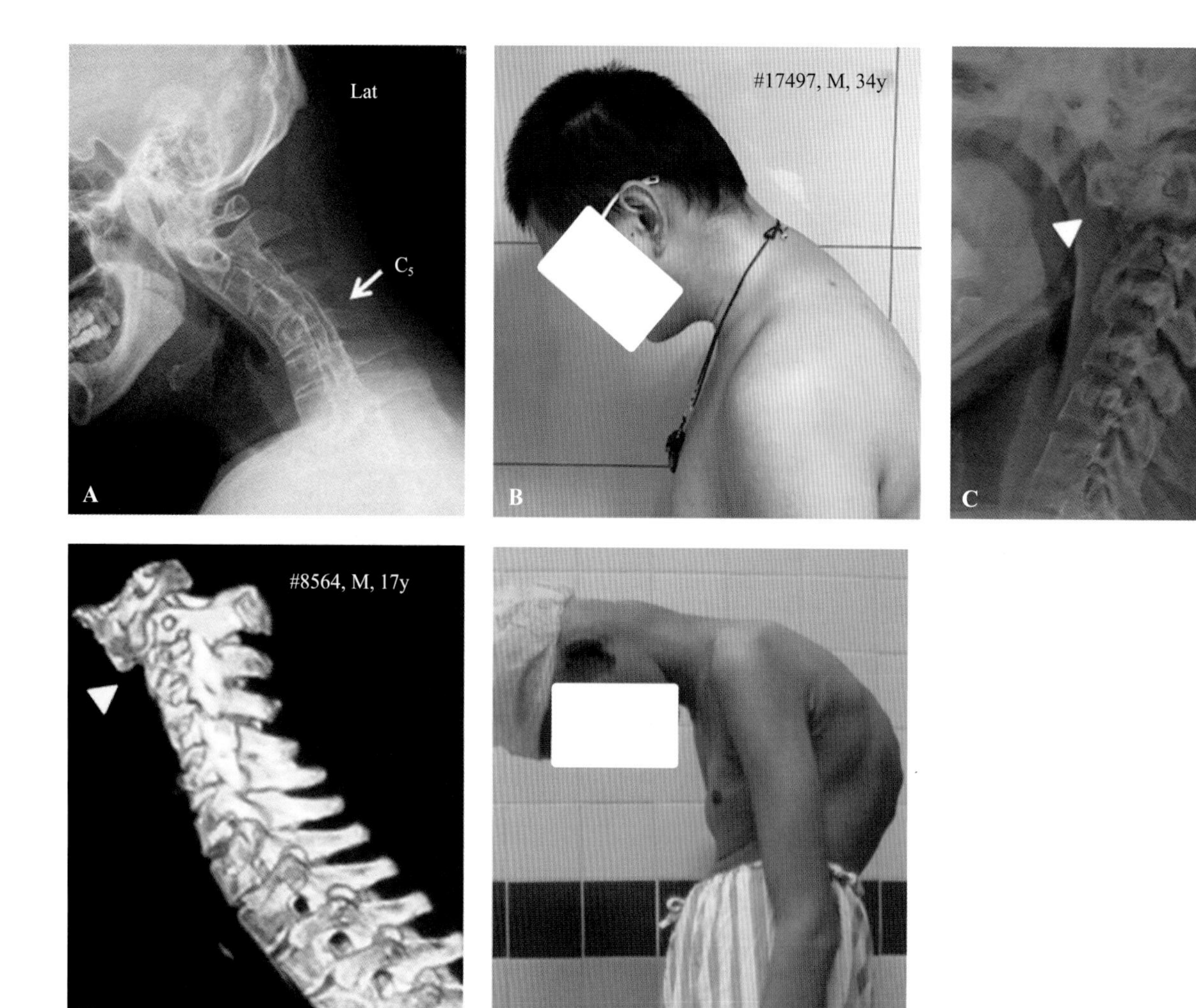

▲ 图 124-2 A 和 B. 因 C_4～C_5 椎体楔形变、椎体重塑造成颈椎后凸畸形的 AS 患者；C 至 E.“颌触胸”畸形合并寰枢椎半脱位的典型病例

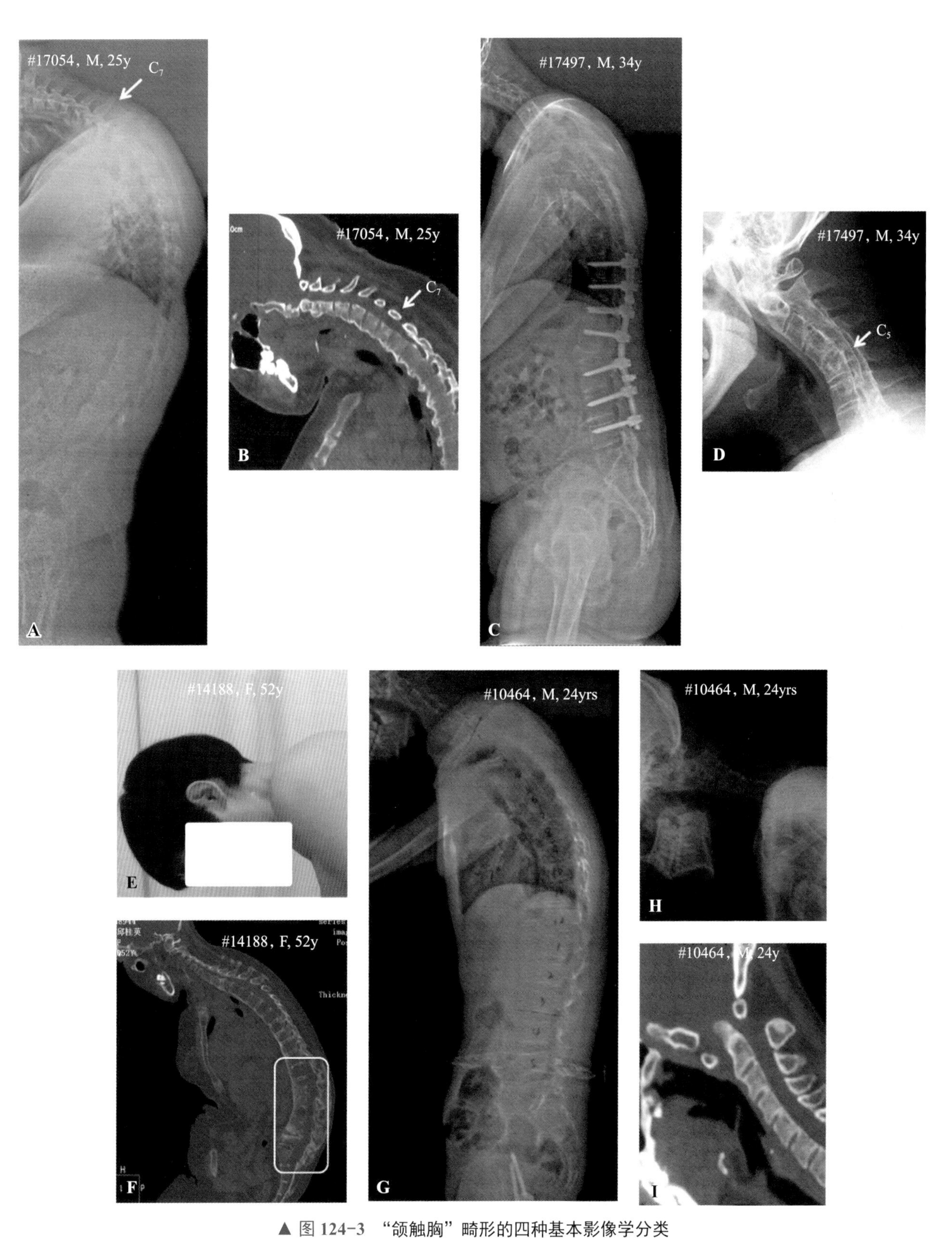

▲ 图 124-3　“颌触胸”畸形的四种基本影像学分类

① 颈胸交界区后凸畸形（A 和 B）；② 颈椎后凸畸形（C 和 D）；③ 全脊柱整体后凸畸形（E 和 F）；④ 寰枢椎半脱位伴重度胸腰椎后凸（G 至 I）

学表现不完全相同。一个能涵盖所有特征的分类系统，对于指导确定患者个性化治疗方案有巨大作用。根据南京鼓楼医院经验将“颌触胸”畸形的基本影像学表现分为4种类型，具体如下所示。

• 颈胸交界区后凸畸形：后凸顶点位于颈胸交界区（C_6～T_1）（图 124-3A 和 B），颈椎部位通常无后凸或后凸程度较轻。

• 颈椎后凸畸形（图 124-3C 和 D）：颈椎后凸顶点位于颈椎中段。通常因陈旧性骨折引起，后凸畸形可表现为曲度圆滑的后凸或角状后凸。

• 全脊柱整体后凸畸形（图 124-3E 和 F）：胸椎后凸合并腰椎后凸导致的“颌触胸”畸形较仅有颈椎后凸畸形导致的更多见。假关节是 AS 患者的常见并发症，常多发于胸腰椎后凸顶椎区（图 124-3F 方框），可增大整体脊柱后凸角度，进一步加重颈椎前倾程度。

• 寰枢椎半脱位伴重度胸腰椎后凸畸形（图 124-2C 至 E 与图 124-3G 至 I）：严重的胸腰段后凸畸形导致视野受限，为保持平视功能，患者抬高头部导致寰枢关节负荷增加。部分患者会发生寰枢椎半脱位，造成下颌与胸骨之间距离减小。

部分 AS 患者会出现颈部倾斜伴颈椎 / 颈胸椎后凸畸形（图 124-1B 和 C 及图 124-4C 和 D），颈部倾斜和旋转加重时，会发生下颌或耳部靠在肩膀上。尽管分型明确，“颌触胸”畸形患者多表现为 4 种基本影像学分型的组合形式。

三、外科治疗策略

（一）手术指征

对于进行性加重的“颌触胸”畸形患者，保守治疗的作用有限。手术治疗能够帮助患者恢复头颈部形态，并明显缓解畸形带来的功能损害[9]。然而，颈椎截骨术技术难度大，并发症发生风险高。应充分告知患者手术相关风险并签署知情同意书。手术适应证包括：①视野受限影响日常生活和社交活动；②畸形导致吞咽和咀嚼功能障碍；③影像学检查提示畸形进行性加重；④患者有强烈的矫形需求；⑤发生神经功能损害。在畸形发展至“颌触胸”畸形之前可采取预防性矫形手术。一般禁忌证包括严重心脏或肺部疾病，以及可能影响患者配合术后恢复和康复的精神疾病。

（二）手术方案设计

在对“颌触胸”畸形进行影像学分析、制订矫形方案时，对所有原发性或代偿性后凸畸形的患者行头颅至双足的 X 线全长片评估整个脊柱和下肢至关重要（图 124-4）。确定“颌触胸”畸形患者的畸形类型，就可以确定截骨矫形术的术式、部位及融合范围。对于颈椎 / 颈胸交界性后凸的患者，根据前纵韧带骨化程度，颈椎截骨术可采用 C_7～T_1 经关节突过伸截骨术或 C_7 闭合楔形截骨术（PSO）。对伴全脊柱整体性后凸的“颌触胸”畸形，应先行胸腰段截骨术，若术后外观满意、平视能力恢复，则无须再进行颈椎截骨术（图 124-5）。先行胸腰椎 / 腰椎截骨术，有助于降低颈椎后凸畸形发生过度矫形的风险，过度矫正会造成固定的仰视，而导致患者日常活动能力受损。对于合并寰枢椎半脱位的患者，虽然行半脱位复位难度大，但仍十分必要，这类患者必须固定到枕骨。对于合并寰枢椎半脱位的患者，可先行胸腰段截骨术，以减少寰枢关节负荷，有利于半脱位复位或促进年轻患者术中复位。对合并颈胸段与胸腰椎后凸畸形的寰枢椎半脱位的极特殊病例，如果存在神经损伤，建议首先处理颈椎。对于伴有颈椎倾斜和颈椎旋转的“颌触胸”畸形，可行不对称性 C_7 PSO 以实现冠矢双平面的畸形矫正。

颏眉角（chin–brow to vertical angle，CBVA）定义

为患者处于伸髋、伸膝、颈部中立位的站立位状态时，下颌与眉弓连线和铅垂线的夹角（图 124-1A）。术前测量 CBVA 有助于评估患者脊柱后凸畸形程度、计算矫形角度。保持 10°～20° 的头部向下姿势（CBVA 为正值）有利于患者保持自身形象、平视功能与日常工作能力，但要根据患者情况制订个性化的方案。过度矫正时患者俯视功能丧失。

C_7 PSO 术前应进行 CT 血管造影检查椎动脉的位置和走行。2%～5% 的患者可出现椎动脉经行 C_7 横突孔的解剖学异常[10]。对于此类患者，可采用 T_1 PSO 替代 C_7 PSO。

虽然 AS 患者脊柱呈僵硬畸形，Halo 重力牵引（Halo-gravity traction，HGT）仍可作为术前的辅助治疗措施，其目的在于：①可缓解颈椎僵硬程度，便于术中矫正；②改善颈部倾斜和旋转形态，从而降低体位摆放与截骨面闭合的难度；③增加下颌与胸骨间距离，有利于气管插管；④增强截骨术中脊髓对牵拉的耐受能力。

（三）麻醉和体位摆放

AS 患者常合并困难气道，颞下颌关节受累时气管插管更为困难。清醒状态下纤维支气管镜插管是目前最为安全的麻醉方式[11]。这种插管方式可允许患者在气管插管时进行持续的神经监测。气管插管及摆放体位时应常规使用颈托等防护，避免发生急性颈椎骨折。

全麻后患者取俯卧位于弓形架上，弓形架弧度与患者脊柱后凸程度相符。头颅及颈部用三点骨夹框，即 Mayfield 头架固定（图 124-6）。此外，采用手术台头端抬高 30°～45° 的反向 Trendelenburg 体位以保持手术部位水平，降低压力，防止眼部、面部和脑部水肿，缩短唤醒时间，获得更高的唤醒质量。手术部位可采用消毒后的透明巾单，以便截骨面闭合时调整颈椎轴线。整个手术过程中必须使用连续的神经监测。

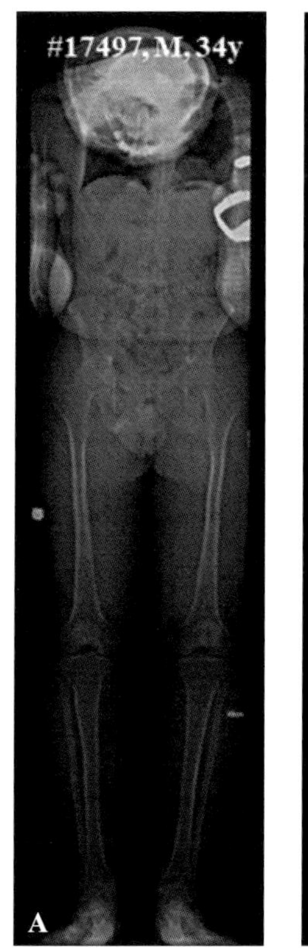

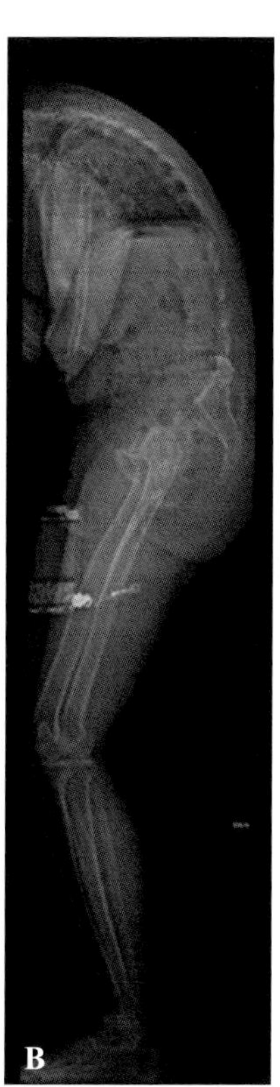

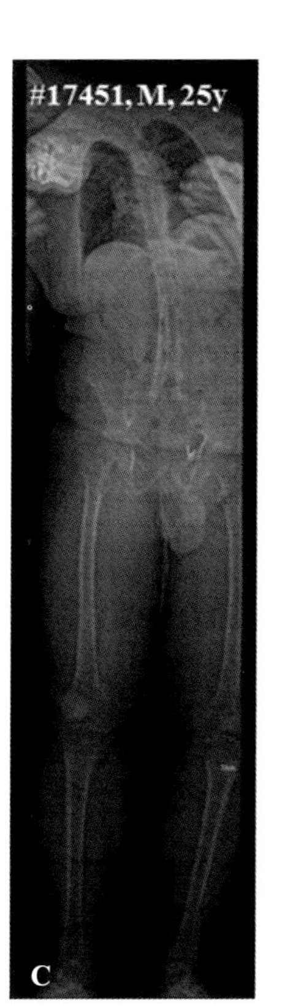

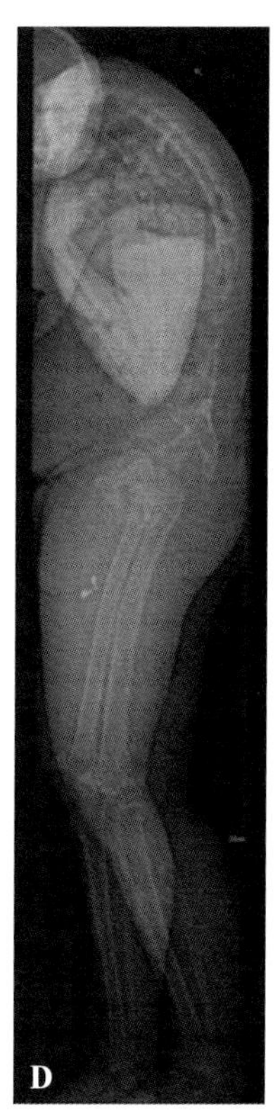

▲ 图 124-4　“颌触胸”畸形（A 和 B）和“耳触肩”畸形（C 和 D）的 EOS 图像

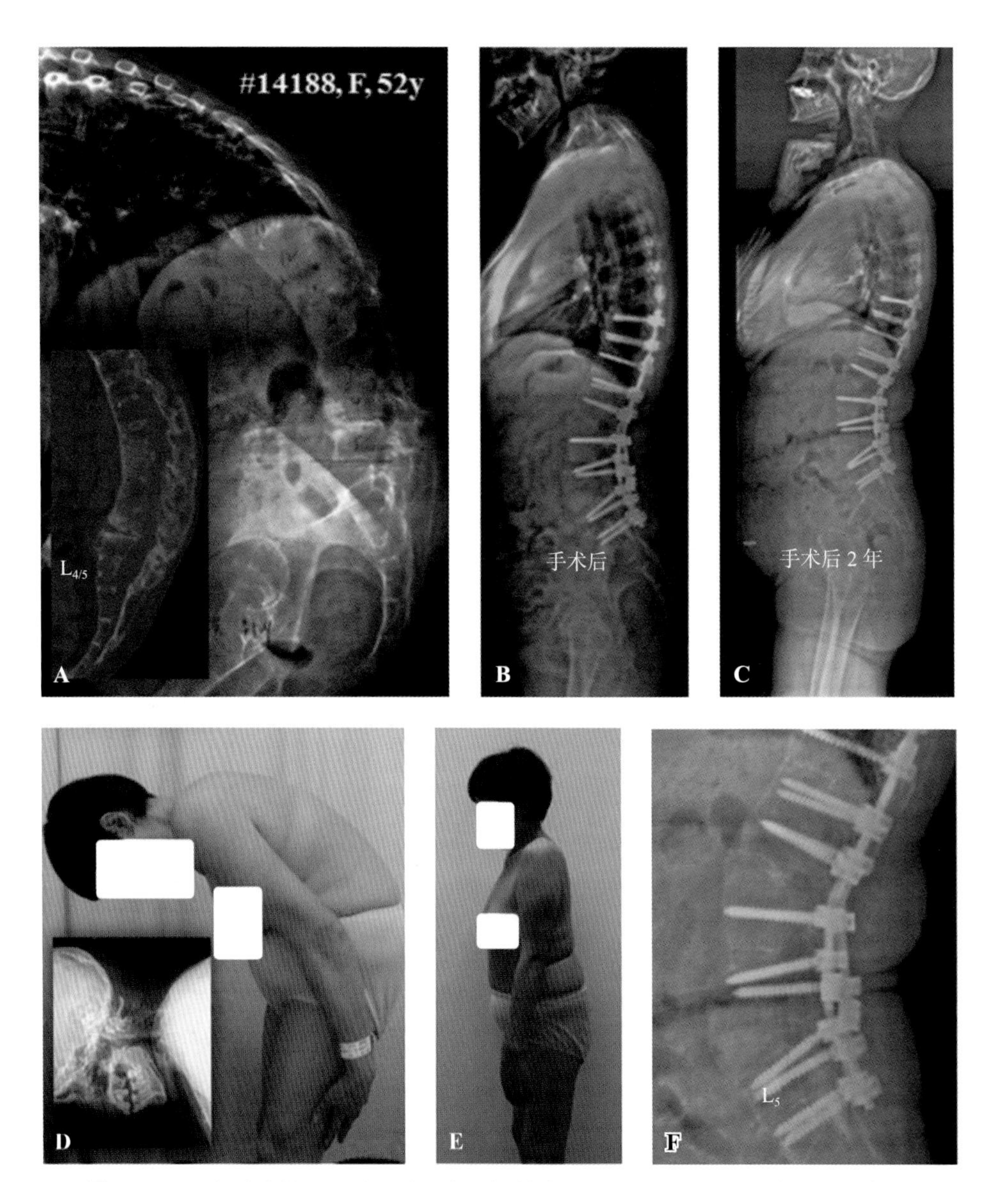

▲ 图 124-5 1 例全脊柱后凸畸形并伴有"颌触胸"畸形、L_4～L_5 假关节的 AS 患者（A 和 D）。采用跳跃式双节段 PSO（L_1，L_4），术后患者矢状面形态恢复良好、颌 - 胸距离增加（B 和 E）。术后 2 年随访时，L_4～L_5 假关节部位自发融合，未发生矫正丢失（C 和 F）

（四）手术技巧

C_7～T_1 经关节突过伸性截骨和 C_7 PSO 是矫正"颌触胸"畸形的标准技术。前纵韧带和椎间盘的钙化状态是选择术式的决定因素，若颈胸段脊柱前柱韧带骨赘形成，则首选 C_7 PSO。2 种截骨方式的首选截骨部位为 C_7～T_1 水平。Mason 与 Urist [12, 13] 指出 C_7～T_1 椎间隙较颈椎其他节段更适合行截骨手术。更重要的是，在此部位进行截骨有以下优势：①椎管相对较宽，脊髓与 C_8 神经根可相对移动，降低截骨术闭合时压迫脊髓的风险；② C_8 神经根支配前臂屈肌和手内肌，与其他神经根相比，损伤后对手功能的影响较小；③椎动脉位于 C_7 横突前方，相对不易损伤；④近端杠杆臂较长可获得更大的伸展程度与矢状面矫正量；⑤ C_7～T_1 区域大多位于顶椎附近，在该节段截骨能获得最大的矫正效果。

1. C_7～T_1 经关节突过伸截骨术

以截骨节段为中心，后正中部切口显露颈椎和上胸椎。近端融合椎通常选择 C_2，若合并寰枢

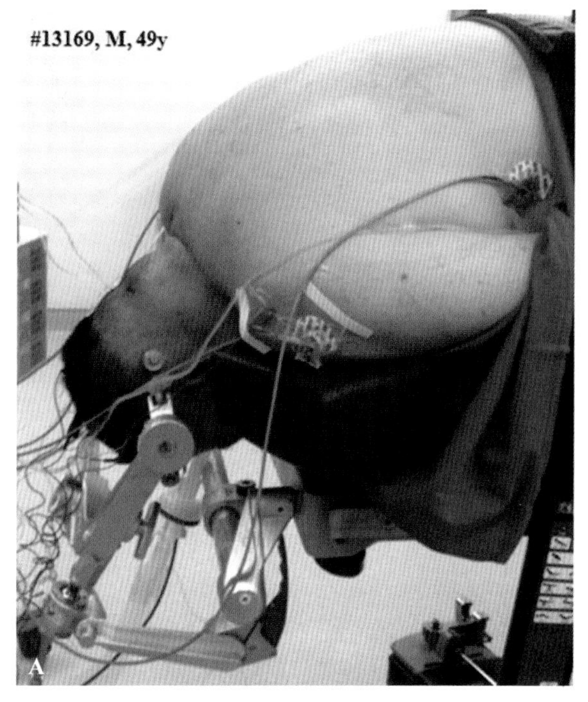

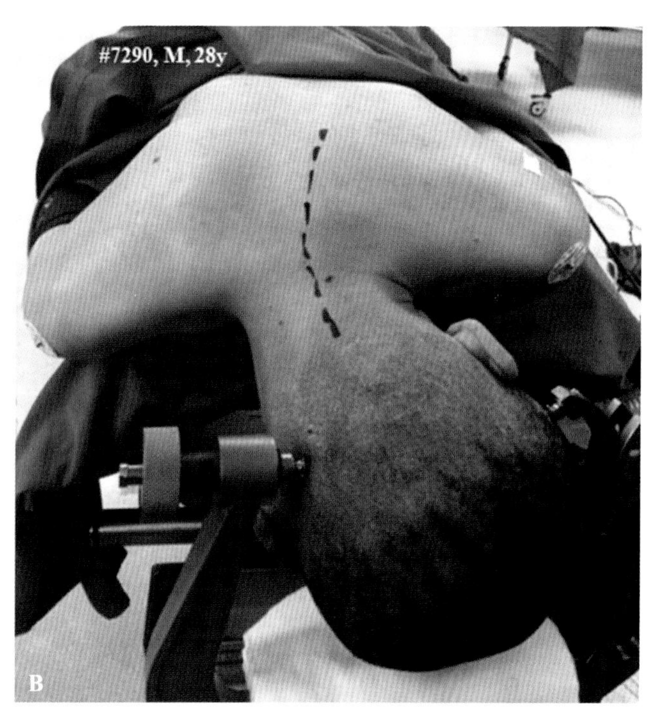

▲ 图 124-6　摆放体位时，使用 **Mayfield** 头架对“颌触胸”畸形患者（**A**）和“耳触肩”畸形患者（**B**）头颈部进行固定

椎半脱位，则近端应延伸到枕骨。远端长固定至 T_4 或 T_5，内固定采用侧块螺钉与椎弓根螺钉。

截骨开始时，切除 C_7 全部椎板、C_6 下半椎板和 T_1 上半椎板。咬骨钳和磨钻切除 C_7 椎弓根的同时注意保护 C_8 与 C_7 神经根。应充分扩大椎间孔，以使 C_7 和 C_8 神经根充分解压。

先用临时棒固定在两侧颈椎螺钉上，允许棒在胸椎椎弓根螺钉内自由滑动。然后一名助手通过上抬 Mayfield 头架缓慢闭合截骨面，使得患者头部沿矢状面缓慢伸展。台上外科医生用持棒钳引导棒穿入椎弓根螺钉。此时可听到骨折声音，同时外科医生能感受颈椎发生骨折。为避免出现过度矫正，确保患者直视时视线在水平线下方 10°～20°。当截骨面闭合并达到所需的矫正效果时，锁定头架，并拧紧胸椎椎弓根螺钉。截骨面闭合时，应特别注意避免 C_7 椎体发生前后移动（图 124-7 和图 124-8）。手术过程中，应反复观察、检查体感诱发电位（SEP）与运动诱发电位（MEP）。即便 SEP 和 MEP 信号正常，也要进行唤醒试验，以确认神经功能没有受损。

按顺序用永久棒替换临时棒。最后拧紧两侧螺钉、确保截骨部位脊柱稳定。自体骨移植术前，应用术中透视影像检查确定螺钉位置、截骨面、前柱延长情况及后凸矫正程度。切口缝合后移除 Mayfield 头架。

2. C_7 闭合楔形截骨术

与 C_7～T_1 经关节突过伸截骨术相比，C_7 PSO 可获得更大的矫正度数，更大的截骨面提高了稳定性。由于前柱没有明显延长，与 C_7～T_1 经关节突过伸截骨术相比，截骨椎前方软组织与器官所受张力更小。但 C_7 PSO 技术难度大，神经系统并发症的风险更高。

置钉完成后，C_7 PSO 第一步操作与 C_7～T_1 过伸截骨相同。先是切除 C_7 椎板，然后用 Kerrison 咬骨钳与磨钻切除 C_7 侧块和关节突，C_6 下关节突和 T_1 上关节突也应完全切除，以避免截骨面闭合时压迫 C_7 和 C_8 神经根。

超声骨刀切除 C_7 椎弓根并切除椎体时，注意

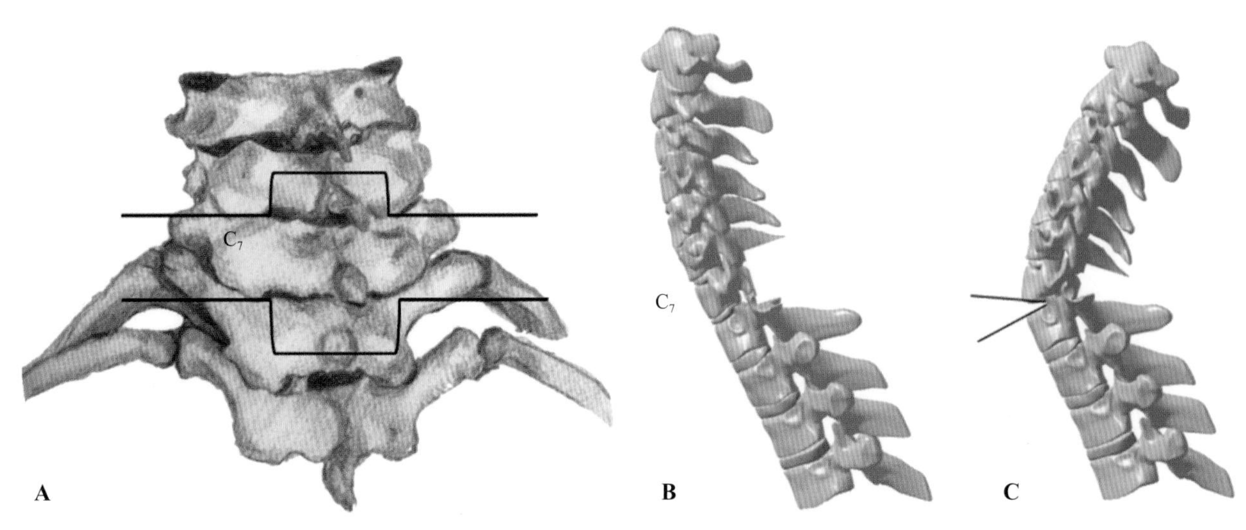

▲ 图 124-7 C_7～T_1 经关节突过伸性截骨术图示

先切除 C_7 椎板，同时切除 C_6 椎板下半部和 T_1 椎板上半部（A）。然后切除关节突关节，椎间孔扩大减压以显露神经根。以 C_7 与 T_1 椎体后柱的后纵韧带充当铰链，通过人为施加外力使得前柱张开达到矫形目的（B 和 C）

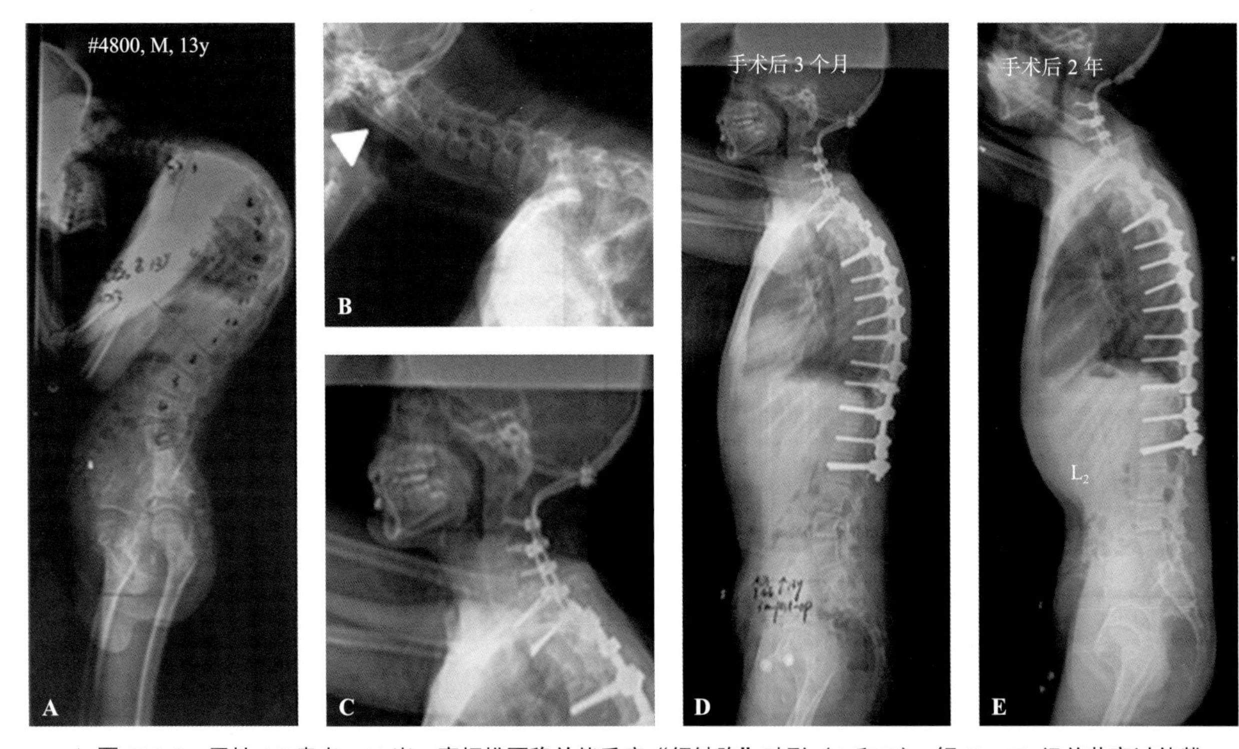

▲ 图 124-8 男性 AS 患者，13 岁。寰枢椎不稳并伴重度"颌触胸"畸形（A 和 B）。行 C_7～T_1 经关节突过伸截骨术和多节段胸椎 Smith-Petersen 截骨术，固定节段为枕骨至 L_2。胸椎后凸和"颌触胸"畸形矫形效果良好（C 和 D）。术后 2 年随访时发现腰椎固定节段下方发生少量矫正丢失，但颈椎矢状面形态保持良好（E）

保护硬脊膜和 C_7、C_8 神经根。采用咬骨钳咬除 C_7 椎体侧壁，反向刮匙去除 C_7 松质骨，直至椎体内形成楔形空腔。术中应保持 C_7 椎体背侧骨皮质完整，以防止硬膜外静脉丛大量出血，保护硬脊膜。之后，将椎体后壁推入截骨后形成的腔隙，完成截骨。闭合截骨面时应避免脊髓与神经根过度皱缩。在截骨过程中，应在对侧放置一根临时短棒，以稳定截骨区域，防止发生术中半脱位。

截骨面闭合前再次检查确保 C_7 与 C_8 神经根无卡压。确认临时棒与颈胸段前凸弧度相同。手术过程中，两侧颈椎螺钉锁定棒的近端部分，保持棒的远端能够在胸椎侧滑行。截骨面闭合是通过轻轻抬起患者头部、延长下颌－胸骨距离来完成。理想的矫形效果为患者平视时视线在水平线下方 10°～20°，术中可通过下颌－眉弓连线与上躯干所在直线所成夹角大致确定。

保持 Mayfield 头架固定不动。闭合截骨面过程中以 C_7 前柱骨皮质和前纵韧带作铰链。若合并冠状面畸形，应先矫正颈椎冠状面畸形，再矫正后凸畸形。闭合截骨面时确保硬脊膜和神经根无卡压。此外，应尤其注意防止截骨部位突然发生脱位。然后，将棒远端锁定在胸椎椎弓根螺钉上（图 124-9 和图 124-10）。

最后用 2 个永久棒替换临时棒，完成固定。随后在截骨部位进行局部植骨。在闭合切口和置入引流管前，术中透视检查以确定螺钉的位置和截骨面闭合情况。

3. 术后管理

颈椎形态的突然变化可能会造成咽后血肿，继而导致气道阻塞。因此，南京鼓楼医院经验认为患者术后应保持气管插管状态，送至重症监护室进行观察，直至气道功能稳定。此外，在颈椎过伸截骨术过程中，脊柱前柱会延长。脊柱前方器官（气管、食管）容易受到牵拉，患者术后有时出现吞咽困难，需要维持一定时间的肠外营养。对发生长期吞咽困难的患者，南京鼓楼医院经验认为应尽早放置肠内营养管，以防止患者发生营养不良。术后常规佩戴头颈胸支具 3 个月。

（五）并发症

神经功能损害不常见，但后果严重，在合并颈椎半脱位或合并颈椎侧弯的“颌触胸”畸形时容易发生。若怀疑发生神经损伤，应行椎板扩大减压术，如有必要可考虑减小矫正角度，甚至放弃矫形。若半脱位是可逆的，应立即予以处理。置入螺钉时跳过 C_6 或 T_1 是发生术中半脱位的危险因素，截骨面闭合时使用临时棒和谨慎控制头部可有效预防半脱位发生。若椎体半脱位不可复位，立即行椎板扩大减压、在半脱位部位进行同种异体皮质骨片移植、术后 Halo-vest 支架固定

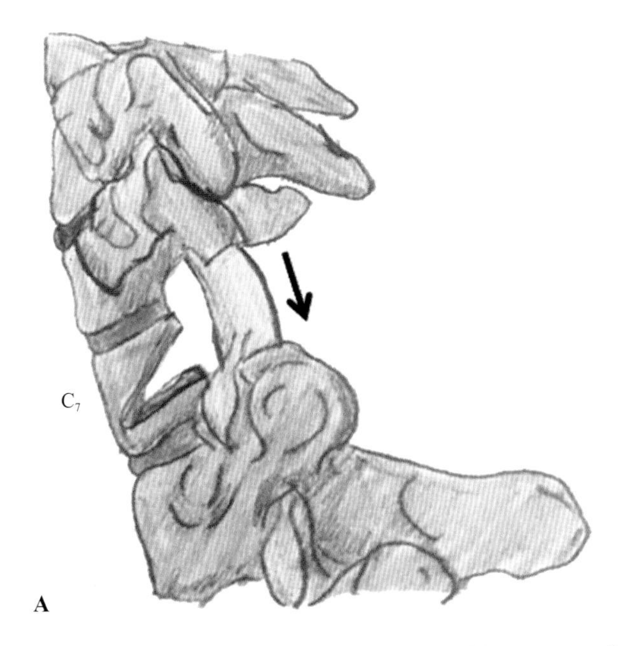

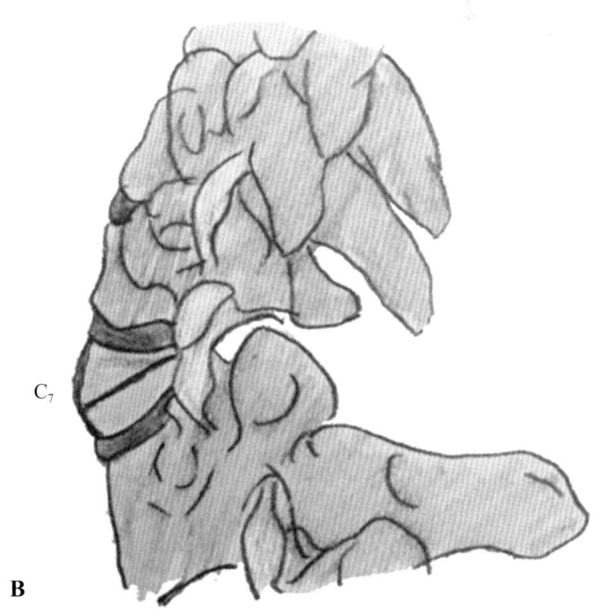

▲ 图 124-9　C_7 闭合楔形截骨术图示

截骨范围包括切除 C_7 椎板、C_6 椎板下半部分、T_1 椎板上半部分、C_7 椎弓根和 C_7 侧块。在 C_7 椎体进行楔形截骨（A）。以 C_7 前皮质为铰链，闭合前柱和中柱而闭合截骨面（B）

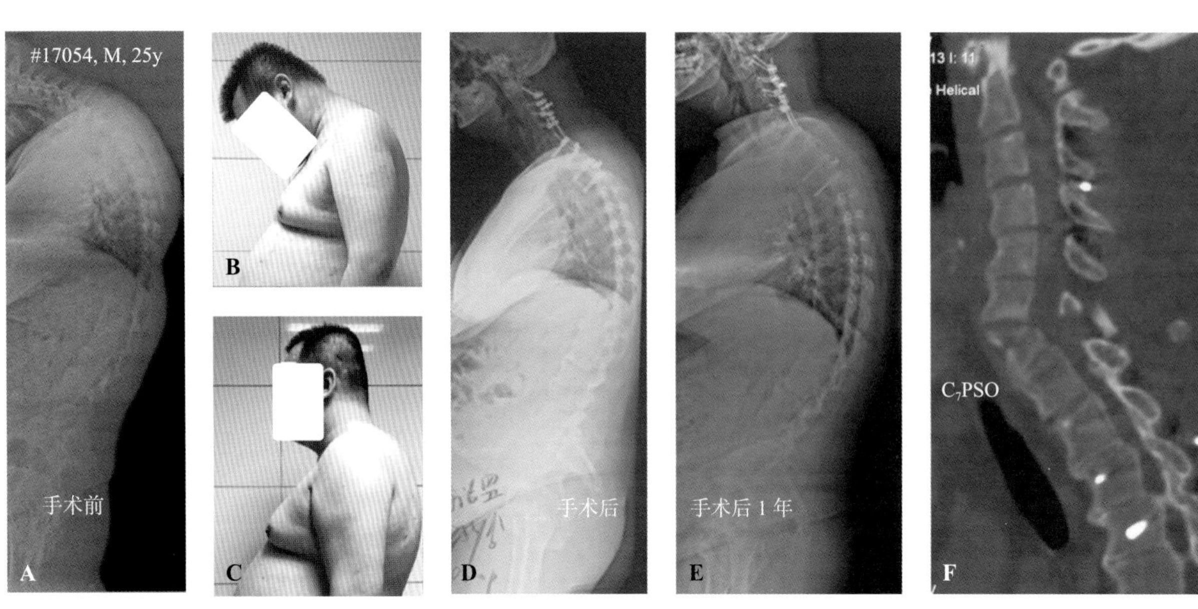

▲ 图 124-10 A 和 B. 男性 AS 患者，25 岁。因颈胸段后凸畸形导致“颌触胸”畸形；C 至 F. 行 C_7 PSO，固定范围为 C_2～T_4。术后颌－胸距离显著增加，平视功能恢复良好

有助于脱位部分产生坚固融合（图 124-11）。如果减压不彻底，可能会发生 C_8 神经根麻痹。截骨完成后，必须仔细检查 C_8 神经根，确保其不被卡压。然而，在充分减压时仍有患者会发生轻度 C_8 麻痹。C_8 神经根麻痹导致的感觉障碍一般可通过支持治疗来解决。若手部发生功能障碍，使用 Halo-vest 支架可通过缓解颈椎过伸而有利于缓解患者 C_8 神经根受压迫症状，但当内固定牢固时，其效果就会受到影响。当神经功能没有明显改善时，可能需要翻修手术。坚强的内固定和充分的术后制动，有利于减少在截骨部位或后外侧融合处延迟融合或假关节形成。全面的影像学检查有助于评价矫正效果与截骨部位融合情况。

四、结论

1. AS 患者平视能力与进食功能的丧失是“颌触胸”畸形最常见的手术指征，而非神经功能损害。

2. 充分了解“颌触胸”畸形的影像学表现，有助于设计最合适有效、最安全的手术策略。

3. 颈椎截骨术尤其是 C_7 PSO，是颈椎后凸畸形可靠的治疗方式，其成功率高，能明显改善患者的生活质量。虽然围术期并发症发生率高，但大多数影响较小，永久性神经功能损害的风险相对较低。

4. 若颈胸段畸形和胸腰椎畸形合并存在，先行胸腰椎后凸畸形截骨手术，有时可避免颈椎截骨手术，也可降低颈椎后凸畸形发生矫形过度的风险。

5. 寰枢椎半脱位对“颌触胸”畸形的影响不容忽视。如有必要，应慎重考虑行半脱位复位并固定、融合和减压。生物力学上先行胸腰椎截骨矫形术有助于降低寰枢关节负荷，促进年轻患者半脱位复位。

6. 若椎体半脱位不可复位，在半脱位部位进行同种异体皮质骨片移植及术后 Halo-vest 支架固定是实现脱位融合的关键。如果截骨部位发生骨不连，可能需要二期前路翻修手术。

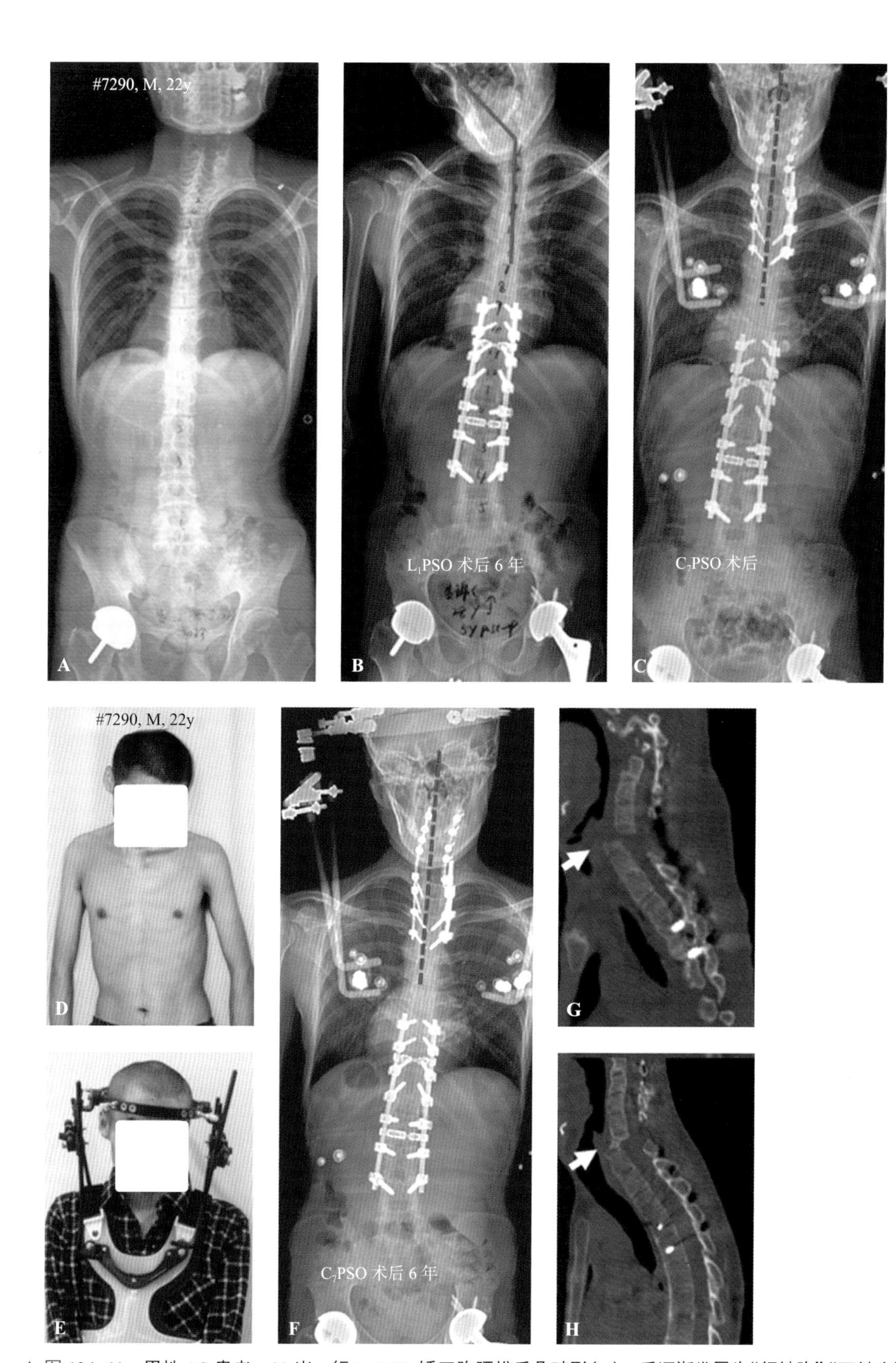

▲ 图 124-11　男性 AS 患者，22 岁。行 L_1 PSO 矫正胸腰椎后凸畸形（A）。后逐渐发展为“颌触胸”“耳触肩”畸形（B 和 D）。L_1 PSO 术后 6 年，患者接受 C_7 PSO 术（C）。术后矫形效果满意，但在截骨面闭合时发生不可逆的椎体半脱位（G）。术后佩戴 Halo-vest 头环，术后 6 个月随访时 C_6 与 C_7 之间自发形成骨桥（箭所指部位）（E 至 H）。红色实线表示颈椎与躯干轴线存在一定角度，蓝色虚线表明颈椎与躯干轴线一致

第125章

颈椎截骨术

The Role of Osteotomies in the Cervical Spine

K. Daniel Riew　Lee A. Tan　Peter D. Angevine　著
李方财　李　君　译

一、概述

颈椎畸形截骨矫形术是脊柱外科医生最具挑战性，也最有成就感的一种手术。这种手术可能导致严重的并发症，包括神经根损伤、瘫痪，甚至死亡。因此，只有经验丰富的脊柱外科医生才能开展这种手术。对于他们来说，截骨矫形术是相对安全和卓有成效的，能够显著改善患者的生活质量。严重颈椎畸形患者就诊时，其身体状况往往非常虚弱，有时无法吞咽，并且伴有脊髓病变的症状。患者的生活质量受到很大影响。成功的矫形手术能极大提高患者的生活满意度。

本章将讨论截骨术在强直性脊柱炎颈椎畸形和医源性颈椎畸形中的应用和技术细节。本章分为4个主要部分。第一部分主要回顾有关颈椎截骨术的经典文献。第二部分的主要内容是术前准备和手术入路，我们主要讨论颈椎截骨术的适应证、术前评估、麻醉、体位和手术入路。第三部分为“特殊截骨技术”，主要介绍2个方面，一是介绍经椎弓根截骨术（pedicle subtraction osteotomy，PSO）在强直性脊柱炎颌触胸（chin-on-chest）畸形中的应用；二是主要介绍医源性颈椎畸形的矫形。第四部分介绍植骨术、伤口闭合和术后处理。

二、历史

脊柱屈曲畸形截骨术于1945年由Smith-Petersen首次提出[1]。随后，Mason等报道了首例颈椎截骨术治疗僵硬型屈曲畸形的病例[2]。1958年，Urist证明，强直性脊柱炎的颈椎截骨手术可以在患者取坐位，在镇静和局部麻醉下成功进行[3]。

1972年，Simmons采用了Urist所描述的技术，发表了颈椎伸展型截骨术的第一组病例报道[4]。在这份11例强直性脊柱炎患者的报道中，Simmons肯定了Urist所提出的几个原则的重要性。他认为选择在颈胸段截骨的主要因素为，C_7～T_1水平椎管较宽，脊髓和C_8神经的活动性大，术中损伤风险较小；即使出现C_8神经损伤，手部功能也能得到良好维持；椎动脉经C_7横突前方进入C_6横突孔，术中风险也较小。该技术包括C_6～T_1的椎板切除，通过切除融合的C_7～T_1小关节对C_8神经根进行广泛的侧方减压。然后，在患者清醒、运用镇静药及支架固定的情况下，进行前方结构骨折矫形。

Simmons等最近总结了36年总共131例颈椎伸展型截骨术的结果，这也是目前文献中最大宗的病例报道[5]。新方法最显著的特点是在截骨部位采用较大面积的减压，包括切除大部分或全

部 C_7 椎弓根。所有患者术前评估颈椎畸形的程度和矫形计划都要参考颌眉连线与垂直线的交角。在髋膝关节最大限度地伸展的情况下拍摄的脊柱全长片也是必需的。颌眉角指颌眉线和身体垂线的夹角。Suk 等的一项前瞻性研究发现，测量颌眉角对强直性脊柱炎患者的截骨矫形手术设计及手术疗效的评估都是有帮助的 [6]。

Simmons 建议前方椎体截骨操作需缓慢、逐步地实施。他强调，矫形不能过度用力。如果矫形中所需力量过大，外科医生应该立即对截骨区重新评估，以确保没有骨桥存在。避免过度矫形至关重要，必须在允许患者直视前方和向下看（如阅读或开车）之间取得平衡。最初，学者们尽力寻求对畸形的完全矫正，但 Simmons 推荐大约 10° 的屈曲角度残留。尽管最近有报道称在颈椎截骨术后使用内固定来帮助维持头部位置，但由于强直性脊柱炎患者会存在显著的骨质减少，Simmons 并不提倡使用内固定。即使要使用内固定，他建议术后仍需使用 Halo 背心来增加稳定性，直到截骨部位达到牢固的融合。

Simmons 的技术经验无疑是迄今为止、已发表的病例数最大的报道，但是现代麻醉技术、优化的神经生理监测技术及更精良的脊柱内固定系统已使最初的技术成功得到改进。20 世纪 90 年代，有学者首次报道了在全身麻醉和神经生理监测的情况下，使用内固定器械成功地在俯卧位进行颈椎伸展型截骨矫形术 [7, 8]。尽管使用了这些先进的技术，在 16 例患者中仍有 1 例出现四肢瘫痪和 2 例出现假关节。最近发现的研究中报道了颈椎截骨术治疗强直性脊柱炎的进展。多个团队已经发表了病例报道，描述了在前柱骨折时可使用可塑形内固定棒来稳定颈椎、术后使用 Ilizarov 技术逐渐矫正畸形，以及在 C_7～T_1 以外的节段进行截骨 [9-12]。此外，有文献报道了有关前柱骨折矫形术和内固定技术方面的最新进展。例如，有一个病例报道使用了铰链杆，在折骨矫形前先安装铰链杆，矫形结束时锁定，这样就形成一个刚性的结构。作者认为，这种内固定的使用可以防止脊柱的移位，从而降低神经损伤的风险 [13]。另一个病例报道描述了使用 Jackson 手术床以一种可控的、分步的方式实施前柱骨折矫形术。尽管只开展了 1 例，作者认为这种分步的矫形能够减少前柱骨折矫形期间发生脱位的风险 [14]。

此外，几个小样本的病例报道为颈椎截骨术矫正僵硬型屈曲畸形提供了更多的观点。2005 年，Belanger 和 Bohlman 报道了 26 例采用 Urist 和 Simmons 方法治疗的患者，平均随访时间为 4.5 年（2～21 年）。所有患者均局部麻醉，取坐位，于清醒状态下进行手术。26 例患者中有 19 例使用了内固定。所有患者均使用 Halo 支架固定。研究对象中有 3 例死亡，其中 2 例与手术无关。1 例患者在手术后发生四肢瘫痪，原因为截骨部位的半脱位；此外，在其他 4 例患者中也发现了半脱位。该组患者术后颈痛明显减轻，吞咽和平视均有改善。10 例患者中有 9 例的神经功能缺损得到改善，但 5 例患者术后出现 C_8 神经根损伤。平均术后即刻矫正值为 38°（15°～84°），最终随访记录的平均矫正丢失为 2.6°（+3° ～−20°）[15]。

近日另一项研究特别关注了内固定和神经监测在颈椎截骨术中的作用。作者介绍了一组 16 人的队列研究，所有患者均在全身麻醉下手术，并使用运动诱发电位（MEP）来监测脊髓。大多数患者采用坐位进行手术 [8]，其他患者采用俯卧位 [13]。所有患者的颈椎均采用了现代钉棒内固定系统进行固定。采用坐位的患者术前就用 Halo 石膏固定，而俯卧位的患者只用颈托固定。所有患者均获得了坚强的骨融合，且未出现矫正丢失。有 9 例患者出现术中 MEP 信号下降，但有 6 例在术中得到恢复。3 例患者术后出现神经损伤相关症状，只有 1 例出现永久性损伤。作者认为俯卧位的下端固定椎可选择 T_4 或 T_6，足以形成一个更稳定的结构，免去了 Halo 石膏固定的必要[16]。

Tokala 等在 2007 年描述了颈椎截骨技术的新进展。作者报道了在 8 例患者中使用 C_7 截骨术来矫正严重的固定屈曲畸形。截骨术使用经椎弓根入路对椎体进行楔形截骨。所有手术均在俯卧位、全身麻醉下进行，使用体感诱发电位（SSEP）和 MEP 监测，采用钉棒内固定。所有患者术后均使用 Halo 背心外固定，均达到了坚强的融合，且未出现矫正丢失。所有患者均无永久性神经损伤，但有 3 例发生了短暂的 C_8 神经根损伤[17]。

总之，颈椎截骨术相关技术仍在不断发展。虽然有些医生仍然倾向于在局部麻醉下进行这些手术，但也有一些医生采用脊髓监测下的全麻手术，这对外科医生来说应该是更安全、更利于操作的。现代内固定器械的使用使得固定的效果更加坚强，从而避免了使用 Halo 背心进行外固定的需要。最后，越来越多的外科医生选择使用 PSO，而不是 Smith-Petersen 截骨术。接下来我们将讨论颈椎截骨术的入路和技术，其中包含了许多历史上的经典术式，并对它们进行了扩展。

三、术前准备和手术入路

（一）临床表现和适应证

强直性脊柱炎患者表现为一种慢性进展性脊柱后凸畸形。但是此类患者可能出现急性骨折，导致突然的颈椎结构异常。然而，由于脊柱结构异常（如韧带骨赘）或下颈椎区域的肩带骨重叠，有时难以在 X 线片上观察到骨折，当 X 线片图像无法检测到骨折时，应使用计算机断层扫描（CT）或磁共振成像（MRI）来进行诊断。颈背部疼痛突然加重的颈椎完全僵硬患者应高度怀疑脊柱骨折。一旦确诊骨折，通常在骨折愈合后再治疗畸形，因为这种骨折通常是三柱损伤的不稳定骨折，截骨术会使其更不稳定。在骨折愈合之前，患者可以采用 Halo 背心外固定；但该治疗方法往往难以实现，因为此类骨折所致的急性畸形可导致吞咽困难或不可接受的畸形，无法安全地采用闭合复位纠正。在这种情况下，我们建议进行前后路内固定手术，或者，次优的选择是进行后路内固定手术，然后术后应用 Halo 背心外固定。

大多数强直性脊柱炎病例具有相同的特点（颌触胸畸形、骨质疏松），需要采用类似的截骨方式。与强直性脊柱炎所致畸形相比，医源性畸形有其独特的特点，需要量身定制矫正方法，此类畸形最常见的是后凸畸形，但也可能存在冠状面畸形。畸形可能在前方、后方或前后方均发生融合。患者体内可能有或没有内置物，包括前面的金属或塑料融合器，甚至是聚甲基丙烯酸甲酯。他们的骨密度可正常或严重骨质疏松。他们的软组织可能相当完整，或者因为感染或伤口裂开而严重受损。成功的翻修手术要考虑所有这些因素。通过良好的术前计划和对细节的特别关注，即使最严重的畸形也可获得成功的矫正。

强直性脊柱炎最常见的手术指征是难以耐受的畸形外观。其他适应证包括气道损害、食管功能异常，或者与骨折或活动节段相关的神经功能损伤。颈椎截骨矫形术治疗医源性畸形的适应证包括无法耐受的姿势、神经功能损伤和顽固性疼痛。只有患者才能决定畸形或疼痛是否无法耐受以至于需要手术治疗。神经功能损伤包括神经根损伤、严重的脊髓损伤，甚至是四肢瘫痪。

（二）术前评估

手术成功的关键之一是术前周密的计划。如果要进行复杂的颈椎畸形翻修手术，那么术前计划就更加重要。我们建议进行彻底的医学评估和影像学检查以识别内置物，评估软组织覆盖，并对既往接受过前路手术的患者进行耳鼻咽喉科评估。

颈椎畸形患者常伴有其他疾病，增加了围术期并发症的风险。接受翻修手术的患者可能由于糖尿病、长期吸烟或感染等问题而导致前一次手术失败。术前应进行全面的医学评估，任何相关的医学问题应在术前处理。贫血或凝血障碍应尽可能加以纠正。缺乏经验的术者进行截骨手术会导致大量失血。因此，如果可行，术前应考虑保存自体血。经验丰富的术者可以把失血控制在250ml 以内，很少需要输血。

全面的影像学评估有助于实施成功的截骨术。我们的术前 X 线检查包括静态和动态 X 线片、脊柱全长片、矢状面和冠状面重建的 CT 扫描和 MRI 扫描（表 125-1）。X 线片可以用来评估畸形的程度和已存在的内固定情况。我们通过最大范围的屈曲 – 过伸位片来确定哪些节段仍然具有活动度。此外，对于冠状面畸形的患者，应获得侧方弯曲位（Bending）片。如果已经存在植入物，准确地识别植入物的品牌和型号很重要，以便准备内置物取出的工具。即使术前未计划取出植入物，手术中仍可能需要取出，做好充分的准备至关重要。术前 CT 扫描或 MRI 扫描往往比 X 线片更容易测量畸形角度，特别是对于严重的畸形。根据这些影像学评估，我们计算恢复颈椎平衡所需的矫正程度。虽然颌眉角有一定意义，但我们还没有发现它在严重畸形中的实用性，尤其是对那些同时有冠状面和矢状面畸形的病例。

表 125-1　术前影像学检查

- AP 片、侧位片、斜位片、齿状突 X 线片
- 最大限度屈曲 – 过伸 + 侧方屈曲 X 线片
- 脊柱全长片
- MRI
- 矢状面和冠状面重建 CT
- CT 增强造影（假如 MRI 不能显示神经结构）

AP. 后前位；CT. 计算机断层扫描；MRI. 磁共振成像

在这种畸形中，首先要计划达到冠状面平衡的所需的截骨程度。这很容易通过冠状面重建 CT 或脊柱正位（AP）X 线片（垂直于畸形平面）来完成。在大多数情况下，使脊柱垂直于锁骨是合理的。然而，若患者存在胸椎侧弯，那么矫形的目标是使整体脊柱平衡达到平视。然后，我们计划矢状面矫正率，确定需要多少截骨才能达到理想的力线。如果患者有多个活动的节段，尤其是从枕部到 C_2 节段的活动，在胸腰椎处于平衡的状态下，我们的目标是使 C_2 的椎体后缘延长线尽可能与 C_7 的椎体前缘延长线靠近，以实现平衡的颈椎姿势。如果整个颈椎是融合的，我们应努力将畸形矫正到略为屈曲（15°～20°）的状态。这使得没有任何颈椎活动度的患者可以看到他或她的身体的前面。在这种情况下，一个完全直立的颈椎姿势可能外观更好，但会导致患者的功能受损。

高分辨率螺旋 CT 可用于确定患者的前、后融合是否牢固。也可以评估现有螺钉的精度和长度，以确定是否可以简单地用更大直径的螺钉替换。CT 扫描还可以提供关于 C_2 及胸椎椎弓根的大小和形态等重要信息。有时，对于严重畸形的患者，因为无法进入磁共振机器的管道，无法进行磁共振检查。我们认为除非在罕见的情况下，MRI 不能进行或成像不理想时，才需要 CT 脊髓造影。

对于翻修病例，必须评估脊柱周围的软组织情况。如果患者既往接受过前路手术，我们建议术前进行耳鼻咽喉科评估。即使最初的计划不包括前路手术，最好也做好准备，以备必要时使用。对于后路手术，应该对软组织覆盖进行评估。以前有过感染或伤口裂开的患者植入物或脊柱可能只有皮肤覆盖。在极少数情况下，甚至会有骨或内固定物穿破皮肤（图 125-1）。如果这是由于脊柱后凸导致皮肤张力增大，而脊柱仍有一定的活动度，那么我们发现，用 Halo 头架将颈

椎固定在最大伸展位，可以使软组织逐渐愈合。对于软组织覆盖存在困难，慎重的方式是请整形外科医生处理，以确保得到满意的临床疗效。在大多数情况下，椎旁肌肉可以被转移来覆盖缺损。然而，在极少数情况下，肌皮瓣亦无法充分覆盖伤口。

（三）麻醉和患者体位

我们所有的截骨矫形手术都使用全身麻醉。通过现代的 SSEP 和 MEP 监测，我们相信在全身麻醉下进行手术对患者和外科医生来说都是安全的，也容易得多。全身静脉麻醉允许使用 MEP 监测技术。如果在截骨结束时对 SSEP 或 MEP 信号的完整性有任何疑问，我们可以进行唤醒试验。如果监测数据无异常，我们会让患者一直睡到手术结束。

对于后路截骨术，我们将患者置于 Jackson 手术床上，采用俯卧膝胸式体位（图 125-2）。我

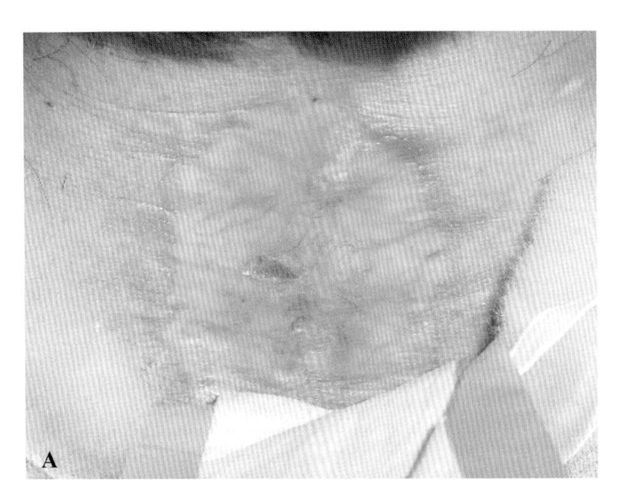

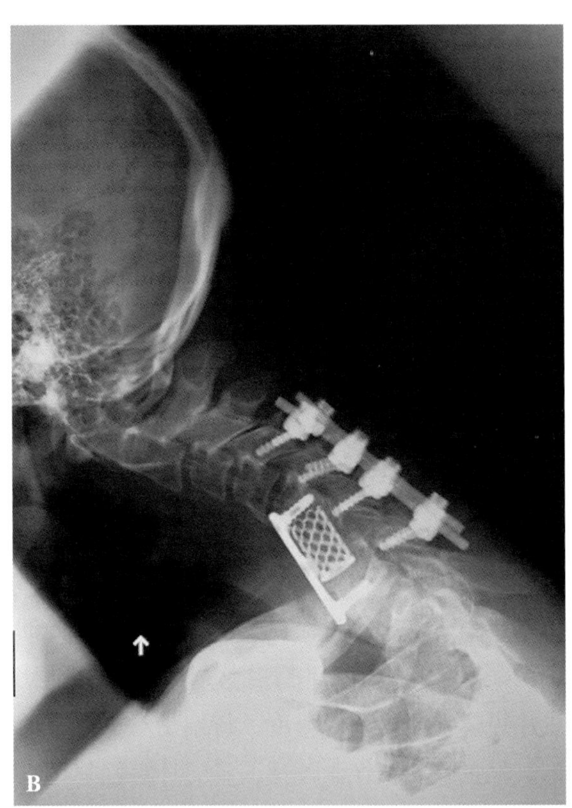

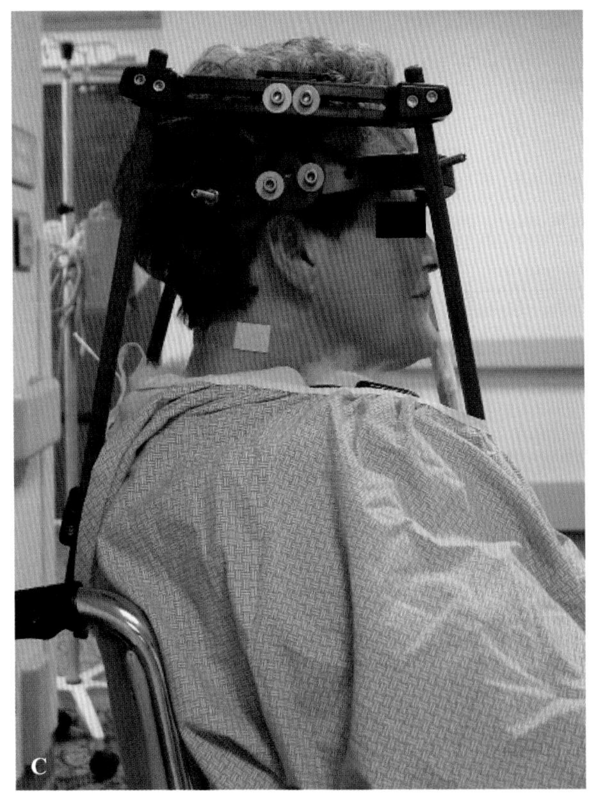

▲ 图 125-1 患者接受了多次的颈椎前路和后路手术，后路手术还伴有感染

患者被转诊到笔者医院进行进一步的治疗。A. 棘突刺破皮肤，周围是纤薄的新生皮肤；B. 术前侧位片显示后路固定的颈椎节段出现后凸；C. 我们采用 Halo 支架将其颈部固定在最大限度伸展位，以减少皮肤的张力。这使得颈后部皮肤逐渐愈合，一旦完全愈合，我们就进行矫正手术

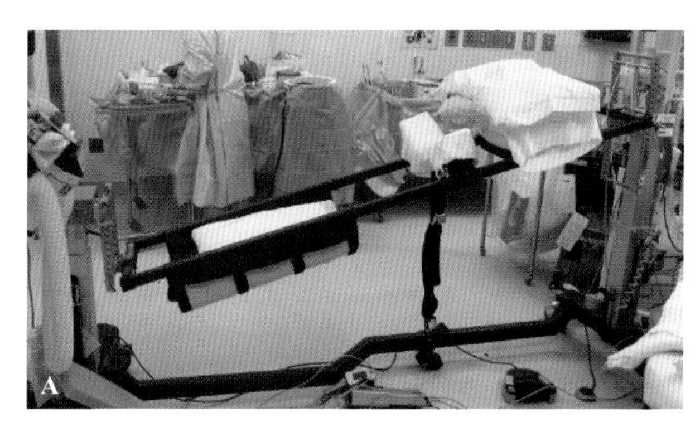

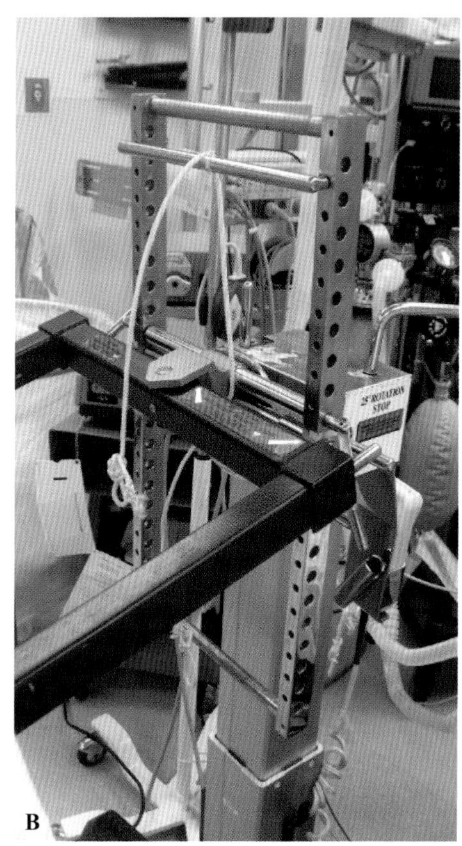

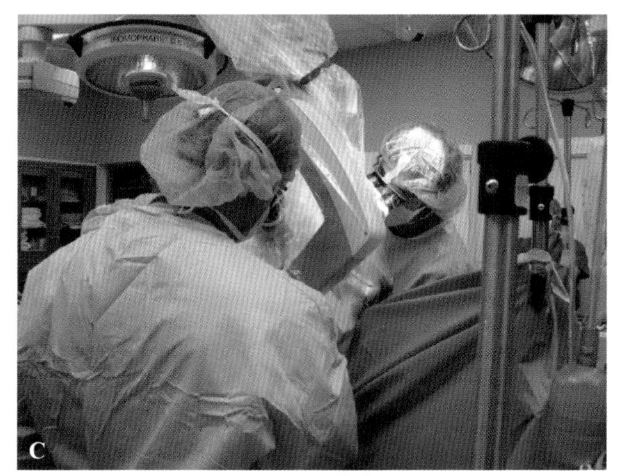

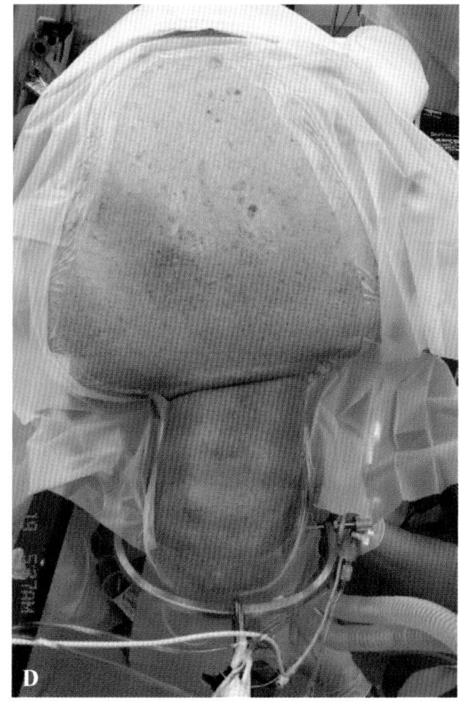

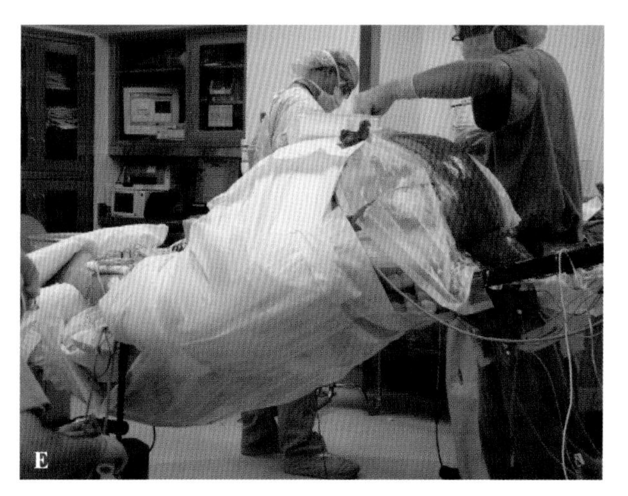

▲ 图 125-2　患者放置在 OSI 手术架上

A. 请注意架子的头端在上托架的最低横档上，而架子的尾端在下托架的最低横档上。B. 双矢量牵引。伸展牵引的绳子穿过滑轮，而在框架下面的第二根绳子是作为严重颈椎后凸畸形患者的轴向牵引。C. 注意显微镜几乎要碰到床头了。因此，确保患者的头部距离床顶至少 60cm 是很重要的。D. 用 Gardner-Wells 颅骨牵引悬吊头部，使切口顶部到未准备区至少有 4～5cm 的距离。E. 患者体位采用俯卧改良膝胸位。注意颈胸交界处的极度屈曲。在这种情况下，要把下颌靠在胸垫上。在患者的腹侧放一张保温毯以保持患者的体温。这比把它放在患者的背部更有效，因为随着热量上升，身体的腹面比背部散热更多们使用1个胸垫和2个前髂嵴垫及1个吊带来支撑膝盖。因为患者经常有胸腰段后凸，在水平的手术床上俯卧通常是不可能的。此外，我们采用几个枕头以支持后凸的胸腰椎。当患者被放置到手术床上后，我们倾斜手术床，摆放反向Trendelenburg体位，以允许我们在水平面上进行操作。同样重要的是，将患者的头部放置在离手术床头端大约60cm的地方，会给操作显微镜留下足够的空间，同时又不会触及OSI架的顶部。由于患者处于反向Trendelenburg体位，外科医生和助手通常不得不站在一二个台阶高的小凳子上。

俯卧姿势可引起许多并发症。当患者采用反向Trendelenburg体位时，患者有可能出现低血压。虽然我们倾向于将血压保持在较低水平，但低血压会增加神经损伤的风险。因此，术中必须严密监测血压。因为这个手术可能持续3～5h，我们会留置导尿管。为了防止体温过低，我们会在手术床上铺一张保温毯。因为随着热量上升，身体大部分的热量通过身体腹侧散发，我们发现使用这种方法可以很好地保持体温。此外，我们使用自体血回输来减少患者需要输血的可能。另一个潜在的并发症是术中可能发生的气栓。然而，与坐姿相比，俯卧位出现空气栓塞的可能性要低得多。俯卧位手术时间过长的另一个潜在的并发症是失明。这种并发症的病因尚不清楚，而且可能无法预防。我们需要确保头部是自由悬空的，眼眶没有受压。

患者头部通过Gardner–Wells颅骨牵引悬吊。我们发现这种方法比Mayfield头架更有效、更简单。头架连着2根独立的牵引绳，一根绳子将头部轴向牵引，另一根绳子用颈部伸展的力量牵引。在手术开始的时候，用15磅（6.8kg）的力量将颈部轴向牵引。当截骨已经完成，开始矫形操作的时候，牵引重量转换到将颈部伸展的牵引绳上。这个牵引力量有助于矫正畸形。15磅（6.8kg）的重量可以克服滑轮上的摩擦力，将头部牵向预定的方向。

患者无菌铺单的范围需要覆盖预期切口位置的上、下方各一个手掌的宽度。我们给予一代头孢菌素和氨基糖苷抗生素预防感染。

（四）显露

对于前路手术，采用标准的Smith–Robinson入路。如果患者有颈前路手术史，需要耳鼻咽喉科协助评估喉返神经的功能。如果原手术侧的神经完好，则采用对侧入路（表125–2）。对于后路切口，通常需要一个很长的中线切口。我们很仔细地在中线处椎旁肌肉之间的一个无血管平面切开。肌内剥离明显增加失血量，因此我们要非常小心地保持在中线上。向下分离至棘突和棘突间组织，肌肉再次被中线隔开。显露结束时，棘突和椎板上不应有任何软组织残留。显露范围需达到侧块的外侧边缘。进一步扩大显露范围是不必要的。那会导致更多的静脉损伤，明显增加失血。

表125–2　颈椎前路翻修病例如何决定从哪一侧显露

既往前路显露	在哪一侧手术
无喉返神经（RLN）麻痹	对侧
喉返神经（RLN）麻痹	同侧入路避免双侧损伤
前路手术3个月内	对侧，除非喉返神经麻痹，否则同侧
前路手术大于3个月	任何一侧，除非RLN麻痹，然后同侧

在整个手术过程中，我们持续用抗生素溶液冲洗伤口。每15分钟左右，我们用大约100ml的溶液冲洗整个伤口。这样既可防止软组织干燥，又能洗掉伤口上的细菌。在放置移植骨之前，我们更换外部手套，进行最后的深层冲洗。每缝合一层组织后，在缝合下一层之前我们也要进行冲洗。

（五）止血

在手术中，尤其是在关闭伤口之前，要进行细致的止血。通过熟练的操作，通常可避免输血。在缝合前进行细致止血可以减少术后血肿的形成，而血肿容易继发感染。在不需要融合的部位可以用骨蜡来控制骨出血。在需要融合的部位，用凝血酶浸泡的纤维去矿化骨基质或液化明胶海绵塞入骨间隙进行止血效果良好。

四、特殊截骨方法

（一）强直性脊柱炎经椎弓根截骨

Simmons 截骨术的一个问题是它是下颈椎的开放楔形截骨术。这会破坏脊柱的前柱，以后柱为铰链。即使使用多节段内固定，也可能导致高度不稳定的情况，这就是为什么以前的作者使用 Halo 背心进行加强外固定。作为 Simmons 截骨术的一种替代方法，我们对常用于胸腰椎矫形的 PSO 截骨技术进行了改进，以适用于颈椎矫形（图 125-3 和表 125-3）。这一技术与 Tokala 等 [17] 所描述的截骨术相似。因为它涉及椎体的部分切除和后柱的缩短，使前柱保持完整，理论上可以提高脊柱的稳定性。

如果枕颈部仍有活动度，最好保留该部位活动度。然而，如果枕颈部已经自发融合，将内固定延伸至枕部有显著的好处。即使是骨质疏松最严重的患者，其枕外隆突也具有良好的骨密度，可用于植入螺钉。在 C_2，我们使用椎弓根螺钉或椎板螺钉。这比 C_2 峡部螺钉更牢固。我们通常更喜欢使用 C_2 椎弓根螺钉而不是椎板螺钉，因为它们与棒的连接更加简单，且不需要横连。然而，椎板螺丝在技术上更容易和更安全。我们倾向于在 C_3、C_4 和 C_5 处使用侧块螺钉。C_6 有时不能使用螺钉，因为截骨后可能太靠近 T_1 椎弓根螺钉。当打算使用 Domino 来连接颈椎内固定系统与胸椎内固定系统时，情况更是如此。如果使用 Domino，我们用其取代 T_2 螺钉，使用单一内固定系统（颈椎）来跨越截骨区。然后根据内固定情况和椎弓根的大小，我们在 T_3、T_4，偶尔在 T_5 上放置额外的螺钉。大多数现代颈椎系统提供 4.5mm 或类似直径的足够长度的螺钉用于胸椎，因此不再需要单独的胸椎内固定系统。在上胸椎使用颈椎系统的较大直径的椎弓根螺钉会容易得多。直径 3.5mm 的棒可以用来固定从枕骨到胸椎的节段，这样无须采用 Domino 连接器。在尾端，我们建议在截骨水平（通常在 C_7 处）以下的胸椎上放置 6～8 颗椎弓根螺钉。术前对上胸椎的 CT 扫描可以提供上胸椎椎弓根形态的相关信息。

把所有的侧块螺钉和胸椎椎弓根螺钉尽可能地排成一条直线是非常重要的，这样钉棒连接会更易完成，而不需要复杂的冠状面弯曲。这使得在截骨完成后更容易进行钉棒连接。在矢状面弯棒前，先用试模棒测量冠状面上是否匹配，否则在截骨后连接钉棒可能会非常困难。

在所有螺钉植入后，就可以进行截骨手术了。我们首先进行完整的 C_7 椎板切除术。我们用一个高速磨钻沿椎弓根的内侧缘在椎板两侧开槽，之后整体提起椎板和棘突。然后将棘突纵向切开，作为骨移植物材料。接下来，使用高速磨钻去除 C_6 的下半椎板和 T_1 的上半椎板。碎骨片可以用来植骨。注意保持这两个节段棘突的完整性。然后我们使用 Leksell 咬骨钳切除 C_7 侧块，保存碎骨作为移植材料。完全切除 C_7 整个侧块，包括关节突，连同 C_6 下关节突的尾侧部分和 T_1 上关节突的头侧部分。必须完全显露 T_1 椎弓根，其上方不能有关节突遮挡椎弓根。截骨完成时，突出的关节突可能压迫 C_8 神经根。这些操作显露了毗邻 C_7 椎弓根的 C_7 和 C_8 神经根。然后我们插入 Penfield 1 和 Penfield 2 剥离器以保护这些

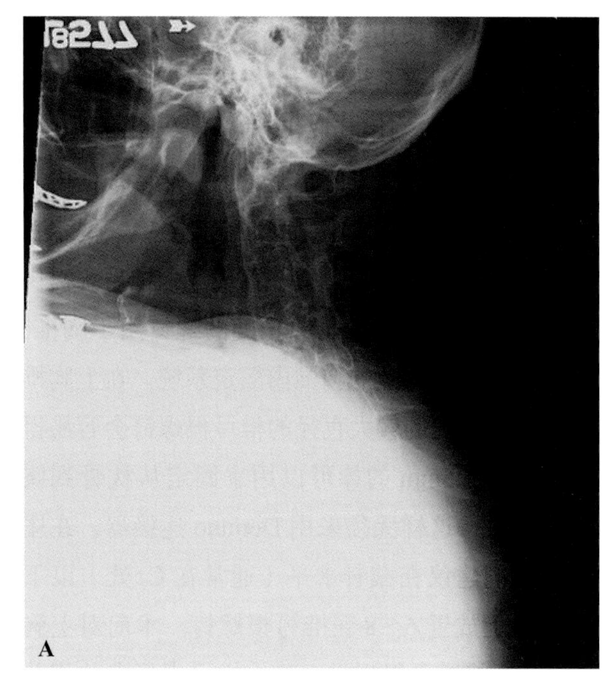

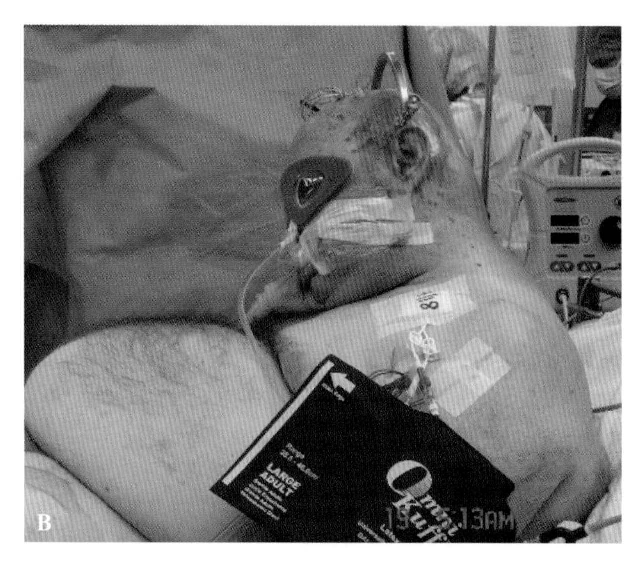

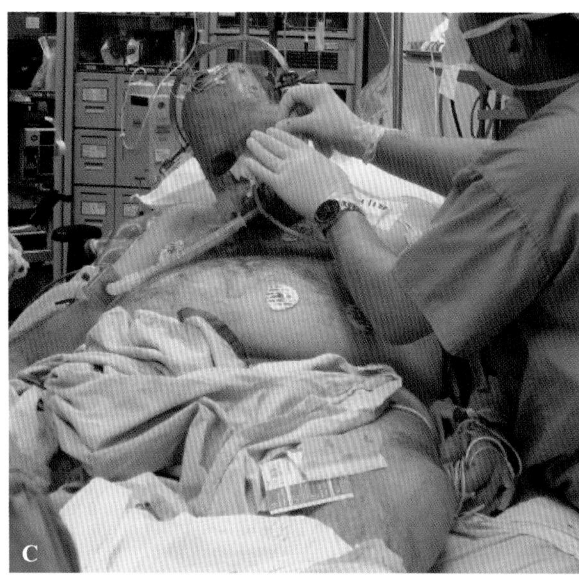

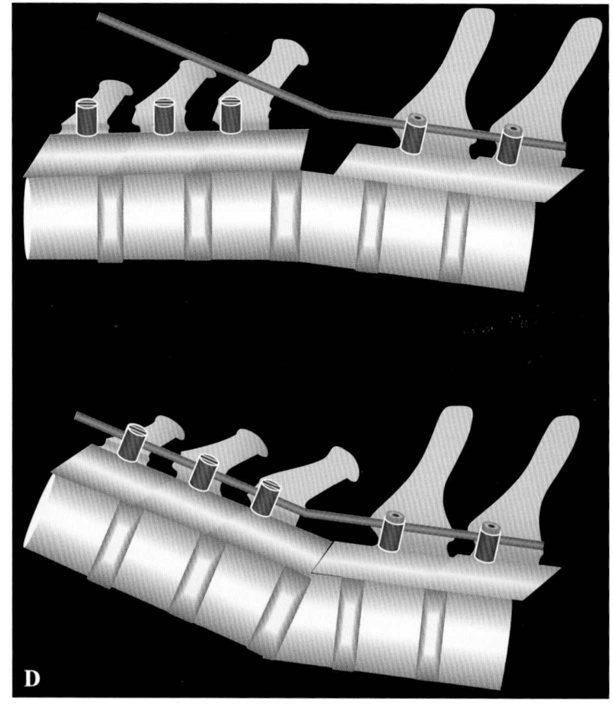

▲ 图 125-3　1 例患有强直性脊柱炎的男性患者，在骨折几周后出现严重畸形

A. 这是患者仰卧拍摄的，注意，颈椎与胸椎呈近 90° 角；B. 同一患者的照片。由于骨折已经大部分愈合，他被牢牢地固定在这个位置；C. 同一患者的正面照片；D. 截骨已经完成，内固定已经就位。注意将所有下颈椎的螺钉排列整齐

神经，并使用高速磨钻切除 C_7 椎弓根内侧部分，将椎弓根的上下壁磨薄，但仍保持完整，以保护神经根。磨钻通过 C_7 椎弓根进入椎体，进行截骨。使用 2mm 的火柴杆磨头，这种磨头在侧方比尖端拥有更好的磨除骨质的能力。当椎弓根的中心部分磨除，四壁已经变薄，四壁可以用一个小刮匙将其折断。在伸展畸形截骨术中，C_7 神经根可能移入 C_7 椎弓根切除后空出的部位。如果椎弓根有残余，就可能发生神经根损伤。

然后用小刮匙从 C_7 椎体内通过双侧的椎弓根去除松质骨。这也可以用于植骨。然后将反向刮匙放入椎弓根，将 C_7 椎体后上部的松质骨刮出或挤压到椎体前部。双侧都同样操作。这些步骤的目的是在 C_7 椎体的后上部形成一个空

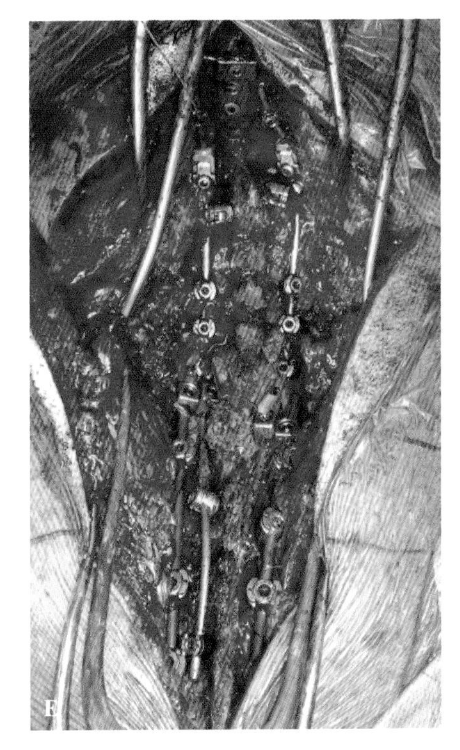

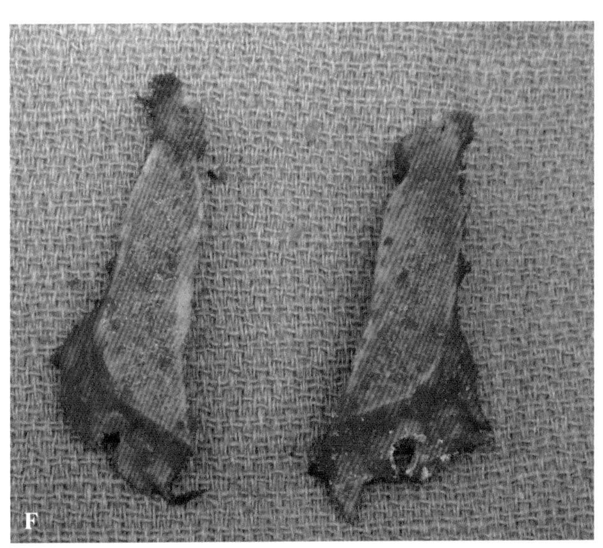

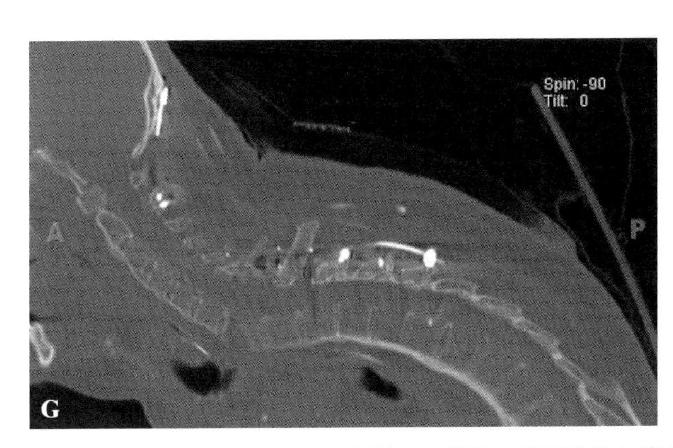

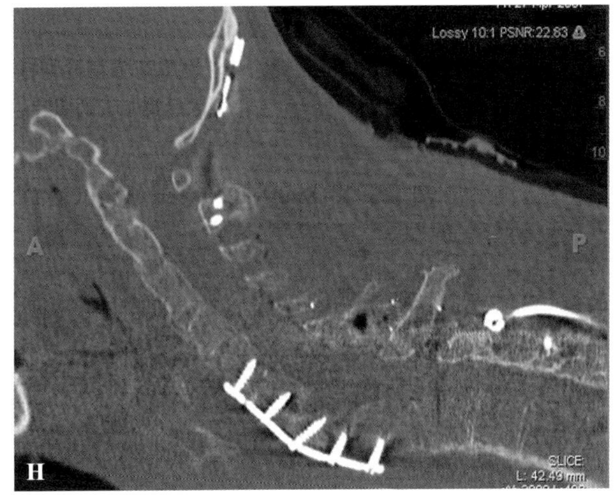

▲ 图 125-3（续）　1 例患有强直性脊柱炎的男性患者，他在骨折几周后出现严重畸形

E. 我们使用多个可旋转的 Domino 和胸椎棘突螺钉固定多根钛棒于截骨部位，以确保坚强固定；F. 将 C_7 棘突沿矢状面劈开，作为骨移植物；G. 经椎弓根椎体截骨术使骨折的 C_7 前部移位；H. 此处用一小块同种异体骨填充，用颈椎前路钢板固定

洞。将 Woodson 神经剥离子放置在后纵韧带的腹侧，C_7 椎体的背侧皮质被推入腹侧的空腔。因为强直性脊柱炎患者常有骨质疏松，这通常很容易做到。若椎体后壁无法从后纵韧带腹侧推入，则需要从椎体内取出更多松质骨，然后再重复此操作。可使用液化的、注射用的胶原蛋白，如 Surgiflo 或 Floseal 止血。此外，在凝血酶中浸泡的纤维去矿化骨基质（如 Grafton Flex）可用于松质骨的止血。接下来，将钛棒预弯到所需的矫正角度，并固定到胸椎椎弓根螺钉上。然后外科医生通过颅骨牵引，慢慢地将颈部伸展。如果在 C_7 处切除足够量的骨质，只需施加很小的力量就可以进行矫形。如果不能很容易地伸展颈部，那么需要从 C_7 切除更多的骨质。在伸展动作中，应检查 C_7 和 C_8 神经根是否有受压迫症状。如果截骨量足够，神经根应不受压迫，可以自由活动。

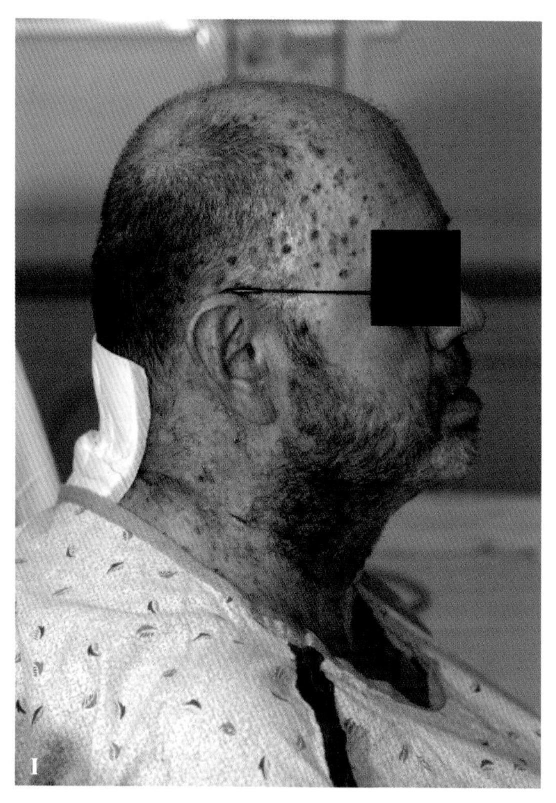
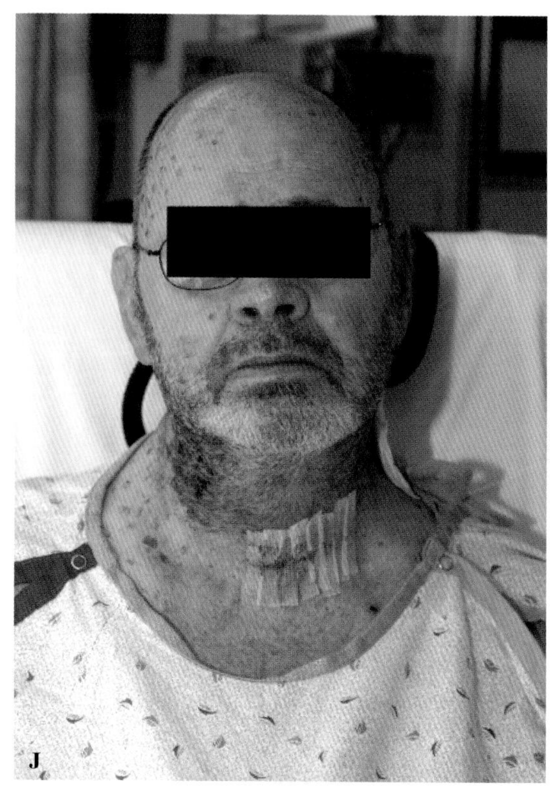

▲ 图 125-3（续） 1 例患有强直性脊柱炎的男性患者，在骨折几周后出现严重畸形

I 和 J. 术后第 1 天的照片；患者用 Miami J 颈托固定 6 周

表 125-3 Smith-Petersen 截骨（SPO）和经椎弓根椎体截骨（PSO）的优势比较

	经椎弓根椎体截骨	Smith-Petersen + 前柱骨折术
稳定性	因为前柱保持完整，更稳定	因为是三柱损伤，非常不稳定
难度	神经根和椎动脉损伤风险高，需要切除更多骨质	切除骨质少
预计出血量	椎弓根和部分椎体切除增加出血量	创伤小，出血少
吞咽困难	前柱长度未损伤，食管长度也未改变	前柱延长，牵拉食管，可能导致吞咽困难
矢状面矫形	没有优势，可以矫形 60°～80°	没有优势，可以矫形 60°～80°
冠状面矫形	通过不对称的去除骨质得到矫形	通过在一侧更多的楔形截骨得到矫形，导致脊柱高度不稳

如果 C_7 和 C_8 神经根活动受限，可能需要进一步切除 C_6 下关节突或 T_1 上关节突。

当头部抬起后，可以安装预弯棒，并拧紧螺钉。如前所述，为了确保这部分操作尽可能顺利进行，必须注意将侧块螺钉尽可能地排成直线，以便更易进行钉棒连接。在 C_2，若使用椎板螺钉，则需要一个横连接来连接钛棒。拧紧螺钉，并对神经监测数据进行评估，以确保没有变化。拍摄 AP 位和侧位片。通常情况下，截骨平面不易在侧位片上看到，但 X 线片可以评价矫正的效果。

一些内固定系统有连接装置，钛棒上有可以活动的接头，可使得矫形更容易。另外，其他系统也可以通过可转动的 Domino 连接器来实现。无论使用哪一种方法，截骨完成后，将颈胸段钛棒与螺钉相连。如果需要枕部固定，则在 C_2～C_3

或 C_3～C_4 水平用 Domino 连接器分别与两侧的颈椎杆连接。截骨完成后，将连杆固定到螺钉上，但不锁定。然后，将颈部伸展到所期望的位置，同时锁定钉棒。该装置使矫形手术能够更安全、更易调节。我们现在主要使用该系统来矫正颈椎畸形。

对于枕颈关节有活动度的患者，我们将内固定止于 C_2。若认为内固定不够牢固，我们把患者翻到仰卧位，显露前路。然后，我们以截骨水平为中心放置钢板，理想情况下，截骨水平上下至少有 4 个螺钉。如果在截骨的时候，前柱发生骨折或者 C_7 前柱本身就存在骨折，那也需要前后路固定。前后路固定提供了一个刚性和稳定的结构，可以不再需要 Halo 背心外固定。如果患者的身体状况不允许进行前路手术，我们建议在术后使用 Halo 架进行外固定。

（二）医源性颈椎畸形矫形

任何文献都不能囊括读者在临床实践中可能遇到的所有医源性颈椎畸形。然而，不论何种畸形都可以按照一些基本原则来制订合理的入路方案（表 125-4）。如果患者只是部分融合（前路或后路），通常情况下治疗会简单得多，因为截骨只需要在一侧进行。然而通常情况并非如此，即使前一次手术仅从一侧进行。这是因为前路融合牢固后，后方的小关节通常在几个月内开始自发融合。脊柱后凸行后路截骨矫形术后，椎体前方可能形成桥接骨赘。因此，高分辨率螺旋 CT 扫描是确定脊柱各节段融合状况的必要手段。

1. 单侧融合（仅前方）

仅有前方或后方结构融合，而另一部分仍保持活动度的颈椎畸形的矫形比较简单。通过对融合侧进行截骨矫形，往往就能达到恢复颈椎序列的目的。对于接受过前路融合手术，目前存在后凸畸形的患者，应该先进行前路手术。随后可以通过后路内固定增强结构的稳定性。

表 125-4　适用于已部分融合的脊柱的截骨类型

融合区域	截骨方式
只有前方	前路
只有后方	Smith-Peterson PSO
前后方	三期：P-A-P 或 A-P-A 二期：A-P PSO

P. 后路；A. 前路；PSO. 经椎弓根椎体截骨

为了进行截骨手术需要将颈椎前路显露到两侧钩突（图 125-4）。这是因为经常是整个椎间盘都发生骨化，因此两侧必须磨开。有时很难确定已经融合的椎间盘的位置。可以用 C 形臂来定位。我们也会通过解剖标志来定位。通过将颈长肌向侧方牵开，超过肋突（横突孔的前部），我们可以确定钩突的位置。术前 MRI 应明确椎动脉的位置。如果它位于肋突前面，可以使用 Penfield 2 剥离器将颈长肌钝性分离，以免损伤动脉。使用 Penfield 4 剥离器探查钩椎关节的外侧缘。然后，我们使用一个高速的 2mm 火柴棒钻头切开融合的椎间隙。在我们的经验中，这种钻头能够锋利地切除骨质，同时减少对软组织的干扰，从而避免了金刚砂磨头的需要。

如果仅后凸畸形，必须使截骨平面垂直于脊柱的长轴，以防止产生新的冠状面畸形。如果同时伴有冠状面畸形，可以通过不对称地截骨以矫正双平面畸形。必须彻底切开融合的骨块，直至看到后纵韧带。即使切除后纵韧带，脊髓腹侧的瘢痕组织仍可防止硬膜囊损伤。为了切除侧方的融合骨块，我们可在截骨的同时，在钩突外侧放置 Penfield 4 剥离器以保护椎动脉。然后用小刮匙刮去剩下的骨头。所有截骨水平都需要做彻底的椎间孔成形术，以防止脊柱伸展时损伤神经根。相邻的 Caspar 撑开器的椎体钉需要成角安装，当安装上撑开器后，就可以产生前凸。应尽最大可能植骨从而分散应力，因为剩余的终板只

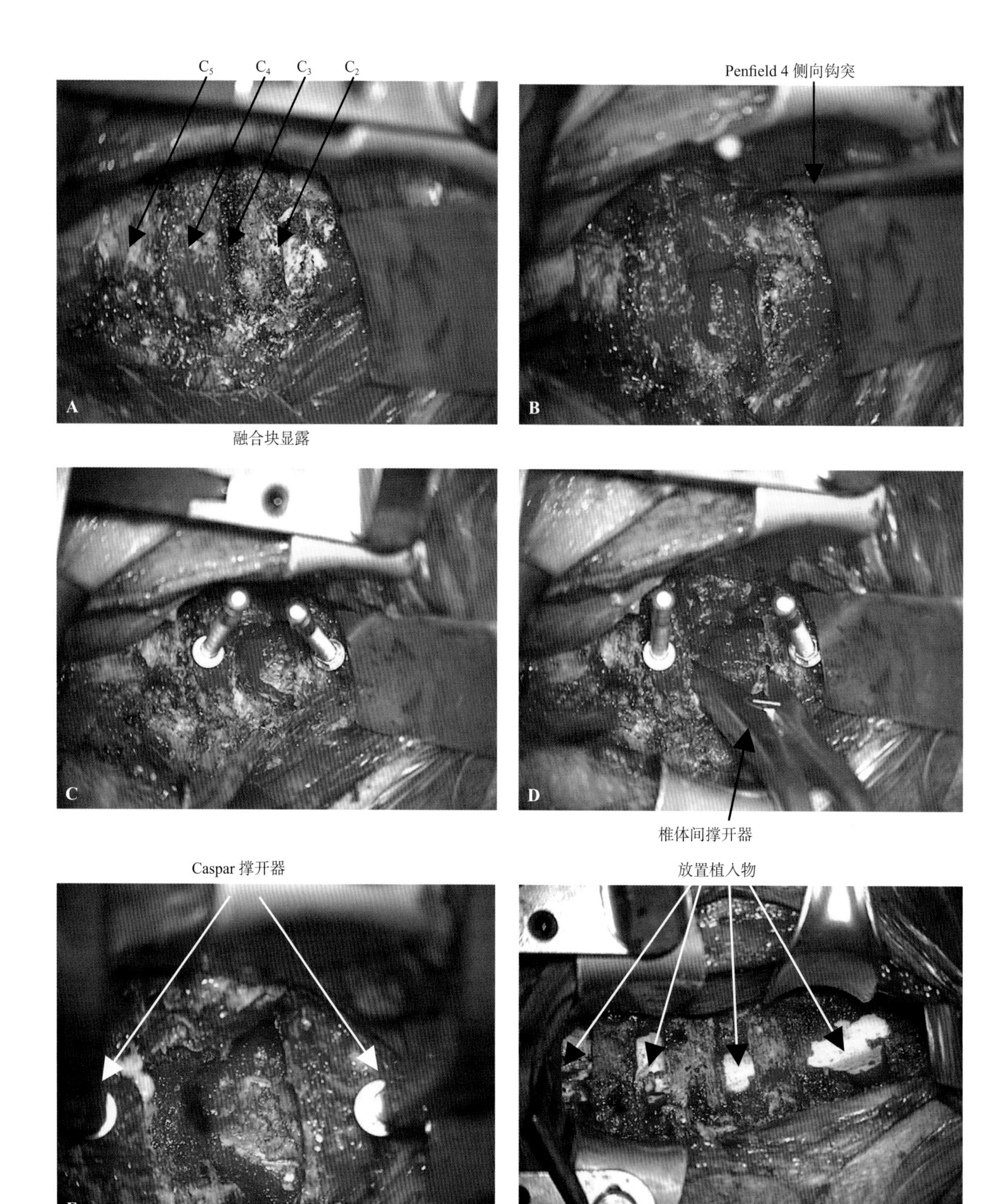

▲ 图 125-4　对已融合的节段行前路截骨术

A. 颈椎前路需要显露两侧钩突，颈长肌从肋突（横突孔的前部）上游离；B. Penfield 4 剥离器可用于探查双侧钩突的位置，从而定位已融合的椎间盘。用磨钻从左侧到右侧切开融合骨块。用 Penfield 4 剥离器定位原椎间盘的位置，确定截骨的外侧边界。用磨钻将钩突磨薄后，用刮匙把剩下的骨头刮掉；C. 安装 Caspar 撑开器；D. 结合 Caspar 撑开器（矫形后已将撑开器取下）和椎体间撑开器，将椎间隙撑开成前凸的角度；E. Caspar 撑开器就位，畸形已经矫正；F. 放置前路椎间植入物有松质骨，很容易发生植入物沉降。我们通过颈前路钢板和尽可能长的固定螺钉来减少沉降发生。如果对结构的稳定性存在怀疑，我们可以通过后路融合内固定术来强化。

2. 单侧融合（反后方）

如果有过后路融合手术，前柱仍有活动度，则可以通过对后方融合骨块进行 Smith-Petersen 截骨术（SPO）（图 125-5）。在棘突间的骨质都要用细的 Leksell 咬骨钳切除。然后用磨钻切开融合的小关节。必须在所有截骨水平上完成彻底的椎间孔成形术，以防止脊柱伸展时发生神经根损伤。在植入内固定装置后，使用前面所述的用于强直性脊柱炎的双矢量牵引绳，将颈部固定于正常的前凸位。所有初次后路手术的内固定点都应该利用起来，以获得最大的稳定性。如果有足够的棘突或融合骨块，可以用钢丝将头尾节段捆扎，帮助脊柱伸展，将其维持在预想的角度，直到将连接棒固定到螺钉上。截骨必须充分，一方面利于矫正畸形，另一方面确保在矫形时不会发生神经压迫。

3. 二期截骨术治疗环形融合的颈椎畸形

如果脊柱的前后方均牢固融合，那么矫形选择包括环形截骨术或 PSO。PSO 的技术细节与前述用于强直性脊柱炎的技术细节相同（图 125-6）。如果畸形主要是由单个节段导致，一个节段的 PSO 可能就足够了。然而，如果需要多个节段的截骨矫形，那么我们更倾向于做多节段环形截骨术。大多数外科医生建议采用“540°”手术（前-后-前）矫正畸形。然而，我们发现绝大多数的患者可以用二期（前-后）手术治疗，取得相似的临床疗效。这项技术是可行的，因为即使是后路内固定融合术，在后路融合结构中仍然有一些可塑性，有一定的活动度。

先做前路手术，对前方融合骨块进行截骨，如上所述（图 125-7）。椎体后部比前部切除了更多的骨质，因而从矢状面来看，它似乎是一个

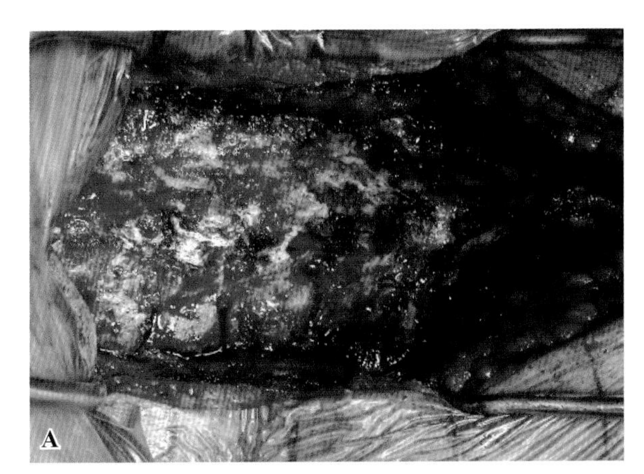

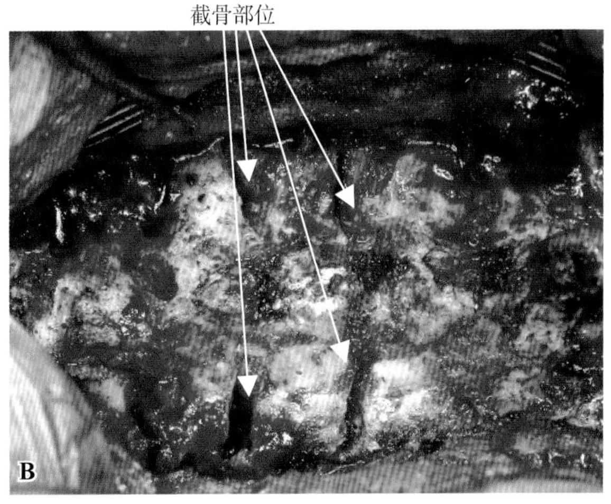

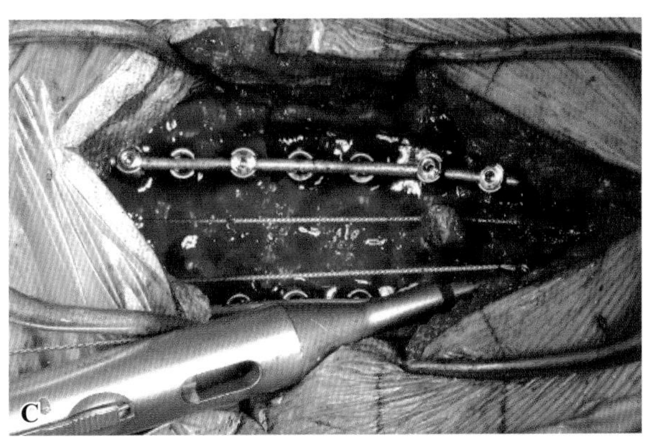

▲ **图 125-5 颈椎后路 Smith-Petersen 截骨术治疗医源性颈椎后凸畸形**

A. 颈后路翻修切口的显露。颈后部 C_2～C_7 已经融合，C_3～C_6 棘突已被切除。B. 小关节突之间的融合骨块已经用薄的 Leksell 咬骨钳和高速的磨钻切开。C. 植入螺钉，将棒预弯成前凸的形状。将 C_2 和 T_1 棘突用钢丝捆扎，并将其收紧，以增加脊柱前凸，压缩脊柱。然后将棒固定到螺钉上

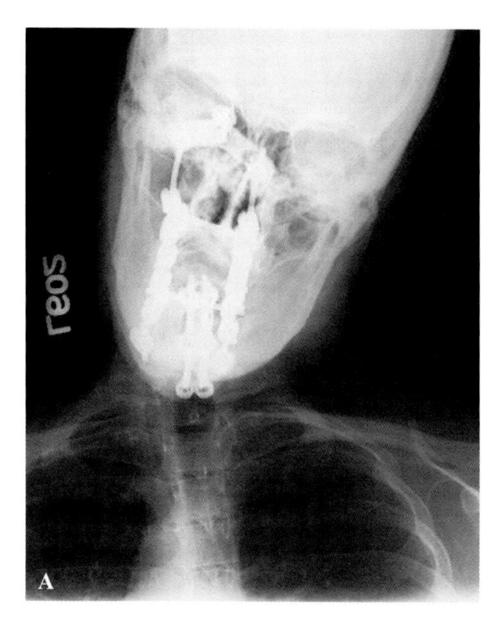

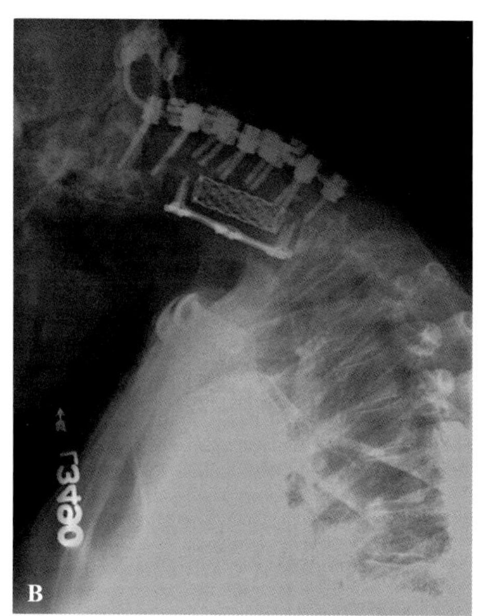

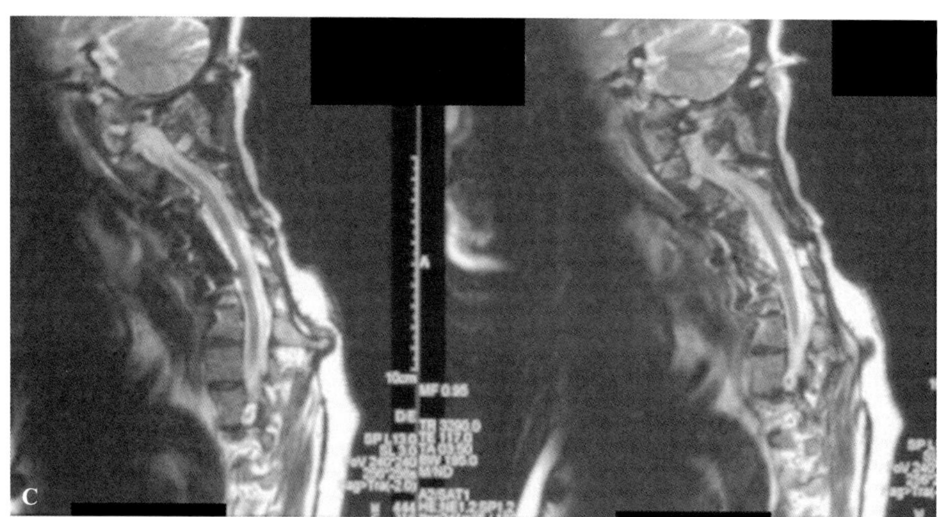

▲ **图 125-6　该患者经历了多次前路和后路颈椎手术，伴有严重的颈椎畸形。她是在患严重脊柱后凸很长一段时间后才来我处就诊**

A 至 C. 术前 X 线片和 MRI

梯形减压。因为在植骨块和终板后部之间尚存间隙，这将有利于进一步的后路矫形。然后在截骨处安装 4 个 Caspar 撑开器的椎体钉，2 个在右侧，2 个在左侧。此外，还可以将椎体间撑开器放入椎间隙。通过这 3 种器械，一格一格地将椎间隙逐步撑开。如果后方融合骨块不太大，通常具有足够的可塑性。在脊柱前侧施加足够的伸展力，就可以使其弯曲。缓慢而稳定的牵张会导致后方融合骨块变形。通过缓慢地进行这个操作，通常可以将椎间隙撑开 3～5mm。然后取出椎体间撑开器，将植骨块放在椎间隙前半部分。结构性植骨块需要塑形成前高后低，贴合截骨部位的大小。理想的植入物是在椎间隙前部与椎体良好接触，在后部与终板间仍有间隙。在随后的后路截骨术后，椎间隙能进一步重建前凸。移植物应该大概占据椎间隙前 2/3 的位置，这样可避免后路手术中植骨块向后突出的可能。此外，还应注意确保植入物与椎间隙后部终板不接触，以使得后路截骨后可以进一步地获得颈椎前凸。使用带有 12mm 的可变角度螺钉的颈椎动态钢板，也允

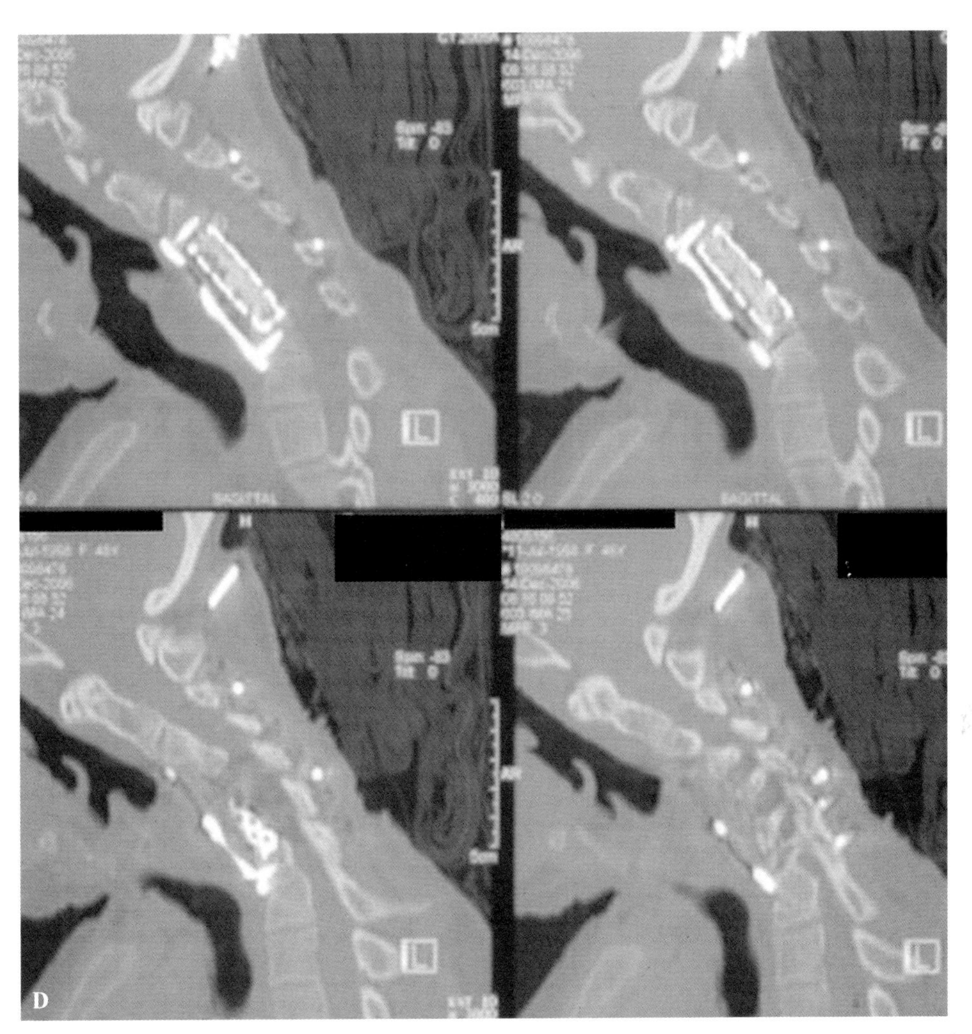

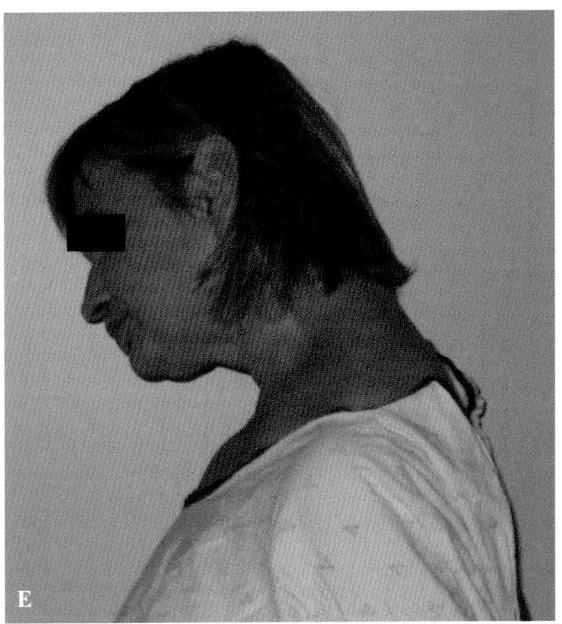

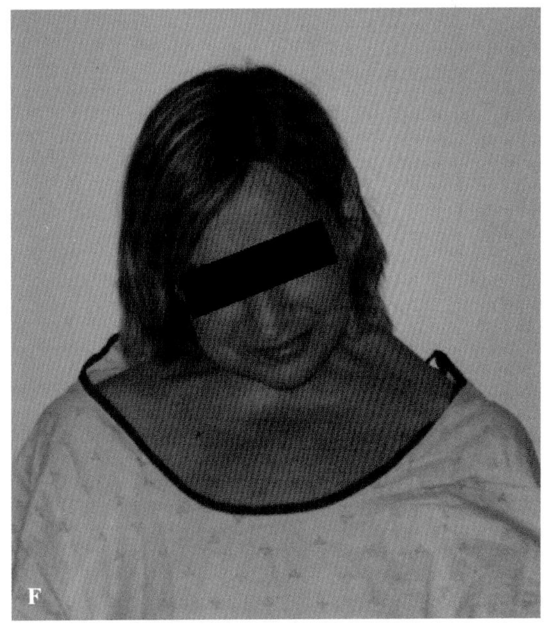

▲ **图 125-6**（续）　该患者经历了多次前路和后路颈椎手术，伴有严重的颈椎畸形。她是在患严重脊柱后凸很长一段时间后才来我处就诊

D. 术前 CT；E 和 F. 临床大体照片

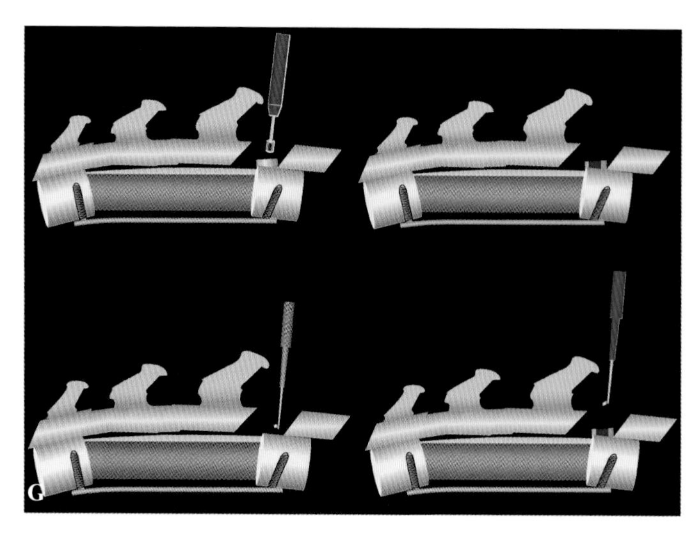

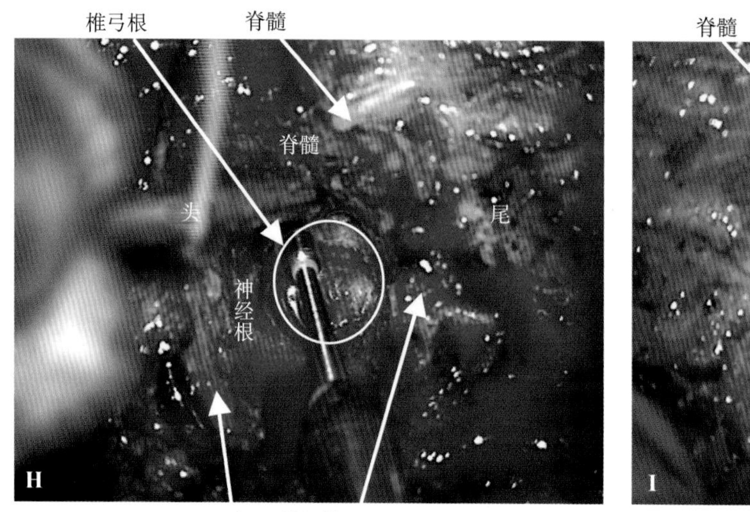

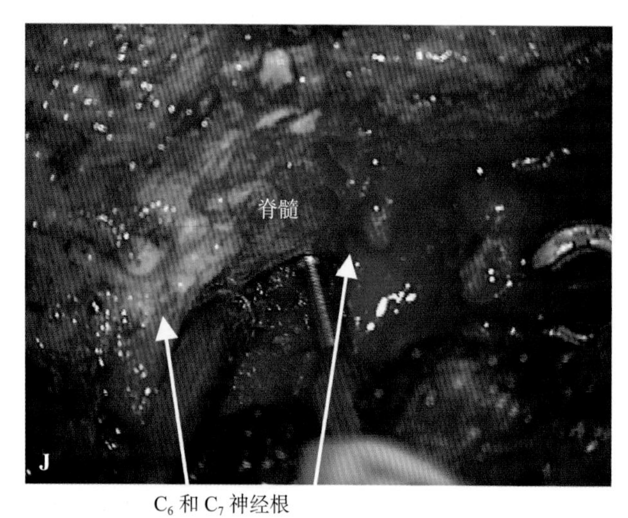

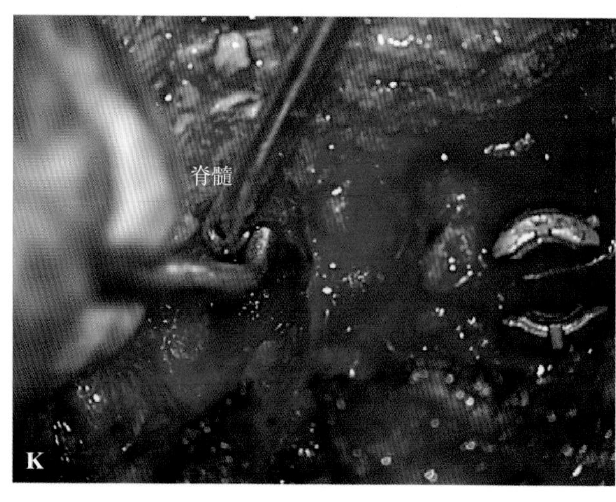

▲ 图 125-6（续） 该患者经历了多次前路和后路颈椎手术，伴有严重的颈椎畸形。她是在患严重脊柱后凸很长一段时间后才来我处就诊

G. 经椎弓根椎体截骨术（PSO）治疗医源性颈椎后凸的图示。与强直性脊柱炎的 PSO 截骨技术相同。在该患者我们更喜欢采用这种技术，因为前后路联合手术可能需要磨开前方的金属融合器。第一步是像在强直性脊柱炎中那样完全切除椎板和小关节。然后用磨钻把椎弓根的中心部分挖空。接下来，用反向刮匙去除椎弓根壁。然后我们将椎体的后上部用磨钻刮除，然后用打器和刮匙去除多余的骨质，备植骨用（H 至 K）；H. 经椎弓根截骨；I. 去除椎弓根壁；J. 钻开椎体；K. 刮除椎体骨质

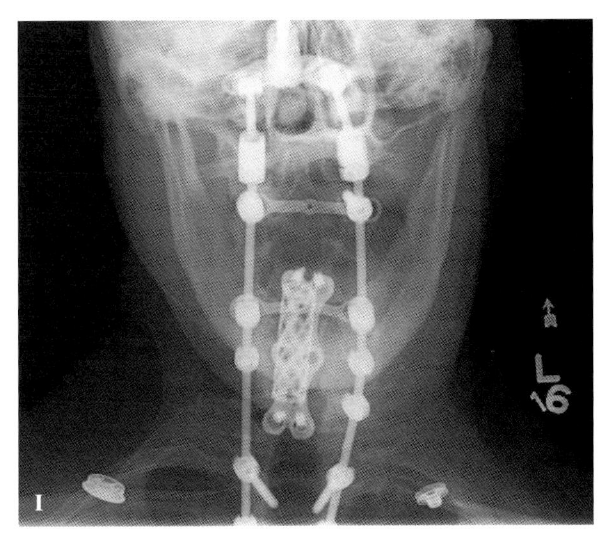

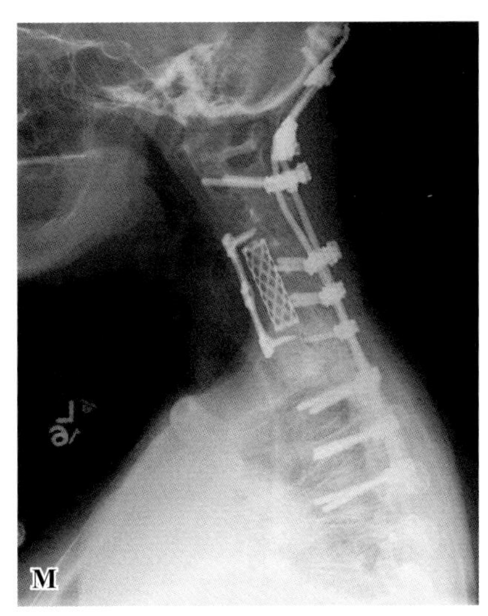

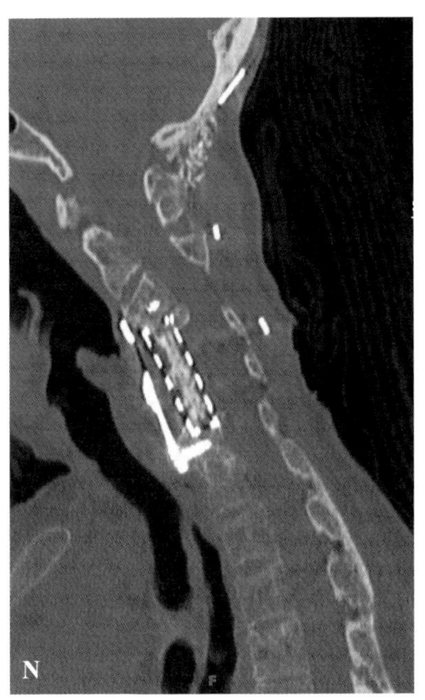

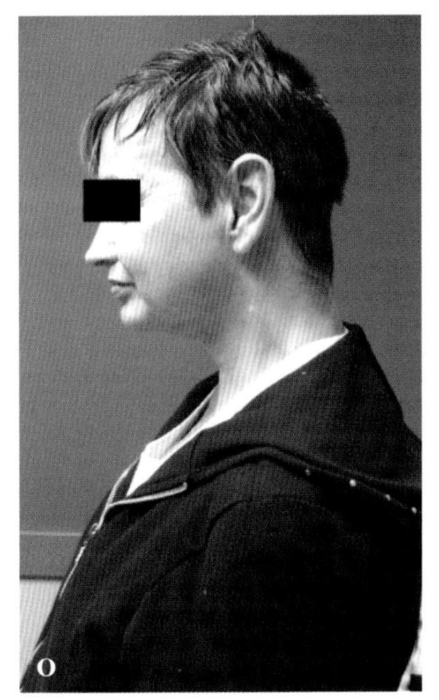

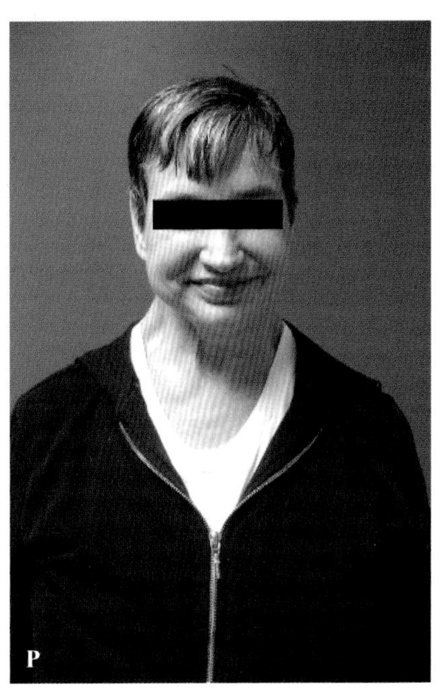

▲ **图 125-6**（续） 该患者经历了多次前路和后路颈椎手术，伴有严重的颈椎畸形。她是在患严重脊柱后凸很长一段时间后才来我处就诊

L 至 N. 术后影像学照片；O 和 P. 术后大体照片

许进一步的前凸。一种替代方案是在截骨水平的头端放置一个小的支撑钢板。如果将其放置于尾端，则在后部矫形后，钢板的顶部突起，可能压迫食管。另一种选择是使用 2 个或 2 个以上的钢板（图 125-8）。最后，放置引流管，闭合前路伤口。

然后患者翻转到俯卧位，进行后路截骨手术。通过在前路手术中，将植入物放置在椎间盘的前部，我们以植入物为铰链，把脊柱后部融合骨块切除后，即可伸展脊柱。使用这种技术，我们通常可以无须再做三期的手术（前 – 后 – 前）。如果我们没有在前路放置钢板预防植入物向前突出的话，那我们就需要再次前路手术。当我们向后伸展脊柱时，椎间隙前部打开。俯卧位的患者很容易发生植骨块部分向前突出。因此，我们要确保前路钢板能固定所有的前路植骨块。

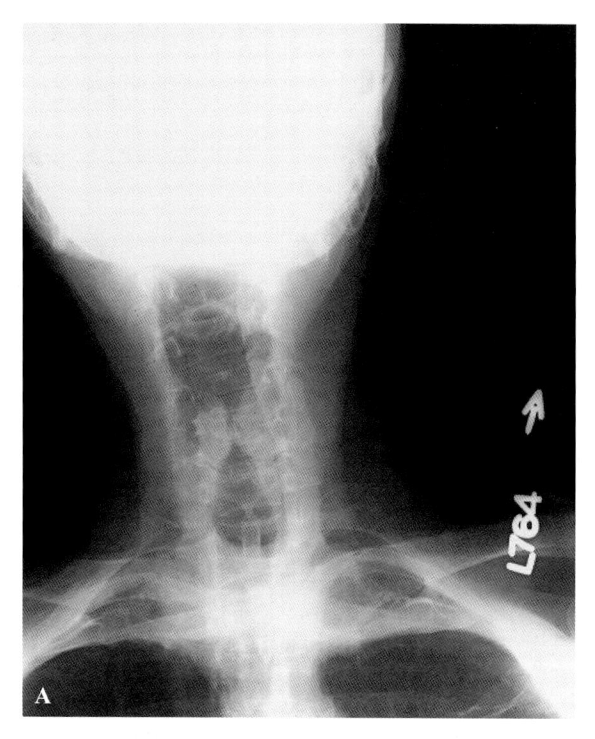

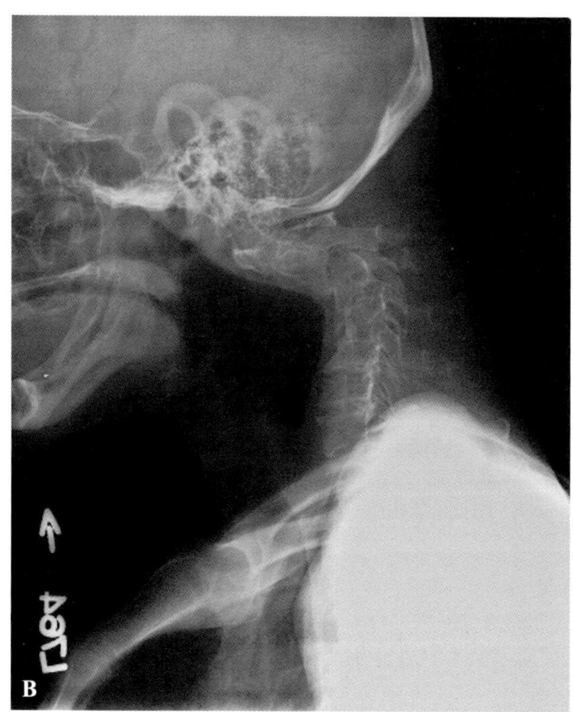

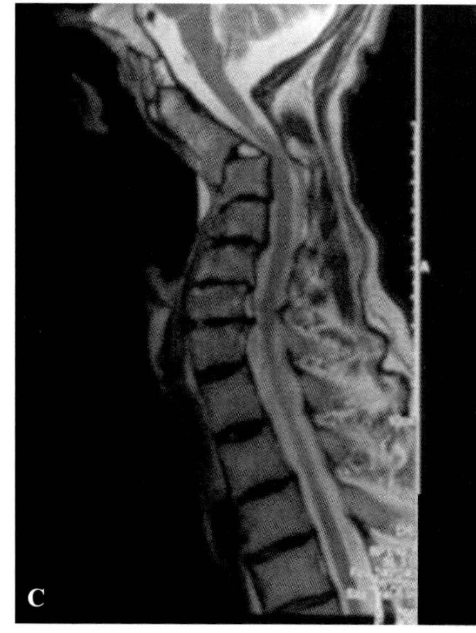

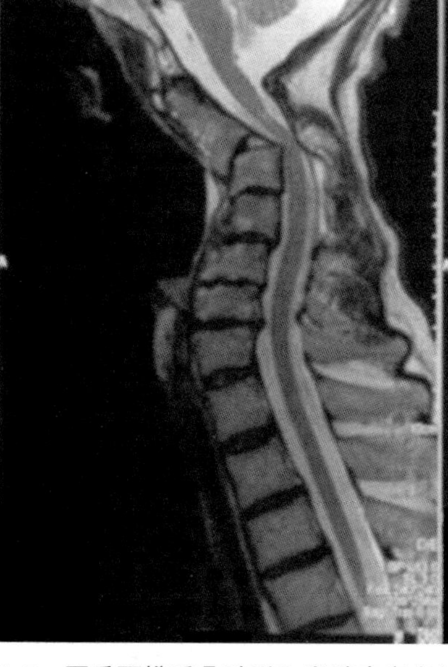
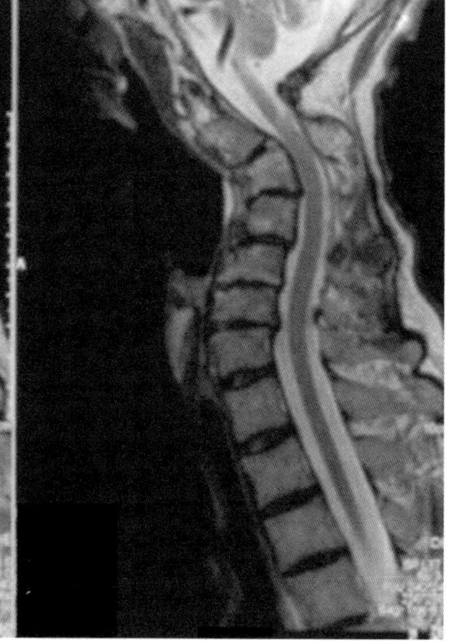

▲ **图 125-7 严重颈椎后凸畸形和脊髓病患者的影像**

A 至 C. 术前 X 线片和磁共振图像

五、植骨、伤口闭合和术后处理

（一）植骨

一般而言，只要截骨的平面被紧密地接触，截骨部位就很少发展成假关节。如果后路截骨操作准确的话，无须植骨即可愈合。但在某些情况下，有些 PSO 截骨切除骨质过多，导致残余的侧块之间仍然存在缺损。为了确保能够愈合良好，我们通过局部植骨来促进融合。例如，强直性脊柱炎 PSO 截骨术后，C_6 的棘突应与 T_1 的棘突接近。C_7 的棘突已被切除，并沿矢状位分成两半，然后置于 C_6 和 T_1 棘突的两侧，用钢丝固定。剩余的 C_7 椎板用于覆盖 C_6 和 T_1 椎板之间的缺损。如果

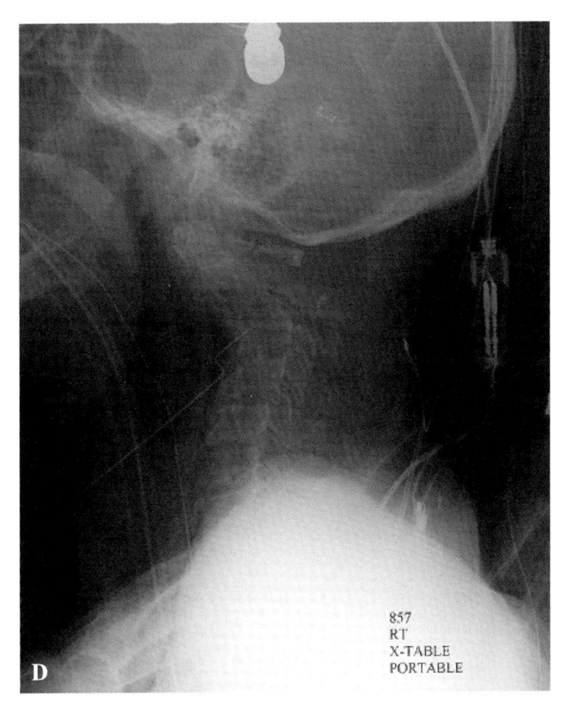

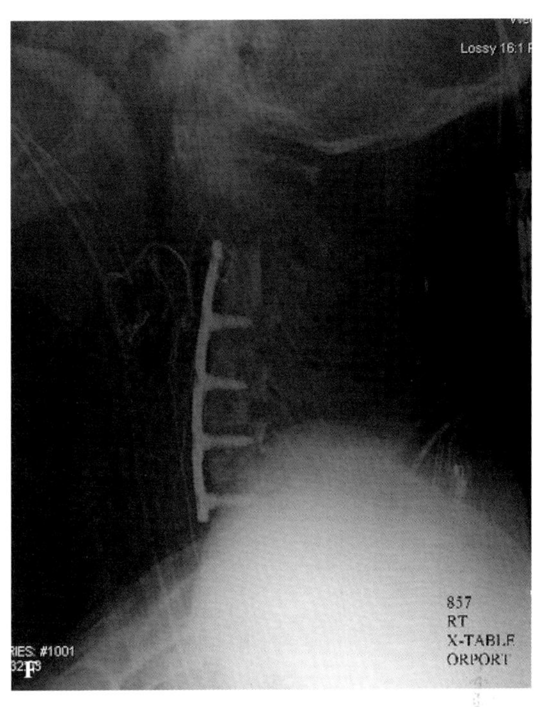

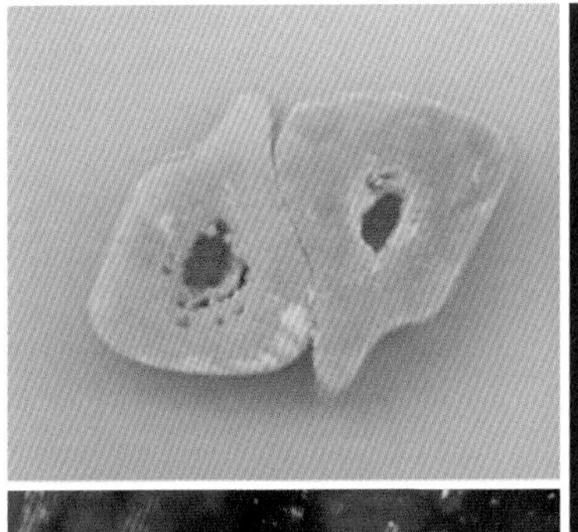

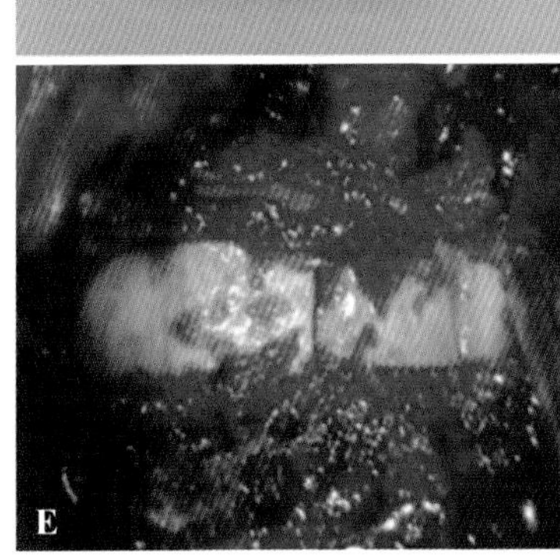

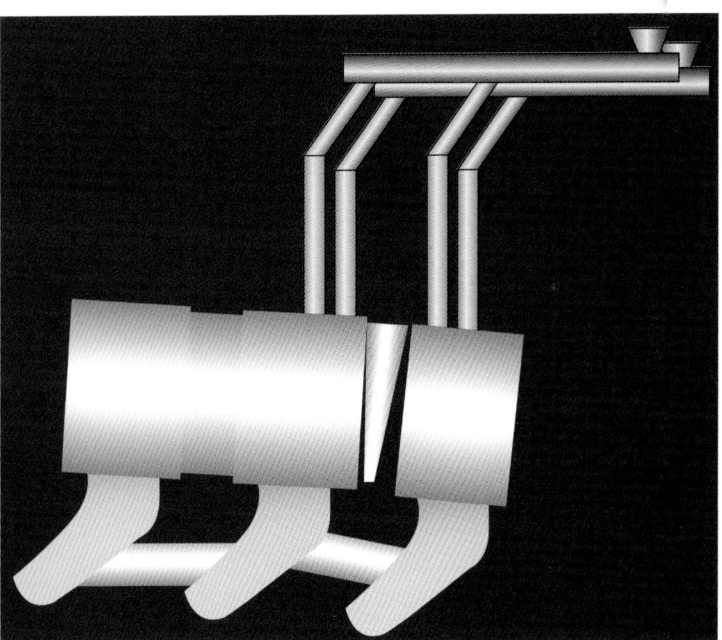

▲ **图 125-7（续）　严重颈椎后凸畸形和脊髓病患者的影像**

D. 术中放置一枚针来引导磨钻进行椎间隙截骨的角度。经过一定的实践经验，我们更倾向于术中 C 形臂引导，但容易从椎间隙进入椎体中部。或者可以用 Caspar 撑开器的椎体钉来引导截骨方向（参见图 125-8E）。E. 通过 Caspar 撑开器撑开后，将体积略小于椎间隙的梯形植骨块置入椎间隙。或者也可以结合 Caspar 撑开器和椎体间撑开器一起使用。偶尔，如果有骨质疏松和（或）有后方融合骨块较大，可以使用 2 套 Caspar 撑开器和 1 个椎体间撑开器。F. 前路手术完成后，由于患者颈椎后部是融合的，颈椎畸形仅部分矫正

没有足够的植骨材料，可以切除、劈开上胸椎的一个棘突，用它来覆盖硬脊膜，以防止小的骨碎片落入缺损处。然后将其余的自体碎骨放置在上面。如果 C_6 侧块与 T_1 之间有间隙，可以用胸椎棘突来覆盖。移植的棘突骨与脊柱接触的面需要去皮质，多余的碎骨可以放在螺钉周围。

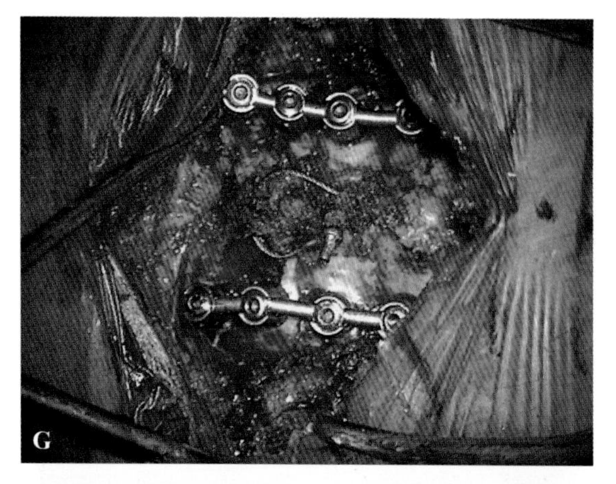

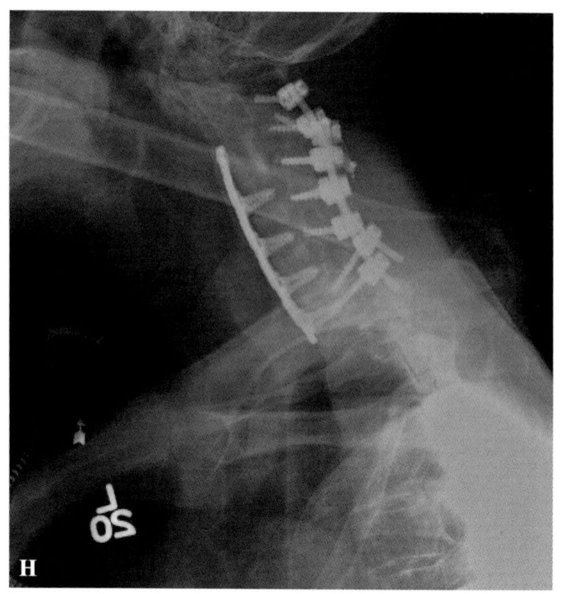

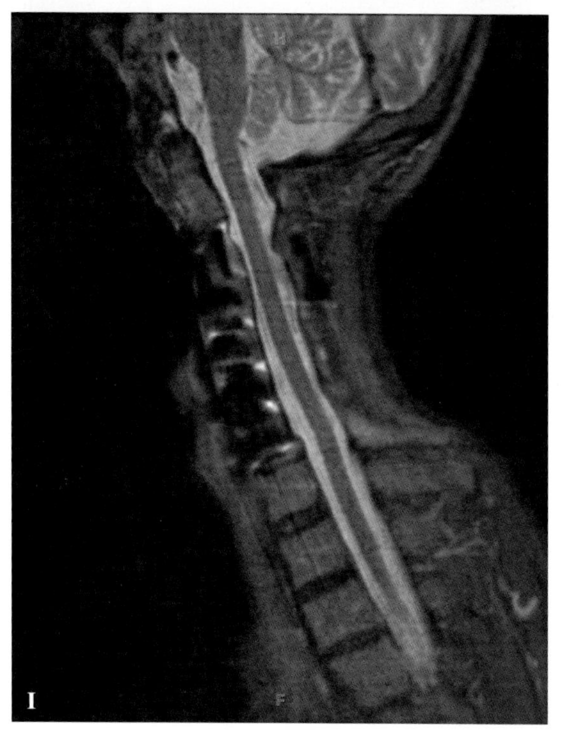

▲ 图 125-7（续） 严重颈椎后凸畸形和脊髓病患者的影像

G. 如前所述，我们使用钢丝将 C_2～C_3 进一步伸展，并通过后路内固定将其锁定；H 和 I. 术后影像学图像

在前路截骨术中，截骨的间隙会植入移植骨或假体。因此，假关节的发生率与颈椎前路椎间盘切除融合术（anterior cervical discectomy and fusion，ACDF）相似。前后路融合手术很少发生假关节。因此，如果患者发生假关节的风险较高，应考虑进行前后路手术。

（二）引流和闭合切口

前路切口的闭合和引流方式可以根据手术医生个人的选择而定，但是后路切口的闭合需要引起注意。后路切口的闭合常是手术中容易忽视的部分。如果引流不充分就会形成血肿，可导致感染。不严格的闭合会增加感染率，导致切口裂开，至少也会影响切口的美观程度。当我们把缝合切口跟显露和截骨同等重视后，就很少出现切口并发症。

缝合后路切口时，常常引起肌肉血管出血。我们在缝合前需要彻底止血。然后我们在每一层组织缝合后按压切口 1～2min。我们在闭合切口时花的额外时间和精力，明显减少了术后的引流量，最终减少了住院时间。大多数此类患者能够在手术后 24h 内出院。

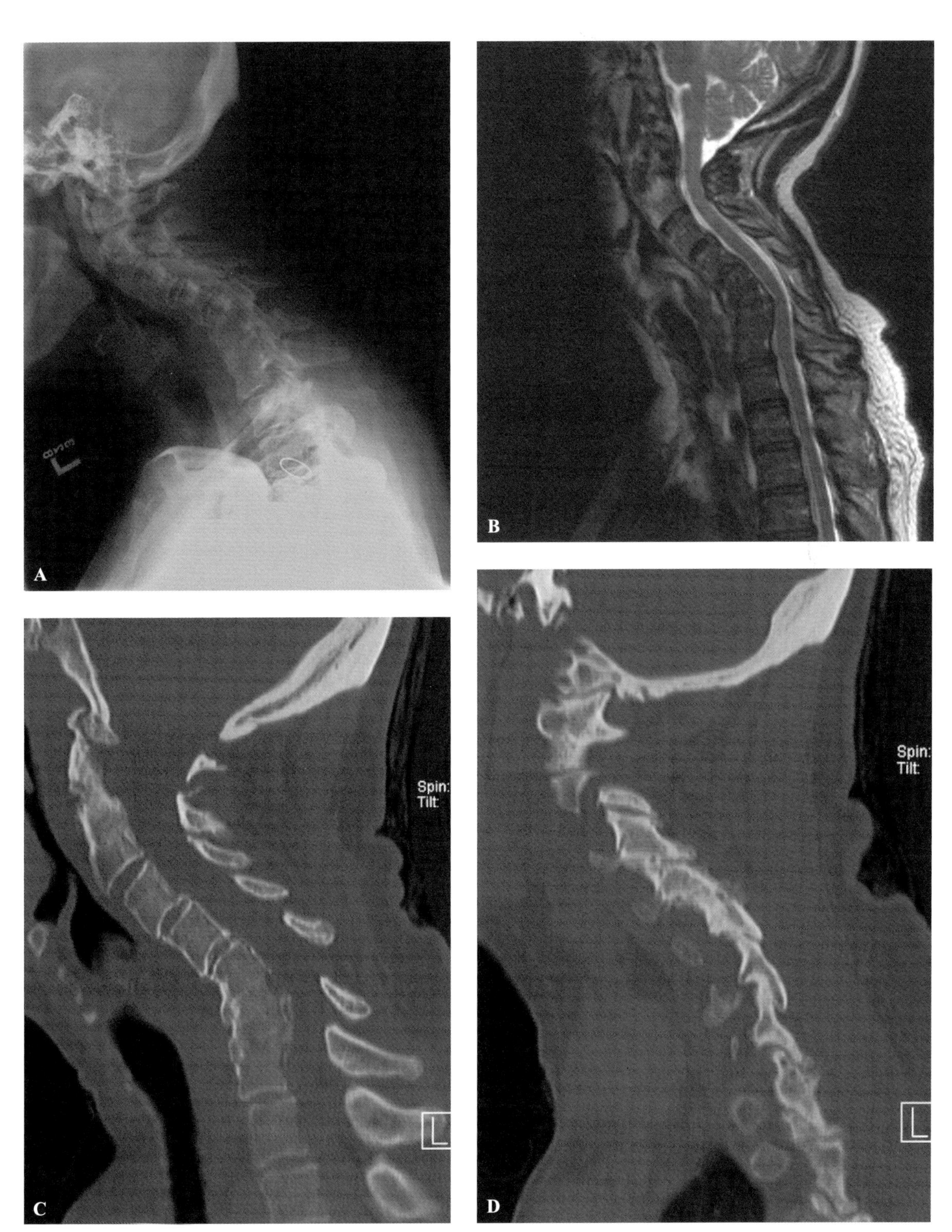

▲ **图 125-8** 该患者接受颈椎前路椎间盘切除融合术（C_5～C_7）后，C_3～C_7 椎体后方自发融合，并伴有严重后凸畸形和脊髓病及 C_7 以下严重的小关节退行性变性

A 至 D. 术前 X 线片、磁共振成像和计算机断层扫描（CT）

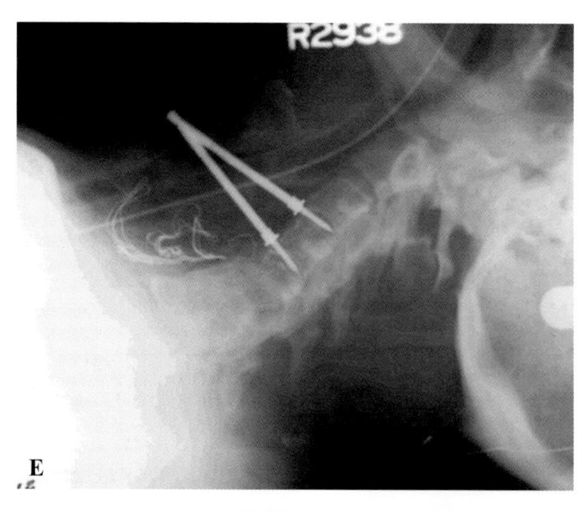

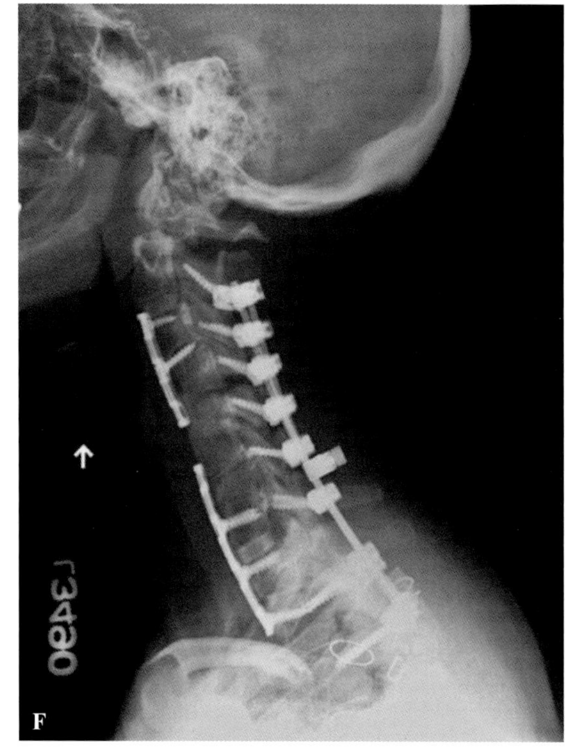

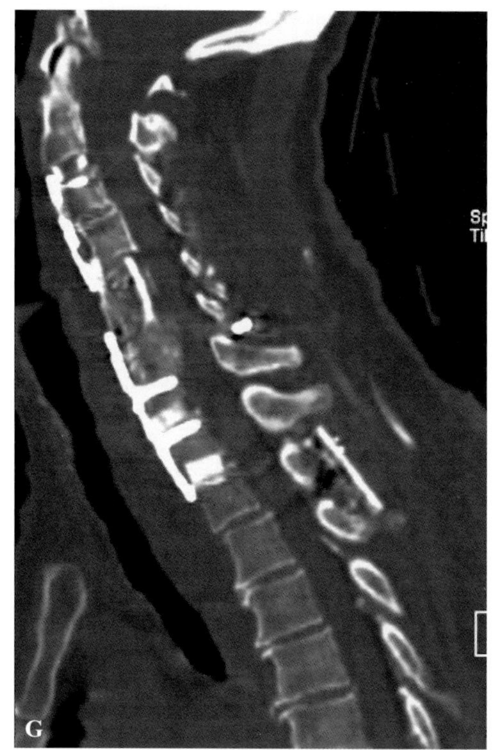

▲ 图 125-8（续） 该患者接受颈椎前路椎间盘切除融合术（C_5～C_7）后，C_3～C_7 椎体后方自发融合，并伴有严重后凸畸形和脊髓病及 C_7 以下严重的小关节退行性变性

E. 植入 Caspar 椎体钉后的术中 X 线片。这些最初用于定位和确定前部椎间隙的角度。之后，它们被用来牵开截骨部位。F 和 G. 术后侧位片及 CT。请注意，我们在前路使用了 2 个钢板。这些被用作支撑板，以防止在 C_2～C_3 和 C_5 截骨处的植入物被挤压出来。使用 2 块钢板可以完全自由地在截骨部位的后方伸展颈部，而前路只用 1 块钢板会阻碍后路矫形。我们在这个病例中犯的一个错误是，我们在完成后路截骨，伸展颈椎时，没有充分地减压 C_4～C_5 椎间孔。这导致术后单侧 C_5 麻痹。我们选择了观察，它在几周后完全消失了。我们现在更加注意伸展颈椎时截骨部位会不会发生神经根压迫

在后路长节段（≥ 2 个节段）手术中，我们使用至少 2 个，有时 3 个引流管。第 1 个引流管放在脊椎上，然后逐层缝合。第 2 个引流管置于筋膜下的中间层。通常，引流管一部分也会放置在筋膜表面来引流这一层。这 2 个都是 8 英寸的 Hemovac 引流管连接着同一个容器。对于肥胖患者，我们通常在皮下脂肪层放置第 3 个引流管。我们通常用 1 个 8 英寸的 Blake 引流管连接在负压球上。

对于从 C_2 到上胸椎的较长的颈椎后路切口，我们用 1 号 Vicryl 缝合线缝合筋膜层以下的组织。肌肉组织不能缝合的太多，以防止肌肉坏死。缝合线间隔 1～2cm。我们通常需要 30～50 针以缝合深部组织，这可以防止肌肉和筋膜分离，关闭任何可能形成血肿的潜在腔隙。接下来，我们用 2-0 Vicryl 缝合线缝 20～30 针，来关闭筋膜层和皮下层。最后，我们使用 3-0 Monocryl 缝合线进行最后的表皮缝合。通过大量的冲洗、多管引流，以及显露和闭合过程中细致的止血，我们颈椎后路手术的感染率已经下降至 1% 以下。

（三）术后处理

床头抬高到 30°～40°。这样可以最大限度地减少失血，并符合患者典型的胸腰椎后凸。对于前几例环形截骨术，前路手术可能需要 4～6h 或更长时间，后路手术也需要 4～6h。在这种长时间的手术后，患者应延迟拔出气管插管以保护气道。随着经验的增加，前路手术时间缩短至 2～3h，后路手术时间也缩短至 2～3h，此时患者通常可以安全拔管。如果有任何关于气道水肿的担忧，应在拔管前进行气囊漏气试验，并应考虑让患者插管过夜以保护气道。后路 PSO 截骨需要的时间比 SPO 稍长，但随着经验的增长，这些通常可以在 3～5h 完成。

对于强直性脊柱炎患者，如果螺钉固定良好或内固定延伸至枕部，我们通常只用 Miami J 颈托固定患者。如果进行了前后路固定，我们也会使用相同的颈托。对于医源性颈椎畸形，如果患者骨密度好，接受了前后路固定，我们常常采用软质颈托。

当前路引流管的 8h 引流量少于 20ml，后路少于 30ml，我们就拔除引流管。抗生素持续使用直至所有的引流管都拔除。患者术后 1 天可下床行走，一般在术后 24～48h 出院。早期出院的另一个关键是通过联合应用口服药物来良好地控制疼痛。

六、结论

颈椎截骨术是最具挑战性的手术之一。幸运的是随着现代仪器、麻醉和神经生理监测技术的发展，这些手术已经变得更加安全，这使得外科医生能够处理更复杂的畸形，同时也比过去获得了更大的畸形矫正。然而，任何努力矫正此类复杂畸形的外科医生都必须以最大的细心和谨慎来对待这些病例。只有精心的术前准备和极度精细的术中操作才能最大限度地减少术中或术后灾难性并发症的发生概率。

第126章 脊柱后凸畸形的手术并发症

Complications of Surgical Treatment of Kyphotic Deformities

Lorena V. Floccari Daniel J. Sucato 著
王 征 张建党 译

一、概述

需要手术治疗的脊柱后凸畸形患者发生矫形手术并发症的风险要高于脊柱侧弯手术患者。脊柱矫形外科医生即使技术高超，在治疗脊柱后凸畸形时仍不免造成手术并发症[1-3]。充分了解脊柱后凸畸形的手术并发症对于术前咨询、手术决策和术后处理非常重要。此外，了解手术中存在的并发症危险因素对于制订预防策略来避免这些并发症也很重要。而当并发症确实出现时，准确意识到并发症出现的原因对于制订治疗策略至关重要，并发症的处理和治疗决策对患者治疗的成功至关重要。

根据畸形病因、患者相关的危险因素、手术入路和技术操作的不同，脊柱后凸畸形矫正手术并发症发生情况各不相同。例如，单纯脊柱后路融合治疗特发性 Scheuermann 脊柱后凸畸形和三柱截骨治疗僵硬性先天性脊柱畸形的并发症发生率和总体并发症情况明显不同。

在危险因素、诊断和治疗方面，部分脊柱后凸畸形治疗的并发症可与脊柱侧弯相似，包括浅表和深层手术部位感染、置钉不良、失血、体位并发症、植入物相关并发症、内科并发症及开放前路和胸腔镜手术入路相关并发症。这些并发症详见第 83 章。然而另有一些并发症为脊柱后凸畸形所特有。本章将回顾脊柱后凸畸形手术治疗过程中所出现的并发症及其发生原因，以及预防策略和处理措施。

二、病因

脊柱后凸畸形手术发生并发症的病因多已确定，包括术前评估不足、近端和（或）远端融合策略不当、固定节段不足（特别是在后路固定术时）、脊柱后路融合不佳、脊柱前路融合不佳、脊柱后凸畸形过度矫正、弯棒塑形不佳、神经系统并发症等[2]。此外，特定疾病合并脊柱侧弯患者的潜在基础病因也会造成并发症。术前必须仔细采集病史和手术史并进行全面的体检。

三、发生率

脊柱后凸畸形手术并发症的发生率高于治疗脊柱侧弯[1-3]，但是缺乏最新矫形技术的前瞻性研究数据。

（一）Scheuermann 脊柱后凸畸形

一项多中心前瞻性研究发现 Scheuermann 脊柱后凸畸形主要并发症的发生率为 16.3%，相比之下，青少年特发性脊柱侧弯患者的发生率为 2.3%（$P < 0.001$）[3]。最常见并发症为手术部位感染（10.3%）、内固定失败（3.1%）和神经系统并发症（2.1%）。

Coe 等[4]通过回顾性分析使用 2001—2004 年脊柱侧弯研究协会（SRS）率数据库，发现 Scheuermann 脊柱后凸畸形的手术相关并发症发生率为 14%。成人患者并发症的发生率（22%）显著高于儿童（12%）（$P = 0.002$）。脊柱后路融合术（PSF）和一期前后路联合脊柱融合术（ASF/PSF）并发症发生率没有显著差异（14.8% vs. 16.9%），提示前后路联合手术并未实质性增加并发症发生率。

Coe 等的 SRS 数据库研究[4]中所列出的最常见并发症为切口感染（3.8%）、内置物相关并发症（2.5%）、急性神经系统并发症（1.9%）、肺部并发症（1.3%）、非致命性血液并发症（0.9%）、迟发性神经系统并发症（0.3%）、深静脉血栓形成（DVT）（0.1%）和肺栓塞（0.1%）。死亡率为 0.6%，包括 3 例因败血症、肺栓塞和心肺功能衰竭死亡的成人（1.6%）。1 例儿童（0.2%）死因不明。

（二）非特发性后凸畸形

与特发性后凸畸形手术不同，非特发性后凸畸形手术通常需要三柱截骨操作，如经椎弓根截骨术（PSO）或后路全脊椎切除术（VCR），其并发症发生率要显著高于前者。一项对 390 例 VCR 治疗不同病因的脊柱畸形的系统回顾研究显示，其总并发症发生率为 32%，翻修率为 6%[5]。Lenke 等在另一个多中心研究中回顾性研究了 147 例 VCR 手术病例，发现其并发症的发生率为 59%，其中角状后凸畸形的并发症的发生率高达 77%。最常见并发症包括术中神经监测（IONM）信号丢失或神经功能缺损、过度失血（＞ 2L）、术后呼吸系统并发症和手术部位感染。幸运的是没有出现死亡病例[6]。

Wang 等回顾了使用 VCR 治疗角状后凸畸形和先天性后凸畸形的并发症，发现其并发症发生率为 17%，包括神经功能缺陷、螺钉拔出、假关节形成和近端交界性后凸（PJK）。同样，Papadopoulos 等也回顾了 VCR 治疗僵硬性先天性后凸畸形或感染后后凸畸形的并发症，发现其并发症发生率接近 40%，因手术部位感染、假关节形成、内固定失败和肺部并发症造成的翻修率为 22%[7]。

四、脊柱后凸畸形术后近端交界性退行性改变

脊柱融合后相邻节段退行性改变是一个广义术语，包括近端交界性后凸、远端交界性后凸，以及近、远端交界性失败。交界性后凸畸形可以是急性或慢性的，通常没有症状，直至出现交界性失败才出现症状。交界性后凸（JK）定义为上端固定的下终板与邻近 1 个椎体的上终板所形成的 Cobb 角＞ 10° 并且比术前测量值增大 10° 及以上[8]。近年，有学者提出近端交界性失败。它是指伴有临床症状和近端交界性结构性失败的 PJK；大多因为指最上端内固定区域因螺钉松动、椎体骨折、滑脱不稳，显著近端交界性后凸等原因引起神经损伤、局部疼痛、硬性凸起等症状而需要二次手术治疗（图 126-1）。

邻近节段病变的危险因素包括内固定水平选择不当、器械内固定末端附近的软组织解剖结构受到破坏，以及矢状面畸形的矫正不当。Arlet 和 Aebi 回顾了成人交界区脊柱病变，并介绍了最常见的交界性失败情况（表 126-1），但是目前少有文献介绍儿童患者的交界性失败[9]。

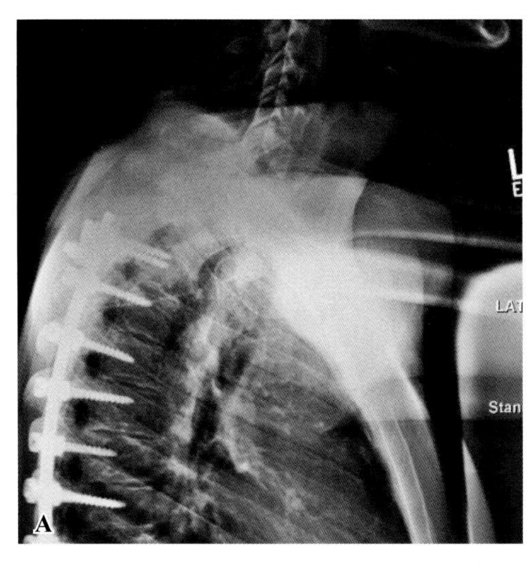

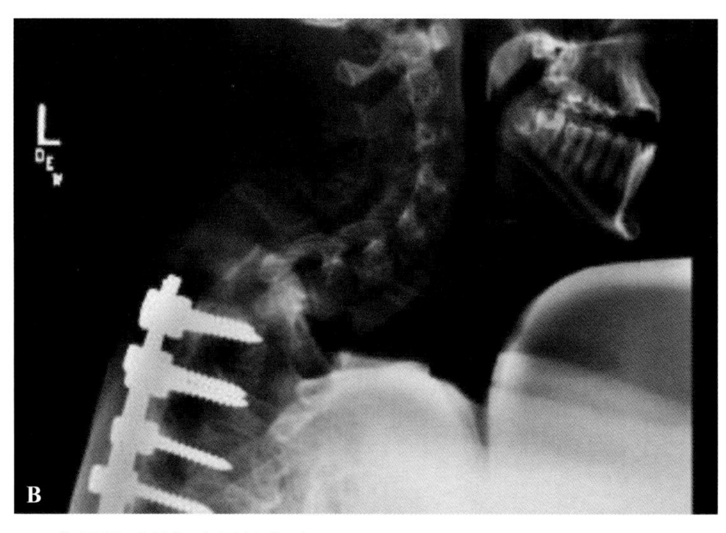

▲ 图 126-1　交界性后凸与交界性失败

A. 后凸畸形脊柱后路融合和内固定治疗 2 年后侧位片显示 UIV 和近侧上一个水平之间出现大于 10° 的后凸成角。患者状况良好，无须进一步治疗。B. 相似的手术，交界性失败，交界区后凸角度很大，UIV 颅侧的椎体向前位移。该患者虽然神经系统完整，但伴有局部疼痛并且不满意自己的外观

表 126-1　常见交界性失败模式

位置和性质	近端交界性失败	远端交界性失败	中间交界性失败
既往内固定的上方出现进行性畸形 = 自然病史	+ 多见于老年患者	–	–
既往内固定的上方或下方出现楔形椎间盘（融合太短、手术干扰 PLC、矫正过度）	+ 见于年轻 / 成年患者	+ 见于年轻 / 成年患者	+ 见于年轻 / 成年患者
器械融合的上方或下方出现延长（松弛 / 拉伸）而无 PLC 干扰	+ 见于年轻患者	+ 见于年轻患者	+ 见于年轻患者
干扰 PLC ± 脊椎狭窄 ± 后纤维环 ± 前柱失败（VCF、椎间盘脱出）	多见于成年 / 老年患者 + + +	多见于成年 / 老年患者 + + +	多见于成年 / 老年患者 + + +
VCF（多先于 PLC 失败）	+ UIV 或上方 1 个或多个椎体	+ LIV 或邻近椎体，远端终板	+ 中间椎体
椎弓根骨折	+ 老年患者，骨质疏松	+ 老年患者，骨质疏松	?
峡部骨折	–	+ 多见于骨质疏松患者的 L_5	?
近 / 远端固定失败，螺钉拔出，螺钉切割，切入椎间盘	+	+	?
腰椎前凸逐渐丧失，椎间盘高度丢失，腰椎间盘退行性变性，脊椎狭窄	–	+ 一般见于 Harrington 棒固定术后的年轻患者	–

PLC. 后方韧带复合体；VCF. 椎体压缩骨折；UIV. 近端固定椎；LIV 远端固定椎。引自 Arlet V, Aebi M. Junctional spinal disorders in operated adult spinal deformities: present understanding and future perspectives. *Eur Spine J* 2013; 22 (Suppl 2): S276–S295.

（一）近端交界性后凸和失败

在儿童患者中，近端交界性后凸可能不如远端交界性后凸常见，但其在成年患者的治疗中更为常见。在成年患者中，近端交界性后凸的危险因素包括年龄较大、较大的体重指数、畸形矫正过度和较大的术前腰椎前凸 [10, 11]。在儿童患者中，尽管近端交界性后凸的发生率为 16%，但只有 3% 的青少年特发性侧弯（AIS）患者会因术后近端交界性后凸而需要翻修 [12]。其他学者的报道显示 AIS 术后近端交界性后凸的发生率高达 35% [13, 14]。尽管 Scheuermann 病后凸畸形的近端交界性后凸的发生率与 AIS 患者相似，但其近端交界性后凸需要翻修的概率可能更高 [15–17]。

儿童患者的术前危险因素与成人类似，包括胸椎后凸过大、腰椎前凸过大及骨盆入射角较大 [12]。以下这些危险因素也使患者处于近端交界性后凸的较高风险中，包括近端固定椎（UIV）选择错误、畸形的过度矫正、矫形棒塑形不佳及近端过度矫正。学者已经就 Scheuermann 病脊柱后凸畸形患者近端交界性后凸的危险因素进行了很好的研究，当矫正率超过 50% 时近端交界性后凸的风险会明显增加 [18]。另外，术前畸形严重、神经肌肉疾病、融合水平选择错误等等都是近端交界性后凸的危险因素 [16]。

（二）远端交界性后凸和失败

儿童或青少年的远侧交界性失败尚未得到很好的研究。在神经肌肉性脊柱侧弯患者并发症的 Meta 分析中，Sharma 等 [19] 发现内固定断裂的发生率为 4.6%，螺钉切割、拔出或移位的比率为 2.4%。另外，有关儿童和青少年患者的所有脊柱融合术的相关并发症的大样本研究已经证实了内固定失败可引起急性交界性失败，而这通常发生在神经肌肉型侧弯中 [4, 20, 21]。然而，尚未有文献对远端交界性失败进行详细分析。

虽然有报道研究了儿童和青少年患者的近端交界性后凸 [12, 13, 22] 和远端交界性后凸 [16, 23]，但成人患者的交界性失败得到了更好的研究。成人近端交界性失败与骨质减少、术前矢状失衡、矢状失衡矫正过度及患者并发症显著相关 [8, 10, 11, 24–26]。

远端交性失败的研究较少。1998 年，Levine 等 [27] 报道了 1 例 44 岁的男性神经肌肉源性脊柱后凸畸形患者在行椎弓根钉棒系统固定矫形术后发生了 Chance 骨折。该患者需要骨折复位并延长融合范围至骨盆以恢复矢状平衡 [28]。Kwon 等 [29] 随后评估了 13 例成人的矢状面代偿失调和远端交界性失败，相关的危险因素包括骨质疏松症、髋关节骨关节炎和药物滥用，这些成人患者近端交界性后凸的危险因素在儿童患者中可能都不太重要。该组患者术中均使用经椎弓根截骨（PSO）进行矫正，并且扩大融合到骶骨来进行翻修。

（三）预防

避免近端交界性后凸的方法包括恰当的选择融合节段、后方韧带复合体（PLC）保护处理得当和避免过度矫正。如图 126–2 所示，UIV 必须包含近侧端椎，而近端椎通常在 Scheuermann 病脊柱后凸畸形患者中难以看清 [16]。一般来说，对于典型的胸椎后凸，在这些患者中 UIV 应该选择在 T_1 或 T_2。对于具有潜在神经肌肉疾病的患者，UIV 通常位于近端代偿性前凸弧度内，类似于远端椎选择在第一个远端前凸的椎间盘水平。

保留棘间韧带和黄韧带也非常重要 [16]。有些学者认为“软着陆”策略是最好的选择，因为这样可以减少近端节段结构的刚性，是一种有效避免近端交界性后凸的方法。最近，Pahys 等分析了在全椎弓根螺钉结构的头端使用椎板钩的作用，他们却未能发现近端交界性后凸角度幅度或所谓的“明显近端交界性后凸”（> 15°）的发生率存在明显差异 [30]。另外，Helgeson 等回顾性分

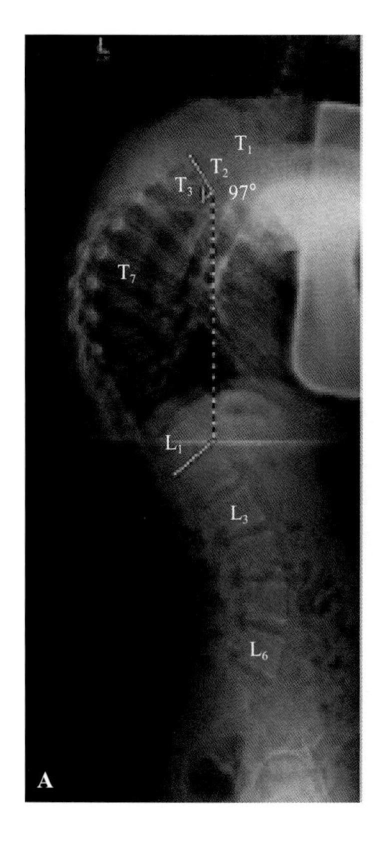

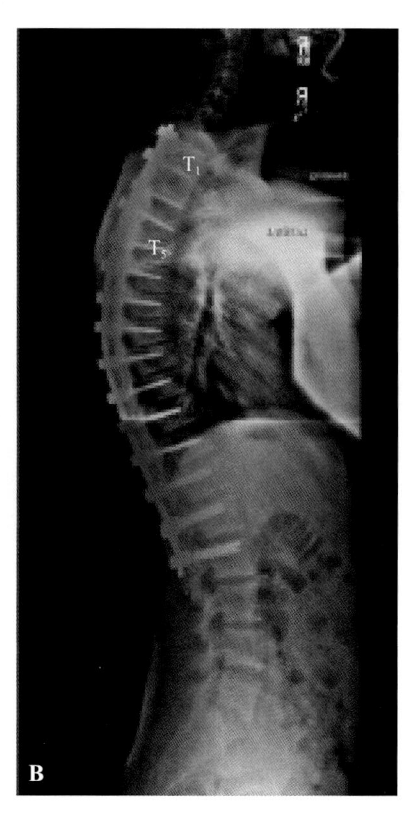

◀图 126-2 18 岁男性，Scheuermann 病脊柱后凸畸形，后凸角度 97°，近端椎在 T_3（A）。术后 3 年侧位片显示整体矫正良好，UIV（译者注：原文错误，已修改）选在 T_1，比近端椎高 2 个水平（B）

析了 283 例接受过 AIS 手术的患者，比较了 4 种固定方式（单纯椎板钩组、混合组、全椎弓根钉组，以及除近端椎板钩外全椎弓根钉组），他们证实了近端交界性后凸在 UIV 使用椎板钩的患者中存在降低的趋势[31]。有证据表明近端椎板钩在成人脊柱畸形的治疗中可起到减少近端交界性后凸发生的作用[32]。根据需要保留适当的残余后凸畸形以保持矢状位平衡的理念，后凸过度矫正被认为是近端和远端交界性后凸的预测因素。若在后凸应该存在的部位，不存在后凸或者后凸不足，那么在内固定节段的上方和下方将出现异常后凸。一项较复杂的矢状参数（包括骨盆入射角、骶骨倾斜角和骨盆倾斜角）分析研究显示腰椎前凸大小应与骨盆入射角相等或相近，胸椎后凸大小应该与腰椎前凸相匹配[12, 28, 33]。当这些关系出现错配时，交界性后凸的风险将会增加。

远端交界性后凸与手术治疗胸椎后凸畸形后的远端固定椎（LIV）有相关性（图 126-3A）[9, 14, 15, 17, 18, 30, 31]。以前学者们主张 LIV 应选择在包括第一个前凸椎体（FLV）的椎体，FLV 定义为第一个前凸的腰椎间盘尾侧紧邻的椎体[15, 17, 32]。但是，其他学者提出融合应该扩大到矢状面稳定椎（SSV）。Cho 等将 SSV 定义为骶骨后垂线（PSVL）触及的最近端椎体，PSVL 是在站立位侧位 X 线片上从骶骨上终板的后角垂直向上所画的一条线[9, 14]。与融合到 FLV 相比，研究发现融合到 SSV 可更好地预防远端交界性后凸（图 126-3B）[9, 14, 30]。最近，Yanik 等分析了 54 例脊柱后路融合和内固定的患者，提出了与以前学者相反的观点，即不论是单纯根据 SSV、FLV 还是结合 SSV 和 FLV 来选择 LIV，其远端交界性后凸的发生率是相同的[34]。该组病例中没有患者因远端交界性后凸而需要进行翻修手术；但是，把 LIV 选择在 SSV，即多融合了远端一个节段。

（四）交界性后凸的治疗

任何交界性后凸的治疗决策都取决于以下几

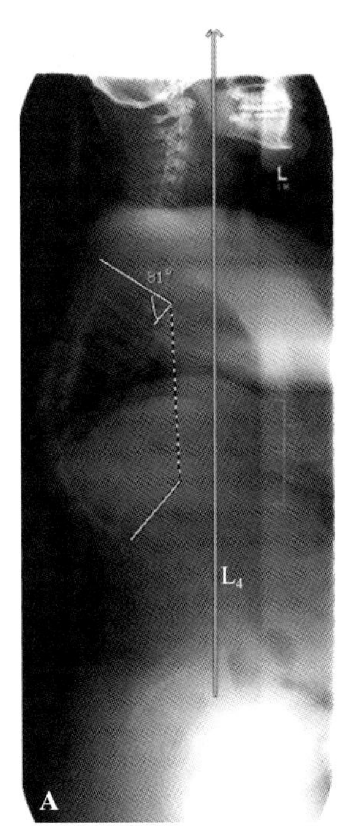

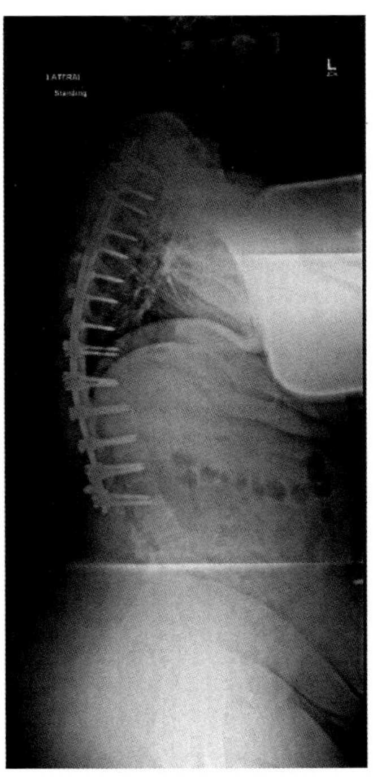

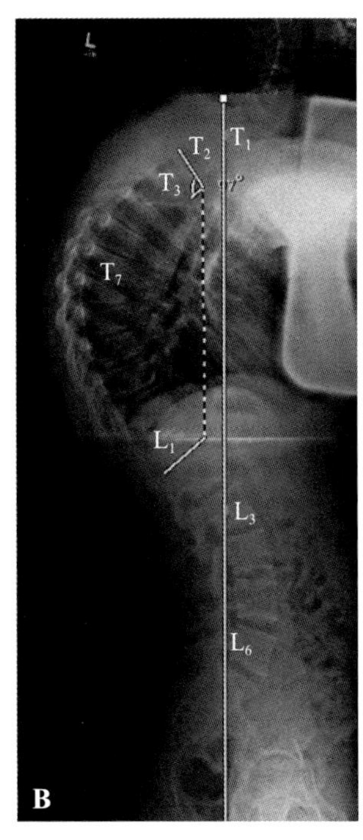

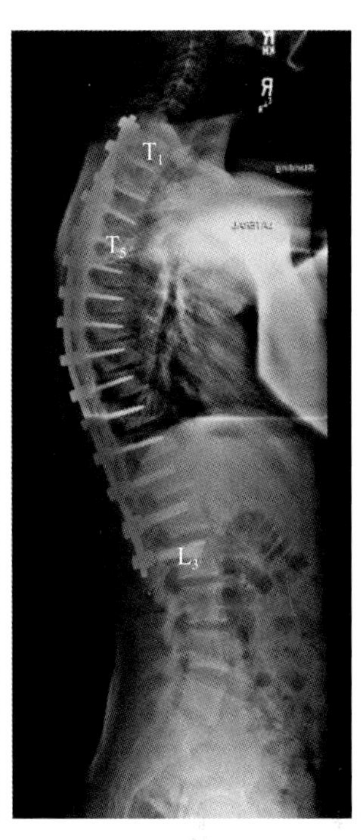

▲ **图 126-3　远端固定椎（LIV）的选择**

A. 一位肥胖患者融合后出现远端交界性后凸，其 LIV 选在 L_3，虽然包含了第 1 个前凸椎间盘，但不是被骶骨后垂线平分的椎体；B. 图 126-2 中的同一个患者，LIV 选在 L_3，满足了 2 条主要原则，即包含了第 1 个前凸椎间盘；选在矢状稳定椎（SSV），即被骶骨后垂线（PSVL）平分的椎体。矫正效果优异，矢状平衡得以维持

个因素，包括后凸畸形的程度、任何其他异常的影像学表现（椎弓根骨折、关节突关节跳跃等）、患者的外观、交界性后凸发生的时机及交界性后凸相关的任何症状。当后凸较小（10°～15°）、患者无任何症状，也不影响患者外观且畸形稳定达数月时，决策最为简单、容易，即观察是正确选择。但另外一种情况是患者表现出急性的近端交界性后凸或远端交界性后凸、严重担忧其外表外观、出现疼痛症状或神经系统受损，在这种情况下，必须进行翻修手术，并且需要确定手术的细节（图 126-4）。

儿童交界性后凸最常发生在手术后最初 3 个月，此后保持稳定。在成年患者中，交界性后凸可在 3 个月之前或 24 个月之后出现，由于进展迅速，需要仔细评估[20, 21]。

手术治疗通常需要将内固定扩大到可以恢复矢状面平衡的节段，并且降低继续出现邻近节段后凸的风险（图 126-5）。在制订延长内固定具体计划之前，必须对畸形进行仔细评估，特别是分析内固定节段的矢状面参数。为避免融合 / 内固定翻修术后的近端或远端再次出现交界性后凸，上面提到的原则必须包括评估骨盆入射角、腰椎前凸和胸椎后凸。虽然进一步矫正（改善或减轻）之前内固定范围内的胸椎后凸和腰椎前凸比单纯扩大内固定更为困难，但当内固定范围内的胸椎后凸和腰椎前凸明显偏离理想的矢状面参数时，有必要考虑给予进一步矫正。

五、神经系统并发症

后凸畸形矫正后的神经功能损害是潜在的灾难性并发症，包括短暂性神经根损伤到永久性截瘫等各种神经功能缺损。与脊柱侧弯相比，后凸畸形手术神经系统损伤的风险更高[3, 20–25]，这可能与脊髓的位置有关，因为脊髓紧贴在畸形的顶端。很多病例报道显示部分患者的神经功能损伤

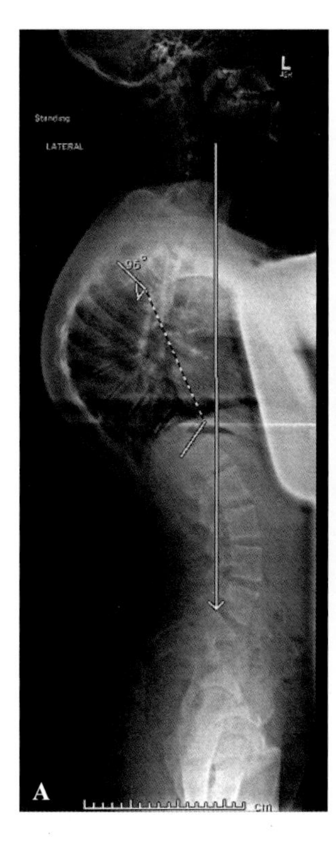

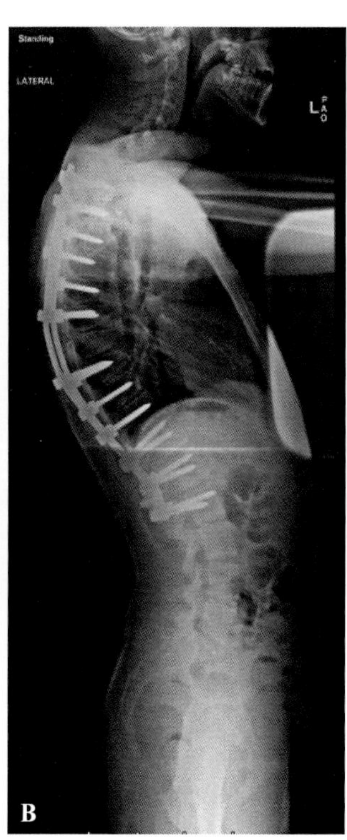

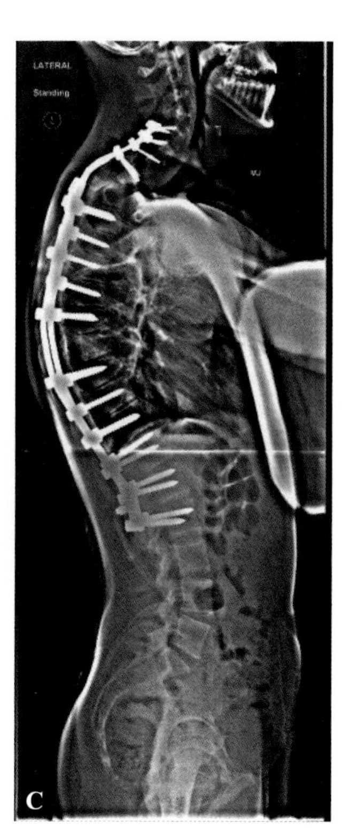

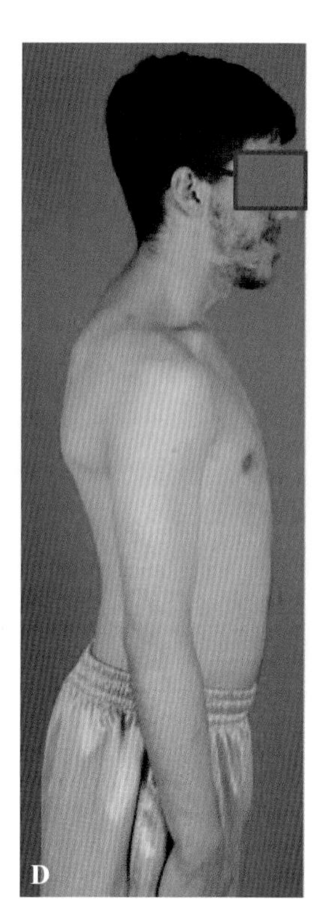

▲ 图 126-4　翻修近端交界性后凸（PJK）

A. 术前 X 线片显示 17 岁男性，患有 Scheuermann 脊柱后凸畸形，测得角度 96°。B. 进行 T_2～L_2 后路脊柱融合，但出现严重的近端交界性失败，T_1～T_2 处的关节突关节几乎完全脱位。患者神经系统功能完好。C. 翻修术后，包括使用 Domino 连接器并将融合延伸至 C_5，C_5、C_6 侧块螺钉固定，C_7、T_1 椎弓根螺钉固定。D. 患者的临床外观和功能恢复良好

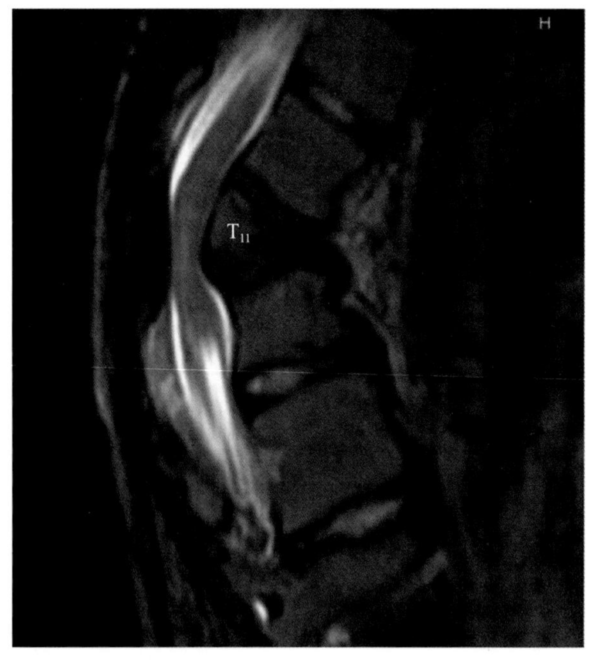

▲ 图 126-5　先天性后凸畸形（分节失败）患者的 MRI，脊髓勒在后凸顶点上

可在术后数周至数月缓解 [26]，或翻修术后迅速缓解 [1, 3, 35]。但也有其他病例报道显示有些患者的下肢神经功能缺损或完全瘫痪持续存在 [1, 4, 7]。Bridwell 等指出血管原因导致的血管性神经功能损害会有所恢复，但这种恢复可能不完全 [1]。

Lonner 等发现在 Scheuermann 脊柱后凸畸形治疗中神经系统并发症的发生率为 2.1%，而 AIS 患者中的发生率是 0.13% [3]。该发生率与 Coe 等 [4] 最近所做的特发性后凸畸形并发症 SRS 数据库研究相类似，其中急性神经系统并发症的发生率为 1.9%，而迟发性神经系统并发症的发生率为 0.3%。记录在案的脊髓损伤有 4 例（0.6%），其中 1 例是完全性的（0.15%）。成人中有 2 例脊髓损伤（1.1%），而在儿童患者中发生 2 例（0.4%）。3 例脊髓损伤发生在后路脊柱融合病例中，而 1 例发生在同日前 / 后路脊柱融合病例中。

治疗严重后凸畸形时，三柱截骨术是矫正畸

形的强有力工具，可从紧贴在严重后凸畸形顶端的脊髓前方减压。尽管三柱截骨术在儿童患者中相对罕用，但其可用于存在单纯的后凸畸形的儿童患者。三柱截骨术的神经功能缺损的风险小于VCR [36]。在成年患者中，虽然IONM改变的发生率在5%～12%，但出现永久性神经功能缺损的可能性却相对较低 [37, 38]。Buchowski等研究了108例接受PSO的成年患者，其中11.1%的患者立即出现术后神经功能损害，而只有2.8%的患者发生永久性神经功能缺损 [39]。

僵硬性后凸畸形已被确定为暂时性或永久性神经功能缺损的独立危险因素 [26, 40]。在接受VCR的所有患者中，25%～30%的患者出现IONM改变，其中大部分可以经过手术治疗而逆转，而术后即刻神经系统并发症的风险为10%～12%，永久神经系统并发症的风险为2%～6% [6, 7, 26, 40]。

在Lenke等报道的VCR多中心研究中，有27%的患者出现IONM改变或麻醉苏醒时出现神经功能缺损，但没有患者出现永久性完全截瘫。Yang等系统性回顾研究了神经功能缺损，包括神经根损伤、脊髓损伤、马尾综合征和排便功能丧失、排尿功能丧失，据估计神经功能缺损的发生率为8%。脊髓损伤报道10例，发生率为2%。其中有3例是完全性和永久性的脊髓损伤，而4例由于内固定失败而引起的暂时性脊髓损伤在翻修手术、重新内固定后得到恢复 [5]。

多个VCR相关的神经系统损害的病例报道包括了各种病因引起的脊柱畸形患者。但是，已经有一些单纯后凸畸形矫正引起的神经系统损伤风险的报道。Wang等回顾了后路VCR治疗角状后凸畸形和单纯性先天后凸畸形，发现神经功能缺损的发生率为8%，但没有1例是永久性的 [41]。Papadopoulos等回顾了使用VCR治疗僵硬性先天脊柱后凸畸形或感染后脊柱后凸畸形的并发症情况，发现IONM改变的发生率为22%，其中1例患者逐渐发展为完全性脊髓损伤，另1例患者为永久性神经根麻痹 [7]。

（一）原因

后凸畸形手术相关神经系统并发症与血管和（或）低血压、神经牵拉、神经直接损伤有关。IONM“警报”有可能是由于麻醉因素引起的，如使用吸入性麻醉药，包括一氧化氮或肌肉松弛药或者由低血压或低血容量或贫血导致的缺血引起。引起暂时性或永久性神经系统损伤的术中危险因素包括椎弓根螺钉植入位置不佳导致的内壁破坏、畸形矫正过程中过度牵拉而导致的脊髓缺血、脊髓直接损伤或脊髓穿刺损伤。IONM改变的危险因素，尤其在严重畸形矫正术中，与截骨术的使用关系最为密切；在进行这些复杂的手术之前，应仔细考虑这些危险因素 [42]。

后凸畸形矫正术中对神经的牵拉与神经功能损害有关，但很难明确这是由于缺血还是挫伤导致的神经直接损伤。矫正脊柱后凸时，脊柱变直，在应用悬臂矫正动作时，对脊柱中柱的压力明显增加。向前作用的应力会导致脊髓前部出现张力从而使前脊髓的血液供应受到限制。在低血压状态时，将会加重脊髓的缺血，因此，在进行矫形时，平均动脉压应保持在高于70～80mmHg的水平以保持脊髓血供 [2, 43, 44]。

血管受损性神经功能损害也可以发生在脊柱前路手术中。节段血管结扎，特别是在T_5～T_9的分水岭区，许多学者都觉得在这些部位神经损伤的风险特别高 [1, 43, 45, 46]。在结扎节段血管之前，应当用血管夹小心暂时夹闭节段血管并监测神经功能变化。

Scheuermann脊柱后凸畸形手术治疗过程中出现神经系统损害也可能是因为胸椎管狭窄或急性胸椎间盘突出症造成的，这样就可能需要进行脊髓减压 [35, 47]。胸椎间盘突出的患者也可以在采用悬臂梁技术矫正后凸畸形之后出现症状，如Llado等报道了在Scheuermann脊柱后凸畸形顶点的胸椎间盘突出引起的IONM改变及急性术后单侧下肢疼痛和下肢无力。该患者的术后 MRI 显示胸椎间盘突出导致了神经受损。在胸椎间盘切除术后，该患者的神经监测信号立即改善，并且神经功能损害立即缓解[35]。由于悬臂梁技术矫正畸形产生的向前作用的外力直接加压于脊柱椎管，为了在脊柱后凸矫正中给脊髓提供最大的可用空间，许多现代外科医生避免使用会侵占脊柱椎管空间的内置物。

VCR 或 PSO 术中引起神经系统损伤的病因多种多样。许多报道指出了最可能的损伤原因，如截骨部位的矢状平移、残留的背侧骨块撞击、脊柱短缩过多却缺乏足够的前路重建或者因瘢痕或拴系而导致的硬膜折叠牵拉牵夹[39, 41]。

（二）预防

IONM 已成为公认有效的预防永久性神经系统并发症的一种技术，在监测脊柱手术神经损伤中，该技术的敏感性和特异性都很高。为了早期发现因为局部缺血、直接损伤 / 穿刺损伤、局部压迫或过度牵拉而导致的可逆性脊髓损伤，使用多相 IONM 监测所有脊柱畸形手术已经成为最近的流行趋势。多相 IONM 包括体感诱发电位（SSEP）和经颅运动诱发电位（TcMEP）监测，SSEP 虽然是监测术中脊髓功能的最早使用的模式，但文献报道却显示 SSEP 不能监测到运动麻痹[48, 49]，这导致了 TcMEP 的出现，TcMEP 通过记录周围运动神经对中枢施加的刺激的反应从而可以更早地对脊髓损伤发出警示。自发性肌电图和触发性肌电图都可对潜在的神经根损害进行监测。

在很大程度上，IONM 取代了 Stagnara 的“唤醒”试验，因为可以立即识别术中的监测“警报”，从而有助于找到病因并且可逆转病因。治疗流程共识突出强调了在收到神经损伤的“警报”时应该施行的干预措施，包括麻醉干预，如升高血压和增加血容量、升高体温、更换植入物并减少畸形矫正程度。为最大限度地保护术中、术后脊髓和神经根功能，使用 IONM 进行监测，并利用特定的应对检查清单以使手术团队在收到神经损伤信号改变的“警报”后做出恰当反应是很重要的。目前，使用 IONM 监测是降低脊柱畸形矫正手术中神经系统风险的标准操作，尤其是在进行后凸畸形矫形的手术中。

鉴于有报道显示胸椎管狭窄和（或）胸椎间盘突出可以导致神经损伤，为了使神经损伤的风险减少到最小，在手术治疗 Scheuermann 脊柱后凸畸形之前应常规进行 MRI 扫描，但是这项措施尚存争议[35, 47]。许多学者支持术前进行常规 MRI 检查，以便在必要时对患者进行术前减压，这样可以有效防止畸形矫正过程中出现神经损伤[47]。对于非特发性严重畸形，如先天性后凸畸形，术前必须进行高级影像学检查以排除神经轴异常（Chiari 畸形相关的脊髓空洞）。

还有一些其他可用技术来帮助减少复杂后凸畸形矫正过程中出现神经损伤的风险。在畸形矫正过程中，神经拴系可引起神经损伤，所以很多作者建议分期或同期对引起脊髓拴系等椎管内异常进行手术松解。在截骨过程中出现矢状移位也可导致神经损伤，这可通过在矫正过程中在截骨椎体的上、下相邻节段使用椎弓根螺钉及使用临时棒闭合截骨面来进行控制。Buchowski 等建议对椎管进行中央减压以避免 PSO 过程中出现神经结构受压[39]。手术期间，特别是在畸形矫正过程中，要保证平均动脉压高于 80mmHg、保持患者体温正常及血红蛋白高于 12g/dl。

（三）治疗

当可能发生神经损伤时，对 IONM 改变迅速做出恰当反应至关重要，这样有可能挽救神经功能[50]。为了确保所有保障措施到位，保证患者麻醉苏醒时神经功能正常，遵循术中核对清单制度从而对关键神经信号改变做出迅速反应是很重要的[51]。仔细评估术后神经功能状况非常重要，请神经科医生参与神经损伤的评估工作是有益的，因为神经科医生可以对神经系统进行更详细的检查，并且能够更快地、可能更准确地确定神经损伤恢复情况。

如果 IONM 的关键改变持续存在，有必要取出内固定，重要的是要确定返回手术室再次手术内固定并进行畸形矫正的合适时机。在进行这个决策时，需要考虑的重要因素包括手术治疗患者的畸形类型、手术类型、畸形持续快速进展的风险，以及患者的神经系统状况（及手术时拥有良好 IONM 基线数据的可能性）。另外，如果患者神经功能能够迅速恢复，可在短时间内返回手术室进行再次手术矫正，因为快速显露可以使矫正手术变得更加容易，并且很可能获得 IONM 基线数据。当神经损伤正处于恢复当中，但还没有达到完全恢复时，决策比较困难。目前尚没有任何研究专门针对解决返回手术室的时机来协助决策；然而，根据我们的观点，为了更可能恢复永久性正常神经功能及确保翻修时更可能拥有良好的 IONM 基线数据，期待神经功能接近完全恢复再进行手术是重要的。

六、假关节形成 / 内固定失败

解剖结构受到的压缩性应力一般有助于关节融合，而后凸畸形中存在的力学特点与之相反。脊柱后凸畸形中假关节形成的发病率差异很大，取决于患者的年龄、畸形的类型和其他因素。Kim 等回顾了大宗成年患者，报道假关节形成的发生率为 17.7%，危险因素包括存在后凸畸形、年龄＞ 55 岁、融合到骨盆、＞ 12 个节段的融合[52]。与达到骨性融合的患者相比，这些发生假关节形成的患者的 SRS 评分较低。儿童 / 青少年脊柱后凸畸形的假关节形成的发生率明显偏低，大多数病例报道少于 5%。假关节形成的治疗原则是恢复冠状面和矢状面的整体平衡，恢复和（或）增强结构的刚度，并改善生物学环境以利于融合。为实现这些目标所采取的具体策略取决于复发后凸畸形的严重程度，即有可能需要积极进行三柱截骨术，并且有可能需要使用有利于骨性融合的生物制剂。若遵循这些治疗原则，小儿假关节形成的翻修效果非常好[53]。包含卫星棒的三棒结构的使用越来越受欢迎，这似乎可以提高内固定结构的刚度，因此推荐使用该结构，尤其是进行三柱截骨术时[54, 55]。成人假关节形成的治疗更具挑战性，但是，Pateder 回顾了 132 例患者，发现假关节形成的治疗成功率达到了 90%。假关节形成翻修失败的危险因素包括后凸畸形增大、矢状失衡和术前多处假关节形成[56]。

七、血管性 / 其他并发症

对大血管结构的损伤是罕见的，但是一旦出现即可能是灾难性的。在前、后路后凸畸形矫正过程中都可以发生大血管的损伤。已经有前路手术时直接损伤大血管的报道[57, 58]，而在后路手术中进行椎弓根螺钉固定时也有损伤主动脉和下腔静脉的风险[59, 60]。对急性血管损伤进行手术修复、对侵及大血管的位置欠佳的椎弓根螺钉进行翻修以免延迟性血管损伤也有报道[61, 62]。

（一）肠系膜上动脉综合征

肠系膜上动脉（superior mesenteric artery，SMA）合征可在后凸畸形矫正过程中发生，这已受到关注[63, 64]。在后凸畸形矫正过程中，脊柱急剧变长，从而减小了肠系膜上动脉从腹主动脉发出时形成的角度，导致十二指肠受到压迫，出现十二指肠部分或完全梗阻。十二指肠梗阻的常见症状包括术后持续恶心和呕吐。根据受压迫程度和水肿程度，患者可以出现不同程度的腹部压痛和腹胀，也可出现脱水和电解质失衡。在吞钡试验的后续放射学成像中（图 126–6），可以在十二指肠远端观察到病理特征性的钡餐急剧中断，从而诊断肠系膜上动脉综合征。十二指肠梗阻的治疗最初需要胃管抽吸减压、解痉、限制经口摄入和静脉补液；如果非手术措施不成功，则

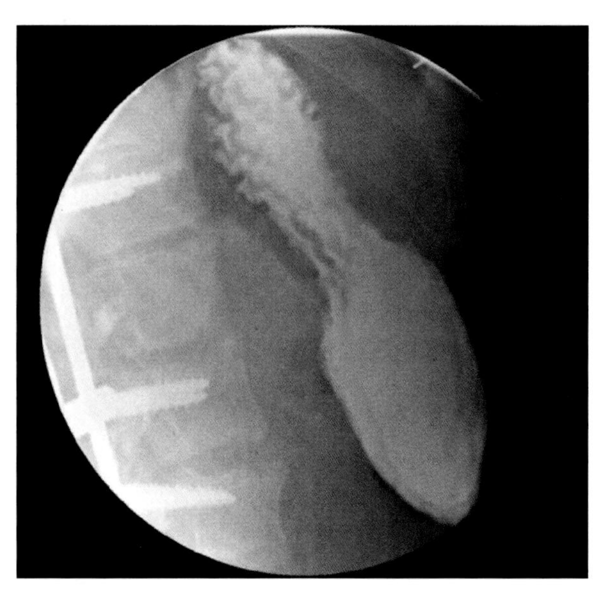

▲ 图 126–6 吞钡试验的上消化道系列影像显示后凸畸形矫正术后十二指肠排空缓慢

通过手术解除梗阻，如可以考虑十二指肠空肠吻合术[63, 64]。

（二）血栓栓塞性疾病

血栓栓塞性疾病（包括深静脉血栓形成和肺栓塞）的风险虽然很低，但会发生在后凸畸形矫正术后，特别是在成年患者中，这已经有学者报道[65, 66]。血栓栓塞性疾病的发生率在特发性 Scheuermann 患者中为 0.2%[4]，而在创伤或肿瘤等长期卧床的高风险患者中为 31%[66]。已经有各种方法被用来预防脊柱术后血栓栓塞性疾病，包括使用弹力加压袜、气动自发加压装置（spontaneous compression device，SCD）、下腔静脉滤器和抗凝药物。在高危患者的血栓栓塞预防方面，经验丰富的外科医生各显其能。针对出现血栓栓塞性疾病的风险，必须权衡硬膜外血肿、感染和伤口并发症等潜在灾难性风险来决定是否使用药物抗凝及其使用的时机。

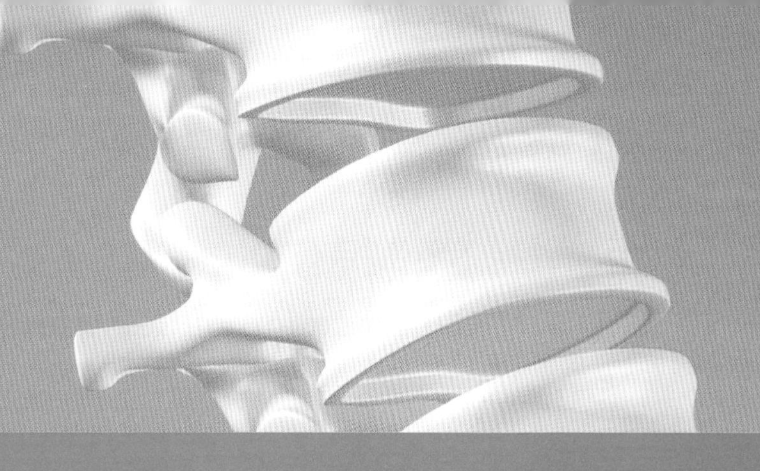

Bridwell and DeWald's

Textbook of Spinal Surgery（4th Edition）

Bridwell & DeWald

脊柱外科学（原书第 4 版）

第十二篇 创 伤

Trauma

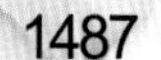

第127章 颈椎损伤的分型

Classification of Cervical Spine Injury

Joseph P. Maslak　Anand H. Segar　Gregory D. Schroeder　Alpesh A. Patel　著
王　飞　李　放　译

一、概述

颈椎损伤是基层医疗 、急诊科及脊柱外科常见的疾病。2006 年，全美因为脊柱损伤造成的经济负担超过 13 亿美元[1]。鉴于其较高的发病率及致死率，各专业医生均应对颈椎损伤具有充分的诊断及处理能力，尤其是对于伴有神经功能障碍的患者。尽管颈椎损伤发病率高及社会影响巨大，但对于其分型及治疗策略仍存在较大争议，不断有新的分型系统涌现。

本章将对过去和现在的下颈椎分型系统进行系统回顾。理想的分型系统应在便于理解的基础上同时具有良好的可重复性、判断预后能力及指导治疗方案制订的作用。基于颈椎骨折和脱位固有的异质性特点，提供长期的脊柱稳定性、保护脊髓及缓解疼痛是制订治疗策略时考虑的关键因素[2]。

在缺乏大量医生广泛参与的情况下制订的分型系统常受多种因素影响而造成偏移。分型系统应具有可重复性，同时具有较高的观察者内和观察者间的可靠性，分型所涉及的临床和影像学指标应易于判别且在不同损伤类型中易于区分。更重要的是，分型系统应有助于指导治疗及判断预后，进而使医生能对患者进行恰当的预后宣教。基于下颈椎损伤谱的广泛性，获得一个能涵盖所有情况的分型系统确实存在一定困难。自 Mirza 等[3]于 2002 年在胸、腰椎损伤中探讨分型系统之后，类似的理念开始应用于颈椎损伤，与之前的分型系统相比，下颈椎损伤分型（subaxial cervical spine injury classification，SLIC）和颈椎损伤严重程度评分（cervical spine injury severity score，CSISS）具有明显的优势且其应用日趋广泛，但两者均存在不足，且均未被普遍接受。

本章将对最常用的下颈椎损伤分型系统进行综述并介绍两种新近提出的分型策略，包括 ABCD 下颈椎损伤分型系统和 AOSpine 下颈椎损伤分型系统。

二、历史分型系统

为了促进理解和交流并最终改善患者疗效，针对脊柱损伤研究制订了一系列分型系统（表 127–1）。早期的分型系统多是描述性的，且多针对胸腰椎，并制订了大量我们现在使用的脊柱损伤的词汇。

20 世纪 40 年代，Nicoll 研究了 152 例胸腰椎骨折后重返工作的威尔士矿工，尝试定义功能

表 127-1　下颈椎损伤分型系统

分型系统	优　点	缺　点
Nicoll	• 功能结果	• 回顾性胸腰椎资料 • 缺乏详细信息 • 无神经功能评估
Holdsworth	• 后方韧带复合体	• 描述的局限性 • 忽视了前方软组织（椎间盘、前纵韧带、后纵韧带） • 无神经功能评估
Louis	• 概念简单	• 单纯的解剖描述 • 无神经功能评估
White 和 Panjabi	• 神经功能评估 • 基于评分	• 复杂的放射评判标准 • 拉伸测试 • 软组织（前方和后方）评估的局限性
Allen 等 Harris 等	• 全面 • 按严重程度分型	• 机制 – 推理性描述和稳定性评估 • 亚组众多 • 无神经功能评估 • 可靠性差到中
颈椎损伤严重程度评分	• 不稳的量化 • 可靠且有效	• 无神经功能和损伤形态评估
下颈椎损伤分型（SLIC）和严重程度量表	• 指导治疗 • 全面且包括神经功能	• 可靠性存在一定疑问 • 某些分组难以界定
ABCD	• 神经功能评估 • 指导治疗	• 可靠性和适用性不确定
AOSpine	• 全面 • 按严重程度分型 • 通用语言 • 神经功能评估	• 可靠性不确定 • 分型复杂

ALL. 前纵韧带；AO. 骨内固定协会；PLL. 后纵韧带

性脊柱稳定[4]。研究显示患者治疗结果与影像学表现无关，尤其是对于无神经损伤的患者。该研究肯定了非手术治疗的作用，但未能给出明确的脊柱失稳的定义，主要的疗效评估是根据回顾性资料得出的有或无功能改进，研究亦未提供预后信息。

1970 年，Holdsworth [5] 通过对超过 1000 例患者的研究对脊柱稳定性进行了定义。其主要根据后方韧带复合体（posterior ligament complex，PLC）是否损伤将患者分为两组（稳定型和非稳定型）。稳定型损伤包括压缩、爆裂和后伸性损伤，非稳定型损伤包括脱位、旋转骨折脱位和剪切损伤。在没有 MRI 的情况下，Holdsworth 被认为是最早认识到 PLC 重要性的学者之一，其分型方法为现代诸多分型系统奠定了基础。然而，该分型方法未考虑神经功能状态、前方软组织（ALL、PLL、椎间盘）的完整性，以及未能全面纳入损伤的形态学特征。

20 世纪 80 年代，Denis 和 Louis [6, 7] 尝试用三柱概念来定义脊柱稳定性，其前柱由椎体和椎间盘组成，而两个后柱由后方关节（侧块）组成。尽管该系统主要是描述性的，忽略了神经系统状态，并且不涉及治疗或预后，但由于其简单，仍在临床实践中被广泛采用。

White 和 Panjabi [8] 在其关于颈椎损伤的开创性著作中，将脊柱稳定性定义为承受生理负荷而无进行性畸形或神经系统损害的能力。通过结合临床病例回顾和生物力学测试，根据 X 线片、体格检查和拉伸试验制订了基于评分的颈椎外伤分型系统。拉伸试验通过顺序牵引并进行摄片量化软组织损伤。该分型系统是第一个将神经系统状态和放射学测量作为不稳定标准的方案。然而拉伸试验因成像技术的进步和对软组织动力学认识的发展而逐渐被淘汰。此外，由于影像学判别的复杂性及对韧带和神经系统状态所赋的权重不合理，该评分分型系统是不可靠的。

上述作者基于稳定性对损伤进行了分型，Allen 等 [9] 基于损伤机制制订了单纯描述性颈椎损伤分型系统。其回顾了 165 例下颈椎损伤患者，根据损伤机制和推定的致伤机制将颈椎损伤分为六大类：垂直压缩、屈曲压缩、屈曲牵张、压缩后伸、牵张后伸和侧向屈曲。Harris 等 [10] 后来修改了该分型系统，使其在屈曲和伸展中包含旋转矢量。虽然该分型系统全面且根据损伤严重程度进行了区分，但它忽略了患者的神经系统状况，由于亚组众多，不便于使用。更重要的是，由于其基于脊柱在影像学上反向推理受伤机制的本质，使得该分型系统的可靠性处于差到中等水平。

三、现代分型系统

（一）颈椎损伤严重程度评分（CSISS）

CSISS 的制订目标是可以使用量表来识别颈椎损伤类型并随后指导治疗 [11, 12]。该系统同时考虑韧带和骨性损伤，以及损伤在脊柱四柱中的分布：前、后、右侧柱和左侧柱（图 127-1A）。前柱包括前和后纵韧带、椎体、椎间盘、钩突和横突。后柱包括椎板、棘突、后方韧带复合体（PLC）（不包括小关节囊）和黄韧带。侧柱包括椎弓根、侧块、上下关节突、横突和小关节囊。

评分

根据损伤情况从轻到重对每柱赋予 0 到 5 分的评分（图 127-1B）。例如，未移位的骨折得“1”分，半脱位 3mm 得“3”分，关节突完全骨折脱位或 PLC 完全损伤得“5”分。评分可以为非整数，并可根据并发症（如强直性脊柱炎）调整评分。如果存在多个级别损伤，则以最严重损伤来确定每柱的最终得分。四柱评分相加即为总体损伤严重程度评分，范围为 0～20。

通过对 34 例颈椎损伤患者的研究对该系统的可靠性进行了测试 [11]。15 名不同经验的研究者对 X 线片和 CT 进行回顾来评估 CSISS 系统。通过使用组内相关系数（intraclass correlation coefficient，ICC）确定观察者内和观察者间的平均差异来评估可靠性。当 ICC ＞ 0.75 时表示可靠性极好。观察者内 ICC 为 0.98，观察者间 ICC 为 0.88，均显示了极好的可靠性。研究者经验不影响评分结果。但在强直性脊柱炎患者和轻微韧带损伤的患者中，评分差异较大。在随后由 5 位研究者对 50 位连续患者进行的回顾中，Stone 等 [13] 也证实了 CSISS 出色的观察者内和观察者间可靠性。

总而言之，CSISS 依据 CT 和磁共振成像（MRI）结果，可以指导外科医生严格检查所有组成部分的损伤，从而可靠地评估损伤后稳定性，使用方便。

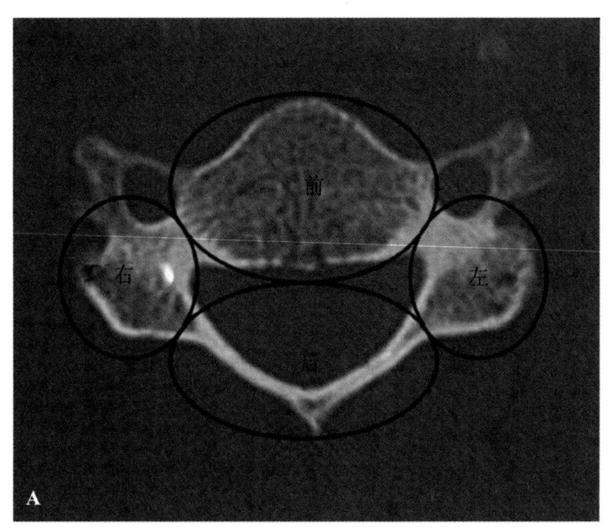

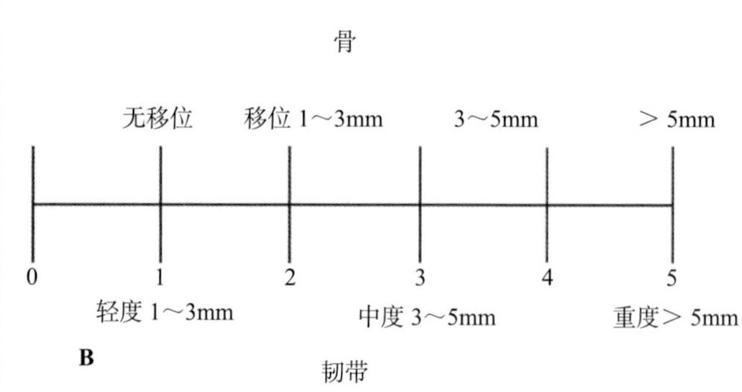

▲ 图 127-1　颈椎损伤严重程度评分（CSISS）

A. 颈椎四柱。每柱将使用模拟量表独立评分。B. 模拟评分范围为 0～5。“0”表示无损伤，“5”表示该柱最严重损伤。“1”表示无移位的骨折，根据骨折移位程度或韧带损伤程度增加分值，可以使用小数［经许可转载，引自 Anderson PA，Moore TA，Davis KW，et al. Cervical spine injury severity score: assessment of reliability. J Bone Joint Surg Am 2007；89（5）：1057–1065.］

（二）下颈椎损伤分型

自 2007 年脊柱损伤研究组（Spine Trauma Study Group）引入 SLIC 以来，SLIC 被广泛用于颈椎损伤的分型。SLIC 参考 Vaccaro 等 [14] 关于胸腰椎损伤的分型系统，涵盖了损伤形态、椎间盘韧带复合体状态和神经系统情况（表 127–2）。

1. 损伤形态

损伤形态通过 X 线片及其他先进的成像技术评估椎体解剖学支撑、软组织结构、小关节损伤及整体序列来定义椎体间的关系。将损伤形态分为压缩、牵张或旋转 / 平移。

压缩损伤的定义是椎体高度降低或终板的破坏。包括传统的压缩性和爆裂性骨折、椎体的矢状位或冠状位骨折以及“泪滴”样或屈曲 – 压缩性骨折。

牵张性损伤表现为垂直轴上的解剖学分离。过伸性损伤是其代表，导致前纵韧带（anterior langitudinal ligament，ALL）断裂，椎间盘间隙增大，也可出现后方结构（小关节、椎板、棘突）骨折。后方韧带损伤张力带作用破坏导致的双侧小关节交锁或颈椎后凸是另一种典型的牵张性损伤模式。

旋转 / 平移损伤是指一个椎骨相对于另一椎骨发生水平位移。生物力学研究显示，平移 3.5mm 或成角 11° 是不稳的界限 [15]。典型的旋转 / 平移损伤包括单侧或双侧小关节脱位或骨折 – 脱位、侧块骨折分离（“漂浮”侧块）伴有椎体半脱位、双侧椎弓根骨折伴椎体半脱位（创伤性脊椎滑脱）。

表 127–2　下颈椎损伤分型（SLIC）和程度评分

		分　数
损伤形态	无异常	0
	压缩	1
	爆裂	+1=2
	牵张（如关节突交锁、过伸）	3
	旋转 / 平移（例如小关节脱位、不稳定“泪滴”样或严重的屈曲压缩）	4
椎间盘韧带复合体	完整	0
	不确定（例如单纯棘突间隙增宽、MRI 信号改变）	1
	断裂（例如前间隙增宽、小关节交锁或脱位、后凸畸形）	2
神经功能状态	完整	0
	神经根损伤	1
	完全性脊髓损伤	2
	不完全性脊髓损伤	3
	持续性脊髓压迫（存在神经功能障碍的基础上）	+1

MRI. 磁共振成像

2. 椎间盘韧带复合体

椎间盘韧带复合体（discoligamentous complex，DLC）包括椎间盘、前后纵韧带、棘突间韧带、小关节囊和黄韧带，是 SLIC 系统独有的名词。根据损伤程度分为三类：完整、不确定和断裂。DLC 的破坏可以表现为关节突排列异常（关节吻合度＜ 50% 或关节分离＞ 2mm）、中立位或过伸位 X 线片上椎间盘前间隙的异常增宽、椎体的平移或旋转、颈椎的后凸。DLC 损伤在 X 线片或 CT 成像上可能表现不明显，但 MRI 成像 T_2 加权可表现为损伤和水肿导致的高信号。当放射学脊柱序列关系正常且 MRI 椎间盘韧带无异常信号时则表明 DLC 完整。

3. 神经系统状态

患者的神经系统状况通常是影响医疗决策的最重要因素。此外，神经系统损伤情况也是预示脊柱损伤程度的关键指标。神经系统损伤可分为以下情况：神经根损伤、完全性脊髓损伤或不完全性脊髓损伤。在完全或不完全脊髓损伤中，椎间盘、骨块、黄韧带、血肿或其他结构引起的持续的脊髓压迫，被视为额外的修正因素。

4. 损伤严重程度评分

针对分型系统的三个关键组成部分，分别赋予一定的分值。其中，已知会导致较差预后或需要紧急手术干预（脊柱不稳、神经系统损伤）的因素赋予更高的分值。将各组因素的分值相加即可得出 SLIC 总体得分，并根据得分指导治疗。如果总分＜4（1～3），则建议非手术治疗。总分≥5，则建议手术治疗，手术包括重建序列、神经减压（如有指征）和稳定。4 分则可选择手术或非手术治疗。

尽管 SLIC 系统评价全面且能指导治疗，但其可靠性仍受到质疑。Van Middendorp 等[16] 报道了 12 位脊柱外科医生对 51 例随机选择的患者进行评估，发现在损伤形态上的观察者间一致性较差（κ= 0.29），仅在最严重的损伤类型表现出了较好的一致性（κ= 0.76）。尽管如此，SLIC 评分系统仍是首个摆脱机制推理，归因于损伤本身的分型系统。

（三）ABCD

为了创建可用于指导复杂损伤治疗的实用评估方法，通过对 73 例下颈椎损伤患者进行的单中心回顾性研究制订了 ABCD 分型系统[17]。该系统基于二柱（前和后）解剖模型对下颈椎损伤进行了描述，由前后柱损伤的解剖性描述和三个修正因素组成。每柱（从前至后）由描述影像学损伤程度的字母表示（A = 无损伤、B = 骨损伤、C = 骨韧带合并损伤、D = 椎间盘或韧带损伤）。三个修正因素包括神经系统状态（N）、椎管狭窄程度（S）和不稳定程度（I）（图 127-2A）。每个修正因素根据损伤程度分为 0～2 分级。研究中最常见的损伤是前柱椎间盘 / 韧带损伤合并后柱骨韧带损伤（DC，37.9%）。该分型系统主要依据稳定性决定治疗方案（图 127-2B）。

尽管 ABCD 系统为医生交流下颈椎损伤提供了简化语言，但仍然存在明显缺陷，其主要缺陷包括缺乏观察者内和观察者间的一致性数据，以及单中心回顾性研究的固有偏差。因此，该分型系统尚需要进一步评估。

（四）AOSpine

为了消除 SLIC 形态学评估的不一致性，AOSpine 创伤知识论坛（Trauma Knowledge forum）

- N（神经状态）
  N_0：无神经功能缺失（ASIA E 级）
  N_1：不完全性损伤（ASIA B、C、D 级）
  N_2：完全性损伤（ASIA A 级）
- S（椎管狭窄）
  S_0：无椎管狭窄
  S_1：相对（非完全性）椎管狭窄
  S_2：绝对（完全性）椎管狭窄
- I（不稳）
  I_0：无平移或旋转
  I_1：平移≤ 3.5mm 或成角≤ 11°（非完全性不稳），或椎体破坏 1/3 或以下
  I_2：平移＞ 3.5mm 或成角＞ 11°（完全性不稳），或椎体破坏超过 1/3

A

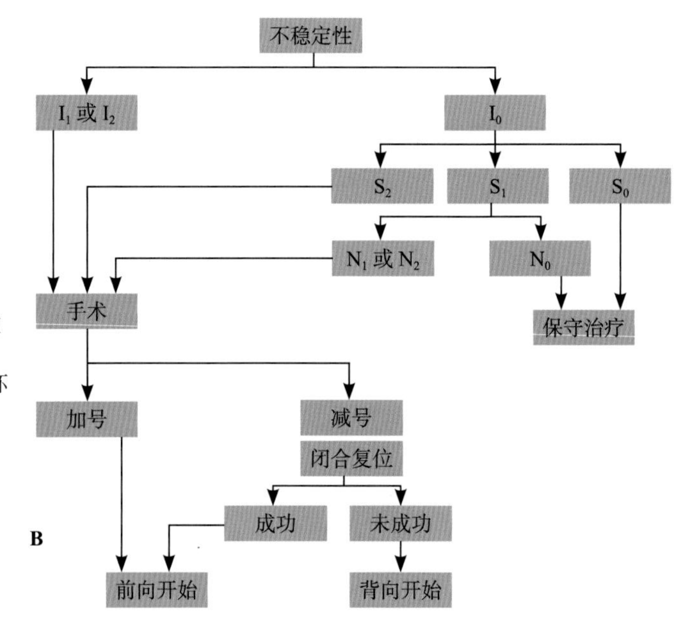

▲ 图 127-2 **ABCD 修正因素和治疗策略**

A.ABCD 分类第二部分的修正因素：神经系统状态（N）、椎管狭窄程度（S）和不稳定程度（I）；B. 基于 ABCD 分类的简化治疗策略［经许可转载，引自 Shousha M. ABCD classification system: a novel classification for subaxial cervical spine injuries. Spine（Phila Pa 1976）2014；39（9）：707–714.］

制订并验证了一种易于掌握的分型系统，这也是颈椎损伤分型的最新进展。

Vaccaro 等 [18] 组织了一大批专家通过共识的形式制订了此分型系统。该分型系统基于 4 个方面来描述损伤情况，即损伤形态、小关节损伤、神经系统状态和基于个案特征性的修正。首先记录损伤节段，随后是主要损伤的形态类型。次要损伤和修正因素在括号内表示（小关节损伤、神经系统状态和针对具体情况的修正）。

四、损伤形态

与胸腰椎（TL）系统类似，形态类型包括压缩损伤（A）、张力带损伤（B）和平移损伤（C）。A 型损伤包括受压的前部结构破裂，以及椎板或棘突等不影响稳定性的结构骨折。根据终板损伤程度及是否累及后方椎管依次由 A_0 到 A_4 表示(图 127-3)。无骨折的中央型脊髓损伤记为 A_0。

B 型损伤会影响前方或后方张力带，分为三个亚型。此型损伤根据骨（前方或后方）、小关节囊和（或）韧带张力带受累情况定义（图 127-4)。需要注意的是，当存在平移时，则应归为 C 型损伤。

当一个椎体相对于另一个椎体在任何轴向上发生平移时均归为 C 型损伤。任何相关的损伤（A 型或 B 型）应单独归为一种亚型。前方和后方结构均受累的牵张性损伤归为 C 型平移损伤（图 127-5)。

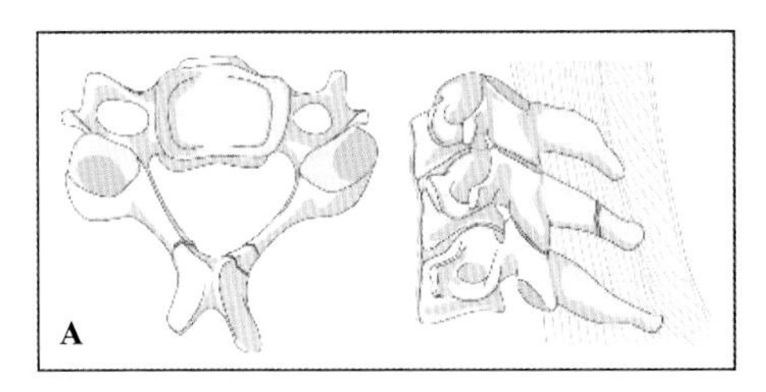

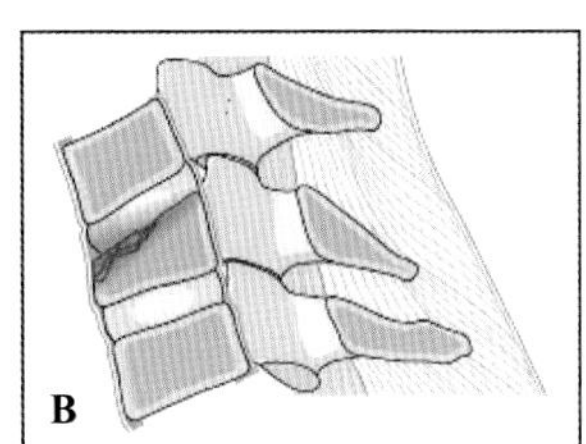

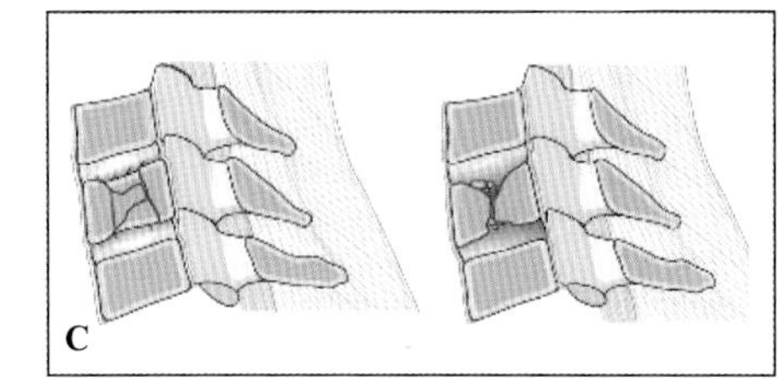

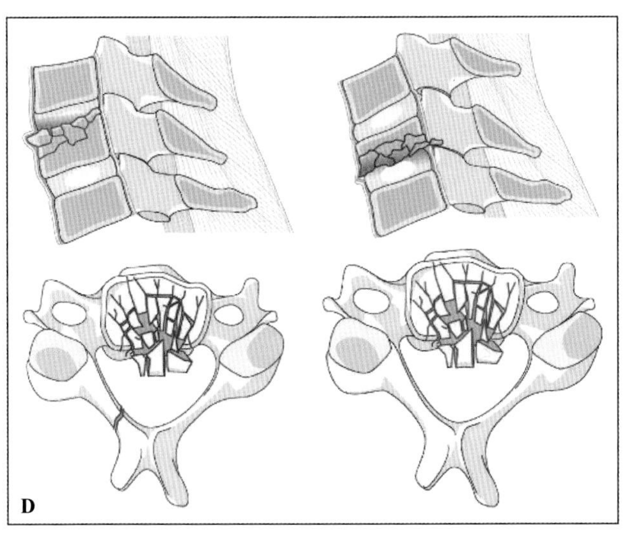

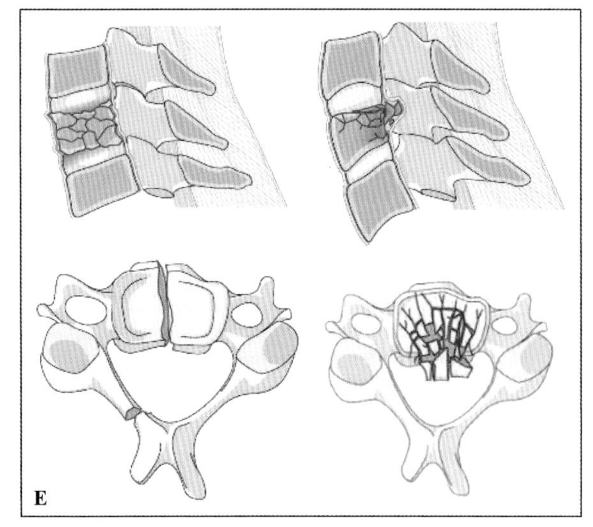

▲ 图 127-3 **AOSpine 下颈椎损伤分型系统中的 A 型损伤**

A. A_0 亚型：无或轻度骨损伤，例如孤立的椎板或棘突骨折；B. A_1 亚型：仅涉及单个终板的压缩性骨折，不累及后壁；C. A_2 亚型：不涉及椎体后壁的冠状劈裂或钳状骨折；D. A_3 亚型：涉及单个终板的爆裂骨折；E. 涉及两个终板的爆裂骨折或矢状劈裂［经 Springer 许可转载，引自 Vaccaro AR，Koerner JD，Radcliff KE，et al. AOSpine subaxial cervical spine injury classification system. Eur Spine J 2016；25（7)：2173–2184. © 2015 Springer-Verlag Berlin Heidelberg 版权所有］

五、关节突损伤

研究者制订了专门术语来描述小关节复合体（PLC 主要组成结构）的损伤范围。根据小关节骨折脱位累及百分比及是否存在不稳定将小关节损伤依次定义为 F1～F4（图 127-6）。如果双侧小关节具有相同类型的损伤，则使用“双边”（Bilateral，BL）修正。如果小关节损伤不伴 A、B 或 C 型损伤，则将其列在损伤节段之后。

六、神经功能状态

神经损伤状态依据轻重分为 6 种状态：神经功能完整（N_0）、已完全恢复的短暂神经功能缺失（N_1）、神经根病（N_2）、不完全性脊髓损伤（N_3）、完全性脊髓损伤（N_4）和神经功能不确定（N_X）。在不完全神经损伤中，当存在持续性脊髓压迫时，使用（+）附加修正。

七、基于个案特征性的修正

影响治疗策略的个体独特因素通过附加修正记入分型系统。骨性结构稳定的损伤，当存在 PLC 损伤证据（非完全断裂）用“M_1”标识。椎间盘突出用“M_2”标识。导致脆性或刚性脊柱的骨代谢性疾病，如弥漫性特发性骨骼肥大症

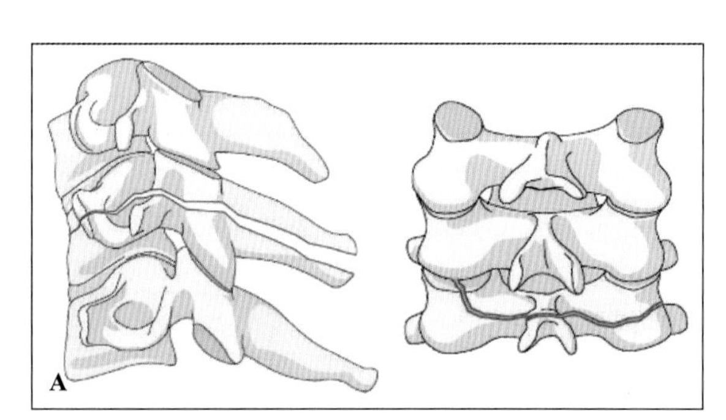

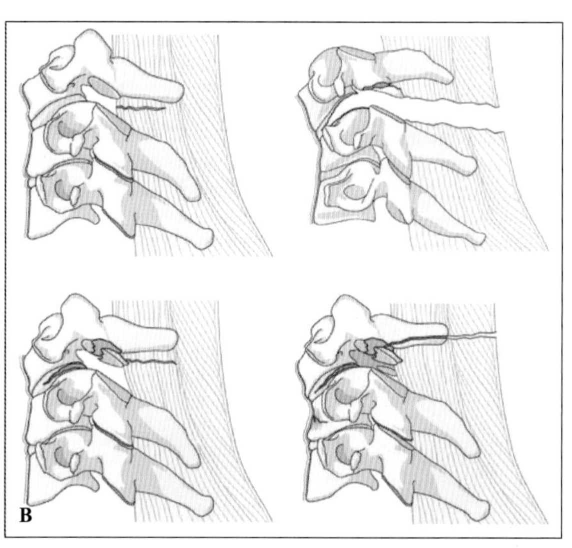

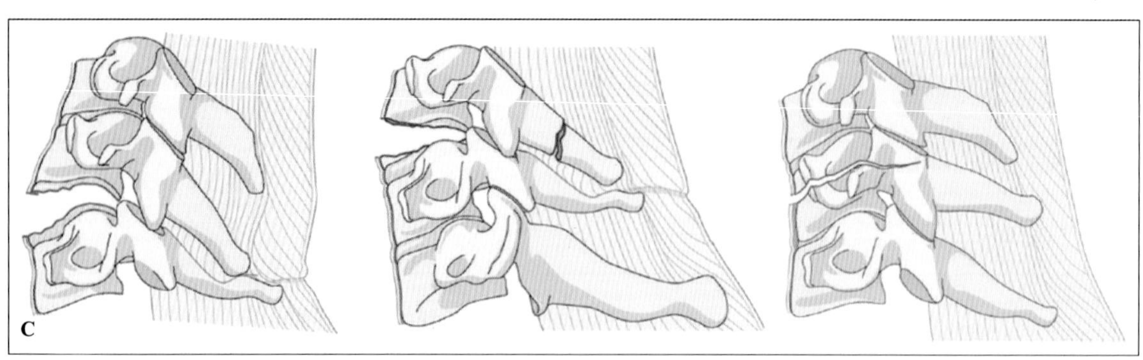

▲ 图 127-4　**AOSpine 下颈椎损伤分型系统中的 B 型损伤**

A. B_1 亚型：骨性后方张力带损伤；B. B_2 亚型：后方关节囊韧带或骨关节囊韧带结构完全损伤或分离；C. B_3 亚型：前张力带损伤，包括前结构分离或破坏（经骨 / 椎间盘）[经 Springer 许可转载，引自 Vaccaro AR，Koerner JD，Radcliff KE，et al. AOSpine subaxial cervical spine injury classification system. Eur Spine J 2016；25（7）：2173–2184. © 2015 Springer-Verlag Berlin Heidelberg 版权所有]

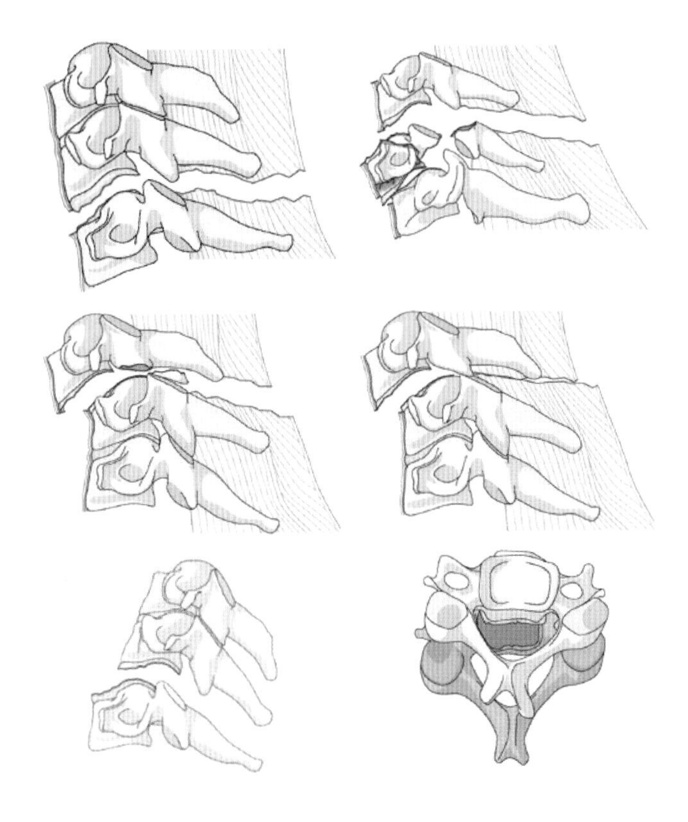

◀ 图 127-5　**AOSpine 下颈椎损伤分型系统中的 C 型损伤**

C 型损伤：任何轴向上的平移［经 Springer 许可转载，引自 Vaccaro AR，Koerner JD，Radcliff KE，et al. AOSpine subaxial cervical spine injury classification system. Eur Spine J 2016；25（7）：2173–2184. © 2015 Springer-Verlag Berlin Heidelberg 版权所有］

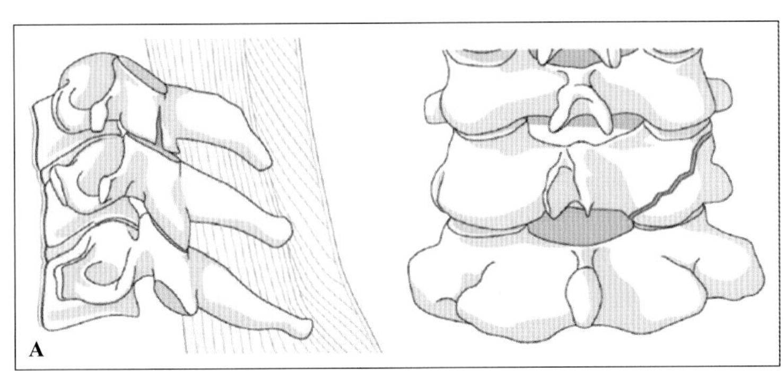

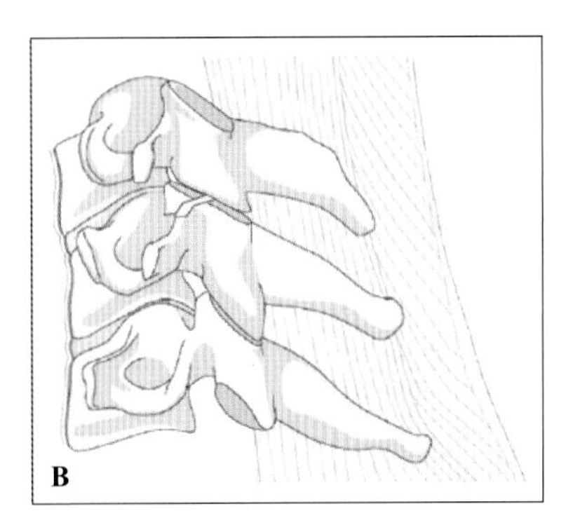

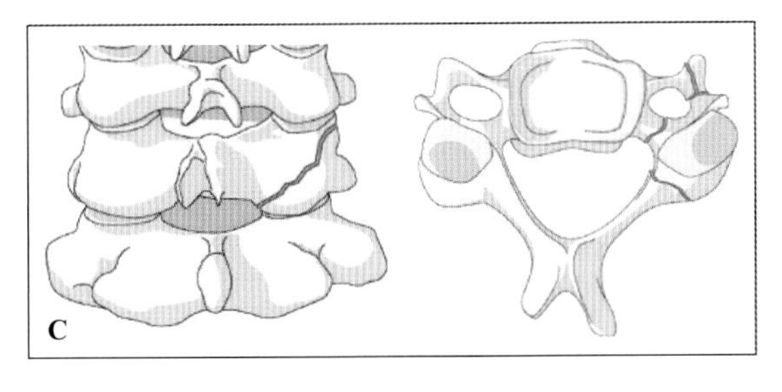

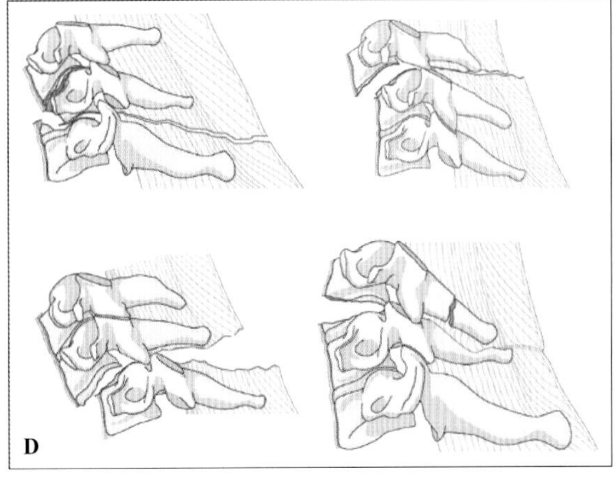

▲ 图 127-6　**AOSpine 下颈椎损伤分型系统中的小关节损伤**

A. F_1 亚型：无移位的小关节骨折（骨折片＜ 1cm，＜ 40% 侧块）；B. F_2 亚型：不稳定的小关节骨折（骨折片＞ 1cm，＞ 40% 侧块）；C. F_3 亚型：漂浮侧块，伴有椎弓根和椎板骨折，导致上、下关节突分离；D. F_4 亚型：病理性半脱位或小关节交锁 / 脱位［经 Springer 许可转载，引自 Vaccaro AR，Koerner JD，Radcliff KE，et al. AOSpine subaxial cervical spine injury classification system. Eur Spine J 2016；25（7）：2173–2184. © 2015 Springer-Verlag Berlin Heidelberg 版权所有］

（diffuse idiopathic skeletal hyperostosis，DISH）、强直性脊柱炎（ankylosing spondylitis，AS）、后纵韧带骨化（ossification of posterior longitudinal ligament，OPLL）或黄韧带骨化（ossification of the ligamentum flavum，OLF）用“M_3”标识。椎动脉损伤相关的用“M_4”标识。

在一项由 10 名外科医生对 30 例下颈椎损伤患者采用 AOSpine 分型系统进行分型，来考量系统可靠性的研究中，在两次分型间隔 1 个月的情况下，所有亚型均具有较高的观察者内和观察者间的可靠性（κ 分别为 0.75 和 0.64）。C 型是最常见的损伤类型（36.3%），而 B_1 型仅为 0.2%。但是，应用复杂和对少见损伤类型（A_3、B_1、F 和 F_4）的可靠性差是其缺点。Silva 等[19]采用盲法研究了 5 位观察者在间隔 1 个月的情况下对 51 例颈椎损伤患者进行 AOSpine 分型，尽管分组可靠性是可以接受的，但在亚组识别中仍然存在明显的局限性。B 型损伤很少诊断，仅轻度损伤（A_0 型）和重度损伤（C 型）的观察者间一致性较高。然而，在他们的研究中，更多的高级外科医生认为可靠性得到了提高。

八、结论

下颈椎损伤分型系统会对医疗质量产生广泛的影响。有效的分型系统应具有良好的可重复性，从而便于医生间沟通交流。理想的分型系统可以明确患者的临床状态，从而根据损伤严重程度判断预后，以指导治疗和患者教育。总而言之，真正有效的分型系统将为下颈椎损伤的评估和治疗提供一致性和可预测性。

CSISS、SLIC 和 AOSpine 系统为颈椎损伤提供了系统性的，可重复的分型方法。当前的工作目标是进一步确定 AOSpine 分型系统在全球不同医生团体中的可靠性。

第128章

胸椎、腰椎和骶椎骨折的分类

Classification of Thoracic, Lumbar, and Sacral Fractures

James Stenson　Christopher K. Kepler　著

黄　霖　李玉希　译

一、概述

已经提出的几种脊柱创伤分类系统可帮助外科医生识别损伤类型，然而，其中大多数并不能为外科医生提供有用的临床信息。一个理想的分类系统不是基于医生的个人经验和回顾性描述方法，而是提供一种系统的治疗方法并同时能够预测临床结果。历史上，胸腰椎骨折的分类是基于损伤机制的，但应用这种分类并不能为治疗和预期结果提供可靠的指导。20 多年前，Bucholz 和 Gill 发表了对现有胸腰椎分类系统的评论，认为当时的系统并不能反映与损伤相关的复杂机制，也没有考虑到神经损伤的多样性[1]。人们在改进胸腰椎损伤分类方面已经做了一些尝试，然而，从历史上看，仍对最佳分类系统缺乏共识[2-5]。总体而言，缺乏共识可能源于多种因素，最重要的是临床应用的便利性。一般来说，外科医生不愿意接受给使用者带来负担的分类系统。此外，胸腰椎损伤相关的解剖结构复杂，难以量化，以往简化损伤机制的尝试降低了其临床应用价值。创造这样一种分类系统，它既足以纳入复杂的胸腰椎解剖，又便于临床应用，迄今为止一直是外科医生回避的问题。

二、不稳定性的定义

对胸腰椎骨折进行分类的持续努力反映了在定义或预测这些损伤的稳定性方面所遇到的困难。传统上，创伤后脊柱不稳定的判定是基于常规 X 线片、计算机断层扫描（CT）和磁共振成像（MRI）的评估。这些影像只在时间上捕捉到一个时刻，提供了损伤的静态视角，不一定与事件发生时出现的动态变形相关。Nicoll 将脊柱稳定性定义为随时间延长没有神经损害或畸形加重[5]。同样，如果畸形进行性加重导致神经功能损害加重，Kelly 和 Whitesides 称之为脊柱不稳定[6]。也许，White 和 Panjabi[7] 给出了最全面的定义。

“临床不稳定的定义是脊柱在生理负荷下失去维持椎体间关系的能力。这种能力所维持的椎间关系对脊髓或神经根既没有损伤，也没有继发刺激，此外，亦不因结构变化而出现致残性畸形或疼痛。”

尽管以前曾多次努力以定义稳定性，但因其以确定反而确立了不稳定的不同类别，而非不稳定的程度。脊柱创伤研究小组是一个致力于脊柱创伤研究的国际脊柱创伤学家联盟，它定义了这些类别，包括以下内容。

- 即刻机械稳定性（根据损伤形态学提示）。

• 长期稳定性（以后韧带复合体的完整性为标志）。

• 神经系统的稳定性（由是否有缺陷表示）。

三、效度与信度

分类系统的主要目的之一是创建一个可用的、可重复的系统，其中包含治疗胸腰段脊柱创伤患者的通用语言，从而促进有效和可靠的交流。这要求观察者内部和观察者之间的可靠性达到合理的程度，以往的系统存在这方面问题。在脊柱骨折分类系统的情况下，假定各种外力与脊柱的相互作用产生了一些基本的重复损伤模式。困难在于无数变量的相互作用，这些变量继续产生创伤性损伤。它还必须将可用信息压缩成可重复的类别，而不丢失信息内容（即算法压缩过程）。这样的过程不可避免地会导致两个陷阱：①信息内容的损失有利于简单性，从而提高再现性；②有利于更高信息含量而损失简单性和再现性。

以往的分类系统大多是基于图像模式识别的。然而，这并不一定利于对预后的更好的理解。一个分类系统，当它真实准确地预测结果时，才最有价值。

四、胸腰椎分类系统的历史回顾

历史上，最常用的胸腰椎骨折分类系统为 Denis 分类和 AO（Arbeitsgemeinschaft für Osteosynthesefragen，AO）分类。尽管缺少合适的随访或确定性评测，但这些分类系统被广泛应用和接受。然而，这些系统都没有经过后续研究修改或改进，这些后续研究能增进我们对胸腰椎损伤自然史的理解。数项独立的研究质疑这些分类系统的可靠性和重复性。Blauth 等对 AO 分类系统的观察者间信度进行了多中心研究，对 14 例腰椎骨折进行了影像学分析。X 线片和 CT 扫描分派给 22 个有脊柱创伤经验的机构进行评价[8]。对 14 例骨折简单应用 3 种分类（A、B、C），观察者间的一致性平均为 67%。与此评估相对应的观察者间信度为 0.33，仅表示可靠性合理。可靠性随着损伤分类数量的增加而减弱。Oner 在 53 例患者中使用 X 线片、CT 和 MRI 评价了 Denis 和 AO 系统的可重复性。他们发现，以 CT 扫描评估主要的 AO 骨折分类描述损伤的重复性一般（κ=0.34）[9]。用 MRI，其可重复性增至中等水平（κ=0.42）。A 型损伤亚分类的重复性进一步提高，观察者 kappa 值中等。与 AO 分类系统相比，对于主要骨折类型，应用 Denis 分类，观察者间和观察者内的一致性更好（CT，κ=0.60；MRI，κ=0.52），尽管这在整个分类系统中都有所下降（CT，κ=0.45；MRI，κ=0.39）。然而，由于将某些损伤类型细分为特定损伤类别的难度增加，方差更大。

AO 分类系统通过使用复杂的子分类，保留了大多数骨折固有的细节和复杂性。然而，正是这种复杂性妨碍了它在日常实践中的广泛应用和适用性。相反，Denis 分类系统采用了一种非常简单的方法，使得它很容易应用，但不够详细，无法对所有骨折进行分类。Wood 等评估了 Denis 和 AO 系统，发现它们都只有中等的可靠性和可重复性[10]。作者担心，即使是经验丰富的脊柱外科医生，在重复测试中也会对同一骨折进行不同的分类[11]。

考虑到上述 AO 和 Denis 分类方案的局限性，Vaccaro 等创建了一个新的胸腰椎分类和评分系统，即胸腰椎损伤分类和严重程度评分（TLICS）[12]。TLICS 系统使用了损伤的独特而相关的三个方面：形态学、PLC 完整性和神经功能状态。

五、临床决策的关键因素

TLICS 系统的基础是注重胸腰椎损伤的三

个关键特征。首先是通过可用的影像学检查确定损伤的形态、其次是 PLC 的完整性、最后一个关键特征是患者的神经功能。在每个类别中使用亚组以更好地识别和分类损伤。一个评分系统确定损伤的严重程度，并有助于损伤的处理。虽然 TLICS 产生了更新的 AOSpine 分类法，但 TLICS 的许多特征在 AOSpine 系统中仍然很重要。

（一）损伤严重程度评分

一个评分系统被分配到三个分类特征中，定义为损伤严重程度评分（ISS），用于指导骨折治疗。对于每一个类别，赋予的分值代表伤害的严重程度，其中 1 分是最轻的，4 分是最重的。增加的分值表示不稳定性增加，并且患者可能从外科干预中受益。

（二）形态：骨折模式

骨折类型可分为 3 种形态特征，即压缩型、平移 / 旋转型和牵张型。这是通过回顾所有可用的影像学研究来确定的，包括 X 线片、CT 和 MRI。

1. 压缩型

脊柱轴向负荷导致压缩畸形的两种截然不同的骨折模式。最轻的是椎体前壁的孤立性屈曲（压缩性骨折）。更严重的损伤是爆裂性骨折，它包括椎体后壁骨皮质的破坏，并伴有不同程度的骨折块突入椎管。根据椎体破裂的程度对这种形态损伤进行赋分，压缩性骨折 1 分，爆裂性骨折 2 分[12]。

2. 旋转 / 平移型

当脊柱因扭转或剪切力而失效时，可使用旋转或平移形态学描述。胸腰段脊柱的最大运动范围是屈曲和伸展，以椎间盘韧带复合体和小关节的转向来抵抗轴向旋转和平移力。因此，旋转或平移损伤需要更大的破坏力，通常比压缩损伤导致更大的不稳定[13]。在前后位 X 线片（AP）上与相邻节段对比，X 线片上旋转型的影像包括棘突的水平分离或椎弓根排列的破坏。目前，随着 CT 平扫及其重建图像的常规应用，这种骨折模式很容易识别。对于平移型损伤，在连续的轴位图像上可以看到损伤部位中线的移位。矢状位重建可以提供进一步的信息，并且可能是准确识别代表平移损伤的脱位的小关节面所必需的。如前所述，这种损伤是由比压缩型更大的破坏力造成的和具有更大的不稳定性，因此此骨折形态赋予 3 分。如果关节突关节面完整但错位，则术语错位可与平移 / 旋转互换。

3. 牵张型

牵张性骨折是由严重破坏力引起的脊柱不连续的结果。牵张力可导致韧带和骨质的前后断裂。应用这种形态描述的关键是在损伤水平上认识到头尾成分之间缺乏连续性。由于造成这种破坏所需的暴力，脊柱非常不稳定。此外，在骨折部位，矢状面或冠状面内的成角也很常见。同样，牵张描述词可以根据需要与前面提到的形态学描述词组合以描述复杂的模式。由于不稳定性与产生牵张模式所需的力有关，这些骨折赋予分为 4 分。

六、后方韧带复合体的完整性

后方韧带复合体（posterior ligamentous complex，PLC）的组成部分包括棘上韧带、棘间韧带、黄韧带和关节突关节囊，可防止屈曲、旋转、平移和牵拉。PLC 的主要作用之一是作为一个后张力带，用于限制脊柱后部结构之间的张力。由于其韧带结构，与脊柱中相邻的骨结构相比，PLC 无法愈合，因此，经常需要手术治疗。在 TLICS 系统中，PLC 的完整性可分为完整、不完整或中断。使用所有可用的放射学评估模式，包括 X 线片、CT 和 MRI，对准确评估至关重要。此外，临床检查中，棘突之间有明显的棘突间隙，可提示 PLC 中断。通过彻底的放射学评估，棘突的张开（棘间间隙的扩大）、关节突关节的分离、关节突高位或半脱位是 PLC 断裂的标志。另一个间接征象包括一个椎体在另一个椎体上的旋转或平移，这需要断裂 PLC。在某些情况下，PLC 的完整性是不确定的。如果 PLC 完好无损，则赋分为 0 分，如果为不确定则赋分为 2 分，如果中断，则赋分为 3 分。

七、神经功能状态

虽然以前的分类系统中没有包括神经功能状态，但神经功能状态一直被认为是脊柱损伤严重程度和手术干预需要的重要指标 [12, 13]。在 TLICS 系统中，神经系统状态按手术急迫程度的增加顺序分为：神经功能完好（0 分）、神经根损伤（2 分）、完全性（ASIA A）脊髓损伤（2 分）、不完全性（ASIA B/C/D）脊髓或马尾损伤（3 分）[14, 15]。

八、局限性

最后，TLICS 系统试图包含并描述胸腰椎损伤的范围，但不能包括所有可用于确定特定治疗适应证的潜在患者可变因素。当出现严重的畸形时，无论其评分如何，外科医生可能认为手术是有指征的，当手术对患者具有高风险时，也可能会避免手术干预。例如，弥漫性特发性骨质增生症（DISH）、强直性脊柱炎（AS）和其他代谢紊乱的病例在考虑治疗决策时必须根据个体情况来考虑。一旦考虑了所有的形态学和神经学因素，这些特殊的考虑可能会影响最终的治疗决定 [12]。

九、评分意义

总的或综合的 ISS ＜ 3 分提倡非手术治疗，评分＞ 5 分则表示重点考虑手术治疗（图 128-1）。评分为 4 分的损伤很难指定到外科手术或非手术治疗中，但必须根据个人情况考虑。这通常按相关的限定条件调整。

（一）AOSpine 胸腰椎分类

前述的 TLICS 和 AO/Magerl 脊柱创伤系统的开发，为脊柱创伤的分类提供了明确的依据。然而，这两种分类系统都有其局限性。批评 AO 系统的人士指出，多个亚组烦琐，缺乏观察者间的可靠性，无法指导治疗决策 [10, 16, 17]。TLICS 系统是为解决这些缺点而开发的，但也并非没有缺陷。TLICS 的手术决策依赖于 MRI。这有两个问题。首先，MRI 在全世界并不普及；其次，已经证明在识别 PLC 损伤方面，观察者之间的可靠性差 [18, 19]。

分类	分值
A 型 – 压缩损伤	
A_0	0
A_1	1
A_2	2
A_3	3
A_4	5
B 型 – 张力带损伤	
B_1	5
B_2	6
B_3	7
C 型 – 平移损伤	
C	8
神经功能状态	
N_0	0
N_1	1
N_2	2
N_3	4
N_4	4
N_X	3
患者特异性修正	
M_1	1
M_2	0

▲ 图 128-1 AOSpine 胸腰椎分类方案

鉴于分类方案的差距，一个由9名受过研究专业培训的脊柱外科医生组成的世界性组织，称为AOSpine脊柱创伤知识论坛（AOSpine Trauma Knowledge Forum），共同开发了一个综合而简单的分类系统，其中包括骨折形态和相关的患者临床因素。通过对750例脊柱损伤病例的数据库进行改进，并发展成为一个基本的形态学分类方案。在那之后，研究小组经一系列现场会议后就骨折形态达成共识。在最后一次会面中，神经功能障碍程度和患者特异性修正被加入到分类中，以预测未来的指令治疗算法。通过对未参与手术的脊柱外科医生进行世界范围的调查，验证了损伤和神经系统修正的等级，以确保其反映了外科医生对损伤不稳定性和严重性的共识。最后对分类系统的可靠性进行了统计分析。这项分类被称为AOSpine胸腰椎损伤分类系统（TL AOSIS）。该系统建立在AO/Magerl和TLICS的基础上，根据三个参数对胸腰椎损伤进行分类：形态学、神经功能状态和临床修正项。

1. 形态学

与TLICS相似，TL AOSIS通过严重程度来分类骨折类型，并通过损伤形态学来分类3种不同类型[19, 20]。

A型损伤为压缩性损伤，分为5种不同的亚型：A_0即轻微和临床不明显的椎体骨折（即横突或棘突骨折）；A_1即楔形压缩/无后壁受累的单终板嵌塞；A_2即劈开型或钳夹型，累及双终板，不累及后壁；A_3即不完全性爆裂骨折，单终板骨折累及后壁或椎管；A_4即完全性爆裂骨折，累及双终板和后壁。

B型损伤可影响前、后张力带，分为3种亚型：B_1即后张力带的骨质破坏并延伸入椎体，也称为“Chance骨折”；B_2即包括韧带损伤的后张力带损伤；B_3即与前纵韧带损伤有关的前张力带损伤。

C型损伤是指由于脊柱头尾节段分离或移位而引起的超出生理范围的任何移位。在讨论C型损伤模式时，任何相关的椎体损伤（如A_0、A_1、A_2、A_3、A_4）或张力带损伤（如B_1、B_2、B_3）应进行亚分类。

2. 神经功能状态

在TL AOSIS系统中，神经功能状态可分为五个亚型：N_0即神经功能完好的患者；N_1即可缓解的暂时性神经功能症状；N_2即持续性神经根症状；N_3即不完全性脊髓损伤或马尾损伤；N_4即完全性脊髓损伤，和N_X即由于头部受伤、插管或中毒，无法进行神经学检查[19, 20]。

3. 特定案例修正项

在分类方案中添加了两个临床修正项，根据需要用于帮助脊柱外科医生进行手术和非手术决策。M_1为PLC状态不明确的伤害。M_2是指患者特有的、应予以考虑的并发症，包括但不限于AS、风湿性疾病或脊柱烧伤[19, 20]。

4. 可靠性

Kepler等试图确定TL AOSIS系统的观察者间和观察者内的可靠性。作者将25例脊柱创伤病例通过系统随机分发给全世界100名脊柱外科医生，然后要求他们间隔一个月分别对损伤进行两次分类评分。利用kappa系数进行分析结果，作者发现TL-AOSIS系统具有中等的观察者间和可观的观察者内可靠性[21]。

5. 外科算法

根据对100名脊柱外科医生的调查，Kepler等建立了一个基于TL AOSIS系统（表）的损伤模式分级的整数数字系统，称为胸腰椎AOSpine损伤评分[22]。这是通过要求评论者在分类系统的所有特征中，按相对严重程度和对外科干预需求的贡献进行排序来完成的。在随后的研究中，Kepler等提出了一种基于上述损伤评分的外科算法。根据另一项发送给AOSpine会员的调查，确定了手术干预的必要性阈值。作者的结论是，≤3分的损伤应首先尝试非手术治疗，得分＞ 5 分的骨折需要手术治疗，评分为 4 分和 5 分的骨折可以手术或非手术治疗[23]。

（二）AOSpine 骶骨分类

在 AOSpine 胸腰椎系统成功的基础上，为了描述包括骶骨在内的损伤，采取了类似的措施。通过一项调查研究，揭示了这一体系的学术基础，该调查研究确立了骶骨损伤的相对损伤程度，以及是否应将若干特定损伤视为不同的类型[24]。从最轻到最重，损伤的等级被确定为：横向骨折、单侧垂直骨折以及导致脊柱–骨盆不稳定的骨折。关于经骶孔骨折合并神经损伤的风险增加、骶骨损伤分类中 L_5～S_1 关节复合体的相关性，以及骶骨 U 型损伤代表一个不同的类型等方面几乎达成了共识。尽管临床相关的外科决策综合分类尚未发表，但分类的形态学描述已经发表[25]。下骶尾部损伤对骨盆或脊柱骨盆损伤无影响，可分为尾骨损伤（A_1）、骶髂关节以下非移位性横行骨折（A_2）和骶髂关节以下移位性横行骨折（A_3）。骨盆后部损伤分级较高并亚分类为累及中央骶管的中央区骨折（B_1）、不累及神经结构的经骶骨翼骨折（B_2）和仅经神经孔区的经骶孔骨折（B_3）。最后，脊柱骨盆损伤有脊柱骨盆不稳定风险，包括常见于低能量老年创伤的骶骨 U 型变体（C_0）、S_1 上关节突与骶骨内侧分离的骶骨 U 型变体（C_1）、无横向移位的双侧完全性 B 型损伤（C_2），以及移位的骶骨 U 型损伤（C_3）。一旦可靠性分析和验证研究完成，完整的系统将辅以类似的神经损伤和修正项。

十、结论

虽然胸腰椎和骶骨有几种分类系统，但以前的 AO 和 Denis 分类系统仍是最受欢迎的[8, 11, 13, 26–30]。一个独立的系统无法提供临床上有用、可靠和有效的结果，与分类系统的数量过多相关。同时，这些系统在脊柱外科本已复杂的领域内造成了不必要的混乱。新的 AOSpine 系统似乎提供了一种合理的替代方案，取代了以往对胸腰椎损伤分类的许多尝试，并建立在 AO/Magerl 系统和 TLICS 的局限性之上。

胸腰椎创伤领域的诊断、治疗和管理仍存在争议。AOSpine 系统提供了一个更简单的分类系统，其中考虑了与决策相关的因素。由于该系统基于精心选择的、与患者结局相关的客观临床指标，因此其便于有关损伤的交流，并有助于制订治疗决策。最后，由于外科干预的必要性是基于一个包罗万象的和共识确定的评分系统，如果尚未了解的因素显露出来，或者新的研究导致对脊柱不稳定和手术紧迫性的理解发生变化，那么 AOSpine 系统可以进行改进。

十一、实例

（一）压缩性骨折

一名 21 岁男性驾驶员在汽车碰撞中受伤，并无任何神经症状，但是主诉背痛。影像学结果显示 L_2 单终板压缩性骨折（图 128–2）。使用 AOSpine 系统，其损伤分类为 A_1 损伤（1 分），神经功能完好（0 分），总分 1 分，支持非手术治疗。

（二）爆裂性骨折伴 PLC 完整

一名 32 岁男性乘客在汽车碰撞中受伤，症状与马尾综合征一致，影像学检查结果显示 L_3 爆裂性骨折（图 128–3）。这是一例在马尾损伤情况下，L_3 PLC 完整的爆裂性骨折。在 AOSpine 系统下，该患者损伤分类为 A_4，双终板爆裂形态评分 5 分、马尾综合征 4 分，总分 9 分，建议手术治疗。

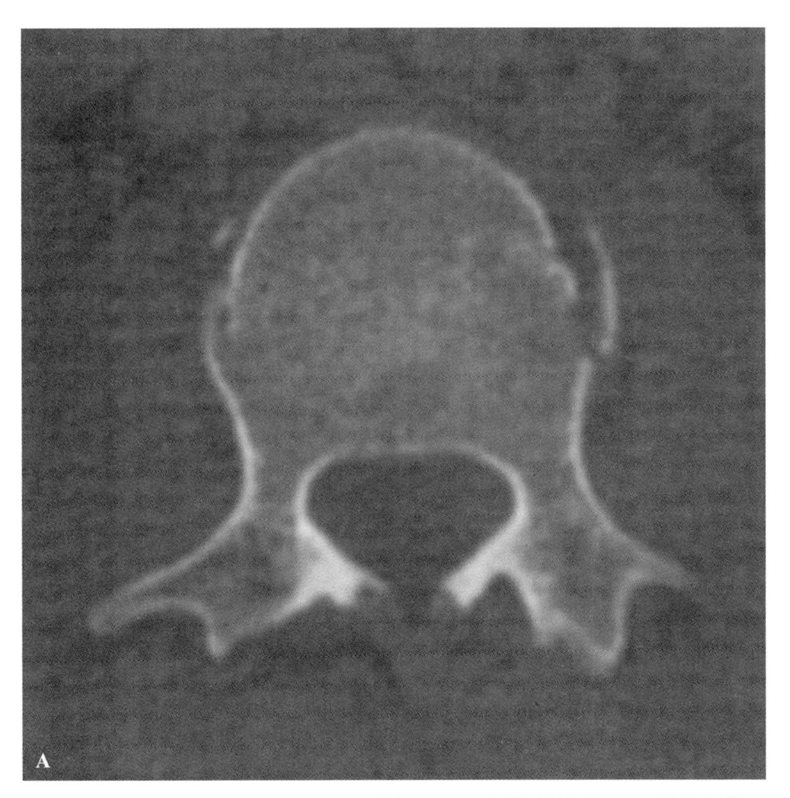

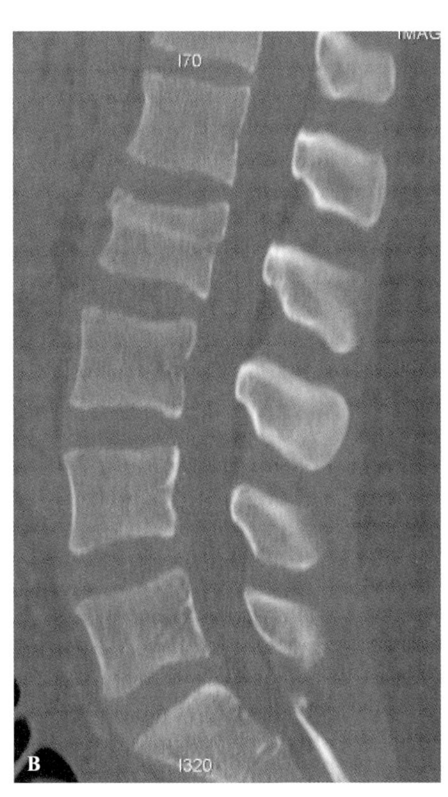

▲ 图 128-2　压缩性骨折。**A.** 轴位图像；**B.** 矢状位图像

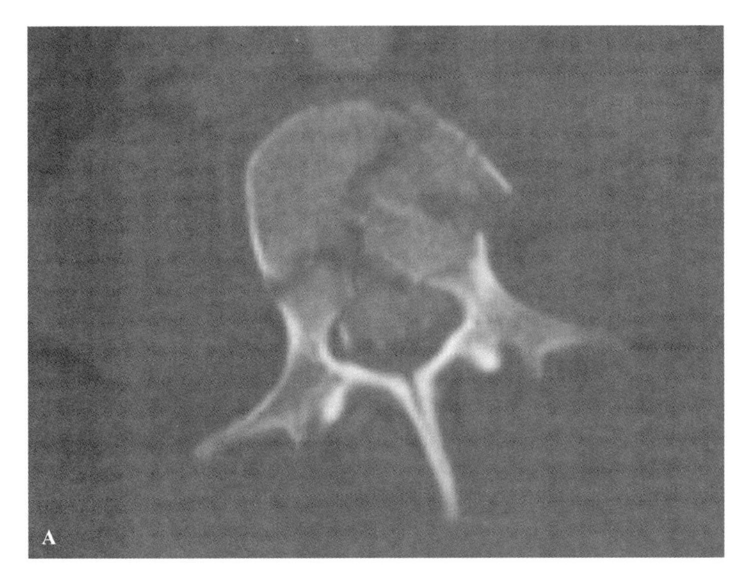

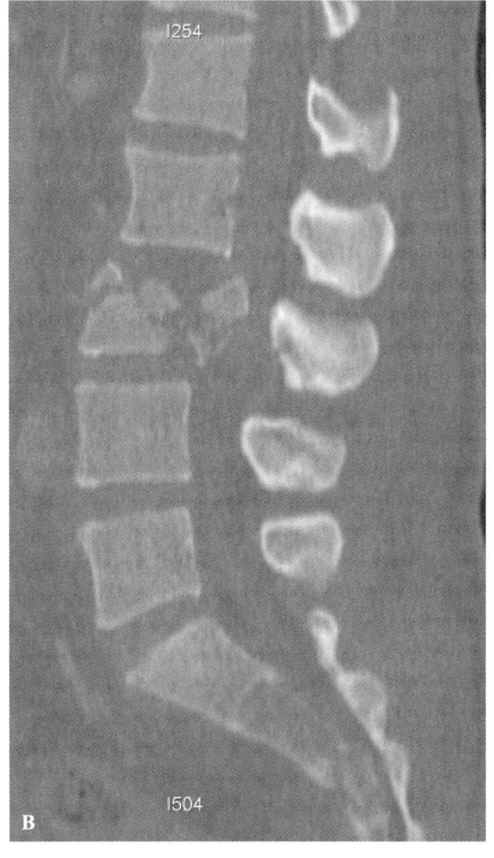

▲ 图 128-3　爆裂性骨折伴 **PLC** 完整患者的轴位（**A**）和矢状位（**B**）图像

（三）爆裂性骨折伴 PLC 破裂

一名 44 岁男子从马背上摔落，出现严重的背痛症状，神经功能完好。影像学检查显示后张力带断裂（图 128-4）。患者 B_2 韧带损伤（6 分），神经功能正常（0 分），共 6 分，适宜外科手术。

（四）移位损伤伴 PLC 断裂和马尾综合征

一名 19 岁女性乘客在多辆机动车相撞中受伤，马尾综合征症状，影像学结果显示 T_{12} 和 L_1 移位性骨折脱位（图 128-5A 和 B）。该患者有 C 型移位损伤（8 分）和马尾损伤（4 分）。根据 AOSpine 系统，她总共得 12 分，应手术治疗。经椎弓根螺钉内固定复位和后路脊柱融合术治疗前后位（AP）和侧位 X 线片显示胸腰椎解剖序列恢复（图 128-5C 和 D）。

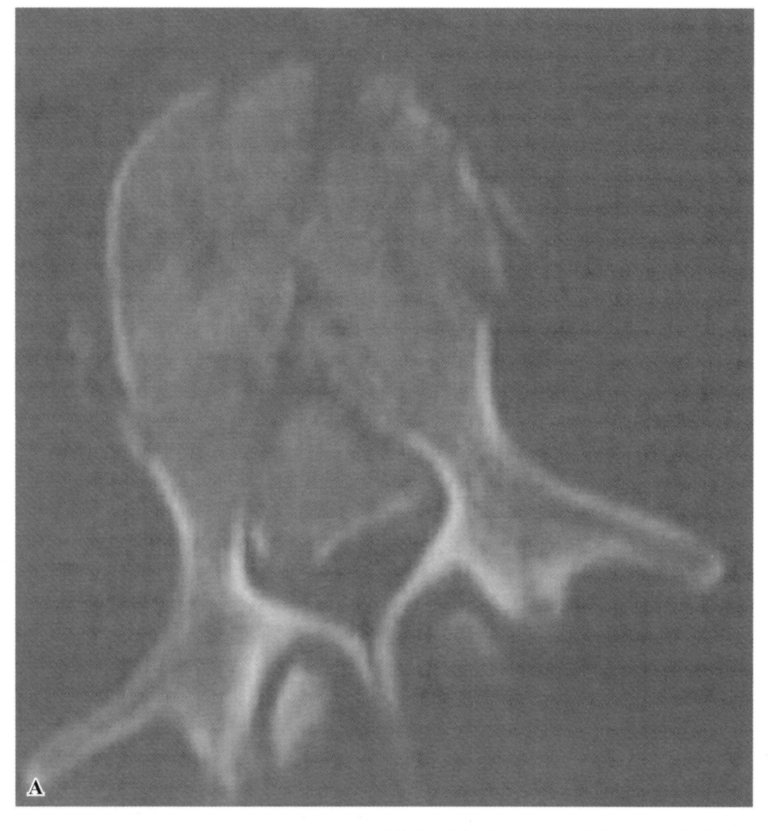

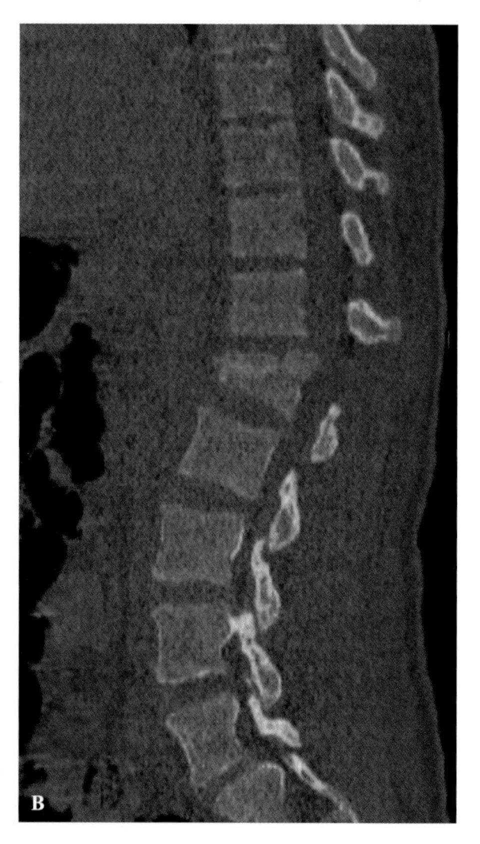

▲ 图 128-4　爆裂性骨折伴 PLC 完整患者的轴位（A）和矢状位（B）图像

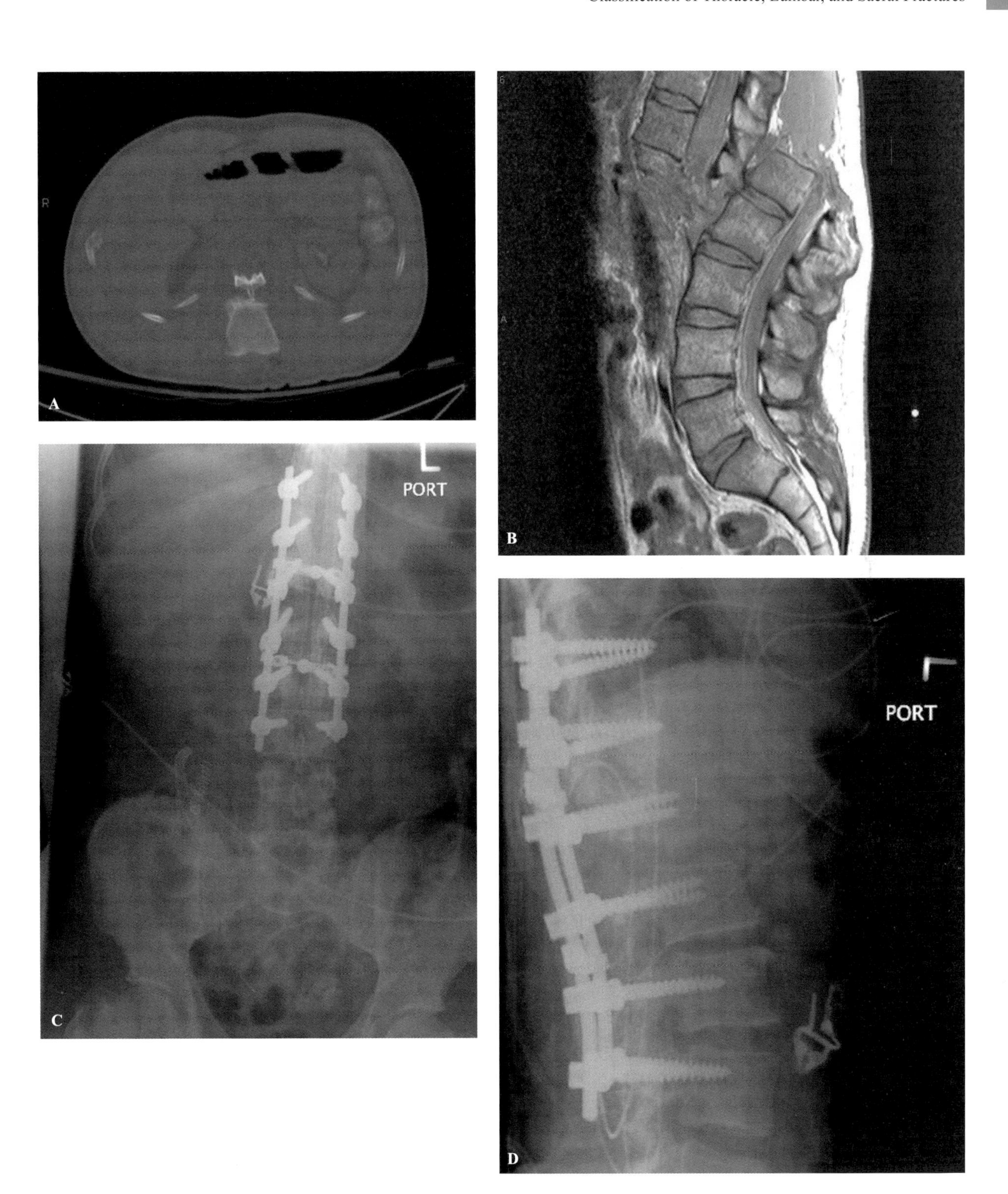

▲ 图 128-5 **移位损伤体 PLC 断裂和马尾综合征**

A. 轴位图像；B. 矢状位图像；C 和 D. 术后 X 线片

第129章 颈椎骨折的外科治疗

Surgical Management of Cervical Spine Fractures

Barrett S. Boody　Rick C. Sasso　著

陆　声　陈家瑜　译

一、概述

复杂的颈椎损伤和颈脊髓损伤仍然是现代社会的重大医疗问题，因此，颈椎损伤的外科评估和处理是脊柱外科医生需要掌握的重要理论和技能。由于急性颈椎损伤发生率相对较高，医务人员需充分掌握这些潜在的灾难性损伤的评估和处理。在钝性创伤患者中，大约6%存在颈椎损伤，在行人被汽车、自行车、摩托车撞伤，以及机动车碰撞导致的车祸伤中，颈椎损伤的发生率更高[1]。迅速识别颈椎不稳及神经损害对推进治疗和预防新发神经损伤或避免神经损伤加重都至关重要。尽管颈椎创伤的手术入路和重建与颈椎退行性疾病有许多相似之处，但熟练掌握脊柱创伤手术技术在手术规划和实施上的细微差别，将有助于获得更好的疗效。本章节将综述颈椎创伤的手术指征和手术治疗精要，包括与颈椎退行性疾病手术相比在手术入路和技术上的改良。

二、颅颈交界区损伤的外科治疗

（一）颅颈分离

对损伤部位的CT及MRI资料应仔细评估，寻找C_0～C_1关节的间隙和半脱位征象，这些征象往往提示颅颈分离（craniocervical dissociation，CCD）。尽管存在多种传统的放射学方法诊断CCD，如颅底齿状突间距（basion-dens interval）、颅底枢椎间距（basion-axis interval）及Power比（Power ratio）等，采用改良颅颈指数（revised cranio-cervical index）（旁正中矢状位CT中C_0～C_1关节中点间的距离＞2.5mm）或采用MRI判断C_0～C_1韧带断裂情况，其诊断敏感性均优于传统的测量方法[2-4]。然而，对于可疑的颈椎损伤患者，外科医生仍应仔细检查颈椎其他节段，因为当注意力集中于测量C_0～C_1关节间隙时，可能会漏诊发生于C_1～C_2关节处的CCD[5]。

由于CCD患者采用非手术治疗可能导致50%以上的患者出现神经症状加重，因此应当采取手术治疗恢复稳定性，避免潜在的灾难性神经损伤[6, 7]。应避免牵引，即使很小重量的牵引都可导致C_0～C_1过度牵张而出现神经损伤[6]。对于这类韧带损伤，手术应当实现固定和融合，采用现代钉棒技术固定后能实现90%以上的融合率[8, 9]，手术固定节段通常为枕骨至C_2，器械可采用枕骨板或中轴偏心连接器、C_1侧块螺钉和C_2椎弓根螺钉或椎板螺钉。若合并上颈椎或下颈椎损伤，或已有颈椎强直和骨质疏松，融合节段需向下延伸以提高稳定性。

由于上颈椎的椎管与脑干/脊髓的比例较大，复位固定融合后只有在合并硬膜外血肿的情况下才需进行减压。

由于各关节不稳且难以直接操作，C_0～C_1脱位进行复位的难度极大。由于Gardner-Wells颅骨牵引器会使寰枕关节受到牵拉，造成潜在的神经损伤，手术体位摆放时，应采用Mayfield头架固定枕骨。在透视下小心调整体位可实现部分复位，也可利用枕骨钢板和颈椎螺钉对该节段进行直接的复位操作。植入连接棒后，需术中透视确认寰枕关节的复位程度，必要时可采用术中CT评估寰枕关节情况。此外，需要评估枕骨与颈椎的对位关系，确保其处于中立位，以免曲度不良影响正常吞咽功能[10]。

（二）齿状突骨折

齿状突骨折手术与否取决于骨不连的风险，其中1型和3型齿状突骨折采用非手术治疗发生骨不连的风险低[11]。1型齿状突骨折需仔细检查，若合并寰枕分离需要手术治疗。2型齿状突骨折存在骨不连风险，应考虑手术治疗。已报道的2型齿状突骨折骨不连的风险因素包括：年龄＞40岁、粉碎性骨折、骨折块分离＞1mm、延迟治疗＞4天、成角畸形＞10°及向后移位＞5mm[11, 12]。对于没有骨不连危险因素的成年患者，可采用非手术治疗，使用Halo架制动，但需注意老年患者采用Halo架治疗的致残率和致死率较高[13]。对于合并骨不连风险因素的成年患者，若无骨质疏松，可采用前路齿状突螺钉内固定术治疗可复位的2A型和2B型齿状突骨折。以往前路齿状突螺钉被推荐用于较年轻的成年患者，但近来多篇文献证明前路齿状突螺钉也可成功治疗老年患者齿状突骨折[14, 15]。对于合并骨不连风险的成人患者，例如2C型齿状突骨折、骨质疏松、骨折无法复位、C_1～C_2的对线不良或前路螺钉轨迹存在体位遮挡时，应考虑后路C_1～C_2融合。

尽管根据文献报道，老年患者可形成无症状、稳定的纤维连接性骨不连，临床疗效尚可接受，但近来文献报道，对于年龄≥65岁的患者，若无手术禁忌，建议手术治疗；与非手术治疗相比，手术治疗功能恢复较好、骨折愈合率较高、死亡率较低，而并发症发生率相近[16–18]。外科医生目前难以判断哪些患者能通过手术治疗获益，对于显著的寰枢关节不稳（CT提示寰枢关节半脱位≥50%）、无法耐受硬质颈托、伴有疼痛的骨不连或制动后仍存在明显颈部轴性疼痛的患者，均可能通过手术治疗获益[19]。

齿状突骨折的手术治疗技术包括前路齿状突螺钉、C_1～C_2经关节突螺钉、C_1侧块螺钉和C_2椎弓根、峡部或椎板螺钉固定。生物力学检测表明，通过模拟C_1～C_2不稳，C_2椎弓根、峡部和椎板螺钉均能显著改善C_1～C_2稳定性[20, 21]。而且，上述的几种手术技术均在临床应用中获得成功[22–25]，因此医生可根据患者的解剖差异和自己的个人偏好选择合适的固定方式。尽管后路固定的融合率高于前路齿状突螺钉固定，但前路齿状突螺钉固定可避免寰枢关节融合，保留寰枢关节的轴向旋转活动[26, 27]。然而，若适应证把握得当，上述手术技术的临床疗效并无差异[28]。

与标准的颈椎前路椎间盘切除融合术（anterior cervical disscectomy and fusion，ACDF）相比，行前路齿状突螺钉内固定术时，手术体位和手术技术需要一些改良。对于体位，可采用透射线的牙垫维持张口位以利于拍摄齿状突前后位片。此外，采用双C形臂分别拍摄前后位及侧位片，可迅速评估导针和螺钉的位置。可使用Gardner-Wells颅骨牵引或颈椎后伸来尝试进行体位复位，并通过术中矫正进一步复位。

手术入路采用C_5～C_6平面的标准右侧Smith-Robinson入路。手术切口比齿状突低几个节段，并通过Smith-Robinson入路向头侧分离软组织创造适合前路齿状突螺钉植入的角度和轨迹。此外，右侧入路有利于优势手的操作，可提高钻孔精确度。需特别指出的是，对于肥胖患者，切勿忽略桶状胸及短颈对导针轨迹造成的体位阻挡。手术应从 C_5～C_6 椎间盘水平入路显露，并沿椎体前向上钝性分离至 C_2～C_3 椎间盘水平。同时采用双平面（前后位及侧位）透视，沿 C_2 椎体下唇中点植入导针，采用空心手钻切除部分 C_2～C_3 椎间盘和 C_3 椎体上终板，使得导针通道垂直穿过齿状突骨折线。沿导针置入套管，并固定于 C_3 椎体，为内固定植入提供工作通道，并有助于直接操控 C_3 椎体协助齿状突骨折复位。随后钻出螺钉钉道，并在透视下进行双皮质攻丝。在双平面透视下置入 3.5mm 半螺纹空心螺钉，并确保螺钉的长度和轨迹合适。该技术不适用于难复性骨折、骨折分离、粉碎性骨折和反斜形骨折（图 129-1）[29]。

对于后路 C_1～C_2 融合，外科医生应该仔细阅读术前 CT 片，发现 C_1、C_2 水平的椎动脉的解剖变异，并依此调整手术固定技术。首先采用标准后路显露 C_1 后弓、C_2 椎板及峡部。C_2 螺钉可采用峡部、椎弓根或椎板螺钉，C_2 椎弓根螺钉需要 X 线透视；C_2 螺钉植入后，需要标准侧位透视确定 C_1 侧块螺钉的进钉点和轨迹。可将 C_2 神经根的背根神经节向下轻柔牵拉开以显露骨性结构。对于翻修手术，或根据术者个人习惯，可将 C_2 神经根切断以利于 C_1 螺钉植入，此外还利于显露 C_1～C_2 关节以去皮质和融合。据文献报道，切断 C_2 神经根后，大约 12% 的患者出现相应支配区麻木 [30]。

用神经钩探查确定 C_1 侧块的内侧壁。C_1 进钉点位于侧块内侧壁向外侧 5mm，刚好位于 C_1 后弓尾侧。若保留 C_2 神经根，此处的出血会很棘手，可局部使用止血材料和双极电凝控制出血。在透视下采用磨钻钻孔，然后用预置深度为 14～18mm（依据患者身材调节）的导向钻在透视下逐步钻孔，方向内倾约 10°，螺钉轨迹应与 C_1 前弓下表面平行并位于寰枕关节尾侧。可逐步增加钻孔深度，以便置入足够长度的螺钉。然后在置入侧块螺钉之前进行测深以确定侧块螺钉的长度。通常在所测深度上再加 8～10mm，以利于固定棒与 C_2 螺钉连接。尽管半螺纹 C_1 螺钉可减少对 C_2 神经根的刺激，然而目前尚无充分的证据支持使用半螺纹螺钉优于全螺纹螺钉。

螺钉置入后，需要侧位透视确认螺钉位置，并连接固定棒。C_1 向前滑脱，可通过术中体位调整来实现复位，也可通过术中采用椎板下钢丝技术（通过后弓置入钢丝进行提拉复位）或用钳子直接夹住后弓实现 C_1 复位。此外，若采用 C_2 椎板螺钉，可通过置入固定棒后加压复位 C_1 椎体，即通过固定棒连接 C_1 和 C_2 螺钉，先拧紧 C_1 尾帽，保持 C_2 尾帽处于松弛状态，在透视下用加压钳在 C_1 和 C_2 螺钉间加压，再拧紧 C_2 尾帽。充分复位并锁紧后，对 C_1 后弓和 C_2 椎板去皮质化，并在 C_1～C_2 的间隙进行同种异体骨或自体骨植骨，均可获得较高的融合率 [31]。最后需再次行 X 线检查确认内固定的位置（图 129-2 和图 129-3）。

（三）枢椎创伤性滑脱

1 型和 2 型的 C_2 椎体创伤性滑脱（Hangman 骨折）常采用非手术治疗。若骨折累及 C_2 椎体，骨折移位并压迫神经，则可能需要手术复位及后路脊柱融合。此外，使用 Halo 架或硬质颈托治疗失败，如骨折不愈合或进行性加重的椎体向前滑脱则提示需要手术治疗 [32]。3 型骨折通常需要后路 C_2～C_3 小关节切开复位和后路融合。尽管 C_2～C_3 前路手术有助于直视下复位前方成角和移位的 C_2 椎体，然而对于骨折块分离或不稳的患者仍需行后路融合术 [33]。

摆体位时，采用 Mayfield 头架维持轻度屈曲位有助于手术显露和复位。相反，如果需要通过牵引来完成骨折部分或完全复位，可使用 Gardner-Wells 颅骨牵引器。手术应选择标准的

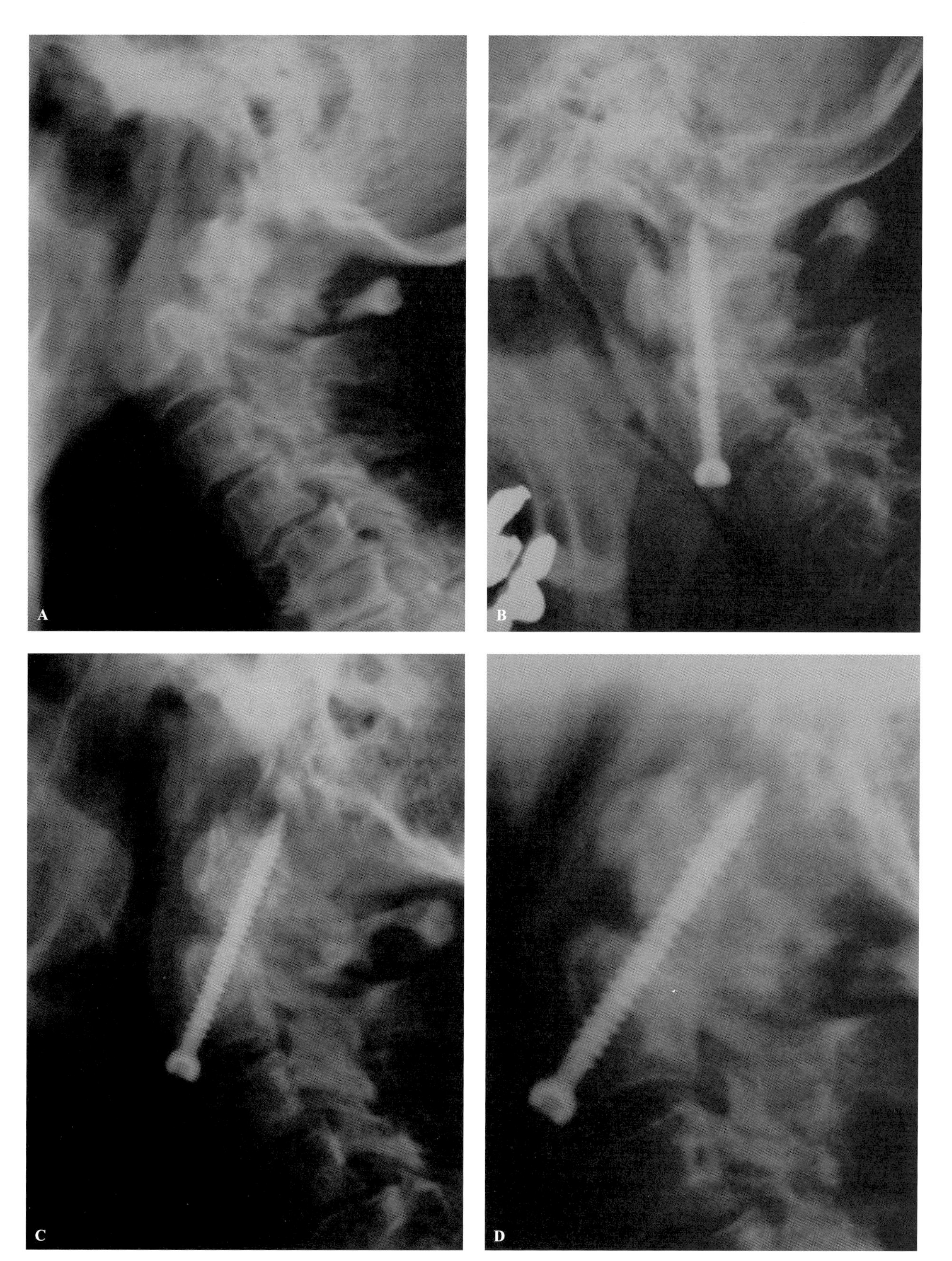

▲ 图 129-1 1 名 70 岁男性患者，典型的 2 型齿状突骨折伴向后移位和成角畸形（A）。行前路齿状突螺钉固定术（B）。随访 3 个月的 X 线片（C）和 6 个月的 X 线片（D）显示齿状突螺钉固定失败，骨折块向后移位和成角（图片由医学博士 Rick Sasso 提供）

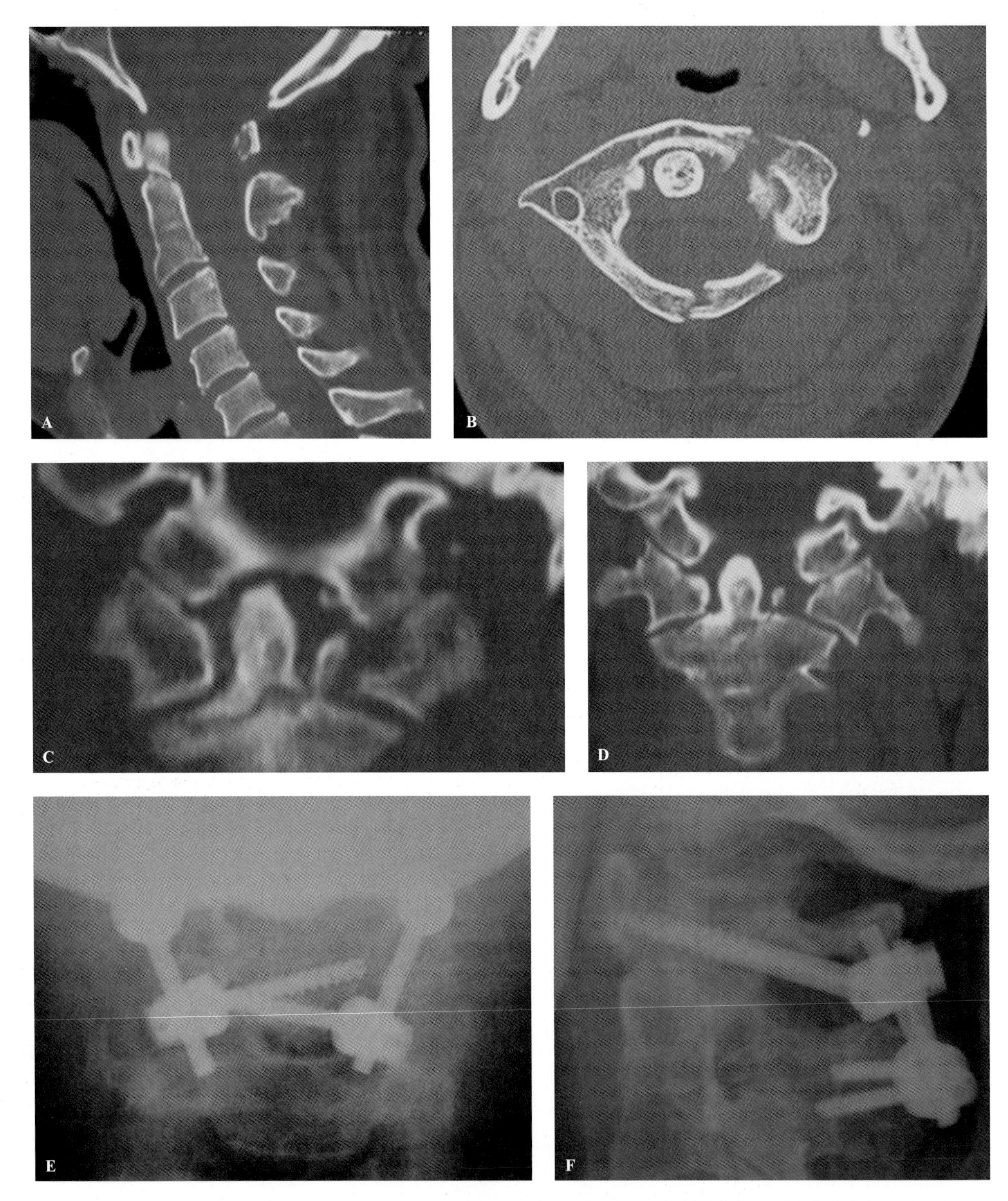

▲ 图 129-2 32 岁男性患者为 C_1 爆裂性骨折，伴寰椎横韧带撕脱性骨折及轻微移位的 2 型齿状突骨折（A 至 D）。最终治疗采用 C_1～C_2 后路融合和 C_2 椎板螺钉固定。术后 12 个月的 X 线片显示 C_1～C_2 稳固融合（E 和 F）（图片由 Rick Sasso 医学博士提供）

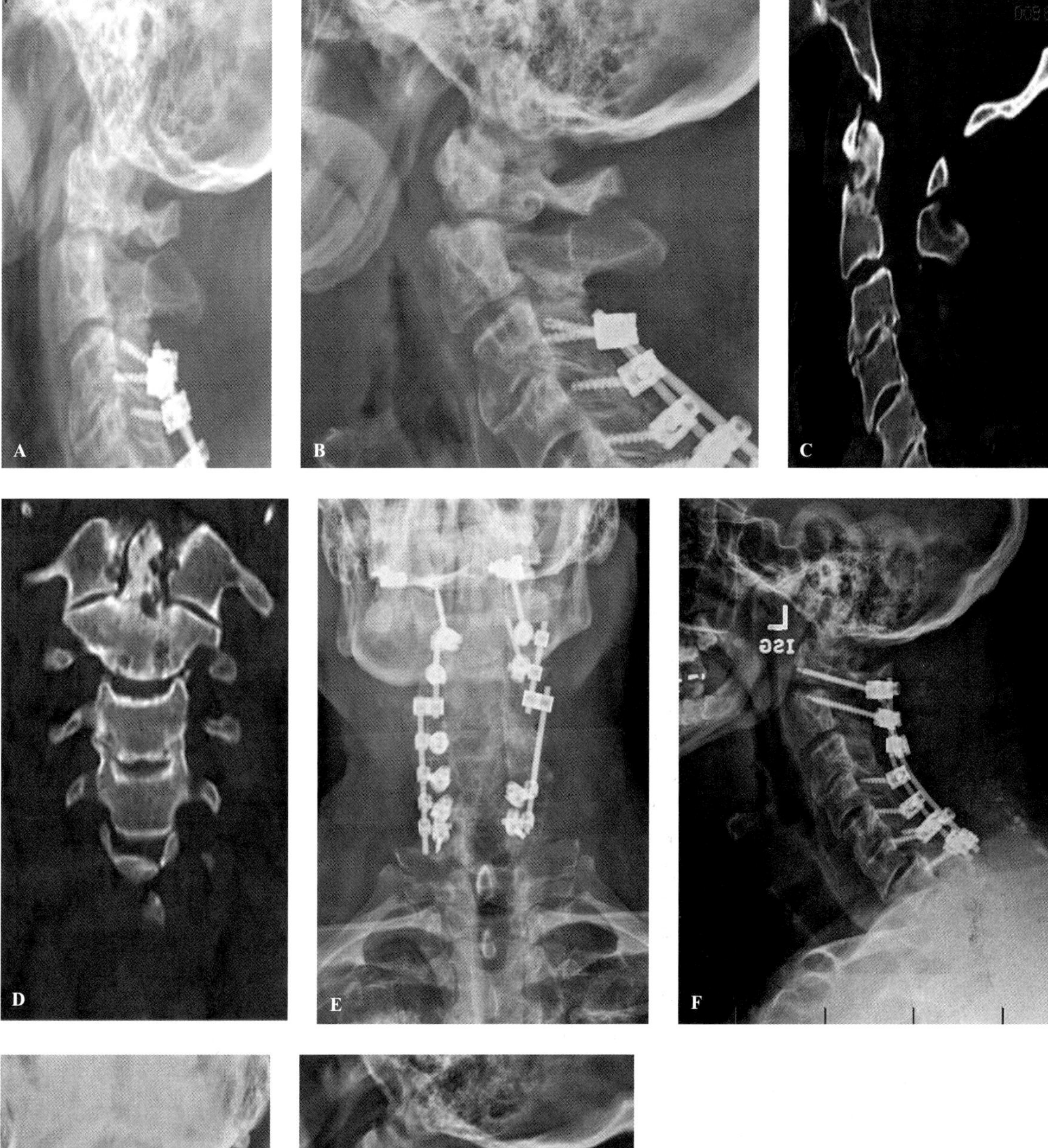

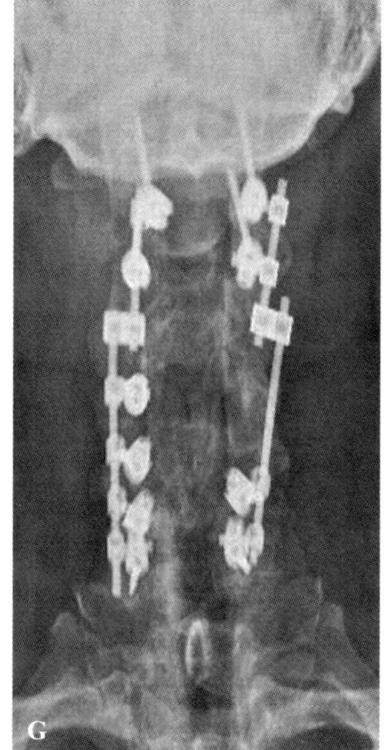

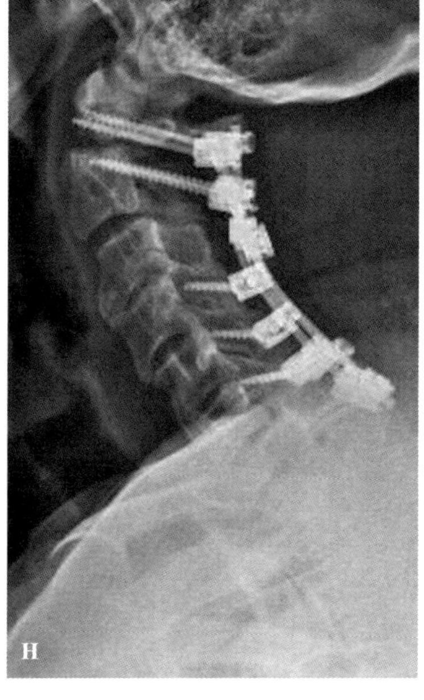

▲图 129-3 **68** 岁女性患者，既往曾行 C_3～C_7 颈椎后路减压融合术，现因低能量摔倒后发生 **2** 型齿状突骨折（**A**）。起初，患者参与了非手术治疗的临床试验，经过 **6** 个月随访，**X** 线片未见融合征象，且伴有严重的颈部轴性疼痛（**B**）。**CT** 显示 **2** 型齿状突骨折，骨折不愈合（**C** 和 **D**）。随后患者接受手术治疗，向头侧延长融合节段，固定至 C_1（**E** 和 **F**）。术后 **1** 年随访，**X** 线显示内固定稳定，对线良好。术后 **2** 年 **X** 线显示内固定稳定，对线良好（**G** 和 **H**）。（图片由 **Rick Sasso** 医学博士提供）

C_1～C_3后正中入路。若合并C_2～C_3小关节脱位，通常有明显的软组织损伤，很容易识别和复位。置入C_2椎弓根螺钉的过程中，使用C_1后弓钢丝有助于将C_2椎体和侧块复位[34]。在这种情况下可以选择C_2～C_3融合，但是需要采用C_2椎弓根拉力螺钉技术解剖复位C_2骨折。选择后路C_1～C_3融合也可提供足够的稳定性，但会导致C_1～C_2关节的旋转功能丧失。对于C_2椎体严重粉碎性骨折、骨质丢失或C_2椎弓根螺钉稳定性不足等情况，我们推荐融合至C_1。此外，C_2椎体严重的滑脱或成角畸形提示存在显著失稳时，应考虑进行前后路联合手术[35]。

三、下颈椎损伤的手术治疗

下颈椎骨折若存在不稳，和（或）脊髓压迫导致神经损伤，应考虑手术治疗。既往的下颈椎骨折分型系统对于手术决策过于复杂，Vaccaro等提出的下颈椎损伤分型量表（Subaxial Injury Classification Scale，SLIC）为这类损伤的治疗提供了参考依据[36]。SLIC类型采用损伤形态学、椎间盘韧带复合体的完整性和患者神经功能状态来决定是否需要手术治疗。评分＜4分可选择保守治疗，超过5分推荐手术治疗，4分时则根据具体情况决定是否需要手术治疗。

（一）爆裂型和屈曲－压缩型损伤

爆裂型和屈曲－压缩型（如泪滴样）骨折合并脊柱后凸和骨折块向后突出压迫脊髓，需要对骨折椎体行颈椎前路椎体次全切除融合术。尽管手术技术与退变性疾病的治疗相似，但要注意其中的重要区别。术中撑开有助于减压和结构性植骨，可以使用Gardner-Wells颅骨牵引器间接撑开，和（或）术中使用Caspar撑开器。对于不稳定损伤，术中应注意避免过度撑开，可以通过术中X线透视观察小关节进行评估。此外，出现过度撑开，是三柱不稳的重要提示，需要辅助后路融合术。椎体次全切除的宽度应在术前根据患者身材确定，大多数成人需要16mm宽度的骨槽。此外，应通过MRI评估椎动脉的位置，以发现椎动脉形态异常或椎动脉损伤，这些都可能增加手术难度。若存在严重的椎体后方脊髓压迫，此时解剖结构紊乱，应切除损伤椎体上下的椎间盘和后纵韧带，显露正常硬膜囊作为解剖标志。此外，应先行椎间盘切除再行椎体次全切除，这有助于确定钩椎关节，并以此为解剖标志确定椎体次全切除骨槽位于椎体中央。椎体次全切除可以使用咬骨钳、刮匙和磨钻等实现，术中应注意保持骨槽深方的椎体次全切除的宽度，避免去除构成侧壁的骨折块，以免不慎损伤椎动脉。待骨减压完成后，可切除后纵韧带以确保在骨槽范围内硬膜无压迫。骨折椎体处的出血有时很凶猛，术中必须严密止血，以防术后血肿形成。植骨和钢板内固定与退变性疾病的椎体次全切除的手术技术相似，若合并后方韧带损伤，或行多节段椎体次全切除，应考虑辅以后路固定融合（图129-4）。

（二）屈曲－牵张型/小关节脱位型损伤

屈曲－牵张型损伤导致小关节对顶或脱位的手术治疗具有争议，需根据病例特点制订治疗方案。该损伤由于小关节骨折和椎间盘韧带复合体损伤可能出现严重不稳，也可因椎体移位和（或）创伤性椎间盘突出导致脊髓压迫。尽管具有争议，进行MRI检查前，小关节脱位急诊术前复位可以在清醒状态下安全地完成，然而对于不完全性脊髓损伤患者需要高度警惕。MRI可在复位后进行，也可在闭合复位出现神经症状加重时进行。此外，在中毒、神经状态迟钝或神经系统检查不可靠时，应在给予任何处理前先完成急诊MRI检查。

术前MRI资料评估对手术治疗至关重要，

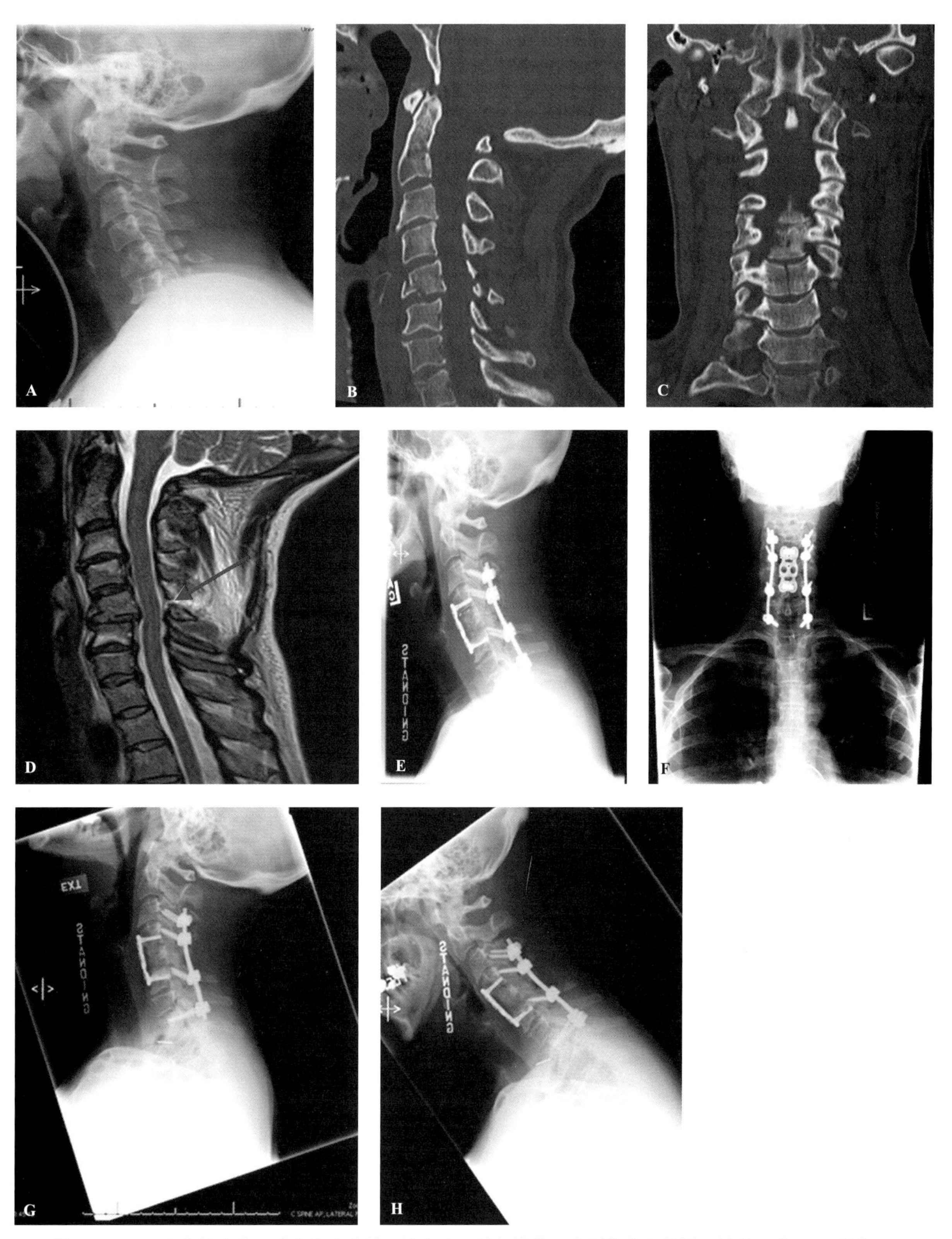

▲ 图 129-4　**46** 岁女性患者，发生翻车事故，检查未见神经损伤。在创伤中心拍摄 **X** 线片，发现 C_5 屈曲 - 压缩型骨折（**A**）。**CT** 检查（**B** 和 **C**）进一步明确屈曲 - 压缩型骨折，伴椎体"泪滴样"骨折和后方小关节骨折。**MRI** 提示 C_5 椎体向后半脱位，轻度脊髓受压，后方韧带损伤，黄韧带损伤（箭）和广泛的后方软组织水肿（**D**）。该患者行前路 C_5 椎体次全切除、C_4～C_6 钢板螺钉内固定术、后路 C_5 减压和 C_3～T_1 融合。术后 **6** 个月 **X** 线检查，侧位（**E**）、前后位（**F**）和屈伸侧位片（**G** 和 **H**）显示脊柱稳定性良好，无内固定失败征象（图片由 **Nader Dahdaleh** 医学博士提供）

应仔细鉴别是否存在椎动脉解剖异常或损伤。存在椎间盘突出压迫脊髓时，建议行前路减压椎间盘切除植骨融合内固定术。手术技术与退变性疾病实施 ACDF 相似，但也存在一些重要区别。应切除后纵韧带以确保切除所有突出的椎间盘组织碎片。此外，对于难以复位的小关节脱位，可通过前路手术复位，但是在无严重后方韧带复合体损伤时较为困难。Gardner-Wells 颅骨牵引器可提供间接牵引，并可以根据术中需要增加牵引重量以实现充分牵引。此外，小型椎板扩张器或终板撑开器（如用于颈椎间盘置换术的撑开器）可以对间接牵引提供有力的辅助，但撑开力量太大可能导致终板或椎体骨折。所有的牵引操作都应该在透视下进行，以监测牵引的程度。Caspar 钉也可用于辅助牵引，但使用时应小心谨慎，防止撑开钉脱出或造成骨折，影响后续的钢板螺钉置入。此外，Caspar 钉能提供适当的旋转力，可辅助 Gardner-Wells 颅骨牵引器用于解锁及复位已被牵开的小关节。若小关节可以充分复位，需要再次检查椎管，确保充分的椎间盘切除、神经根减压和止血。随后，需要根据侧位透视片确定植骨块的高度，防止植骨块过高导致小关节撑开。进行植骨和钢板置入时，需在侧位透视片上仔细检查小关节是否存在半脱位，确保小关节完全复位，必要时可使用术中 CT 确定复位情况。对于难复性小关节脱位，椎间盘切除后，应选择较小的植骨块，置入钢板只置入头侧椎体的螺钉，这样不影响后路复位固定，避免了再行前路手术。若前路植骨块无法植入，应严密止血后关闭前路伤口，行后路复位固定后再行前路植骨（图 129-5）。

小关节脱位的后路手术指征为前路难以复位的小关节脱位，或无椎间盘突出的小关节脱位。对于损伤导致的严重不稳，例如双侧小关节脱位合并小关节分离，后路手术可增强前路手术的固定效果；后路手术也可用于体型较大的患者，此类患者往往影像学难以发现小关节脱位，而后路手术可以直视下观察小关节。颈椎后路手术采用标准后正中入路。可使用巾钳固定于脱位上下节段的棘突进行直接的复位操作。对于双侧小关节脱位和关节突脱位合并骨折，用这种方法可以轻松复位。而对于更复杂的双侧小关节脱位和大多数单侧小关节脱位，需要部分切除尾侧椎体的上关节突才能复位。部分切除上关节突后，无须过多牵引，椎体即可轻松向后方移动复位。复位以后，进行固定和融合，并再次侧位透视确定复位情况。若上关节突切除过多或骨折累及上关节突影响侧块螺钉的安全性和有效性，应向近端或远端延长融合节段（图 129-6）。

对于颈胸交界区损伤、双侧小关节脱位合并致压性椎间盘突出、终板骨折或关节突骨折，应考虑前后联合入路手术[37]。

（三）小关节骨折

尽管无移位的小关节骨折通常可以采取非手术治疗，但骨折块大小超过小关节绝对高度的 40% 或超过 1cm 时，非手术治疗的失败率增高[38]。应完善 MRI 检查以评估椎间盘韧带复合体损伤和脊髓压迫情况。对于较小的无明显移位的小关节骨折，若 CT 显示骨折间隙不明显、MRI 未见明显椎间盘韧带复合体损伤，可考虑非手术治疗。对于无移位的小关节骨折，受伤时应在硬质颈托固定下行站立位 X 线检查，仔细观察椎体滑脱或骨折移位情况，这些均为手术适应证。对于站立位 X 线检查未见小关节脱位的患者，应予以密切随访，每隔 1～2 周复查 X 线片，并嘱其一旦发现颈部疼痛加重或出现神经症状时应联系医生。

此外，对于 CT 发现的半脱位或椎体滑脱和椎间孔或椎管狭窄导致的根性症状或脊髓损伤应考虑手术治疗[39]。对于小关节骨折的手术治疗，前路或后路均可考虑，但前路相对于后路具有更好的维持复位的能力[39]。为了减

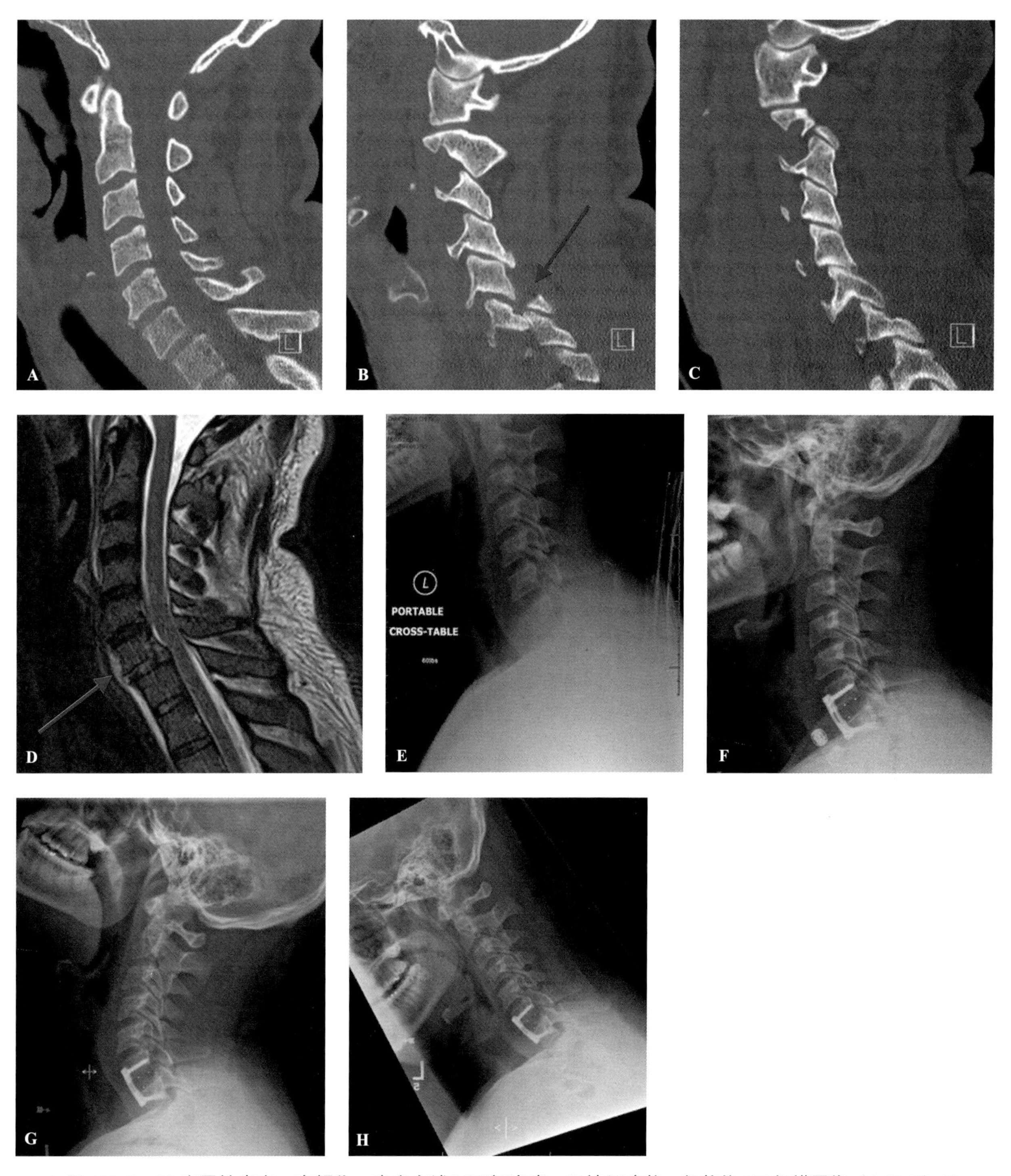

▲ 图 129-5 **32** 岁男性患者，车祸伤。患者自述无颈部疼痛，无神经症状。矢状位 **CT** 扫描图像（**A** 至 **C**）显示 C_6 椎体向前滑脱约 **25%**（**A**），C_6 椎体右侧小关节骨折脱位（**B**，箭）。**MRI** 示 C_6～C_7 节段椎间盘破裂，无椎间盘突出或显著脊髓压迫（**D**）。术中使用 **60lb** 力量进行骨牵引复位小关节并恢复 C_6～C_7 序列（**E**）。该患者行 C_6～C_7 **ACDF**（**F**）术后 **6** 个月的过屈过伸位 **X** 线片显示 C_6～C_7 节段融合，无不稳征象（**G** 和 **H**）（图片由 **Nader Dahdaleh** 医学博士提供）

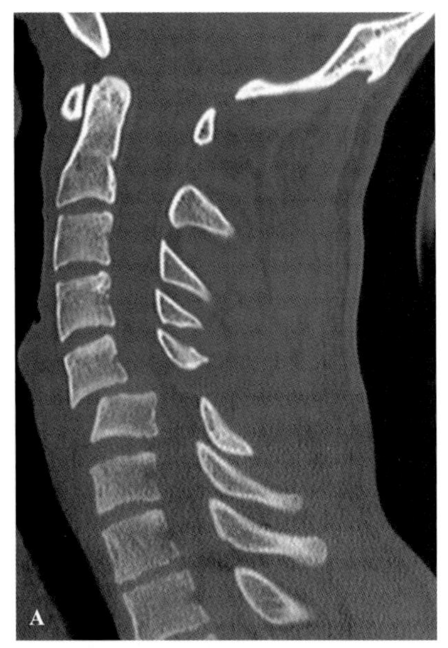

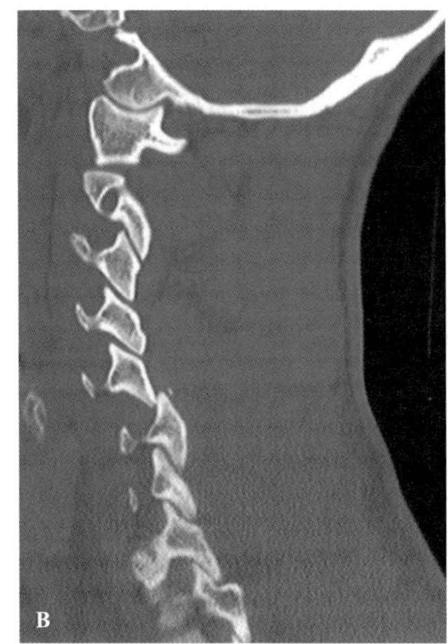

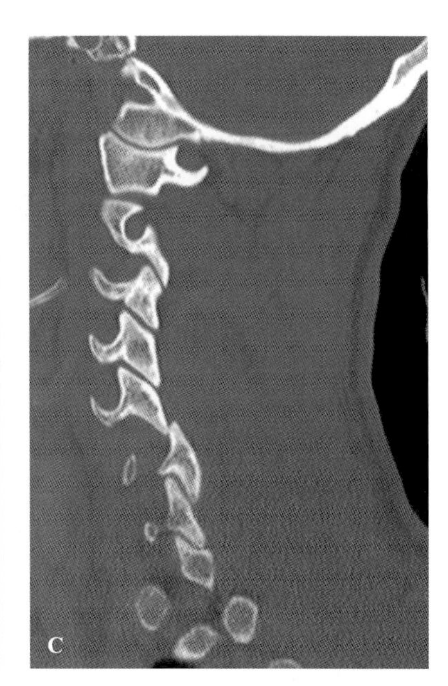

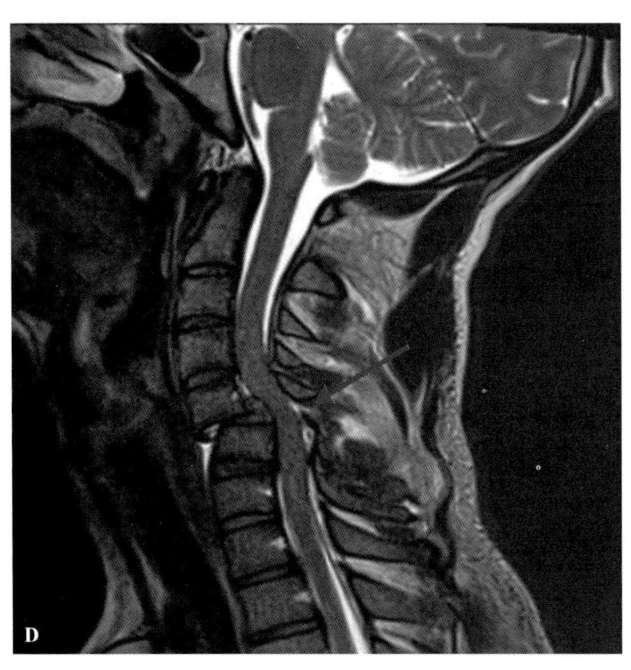

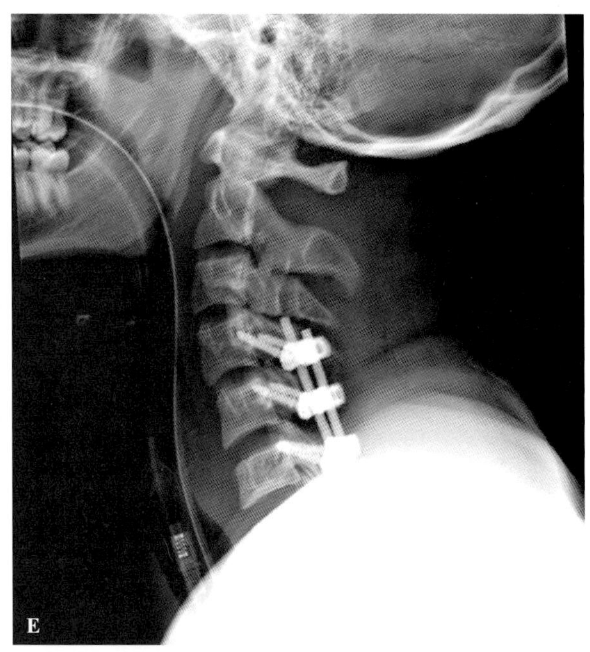

▲ 图 129-6 **19 岁男性醉酒患者因摔伤入院。神经系统体格检查发现，双侧三角肌肌力 5/5 级，右侧肱二头肌肌力 2/5 级，远端其余肌力 0/5 级，神经损伤定位节段为 C_5 水平。CT 检查示 C_5 椎体向前滑脱超过 50%，C_5～C_6 节段双侧小关节脱位（A 至 C）。MRI（D）示 C_5～C_6 水平后方黄韧带损伤（箭），明显压迫脊髓，伴广泛的后方软组织水肿。患者行 C_4～C_6 后路复位减压固定融合（E）（图片由 Nader Dahdaleh 医学博士提供）**

少融合节段，对存在根性症状或脊髓损伤的患者提供直接或间接的椎间孔减压，应考虑行 ACDF。若合并后方韧带损伤、终板骨折、后方小关节或骨折间隙残留，或置入植骨块过程中 X 线显示小关节过度撑开的患者，应考虑后路融合术。

（四）侧块骨折

侧块骨折导致骨折节段或头侧椎体不稳或滑脱，需行手术固定 [40]。侧块骨折的几种表现中，椎弓根合并椎板骨折引起的漂浮侧块骨折是最不稳定的类型 [41]。应仔细评估 MRI 检查结果，寻找椎动脉损伤、脊髓或神经根压迫或后方韧带损伤的征象。与小关节骨折类似，若 CT 检查显示侧块骨折无移位或无椎体滑脱，MRI 上也无后方韧带损伤征象的患者，可采取非手术治疗。而对于 CT 检查显示漂浮侧块骨折的患者，由于存在显著不稳，需要手术治疗。对于拟采取非手术治疗的患者，受伤时应佩戴硬质颈托，进行站立位颈椎 X 线检查，以排除颈椎不稳。侧块骨折常影响骨折上下端的小关节咬合，无论采用 ACDF 还是后路融合，都需要固定骨折侧块上下的这两个椎间隙。对于后路脊柱融合，关节突骨折处的侧块螺钉通常不稳，可以直接跳过。对于合并神经损害的患者，无论是根性症状或脊髓损伤，在稳定的同时均需进行减压。

（五）伸展 – 牵张型损伤

伸展 – 牵张型损伤常见于脊柱强直的患者，往往合并弥散性特发性骨肥厚或强直性脊柱炎。这类损伤极度不稳，通常需骨折近、远端长节段融合。术前需完善 CT 检查，确定骨折前方分离情况和可能存在的后方骨折。需要完善 MRI 检查，明确骨折边缘是否存在需要减压的脊髓压迫或硬膜外血肿。对于伸展 – 牵张型骨折，脊柱后路融合手术较为可靠，固定骨折近端和远端各三个节段，并对脊髓压迫节段进行减压。应尝试尽可能复位，以改善固定的稳定性并利于脊柱融合。术后应行 X 线及 CT 检查以排除残留的前方骨折移位。若后路术后仍存在前方骨折端分离，推荐再行前路结构性植骨，以增加术后稳定性，提高融合率。

四、结论

颈椎损伤的手术治疗需要熟悉相关手术技术、充分理解并应用这些技术。处理颈椎损伤的外科医生应充分掌握对创伤患者的评估、对影像资料的解释，以及对创伤性不稳和神经损伤的治疗。评估和治疗颈椎损伤的技术来源于颈椎退变性疾病的相关治疗理论，熟悉并掌握这些原则和技术，并将其应用于颈椎创伤的治疗，将有助于成功处理这些复杂问题。

第130章 前路减压固定技术治疗胸腰椎骨折

Anterior Decompression and Instrumentation Techniques for Thoracolumbar Fractures

Keith W. Michael　Dale N. Segal　John M. Rhee 著

刘　晖　罗德庆 译

一、概述

在胸腰椎创伤中，前路椎体次全切除术可单独用于减压融合或与后路减压融合固定术联合应用。胸腰椎爆裂性骨折是前路椎体次全切除术最常见的手术适应证。前路减压的手术指征通常包括有症状的中央腹侧椎管受压，最常见于骨折块后移，也可见于椎间盘或血肿等软组织压迫。在急性创伤性后凸中，可通过前路椎体次全切除术重建并恢复前柱支撑和高度，以实现矢状位平衡。尽管前路胸腰椎椎体次全切除术并无共识性的手术适应证，本章节将综述现有的适应证，手术技术和疗效。

（一）流行病学

美国每年大约有 17 700 例脊髓损伤病例。而神经功能正常的脊柱骨折病例大约有 3 倍之多，每年大约 60 000 例[1]。分析脊柱骨折患者的神经功能状态，其中 75% 的患者神经功能正常，11% 的患者伴有完全性运动或感觉功能障碍，而 14% 的患者伴有不完全性神经功能损伤。大约 79% 的脊柱骨折发生于胸腰段，其中 58.4% 发生于 T_{11}～L_2[2]。发生于 L_1、T_{12} 和 L_2 的脊柱骨折分别占 28%、14.1% 和 12.1%。椎体压缩性骨折，包括爆裂性骨折，是最常见的骨折发生机制，多见于 2m 以上高度坠落引起的高能量损伤，约占 39%。

这些数据与临床实践均证明脊柱爆裂性骨折最常见于胸腰段，这在生物力学上也已经得到解释和证实[3]。首先，中上胸椎（T_2～T_{10}）有肋骨和胸廓的支撑和保护。而 T_{11} 和 T_{12} 椎体的肋骨通常短小，无法为胸腰段提供有效的支撑。其次，胸腰段是胸椎后凸和腰椎前凸的转折点。此外，越靠近骶骨和骨盆的腰椎，椎体直径和高度越大。因此，前路椎体次全切除术的最常见手术节段位于胸腰段，主要手术目标为神经减压和固定。本章节的内容包括所有节段的胸腰椎椎体次全切除术，并重点讨论胸腰段的骨折和手术入路。

（二）临床和放射学评价

对于脊柱创伤患者，临床和放射学评价是至关重要的。除了骨质疏松患者的低能量压缩性骨折，多数脊柱骨折是由高处坠落伤或交通事故引起的高能量损伤所致。常合并其他部位骨折或内脏损伤，需要在进行脊柱骨折手术前仔细检查鉴别这些合并损伤。初级创伤救治非常重要，具体包括生命体征、气道呼吸循环（ABC）、初级评估和次级评估。

患者病史对于分析创伤机制和其他合并损伤提供重要线索。疼痛部位、麻木和刺痛等有助于急性损伤的定位诊断。损伤机制的细节，如坠落高度、机动车的速度和位置、安全带应用情况能为合并损伤及程度提供相关信息。

体格检查，尤其是神经系统检查，有助于指导脊柱骨折的治疗。详细的神经系统检查包括四肢的肌力分级、感觉功能、反射、压痛或反跳痛的位置和肛门括约肌张力。如果伴有脊髓损伤表现，应进行球海绵体反射检查以评估是否存在脊髓休克。应根据初级评估的结果完成其他详细检查。不能仅考虑脊柱骨折的治疗而忽略患者的全身情况。相关内脏损伤情况将决定手术时间，并影响患者的整体疗效。合并颅内或其他骨创伤会影响患者的功能活动并影响脊柱骨折的治疗方案实施。

多数脊柱创伤患者，尤其是高处坠落伤和交通事故伤引起的高能量损伤，需在急诊科完成颈胸腰椎和胸腹部、骨盆的 CT 检查。在 CT 扫描的轴位、冠状位和矢状位重建影像中可清晰看到脊柱骨折。CT 扫描还可提供韧带和软组织损伤的线索，有助于确定治疗方案。外科医生应评估脊柱力线、椎体和小关节的复位情况、韧带损伤征象及有无合并骨折。若怀疑韧带损伤，站立位 X 线片有助于评估脊柱不稳；脊柱不稳者行站立位检查不安全，不能完成上述检查时可通过 MRI 检查确定损伤节段。X 线片即可发现脊柱骨折，CT 可用于高能量损伤病例，用于评估骨折块的位置，有助于确定手术方案。总体来说，在初级创伤流程上 MRI 并不是常规检查。对于脊柱创伤伴神经损伤症状的患者，需要评估是否合并韧带损伤，例如后方韧带结构复合体（PLC）损伤，确定治疗方案时，推荐行 MRI 检查。

（三）胸腰椎骨折的分型

胸腰椎骨折的分型已经历了长时间发展，以往根据骨折类型和损伤机制进行分类，近来趋向于通过分型指导治疗。早期的分型系统定义了椎体柱的概念。早在 1968 年，Kelly 和 Whitesides 就提出了椎体柱的概念 [4]。后来 Denis 提出脊柱的三柱理论并沿用至今。根据脊柱的三柱分型，脊柱被分为三柱，前柱包括前纵韧带（ALL）、前半椎体和椎间盘；中柱起于椎体中点，包括后纵韧带（PLL）、后半椎体和椎间盘；后柱包括 PLL 后方的椎弓根和全部附件结构 [5]。1984 年，Ferguson 和 Allen 将创伤机制引入并改良了该分型系统 [6]。该分型系统包括 3 种损伤类型：压缩型骨折（包括爆裂性骨折）、屈曲牵张型损伤、骨折脱位型损伤。

脊柱压缩性骨折会导致轴向负荷下前柱和中柱的失效。若骨折仅累及前柱时，通常无神经症状且后方 PLC 完整。若无进行性加重的局部后凸（通常伴有 PLC 损伤），这种稳定型骨折一般不需要手术治疗。骨折累及前柱和中柱，即为爆裂性骨折。骨折破坏中柱可导致椎体后壁骨块突入椎管并可能导致神经压迫（图 130–1）。爆裂性骨折也可累及后柱，但通常见于通过椎板的垂直骨折，是由椎弓根增宽所致。爆裂性骨折可分为稳定型和不稳定型爆裂性骨折（图 130–2）。放射学检查中椎体高度丢失（＞ 50%）或局部后凸（＞ 30%），高度怀疑 PLC 损伤。可通过站立位片评估 PLC 的完整性，对于更严重的损伤，通常采用 MRI 评估 PLC 损伤。这些信息均有助于指导确定手术治疗，在下文的胸腰椎损伤严重程度评分（Thoracolumbar Injury Classification and Severity Score，TLICS）系统中将进一步阐述（表 130–1）。爆裂性骨折伴骨折块后突或不稳定的脊柱后凸导致神经功能障碍，是胸腰椎创伤中行前路椎体次全切除术最常见的两个手术指征。

屈曲牵张型损伤（包括 Chance 骨折）属于三柱损伤，常见于交通事故伤，也是合并腹腔内脏器损伤的最常见骨折类型，部分病例甚至表现

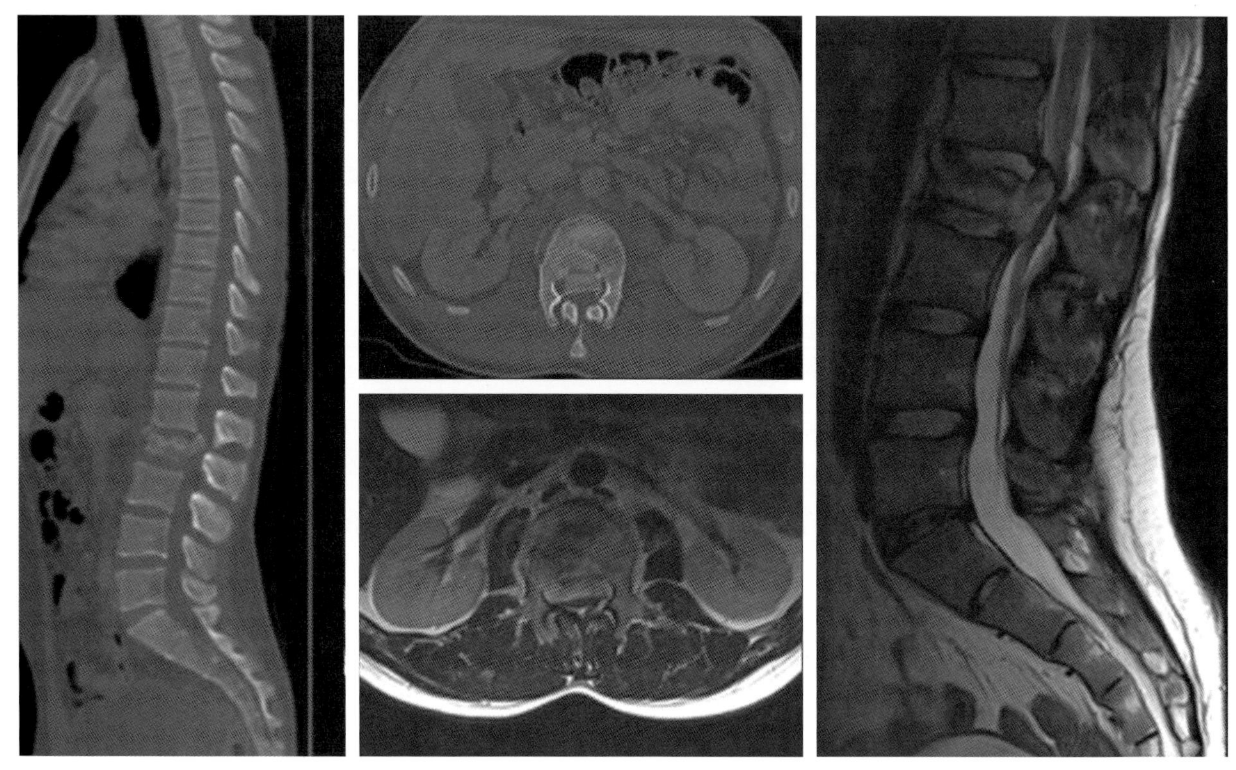

▲ 图 130–1　31 岁男性患者，CT 和 MRI 扫描显示 L_2 爆裂性骨折；患者有不完全性神经损伤，后方韧带结构复合体完整

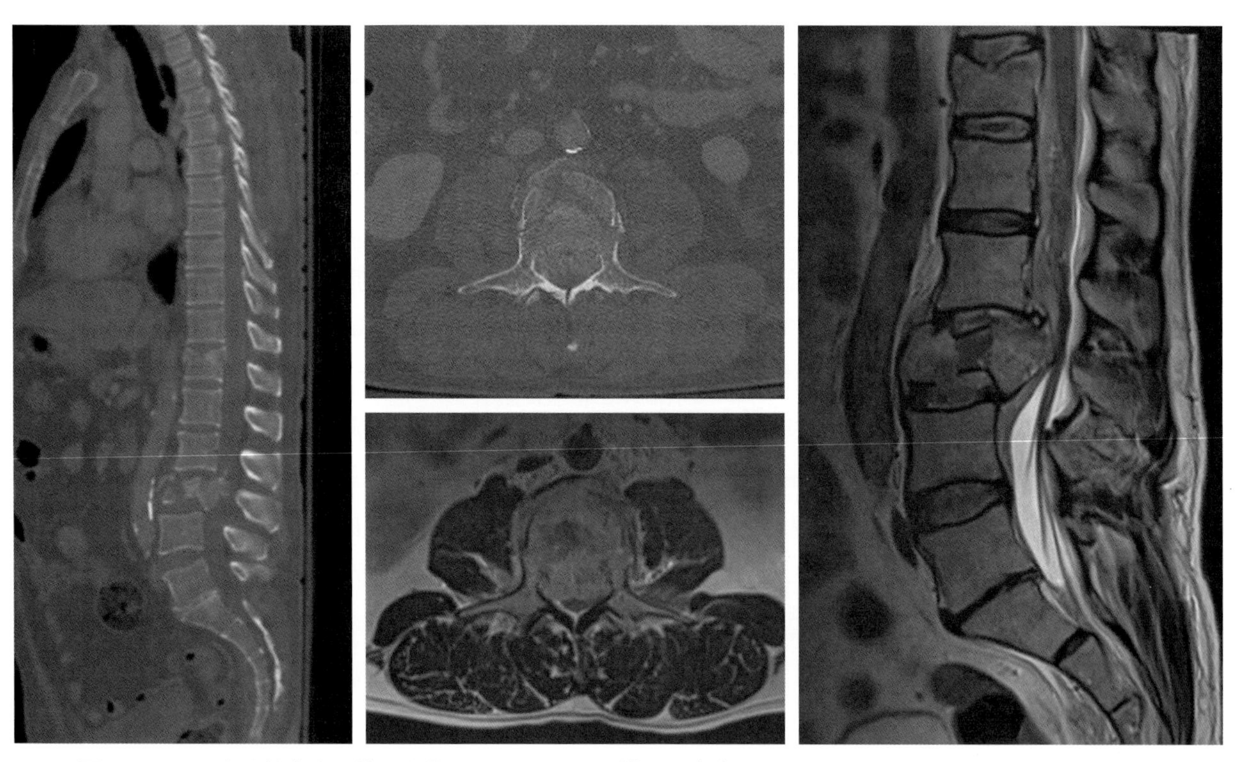

▲ 图 130–2　55 岁男性患者，楼顶坠落伤，CT 和 MRI 扫描显示稳定的 T_{12} 爆裂性骨折和不稳定性 L_3 爆裂性骨折，合并神经压迫

表 130-1　胸腰椎损伤严重程度（TLICS）评分系统

TLICS 评分		
分　型	亚　型	评　分
骨折形态	压缩	1
	爆裂	2
	平移 / 旋转	3
	牵张	4
PLC 完整性	完整	0
	可疑损伤	2
	断裂	3
神经功能状态	正常	0
	神经根损伤	2
	完全性脊髓 / 圆锥损伤	2
	不完全性脊髓 / 圆锥损伤	3
	马尾神经损伤	3

为隐匿性损伤[7]。后柱骨折包括韧带结构和（或）椎体附件结构的损伤。通过前、中、后三柱骨性结构的骨折通常定义为 Chance 骨折。根据损伤时旋转中心的位置差异，前柱和中柱可表现为不同程度的压缩或牵张损伤。中柱骨折最常见于牵张损伤，因此通常无骨折块突入椎管。相比爆裂性骨折，屈曲牵张型损伤少见神经压迫，但常合并硬膜外血肿，因此高度疑似神经压迫或硬膜外血肿的患者需要谨慎治疗。MRI 有助于评估血肿和后方韧带结构。若排除脊柱骨折且神经功能正常，推荐使用过伸位支具治疗。韧带损伤通常需要后路固定融合并跨越韧带损伤节段。前路椎体次全切除术很少用于治疗屈曲牵张型损伤。但对于爆裂型骨折变异类型，伴中柱压缩，骨折块突入椎管有神经症状或前柱高度显著丢失，也是前路椎体次全切除术的手术指征。

骨折脱位型损伤通常见于高能量损伤引起的胸腰椎损伤。对于这种类型，由于剪切力通常伴有中柱骨折。由于骨折的高能量和机制，此类损伤类型多为完全性神经损伤。手术治疗通常采用后路长节段固定融合，必要时也可采用前路椎体次全切除术行结构性植骨或减压。

目前最常采用的分型系统是由脊柱创伤学组提出的 TLICS 分型系统[8]。该分型系统结合骨折形态、PLC 完整性和患者的神经功能状态进行量化评分，有助于指导手术治疗。损伤形态包括压缩（1 分）、爆裂（2 分）、平移 / 旋转（3 分）和牵张（4 分）；神经功能状态包括正常（0 分）、神经根损伤（2 分）、完全性损伤脊髓 / 圆锥损伤（2 分）、不完全损伤脊髓 / 圆锥损伤（3 分）或马尾神经损伤（3 分）。PLC 完整性包括正常（0 分）、可疑损伤（2 分）和断裂（3 分）。将各组得分合计：0～3 分可采取非手术治疗，4 分应由外科医生谨慎判断确定治疗方案，＞4 分通常采取手术治疗。该分型系统有助于骨折分型，并可用于指导治疗。该分型系统和 PLC 的 MRI 评估的有效性均已在文献中得到证实[9]。综上所述，爆裂性骨折伴神经症状或 PLC 损伤，达到 4 分以上需要手术治疗，必要时需采用前路椎体次全切除术。

AOSpine 于 2013 年提出了类似 TLICS 系统的 AOSpine 胸腰椎损伤分型系统。该分型基于骨折形态、神经功能状态和临床修正参数，并致力于建立一种更广泛适用的评分系统[10]。根据骨折形态分为 3 种基本类型：①压缩骨折；②前方或后方张力带损伤，但前柱或后柱无分离；③所有结构破坏导致移位或脱位。根据骨折类型可进一步细分。神经功能状态可分为神经功能正常（N_0）、短暂的神经损伤症状且已缓解（N_1）、存在神经根损伤症状（N_2）、不完全性脊髓损伤或马尾神经损伤（N_3）、完全性脊髓损伤（N_4）。两个临床修正参数为：M_1 骨折伴不确定的张力带损伤，M_2 患者存在影响治疗的特异并发症，可能会对患者的手术决策造成影响。此分型中高能量损伤骨折合并神经压迫症状，如 A_3、A_4 合并 N_3 或 N_4，有可能需要行前路椎体次全切除术。

二、前路椎体次全切除术的适应证

对于胸腰椎骨折，有两种广义的前路椎体次全切除术的适应证：①椎管腹侧，特别是骨折块后突造成的神经压迫；②前柱完整性丢失，需要纠正后凸畸形。虽然这些是前路椎体次全切除术的明确适应证，但对于哪些骨折类型通过前路椎体次全切除术能够获益目前尚未达成共识。

对于爆裂性骨折伴后柱完整的亚型，Richardson 等回顾性分析 42 例前路椎体次全切除可扩张钛笼植骨内固定的疗效[11]，其中 38% 的患者有脊髓损伤症状，7% 的患者有根性症状，19% 的患者瘫痪，12% 的患者伴大小便功能障碍。最终随访时所有患者的神经功能状态均稳定或有所改善，68% 的患者可独立行走。未见感染和内固定失败。最终影像学随访 82% 的患者未见内固定沉降或仅有轻度沉降不需要手术干预。术中未见医源性肾静脉损伤。通过该组病例可见前路椎体次全切除术治疗 PLC 完整的爆裂骨折是完全有效的。

Zhang 等回顾性报道 45 例单纯前路椎体次全切除内固定术治疗不稳定胸腰段爆裂骨折，手术指征定为腹侧神经压迫、后凸＞ 30° 或椎体高度丢失＞ 50%[12]。虽然这些手术指征可反映 PLC 损伤，研究中并无特异性 MRI 评估结果。作者报道术后无神经功能障碍，50% 的 ASIA–D 级患者术后神经功能改善，20% 的 ASIA–B 级患者术后神经功能改善。总并发症发生率为 37.7%，其中 10 例为轻度并发症，7 例为严重并发症。45 例患者中 12 例出现轻度的内置物移位、硬膜撕裂、肺栓塞、深静脉血栓、尿路感染、3 例浅表切口感染（抗生素治疗）、肠梗阻、左膈肌撕裂和血气胸等并发症。术后 1 年随访 CT 扫描提示 96% 的患者已融合。尽管本组病例并未明确合并 PLC 损伤的情况，作者认为采用前路椎体次全切除内固定术治疗不稳定爆裂骨折是安全有效的，且前路手术可有效恢复矢状位平衡。此外，作者认为后路手术通常需要融合骨折上下各两个节段；相比后路，前路手术需要融合的节段较少。

有多种内置物可用于前路椎体次全切除术前柱支撑。结构性异体骨可塑形并植入上下终板间隙。钛网填充骨移植材料后可用于前、中柱支撑。外科医生通常采用椎体次全切术中切除的骨质和（或）肋骨作为自体骨移植材料。同种异体骨或商品化的骨替代材料也可用于植骨。Eleraky 等报道 32 例胸腰椎爆裂骨折患者，采用前路椎体次全切除植骨内固定术治疗，并比较可扩张钛笼和非可扩张钛笼的临床疗效[13]，非可扩张钛笼组 16 例患者中 2 例出现假关节，可扩张钛笼组 16 例患者均实现融合。可扩张钛笼组的矢状面矫正效果也较好。两组的融合率和矢状面矫正均无统计学意义。作者认为两种钛笼都有效，但可扩张钛笼效果更好。

三、手术技术

根据胸腰椎手术节段的差异，胸腰椎椎体次全切除术的入路也有所不同。下面将根据不同节段分别介绍手术入路（表 130–2）。胸椎前路手术最早用于治疗脊柱结核病变，现在已扩展到了脊柱创伤、肿瘤和退变性疾病[14]。一般来说，累及胸腔的手术需要采用双腔气管导管，术中可使手术一侧肺塌陷以利于显露。

（一）前路椎体次全切除术的手术入路：上胸椎（T_1～T_5）和中胸椎（T_6～T_{10}）

T_1～T_{10} 椎体经胸廓入路的差异不大。由于主动脉弓的解剖位置关系，上胸椎经胸廓入路多采用右侧切口。值得注意的是，T_1～T_2 可采用低位标准颈椎前路，但可能需要进行胸骨截骨进入颈胸交界区。由于该入路与颈椎前路类似，重点强调应采用右侧入路。T_6～T_{12} 经胸廓入路类似，通

表 130-2　胸椎前路常用入路

节　段	常用入路	原　因	说　明
上胸椎 $T_1 \sim T_5$	右侧	主动脉弓的解剖阻挡导致左侧入路困难	$T_1 \sim T_2$ 有时可采用标准颈椎前路显露
中胸椎 $T_6 \sim T_{10}$	左侧	主动脉可保护术野，避免损伤腔静脉	经胸入路需要留置胸管
胸腰段 $T_{10} \sim L_1$	左侧	避免损伤肝脏和膈肌	可能需要膈肌胸壁附着点游离

常采用左侧入路，因为主动脉可提供保护，避免损伤腔静脉。

（二）上胸椎 $T_1 \sim T_5$

选择正确的体位对手术的完成至关重要。为了安全起见，应充分关注下方（左侧）的体位垫，如腋窝卷 / 垫，还需要放置腿垫预防腓总神经压迫。还有多种设备可用于体位固定，如可调衬垫、多孔板、凹型垫等。手术节段应垂直位固定，以利于术者在术中确定方向。适当调整旋转手术床有助于术中显露，通过术前定位维持后柱垂直，并完成减压和内固定植入。胶布和丝带可用于固定患者。固定右侧上肢和肩部时，需要屈曲上肢，并将肩胛骨向头侧和前侧移动，以便于显露手术侧。

和中下段胸椎入路相比，上胸椎的手术切口和入路必须适应肩胛骨位置。典型手术切口沿第 4 肋骨向后延伸至肩胛骨下缘。术前 X 线定位有助于确定手术节段，指导手术入路并选择合适的切口。该手术入路中涉及 4 块肌肉，予以切断后应游离肩胛骨并充分显露肋骨。斜方肌是上胸椎开胸手术涉及的第一块肌肉，通常沿切口方向切开；背阔肌可向尾侧游离并松解；菱形肌应从肩胛骨上游离，以充分牵开肩胛骨；前锯肌的前部应尽可能在尾侧松解，以免损伤胸长神经。完成上述操作后即可牵开肩胛骨，并准备切除肋骨。

应根据解剖结构和手术节段确定肋骨切除方案。首先需要对肋骨行骨膜下软组织环形剥离，注意保护肋骨下缘的神经血管束。根据手术显露需要确定肋骨切除范围，通常前肋沿肋软骨结合部切断，后肋应根据肩胛骨的位置尽可能靠后切断。

胸膜的处理方式有两种。一种是经胸膜切开，相对更快且入路更简单，适用于大多数胸椎创伤，但需要留置胸管。另一种方式为胸膜后入路，可能不需要留置胸管，但需要仔细耐心地分离胸膜，并避免胸膜损伤。胸膜后显露更适用于肿瘤和感染性疾病，需要避免术区污染。对于经胸膜入路，应沿着肋骨的方向切开胸膜并注意保护肺组织。可将手术侧的肺塌陷并牵开，以充分显露被壁胸膜覆盖的脊柱。定位确定手术节段后，壁胸膜可沿手术节段的肋骨头切开并游离。注意仔细标记并在关闭切口时尽可能修复。节段血管需要仔细辨认并结扎以充分显露。

肋骨头常作为椎体次全切除的定位标志。侧卧位时，椎弓根通常很深，位于肋骨头的尾侧，可根据肋骨头确定头尾侧的椎间盘和椎体次全切除的边界。一旦完成椎体次全切除和内固定，术野需要大量生理盐水冲洗，检查是否存在气胸。按标准操作留置胸管，并留置缝合线，并在拔除胸管后打结关闭切口。将头尾侧肋骨缝合关闭，并逐层缝合肌肉、皮下组织和皮肤关闭切口。

（三）中胸椎 $T_6 \sim T_{10}$

中胸椎的手术入路与上胸椎类似，但有一点差异。通常采用左侧入路。尽管左右侧入路均可，但需要根据骨折形态确定手术入路以便于术中减压。由于左侧胸主动脉比右侧腔静脉更安全，应尽量选择左侧入路。此外，手术节段越低，肩胛骨越远离术区。因此，通常沿着拟切除的肋骨切开。手术切口长度取决于术中需要处理的手术节段数。肋骨切除和胸膜处理方式与上胸椎一致。

（四）胸腰段入路 T_{10}～L_1

胸腰段是爆裂性骨折最常见的部位，因此胸腰段入路也是最常用的手术入路。由于右侧肝脏和膈肌的位置关系，通常采用左侧入路；如果右侧入路能更安全地完成神经减压，也可选择右侧入路。

患者取侧卧位，固定患者使手术节段垂直于地面，必要时可调整手术床。腋窝垫和腓总神经垫可用于防止神经血管压迫。透视定位骨折节段，并在皮肤上标记切口位置，通常切除骨折节段头侧 1～2 节段的肋骨以充分显露。切口通常沿所要切除的肋骨方向，并根据术中需要显露的椎体节段数确定切口长度和肋骨切除的范围。

综上所述，采用骨膜下剥离显露肋骨，并注意保护神经血管束。切除的肋骨可用作结构性植骨或颗粒状自体骨移植。可采用胸膜后和腹膜后入路，也可切断膈肌采用经胸、腹入路。应根据术者偏好、患者解剖特征和需要显露的范围确定手术入路。切断膈肌可留置 2cm 断面，以便关闭切口时缝合修复。也可在膈肌尾侧操作，将膈肌牵向头侧，只切开膈肌脚的脊柱附着点。这样可能会影响头侧的显露。一旦确定骨折节段后，相邻的椎间盘和肋骨头可作为手术定位的标志。应辨认并结扎节段动脉，但需要保留充分的脊髓血流灌注。

一旦完成椎体次全切除后，需要修复膈肌，留置胸管，并逐层缝合筋膜、皮下组织和皮肤。

（五）腹膜后入路 L_2～L_5

对于腰椎 L_2～L_5 节段，前路手术通常采用侧卧位开放或微创入路。两侧入路均可，但应根据骨折形态和血管解剖确定最佳的入路以便于椎管充分减压。

患者仍然采用侧卧位，使用腋窝垫和腓总神经垫，手术节段垂直于地面。对于部分病例，术中可将手术床轻度屈曲，以增加肋骨和髂骨的间距，便于显露。应将手术床折叠点定位于患者的髂嵴水平，以便于术中调节手术床，再用胶带固定。由于腰丛位于腰大肌内，使用神经监护仪器有助于确定安全的手术通道。

应根据手术节段数和入路确定切口的长度和方向。通常采用斜切口并与肋骨方向平行，可透视确定手术节段并标记皮肤切口。现代牵开器系统可允许采用手术通道同样大小的小切口进行显露。然而不可为了缩短切口而影响安全减压和内固定植入。

切开皮肤和皮下组织后，沿切口方向切开腹外斜肌筋膜。依次切开腹外斜肌、腹内斜肌、腹横肌及筋膜后，分离进入腹膜后间隙。应将腹腔脏器（包括输尿管等）向前推开并注意保护。腰大肌按可由腹侧向背侧抬高并推开，以充分显露手术节段。通过自发肌电图监测，有助于术中安全分离和建立通道。一旦确定手术节段，可将相邻的椎间盘和椎体前缘作为椎体次全切除的标志。最后仔细止血后逐层缝合筋膜、皮下和皮肤。

（六）经腹腔入路 L_3～S_1

该腰椎入路采用仰卧位。前后调节手术床可通过重力将腹腔内容物向头侧推移。可采用 Pfannenstiel 切口，根据术者偏好和手术节段选择斜切口或旁正中切口。切开皮肤、筋膜和腹直肌，纵行打开腹壁。后续手术操作可通过腹膜后或经腹腔入路完成。采用腹膜后入路时，腹腔脏器应向右侧推移，直至显露左侧腰大肌和血管。输尿管和腹腔内容物也一起牵向右侧。采用经腹腔入路时，打开腹膜并推开腹腔内容物，直至显露血管和椎体。无论采用哪种入路都需要游离血管。显露 L_5～S_1 水平需结扎骶正中动脉和静脉；显露 L_4～L_5 水平需结扎髂腰静脉；显露 L_3～L_4 水平需结扎节段动脉。

四、其他入路

相比传统开放入路，微创侧路可减少术中并发症。该技术已成功应用于脊柱退变、肿瘤、感染性疾病、复杂脊柱畸形和创伤[15-19]。

脊柱骨折的治疗目标包括神经减压和内固定，可通过微创侧路手术完成。通过该入路能够充分显露并安全进行椎体次全切除和内固定植入。手术入路的应用原则和退行性疾病变相同[18]。由于出血和骨折形态可能影响解剖结构的观察，不能忽视术前患者体位和透视。通常切口长度需 4～5cm。在肋骨切除前，应将腹壁肌肉从肋骨上直接剥离。对于 T_5～T_{11} 骨折，可直接进入胸腔，相比传统入路，可将肺组织向前推移，并使肺组织萎缩至更小体积。该技术不需要采用双腔气管导管和单侧通气。在 T_{11}、T_{12} 和 L_1 节段可能需要切断膈肌。有多种商品化的牵开器可帮助我们术中显露。术中需要采用加长器械，因此学习曲线更长，手术技术更复杂。

微创技术优点包括出血少、手术时间短和入路相关并发症少[20]。术后神经功能恢复和结构稳定性与传统开放手术类似。尽管如此，在进行微创手术前应该更深入地了解相关解剖。手术的主要目标是神经减压和恢复前柱支撑，而不是追求小切口。

（一）椎体次全切除术

椎体次全切除的目标为充分的神经减压和使用骨植入或假体重建前柱。合适的标志和方向对充分彻底减压至关重要。首先，应使脊柱垂直于地面和手术床，这有助于确定垂直工作平面与椎管边缘一致。确定相邻椎间盘和终板，设定减压边界。最后通过透视定位骨性标志，如胸段的肋骨头和椎间孔 / 椎弓根均可作为参考标志。

对神经功能完整的患者进行前柱重建和矢状面矫正时，腹侧椎管可不减压，而后纵韧带应予以保留。确定手术节段后，应先行椎间盘切除术，用长柄刀片切开纤维环，Cobb 剥离子剥离软骨终板，用刮匙和髓核钳切除椎间盘，清理终板，准备融合床。骨折邻近椎间盘切除后作为融合边界。椎体次全切除的方向应垂直地面，避免误入后方的椎管或损伤前方的血管。术中需再次用 C 形臂透视定位。必要时也可在椎体切除充分显露后再行椎间盘切除。前纵韧带前的拉钩有助于确定椎体前缘，触及椎间孔有助于确定椎体后壁。可采用高速磨钻或截骨刀进行椎体次全切除，后者可保留更多的骨质并用于植骨。可根据内置物大小确定椎体次全切除的范围。总之，增加内置物与椎体接触面的横截面积可减少下沉的风险。完成椎体次全切除和终板准备后，内植入物可固定于上下终板间隙（图 130-3）。可根据术者需要植入前方内置物，如钉棒系统或钢板系统。

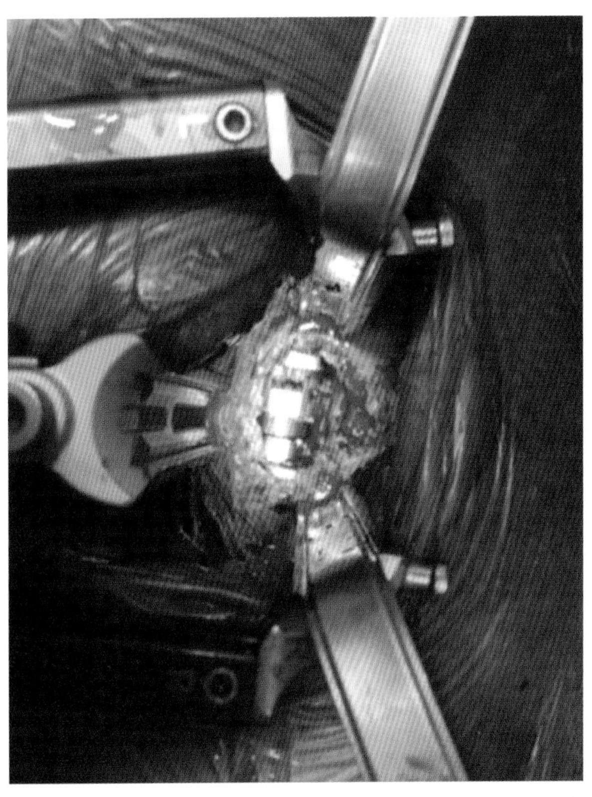

▲ 图 130-3 L_2 椎体次全切除术后的术中图像。患者腹部位于左侧，椎管已减压，可见硬膜位于可扩张钛笼背侧 1cm

椎体次全切除并进行神经减压是类似的，但也存在一些差异。首先需要确定相邻椎间盘，行椎间盘切除。椎体前缘是重要的解剖标志，而椎体后方和椎管是减压的重点。如果手术节段为胸椎，可用咬骨钳或磨钻切除肋骨头以显露椎体侧壁和椎弓根。在进入椎管以前，通常在椎体中央建立一个穿越骨折椎体并连接上下终板的骨槽。这样可创造空间使移位进入椎管的骨块复位至椎体。可用骨刀或磨钻扩大骨槽，深度可达对侧椎弓根以保证椎管充分减压。可通过椎体后壁的椎间孔边缘或用磨钻打开椎弓根内壁以进入椎管。可用Kerrison钳咬除椎弓根内侧皮质以进入椎管。通过移除椎弓根可充分显露椎弓根之间的椎管中央，这也是爆裂性骨折后突骨块压迫最严重和最常见的位置。也可通过椎体中的骨槽从腹侧切除突入椎管的骨块，以保护神经和硬膜。通常，如果后纵韧带完整，可作为硬膜保护的屏障，但需切除后纵韧带保证充分减压。直视对侧椎弓根内壁可保证充分减压，也可利用前后位透视判断已减压至对侧椎弓根。完成椎体次全切除后即可进行骨移植和内固定植入。

（二）内固定

完成椎体次全切除后，即可进行结构性骨移植或用椎间融合器支撑前柱。根据缺损骨槽的大小，可采用不同的异体骨移植物，如腓骨、肱骨、股骨环或股骨头。常用钛网作为内置物，优点包括费用相对低廉，可选用不同的直径，可修剪合适长度重建椎体。此外，由于钛网的结构特点，具有相对大的植骨面积。固定大小和可扩张的 PEEK 椎间融合器或钛笼均可用作内置物，这些内置物具有和宿主类似的弹性模量。PEEK 不会干扰术后 CT 或 MRI 检查。可扩张内置物可让术者更好地调节前柱高度，以复位和恢复矢状位平衡（图 130–4）。尽管使用了椎间融合器，但仍推荐行骨移植促进椎体融合。椎体次全切除的骨质和切除的肋骨均可用于局部骨移植。此外，也可另做一个髂前或髂后切口用于自体髂骨移植。大量商品化的骨生物材料也可用于加强和促进骨融合，但其应用是以个案为基础的。

椎体次全切除术后需辅助前路和（或）后路内固定。多数系统提供前外侧钢板或钉棒系统。通常采用外侧的双皮质螺钉固定上下椎体（图 130–5）。植入双皮质螺钉时应注意避免损伤前方的血管和后方的神经。前方螺钉应轻度向后成角以保证足够的长度和避免损伤血管。手术全程或植入螺钉的过程中，应始终保证脊柱的垂直朝向，有助于准确植入内固定，也可采用术中透视或导航以提高植入螺钉的准确性。后路内固定可采用开放或经皮椎弓根钉植入，效果优良（图 130–6）。通常前柱支撑重建后，前路或后路内固定仅需固定至相邻上下椎体，可减少内固定和融合节段。

五、并发症的预防和处理

外科医生和其他专科医生的协同配合是迅速有效治疗患者的关键。合并伤应按急诊处理。应制订合适的手术方案。体位不当可能造成神经麻痹，应注意避免。有经验的麻醉医生团队可帮助实现液体复苏，输血维持血红蛋白，并维持平均动脉压保证充足的脊髓灌注。体感诱发电位和肌电图有助于发现体位或手术操作过程中的神经功能改变。通过仔细分离和辨认节段血管，充分的止血可改善手术视野。意外损伤硬膜，首先应尽可能修补。可采用商品化修复材料或组织瓣修复硬膜缺损。若无法修复时，可采用硬膜补片。部分病例可采用大网膜瓣经腹或穿经膈肌进行修复。腰大池引流可用于脑脊液漏分流。若血管外科或胸外科医生无法协助显露时，万一损伤重要结构应立即联系血管外科或胸外科医生会诊。

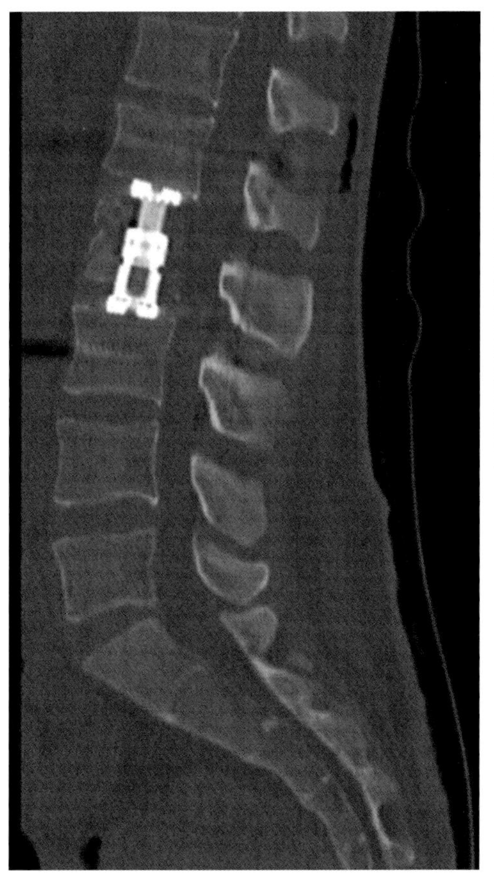

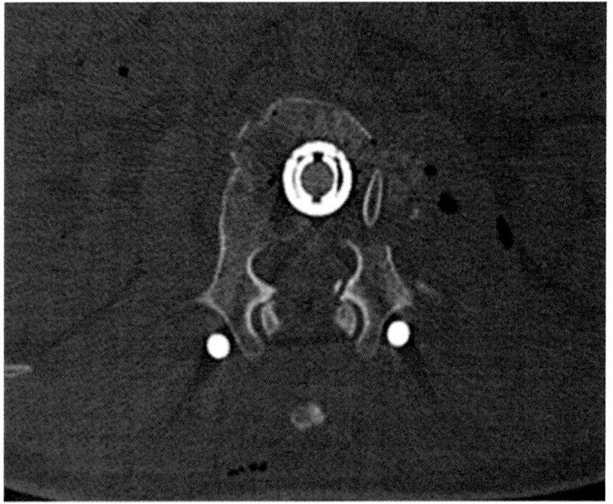

▲ 图 130-4　术后即刻 **CT** 提示椎管内后突骨块已移除，可扩张椎间融合器提示终板位置良好，前中柱高度恢复

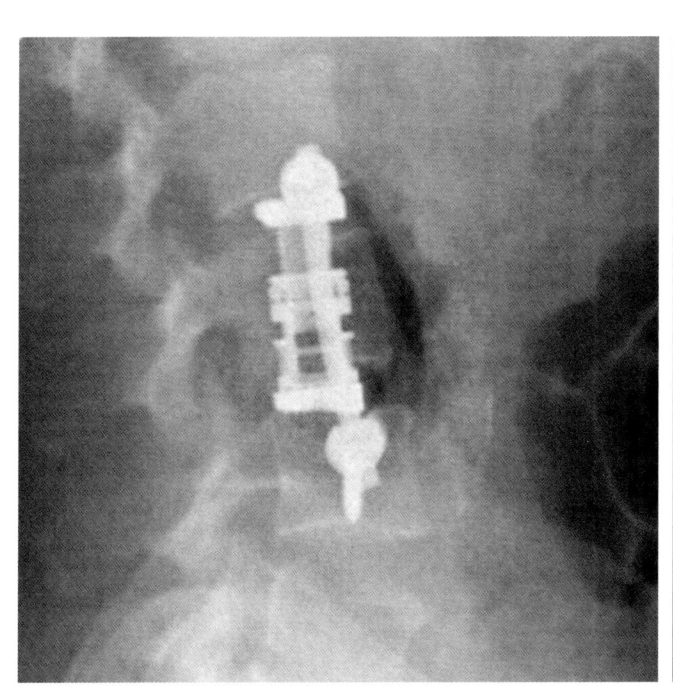

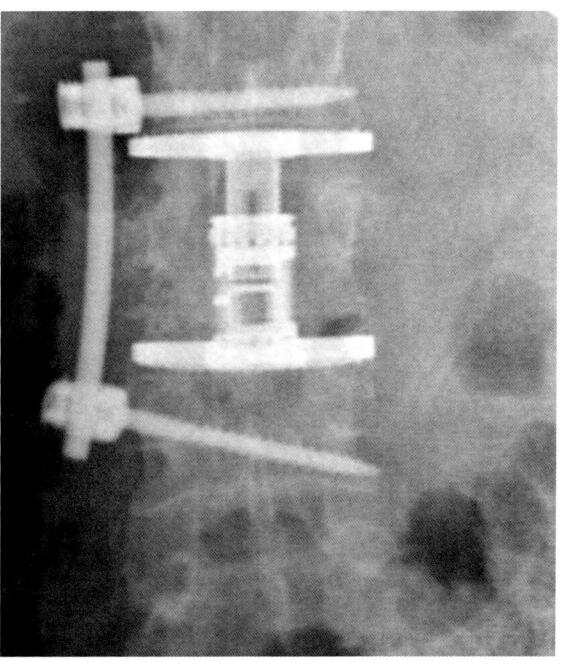

▲ 图 130-5　图 **130-2** 的患者采用侧方腹膜后入路，行 L_3 椎体次全切除术，用可扩张钛笼和侧方钉棒系统固定

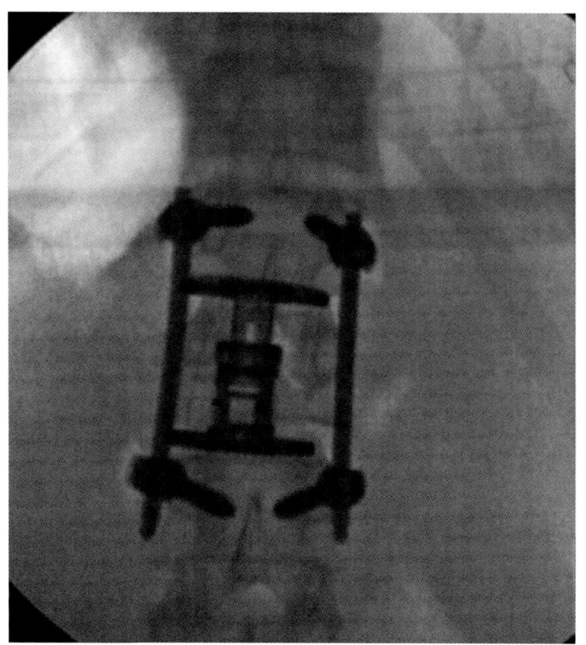

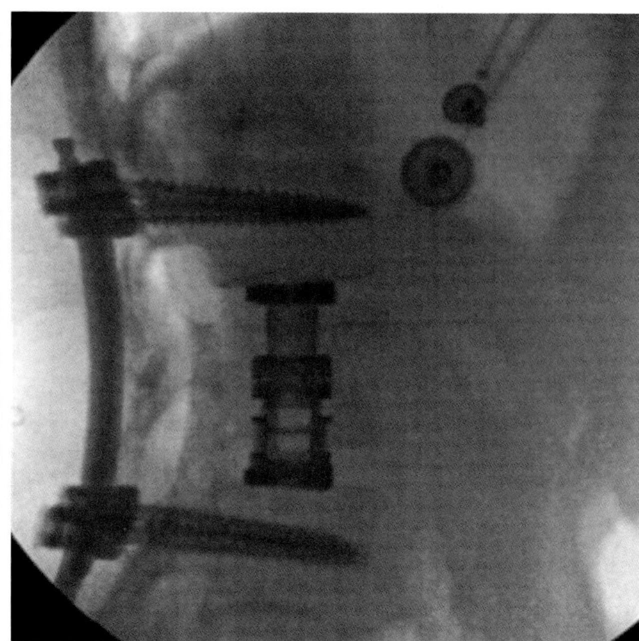

▲ 图 130-6　行前外侧入路 L_2 椎体次全切除、可扩张钛笼和经皮椎弓根螺钉内固定术后的透视照片

胸腰椎骨折的外科治疗：后路减压、内固定技术

Surgical Treatment of Thoracolumbar Spine Fractures: Posterior Decompression and Instrumentation Techniques

第131章

Tyler J. Jenkins　Jeff Rihn　著
陈　亮　顾　勇　译

一、概述

1996年，一项基于大型数据库的横断面研究表明，脊柱骨折每年的发病率可达6.4‱[1]，有75%～90%的骨折发生于胸椎及腰椎[2]。尽管胸腰椎骨折具有较高的发病率，研究表明：需要接受外科治疗的胸腰椎骨折病例仅占所有病例的一小部分。多数用于重建骨折椎体、恢复脊柱序列的外科治疗原则及手术技术都源自于脊柱侧弯的治疗体系，而这种针对慢性畸形的治疗原则能否适用于急性创伤所造成的胸腰椎骨折仍是一个有待研究的问题。

本章节将讨论目前运用于胸腰椎骨折治疗并得到广泛认可的外科内固定技术，并通过总结相关的文献及专家共识来对这些治疗策略与技术进行分析。而有关胸腰椎骨折术前评估及手术指征等方面的内容将在有关椎体骨折治疗的相关章节中详述；同样，有关椎体骨折分型、前路手术技术及围术期并发症防治等话题也将在其他章节讨论。

二、背景

近年来，胸腰椎骨折的治疗技术得到了不断的发展，但有关的胸腰椎外伤的初步诊断及治疗原则并未发生重大变化，对胸腰椎骨折的诊断评估过程主要包括对患者的全面体格检查、评估神经功能及脊柱稳定性。

在充分了解患者创伤史后，脊柱外科团队应当在做好脊柱制动等预防措施的同时实施进一步的全面检查。除了初步的体格检查，医生需要对患者进行合适的影像学检查。参与诊疗工作的脊柱外科医生应密切关注潜在的合并损伤：约25%的胸腰椎骨折患者合并有多发脊柱损伤，其中又有将近半数患者所合并的损伤并不位于连续性节段内[3]；在胸腰段（T_{10}～L_2）骨折的患者中，有约15%的患者会发生与骨折相关的神经损伤；超过半数的胸腰段椎体屈曲分离损伤患者合并有相应的腹部血管或内脏损伤[4]。

经过适当的体格检查和影像学检查后，患者还需接受脊柱稳定性的评估。从生物力学的角度上讲，“脊柱不稳定”可被定义为：因相关支持组织功能不足等原因所导致的、由生理性负荷所引

起的椎间关节活动超过生理范围的异常状态。但是，由于脊柱活动度在人群中本就存在一定程度的变异，目前“临床脊柱不稳定”这一概念在胸腰椎骨折患者脊柱不稳的诊疗过程中具有更大的实用价值。Bernhardt 等将临床脊柱不稳定义为生理负荷下发生的、可直接或间接引起脊髓及神经根损伤、致残畸形及严重疼痛的椎间关节活动异常[5]。

三、胸腰椎骨折的分型系统

近期的胸腰椎骨折分型系统正尝试将胸腰椎损伤诊断评估体系中的关键指标纳入其中（如骨折形态、神经状况、脊柱稳定性等）。建立一个科学合理的胸腰椎骨折分型系统的意义不仅在于简化胸腰椎损伤的临床信息交流，更在于通过分型评分，有效指导治疗方案的选择与决策。最早的胸腰椎骨折分型由 Watson-Jones 提出[6]，此分型标准通过判断椎体损伤部位对骨折进行初步分型，随后再通过损伤程度进一步区分亚型。Holdsworth 通过提出脊柱的“二柱”理论对 Watson-Jones 分型进行了补充，并提出了“爆裂性骨折”这一概念用以描述 Watson-Jones 分型中的粉碎性椎体骨折[7]。此外，Holdsworth 将脱位损伤分为单纯脱位、旋转性骨折脱位及剪切骨折，并引入了后方韧带复合体（PLC）的概念，同时指出脊柱稳定性取决于 PLC 的完整性（图 131-1）。

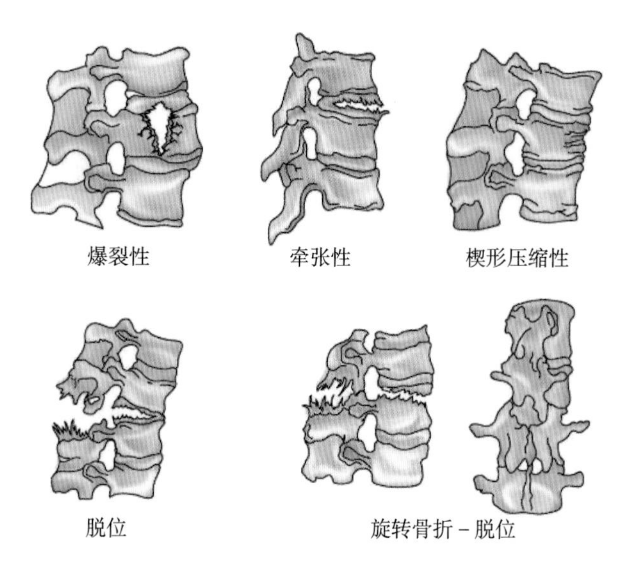

▲ 图 131-1 **Holdsworth 胸腰椎 / 腰椎骨折分型图**

经许可转载，引自 Holdsworth F. Review Article：Fractures, dislocations, and fracture-dislocations of the spine. J Bone Joint Surg Am 1970；52（8）：1534-1551.

Denis 根据损伤机制及损伤形态提出了胸腰椎骨折 Denis 分型，并开创性地提出了“中柱”的概念，把 Holdsworth 的“二柱”理论扩展为前、中、后“三柱”理论，并在此基础上指出单纯的 PLC 损伤不足以引发脊柱不稳。根据 Denis 分型，只有累积中柱［由后半椎体、后纵韧带（PLL）及后侧纤维环组成］和后柱（中柱后的所有结构）的骨折方可引发脊柱不稳（图 131-2）[8]。不涉及中柱的损伤被归为不会对脊柱稳定性造成影响的轻型骨折。相反，涉及中柱的损伤被定义为重型骨折并有可能造成脊柱不稳（图 131-3）。

McAfee 等对 Denis 的三柱理论进行了改良：通过判断中柱骨折的形态以评估脊柱不稳发生的可能及神经损伤的风险[9]。但同时，McAfee 沿用了 Denis 理论中所包含的 6 种依照前、中、后柱分类的常见骨折类型。此外，McAfee 分型依照后柱的完整性将爆裂性骨折进一步分为稳定型及不稳定型[9]。

Vaccaro 等提出了胸腰椎损伤分型和严重度评分系统（TLICS）用以解决以往单纯根据骨折形态决定治疗方案存在的弊端，TLICS 通过 3 个评价胸腰椎损伤的指标进行评分，即骨折形态、PLC 完整性、神经症状（表 131-1）。通过对以上 3 个指标进行评分以指导进一步治疗。

对于评分≤ 3 分的患者应给予非手术治疗；总评分≥ 5 分的患者则应接受手术治疗；而对于总分为 4 分的患者则为手术治疗及非手术治疗均可（表 131-2）。手术治疗中的入路则应根据患者的神经症状及后方韧带复合体的完整性来选择（表 131-3）。

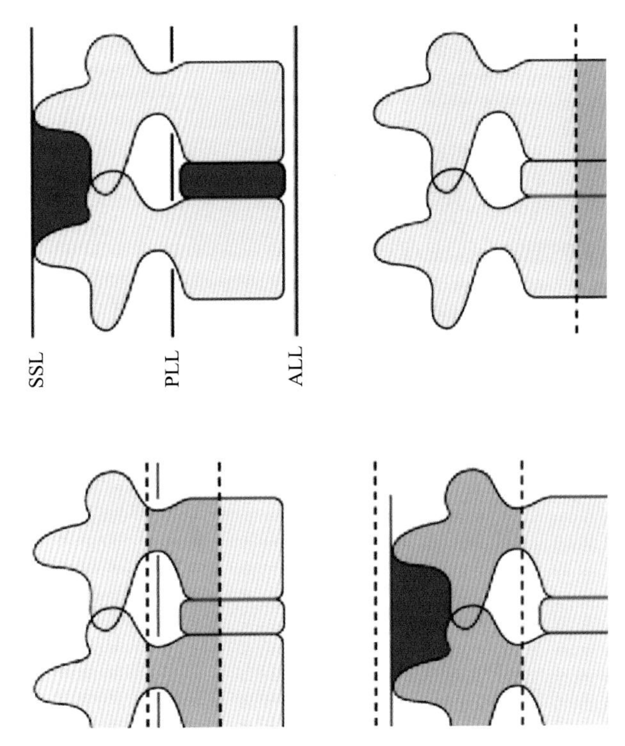

▲ 图 131-2 脊柱的前柱、中柱、后柱示意图

ALL. 前纵韧带；PLL. 后纵韧带；SSL. 棘上韧带［经许可转载，引自 Denis F. The three column spine and its significance in the classification of acute thoracolumbar spinal injuries. Spine（Phila Pa 1976）1983；8（8）：817-831.］

表 131-1 胸腰椎损伤分型和严重度评分系统

骨折形态	评分指标	分 值
压缩性 平移 / 旋转性 分离性	爆裂性骨折	1 +1 3 4
神经症状	**评分指标**	**分 值**
无症状 神经根性症状 脊髓、圆锥损伤症状 马尾损伤症状	完全性 不完全性	0 2 2 3 3
后方韧带复合体状况		**分 值**
完整 疑似损伤 / 不确定 损伤		0 2 3

经许可转载，引自Vaccaro AR, Lehman RA Jr, Hurlbert RJ,et al. A new classification of thoracolumbar injuries: the importance of injury morphology, the integrity of the posterior ligamentous complex,and neurologic status. Spine (Phila Pa 1976) 2005;30(20):2325–2333.

AO 分型为了更加全面地评估胸腰椎损伤，采取了与 TLICS 类似的根据神经症状及后方韧带复合体完整性进行分型的体系。同时，胸腰椎损伤的 AO 分型在分型原则上与其他骨折的 AO 分型保持一致：更高等级的分型意味着更重的损伤程度[11, 12]。近期，为了便于国际胸腰椎骨折治疗方面的交流，AO 分型又经过进一步修订并根据损伤机制提出了三大类损伤，即 A 型压缩性骨折、B 型分离性骨折及 C 型旋转性骨折（图 131-4），每个大类又可通过对神经功能及后方韧带复合体状态等指标进行评估以进一步区分亚型。

四、胸腰椎骨折的手术指征

上文中介绍的 TLICS 系统是第一种可对手术及非手术治疗的选择提供参考依据的分型系统，大量研究验证了 TLICS 系统的有效性，同时也催生了相关的治疗原则（表 131-1 至表 131-3）[13-16]。TLICS 评分≥ 5［常伴有神经功能缺陷和（或）脊柱不稳］的患者接受手术治疗可获得更好的预后逐渐成为了外科医生的普遍共识。但是，神经功能完好的稳定型胸腰椎骨折患者是否需要手术治疗仍存在较大的争议，两个在学术界广为流传的随机临床试验在比较手术治疗及非手术治疗对此类患者的疗效时得到了相互矛盾的结果[2, 17, 18]。Wood 等发现手术治疗并不能改善胸腰段稳定性爆裂骨折患者的临床疗效。然而，Siebenga 却报道，发生于 T_{10}～L_4 间的 A 型压缩性骨折在经过手术治疗后，可获得相较于保守治疗更好的功能恢复[2, 17, 18]。Wood 团队在进一步研究中通过对骨折后 16～22 年的长期随访调查发现，对于稳定型胸腰椎骨折仍然倾向于非手术治疗，这与该团队此前研究的结论相一致[17]。

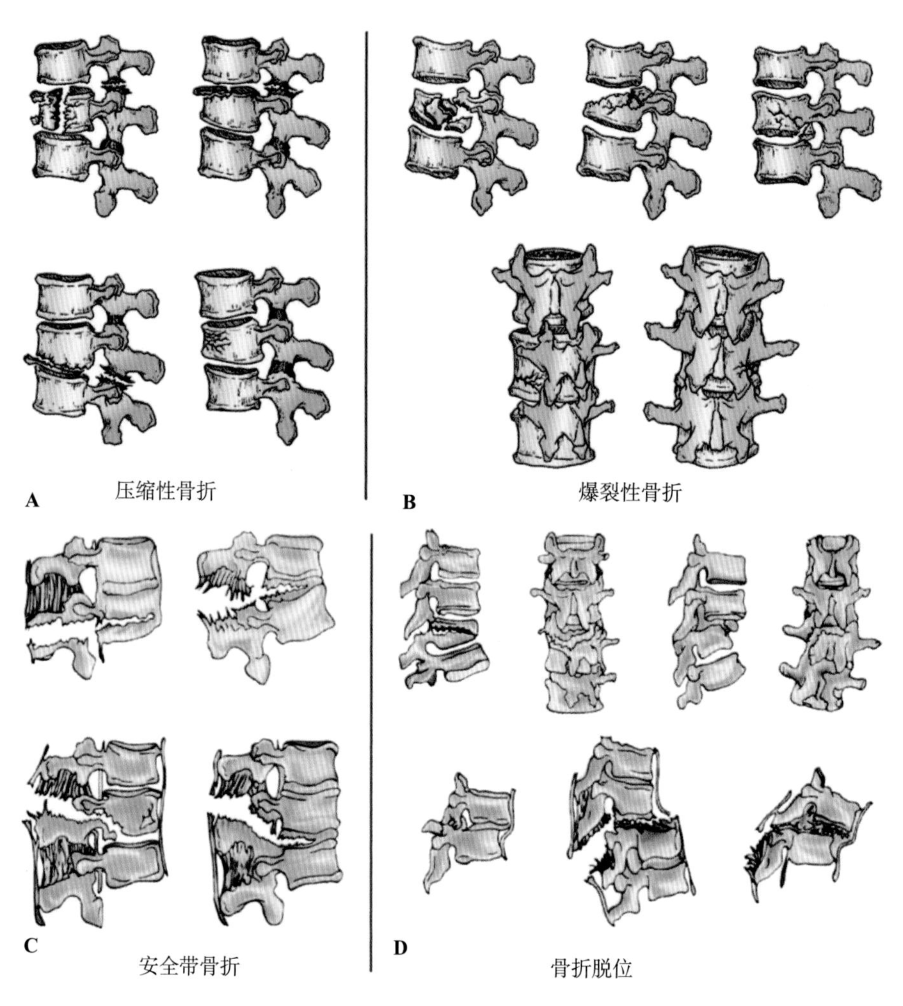

▲ 图 131-3 胸腰椎骨折的 Denis 分型

A. 压缩性骨折，该型骨折主要累及前柱，后柱也可能受累，中柱则一般保持完整，可进一步分为上下终板骨折、上终板骨折、下终板的骨折及上下终板完整的前侧骨皮质挤压骨折；B. 爆裂性骨折，该型骨折同时累及前柱和中柱，可能累及后柱，可进一步分为上下终板骨折、上终板骨折、下终板骨折、爆裂-旋转骨折、侧方爆裂骨折；C. 安全带骨折（屈曲牵张型骨折），该型骨折包括累及单一节段的骨折或软组织及椎间盘损伤以及累及两个节段的、伴有中柱损伤的骨折或软组织或椎间盘损伤；D. 骨折脱位，该型骨折的骨折-脱位损伤累及脊柱三柱，可进一步分为屈曲-旋转型、剪切骨折及双侧关节突脱位型［经许可转载，引自 Denis F. The three column spine and its significance in the classification of acute thoracolumbar spinal injuries. Spine (Phila Pa 1976) 1983; 8 (8): 817-831.］

表 131-2 基于 TLICS 系统的治疗方案选择

治疗方式	分　值
非手术治疗	0～3
手术治疗或非手术治疗	4
手术治疗	＞5

经许可转载，引自Vaccaro AR, Lehman RA Jr, Hurlbert RJ,et al. A new classification of thoracolumbar injuries: the importance of injury morphology, the integrity of the posterior ligamentous complex,and neurologic status. Spine (Phila Pa 1976) 2005;30(20):2325–2333.

五、后方入路

（一）优点

后方入路的优势主要在于脊柱外科医生对后路解剖结构较高的熟悉程度，以及一系列以后路椎根弓螺钉为基础的器械系统的运用。旋转和剪切损伤可通过后方入路进行复位和固定[19]；从生物力学的角度出发，后路的椎弓根螺钉非常适用于对抗此类损伤中的剪切及旋转应力[19]；对于存

表 131-3　基于 TLICS 系统的手术入路选择

神经症状	后方韧带复合体状况	
	完　整	损　伤
无症状	后路	后路
神经根性症状	后路	后路
不完全性脊髓或马尾损伤	前路	前后联合入路
完全性脊髓或马尾损伤	后路（或前路）[a]	后路（或前后路联合）[a]

a. 对于 ASIA 分级 A 级的患者，推荐进行积极的减压手术来以提升神经功能恢复的可能性、重建椎体支持结构、恢复脑脊液循环以防止脊髓空洞症，并为短节段固定创造条件

经许可转载，引自 Vaccaro AR, Lehman RA Jr, Hurlbert RJ, et al. A new classification of thoracolumbar injuries: the importance of injury morphology, the integrity of the posterior ligamentous complex, and neurologic status. Spine（Phila Pa 1976）2005; 30（20）: 2325–2333.

在分离损伤的胸腰椎骨折患者，后方植入的器械也有利于后张力带的重建与恢复；对于存在神经功能损害及中度椎管狭窄（＜ 50%）的患者，单纯后方入路也可适用[19]。有研究证实在伤后 48h 内通过牵引整复进行的间接减压治疗可有效减轻中度的椎管内压迫[20]。对于多发创伤合并内脏损伤的患者，通过后方入路进行手术可避免经腹部或胸腔手术所带来的相关并发症。

（二）缺点

胸腰椎骨折手术治疗后方入路的主要缺点是存在减压不充分的可能。直接减压手术中，虽然马尾可耐受一定程度的牵拉以供术者复位后移的骨折块，在通过后路进行脊髓前方减压的过程中，当显露或减压过程需要牵拉脊髓时，脊髓组织出现损伤的风险较高。因此，在通过后方入路进行脊髓前方减压的过程中，脊柱外科医生常需要借助肋骨横突切除术或经椎弓根入路，以在最小程度牵拉脊髓、保证脊髓组织安全的前提下更好地显露骨折块，并将骨折块切除或向前回纳复位，以解除其对脊髓组织的压迫；虽然有研究证实了间接减压手术对骨折块也有一定复位效果，但在损伤发生超过 72h 后，由于骨折缝隙内血肿机化及纤维连接的形成，其复位成功率将逐渐降低。

单纯后方入路手术的另一个重要问题即在于固定范围的选择。在严重的后凸畸形、椎体粉碎性骨折等情况下，仍然需要通过前路进行椎体次全切联合椎间植骨或钛笼植入，因为短节段的单纯后路固定在生物力学性能方面难以满足诸如三柱损伤或严重骨质疏松等特殊情况下的骨折固定需求[21]，这种情况下，延长固定节段虽可增强固定系统的生物力学稳定性，但也会带来手术时间延长、并发症增多及胸腰椎可活动节段减少等不利影响。

六、体位准备

当怀疑患者存在可疑的胸腰椎骨折或不稳时，脊柱外科医生在搬运患者时应进行严格的脊柱制动，并采取脊柱骨折相关的预防措施。在将患者转换至手术体位时，也需要随时注意神经功能有无出现任何异常，曾有多个研究表明，在将不稳定性脊柱损伤的患者从仰卧位转换为俯卧位的过程中，神经监护设备可检测到电生理异常[22, 23]。在将患者体位翻转至俯卧位后，应用软垫保护所有骨性突起，将手臂固定在管形护垫中，肩关节外展不超过 90°。通常，脊柱后凸畸形在俯卧位后常可呈现出一定程度的前凸。在摆好手术体位后，术中透视及 X 线检查可用于评估脊柱整体序列的情况。

（一）手术入路

术中透视和 X 线检查可用于定位手术节段并协助确定合适的切口长度。标准的后正中入路，通过此入路进行显露的过程中，保持 PLC 结构的完整并进行椎板的骨膜下剥离则需要术者不断的练习。显露椎板时应向两侧延伸至横突，并且显露过程应避免损伤融合节段相邻的小关节囊及棘间韧带。

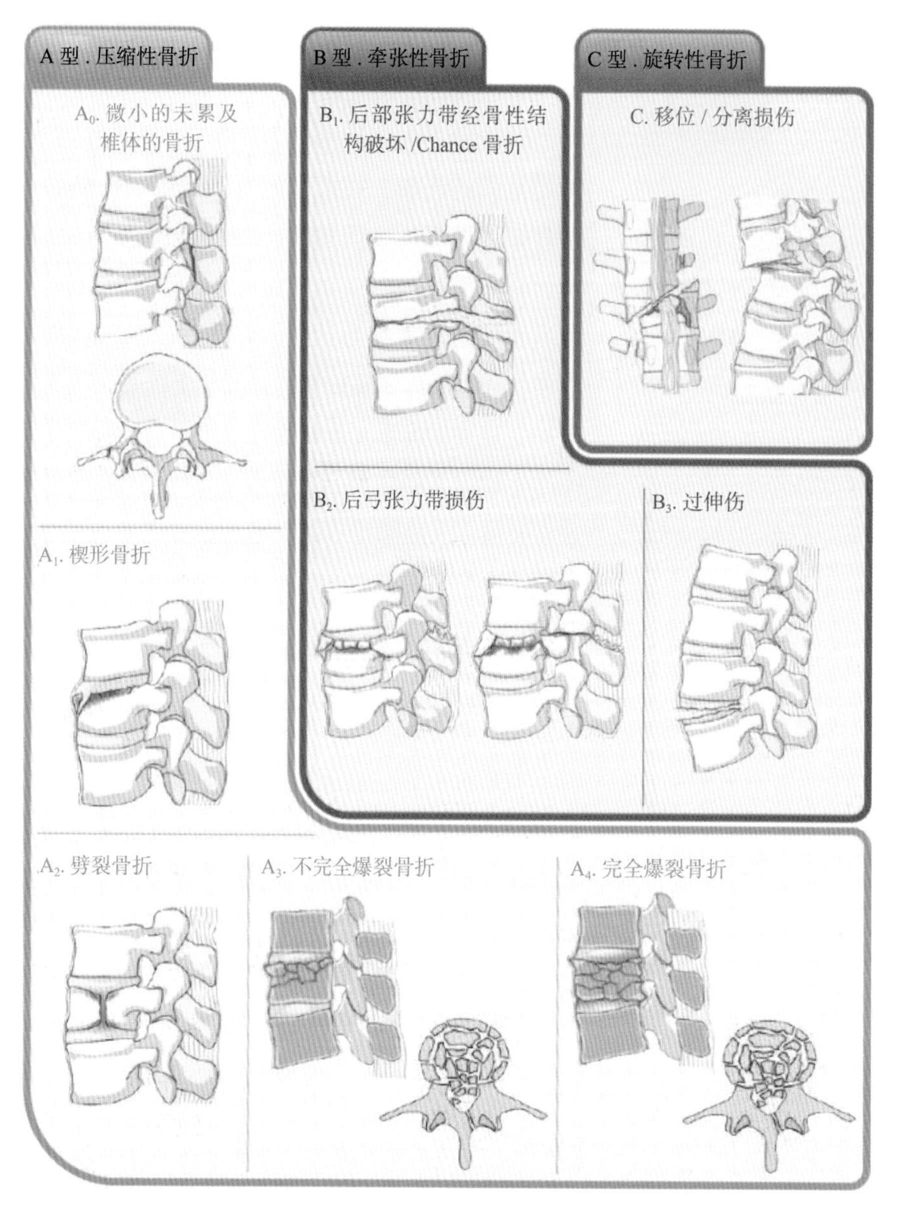

◀ 图 131-4 **AOSpine 胸腰椎骨折分型**

A 型为累及前柱的压缩性骨折；B 型为牵张性双柱骨折；C 型为旋转性双柱损伤

总体上讲，在进入损伤区域之前，通过显露损伤区上方或下方的区域以了解正常的解剖结构有助于术者在损伤区域中的显露操作。一旦进入损伤区进行操作，术者应留意潜在的椎板骨折和（或）创伤性硬膜破裂。一旦遭遇创伤性硬膜破裂，术者需要通过进一步减压对硬膜破口进行彻底的显露，随后采用 6-0 不可吸收缝线配合硬膜补片或人工硬脊膜材料进行缝合修补。

（二）后路内固定治疗

使用内固定治疗胸腰椎损伤的常用技术主要分为以下 3 种：①后路椎弓根螺钉固定；②椎体切除术联合椎间植骨或钛笼植入；③前路椎体钉板固定系统。有关后两种技术的内容将在其他章节详述。目前，临床工作中存在大量的内固定系统可供用于后方入路的脊柱融合固定，但本章节将不会对这些固定系统间的技术差异进行讨论，而将着重讨论所有固定系统中均有涉及的胸腰椎椎弓根螺钉（TPS）及其使用原则。

（三）相关解剖学背景

熟悉椎弓根解剖结构对于椎弓根螺钉的置入

至关重要。下文将总结归纳有关胸腰椎椎弓根尺寸及切迹的解剖学研究[24-29]。

（四）胸椎椎弓根解剖

不同解剖学研究所给出的椎弓根解剖学参数存在一定差异，Panjabi 等提出了将全胸椎分为三个解剖区域[27]：近侧由 T_1～T_4 组成的区域代表了脊柱由颈椎向胸椎的移行区；中间区域由 T_4～T_{10} 组成；远侧区域则由 T_{10}～T_{12} 组成并代表了胸椎向腰椎的形态移行区。

胸椎椎弓根相对于腰椎椎弓根更为狭窄的形态为胸椎椎根弓螺钉的置入操作带来了较大的挑战。T_1 椎弓根的平均宽度为 8.4mm，在下方的 T_3～T_8 中这一参数逐渐减小为 6.3mm，往下又以 0.7mm 每节段的趋势逐渐增大，并在 T_{12} 处达到了 8.7mm 的宽度[27]。虽然我们一般将椎弓根的横断面简化为椭圆形以方便讨论交流，但胸椎椎弓根真正的横截面形状通常为内缘凸起、外缘凹陷的肾形或泪滴形，这种不规则的形态进一步缩小了在置入螺钉时的有效椎弓根横径。椎弓根的横断面高度较宽度更大，并且随着节段向下，高度逐渐增加，由 T_1 处的 9.6mm 到 T_3～T_9 的 11.9mm，最后在 T_{12} 处达到 16.6mm[27]。所以，椎弓根横断面高度一般不被考虑为螺钉置入时的限制因素。

椎弓根轴线与矢状面及横断面之间的成角是相对对称的，轴线与矢状面所成角度在 T_1～T_2 处的均值为 27°，该角度在下方节段逐渐减小，至 T_{12} 处时减小为 10°[27]。椎弓根轴线与横断面所成角度在 T_3～T_{11} 节段内的均值为 9°，但在其余胸椎节段存在跳跃式的波动：由 T_1 处的 7.6° 到 T_2 处的 17.9°，以及由 T_{11} 处的 8.7°到 T_{12} 处的 5.0°。值得注意的是，椎弓根轴线与矢状面的成角在 T_4～T_{10} 区域存在较大的变异，进一步增加了椎弓根螺钉置入的难度。

（五）腰椎椎弓根解剖

腰椎椎弓根宽度由 L_1 处的 7.4mm 向下逐渐增大，在 L_5 处达到了 18.3mm[30, 31]。与胸椎椎弓根不同的是，腰椎椎弓根的横截面呈椭圆形，横截面高度在 L_1 处为 14.0mm，随着节段向下逐渐减小到 L_5 处的 11.4mm[30, 31]。所以腰椎椎弓根的尺寸与形态一般不会成为螺钉置入过程中的限制因素，但是术者在选择手术器械时仍然需要充分回顾术前影像学资料，根据椎弓根宽度及高度选择合适尺寸的椎弓根螺钉。

腰椎椎弓根轴线与矢状面及横断面间的成角是一致的。椎弓根相对于矢状面的成角由 L_1 向 L_5 逐渐减小；椎弓根轴线相对于横断面的倾角则由 L_1 处的 10°逐渐变大至 L_5 处的 30°[30, 31]。

（六）生物力学原则

相较于其他后路内固定器械，椎弓根螺钉具备的优势主要体现于较高的结构稳定性。相较于早期的骨钩固定及钢丝固定，椎弓根螺钉可提供更大的固定强度，通过短节段的融合固定即可得到满意的固定效果，基于椎弓根螺钉的胸椎固定系统在对抗扭转负荷的强度上甚至强于带横联装置的骨钩固定系统[32]。

对于合并骨质疏松、骨质力学性能较差的患者，脊椎钩夹固定系统可为胸椎提供更好的固定效果，而这种系统在固定强度上的优势主要来自于相较于椎弓根螺钉更为优越的骨 – 植入物接触方式。另一方面，相较于单纯椎弓根螺钉依靠椎弓根及椎体中有限的皮质骨进行固定，在固定系统中添加直接接触皮质骨的骨钩又可弥补单纯螺钉皮质固定不足的问题。皮质骨螺钉通道技术是近期出现的一种针对骨质疏松患者的固定策略，但有关这一策略的可靠性目前仍存在争议[33]。目前关于胸腰椎骨折固定获得足够稳定性所需的固定范围仍没有统一标准，学术界一般推荐固定范围包含伤椎上方及下方的两个节段。在骨折形态允许的条件下，可对伤椎进行椎弓根螺钉固定，有助分散相邻固定节段所承受的应力，并可为缩短固定长度创造条件 [34]。

七、外科手术技巧

（一）进针点

在置入椎弓根螺钉前选择一个合适的进针点对于提高螺钉置入准确性是至关重要的。Vaccaro [35] 通过对 17 具中亚人种尸体标本进行解剖学研究，提出了图 131-5 的胸椎椎弓根进针点。对于 T_4～T_{10} 椎体，椎弓根中心位于经过上关节突中心的垂线与经过横突上缘的水平线的交点。而对于 T_{10} 以下椎体，起始点逐渐由横突的上缘平面逐渐下移至中间及下缘平面，这些位置与 Roy-Camille 等所提出的起始点定位接近，即位于上关节突关节下缘与关节中线的交点偏向尾端 1mm 处 [36]。

腰椎椎弓根螺钉置入起始点相较于胸椎有更明确的定义及文献支持。关节突关节侧缘、脊椎关节间部及横突均可作为骨性标志物，为腰椎椎弓根螺钉的置入提供参考。通常，腰椎椎弓根进针点位于横突中线“人字脊”顶点旁开 2mm 处。椎弓根的进针点可以用电钻或骨锥标记，椎弓根位置及轨迹可通过前后位或侧位透视进行定位及观察，亦可通过微创手术中常用的“牛眼征”进行定位。

（二）椎弓根螺钉置入技巧

椎弓根螺钉置入的过程中术者应遵循“最小阻力路径原则” [37]，感知置入时的阻力以维持正确的进钉方向，应依照阻力最小且最平稳的方向置入螺钉，防止伤及椎弓根皮质。置入开始前，用高速电钻或咬骨钳在椎弓根进针点处去除一小片后方皮质骨，随后在用钻子进一步沿着前内侧方向深入，术者可通过触觉反馈来确保钻子在椎弓根松质骨中平稳深入。但是，也有尸体解剖学研究表明，在不依赖影像学检查的前提下置入 5mm 直径的螺钉时，穿透椎弓根皮质骨的概率高达 41% [37]，一经穿透，螺钉将根据所在位置，可对包括膈脚、主动脉、奇静脉、食管、半奇静脉、下腔静脉、心房、顶叶胸膜和肺在内的诸多结构造成损伤（图 131-6）。

漏斗技术作为“最小阻力路径原则”的衍生物，非常适用于脊柱侧弯患者的胸椎椎弓根螺钉置入 [38]。在根据局部解剖学标志确定好进针点后，首先用咬骨钳在椎板后侧咬除该处的皮质骨，形成一个直径 6～10mm 的皮质骨缺口，随后用刮匙逐步清除开口内的松质骨直至显露椎弓根入口，

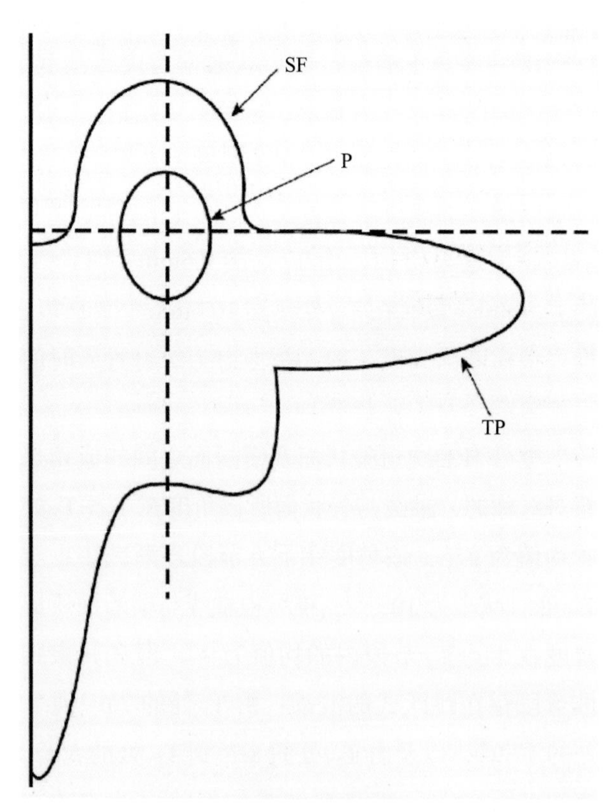

▲ 图 131-5 **Vaccaro 等提出的胸椎（T_4～T_{10}）椎弓根进针点定位及相关解剖学标志物的简图**

图中的 SF 代表上关节突，P 代表椎弓根，TP 代表横突，图中椎弓根进针点位于经过上关节突中心的垂线与横突上缘的水平切线的交点

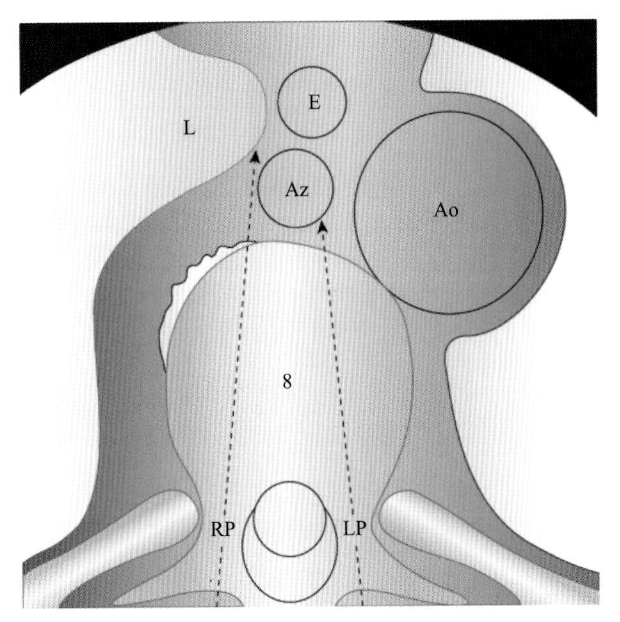

▲ 图 131-6 **T_8 椎体前方可能因螺钉穿透前方皮质而伤及的解剖学结构**

图中的虚线代表椎弓根螺钉的进钉轨迹，L 代表肺，Az 代表奇静脉，Ao 代表主动脉，E 代表食管［经许可转载，引自 Vaccaro AR, Rizzolo SJ, Balderston RA, et al. Placement of pedicle screws in the thoracic spine. Part II: An anatomical and radiographic assessment. J Bone Joint Surg Am 1995；77（8）：1200-1206.］

随后进一步刮除椎弓根内部松质骨，以形成一个由椎弓根开口直通椎弓峡部的“皮质骨漏斗”，随后使用 2mm 的椎弓根探针确认椎弓根的完整性。将金属标记针置于椎弓根内，并通过术中摄片或透视来确认标记针在椎弓根内的位置。

受椎弓根螺钉精确置入的技术要求推动，影像引导的外科导航技术近年来得到飞速的发展。有关的研究表明，影像学导航系统虽可提高螺钉置入的精确性，却也显著延长了手术时间，但笔者仍支持在条件允许的情况下尽可能利用术中摄片及透视等技术。术中侧位摄片可用于估计椎弓根进钉角度，并可进一步用于协助透视过程中定位以期对各个节段进行精确的前后位拍摄；术前 CT 检查所得的椎弓根水平角可用于协助透视过程的角度选择，用以精确定位一侧椎弓根的轴向视角。用电钻标记椎弓根中点，随后用 2-0 刮匙探入椎弓根的后半段。由于上胸椎椎弓根存在更大的向内成角，切除小部分椎板有助于 T_1、T_2 节段进针孔的显露与定位。将顶端呈球状的探针置入孔中，并通过透视确认位置是否正确，随后再用椎弓根探针准备合适深度的椎弓根通道。

确保椎弓根螺钉直径与椎弓根宽度相匹配是固定技术中的关键环节，如果严格按照椎弓根直径选择螺钉直径可能导致某些椎弓根宽度较小的节段没有满足尺寸的螺钉可选，由于可选的最小螺钉直径往往仍然超过术前 CT 所测量的最小胸椎椎弓根直径，螺钉置入过程中椎弓根可能发生扩张并导致隐性的椎弓根壁骨折。置入螺钉前使用椎弓根攻丝有助于术者通过触觉反馈了解螺钉是否通过椎弓峡部达到完全的皮质固定。此外，椎弓根壁发生的骨折对于固定系统整体稳定性的影响仍不甚清楚，有报道指出其所产生的影响并不会很大；也有研究指出，椎弓根在螺钉置入时发生骨折可降低 11% 的最大拔出强度[39]。

生物力学实验表明，加大椎弓根螺钉置入深度可使固定系统对纵向重力负荷及侧向负荷具有更强的抵抗力。并且，通过穿透椎体前皮质而达成的双皮质固定具有更强的抗拔出强度[40, 41]。但是，考虑到常规的术中透视在难以有效预防螺钉对椎体前皮质的过度穿透，且过度穿透可能造成主动脉、腔静脉等大血管的损伤，目前学术界不建议在螺钉置入时刻意地追求双皮质固定。对于 T_1～T_3，椎弓根螺钉长度应被限制在 30mm 以内，这一参数在 T_4～T_5 及 T_5～T_6 两个范围内可分别放宽至 35mm 和 40mm [42]。此外，扩大椎弓根螺钉长度、螺纹长度及螺纹内径可将内固定器械对抗拔出及弯曲负荷的强度最大化。

椎弓根螺钉置入时穿透皮质的发生率在胸椎的发生率更高，但不同部位皮质被穿透后仍存在一定距离的“安全区”。目前普遍认为，4mm 以内的椎弓根内侧皮质穿透不会造成严重后果，这是由于椎弓根内侧存在 2mm 的硬膜外腔隙和 2mm 的蛛网膜下腔，可为穿透皮质的螺钉提供一

定的安全区 [43]；对于外侧的椎弓根皮质，由于肋头的存在，6.8mm 以内的穿透深度也是可以接受的 [44]；而对于椎体前皮质的穿透，当穿透深度>4mm 时即可能伤及大血管或腹腔脏器 [37]。

对于不同类型的胸腰椎骨折和脱位，为获得足够固定强度所需的固定范围仍没有统一的标准。相比于活动度较大的颈椎和腰椎，胸椎接受多节段固定后所损失的活动范围相对较小。内固定系统的一端应尽可能避免终止于最大胸椎后凸处，否则可能引起患者的腰背部不适，也会使该处螺钉因承受更大的拔出应力而更易发生内固定失效。总体上讲，对于骨密度正常的患者，后路器械固定系统治疗胸腰椎骨折时，一般可通过自伤椎向上下各延长固定两个节段来获得足够的结构稳定性。而对于骨质减少或骨质疏松的患者，则需要延长更多的节段进行固定，并且，较长的固定系统应尤其重视远近段交界区节段的处理，此处的螺钉在屈伸动作下承受着较大的负荷，易发生螺钉拔出及相应椎体的疲劳性骨折。在对胸椎后凸顶点近端的胸椎进行固定时，应注意着重加强该处器械对弯曲负荷的强度，故在该处应选择较粗的拉力椎弓根螺钉或脊椎钩夹固定系统进行固定。此外，当患者存在由弥漫性特发性骨肥厚或强直性脊柱炎所导致的刚性脊柱，由于硬化的脊柱可对固定系统形成更长的应力力臂，一般推荐固定融合至少包括伤椎上下端三个以上的节段。

八、外科减压手术

（一）直接减压手术

Shaw 等首次描述了一种用于脊柱肿瘤所导致的病理性椎体骨折的一期后外侧减压及固定技术 [45]。该技术首先置入椎弓根螺钉，并通过牵引对骨折块进行初步的复位以便于后续的后外侧直接减压操作（图 131–7）。在减压侧对侧进行钉棒系统固定，移除减压侧的连接棒以便显露，在清除棘突、椎板、关节突及峡部等结构后分离显露椎弓根，用高速电钻或咬骨钳打通椎弓根通道，并由此通道进入椎体（图 131–7A）。进入椎体后，使用反向弯头刮匙将松质骨推向椎体前部，为回纳椎管内后移的骨折块提供空间（图 131–7）。需要注意的是，后移至椎管内的骨折块通常位于椎间盘和上方椎体终板的连接处（图 131–8），与骨折块相连的纤维环组织或嵌入骨折部位的椎间盘结构可能会阻碍骨折块向椎体的复位，部分切除椎间盘及其连接的骨折块有助于进行彻底的减压。运用长柄磨钻可以实现通过单侧入路进行的完全减压。减压手术中是否需要修补前柱结构仍存在争论，一般认为，治疗粉碎性椎体骨折时，有必要通过前路或后路对前柱进行结构性植骨重建，以防止前柱塌陷、固定失效，以及创伤后后凸畸形的发生。此外，扩大后路固定的节段范围也有助于分散前柱所承受的负荷。

（二）间接减压和序列重建手术

通过牵引及整复术进行的间接椎管减压可有效治疗发生于 48h 以内的爆裂性骨折的骨折块后移所造成的中度椎管狭窄（<50%）（图 131–9），受伤 72h 以后，由于早期骨折部位血肿机化及纤维连接，通过牵引进行的间接减压和复位的成功率将显著降低。此外，在重度椎管狭窄（>67%）的情况下，由于挤压出的骨折块常与椎间盘及后纵韧带等结构失去联系，间接复位的成功率也将大幅降低。所以，对于重度椎管狭窄伴有神经功能缺陷或是受伤时间超过 72h 者，应进行直接减压。除去以上情况，在许多单纯后路固定的病例中，合适的体位准备配合器械塑形可以帮助完成间接减压并纠正创伤性后凸畸形，主要操作过程包括：在置入椎弓根螺钉后，首先将连接杆连接至近端螺钉，随后连接远端螺钉，最后进行撑开复位以达到间接减压的目的。此外，接受

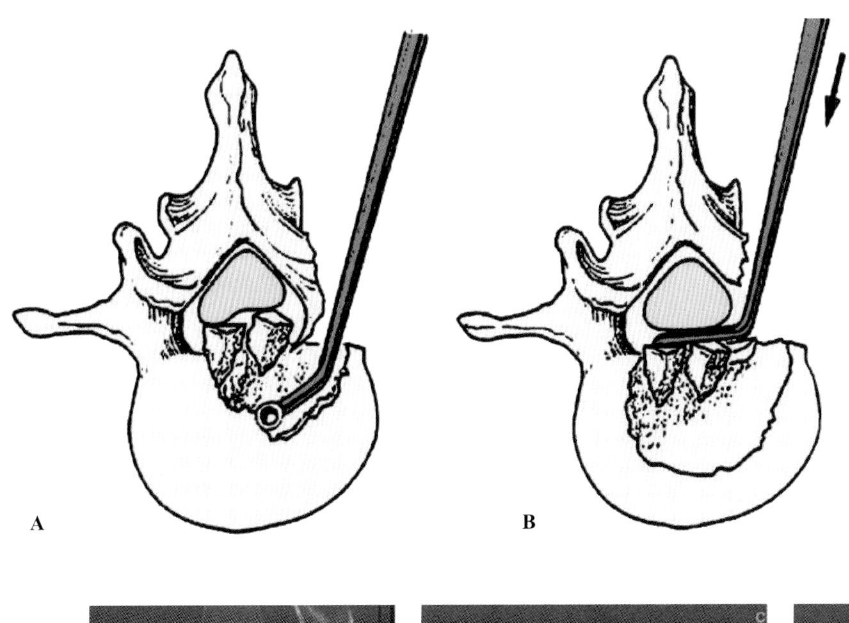

◀ 图 131-7　后外侧减压手术示意图

A. 骨折椎体及后移的骨折块的水平面示意图，图中描绘了通过半椎板切除术后进一步切除单侧关节突及椎弓根，进而使用弯头刮匙构建用于回纳后移骨折块的凹陷；B. 将后移骨折块回纳复位至此前构建的凹陷中的操作过程示意图（经许可转载，引自 Neuwirth MG，Blam OG，Hopkins G. Posterior spinal fixation for thoraco-lumbar spinal trauma. In：Bradford DS，Zdeblick TA，eds. Master Techniques in Orthopaedic Surgery：The Spine. 2nd ed. Philadelphia，PA：Lippincott Williams & Wilkins；2004：225.）

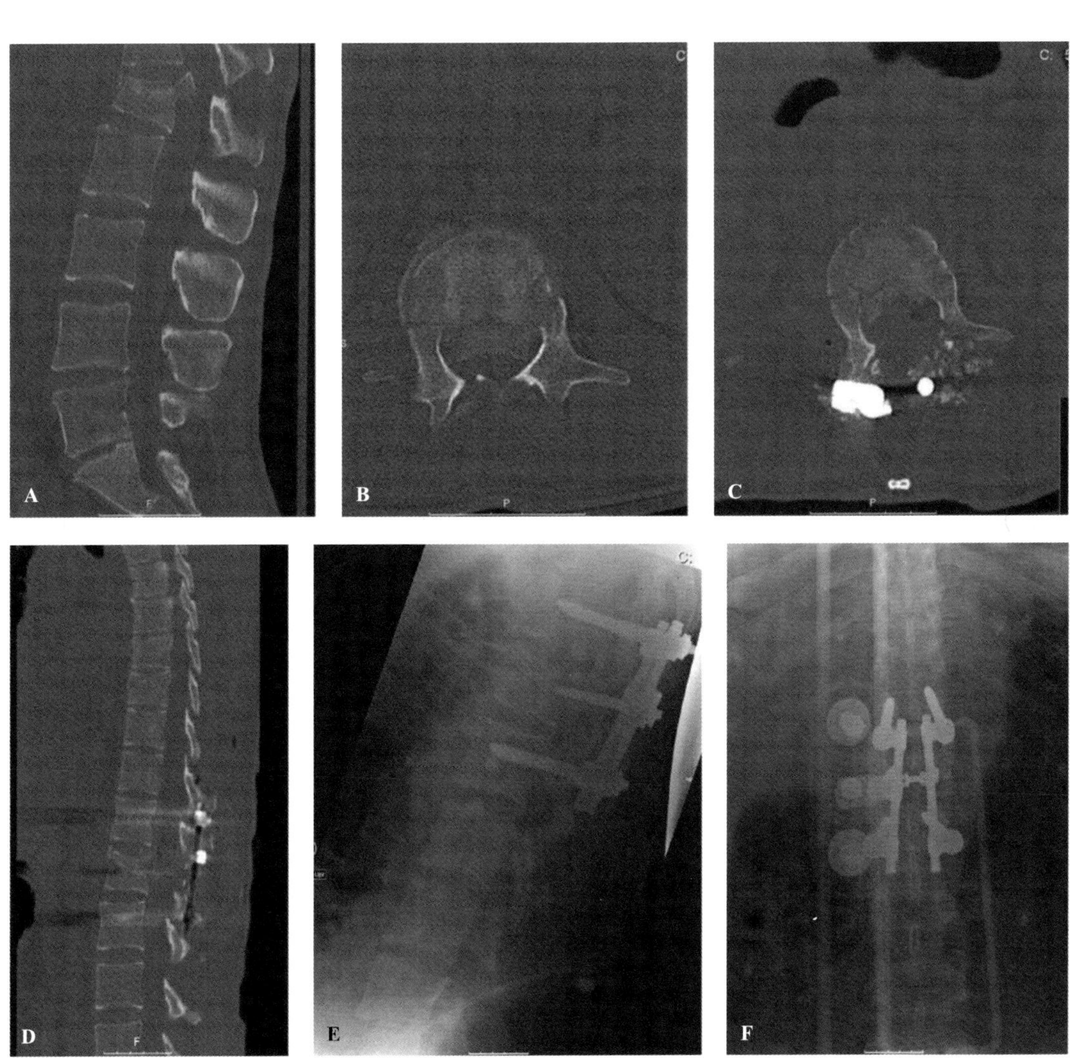

▲ 图 131-8　**40 岁男性患者，由于滑雪意外导致的 L_1 爆裂性骨折，伴有不完全性脊髓损伤**

A 和 B. 伴有后移骨折块的 L_1 爆裂性骨折椎体的矢状面及水平面 CT 图像，患者表现出马尾损伤的症状，左下肢运动功能减退；C. 经过后外侧减压及短节段固定后的伤椎水平面 CT 图像；D. 显示后移骨折块在减压手术后顺利复位的矢状面 CT 图片；E 和 F. 患者经过后外侧减压及短节段固定后的正位及侧位 X 线片。术后患者的左下肢运动功能明显改善此类单纯后路固定手术而未进行前柱重建的患者，即使固定节段最终成功融合，融合节段仍可随时间推移出现部分的矫正度丢失（图 131-10）。

对旋转或平移性损伤造成的胸腰椎骨折进行序列重建及复位是较为复杂的过程。有经验的术者有时会进行术中牵引并通过颈椎牵引或股骨牵引进行预定位。如存在不完全性神经损伤，应在复位操作前，优先对损伤部位头端及尾端进行减压；同样，在完全性神经损伤的情况下，也应考虑先进行减压；复杂的硬脊膜撕裂在这种情况下发生率较高，一旦发生需要进行妥善的修补；运用椎弓根螺钉配合短棒对近端及远端节段进行固定可为重建远近端序列创造条件；在进行强有力的复位操作前，需要将嵌入的骨折块及软组织进

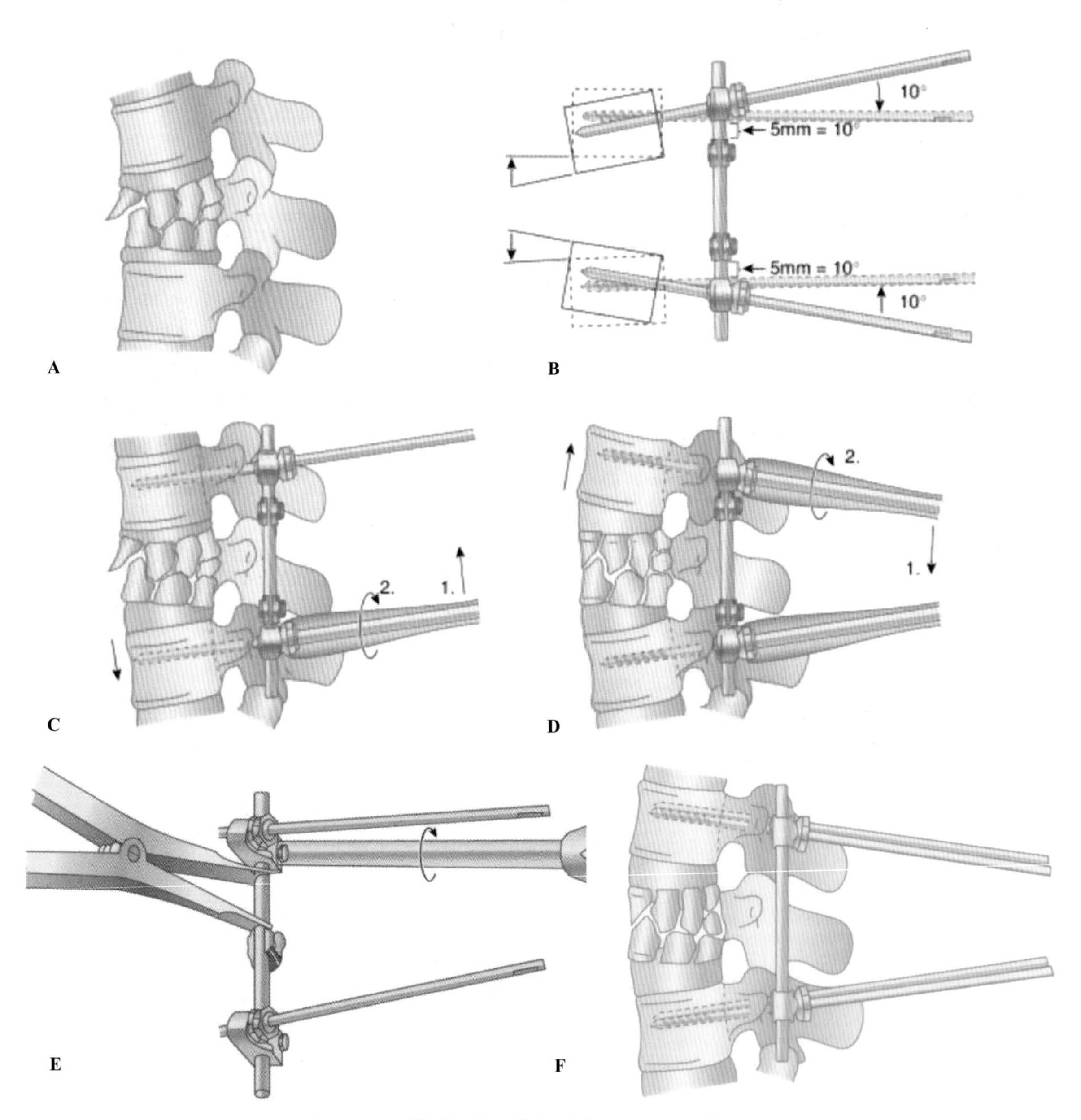

▲ 图 131-9 通过牵引及整复术进行的间接复位示意图

A. 爆裂性骨折；B. 通过在连接杆上安装夹具防止椎体后壁塌陷并矫正后凸畸形；C. 对伤椎下位椎体进行牵引复位后上紧夹具；D. 对伤椎上位椎体进行牵引复位后上紧夹具；E. 使用撑开器进行恢复脊柱序列；F. 后移骨折块最终得到复位（经 Springer 许可转载，引自 Aebi M，Thalgott JS, Webb JK. Posterior techniques. In：Aebi M，Thalgott JS，Webb JK，eds. AO ASIF Principles in Spine Surgery. 1st ed. Berlin，Germany：Springer-Verlag；1998:116-117. ©1998 Springer-Verlag Berlin Heidelberg 版权所有）

行切除；利用大力钳抓紧近端及远端节段可扩大骨牵引强度同时也能施加复位的力量。复位后，一名医生维持位置，另外一名医生在对侧放置撑杆进行临时固定。对后方结构完整或仅有不完全损伤的患者进行牵引复位的过程中，需要使用神经电生理监测设备防范复位操作可能带来的医源性神经损伤。

（三）连接杆置入技巧

在置入椎弓根螺钉并用连接杆连接后，术者可尝试对脊柱矢状面的序列进行恢复并达到间接的复位。由于对脊柱后部结构进行的牵引可促进脊柱后凸，故撑开复位操作可能导致生理性腰椎前凸的丢失，因此，应对用于腰椎的钉棒固定系统进行预弯塑形，使之匹配腰椎的生理性前凸，随后再进行牵引以达到间接复位骨折块的目的（图 131-9 和图 131-11）。通过预弯塑形，连接杆在连接椎弓根螺钉时可先形成冠状面上的弯曲，最后通过旋转连接杆来匹配腰椎生理性前凸并恢复腰椎序列。也可置入单向椎弓根螺钉，并将螺

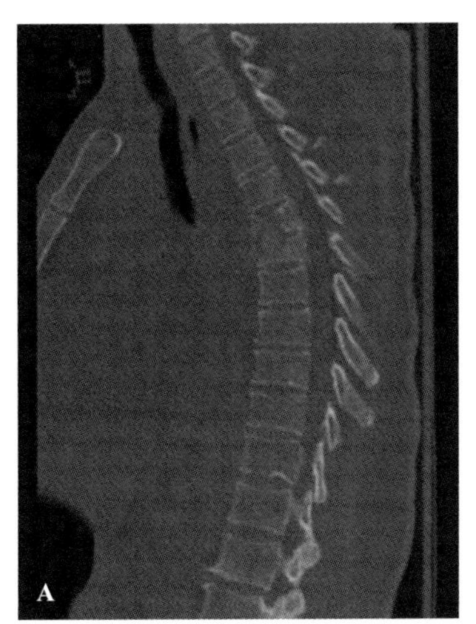

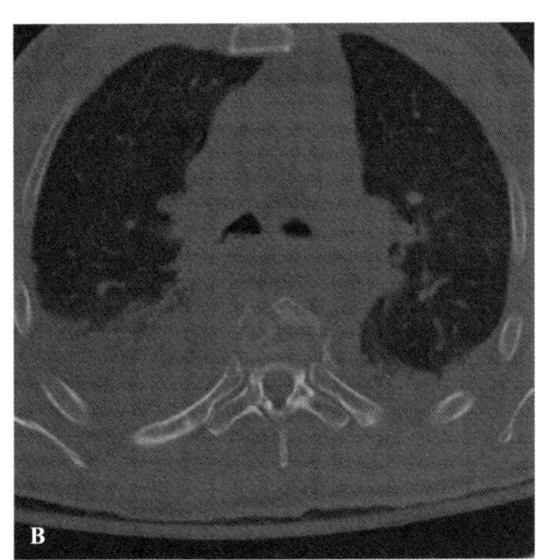

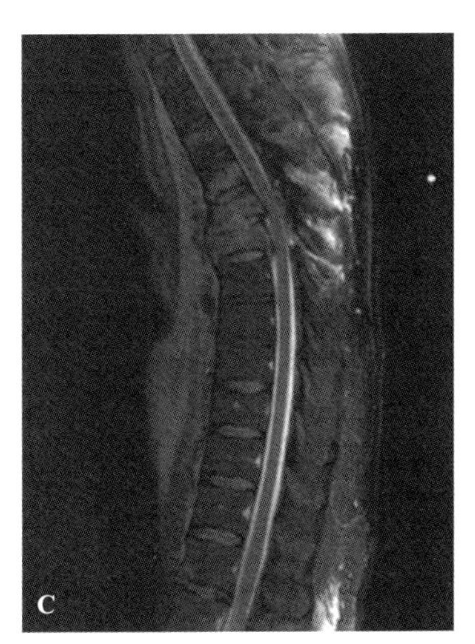

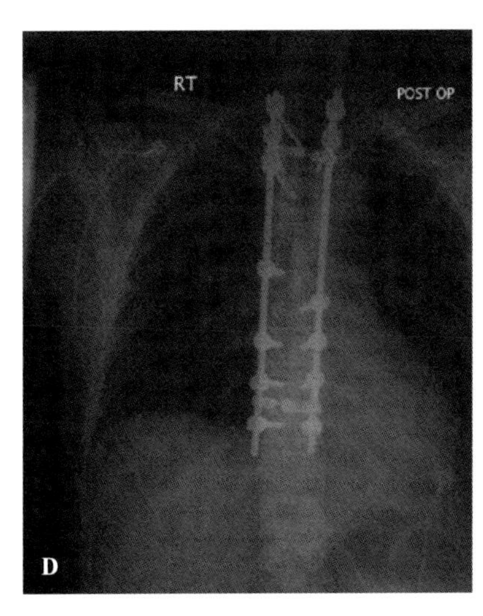

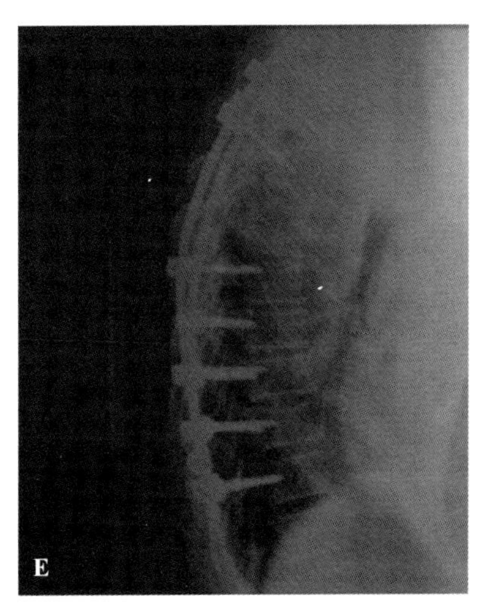

▲ 图 131-10 **一位在重大交通事故中受伤并被诊断为胸椎骨折的 30 岁男性患者，事故发生时患者系有安全带，损伤发生后未出现神经功能异常症状**

A. 胸椎矢状面 CT 图像可见伴有 T_5、T_6 椎体压缩性骨折的屈曲 - 过伸型损伤，同时也可见 T_3、T_4、T_6 的棘突骨折；B. 轴位 CT 图像显示 T_6 椎体骨折同时累及前、中、后三柱，但未发现后移骨折块进入椎管；C. T_2 加权 MRI 矢状面图像显示 T_5、T_6 椎体骨折，也显示了该平面上后方韧带复合体的损伤；D 和 E. 该患者接受了 T_2～T_{12} 的后路椎弓根钉棒系统固定联合髂嵴自体骨植骨手术后所拍摄的 X 线正、侧位片。由于患者神经功能完好，不需要进行前路减压手术

钉连接至连接杆以对骨折区域施加牵引力，最后通过原位螺钉塑形来重建矢状位序列。撑开复位过程中，术者应借助透视等影像学手段监测有无发生过度牵引或螺钉拔出的情况。如果需要对手术节段进行融合，则可在上述操作完成后去除固定节段的背侧皮质，形成植骨床，并在其中植入包括自体骨、组织工程支架或同种异体骨在内的植骨材料以促进融合。

九、术后管理

手术后，在临床状态允许的情况下，应鼓励所有患者接受物理治疗。制动支架在术后一般仅用于某些依从性不佳或固定治疗不充分的患者。应对所有患者进行预防深静脉血栓的机械性治疗（如连续加压装置）；对于某些存在深静脉血栓高危因素的患者应给予药物抗凝治疗，开始进行抗凝治疗的时间窗目前仍有争议，多数外科医生选择在减压手术后 48～72h 后进行抗凝；下腔静脉滤网可用于预防某些有高危因素的患者发生肺栓塞；恢复正常生活后，患者应在 12 周内尽可能避免进行弯腰、搬重物等动作。患者应在出院时、术后 6 周、12 周、24 周接受 X 线检查，并在此后的时间里每年进行一次 X 线检查；此外，术后 CT 检查有助于评估椎管减压是否充分，也可用于排查是否存在内固定失效、移位及骨不连等情况。

十、相关并发症

胸腰椎骨折后路手术治疗的相关并发症主要包括硬脊膜破裂、血管神经损伤、感染、内固定失效、骨不连及矫正度丢失所造成的晚期畸形。治疗胸腰椎损伤过程中的常见错误主要来自于对后方韧带复合体损伤的漏诊，可导致创伤后的后凸畸形的形成。MRI 检查有助于评估 PLC 的完整性以降低漏诊率；邻近节段骨折有时会被漏诊，未发现的骨折节段在手术治疗中未经固定融合，可导致晚期的脊柱不稳和畸形的发生，因此，应进行术前 CT 检查以诊断潜在的邻近节段骨折。

透视、摄片等术中影像学检查可用于协助椎弓根螺钉的尺寸选择及置入操作。在进行牵引和器械原位塑形的过程中，应通过影像学检查对骨－植入物界面进行严密监控以防止固定物出现松动。当需要施加压缩应力进行复位时，应密切留意骨折块、黄韧带、血肿以及狭窄椎间孔等结构可能造成的神经压迫症状。

对于术后可能出现的矫正度丢失及术后后凸畸形，一旦发生，首先需要通过 CT 检查排除骨不连，同时也应该考虑是否存在惰性感染；伴有骨质疏松的患者应进行多节段的后路固定，或通过椎板下钢丝固定强化椎弓根螺钉的固定效果；正如前文所述，当存在严重的椎体粉碎性骨折时，短节段的单纯后路固定系统容易发生失效，需要对前柱进行修复重建或者扩大后路固定范围以防止矫正度丢失及术后畸形的发生 [46]。

接受手术治疗的胸腰椎骨折患者较易发生术后脊柱感染，主要是由于伴随的多发伤、延长的 ICU 住院时间及营养不良所引起的。外科医生应警惕原发伤或较长时间的术中牵引所造成的软组织血供障碍，并及时对失去血供的组织进行彻底的软组织清创术。如果患者无法经口饮食，则应考虑通过鼻胃管喂食或肠外营养对患者进行营养支持。

十一、预后

手术治疗伴有不完全性脊髓损伤的不稳定型胸腰椎骨折可改善患者的神经功能 [47]。并且，由于胸腰椎骨折病例的多样性与复杂性，前路与后路减压手术间的疗效孰优孰劣仍没有定论。正如

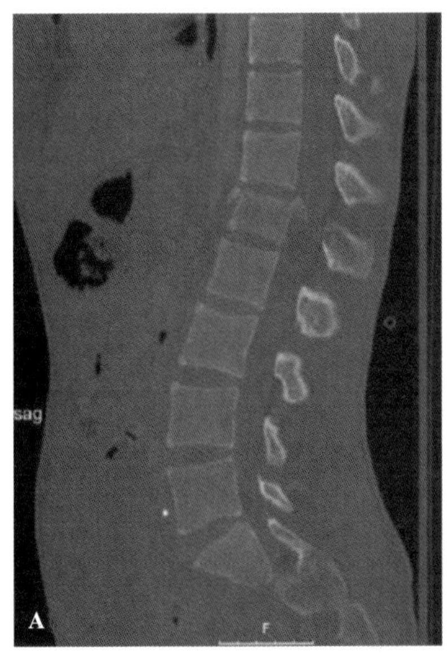

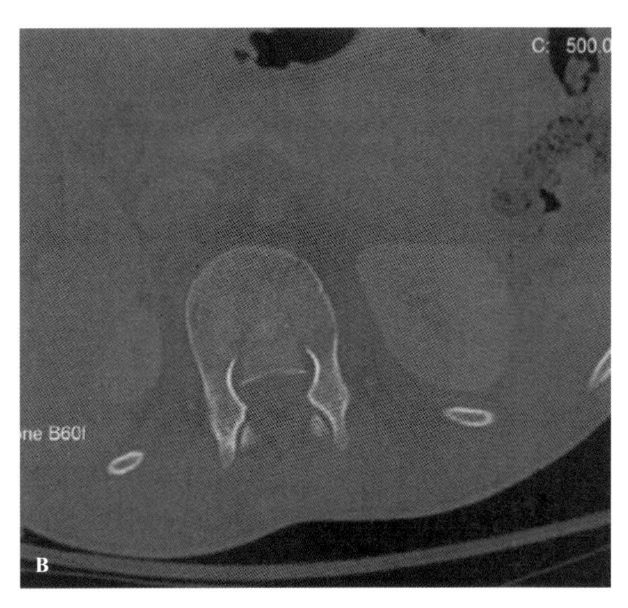

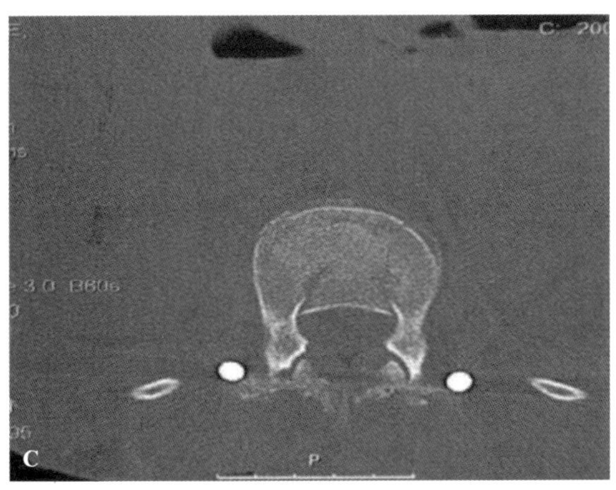

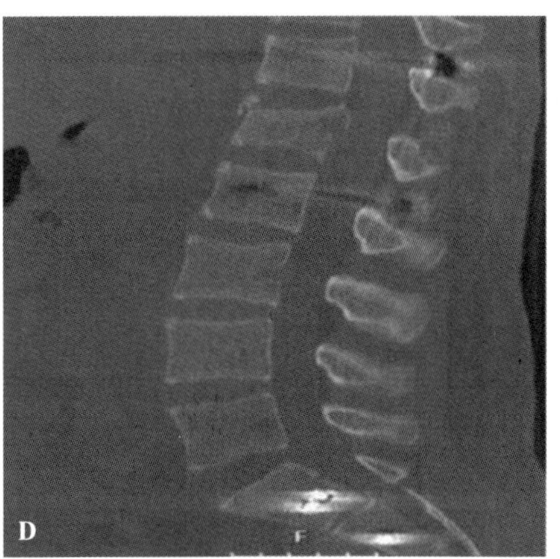

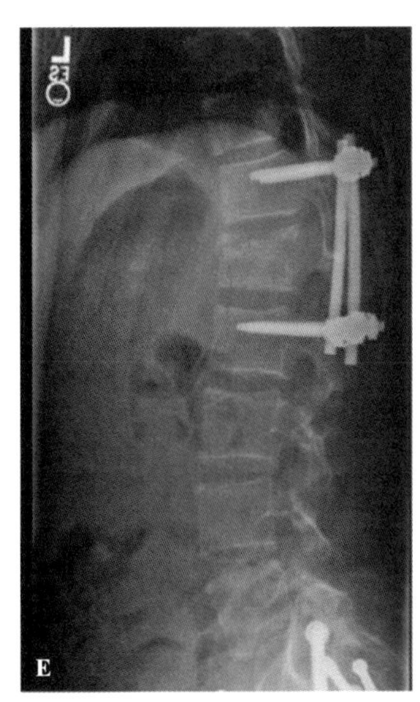

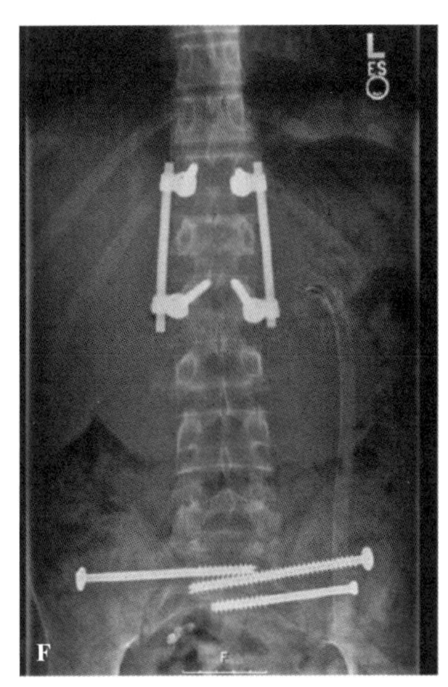

▲ 图 131-11　L_1 爆裂性骨折的 20 岁多发伤患者的影像图

A. CT 矢状位图像显示 L_1 椎体爆裂性骨折并存在后移的骨折块；B. CT 水平面图像显示骨折处后移的骨折块；C. CT 水平面图像显示患者接受后路短节段固定手术并通过椎弓根螺钉牵引整复，使骨折块得到了复位；D. CT 矢状位图像显示复位后的骨折椎体；E 和 F. 患者术后 6 个月复查时拍摄的正、侧位 X 线片显示出一定程度的矫正度丢失，但患者自觉无疼痛症状前文所述，对于稳定型的胸腰椎损伤是否需要手术治疗这一问题，学术界仍未达成共识，相关的前瞻性或纵向研究有待进一步开展，用以验证相关的经验性治疗策略。

十二、未来趋势

近期，大量研究评估了包括经皮椎弓根螺钉固定及后续取钉术在内的微创技术在治疗部分胸腰椎损伤病例时的疗效。多个随机试验评估了运用后路内固定器械治疗爆裂性胸腰椎骨折时融合术对疗效的影响[48-51]，但发现融合术并不能提升患者术后的 VAS 评分及下腰功能评分，而未进行融合的组别却能显著缩短手术时间和术中出血量，住院时间在两个组别间未见明显差异[48-51]；同时，固定后进行的融合术亦未带来明显的影像学参数改善。

经皮椎弓根螺钉固定配合椎体骨水泥注射也可用于稳定胸腰椎损伤的治疗。此外，近年来快速发展的人造骨移植材料、生物活性因子及基因疗法也为胸腰椎骨折治疗带来了新的手段与策略。未来，对包括胸腰椎损伤在内的脊柱疾病外科治疗体系将向着微创化的方向发展，同时也将强调生物支持疗法的运用，这些技术将通过促进患者术后早期活动、减少住院时间及降低并发症发生率来改善胸腰椎骨折的治疗效果。

十三、总结

手术治疗胸腰椎骨折的目的主要包括对受压迫神经组织进行减压，以及对损伤后失稳的脊柱节段进行固定。后路器械固定有助于恢复不稳定型胸腰椎骨折患者的脊柱稳定和正常脊柱序列。对于存在神经功能障碍及中度椎管狭窄（＜ 50%）的患者，单纯后路手术可以进行有效治疗。后路治疗胸腰椎骨折的优势在于外科医生对于后方入路解剖结构的熟练掌握，以及以椎弓根螺钉为基础的固定器械运用。

第132章

脊柱骨折的微创技术

Minimal Access Techniques for Spine Trauma

M. Ayodele Buraimoh　Omer Yousaf　Steven C. Ludwig　著
高延征　毛克政　译

一、概述

微创脊柱外科手术（minimally invasive spine surgery，MISS）是通过减少切口显露过程中医源性软组织损伤和入路相关并发症，来实现改良传统切开手术的目标。MISS的历史起源于治疗退变性疾病，尤其是腰椎间盘突出症[1, 2]。从20世纪60年代开始，新技术和新科技逐渐发展：从60年代的经皮胶原酶技术，到70年代的椎间盘切除术，再到80年代内镜下椎间盘切除术，最后90年代的通道辅助显微镜下椎间盘切除术[3]。通道牵开器采用逐级扩张，扩大了工作区域。这也使想要使用显微镜或放大镜进行可视化操作的脊柱外科医生能够采用这种损伤更小的通道牵开器[3, 4]。尽管Magerl在1977年首先研发了应用于胸腰椎外固定的经皮椎弓根螺钉器械，用于治疗胸腰椎骨折和骨髓炎[5]。但90年代出现了经皮下椎弓根螺钉固定技术，主要用于腰椎退行性疾病的短节段融合术。随后Foley等在2001年提出第一代经皮筋膜下椎弓根螺钉固定技术[6]。在20世纪90年代，视频辅助胸腔镜手术降低了胸椎开胸手术入路相关并发症的发生率。胸腔镜最初用于治疗胸椎间盘突出症、脓肿，以及行胸部肿瘤的活检，之后演变为脊柱侧弯矫正、截骨和椎间融合。尽管取得了这些进步，但视频辅助胸腔镜胸椎手术学习曲线陡峭、肋间神经痛发生率高、术中对于脊髓的显露差，并且需要昂贵的专用仪器。此外，胸腔镜对胸腔入口和胸腰交界区的视野受限。这些局限性促使了后路和侧方小切口入路的发展用于治疗上述疾病[7]。

MISS技术在退变性脊柱疾病应用中取得发展之后，逐渐应用于胸腰椎骨折[8]。考虑到北美胸腰椎骨折的发生率，这一进步是很有价值的。北美每年发生约160 000例脊柱骨折[9]，其中>50%发生在胸腰交界区（T_{11}～L_2），30%发生在腰椎。这些高能量损伤可能会导致脊髓损伤、腹部损伤、骨盆损伤、头部损伤、四肢损伤和非连续的颈椎损伤[9]。针对这些复合损伤，促使医生尝试通过微创手术来减少额外的医源性损伤。

文献表明与传统开放椎弓根螺钉固定术（open pedicle screw fixation，OPSF）相比，使用经皮椎弓根螺钉固定术（percutaneous pedicle screw fixation，PPSF）有诸多益处。PPSF可以更好地保留多裂肌[10]。Ntilikina及其同事证实对于60岁以下患者，保留胸腰椎肌肉的益处是比较明显的[11]。与OPSF相比，PPSF还可以减少失血、缩短住院时间（length of stay，LOS）和减轻术后疼痛[8, 12, 13]。MISS还能减少手术时间[14–19]，并可能减少术后感染的风险[13]。

应用MISS治疗胸腰椎骨折的手术指征和开

放手术是相同的。绝对适应证为脊柱不稳定和神经受压导致的神经功能障碍。相对适应证为多发性创伤、无法进行支具固定（因患者身体习惯、认知障碍或不能遵从支具固定等原因）、低能量压缩性骨折的老年患者保守治疗失败出现顽固性疼痛。手术治疗可以使多发伤患者或肥胖患者的护理更方便[20]。MISS 能够使患者早期活动，并可能减少多发伤患者因长期卧床所致的并发症。

二、经皮椎体骨水泥强化术

常用的经皮椎体骨水泥强化术（percutaneous vertebral cement augmentation，PVCA）是指椎体成形术和椎体后凸成形术。Galibert 和他的同事于 1987 年首先研发了椎体成形术（图 132-1）来治疗侵袭性血管瘤[2, 21]。1994 年首次报道了经皮经椎弓根椎体成形术[21]。椎体成形术的目的是通过骨水泥来稳定椎体，限制骨折块的活动，以减轻疼痛。生物力学试验表明，在胸椎和腰椎的实验室压缩性骨折模型中分别注入 4ml 和 6ml 骨水泥，可以恢复椎体强度和刚度。甚至少于上述剂量也能改善骨折患者的疼痛[21]。椎体后凸成形术（图 132-2）约在 1994 年出现，旨在减少椎体压缩性骨折（vertebral compression fracture，VCF）导致的畸形，同时增加稳定性和减轻疼痛。椎体后凸成形术将球囊插入椎体，膨胀后使骨折复位，收缩、退出球囊。由于球囊产生的空腔和椎体体积的增加，在低压强情况下将高黏度的水泥注入其内[21]。

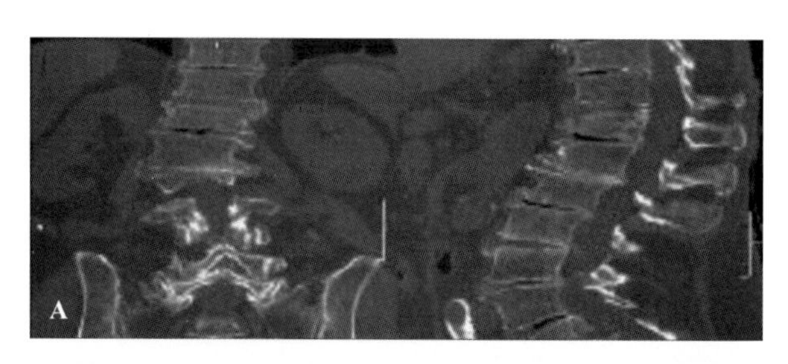

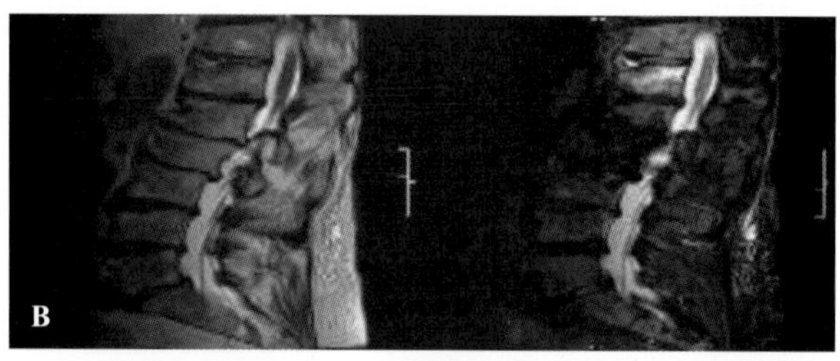

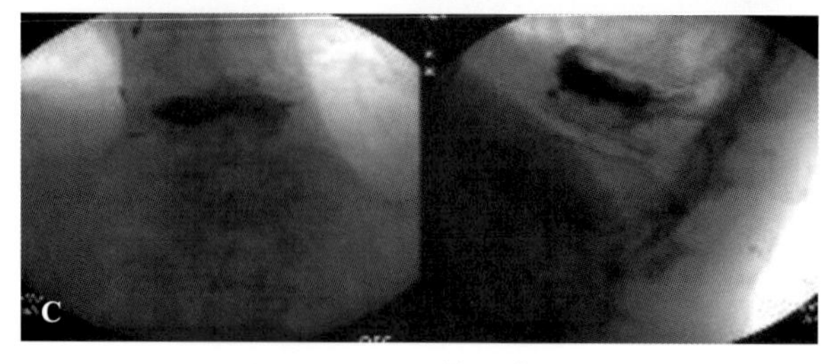

▲ 图 132-1　椎体成形术

A. T_{12} 椎体压缩性骨折 7 周后的 CT 扫描；B. T_{12} 椎体压缩性骨折 3 周后的 MRI，患者存在相应的症状；C. 正位和侧位 X 线片示通过 Jamshidi 骨髓穿刺活检针注入聚甲基丙烯酸甲酯水泥术后

目前，多项随机对照试验支持脊柱骨折后应用椎体成形术和后凸成形术。尽管 2009 年的早期随机对照研究指出椎体成形术较假手术没有益处，但随后的前瞻性研究表明，椎体成形术和后凸成形术均是对患者有益的。尤其与保守治疗相比较，椎体成形术和后凸成形术表现出一定的优势[22]。尽管如此，大多数 VCF 患者仅通过非手术治疗即可康复，避免了骨水泥填充的费用和潜在并发症。对于急性压缩性骨折，建议至少 6 周的非手术治疗，然后再考虑椎体成形术或后凸成形术。对于存在相应手术适应证的患者，与保守治疗对比，骨水泥强化有助于更好的功能恢复、更佳的生活质量恢复和更好的疼痛缓解[22]。

目前，已有新型 PVCA 的器械（图 132-2）。该器械包括液压支架和机械支架，可促进骨折复位。然而，与后凸成形术的球囊不同，可扩张支架可作为永久性植入物。随后将骨水泥注入植入物内，以维持椎体高度恢复。关于该器械的文献，包括前瞻性随机对照试验指出，该技术并不比后凸成形术更具临床优势。此外，相同的研究指出，该器械在穿刺过程中器械相关并发症发生率更高[23-25]。

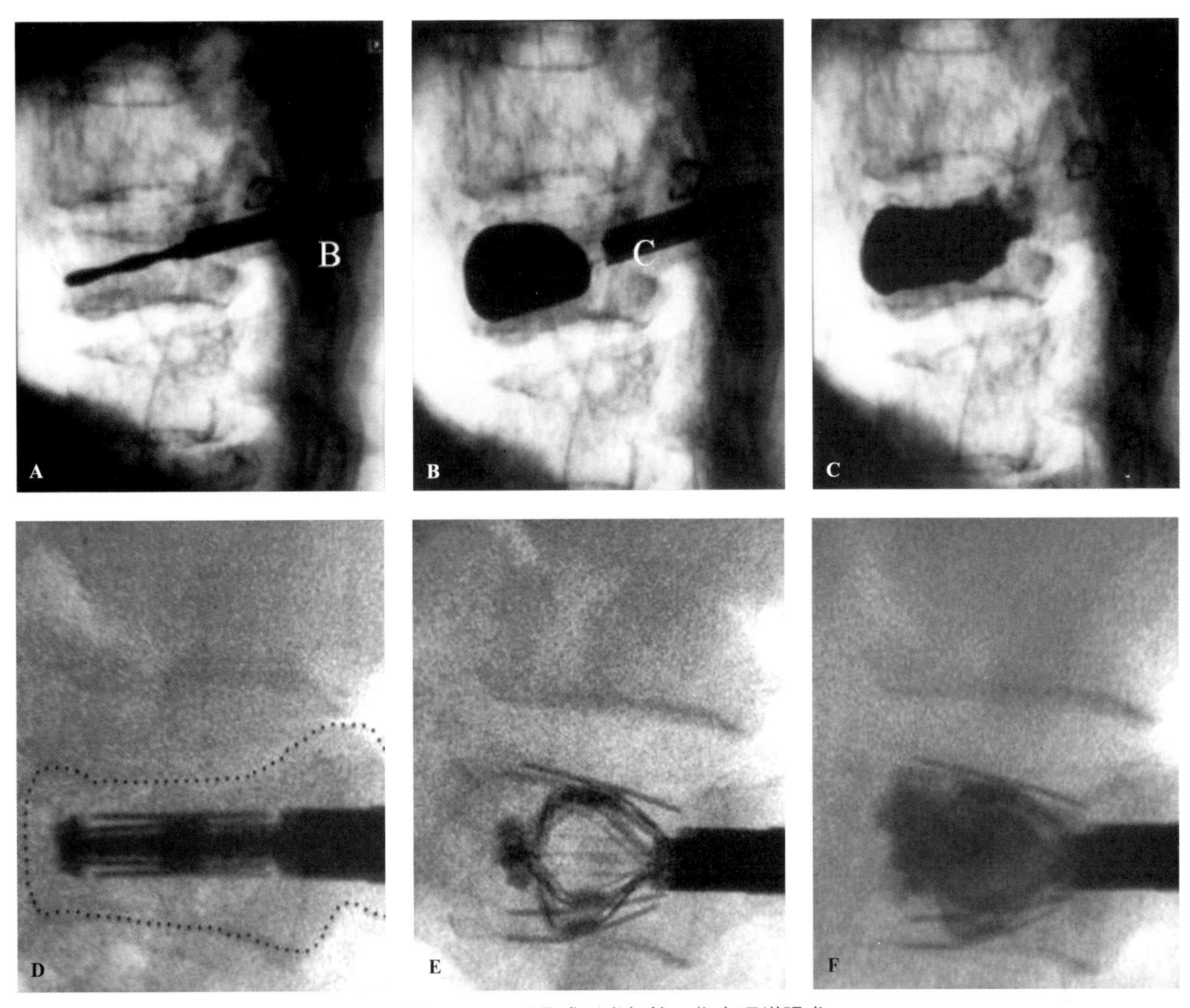

▲ 图 132-2 后凸成形术与第三代水泥增强术

A. 套管针和球囊经皮经椎弓根插入；B. 球囊膨胀使骨折复位；C. 球囊撤出并注入骨水泥；D. 套管针和第三代可扩张支架插入；E. 支架膨胀使骨折复位；F. 骨水泥注入

PVCA 的并发症很少见，但是可能会造成灾难性后果。在最初的 FDA 的研究中，有 0.05% 的患者发生骨水泥渗漏至椎管（无论是否产生瘫痪或神经根症状）和穿刺装置断裂 [26]。在椎体成形术中，穿破椎弓根可能会导致骨水泥进入椎管并产生热损伤，会导致永久性神经损伤 [21]。然而，仅< 1% 的患者出现骨水泥相关的神经损伤 [22]。脂肪栓塞综合征是由于在骨水泥加压注射过程中脂肪颗粒栓塞椎静脉，这是所有骨水泥强化术的共同问题，尤其在多节段强化手术中。建议与麻醉医生及时沟通，使用低黏度骨水泥，缓慢穿刺，进而减少脂肪栓塞综合征的发生 [27]。最后，邻近椎体骨折并非 PVCA 所特有，发生率约 20%，和非手术治疗患者相同 [22]。

三、经皮椎弓根螺钉固定

透视引导下 PPSF（图 132-3）治疗脊柱骨折是第一代脊柱微创手术。通过透视、CT 导航、3D 透视导航和机器人导航实现 PPSF 技术的可视化。尽管技术在不断进步，但螺钉误置、螺钉断裂、关节突侵犯和医务人员辐射这些历史问题仍然存在。

透视引导下 PPSF（fluoroscopy-guided PPSF,

FG-PPSF）的准确率很高，但 FG-PPSF 导致的关节突关节损伤始终存在。常用的 FG-PPSF 是正位片上靶向技术，通过屏幕上完美的正位片和螺钉轨迹来监测螺钉钉道。Jamshidi 骨髓活检针或开路锥进入 20mm 时应到达椎弓根内壁[28]。这一方法将影像学的椎弓根突破率降低至不足 2.9%，有症状的椎弓根突破率接近 0%[28, 29]。第二个常用的透视下椎弓根螺钉植入方法是猫头鹰眼技术（OET），该技术在斜位片上沿椎弓根轴线做钉道轨迹[29]。两种技术对关节突关节损伤风险分别为 16% 和 47%，正位靶向技术更低[28]。此外，正位靶向技术可以两侧同时置钉，而 OET 受透视限制则不行。

此外，导航和机器人引导可以提高椎弓根螺钉精确度，减少关节突关节损伤，减少医务人员辐射。导航通过扫描创建一个实时 3D 影像，参照固定在患者身上的定位器，将导航工具的位置进行空间定位。在术中 CT 或放射扫描之前将定位器固定在棘突或髂骨上[30, 31]。关于导航引导下 PPSF（navigation-guided PPSF，NAV-PPSF）的文献不多，但与透视引导相比，NAV-PPSF 出现的有症状椎弓根突破率与之相近，但影像学椎弓根突破率较低[16, 32, 33]。然而，在一项研究中发现，NAV-PPSF 对邻近关节突关节损伤的发生率较 FG-PPSF 低（3.8% vs. 30.5%）[33]。最后，研究表明，导航用于退变性疾病可以减少医护人员射线显露，且不增加手术时间[31]。这在脊柱创伤患者中是否适用，还未确定。

有趣的是，3D 机器人引导 PPSF 现在越来越受欢迎。一项回顾性研究发现，标准透视引导、CT引导（O-arm Stealth Navigation，Medtronic Minneapolis，MN）和基于CT的机器人引导（Mazor robot，surgical technologies Ltd）的螺钉误置率没有显著差别[34]。这三者之间的辐射显露和关节突关节损伤率还需要进一步的对比研究，尤其在创伤患者中。

与 PPSF 相关的其他手术问题包括固定节段的长度、复位操作、腰椎骨盆固定（lumbopelvic fixation，LPF）和脊柱强直性疾病的处理。经皮短节段固定（short segment fixation，SSF）的适应证很大程度上参照了开放手术的文献，适应证包括多种骨折类型，例如骨密度正常的年轻患者的爆裂性骨折和屈曲牵张性骨折（图 132-3）。在骨折节段植入螺钉（1 或 2 枚）有助于维持矢状面矫正。在所有病例中骨折复位主要来自于姿势复位和连接棒的曲度[35]。也可以使用特殊的工具进行压缩和撑开以对骨折进行复位。微创腰椎骨盆固定似乎比开放固定的感染率低（8% vs. 16%）[36]。开放性 LPF 的感染风险主要包括高能量机械损伤、软组织失活、外伤时开发伤口，以及使用外固定复合骶髂螺钉固定治疗不稳定骨盆环骨折。微创 LPF 的有限显露可能会减少这一风险，但感染率仍高达 8%。因此，推荐加强无菌技术、围术期抗生素的应用和大块无活力软组织的清除。最后，对于强直性脊柱炎（AS）和弥漫性特发性骨肥厚症（DISH）患者，围术期间 PPSF 比开放手术结局要好，包括手术时间、失血量、输血需求减少[18]。对于强直性脊柱炎和弥漫性特发性骨肥厚症患者，至少固定伤椎上下各 2～3 个节段（图 132-4）。患者应小心摆放体位，以保持术前的脊柱矢状位状态。例如，Wilson 体位架有助于维持患者胸椎和胸腰椎后凸畸形[37]。此外，对于有症状的硬膜外血肿，可以进行复合局部开放减压[18]。

尽管 PPSF 具有优势，但应用该技术仍可能出现并发症。螺钉的导丝可能会被卡住并刺穿到椎体前方，可能会切割椎弓根或椎体从而导致螺钉置入失败，也可能会导致血管或内脏损伤。因此，螺钉应与导丝同轴拧入，螺钉一旦进入椎体，就应透视确认并撤出导丝。第二个并发症是无意间将连接棒置于筋膜上方，这会导致术后疼痛。如果在闭合切口之前认识到这一点，应在螺钉之间进行筋膜切开。最后，如果行腰椎手术植

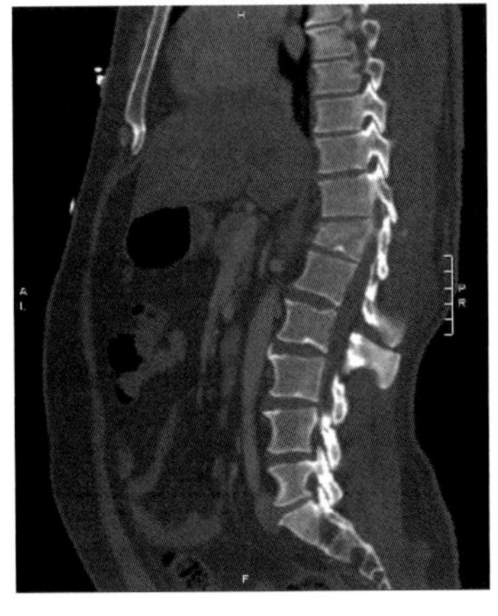

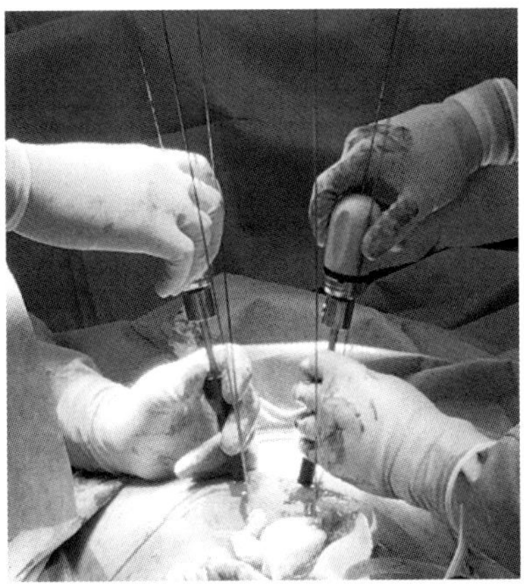

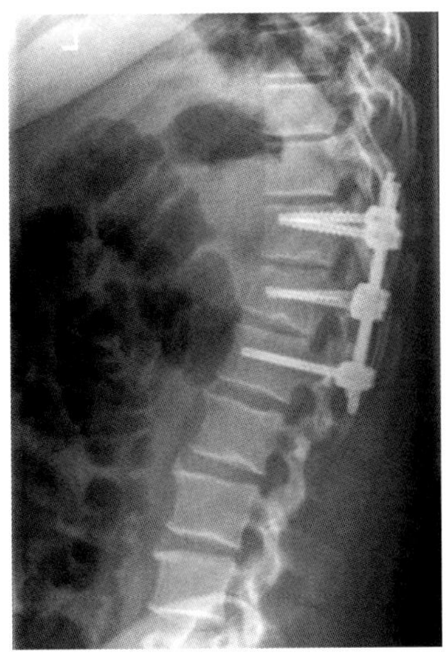

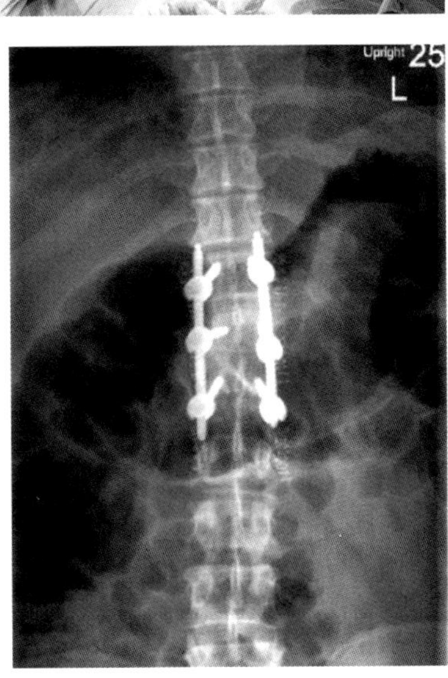

◀图 132-3 经皮椎弓根螺钉固定治疗不稳定性屈曲牵张骨折。通过双侧通道进行关节突融合

骨床处理欠佳，螺钉可能会松动或拔出，而在不稳定骨折和骨质疏松的病例中发生率更高[20, 38]。一项病例研究报道，行常规取出内固定手术的患者中只有 29.4% 出现螺钉松动，在平均 9.5 个月的随访中没有患者出现疼痛或复位丢失[39]。因此，我们需要内置物取出的更明确的指征。

四、微创胸腰椎创伤的融合技术

当存在脊柱不稳定性骨折时，经皮椎弓根螺钉固定的同时应进行融合。不稳定性骨折包括累及后方韧带的爆裂性骨折、累及韧带的屈曲牵张性骨折和骨折脱位[40]。对于强直性脊柱炎骨折和经骨的屈曲牵张性骨折，可以单纯固定[18, 37]。对于需要前路减压的患者，可以同时前路融合。第 2 种方法是联合进行微创切开的后方小切口入路，并进行中线融合[19]。第 3 种办法是通过经皮螺钉的切口植入通道进行关节突关节融合。可以使用放大镜、头灯或显微镜实现可视化。用电刀切除关节囊，去皮质化并植骨，然后再植入椎弓根螺钉[13]。此外，在此时应避免使用骨形成蛋白，因为其会随着积血扩散到其他部位，导致融合区域超过预期[13]。

五、微创减压

对于需要减压的骨折，可采用有创较小的方式进行，如“锁孔”技术。通过旁开中线 1～2cm 的小切口植入通道，定位在骨折椎体邻近节段的关节突上方（图 132-5）。切除整个关节面和整

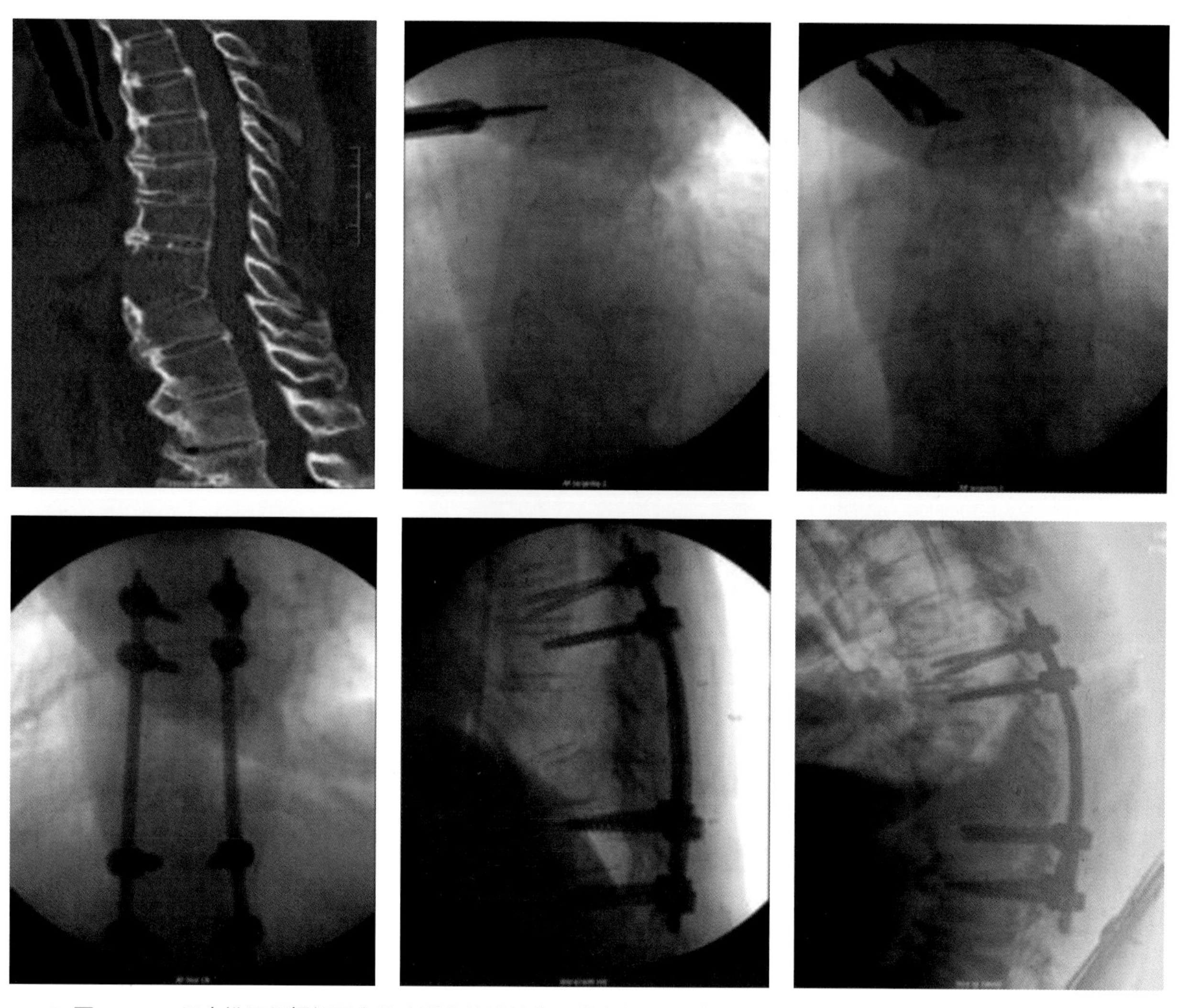

▲ 图 132-4　经皮椎弓根螺钉固定治疗强直性脊柱炎不稳定性过伸型骨折，没有进行骨性融合，注意负重后骨折端后凸加重

个或内侧部分椎弓根。切除椎间盘有利于经椎弓根椎体部分的切除和松质骨的切除。对于进入椎管内的骨块，可以打入到椎体骨折缝隙内，或通过上位椎体和椎间盘之间的间隙进行逐个清除。减压之后进行椎间融合，小关节处放置骨移植材料。最后进行 PPSF 固定或 PPSF 联合小切口通过“锁孔”水平的解剖标志进行螺钉固定 [41]。

联合后路减压和其他微创技术一样具有很多潜在优势，例如保留椎旁肌神经支配 [11, 19]。这可以使围术期并发症发生率降低，随访时疼痛缓解和功能评分增加。Zhang 等将 60 例伴马尾神经损伤或神经功能障碍的 A_3、B 和 C 型骨折患者随机分成传统切开减压和有限切开复位联合经皮螺钉固定两组，第二组进行了有限切开保留 PLC 的椎板切除术，直接进行骨折块的复位。所有患者均进行了长节段固定。微创组在围术期失血量、术后引流量、疼痛评分、住院时间、输血需求方面均更优。此外，微创组术后 12 个月随访时疼痛更轻，日本骨科协会功能评分更高。报道的唯一并发症是内固定失败，两组的发生率是一致的 [15]。作者认为，微创置钉联合小切口后路减压是一种疗效与传统切开手术相似而又更微创的技术。

六、微创侧方椎体次全切除术

与后路微创技术相似，在胸腰椎采用微创

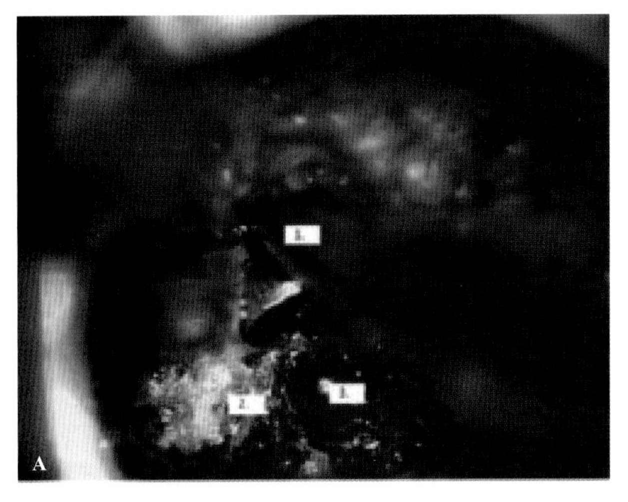

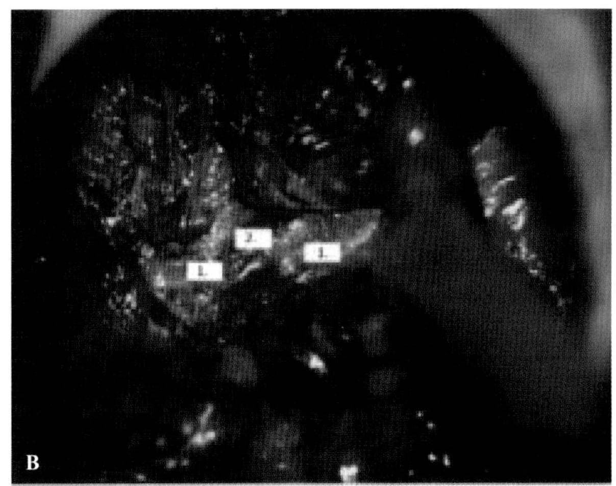

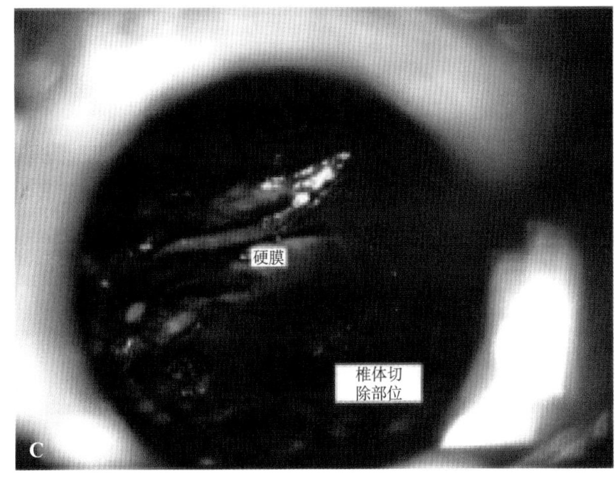

▲ 图 132-5 "锁孔"前路减压

A. 椎体减压（1. 刮匙；2. 椎间盘；3. 椎体）；B. 刮除椎间盘之后的显露（1. 椎体；2. 椎间盘）；C. 减压完成后图像

椎体次全切除术目的是减少开放手术并发症的风险。早期通过胸腔镜进行微创胸椎椎体次全切除术的尝试，取得了不错的结果。这促进了微创侧方入路的发展[42-44]。在腰椎，经皮椎间融合技术和斜外侧椎间融合技术的发展，以及内固定技术的发展使腰椎微创侧方椎体次全切除术成为可能。

开放侧方胸椎、胸腰椎和腰椎入路包括胸膜后入路、胸膜后－腹膜后入路和腹膜后入路。在胸椎（T_5～T_{11}），通常需要切除 2～3cm 肋骨，然后根据医生的喜好，可以进行单侧肺通气，这有利于胸膜后的显露和通道牵开器的扩张[45, 46]。在 T_{12} 和 L_1 水平，通过在第 12 肋骨膜下进行第 12 肋的部分切除，从而钝性分离显露至肺部、纵隔、腰方肌和外侧弓状韧带之前的潜在空间[42, 45, 46]。在腰椎（L_2～L_5），在腰大肌前方或腹膜后进行显露。这些侧方入路是通用的，可以进行椎体切除术后的前路重建（图 132-6）。

关于治疗创伤的侧方微创椎体次全切除的文献证据等级在 4～5 级，而且经常与肿瘤和感染病例混在一起。一项 25 例涉及创伤、感染和肿瘤患者的研究显示，接受了可扩张融合器加上前方或后方固定或前后联合固定患者，平均手术时间为 188min、平均失血量为 475ml、平均输血率＜ 40%、平均术后即刻拔除气管插管率＞ 80%[46]。另外一项 52 例创伤患者的病例研究报道，平均手术时间 127min、失血量 300ml[45]。侧方微创椎体重建的并发症包括硬膜意外撕裂、感染、胸腔积液、融合器下沉、肋间神经痛、深静脉血栓、肺栓塞和螺钉拔出[45, 47]。

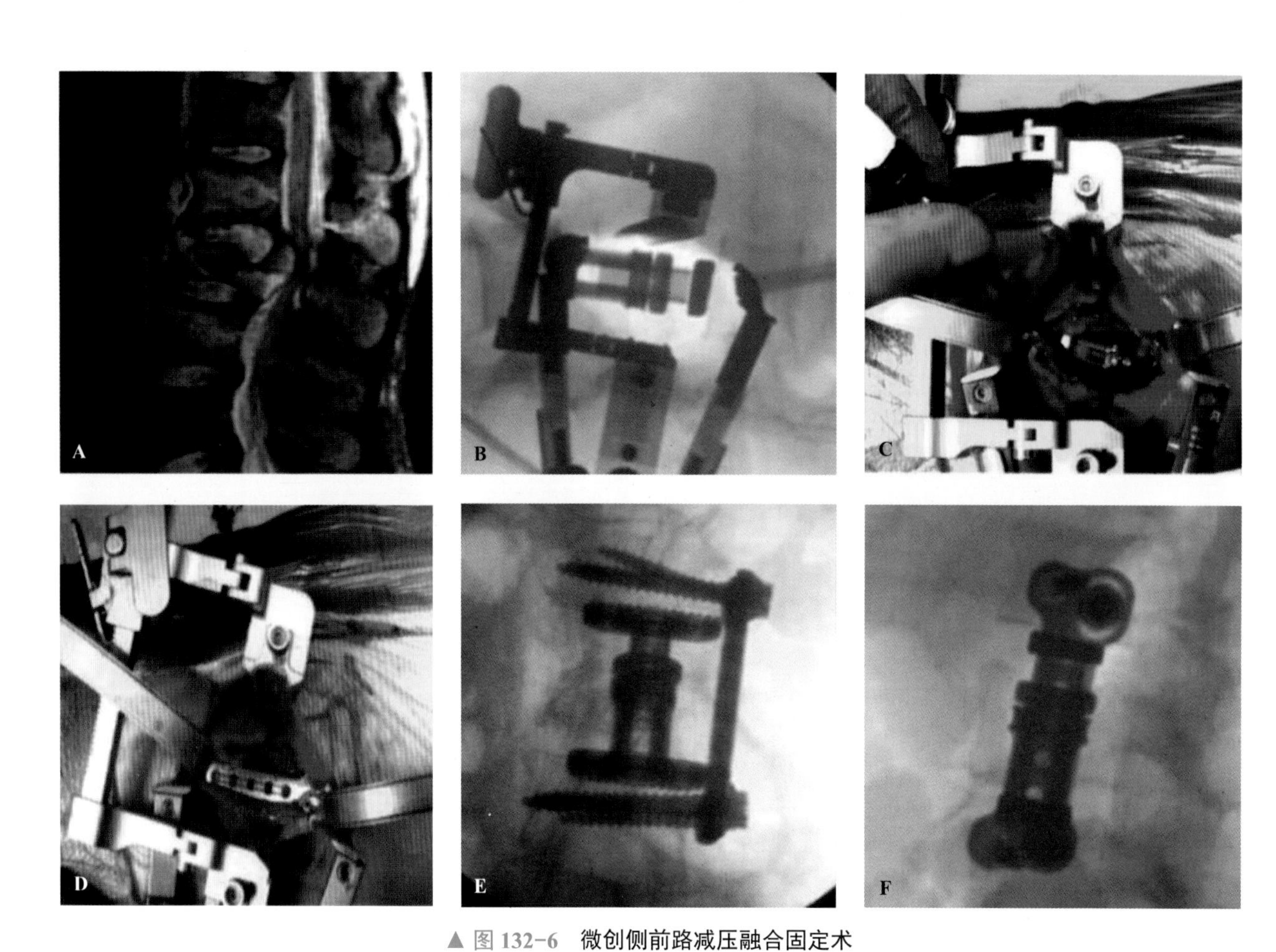

▲ 图 132-6 微创侧前路减压融合固定术

A. L_2 爆裂性骨折 MRI；B 和 C. 术中透视和大体照片，显示了切口窗和椎体切除术后安装的融合器；D. 术中侧前方钛板的大体照；E. 术后正位 X 线片；F. 术后侧位 X 线片

经腰大肌入路时需要关注腰丛神经损伤。建议进行神经监测以减少经腰大肌入路的腰丛神经损伤的风险。

七、颈椎骨折的微创治疗

迄今为止，从解剖学上来说，MISS 治疗脊柱创伤很大程度上局限在胸腰椎。在下颈椎，通常可以进行前方固定，以避免后方的显露和椎旁软组织的损伤，特别是年轻患者，这些人群术后咽部水肿的问题较少。尽管如此，齿状突骨折的后路手术可以进行微创治疗。2006 年 Frempong-Boadu 等介绍了一例齿状突固定融合的病例，采用旁正中切口，使用可扩张通道安装钉棒系统进行固定（图 132-7）[48]。一些尸体研究和少量的病例研究证实了该技术的可行性[49-51]。该技术采用两个距离中线旁开 2.5～3.5cm 的小切口，使用可扩张通道，通道位于 C_2 侧块上。和开放手术相似，使用器械探查 C_2 椎弓根、C_1 侧块、C_1 后弓或后结节。通道下可以进行 C_1 后弓、C_2 椎板和 C_1～C_2 小关节的去皮质化，并安装连接棒[49-51]。将来需要对微创手术和传统后路寰枢椎融合术进行对比研究，证实在齿状突骨折中微创手术是否具有优势。

八、总结

MISS 治疗胸腰椎骨折是一种可行的方案。MISS 治疗胸腰椎骨折的目标和切开手术是一致的：重建脊柱稳定性，改善或维持神经功能，早

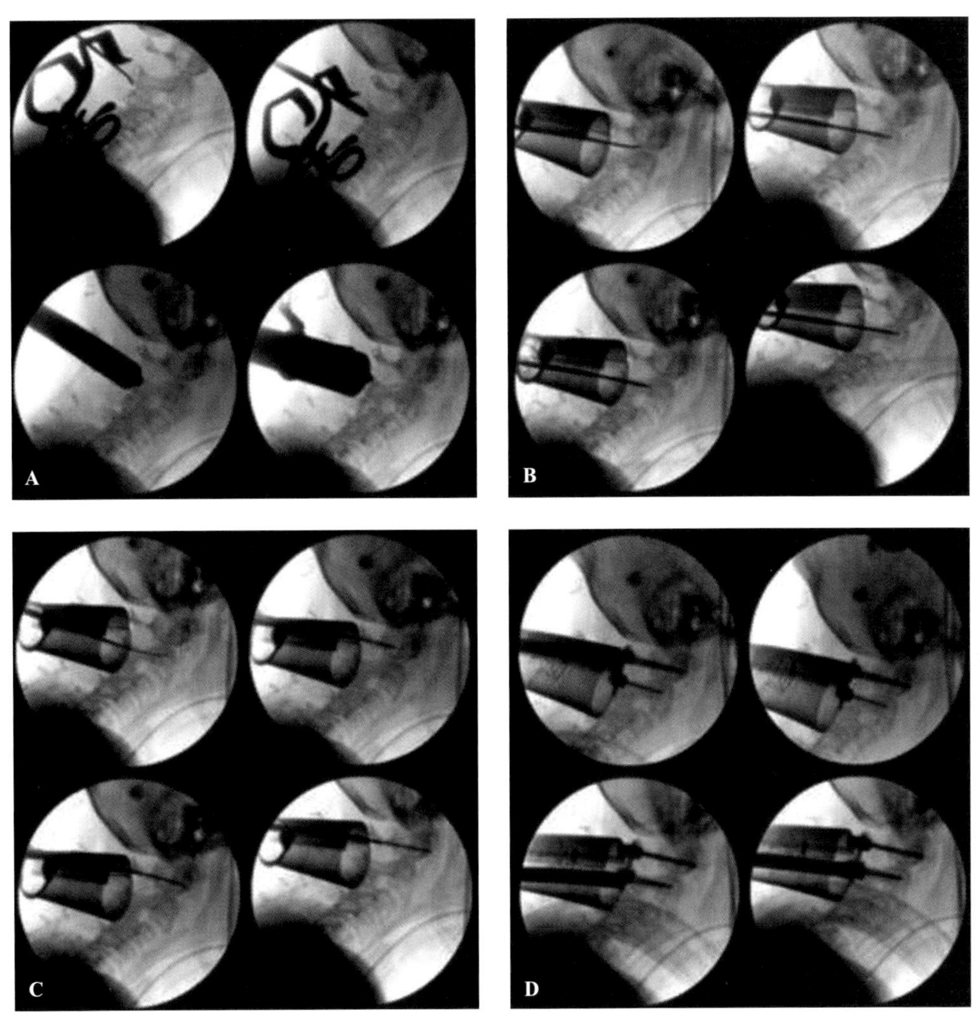

▲ 图 132-7　C_1～C_2 后路微创融合

A. 放入通道；B. C_2 椎弓根预制钉道；C. C_1 侧块预制钉道；D. 安装内固定

期活动，预防创伤后畸形，这些对于治疗复杂创伤患者至关重要。

PVCA，包括椎体成形术，能够有效地缓解骨质疏松性椎体压缩骨折出现的持续的顽固性疼痛。该技术并发症率低，但如果发生可能会导致灾难性后果。也可以采用新一代的 PVCA 技术，但其表现并未优于传统的椎体后凸成形术。

PPSF 能够减轻胸腰椎爆裂性骨折的疼痛并降低围术期并发症发生率，减少失血量和输血量。透视引导（正位片下螺钉植入技术）、3D 透视导航和 CT 导航有相似的螺钉误置率。导航可以减少关节突关节的损伤。SSF 可用于骨质良好的年轻患者，而不包括强直性脊柱炎患者。强直性脊柱炎患者骨折序列的恢复来自于体位的摆放和支具的过伸固定技术。当患者存在关节僵硬，Wilson 体位架与适当的弯棒有助于复位。后方微创切开和经椎弓根入路可对椎管进行减压。后方“锁孔”减压联合 PPSF 能够减少围术期并发症和改善远期预后。

胸椎、胸腰椎和腰椎侧方微创入路之间存在细微的差别和各自不同的并发症，这与不同部位的解剖相关。使用更大的融合器可以减少融合器的下沉。使用前方固定或 PPSF 或两者联合固定都能够获得良好的稳定性。

第133章 脊髓中央管综合征的治疗

Management of Central Cord Syndrome

Michael H. McCarthy　Alpesh A. Patel　著

李　利　曾翔超　译

一、背景

脊髓损伤（SCI）在预期寿命、生活质量和工作调整生命年等方面对社会和个人均造成重大影响。老年患者的脊髓损伤临终关怀的花销，加重了医疗系统的负担[1]。美国国家脊髓损伤统计中心（National Spinal Cord Injury Statistical Center）发现，不同受损程度的脊髓损伤后第一年的费用，为352 279～1 079 412美元，之后每年的费用为42 789～182 422美元[2, 3]。脊髓损伤的医疗成本及相关发病率和死亡率进一步表明了对循证治疗的需求，即在确保良好的治疗效果的同时降低医疗保健的经济负担。

脊髓损伤可分为完全型和不完全型。完全型脊髓损伤被美国脊髓损伤协会（American Spinal Injury Association，ASIA）定义为损伤平面以下感觉和运动功能完全丧失。不完全型脊髓损伤在损伤平面以下保留了部分神经功能，即保留感觉或运动或两者兼有。脊髓中央管综合征（central oord syndrome，CCS）是一种最常见不完全脊髓损伤，主要发生在老年群体，每年发病约为1.1万例[4]。

CCS患者表现为对称性四肢不全瘫痪，上肢受累大于下肢，伴有不同程度的感觉功能障碍和尿潴留。多种损伤均能造成CCS的发生，如挫伤、髓内出血和血管病变[4]。损伤主要影响脊髓中央白质，灰质相对受损较轻，会出现上肢运动无力大于下肢且骶尾部括约肌功能残留[5]。CCS最常见于老年人，占所有病例的15%～25%[6–8]。不同的医生有不同的治疗方案，但在过去的20年中，CCS的治疗趋于采取更加积极的治疗措施[9]。

1954年，Schneider等首次在文献中描述了CCS，在文章中作者将脊髓受压的机制描述为伴有关节炎骨质增生、椎间盘突出或黄韧带褶皱的过伸运动[10]。这些研究发现，导致脊髓损伤的原因可能是脊髓灰质和皮质脊髓束内侧的出血性损伤，而这些损伤是造成上肢和手功能受损更严重的主要原因[11, 12]。这一解释基于皮质脊髓束解剖学的概念，该概念认为脊髓头侧纤维位于同水平面尾侧纤维的深部[13]。通常认为，CCS的主要病因是脊髓中央出血性损伤（图133–1）。这一概念由Schneider研究提出并作为这一疾病的基本理解而被广泛认同，直到最近有研究发现CCS其他的发病机制，如压迫和屈曲，这也证明了其损伤本质的复杂性[14, 15]。此外，急性脊髓损伤的组织病理学和影像学研究发现，最严重的损伤主要发生在白质和外侧皮质脊髓束内的轴突，这进一步证明了这种损伤的复杂性[16]。最近磁共振成像研究发现髓内出血的存在进一步证实脊髓中央失血性损伤的经典理解[17]。

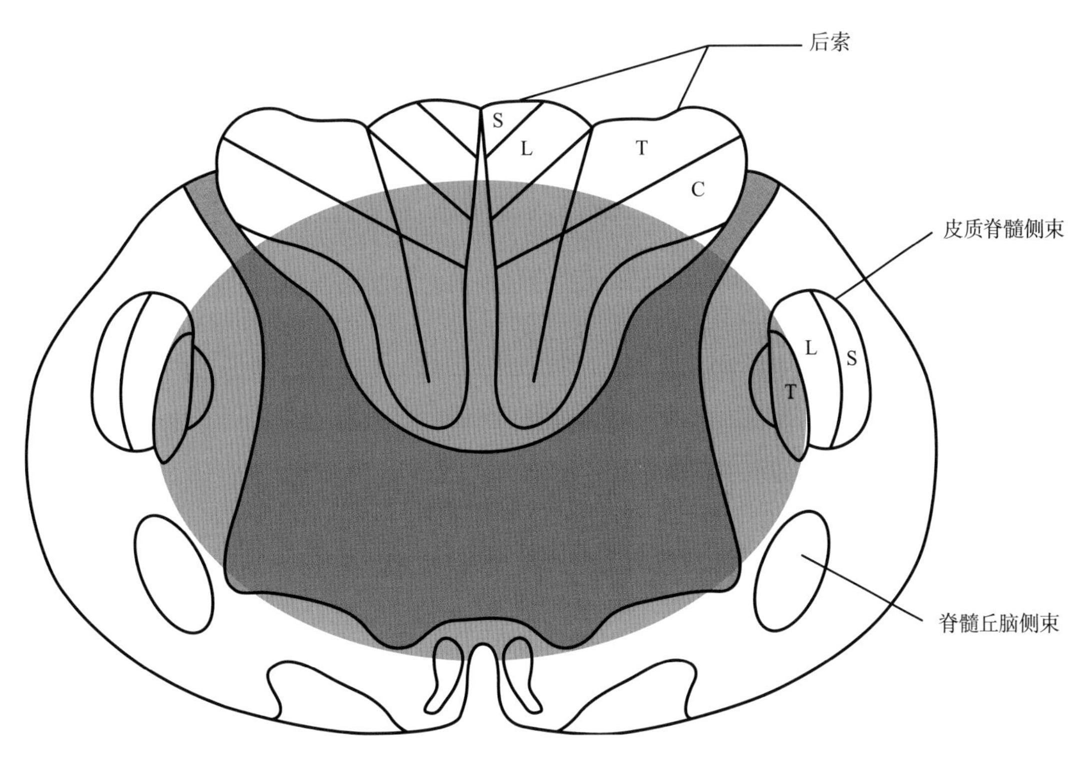

▲ 图 133-1 **颈脊髓（轴切面）的脊髓中央管综合征示意图**

彩色区域为受影响区域。注意骶区神经结构在后索和外侧皮质脊髓束的边缘，因此 CCS 患者的这些结构不容易受到损伤。C. 颈；L. 腰；S. 骶；T. 胸（经许可转载，引自 Gupta MC，Benson DR，Keenan TL. Initial evaluation and emergency treatment of the spine-injured patient. In: Browner BD，Jupiter JB，Levine AM，Trafton PG，eds. Skeletal Trauma: Basic Science，Management，and Reconstruction. 3rd ed. Philadelphia，PA：Saunders；2003：685 –707. © 2003 Elsevier. 版权所有）

虽然确切的病理生理机制仍有争议，但公认的是，CCS 可表现为从上肢无力并有感觉保留到四肢瘫伴有骶尾部括约肌功能残留[18]。CCS 可由颈椎骨折和脱位、急性椎间盘突出或既往颈椎病患者的过伸性损伤引起[19, 20]。临床医生必须对颈椎损伤的患者出现 CCS 有较高的警惕性，特别是在上肢和下肢检查结果不相称的情况下，尤其需要警惕在颈椎已有病理改变的老年患者。

CCS 患者典型的恢复过程通常表现为渐进的不完全的功能恢复，并且通常与初始损伤的严重程度有关。对患者而言，疼痛不是损伤后恢复的关注重点，运动功能恢复、直肠和膀胱残留功能才是。恢复过程首先是下肢运动功能的改善，随后是直肠和膀胱控制功能的增强，最后是上肢运动功能的改善。

二、治疗

（一）药物治疗

对疑似脊髓损伤的患者进行初步治疗时，除了进行完整的神经学评估外，还应对创伤性损伤进行初次和二次评估。患者应立即用硬质颈椎矫形器进行固定，并进行影像学检查评估椎体骨折或脱位可能造成的不稳。CT 扫描和磁共振成像可以更好地了解骨和韧带损伤，这是 X 线片无法观察到的（图 133-2）。对于不稳定骨折或脱位的患者，应使用颈椎牵引器和 Halo 架以帮助复位和提供轴向牵引。图 133-3 为 Gardner Wells 牵引器放置后颈椎牵引直接复位减压。闭合颈椎牵引进行早期的复位和减压有助于改善神经系统功能[11, 21, 22]。

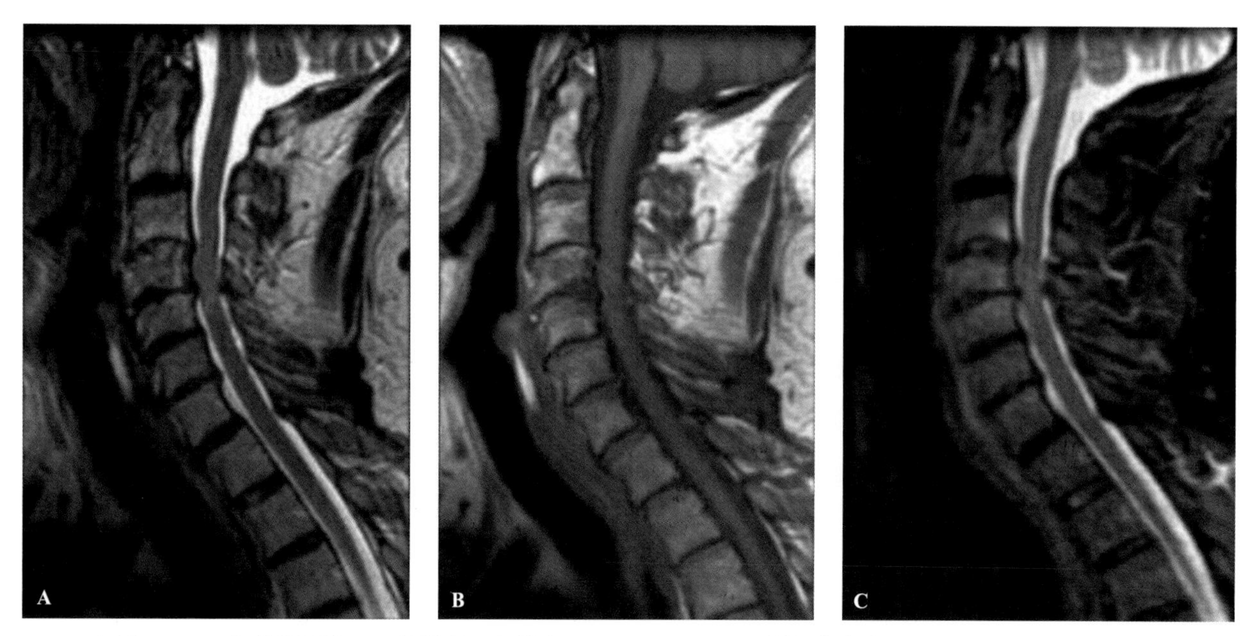

▲ 图 133-2 矢状位颈椎 **MRI** 图像显示颈椎病，C_3～C_4 和 C_4～C_5 椎间盘突出伴骨赘，C_4～C_5 颈椎管狭窄

A. T_2 加权像显示 C_4～C_5 节段固有脊髓信号强度增加；B. T_1 加权像；C. STIR 像（经许可转载，引自 Benzel EC, ed. The Cervical Spine. 5th ed. Philadelphia，PA：Wolters Kluwer Health/Lippincott Williams & Wilkins；2012.）

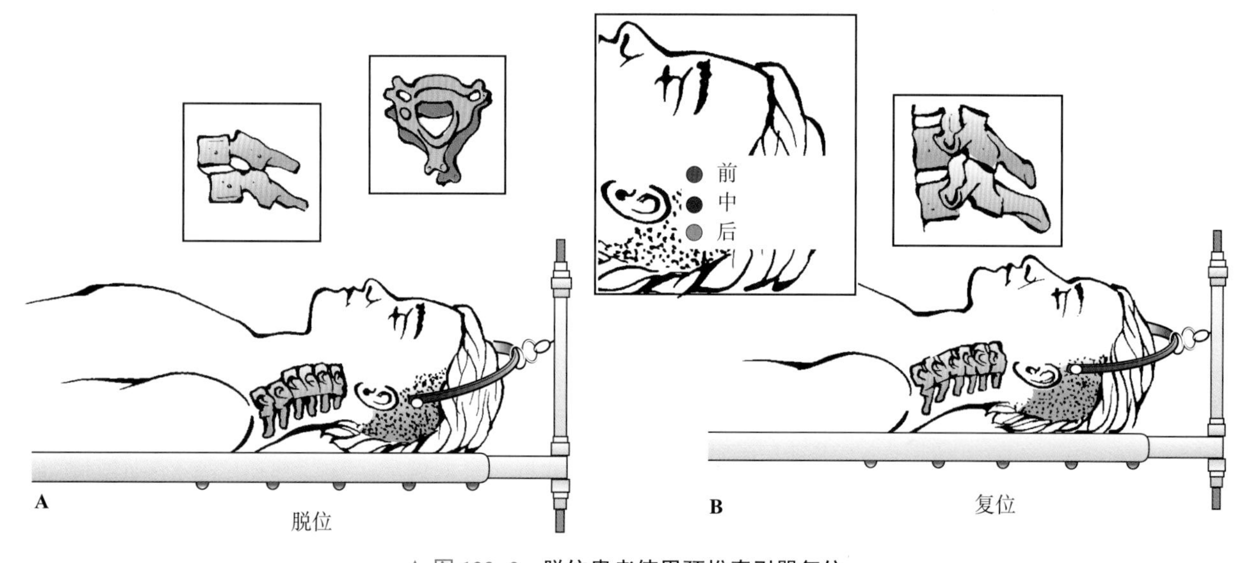

▲ 图 133-3 脱位患者使用颈椎牵引器复位

A. 牵引弓的位置在耳廓上方 1cm 处；B. 牵引弓的前部可使颈部相对伸长，而后部可使颈部屈曲（经许可转载，引自 Rockwood CA，Bucholz RQ, Court-Brown CM，Heckman JD，Tornetta P. Rockwood and Green s Fractures in Adults. 7th ed. Philadelphia，PA: Wolters Kluwer Health/Lippincott Williams & Wilkins；2010.）

CCS 患者应在首次评估创伤和伴随损伤（即颅内出血、脊柱骨折）后，收入重症监护病房。动脉和中心静脉置管可密切监测血流动力学并维持适当的血压。大量研究表明，维持平均动脉压（MAP）> 85mmHg 可改善神经功能预后[23]。虽然关于最佳目标血压和维持时间的高质量数据有限，然而，目前的数据建议在 5～7 天内 MAP 的目标值维持在 85～90mmHg，必要时可使用血管升压药（如去甲肾上腺素或苯肾上腺素）[24, 25]。图 133-4 为急性 SCI 的初始治疗提供了一种包括

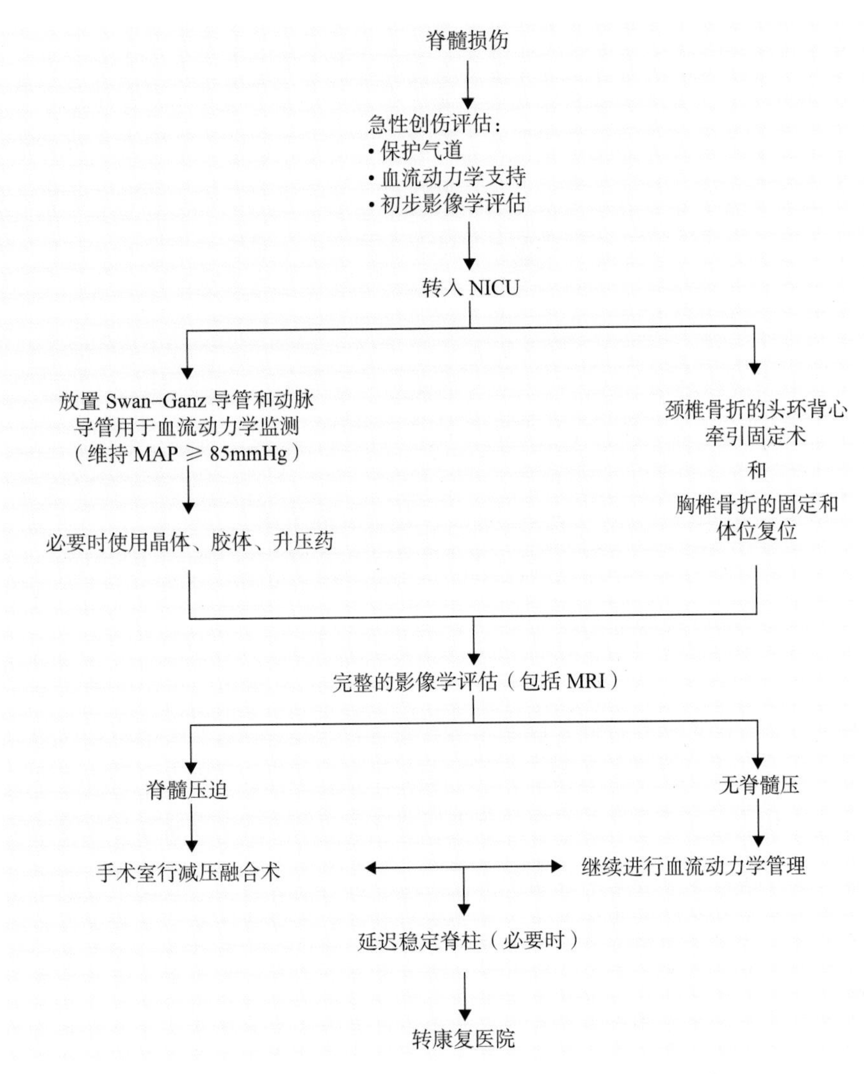

▲ 图 133-4　急性脊髓损伤 (SCI) 的处理方案

MAP. 平均动脉压；MRI. 磁共振成像［经许可转载，引自 Vale FL, Burns J, Jackson AB, Hadley MN. Combined medical and surgical treatment after acute spinal cord injury: results of a prospective pilot study to assess the merits of aggressive medical rcsuscitation and blood pressure management. J Neurosurg 1997; 87（2）: 239–246.］

血压管理在内的处理方案。维持血压参数可能会增加脊髓的灌注，减轻缺血和细胞死亡继发的有害级联反应。包括血压维持和容量复苏在内的最初和积极的药物治疗提高了患者脊髓损伤后神经恢复的潜力。

激素在 SCI 治疗中的作用仍有争议。这一争议在 CCS 中更为突出，因为该队列通常是有明显并发症的老年患者。美国国家急性脊髓损伤研究（National Acnte Spinal Cord Injury Study，NASCIS）Ⅱ和Ⅲ期试验确定的大剂量使用甲泼尼龙的标准剂量为 30mg/kg，随后 5.4mg/（kg · h）[26, 27]。NASCIS 试验结果推荐，如果损伤发生在 3h 内，需要在 24h 内输注完；如果是受伤后 3～8h，需要在 48h 内输注完。受伤超过 8h 的患者给予甲泼尼龙治疗不会有任何获益。最近的系统评价、Meta 分析、临床实践指南显示，损伤 8h 内开始使用 24h 的甲泼尼龙给药方案对远期运动功能恢复可有一点帮助，但在受伤的其他时间使用甲泼尼龙对远期神经系统恢复没有帮助[28, 29]。使用激素要考虑患者的年龄、健康状况和神经系统检查结果，此外，在开始前也要考虑疗效及败血症、胃肠道出血的风险。在不断地用给药完成复苏、保护神经和治疗患者的同时，解决潜在的并发症是很重要的。

无颈椎不稳的患者应早期开始活动及康复治疗，这些治疗方案已被证明可减少住院时间、呼吸道并发症、深静脉血栓和肺栓塞[30, 31]。对于有神经功能损伤的患者，在病情稳定后应过渡到康复病房。对于 CCS 患者来说，恢复手部功能和步态最为重要，而损伤后的康复治疗应改善功能使患者重新获得独立生活的能力或恢复基本的功能。

三、手术治疗

自 20 世纪 50 年代 Schneider 首次描述 CCS 以来，CCS 的手术方式不断进展。早期文献主要关注非手术治疗的优点而不鼓励手术干预。这种损伤的自然病程会使得大多数患者症状完全或接近完全的缓解，因此促使早期研究人员推进非手术治疗。有趣的是，在过去的几十年里，许多手术疗效的负面证据都是基于少数患者接受椎板切除和椎间盘切除术后的糟糕结果得出的[10, 32]。在过去的 60 年里，新兴的观点已经转向 CCS 的外科治疗。随着医学知识和手术技术的不断增长，外科手术在 CCS 治疗中的作用不断扩大。

Brodell 等最近的一项研究分析了美国全国住院患者样本（Nationwide Inpatient Sample，NIS）数据库中 2003—2010 年诊断为 CCS 的患者。研究结果显示外科治疗有明显的增长趋势，特别是作者发现在研究期间接受手术治疗的患者数量每年大约增加了 40%[33]。在 Brodell 研究的后续评论中，Riew 和 Kang 指出，影像技术的发展、手术技术的改进，以及手术减压无论早或晚都并不危险的文献资料，使得外科手术越来越重要[34]。近 10 年来的研究进一步推动了手术治疗，也进一步挑战了传统的非手术治疗理念和可能的并发症[35–37]。手术干预可以提供颈椎稳定性，防止脊髓继发性损伤，并允许早期康复治疗和运动。一项 2010 年的研究表明，在脊柱创伤研究小组中，63% 的外科医生认为 ASIA C 患者和没有骨折或不稳但脊髓持续受压的患者应接受手术治疗[38]。这项研究为这一趋势的普遍存在提供了证据，因此 Riew 主张对大多数有持续性脊髓压迫的 CCS 患者进行手术治疗[34]。值得注意的是，手术和非手术治疗方式在这些患者的治疗中起着互补作用。不管手术指征是否存在，CCS 的早期治疗都应包括药物治疗。外科医生必须仔细评估每个患者的手术风险和获益，根据个人情况优化治疗。

（一）适应证

传统的 CCS 手术指征是基于颈椎不稳定义的，即椎体滑脱＞ 3.5mm 和成角＞ 11°[39]。正如在疑似 SCI 患者的初始评估中所讨论的，在识别不稳定的颈椎损伤时，仔细的神经评估和严格的影像学评估是至关重要的。CT 和 MRI 使我们能够更好地了解椎间盘韧带复合体的完整性和脊柱运动节段的稳定性[40]。未能认识和处理脊柱不稳可能导致继发性损伤和进一步的神经系统损害。继发于骨折碎片、突出椎间盘或硬膜外血肿的脊髓压迫，必须及时减压以防进一步的神经功能受损。在此时进行手术干预已被证明可以改善康复和整体预后功能[40, 41]。及时的固定和手术恢复稳定对于脊柱不稳继发损伤的 CCS 患者而言至关重要。减压可以改善可逆性的继发性神经损伤，改善临床疗效。一项 2013 年的回顾性动物研究的 Meta 分析发现，早期手术干预是神经和功能改善的关键影响因素之一，手术减压后神经症状改善约 35%[42]。随着我们对细胞损伤级联反应理解的不断加深及手术技术和固定技术的进步，无论是否融合，外科减压手术已成为 CCS 患者安全、有效的治疗手段。

（二）手术时机

关于手术时机“早”和“晚”的定义已经趋于一致，即 24h 以内干预为“早处理”，24h 以后干预为“晚处理”。尽管48～72h很少被考虑，但是很多研究都集中在这些不同的干预时间段[35, 43-46]。手术时机的问题主要集中在24h内，这也是目前大多数研究所强调的。脊柱创伤研究组一致认为早期减压手术能够使患者获得最大收益[43]。

尽管支持早期减压的证据不断出现，但由于缺乏明确的临床指南，主张CCS早期减压与晚期减压的观点仍然存在分歧。Wilson等最近在一项系统评价中指出，在受伤后24h内接受手术治疗的颈脊髓损伤患者中有明确的证据支持神经功能的改善，然而作者发现，考虑到安全性、死亡率和成本效益等因素，缺乏证据支持该结论[41]。一些作者认为，随着过去几年研究提供的“决定性”证据，这一争议已基本得到解决[34]。一项2012年的多中心前瞻性随机试验，即急性脊髓损伤手术时机研究，显示早期治疗组（24h内）有19.8%的患者ASIA损伤分级改善≥2级，而晚期减压组（超过24h）只有8.8%；此外，他们发现在早期手术组中ASIA损伤分级的改善≥2级的概率是晚期手术组的2.8倍[36]。目前关于SCI早期减压与晚期减压的文献支持目前的趋势，即早期干预，尽管目前还没有明确的临床指南支持，但绝大多数的证据都支持大多数SCI患者应立即进行减压手术。

（三）手术方式

减压和（或）融合的手术入路和手术方式取决于脊髓受压的位置，以及是否存在颈椎失稳。术前仔细阅读影像学检查，如CT或MRI，可发现压迫的部位和位置。这些影像学资料可以为外科医生提供关键信息，以便于制订适当的手术入路和手术方式。手术计划中包括的节段数取决于损伤前已经存在的颈椎管狭窄和损伤后的病理改变。一般情况下，所有中度或重度狭窄的节段都应该进行减压。前路、后路或联合入路均可用于CCS的治疗，具体手术入路选择应根据患者的压迫部位、伴随的不稳和损伤前已存在的病理改变来决定。通常，外科治疗选择手术入路和手术方式应保持相似的决策原则，就像患者正在接受脊髓型颈椎病的外科治疗一样。但是，在创伤性颈椎失稳的情况下，应避免采用保留颈椎活动度的术式，如椎板成形术等。

（四）疗效

CCS治疗的趋势正变得越来越积极。从2003—2010年，虽然年龄和大量内科并发症极大地影响了手术决策，但是CCS患者的手术干预率仍以每年40%的速度增长[33]。最近数据表明，手术干预是治疗CCS的一种合理选择，并进一步证实了持续的脊髓压迫、有限的运动恢复和神经稳定期的延迟是手术适应证的广泛共识[19, 35, 47]。有趣的是，大多数关于CCS手术预后的研究主要集中在早期手术和晚期手术，而非前瞻性比较手术治疗和非手术治疗。Brodell等通过NIS报道了一项16 134名CCS患者7年时间的随访结果，发现40%的患者接受了颈椎前路减压融合手术，此术式为最常见的术式（19.4%）[33]。他们发现，住院患者总体死亡率为2.6%，并且随着年龄和并发症的增加患者死亡率上升，手术率下降。手术干预在南方和大型医院更为普遍，乡村医院的死亡率明显较高。

四、非手术治疗

总体来看，保守治疗在CCS的治疗中占主导地位，尤其是物理治疗与激素[18]。Schneider的早期工作及其他研究促进了早期活动、药物治疗和早期静脉激素注射的发展[10, 23, 26]。CCS的自然病程通表现为损伤的逐步恢复。下肢症状往往先消退，然后是直肠和膀胱功能改善，最后是上肢运动功能恢复。然而，由于残留的功能受损对患者预后有显著影响，非手术治疗仅适用于有轻微或轻度颈椎管狭窄的轻度神经系统损伤(ASIA D)和存在严重并发症而影响手术安全的患者。研究表明，手部功能恢复对减少长期残疾和功能障碍的影响很大 [48, 49]。手功能测试和后期康复对 CCS 患者的远期功能有很大的影响。差的神经功能预后往往与损伤前存在椎管狭窄、脊柱不稳定和并发症相关，而好的预后指标往往包括年龄较小、早期的运动恢复和好的手功能 [6, 50–53]。

如果采用非手术治疗，颈椎固定至少应持续 6 周直到颈部疼痛缓解，以及颈椎稳定或神经查体结果有所改善。非手术治疗需要规范化患者的运动并要有专业人员进行物理康复治疗。一般来说，值得注意的是 CCS 的临床进展是症状先稳定随后恶化；因此，在整个恢复过程中定期的临床随访是很必要的 [6]。手术医生需要对损伤后期的神经系统变化保持警惕。如果患者出现功能减退可以从非手术治疗转为手术治疗，以最大限度地保留功能和自理能力。

Schneider 和 Bosch 关于 CCS 早期干预的研究结果发现，非手术治疗可使患者的神经系统得到全面改善，但这些患者中的大多数仍存在功能缺陷 [6, 10]。有趣的是，Bosch 等发现，最初表现出神经功能改善的患者中，有 24% 的患者神经功能改善稳定后出现临床恶化。最近，2002 年的一项前瞻性研究首次报道了 22 例 CCS 为期 2 年的随访结果数据 [54]。在这一研究中，Ishida 和 Tominaga 发现这些患者没有一例出现严重的功能障碍，其中 77% 的患者完全恢复，23% 的患者报道有手部无力 / 功能障碍。作者认为大部分的功能恢复发生在 6 周内，并且 MRI 无异常信号和早期改善是远期神经功能的重要预测因素。Dvorak 等在 2005 年开展了一项为期 2 年的前瞻性研究，研究结论与 Ishida 和 Tominaga 的研究类似，但是他们并没有排除更严重的 CCS [52]。作者报道了在受伤 72h 内收集的 ASIA 运动评分(AMS)，以及在随后的随访中收集的数据。AMS 评分从受伤时(58.7 分)到最后一次就诊时(92.3 分)显著升高。值得注意的是，作者发现早期 AMS 评分是预测最终的 AMS 的最佳指标，同时受教育程度越高的患者往往恢复得越好。

五、总结

自 1954 年 Schneider 首次描述 CCS 以来，CCS 的治疗模式发生了翻天覆地的变化。在此期间，即使没有临床指南的明确支持，共识意见仍不断趋向于外科治疗。如今，除了最近的大量证据外，主流观点也认为 CCS 手术治疗具有明显优势。手术技术和器械的进步为这类患者的治疗提供了物质基础，而患者特异性数据和干预时机的进步为医生提供了手术或保守治疗时机的更具体证据。

第134章

骶骨-骨盆骨折的手术治疗

Surgical Treatment of Sacral-Pelvic Fractures

Ashraf N. El Naga　Haitao Zhou　Conor P. Kleweno　Carlo Bellabarba　著

杨　强　赵　栋　译

一、概述

尽管骶骨-脊柱-骨盆连接有非常重要的生物力学功能和神经保护作用，但在脊柱损伤领域，这个部位损伤一直未受到应有的关注。这一现象的形成可能源于多方面因素，但具体原因包括：由于该部位解剖结构复杂导致的成像困难、既往损伤分型的不足、严重损伤发生率相对较低，以及关于此类损伤罕见且情况复杂多变的文献报道非常少见等。

脊柱-骨盆连接的骨折和骨折-脱位包括：自 L_5 椎体向尾侧延伸的损伤、腰骶关节突关节损伤，以及常合并骨盆环损伤的骶骨骨折。这些损伤涵盖从低能量不全骨折、应力性骨折到高能量、高度不稳骨折等各种类型。伴有骨盆后环和脊柱-骨盆连接功能性不稳的骶骨骨折常见于两种情况。第一种情况，骶骨单侧、垂直骨折伴骨盆后环损伤。第二种情况，双侧垂直方向骨折和横向骨折组成的多平面骨折，将骶骨骨折的上段部分、脊柱与骶骨骨折远端及骨盆的其余部分分离。这些损伤常伴以各种各样的神经损伤，从一侧神经根损伤到完全马尾功能障碍严重程度不等。由于主要骨折块的移位和椎管、椎间孔骨性压迫的存在，可能导致椎管内及椎间孔产生的严重压迫。按照神经压迫的具体情况，腰骶丛和骶丛神经功能障碍可能表现为急性或亚急性。除了结构和神经方面的问题，在确定最终治疗方案时必须根据患者的整体生理状态和后方浅表软组织覆盖进行综合分析。这一类损伤的评估和治疗必须考虑多种因素，而不仅是单纯评估骨折类型这么简单。这些因素包括对以下各种问题的充分认识：对局部复杂的骨骼解剖及骨骼和神经关系的理解、负荷体重的同时维系腰骶交界处正常生理关系的巨大生物力学应力、复合损伤对骶骨-脊柱-骨盆连接损伤处理的影响，以及骶骨和骨盆后环固定技术的挑战。

在过去，神经减压的潜在必要性常常由于顾虑去除骨质较多可能导致医源性不稳等问题而受到影响。从历史角度分析，适用于脊柱骨盆稳定的内置物非常少。临床常被迫选择原本设计用于胸腰段畸形矫形或肢体骨折的器械根据具体情况对这一复杂部位进行固定。毫无疑问，这些器械有明显缺点。对内固定不满意，以及对神经损伤处理效果的不确定常常导致选择非手术治疗方案，伴随长期制动的要求、骶骨残留畸形、慢性疼痛及神经功能改善不理想等。随着成像技术、损伤分型、手术固定技巧及内固定器械的发展，为那些饱受这一类严重损伤折磨的患者提供了更标准化和更具生物力学优势的手术治疗方法。

因此，骶骨损伤的治疗通常涉及传统脊柱外

科和骨盆外科理念，具体执行多需要脊柱外科医生、骨创医生、创伤外科医生及康复医生的通力合作。本章强调从脊柱外科和创伤外科角度多方面评估、决策和治疗脊柱－骨盆连接损伤的重要性。

二、手术解剖

骶骨是脊柱和骨盆后环的联系枢纽。其稳定性取决于发达的韧带连接和复杂的骨关节结构。为了保证局部和整体矢状位平衡，腰椎前凸和骨盆指数相匹配，因此韧带和骨关节结构的完整性对于保证腰椎骨盆生理功能非常重要。骨盆指数（PI），除非骶骨骨折影响，它是一个固定的参数，来源于：①骶骨后凸；② S_1 上终板相对于水平面的角度（骶骨倾斜角，平均约为 40°）；③骶骨在空间中的位置由一条从双股骨头连线中点到 S_1 终板中心连线和垂线之间的夹角来测量（骨盆倾斜角平均为 15°）（图 134–1）。由于处于解剖和生物力学传导的中心位置，腰椎前凸角、骶骨倾斜度及腰骶小关节的完整性对作用于腰骶交界处的复杂相互作用力至关重要 [1]。

当选择腰椎骨盆固定技术时，熟悉下腰段后侧附件和髂骨的解剖对于椎弓根螺钉和髂骨钉精确置钉非常重要。腰椎椎弓根内倾角从头侧至尾端逐渐增大，从 L_3 处大约 15° 增至 L_5 处的 20° 以上。平均椎弓根直径 L_3 为 8.5mm，L_5 为 10mm。髂骨双侧关节面分别与 S_1、S_2 和部分 S_3 椎体呈关节连接，形成连续性骨质突起，非常适合螺钉置入，这种骨性突起被称为坐骨支撑柱，于髂后上棘（posterior superior iliac spine，PSIS）和髂前下棘（anterior inferior iliac spine，AIIS）之间延伸。骶骨骨性通道的利用取决于对骶孔解剖结构的认识。在骶骨体和骶骨翼连接处腹侧有 4 个较大的骶孔，背侧有 4 个相对较小的骶孔 [1]。移行椎的发生率约为 10%～15%，可以表现为骶椎腰化，也可以为腰椎骶化，往往需注意解剖的变化及解剖定位的改变。不完全腰椎骶化，例如 L_5 横突异常增大，可能进一步影响影像学标记。骶椎腰化导致骶骨、骨盆和脊柱（包括其邻近节段神经血管结构）的变异。如果考虑骶骨或脊柱－骨盆连接的固定手术，术前必须充分考虑这种变异的影响 [2]。

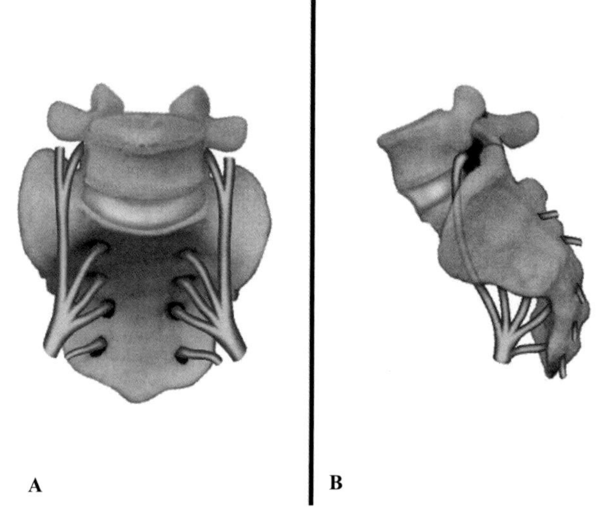

▲ 图 134–1 骶骨解剖。骶骨形成脊柱的底座。其倾斜度和平衡部分对脊柱的对线和作用力有很重要的影响

尽管完整的骶骨对神经提供完美的保护，但骶骨骨折可能导致不同程度的神经损伤。充分认识骶骨和其包绕的神经的空间关系是损伤评估和手术方案制订的前提必要条件。骶管横切面从 S_1 水平的宽大、三角形状至尾端逐渐扁平、狭窄。腰骶丛，包括 L_4～L_5 和 S_1 神经根，主要支配下肢运动和感觉功能。骶丛（S_2～S_5 神经根）控制直肠和膀胱功能、性功能和会阴部感觉 [3, 4]。骶神经根为骶骨所包绕，不伴有韧带缓冲，而 L_5 神经根穿过 L_5～S_1 椎间孔后沿骶椎腹侧斜行跨越骶骨翼。充盈脑脊液的硬膜囊一般止于 S_2 水平。

骶神经运动支穿过腹侧椎间孔至其靶器官。S_1 神经根通道相对较窄，S_1 根约占骶孔的 30%～60%。越向尾侧，神经根越细，其所占的骶孔比例也逐渐变小，S_4 神经根约占骶孔 1/6 [5]。

骶神经后侧皮支经后侧骶孔穿出，参与组成臀神经。S_2～S_5 神经根腹侧支（S_3 为阴部神经丛的主要成分），参与构成骨盆内脏神经，提供膀胱和直肠的副交感神经支配。下腹部神经丛的交感神经输入主要来自于位于 L_5 和 S_1 椎体前外侧的交感神经节，它沿着 S_2～S_4 腹侧骶孔内侧沿骶骨表面向尾部延伸。

三、生物力学

骶骨是骨盆后环的基石，它在维持骨盆稳定性的同时，将来自腰骶关节的作用力通过骶髂关节传递到骨盆[6]。脊柱骨盆骨折 – 脱位特点为多向不稳定，尽管畸形常常表现为急性或继发于骨折段头侧屈曲、向前移位或短缩畸形。屈曲畸形的旋转中心——最主要的畸形作用力——位于 S_1～S_2 椎体前侧。此外，上半身的作用力通过骨折断端向骨盆环和下肢传导。主要基于肿瘤手术经验，完整的 S_1 椎体、骶髂关节和支持韧带完全可以承受从躯干到下肢的应力传导[4]。伴有横向断裂的骶骨骨折常导致后凸畸形，如果不处理，可以显著改变脊柱矢状位力线，从而导致维持直立姿势困难、代偿性腰椎力线改变、疼痛及功能障碍等[7]。

因此，这类骨折的手术需要同时兼顾充分的复位，以及足以中和缓解骨折所导致的各种方向作用力的合适的固定。理想的内固定应该实现术后即刻活动、早期负重而无须担心骨折移位。就骶骨特点分析，骶骨近上段才能保证生物力学有效的螺钉固定。骶骨以其上段松质骨密度最高，尤以 S_1 上终板附近为著，而骶骨翼相对松质骨密度较低，老年人此部位容易骨折[8-10]。非常不幸的是，S_1 骨折常见，而且由于局部作用力较大，即使是双皮质螺钉固定也非常容易固定松动。从 S_2～S_4 及骶骨翼都由于皮质较薄、松质骨骨量较少，即使骨代谢正常的患者也仅能承受有限的固定。这些部位的固定常常直接固定到邻近的髂骨皮质骨。

四、患者评估和诊断（表 134-1）

（一）临床检查

像所有患者的全面评估一样，病史询问是理想的切入点。骶骨或脊柱 – 骨盆连接的损伤从代谢性骨病患者低能量不全骨折到高能量复杂、显著移位的骨折都可能发生。骶骨复杂不全骨折可见于代谢性骨病患者由于低能量损伤、慢性应力损伤或有腰骶段内固定史等情况。与之相反，腰骶段骨折脱位和脊柱 – 骨盆连接的骨折伴有功能性不稳的情况多见于车祸、摩托车撞击、高处坠落及撞击性质的工业事故等高能量损伤（图 134–2）。这类损伤，骨盆后环常常遭受伴有轴向负荷应力的躯干过屈或过伸作用力。

高能量损伤可能伴有危及生命的头部或胸腹部创伤。初期评估必须按照高级创伤生命支持原则（Advanced Trauma Life Support，ATLS）重点注意血循环不稳定和意识状态。全面评估包括按流程小心翻身检查背侧皮肤情况。腰骶部高能量损伤检查异常体征一般包括压痛、肿胀、波动

表 134–1 评估清单

整体评估清单

- 血循环稳定性
- 意识状态
- 骨盆环完整情况
- 显著的脊髓损伤体征
- 背侧软组织损伤情况
- 骨盆后环 / 下腰段损伤情况

特殊评估清单

- 骨盆矢状位 / 冠状位重建 CT
- 腰椎矢状位 / 冠状位重建 CT
- 骨盆特殊体位 X 线片：入口位 / 出口位 / 髂骨斜位 / 闭孔斜位 / 骶骨侧位
- 专科查体：触诊 / 机械稳定性 / 神经功能 / 肛门括约肌
- 尿道及阴道检查
- 肌电图

CT. 计算机断层扫描

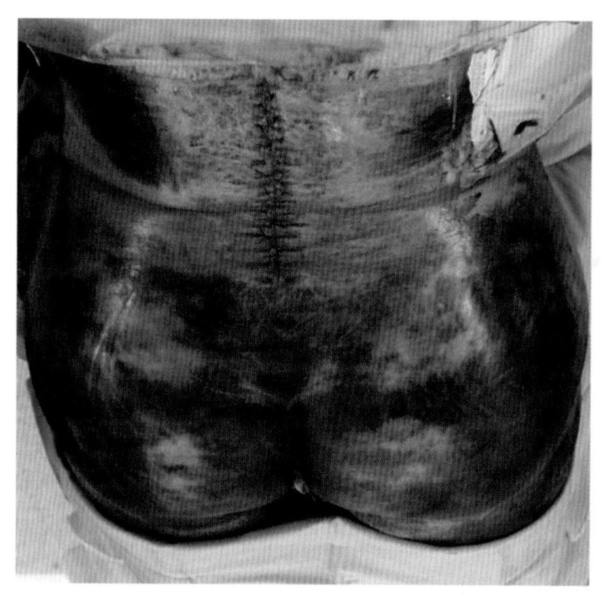

▲ 图 134-2 软组织碾挫脱套伤（Morel-Lavallée 损伤）
骶骨骨折患者系统评估对于明确损伤严重程度、明确治疗方案至关重要。背侧软组织挫伤、波动感及捻发音都非常有助于判断损伤严重程度

感、明显软组织损伤、捻发音、异常骨性突起或移位（图 134-2）。初步查体包括肛门指诊以特别评估括约肌动力、反射，以及腰骶丛和骶从感觉功能，一定要注意排查肛门内、阴道（女性）有无明显或隐匿性出血以明确开放骨折可能。按照美国脊柱损伤协会（American Spinal Injury Association，ASIA）标准进行神经功能状态评估非常重要[11]。

（二）成像技术

按照 ATLS 标准流程创伤患者初步评估包括骨盆正位 X 线片。这种体位 X 线片有助于发现腰骶关节较大的骨折及骨折脱位，但由于正常骶骨矢状位呈一定倾斜度，因此骨盆正位 X 线片对于判断骶骨情况帮助有限。对于怀疑存在骨盆后环损伤，骨盆入口位和出口位 X 线片非常有意义。这 3 种体位的 X 线片，只要显示任何一点骨折线，即使仅显示 L_5 横突细微骨折线，也应该小心这一备受保护的区域可能有严重的创伤。骨盆正位像显示骶骨不清晰或者骶骨不正常表现（如入口怪异）可能意味着存在伴有矢状位序列不齐的、存在移位的复杂多平面骶骨骨折（图 134-3A）。骶骨侧位 X 线片（图 134-3B）或正中矢状位 CT（图 134-3C）可以确诊以上 3 种体位 X 线片很难显示的骶骨横断骨折或骨折脱位。

关于骨盆 X 线片诊断腰骶段损伤的不足已有很多文献报道[12, 13]。腹部 CT、骨盆 CT 越来越常规化被用于评估高能量损伤患者内脏器官、血管及骨骼肌肉损伤情况。在多数医院，CT 取代 X 线片成为急性骨盆环损伤的首选影像学检查。三维重建 CT 有助于清晰显示脊柱骨盆连接的具体骨折损伤情况、不稳定分型，以及骶管和神经根通道压迫情况[1]。三维重建 CT 视觉上非常直观形象，尽管一些外科医生认为这对脊柱骨盆损伤患者手术方案的制订非常有帮助，但另有不少医生认为其帮助有限。骶骨影像学评估参数包括：骶骨倾斜度、骶骨翼垂直和矢状位分离、相关骨盆环损伤、矢状位和冠状位中央椎管通畅情况及椎间孔狭窄[1]。

在评估脊柱 - 骨盆连接的急性损伤中，MRI 的重要性仅次于 CT。对于神经功能状态不明确或骨损伤和神经损伤水平不一致的情况有必要进一步 MRI 检查以明确隐性脊柱病变、神经损伤水平或椎管内血肿情况。此外，MRI 神经根成像有助于鉴别腰骶丛急性或慢性损伤[14]。MRI 还有助于发现不完全骨折。作为 MRI 的替代，^{99}Tc 骨扫描有助于发现隐性和病理性骨折。

鉴别脊柱骨盆骨折脱位及骨盆环骨折伴有脊柱不稳定的其他影像学检查还有逆行膀胱尿道造影，以明确膀胱和尿道损伤情况，怀疑直肠损伤时可以考虑行对比性灌肠造影[15]。

（三）电生理学检查

除了传统的肌电图（EMG）和体感诱发电位（SSEP）用以评估 L_5 和 S_1 神经根，阴部 SSEP 和肛门括约肌 EMG 可用于评估骶尾部至 S_1 水平的

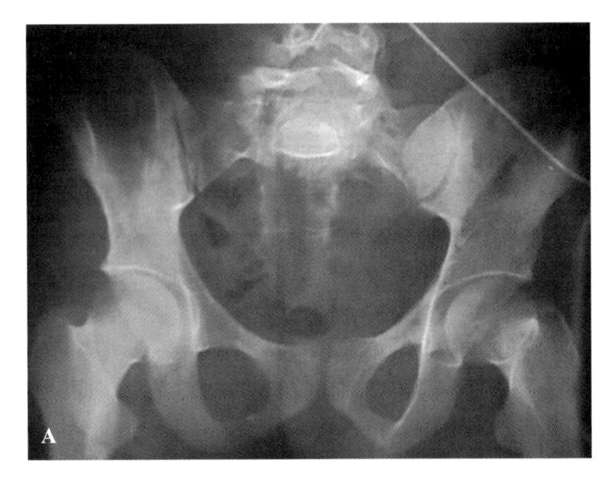

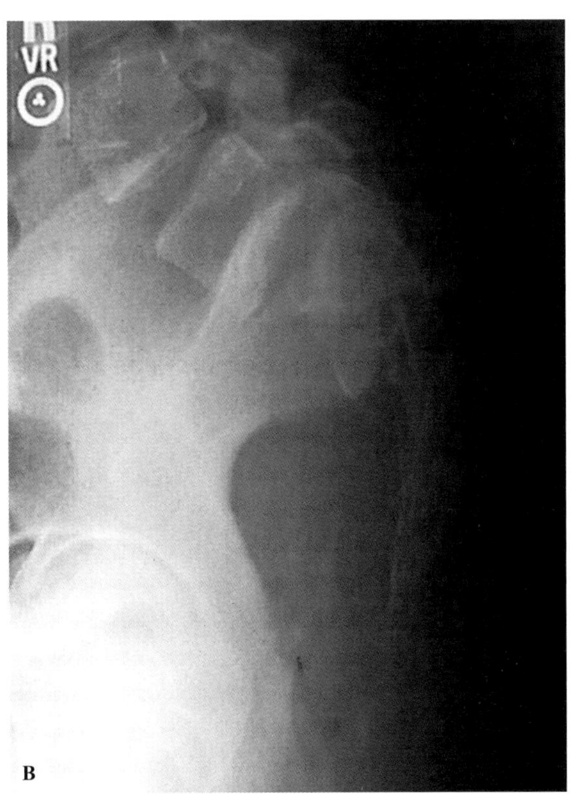

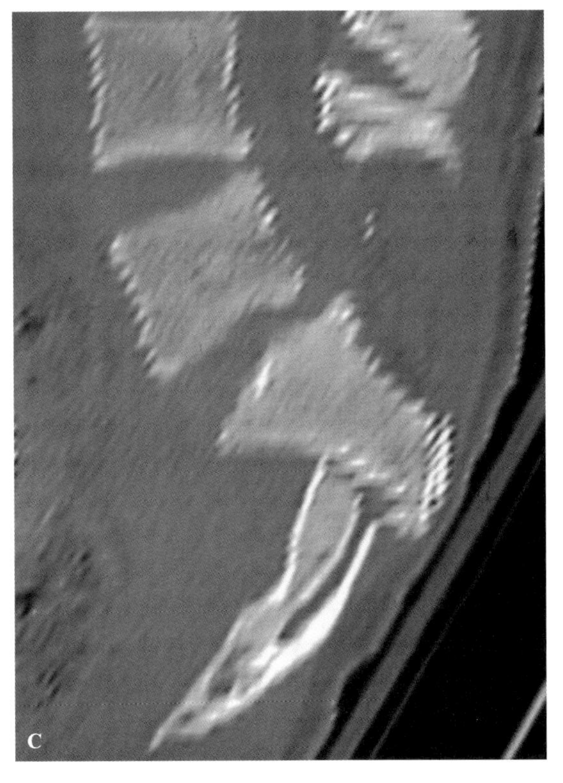

▲ 图 134-3 骨盆正位 X 线片（A）显示骶骨上段反常入口视图。在骨盆正位像 S_1 节段横断面提示骶骨上段后凸。只有当上骶骨与骨盆环的其余部分分离时才有可能出现这种图像。骨盆侧位 X 线片（B）是经常被忽视的评估矢状位骨折移位的简单实用的方法。矢状位 CT 图像（C）显示 S_2～S_3 重度骨折脱位伴移位和后凸畸形（AO 分型 C_3 型损伤）

骶神经根。这对于伴有意识障碍的腰骶部骨折患者的诊断及术中监测非常有意义[16]。此外，电生理检查联合临床检查，有助于合理评估功能预后，以及客观评估神经恢复情况。电生理诊断还可用于判断伴随骶骨损伤发生的上运动神经元或脊髓损伤，以及鉴别是神经损伤还是脏器损伤导致的肠和膀胱功能障碍。尿动力学检查，包括残尿量和膀胱内压，有助于评估不完全神经损伤患者骶神经根恢复情况。对于膀胱功能障碍的患者，建议行膀胱内压检查的同时伴以膀胱括约肌 EMG 检查。括约肌肌电图的异常结果可能包括逼尿肌反射消失、神经源性括约肌松弛或完全失神经支配[3]。以肌电图（EMG）为例，电生理检查最大的缺点就是至少损伤 6 周以上检查才有参考价值。

（四）骶骨不完全骨折和应力性骨折

不同于常伴有明显移位的高能量损伤，骶骨不完全骨折和应力性骨折 X 线片常常难以早期发现及确诊。不完全骨折为脆性骨折，常见于代谢性骨病，例如骨质疏松、皮质类固醇应用或既往放疗史患者[17, 18]。如果其他一些增加应力的不利因素存在，如腰骶段融合或腰弯凹侧等，这些因素的作用会更加明显[17]。关于腰骶融合处尾端不全骨折的文献报道越来越多，尤以骨质疏松患者多见。有一种假说认为这种骨折可能源于融合术后长杠杆远端骨骼质量不足以承受较大的集中性应力作用所致（图 134-4）[13, 19-21]。

不同于不全骨折，应力性骨折发生于未被病理因素弱化的骨骼。尽管临床表现类似，但应力性骨折多见于运动导致重复性应力作用和负荷超过骨修复能力。据报道，这类骨折最常见于产后恢复阶段和运动需求高的患者（如耐力型运动员和新入伍军人）[22-26]。

尽管疼痛可能非常严重，但骶骨不完全骨折和应力性骨折一般表现为活动后加重的下腰段隐痛。虽然有文献报道患者合并马尾功能障碍和骶神经放射痛也不少见，但此类骨折伴发神经功能障碍在临床并不常见。治疗主要是对症处理及解决骨折原发病。手术主要适用于调整运动方式不能缓解的顽固性疼痛，以及无法耐受调整运动方式或卧床的患者[27-29]。

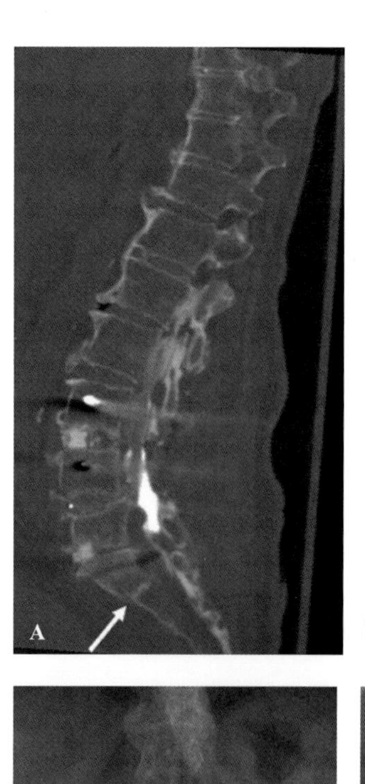

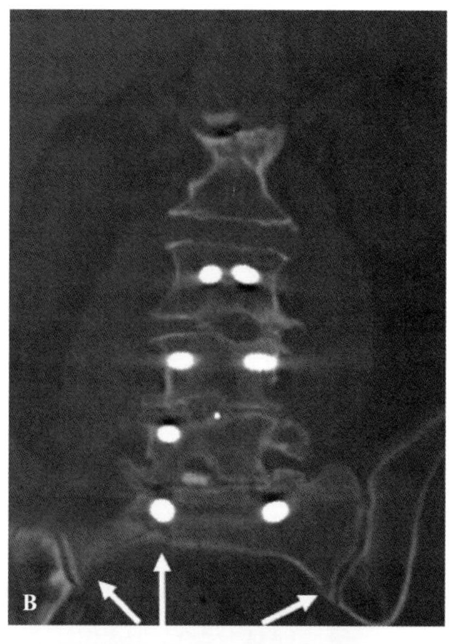

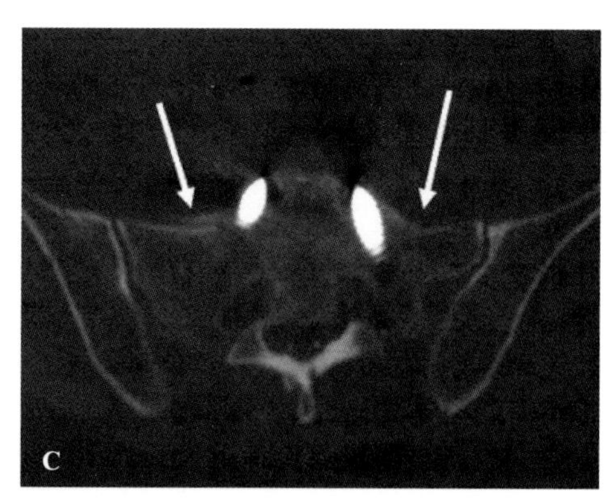

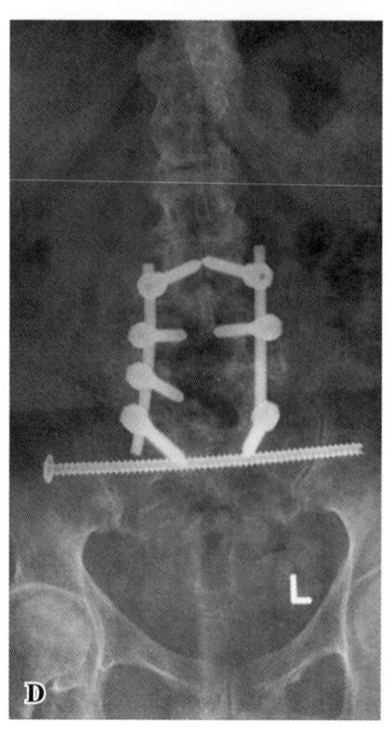

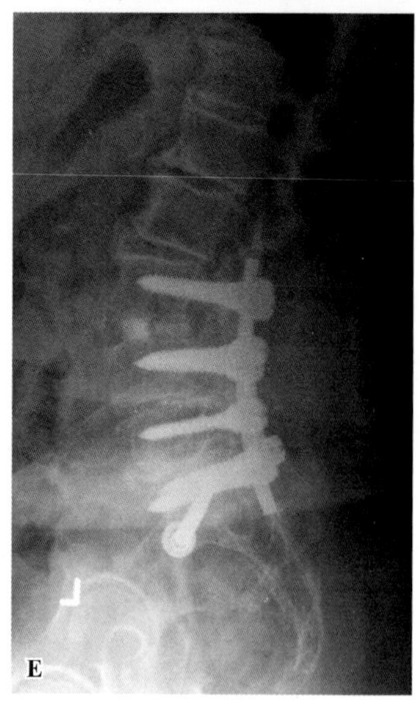

▲ 图 134-4　**腰骶段内固定术后骶骨不完全骨折**

71 岁女性，骨质疏松，T 值为 -2.8，L_3～S_1 后路内固定翻修融合术后。开始恢复良好，术后 6 周突然出现下腰痛及双侧坐骨神经痛，各种治疗缓解困难。矢状位（A）、冠状位（B）、轴位（C）CT 显示 AO 分型 C_0 型轻微移位骶骨 U 型不全骨折（白箭）。由于难以缓解的疼痛，患者接受经皮髂、骶骨螺钉内固定，术后症状即刻缓解。术后 1 年骨盆入口（D）和出口（E）X 线片，患者无残留症状

五、分型

骶骨骨折和脊柱－骨盆连接的脱位及伴发的神经功能损伤一直按照几种专门的骶骨骨折分型系统进行分类，多数情况下将其归入骨盆环损伤的分型系统[3, 30–34]。在描述骶骨纵向或垂直分离脱位时，通常把其作为骨盆后环损伤的一部分进行描述，Denis 和 Isler 分型是最常用的分型系统[35, 36]。然而，如果是导致脊柱和骨盆分离的横断骨折，Strange–Vognsen 和 Lebech 修改版的 Roy–Camille 分型更适合用来描述横断骨折及其对矢状位的影响[37, 28]。另外，有一种非正式的简单的分型（如 U 型、H 型、Y 型、λ 型）。虽然这些分型系统使我们对骶骨和脊柱－骨盆损伤有了更好的理解，但它们要么过于宽泛、具体，要么过于简单，终究没一种分型能彻底涵盖所有损伤并合理指导治疗及评估预后。基于此点，腰骶段损伤分型系统（LSICS）和 AOSpine 骶骨骨折分型系统应运而生[39–41]。

（一）Denis 和 Isler 分型

骶骨骨折 Denis 分型直接考虑与神经损伤相关的解剖危险因素并按照损伤严重程度分级（图 134–5）[35]。根据骨折线最内侧延伸情况进行分类。该分型系统按区域分型：骶骨翼骨折（1 区；L_5 神经根损伤发生率为 5.9%）、经椎间孔骨折（2 区，L_5～S_1 神经根损伤发生率为 28.4%）、中央管骨折，包括任何延伸到椎管内的骨折［3 区，神经损伤（主要是骶丛）的发生率为 56.7%］。最近有文献报道神经损伤发生率略低：1 区为 1.9%，2 区为 5.8%，3 区为 8.6%[42]。

Denis 分型的缺陷之一是未考虑骨折移位，以及脊柱骨盆的稳定性问题。为此，Isler 提出更进一步的腰骶段损伤分型（图 134–6）[36]。他按照骶骨垂直骨折断端头侧相对于 S_1 上关节突的延伸位置进行分型：外侧、穿过或内侧。累及或向

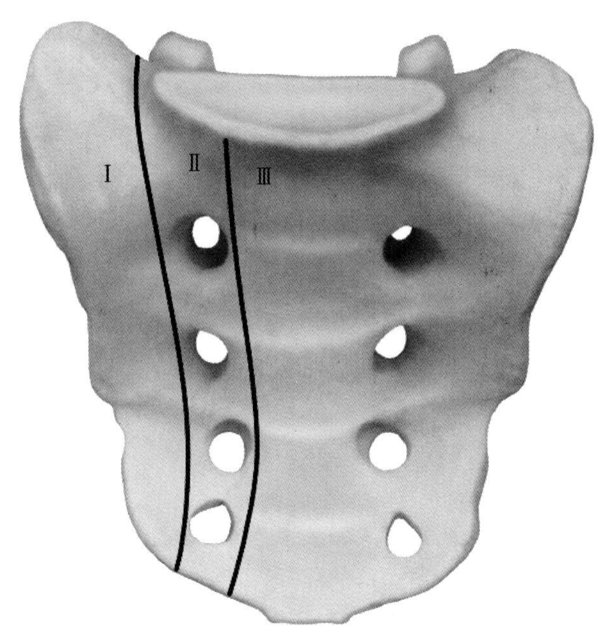

▲ 图 134–5　**Denis 分型**[35]

三区分型是基于最内侧骨折线走行方向及神经功能障碍风险。1 区损伤位于椎间孔外缘累及骶骨翼。2 区损伤经椎间孔，腰骶丛损伤风险增高，但仍位于椎管外侧。3 区损伤累及椎管，文献报道 50% 以上的患者合并二便功能障碍

S_1 上关节突内侧延伸的骨折导致腰骶段不稳。

（二）横向骶骨骨折分型

按照 Denis 分型，由于全部累及骶管，骶骨横向骨折－脱位应该属于 3 区损伤。非常遗憾的是，Denis 分型未考虑损伤机制、类型、范围及移位的方向。该分型系统未能区分以下这两种 3 区损伤，一种是横断并导致脊柱－骨盆连接分离和严重矢状位移位，另外一种是移位不显著的骶骨矢状位骨折，常常作为骨盆环损伤的一部分且很少合并神经损伤[43]。

Roy–Camille 等[37]针对伴骶骨横向骨折的脊柱骨盆骨折脱位，将 Denis 3 区损伤增加了一个亚型（图 134–7）。他们按照损伤严重程度及可能的神经损伤程度把骶骨横向骨折分为三个亚型。1 型损伤为由于脊柱屈曲位轴向负荷损伤导致的骶骨轻微屈曲畸形（后凸）；2 型以屈曲和骨折头侧向后移位为特点，一般认为源于脊柱屈曲位轴向负荷损伤所致；3 型以骶骨上段完全向前移

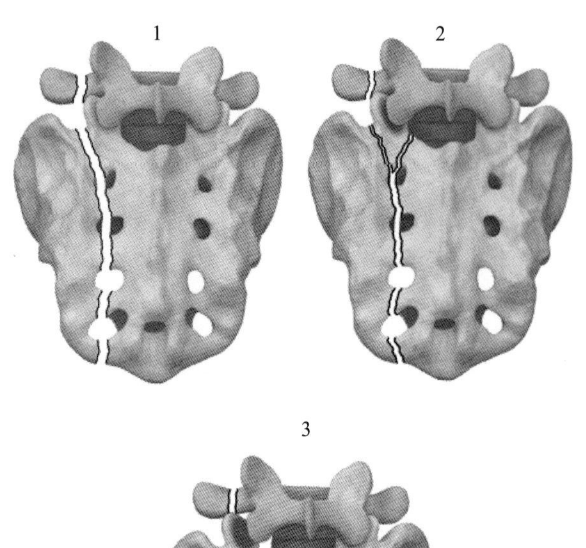

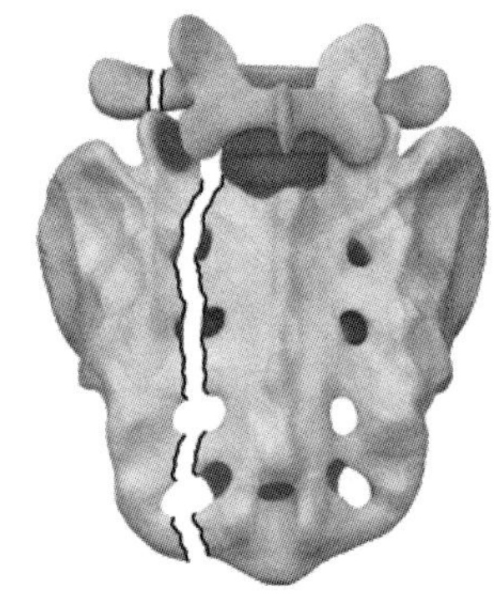

▲ 图 134-6 **Isler 分型 [8] 按照骶骨垂直骨折线累及 S_1 上关节突所导致的脊柱骨盆不稳定程度分型。骨折累及或延伸到 L_5～S_1 关节突关节内侧导致脊柱骨盆不稳定（2 型和 3 型）**

位为特点，一般认为源于后伸位轴向负荷损伤所致。后来，Strange-Vognsen 和 Lebech [38] 补充 4 型损伤，指没有显著屈曲或后伸时腰骶段轴向负荷所导致的 S_1 椎体粉碎性骨折。这一类损伤常见于作用于腰骶结合部的间接作用力。直接暴力，如穿刺伤或枪伤，可以导致伴腰骶段不稳定的骶骨完全骨折。这些损伤被归入 5 型损伤。不幸的是，该分型系统及其他分型系统均未就骶骨体横向骨折的部位给予特殊关注。关于骶骨损伤节段的信息（高位指 S_1～S_2 水平，低位指 S_3～S_5 和尾骨水平），有助于理解复杂损伤所出现的神经损伤和脊柱骨盆不稳的程度。单发低位损伤一般为稳定性损伤 [44, 45]。尽管 Roy-Camille 分型将伴有脊柱骨盆不稳定的骶骨骨折分为相对简单和直观等几类，但由于研究表明该分型系统与功能预后之间没有关联性，其有效性受到了质疑，这也从另一角度表明伴有横向移位的复杂骶骨骨折，其移位程度比具体的损伤机制或移位的具体方向和角度更重要 [46]。

（三）神经功能障碍分型

由于没有任何针对骶丛损伤的神经损伤分型系统（如 ASIA 分型），Gibbons 建议按照下肢运动和感觉功能缺陷，以及二便功能障碍程度分型。具体分为无损伤、仅下肢感觉异常、下肢运动功能障碍伴二便功能正常或二便功能障碍 [3]。虽然简单实用，但遗憾的是这套分型系统未考虑不完全损伤和性功能这两大方面。

（四）腰骶段损伤分型系统

上述骶骨骨折分型系统均未考虑伴发神经损伤的高度可能性及损伤的不同严重程度。2012 年提出的 LSICS 分型系统，具体涵盖三方面特点：损伤形态、后侧韧带复合体结构完整性和神经功能状态，以综合考虑除骨折以外的其他相关因素、最终指导治疗方案和合理评估预后为根本目的 [40]。通过评估各个子项目并打分，最后得出总分，最终目的在于评估选择手术还是非手术治疗。临床修正指数具体包括以下可能的影响因素：患者生理状态、软组织损伤，以及预期可以活动的时间。

（五）AOSpine 骶骨骨折分型系统

尽管上述所有的分型系统在考虑治疗的同时尽可能涵盖各个必须参考因素，但 AOSpine 骶骨骨折分型系统是脊柱外科和骨盆创伤医生国际合作的结果 [39]。这套分型系统紧密围绕腰椎和骨盆损伤情况，从最稳定到最不稳定损伤建立一套分型系统，以合理指导治疗和预后（图 134-8）[41]。

损伤分为：① A 型：不影响骨盆或脊柱骨盆稳定性的低段骶尾骨损伤（骶髂关节以远）；② B 型：主要影响骨盆后环稳定性的损伤；③ C

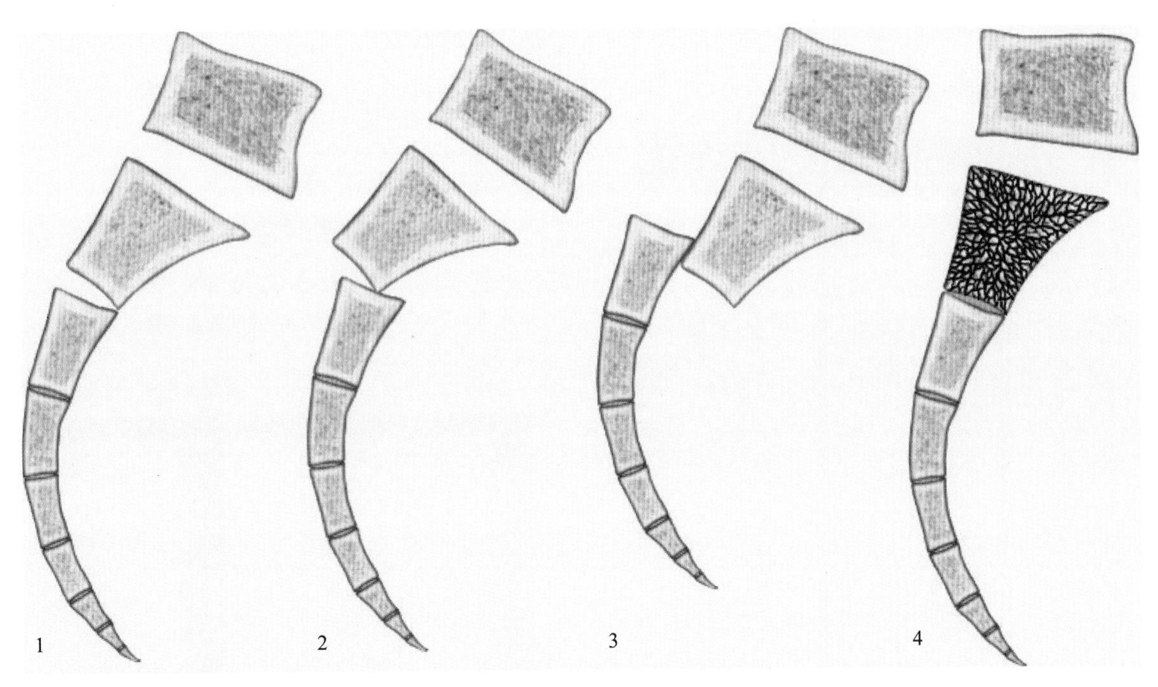

▲ 图 134-7 **Roy-Camille 将 Denis 3 区损伤按照骶骨横向骨折移位和成角程度分为亚型 [37]。从左向右依次是 1～4 型。5 型此处未显示。1 型损伤为不伴有显著移位的屈曲畸形。2 型损伤为屈曲移位型损伤。3 型为后伸移位型损伤。4 型为 Strange-Vognsen 和 Lebech [38] 所追加，表现为骶骨上段广泛粉碎骨折。5 型为 Schildahauer 等所描述的节段性骨折 [49]**

型：导致脊柱骨盆不稳定且常伴有骨盆后侧不稳定的损伤。A 型损伤进一步分为以下亚型：① A_1 型，包括韧带撕脱骨折的尾骨骨折或压缩性骨折；② A_2 型，骶髂关节远端无移位的横向骨折；③ A_3 型，骶髂关节远端伴有移位的横向骨折。

B 型损伤为不伴有横向损伤的骶骨单侧垂直型损伤，骶骨上段的小关节与骶骨内侧保持连续性。类似于 Denis 分型，根据损伤与骶孔的关系进一步分类，但不同于 Denis 对垂直骨折的分型，B 型分类损伤亚型是基于神经损伤发生率 [41, 43]。椎间孔内侧垂直骨折（骶骨中央骨折）最不严重（B_1 型），其次是椎间孔外侧骶骨翼骨折（B_2 型），随后为累及椎间孔的骨折（B_3 型）。

C 型脊柱骨盆损伤进一步分为：C_0 型，骶骨 U 型无移位到轻微移位不全骨折；C_1 型，垂直骨折伴同侧 S_1 上关节突与骶骨内侧连续性中断的骨折；C_2 型，双侧 B 型骨折不伴有横向骨折；C_3 型，骶骨 U 型移位骨折。

患者的神经功能状态与所有 AOSpine 分型系统中的神经损伤名称一致：N_X 型，患者无法配合神经查体；N_0 型，无神经功能障碍；N_1 型，一过性神经损伤；N_2 型，神经根损伤；N_3 型，马尾综合征；N_4 型，完全脊髓损伤不适合该解剖部位。临床修正因素中可能影响治疗方案选择的患者因素如下：M_1，显著软组织损伤——开放性损伤或闭合脱套伤；M_2，代谢性骨病；M_3，伴有骨盆前环损伤；M_4，伴有骶髂关节损伤。

六、治疗选择（表 134-2）

（一）总体考虑

治疗方案根据患者情况分为两大类考虑。对于合并慢性代谢性骨病的低能量损伤骶骨不全骨折患者和高能量损伤表现为骶骨垂直骨折或脊柱骨盆脱位的患者的治疗原则和优先考虑顺序完全不同。

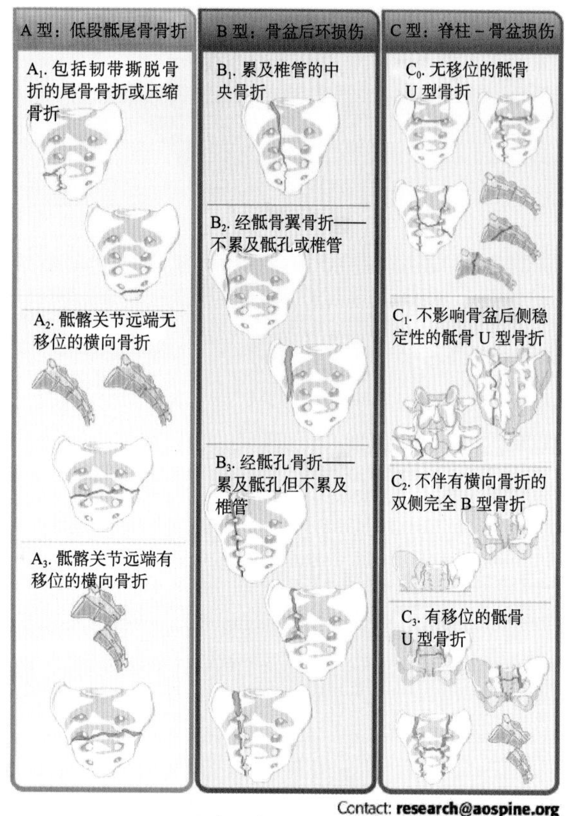

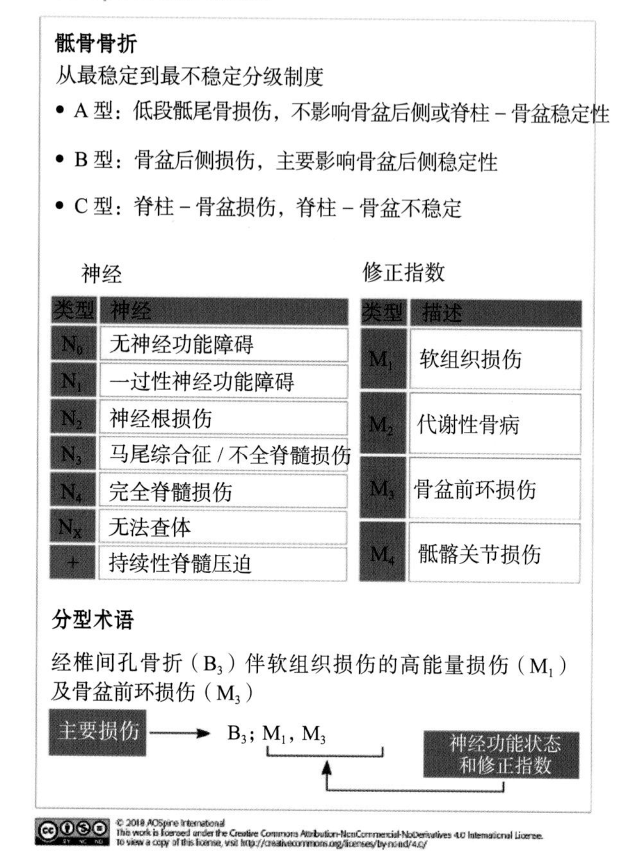

▲ 图 134-8 **AO 骶骨骨折分型**

这套分型基于骨盆后环或脊柱骨盆稳定性建立等级制度。A 型不影响骨盆后环或脊柱骨盆稳定性。B 型损伤影响骨盆后环但不影响脊柱骨盆稳定性。C 型损伤影响脊柱骨盆稳定性，以及可能影响骨盆后环稳定性，具体取决于骨折情况。该损伤分型系统也包括神经损伤分级，因为神经损伤作为一个修正因素，它的出现需要对治疗方案进行修正[41]

对于急性创伤患者，急诊复苏毫无争议成为首要任务。ATLS 原则为业界公认的抢救原则。脊柱骨盆骨折脱位伴有前后骨盆环压缩损伤的患者或骶骨垂直骨折累及脊柱－骨盆连接的患者，可在复苏阶段采取紧急干预措施。应用环形骨盆兜或前外固定架有助于减小盆腔容积，临时骨盆固定控制盆腔腹膜后出血从而有助于复苏（图 134–9）[47]。由于马尾功能障碍、开放性或重度移位的骨折及重度软组织损伤都会影响急诊或紧急干预措施的决定，进行第二次详细充分的检查至关重要。考虑到仅有 5% 的骶骨骨折不伴有骨骼肌肉或其他器官的损伤，必须进行全面的损伤评估以免漏诊甚至贻误治疗。骨盆环骨折、髋关节和腰椎骨折及腹腔盆腔出血、开放性肢体骨折、重度软组织损伤都是骶骨骨折常见的合并伤[48]。

慢性病理性不全骨折有充分的机会选择合适的治疗方案。重点是要充分考虑和治疗原发病。然而，如果由于病理性骨折压迫导致突发马尾功能障碍的患者可能需要急诊手术干预[13]。

骶骨和脊柱骨盆损伤的治疗目标主要分为三方面：①实现对线理想的骨折愈合；②尽可能促进神经功能恢复；③尽可能减少长期卧床所致的相关并发症。这些目标的实现可能需要以下联合操作：开放、经皮或闭合骨折复位、直接或间接

表134-2 决策制订和清单

总体评估清单
- 主要骨损伤 / 韧带损伤 / 混合损伤
- 骨折移位程度
- 稳定性评估：稳定 / 不稳定 / 不清楚
- 神经功能状态：完整 / 不全损伤 / 完全损伤 / 不清楚
- 背部软组织：完整 / 挫伤、脱套伤 / 开放性损伤

治疗方案

急性
- 血循环是否不稳定
- “翻书式骨盆”——床单 / C型支具 / 外固定闭合骨盆环＋复苏＋血管造影（＋栓塞）vs. 手术充填
- “腰骶段脊柱骨盆脱位”：考虑尽早切开复位内固定
- “半骨盆垂直移位”：骨牵引闭合复位
- “骶骨开放骨折”：考虑结肠造瘘、妇产科医生会诊、彻底冲洗、临时前外侧固定或微创内固定、抗生素链珠置入、分期灌注冲洗清创、情况允许时最终固定、合理静脉抗生素应用

非手术治疗（简单）
- 闭合单系统损伤
- “稳定”损伤
- 神经功能完整
- 支具可固定（体位 / 软组织情况）
- 可忍受的活动时疼痛

非手术治疗（复杂）
- 复杂的骨损伤
- 无重大躯干创伤
- 软组织连续性完整
- 适合
  - 药物抗凝
  - 骨牵引或限制性支具［髋关节、大腿、腰骶段支具、（HTLSO）］髋关节绷带、男式马裤等

手术方案选择
- 椎板切开减压 / 椎间孔成型减压 / 腹侧嵌塞解除法（±ORIF）
- 前环固定：钢板、螺钉、临时外固定
  - 切开 vs. 经皮
- 经皮后路固定
  - 骶髂螺钉或经髂－经骶骨螺钉（单钉、双钉、双侧、加压、静态）
- 切开复位，腰椎骨盆固定（±骶髂关节融合）
  - 切开 vs. 经皮

作者关于不同类型骨折的经验介绍
- AO分型 A_1 型：治疗方案取决于是否存在影响骨盆稳定性的韧带损伤，具体可能表现为不显著骶骨撕脱骨折
- AO分型 A_2 型：非手术治疗
- AO分型 A_3 型：如果神经完好选择非手术治疗（可能经直肠闭合复位）。对于骶神经根损伤的患者单纯减压或减压伴以钢板固定
- AO分型 B_1[a] 型：翻书样骨盆前环损伤的患者复位伴以固定。前环固定后如果怀疑骨盆后环稳定性建议经皮经髂骨－经骶骨螺钉固定
- AO分型 B_2[a] 型：闭合或切开复位，经皮经髂骨－经骶骨螺钉固定
- AO分型 B_3[a] 型：闭合或切开复位伴以经皮经髂骨－经骶骨螺钉固定。由于骨块移位压迫导致骶孔神经根受压可能需要骶孔切开减压手术
- AO分型 C_0 型：经皮骨盆后环固定，经皮前环固定。对一些特殊情况建议非手术治疗或双侧腰椎骨盆固定（切开 vs. 经皮）
- AO分型 C_1 型：闭合或切开复位伴以经皮经髂骨－经骶骨螺钉固定。如果由于骨块压迫神经可能需要行椎间孔切开减压。如果 L_5～S_1 关节突关节未受损可以单侧腰椎骨盆固定。如果 L_5～S_1 关节突关节显著损伤建议行 L_5～S_1 后路内固定融合
- AO分型 C_2 型：复位、可能减压、腰椎骨盆固定。对于不严重的粉碎或移位骨折可以考虑后路经皮经髂－经骶骨螺钉固定
- AO分型 C_3 型：复位、可能减压、腰椎骨盆固定。对于轻度粉碎性骨折及轻度移位的损伤建议行后路经髂骨－经骶骨螺钉固定

这些诊疗清单仅供参考，并不能作为确定的具体诊疗方案。主治医生必须根据患者的具体情况仔细评估，并选择最适合患者的治疗方案
a. 对于显著移位、垂直剪切样损伤、需要切开复位及椎间孔减压的患者，应该考虑单侧腰椎骨盆固定及后路骶髂关节固定（三角固定技术）
ORIF. 切开复位和内固定

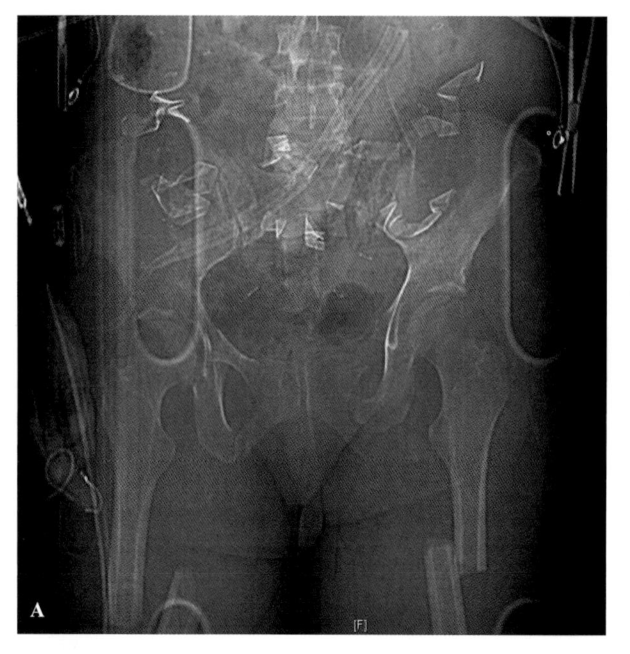

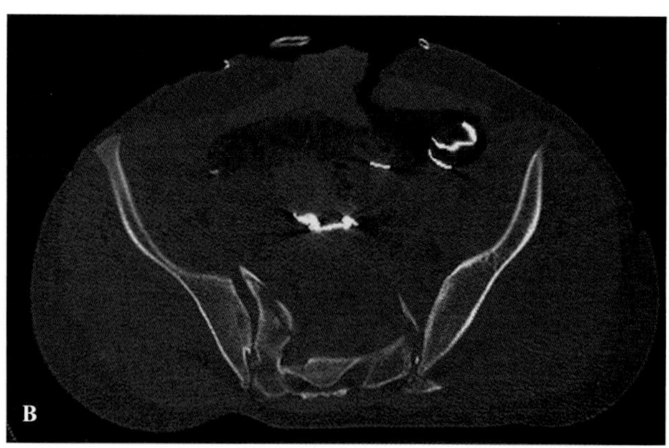

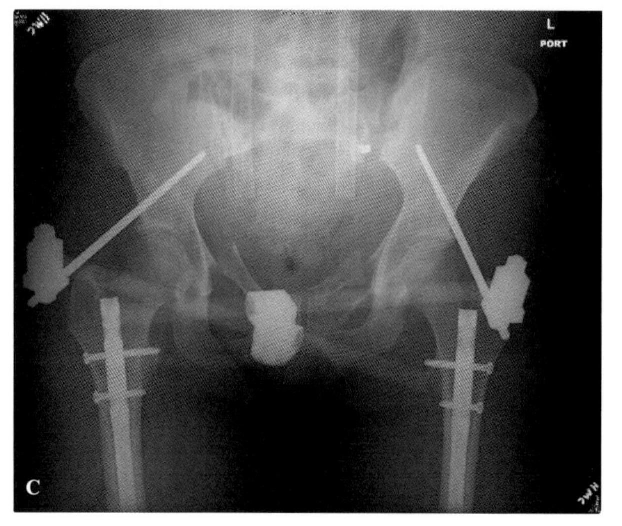

▲ 图 134-9 进行创伤控制的多发伤临时外固定

34 岁女性，高速车祸撞击致严重创伤。具体诊断为双侧股骨骨折、AO 分型 C_2 型骶骨骨折（包括右侧 B_3、左侧 B_2 型骶骨骨折）及腹部损伤。A 和 B. 在手术室首先行骨盆后环闭合复位，然后行股骨骨折髓内钉固定，随后进行双侧骶髂螺钉固定骨盆后环和骶骨骨折；C. 骨盆环外固定是一种常用的临时固定技术，其通过减少盆腔容积对于血流动力学复苏非常重要，并对骨盆和脊柱骨盆连接段的最终固定提供辅助复位

神经减压、开放或经皮骨折固定，以及早期负重和活动的考虑。相反，只要骨折对线可以接受，以及身体状况可以承受长期卧床制动，非手术治疗可能是最佳选择[31]。决策在很大程度上取决于对骨折分型，以及脊柱－骨盆连接和骨盆环损伤对轴向负荷稳定性的影响的认识。例如，由于受损部位位于骶髂关节远端，AO 分型 A_2 和 A_3 型骨折损伤对承重轴没有影响。相反，AO 分型 B 型损伤——单侧垂直骨折不累及 S_1 上关节突——提示骨盆单侧稳定性受影响，但维持了对侧负重轴的连续性；而 C_2 和 C_3 型损伤由于双侧损伤导致脊柱与骨盆环其余部分分离而不稳。

（二）非手术治疗

一般而言，骶骨骨折的非手术治疗可以分为简单和复杂两类。前者常常为伴或不伴支具保护下的一些保护性活动，而后者一方面指一定程度卧床休息，尝试利用体位实现骨折复位和促进损伤愈合，另一方面积极防治长期卧床所继发的各类并发症。常见并发症包括肺栓塞和下肢静脉血栓、褥疮及体能失调等。对于单侧骶骨骨折的患者，非手术治疗通常试图通过外部制动避免患

侧负重以尽可能缩短卧床时间。一些更复杂的非手术治疗，包括骨牵引、悬吊固定、支具或人字形石膏外固定。根据损伤类型，非手术治疗一般需要 3～12 周，因此应用这些方法时一定注意防止静脉血栓和呼吸道等并发症的发生。由于非手术治疗长期卧床的复杂问题及费用问题，多数情况建议经过短暂的卧床休息之后尽早开始活动锻炼。

因此，非手术治疗一般适合神经功能完好、轻微移位或成角且没有显著韧带损伤的骨折，以及主要为单处损伤的稳定性损伤患者。分析骶骨骨折长期随访疗效，显示多数为一般到差，一般认为这主要源于疼痛和持续性神经功能障碍。治疗充分合理的可信赖指标就是影响功能的腰骶段活动性疼痛的消失。一般情况下，骨盆稳定性好的患者不会抱怨活动性疼痛增加。活动后重复 X 线片检查，包括骶骨侧位片，有助于评估复位是否维持以及对线是否可以接受。骶骨不全骨折或应力性骨折多数适合非手术治疗。对于此类患者，调整活动方式及治疗原发病是治疗的关键。然而，近期有文献报道，此类骨折患者如果因为持续性疼痛而影响早期活动，经皮螺钉固定有助于有效缓解疼痛并帮助患者早日活动[27-29]。

（三）手术治疗

在以前，手术治疗包括骶管椎板切除和神经减压伴 / 不伴骨折复位。手术治疗的挑战主要包括出血、相关软组织显露的损伤，以及骶骨局部一些特点导致的固定方式不充分，例如重度粉碎性骨折、骶骨翼骨量减低、缺乏特别适合该区域的内固定。其他因素包括肥胖、解剖不典型、复合损伤患者常有各种并发症。尽管这些因素多年来一直影响着非手术治疗的选择，但近年来随着内固定技术和内固定器械的发展，以及我们对这类损伤认识水平的提高，使得手术干预的概率越来越高。

1. 处理神经问题

对于伴有神经功能障碍的骶骨和脊柱骨盆连接处骨折的患者，间接减压和直接减压根据具体情况合理选择。

间接减压通过骨折复位实现，尤其适用于骶骨体移位和成角所致压迫。如果在骨折血肿机化前进行干预，即使不是完全，至少部分神经减压可以通过骨折复位间接实现。复位失败和稳定的后凸畸形可能导致邻近的骶神经根持续受压。

前路或后路都可以实现神经直接减压。前路手术应用较少，除了骶骨前翼撞击压迫 L_5 神经根。在这种罕见的情况下，选择髂腹股沟入路可以复位翘起的骶骨前翼碎片，L_5 神经根直接减压。另外，后正中入路可以实现骶丛的彻底减压。在压迫水平，通常利用正中入路行椎板切除减压。对于 L_5 神经根在骶骨翼与 L_5 横突之间受压的患者，注意在神经根向外侧出椎间孔时辨认确定 L_5 神经根，然后切除压迫骨块减压。在进行减压之前，手术医生必须充分认识发生创伤性（损伤所致）硬脊膜破裂、神经根撕裂的高发生率，文献报道在高能量骨折类型中的发生率高达 74%，做好处理的准备[15]。

神经减压方案取决于压迫部位及受压情况。背侧压迫或血肿压迫可以选择椎板切除减压。椎间孔或椎管内神经压迫常为骨折移位（首要原因）和骨折碎片压迫的联合作用。关于椎间孔神经根压迫，骨折复位解决由于错位导致的椎间孔狭窄问题，而椎间孔切开减压切除骨块解决残留的压迫问题。类似的，常常源于后凸畸形的腹侧压迫，主要通过复位骨折进行减压。在骨折复位之前，可以通过骨膜起子插入骨折块作为杠杆来移动骨折块，后凸畸形和错位畸形导致的神经根受压可以通过各种各样的复位工具矫正，例如 L_5 椎弓根和骨盆之间通过螺钉进行撑开，螺纹钉作为操纵杆处理骶骨骨折碎片，打压器直接用来处理损伤的骶椎椎体背侧骨壁结构。通过骨折复位实现间接减压，切除残留的压迫骨片实现彻底减压。侧位 C 形臂监测定位有利于实施骶骨减压手术，也有利于评估骶骨对线情况，以及确认椎管减压情况。

无论手术还是非手术治疗，对脊柱骨盆骨折脱位神经功能改善率，文献报道高达 80%。关于此问题对比研究非常少见，针对骶骨骨折伴神经损伤患者的治疗方案效果的一篇对比研究报道，采用非手术治疗组的神经改善率为 73%，手术治疗组的神经改善率为 87% [3, 49]。然而，由于损伤类型和手术治疗方案的不同、改善和恢复评判标准的不一致削弱了文献报道恢复率的参考价值和可信度。几篇小样本研究报道通过手术治疗获得较好的神经恢复结果，尤以存在二便功能障碍的患者的神经功能恢复更为明显。然而，这些研究都有明显的不足。除了样本量较小及选择偏倚，非手术治疗组神经损伤的类型和严重程度未予报道。对于骨盆持续不稳定情况缺乏分析。手术技术和手术时机的不一致，通常也未作描述。对于减压的充分性及复位情况缺乏术后影像学评估，同时对骨盆稳定性类型描述也有遗漏。此外，各种复合损伤常常作为一个整体来收集评估。在包括影像学结果的研究中，神经恢复和临床疗效与初始骨折移位和复位后测量结果（如残余骨折移位、脊柱后凸和矢状面不平衡）呈负相关 [46, 50]。另外，最近的系统性回顾研究未显示神经恢复和减压时机、椎板切除减压或间接减压、手术或非手术治疗之间有相关性 [51–53]。

除了预测神经恢复的复杂性外，对于不伴有明显骨压迫的主要表现为失神经作用的单根神经病变多数随着时间可以自行恢复。相反，对于骶神经根创伤性横断或神经牵拉伤及剪切伤，手术减压对于其恢复可能并没有意义。Schildhauer 等报道 18 例严重骶骨骨折伴有二便功能障碍的患者接受彻底减压、复位和腰椎骨盆固定手术 [49]。尽管作者报道神经功能改善率为 83%，但马尾完全损伤的患者神经恢复率显著低于不全损伤患者（20% vs. 100%），所有骶神经根连续性中断的患者恢复率特别低（0% vs. 86%）。

由于骶骨创伤损伤比较严重的特点，往往最初的严重骨折移位导致大面积组织损伤，对于神经根断裂端对端修复或移植重建，即使技术可行，但疗效也非常有限。一般而言，周围神经牵拉伤预后较挤压伤更差。腰骶丛和骶神经根牵拉伤常见于伴有显著骨盆后环移位的创伤。这种情况下，手术的首要目的为骨折复位重建稳定结构，神经功能恢复只是次要目的。不幸的是，尽管 MRI 有一定帮助，但目前神经影像技术和电生理检查尚不能实现术前明确骶神经根横断或撕裂伤。结合现有的诊断研究水平，术前神经损伤类型的判断仍然依赖临床经验判断。针对是否积极主动干预以最大限度改善预后仍存争议，而临床观察发现，即使单侧骶神经根功能恢复也可能帮助患者自我控制能力恢复。因此，对于神经症状和影像学检查相符合的患者，作者常常建议在骨折复位和固定的同时进行彻底减压。

2. 手术时机

应该根据患者的创伤情况和并发症情况决定手术时机，尽可能平衡创伤救治和生理耐受等多方面因素 [15]。尽管大家一致认为尽早手术、尽早活动 / 负重及尽早神经减压对患者恢复非常有意义，但必须注意手术患者可能要承受更大的风险。急诊手术主要适用于开放骨折，由于骨折移位导致的腰背部骶骨前软组织损伤，神经症状进行性加重。一般将伤后 14 天以上进行的手术定义为延期手术，而当有骨折块压迫伴有神经功能障碍时，延期手术更可能导致患者神经恢复概率下降、残留持续性神经痛、感觉减退，以及神经协调性变差。除了急诊手术以外，手术时机的选择取决于患者的生理状态，一般建议在伤后 48h 到 2 周内完成手术。对于闭合性头颅损伤患者的手术时机目前还有争议 [54–57]。

3. 骨折复位方案

治疗的主要目的之一就是恢复脊柱骨盆关节生理对线，使骨折在理想的位置愈合。创伤性脊柱骨盆脱位矢状位失平衡直接导致临床预后不佳[7, 50]。脊柱骨盆脱位伴发典型后凸畸形，如果不予处理，直接导致骨盆指数（PI）增大。这将超出腰椎前凸的代偿平衡能力，导致脊柱维持直立姿势困难，伴发疼痛及功能障碍（图134-10）。恢复伤前骨盆指数有助于防止这种后果。因此，骨折复位比内固定重要。复位不良可能影响骨折固定常用的骨通道解剖结构，因此如果不能达到理想的复位将降低骶骨骨折固定的安全系数[58, 59]。

骨折可以直接闭合复位或间接复位，也可以切开直接复位。如果患者没有神经症状一般不建议切开减压，而是建议经皮闭合固定，当然有很少一部分可能因为闭合复位不理想最后选择切开手术。具体技术包括利用体位辅助复位，例如拔伸牵引分离骨折断端，应用Schanz钉、外固定及骨牵引（如股骨牵引）等直接复位。如果骶骨骨折与骨盆前环不稳定相关，与创伤骨科医生合作，固定骨盆前环同时后路骶骨复位或固定骨盆前环后再进行后路骶骨复位。一般情况都是首先完成骨盆前环固定，这有助于骨盆后环的间接复位并实现骨盆部分稳定。前骨盆稳定可能涉及耻骨联合和耻骨上支骨折的钢板固定，顺行或逆行耻骨上支螺钉固定[60]。临时的前环复位可以为骶骨骨折及半骨盆骨折的治疗提供支撑点。必须意识到前环复位不理想势必影响后环复位，反之亦然。特别强调一点，髋臼骨折由于关节面的特殊要求必须实现解剖复位，其复位和固定应该在脊柱骨盆固定之前完成，因为即使髂骨最轻微的移位也会影响髋臼骨折的复位。

如果闭合经皮髂骨骨折复位不理想，或者拟切开减压，应该考虑切开复位技术。垂直骨折可以利用伤侧Schanz钉及从髂骨到骶骨棘突的复位钳来复位。对于上段后凸畸形的横向骨折，可以在椎板切除减压后将硬脊膜、神经根牵开原有解剖位置，然后用打压器直接轻轻锤击畸形顶点处的骨折块以促进复位。骨折上段的连接杆也有助于提供额外的操纵空间以促进骨折复位（图134-11）。通过双侧股骨牵引，或L_5椎弓根螺钉和髂骨内固定间的脊柱固定系统的撑开或Schanz钉，和通用牵引器间的牵引恢复长度。复位满意后进行骨折内固定。

4. 内固定

回顾历史，骶骨内固定器材包括经髂骨螺钉、桥接钢板及骶骨钢板等。尽管这些技术仍然适用于诸如伴严重软组织损伤等一些特定情况，但与目前广泛应用稳定骶骨骨折和脊柱骨盆损伤的骶髂/经髂骨－经骶骨经皮内固定、脊柱骨盆固定技术相比有许多明显的缺点。骶骨钢板固定技术利用小钢板沿着骶骨翼进行固定，对于高度不稳定或骨质疏松伴不完全骨折患者可以通过对骶骨松质骨进行锚定获得稳定性较弱的固定。桥接钢板通过对双侧髂后上棘进行水平的连接，主要对骨盆后环起压力作用，而对通过脊柱－骨盆连接的屈曲应力承受能力较弱。另一方面，这些内固定植入体内导致的局部突起及软组织相关并发症也一直备受关注[61]。对涉及骨盆后环的损伤应用外固定并不能有效中和脊柱－骨盆连接所承受的应力，因此外固定主要用作急诊支架固定，或者用于后路内固定术后的辅助措施。因此，骶髂螺钉或经髂骨－经骶骨螺钉固定及脊柱骨盆固定是目前针对伴有骨盆后环损伤或脊柱骨盆不稳定的骶骨骨折的最主要固定技术，通过这种理想且强度可靠的内固定实现患者早期负重活动，而避免复位丢失。手术入路选择需要的同时兼顾脊柱和骨盆损伤，具体包括神经减压、骨折复位，以及达到全负重、早期活动目的的坚强脊柱骨盆骨折内固定。

对于B型损伤，如果经过初步治疗后，侧位、入口位及出口位透视显示骨盆后环复位满

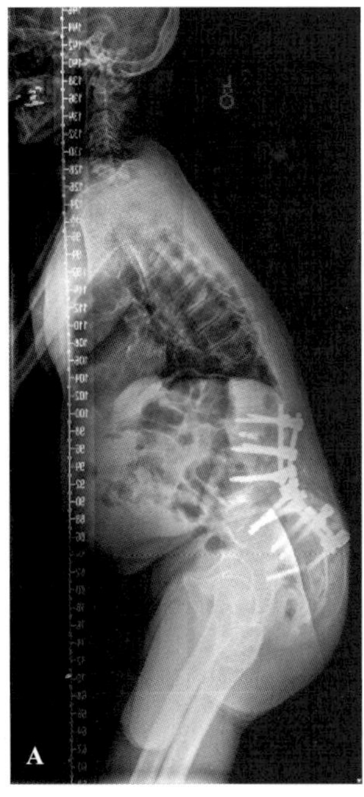
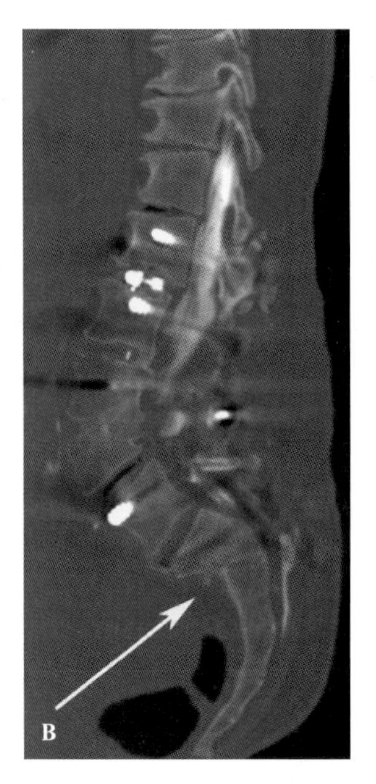
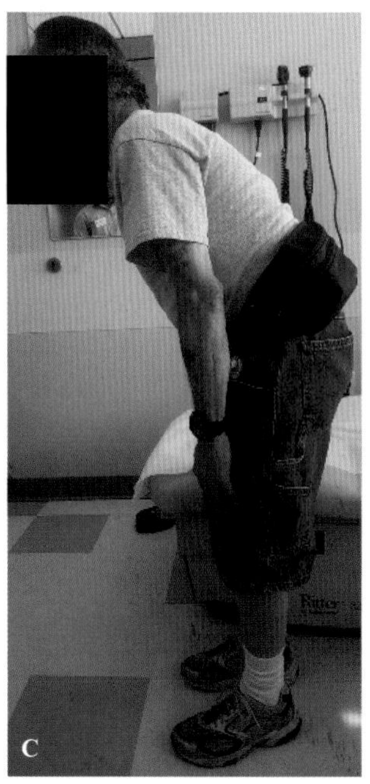
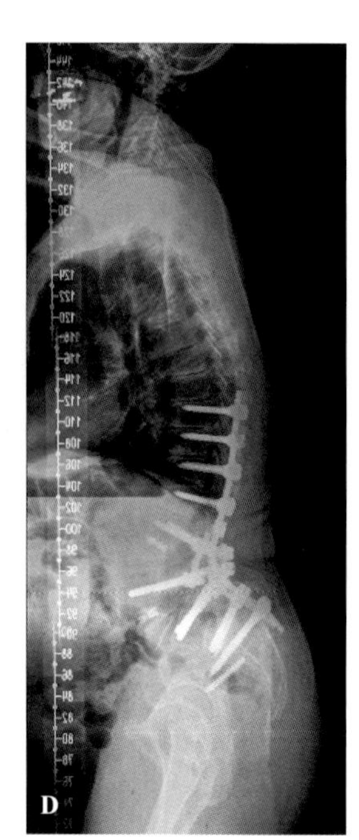
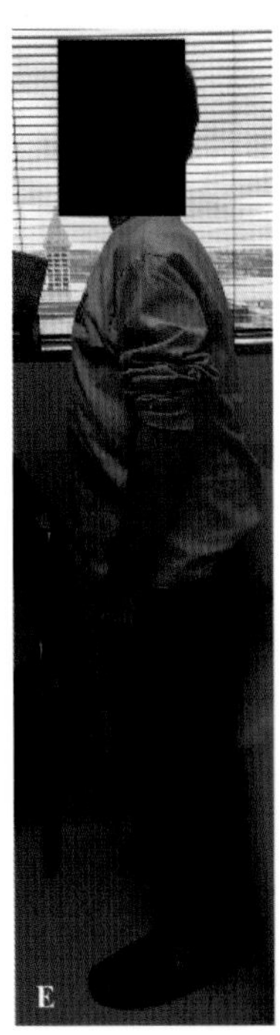
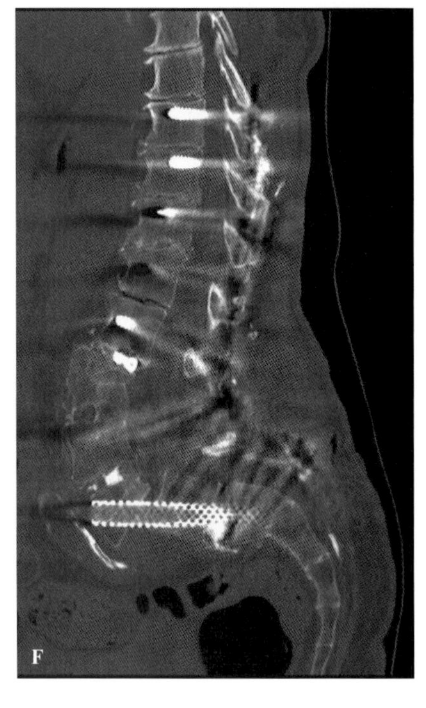

▲ 图 134-10 AO 分型 C_3 型骶骨骨折畸形愈合后矢状位序列不齐。骶尾部的后凸畸形愈合导致严重的矢状位失衡。脊柱侧位 X 线片（A）和腰骶段矢状位 CT 图像（B）显示经 L_4 椎弓根截骨纠正 AO 分型 C_3 型骶骨 U 型骨折（白箭）后凸畸形愈合继发的重度矢状位失衡。术后大体照（C）显示患者仍有严重的矢状面畸形。经 L_2 椎弓根截骨后，患者的侧位 X 线片（D）显示矢状位序列基本重建。患者的腰骶部畸形和既往手术史是导致 L_4～L_5 前路椎间融合失败的原因之一（E）。术后 3 年时固定棒断裂，L_4～L_5 假关节形成，患者随后接受后路内固定融合翻修术和 L_4～S_1 Bohlman 关节融合术治疗，见术后矢状位 CT 图像（F）。相对于可能要解决非手术骨折治疗并发症的复杂且有风险的重建手术而言，需要评估对线可接受的情况下稳定骶骨骨折的相关风险

意及 S_1 椎体完整性良好，可以选择经皮骶髂螺钉固定。骶髂螺钉既能通过骶髂关节固定骶骨，也可以在经髂骨－经骶骨通道完好的情况下横穿整个骶骨[62]。对于复苏患者的初期治疗，及时实现骨盆的稳定性具有重要意义。双侧骶髂螺钉固定是针对无神经症状的 AO 分型 C_2 型骨折的理想选择，可以对骨盆后环提供水平压应力（图 134-12）[32, 60]。骨质疏松影响骶髂螺钉的把持力从而促发了医学界对于各种辅助固定措施的探索。在早期的一些研究中，有学者报道应用骨水泥有助于解决这一难题[63]。

只要患者的整体情况允许大范围的骨盆后环开放手术，如果患者骨折显著不稳或无法承受生物力学负荷，行骶髂螺钉固定的同时辅以脊柱骨

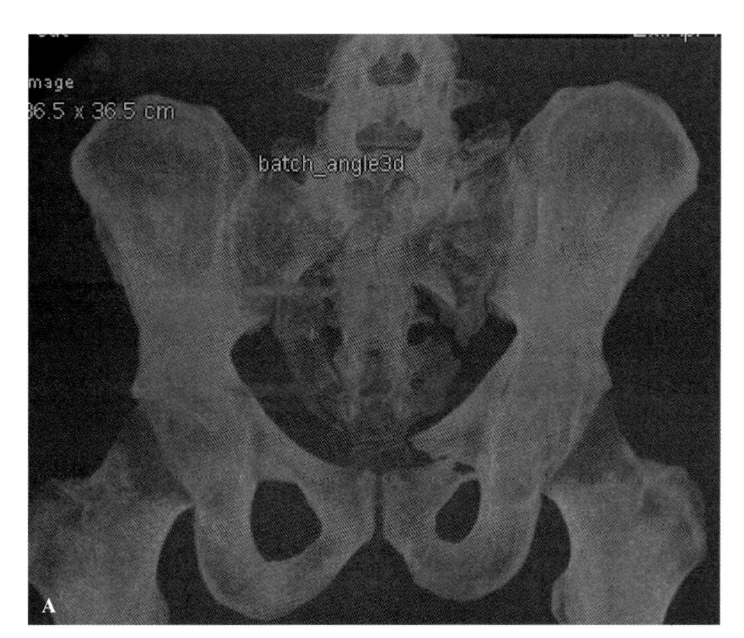

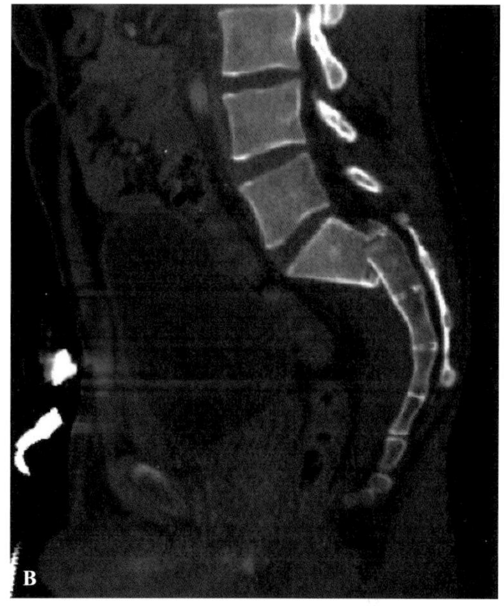

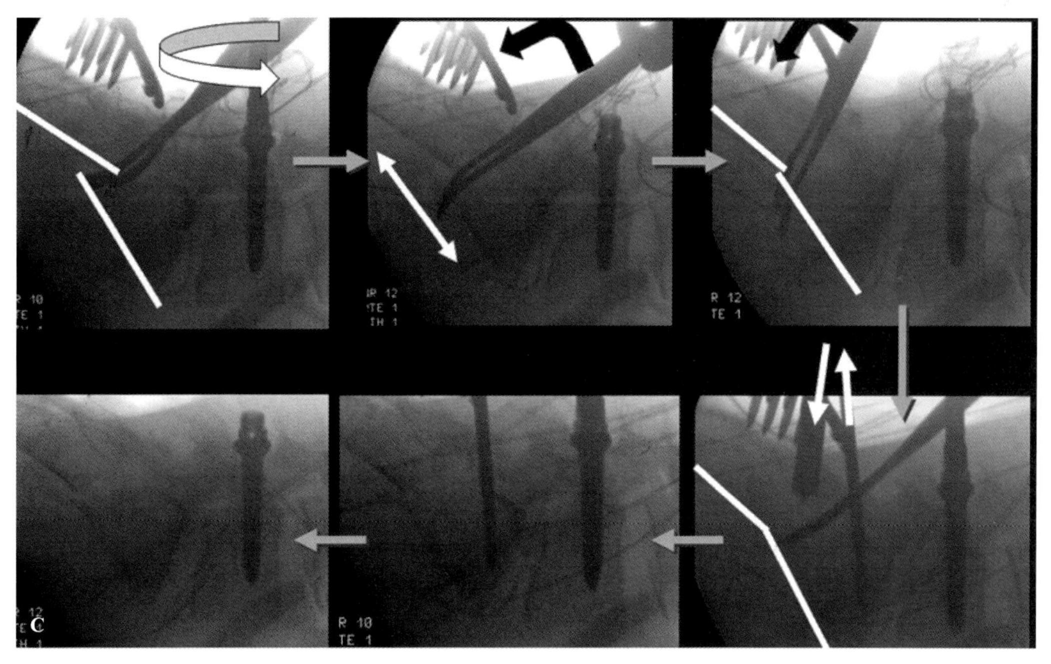

▲ 图 134-11　AO 分型 C_3 型骨折及 Roy-Camille 3 型骶骨骨折的复位和固定

A. 骨盆入口位三维重建显示高能量车祸的骨盆前环骨折及骨盆外侧压缩性骨折；B. 矢状位 CT 显示伴有移位和角状畸形的骶骨骨折，骶管受累及，与 AO 分型 C_3 型骨折及 Roy-Camille 3 型骨折相符。膀胱充盈膨胀与骶神经根功能障碍相符。C. 术中影像显示复位技巧：撬拨器移动嵌压骨折块，将 Schanz 钉置入骨折的骶骨上段进行处置。骨折复位后，首先用经髂-经骶骨螺钉临时固定，随后行腰椎骨盆固定。灰箭显示骨折复位过程。白箭显示骶骨骨折线前缘以帮助读者清楚阅读。角状箭头（灰色和黑色）显示旋转方向，单向白箭头显示骨折复位过程中器械的移动方向

盆固定以加强固定效果。腰椎骨盆坚强的垂直固定可有效中和那些作用于骶骨骨折的较大屈曲应力[64-66]。这项技术率先应用于脊柱畸形手术，也就是“Galveston 技术”，具体为把预弯好的连接棒嵌入双侧髂骨内、外板之间的松质骨内。L_5 椎体及其头端予以螺钉固定，髂骨内长螺钉沿髂后上棘和髂前下棘之间的坐骨嵴走行，可以提供更好的生物力学固定和铆钉作用。在这种情况下，

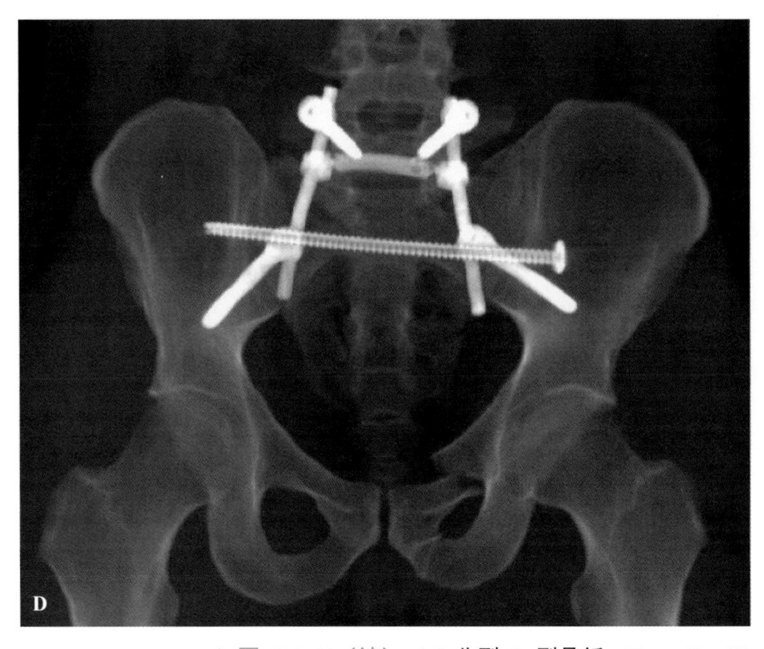

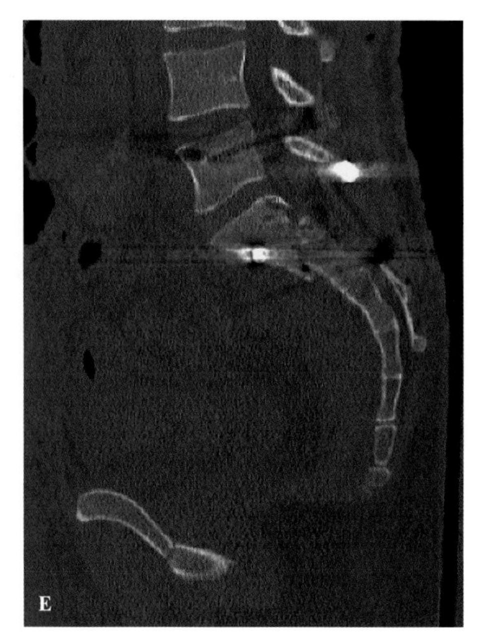

▲ 图 134-11（续） **AO 分型 C_3 型骨折，Roy-Camille 3 型骶骨骨折的复位和固定**

术后骨盆正位片（D）和骶骨三维重建矢状位 CT（E）显示骶骨对线良好，骶管和椎间孔减压彻底。患者术后骶神经功能恢复

骶髂水平固定无法有效解决通过腰椎骨盆连接传递的弯曲应力，可以被纵向连接棒和铆钉螺钉之间的固定角度连接器有效缓解。长髂骨螺钉提供了偏离屈曲应力旋转中心的坚强固定[66]。因此，上半身的重量和力矩绕过伤处经腰椎骨盆内固定直接传导至骨盆环。不管怎样，L_5 椎弓根和髂骨之间的两点固定即可保证垂直骨折的外展。因此，这类固定可能需要辅以水平固定，可以是双侧骶髂螺钉、经髂骨－经骶骨螺钉、双侧纵向连接棒之间的横联，或以上各种固定的组合应用。第三点的垂直固定，如 L_4 椎弓根螺钉，也可达到同样的目的。最近，有人报道“环内技术”，方法为通过一个金属棒将两个 S_1 椎弓根螺钉和双侧髂骨螺钉横向连接。尽管临床和生物力学研究都支持这种技术，但与固定至下腰椎相比，这种固定技术对垂直移位作用力的稳定性较差[67, 68]。

腰椎骨盆固定术中，患者俯卧于可透视手术床，采用创伤相对较小的后正中切口。腰椎骨盆固定首先置入 L_5 椎弓根螺钉，再对神经进行减压。由于骶骨骨折常常累及 S_1 钉道，因此 S_1 椎弓根螺钉应用不多。一旦完成减压和复位，只要空间允许，常常置入骶髂螺钉或经髂骨－经骶骨螺钉临时固定。精确的复位是保证足够宽敞的安全区域以供骶髂螺钉和经髂骨－经骶骨螺钉置入的前提。完成腰椎骨盆固定后再进行上述方法的临时固定。两根连接棒按照腰椎前凸和骶椎后凸的特点预弯成 S 形。连接棒尾端一定要紧贴骶骨背侧以最大限度减少隆起，这非常重要。直径为 8～9mm 的长髂骨螺钉（最长可达 140mm）紧贴着连接棒外侧，沿着两层皮质骨之间进入，然后与棒相连。带角度的侧开口内固定系统先置棒再置入髂骨螺钉有助于脊柱骨盆稳定，但上开口的内固定系统要求置入全部螺钉才能置棒。在 C 形臂监测下置入髂骨螺钉，应选择尽可能长的螺钉，在螺钉置入时行骨盆侧位像和闭孔斜位出口相透视以确认螺钉在骨质内。在重度不稳的情况下，腰椎骨盆固定可能需要向上延长至 L_4 椎弓根、向下至双侧髂骨。应用腰椎骨盆固定技术，对纵向连接棒进行加压，予以 1 根或 2 根横连固定以保证整体的稳定性，同时防止半侧骨盆

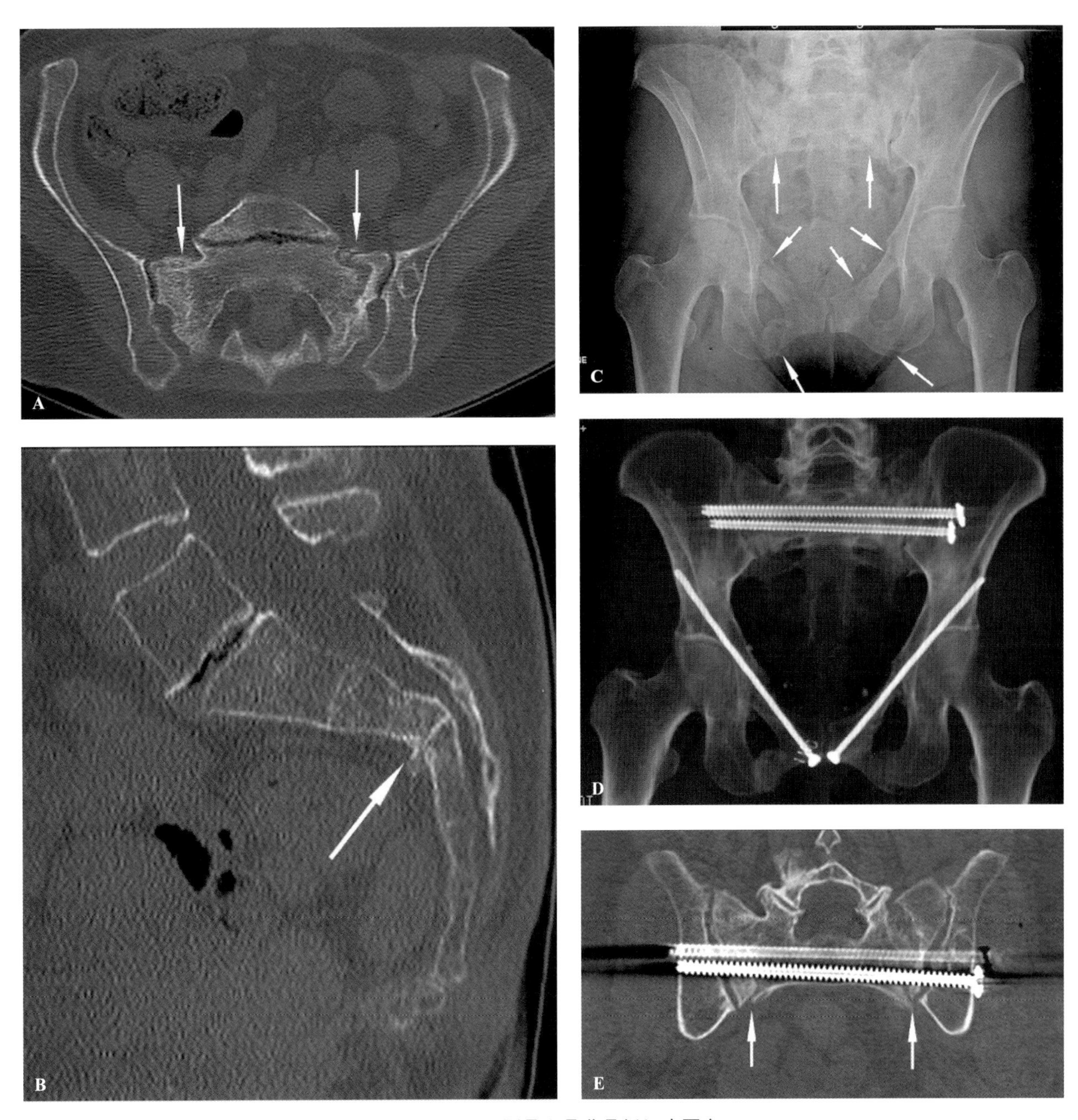

▲ 图 134-12 骶骨和骨盆骨折经皮固定

轴位（A）和矢状位（B）CT 图像显示骨质疏松患者 AO 分型 C_0 型骶骨 U 型不全骨折，表现为背痛和二便功能障碍。这种骨折常常伴发前环不全骨折如骨盆正位 X 线片（C）所示。依据具体情况，这类损伤可以选择非手术治疗或手术治疗，手术治疗可以选择经皮或切开技术。术后骨盆前后位（D）和轴位（E）CT 显示经皮骶髂和耻骨支螺钉固定（白箭）

在垂直骨折位置外展，以及应注意重建骨盆后环对线。要注意预防水平加压操作会影响骶骨椎间孔，尤其是粉碎性骨折的患者一定要小心操作。软组织覆盖和存活能力一直备受关注，必须小心并避免内固定明显突出，髂骨钉和连接棒尾侧尤其要注意避免这种情况。一般建议尽可能隐藏髂骨钉以避免其突出所带来的问题。如果进钉点高于髂后上棘，可以通过建立骨窗合理隐藏髂骨钉。另一方案就是选择骨盆后方与骶骨连接处更偏前内的部位为进钉点，或者选 S_1 和 S_2 骶孔之间进钉点，螺钉穿过骶髂关节沿坐骨嵴走行于髂骨内外板之间 [69]。图 134-13 显示腰椎骨盆固定技术治疗骶骨骨折。

对于骶骨单侧骨折伴延伸到 L_5～S_1 关节突的喙状骨折线，应用所谓的三角形骨折固定技术，包括同侧 L_5 椎弓根螺钉、同侧髂骨螺钉及同侧骶髂螺钉共同组成单侧腰椎骨盆固定，研究显示固定结实可靠，允许早期负重活动[70]。

如果需要进行融合，可以用来源于减压时切除的骶骨椎板和髂骨喙状上端内侧壁的骨质，于上端椎（固定椎体）和骶骨翼之间去除皮质后再植骨融合。骨盆和髂骨后侧并不在融合范围内。通常，不必刻意对骶髂关节进行融合。伴有脊柱骨盆不稳的骶骨骨折且 L_5～S_1 关节突未受累及时，可以单纯固定而不必融合，通常在固定术后 6 个月以上取出内固定。

无其他损伤的情况下，节段性腰椎骨盆固定不必通过支具保护便可全负荷站立。如果没有进行腰骶段融合，一般建议术后 6～12 个月取出内固定，否则容易出现内固定突出的症状或可能由于骶髂关节微动导致内固定断裂等并发症[70]。迄今为止，关于是否以延长手术时间和增加出血量为代价进行专门的骶髂关节融合，还是以可能发生的内固定断裂和因为要取出内固定的可能为代价而仅进行骶髂关节桥接固定以促进骨折愈合，一直备受争议[12]。

七、儿童损伤

非常幸运，儿童发生不稳定性骨盆后侧损伤非常少见，而且多数损伤患者也可以选择非手术治疗。然而，对于伴有神经损伤或重度脱位的骨盆后环和脊柱骨盆关节损伤，具体的诊断标准和手术适应证和成人一样。由于年龄所致的更小的骨骼解剖特点，内固定材料大小必须根据年龄进行相应调整。例如，选择合适大小的椎弓根螺

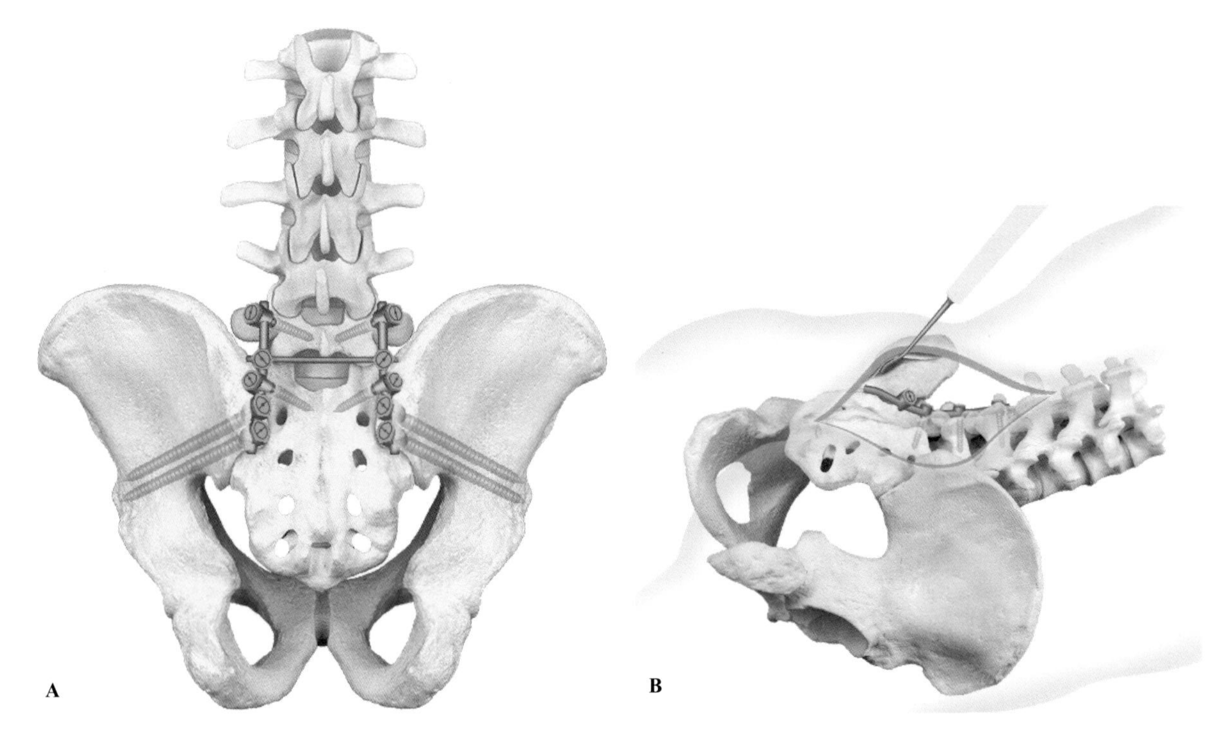

▲ 图 134-13　节段性腰椎骨盆固定技术

A. 后正中入路。从髂后上棘至髂前下棘之间较厚的骨质为安全置钉提供可能，男性钉长可达 140mm，女性可达 120～130mm。B. 腰椎骨盆固定传导从骨盆到躯干的负荷，有效避开脊柱骨盆损伤区，因此保证了术后无支具保护下即刻完全负重。一般 L_5 椎弓根螺钉和髂骨钉固定足够，如果患者骨质不佳，为了稳定性也可延长固定到更头侧椎体或额外添加数枚髂骨钉

钉和经皮空心骶髂螺钉。对于儿童来说，由于骨盆的泪滴结构位于坐骨结节之上、髂后上棘和髂前下棘之间，同时由于髂窝的弧度和更高的骨密度，导致髂骨钉置钉困难。对于骨骼发育不成熟的人群来说，由于其骨密度较高，在髂骨皮质内植入一个中等大小的髂骨螺钉便可以提供足够的强度支持。然而，必须小心防止螺钉穿透，尤其是穿透内侧皮质，以避免损伤盆腔内组织造成医源性损伤。

对于内固定治疗脊柱骨盆不稳的骨骼未发育成熟的患者，为了降低对骨骼发育的影响，一般建议骨折愈合后尽快去除内固定。

八、并发症和疗效

脊柱-骨盆连接的骨折和骨折脱位常常伴发软组织损伤、膨胀性血肿、Morel-Lavallée损伤（闭合性软组织脱套伤）或开放伤口等。该区域覆盖骨盆后环骨性突起的软组织非常表浅，大面积手术后局部感染、软组织坏死及伤口愈合问题的风险显著增高。一项针对重度骶骨骨折脱位腰椎骨盆固定的回顾性分析显示，术后感染率高达16%[15]。通常，此类患者需要进行伤口清创，置入抗生素链珠，同时联合应用抗生素6周。营养支持和减少卧床时间以降低伤口局部的压力等措施可能有助于此类感染伤口的愈合[71]。尽管延期手术可能有助于软组织愈合、降低伤口感染风险，但这种好处的代价是无法尽早解除神经压迫，并延迟或影响神经功能恢复。延期手术还可能影响骨折的复位，而这被认为是远期疗效差的预测因素。也有观点认为骨折及时复位固定更有利于软组织的愈合。作者本人倾向于避免过度延期骨折治疗，在骨折复位固定时早期清创以解决严重的软组织损伤，对于皮下脱套伤留置多根皮下引流管。

腰椎骨盆内固定突出可能导致局部褥疮形成，伤后恶病质是其原因之一。因此，合理的皮肤护理，以及尽可能隐藏螺钉尾帽是有意义的预防措施。尽管采取各种预防措施，骨盆后环内固定后发生局部突起都可能导致症状，在骨折愈合后可能需要酌情取出内固定。

重度骶骨骨折脱位手术后可能出现皮下积液和假性硬脊膜膨出[15]。这种情况常见于伴发硬脊膜撕裂的患者。为了防止窦道形成或复杂感染，一般建议及时探查手术。

严重脊柱创伤术后的一个常见并发症是神经症状加重，可能发生于骶骨椎板切除减压术后、骶孔切开减压术后、间接骨折复位后，以及直接切除骨块减压术后，但幸运的是，这种情况发生率非常低。除了术中对损伤神经的处理，术后局部积液可加重神经损伤，如术后硬膜外血肿、假性硬脊膜膨出或感染等。骨折复位丢失或内固定移位可能导致再次出现神经压迫及神经功能恶化。总的来说，术中使用C形臂及EMG和SSEP监测使骶管减压手术确实明显受益。对术后神经症状加重的患者，神经影像学检查如CT或MRI可以帮助发现可能的原因，从而指导翻修手术计划。术后神经功能没有恢复最常见的原因是骶神经根横断。即使单侧骶神经根横断也可能恢复基本功能，因此强烈建议通过手术探查、减压及固定等操作为神经恢复尽量创造条件。

据文献报道，内固定失败发生率高达30%，是另一种非常常见的并发症[15]。研究显示，内固定断裂常见于骨折愈合后，分析其原因可能为骶髂关节未融合长期微动导致金属疲劳所致。断棒并不导致临床症状，多于常规随访时发现。因此，术后6～12个月骨折愈合后取出内固定有助于防止迟发性内固定断裂并防止内固定在皮下局部突起而导致相应的症状。该组研究未发现骨折假关节形成，以及骨折愈合前内固定断裂情况。

迄今为止，尚无关于腰椎骨盆骨折脱位行节段性腰椎骨盆内固定术后复位丢失的报道。然而，这类重度损伤确实存在复位不佳情况，另外，如果骨折块对神经的持续压迫也是神经症状无法改善的原因。腰椎和骨盆的复位对于恢复腰椎前凸的骨盆指数（PI）非常重要。复位不佳及骨折愈合后骶骨后凸或屈曲都可能导致脊柱骨盆结合处肌力不平衡，进而导致慢性下腰痛。

Lindahl 等报道 36 例患者因为脊柱骨盆损伤合并不稳而行腰椎骨盆固定手术后 18 个月及以上随访，42% 的患者的临床效果为差。他们认为临床效果较差可能源于骶骨横断骨折初始创伤较重及残留复位不佳 [46]。

骨折愈合后持续性疼痛可能源于多种因素，但主要可能与持续性神经功能障碍相关 [45, 72]。脊柱骨盆骨折脱位行腰椎骨盆固定术后的 VAS 评分显示，疗效最差的患者往往伴有持续性性功能障碍或腰骶丛感觉迟钝。已有研究证实泌尿生殖功能和神经损伤对骶骨骨折患者疗效产生不良的影响，但该研究并未探究治疗技术和损伤复位质量对疗效的影响。

关于临床疗效，现有的文献由于骶骨和腰骶部损伤的复杂性和差异化而主要局限于回顾性研究和少数对比研究。尽管如此，文献报道显示，脊柱骨盆损伤患者伤后 1 年以后仍残存较多的后遗症，主要包括持续性疼痛、情绪异常、活动困难，以及不能恢复伤前功能和工作等 [45, 72–75]。

Kelly 等报道比较 AO 分型 C_3 型骨折固定策略，结果显示，与经皮骶髂螺钉固定相比，尽管腰椎骨盆固定手术时间较长但患者可以早期出院 [76]。对比切开和经皮脊柱骨盆固定，发现经皮固定显著降低失血量和感染率，但手术时间和手术费用两者之间没有显著差异 [77–79]。需要强调的是，这组研究未根据术前骨折移位和成角畸形、最终复位情况及损伤方式等方面进行控制选择。因此，就经皮固定和切开固定技术的疗效比较，常常因为脊柱骨盆损伤类型不同及严重程度不同而无法进行。

九、总结

随着影像技术、内固定器械及骨折固定技术的发展，针对复杂骶骨骨折和脊柱骨盆骨折脱位的评估和治疗都有了极大的发展。基于合适的脊柱骨盆影像和各种各样的不稳类型而建立的包含全面的分型系统，极大地方便了治疗方案的制订，而且使得不同治疗方案疗效之间的比较更为有意义。在过去，保守治疗——在一个对创伤后神经功能障碍和骨骼畸形可能更容易接受的时代——由于那个时代相对较高的发病率和更多的是临时固定等原因，保守治疗更多的是必须而非选择的结果。在将来，随着骨折复位和减压相关技术的标准化和腰椎骨盆固定的高效化，即使针对累及脊柱骨盆关节的复杂损伤的治疗也可以采用一致的入路，而且结果也会趋于一致。任何倾向于手术解决问题的时候，必须权衡围术期各种各样可能的问题，如内固定位置不佳、感染、血肿、医源性神经损伤、假关节形成及内固定断裂等。为了在治疗时机和方案等方面做出更合理的决策，有必要进行更复杂的疗效分析研究。

脊髓损伤后神经修复与再生的新途径

Novel Approaches to Neural Repair and Regeneration After Spinal Cord Injury

第135章

Geoffrey Stricsek　George N. Rymarczuk　Elena Okon
Brian K. Kwon　James S. Harrop　著
王向阳　邵振轩　译

一、概述

在过去的几十年里，急性脊髓损伤（SCI）的临床治疗策略发展迅速。早期的现场救护、急诊救治、专科的手术和药物治疗，以及长期的康复治疗，都大大提高了脊髓损伤患者的整体预后水平。与此同时，公众意识和行业标准的提高，加强了机动车行业、娱乐和运动的安全性，有助于提升人类的长期存活率。此外，不完全截瘫的患者比例正在逐渐增加，完全截瘫的比例相应减少。

尽管治疗方案得到了改善，但对于那些最初因外伤而导致运动及感觉能力完全丧失的人来说，神经康复的预后仍然非常不理想。仅在美国，每年就有大约 10 000 人遭受损伤，急性期治疗和长期医疗护理所需的巨大社会成本，以及急性截瘫所带来的个人健康、财产损失，都使得 SCI 成为一个相当重要的公共卫生问题。

针对 SCI 后神经康复的问题，科学家们已经进行了大量的研究，这些研究旨在理解和克服生物学障碍。现如今，如何实现脊髓损伤后功能恢复最大化是神经科学研究领域的热点问题，而简要阐明脊髓损伤后发生的情况，这有助于为各种神经科学研究提供网络框架。在非穿透性脊髓损伤的情况下，脊柱骨和韧带结构发生改变，脊髓受到各种生物机械应力的作用，这会导致神经组织发生机械性变形。此外，这种机械性损伤会导致轴突中断、髓鞘受损，并对局部神经元、神经胶质细胞、血管系统和周围软组织造成“原发性损伤”。组织遭受机械损伤后迅速出现一系列与炎症和缺血相关的病理生理学改变，这些改变会进一步形成“继发性损伤”。以这一系列的病理生理变化作为治疗靶点，有助于减少组织破坏、增强神经功能的恢复，这推动了大量以神经保护为重心的基础科学研究。科学家在测试多种治疗方法后证实，抑制继发性损伤可以改善神经损伤的预后情况，但迄今为止，这种结果很难在人类畸形脊髓损伤的治疗中再现。这一观点在许多急性脊髓损伤患者上都得到了验证，例如神经保护疗法（包括甲泼尼龙），在人体试验中未能展现令人满意的疗效[1]。

随着时间的推移，脊髓损伤部位逐渐变化，其特征为白质束断裂、胶质瘢痕形成和中央空洞化。急性病理生理过程停止后发生慢性病理学改变，其表现为损伤部位周围轴突严重的再生障碍。对于这种机制已经明确的神经损伤，神经生物学的主要目标是制订相应策略来促进轴突再生及再出芽，并促进脱髓鞘轴突再髓鞘化以改善损伤部位的信号传导障碍。一些存在于脊髓损伤部位的物质，如髓鞘相关抑制因子和胶质瘢痕，被认为是阻碍轴突再生的关键因素。为了克服脊髓内的抑制性因素并改善中枢神经系统内神经元的固有生长能力，科学家研究出多种治疗策略。

二、急性脊髓损伤的病理生理学研究

在脊髓损伤动物模型中，动物脊髓遭受钝挫伤作用力而发生一系列相互关联的病理生理改变，如血管破裂、炎症、兴奋性毒性和程序性细胞死亡（凋亡）。因此更好地理解这些病理变化的发生机制，将有助于开发出减少继发性损伤和改善神经预后的方法。

（一）血管破裂和缺血

外伤性脊髓损伤对髓内微血管的破坏远大于脊髓表面大动脉。最初的微血管异常包括出血、血管痉挛、血管活性分子的释放和压力自动调节功能的丧失；所有这些异常最终会导致缺血情况的发生。缺血被认为是引发继发性损伤最重要的原因之一，但在脊髓组织水平上对其进行量化仍十分困难。

缺血在急性脊髓损伤的病理生理学中有着特殊的重要性，因为临床医生可间接对其进行干预。上述微血管异常可因系统性低血压而加重，因此，脊髓损伤后预防系统性血压下降是非常关键的。Harrop 等 [2] 发现持续性低血压是脊髓损伤患者神经功能恶化的重要因素之一。尽管医疗机构对这类患者会采用个体化的血流动力学管理方案，但原则上建议患者的平均动脉压应≥（85～90）mmHg。

（二）兴奋性毒性与离子稳态障碍

急性脊髓损伤后，脊髓各细胞维持细胞内稳态的能力严重受损。在脊髓损伤后的几分钟内，谷氨酸大量释放，并在损伤部位迅速累积至危险水平。过多的谷氨酸会导致 NMDA 和非 NMDA 谷氨酸受体过度激活，进而导致神经元、星形胶质细胞和少突胶质细胞“兴奋性毒性”死亡，这很大程度上是由于钙稳态的失调。科学家们在认识到谷氨酸兴奋性毒性在神经损伤中所发挥的重要作用后，对药理封闭 NMDA 和非 NMDA 受体以保护易感脊髓组织这一治疗手段，表现出极大的关注度，并且得到理想的实验室结果后，一项随机前瞻性的人类临床试验被展开 [3]。

钠稳态失衡对神经创伤同样重要并且能导致水肿及其他细胞毒性事件的发生。与此同时，脊髓损伤的动物研究也证实了钠通道阻滞在组织和功能上有神经保护性作用。

（三）氧化应激

自由基可以通过氧化细胞内成分破坏生物系统。脂质氧化（脂质过氧化反应）可改变细胞膜的关键性质，使得膜功能紊乱，最终导致细胞凋亡或坏死。因此，组织损伤的严重程度与脂质过氧化的程度相关。在线粒体能量代谢过程中，由于电子传递链效率低下，生物系统中普遍存在活性氧。鉴于氧化应激在继发性损伤中的相关性，以及目前大量抗氧化化合物的使用，人们对在急性脊髓损伤中应用诸如神经保护药之类的抗氧化药物产生了极大的兴趣。减轻脂质过氧化程度是大剂量甲泼尼龙作为脊髓损伤后神经保护药的主要生物学基础之一。在脊髓损伤动物模型中，许多化合物能减少脂质过氧化程度和增强神经功能恢复，具有良好的应用前景。

（四）炎症 / 免疫反应

脊髓损伤引起的急性炎症和免疫反应，被认为是继发性损伤的重要组成部分。虽然继发性损伤的病理生理机制是相互关联的，但在 Popovich 等[4] 的一篇综述中，他们强调了炎症在 SCI 中的核心作用，并且阐述“创伤后的炎症和免疫反应可启动和（或）协调大多数继发性变性过程”。鉴于炎症是脊髓损伤后继发性损伤的重要组成部分，大量相关的科学研究已经指向研发抑制创伤后脊髓损伤炎症的治疗方法，希望减少炎症导致的有害影响，这个方向是符合逻辑的。

炎症和免疫反应中的细胞包括小胶质细胞和循环的巨噬细胞、中性粒细胞和淋巴细胞，它们的活动由大量细胞因子、趋化因子、生长因子和其他可溶性分子调节。中性粒细胞是第一种迁移到损伤脊髓的细胞，随即产生活性氧和活性氮（导致氧化应激）及基质金属蛋白酶（matrix metalloproteinase，MMP）（促进相邻细胞外基质降解）。在动物模型中，阻断中性粒细胞活化及其向脊髓迁移的干预措施具有神经保护作用，这一事实表明了中性粒细胞活化具有损害作用。小胶质细胞（常驻中枢神经系统的巨噬细胞）的激活和血源性巨噬细胞的侵袭主要发生在损伤后 3～7 天，除了分泌影响中性粒细胞和 T 细胞活性的多种细胞因子外，两种巨噬细胞都可导致局部吞噬。这些炎症细胞和免疫细胞通常在损伤后的一周激活和入侵至损伤脊髓处，这提示可能存在治疗性干预的潜在时间窗。

脊髓损伤引发的神经炎症反应，其复杂性超出了本章的范围。但应注意的是，并非所有的炎症都对脊髓有害。炎症反应是机体对损伤的反应，某些部分对神经系统的恢复是有帮助的。更好地理解这些差异将对我们研究神经炎症的治疗方法至关重要。

三、脊髓损伤的动物模型

脊髓再生领域的研究一直依赖于使用动物模型，以便深入了解急性脊髓损伤的潜在病理生理学改变，并对可能有效的治疗方案进行验证评估[5]。虽然用于动物模型的动物种类很多，但最常用的还是大鼠和小鼠，人们普遍认为在这些动物模型中脊髓损伤后的病理变化与人类的病理变化是相似的。但鉴于从动物模型中研究出的治疗方法，用于人体试验时并没有取得良好的疗效，因此不能确定动物模型能否准确代表人体脊髓损伤的生物学表征。尽管如此，现在仍将这些动物模型用以早期科学研究。

脊髓离断性损伤及脊髓钝挫性损伤这两种损伤模式一直用于动物模型的研究中。尽管临床认为脊髓横断模型不能模拟绝大多数非穿透性损伤患者的情况，但值得注意的是每个模型都有其自身的优点和缺点。人们确信在脊髓横断模型中轴突联系完全被切断，故可以评估促进轴突再生和出芽的治疗策略。另一方面，挫伤模型能真实模拟临床上脊髓的钝性损伤。因此，使用该模型对于评估神经保护措施的效果是有价值的。然而，由于很难确认在挫伤中有哪些轴突被切断，所以很难知道有多少轴突已经再生。使用不同的损伤模型将有助于回答关于脊髓损伤生物学的问题，以及评估特定治疗方案的效果。

（一）动物模型的结果评估

尽管神经功能的恢复程度是决定能否开展临床试验的关键因素，但目前在动物脊髓损伤模型中主要还是从组织学、生物化学和功能学上评估实验干预的效果。由于功能恢复在评估治疗效果方面起到非常重要的作用，故现有大量研究方法用来评估脊髓损伤后动物的运动、感觉和自主功能。有许多测试复杂度的方法已用于评估运动及精细运动控制能力，其中使用的最广泛的是

Basso 等在 1995 年提出的 BBB 运动评定量表[6]。这是一个评估大鼠运动功能的 21 分制量表，其中 1～8 分评判动物后肢各关节活动，9～14 分用以评判后肢的支撑能力，15～21 分用以评判动物前肢和后肢的协调能力。BBB 评分高低与脊髓挫伤后组织损伤程度相关。广泛使用 BBB 评分有助于标准化实验结果，方便不同机构之间进行互相交流。最近，用于评估小鼠开放场地运动能力的评定量表也被开发出来了。另外其他的测试方法，包括阶梯测试、钉板测试、平衡木行走测试及游泳测试，可用来评估更加具体的运动行为。

在解释这些行为结果指标时，我们应该认识到啮齿动物和小鼠对运动的神经控制能力与人类不同。因此，我们仍然很难仅从 BBB 量表上的三项指标变化，就确定某种治疗方法对人类是否有实际意义。但尽管如此，一些治疗方案在很大程度上是基于它们促进动物康复的能力，从而推动了临床试验的开展。

（二）钝性脊髓损伤模型

为了再现能使人体发生典型的非穿透性脊髓损伤的作用力及后续的神经病理学变化，科学家们在各种动物身上尝试了多种钝性损伤模型。在这些动物模型中，人们发现动物遭受急性损伤后发生的病理生理过程与人类相似，故动物模型可以被应用于模拟临床病理场景，进而去评估促进神经功能恢复及再生的手段。另外，与非穿透性人类损伤一样，钝性损伤模型最终会导致中央囊性病变，并且残余运动功能与外围完整的神经元组织数量相关。

为了制造病理变化和功能受损严重程度一致的非穿透性损伤模型，我们必须严格控制施加在脊髓上的生物机械力和损伤条件。许多钝性损伤模型是在考虑这些因素的基础上发展起来的，所有损伤模型都会对大鼠胸段的背侧脊髓施加机械力。现有的挫伤性脊髓损伤装置包括纽约大学的落锤式打击器，其能从不同高度将撞击物落至脊髓上造成损伤；俄亥俄州立大学的机电式打击器，其能将撞击物移动至指定距离后撞至脊髓上造成损伤；以及最新发明的脊髓打击器 Infinite Horizon Impactor，其能将撞击物以特定大小的作用力撞至脊髓造成损伤[7]。除了打击模型外，还有一种同时适用于大鼠和小鼠的脊髓损伤模型，称为“夹压”模型。通过控制改装后动脉瘤夹的夹持力大小和持续时间可得到不同损伤程度的模型。虽然这种模型可环绕脊髓周围，对脊髓的腹侧和背侧都能施加并能维持一段时间的作用力，但是不能模拟快速脊椎脱位时产生的动态机械力，这种情况可以通过辅助脊髓打击器来实现。到目前为止，对于哪一种钝性损伤模型最具有临床相关性，科学家们还没有达成共识。颈部损伤导致的肢体四肢瘫痪被认为是最常见的人类损伤（而且与胸椎损伤表现的生物学特性不同），颈脊髓损伤的挫伤模型也已经被开发出来。

四、新的治疗方法

科学家们对开发新的脊髓损伤治疗方法产生的强烈兴趣，同样也催生了大量科学论文，这些论文加深了我们对脊髓损伤的生物学机制和潜在治疗方法的理解。例如，在 pubmed 搜索引擎上输入“Animals”和“SCI”就有 3800 多篇论文发表于 2007 年，论文数量基本以每天 10 篇的速度增加。显然，本章节没有办法涵盖每一种治疗方法。因此，本章节将着重介绍几种新的治疗方法，虽然它们的性质不同，但它们之间的联系在于：①目前正在进行急性脊髓损伤的人体临床试验评估；②即将开始急性脊髓损伤的人体临床试验；③处于临床前研究的晚期并且拟建议用于急性脊髓损伤的临床试验；④虽然处于临床前研究的早期阶段，但该治疗方法的安全性已经在其他一些不相关的适应证中得到了验证，因此具有一定的吸引力。

（一）药物干预

成纤维细胞生长因子

成纤维细胞生长因子（fibroblast growth factor，FGF）系统由至少18个配体组成。其中有10个配体位于中枢神经系统内，负责神经元的迁移和分化[8]。在FGF的不同形式中，有两种被认为是治疗SCI的潜在药物：FGF-1，又称为酸性FGF（aFGF）；FGF-2，又被称为碱性FGF（bFGF）。FGF-1与神经移植联合应用对SCI啮齿动物模型的神经再生有显著作用[9, 10]；然而，单独应用FGF-1似乎对SCI动物模型的功能恢复没有益处[11, 12]。在大鼠脊髓损伤模型中观察到FGF-2能促进轴突再生和功能恢复[13–15]，这种作用的机制被认为是FGF-2诱导前体细胞和脊髓神经干细胞增殖的结果[16–18]。FGF-2还可促进放射状胶质细胞形成，进而促进神经再生[19]。

FGF-1作为一种治疗工具已经应用于人类脊髓损伤的临床研究中。Wu等进行了一项前瞻性、非盲、无对照的临床试验来验证FGF-1的治疗效果，受试者包括美国脊髓损伤协会（ASIA）评分为A、B、C或D的30例颈脊髓损伤患者和30例胸腰段脊髓损伤的患者[20]。对慢性脊髓损伤的患者（损伤的平均25.7个月），在松解神经最初损伤区域周围的瘢痕组织后，将FGF-1纤维凝胶直接应用于损伤脊髓处，随后在术后的第3个月和第6个月，通过腰椎穿刺分别再次注射FGF-1。在颈椎和胸腰段两组患者中，术后12个月和24个月的随访结果显示，ASIA运动和感觉评分均得到显著改善[20]。在撰写本文时，有另一项临床试验，目前正在招募患者，治疗方法为内置FGF-1和神经植入物的可植入生物降解装置（NCT02 490 501）。

（二）直接应用于脊髓的生物疗法

1. 抗Nogo抗体

与外周神经系统不同，中枢神经系统损伤后轴突再生不明显。脊髓损伤后轴突再生困难，与中枢神经系统神经元有关，因为中枢神经系统神经元固有生长能力相对较低。同时也与损伤中枢神经系统的抑制性环境有关。大量的研究工作试图识别损伤脊髓中抑制轴突生长的成分。通常来说，脊髓损伤后轴突再生困难与中枢神经系统髓鞘内的抑制生长因子和损伤后形成的胶质瘢痕有关。

髓鞘相关的轴突生长抑制因子限制了创伤后中枢神经系统恢复[21, 22]，Nogo-A就是其中一种，它能特异性限制长距离轴突生长。实验研究证明鞘内注射抗Nogo-A抗体可促进轴突再生和功能恢复，该研究结果保证了临床试验的成功开展[23–25]。52名患者被纳入一项Ⅰ期、非盲法、多中心队列研究，评估鞘内注射抗Nogo-A的重组人源性抗体对亚急性脊髓损伤的影响，其中48例患者完成该研究，并在伤后3～53天内接受该治疗。确切的随访时间尚不清楚，但似乎都随访了将近1年的时间[26]。结果显示所有组别中的患者运动功能有一定改善。作者报道说19名“可评估”的四肢瘫痪患者中，有7名运动检查得分超过了6分[26]，但作者没有讨论这种变化的意义，这很可能是由于研究动力不足所致。另外感觉评分有改善的趋势，但非显著性差异[26]。

2. Rho-ROCK信号通路

生长锥引导轴突的发育和再生，并与靶细胞的识别有关。生长锥的运动可能通过肌动蛋白的聚合和解聚作用来完成。Rho鸟苷三磷酸酶是肌动蛋白的重要调节因子，因此，在中枢神经系统中，Rho能够调控轴突生长[27]。Rho通过ROCK激酶产生下游效应，而Rho-ROCK通路的激活已被证明会触发生长锥塌陷[27]。在SCI患者中，至少需在伤后的 7 天才能观察到 Rho 活性增加[28]。过高活性的 Rho 可中断 SCI 轴突再生[27]，而RhoA通路的失活则可促进轴突再生[29]。Lehmann 等发现了一种 C3 转移酶，它可以选择性地抑制 RhoA[30]。啮齿动物脊髓损伤模型证明，用 C3 转移酶抑制 Rho-ROCK 通路，可促进实验动物脊髓半切后运动功能恢复[28, 29]。McKerracher 商业化生产了一种具有增强组织渗透性能的 C3 转移酶，并命名为 Cethrin®。加拿大生物技术公司 BioAxone BioSciences 以此为基础启动了一项人体临床试验。

Cethrin（BA-210）已用于急性人 SCI 的 Ⅰ/Ⅱa 期临床试验，项目于 2006 年夏季完成注册。该蛋白混合于纤维蛋白止血胶中，在手术减压时直接应用于硬脑膜，期望能穿透硬脑膜并渗透到潜伏的损伤脊髓处。大约有 37 位 ASIA 评分为 A 级的颈胸脊髓损伤患者参与到该试验中。据试验报道显示，有很高比例的患者在神经功能方面得到改善，但由于这是一项非随机、非盲法的研究，因此很难解释该治疗方法在多大程度上促进了康复。目前，一项多中心、随机、双盲、安慰剂对照的Ⅱb/Ⅲ期临床试验正在使用 VX-210，即以前的 Cethrin（NCT02 669 849）。目标人群为 100 例 AISA A 级或 B 级的患者，试验目的为评估 VX-210 的安全性和有效性。主要终点是伤后 6 个月的上肢运动评分[31]。

3. 软骨素酶 ABC

胶质瘢痕的形成发生在脊髓损伤后，目的是重建中枢神经系统的屏障，减少非中枢神经系统细胞进入中枢神经系统。不幸的是，胶质瘢痕也阻碍了轴突再生。这种胶质瘢痕的一种细胞外基质成分是硫酸软骨素蛋白多糖（chondroitin sulfate proteoglycan，CSPG），它能抑制 SCI 后神经突起的生长和轴突的再生[32]。软骨素酶 ABC（ChABC）是一种从普通变形杆菌中提取的细菌酶，已证明软骨霉素 ABC 促进 CSPG 分解，有助于啮齿动物脊髓损伤模型功能的恢复[33, 34]。在降解的胶质瘢痕中，软骨霉素 ABC 具有促生长功能[32]。在大鼠颈椎挤压伤模型中，ChABC 促进皮质脊髓束（corticospinal tract，CST）轴突的生长和出芽[33]。在大鼠和猫的胸椎损伤模型中，ChABC 促进神经元再生，并有助于 5- 羟色胺能纤维延伸进入病变部位的腹侧。随后，在第 8 胸髓横断的大鼠中，顺行追踪结果显示神经元穿过横断部位。在大多数此类研究中，均报道运动功能甚至膀胱控制能力得到一定程度的恢复。并且在最近的猫脊髓损伤研究中，也报道了 ChABC 能促进运动功能的恢复。将 ChABC 与锂盐结合使用，能更好地标记神经元和促进运动功能的恢复[35]。一些研究表明，如果在伤后 7 天才开始使用药物，实验动物在步态、步幅和轴突再生方面不会得到改善；但是伸爪技能试验的结果显示，早期治疗可使动物更好地恢复相关功能。

由于在调控胶质瘢痕生成过程中发挥作用，ChABC 经常与其他可能诱导轴突生长的疗法（如细胞移植）联合使用。可以借此设想未来的治疗模式：在慢性损伤的环境下，使用 ChABC“降解”胶质瘢痕，促进后续移植细胞的迁移或者与其他“促生”疗法如抗 Nogo 抗体或 Cethrin 联合使用来促进新生轴突的生长。我们发现 ChABC 与施万细胞联合使用比单纯细胞移植更好地促进轴突的生长[36]。另外一项研究表明联合使用施万细胞、嗅鞘胶质细胞和 ChABC 比单纯细胞移植有更好的治疗效果，实验动物不仅体现出更好的运动及协调能力，并且髓鞘及 5- 羟色胺能神经纤维功能水平也得到提升[37]。目前，ChABC 正在处于 Acorda 疗法临床前研发的晚期阶段，希望将来能将其应用于临床试验。

（三）细胞疗法

1. 人神经干细胞

人类中枢神经系统干细胞（HuCNS-SC）来

源于胎儿中枢神经系统组织，目前已被位于加利福尼亚州纽瓦克市的StemCells公司商业化生产。基于HuCNS-SC在啮齿动物模型中的应用，目前正在进行相关人体试验，来探讨其对颈脊髓损伤的影响（NCT01 321 333）[38-41]。在该临床试验中，通过超声显像将HuCNS-SC直接注射到损伤部位周围的脊髓组织中，且至少在伤后4个月后进行注射。在撰写本文时，机构已公开了5例患者12个月的随访数据：ASIA评分为A级的患者1名和评分为B级的患者4名，目前为止，尚未发生不良事件。但由于目前资料有限，无法对HuCNS-SC的疗效作出准确评价[42]。

2. 施万细胞

施万细胞具有独特的去分化能力并参与损伤后的周围神经再生过程[43]。因此，施万细胞被评估为治疗脊髓损伤的潜在方法之一。使用内衬施万细胞的聚合管可观察啮齿动物脊髓横断模型的轴突再生情况[44, 45]。在建立的SCI挫伤模型中，Takami发现植入施万细胞可使动物后肢功能得到一定程度的恢复[45]。在动物实验上获得的成果促进一项Ⅰ期、开放标签、非盲、非随机、非安慰剂对照临床试验的开展，评估植入施万细胞对胸椎脊髓损伤患者的安全性。研究共纳入6例患者，取自体腓肠神经用于施万细胞培养及后续的移植。研究表明，这项技术对患者来说是安全的。虽然在移植后的1年内，患者的运动功能没有得到改善，但是其中一名患者6个月后恢复了感觉功能[43]。另一项人体临床试验正处于评估患者阶段，研究对象为损伤时间超过1年，且为完全或不完全颈髓和胸髓损伤的患者（NCT 02 354 625）。

3. 胚胎干细胞

由于移植胚胎干细胞（embryonic stem cell，ESC）有形成畸胎瘤的风险，故不被用于SCI的治疗，而诱导多能干细胞（induced pluripotent sfem cell，iPSC）可以替代使用。神经前体细胞（neural precursor cell，NPC）是诱导多能干细胞的下游产物。已证明NPC在啮齿类[46]、狨猴类[47]和非人灵长类[48]脊髓损伤动物模型中具有改善神经功能的作用。iPSC移植研究面临的挑战是自体移植需要经过6个月才能产生iPSC-NPC。生产、筛选和储存供脊髓损伤使用的人重编程iPSC（hiPSC）能解决这个问题[48]。StemCells公司开展了颈髓（NCT02 163 876）和胸髓（NCT0 132 333）损伤的Ⅱ期临床试验，试验均提前结束。虽然6个月时的数据显示，试验患者有恢复功能的趋势，但这种趋势似乎在12个月后消失。所幸在中期评估中并没有显示使用iPSC-NPC会导致不良结果。而StemCells公司非常担心最终的试验结果无法满足要求，因此停止了该研究。

4. 间充质干细胞

间充质干细胞可从骨髓、脂肪组织、胎盘、羊水、脐带血和脐带中分离，具有多向分化潜能。将成人干细胞作为供体比使用胚胎干细胞更有益处，成人干细胞有更低的致畸性。多项研究表明，植入人骨髓间充质干细胞后，实验动物功能有了显著的改善[49-55]。转化工作已应用于人体试验中，并且许多研究也发现移植间充质干细胞能改善运动和感觉功能[56-62]。在人类研究中使用了多种给药途径，包括鞘内、动脉内和静脉内给药；需要完成更多的研究来确定最佳给药途径。另外疗效可能会受到损伤阶段（急性、亚急性和慢性）的影响。

5. 嗅鞘细胞

嗅鞘细胞（olfactory ensheathing cell，OEC）是治疗SCI的一种候选细胞，因为它能从患者的嗅黏膜获取并用以自体移植。嗅鞘细胞为轴突生长和重新髓鞘形成提供支架，并帮助周围的本体脊髓中间神经元绕过损伤区域创造新的神经连接[63]。在动物模型中，OEC也可刺激远距离轴突再生[64]。另外在临床试验中也研究了OEC的作用。尽管Meta分析已证明OEC移植的安全性，但由于试验方法存在差异，OEC移植的疗效仍不确定[65]。

6. 植入式人工合成物

在撰写本文之时，已有一项Ⅲ期临床试验（NCT02 138 110）项目正在开展，该研究在体内评估神经－脊髓支架的作用，但试验随后搁置等待 FDA 审查。此前，神经－脊髓支架已在动物脊髓半切模型中取得一定成果[66]。在啮齿类及随后的非人灵长类脊髓半切动物模型中，与未植入支架的脊髓损伤动物相比，在所有植入神经－脊髓支架的实验动物中都能观察到显著的功能恢复[67]。总的来说，动物实验的成果直接推动了一项人体试验的开展，所纳入患者为 25 岁男性，第 11 胸髓损伤、ASIA 评分为 A 级[68]。该患者使用的支架不包含任何相关的细胞治疗。在伤后 6 个月，ASIA 评分由 A 级升至 C 级。这项工作促成了一项多中心试验的开展，这项试验是为了在人体胸髓损伤的情况下，检验体内支架的治疗效果。

五、结论—从实验到临床的转化

上述治疗方法的个体化治疗或联合使用，或者开发一系列尚未发现的药是脊髓损伤康复治疗的发展趋势。治疗脊髓损伤不能采取单一固定的治疗方法，而是根据患者脊髓轴突损伤程度和神经功能水平，优先采用不同的治疗方案。弥散张量成像（diffusion tensor imaging，DTI）用于脊髓造影，是脊髓损伤分级的主要工具，现已用于量化脊髓损伤[69-71]和脊髓型颈椎病患者[72]的纤维束密度。Loy 等通过研究动物模型发现 DTI 结果和组织学结果相匹配[73]。Kim 等认为 DTI 可作为评估动物 SCI 模型预后的新工具[74]。今后，了解轴突或纤维束层面的损伤程度将有助于制订治疗决策；可以想象，今后更多的轻微损伤可能需要不同治疗模式，而且这些治疗模式则主要源自于其他严重脊髓损伤的治疗方案。此外，这种特殊的高级成像技术可能有助于追踪脊髓结构的恢复。

本章描述了许多新型 SCI 疗法，这些疗法处于不同发展阶段和评价阶段。10 年前，描述这些疗法所需的篇幅很短。10 年后，相关内容可能会是现在的 3 倍。从临床前研究中产生的新型 SCI 疗法越来越多，如果想将这些结果切实运用到临床工作中，我们必须认识到，尽管啮齿类动物脊髓损伤的病理生理过程与人类有相似之处，但也有其独特的区别。除在生物学的差异外，不同实验室之间研究脊髓损伤的方法也有所不同。虽然已经在动物身上建立了许多挫伤和挤压伤模型，但由于机械参数的不同，如机械冲击的大小和速度，这些损伤永远不会与临床损伤完全相同。许多治疗方法在伤后即刻就进行试验，临床工作中显然是很难办到的。研究人员延迟 1～2h 以上再进行保护性干预，这种情况是不常见的。尚不清楚如何将科学研究转化至临床实践中。目前，我们还没有完美的数据证明啮齿动物模型中的伤后时间与人类伤后时间的关系。总的来说，我们认为啮齿动物模型中脊髓损伤的发展过程比人类要快得多，因此，人类的“不到 8h”时间窗口实际上也就相当于大鼠的“1～2h”。然而，这也只是推测。

除了临床前试验自身的问题，想要真正开展临床试验去验证新型急性 SCI 治疗方法的可行性也是极其艰难的。例如，比起创伤性脑损伤和脑卒中，脊髓损伤的发生率相对较低。许多脊髓损伤患者由于合并损伤无法进行临床评估，因此他们也就不适合进行临床试验。即使同样是 ASIA 评分的患者，甚至都是 ASIA A 级完全损伤的患者，他们在恢复过程中的自发变异性也非常高。这就要求招募大量患者，以便有足够的数据去检测功能恢复方面的微小变化（现在人们认识到，我们的治疗很可能只会取得微小的效果）。举个例子，Sygen 临床试验招募了近 800 名脊髓损伤患者，这个过程花费整个北美28家神经创伤机构近5年的时间[75]。基于这一点，我们就应考虑到开展临床试验前应该注意的问题。如果使用一种新疗法进行临床试验是如此具有挑战性，那么科学界有必要在进行临床试验前对治疗方案进行全面优化和改进。不幸的是，这个事实却很容易被忽视，因为人们急于将新的治疗方法引入临床试验中。

这段结束语不是为了表达过度悲观的情绪，而是要对面临的挑战做出适当评价，我们正努力为脊髓损伤患者争取更好的治疗效果。脊髓损伤研究领域的快速发展给科学家、临床医生和患者提供了可以乐观的理由。然而，随着我们对动物和人类SCI了解得越来越多，我们发现了一些特定的困难，这些困难阻碍治疗方法从动物到人类的转化，正确认识这些困难将有助于我们开发新的治疗方法。

第136章 脊柱创伤的结果评估

Outcomes Measures in Spinal Trauma

S. Sadiqi F.C. Oner 著

梅 伟 张振辉 译

一、概述

在治疗患者时，医护人员会充分考虑到医疗服务质量，并期望能够提供尽可能高质量的医疗服务。医疗服务质量的概念包括三个主要部分，即“结构”、“过程”和“结果”[1]。结构包括医疗机构的设施、设备、人员和管理。过程涵盖了管理流程、诊断和治疗计划等。结果反映了医疗工作的预期效果。近年来，出现了基于价值评估的医疗服务概念[2]。衡量“价值”的重要因素包括成本、费用、风险和结果。与结构或过程相比，“结果”是一个持续性因素，是人们关注的焦点，并被认为是决定医疗质量的最重要因素[3]。

结果评估与临床试验和临床实践有关。但我们必须认识到不存在单一的“客观”结果，结果评估应该反映多种不同的、甚至对立的立场，诸如患者的、主治医生的、医疗保险的及社会公众的观点。所谓的常规结果评估可以用不同方式为以上群体提供参考。

- 患者能够定期随访自己的康复程度。
- 主治医生可以监测某种特定干预措施的有效性。
- 从医疗保险的角度来判定报销费用的合理性。
- 最后，从社会的层面来讲，可以以指标量化的方式告知患者家属，或者在各个机构之间分享数据以提高医疗服务质量。

常规的结果评估展现出能够提高医疗服务价值的潜力[4]。虽然随机对照试验（randomized controlled trial，RCT）还没有进行，因为许多干预措施不可用甚至不适用，但使用常规结果评估可以提高我们对治疗有效性和治疗效率的认识。

当我们打算使用一些方法来评估结果时，要考虑到它们具有心理测量学（或有时也被称为临床测量学）的特性。其中最常见的标准是内部一致性、可靠性、内容效度、结构效度、标准效度、反应度、上限和下限效应及可解释性。详细讨论这些标准超出了本章的范围。感兴趣的读者可以参考 Terwee 等的文章，以及 Streiner 和 Norman 的《健康评估量表》一书[5, 6]。

目前存在许多的结果评估，因此不可能在本章范围内对所有方法进行评论。本章的目的是概述脊柱创伤的结果评估。首先，总体描述各种类型的结果评估；其次，着重讨论脊柱创伤结果评估的必要性和面临的挑战；第三，概述最常用的适用于重度、轻度或无神经功能损伤患者的评估方法；最后，综述脊柱创伤结果评估的研究进展。

二、结果评估

在过去，医学结果评估的主要指标是死亡率。这是一个简单、客观、无争议的数字（是或否）结果评估指标。然而，当死亡率不是（或不再是）一个问题时，什么应该被视为有意义的结果，以及如何评估这个结果，就成了一个有争议的问题。就创伤而言，由于医疗水平的进步和社会的发展变化，到目前为止，大多数患者都可以在创伤事故中存活下来，这也使得结果评估变得越来越重要，同时也变得更加困难、更加主观。

在这方面，总的来说有两种可替代的方法：一般健康或特定疾病的结果评估。通用的评估方法可用于评估一般健康结果，并提供规范性数据，以方便人口统计近似值的调整和种群之间的比较。另一方面，疾病专用工具是专门设计来测量某些参数的进展，这些参数被认为对具有特定自然史的特定疾病至关重要。在本章的随后段落中会更加清楚具体地描述这些定义，其中包括脊柱创伤患者两种评估方法的各种示例。

所谓的“单参数”通常是一般或特定疾病结果评估的一部分，但它们也可以独立应用。这种类型的结果评估，例如评估重返工作岗位（return to work，RTW），也被作为加快结果评估过程的一种方式。RTW是一个重要而有趣的单参数项目，从患者的角度和社会的角度来看都很重要[7, 8]。本章的后续章节将讨论脊柱创伤治疗中的其他一些单参数的结果评估。

结果评估也可以作为一种工具，从患者或临床医生的角度来衡量。患者报道的结果评估（patient-reported outcome measure，PROM）在医疗工作中已非常流行，其目的纯粹是反映患者对疾病及其治疗和对健康状况与日常功能的影响的观点[9]。根据美国食品药品管理局（FDA）的《末次患者报道的结果指南（2009）》，患者报道的结果评估的正式定义是“任何关于健康状况的报道都是直接来自患者本身，而不是由临床医生或其他人来说明。”

相比之下，“临床医生报道的”的结果评估还没有正式的定义。我们建议定义如下：“由经过专业评估培训的观察员进行评估，并且需要具备基本的知识和经过培训，能成功地完成评估。”这一概念已经在一些医学领域，特别是在那些患者无法描述其健康状况的领域中已经广为人知。这类认知力下降的患者，包括中枢神经系统疾病（如精神分裂症、阿尔茨海默病和抑郁症）、创伤性脑损伤或脑卒中。临床总体印象－精神分裂症（Clinical Global Impression-Schizophrenia，CGI-SCH）量表是临床医生报道的一种结果评估，旨在评估精神分裂症的阳性、阴性、抑郁和认知症状[10]。它有助于临床医生区分躁狂和阳性症状，以及抑郁和阴性症状。临床医生分别对这 4 个领域的严重程度和变化程度进行评分，并在 7 项口述分级评分量表上得出总体主观评分。该方法已被证明对于评估精神分裂症的严重程度和治疗效果是有效和可靠的，目前已用于观察研究和日常临床工作中。

在脊柱创伤治疗中，也需要临床医生报道的结果评估，因为患者与临床医生的观点可能存在差异。外科医生通常使用一些临床和影像学参数来确定创伤性脊柱损伤后的进一步治疗方案。这些评估可能与患者的感知有很大的不同，因为患者感知是根据患者报道的结果评估来确定的[11, 12]。这种不同的观点也存在于各种其他疾病，例如类风湿关节炎、多发性硬化症和前列腺癌[13–15]。

三、脊柱创伤的结果评估的必要性和面临的挑战

（一）长期争论的焦点

尽管创伤性脊柱损伤在所有骨折中只占少部分，但其对个人的社交、功能和经济状况的影响比其他损伤更为显著。其中的一部分患者可能

还伴有相关的神经损伤，而且这种损伤会导致严重的残疾，并带来长期的不良后果和巨额的医疗费用[16-19]。

长期以来，脊柱创伤治疗领域存在着大量的争议，这些争议既针对有神经功能缺损的患者，又针对无神经功能缺损的患者。目前，对于颈椎和胸腰椎脊柱常见损伤的手术或非手术治疗还没有明确的指南，尤其对于损伤后继发性神经功能恶化风险很小或进行性畸形趋势很大的类型（例如，老年人齿状突骨折和 A 型爆裂性骨折 AO 脊柱胸腰椎损伤分类系统 A3 和 A4 亚型、无相关的神经或后张力带损伤 B 型）[20]。目前尚不清楚采用手术干预是否能获得收益。即使已经决定采用非手术或手术治疗，对于选择哪种具体的治疗方式仍存在争议。例如，对于手术入路和固定技术而言，手术入路的侵扰和植入技术则成为了另一个需要考虑的问题。关于脊柱创伤的治疗，有许多方面一直存在着很大争议，最近发表的一篇关于焦点问题的论文准确地描述了这些争议[21]。这些持续不断的争论原因之一是缺乏对患者良好结果的普遍认可的定义。这就需要使用专门为脊柱创伤患者制订经过检验的结果评估量表，并用来评估各种治疗方案的结果。

（二）面临的挑战

对脊柱创伤患者进行结果评估时会面临一些挑战，需要考虑脊柱创伤患者的几个显著特征。首先，缺乏个体化的损伤前基线数据，会给创伤结果带来统计学上的困难。针对这一难题，可以通过调查收集大规模人群标准化数据，将创伤患者作为随机样本。但是，由于脊柱创伤患者的损伤前生理、心理和一般健康相关特征可能与一般人群的特征有很大的偏差，我们仍然缺少患者损伤前基线数据或损伤前评估数据[22, 23]。规范功能和健康相关生命质量（HRQoL）调查中相对较大的个体化差异特征可以使得基线数据更加可靠。

与许多其他亚急性或慢性疾病相比，脊柱创伤理想的结果是恢复到伤前的功能水平。一般来说，急性创伤患者在伤前状态下的功能水平较高，但由于创伤的原因导致功能水平突然下降到较低水平，所提供的治疗旨在（至少）恢复至损伤前的功能水平。慢性脊柱疾病的患者通常基线数据功能水平相对较低，治疗是为了功能得到改善。对于脊柱创伤患者，最重要的结果参数可能是功能丧失的程度。通常，脊柱创伤患者出院后回到损伤前的环境时，他们会评估在日常生活和专业活动中受到限制的数量和程度。在这方面，制订能特异地反映脊柱创伤患者恢复到受伤前健康和功能状态程度的反应量表是非常重要的。最近的一项研究评估了各种反应量表的有效性和可靠性，并评估了不同的量表在何种程度上可以准确地比较创伤性脊柱损伤患者目前的功能和健康水平与损伤前的状态[24]。此外，慢性或持续性疼痛通常在慢性脊柱疾病中起关键作用，而在急性期后的脊柱创伤患者中，这可能不是一个关键问题，尽管疼痛可能影响功能的不同方面。

在此，还应强调脊柱创伤患者所面临的其他一些特殊挑战。在全世界成年人群中，背痛和颈痛及相关功能丧失的发生率非常高，必须准确区分创伤后脊柱功能障碍和非特异性退行性脊柱疾病引起的功能障碍[25]。此外，全球人口老龄化及其并发症的发生，增加了老年脊柱创伤和以前较为少见的脊柱骨折的发病率。最后，我们应该认识到，没有神经功能障碍的创伤性脊柱损伤患者与有严重神经功能障碍甚至瘫痪的患者相比，可能存在着一些不同的相关因素。这就使得使用单一的特定方法来评估脊柱创伤患者的结果变得非常具有挑战性，甚至是不可能的，因为严重功能障碍的患者的神经系统受累程度可能是从无受累到轻微功能障碍，再到神经系统不完全损伤直至完全瘫痪。因此，在脊柱创伤领域，实际上可以分为两个不同的人群：①严重和持续性脊髓损伤

（SCI）或完全瘫痪的患者，他们通常长期处于康复中；②没有、轻度或暂时性神经功能缺损的患者，他们处于损伤后的急性期和亚急性期，有可能在相对较短的时间内完全恢复。

四、脊髓损伤的结果评估

尽管，已经有了一些举措来收集、描述及推荐用于脊柱创伤的结果评估方法。然而，这些方法更侧重于严重或完全瘫痪的脊髓损伤患者。其中一项举措是在2000—2010年由一组国际专家发起的，他们审查了基于描述和评估心理测量证据的量表。并在这一问题上发表了多项研究报道，主要包括参与性和功能性量表等方面的参数，也包括神经影像学的参数[26-29]。另一个举措是所谓的“通用数据元素项目”，该项目主要侧重于神经功能障碍和脑卒中临床研究的数据标准化。2012年专家组开展的第一项通用数据元素子项目是用于脊髓损伤（SCI）患者的[30]。在这里，数据元素是使用单个项目（如工作状态、年龄）或结果评估（如生活质量）来测量的。由于SCI患者涉及的方面广泛，许多不同的测量方法被认为与SCI患者相关。此外，加拿大脊髓损伤康复证据研究合作项目（Spinal Cord Injury Rehabilitation Evidence，SCIRE）已经启动，涵盖了一系列与SCI康复和重新融入社区等相关的课题。在SCIRE在线结果评估页面展示了大量的研究工作，包括100多种评估量表在SCI中的应用[31]。

因此，大量的评估量表可用于或推荐用于SCI患者，反而对充分地结果评估和比较造成了更深的困扰。所以其他人已经开始研发量表包，旨在帮助临床医生和研究人员在特定情况下选择合适的评估量表，如参与和生命质量（PAR-QoL）量表包[32]。评估量表的内容是和患者生活密切相关的项目：一般功能、健康相关生命质量（HRQoL）、幸福感和生活满意度、参与度、步行、轮椅移动和手臂/手功能。

在查阅文献时发现，在不同的领域一些特定的评估量表很受欢迎。大多数流行的量表都是为医护人员设计的，用于评估脊柱创伤患者的功能状态，特别是神经功能缺损患者。例如，与“一般功能”相关的评估量表包括脊髓独立性评估量表（SCIM）和功能独立性评估量表（FIM）。SCIM是专门为SCI患者开发的，用于评估其日常生活活动（ADL）的表现，其功能评估对患者活动的变化具有很高的敏感性[33]。该量表自1997年首次出版以来，已开发了3个版本（SCIM Ⅰ、Ⅱ、Ⅲ）。该量表由3个不同功能领域的19个项目组成，包括自我护理、呼吸和括约肌管理及活动能力。独立性得分范围为0～100分，其中0分为最差得分，表示完全依赖，100分表示完全独立。评估由治疗师和（或）护士进行，需要30～45min。总的来说，SCIM在评估重度SCI患者功能结果方面表现出良好的敏感性、可靠性和有效性[34]。FIM是衡量残疾严重程度的基本方法。尽管没有考虑潜在的损伤[35]，但它是SCI患者中应用最广泛的功能结果评估方法[28]。它只评估了6个方面，以反映SCI患者特有的损伤（自我照顾、括约肌管理、移动、运动、交流和社会认知）。评估基于18个项目。FIM分级相当复杂，需要进行专门培训。研究表明FIM具有有效性和可靠性，并且它在评估治疗负担方面最有价值[28]。另一个流行的结果评估与“步行”方面有关，即脊髓损伤的步行指数（WISCI Ⅱ）[36]。它是一个评定脊髓损伤后步行受限程度的量表，对SCI患者行走10m距离进行了评估。该量表对SCI患者具有较高的敏感性和有效性[34]。这些量表是所谓的“观察者报道的结果评估”，是根据患者的表现来评分的，不能反映外科医生的观点。在“健康相关生命质量（HRQoL）”领域，发现了若干患者报道的结果评估（PROM），如医疗结局研究36项健康调查简表（SF-36）[37]。

上述方案和项目表明，所述或推荐的结果评估主要用于康复，它们仅仅侧重于严重神经功能丧失的影响，不适用于轻度、正在恢复或无神经功能缺损的患者。

五、脊柱创伤的结果评估

最近发表的一篇系统性综述（2016 年）旨在确定最常用于脊柱创伤患者（而非脊髓损伤患者）功能和健康的结果评估方法[38]。共确定了 17 种不同的常用结果评估量表，包括一般结果评估、特定疾病评估或单参数结果评估。确定了 7 项脊柱特异性评估，包括 5 项胸椎和腰椎特异性评估量表［Oswestry 功能障碍指数（ODI）[39]、视觉模拟量表脊柱评分（VASSS）[40]、Roland-Morris 功能障碍问卷（RMDQ）[41]、下腰痛疗效结果量表（LBOS）[42]、Prolo 量表（PS）[43]］和 2 项颈部特异性功能障碍量表［颈椎疗效结果问卷（CSOQ）[44] 和颈椎功能障碍指数（NDI）[45]］。共建立了 6 个单参数结果评估量表，包括 Denis 疼痛量表（DPS）[46]、Denis 工作量表（DWS）[46] 和各种单项目量表，用以评估疼痛、满意度、参加娱乐活动和重返工作岗位的能力。此外，还确定了 3 种基于临床医生的结果评估量表：以 Frankel 量表（FS）[47] 和 ASIA 损伤量表（AIS）[48] 为代表的两种神经功能分类量表和腰部功能障碍专用的 Hannover 脊柱评分（HSS）[49]。最后，SF-36 被确定为通用的一般结果评估量表。对这些用于创伤性脊柱损伤患者的量表的临床计量学特性调查表明，所有测量方法在内容效度、校标效度、上限和下限效应、信度和可解释性方面几乎都缺乏证据（表 136-1）。

表 136-1 创伤性脊柱损伤患者最常用结果评估方法的临床计量学特性

健康状况调查表的评估指标质量[c]									
结果评估[a, b]	内容效度	内部一致性	校标效度	结构效度	可重复性		反应度	上限和下限效应	可解释性
					一致性	可靠性			
ODI[d]	?	++	0	++	++	0	+++	0	0
DPS	0	0	0	0	0	0	0	0	0
DWS	0	0	0	0	0	0	0	0	0
VASSS	0	+	0	??	+	0	0	0	0
RMDQ[d]	?	++	0	++	++	0	+++	0	0
LBOS	0	+	0	0	–	?	++	0	0
NDI[e]	?+	++	0	?+?	?++?+	0	++?+	+	0
HSS	0	0	0	0	0	0	0	0	0
PS	0	0	0	0	0	0	0	0	0
CSOQ	0	+?	0	+++	+	+	?+	+	0

a. ODI. Oswestry 功能障碍指数；DPS. Denis 疼痛量表；DWS. Denis 工作量表；VASSS. 视觉模拟量表脊柱评分；RMDQ. Roland-Morris 功能障碍问卷；LBOS. 下腰痛疗效结果量表；NDI. 颈椎功能障碍指数；HSS. Hannover 脊柱评分；PS. Prolo 量表；CSOQ. 颈椎疗效结果问卷
b. Frankel 量表和 ASIA 损伤量表不包括在内，因为这些是不可评估的。视觉模拟量表、数字评定量表、视觉疼痛和满意度评定量表、SF-36 和重返工作岗位量表超出了本临床概述的范围
c. +、?、– 各代表一项临床研究。+. 阳性；?. 未定；–. 较差；0. 无资料 / 无研究发现
d. 基于 2 个研究
e. 包括 2 个研究

之前发表的一篇系统性综述（2010年）显示了类似结果[34]。所参考的文献也包括SCI患者，并确定了在脊柱创伤研究中使用的21种不同的结果评估量表。这些系统性回顾表明，许多患者和临床医生报道的结果评估都不是专门为这些患者群体设计的，也未被证实有效，但这些方法已经被用来评估脊柱创伤的结果，其中疼痛和神经状态是最常用的评价指标。结果还表明，对脊柱创伤的评估仍存在分歧，并且在急性/亚急性和慢性脊柱创伤患者中，评估存在不连续性。在急性期，脊柱创伤患者被视为多发伤患者的一个子集，但在最初几个月后，他们经常被当作慢性退行性腰痛或颈痛患者进行长期的康复治疗。

六、最新研究进展

尽管SCIRE项目和PAR-QoL量表包等可能有助于减少脊柱创伤治疗和研究中持续不断的混乱，但在这一领域中确实需要（进一步）标准化结果评估。基于上述情况，仍然存在以下几个重要问题。

- 似乎没有专门为只有轻微、短暂或无神经损伤的脊柱创伤患者设计或验证的结果评估量表。
- 没有可用于完整的神经系统受累范围（从无神经系统损伤到完全瘫痪）的结果评估量表。
- 对于脊柱创伤患者，没有临床医生报道的结果评估，只有观察者报道的结果评估，而且此评估只针对严重脊髓损伤的患者。

为解决这些难题，AOSpine的一个专家组发起了一项开发此类方法的研究。他们决定采用世界卫生组织（WHO）《功能、残疾和健康国际分类》（ICF）的系统路径和统计方法，作为开发脊柱创伤患者特异性PROM的基础[50, 51]。ICF考虑到，功能上的问题可以通过使用不同的组合项目来解释和描述，这些组合项目按层次结构组成不同的细节内容。ICF共有1454个类别，涵盖了生活的方方面面，可以看作是一个目录，从中可以选择适当的项目。ICF还制订了一些程序，以便为特定条件下核心内容项目的开发做出恰当选择。在AOSpine项目的发展过程中，最初的重点是脊柱骨折的患者，而不包括完全瘫痪和多发伤患者。在项目筹备阶段进行了4项不同的研究，其中3项研究旨在从不同角度确定与创伤性脊柱损伤结果相关的ICF分类：研究通过系统文献回顾[38]，对来自世界各地150名经验丰富的脊柱外科医生视角的网络调查[52]，以及来自国际实证研究中的患者视角[53]；第4项研究调查了各种反应量表在新PROM中的应用前景[24]。下一阶段，综合筹备期的研究和专家的意见达成共识[54]。通过分组讨论并投票表决，从159个相关ICF项目中选择25个作为成人创伤性脊柱损伤患者PROM评估的核心项目，采用0～100数字评分量表（NRS-101）作为反应量表。这些ICF核心项目也可以作为脊柱创伤患者现在和未来结果评估方法有效性的基准（表136-2）。最终量表被命名为“AOSpine PROST”（患者报道的脊柱创伤结果评估量表），包括19个项目。要求患者使用上述数字评分量表（表136-3）来判断他们目前的功能水平，并将其与受伤前的功能水平进行比较。初步研究已经完成，结果令人满意[55]。

目前尚不清楚现有的工具能否预测长期的结果。这可能与临床治疗仅用来预测治疗计划的效果有关。因此，AOSpine也提出了脊柱创伤治疗中“临床医生报道结果评估”的新概念，即“AOSpine CROST”（临床医生报道的脊柱创伤结果评估量表）。他们建议，该量表应纳入最相关的临床和影像参数，以充分反映临床医生的观点，并能够预测脊柱创伤患者的病程和临床结局。虽然发起者表示正在进行验证研究，并开发了有待验证工具的最终版本，包括10个参数（表136-4），但迄今为止尚未见到任何相关研究结果公开发表[56]。

表 136-2 **成年创伤性脊柱损伤患者 ICF 结果评估核心分类（*n*=25）**

身体机能（*n* = 9）	
b130	精力和驱动功能
b134	睡眠功能
b152	情感功能
b280	疼痛感觉
b525	排便功能
b620	排尿功能
b640	性功能
b710	关节活动度
b730	肌肉力量功能
活动及参与情况（*n* = 14）	
d410	改变基本身体姿势
d415	保持身体姿势
d430	抬起及搬运物品
d450	行走
d470	使用交通工具
d475	开车
d510	洗澡
d530	去厕所
d540	穿衣服
d630	做饭
d640	做家务
d850	有偿工作
d910	社区生活
d920	娱乐休闲
环境因素（*n* = 2）	
e110	个人消费物品或物质
e3	人际关系

表 136-4 **AOSpine 临床医生报道的脊柱创伤结果（AOSpine CROST）的参数**

- 神经功能状态
- 影像学矢状位序列
- 整体骨质量
- 脊柱伤椎节段的稳定性
- 对脊柱活动的影响
- 一般身体状况
- 一般心理状况
- 功能恢复
- 伤口愈合
- 植入物

表 136-3 **AOSpine 患者报道脊柱创伤结果（AOSpine PROST）的项目和反应量表**

- 家庭活动
- 工作 / 学习
- 娱乐休闲
- 社会生活
- 行走
- 旅行
- 改变姿势
- 保持姿势
- 搬运
- 个人护理
- 小便
- 大便
- 性功能
- 情感功能
- 能量水平
- 睡眠
- 颈部和（或）腰背部僵硬
- 手臂和（或）腿力量丧失
- 腰背部和（或）颈部疼痛

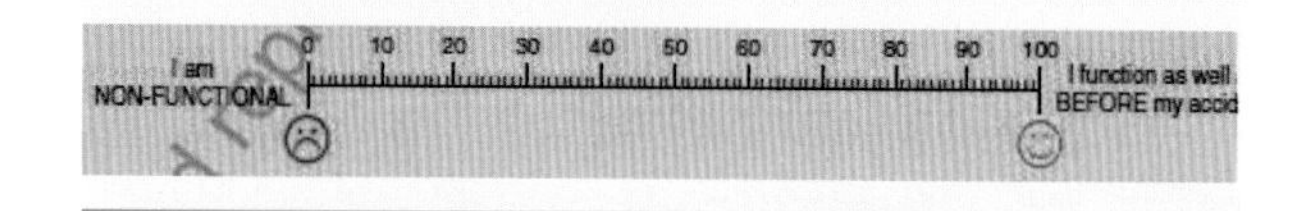

七、结论

无论是在临床工作还是科学研究中，医疗服务中的结果评估都是必不可少的。目前虽然有几种量表可用于脊柱创伤患者，并已得到验证，但这些量表往往只关注严重神经功能障碍或完全瘫痪带来的影响。没有结果评估量表是专门为轻度或无神经损伤脊柱创伤患者设计并经过验证的。当这一特定患者群体使用结果评估时，会面临一些挑战。尽管如此，这一领域最新研究进展还是给大家带来很大希望，最终有助于脊柱创伤结果评估的标准化和有效化。

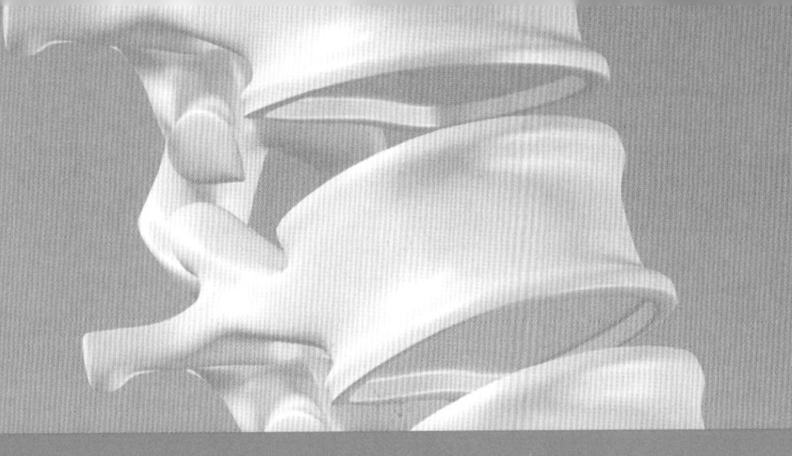

第十三篇　肿瘤与骨髓炎

Tumor and Osteomyelitis

第137章

介绍和现状：肿瘤及骨髓炎

Introduction and State-of-the-Art: Tumors and Osteomyelitis

Peter D. Angevine 著

董 健 周 健 译

脊柱肿瘤、感染和血管病灶，也许与其他大多数脊柱疾病相比，更需要多种治疗手段综合治疗。药物、手术、放疗、立体定位放射手术、神经介入治疗和疼痛管理都可能在这些疾病的患者中发挥作用。脊柱外科医生经常是指导患者治疗的调解人和仲裁者，因此必须了解这些疾病及其治疗方案。

良性和恶性肿瘤的手术切除技术和脊柱重建方法被不断地发展和改进。脊柱外科医生应用积极的手术方式治疗某些肿瘤，通过后 / 前路或单纯后路进行脊椎整块切除。切除后，多种的后方固定和前方重建方式提供了即刻稳定性。经过深入调查，这些治疗策略和技术将对临床治疗结果和肿瘤控制起到显著作用。本篇的第一章全面探讨了脊柱恶性肿瘤的评估和处理。

脊柱感染，包括骨髓炎，主要是内科疾病，但如果经过合适的抗生素治疗后疾病仍然进展，出现神经功能受损，或者由于脊柱结构受损导致的疼痛或不稳定等情况，则需手术治疗。在这些情况下，多种固定和支撑的选择为外科医生提供了有效固定脊柱的可能性。新型合金同时具备了钛的抗感染性能和不锈钢的冶金性能。

骶骨肿瘤将在单独的章节中进行讨论。虽然与其他章节讨论的肿瘤在病理学上有一些重复，但是，其中一些肿瘤几乎是骶骨独有的，骶骨骨盆区域独特的生物力学及病理解剖学特性证明将其单独讨论是正确的。这些肿瘤的治疗进展，特别是在手术辅助治疗方面的进展，已经为医生提供了额外的治疗选择，但这些肿瘤的治疗仍然非常复杂，并且有许多潜在的并发症。现在，外科医生在骶骨肿瘤切除后恢复骶骨骨盆的稳定性方面，比以往任何时候都有更多的选择。时间会告诉我们这些方法是否会获得更好的肿瘤控制和治疗结果。

本节涵盖了多个领域的内容。如果用一个统一原则来介绍，那就是结合技术专家的意见，仔细进行术前评估和规划，确保患者得到最好的照顾和最有利的治疗结果。

第138章

良性脊柱肿瘤
Benign Tumors of the Spine

Stefano Boriani　Riccardo Cecchinato　著
肖嵩华　宋　飞　译

一、概述

众所周知，大多数脊柱肿瘤都是转移性的，因为脊椎是肿瘤最常见的转移靶器官之一。2017年，美国确诊了约170万新发癌症病例；这些患者中多达40%会出现肿瘤脊柱转移，其中10%～20%可能会导致脊髓压迫[1]。.

相反，原发性骨肿瘤非常罕见。在美国，原发性骨肿瘤的总发病率，包含中轴骨和附属结构的病变，是每年0.9/10万人。

这意味着在美国每年约有3000例新病例，而仅有10%发生在脊柱[2,3]。

正因为相对患病率低，所以在许多病例中，原发性骨肿瘤常不幸被漏诊和误诊，以至于治疗错误。因此，对于早期脊柱肿瘤的识别，普通脊柱外科医生必须了解其临床和影像特点的基础知识，以避免漏诊。而脊柱肿瘤专科医生则需要循证医学指南，指导诊断和治疗。

本章节将讨论良性脊柱原发性肿瘤。它们相对原发性恶性肿瘤更为多见，而且多数良性脊柱肿瘤因无症状而偶然发现。但是，少数组织学上良性的骨肿瘤依然具有很强的侵袭性，此类病例可能会表现出严重的症状（如病理性骨折、神经系统症状，甚至由于压迫脊髓或神经根而引起瘫痪），如果治疗不当，复发率很高。

（一）诊断

疼痛是脊柱良性肿瘤的常见临床表现。夜间痛可能是肿瘤与退行性变性性疾病鉴别的特征。良性肿瘤引起的疼痛通常是轻度且慢性持续的，而恶性肿瘤通常表现为进行性加重的剧烈疼痛。在儿童或青少年骨样骨瘤和成骨细胞瘤病例中，常会表现出脊柱的疼痛性畸形。然而，由于脊柱解剖位置的特殊性，其与负责相关功能的系统紧邻，甚至良性脊柱肿瘤有时也可能造成严重的症状。比如骶骨的良性骨肿瘤就可能引起直肠和膀胱功能障碍[4]。

如果先前无症状性良性肿瘤（如血管瘤）发生病理性骨折，可能会突然发生脊髓压迫症状，这种罕见的病情转折常会发生在青春期或孕期[5]。

其他一些少见的成骨细胞瘤和骨巨细胞瘤（giant cell tumor，GCT），其生物学行为不可预测，复发率可能与此相关，甚至可能发展为恶性[6]。

普通X线片通常被用作初步影像检查手段，但其对骨肿瘤的早期诊断作用有限，因为往往在肿瘤后期，在标准的X线片上才会看到溶骨过程。站立位片很重要，可以检查并显示肿瘤相关畸形。

锝同位素骨扫描有助于定位成骨病灶，以及检测和定位多发性病灶。^{18}F-FDG PET扫描在肿瘤分期中的作用愈发重要，亦可鉴别肿瘤和感染[7]。

计算机断层扫描（CT）将根据射线摄取量不同来显示骨结构，这对确定肿瘤是否突破骨皮质很重要。有时，在对不同疾病进行的 CT 或 MRI 检查中，偶然发现潜伏的肿瘤（多是血管瘤、纤维异常增生、骨软骨瘤）。

影像学检查（CT 和 MRI）可以帮助确诊，因为某些影像是特有的，甚至是能反映病理特征的。GCT 是一种溶骨性疾病，就像动脉瘤样骨囊肿（ABC）一样，大多数呈多房球囊样，间隔 2 倍密度的囊壁增。

骨样骨瘤的影像大多表现为病理性骨岛被溶骨环绕，外周再有一圈较宽的反应性骨形成。

CT 扫描有助于显示肿瘤和反应性骨质结构，并可以评估椎体稳定性。MRI 得益于采用不同的成像技术和造影增强可以在其他影像学显示异常前，发现松质骨中的肿瘤浸润，并且可以更好地显示软组织肿瘤侵犯及与周围结构的关系。

血管造影显示肿瘤部位的病理血管，可用于选择性动脉栓塞。这已成为控制手术出血的必要术前准备，可以进行更有效的手术切除，减少损伤，并改善术后治疗过程。

诊断应始终依赖于组织学和病理学结果，除了某些潜在无症状病变以外，其要点在于病理影像学特征。然而，为了确定潜在病变，建议每 3～4 个月进行影像学检查以追踪这些疾病的发展。在所有检查中，活检至关重要。所有临床、实验室和影像学研究对于确定诊断非常重要，要选择合适和微创的活检技术，必要时少数病例需要切除活检。例如，对于骨样骨瘤，在影像学有病理表现时，选择切除活检是合适的策略。

因此，早期诊断、分期和谨慎的决策是必需的，以避免良性肿瘤导致功能障碍。需要牢记，不当的治疗会导致肿瘤复发，并且复发后再次手术的并发症会增加[8]。

（二）分期

必须了解肿瘤性疾病的生物学行为，方能平衡疗效和致残率，制订疾病控制策略。Enneking[9] 在 1980 年提出了一种对骨和软组织肿瘤进行分期的系统。后来，该系统也应用于脊柱[10, 11]。该系统将良性肿瘤分为三期（分别称为 S_1、S_2 和 S_3），将恶性肿瘤分为四期（分别称为 ⅠA、ⅠB、ⅡA、ⅡB），另外两期包括转移性高度恶性间室内和间室外恶性肿瘤（分别命名为ⅢA 和ⅢB）。该分类基于临床特征、X 线特点、CT 断层扫描 / MRI 影像和组织学发现。这些都与总体预后有关，并与手术指征相关[12, 13]。

良性肿瘤的 1 期（S_1，具有潜伏性和非活动性，图 138-1A）包括无症状的病变，以真性包膜为边界，在 CT 扫描中通常被视为硬化缘。这些肿瘤长期不发展，或只会非常缓慢地生长。无须治疗，除非出于姑息目的（如减压或稳定）需要手术。2 期良性肿瘤（S_2，活动性，图 138-1B）生长缓慢，引起轻度症状。肿瘤以薄囊和一层反应性组织为边界，有时在 CT 扫描和 MRI 上发现肿瘤轮廓扩大。骨扫描通常显示同位素摄取增加。病灶内切除的复发率低。辅助治疗（如冷冻疗法、放射疗法）可进一步降低复发率。良性肿瘤的 3 期（S_3，具有侵袭性，图 138-1C）包括快速生长的良性肿瘤；包膜非常薄，不连续或不存在。肿瘤侵袭邻近的间室，常能发现较宽的反应性富血管组织（假囊），偶尔肿瘤组织向周围浸润。骨扫描高度浓聚，在普通 X 线上边界模糊不清，CT 扫描显示肿瘤突破间室，MRI 可清晰显示假囊及其与神经结构的关系。囊内切除术（刮除术），即使联合放疗，仍可能出现明显的局部复发。治疗应选择整块切除（en bloc）。

（三）活检

与所有肿瘤手术一样，活检应由能够负责治

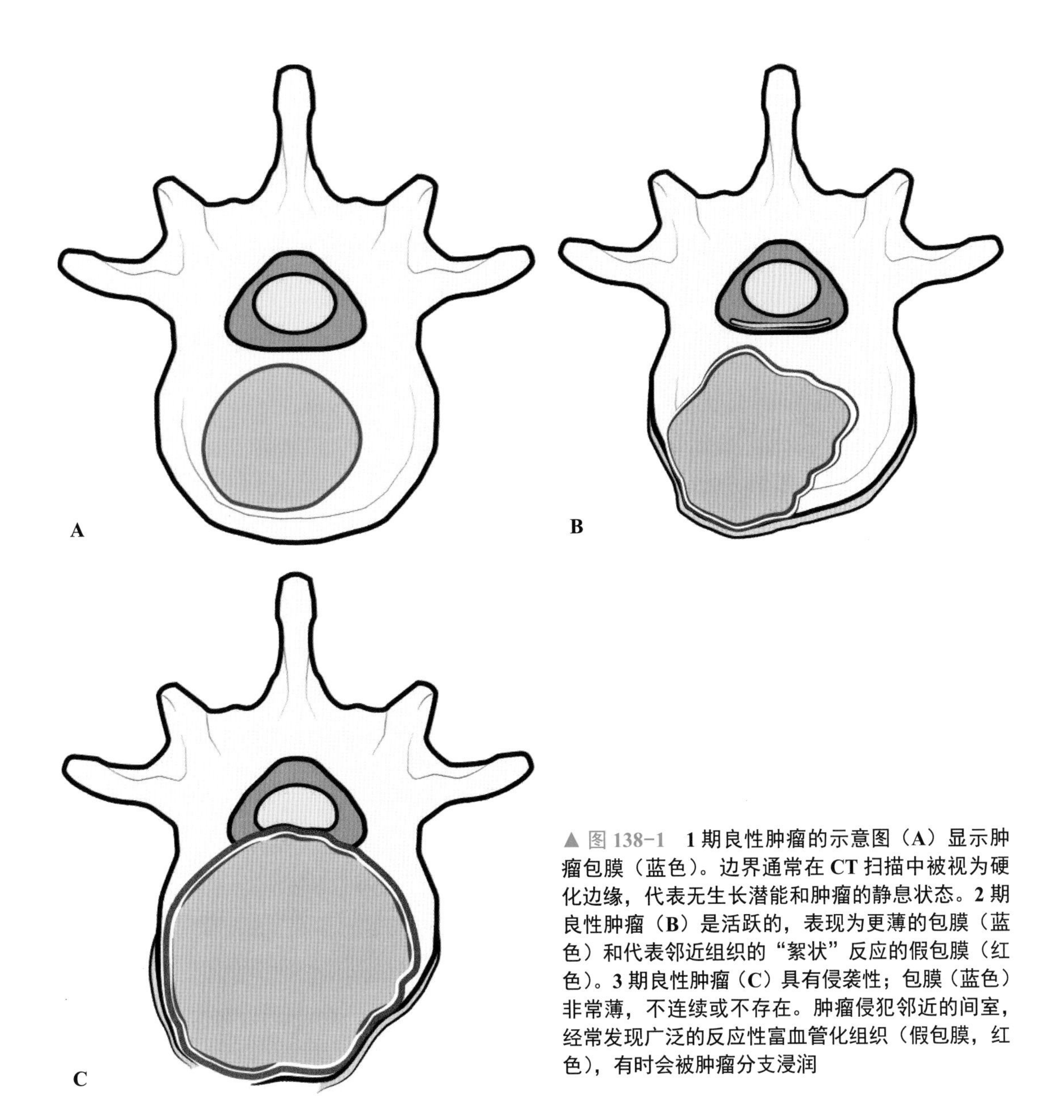

▲ 图 138-1 **1 期良性肿瘤的示意图（A）显示肿瘤包膜（蓝色）。边界通常在 CT 扫描中被视为硬化边缘，代表无生长潜能和肿瘤的静息状态。2 期良性肿瘤（B）是活跃的，表现为更薄的包膜（蓝色）和代表邻近组织的“絮状”反应的假包膜（红色）。3 期良性肿瘤（C）具有侵袭性；包膜（蓝色）非常薄，不连续或不存在。肿瘤侵犯邻近的间室，经常发现广泛的反应性富血管化组织（假包膜，红色），有时会被肿瘤分支浸润**

疗该病患的外科主治医生操作[14]。错误的活检是导致局部复发率较高的原因之一[15]。活检是为了获得肿瘤标本，该标本必须具有代表性，并且必须有足够取材量，以进行组织学和超微结构分析及免疫学染色。外科医生必须能够识别肿瘤细胞的关键部位并避开坏死或反应性部位。组织也需要送培养明确或排除感染。

在大多数情况下，选择 CT 引导的细针活检，在 CT 引导下选择最具代表性的组织，并减少周边组织污染肿瘤细胞的可能性。建议使用 12 号穿刺针，以便为病理医生提供足够的取材。通常仅在芯针活检操作失败 2～3 次后，才考虑切开活检。切开活检必须遵循众所周知的肿瘤学原则：手术方法应牵开肌肉结构，并且活检路径组织应与肿瘤块一起切除。止血应格外小心，以免发生血肿，这种并发症会引起肿瘤细胞扩散，增加局部复发的风险。经椎弓根手术是从椎体中获取肿瘤碎片而不侵犯硬膜外腔的正确方法。

在大多数良性肿瘤病例中，对于 1 期和 2 期肿瘤，影像学可以安全地确定诊断，因此可以直接在病灶内切除的手术过程中对肿瘤进行冰冻切片活检，以确认术前诊断并最终结束手术。

（四）外科治疗

必须使用规范术语来交换信息并在不同机构间比较结果。目前，部分学者使用“椎体切除术（vertebrectomy）”一词来描述病灶内“蛋壳”切除术[16]，而另一些人则使用椎体整块切除术（en bloc resection of the vertebral body）[17]作为全脊椎切除术（spondylectomy）的同义词[18]。许多作者使用了术语“根治性（radical）”[19, 20]来描述完整的病灶内切除或手术切缘无瘤的整块切除术，而在公认的肿瘤学术语中，根治术是指整个间室的整块切除术，在脊柱手术中不可行，因为整个脊椎都包含一个间室空间（椎管）。显然，如果使用相同的术语来描述不同的过程，进行结果比较时就会困难和令人困惑。许多作者否认或忽视了肿瘤边缘问题。如果没有清晰描述外科手术和组织病理学的边缘，就无法评估任何外科手术治疗的结果[21]。为了强调规范语言的重要性，Enneking[12]提出了脊柱相关的术语，下文将做一回顾。

病灶内切除术（intralesional excision）是肿瘤的分块切除（“刮除术”、“大块切除术”、“减瘤术”）。此术式适用于 2 期良性肿瘤。可在任意脊柱节段行常规前路和（或）后路外科手术，以最大限度地去除肿瘤（所谓的“包膜外切除术”，即切除含肿瘤包膜）。这类手术后会残留肉眼不可见的肿瘤组织，甚至可能是较大块的瘤体。如果是侵袭性更强的肿瘤，可以预见仍会局部进展。

选择性动脉栓塞可以阻碍肿瘤血供，大大减少手术中失血。

整块切除术（en bloc resection）是将肿瘤及周边健康组织（周缘无瘤的正常组织）作为一个整块完全切除。需要组织病理学确认，切除的瘤体周边组织（所谓的“边缘”）没有肿瘤细胞。就局部控制和生存期而言，如果没有切缘的病理学描述，整块切除也是没有意义的。根据切缘的组织学特点，可以将其分类为病灶内、边缘或广泛。病灶内是指肿瘤包膜被穿透破坏，广泛边缘切除指的是切除肿瘤及瘤体的健康组织包绕带。

边缘屏障的有效性取决于其质量及肿瘤的侵袭性。当切缘在反应区的外围的正常组织内时，将边缘定义为“广泛”。边缘的质量及其宽度都至关重要。筋膜屏障可认为是广泛的边缘，而 1cm 的肌肉或松质骨可能不足以构成适当的屏障。

如果边缘累及相关的解剖结构，要实现完整的广泛边缘性肿瘤切除，则不得不牺牲部分功能，这是规划“整块（en bloc）”切除手术决策的主要考虑，尤其是对于良性侵袭性肿瘤。必须权衡功能损失和最终疗效。一旦局部复发，将需要采取更复杂和更具创伤性的手术，且会存在很高的二次复发率，复发的肿瘤也可能更具侵袭性。所有旨在减轻疼痛和（或）保存功能（硬膜囊减压、脊柱稳定），而非有效的切除肿瘤或影响疾病转归的手术方法，均定义为姑息治疗。

关于并发症，肿瘤治疗中最严重的并发症是局部复发。四肢的骨肿瘤的局部复发，可以采取更具激进的手术，此时手术并发症和功能丧失率相对较低，而成功率较高。但在脊柱区域无法复制，因为解剖的限制，复发再手术的致残率很高，成功率相对较低。因此，良性脊柱肿瘤进行初次手术时，就应严格遵循此处提及的肿瘤学原则，尽力正确治疗。

并发症中，脊柱畸形在肿瘤切除后可能出现。由于切除脊椎各类结构时对重建标准的共识，以及显微镜和微创小切口技术在 2 期肿瘤切除中得到应用，目前椎板切除术后后凸畸形总体已很罕见。术后畸形中，以矢状位畸形多见，尤以广泛切除（也需要损失肌肉韧带复合体）和长节段融合术后更为常见。

肿瘤切除手术的同期手术计划中必须包含基于矢状位序列平衡机制的脊柱稳定性重建[22]，以免肿瘤治疗成功后，还需再次行更高技术要求的手术来恢复脊柱功能[23]。

与恶性肿瘤不同，良性肿瘤不会因免疫抑制而导致较高的感染风险，也无须相应的化疗或放疗。

然而，任何脊柱外科手术后都可能发生浅表和深部感染。风险增加与先前的手术操作或局部缺血有关（理论上说，栓塞可能会增加感染的风险）。骶骨切除术后感染发生的频率特别高，这可能是由于伤口紧贴肛门，以及骨切除后遗留的无效腔较大。确诊脊柱感染后应遵循外科感染控制的基本原则。这些措施包括对所有感染和坏死组织进行彻底清创、细菌的鉴定，以及适当的抗生素治疗。

（五）分类

WHO 接受的骨原发性肿瘤分类基于组织学来源[24]。

脊柱中最常见的良性骨肿瘤是软骨源性（骨软骨瘤）、成骨性（骨样骨瘤、成骨细胞瘤）、巨细胞富集性（骨巨细胞瘤）、脊索性（良性脊索瘤）、血管性（血管瘤、上皮样血管瘤）和未确定性（动脉瘤样骨囊肿、纤维异常增生、Langerhans 组织细胞增生症）。

（六）软骨原发性肿瘤

骨软骨瘤

定义：良性软骨肿瘤，由骨组织表面的软骨帽组成，包含与下层骨连续的骨髓腔[24]。

骨软骨瘤是一种非常常见的良性骨肿瘤，但是，所有骨软骨瘤中只有 2.5% 发生在脊柱，主要位于颈椎或上胸椎区域。孤立性骨软骨瘤是非遗传性疾病。而常染色体显性遗传的遗传病（多发性遗传性外生骨疣）的特征是在全身骨骼中形成了多个骨软骨瘤。骨软骨瘤是无痛的带软骨帽的骨生长，在宽阔的基部或干骺端上生长，首先出现在骨骺生长板上。因此，在生长板闭合之后，骨软骨瘤通常停止生长。

骨软骨瘤属于良性骨肿瘤的 1 期，潜在的，一般无症状。可触及的包块是最明显的症状，很少出现刺激周围软组织引起的疼痛。特殊的是，如果骨软骨瘤在椎管内生长，由于占位效应，可能缓慢进展压迫脊髓。普通 X 线片的诊断率低，CT 显示骨性病灶及其生长更有优势。此外，CT 扫描可以显示骨髓腔与骨软骨瘤的瘤巢和皮质的连续性（图 138-2）。重要的是要显示病灶的确切位置及其与椎管和椎间孔的关系。在 MRI 上，可以识别出软骨帽及软组织受累，神经根和其他解剖结构受压。病变在 MRI 中为混杂信号，包括骨骼和软骨。

恶变极为罕见；但在多发性遗传性外生骨疣的患者中，这种情况明显多见。但是，大多数骨软骨瘤并无症状。只有在外周软骨肉瘤确诊病例中，有时才能观察到典型的外生骨疣特征。生长板闭合后骨软骨瘤继续生长，以及 CT 和 MRI 影像上显示＞ 2cm 的软骨帽，需警惕是恶变。在这类情况下，活检是必需的，并且要包括软骨成分，因为大多数恶变都位于那里。

偶然发现且无症状的骨软骨瘤无须治疗。有

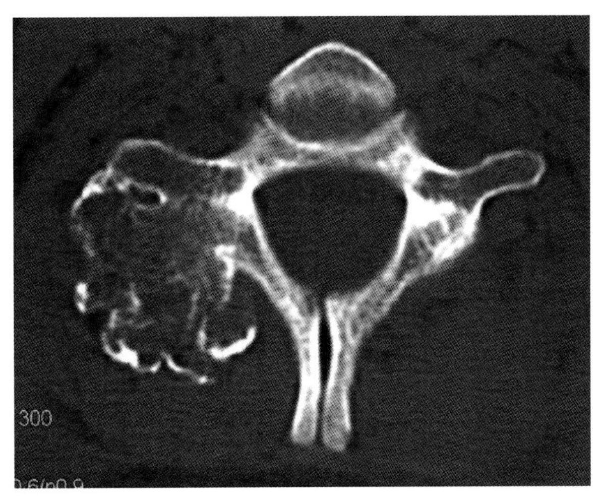

▲ 图 138-2 **35 岁女性患者，无症状。CT 扫描显示 1 期骨软骨瘤在 T_1 的后方附件结构生长。可见松质骨和皮质骨衔接的典型特征**

症状的骨软骨瘤可采用病灶内完整切除，以缓解部分相关症状（脊髓压迫、软组织撞击）。手术需确保去除整个软骨帽，以将复发率降至最低。去除病灶后，通常可以通过神经减压来恢复神经功能。辅助治疗无效。

（七）骨源性肿瘤

骨样骨瘤

定义：一种良性成骨性肿瘤，特征是体积小（< 2cm）、有限的生长潜能且较为严重的疼痛，通常对非甾体抗炎药（NSAID）有反应[24]。

骨样骨瘤通常位于后方结构，男性比女性更常见，且多发于年轻患者，几乎 50% 的病例发生在 10—20 岁。几乎都有疼痛症状，大部分存在夜间痛，与活动无关。发生于腰椎最多（> 50%），其次是颈椎、胸椎和骶骨。如果年轻患者出现夜间腰痛，阿司匹林可以缓解，则强烈提示骨样骨瘤的诊断，青少年中可伴随疼痛性脊柱侧弯或斜颈。这类脊柱畸形没有明显的旋转，也没有代偿弯（图 138-3A）；它们不是结构性的，而是椎旁肌痉挛导致，治愈肿瘤病灶即可缓解[25]。骨样骨瘤可在侧弯的凹侧的顶点处发现。骨扫描中锝同位素极强摄取可以定位病变（图 138-3B），而 CT 扫描可以确诊（图 138-3C）。多数情况下，病灶范围（瘤巢）约 1.5cm 或更小都足以诊断。病变多数情况下（但不是所有）位于后方结构，有时包括一小块致密骨，并被各种硬化区域所包绕（图 138-3C）。由于在整个受累脊椎中经常观察到病灶周围广泛的反应性变化，因此 MRI 在骨样骨瘤中具有误导性[26]。

对于有症状的病变，建议行开放或微创（使用内镜或显微镜）完全切除病灶的手术。硬化骨是反应性的，不需要去除，只要将病灶完全去除即可。病灶切除后疼痛迅速缓解，甚至术后即刻缓解。未完全切除通常会伴有局部复发，出现同样的疼痛[27, 28]。如果局部复发，建议再次尝试完全切除。如果在切除过程中破坏了脊柱的稳定性，则建议进行单节段脊柱融合术。

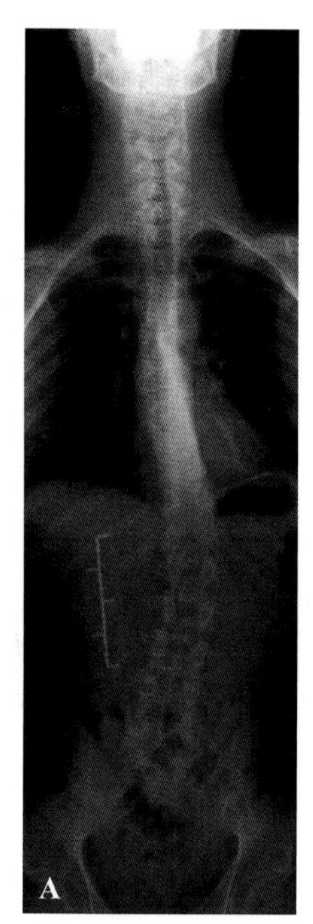

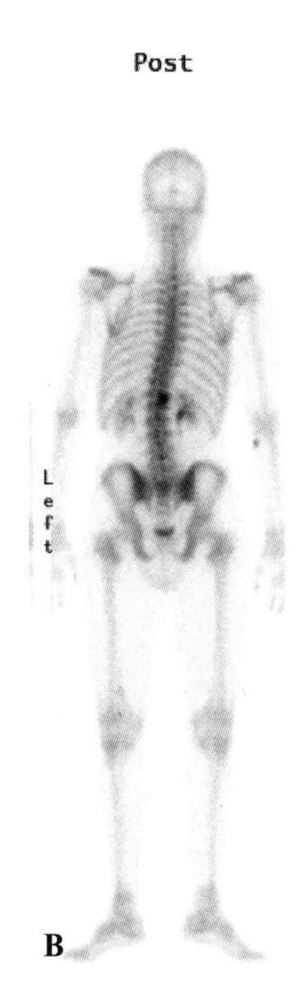

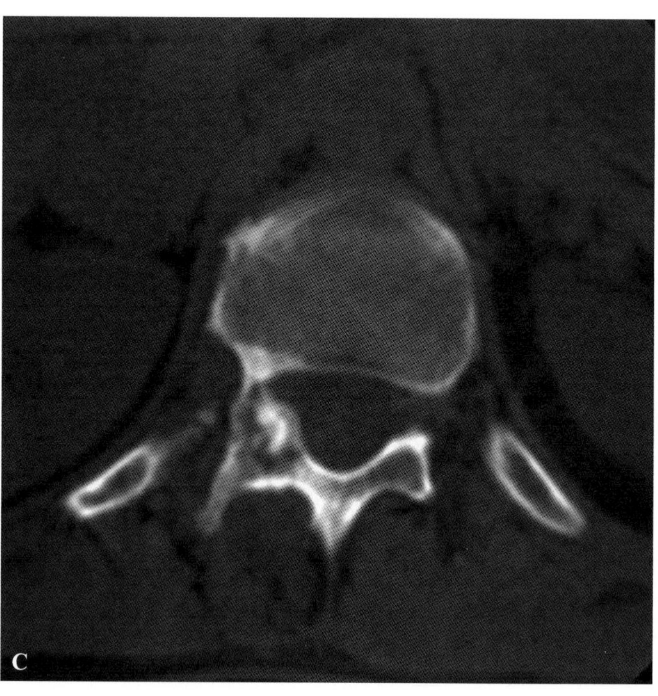

▲ 图 138-3 一名 12 岁男性患儿主诉夜间背部疼痛，站立位前后位 X 线片（A）显示脊柱左侧侧弯畸形，椎体中度旋转。锝同位素扫描（B）显示侧弯凸侧 L_1 节段摄取增加。轴位 CT 扫描（C）显示在 L_1 右侧椎弓根附近发现了骨样骨瘤，周围有反应性骨生成

长期服用NSAID可以与切除骨样骨瘤一样有效，而不存在手术相关的并发症，特别是在预计手术复杂或可能致残的患者中。使用此类抗炎药治疗可能需要长达40个月才能完全缓解[29]。如果药物可以完全控制疼痛且耐受NSAID长期治疗的不良反应，则保守治疗是可选项，但需要定期观察是否会发展为骨母细胞瘤。放疗无效，且可能有害。其他非手术治疗方法包括经皮CT引导下的射频消融术，目前这是肢体骨骨样骨瘤的治疗金标准。在最近的一项Meta分析评估研究中，对1772例通过射频消融治疗的骨样骨瘤患者（非特指脊柱病变）进行了报道，成功率为95%[30]。紧邻脊髓的骨样骨瘤行射频消融术需关注其安全性。使用射频消融术时，通常要维持90℃的温度6min，以实现有效的消融。通常，骨皮质缺如或距神经结构的距离＜5mm的病变被认为有脊髓热损伤的风险[31]。尽管如此，Yu等针对和神经组织之间仅隔1mm脑脊液空间的病灶，成功进行了射频消融术[32]。通过空气或盐水灌注的技术可以减少损伤的风险[33, 34]。但这项技术的效用最近也受到质疑[35]。

（八）骨源性肿瘤

骨母细胞瘤

定义：良性成骨性肿瘤，病灶直径＞2cm，周边是成骨细胞交织生成的骨突起[24]。

据报道，40%以上的骨母细胞瘤发生于脊柱，大多起源于脊柱后方结构。Enneking 2期的骨母细胞瘤在组织学上与骨样骨瘤不易区分，主要不同仅是瘤体直径。3期骨母细胞瘤向间室外侵袭。因此，超过半数的侵袭性骨母细胞瘤患者中出现神经症状。与骨样骨瘤一样，^{99}Tc骨扫描是一种可靠的筛查技术。CT是确定病灶累及位置和程度最优的影像学检查方法。CT扫描还可用于确定和辅助手术规划，以切除肿瘤并进行必要重建。骨样组织的形成总是存在的，主要是2期病变中显示骨化，而在3期，骨母细胞瘤的影像表现主要是放射状，边缘浸润，周围骨质硬化反应不明显（图138-4）。一旦出现神经根病或脊髓病的症状，MRI会非常好地确定肿瘤边界和软组织侵犯范围。

因此，3期骨母细胞瘤的临床和影像特点均

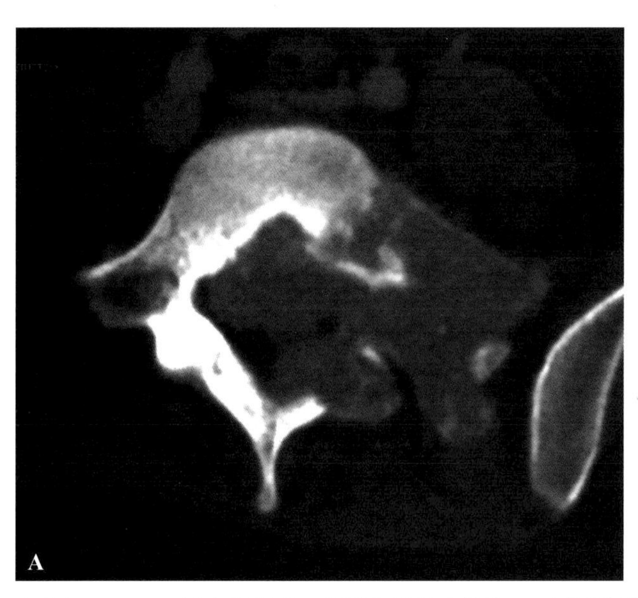

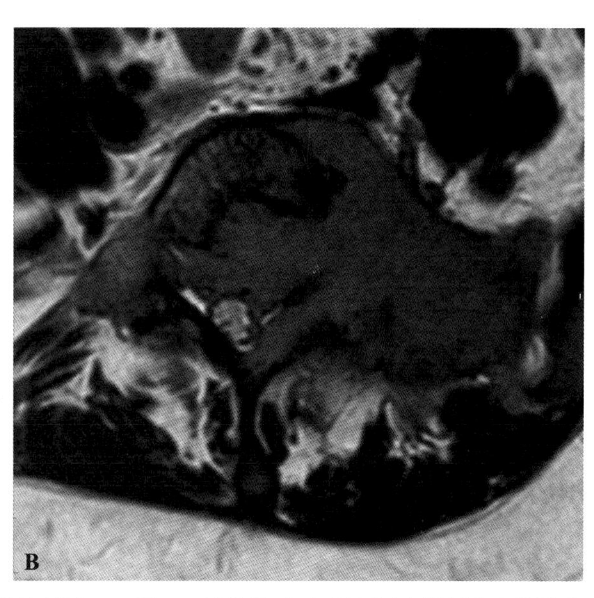

▲ 图138-4 **17岁女性患者，主诉夜间背痛伴随L_5皮节区下肢放射痛，L_5的CT轴位相（A）显示巨大的低密度值肿瘤侵犯了椎管并浸润椎间孔。病灶内少有成骨，骨组织边缘存在中度硬化反应。同一病例的MRI影像（B）示软组织肿块边界清晰；某些部位可见肿瘤浸润邻近组织；某些部位可见肿瘤边界清晰。细针穿刺活检诊断为3期骨母细胞瘤**

可能提示恶性成骨性肿瘤。如果没有给病理专家提供合适的样本，在组织学上甚至很难区分，因为骨肉瘤的组织学特征可能与 3 期骨母细胞瘤类似[36]。

治疗应根据肿瘤分期来决定，因为这样可能会显著降低复发率。局部复发率为 10%～20%；Enneking 3 期肿瘤的复发率是 2 期病灶的 3 倍[37]。病灶内完全切除术是 2 期骨母细胞瘤的首选治疗方法。对于侵袭性骨母细胞瘤，如果发病率和功能损失可以接受，建议行边缘性整块切除。术前肿瘤血管栓塞可能有助于减少术中出血。作者认为，对于不适合整块切除的 3 期肿瘤，以及无法手术的病例，应行病灶内切除联合放疗[38]，但尚存争议。多数不良反应报道集中在陈旧放疗技术相关的恶性变、脊髓坏死和脊髓损伤加重。

（九）富巨细胞肿瘤

巨细胞瘤

定义：良性但有局部侵袭性的原发性骨肿瘤，由单核细胞增生组成，其中散在大量巨噬细胞和大的破骨细胞样巨细胞[24]。

然而，在许多病变中都发现了巨细胞，包括动脉瘤样骨囊肿、骨肉瘤、软骨母细胞瘤和非骨化性纤维瘤。因此，诊断需要仔细的临床和影像学分析，以提供给病理专家参考。

巨细胞瘤（GCT）尽管在组织学上是良性的，但如果未予正确分期和治疗，则可表现出不可预测和侵袭性的临床行为，复发率很高。已有报道罕见的肺转移病例（在 Mayo 诊所[39]治疗的病例中，低于 3% 病例存在自愈情况，有时是致命的）。GCT 发生在成人（20—50 岁）中；在骨骼未成熟的个体中，也有例外。脊柱病变约占所有 GCT 的 15%，骶骨居多，而活动脊柱的发生率在 1.4%～9.4%。绝大多数发生在脊柱的前部。

疼痛是主要的症状，位于骶骨的较大病变可能表现出直肠和膀胱功能障碍。该病的病程有时漫长而发展缓慢，出现症状时可能是突然发生了病理性骨折（图 138-5）。

GCT 在 X 线片和 CT 扫描上呈溶骨性和膨胀性（图 138-6A）。很少能在早期发现 GCT，其边界清晰，可归为 Enneking 2 期。多数情况下，肿瘤内未见成骨，周围组织中未见骨反应。肿瘤侵蚀骨皮质和外膜，边缘模糊，MRI 显示软组织肿块。这些病例归属 Enneking 3 期，其稳定性在早期受到影响。

组织学诊断是必须的，因为可以在动脉瘤样骨囊肿、骨髓瘤中发现类似的影像，而在骨肉瘤中很少见（主要表现为某些病理性成骨）。

骶骨病变通常出现在偏心位置，而在活动脊柱中，GCT 主要位于椎体中央。

GCT 的典型组织学表现为多核巨细胞，散在于单核细胞和梭形细胞群中。肿瘤内可发现有继发性动脉瘤样骨囊肿样区域。从手术的角度来看，所有 GCT 的富血管区域都不容忽视。

一旦做出组织学诊断，基于 CT 和 MRI 扫描影像的肿瘤学和外科分期有助于治疗决策制订。在 3 期 GCT 中，据报道病灶内切除的局部复发率高达 50%，而整块切除后的局部复发率不到 10%[40]。整块切除技术几乎在脊柱的任何节段都具有挑战性。在骨巨细胞瘤常累及的骶骨区域，整块切除常导致最高的致残率和功能丧失。由于局部复发后，肿瘤本身和手术并发症相关的致残率风险很高，因此初次治疗需非常慎重。有报道，刮除和放疗后可以获得长时间无病生存期。选择性动脉栓塞术可减少术中出血，因此在病灶内切除前务必常规采用。由于局部复发，很多患者需要两次或更多次手术，这将极大地增加了手术致残率。在 GCT 的初次治疗时，不推荐将选择性动脉栓塞术作为单一治疗方案。而在某些情况下可以考虑采用[37]。然而，近些年由于地诺单抗在 GCT 治疗中的作用日益显著，上述这些治疗都失去意义。地诺单抗是一种单克隆抗体，可

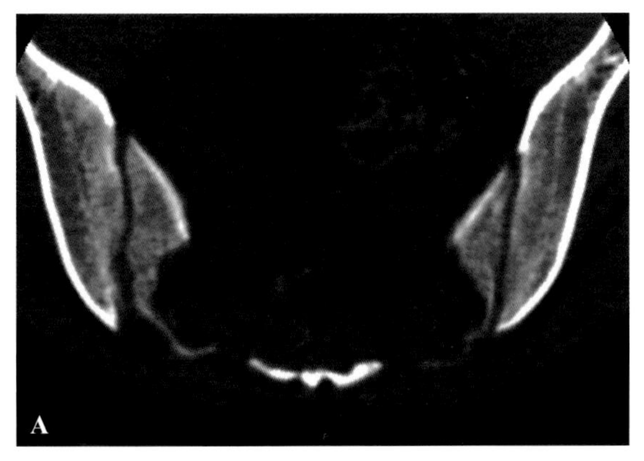
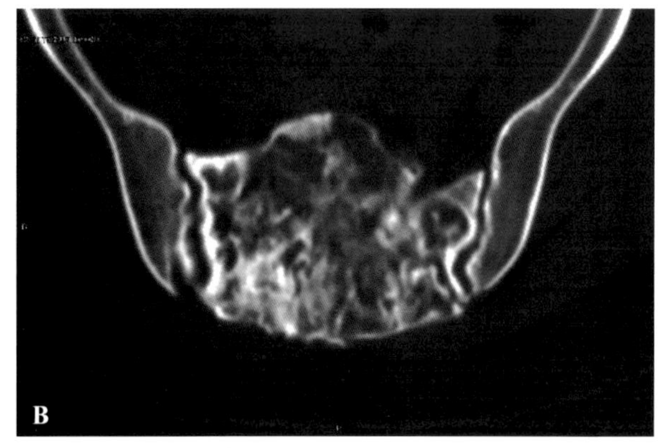

▲ 图 138-5 **12 岁女孩，主诉疼痛和括约肌功能紊乱。骶骨的 CT 轴位相（A）示 CT 定位芯针活检诊断为骨巨细胞瘤。用地诺单抗治疗（2013 年 5 月起），目前仍在用药（2018 年 11 月），没有不良反应。用药几个月后疼痛消失，括约肌功能改善。最后一次影像学随访（2018 年 7 月）的轴位 CT 扫描（B）显示溶骨病灶区域完全骨化和肿瘤块缩小**

通过阻止受体激活药的活化，来抑制多核巨细胞的发育过程中核因子 kappa-B 配体（RANKL）的合成。越来越多的证据表明，地诺单抗可有效治疗 GCT。

GCT 包含 3 种类型的细胞：多核巨细胞、基质细胞和单核细胞。GCT 的标志是表达高水平 RANKL 的多核巨细胞。RANKL 导致骨吸收。地诺单抗的第一项临床试验（包括中轴骨和肢体骨 GCT 在内）报道了治疗 6 个月时超过 85% 的患者的临床反应 [41]。在同一队列的组织病理学分析中，观察到多核巨细胞明显减少（＞ 90%）[42]。第二项临床试验（282 例患者）的结果与第一项试验相符：总体目标肿瘤缓解率为 75%，但大部分是部分缓解 [43]。2013 年 FDA 批准地诺单抗用于治疗无法手术的 GCT。Goldschlager 等于 2015 年发表文章，第一次使用地诺单抗作为脊柱 GCT 术前新辅助治疗。所有患者均对地诺单抗表现出良好的临床和放射学反应，并降低了硬膜外疾病和肿瘤钙化 [44]。地诺单抗的使用减少了肿瘤血管生成 [45]。2016 年，AOSpine 肿瘤知识论坛 [31] 推荐单一地诺单抗可以治疗无法手术的 GCT（图 138-6），也可以作为手术切除前的辅助治疗（图 138-5）。术前治疗时间建议为 6 个月或最大钙化 / 肿瘤缩小（图 138-5C）。但是，关于长期反应和药物不良反应的不确定性仍然存在。已经报道了有关停药后复发率的担忧，特别是在病灶内手术后 [46, 47]。这可以用 Mak 等的发现解释，尽管地诺单抗可以有效消除多核巨细胞，但真正的肿瘤细胞（基质细胞）仍然存在 [48]。在最近的系列研究中，短期治疗与轻度毒性相关，而长期治疗与 9% 的颌骨坏死风险及 4% 的非典型股骨骨折风险相关 [46]。此外，尽管因果关系无法确定，但已有文章发表报道这种治疗后发生恶性转化的病例 [49-51]。地诺单抗绝对是一种有价值的治疗方法，但与任何其他新治疗方法一样，必须对其保持警惕。

（十）脊索源性肿瘤

良性脊索肿瘤

定义：由脊索分化的良性肿瘤 [24]。

脊索是外胚层起源的胚胎结构，在发育过程中诱导和引导中胚层来源的间充质细胞形成脊柱骨架。

有时在成人中，脊索组织可能残留在髓核内或颅骨底部和骶尾骨区域（“颅内脊索瘤”），而在椎体内残留脊索组织的证据并不充分 [52, 53]。

脊索瘤是一种生长缓慢的恶性原发性骨肿瘤，即使没有客观病理学证实，脊索瘤起源于骨

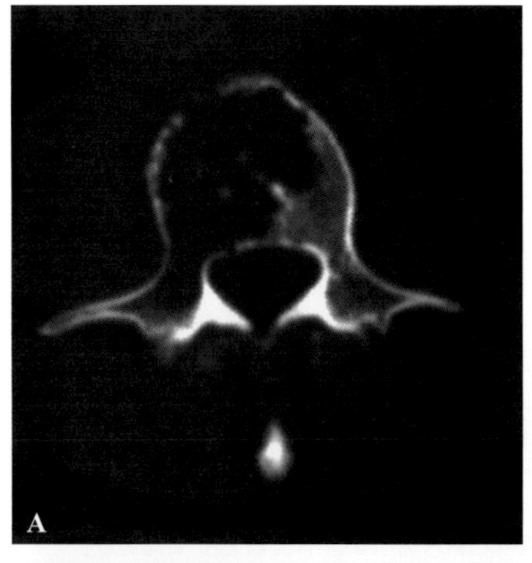
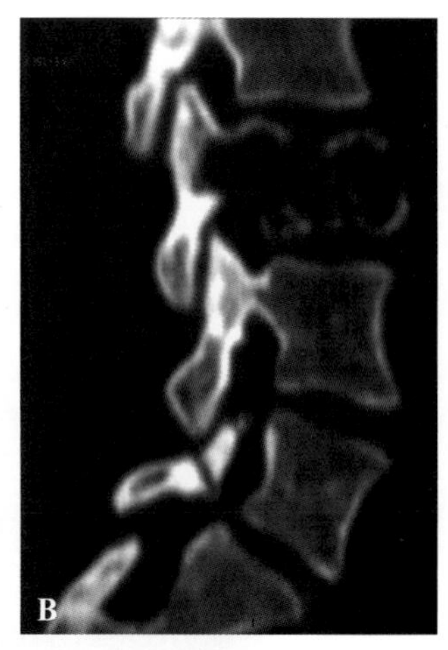
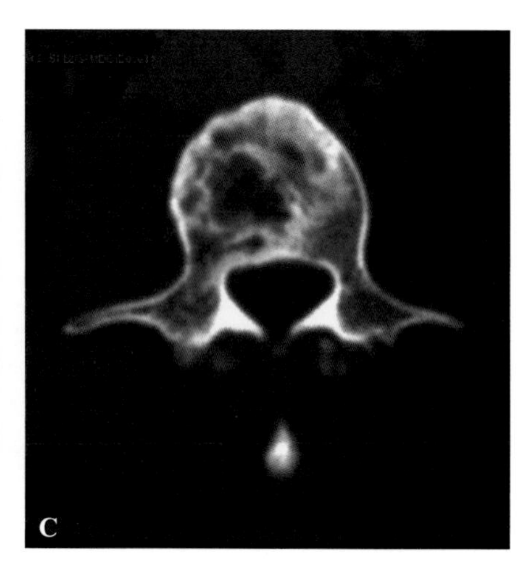
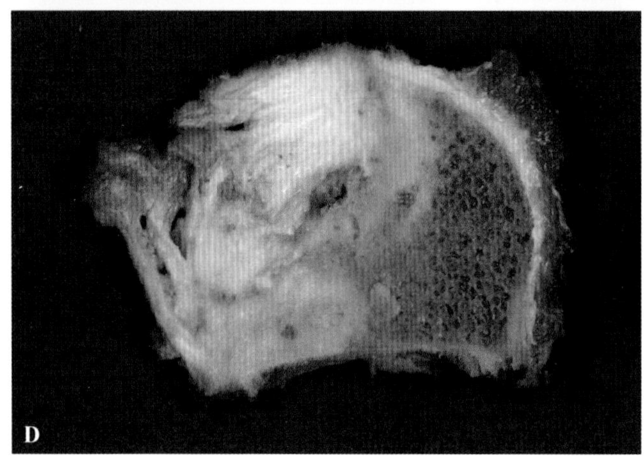

▲ 图 138-6 **28 岁女性患者，主诉夜间背部疼痛和站立不稳，CT 扫描显示 L_3 轴位相（A）和矢状位重建图像（B）。CT 定位细针活检诊断为骨巨细胞瘤。使用地诺单抗（2013 年 10 月起）作为新辅助治疗。C. 2014 年 7 月复查 L_2 轴位 CT 扫描。治疗第二个月后，症状立即缓解并消失。D. 该病例整块切除后的标本的大体切面（C）示足够宽的边缘性切除。肿瘤整体转变为纤维组织。组织学上巨细胞消失，而梭形肿瘤细胞仍活跃。地诺单抗于手术后停药。4 年随访，无局部复发和全身转移证据**

内残留的脊索组织也被认可。

良性脊索肿瘤可无症状，多数时候是偶然发现的 [54]。因此，它的分期是 1 期。它可能是脊索瘤的癌前病变 [55]。图 138-7 所示的病例证实了这类情况，在良性脊索瘤附近发现了脊索瘤。在 MRI 上，良性脊索瘤在 T_1 加权序列上呈低信号（图 138-7A），在 T_2 序列上呈高信号（图 138-7B）。在 CT 扫描中，它完全位于骨内（图 138-7C），其特征是骨小梁结构更致密，无溶骨性改变，^{99}Tc MDP 不摄取。

一旦良性脊索肿瘤的组织学确诊，讨论的主题不仅是病变发展潜能，而且同样是治疗的需要。Mirra 和 Brien [56] 描述了最初的两个病例，9 年随访发现病变的临床影像、外观和大小没有改变；作者认为，这些巨大的病变是错构瘤，必须长期监测。Yamaguchi 等 [57] 认为，这是真正的良性肿瘤，出现后就会逐渐生长。虽然罕见，但更大的病灶也有转化为脊索瘤的潜能。因此，他们得出结论，这些病变无须手术治疗，但必须行 CT 和 MRI 及时监测。脊索瘤显示出广泛的骨小梁破坏、侵袭性，以及向软组织浸润，钆对比剂显像增强，而在良性脊索肿瘤中没有上述表现。

如果在邻近或密集的松质骨框架内出现溶骨破坏影像，必须进行活检（图 138-7E），以确认脊索瘤转变可能性。

从组织学的角度来看，即使两种肿瘤都以脊索细胞的增殖为特征，但在脊索瘤中，也发现了与良性脊索瘤不同的丰富的细胞间黏液样基质、浸润和骨小梁破坏、核分裂异常、有丝分裂和坏死区域。

良性脊索瘤治疗决策过程中必须考虑转变

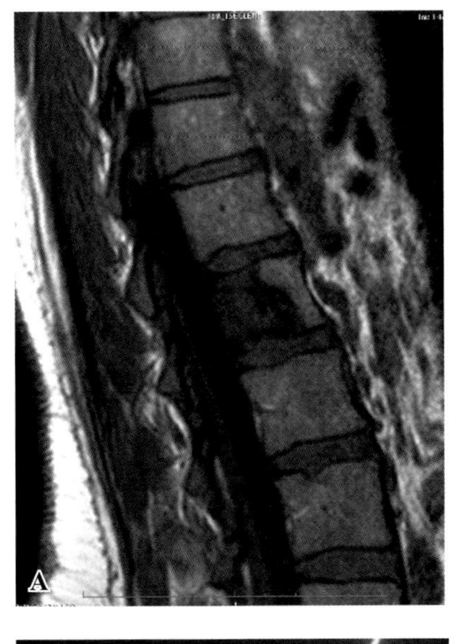

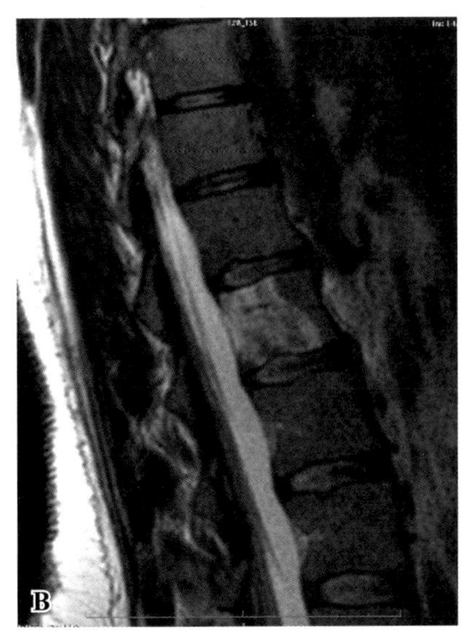

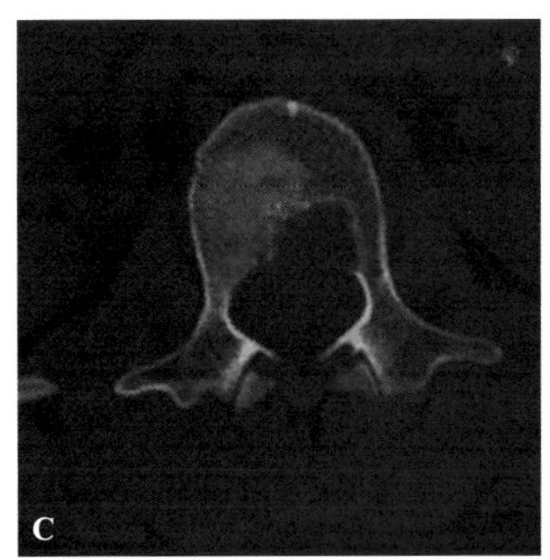

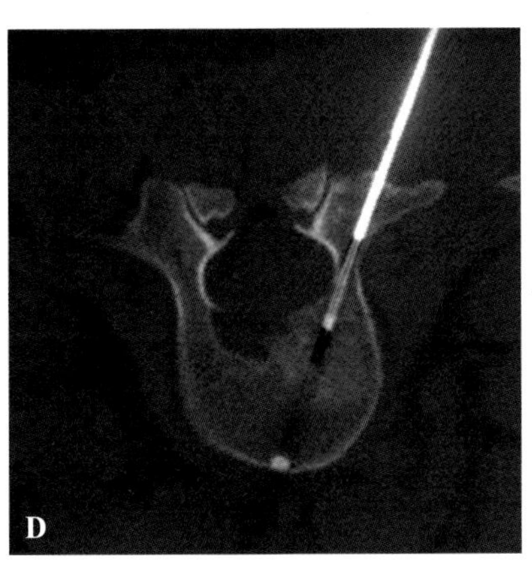

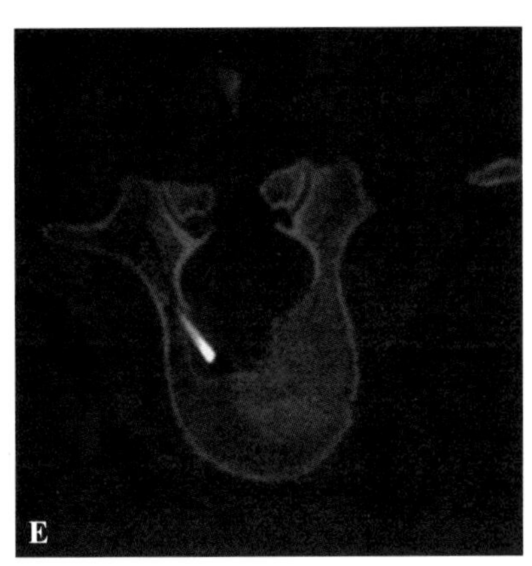

▲ 图 138-7 32岁女性的矢状位 T_1 加权（A）和 T_2 加权（B）MRI 显示 L_2 中存在 T_1 低信号和 T_2 高信号病变。轴位 CT（C）显示出浸润椎体后壁溶骨性病变和占据椎体大部分的硬化性病变毗邻。右侧的硬化性病变（D）行 CT 引导下芯针穿刺活检，诊断为良性脊索瘤，而左侧溶骨性病变（E）CT 引导下穿刺活检确诊为脊索瘤

为脊索瘤的可能性。进行手术或等待自然转归的决定不仅应考虑整块切除的致残率和所需的功能牺牲，还应考虑将来在脊索瘤中获得无瘤切缘的难度。

如果没有长期的局部控制措施，微创病灶内手术致残率较低，但并非最小化。放疗和药物的联合治疗仍然缺乏长期控制的证据。应当避免手术入路引起脊索瘤细胞播散，即使是在良性脊索瘤的治疗中亦应注意。

（十一）血管肿瘤

血管瘤

定义：由小口径或大口径毛细血管样血管组成的良性肿瘤[24]。

大多数血管瘤是无症状的，在对脊柱进行影像检查以诊断其他无关联症状时偶然发现。它们是脊柱最常见的良性病变，在一般人群中的实际发生情况尚不清楚。根据尸检标本，推测它占人群整体的10%～12%。大概只有少于5%的患者会出现症状[58]。

血管瘤通常在椎体中发现，有时扩展到后方结构，病变可累及单个或多个节段。

有症状的病变最常表现为背痛，更少出现神经功能受损，这是由于肿瘤引起皮质膨胀引或病理性骨折所致。

青春期或妊娠期间症状性血管瘤的发生率较高，支持了激素影响血管瘤的假说[59]。

普通的X线片可能会显示出椎体的垂直条纹（由于正常骨小梁增厚）和蜂窝状影像。这些影像在CT扫描上对应于“圆点”外观，被认为是

血管瘤的病理特征。在 MRI，血管瘤的 T_1 和 T_2 加权序列均为高信号。这与大多数病变 T_2 加权高信号但在 T_1 加权低信号相反。

无症状血管瘤（1 期）不需要任何治疗。仅表现为疼痛症状的病变可通过椎体成形术[60]、乙醇病灶内注射[61]，或单独放疗来治疗[62]。栓塞能有效减少术中出血，但与中长期疗效无关联，并且不建议将其作为独立治疗。

对于具有神经系统损害的侵袭性病变，选择直接减压联合病灶内肿瘤切除最为适宜。由于这些病变是高度血管性的，因此最好在血管栓塞后进行此操作。病理性骨折可能需要手术治疗以稳定脊柱并防止脊髓损伤。同样，这可以与栓塞和（或）椎体成形术同时进行。当无法完全切除时，放射治疗也可以作为手术的辅助手段[63]。

（十二）血管肿瘤

上皮样血管瘤

定义：由具有内皮表型和上皮样形态的细胞组成的局部侵袭性肿瘤[24]。

这是一种非常罕见的血管肿瘤[64]；其中一些以前被诊断为血管内皮瘤。它是 3 期良性肿瘤。它的行为具有侵袭性，被认为是介于良性和恶性血管性骨肿瘤之间的交界性肿瘤[65]。上皮样血管瘤是一种溶骨性肿瘤，多数形态分明，有时可膨胀生长，有分隔的肿块侵蚀骨皮质并浸润软组织。

对这一 3 期肿瘤的治疗，建议行整块切除。如果由于肿瘤边界的侵蚀，采用边缘性整块切除会导致不可接受的功能丧失的致残率，则应采用病灶内全切除和放疗相结合的方法。

（十三）肿瘤样病变

动脉瘤样骨囊肿

定义：由多个血性囊腔组成的具有破坏性、扩张性的良性骨肿瘤[24]。

先前认为动脉瘤性骨囊肿本质上是一种反应性病变，是由循环异常导致的静脉压升高并引起血管网络样扩张。自 1999 年以来，动脉瘤样骨囊肿的肿瘤属性受到有力证据的支持[66]。动脉瘤样骨囊肿可以作为原发性病变出现，也可以在其他肿瘤病变（如骨巨细胞瘤、成骨细胞瘤甚至转移瘤）内发生。这对进行 CT 引导活检的介入放射科医生尤其具有价值。当在影像学提示动脉瘤样骨囊肿样病变的区域时，活检也应从实体部分取得组织，以便做鉴别诊断。动脉瘤样骨囊肿总是有一个由梭形细胞组成的实体部分，大多数情况也含有多核巨细胞。动脉瘤样骨囊肿经常发生在脊柱，约占全身病变的 14%[39]。

动脉瘤样骨囊肿通常发生在 30 岁以下的年轻患者中。在 60% 的病例中，肿瘤偏心分布。大多数病例位于腰椎和颈椎。

动脉瘤样骨囊肿可以表现出局部侵袭性，即为 Enneking 3 期。背痛是最常见的主诉（见于 95% 的患者），有时伴有肌肉痉挛、脊柱僵硬和继发性脊柱侧弯的症状。在所有动脉瘤样骨囊肿的患者中，多达 40% 可能会出现神经症状，主要是由于神经根受压所致[67]。

X 线片显示膨胀性的溶骨腔，栅栏样的骨小梁形成带有薄皮质边缘的肥皂泡状外观。病变通常不局限于单个水平，而是累及两个或多个水平，在大约 40% 的病例会跨过椎间盘间隙。

在 MRI 和 CT 扫描中，经常可以观察到多个液平面（图 138-8A）。这些是由于两种囊肿内容物（血液和膜）的不同密度所致，这可以被认为是动脉瘤样骨囊肿的病理学表现。骨皮质通常呈蛋壳状，菲薄并膨出。病变富含血管，但是即使这一特点非常明显，也很少能在血管造影中得到证实。过去，标准治疗是外科手术切除。有的文献综述仍建议（基于非常低质量的证据）行病灶内全切术[3]。据报道局部复发率约为 10%。

术前必须进行选择性动脉栓塞，这是为了减

少术中出血并保证手术过程的完整和安全。如果切除牺牲了结构骨成分，则必须进行重建和植骨以进行骨融合。放射治疗对这些病灶作用有限，而且还有不良反应，对儿童生长有影响，后期有可能导致畸形，也有可能对脊髓有潜在不利影响，有时还会导致严重后果[68]。但放疗可以作为术后辅助治疗。

在最近的一项多中心研究中[69]，根据最终手术切除组织边界的病理学结果，比较手术切除与选择性动脉栓塞（selective arterial embolization，SAE）的有效率，两种治疗选择均被证明是可行的。决定选用哪种治疗方法应仔细考虑每个患者病情的独特性、脊柱动脉瘤样骨囊肿的大小和位置，以及手术医生对这些技术的熟悉程度。已有报道称选择性动脉栓塞可作为一种独立的治疗方法（图 138-8）。初步结果是可喜的，观察到肿瘤的钙化和消退[69, 70]。

这些技术的主要不便之处在于这些病例中有 35% 的患者需要进行 6 次以上的治疗，从辐射暴露的角度来看这是一个值得关注的问题[31]。然而，最近的病例报道失败率接近 30%[71]。从系统性文献综述的角度看[31]，由于文献质量较低，推荐选择性动脉栓塞成为动脉瘤样骨囊肿的独立疗法的循证级别较低。多数情况下需要联合多种治疗，辐射显露问题也值得关注。

地诺单抗是最近的一种很有吸引力的治疗，这是一种通过阻断细胞因子 RANKL 实现抑制破骨细胞功能的人单克隆抗体。地诺单抗用于治疗骨巨细胞瘤和类似免疫组化特征的肿瘤时显示出令人满意的结果，这提示它也可能对动脉瘤样骨囊肿有效[72-74]。从系统性文献综述中看[31]，将地诺单抗作为动脉瘤样骨囊肿的独立治疗方法推荐的循证级别较低（其文献质量非常低），因为仅有体外研究和病例报道公开发表。在非常特殊的情况下可以考虑使用地诺单抗。

有文献报道经皮注射促纤维化药物 / 乙醇 / 类固醇药物有令人鼓舞的效果，复发率也很低。但是，这些药物应谨慎使用，因为可能会经由肿瘤中扩张的血管，从而进入全身血管。最近的经验强调干细胞注射的治疗效果[75, 76]。这种治疗的

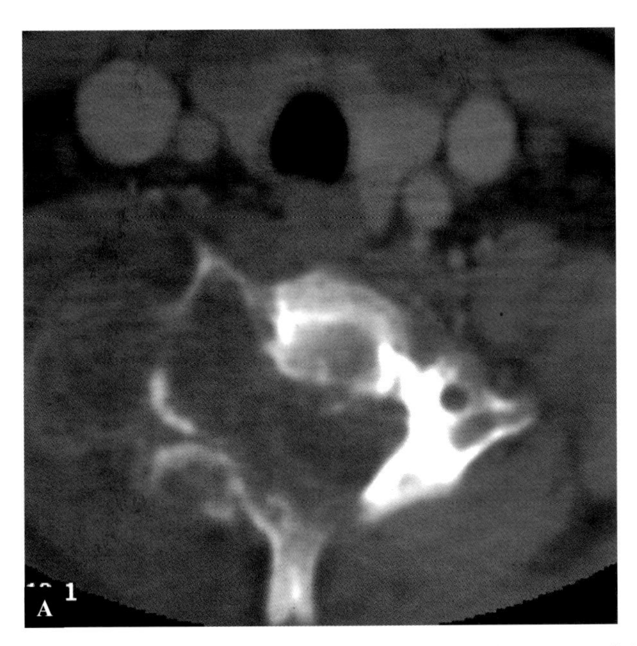

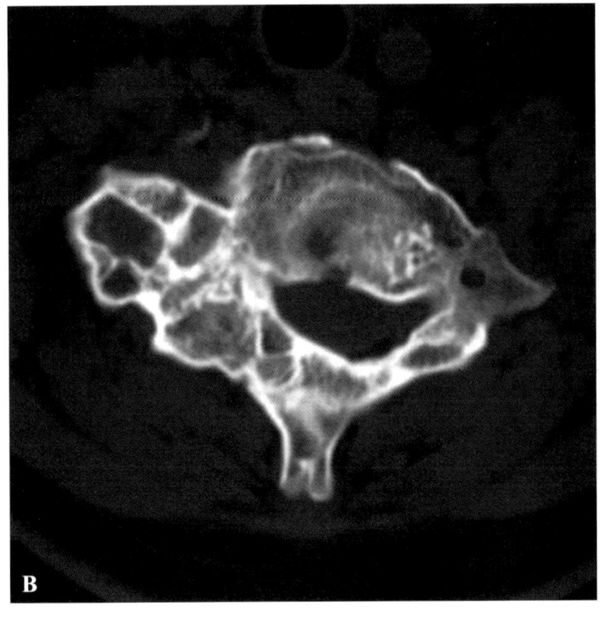

▲ 图 138-8　**15 岁女性患者，主诉颈部疼痛，右上肢夜间疼痛无力，诊断为 C_5 动脉瘤样骨囊肿（A），接受选择性动脉栓塞治疗。1 个月后疼痛消失，3 个月后运动无力完全恢复。栓塞部位总数为 7 个，无不良反应。随访 6 年后进行最后一次 CT 扫描（B），无症状，无疾病迹象**

原理是基于刺激骨组织中自然存在的活性细胞，以促进囊肿的愈合，促进骨诱导和骨传导特征。

最近提出了经皮注射多西环素[77, 78]。在骨骼和软组织恶性细胞培养中，多西环素显示出抗肿瘤特性，可抑制金属蛋白酶（MMP），抑制破骨细胞功能并诱导破骨细胞凋亡。在初步研究中，在超过 24 个月的随访期中，患者显示出治愈和 5% 的复发率。在系统性回顾中[31]，因文献质量较低，将多西环素作为动脉瘤样骨囊肿的独立治疗药物的建议循证级别较弱。结论实际上是不推荐也不反对使用多西环素治疗动脉瘤样骨囊肿。在非常特殊的情况下可以考虑使用。

（十四）肿瘤样病变

嗜酸性肉芽肿（Langerhans 组织细胞增生症）

定义：病理性 Langerhans 细胞单克隆增殖和可能的肿瘤性增生[24]。

所谓的“嗜酸性肉芽肿”是单独发生在骨的 Langerhans 组织细胞增生，通常发生在 10 岁以下的儿童中。在 10%～15% 的病例中有椎骨受累。Langerhans 组织增生症患者中约有 20% 累及脊柱[79]。病变经常出现在脊椎的多个节段上，因此建议对 Langerhans 组织细胞增生症患者进行同位素骨扫描以明确受累节段。大多数情况下表现为孤立性病变，并经常位于胸椎；少数情况下系统性发病，在极少数情况下甚至危及生命。

嗜酸性肉芽肿由网状内皮系统中的含脂质组织细胞异常增殖所组成，是一种良性的、多数情况下导致骨骼破坏的自限性疾病。最初发生溶解性病变，可影响脊柱多节段，部分或完全破坏椎体，很少导致明显的疼痛。大多数病例无症状，神经症状除外。起初，嗜酸性肉芽肿在 CT 上显示为溶骨性病变，侵蚀椎体，周围伴有在 MRI 的 T_2 加权像上呈快速摄取的软组织。该病在 MRI 上的异质性表现，再加上病灶周围的水肿，容易被误诊为更具侵略性的肿瘤，如淋巴瘤或尤文肉瘤。当椎间隙受累时，需要鉴别是嗜酸性肉芽肿还是感染。这两种情况都必须进行活检。一旦明确诊断，就需要进行全面的临床、放射学和实验室评估，以除外该病的骨外受累。没有任何软组织肿块的“直立硬币”外观或“扁平椎”是椎体嗜酸性肉芽肿晚期的病理学特征，偶然可以在无症状患者中发现。在这些情况下，无须进行活检，但应谨慎行影像学检查，以评估病变的潜伏期，以及最终在未发生软骨内骨化的区域评估椎体的重建，并且年龄越小预期越好[80, 81]。在少数情况下，患者主诉急性疼痛，可早做诊断。嗜酸性肉芽肿发作的理想治疗方法包括短暂卧床休息，然后配以矫形器或不可脱卸支具。局部类固醇注射有效果。在出现神经系统损害的特殊情况下，活检和减压是首选。手术减压应包括使用刮除术或高速磨钻进行病灶内切除及后续骨移植。复发不常见，减压后神经系统多有改善。多灶性发生是全身性疾病的征兆，可以仅涉及骨骼系统或涉及骨骼系统和内脏器官。在这种情况下，必须将患者转诊给儿科肿瘤医生，以进行激素治疗及化疗。

二、结论

良性肿瘤占所有原发性脊柱肿瘤的绝大多数。通常疼痛是唯一的临床症状，尽管较大的病灶也可能出现严重的神经系统症状和（或）病理性骨折。必须了解不同肿瘤类型的生物学行为，以决定最合适的治疗方法。

对疑似脊柱肿瘤患者的临床和影像学应系统评估。尽管影像学检查可以缩小鉴别诊断的范围，但通常需要活检以确诊。

特定肿瘤的侵袭性分期是选择合适治疗方案的关键。

- 如非必要，避免高致残率手术。

- 在侵袭性良性肿瘤中，果断采用整块切除方式，以获得适当的切缘。
- 新技术是一种有效的辅助工具，目的是按照肿瘤学原则帮助彻底清除肿瘤。不完全或不合适的切除方式会导致肿瘤复发，这是最严重的并发症。
- 相反，局部和全身综合治疗也降低了对手术的依赖。虽然需要更大样本研究进行最终评估，但这些解决方案中的多数是有希望的。

脊柱良性肿瘤（及恶性肿瘤）治疗决策过程中的关键点是：最优手术切除边缘与技术难度、治疗相关的功能损害之间的平衡。

三、致谢

感谢 Carlo Piovani 提供档案研究、影像和协助编辑。

第139章 脊柱原发性恶性肿瘤

Primary Malignant Tumors of the Spine

Stefano Boriani 著

董 健 李熙雷 译

一、概述

原发性脊柱恶性肿瘤非常罕见。由于很难进行合适的手术切除，且缺乏非常有效的术前化疗方案，因此脊柱原发恶性肿瘤的预后很差。在一组为期17年的1971例肌肉骨骼肿瘤患者调查中，只有29例（1.5%）胸腰椎原发性骨肿瘤，其中包括8名儿童[2]。分析43 735例原发性骨肿瘤病例[1-6]，其中1851例肿瘤（4.2%）位于骶骨上方的脊柱。据统计，其他的脊柱病变，如腰椎管狭窄、神经根型颈椎病和急性脊髓损伤的发生率分别为每年每100 000人中分别有300例、83例和5例[7]，相比脊柱肿瘤的发病率要高得多。这些相对较低的患病率解释了为什么这些肿瘤常常被漏诊和误诊，也导致了临床上的不正确的治疗。因此，必须要了解脊柱肿瘤早期识别的诊断和治疗策略的基础知识。此外，还要掌握原发性和转移性肿瘤的鉴别诊断要点。

（一）诊断和分期

如果怀疑原发性脊柱肿瘤，则必须充分的询问病史和体格检查。一旦成立，就需要对患者进行彻底的评估，以制订全面的治疗计划。

患者的评估包括从病史（包括家族史）开始的综合性评价、全面彻底的体格检查和病灶的局部影像学检查，如果是转移，还需要进一步的全身成像检查。一旦完成评估，还需要对病灶进行组织学评价，以完善最终的诊断和治疗计划。

（二）临床表现

在普通人群中，与活动有关的背部和颈部疼痛是非常常见的主诉，尤其在成年人中，主要与椎间盘突出、退行性变和脊椎滑脱有关。这些症状首先应通过锻炼、疼痛处理和保持正确日常生活姿势来解决。

相反，当有恶性肿瘤病史（现在、近期甚至是几年前）的患者开始抱怨背部或颈部疼痛时，首先应怀疑脊柱肿瘤，特别是疼痛为进行性、持续性、与活动没有密切关系、夜间痛或夜间加重。肿瘤的生长可能引起椎体骨皮质的膨胀，导致疼痛、病理性骨折和椎旁软组织的浸润。有些情况下，疼痛与神经根、马尾神经和（或）脊髓的急、慢性压迫有关，导致根性痛、运动无力、麻木、麻痹，以及大小便功能障碍。

仅根据症状和临床表现，很难推测出原发肿瘤。尽管与转移瘤相比，疼痛不常见，但疼痛仍是脊柱原发恶性肿瘤发作时最常见的症状；脊髓受压和病理性骨折的发生率也较低。

潜在的病灶（大多数血管瘤、纤维异常增生、骨软骨瘤）无症状，常常由于其他原因进行的影像学检查时偶然诊断。

脊索瘤的偶发病例也有报道。这种恶性肿瘤的特征是生长非常缓慢。当在骶骨中出现脊索瘤时，发现很晚，且已经达到很大尺寸。

青少年伴有疼痛的脊柱侧弯强烈提示骨样骨瘤或骨母细胞瘤的可能，在常规 X 线图像上不可见。但是，这种脊柱侧弯的特点是只有固定侧弯，不伴旋转和代偿弯。

（三）影像学

普通 X 线通常是基本的成像方式，可以偶然发现肿瘤。这种方式在某些情况具有诊断意义，因为某些肿瘤在 X 线片上具有不同的特征。

锝同位素骨扫描有助于定位病灶，以及检测和定位多个病灶。

CT 扫描可以显示出骨的结构，能够确定肿瘤是否穿透椎体皮质。

正电子发射断层显像（PET）的作用越来越重要，尤其是可以用来鉴别肿瘤和感染性疾病。

由于某些肿瘤具有特征性影像学表现，根据影像学检查（CT 和 MRI 扫描）可以做出初步诊断。巨细胞瘤和尤因肉瘤是溶骨性改变。大多数骨肉瘤是以边界模糊的广泛侵袭性病理性骨成骨为特征。动脉瘤性骨囊肿的典型特征像多室的气球（多囊性改变），内含两种密度的物质。由后壁向前发展的椎体松质骨浸润性侵蚀提示脊索瘤。来源于后方附件的软组织块伴有圆形钙化灶是周围型软骨肉瘤的典型特征。

血管造影可显示肿瘤部位的丰富血供。选择性动脉栓塞已成为减少术中出血的必不可少工具，从而改善术后病程和减少并发症。

（四）诊断研究

组织学诊断应始终通过活检来实现。所有临床、实验室和影像学研究对于诊断非常重要，并有助于选择最合适的活检技术。

（五）活检

活检的目的是获得能代表被检查的肿瘤性质的标本，其数量要满足组织学和超微结构分析及免疫染色检查。外科医生必须能够识别肿瘤有活力的组织，并与坏死组织或反应组织区分开。

可以使用 3 种传统形式的脊椎活检：切除、切开和穿刺活检。切除活检仅适用于影像学可以确诊的肿瘤（如类骨样骨瘤），但大多数脊柱病变需要进行切开或穿刺活检技术活检。使用小号的穿刺针活检可能存在抽样误差和标本量的不足的缺点。作者首选的技术是在 CT 扫描引导下通过 12 号套管针进行活检。粗套管针可确保取出的样本量足够做组织学及免疫组化检查。CT 还可以找到椎体内的小病变。术中冰冻切片检查仅用于当诊断大致明确或只需要进一步证实，不建议将其用于原发性肿瘤。最常见的情况是无法切除的转移瘤组织压迫了脊髓，在减压过程中不得不通过冰冻切片确认其诊断。

仅有很少的情况下，可以不对原发性脊柱肿瘤进行活检。外科医生很少能够仅通过 CT 和 MRI 诊断肿瘤性质（除某些骨样骨瘤和软骨肉瘤），从而立刻决定手术方案。尽管这样可以避免活检的许多弊病并有利于实施肿瘤手术原则。

经椎弓根活检是不侵入硬膜外腔，从椎体中获取肿瘤标本的正确方法。椎弓根必须通过钻头或通常用于放置螺钉的工具预钻。钻孔必须非常小心，以免穿破椎弓根而导致硬膜外腔污染。用小的直形刮匙，取出肿瘤标本。穿孔的椎弓根必须填充丙烯酸骨水泥，以防止肿瘤溢出。可以将软组织通道与周围的肌肉一起切除。

不充分或不恰当的肿瘤活检总发生率＞ 1/3，这严重改变患者的治疗模式，在脊柱病变中的发生率甚至可能更高。原因很明确：脊柱肿瘤根治性的手术时几乎不可能切除活检通道。设计活检手术通道的第一要则是：手术过程中能切除活检通道。在脊柱中、后方附件肿瘤可以做到根治性切除。脊柱存在着硬膜外腔，这是一个不应被污染的间室外区域。由主治医生而不是转诊医生进行活检，可以显著降低与活检相关的风险。

也可以通过组织培养来排除感染。当鉴别诊断的范围比较小，且组织学上易于区分时，细针穿刺活检可能是理想的方法。对于复杂病变和具有难以诊断的病变，细针穿刺的标本量通常不够。在行根治性手术前，最好先切开活检明确诊断。如果正确的肿瘤术前分期已经完成，并且冷冻切片可提供明确的诊断，则两种手术都可以一次完成。活检过程中使用的手术技术会影响手术的效果和术后并发症的风险。

进行活检时，应遵守许多基本原则以防止肿瘤污染周围组织。设计好从皮肤到肿瘤的活检通道，以便在根治性整块切除过程中将其与肿瘤一起切除。如果肿瘤已经累及了硬膜外间隙，几乎是不可能的、甚至根本不可能在脊柱肿瘤的手术中做到活检通道的整块切除。与肢体肿瘤不同，这个活检原则并不是脊柱肿瘤手术的标准方法。应避免横向切口和皮瓣。应该以最直接的入路到达肿瘤，而非骨科手术中常用的沿解剖间隙入路（所谓间室外间隙）。应小心处理组织，并应严格止血。除非绝对必要，否则不要进行骨切除或骨开窗。裸露的骨骼或未电凝的血管和受伤的肌肉出血会形成术后血肿，可能把肿瘤细胞带出预定切除范围，并污染原发灶近端或远端的组织。与四肢手术相似，必须切除活检或血肿污染的组织。即使是残留中等大小的血肿也可能使手术目标无法实现。一旦显露肿瘤，必须切除足够的组织。

应取得足够多的样本，以进行组织学和超微结构分析和免疫染色。软组织肿块的边缘通常对活检最有帮助，因为中央部位经常坏死。外科医生应保持标本的完整结构，避免压碎或扭曲标本。如果存在软组织成分，则应做冷冻切片。最后，如果要在一次麻醉下进行肿瘤切除，则必须弃用活检期间使用的所有器械。手术开始前应重新铺单，外科医生应更换手术服和手套。如果计划进行融合，则应另外使用器械取骨。

（六）恶性肿瘤的分期

外科医生必须充分了解肿瘤的生物学行为，才能制订出一个能够兼顾治疗的有效性和致残率的治疗方案。Enneking [8] 提出以四肢原发肿瘤的生物学特性和肿瘤的侵袭性为基础的肿瘤分期系统，提出了手术切除的类型（瘤内、边缘、广泛或根治性）及预后（即 5 年生存率或复发率）。后来，该系统也应用于脊柱肿瘤 [9–12]。该系统将良性肿瘤分为三期（分别称为 S_1、S_2 和 S_3），将无转移的恶性肿瘤分为四期（分别称为 1A、1B、2A、2B），有转移的恶性肿瘤又分为两期，即间室内和间室外期（分别命名为 3A 和 3B）。该分期的依据是临床表现、X 线图像、CT 扫描 /MRI 影像学和组织学检查发现。以上每一类都与整体预后相关，也必然与基于边缘概念的手术步骤紧密联系 [13, 14]。

（七）低度恶性肿瘤

低度恶性肿瘤包括在 1 期中，细分为 1A［肿瘤限于椎体内（图 139–1）］和 1B［肿瘤侵犯椎旁间室（图 139–2）］。肿瘤没有真性包膜，但是可以看到厚厚的反应性组织假包膜被微小肿瘤灶穿透。沿假包膜的切除术通常会留下活动性肿瘤的残留灶；可以采用立体定向放疗或质子束辅助治疗，以减少复发风险。如果可行的话，首选的治疗方法是广泛性整块切除。

（八）高度恶性肿瘤

高度恶性肿瘤定义为 2A 和 2B（图 139–3 和图 139–4）。肿瘤生长如此迅速，以至于宿主没有时间形成连续的反应性组织。不断有肿瘤结

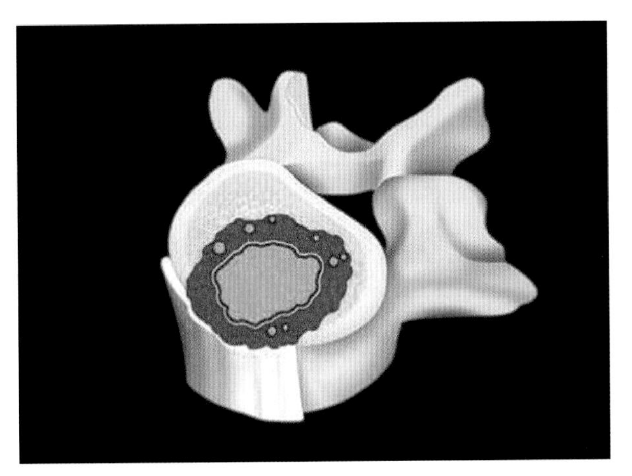

▲ 图 139-1 **1A 期恶性肿瘤：低度恶性，间室内。假包膜可能包括肿瘤小岛**

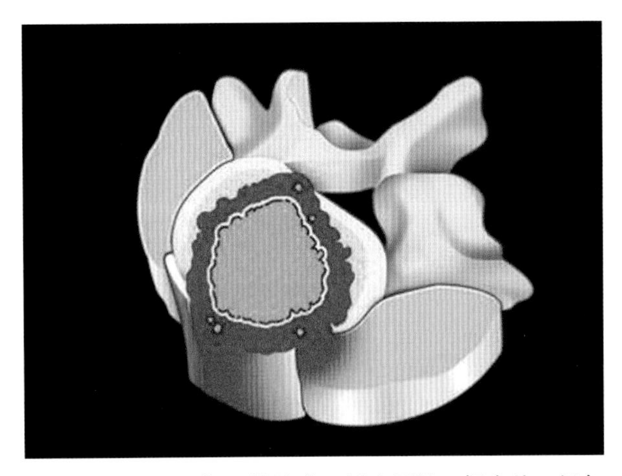

▲ 图 139-2 **1B 期恶性肿瘤：低度恶性，间室外。假包膜可包括肿瘤小岛**

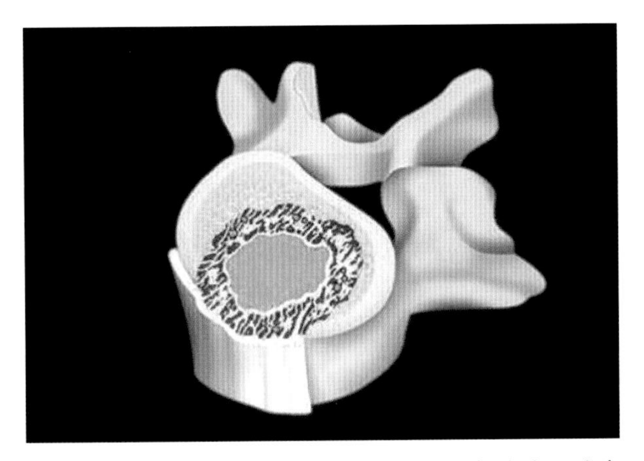

▲ 图 139-3 **2A 期恶性肿瘤：高度恶性，间室内。肿瘤累及假包膜全层**

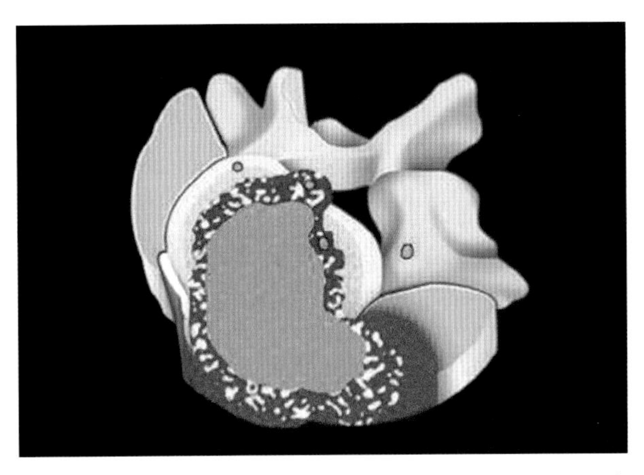

▲ 图 139-4 **2B 期恶性肿瘤：高度恶性，间室外。肿瘤累及假包膜全层。在主要瘤体之外可以发现一个小的瘤岛**

节（卫星病变）种植。此外，这些肿瘤可在距主要瘤体一定距离的地方形成肿瘤性结节（跳跃转移）。这些恶性肿瘤通常在 X 线片上显示为可透射线和破坏性的，并且在许多情况下看到有病理性骨折发生。2B 期肿瘤硬膜外腔的浸润迅速，特别是在小细胞肿瘤（尤因肉瘤、淋巴瘤）中，并且以半流体组织为特征，在穿透椎体皮质边界后能占据硬膜外腔。

切除的边缘必须广泛（因为不可能在脊柱上达到“根治性”切除的边缘），并且必须考虑放疗和化疗（根据肿瘤类型）以进行局部控制和治疗，避免远距离传播。有时因为解剖结构和功能限制无法达到理想的手术切缘。

（九）转移肿瘤

3A 和 3B 期描述的病变与 2A 和 2B 相同，但肿瘤已有远处转移。

二、术前计划

（一）辅助治疗

一些新发的脊柱肿瘤可能受益于新辅助或辅助化、放疗。在某些肿瘤(尤因肉瘤、骨肉瘤)中，新辅助治疗可导致肿瘤缩小和固缩，从而使肿瘤的侵袭性下降，提高整块切除率。其他肿瘤（软骨肉瘤、脊索瘤）对常规放疗和化疗耐受。加速粒子疗法和内科肿瘤学的新方案仍在研究中。

放疗在良性肿瘤中的作用有限，某些研究显示放疗后会有肉瘤变的风险，发生时间在放疗后的中位间隔时间为 14 年。

栓塞

血管造影已被广泛用于证实肿瘤部位的血供情况以及脊髓（前大根动脉）的血管分布。术前还用于选择性动脉栓塞，减少术中出血和术后血肿形成，缩短了术后病程并降低了病残率。

（二）切缘和手术计划

正如肿瘤分期一样，手术计划必须以肿瘤的自然病程为依据，考虑手术切除范围与病灶边界之间的关系。在表 139–1 [13] 汇总了手术技术、手术切缘与肿瘤分期的关系。Stener [15] 是第一个将这些概念应用于脊柱肿瘤手术的人，发表了多篇有关整块切除术的文章。后来，Roy–Camille [16] 和 Tomita [17] 普及了整块切除技术。随后出现了许多相关报道，提出了各种手术技巧和细节 [18–27]。

表 139–1 改良的 Enneking 分期与相应的手术切缘

Enneking 分期	切缘控制
S_1	除非进行减压或稳定手术，否则无须处理
S_2	瘤内切除 ± 局部辅助治疗
S_3	边缘整块切除
1A	广泛整块切除
1B	广泛整块切除
2A	广泛整块切除 + 有效辅助治疗
2B	广泛整块切除 + 有效辅助治疗
3A	姑息治疗
3B	姑息治疗

（三）WBB 分期系统

在 20 世纪 80 年代后期，Weinstein [28] 和 Boriani [29] 尝试以 Enneking [13] 对四肢的切除手术原则为基础并提出一个统一的脊柱肿瘤分期方法。他们通过回顾性分析，得出了肿瘤切除边缘的最重要的发现。

该系统称为 WBB（Weinstein–Boriani–Biagini）分期系统（图 139–5），已经接受了多次临床评估 [9–12]，并且最近由国际脊柱肿瘤专家跨学科小组进行了可靠性和有效性研究 [30]，结果发现此分期系统具有中等的观察者间可信度和高度的观察者内可信度。

WBB 分期系统评估横断面上的病变分区；脊椎被分为 12 个扇形区（按顺时针顺序编号为 1～12）和 5 层（从椎旁到硬膜为 A～E）。通过确定所累及的脊椎来记录肿瘤的纵向范围。如果想沿要求的边界切除肿瘤，尽可能地完成手术，该系统可以提供一个更合理的手术入路。

三、外科技术

（一）术语

必须使用通用术语交换信息和比较各机构之间的结果。现在使用的“椎体切除术”一词既描述了经瘤内的椎体蛋壳切除术 [31]，也描述了椎体的整块切除术 [5]。许多作者针对任何不含肿瘤的手术切缘都使用术语“根治性” [32, 33]。

显然，如果错误地用同一个名词来描述整块切除和大块切除术，将很难或者无法比较两者效果。

许多作者忽视或者没有意识到肿瘤边界的重要性，没有对肿瘤外科和组织病理学边界清晰地描述，就不可能评估任何外科治疗的结果。

为了强调通用语言的重要性，我们回顾了用于脊柱肿瘤 [29, 34] 的术语，这些术语是由 Enneking [8, 13] 提出的。

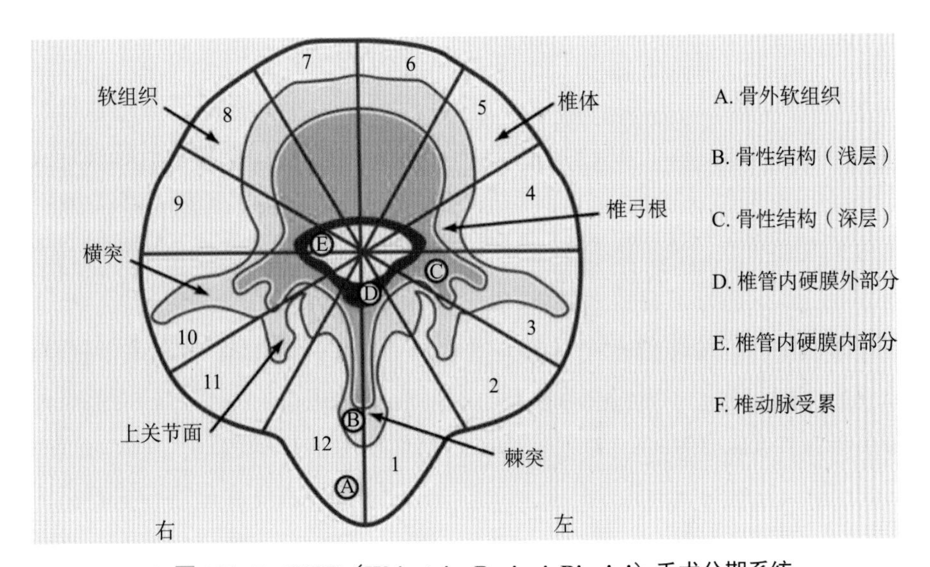

▲ 图 139-5 **WBB（Weinstein–Boriani–Biagini）手术分期系统**

横断面上脊椎被分为 12 个扇形区（按顺时针顺序编号为 1～12）和 5 个同心的“层”（从椎旁到硬膜为 A 至 E）。肿瘤的纵向范围也被记录

（二）病灶内部切除

肿瘤的分块切除（“刮除术”、“大块切除术”、“减瘤术”）是一个病灶内手术；手术经瘤，不可能获得完整的肿瘤边界。此手术适用于 S_2 期良性肿瘤和转移瘤。通过前入路和（或）后入路可以在任何脊柱节段上进行。必须考虑多种方法，以最大限度地去除肿瘤（所谓的“囊外切除术”，即切除肿瘤包膜）。然而，术后总会残留显微镜和肉眼可见的肿瘤，因此肿瘤局部进展不可避免。根据肿瘤的特征，可以结合局部辅助治疗。对于应该行整块切除手术但由于手术和解剖学限制的病例，在切除肿瘤后，必须予以辅助治疗。

必须考虑通过选择性动脉栓塞减少肿瘤血供，可明显减少出血，减少相关并发症，从而使外科医生能够完成切除手术。

（三）整块切除

整块切除是尝试将被一圈健康组织（无肿瘤的正常组织的周缘）完全包住的肿瘤作为一个完好整体进行切除。它需要组织病理学确认肿瘤病灶周围的切除组织（所谓的“边界”）没有肿瘤细胞。边界的屏障作用取决于其质量及肿瘤的侵袭性。当切除面位于正常组织的反应区外时，边界定义为“广泛”。边缘的质量及其厚度都至关重要。一层筋膜屏障可以代表广泛的边界，而 1cm 的肌肉或松质骨可能不足以形成可靠屏障。

制订整块切除的策略过程中的一个主要因素涉及可能需要牺牲部分功能，该因素与需要同肿瘤一起切除组织的性质、结构功能的重要性有关，这对于实现完整肿瘤的广泛边缘切除是必要的。

（四）边界的定义

- 边缘性边界—手术的切除面沿着反应区的边界，非常靠近肿瘤，可能留下肿瘤卫星灶。
- 病灶内边界—肿瘤的完整性被破坏，并且肿瘤标本没有被健康组织覆盖。
- 根治性边界—整块切除肿瘤及整个间室。一个例子是胫骨发生肿瘤行大腿截肢，或原发肩胛骨的肿瘤行肩胛骨切除术。因此，如果肿瘤被完全限制在脊椎内，根治性切除应该包括全脊椎及上下相邻节段的脊髓的整块切除。即便如此，如果肿瘤已经发展到硬膜外腔，则术语“根治性”

也将是不合适的，因为硬膜外腔被认为是从颅骨延伸到骶骨的间室外区域。

（五）姑息治疗

手术目的是为了改善功能，减轻疼痛（减压硬膜囊，稳定脊柱）；而不是为了有效地手术切除肿瘤或影响肿瘤自然进程。可能需要部分切除肿瘤以解除脊髓压迫。例如对由于潜在病变的机械性塌陷而导致的病理性骨折的固定、对骨髓瘤或其他对放疗 / 化疗敏感的病灶减压和固定，之后交给肿瘤科治疗。

> 手术技巧——整块切除
>
> 整块椎体肿瘤的各种切除技术都非常著名[15-27, 32, 33]。之前，我们介绍了 3 种典型的整块椎体切除手术，应遵循这些原则和术语。

四、椎体切除术（全椎体整块切除术）

（一）规划

如肿瘤仅包含在椎体中（在 WBB 分期系统中无 A 层浸润），在肿瘤学上可行单独通过后入路椎体整块切除术。只要涉及 A 层（图 139-6A），就需要通过前路直视肿瘤的前方生长情况，以便保留健康的外层组织（如胸膜或腰大肌），正确地实现计划边界。另一个明显的考虑因素是通过前入路操作更容易止血，并且是到达主动脉和静脉的最安全入路。

此处描述的胸椎和腰椎椎体的整块切除与 Roy-Camille 等[16]提出的对腰椎的切除相同，只是做了一些小的改动。建议在同一操作中分两个阶段进行：首先在俯卧位进行后入路，然后在侧位同时进行后入路和前入路（图 139-6B）。

实现在肿瘤学适用的切缘标准（图 139-6A）包括以下要求：至少一个椎弓根（第 4 或第 9 扇区）没有肿瘤，D 层无浸润或有限扩散至 D 层，且假包膜和硬膜之间有空隙。手术计划需要考虑以下因素。

- 肿瘤的纵向延伸、后续的切除水平（通过椎间盘或椎体）、由于肿瘤包裹或为了安全移动硬膜而要切除的神经根。
- 椎弓根受累（第 4 或 9 扇区），必须完全切除未累及的椎弓根，从受累的椎弓根侧进行前路入路手术。
- 椎间孔受累：在这种情况下，必须牺牲相应的神经根。

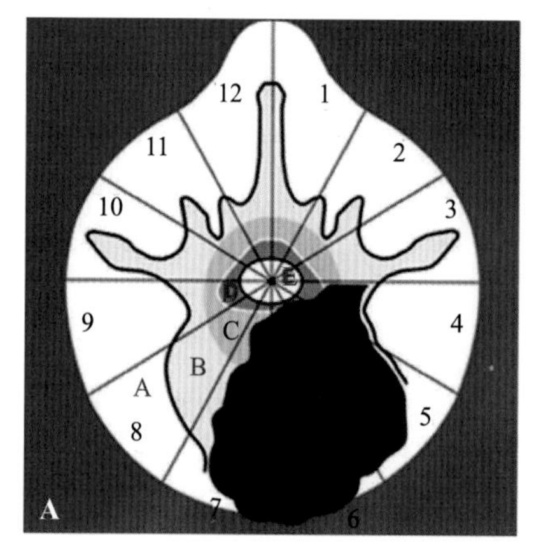

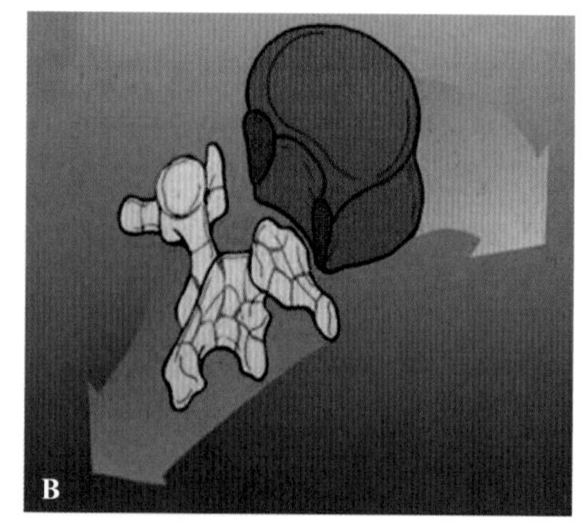

▲ 图 139-6 整块椎体切除术

A. 椎体切除术的适应证。至少一个椎弓根没有肿瘤，则可以在肿瘤学上适当的边缘进行整块椎体肿瘤的切除。B. 先后路切除后方附件，切断纵向韧带，并将后壁和硬膜的前表面分开。如果肿瘤长到椎体外，则应采用前入路保证肿瘤边界

- 要考虑将要牺牲的神经根功能价值，并获得患者知情同意。可能的后遗症是：持续性疼痛综合征、运动丧失、脊髓缺血。选择性血管造影可以显示出于肿瘤切除目的而被切除的神经根伴行血管发出的大根动脉。在决策过程中必须考虑到这一点。
- 需将生长到D层的肿瘤与硬膜完全分开（需要显微镜或头戴式放大镜）。
- 前入路选择前部肿瘤生长的一侧（A层）；从后路将椎体的另一侧与前部结构小心分离，因为从前入路不可能做到这一侧。

（二）后路

俯卧，屈曲膝关节和髋关节。仔细检查肩部和髂骨区域的软性支撑，以避免皮肤、血管和神经受损，并防止腹部和胸壁受到任何挤压。

进行纵向中线入路，包括患椎上方和下方至少两个椎体，将椎旁肌肉与后弓分离，对于L_4和L_5肿瘤显露到骶骨。此时可以植入椎弓根螺钉和（或）钩子。至少包括病椎上下各两个椎体，在切除椎体水平可以计划植入碳纤维假体，完成脊柱360°重建。重建遵循以下原则。

- 固定切勿停止在T_5等后凸的顶点。
- 在上胸椎肿瘤（T_1～T_3）中：必须考虑固定到颈椎上。可以用一对板或双棒，分别连接下方的椎弓根螺钉和上方的钩。
- 在胸椎（T_4～T_{10}）中：钩或椎弓根可以根据个人喜好选择。螺钉的一大优点是，一旦植入，就可以根据肿瘤学的需要，方便快捷地连接或断开与杆的连接。
- 在胸腰椎交界处（T_{11}～L_2）：椎弓根螺钉的优点从机械角度来看非常突出。
- 在腰椎：对于仅位于L_3的肿瘤，我们建议在病椎的上方和下方各固定一个节段，而对于L_4和L_5，则必须固定到骶骨。

对后方结构进行完全切除，其纵向范围要大于肿瘤的范围，以便显露需要切除的结构（椎间盘或椎体）。如果没有肿瘤，则将两个椎弓根切除。如前所述，双侧椎弓根受累没有办法进行严格意义上的不经瘤手术，因为切开受累椎弓根会进入病灶内边缘。如果牵涉到一个椎弓根，则将在患侧进行前路入路。

此时，可以通过椎弓根进行用于诊断确认的冷冻切片（如仅通过套管针进行诊断）。剩余的空腔将被丙烯酸骨水泥填充。尽一切努力避免任何肿瘤污染（更换器械、冲洗、覆盖健康组织）。

在胸椎手术时，从胸膜两侧解剖病椎上下各一根的两侧肋骨和病椎的肋骨，并从其根部切除10～15cm。显然，如果肿瘤累及肋骨，将在肿瘤包块及肋骨之外进行解剖。通过逐步止血来仔细钝性分离椎体的侧面。肿瘤累及椎体壁的一侧可与肌肉止点和（或）胸膜完全分离。该区域可以用明胶海绵或其他填充，以在前路入路时去除。Roy-Camille和Tomita将这一步骤描述为对他们的技术至关重要。在我们看来，只有当绝对确定没有椎骨外生长的肿瘤时，才执行这一手术步骤。

小心且完全分离硬膜囊与椎体的任何连接。为从后正中入路游离牵开硬膜囊，则需牺牲任一妨碍的神经根。

通过小心牵开硬膜囊，将可以辨认离断的水平。如果通过椎间盘，则用刀切断后纵韧带，并用合适的工具切除椎间盘。小心切断纤维环的外侧部，特别是在与所选择的前入路相对的一侧。如果经椎体切除，则可以在与所选前入路相反侧更深处开始截骨。

作为后方入路的最后一步，将明胶海绵放入椎体后壁和硬脑膜之间，以在前路手术时帮助识别该区域。然后，上棒锁紧螺钉，无须进行最终的步骤，如锁断螺钉。最后临时关闭切口。

（三）前路

患者侧卧（90°）并固定。根据不同节段，选择不同水平的后外侧切口：开胸手术（第 4 至第 10 肋间隙入路）或胸腰椎经膈肌入路或腹膜后入路。找到肿瘤并将其与邻近组织分开，保留适当的边界；结扎并切断节段血管，并使用可塑形的拉钩将内脏和主要血管牵开。再次打开后方切口。此时，外科医生可以看到 2/3 的椎体表面及椎体后壁，去除海绵并在硬膜和椎体后壁之间进行保护。将前方拉钩保护椎体前方及侧方的重要结构，完成椎体周围 360° 的保护。现在可以通过骨凿（如果通过骨骼）或通过刀及剪刀（如果通过椎间盘）来完成切除。

要进行 L_5 椎体整块切除，手术必须包括三个阶段。

- 无肿瘤生长或肿瘤累及较少的一侧的前路入路，以更好地从该侧解剖分离血管。
- 后入路。
- 后入路和对侧前方腹膜后联合入路。

根据我们的经验，由于主动脉和静脉分叉的限制，以及无法结合后路手术的位置，经腹膜入路似乎不适合整块切除手术。

（四）重建

重建必须考虑到椎体整块切除术需要牺牲的重要结构（肌肉、韧带、小关节），继而对结构、功能和脊柱稳定性造成的损害。考虑到联合治疗的长期效果比较好，重建既要达到即刻稳定也要做到长期无痛融合。这就是前柱重建为什么至关重要的原因，但在椎体切除术后仅行前柱重建不足以达到理想的机械强度。重建必须结合后路固定融合，以防止出现旋转不稳定性及矢状位失衡。

用于前柱重建的系统有以下几种：丙烯酸骨水泥、同种异体骨移植物、钛笼、碳纤维可调节笼（该系统可与后方的棒连接，无须通过前路放置椎体侧方钛板即可确保稳定性和降低沉陷风险）。

（五）术后护理

转出重症监护病房后，患者可以在没有保护或简单的三点支具保护下进行站立练习。经 3 个月的随访，如果观察到有通过碳纤维笼的初步骨桥连接，则可以不使用支具。

五、矢状位切除

（一）手术计划

实现这一手术计划的肿瘤学边界：WBB 系统分期肿瘤未累及 D 区，或已经轻微累及到 D 区但肿瘤假膜与硬膜之间有明显的间隙（图 139-7）。手术计划需要考虑以下因素。

- 肿瘤的纵向延伸决定肿瘤切除（通过椎间盘或椎体）的横切面位置；由于肿瘤包裹或为了安全移动硬膜而要切除的神经根。
- 肿瘤累及椎间孔：需切除相应神经根。
- 肿瘤累及椎旁软组织（A 层）：也可以采用椎体矢状切除的技术。肿瘤侵犯到胸腹壁、瘤体巨大、需要进行仔细的术前评估，以防止在手术时进入到瘤体。术后需重建胸腹壁的缺损。
- 需将生长到 D 层的肿瘤与硬膜完全分开（需要显微镜或头戴式放大镜）。

（二）后路

后路手术采取与椎体切除术相同的体位、皮肤切口、入路和螺钉植入。一个重要的区别是，不需要将肌肉从两侧后弓上剥离：如果肿瘤向后生长，留下一层肌肉和筋膜覆盖肿瘤，在距离肿瘤上下合适距离的位置切断肌肉纤维。在这些病例中，肿瘤通常累及横突和肋骨，必须保持完整。

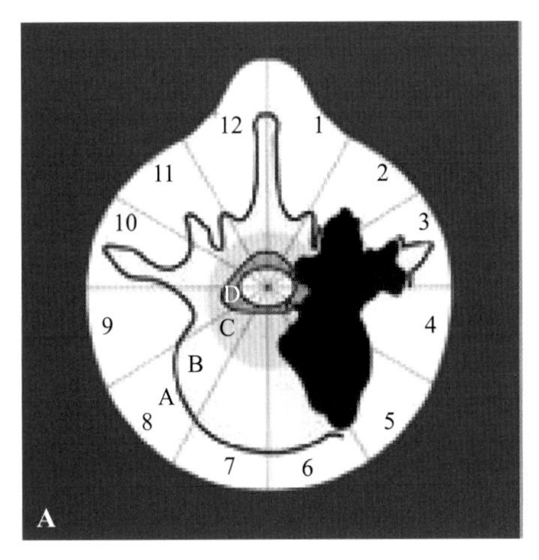

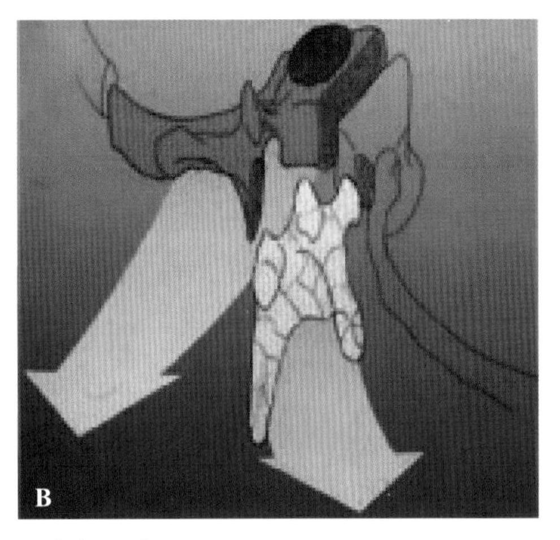

▲ 图 139-7 矢状切除

A. 矢状切除的适应证。偏心生长的脊椎肿瘤（位于椎体、椎弓根或横突），当肿瘤累及区域2～5（或8～11）时，可以行矢状位切除。B. 通过后路手术切除正常的后方附件。为了安全地进行肿瘤整块切除，需要采用前后联合入路

然后进行所有后部正常结构的切除，并始终与肿瘤保持一定距离。硬膜头、尾端的显露范围须超过肿瘤的范围。然后须将肿瘤与胸壁和腹壁的肌肉分离开。在胸椎手术中，肿瘤上方和下方的各一根肋骨需要切除。当肿瘤很大时，可以扩展皮肤切口（1或2个节段）。

此时可以放置椎弓根螺钉和（或）钩。采用肿瘤上方和下方各2个节段的标准重建方案。

小心将硬膜与肿瘤块完全分开。为了安全牵开硬膜囊，必须牺牲至少一根神经根，以便从后方接近计划的矢状截骨的部位。完全切除对侧椎弓根后，可以减少牵开硬膜时对侧骨组织的阻挡，提高手术安全性。

硬膜外静脉的止血，尤其是肿瘤长进椎管的止血非常重要。出血可以通过双极电凝控制，但主要是通过压迫和止血海绵来控制。

然后，上棒锁紧螺钉。无须进行最终的步骤，如锁断螺钉。临时关闭切口。

（三）前路

患者侧卧（90°），固定。再次打开后路手术切口，并在病变部位的投影上方以90°角做横向切口，从而获得T形切口。

在胸椎中，肿瘤所累及的肋骨在距肿瘤一定距离切断，进入胸膜腔。显露范围包括肿瘤的上方和下方各一个椎体，区域内的三根肋骨已经在后路处理完毕。

肺塌陷后，可以看到脊柱，并在整个肿瘤周围切开壁胸膜。结扎节段血管，切断。牵开主动脉和纵隔。将可塑形的拉钩置于椎体周围。

在腰椎中，从前路进入到腹膜后区域，将腹膜向前推。必要时切断膈肌的起始部。结扎节段血管，切断。牵开主动脉和下腔静脉。将可塑形的拉钩置于椎体周围。

此时，肿瘤半周已经分离好，外科医生做好准备，进行肿瘤切除的最后一步。牵开硬膜仔细保护；在椎体后壁上插入一个宽骨凿，并沿矢状面上进行锤敲，直到椎体的前表面，可塑形的拉钩仍在该位置，以保护血管和内脏。矢状截骨完成后，就在病灶的上方和下方进行了两次横向半圆柱形的截骨术，从而整块切除肿瘤。预计在凿骨过程中会出现大量出血。

（四）重建

根据先前讨论的标准进行后路稳定。前柱是否重建取决于切除的椎体骨量。如果切除仅包

括扇区 4 和扇区 5，则不需要椎体重建，但是可以考虑进行椎间融合以减少后部内固定失败的风险。如果切除了扇区 5 和扇区 6，并且越过中线，则需要重建切除的部分椎体。这可以通过自体移植（肋骨或髂骨）、同种异体骨移植、钛笼（小号）或特殊的可延长笼来完成。采用较小尺寸的可延长笼可以适应这种情况，并可以和后方的棒相连接。可以再将周围的肌肉组织缝合到钛网上以重建胸腹壁的缺损。

（五）术后护理

转出重症监护病房后，患者可以在没有保护或简单的三点支具保护下进行站立练习。在 3 个月随访时，如观察到有通过碳笼的初步骨桥连接，则可以不使用支具。

六、后方附件切除

（一）规划

根据 WBB 系统，肿瘤学边界包括：4 区和 9 区无肿瘤；D 层无肿瘤浸润或肿瘤有限扩散至 D 层，且假包膜和硬膜之间有空隙。对位于后方的肿瘤进行整块切除，手术要简单得多：通过单一的后入路进行切除，同时要明确肿瘤没有累及两侧椎弓根，以确保肿瘤切除边界（图 139–8）。

（二）后路

进行纵向中线切口，包括活检瘢痕。经典的手术操作将肌肉从后弓分离时，在肿瘤的头侧及尾侧要保留较广泛的健康组织。与常规的显露相比，要更向外侧。腰椎要到横突以外，胸椎要显露肋骨。肿瘤节段上方和下方的椎板也要切除。显露硬膜，止血。无论使用哪种技术，都必须切断椎弓根：Tomita 器械的 T 型锯、高速磨钻、简单有角度的咬骨钳。一旦将椎弓根切除，就可以将肿瘤与可能粘连的硬膜分离。

（三）重建

最后进行固定融合术，主要是通过椎弓根螺钉和棒固定切除区域上方和下方至少 2 个节段。由于切除了脊柱运动单元的肌肉和韧带，因此重建范围比较大。重建方法须和术前讨论计划的相同。必须考虑进行椎间融合的可能性（在同一手术中采用后路椎间融合，或稍后采用前路椎间融合），减少棒的应力。

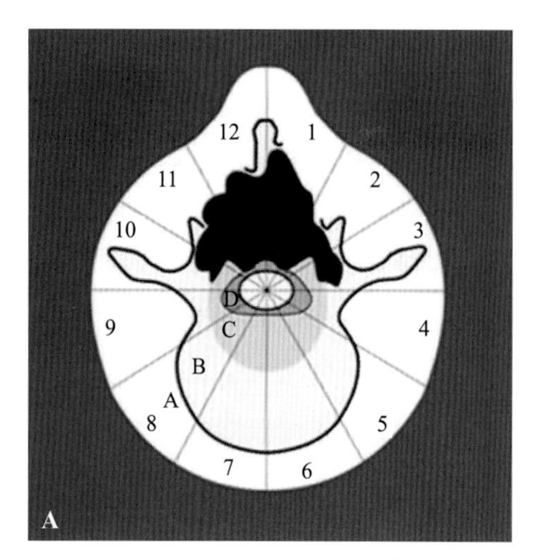

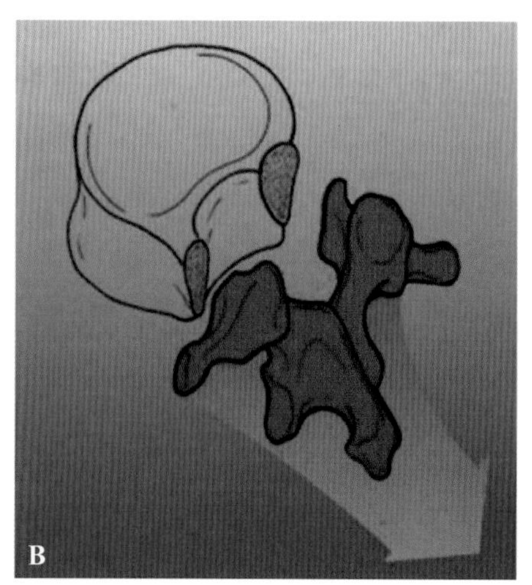

▲ 图 139–8　后方附件切除术

A. 后方附件整块切除的指征。当肿瘤占据区域 10～3 时，对肿瘤进行整块切除。椎弓根必须没有肿瘤，才能获得有正确肿瘤学边界的标本。B. 该手术通过后路进行

（四）术后护理

此手术通常不需要进入重症监护病房。患者可以早期在简单的三点支具保护下进行站立练习。在2个月的随访后，可以不再使用支具。

七、根据WBB分期更新的整块切除术

依据WBB分期系统，可以将整块切除手术入路分为6类，这6类入路可以联合应用而产生10种不同类型的手术方式，这将在下一部分中详细介绍。

① 单纯前路。

② 单纯后路。

③ 先前路，再后路。

④ 先后路，再分别双侧前入路。

⑤ 先后路，再前后联合入路。

⑥ 先前路，再后路，最后前（对）侧和后侧联合入路。

（一）单纯前路

胸、腰椎体内的小肿瘤可以通过单纯前路进行整块切除。为了在肿瘤边界和椎体后壁之间进行冠状/斜形截骨，肿瘤应局限在扇区8～5内，只累及A层和B层，但不能延伸到C层。在C层受累的情况下，需要通过后入路进入椎管，在直视下分离硬膜。

（二）单纯后路

如Roy-Camille和Tomita所述，采用单纯后路手术可以整块切除胸椎椎体肿瘤。施行这一手术首先需要确认肿瘤组织未累及第9或第4扇区。如果肿瘤生长到D层，则分离硬膜时需要经瘤操作。如果肿瘤生长到A层，在分离前方结构时需要经瘤操作（图139-9）。

单纯后路入路采用矢状截骨术可以整块切除在胸腰椎偏心生长的肿瘤（图139-10），前提是该肿瘤不涉及左侧的第5扇区和右侧的第8扇区。后方至少3个扇区［扇区4～扇区（1～2）或扇区（12～11）～扇区9］无肿瘤累及。

（三）先前路和再后路的联合入路

前后联合入路时先前路，再后路，可以切除位于胸腰椎（图139-11）及向前生长的颈椎（A层）的肿瘤。当肿瘤向前生长时（A层），必须首先进行前路入路，以便在直视下确定肿瘤切除的广泛/边缘性边界。如果是偏心的肿瘤（即涉及5～11区），则可以从后到前进行矢状位截骨束完成整块切除术（图139-12）。

（四）首先行后入路，再同时行前路和后路入路

巨大的腰椎肿瘤也可通过整块切除术切除，手术分两个阶段：首先后路，再同时前路和后

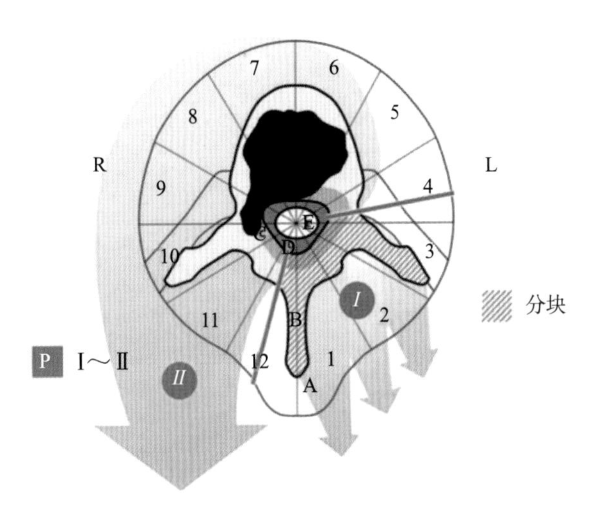

▲ 图139-9 **单一后路**

可以整块切除胸椎肿瘤。条件是9区或4区无肿瘤累及。如果肿瘤生长到D层，则分离硬膜时需要经瘤操作。如果肿瘤生长到A层，在分离前方结构时需要经瘤操作。如图中的罗马数字所示，手术分两个步骤：Ⅰ：分块切除未受肿瘤累及的后弓。从扇区4或扇区9开始，至少需要切除4个扇区。分离硬膜，切除肿瘤累及的神经根；Ⅱ：钝性分离椎体侧壁及前壁，将椎体前壁与纵隔分开。在肿瘤上方和下方行截骨术或椎间盘切除术，将肿瘤和硬膜完全分开，取出肿瘤

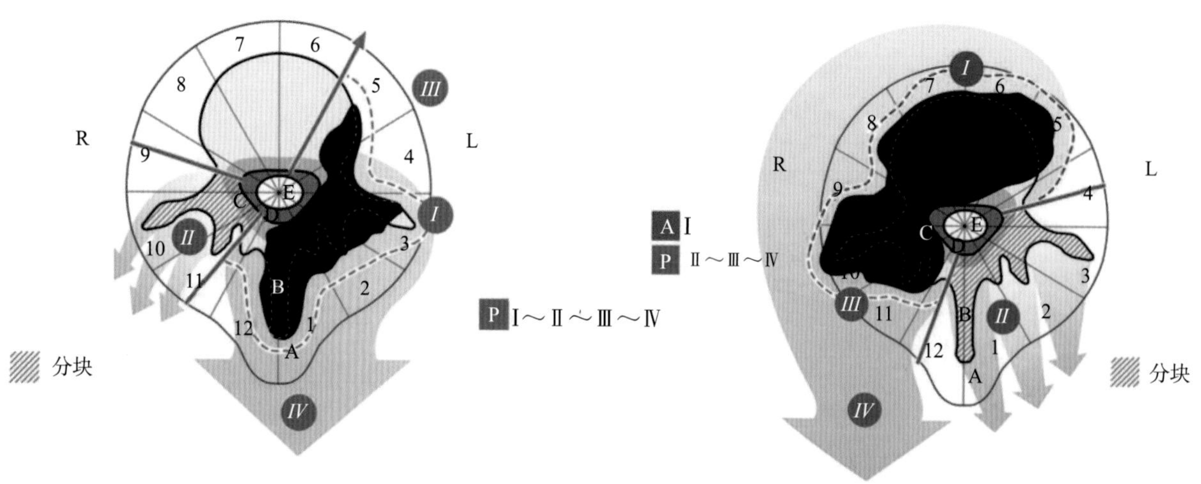

▲ 图 139-10 **单纯后路矢状位截骨术**

可以整块切除偏心生长的腰椎肿瘤，如果肿瘤在左侧不累及第 5 扇区或肿瘤在右侧不累及第 8 扇区，则采用单一后路手术方法。后方至少 3 个扇区［扇区 4～扇区（1～2）或扇区（12～11）～扇区 9］无肿瘤累及。手术包括 4 个步骤，如图中的罗马数字所示：Ⅰ：对于向后方生长的肿瘤，如果生长到 A 层，需经覆盖在肿瘤上的肌肉而非沿后方棘突及椎板骨膜下分离进入，获得正确的切除边界。向外侧分离椎体侧壁，可将腰大肌的后方部分留在肿瘤表面，必须找到并结扎节段血管。在胸椎中，可将胸膜留在肿瘤表面；Ⅱ：分块切除未被肿瘤累及的后弓。此步骤包括进入到椎管，将硬膜和肿瘤分离（如果肿瘤生长到 D 层，则会经瘤）并切除肿瘤累及的神经根；Ⅲ：小心地牵开硬膜，并在 8 区或 5 区从后到前进行截骨；Ⅳ：取出肿瘤标本

▲ 图 139-11 **胸腰椎联合入路**

先前路再后路。当肿瘤向前方生长时（A 层），必须首先进行前路手术，以在直视下确定肿瘤切除的广泛 / 边缘性边界。如图中的罗马数字所示，手术包括 4 个步骤：Ⅰ：如肿瘤主要位于椎体内，通过前路分离至纵隔或腹膜后，预留好肿瘤切除的前方边界。可以将一块硅胶或类似材料留在椎体表面，保护正常组织。Ⅱ：后路：分块切除无肿瘤累及的后弓。从扇区 4 或扇区 9 开始，至少跨越 3 或 4 个扇区。Ⅲ：将肿瘤与硬膜分离，切除肿瘤组织累及的神经根。对于向后方生长的肿瘤，如果生长到 A 层，需经覆盖在肿瘤上的肌肉而非沿后方棘突及椎板骨膜下分离进入，获得正确的切除边界。Ⅳ：绕硬膜旋转取出标本

路（图 139-13）。Roy-Camille 报道此术式治疗腰椎肿瘤，但该技术的并发症发生率高于其他术式[41]。当假定需要进行复杂的手术方法来取出标本时，最好采用前后联合入路。为了切除 L_5 肿瘤，建议分三个步骤（图 139-14）。

- 首先在肿瘤的对侧进行前路手术，以分离主动脉 / 腔静脉分叉。
- 第二步：后路手术。
- 第三步：前（肿瘤侧）后联合手术。

（五）陷阱和并发症

整块切除术的并发症发生率很高。该手术技术同时具有前路脊柱手术[35-37]与后路脊柱大手术的风险和并发症[38, 39]，包括长时间手术相关的所有麻醉和患者体位问题[40]。

最近文献统计了脊柱肿瘤手术的并发症[41]，认为并发症主要发生在对重要和致命结构的操作中，这是由于需要切除与这些重要组织相连的正常组织以获得正确的肿瘤切除边界。术中血流动力学不稳定、止血不彻底，以及后路固定节段太短且缺乏前柱支撑，严重影响了并发症发生率。二次手术、放疗和联合手术入路的方法增加了并发症的发生率，因为分离瘢痕将损伤邻近结构（输尿管、硬膜下腔、节段血管和神经根等）。在晚期并发症中，由于患者的手术时间长及免疫功能低下，感染是发生率最高的并发症。

不可忽略手术死亡率（2.2%）[41]。放射治疗（radiation therapy，RT）不能作为术后并发症发生率的重要预测指标，但是发生深部感染的 6 名患者中有 5 名在手术前接受过放疗[41]。2 例发生了主动脉夹层，这 2 例患者在前路分离主动脉和肿瘤后行椎体整块切除术，术后接受放射治疗（剂

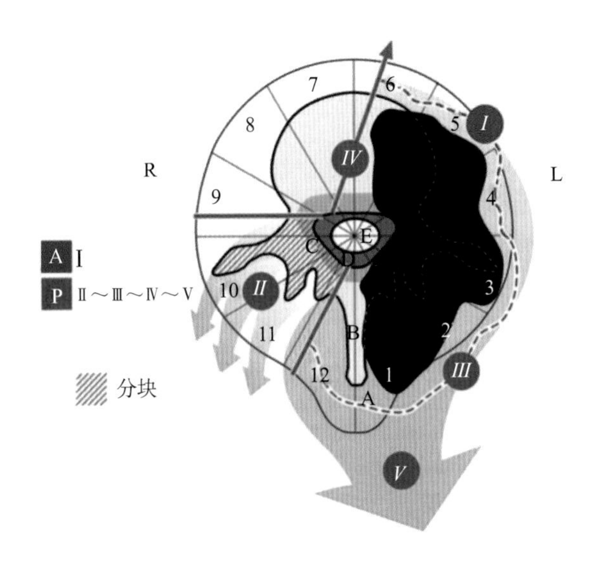

▲ 图 139-12　**如果肿瘤偏心生长，也可以考虑此方案，先前路再后路，最后由后向前行矢状位截骨术**

手术包括 5 个步骤，如图中的罗马数字所示。Ⅰ：首先进行前路手术，通过前路分离纵隔或腹膜后，在直视下确定肿瘤切除的广泛 / 边缘性边界。预留好肿瘤切除的前方边界。可以将一块硅胶或类似材料留在椎体表面，保护正常组织。Ⅱ：后路：分块切除无肿瘤累及的后弓。从扇区 4 或扇区 9 开始，至少跨越 3 个扇区。Ⅲ：对于向后方生长的肿瘤，如果生长到 A 层，需经覆盖在肿瘤上的肌肉而非沿后方棘突及椎板骨膜下分离进入，获得正确的切除边界；Ⅳ：将肿瘤与硬膜分离，切除肿瘤组织累及的神经根。距肿瘤一定距离从后到前截骨，确保正常骨组织为边缘。Ⅴ：上、下两端椎间盘切除术或截骨术完成后，可以取出切除的标本

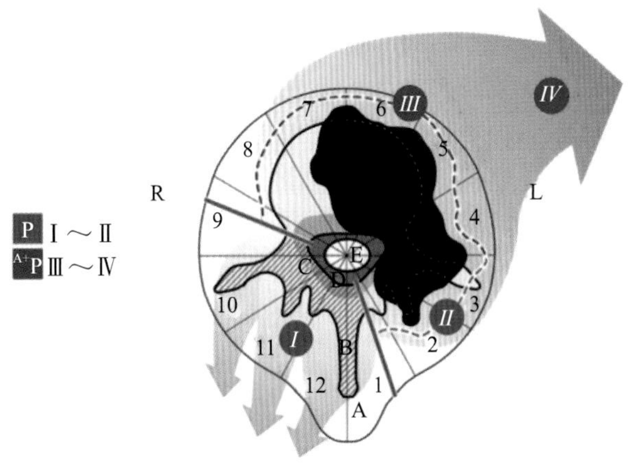

▲ 图 139-13　**两个阶段：先后路，再同时行前后联合入路。这种技术更适合于腰部肿瘤，但并发症发生率高。在胸椎中，不建议这样做**

手术分 4 个步骤。第一阶段后路手术是在患者俯卧的情况下进行：分块切除肿瘤未累及的后弓。如图中的罗马数字所示。Ⅰ：从扇区 4 或扇区 9 开始，至少需要切除 3 个扇区。Ⅱ：对于向后方生长的肿瘤，如果生长到 A 层，需经覆盖在肿瘤上的肌肉而非沿后方棘突及椎板骨膜下分离进入，获得正确的切除边界。将肿瘤与硬膜分离，切除肿瘤组织累及的神经根。进行椎间盘切除或椎体上做标记以确定肿瘤切除的上下界。第二阶段患者侧卧位。前外侧入路（开胸、胸腹、腹膜后）后，再后路。Ⅲ：要获得正确的切缘，要确保肿瘤被胸膜或腰大肌包绕。用弹簧圈栓塞节段动脉，有利于分离主动脉。Ⅳ：上下两端椎间盘切除术或截骨术完成后，就可以取出切除的椎体

量 42Gy 和 44Gy）[41]。

八、要避免的陷阱

决策过程必须基于组织学诊断和肿瘤分期。如在治疗时忽略肿瘤学原则，术后局部肿瘤复发率极高，总体生存期缩短。

在经过影像学检查和实验室检查后，结合临床表现使用 Enneking 系统进行仔细评估，决定所需的手术切缘边界。尤其是在低度恶性肿瘤中，肿瘤预后与切缘边界密切相关。与具有果冻状黏液样组织的软骨肉瘤 [12] 相比，脊索瘤 [10] 在技术上更容易做到真正广泛性 / 边缘性切缘无肿瘤的整块切除。在切除软骨肉瘤 [12] 时经瘤，局部控制率会下降 25%～30%。

（一）切缘

决定肿瘤切除手术的预后主要指标就是肿瘤切除的“边界”，即肿瘤周围组织的质量和厚度。这对于低度恶性肿瘤如软骨肉瘤和脊索瘤尤其重要。对于高度恶性肿瘤还需要联合有效的化疗和（或）放疗方案。

整块切除术并发症发生率高，并且在技术上要求很高，特别是在某些位置，如颈椎。如果需要广泛的边界，就要牺牲一些功能性的解剖结构。

如果没有有效的辅助治疗手段，使用病灶内切除方法切除肿瘤会导致灾难性的后果，例如局部复发、其他部位转移，会对预后和患者的健康造成负面影响。

最后，需要充分强调的是经瘤整块切除，以

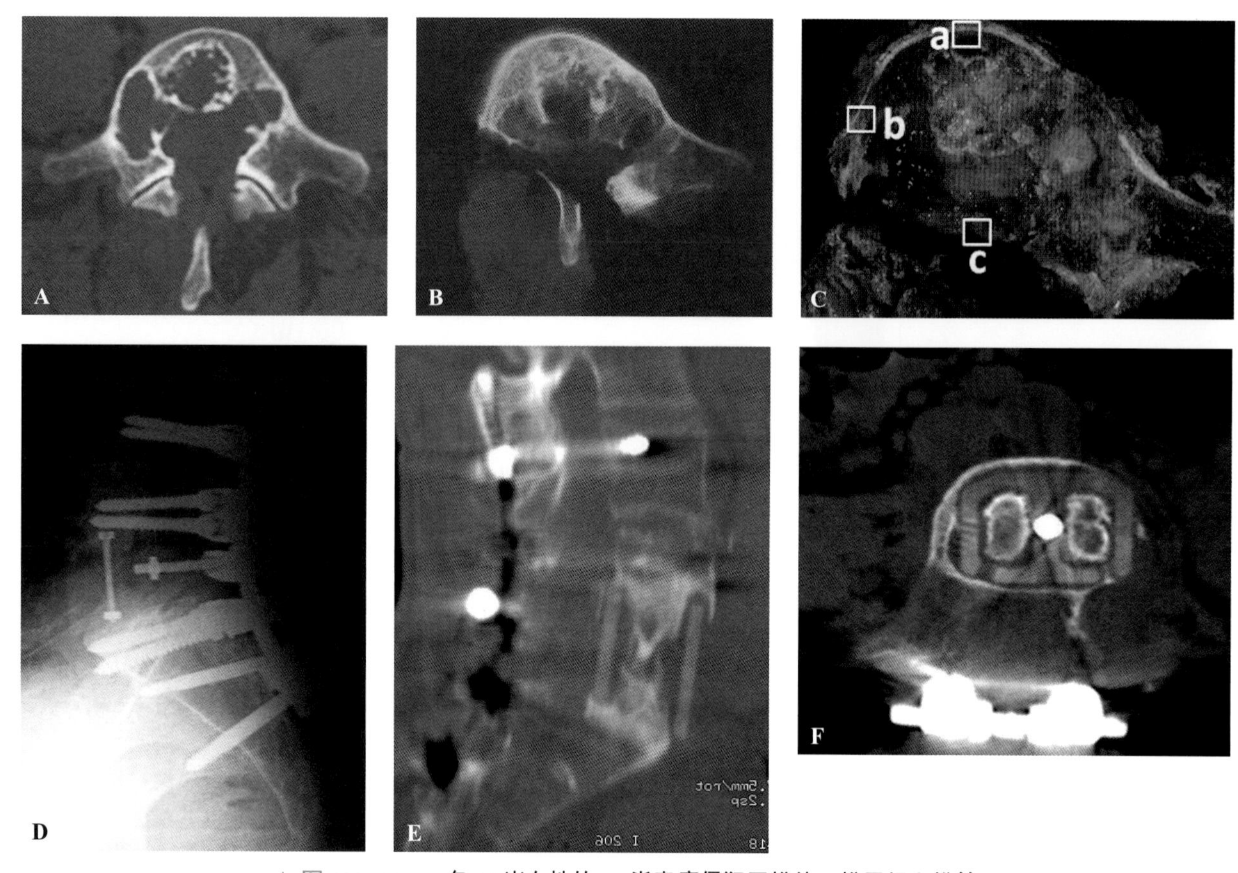

▲ 图 139-14 一名 45 岁女性的 L_5 脊索瘤侵犯了椎体、椎弓根和椎管

A. CT 扫描显示薄的骨质硬化边界限制了肿瘤向前外侧和硬膜外（D 层）生长；B. 标本 X 线片显示包括椎旁肌在内的肿瘤被整块切除；C. 在切除的标本上，组织学研究证实，在椎体的前部（a）和外侧（b）切缘已实现"广泛"切除的边界，而在椎体的后部（c）切缘达到了"边缘"切除的边界；D. 整块切除后重建。碳纤维笼里填满了自体移植骨粒。E 和 F. 在 17 年的随访中，肿瘤没有局部复发。可以在碳纤维笼内看到骨长入，并和相邻终板融合

及将生长到 D 层的肿瘤组织和硬膜分开，这两者在肿瘤学上都属于经瘤操作。它们的肿瘤局部控制（复发）率与经瘤分块（大块）肿瘤切除手术相同。经瘤分块切除局部复发率高，如果肿瘤对放疗或其他辅助治疗敏感，则可能做到理想的肿瘤局部控制。

（二）辅助治疗

目前，尚无关于在切缘有肿瘤累及的情况下不同放疗方式和技术在提高肿瘤局部控制率方面的长期结果。但这是一个很有吸引力的方法，值得进一步讨论，也需要更多数据支持。在治疗最困难的病例时采用不激进的手术联合放疗和较新的靶向药物治疗，有希望取得较好的治疗结果。

选择合适的辅助治疗组合可能防止肿瘤复发，但这些治疗组合并不对所有类型的肿瘤都有效。

在治疗骨肉瘤和尤因肉瘤时，肿瘤病灶内切除联合化疗治疗肿瘤并不是最佳选择，但在许多情况下，化疗可以让肿瘤体积缩小并实体化，使得整块切除肿瘤变得更容易。相反，如果没有完全执行化疗方案，整块切除肿瘤的可能性很小。

（三）牺牲功能性结构

尝试"治愈"时，即为了让切缘达到肿瘤学边界，需要切除、重建大血管或牺牲部分神经功能。如果这是可能的，则需要让患者了解这种治

疗的风险和收益。在决策过程中，应考虑到以下几点。

- 不适用于转移性肿瘤和良性 S_1 期和 S_2 期肿瘤（需要姑息手术）。
- 可以作为良性＞3 期肿瘤的治疗方案选择（替代方法：计划内的经瘤切除，加上辅助治疗）。
- 对于 1B 期恶性肿瘤需认真考虑，因为如果切缘选择不合适，则复发风险太高：复发会引起功能丧失，患者的预后变差。
- 对于 2B 期恶性肿瘤，出于相同的原因（甚至对预后有很大负面影响），也需［但仅在完整的化疗和（或）放疗都已完成的情况下］慎重考虑是否需要牺牲功能性结构。

九、原发性恶性肿瘤概述

（一）骨肉瘤

脊柱原发性骨肉瘤是一种罕见的肿瘤，常位于前柱。尽管是最常见的脊柱原发性恶性肿瘤（占所有脊柱肿瘤的 5%～15%），但估计仅占所有骨肉瘤的 3%。常见于胸椎。

与脊柱大多数原发肿瘤相似，疼痛是最常见的症状。在晚期，取决于肿瘤的位置及其对神经的压迫程度，可能会发生神经功能损害。

脊柱上也会有放疗后、Paget 病后的继发性骨肉瘤发生，通常在放疗后 10～15 年和 70 多岁时出现。

不同的肿瘤亚型可以表现不同的病变性质：如溶骨性、成骨性或混合性病变。骨扫描显示肿瘤处摄取明显增加，可以发现转移灶。MRI 检查时最容易发现肿瘤软组织块及间室外生长的情况。

已知几种不同的组织学亚型，均能产生与恶性间充质细胞有关的类骨质基质。此外还分为成骨细胞（最常见）、成纤维细胞和成软骨细胞性骨肉瘤。另一种分类方法将骨肉瘤分为经典型、毛细血管扩张型、小细胞型骨肉瘤。毛细血管扩张亚型具有溶骨性改变，影像学表现类似于动脉瘤样骨囊肿。

就像四肢骨肉瘤的治疗方案一样，治疗也包括新辅助化疗。完成术前化疗后再行影像学检查，进行根治性手术，在整块切除边界不能令人满意时进行术后辅助化疗和放疗。

手术治疗包括在技术上可行的广泛性切除，然后进行辅助化疗和放疗。阴性切缘对于预防局部复发及提高患者生存率至关重要。

Ozaki 等 [42] 报道了 7 例脊柱骨肉瘤病例，另外 15 例骶骨骨肉瘤患者接受了包括高剂量甲氨蝶呤和阿霉素在内的现代化疗。作者报道，尽管只有 2 例行边缘或广泛切除术，但在 7 例脊柱骨肉瘤病例中，有 4 例仍存活。作者得出的结论是脊柱骨肉瘤的患者应接受化疗并至少进行边缘切除。

Schoenfeld 等 [43] 报道了 26 例脊柱骨肉瘤病例（18 例活动脊柱、8 例骶骨）接受多模式治疗（包括化疗、放疗和手术）的结果，中位生存期为 29 个月。整块切除 7 例，切缘阴性 3 例。该研究没有足够的证据证明基于整块切除后切缘阳性和阴性的病例之间预后有差异。

Schwab 等 [44] 报道了 17 例高度恶性脊柱骨肉瘤病例的治疗结果。结果表明，其存活率低于四肢骨肉瘤。尽管病例少，很难进行更明确的统计分析，但整块切除后切缘阴性的病例生存率似乎有提高的趋势。

预后不良与不满意的切缘边界、肿瘤体积大、肿瘤转移和肿瘤位于骶骨有关。

（二）尤因肉瘤

只有 3.5% 尤因肉瘤中发生在脊柱中。男性多于女性，常发生在 10 多岁的人群中。几乎一半病例位于骶骨中。

最常见的表现症状是疼痛，根性症状取决于肿瘤位于哪个节段。由于其常累及远端的脊柱，因此经常会出现神经症状。

X 线片和 CT 扫描显示具有软组织块的溶骨性肿瘤。有时由于椎体塌陷形成扁平椎，类似于嗜酸性肉芽肿。MRI 显示有软组织肿块，压迫神经根和马尾神经。

从组织学上讲，尤因肉瘤由小圆形或椭圆形细胞组成。

这些肿瘤富有血管，因此，若不在术前进行血管栓塞，术中出血会很多。

尽管剂量较高，放疗后会出现放射性脊髓炎，但化疗和放疗仍是尤因肉瘤的理想治疗方法。

由于非手术治疗方法也可以成功治疗尤因肉瘤，因此脊柱尤因肉瘤的手术治疗存在争议。它通常在新辅助化疗和放疗后进行，可减小肿瘤并使肿瘤实体化，可能对肿瘤进行广泛的边缘切除，减少切除功能性结构。迄今为止，手术治疗的适应证包括神经功能渐进性损害、伴有明显的硬膜外压迫、脊柱稳定性受累，以及在完成化疗和放疗后肿瘤残留或肿瘤对放化疗反应差。

对于神经功能损害和脊柱不稳的患者，应行肿瘤病灶内切除术减压和稳定脊柱，然后行放疗预防局部复发。

（三）脊索瘤

脊索瘤是一种罕见的肿瘤，主要累及脊柱的头端和尾端，大约 10% 的病例位于胸椎，占脊柱恶性肿瘤的 5%。

脊索瘤来源于位于中线的残存胚胎脊索组织。它是一种生长缓慢的侵袭性肿瘤，如果不能实现广泛切除，局部复发率很高。通常发生在 50—70 岁的人群，男性比女性多。

一旦肿瘤变大，通常就会出现明显的症状。根据肿瘤的位置和软组织块位置，有时可能会出现疼痛和神经症状。生长在骶骨的肿瘤，可能会引起便秘、里急后重和偶尔的直肠出血。

在 X 线片和 CT 扫描中可发现明显的溶骨性病变。MRI 显示软组织受累和神经受压。由于肿瘤呈惰性，骨扫描显示几乎没有明显摄取。

主要治疗手段是切除肿瘤，需要进行广泛的整块切除，以避免复发。有时不牺牲重要的解剖结构及神经功能无法做到广泛切除。如果可能，保留 S_3 神经根就可以保留膀胱和直肠功能。这些肿瘤大多数是无血管的，因此不需要术前栓塞。

如果经瘤手术，复发率将大大增加。一旦肿瘤复发，几乎没有其他治疗选择，从而强调了第一次治疗方案的重要性。如果做到边缘切除或更好的切除边界，则长期存活率可达到 50%～75%。

尽管脊索瘤通常被认为是放疗不敏感的肿瘤，但最近报道使用加速粒子（质子治疗、重离子治疗）可取得短期中期良好效果。放疗可以作为单独的治疗方法，也可以联合分块切除肿瘤治疗（对于那些无法整块切除的肿瘤）。

（四）软骨肉瘤

软骨肉瘤是继骨肉瘤和尤因肉瘤之后第三大最常见的原发性恶性骨肿瘤。该肿瘤来自软骨组织，6% 位于脊柱。男性多于女性，通常在老年时达到高峰。它可能是原发性病变或继发于骨软骨瘤或骨软骨瘤病。

与其他脊柱原发肿瘤一样，疼痛是最常见的症状，很少发生由于神经受压及椎管面积减少所致的神经功能损害。

很少有组织学变异。主要有黏液型、间充质型及去分化型。

X 线片和 CT 扫描显示具有钙化基质的溶骨性病变。

骨扫描显示摄取增加。MRI是显示软组织和神经受压程度的首选影像学表现，此外，它还显示了软骨受累的数量，以及病变的异质性情况。

软骨肉瘤大多对放化疗不敏感，因此最恰当的治疗方法是肿瘤整块切除术。由于靠近神经，肿瘤整块切除不一定具有可行性，从而导致较高的复发率和较差的预后。

总生存率取决于肿瘤的恶性程度及肿瘤切缘的边界。

在Boriani等随访一系列低度恶性软骨肉瘤病例显示，与病灶内切除相比，边缘切除或广泛切除的肿瘤局部控制率更高。在这些病例中，病灶内切除的18例患者中有17例在36个月内局部复发。2名整块切除但边缘受污染（即病灶内切除）的患者分别在12个月和32个月复发。在81个月的中位随访中，只有1名接受边缘或广泛切除的患者在48个月时复发。该系列患者的肿瘤累及后方附件，没有长入硬膜外间隙。

尽管该肿瘤对放疗不敏感，但一些报道表明，在外科切除（整块或病灶内切除）后进行质子束治疗有利于肿瘤治疗。但是，目前尚无综合数据支持这种治疗方案。

十、作者的观点——总结

必须了解不同肿瘤类型的生物学行为，才能确定手术切除肿瘤切缘的边界，决定是采用广泛的整块切除还是病灶内切除。为了推广这一概念，建立了Enneking分期系统。还需要手术分期系统（WBB）来决定手术策略，得到合适的肿瘤切缘的边界。

联合应用Enneking分期和WBB分期的目的如下。

- 避免不必要的高并发症的手术（如S_2期良性肿瘤或转移性肿瘤）。
- 在某些情况下，通过正确的整块切除术来获得合理的边界。
- 比较一系列同质化治疗结果的报道，增加和提高对这些肿瘤的认识。

有时由于治疗并发症比治疗肿瘤本身更困难，在脊柱原发性肿瘤的治疗中需要着重考虑手术并发症。为了达到肿瘤局部控制的目的，第一次手术机会不仅是最重要的，而且可能是唯一的机会。第二次手术通常为时已晚且不切实际。综合应用手术和非手术治疗方法不仅会影响患者的术后护理，还会影响患者长期生存率。至关重要的是，如果医生没有准备好根治肿瘤的治疗方案或并没有受到很好的肿瘤治疗训练，则不要进行活检，因为活检可能会影响治疗甚至患者的长期生存率。最好的选择是将患者转诊至治疗脊柱肿瘤的高级中心。

对原发性脊柱肿瘤的怀疑可能仅来自症状和影像学检查。必须使用组织病理学诊断证实这种怀疑。

但是，仅有病理学诊断还不够。该肿瘤的生物学行为必须通过一系列临床、放射学和组织学因素来识别。这些因素已由Enneking标准化并包含在分期系统中。

根据肿瘤的分期，可以选择适当的手术方案。实际上，每个分期都对应一个建议的切缘边界，即对肿瘤的首选手术方法。

个体化手术和非手术治疗的组合也基于肿瘤分期系统。

手术治疗的术前规划需要了解肿瘤及其向其他组织的生长情况，以便确定瘤内和整块切除的手术顺序。

整块切除并发症高，实现适当切缘需要牺牲功能性解剖结构。必须权衡其与局部复发率增加的相关风险。在某些情况下病灶内切除虽然不是最佳选择，但却是唯一选择。巨细胞瘤的局部复发风险较低，软骨肉瘤和脊索瘤的复发风险更高。各种放疗的作用仍在研究中，以确定长期作用。

有些脊柱肿瘤非常独特，需要独特且技术精湛的团队来应对其治疗过程中出现的各种情况，并做出的艰难决定。因此，应将这些病例留给专门处理复杂病例的人员。

十一、致谢

感谢 Carlo Piovani 提供设计、档案研究、图像和编辑协助。

第140章

转移性脊柱肿瘤的外科治疗

The Surgical Treatment of Metastatic Spine Disease

Ilya Laufer Peter S. Rose Ori Barzilai Mark H. Bilsky 著

万 勇 王 乐 译

一、概述

肿瘤患者中有一部分会发生脊柱转移。溶骨性骨肿瘤和硬膜外的脊髓压迫（epidural spinal cord compression，ESCC），会引起剧烈的不稳定性疼痛和神经功能的丧失，从而严重影响患者的生活质量。转移性脊柱肿瘤的治疗以姑息性干预为前提，旨在减轻疼痛、改善或维持神经功能、恢复脊柱的稳定、实现肿瘤的局部控制。在制订治疗策略时，最需要考虑的是放化疗是否能够达到理想的治疗效果和患者是否需要采取外科治疗。现阶段主要遵从NOMS法则（涵盖神经病学、肿瘤学、脊柱稳定性和全身情况等因素）为患者制订最佳的治疗策略[1]。

转移性脊柱肿瘤的外科治疗在最近10年得到巨大的突破。随着减压手术的发展和手术器械的改良，以及有选择地使用经皮椎体成形术和后凸成形术，手术的效果和患者的预后得到了极大改善。转移性脊柱肿瘤的外科技术及原则与其他脊柱外科相关疾病（如退变性、外伤、畸形、原发性肿瘤）有所不同。转移性脊柱肿瘤的患者有许多并发症，例如肿瘤累及其他脏器和骨，会影响前路或腹膜后的手术入路的选择。因此，对转移性脊柱肿瘤的手术入路需要在标准入路上进行改良。此外，立体定向放疗（stereotactic radiosurgey，SRS）的发展能够更好地控制传统放疗不敏感的肿瘤。此外，SRS对影像学残留的肿瘤如椎旁肿瘤也能做到较好的局部控制。原则上，外科医生还应综合考虑患者全身情况及并发症，评估患者对手术的耐受程度，在此基础上尽可能地实现神经减压和恢复脊柱的稳定性。

二、制订手术方案

制订治疗方案时采取的NOMS法则由4个方面组成：神经、肿瘤学、脊柱稳定性、全身情况及其他并发疾病（图140-1）[2, 3]。需要同时考虑神经受压程度、功能和肿瘤性质，对于脊髓严重受压或对放疗不敏感的肿瘤的主要治疗策略以手术治疗为主，放疗为辅。神经系统评估不仅包括脊髓和神经根病变程度，还要进行ESCC分级。ESCC分级为0～3级，其中2级和3级为高级别（图140-2）。

肿瘤评估反映的是肿瘤组织对放疗的敏感性。淋巴瘤和多发性骨髓瘤等对放疗敏感的肿瘤主要采用常规剂量的放疗方案（cEBRT），一般为30Gy/次，共10次。这类肿瘤尽管有高级别的ESCC，绝大部分也无须手术治疗。cEBRT能够迅速杀死肿瘤细胞，从而令脊髓得到有效的减压[4]。

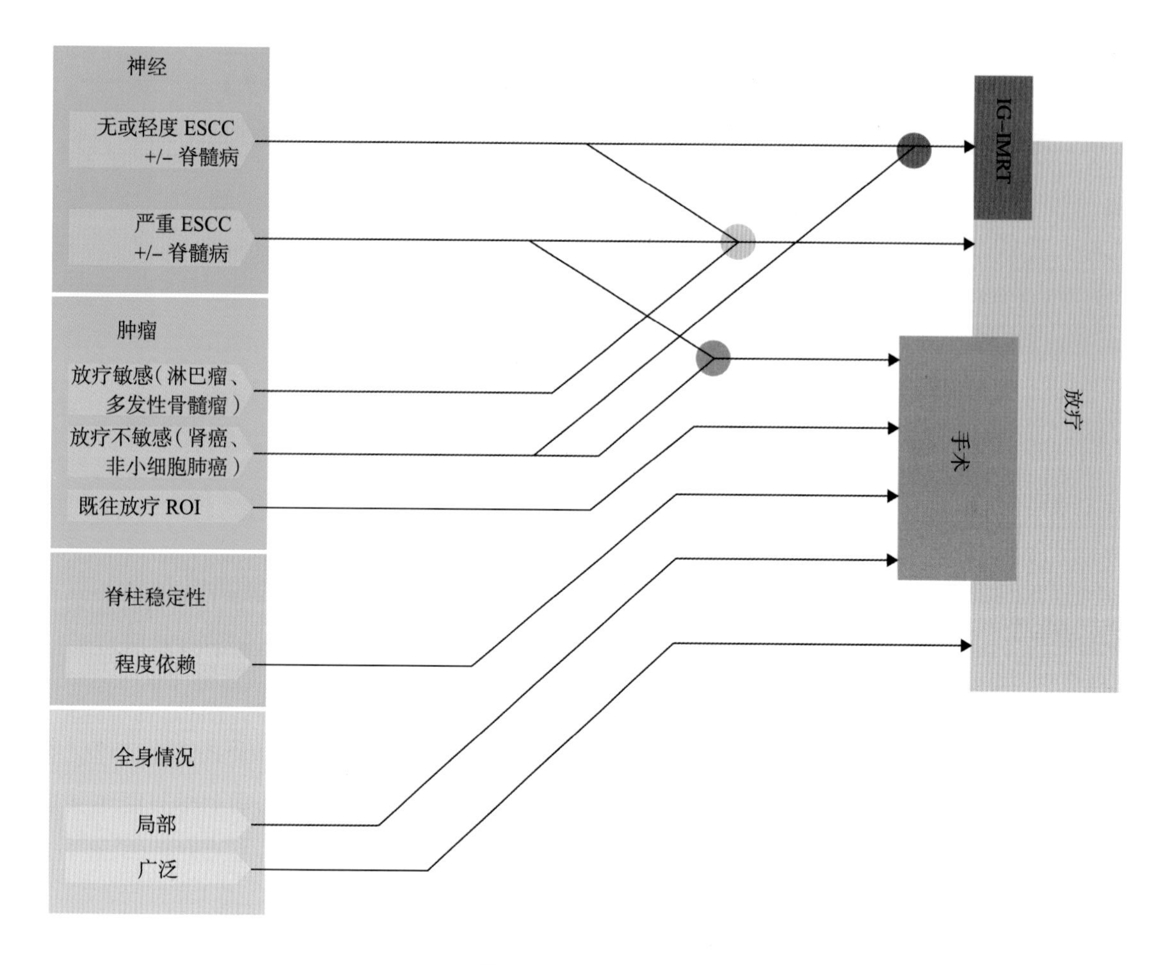

▲ 图 140–1　**NOMS 法则**

NOMS 法则包括神经、肿瘤、脊柱稳定性和全身情况，依据这四个方面来制订最佳治疗方案（IG–IMRT. 图像引导调强适形放疗）[经许可转载，引自 Bilsky M, Smith M. Surgical approach to epidural spinal cord compression. Hematol Oncol Clin North Am 2006；20（6）：1307–1317.©2006 Elsevier 版权所有]

Patchell 等 [5] 的一项前瞻性随机研究证实了早期外科干预的价值。这项研究比较了手术、放疗的联合治疗和单独放疗的疗效。在恢复运动功能和提高生存率方面，接受手术、放疗联合治疗的患者相对于接受单纯放疗的患者效果更好 [4]。然而，大部分实体肿瘤，如肾癌和甲状腺癌，cEBRT 无效（表 140–1）。此外，传统治疗肿瘤的放疗的辐射剂量会引起脊髓和相邻器官（如肾）不可逆的损伤。现代的放疗方案，如图像引导调强适形放疗（IG–IMRT）的方案，为一次完成 16～24Gy 高剂量放疗或者 3 次完成 24～30Gy 低分割放疗。IG–IMRT 能够在不影响脊髓及其他重要器官的情况下，射线安全准确地照向目标肿瘤。最近的研究数据表明，无论肿瘤的组织学和体积如何，脊柱立体定向放疗（SSRS）都能得到良好的临床疗效，包括对神经症状的缓解和控制肿瘤局部生长 [6–8] 而避免损伤脊髓和相关的组织。对于传统放疗效果不佳的肿瘤来说，高剂量的 SSRS 也可取得较好的疗效。SSRS 能够令传统放疗无效的肿瘤患者有较好的预后 [9]。最近，SSRS 开始用于微小肿瘤、ESCC 分级比较低或没有脊髓压迫的肿瘤患者，以及 cEBRT 无效的肿瘤患者术后辅助放疗 [8, 10]。然而，由于放疗靶向性和脊髓对放射线的耐受剂量，高级别 ESCC 患者在进行立体定向放疗前仍倾向于需要手术减压 [11]。在此基础上演变出的“分离手术”，手术主要目

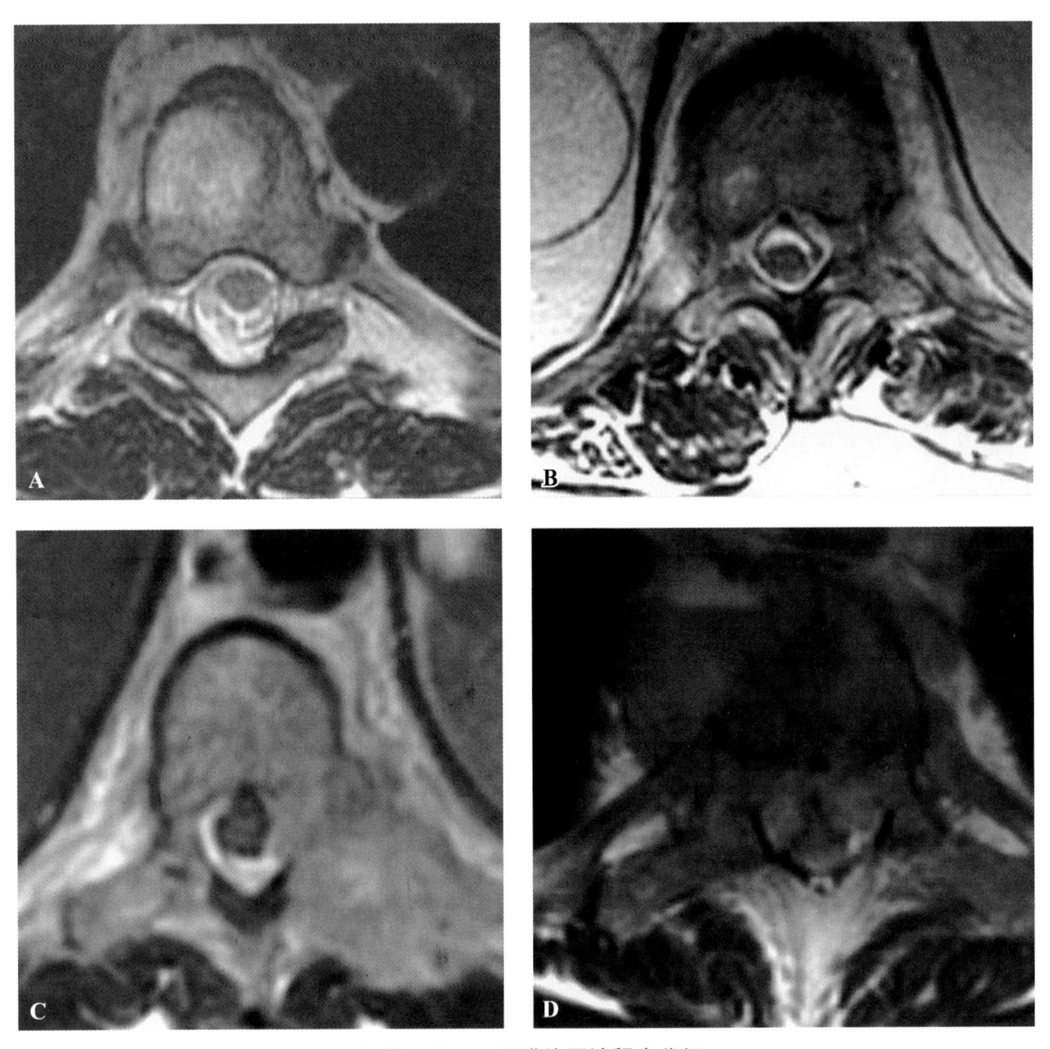

▲ 图 140-2　硬膜外压迫程度分级

A. 无蛛网膜下腔压迫；B. 蛛网膜下腔部分消失，但无脊髓压迫；C. 蛛网膜下腔部分消失伴脊髓压迫；D. 蛛网膜下腔完全消失伴脊髓压迫

表 140-1　常见转移性肿瘤对传统放疗的敏感性

放疗敏感程度	转移性肿瘤
敏感	• 淋巴瘤 • 骨髓瘤
部分敏感	• 乳腺癌
部分耐受	• 结肠癌 • 非小细胞肺癌
高度耐受	• 甲状腺癌 • 肾癌 • 黑色素瘤 • 肉瘤

的是尽可能达到脊髓环周完全减压，为后续的放疗奠定基础，而不仅是将肿瘤姑息切除[12]。

由于放疗不能改善受肿瘤侵袭导致脊柱椎体的稳定性丢失，因此我们制订治疗方案时第二个需要考虑的因素是脊柱结构的不稳。脊柱肿瘤研究协会（Spine Oncology Study Group，SOSG）将脊柱不稳定义为“由于肿瘤导致的脊柱完整性丧失并引起活动相关的疼痛、症状或进行性畸形，以及在生理负荷下导致神经功能的损害”[13]。SOSG 制订了一个评分系统，称为肿瘤导致的脊柱不稳评分（Spinal Instability Neoplastic Score，SINS），这个评分系统用于评估脊柱稳定性及提供统一的评判法则（表 140–2）[13]。SINS 包含有 6 个参数：部位、疼痛、力线、损伤情况（如骨质溶解）、椎体塌陷和是否涉及后柱结构。高 SINS 评分 [13–18] 提示需要利用手术恢复脊柱的稳定，而低 SINS 评分（0～6 分）提示脊柱稳定。中度 SINS 评分（7～12 分）的脊柱肿瘤需要进一步讨论，而是否需要实施手术最主要取决于医生自身的经验和判断 [14]。

表 140–2 常见转移性肿瘤的血管分布

高度富血管肿瘤 • 肾癌 • 甲状腺腺癌 • 神经内分泌肿瘤 • 副神经节瘤 • 肝细胞癌 • 平滑肌肉瘤 • 血管肉瘤 • 其他来源于血管的肿瘤
高度富血管肿瘤（对栓塞治疗无效的） • 多发性骨髓瘤 • 黑色素瘤
无血管肿瘤 • 结肠癌 • 非小细胞肺癌 • 乳腺癌 • 肉瘤（如骨肉瘤）

一般来说，伴有不稳定性骨折的患者会表现出剧烈的活动性疼痛，而不同节段的肿瘤所表现的症状亦有差异，配合影像学的结果能够进一步明确骨折的情况。胸腰椎的爆裂性或压缩性骨折常伴有轴性疼痛，但这种疼痛经过数日的卧床和限制活动后能够得到明显的改善，一般不需要行内固定术。另外，经皮椎体或后凸成形术可能对骨折有效 [15, 16]。肿瘤位于寰枢椎出现屈、伸和旋转疼痛时则需要行内固定融合术。然而，如果患者出现 C_1～C_2 节段的疼痛、无脊柱失衡的情况或只有轻微的脱位，可放疗后给予颈托固定，而无须手术固定。当患者出现骨折伴有半脱位＞5mm 或半脱位＜3.5mm 但伴有＞11° 的 C_1～C_2 成角畸形，需要行内固定术 [17, 18]。

在颈椎和胸椎下段，单纯的爆裂性和压缩性骨折可能导致后凸，但通常不会表现为不稳定的活动性疼痛。然而，当骨折涉及到单侧关节就会出现不稳。颈椎和胸椎下段的不稳定性疼痛一般随着颈部伸展时发生，当患者伸直不稳定的后凸时，就会引起持续的疼痛。胸椎或胸腰椎不稳定的患者由于疼痛而不能平躺，通常有坐直在椅子上睡觉的病史。

与颈椎、胸椎下段一样，腰椎病理性爆裂骨折一般是稳定的。腰椎骨折引起的力学性神经根病表现为：患者处于坐着或站着等脊柱承重的情况下会出现剧烈的根性疼痛。力学性神经根痛多由脊柱发生爆裂骨折后，肿瘤组织进入到神经孔内压迫神经引起的。而根据既往的经验，放疗对于这种神经孔狭窄引起的神经根病无效。

全身情况的评估是从系统性疾病和内科伴随疾病的角度评估患者机体对肿瘤和治疗方案的耐受能力。全身情况评估的目的是为了预测术后的生存率，以及患者是否可以耐受手术和并发症所带来的风险。已经有学者建立用于预测脊柱转移性肿瘤患者的生存时间和复原潜力的评分系统 [19–21]。然而，这些评分系统都是基于既往数据所建立，为目前的治疗手段所能提供的参考作用较小，导致患者的疗效仍然存在很大的差异。未来新的评分系统需要弥补现有评分系统所存在的缺陷 [22, 23]，同时外科医生应客观谨慎地分析这些评分系统中不良预后的原因，尤其不能排除手术干预的因素。

三、手术路径的选择

转移性脊柱肿瘤的手术入路亦可按照 NOMS 法则进行选择。手术的主要目的是脊髓减压和维持脊柱的稳定性 [12]。

为了尽可能切除肿瘤，术者在行椎板切除术时，切除范围一般会根据侧前方肿瘤的压迫程度，扩大到包括单侧或双侧小关节和椎弓根。我们一般采用后外侧入路来进行这种扩大椎板切除术，其优势在于能够利用 3mm 钻头的高速磨钻快速安全地切除骨质而脊髓在此过程中无须承受任何压力，Kerrison 咬骨钳仅在切除椎管侧壁骨质时使用。

转移性肿瘤的切除必须达到脊髓减压的效果。硬膜外肿瘤应沿硬膜外周尽可能地切除，从而有效地为脊髓减压，并为辅助性 SBRT 治疗提供足够的安全空间。下颈椎、胸椎、腰椎下段的压迫主要来自于椎体向后生长的肿瘤，把后纵韧带（PLL）推向硬膜囊，随后生长到后纵韧带周围，由侧方或环形压迫脊髓，在 MRI T_2 加权相可见典型的 V 征（图 140–3）。转移性肿瘤很少生长到后纵韧带和前方硬膜之间，因此，无论采用前路或后路，PLL 都应切除，为硬膜腹侧提供无肿瘤的空间。幸运的是，ESCC 最常见的原因是软性肿瘤压迫，而不是骨，可以用组织剪和 15 号手术刀片切除。采取后入路，通过相邻正常节段显露正常的硬膜平面，然后在直视情况下切除压迫硬膜的肿瘤。当采用前入路，术者必须切开肿瘤以显露硬膜，切除 PLL 后才能够清晰地识别硬膜的边界。肿瘤转移到硬膜下肿瘤很少见，即使有也很少长到脊髓内，因此，一旦识别出正常硬膜，肿瘤切除就会相对简单。

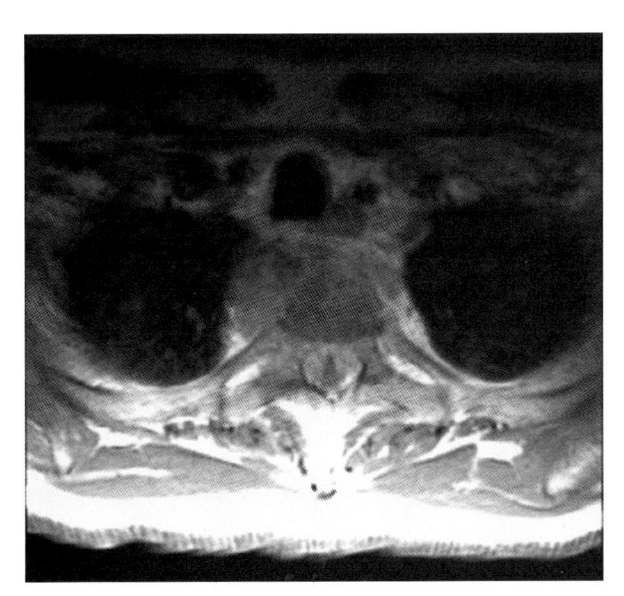

▲ 图 140–3　**MRI 图像可见肿瘤压迫后纵韧带所形成典型的 V 征**

除了辨认硬膜囊，为了预防切除正常有功能的神经根及脑脊液漏，神经根的识别也非常重要。神经根通常被包裹在肿瘤内并被推向前方，偶尔推向后方。确定正常的标志寻找神经根，当从后入路时，从硬膜外侧与椎弓根之间解剖神经根，后入路时神经根通常位于横突水平；而从前路入路，神经根则靠近肋骨。沿着硬膜外侧可确定神经根的位置，然后将神经根从肿瘤中分离出来。在确定神经根之前，不要沿着硬膜外侧切开。一旦确定，可行神经根切除术，如有必要，用血管夹或 2–0 丝线结扎。

节段血管供应脊髓血供，包括大根（Adamkiewicz）动脉，伴随着神经根穿过椎间孔。除非有 Adamkiewicz 动脉血管造影的证据，否则，术者应避免在胸腰椎行神经根切除术以免损伤血管。然而，尽管理论上仍存在风险，实际上即使在双侧神经根切断的病例中，我们亦未见血管性脊髓损伤。一般在前方分离椎体，小心分离在椎体中部或腹侧的节段动脉，避免在神经孔附近使用电凝，降低脊髓梗死的风险。

行转移性脊柱肿瘤切除术时，应尽可能保留有功能的神经根。肿瘤甚少紧密地与神经根粘连，可以利用组织剪将肿瘤从硬膜边缘、臂丛或腰骶丛的神经根处分开。过于积极地切除肿瘤可能会损伤到神经根从而导致神经功能丧失。若肿瘤边界难以辨别，残余肿瘤应保留在神经根上以免造成神经根的损伤。幸运的是，残余在神经根上未能切除的肿瘤能够通过 SBRT 来治疗。

四、脊柱稳定性重建

脊柱转移瘤切除后往往需要内固定重建脊柱稳定性。内固定系统的使用方案因每个患者的情况而不同，但有一些基本原则。术中的脊柱植入物应尽量采用能够 MRI 兼容的材料，如钛、聚醚醚酮（PEEK）碳纤维、自体骨或同种异体骨。聚甲基丙烯酸甲酯（PMMA）由于能够与相邻的椎体紧密地连接，并且不会影响后续的放疗，尤其对于骨质疏松严重的患者，因此可以应用于前柱的重建[24]。以上所有植入材料均允许患者日后可以做 MRI 复查，而不需借助脊髓造影诊断脊髓压迫情况（图 140–4）。

行内固定术时应考虑到骨质疏松或肿瘤侵袭相邻节段的可能性，这两种情况在转移性肿瘤患者中都十分常见。因此，固定的节段范围一般超过离肿瘤切除位置上下两端至少两个节段。椎弓根螺钉孔可采用 PMMA 加固，或采用后凸成形术、椎体成形术强化椎体，以提高内固定系统的耐用性。目前对于是否需要矫正畸形仍然存在争议。由于矢状面和冠状面排列的重建可能显著增加骨 – 植入物的界面应力，从而增加植入物失效的风险。我们接受患者通过体位复位所得到的姿态，而不会追求完美的冠状面和矢状位平衡。

为了提供即时和持久的固定，植入物的材料、数量和植入的位置都需要详细评估。由于大部分患者都需要后续的放疗或化疗，所以即使给予植入骨，可能仍然难以融合。需要辅以外固定支架。

在肿瘤手术中，肿瘤学最为关注的问题是实现肿瘤局部控制。过去，我们总是尽可能多地切除肿瘤，其中包括巨大的椎旁肿瘤。然而，后来我们发现，手术切除的程度不一定能显著改善局部肿瘤的控制，是否能够把肿瘤控制于局部，更大程度上取决于肿瘤本身的生物学特性。现在对于大部分肿瘤，包括一些放疗不敏感的肿瘤，SBRT 的应用均能够改善对局部肿瘤的控制。现在手术切除肿瘤目的主要是为清除硬膜外肿瘤及为重建脊柱稳定提供空间。

五、血管与血管栓塞

实施手术前评估肿瘤的血管分布和相关的动脉的解剖对手术过程是否顺利是非常重要的。高度富血管性的肿瘤类型，包括肾细胞癌和甲状腺癌，术前行血管栓塞有助于手术的顺利进行（表 140–2）[25, 26]。对于起源器官为血管的肿瘤（如肝细胞癌），或肿瘤名称表明血管成分，如血管肉瘤或血管周细胞瘤，术前均应考虑行血管栓塞。

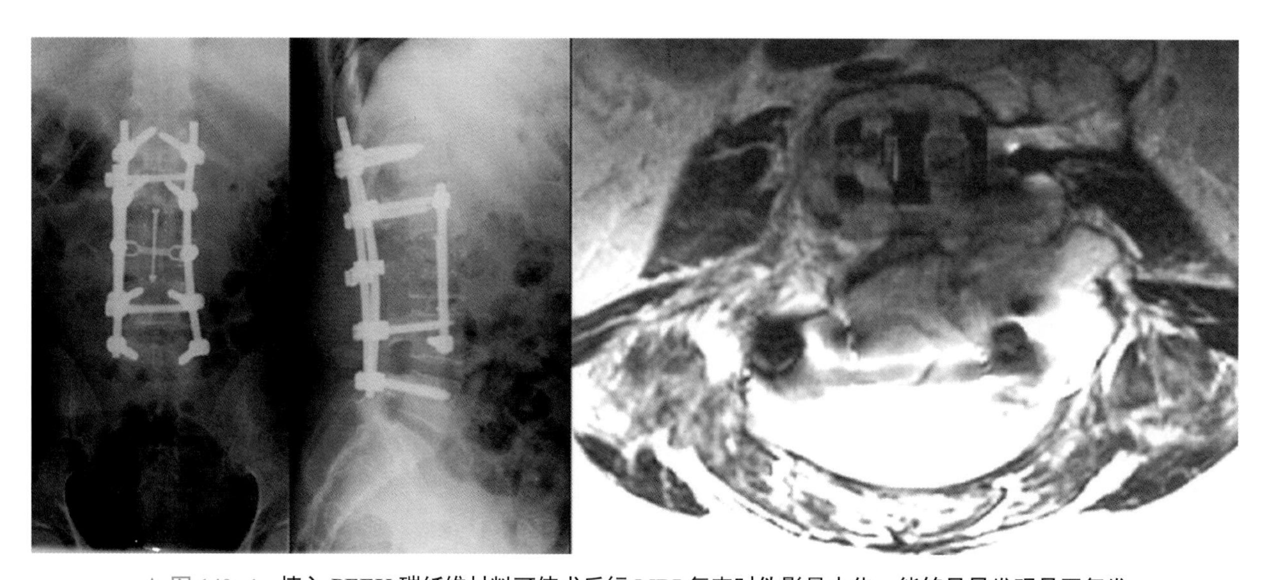

▲ 图 140–4 植入 PEEK 碳纤维材料可使术后行 MRI 复查时伪影最小化，能够尽早发现是否复发

多发性骨髓瘤和黑色素瘤在手术过程中都是出血量大，然而，由于它们未有特定的供血来源，因此血管栓塞的作用并不明显。部分肿瘤是相对无血管的，包括结肠癌、非小细胞肺癌和乳腺癌，对于这类肿瘤通常不需要术前行血管栓塞。

对于颈椎的肿瘤，血管解剖的评估尤其重要，因为椎动脉可能被肿瘤包裹在其中。对于这类肿瘤，术前应进行球囊阻断试验，以确保椎动脉的切除不会导致脑干的卒中。这有助于外科医生评估是否能够把包裹着椎动脉的肿瘤尽可能地切除。另外就是 Adamkiewicz 动脉的位置，特别是考虑是否需要切除双侧节段血管或胸腰段神经根的时候，Adamkiewicz 动脉的位置会是术前血管造影中一个重要的参考信息。

六、寰枢椎区域

寰枢椎肿瘤手术治疗的主要指征是肿瘤导致骨折半脱位所发生的脊柱不稳。许多学者包括外科医生已经注意到，C_1～C_2 脊柱肿瘤患者很少发生由于瘤体压迫脊髓所引发的一系列症状 [17, 18, 27]。患有此类肿瘤的患者一般是由于溶骨性破坏而表现出剧烈的疼痛，促使早期的检查而发现。因此。C_1～C_2 处的脊髓压迫多是由寰椎发生前方骨折伴有半脱位引起的。尽管此类骨折往往难以复位，然而有一部分患者可以通过伸直颈部使得骨折完全复位和脊髓减压。一般来说，外科医生多通过切除 C_1 和 C_2 的椎板来实现脊髓减压。对于转移瘤，采用前入路如高位颈椎入路或下颌骨截骨术，因并发症较多而尽量避免实行这类手术。而在 C_2 椎体和齿状突中常见的前方肿瘤可以通过放疗或全身治疗来控制，而不需要直接手术切除和减压。

后路内固定的方案主要取决于所涉及的脊柱结构和对骨折半脱位复位的能力。在能够复位的情况下，后路内固定的范围并不需要包含枕骨。考虑到前部椎体发生溶骨性破坏的程度，大多数患者并不适合使用经关节或 C_1～C_2 的侧块和关节螺钉来固定，而更多地利用钢丝或椎板钩固定。

对于 C_1～C_2 骨折半脱位，后路固定多采用枕颈固定（图 140–5）[17, 28]。由于枕部固定后只允许大约 20° 的旋转，因此外科医生必须在固定前确保头颅是处于正常的位置而无任何偏移。此外，还需要注意的是，若颈椎被固定于过伸位，术后可能会出现吞咽困难。后路固定最常用的技术是钉棒系统。目前普遍的方案是采用 2～3 个长度为 10～16mm 的双皮质螺钉连接到枕骨板。术前 CT 检查有助于明确枕骨厚度。有时，中线会向左或向右倾斜，甚至出现分叉。侧块螺钉固定的范围应延伸至 C_5 或 C_6，以确保达到 3～4 个节段的良好固定。一般不会试图重建前柱，而会采用放置同种异体骨以提高融合率。

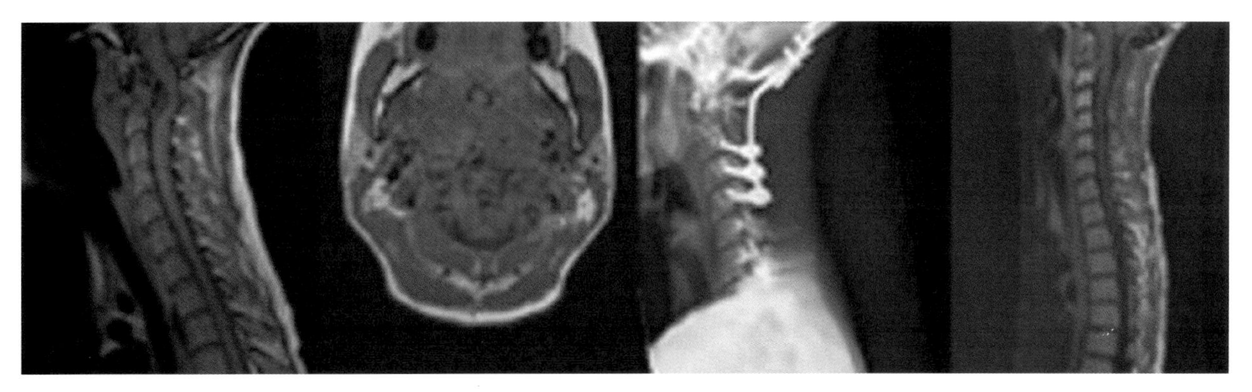

▲ 图 140–5 一名 **33** 岁患有转移性平滑肌肉瘤的孕妇，表现为进行性上肢和下肢无力。患者接受 C_1 椎板切除术和枕颈融合，随后恢复了良好的肌力并且对放疗有良好的反应

七、下颈椎

在下位颈椎的转移性肿瘤手术指征主要是ESCC，其次才是脊柱不稳。与寰枢椎不同，下位颈椎有时候需要前后路联合固定才能达到足够的稳定性（图140-6）。根据我们以往的经验，对于椎体肿瘤仅行前路手术切除肿瘤并重建的手术方式，由于病变进展至相邻节段会导致前路手术的植入物下沉和前路固定失败的风险，后果不堪设想。因此我们现在采取前路手术进行减压重建并辅以后路固定。

常规颈前路多用于显露 C_3～C_7，而下位颈椎肿瘤多表现巨大的椎旁肿块，这令显露脊柱变得困难。此外，下位颈椎肿瘤可累及舌下神经、喉上神经和喉返神经，从而导致声音沙哑、呛咳，但首先要排除患者过去是否声带嘶哑、是否有声带手术史或甲状腺手术史（声带中间化），评估声带麻痹是由既往的颈部或胸部手术引起还是存在一个大的胸部肿块压迫。术前吞咽评估和直接喉镜检查有助于确定喉上神经和喉返神经是否受到损伤。如有，手术入路应从神经受损的一侧进行，否则，一旦出现两侧神经受损，患者将永久不能吞咽而需要行气管造口术或利用鼻饲管进食。

曾行放疗患者，颈部肿瘤很有可能与食管、咽部和脊柱等其他正常组织粘连，与正常组织的边界模糊不清。因此，术前需要请头颈外科医生来协助分离显露和保存重要的解剖结构。有时根据我们的经验，头颈外科医生也不能完成前方显露，则不得不放弃前路手术，采用后外侧入路进行减压手术。

成功把正常软组织分离开后，将椎旁肿瘤切除至椎体水平，确定达到中线，脊柱肿瘤不会累及椎间盘间隙，可利用这一基本原则来确定切除适当的水平位置。通常会先切除椎间盘以确定后纵韧带的位置，然后用吸引器、磨钻和髓核钳把椎体内病灶作瘤内切除，切除后纵韧带达到硬膜的前缘。椎动脉常常被包裹在肿瘤内，并随着肿瘤的生长把正常组织向外推。一般会在脊髓减压后，用组织剪将椎体外侧的椎旁肿块切开以识别椎动脉。还有另一种方法是，如果采用打开胸腔的方法进行颈胸段的显露，如胸骨柄切开，则可以从锁骨下动脉的起点处开始分离椎动脉。前路切除肿瘤的目的是对脊髓腹侧减压和完成前柱重建。椎体切除术后一般会利用钛笼、PEEK融合器或异体腓骨移植物和前路钢板来完成前柱结构的重建。

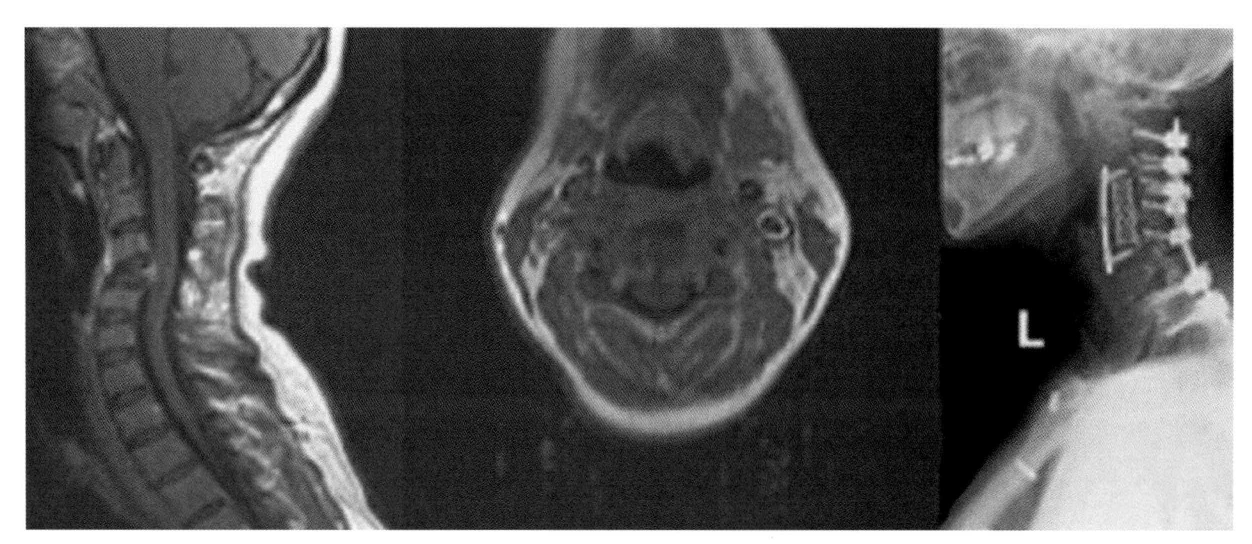

▲图140-6 **29岁女性，患有转移性恶性外周神经鞘瘤。行 C_4～C_5 椎体次全切除术、垂直钛笼植入和前路钢板重建，随后行 C_5～C_6 椎间孔切开术和 C_2～T_2 后路螺钉固定、关节融合术**

通过后路手术切除硬膜外残余肿瘤，完成硬膜的 360° 减压，减压后辅以后路内固定，以作为前路减压内固定术的补充。大多数情况下采用 3mm 的磨钻切除单侧或双侧椎板及小关节以显露脊柱外侧和神经根来完全切除硬膜外肿瘤。而侧块螺钉系统采用 3.5mm 的棒进行后路内固定。C_3～C_6 可放置侧块螺钉，C_2 位置采用峡部螺钉或经椎板螺钉，C_7 和胸椎采用椎弓根螺钉。通过切开椎间孔，探及 C_2 及 C_7 椎弓根的内侧壁以明确螺钉的放置。在胸椎中，按照 Kim 等的描述识别解剖标志以放置胸椎螺钉 [29]。虽然 C_2 多使用峡部螺钉，但经椎板螺钉同样能够提供足够安全的稳定性，且相对更容易操作，损伤椎动脉的概率较小。

八、胸椎和腰椎

胸椎和腰椎肿瘤的手术指征是为了解除严重的脊髓压迫，尤其是对放疗不敏感肿瘤的压迫，其次是脊柱不稳。对于大部分胸腰椎肿瘤患者会采用环形减压合并内固定术。硬膜外肿瘤切除术通常会采用后外侧入路，切除椎板、椎弓根和小关节。后外侧椎板切除术可从后路充分显露切除溶骨性椎体肿瘤。从后路切除椎体类似于脊柱后凸畸形矫形手术的经椎弓根截骨术。硬膜外肿瘤从硬膜后侧和外侧切除后，切开 PLL，经过其侧方达到硬膜前方，椎体内病灶可用刮匙和髓核钳切除，然后切除相邻节段的椎间盘以显露正常的终板。利用 Woodson 齿科工具将硬膜与 PLL 分开，利用组织剪切除后纵韧带，以达到正常的硬膜边缘。

一般来说，前路固定多采用 PMMA 和 Stainman 针完成，也可从后路置入植骨或融合器。若希望从后路放置骨圆针，可以使用直角锥在正常终板上打孔，将两个大小合适的 Stainman 针放入终板中，连接相邻椎体（图 140-7）。利用一个 20ml 的注射器和一个 14 号的套管针把 PMMA 注射到合适的位置。为了防止旋转，

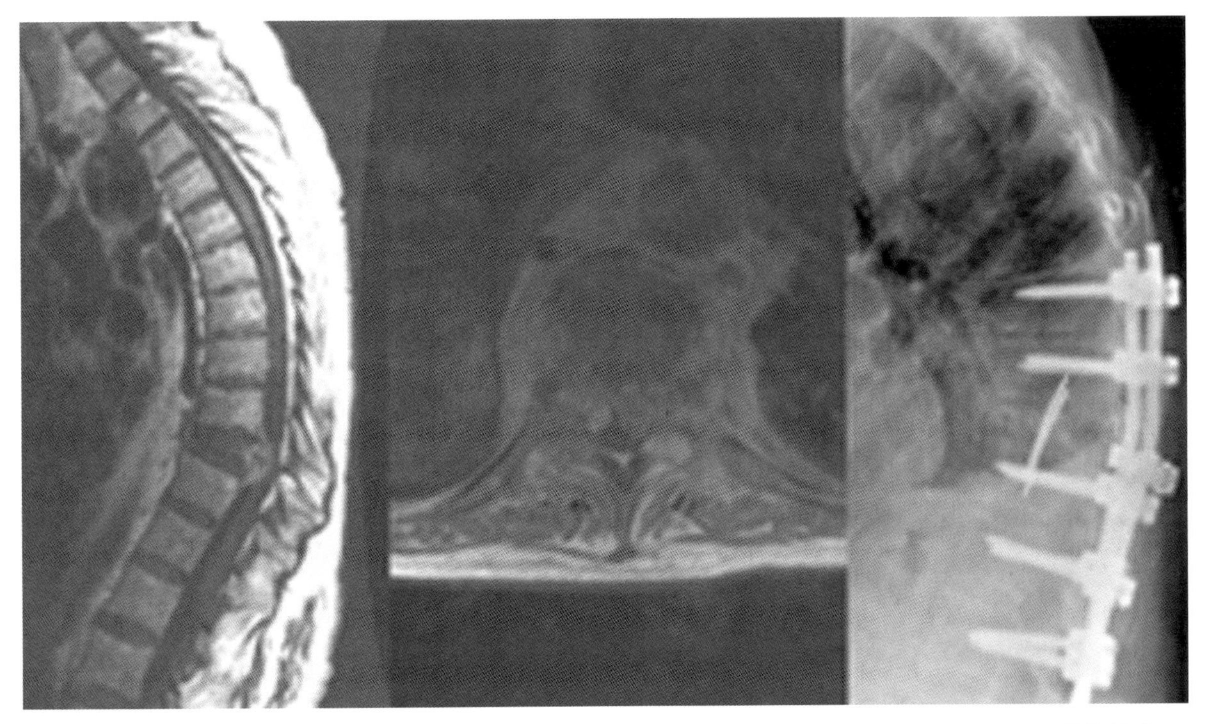

▲ 图 140-7 一位患有转移性黑色素瘤的 78 岁妇女，经后路椎弓根切除 T_{10} 肿瘤，采用 PMMA 和圆骨针重建 T_8～L_1 的稳定

PMMA 必须环绕圆骨针。当 PMMA 逐渐凝固时，将其压向前方皮质，使得 PMMA 均匀分布于空隙中，从而分散对终板的压力。

后路固定是通过在胸椎和腰椎上使用椎弓根螺钉来完成的，其固定节段范围至少延伸至病灶节段两端的两个节段，若固定节段涉及 T_1～T_2，还需要行颈胸段重建（图 140-8）。可使用双直径棒系统，多采用 3.5～6.25mm 的棒连接胸椎椎弓根螺钉和侧块螺钉。侧块螺钉常固定至 C_4 或 C_5。尽管使用多轴螺钉，由于进钉点距离较近，也很难放置 C_7 椎弓根螺钉和 C_6 侧块螺钉。C_6 侧块螺钉的进钉点可能需要向头侧移动，以便将棒与两个螺钉头接合。对于 T_2 减压术，可以使用 6.25mm 的棒固定，通过使用 C_7 和 T_1 椎弓根螺钉固定其上端，从而无须把固定延伸至颈椎侧块。即使是在双侧小关节切除，C_7、T_1 椎弓根钉对颈胸结合部也足够稳定。另外，所有的脊柱植入物都应该是钛或钴铬合金，以便日后行 MRI 复查。

目前针对这类人群，为了降低围术期发病率、失血量、输血率和缩短住院时间，微创入路（MAS）脊柱技术目前被频繁使用[30-33]。与切口并发症高的开放性手术不同，利用 MAS 技术入路后，放疗可在术后早期开始，大多能在术后 1 周内进行[34, 35]；目前针对脊柱转移瘤的 MAS 技术包括经皮内固定术、骨水泥增强术和微型开窗减压术[36]，基于三维透视或 CT 扫描术中导航技术的使用也越来越普遍[37]。最重要的是要认识到，不同机构间脊柱转移瘤的外科治疗方案仍然各不相同。

九、结论

转移性脊柱肿瘤的治疗基于 NOMS 评估系统。目前，对于放疗不敏感的肿瘤（O）的高级别 ESCC（N）或表现为脊柱不稳（M）患者，一定要采取外科治疗。脊柱不稳的标准应因不同脊柱节段而异，但大多数患者会表现活动相关性的疼痛。此外，患者全身情况（S）和内科相关疾病需要能够耐受手术。在手术中，为了脊髓完全

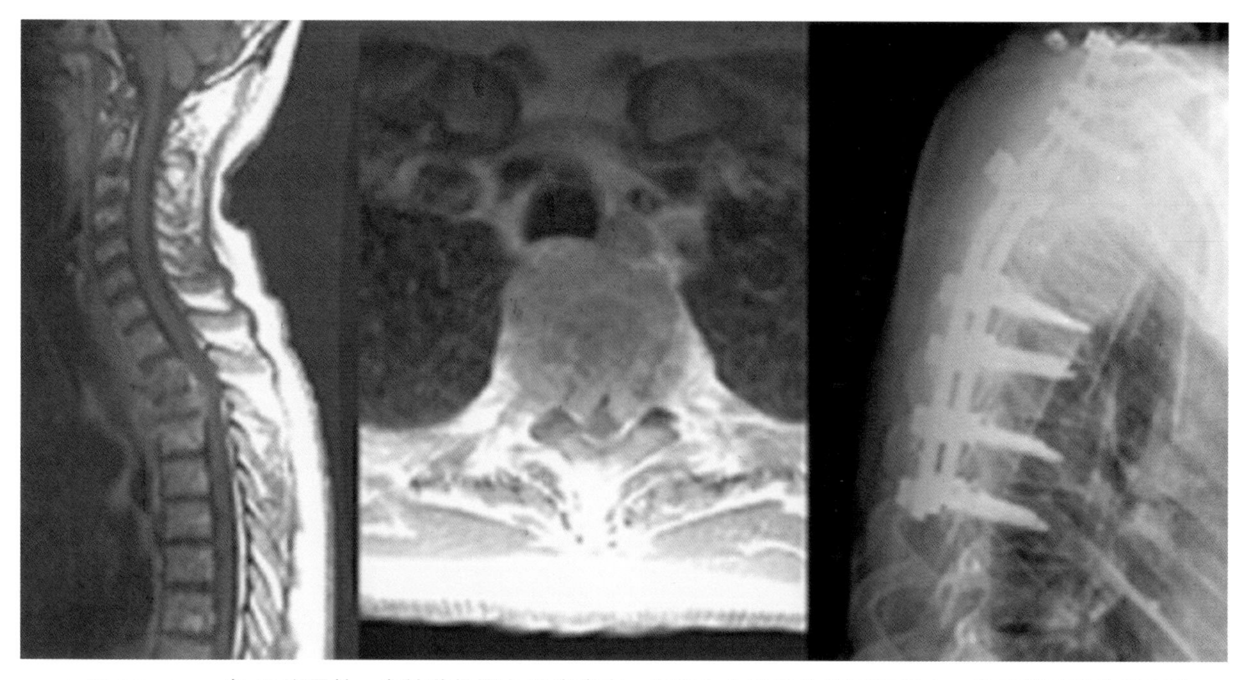

▲ 图 140-8 一名 46 岁男性，有转移性黑色素瘤病史，表现为急性发作性下肢无力。患者接受后外侧切除 T_1～T_4 硬膜外肿瘤并使用双直径棒于 C_5～T_7 后路固定

减压通常需要环形切除周围的肿瘤，一般采用后外侧入路来完成。未必需要过于积极地切除椎旁的巨大肿瘤，因为尽管是对传统放疗不敏感的肿瘤，术后 SBRT 也能够很好地控制局部肿瘤。前路支撑可采用 PMMA、PEEK、钛笼或同种异体移植骨来实现。当肿瘤患者伴有较为严重的骨质疏松时，无论病变位于哪个节段，都需要后路钉棒系统内固定来维持脊柱的稳定。采用起码延伸至病变节段两端两个节段的长节段固定，以防因肿瘤侵袭邻近节段而导致内固定失效。在骨质疏松的情况下，PMMA 可以增强螺钉的固定能力。MAS 技术和术中导航系统已被广泛应用和不断更新，其作用将在今后的研究中得到验证。

第141章

脊髓髓内肿瘤

Intramedullary Spinal Cord Tumors

Richard L. Price　Christopher F. Dibble　Wilson Zachary Ray　著
刘铁龙　刘永刚　译

一、概述

脊髓髓内肿瘤（intramedullary spinal cord tumor，IMSCT）是中枢神经系统（central nervous system，CNS）罕见且具有临床挑战性的一类肿瘤。尽管脊髓髓内肿瘤在现代外科技术处理上存在困难，但它的手术治疗已经开展了一个多世纪。1887 年 Horsley 首次成功切除硬脊膜内肿瘤后，Elsberg 于 1907 年首次成功切除脊髓髓内肿瘤[1]。他研究了一种两阶段手术法，第一阶段是切开脊髓和缝合硬脊膜，第二阶段是切除部分突出的肿瘤。现在在许多情况下仍然遵循这一基本技术。尽管如此，并发症发生率仍然很高。随着放疗疗效不断提高，到 20 世纪中叶，治疗的标准演变为活检和硬脊膜成形术，然后行放疗[2]。脊髓髓内肿瘤的治疗其他里程碑包括磁共振成像（MRI）、手术显微镜和显微外科技术的发展，以及先进的电生理监测。这些及其他相关技术的进步已经将脊髓髓内肿瘤治疗带入 21 世纪，既可以早期诊断，又可以显著降低手术并发症。尽管放射肿瘤学在脊髓髓内肿瘤治疗方面也取得了重大进展，但手术仍然是许多此类病变的首要治疗手段。

治疗脊髓髓内肿瘤的主要挑战在于脊髓在生理学上是一个紧密的、有活力的组织，很容易被压迫、浸润或因手术操作导致永久性损伤。与大脑中一些可以忍受轻微干扰的区域相反，脊髓的任何损伤都可能导致永久性的神经损伤。因此，充分的术前计划和对脊柱外科解剖的深入了解是关键。此外，肿瘤的组织学和解剖平面在手术入路的规划中也需要仔细考虑。深入了解这些因素，正确判断手术适应证，对脊髓髓内肿瘤安全、有效的手术治疗至关重要。

另一个脊髓髓内肿瘤的临床重要因素是脊髓空洞症的存在，高达 50% 的肿瘤与之相关。空洞分布在肿瘤上下方各约占 50%。切除术后出现空洞是提示非浸润性脊髓髓内肿瘤的良好征象[3]。

二、流行病学

脊髓髓内肿瘤相对少见，占中枢神经系统肿瘤的 2%～4%，占硬脊膜内肿瘤的 15%～25%[4, 5]。脊髓髓内肿瘤可见于儿童和成人，最常见于青中年。脊髓髓内肿瘤可生长于整个脊柱范围内，相对来说，胸髓最容易发生[6]。肺癌、乳腺癌和前列腺癌最有可能与髓内转移有关[7]。星形细胞瘤的性别患病率基本相同；室管膜瘤在男性中更为常见[4]。

最常见的脊髓髓内肿瘤类型是胶质瘤，占 60%～70%[4]。其中在成人，室管膜瘤最为常见，其次是星形细胞瘤，然后是血管母细胞瘤[8]。儿童则相反，星形细胞瘤最常见，占 60%；室管膜瘤第二常见，占 20%[8]，儿童较少患神经节胶质瘤和混合胶质瘤。脊髓少突胶质瘤和少星形细胞瘤非常罕见。

脊髓髓内肿瘤与遗传因素相关，包括神经纤维瘤病（NF-1 和 NF-2）和 von Hippel Lindau 病（VHL）[9]。大约 20% 的 NF 和 20%～40% 的 VHL 患者发展为脊髓髓内肿瘤。

三、临床表现

诊断脊髓髓内肿瘤的一个难点是该病发病可能是隐匿的，并且像许多神经外科疾病一样，由于转诊医生对这些罕见病变的警惕性通常不高，常导致疾病较晚才被发现。更为复杂的是，肿瘤可能会在数年内悄无声息地生长，只有非特异性的神经系统表现。事实上，大多数脊髓髓内肿瘤被认为在发现前平均生长 2 年[4, 10]。肿瘤往往对正常组织造成浸润压迫或因体积增大导致缺血才出现症状。和大脑一样，脊椎有时也能对肿瘤压迫耐受很长时间才出现症状。脊髓髓内肿瘤通常被认为延伸 2 个或 3 个椎体水平时会出现症状，在某些情况下，它们甚至能延伸超过 10 个节段[10]。局部疼痛或放射痛是最常见的早期症状，并且经常因仰卧位加重或夜间恶化。其他症状包括进行性虚弱、肠或膀胱功能受损、阳痿、平衡不良和感觉 / 疼痛 / 体温缺失。虽然不一定能得到恶性肿瘤的病理学诊断，但神经功能损害的快速进展往往显示肿瘤为恶性或与出血有关。神经功能迅速衰退是一种不祥的征兆，常与脑卒中造成的永久性缺血性损伤有关，例如肿瘤压迫脊髓血管的情况。髓外出血也可能产生蛛网膜下腔出血的典型症状，伴有颈项强直、蛛网膜下腔炎、Kernig 征和 Brudzinski 征阳性。此外，根据病变的解剖结构，非肿瘤性囊肿可能由肿瘤渗出液形成或由于椎管内脑脊液（CSF）受阻引起，从而导致由肿瘤压迫引起的甚至化学性脑膜炎的症状。

四、体格检查

脊髓髓内肿瘤可以高度可变的方式出现，在不同的区域和水平其病理表现各不相同。根据病变部位的不同，脊髓髓内肿瘤可引起脊髓病、上下运动神经元损伤或混合性临床表现。上运动神经元症状包括虚弱或瘫痪、反射亢进、痉挛和 Babinski 征阳性（脚趾上翘）。下运动神经元症状与从前角细胞到周围神经的损伤有关，包括张力降低或松弛、反射减弱或缺失及脚趾下垂。双侧症状与一侧或另一侧病理异常的单侧症状相比，更多是弥漫性脊髓受累造成。

脊髓髓内肿瘤可引起一些典型的脊髓综合征，包括前脊髓综合征、中央脊髓综合征和 Brown-Sequard 综合征（即脊髓半切综合征）[11, 12]。相关囊肿可引起远离肿瘤的症状或体征。与任何新的神经功能缺损一样，临床医生也必须考虑并排除颅内病变。更罕见的是，与髓内肿瘤相关的脊髓梗死可导致其他远处的症状。

五、解剖学相关

脊髓由脊柱的骨和韧带结构保护，前方由椎体和后韧带复合体保护，后方由背侧结构和黄韧带保护。脊髓是一个密集的活性组织，从颈髓交界处延伸到圆锥和马尾，呈圆柱形，成人约 45cm[13]。由于典型的发育不匹配，脊髓在 L_1 水平附近终止于圆锥和马尾。上颈髓神经根几乎水平地延伸到椎体水平，腰骶神经根垂直地延伸到多个节段。有两种特征性的脊髓膨大：颈膨大和腰膨大，基本上分别对应于臂丛和腰骶丛。21 对齿状韧带从侧面附着在硬脊膜上，有助于大体确定脊髓的腹侧和背侧，也有助于限制头尾运动，并一定程度上提供减震的作用[14]。

脊髓血管系统是复杂的，由可变的主动脉和椎动脉血供供应。节段性脊髓外动脉供应脊髓、神经根和硬脊膜。节段性动脉有腹支和背支，不同的节段组成脊髓前动脉和脊髓后动脉。经典的情况是，脊髓前动脉由椎动脉供血[15]。静脉系统比动脉供血更为多变，由在灰质－白质交界处结合的离心定向静脉组成[16]。脊髓髓内肿瘤可累及这些动脉或其引流静脉，虽然很少见，但可以通过这些途径转移到脊髓。

运动症状是由皮质脊髓前外侧降束损伤引起的。下行运动束由内到外排列，颈（臂）轴位于更中央的位置，形成上肢无力重于下肢的中央脊髓综合征的解剖学基础。此外，交叉的脊髓丘脑束纤维受累，在肿瘤侵犯节段产生感觉异常、感觉障碍和感觉丧失[13]。总的来说，中央脊髓综合征是与髓内肿瘤相关最常见的脊髓病理症状[12]。前脊髓综合征是由脊髓前 2/3 的损伤引起的，包括前角细胞和轴突，分别引起上或下运动神经元症状。因为累及脊髓前束和外侧束，所以疼痛、体温和轻触觉也会受到影响。

六、特定肿瘤类型

（一）室管膜瘤

室管膜瘤是成人最常见的脊髓髓内肿瘤，与大多数髓外室管膜瘤来源于马尾终丝不同，髓内室管膜瘤常见于颈段和上胸段脊髓[17, 18]。室管膜瘤以男性为多，男女比例为 2∶1，平均年龄在 30—40 岁。组织学上，有多种室管膜瘤亚型，包括室管膜下瘤、黏液乳头状瘤、细胞瘤、上皮瘤和混合瘤。血管周围假小细胞瘤的存在有助于区分室管膜瘤和星形细胞瘤[19]。髓内室管膜瘤与脊髓空洞的形成有关，主要影响颈椎和胸椎（图 141-1）。

室管膜瘤生长缓慢，常移位而不是浸润周围的神经组织，最终导致各种运动和感觉缺陷。脊髓病的症状是常见的，因为通常存在于中心位置。它们通常与感觉障碍有关，感觉异常往往是最初的症状，并可能先于其他症状的出现长达一年。由于这些肿瘤通常是由于容积效应而不是浸润和组织破坏引起的症状，因此肿瘤在被发现时可能很大[20]。然而，根据部位的不同，即使是小的室管膜瘤也可能引起症状，例如出现在中央管壁的室管膜瘤，会造成白质前连合压迫并影响双侧脊髓丘脑束。

术中，室管膜瘤由于其血管丰富，常呈红灰色，生长缓慢，柔软[21]。起源细胞被认为是中央管的室管膜细胞，肿瘤与脊髓界限清楚。大多数为良性 WHO Ⅰ级，但也可为Ⅱ、Ⅲ级[22]。血管供应通常是从脊髓前动脉通过前正中连合，并可明显附着在肿瘤的腹壁表面。术中应注意切断

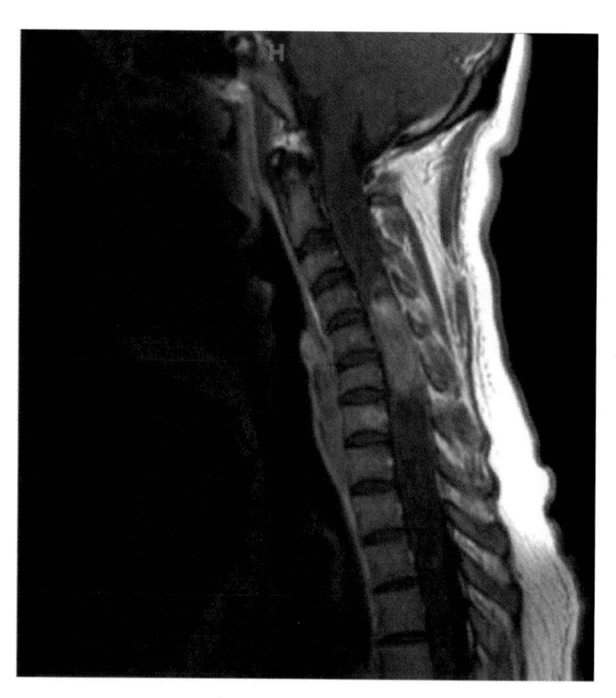

▲ 图 141-1　室管膜瘤

室管膜瘤在 T_1 像上呈等信号，在 T_2 加权像上呈高信号，T_1 造影增强后明显强化。有时，T_2 像上肿瘤和正常组织之间可以出现脑脊液裂。含铁血黄素常见于肿瘤周围。囊肿也可能存在

肿瘤血管供应，以免损伤脊髓前动脉或损伤邻近组织。与其他类型的肿瘤不同，与室管膜瘤相关的囊肿壁不需要进行积极的切除，因为它们由胶质组织而不是异常细胞组成[23]。虽然没有完整包膜，但大多数室管膜瘤在手术界面呈非浸润性病变[17]。因此，手术对于这些肿瘤是最有效的治疗方法。决定外科疗效的最重要因素是平面的位置。同样，出现空洞可能会增加全切的机会[24]。如果外科医生能够做到全切，室管膜瘤很少复发[25]。

（二）黏液乳头状室管膜瘤

黏液乳头状室管膜瘤位于脊髓圆锥或终丝，通常是从脊髓圆锥向外生长的髓外肿瘤[26]。它们通常在马尾神经根之间缓慢生长，可引起神经根粘连或聚集。起源于脊髓圆锥的黏液乳头状室管膜瘤可引起脊髓圆锥综合征，伴有膀胱和（或）直肠失禁、性功能障碍和鞍区麻痹。当出现运动障碍时，通常是由于灰质前角细胞中的上运动神经元受压而导致的迟缓性瘫痪。

较小的黏液乳头状室管膜瘤累及终丝可全部切除。然而，与马尾神经根紧密相连的较大肿瘤往往不能完全切除。同样，圆锥内的病变只有在括约肌和性功能障碍发生率很高的情况下才需要切除。由于黏液乳头状室管膜瘤常累及重要的神经结构，只有大约一半的黏液乳头状室管膜瘤可以手术切除。残余肿瘤可采用放射治疗，以改善局部控制[27]。最后，应获得全神经轴成像，以排除肿瘤脱落及转移。

（三）星形细胞瘤

脊髓星形细胞瘤通常是边界不清的浸润性肿块。它们的发病率明显低于脑星形细胞瘤，约占中枢神经系统星形细胞瘤的5%[18]。星形细胞瘤是第二常见的成人脊髓髓内肿瘤，占30%～35%，是最常见的儿童脊髓髓内肿瘤，约占10岁以下患者脊髓髓内肿瘤的90%，青少年占60%[10]。这些肿瘤来源于脊髓白质中的星形细胞。亚型包括低级纤维和幼年毛细胞变异，恶性肿瘤如胶质母细胞瘤、神经节胶质瘤和罕见的少突胶质瘤。一般来说，成人高级别肿瘤和儿童低级别肿瘤的发病率较高。所幸的是，恶性星形细胞瘤仅占星形细胞瘤的25%左右[28]。恶性病变常伴随着快速进展的临床进程和较差的生存质量。在儿童患者中，大多数是低级别、生长缓慢、边界相对良好的青少年毛细胞星形细胞瘤，可通过切除治愈（图141–2）[18]。在成人中，星形细胞瘤往往表现出恶性程度更高，它们的全切除是更困难的，因为这些肿瘤是浸润性的，从正常脊髓很难界定。约有20%与脊髓空洞有关[29]。虽然非常罕见，还是会发生颈椎或胸椎的全脊髓受累，往往与毛细胞星形细胞瘤有关[30]。

星形细胞瘤最常见的表现是局部疼痛，例如背痛或有时向上肢或下肢放射的疼痛。运动障碍是第二常见的表现。由于星形细胞瘤的浸润性，它们比局限性较好的肿瘤如室管膜瘤更容易造成神经功能缺损。此外，由于星形细胞瘤是由白质发育而来，因此它比室管膜瘤更容易偏心于中线。因此，患者表现为单侧而非对称性运动无力更为常见。

最良性和可手术治愈的星形细胞瘤变种是毛细胞性星形细胞瘤（WHO Ⅰ级）。它们通常分化良好，一般表现为惰性病程，并且常常有明确的手术界面，它们最常见于儿童。下一个最常见的低级别星形细胞瘤是纤维状星形细胞瘤（WHO Ⅱ级），遗憾的是其手术边界不太确定[29]。这使得手术治疗比其他变异类型更难实现[31]。虽然通常不是脊柱固有的，间变性星形细胞瘤（WHO Ⅲ级）和胶质母细胞瘤（WHO Ⅳ级）可在整个中枢神经系统扩散并累及脊柱[32]。手术治疗效果差，且一般无改善。

虽然大多数是良性的，但星形细胞瘤通常是浸润性的，因此很难治愈。在治疗这些病变时，

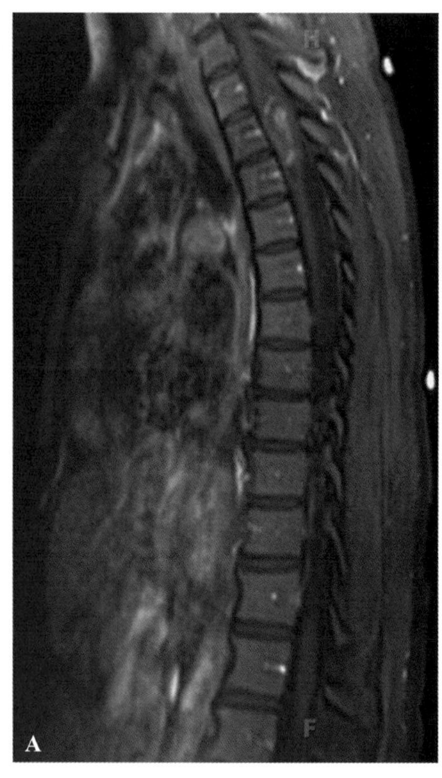

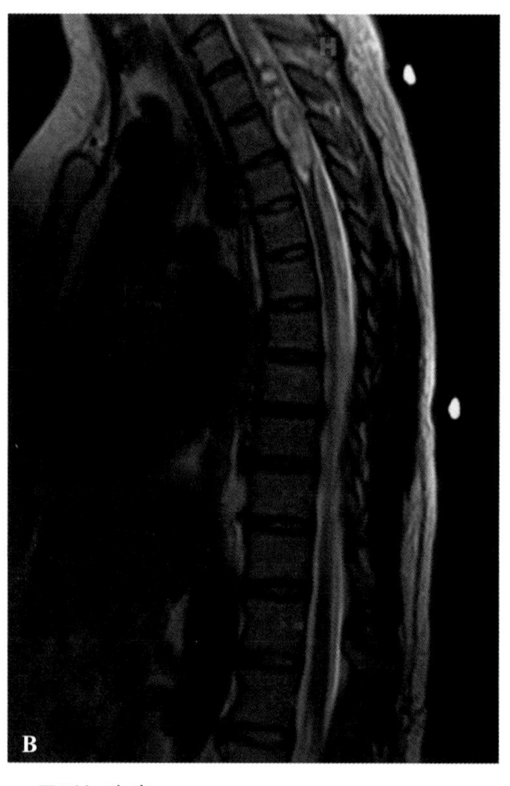

▲ 图 141-2　星形细胞瘤

根据其分级，星形细胞瘤通常在 T_1 加权 MRI（A）上表现为等到轻度强化信号，而在 T_2 加权图像上表现为高信号（B）。典型的病变以异质性的方式适度增强。它们可能广泛浸润或扩张脊髓。可能存在肿瘤相关小囊肿

患者必须明白，诊断往往是手术的首要目标，而不一定是症状缓解。在缓慢进展或轻微症状的情况下，由于术后可能出现明显的神经功能缺损，决定进行手术是困难的。

（四）血管母细胞瘤

血管母细胞瘤是良性的血管肿瘤，通常很小，边界清楚，但没有包膜（图 141-3）。它们占脊髓髓内肿瘤的 3%～15%，男女比例约为 1 : 1 [33]。与其他血管母细胞瘤一样，在 20%～30% 的病例中，它们与 VHL 疾病有关 [34]。虽然大多数是散发性的，但脊髓血管母细胞瘤的发现应该会引起针对 VHL 的研究 [34]。这些肿瘤可能在所有年龄段均可发生，但在幼儿期罕见，在中年人中最为常见。

虽然血管母细胞瘤是良性的，但 VHL 疾病往往会影响生存期。VHL 病患者常有多发性血管母细胞瘤和（或）内脏异常，如视网膜血管瘤、肾细胞癌和嗜铬细胞瘤。显微手术切除是脊柱血管母细胞瘤的主要治疗方法。肿瘤常出现在软脊膜深处的脊髓背侧表面，并向脊髓实质生长。肿瘤也可以完全是髓内或腹侧亚层。它们通常表现为疼痛或感觉缺陷。

这些肿瘤是富血管性的，由薄壁血管和大的基质细胞组成。幸运的是，出血引起的急性神经功能缺损的发生率相对较低。与室管膜瘤和星形细胞瘤相比，脊髓空洞症不太常见 [18]。

组织学上，大多数血管母细胞瘤与肿瘤囊肿有关。这些囊肿可能相当大，往往是囊肿的容积效应导致临床症状。血管母细胞瘤可累及脑干的所有区域，因此与多发性脑神经麻痹有关。幸运的是，血管母细胞瘤通常与脊髓有很好的界限，因此通常可以完全切除。理想情况下，肿瘤切除术是先切断供血动脉，再切断流出的静脉后整体

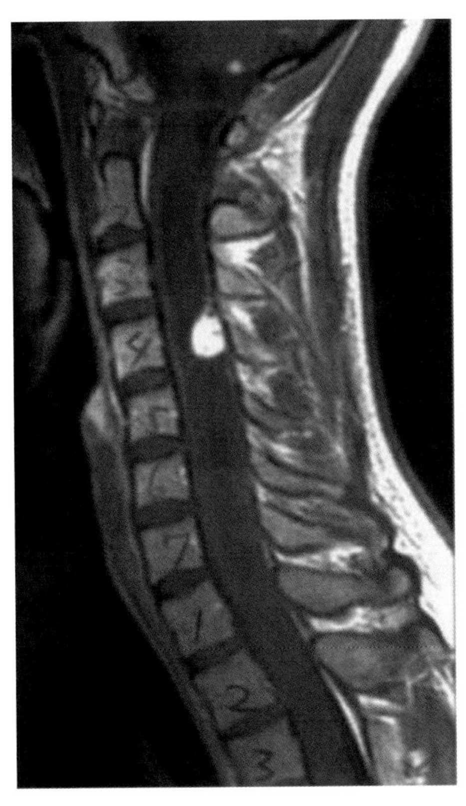

▲ 图 141-3 **血管母细胞瘤**

血管母细胞瘤在 T_1 加权像上表现为等信号，T_2 加权像上表现为高信号。通常，流动空隙可以被理解为供血动脉或引流静脉。介入导管造影可以帮助确认更复杂的血管关系

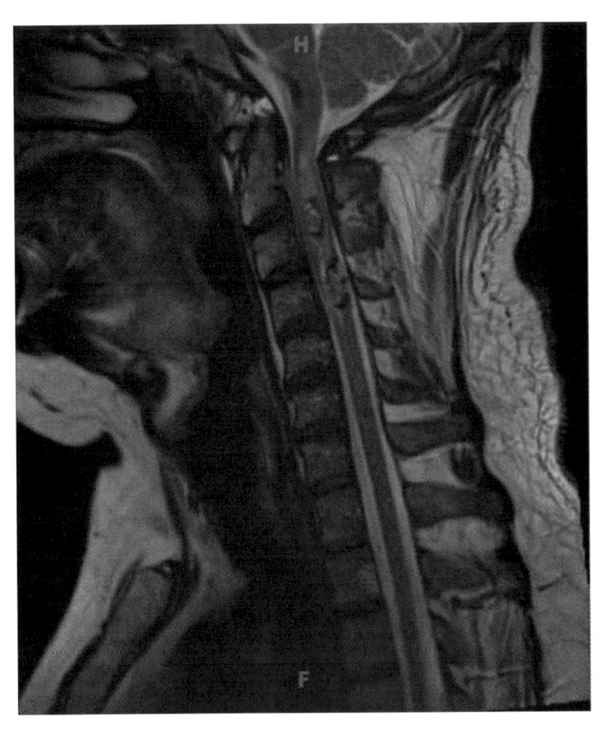

▲ 图 141-4 **海绵状血管瘤**

海绵状血管瘤在 MRI T_2 加权像上表现为典型的“爆米花”样改变，中心区高信号，低信号含铁血黄素环，出血年龄不等。海绵状瘤通常不增强，由于低流量，典型的血管造影表现为隐匿性。多达 1/4 的病例出现发育性静脉畸形

进行的。

（五）海绵状血管瘤

海绵状血管瘤，也被称为海绵状瘤或海绵状畸形，不是真正的髓内肿瘤，而是一种血管病变，由扩张的薄壁毛细血管组成，不影响神经组织（图 141-4）。它们占所有髓内肿瘤的 1%～3%，在血管造影上是隐匿的，被认为是由于 *ccm1*、*ccm2* 和 *ccm3* 基因杂合性缺失引起的 [35]。

在脊柱中，海绵状瘤常表现为出血或持续性小出血和含铁血黄素沉积的容积相应症状 [36]。复发性小出血伴反应性胶质增生可导致缓慢进行性脊髓病。急性症状与大出血相关。由于脊柱 MRI 的兴起，越来越多的海绵状瘤被偶然发现。与颅骨海绵状瘤相比，缺乏更多的数据帮助治疗。我们采用类似的原则，如果患者有过出血症状，他们很可能会再次出血，这时我们给予切除。如果真是偶然发现，我们会进行监视扫描。

如有可能，像其他髓内肿瘤一样，后中线脊髓切开术是首选的手术方法。或者，当肿瘤位于一侧且较小时，选择背根入区（dorsal root entry zone，DREZ）脊髓切开术。在某些情况下，反复的小出血引起的反应性胶质瘤会导致术者认为已经切除了海绵状瘤，因此，仔细检查手术床上是否有残留的海绵状瘤是至关重要的 [37]。立体定向放射外科目前在治疗中的作用非常有限。

（六）神经鞘瘤

脊髓髓内神经鞘瘤，也被称为膜下神经鞘瘤，是罕见的，可能是因为脊髓中没有 Schwann 细胞。它们与 NF-1 和 NF-2 有关，约占脊髓神经鞘瘤的 1% [38]。有几种假说试图解释脊髓神经鞘瘤的存在。一种理论认为，肿瘤起源的细胞来

源于占据脊髓前动脉穿支血管周围空间的神经丛中的 Schwann 细胞的增殖。另外，从少突胶质细胞到 Schwann 细胞髓鞘的过渡在腹根和背根进入区都使 Schwann 细胞有可能沿着轴突途径侵入脊髓实质。也有可能是由于神经嵴细胞迁移的错误，而像错构瘤一样出现。

显微手术切除是神经鞘瘤的标准治疗方法。幸运的是，肿瘤往往边界明确，并直接位于软脊膜下间隙。它们常与瘤周胶质增生有关（图 141–5）。在切除过程中，由于这些肿瘤是相对无血管的，所以可以进行初步的内部减压。

（七）脂肪瘤

大多数脊柱脂肪瘤是硬脊膜外的，常伴有脊柱闭合不全。相反，髓内脂肪瘤与闭合不全无关，且相对少见[39]。它们常表现为进行性脊髓病。髓内脂肪瘤是先天性的，不浸润脊髓实质，

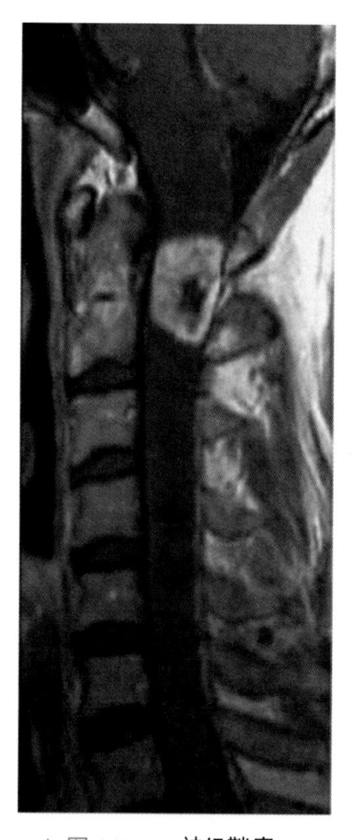

▲ 图 141–5　神经鞘瘤
神经鞘瘤增强后明显强化，界限分明，通常呈圆形。它们可能表现出髓外扩张，特别是侵入神经孔

通常位于中线或中线附近（图 141–6）。然而，它们通常很容易附着在脊髓上，完全切除是一个挑战。因此，次全切除往往是为了减瘤和减压。

（八）转移性疾病

转移性疾病通常不作为脊髓髓内肿瘤被发现，但在某些情况下可以通过血液传播。肺癌，主要是小细胞肺癌，是最常见的转移性脊髓髓内肿瘤，其次是乳腺癌、结肠癌、肾癌、黑色素瘤和淋巴瘤[7]。这些转移常常导致神经系统迅速进行性恶化，并可导致进行性 Brown–Sequard 综合征或横贯性脊髓病[11]。疼痛通常是第一症状，接着是感觉丧失或括约肌紊乱。不幸的是，诊断后的中位生存期是 3 个月或 11 个月；因此，放射治疗通常是一线治疗[40]。这些病变的 MRI 通常是增强的，并且常常与脊髓水肿有关（图 141–7）。

（九）生殖细胞瘤

脊髓髓内肿瘤当中，生殖细胞肿瘤非常罕见。生殖细胞肿瘤在东亚比西方更常见。与颅内生殖细胞瘤相似，这些肿瘤出现在年轻患者中，性别分布大致相同。胸椎下段和脊髓圆锥是最常见的受累区域[41]。由于存在非常有效的化疗和放射学治疗，因此必须在手术室进行冰冻切片，因为如果肿瘤可以被确定为生殖细胞瘤，则无须尝试完全切除[42]。MRI 中生殖细胞瘤经常增强，并且显示明显的脊髓水肿（图 141–8）。

七、诊断影像学研究

运用有或无对比剂的 MRI，至少在感兴趣的区域进行矢状位和轴位切片分析，是诊断脊髓髓内肿瘤的金标准成像方式。不同时间点的 MRI 也能极大地帮助诊断，因为脊髓髓内肿瘤在某些成像上可能很微妙，而且随着时间的推移演变是有价值的信息。总之，脊髓髓内肿瘤显示出三个

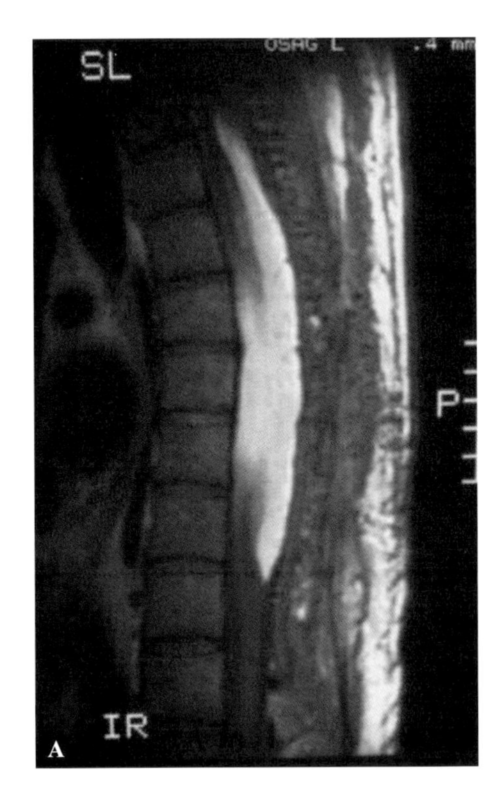

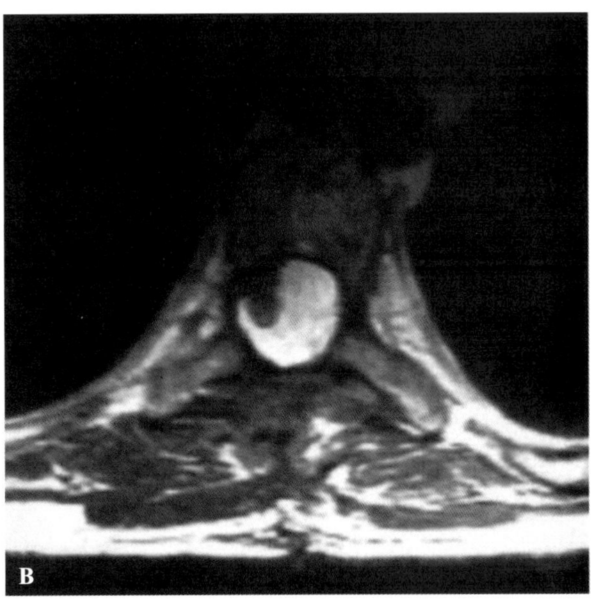

▲ 图 141-6 脂肪瘤

脂肪瘤在 T_1 加权像上表现为高信号。T_2 加权像上为等到低信号，不增强，而且经常位于中线

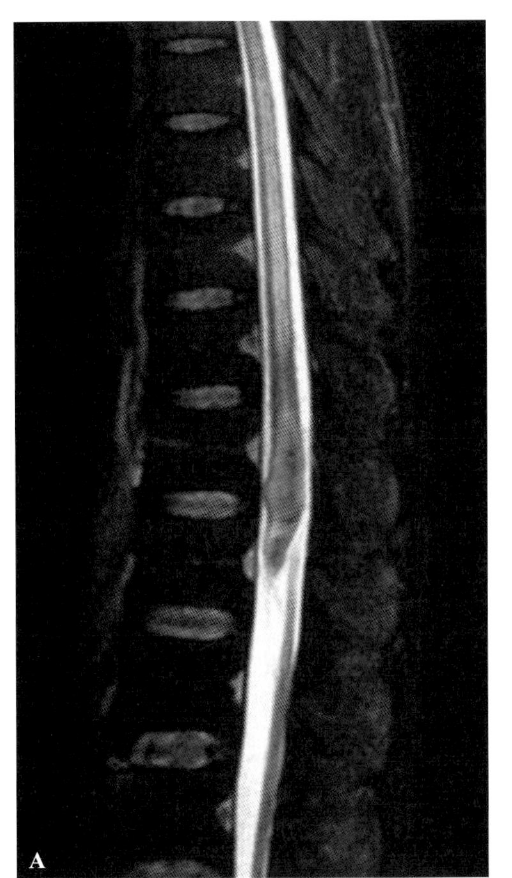

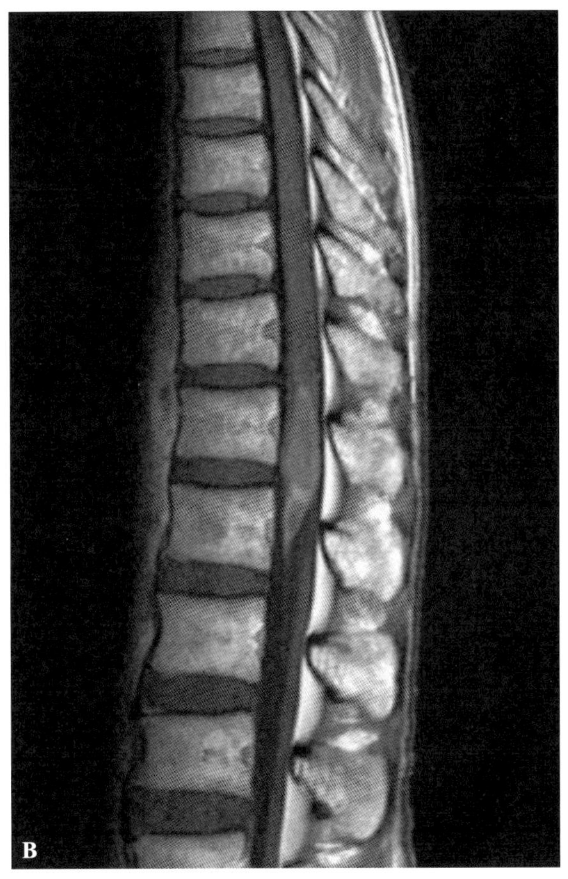

▲ 图 141-7 转移癌

影像学特征包括 T_2 水抑制像上广泛水肿和肿瘤或环形的钆元素强化

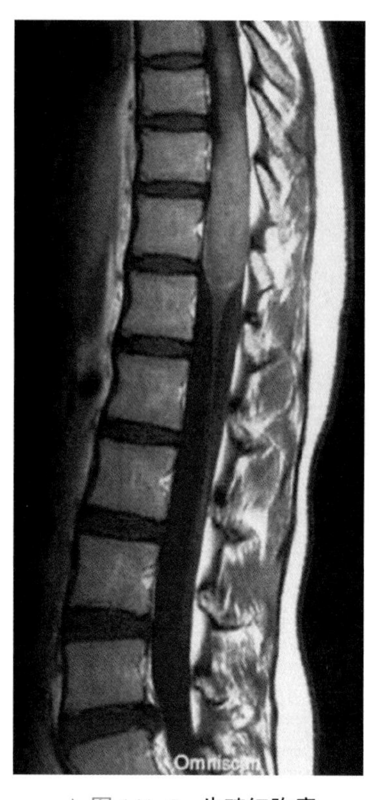

▲ 图 141-8 生殖细胞瘤

生殖细胞肿瘤 T_1 像呈等～低信号，T_2 像呈低～高信号。它们常增强，并与脊髓水肿有关

主要的相似之处：脊髓扩张、部分造影后强化和 T_2 高信号。水抑制和 T_2 序列也很有用，注意 T_2 信号的变化和（或）水肿。其他成像方式的帮助有限，但在某些情况下，血管成像，特别是正式的血管成像，可以用来表征肿瘤的血管和血液供应。CT 扫描有助于界定骨骼解剖或受累范围，但很少增加 MRI 提供的有关脊髓髓内肿瘤的信息。MRI 能帮助定义肿瘤 – 脊髓界面，以及出血、囊肿、脊髓空洞症或梗死。室管膜瘤和星形细胞瘤在 MRI 上很难鉴别 [43]。鉴别这些肿瘤的一般标准是室管膜瘤通常位于中线，呈对称的索样扩张，而星形细胞瘤则为偏心性浸润。如果造影后不强化，很难把它们和炎症反应相鉴别。血管母细胞瘤常有壁结节，表现为明显的周围水肿。瘤内出血是室管膜瘤的特征，虽然不是病理学上的，但有时在肿瘤极上有含铁血黄素帽。

X 线和 CT 扫描对脊髓髓内肿瘤的诊断价值有限，但有助于描述骨骼解剖和发现并发脊柱侧弯或脊柱不稳。部分脊髓髓内肿瘤 X 线片可见椎弓根明显增宽。脊髓造影可显示脊髓增大或消失。应当尽量使用头颅成像，特别是如果有单侧神经缺损、怀疑有下行转移，或者有脑积水的问题时。

术中超声虽然不如硬脊膜外肿瘤定位有用，但在脊髓髓内肿瘤切除术中可以发挥有益的作用。学习曲线相当短，可以减少手术并发症，有助于术中判断切除量 [44]。脊髓髓内肿瘤通常与周围组织相比呈现高回声。除了直接帮助肿瘤定位外，超声波还可以帮助显示正常的解剖结构，如齿状韧带，以帮助导航。

八、非肿瘤性病变

脊柱外科医生必须能够识别非肿瘤性病变，因此这些通常是非手术性病变。虽然总的来说比脊髓髓内肿瘤不常见，但这些病变确实发生并且需要被识别，特别是在 MRI 上模拟脊髓髓内肿瘤的情况下。对这些病变进行手术可能会对患者造成伤害，并可能对外科医生产生医学法律上的影响。非肿瘤性病变在表现和影像学上多种多样，大多数可分为感染、炎症 / 脱髓鞘、血管性病变和放射性脊髓病。一般来说，在 T_1 加权 MRI 上，非肿瘤性病变是等强度的，常有脊髓水肿。T_2 常为高信号。有些病变是多灶性的，并累及其余的神经轴。连续的成像可以显示随时间而发生的微妙或显著的变化。

（一）感染

虽然很少见，但任何影响身体其他部位的感染都会影响脊柱，包括病毒、细菌、真菌和寄生虫 [45]。这些生物体通常不会对健康或免疫能力强的宿主造成严重问题。因此，必须开展进一步的医学和影像学调查。高风险的患者包括糖尿病、艾滋病或其他免疫缺陷疾病患者，以及静脉吸毒者。在细菌感染的情况下，必须检查皮肤和 MRI，寻找可能的真皮窦道。艾滋病患者中有巨细胞病毒、单纯疱疹病毒或弓形虫引起的脊髓炎。病毒和细菌感染的特征是快速发热、炎性细胞浸润和脊髓水肿。MRI T_2 加权图像上显示局灶性脊髓肿胀伴高强度信号改变。对比成像可以显示混合异质性或环状增强（图 141–9）。脑脊液的研究是至关重要的，而且几乎所有这些病变都是通过药物治疗的。与硬脊膜外脓肿一样，髓内脓肿也是一种外科急症，必须积极进行外科和药物治疗[46]。这些感染被认为与椎间盘炎或骨髓炎有关[47]。

（二）多发性硬化症和横贯性脊髓炎

多发性硬化症（multiple sclerosis，MS）是一种影响大脑和脊髓白质的脱髓鞘疾病，其特征是呈现空间和时间相关。急性时，脊髓 MS 可能类似于脊髓髓内肿瘤（图 141–10）。如果怀疑，在任何活检或尝试切除之前，应先进行一个疗程的观察和类固醇试验[48]。临床病史至关重要，因为多发性硬化病变通常对应更快速的发病和复发 / 缓解过程。在 MRI 上，与一些更常见的肿瘤不同，多发性硬化病变通常更容易影响脊髓外周，如侧束、后束或前束。急性病变常加重。脱髓鞘病变几乎总是局限于病变尾侧 1～2 个节段（也可以是更多的节段存在跳跃性病变）[49]。脑 MRI 应该用来寻找典型的脱髓鞘病变，如果可能的话，连续 MRI 对于确定时间变化非常重要，包括肿胀和造影增强。脑脊液取样检测寡克隆带或视觉诱发反应对诊断有重要意义。

（三）结节病

结节病是一种多系统炎症性疾病，其特征

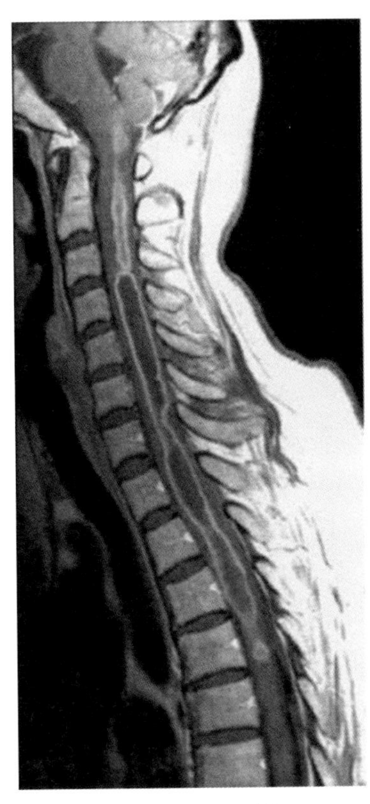

▲ 图 141–9　感染

T_1 与对照序列显示一个髓内环形增强病变，累及整个颈髓并进入胸髓

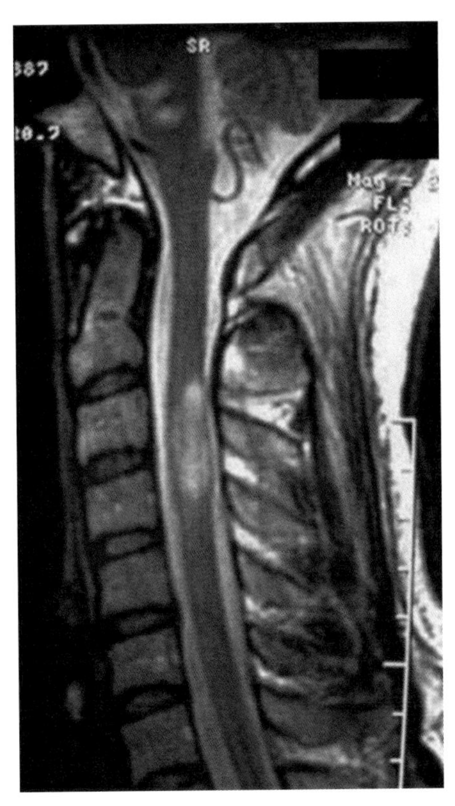

▲ 图 141–10　多发性硬化症

髓内 T_2 高信号病变。有时会出现多发性病变，随时间和空间播散

是非结缔组织肉芽肿，常累及 20—40 岁的成人[50]。最常累及的器官是肺，肺结节病常表现为双侧肺门淋巴结肿大和肺浸润。5%～10% 的患者发展为中枢神经系统受累，其中只有 10% 的病变在脊柱中发现[51]。钆成像显示邻近脊髓表面的软组织呈斑片状多灶性宽基增强（图 141-11）。沿着前正中裂或后正中沟可见线性周边强化，被认为是炎症性软脊膜受累的表现。可确诊的实验室研究包括高球蛋白血症、血清血管紧张素转换酶（angiotensin-converting enzyme，ACE）水平升高，以及细胞免疫功能低下，表现为皮肤过敏。糖皮质激素和系列显像是诊断和治疗的主要手段。

（四）脊髓梗死

与脑卒中相比，脊髓梗死是罕见的。梗死可能是由于节段动脉栓塞或血栓闭塞，或由于容积变化引起的动脉压迫。通常出现疼痛，随后出现截瘫、感觉丧失和尿失禁[52]。MRI 将在症状出现 10～15h 后显示进展的高信号区域，并且经常由于血脑屏障损伤而增强[53]。扩散成像更敏感，可以在数小时内检测到脑卒中。

（五）脊髓动静脉瘘

脊髓硬脊膜动静脉瘘（arteriovenous fistulae，AVF）或脊髓周围动静脉瘘可导致静脉高压引起的静脉梗死所致的进行性脊髓病。在老年患者中，非肿瘤性脊髓病和硬脊膜动静脉瘘的鉴别诊断尤为重要，因为他们有时由于腿部进行性感觉障碍而被误诊为退行性椎管狭窄[54]。MRI 显示高强度 T_2 区伴有血流空洞，通常有脊髓水肿（图 141-12）[55]。必须获得导管血管造影以了解血管解剖。许多动静脉瘘将受益于断开分离的方法。有多种分类和分级方案供临床使用。

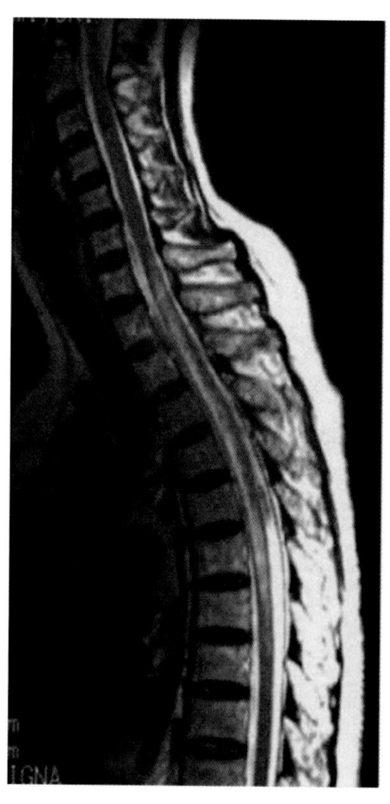

▲ 图 141-11　**结节病**

T_2 加权 MRI 像显示胸髓有高强度的髓内病变

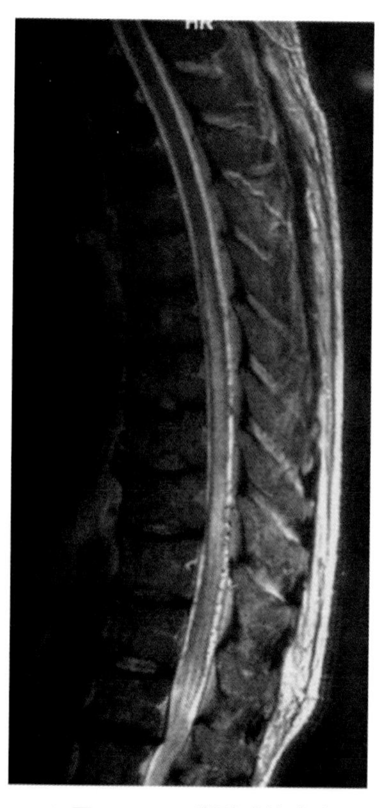

▲ 图 141-12　**脊髓动静脉瘘**

胸腰段脊髓背侧和腹侧髓周血流空洞，髓内 T_2 高信号提示脊髓水肿

九、非手术治疗

有症状的肿瘤应及时手术治疗。然而，一些髓内肿瘤是无症状的。对于良性肿瘤或手术风险太大的肿瘤，要么是手术条件差，要么是可引起广泛神经损伤的风险，可以行观察随访。如果进行放射学观察，那么需要经常随访 MRI 并结合体格检查来评估病变的稳定性。肿瘤易感综合征患者，如 NF-2，影像学监视发现其髓内肿瘤的发生率较高[56]。这些肿瘤往往是多发的，但也没有症状。如果没有症状，可以不经手术密切随访。

十、外科治疗

大多数脊髓髓内肿瘤需要手术治疗，尤其是在有神经症状的情况下。脊髓是脆弱的，甚至轻微的容积效应也可能导致神经损伤。应立即开始使用皮质类固醇，以减少容积效应和水肿，并在整个围术期和术后持续使用。皮质类固醇对神经损伤迅速加重的患者特别有用。为了防止神经系统进一步恶化，手术应该及早进行。手术禁忌证包括预期寿命短、凝血障碍未纠正、活动性感染和患者一般情况差。在进行外科手术之前，必须与患者或其法律授权人深入讨论可能的并发症并获得知情同意书。患者必须明白，术后神经功能恶化的可能性很高，可能随着时间的推移而改善，也可能不会改善。一般来说，轻度或无神经功能缺损的患者最适合手术治疗[57]。

手术的目的是在对邻近组织破坏最小的情况下对病灶进行全切除，以避免神经功能的破坏[31]。对于浸润性肿瘤，应特别注意避免灾难性的神经损伤。应尝试次全切除浸润性肿瘤，以便组织诊断和减瘤。对于某些浸润性肿瘤，手术可能只能行活检以获得病理诊断。病理诊断有利于进行辅助治疗。

术前麻醉实施者应了解手术的目标并针对患者的特殊特殊情况进行评估。全静脉麻醉（total intravenous anesthesia，TIVA）是以异丙酚和芬太尼为主要成分的麻醉。应避免吸入麻醉药，如氟烷，以避免影响神经监测。肌肉松弛药可以在手术开始时使用，有助插管和肌肉显露解剖。但是为了进行准确的神经监测，必须在肿瘤切除前停止使用。皮肤切开前应立即使用足够的抗生素和类固醇（地塞米松或甲泼尼龙）和甘露醇（1g/kg）。此外，颈椎病患者应纤支镜下插管，以避免颈部过伸导致神经损伤。在这些病例中，平均动脉压应该保持在基线水平，或者比基线水平高 10%～20%，以确保足够的脊髓灌注，避免术中脑卒中。

虽然不是必需，但强烈鼓励术中神经监测。它可以提供实时的脊髓神经功能数据，可以帮助判断肿瘤切除范围和改善神经功能预后。通常，术中监测运动诱发电位（MEP）、体感诱发电位（SSEP）和肌电图（EMG）。运动诱发电位与皮质脊髓下行通路功能相关，可预测术后运动功能。脊髓病患者可能有神经监测数据波幅的降低或缺失，因此在皮肤切开前确定信号的振幅是非常重要的。肿瘤切除术中应经常检查运动数据。对于浸润性肿瘤，如星形细胞瘤，当运动诱发电位和体感诱发电位数值下降时，应停止肿瘤切除，因为邻近的神经组织可能已经受损。一旦神经监测数据恢复到基线水平，就可以尝试继续切除边界明确的肿瘤。

十一、手术入路

脊髓髓内肿瘤常规采用背侧入路。患者俯卧在脊柱 Jackson 手术床上，手臂固定在旁边。必须仔细注意垫上所有压力点。对于颈部和上胸椎肿瘤，头部应使用 Mayfield 钉固定在中立位置或 Gardner-Wells 钳在 10～15lb 的牵引力下固定。中胸段及以下区域病变可以使用俯卧位头枕。使用术中 X 线透视定位病变节段。术前可放置胸椎肿瘤的骨基准点，以便于病变的定位。在显露脊柱后部时，使用中线皮肤切口并进行仔细止血。在病变的水平行椎板切除术或椎板成形术。如果可能的话，椎板成形术是年轻患者的首选，以允许重建脊柱后部结构[58]。一旦硬脊膜显露，在打开鞘囊之前，超声检查可用于定位肿瘤。根据肿瘤上下边界，可以延长椎板切除术 / 椎板成形术的范围。此时，应使用手术显微镜。在打开硬脊膜之前，将湿润的棉条放在椎板切除术部位的椎旁肌上，以尽量减少组织碎片和血液进入手术区域。沿硬脊膜外沟放置 8 英寸棉条止血，减少蛛网膜炎。硬脊膜打开后用缝合线固定在棘旁肌肉上。

一些腹侧颈髓肿瘤最好通过前方入路。在颈椎，必须先进行标准的椎体切除术（见第 14 章）。为了减少喉返神经损伤的风险，我们倾向于采用左侧入路。椎体切除术后，切开硬脊膜与后入路相似。

硬脊膜打开后，用镊子和显微手术剪解剖蛛网膜，露出脊髓背侧。应仔细检查脊髓的大小、颜色或其他异常。在进行脊髓切除术之前，外科医生应确保通过超声波探查肿瘤的头尾部。后中线沟必须正确识别，这可能是由于肿瘤的肿块效应引起的组织变形所造成的。必须注意肿瘤的侧方，因为脑沟可能会被侧向推压。我们建议使用齿状韧带和神经根作为定义中线的标准。大多数通过在后中线沟行脊髓切开术后到达肿瘤（图 141-13）。后间隔静脉应位于后中线槽，是后中线沟的标志。当后中线沟被成功识别后，用细尖的双极沿着脊髓切开的长度凝结软脊膜。接下来，用蛛网膜刀在与白质束平行的位置对软脊膜进行锐利切开，并用显微手术剪扩大脊髓切开术。脊髓切开术应在肿瘤最接近软脊膜表面的部位开始。脊髓切开术后，用精细的双极和 Rhoton 解剖器进行显微解剖以确定肿瘤。有些肿瘤是通过 DREZ 脊髓切开术安全地到达更侧面的。

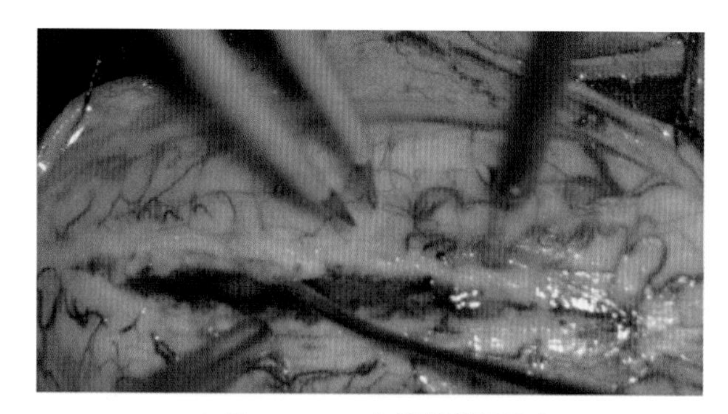

▲ 图 141-13 中线脊髓切开术

可以通过中线脊髓切开术接近大多数肿瘤。齿状韧带和间隔静脉之间的中点可作为脊髓切开术切口位置的标志

显微解剖用于显露肿瘤的整个背长。软脊膜加固缝线可以更好地显示肿瘤，减少对脊髓背侧的重复损伤。多股 Narolon 缝线沿双侧软脊膜切面放置，可通过小的韧带夹固定到硬脊膜边缘（图 141-14）。这些缝合线允许动态牵拉软脊膜至远离肿瘤的区域，以最大限度地显露并减少组织损伤。另外，缝合线的一侧牵引可以增加手术野的横向显露。

十二、肿瘤切除术

手术的关键目的是组织病理诊断。无论切除的范围如何，必须获得足够的病理组织来进行准确的神经病理学诊断，从而指导未来的治疗和判断预后。脊髓髓内肿瘤的疾病谱具有异质性，肿瘤切除方案必须针对每个肿瘤进行个体化制订。脊髓髓内肿瘤的大小、囊性成分、浸润、坏死和组织密度不同。脊髓切开术后确定肿瘤边界，并以此尝试确立切除组织界面。室管膜瘤等肿瘤通常有一个明确的界面，而星形细胞瘤更具浸润性，通常缺乏一个明确的边界。

充分显露后，应取病变组织切片进行冰冻病理检查。及时的术中诊断是决定进一步手术切除的关键。在获得足够的活检组织后，手术的重点应是肿瘤的最大安全切除。组织界面清晰的小

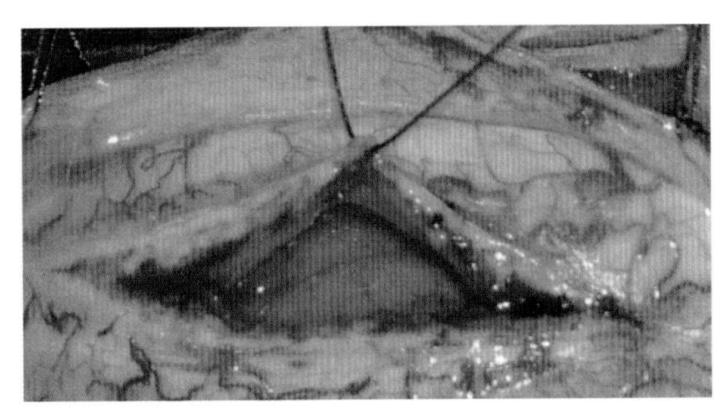

▲ 图 141-14 软脊膜牵开

Narolon 缝线可用于动态牵拉软脊膜辅助解剖

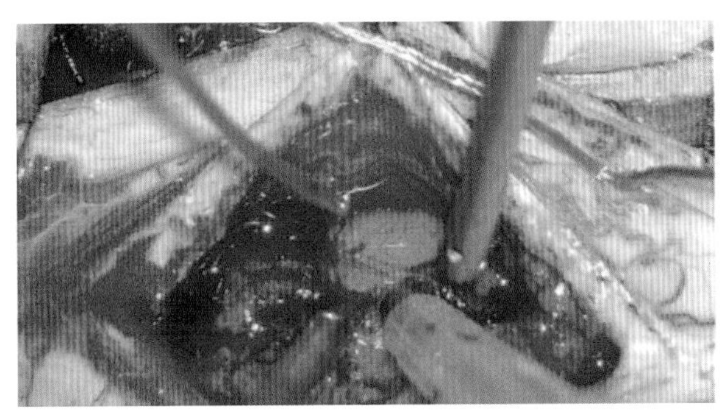

▲ 图 141-15 超声抽吸

超声抽吸是肿瘤减瘤的可行方法

肿瘤可以整体切除。然而，大多数肿瘤最好采用分段解剖的方法。组织界面是通过放置微棉片来解剖和划分的。我们更喜欢超声抽吸切除（图 141-15）。该机器最初应设置在最低工作值，以确定肿瘤对抽吸的敏感程度，然后根据需要调整到更高的功率。一旦大部分肿瘤被切除，肿瘤包囊的最后部分应该用烦琐精细的显微解剖从邻近的实质中分离出来（图 141-16）。没有明显界限的肿瘤尤其具有挑战性。在高倍显微镜下仔细进行肿瘤抽吸。异常组织可谨慎切除，避免切除外观正常的组织。术中应经常进行神经监护检查，以避免损伤功能性实质[59, 60]。如果神经监护数据下降，应立即停止切除。如果数据没有回到基线，手术应该中止，因为这可能意味着潜在的正常组织受损。如果数据恢复到基线，那么由外科医生决定是否进行切除。对于界面清晰的肿瘤，除非神经监测数据进一步下降，否则继续切除是合理的。对于浸润性肿瘤，我们建议中止进一步的肿瘤切除以防止对正常组织的损伤。

一般来说，脊髓切开和剥离应沿脊髓纵向进行，以免破坏脊髓后束。所有解剖都应借助高倍显微镜进行。明显供血于肿瘤的血管可以电凝后用显微手术剪切除。应注意不要破坏正常组织的血管供应，以避免术后脑卒中。解剖应精细控制下进行，以尽量减少出血。大多数出血可以用棉片填塞来控制。止血材料，如明胶海绵、Surgicel 可吸收止血纱或 Floseal 封闭剂可用于快速出血。应避免双极电灼，以减少对正常神经组织的二次热损伤。

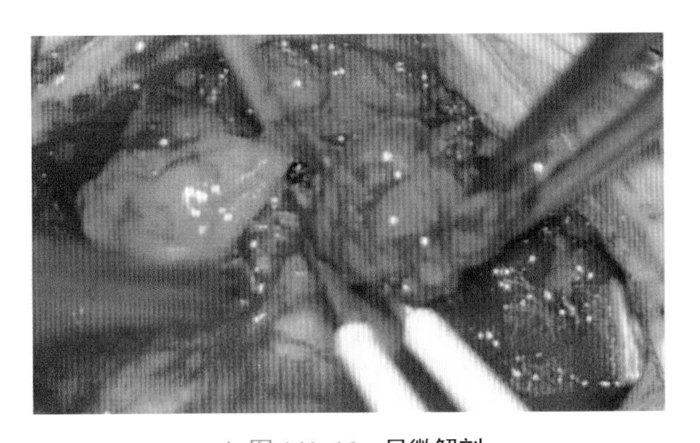

▲ 图 141-16 显微解剖

用精细的双极、Rhoton 解剖器和微型吸引器精确地解剖肿瘤界面

切除后，应进行细致的止血。我们建议在切除腔内衬上 Surgicel 止血纱并等待几分钟，以达到完全止血的效果，必要时可以重复。我们不主张在瘤床上留下任何止血材料，因为可能发生肿胀并导致神经损伤。Valsalva 动作有助于确保获得足够的止血效果。切除腔关闭前应仔细冲洗。

硬脊膜必须密封以达到无渗漏。建议用 Gore-Tex 缝合线（5-0 或 6-0）行硬脊膜闭合术，因为它在高静水压下的失败率较低[61]。我们建议沿硬脊膜切开长度进行缝合。为了确保连续缝线保持紧密，放置了几个间断缝线来加强连续缝合。为了减少瘘管的形成，用大量的纤维蛋白胶覆盖硬脊膜切开处，并覆上 Surgicel 止血纱。仔细止血，然后层层缝合伤口。必要时可使用硬脊膜外手术伤口引流管，但不应设置为负压吸引，因为它们会导致脑脊液漏。我们更喜欢用尼龙垂直垫缝线来闭合皮肤，以提供最佳的皮肤贴合度。

十三、术后护理

手术后，患者应卧床休息 48h，以使硬脊膜切开术痊愈。颈、上胸椎肿瘤患者应抬高床头，而下胸椎、腰椎肿瘤患者应保持平卧，以降低硬脊膜缺损的静水压。如果担心脊髓灌注不足，则应将患者送入重症监护室，进行加压治疗，以增加脊髓灌注。建议平均动脉压升高 15%～20%，以确保脊髓充分灌注。卧床休息后，对患者进行 MRI 检查，以确定肿瘤切除范围，并进行物理和职业治疗评估。术后立即继续使用足量类固醇，并根据术后 MRI 水肿情况慢慢停用。手术后及拆线时、检查伤口时，应送患者回医院就诊。临床上应基于患者的病理诊断来制订 MRI 复查时间。

十四、并发症

脊髓髓内肿瘤的手术是有并发症的。避免和早期认识术后并发症是神经外科医生的职责。非详尽的并发症列表如下。

- 神经功能缺失。
- 脊髓梗死。
- 伤口感染。
- 脑膜炎。
- 败血症。
- 蛛网膜炎。
- 术后血肿。
- 假性脑膜炎囊肿。
- 脑脊液漏。
- 呼吸驱动力下降。
- 脊柱不稳 / 畸形。
- 深静脉血栓形成 / 肺栓塞。
- 死亡。

（一）神经功能缺失

手术后，通常会有轻微的神经系统恶化。通常情况下，手术后几天到几周，功能会恢复到基线水平。但是，神经功能的恢复可能需要几个月的时间，也可能永远不会恢复。建议必须让患者预知术后出现神经功能缺失，并且这些缺失可能是永久性的。术后神经系统并发症的程度与术前功能状态大致相关。无或轻度术前神经功能缺失的患者通常在肿瘤切除后完全康复。术前神经功能严重受损的患者术后预后较差。先前存在的神经功能缺失通常不会改善。颈髓高位病变尤其具有挑战性。C_5 以上的病变可损害膈肌的神经支配，导致随后的呼吸衰弱。术后必须密切监测呼吸状况。这些患者应在术后进入重症监护室进行密切监测。对于一些持续性膈肌无力的患者，可能有必要气管切开。

感觉缺失是脊髓髓内肿瘤术后最常见的损伤类型。中线脊髓切开术直接分离后柱，通常导致术后感觉缺失，最常见的是失去振动觉和位置觉。有严重感觉缺失的患者应小心驾驶，因为他们可能缺乏对脚踏板的触觉反馈。随着时间和康复，这些缺失通常会得到改善，患者可以恢复日常活动。

（二）脑脊液漏

脊髓髓内肿瘤切除术需要打开蛛网膜。即使硬脊膜严密闭合，也可能发生脑脊液漏。脑脊液漏的证据必须及时发现并立即纠正，以防止可能致命的感染。第一次尝试修补脑脊液漏可能涉及使用间断缝线的强力缝合材料过度缝合。我们建议开始使用预防性抗生素来预防脑膜炎。如果脑脊液漏持续存在，则需要更多的有创手术。硬脊膜的伤口探查和再闭合，无论有无人工硬脊膜移植，都是治疗持续性渗漏的必要手段。建议暂时性脑脊液转移加腰大池引流，以减轻硬脊膜切开术后的压力。对于脑脊液渗漏的极端情况，应保留心室外引流。最后，永久性脑脊液分流可用于难治性脑脊液漏病例。术后应尽快停用皮质类固醇，以免抑制伤口愈合。

（三）术后不稳定 / 畸形

显露脊髓髓内肿瘤需要通过椎板切除术或椎体切除术从椎管中取出骨。椎体切除术造成的缺损可在手术时植入椎体骨块或可膨胀的融合器来进行重建。椎板切除术造成的缺损通常不会立即破坏脊柱的稳定，可以密切监测有无不稳定的迹象。每年应进行前后位 / 侧位 X 线检查，以评估不稳定的迹象，如脊柱后凸或脊柱侧弯。还应进行临床检查以发现脊髓病。后路脊柱融合术适用于术后不稳定或脊髓病的患者。对于多节段椎板切除术，应考虑肿瘤切除时器械的预先放置。

（四）后续治疗

患者应在术后不久进行有或无钆造影的 MRI 检查，作为肿瘤切除后的基线影像学资料。后续成像的时间暂无指南。我们在术后 2 周对患者进行了随访，然后在术后 6 周进行伤口检查，并评估了神经系统的恢复情况。术后 6 个月再行 MRI 检查，然后每年复查一次，以判断肿瘤复发情况。站立位 X 线片检查也被用来评估脊柱的不稳定性。出现神经功能改变时应进行紧急 MRI 检查，因为这可能是肿瘤复发或慢性感染的迹象。有肿瘤复发迹象的患者可能需要二次手术。根据肿瘤病理情况，必要时进行适当的化疗和放疗，以指导恶性肿瘤的辅助治疗。

十五、辅助疗法

（一）放射疗法

对脊髓髓内肿瘤的辅助治疗缺乏指导性的资料。从辅助治疗中获益是有争议的。大多数医生采用放疗治疗术后残余肿瘤和复发肿瘤。这可能有助于降低次全切除术后的复发率，特别是胶质瘤[8, 62]。一些研究者报道表明，放射治疗没有一致的益处，辐射的不良反应可能超过放射治疗的任何潜在益处。我们目前的做法是为高级别的脊髓髓内肿瘤，特别是复发的肿瘤寻求可能的治疗方案。我们建议采用多学科方法治疗高级别和复发性肿瘤，包括手术、放疗和化疗。

对于室管膜瘤，全切除是治疗的金标准。如果完全切除，通常不需要放射治疗。然而，局部放射治疗残余肿瘤是有效的。复发的肿瘤应该接受额外的手术和潜在的辅助放射治疗[62, 63]。星形细胞瘤的放射治疗仍然存在争议[8]。虽然我们推荐对有残留肿瘤证据的患者进行辅助治疗，但很少有令人信服的证据表明辅助放射治疗能减缓低级别肿瘤的进展。我们认为辅助放疗有助于维持神经功能。高级别肿瘤应接受放射治疗。此外，放射治疗被认为是不能手术或多灶性肿瘤的主要治疗方法。

（二）化学疗法

很少有证据表明化疗能有效治疗脊髓髓内肿瘤。与恶性脑肿瘤不同，脊髓髓内肿瘤通常很小，且并不是典型的高灌注。因此，许多化疗药物对肿瘤治疗无效。高级别胶质瘤和复发性低级别肿瘤应保留化疗方案。目前的化疗方案包括卡铂和长春新碱等药物。接受化疗的脊髓髓内肿瘤患者相对较少。为了进行更广泛的验证，未来的研究是必要的。

十六、结论

脊髓髓内肿瘤代表了一大类脊髓病变，通常最好的治疗方法是手术切除。未经治疗，脊髓髓内肿瘤可导致神经功能迅速下降和永久性残疾。脊髓髓内肿瘤必须被及时诊断，然后进行手术。根据病理情况，肿瘤可采用多种治疗方式（图 141-17）。神经外科医生的作用是在神经功能不受损的情况下，减瘤后提供病理诊断。

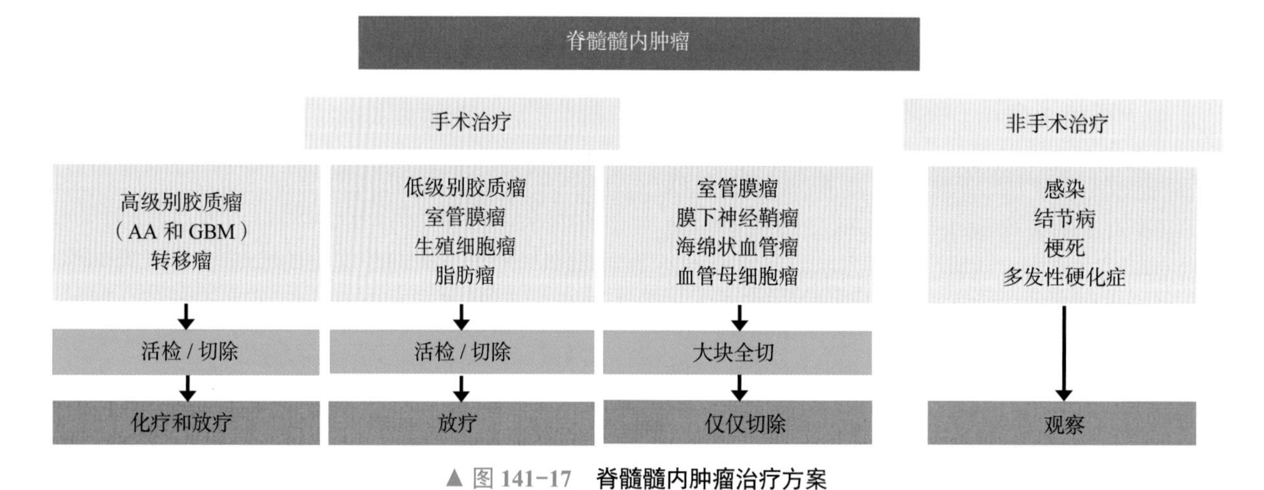

▲ 图 141-17　**脊髓髓内肿瘤治疗方案**

脊髓髓内肿瘤的治疗流程图（AA. 间变型星形细胞瘤；GBM. 胶质母细胞瘤）

第142章

硬膜下髓外脊柱肿瘤

Intradural Extramedullary Spinal Tumors

Owoicho Adogwa　Alfred T. Ogden　Paul C. McCormick　著

董　健　周晓岗　译

一、背景

（一）总论

脊髓原发肿瘤比颅内肿瘤少10倍，占中枢神经系统（CNS）所有原发肿瘤的2%～4%。尽管脊髓肿瘤的发病率较低，但组织病理学与原发性颅内肿瘤相似。然而，与颅内原发性肿瘤不同，脊髓肿瘤恶性程度的等级与年龄没有明显相关性[1, 2]。根据世界卫生组织（WHO）的病理分类，大多数原发性脊髓肿瘤被归类为低度恶性肿瘤[3-5]。

脊髓肿瘤根据解剖位置不同分为三类：硬膜外、硬膜下髓外（intradural extramedullary，IDEM）和髓内。硬膜外肿瘤最为常见，其中最多的来自于全身的转移性肿瘤，常可导致硬膜外脊髓受压，本章主要讨论原发性硬膜下脊髓肿瘤，因此转移性硬膜外肿瘤不在此讨论[6]。与髓内肿瘤相比，硬膜下髓外肿瘤更常见，占成人硬膜下肿瘤的80%，占儿童硬膜下肿瘤的65%；最常见的肿瘤是神经鞘瘤、脑膜瘤和神经纤维瘤[2, 6-8]。髓内肿瘤（IMSCT）占原发性脊髓肿瘤的20%～30%。90%的髓内肿瘤是胶质瘤，其中最为常见的类型是室管膜瘤或星形细胞瘤[9-11]。室管膜瘤大约占60%，星形细胞瘤占30%[11, 12]。髓内转移性肿瘤中，40%～60%来源于肺癌，而14%来源于乳腺癌[13-15]。

早期经过Frazier[5]、Elsberg[4]和Cushing[2]的开创性工作，硬膜下髓外肿瘤切除术已经是一项成功的常规手术，并且被认为是神经外科最有价值的手术之一。虽然硬膜下髓外肿瘤包含很多病理类型，但大多数是良性和边界清楚的肿瘤，通常可以接受外科治疗。切除肿瘤后脊髓得到了减压，神经症状通常能迅速得到改善。鉴于大块完整切除（gross total macroscopic resection，GTMR）是普遍的治疗目标，对这些肿瘤来说，传统的解剖学分型比组织学分型对治疗更具指导意义。此外，充分理解肿瘤与脊膜和神经结构的解剖关系对如何安全切除肿瘤尤为重要。

（二）流行病学

根据定义，硬膜下髓外肿瘤形成于脊髓以外硬膜下方覆盖范围内，产生于该解剖空间内的组织结构：神经和神经根（神经纤维瘤、神经鞘瘤和副神经节瘤）、蛛网膜和硬脊膜（蛛网膜囊肿、脊膜瘤）、血管（血管母细胞瘤）和异位组织（皮样囊肿、表皮样囊肿、脂肪瘤、畸胎瘤、室管膜瘤、转移瘤）。在成人中，绝大多数硬膜下髓外肿瘤是神经鞘肿瘤（NST）、脊膜瘤或终丝室管膜瘤。儿童脊膜瘤和神经鞘瘤非常罕见，常被与胚胎发育不良相关的异位病变取代。

（三）临床表现

原发性脊髓肿瘤的临床表现往往取决于肿瘤的位置。疼痛是最常见的症状（占 72%），可表现为背痛（27%）、根性痛（25%）或中轴痛（20%）。在神经鞘瘤病例中[13, 23, 24]，疼痛往往按皮节分布，相对应于起源神经根或受压的毗邻神经根。肿瘤可压迫脊髓引起症状，如脊膜瘤[12, 14, 15, 25]；或者间接累及多个神经根，如黏液乳头型室管膜瘤[26]，从而造成类似于髓内病变引起的非特异性、中枢性、钝性疼痛综合征。存在脊髓压迫时，疼痛往往伴随着神经损伤症状。一般来说，神经症状表现为皮肤模式、脊髓模式或混合模式，取决于肿瘤的病理解剖类型。运动障碍是第二常见的症状（55%），接下来是感觉减退（39%）（皮肤、鞍区或节段水平）[16]。括约肌功能紊乱最不常见，在所有患者中仅占 15%[16]。由于早期诊断水平的提高和磁共振成像（MRI）的广泛运用，那些从节段性、半切向整个脊髓功能障碍逐步进展的经典综合征现在已经很少出现。

（四）术前评估和影像检查

对已知或怀疑脊髓肿瘤的患者要进行全面的问诊和体检以进行评估。脊髓肿瘤患者最常出现背痛，但也可能有脊柱畸形、神经症状，以及与恶性肿瘤有关的全身症状。硬膜下肿瘤患者很少有放射痛或背痛，但可能存在脊髓或神经根受损而造成神经功能障碍。

完整的影像学检查是制订良好手术计划的必要条件。首先要进行增强 MRI 检查。绝大多数硬膜下髓外病变，包括神经鞘瘤、脊膜瘤和室管膜瘤，在 MRI 上具有相似的影像学特征，与正常神经组织相比，T_1 加权像呈现低到等信号，增强后均匀强化。尽管有这些共性，但仍可以找到一些特征以鉴别不同组织病理学类型（图 142-1）。与硬膜紧密相连或出现硬膜尾征提示脊膜瘤。穿过椎间孔的哑铃形病变常提示肿瘤来源于神经鞘膜。对于椎间孔外的巨大肿瘤，需要通过 CT 和 X 线片评估骨破坏的范围及切除后可能造成的不稳定。当 MRI 无法确定哑铃形肿瘤的椎管内部分是否位于硬膜内时，可以通过 CT 脊髓造影来判断。如果对比剂不增强可能提示罕见的病变，如皮样 / 表皮样囊肿、海绵状畸形或蛛网膜囊肿。MRI 脂肪抑制序列有助于区分病灶内脂肪结构、出血和脑脊液信号。通过 X 线片和动力位 X 线片评估畸形和失稳。同位素骨扫描对脊柱肿瘤高度敏感，可以判断溶骨或成骨活性，也常用于寻找如骨样骨瘤这样的小病变或判断恶性肿瘤的骨转移范围。最后，血管造影可以用于了解肿瘤的血供，也可进行栓塞，以减少富血供肿瘤的术中出血，如动脉瘤样骨囊肿、血管瘤、肾癌、黑色素瘤或脊索瘤。

二、分型、适应证和禁忌证

（一）神经鞘肿瘤

神经鞘肿瘤分为神经纤维瘤和神经鞘瘤。虽然组织学和免疫组化支持两种肿瘤都来源于 Schwann 细胞，但它们在硬膜下髓外肿瘤形成过程中都表现出不同的临床病理特征，因此需要区别对待。

神经鞘肿瘤来源于毗邻神经元内的神经根和神经的支持细胞，约占成人硬膜下脊柱肿瘤的 23%～25%，儿科患者约占 14%。神经鞘肿瘤好发于 40—70 岁，没有性别差异[17]。

1. 神经鞘瘤

神经鞘瘤是最常见的硬膜下髓外肿瘤，占其 30%，发病率为 0.3～0.4/10 万[16, 18]。尽管有恶性亚型存在，仍为良性肿瘤（WHO Ⅰ级），通常源自背根感觉支[19, 20]。好发年龄为 40—70 岁。脊

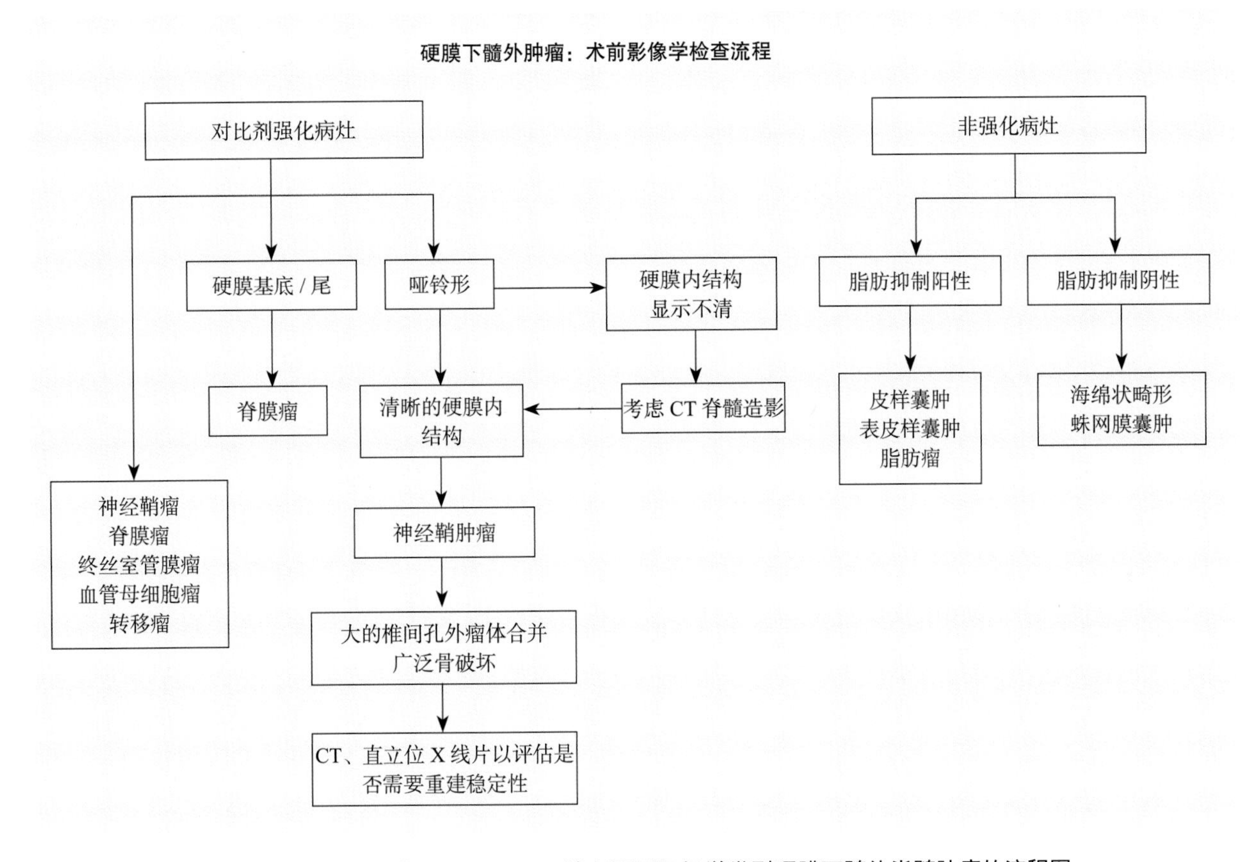

▲ 图 142-1 基于增强 MRI 和 CT 诊断不同组织学类型硬膜下髓外脊髓肿瘤的流程图

柱神经鞘肿瘤的发病部位：上颈区（16%）、颈脊髓（31%）、胸脊髓（22%）、圆锥（7%）和马尾（24%）[13, 15, 21, 22]。

大部分病灶是孤立的或散在的，但是与Ⅱ型神经纤维瘤病（NF2）显示有一定相关性[23]。儿童 NF2 通常有多发神经鞘瘤，而且恶变风险很高[23]。NF2 蛋白被认为是 ERM 蛋白家族的成员，其作用是将细胞骨架成分与调节细胞骨架动力学和细胞间通讯的细胞膜蛋白联系起来[13, 14]。NF2 的突变可能导致前庭神经鞘瘤（典型的双侧Ⅷ脑神经肿瘤）、神经纤维瘤、室管膜瘤、胶质瘤和脊膜瘤的发展[7, 8, 13]。

神经鞘瘤通常偶然发现，或者有轻微感觉症状，包括放射痛或触诊感觉异常；可以发生自发性疼痛，但不常见。在 MRI 上，神经鞘瘤表现为背根神经区域的实体肿瘤，可伴有脊髓、圆锥或终丝移位。2/3 的患者的 MRI T_1 加权像（T_1WI）显示为低或等信号，T_2 加权像（T_2WI）表现为高信号。使用对比剂增强后大多强化，67% 均匀强化，10% 轻度不均匀强化，22% 表现为瘤内囊性变伴混杂信号。37% 出现瘤周水肿，通常没有出血和钙化[17, 20, 23]。大体上，神经鞘瘤表现为光滑的球状肿块，通常不会增大神经，而是偏心松散地附着在神经一侧。在组织学上，它们为细长的纺锤形细胞，深染的细胞核排列紧凑，交错成簇，有形成栅栏的趋势。Antoni A 是更紧凑的星状细胞，而 Antoni B 细胞排列松散[22, 24, 25]。

在那些没有症状的患者中，由于肿瘤表现为良性行为，可以定期拍片随访。对于有症状的患者或者影像学上肿瘤增大，最安全的方法是将其切除。大多数病例的肿瘤都有清晰的界面可以分辨，容易切除，因此大块整块切除是最常用的治疗方式[15, 22, 23, 26, 27]。手术可以良好地缓解症状，降低复发，大块完整切除的局部控制率为

90%～100%。考虑到这些肿瘤的良性生长和自然史，通常不推荐辅助治疗，如果肿瘤切除不完全应该定期随访 MRI。即便整块切除，恶性神经鞘瘤术后应采取放疗。尽管最近有报道称前庭神经鞘瘤对贝伐单抗和表皮生长因子受体抑制药治疗反应良好，但直至今日，仍没有令人信服的数据证明化疗或靶向治疗的作用。

2. 神经纤维瘤

神经纤维瘤通常为起源于周围神经的良性肿瘤（WHO Ⅰ级）。可以分为 2 型：一般型（单发、局限或球形）和丛状型。孤立神经纤维瘤通常是边界比较清晰的、球状或梭形结节。丛状神经纤维瘤中神经纤维束和肿瘤组织混杂在一起并延伸到多个神经根[27-30]。与神经鞘瘤不同的是，神经纤维瘤通常包绕神经根，而不是取代它。

神经纤维瘤在Ⅰ型神经纤维瘤病（NF1）患者中似乎更常见，是由位于 17q11 染色体上的神经纤维蛋白 1 基因突变引起的。NF1 被认为编码一种参与 Ras-GTP 磷酸化的蛋白酶，它减少了参与细胞增殖和存活的下游丝裂原活化蛋白激酶（MAPK）的激活[6, 10, 12, 13, 22]。NF1 突变与恶性周围神经鞘肿瘤和多种肿瘤的发展风险有关，包括类癌肿瘤、视神经胶质瘤、嗜铬细胞瘤和横纹肌肉瘤[13, 14]。

在影像学上，脊髓神经纤维瘤往往与神经鞘瘤无法区分。神经纤维瘤最常见为梭形，而神经鞘瘤典型表现为圆形。神经纤维瘤用与神经组织交织的纤维结构包裹神经根，而神经鞘瘤由于其不对称生长而通常取代神经根。它们通常在 T_1 加权像上呈现低信号，在 T_2 加权像上为高信号，可以看到 T_2 边缘高信号，在其中心区域显示低信号。造影后常中度强化。

如果没有症状，可以持续随访 MRI。如果影像学发现肿瘤持续增大或出现症状则行手术切除。大块完整切除肿瘤可以获得很小的复发率。但由于与 NF1 相关的丛状神经纤维瘤很难实现完全切除，临床疗效很差。丛状神经纤维瘤可能发生恶变［恶性周围神经鞘肿瘤（MPNST）］。良性神经纤维瘤几乎不用放疗或化疗。放疗后 NF1 患者可能有恶变的风险。与其他软组织肉瘤一样，化疗通常是以阿霉素为基础，仅限用于恶性周围神经鞘肿瘤。

（二）脊膜瘤

脊膜瘤在成人占硬膜下肿瘤的 38%，为第二常见的硬膜下髓外肿瘤。它们通常来源于嵌入在根袖附近硬脊膜上的蛛网膜内皮细胞，这解释了它们通常位于一侧[22, 24]。脊膜瘤起源于中胚层，也可能产生于软脊膜或硬脊膜成纤维细胞[6-8, 11]。

脊膜瘤的发病率在 50—65 岁出现高峰，女性的发病率为男性的 4～9 倍[14, 15]，并以胸椎多见[25]。女性发病率高被认为和雌激素有关，但机制仍不明确[15]。脊膜瘤可见多种组织学亚型，以砂粒型为最常见。除了少数例外的血管母细胞型和非典型亚型（往往发生在年轻患者），组织学变异与治疗和预后无关。手术切除是首选的治疗方法，尽管与神经鞘肿瘤一样，脊膜瘤通常生长缓慢，手术选择需要在神经症状的进展、神经压迫的程度，以及患者的年龄和全身情况间平衡。

绝大多数是 WHO Ⅰ级病变。遗传倾向（NF2）和辐射显露史是唯一确定的危险因素。颅内脑膜瘤和脊膜瘤的组织学亚型类似，包括内皮型、化生型、砂粒型、移行型、非典型和透明细胞型。砂粒型、内皮型和移行型亚型是脊柱最常见的类型，而且复发风险低于颅内病变，其机制尚不清楚[16, 17, 23, 31]。脊膜瘤和多种基因有关，如第 22 对染色体的完全或部分丢失及其相关基因 *NF2* 异常，以及 1p、9p 和 10q 的丢失[26]。

脊膜瘤可以偶然发现，或因出现背痛（70%）、运动功能障碍（60%）、感觉障碍（40%）和二便失禁（40%）等症状而被发现[16, 18, 32, 33]。

X线片检查通常阴性。钙化少见，发生率为1%～5%，骨侵蚀不典型。MRI在T_1加权显示与脊髓等信号，T_2W/FLAIR像轻度高信号。造影后脊膜瘤表现出均匀的高度强化信号。密集钙化的脑膜瘤偶尔在MRI上显示低信号，造影时强化不明显[16, 18, 32, 33]。

外科手术是最为有效的治疗方法。大部分病例的脊膜瘤边界清楚，切除范围明确，可以进行大块完整切除[15, 22, 23, 26, 27]。据报道，行肿瘤整块切除后，局部控制率为90%～100%；当然，整块切除术也不是所有病例都能实施，主要和肿瘤的位置及神经功能损伤有关。

（三）室管膜瘤

室管膜瘤与腰骶神经根相关，可为髓内圆锥室管膜瘤或髓外终丝室管膜瘤，这里只研究后者。终丝室管膜瘤被认为是由室管膜的异位引起的，可以是任何组织学亚型。终丝室管膜瘤绝大多数为黏液乳头型，除此部位外极少见。虽然经常紧贴腰骶神经根，黏液乳头型通常可以经过正常终丝边缘与圆锥分离开来。因此它是真正的髓外病变。虽然神经鞘瘤和脊膜瘤在儿童和青少年少见，但大约20%的黏液乳头状室管膜瘤常发生在20岁以前，总体平均年龄在30岁中期[26]。由于它们有沿脑脊液（CSF）间隙迁移的潜力、缺乏真正的包裹，以及不可预测的生长速度，应该行限期手术。大块完整切除后，所有类型的脊髓室管膜瘤的局部治愈率为91%～100%[21]。由于黏液乳头状室管膜瘤非常容易进入腰池、也常与腰骶神经丛粘连，因此与其他亚型相比它有较高的次全切除率和复发率[1, 26, 27]。当神经纤维被包裹在肿瘤内时，推荐尽可能安全地切除或次全切除，以尽量减少手术并发症。部分或分块切除肿瘤后，采取局部精准分次放疗可有效地改善神经功能，降低肿瘤复发率。有时肿瘤会在脊髓蛛网膜下腔播散，这时可能需要使用更广泛的放疗，但这非常罕见。有人开始将化疗用于复发性或播散性黏液乳头状室管膜瘤，但结果还是不能令人信服。

（四）副神经节瘤

脊髓副神经节瘤是罕见的神经嵴起源的异质性肿瘤，常见于马尾和终丝。它们通常是良性的、无功能的交感神经肿瘤，在组织学上类似于肾上腺外副神经节[27–29]。副神经节瘤常发生在40—60岁，男性多见。虽然胸段或颈段硬膜内副神经节瘤经常发生，它还是多见于马尾和腰椎区域。

从影像学上看，它们很像界限分明的血管肿瘤，也很难从影像学和临床上与终丝室管膜瘤鉴别。在T_1加权像呈现等信号,T_2加权像为高信号。增强后副神经节瘤显示一种“盐－胡椒”样混杂信号。常出现出血和瘤内血管流空征[8, 17, 23]。用一种放射标记的摄取不依赖儿茶酚胺分泌的去甲肾上腺素类似物——间碘苯甲胍（MIBG）扫描，可以显示副神经节瘤。在组织学上，副神经节瘤显示为高度血管化的肿瘤床，包含圆形和多角形细胞，称为Zellballen簇。免疫组化方法检测嗜铬粒蛋白和突触素可用于诊断。

它们通常是良性肿瘤，大块完整切除是首选的治疗方法。虽然分泌儿茶酚胺的脊髓副神经节瘤罕见，术前筛查高肾上腺素能状态仍然是必要的，特别是在老年患者，以防切除肿瘤时发生高血压危象。大块切除术后复发率＜6%，也不会因放疗或化疗而降低。虽然^{131}I标记的间碘苯甲胍可以减缓转移性副神经节瘤的进展和提高缓解率，但对原发性硬膜下副神经节瘤的疗效尚不清楚。

（五）软脊膜转移

软脊膜转移是癌症常见并发症。其诊断可能具有挑战性，然而，早期诊断和积极治疗可以防止不可逆的神经损害。通常通过在脑脊液中发现恶性细胞或在脊髓 MRI 发现强化肿瘤结节来诊断。软脊膜转移可表现为 3 种不同模式：①脊髓和神经根表面弥漫性的薄层强化；②脊髓和（或）神经根表面多个小的强化结节；③硬膜囊最低部位的单个肿块。未增强的 T_1 加权像可能正常，或显示与脊髓等信号的结节性病变，造影后出现明显强化。

（六）先天性肿瘤

皮样囊肿、表皮样囊肿、脂肪瘤和畸胎瘤被认为是先天性病变，其原因是受孕后第 3 周～第 5 周神经外胚层与皮肤外胚层发生错误分裂。腰椎穿刺或脊膜膨出修复时表皮细胞的医源性种植也可能导致肿瘤的形成。这些肿瘤通常在儿童时期发现，主要发生在腰骶区，可能与脊髓发育不良有关，如真皮窦道、脊髓拴系和脊髓分裂畸形。皮样囊肿和表皮样囊肿的发病率随着年龄的增长而急剧下降，很少会在成年后被诊断。这种病变在小儿脊柱肿瘤手术中占所有脊柱肿瘤的 5%～17% [17]。由于这些肿瘤与生俱来，生长缓慢，而且常为良性，对其采用手术治疗，尤其在成人期要充分考虑神经症状的严重程度和进展情况。在成人，无意发现的肿瘤可能无须手术。

对于进行性发展的症状，有手术指征。手术设计时在计划切除病灶的同时必须考虑到任何闭合不全可能。虽然这些肿瘤是良性的，但它们往往紧密附着在神经结构上，因此完全切除肿瘤而不伤及神经几乎是不可能的。在这种情况下，对于良好的长期结果来说，彻底切除肿瘤既不安全，也不必需 [17]。

（七）其他

血管母细胞瘤可以完全在髓外；事实上，在 von Hippel-Lindau 病患者所有血管母细胞瘤中，髓外血管母细胞瘤约占 30%[16]。当缺乏适当的环境产生特征性髓内囊肿时，这些肿瘤在 MRI 的表现非常类似腰神经根的神经鞘瘤。其他组织学亚型在硬膜下髓外肿瘤是罕见的。副神经节瘤和转移性肿瘤，特别是黑色素瘤，都可以发生在神经根，术前影像学上难以区分。

（八）治疗原则

任何脊柱肿瘤的外科治疗目标都必须明确并与患者讨论。在很多病例，对硬膜外肿瘤来说，诊断是第一位的。可以行影像学引导下活检，这样有助于提高诊断正确率。然而，髓内肿瘤往往需要开放活检以明确诊断。

对大多数硬膜下髓外肿瘤和脊柱原发性肿瘤来说，手术的目的是获得持久的疗效。许多研究表明，脊柱原发性恶性肿瘤整块切除后切缘阴性，可以降低复发率，延长生存期 [7, 8, 13]。必须制订合适的手术入路以完成对切缘的要求。

相反，对于大多数转移性病变，外科干预的最主要目标是缓解症状和姑息治疗；因此，必须仔细衡量治疗方案对患者生活质量的影响。事实上，对于有适应证的脊柱转移患者，手术干预可能是改善生活质量的最佳机会。

脊柱肿瘤的目的包括诊断、局部切除控制或治疗肿瘤、环形脊髓减压和缓解疼痛症状，除此以外还必须考虑到所涉及的脊柱节段的稳定性。在有适应证的部位，对那些被肿瘤破坏或医源性不稳的节段应实施融合、畸形矫正和固定术。

三、手术技巧

（一）入路

1. 总论

根据我们的经验，大多数硬膜下髓外肿瘤可以通过标准后正中入路切除。后正中入路是外科医生最熟悉的入路，在肿瘤切除前可以显露正常神经解剖结构，并提供早期脊髓减压机会。这种方法适用于所有胸、腰段肿瘤或颈椎肿瘤位于脊髓背侧或背外侧。只要有足够的手术通路，也可以切除脊髓腹外侧和腹侧肿瘤。通常，这条通路也是由肿瘤本身造成的，因为偏心位置肿瘤缓慢生长会逐渐将脊髓推到一边。对一些小的胸椎病变，没有足够的脊髓侧移，有时能更好地通过外侧入路切除，如胸膜后入路。颈椎和上胸椎的完全腹侧病变可能需要前入路。上颈椎病变无法从背侧入路完成，可能需要极外侧或经口显露。

2. 后正中入路

这种方法由Gowers和Horsley在1887年报道，第一次成功地切除了一例硬膜下髓外肿瘤[6]。这项技术的后续改进包括使用显微镜和显微外科技术、麻醉的进展，以及神经电生理监测的出现。使用标准的手术床，患者俯卧在Wilson架或垫枕上。对T_5以上的病变使用Mayfield头架。常规插管后，建立动脉通路，放置Foley导尿管，并应用具有运动诱发电位（MEP）、体感诱发电位（SSEP）、神经刺激的自动神经肌电监测仪。

术前使用抗生素和激素。标准铺巾后，行正中切口，并对棘突和椎板的软组织进行骨膜下分离。通过便携式X线机透视定位。根据肿瘤的解剖位置切除合适宽度的椎板。有时需要切除单侧部分小关节以获得足够的显露，特别是在侧隐窝到外侧或腹外侧的病变。细致烧灼硬膜外血管和使用骨蜡止血，显露硬膜。在硬膜内手术前彻底止血，以保持干净的手术视野。用术中超声确认肿瘤位置，以确定硬膜切口位置。我们观察到相对于术前影像学检查位置，腰椎区域的病变的位置可能随体位改变而有所移动。

3. 其他入路

还有一些其他入路可作为主要的或辅助的手术入路，也是必要的。对T_4～L_5的哑铃形肿瘤行外侧入路可以延伸至椎间孔外[18]。我们更喜欢这种方法，而不是腹膜后和胸膜后入路，因为它减少了脑脊液瘘到腹膜或胸膜外间隙的机会。对于颈椎和上胸段椎管外有大的肿瘤，我们选择分期手术，首先切除肿瘤的硬膜内部分，然后进行椎间孔外部分的切除。脊髓减压后，有足够的时间可以使硬膜和筋膜在二期经前路或腋路切除椎间孔外残余肿瘤前得到愈合。C_3～T_2的颈胸段单纯腹侧脊膜瘤和神经鞘肿瘤可以通过标准颈前入路和椎体切除术完成[20]。腹侧高位枢椎肿瘤可能需要颅底外侧入路。从T_2～T_4的单纯腹侧脊膜瘤可能需要类似“活门法”的开胸入路[19]。

（二）硬膜内部分

常在中线行直线切开硬膜可以充分显露，并且方便关闭；然而，在某些特殊情况下，旁正中或弯曲硬膜切口可能有所帮助。在硬膜切开时保留软脊膜，以防止硬膜外静脉压力丧失引起的硬膜外静脉出血，并保持肿瘤与软脊膜的层次关系。在椎板切除边缘和硬膜间隙放置1/4in的棉片，并用4-0丝缝线将硬膜固定在椎旁肌肉形成帐篷样结构。

这时，显露肿瘤与软脊膜的边界。硬膜下神经鞘肿瘤和室管膜瘤位于软脊膜内（图142-2A和C），在切除之前，通常可以通过和终丝及神经根的关系来分辨肿瘤。神经根刺激通常是一个有用的辅助手段，以确认评估神经根结构和功能。脊膜瘤通常有清晰的软脊膜平面可与神经元分离（图142-2B和D）。

游离肿瘤包膜上的软脊膜，灼烧显露的肿瘤包膜。阻断肿瘤的血供，缩小肿瘤肿块。虽然小肿瘤可以整块切除，但较大的肿瘤需要先行内部减瘤，然后再从神经结构上剥离囊壁，通常用超声抽吸完成。在背侧入路，可以切断一侧齿状韧带，将脊髓轻柔地旋转以获得足够的显露，有助于切除外侧病变。从神经元结构中解剖肿瘤通常简单，可以通过交替烧灼肿瘤包膜和滋养血管完成分离。很少有肿瘤和脊髓共用血供。对不同组织学

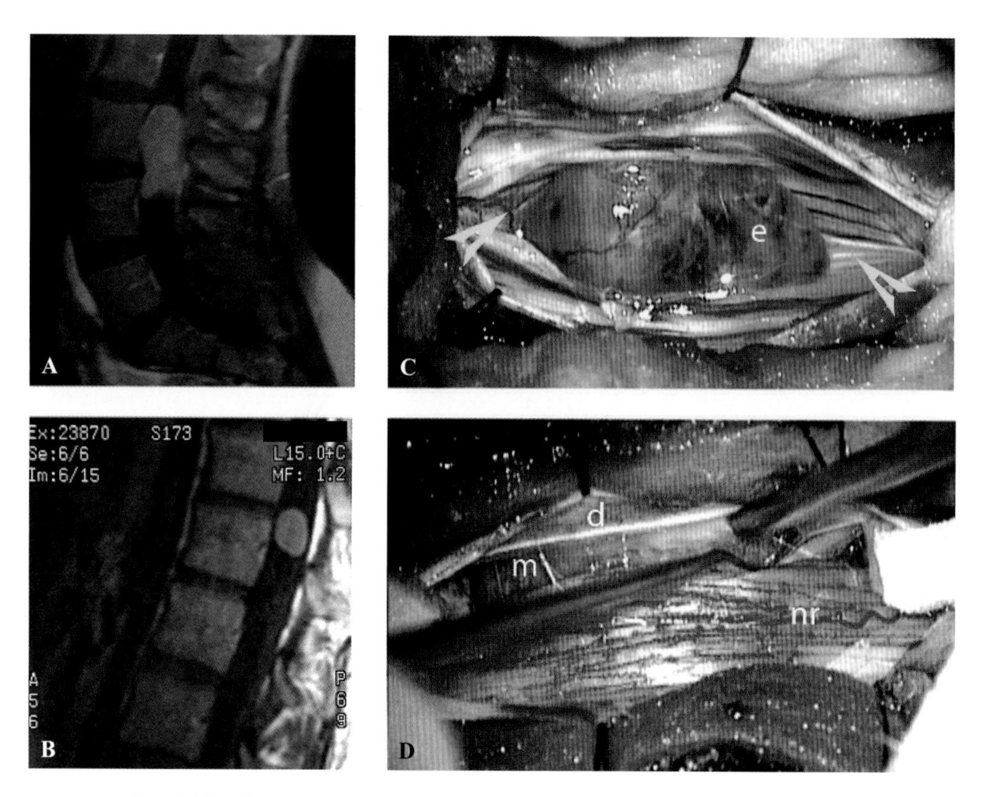

▲ 图 142-2 终丝室管膜瘤（A）和腰椎脊膜瘤（B）的矢状位 MRI 增强像及相应的术中图像（C 和 D）。室管膜瘤（e）位于蛛网膜内，起源于终丝（黄箭头）。脊膜瘤（m）与硬膜（d）粘连，通过蛛网膜层与神经根（nr）分开

类型的肿瘤，这时的处理有区别，需要特别考虑。

终丝室管膜瘤需要整块完整切除，有证据显示分块切除可能造成复发率增高 [26, 27]。将肿瘤仔细从邻近神经根上分离，仔细分辨丝状结构并用神经刺激仪测试。用电凝处理肿瘤上下丝状结构并分离，将肿瘤小心地旋出椎管。对于巨大肿瘤来说，整块切除常常由于各种原因造成困难。肿瘤可能缺乏足够的内部完整性，甚至非常轻柔的操作也可能造成肿瘤破裂；肿瘤可能因为太大，如果不对神经根严重牵拉无法取出；肿瘤也可能与神经根严重粘连，这些病例，可能建议行次全切除以避免过度操作。

成功的脊膜瘤手术通过保留完整的软脊膜平面实现。如果保留软脊膜，将会极好地帮助外科医生分离肿瘤和脊髓，也能帮助将神经根从肿瘤包膜上分离。当肿瘤即将完成切除时，切除硬膜的粘连部分。切除硬脊膜后，补片移植可能是可取的，但对侧方或腹侧的肿瘤不可避免会产生脑脊液漏。许多硬膜替代物虽然未经证实，但确实给外科医生提供了帮助关闭硬膜的方式。硬脊膜切除术相对于硬脊膜灼烧或分层切除是否降低肿瘤复发率仍值得商榷，必须与脑脊液漏发生的可能性和发病率间进行权衡。

神经鞘肿瘤通常需要牺牲起源神经根来得到切除。通常需要切除脊神经和神经根。有 2%～4% 的患者报道由于切除神经根而永久性丧失神经功能。值得注意的是，这组患者均是颈椎神经鞘瘤 [11, 15, 23, 24]。

确定外科手术方案时，是否应保留起源的神经或神经根，其理论依据取决于确认肿瘤来源于哪根神经 - 神经根复合体（表 142-1）。脊髓神经根向脊神经移行分别由背根和腹侧根进入硬膜囊（图 142-3A），它们在背根神经节的远端融合（图 142-3B）。在超微结构水平上，

表 142-1　肿瘤来源、与神经结构的关系和手术方案

分型	与硬膜关系	与椎管关系	来　源	丧失神经功能单位	手术方案
Ⅰ	硬膜下	椎管内	背支或腹侧支神经根	背支或腹侧支神经根	牺牲起源根，保护配对根
Ⅱ	硬膜下髓外	从神经根延伸至椎管外	背支或腹侧支神经根	整个神经根（顺行向神经根扩散）	牺牲整个神经根 / 脊神经
Ⅲ	硬膜外（椎间孔）	延伸至椎旁	近端脊神经束	起源神经束	将肿瘤从脊神经分离
Ⅳa	硬膜外	椎旁延伸至椎管内	近端脊神经束	起源神经束	将肿瘤从脊神经分离
Ⅳb（NF2）	延伸至硬膜下	椎旁延伸至椎管内	近端脊神经束	整个神经根（顺行扩散至神经根背支或腹侧支）	牺牲整根脊神经和神经根

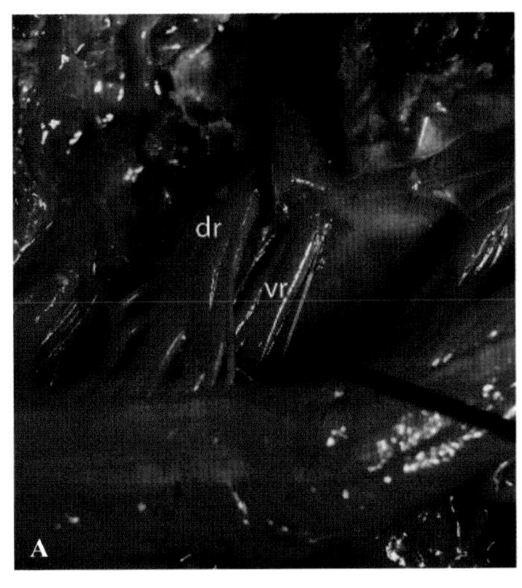

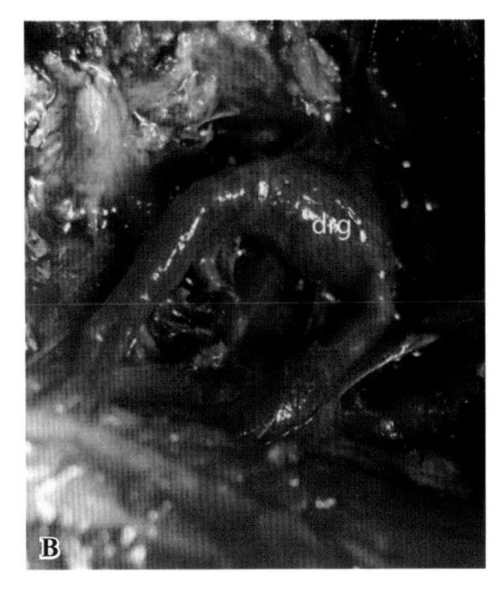

▲ 图 142-3　颈神经根解剖结构
A. 背支（dr）和腹侧支（vr）神经根进入硬膜囊；B. 背支和腹侧支在背根神经节后融合（drg）

这种转变的特征显示为硬膜袖变薄为神经外膜，神经束膜把神经纤维分离成束状。肿瘤可以从这些结构上的任何部位起源，手术切除方案取决于肿瘤的位置和生长模式。

Ⅰ型肿瘤在硬膜下，完全在椎管内（图 142-4）。它们起自没有神经外模和束膜的背根或腹侧根。对这些病例来说，起源根（通常为背根）与肿瘤不可分割，没有神经功能，也无法保留。然而，其配对神经根（通常是腹侧支）在一个共同的蛛网膜鞘内是可以分离的。配对根通常有功能，应该尽量予以确认和保留。但对巨大肿瘤来说可能较为困难。Ⅱ型肿瘤在硬膜下通过神经根袖向脊柱外延伸（图 142-5）。这些肿瘤侵犯椎管外周围神经，与肿瘤起源根和配对根的神经纤维均有密切联系。因此，无论肿瘤体积多大，都没有必要也不太可能保留神经根。Ⅲ型肿瘤从硬膜外近端神经根起源，从椎管内向外生长（图 142-6）。因此，它们是真正的周围神经肿瘤，其起源纤维束可以与其他脊神经轻易分离。Ⅳ型肿瘤同样起源于近端神经根，但是在硬膜外长入椎管（Ⅳa）（图 142-7）或者通过神经根袖长入硬膜内（Ⅳb）。对第一种情况，切除应遵循周围神经肿瘤手术的原则，可以而且应该将肿瘤从未损伤的神经束中分离出来。对第二种情况，其实仅在 NF2 患者中所见，这些肿瘤侵入硬膜下空间同时侵犯神经根背支和腹支。这种情况下，这些神

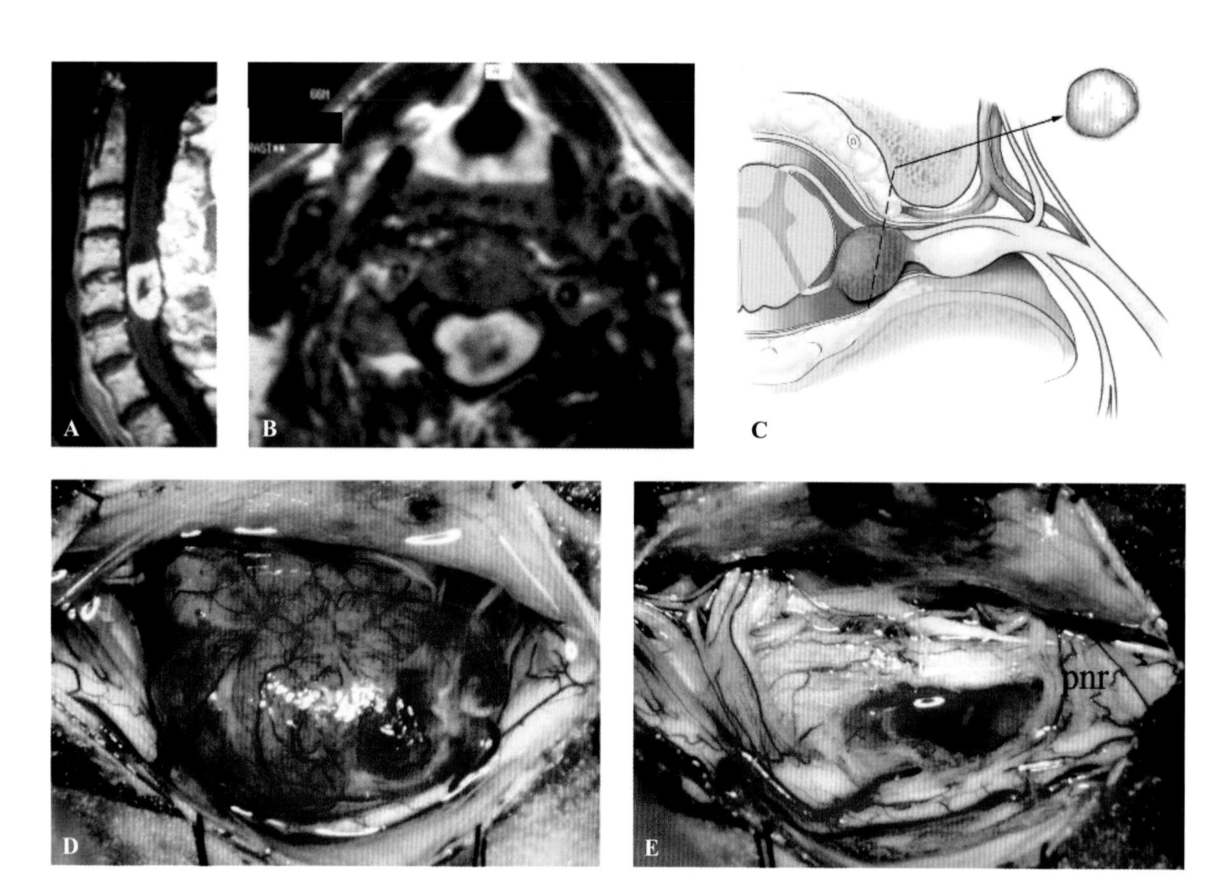

▲ 图 142-4　Ⅰ型神经鞘瘤

T_1 加权 MRI 增强像显示 C_5 水平完全硬膜下神经鞘瘤（A 和 B）。Ⅰ型肿瘤起源于单根神经根（通常是背支），配对根受影响但未被肿瘤侵犯（C）。术中照片（D 和 E）显示有可能保留配对根（pnr）

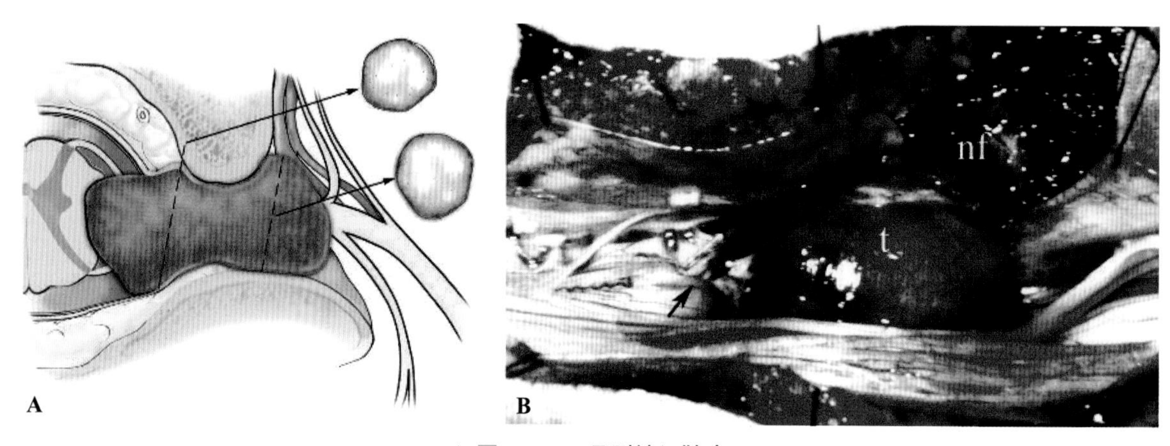

▲ 图 142-5　Ⅱ型神经鞘瘤

Ⅱ型肿瘤起源于单根神经根，但从椎间孔长出侵犯椎旁周围脊神经（A）。从椎间孔（nf）延伸后，肿瘤外周部分（t）同时侵犯神经根背支和腹侧支，因此两根神经根均可牺牲（黑箭）（B）

经根都无法保留。

（三）关闭切口和重建

肿瘤切除并满意止血后，软脊膜下腔用温生理盐水冲洗，4–0 丝线锁边缝合硬脊膜。用 0 号可吸收单股合成缝线（Biosyn）疏松缝合肌肉，用 0 号可吸收编织合成缝线（Vicryl）间断紧密防漏缝合筋膜层。用 2–0 可吸收编织缝线缝合皮下，然后用 3–0 单丝尼龙缝线缝合皮肤。有时，由神经鞘肿瘤造成骨侵犯和侵蚀会导致不稳

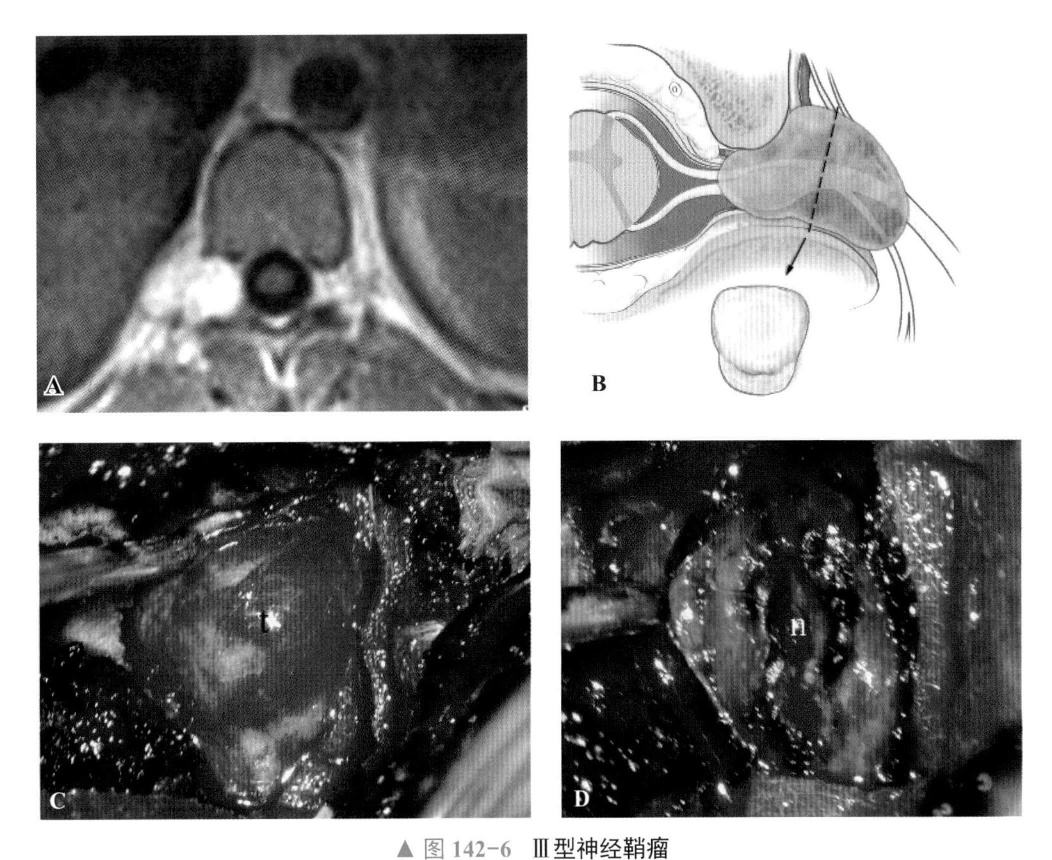

▲ 图 142-6　Ⅲ型神经鞘瘤

Ⅲ型肿瘤在硬膜外起源于近端神经根的单根神经束并向椎旁生长（A 和 B）。解剖上神经束间被束膜分离，这样在切除肿瘤时可以保留起源神经内的其他神经束。将肿瘤（t）从分散的但仍具有功能的周围神经（n）上剥离（C 和 D）

定，这时在切除肿瘤的同时一期解决这一问题。颈椎侧块或胸腰椎小关节复合体被破坏就是典型的不稳，需要在切除肿瘤即刻重建其稳定性。大多数病例并没有如此明确指征，必须结合患者年龄、脊柱柔韧性和活动能力进行个体化判断。相对不稳定可以放在二期解决，通常不会造成严重后果。

1. 硬膜下肿瘤微创入路

(1) 体位和麻醉：硬膜下肿瘤的微创手术均采用全麻。常规使用持续体感诱发电位、运动诱发电位和肌电图监护。如有必要，当硬膜下肿瘤造成明显硬膜囊受压变形时需要预置电位，但这不作为常规。麻醉显效后患者置于俯卧位，放置在标准脊柱床上，如 Jackson 床（Mizuho OSI | Union City，CA）。腰椎手术时可能需要使用 Wilson 架（Mizuho OSI | Union City，CA）来打开椎板间隙，但这在胸椎可能阻挡前后位透视定位。因此在胸椎手术中，我们通常使用标准透光的胸、髋和大腿组合垫。患者固定体位后，透视定位手术节段，并标记切口和扩张部位。

(2) 显露：外侧的硬膜下髓外肿瘤通常可以从对侧进入。在旁开中线 4～5cm 行 3cm 左右旁正中切口。术前 MRI 测量病变在椎管内的位置，来决定切口的旁开距离。切口太靠内侧则会限制拉钩的放置，并妨碍中线和对侧椎管的显露。皮肤切开后，用单极电凝切开皮下脂肪，止血并保持胸腰筋膜完整。锐性切开筋膜后放置通道。

通道放置以旋转的方式穿入筋膜，并逐级扩展撑开。最初撑开器定位在椎板和小关节交界处。我们通常通过导丝定位和放入撑开器，也有医生喜欢用最小的撑开器开始，以免导丝穿入椎板间隙。侧位透视确定管道深度在小关节水平。

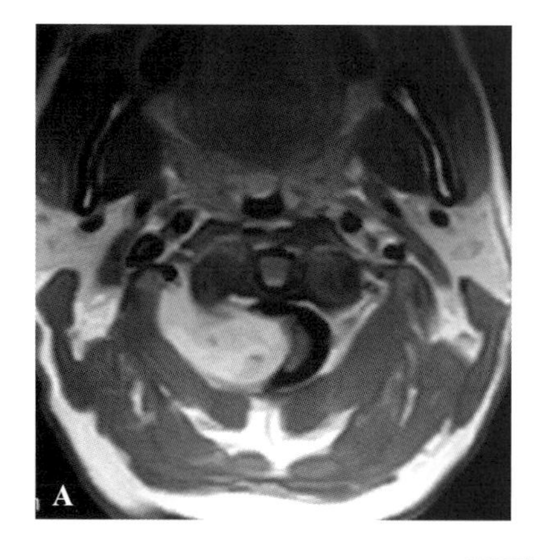
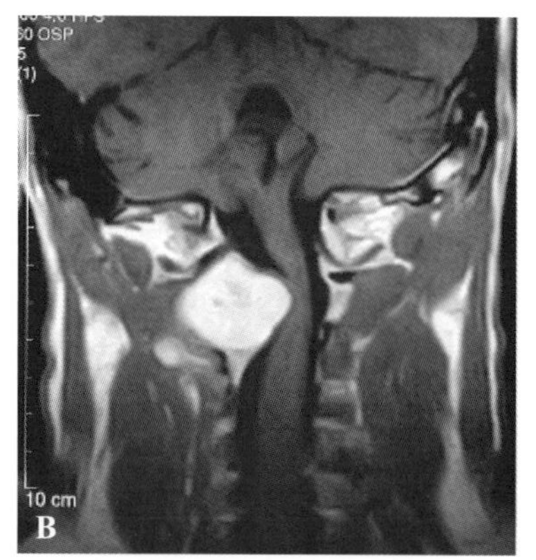
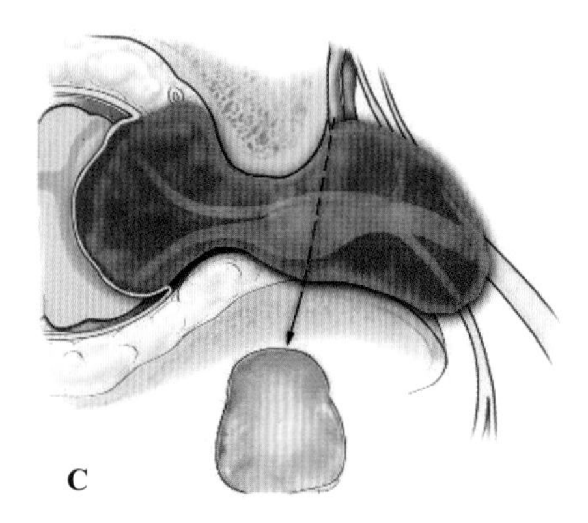
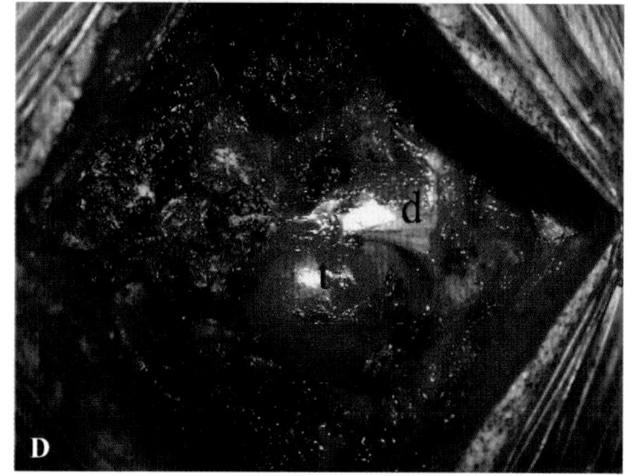

▲ 图 142-7 Ⅳa 型神经鞘瘤

Ⅳa 型肿瘤也起源于硬膜外近端周围神经，但向椎管内生长，造成神经压迫（A 和 B）。Ⅳ a 型肿瘤（t）保留在硬膜外（d），因此与神经根和脊髓分离（C 和 D）

一旦扩张器达到合适的宽度并测量好深度，就可以放置相应的管状拉钩并固定在手术台面上。透视确认撑开器的位置，这是微创手术成功的关键。

根据硬膜下髓外肿瘤的位置和大小选择撑开器，其直径应长于病灶长度 5～10mm。硬膜下肿瘤一般使用直径为 18～26mm 的固定通道；根据肿瘤大小需要，可以使用可扩展通道，它能提供超过 4cm 的纵向显露空间。一旦通道固定好，使用显微镜并进行对焦。我们喜欢使用工作距离为 350mm 的显微镜，这样可以轻松地在通道内放置和取出器械而不被显微镜阻挡。

在固定通道管道底部，用单极电凝沿圆周烧灼并切除部分突入通道的软组织和肌肉，显露下方的椎板和内侧小关节结构。用高速磨钻进行同侧椎板切除，显露并保留下方黄韧带。黄韧带可以作为硬膜的保护屏障，将通道向内侧移动。可以使用高速磨钻从下方切除棘突根部。用磨钻和 Kerrison 咬骨钳去除对侧椎板内层皮质骨直到看见对侧椎弓根结构。通过此入路可以同时显露同侧和对侧椎管，同时能保留棘突、棘间韧带和后方张力带结构的完整。然后切除黄韧带，黄韧带在使用磨钻时可以作为屏障保护硬膜。用一把直刮匙在韧带腹侧向两侧分离，显露硬膜外间隙。然后，使用球探、弯角刮匙和 Kerrison 咬骨钳将韧带从头尾侧椎板上分离，从而显露下方硬膜囊。

(3) 切除肿瘤：在打开硬膜前仔细止血，以免出血干扰手术视野或进入软脊膜下空间。用 11 号刀片切开硬脊膜，用神经钩向头端和尾端继续打开硬膜。注意不要切开软脊膜。用 4–0 尼龙缝线或丝线将硬膜悬吊。在打开软脊膜前充分止血。

在硬脊膜 / 软脊膜打开后，先小心将肿瘤和软脊膜及邻近神经结构分离。在此过程中，使用标准显微外科技术来切除肿瘤。我们最常用的方法是利用显微外科剪和Rhoton剥离匙在肿瘤周围显露足够空间。当肿瘤位于颈段或胸段时，必须显微剥离，将髓外肿瘤从脊髓和出口神经根上游离。在腰椎，从马尾神经上分离肿瘤时也同样需要显微外科技术。

一旦肿瘤从毗邻的神经结构上分离开，评估肿瘤的大小和位置以判断如何安全有效地切除肿瘤。巨大的髓外肿瘤造成邻近脊髓受压变形，如巨大胸椎脊膜瘤，通常需要先在肿瘤内部减瘤以避免切除肿瘤时对脊髓造成压迫和过分干扰。在一些病例中，可以使用带微探头的超声抽吸器来进行肿瘤的抽吸减瘤。非常重要的是，超声抽吸器必须在低功率下工作以降低对毗邻脊髓造成附带损伤的机会。虽然碎块切除肿瘤效率较低，并可能增加不能完全切除肿瘤的可能性，在一些特殊情况下偶尔也会使用以避免造成脊髓损伤和神经功能障碍。一些神经鞘膜来源肿瘤比如神经鞘瘤在马尾水平可以行整块切除。对于这些病变，用显微技术分离肿瘤及其传入、传出束和鞘囊内的其他神经束。需要特别注意的是，行走根往往与肿瘤的腹侧粘连，而且比较难以判断。一旦分离好，用单极探针直接刺激与肿瘤相关的传入和传出神经束。在进行显微外科手术时，由于手术在细小通道内进行，习惯于使用手术显微镜的外科医生可能发现微创和开放手术间的操作差异并没有想象中那么大。

(4) 关闭硬膜：缝合硬膜是硬膜下肿瘤微创手术中最具挑战性的技术之一。在开放手术中，非常重要的一点是进行水密缝合以避免术后脑脊液漏、假性硬膜膨出、感染和伤口不愈合。在关闭硬膜前，必须再次确保彻底止血，因为脑脊液流出后压力降低使硬膜外静脉扩张可能导致出血。虽然有很多关闭硬膜的装置，我们仍喜欢连续缝合关闭硬膜。有了配合微创手术管状拉钩的延长器械，可以用类似开放技术的方式进行硬膜关闭。有些人主张间断缝合或连续锁边缝合；但是，标准的连续缝合依然同样有效。最后行屏气实验检查缝合有无破裂，以及是否水密。可用水凝胶或纤维蛋白胶作为辅助材料，以加强缝合口的水密性。结束时缓慢移除拉钩，注意查找和电凝出血点。用0号倒刺缝线和2-0缝线分别缝合筋膜和皮下层。我们习惯用黏合剂关闭皮肤切口。

四、术后处理

我们通常要求患者术后卧床36～48h，前方入路患者放置伤口引流管。所有患者使用下肢气泵、诱发性肺量计、Foley导尿管和使用镇痛泵（patient-controlled analgesia，PCA）。在此期间，可以侧卧或俯卧，也可以将上半身抬高10°～15°以便进食。患者术后制动2天，3～5天出院。

五、并发症

严重的围术期并发症发生率极低，包括术后神经功能严重障碍、术后血肿、由于制动造成的血栓等。术前存在的神经功能缺陷通常在术后立即得到缓解，术后轻微神经功能恶化并不常见。牺牲神经根后造成的感觉异常可能令人烦恼，理论上椎间孔外肿瘤手术中，在背根神经节近端切断神经根可以避免其发生。各种药物，包括抗惊厥药物和三环类药物可能对这种神经病理性疼痛有效。术后可能立即或延迟发生脑脊液漏和假性脊膜膨出。治疗脑脊液漏主要注意伤口严密缝合，放或不放引流管都可以。治疗假性脊膜膨出有时可以通过CT导引下放置皮下引流，同时放或不放椎管引流。脑脊液漏和假性脊膜膨出都可能需要再次手术。同时可能发生感染，但其发生率与其他不放置植入物的脊柱手术相比没有明显差别。颈椎椎板切除后可能造成迟发性脊柱不稳，而腰椎和胸椎术后不稳的发生率与累及节段多少及切除小关节的范围有关[10, 22]。虽然应该尽量减少对骨结构的牺牲，特别是在除中上胸椎之外的节段，但永远应该以充分显露安全切除肿瘤所需空间为第一要务。

六、结果和随访

总的来说，硬膜下髓外肿瘤疗效良好。绝大多数患者神经功能得到了改善，大块完整切除术后不用任何辅助治疗均得到长期缓解。神经功能缺陷通常在术后立即部分或完全改善，并随后几个月中通过物理和职业疗法得到进一步的缓解。

对神经鞘肿瘤来说，疼痛是最常见的持续症状，其次是无力，再次是感觉消失[11, 13, 23, 24]。虽然大块完整切除对大多数患者可以治愈，但由于缺乏长期随访研究，其精确的术后复发率很难计算。芬兰的一项研究显示脊柱神经鞘瘤散发病例 5 年复发率为 10.7%，而 NF2 患者 5 年复发率达到 39.2%[13]。由于有较高的复发率，结合作者观察到的，即便完全切除肿瘤和横行切断侵犯神经根，依然可能出现复发，建议所有患者应在术后几年内持续 MRI 随访。

脊膜瘤术后结果取决于患者术前的神经功能情况。虽然手术可能加重症状，但这往往是短暂的，而且对后续治疗有反应。对大多数患者来说，手术常常能使神经功能得到显著恢复，而且这种恢复常常是戏剧性的。例如，有 80%～90% 的非住院患者报道在脊膜瘤术后恢复了行走能力[12, 14, 15, 25]，也有报道 46% 的截瘫患者可以得到完全神经恢复[8]。

脊膜瘤复发的可能性与切除的程度密切相关，大块完整切除是手术的目标。手术系列报道全切除脊膜瘤平均随访时间为 5～15 年，复发率为 1.3%[12]、6%[25] 和 29.5%[13]。

神经鞘瘤术后影像学随访需要持续多年。虽然绝大多数丝状室管膜瘤在组织学上是良性的，但它们缺乏包膜和有通过脑脊液播散的倾向等特性降低了真正大块完整切除的概率。即便大块切除的比例难以精确计算，但对于一些体积较小的肿瘤行整块切除术能达到最佳外科疗效。一项报道 77 例乳头型室管膜瘤在行整块切除后复发率为 10%，而分块切除和次全切除后复发率为 19%。

七、辅助治疗

常规放疗对复发性肿瘤、播散性肿瘤和次全切除的肿瘤是一种选择，但不能代替手术。虽然放疗作为辅助治疗常规使用于间变性肿瘤、影像学残留肿瘤、切除后复发或播散性肿瘤，但对室管膜瘤的疗效仍有争议[9]。放射外科现在广泛用于脊柱肿瘤，尽管大多数经验在于治疗转移性疾病。有对良性硬膜下髓外肿瘤的放射外科治疗报道，其结果好坏参半[3]。迄今为止，临床研究的重点是附加辐射显露对脊髓和神经根的影响。虽然目前已经能较好避免放疗在短期内对神经组织的不良反应，但其长期作用依然未知。

八、结论

硬膜下髓外肿瘤包括很多病理类型，大部分是良性的，可以通过手术切除。大部分这类肿瘤可以经标准后正中入路和标准的显微外科手术切除。大块完整切除术对大多数肿瘤可以达到长期根治的效果，无须辅助治疗。疼痛得到缓解、神经功能得到恢复从而机体生理功能得到提高是手术后的常态。但无论外科医生对切除范围多么有信心，患者在术后必须持续长期地随访来确认有无复发。

第143章

脊柱血管畸形

Spinal Vascular Malformations

Kendall A. Snyder　Lorenzo Rinaldo　Michelle J. Clarke　著
陆　宁　译

一、概述

脊髓的血管病变相当少见，但可能导致脊髓功能毁损。脊髓可因病变出血、膨胀、静脉充血或动静脉瘘而出现进展性功能障碍，经常出现的症状包括：轻瘫 / 无力、疼痛、感觉异常及大便 / 或小便功能障碍。尽管对所有非海绵状血管瘤病变的诊断金标准是血管造影，许多病变也可通过核磁影像（MRI）来诊断。根据病变的部位和解剖学特点，可采用显微外科切除、血管栓塞，或者联合技术进行治疗。

在本章中，有三类血管病变将被提及，包括：海绵状血管畸形、动静脉畸形（arteriovenous malformation，AVM）和动静脉瘘（arteriovenous fistulas，AVF）。本章采用 Kim 和 Spetzler 等[1, 2]提出的分类，表 143–1 中详细列出了各个分类项。对于每类病变，其分型、病因、自然病程、临床表现和诊断及治疗将被讨论。

二、分型和病因

（一）海绵状血管畸形

海绵状血管畸形常被称为海绵状血管瘤，占脊柱血管畸形的 5%～12%[3, 4]。常表现为髓内包块样占位或者硬膜外的病变，由以内皮细胞为内

表 143–1　一般分类

	海绵状血管畸形	动静脉瘘			动静脉畸形		
		硬膜下背侧型	硬膜下腹侧型	硬膜外型	髓内型	硬膜外 – 硬膜下型	脊髓圆锥型
别名	海绵状血管瘤	Ⅰ型硬膜 AVF	Ⅳ型或髓周 AVF	硬膜外动静脉瘘	Ⅱ型、葡萄状，血管球型	Ⅲ型、异构型或幼稚型	
病灶位置	无病灶 血管窦通道	根袖部位根动脉至髓静脉	脊髓前动脉至扩张的软脊膜静脉网	硬膜外动静脉	脊髓实质	弥漫：肌肉、骨质、硬膜外、硬膜内、脊髓实质	圆锥部位的脊髓前后动、静脉，可有动静脉直接分流
血流		低	高	高	高	高	高
病理危害	反复出血	静脉高压	占位效应或出血	占位效应	占位效应或出血	占位效应、血管动力学改变	占位效应

AVF. 动静脉瘘

壁的小血管密集交织而成，常有带含铁血黄素的组织包绕（图 143-1）。超过一半的脊柱血管瘤发生于胸段脊髓，其次是颈段。腰段或脊髓圆锥极少见。血管造影通常无法显示脊髓海绵状血管瘤，预计每年这种低血流性的病变占脊髓出血的 2.1% [5]。在一些病例中，由于反复出血，导致情况逐步恶化，最终造成脊髓损伤而出现症状 [6]。

有 12% 的脊柱海绵状血管瘤患者具有家族遗传史 [3]。由于海绵状血管瘤具有家族遗传特征及明确的染色体畸形 [7]，因此一些观点将其视为肿瘤 [2]，血管瘤可沿着神经轴，在任何一处自然发生 [4] 或继发于放疗之后。几乎所有的海绵状血管瘤总是伴随着生长性的静脉异常，并承担着周围正常组织的血液回流 [8]。

（二）动静脉瘘

动静脉瘘指一根或多根动脉和静脉之间不经过间质组织或微循环血管床而直接相连的一种血管畸形。这类病变有 3 种主要的结构形式：①硬膜下背侧型（即 Ⅰ 型硬膜 AVF）。该类型的供血动脉在根袖与硬膜囊结合部之前进入硬膜囊（图 143-2）；②硬膜下前方（腹侧）型（即Ⅳ型或脊髓周围型 AVM）。此型中硬膜下动脉与冠状静脉丛在软脊膜表面形成联通（图 143-3）；③硬膜外型。此型的灌注动脉和回流静脉均位于硬膜外。

1. 硬膜下背侧型动静脉瘘

硬膜下背侧型动静脉瘘是最常见的脊髓动静脉病变 [9]。常被称为Ⅰ型脊柱动静脉畸形（Ⅰ型 AVM）或Ⅰ型硬膜 AVF 或脊柱硬膜动静脉瘘（sdAVF）。本型病变常发生于脊柱胸段，表现为血流缓慢的病变，由一支或多支背侧根动脉进入根袖，与脊髓静脉间形成瘘口，导致脊柱静脉系统动脉化 [10]。由此造成的脊髓内静脉高压可引起典型的、隐匿发生并逐渐加重的脊髓损伤表现。瘘口的位置位于硬膜本身的内部，但由此造成的充血的脊髓静脉位于硬膜下。这与其他的硬膜下动静脉畸形不同，如我们称为 sdAVF，后者更像是一种获得性疾病。

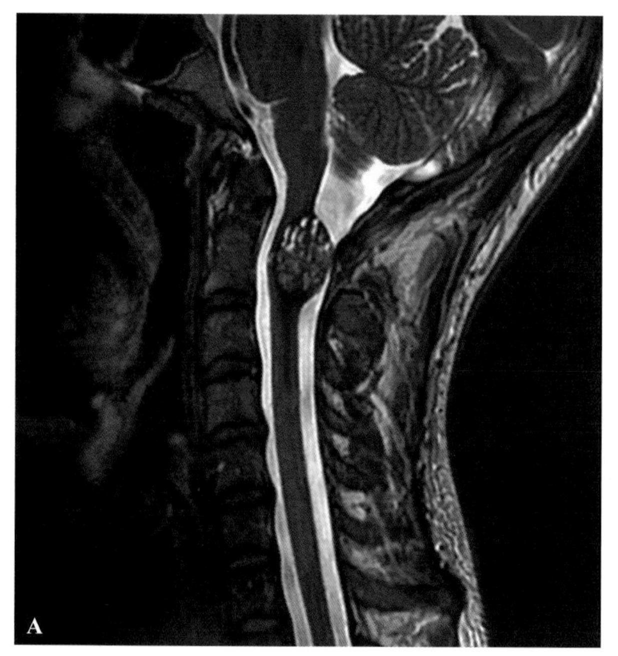

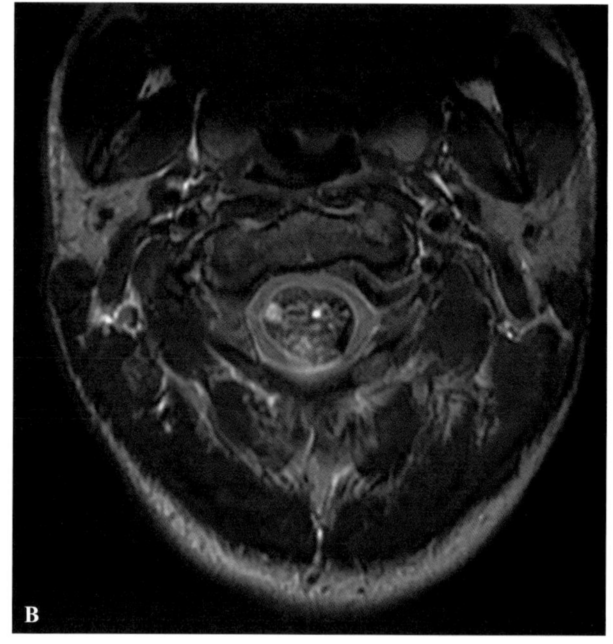

▲ 图 143-1 在矢状位（A）和轴位（B）T_2 加权 MRI 像上可见 C_2 水平髓内海绵状血管畸形，向脊髓背侧生长

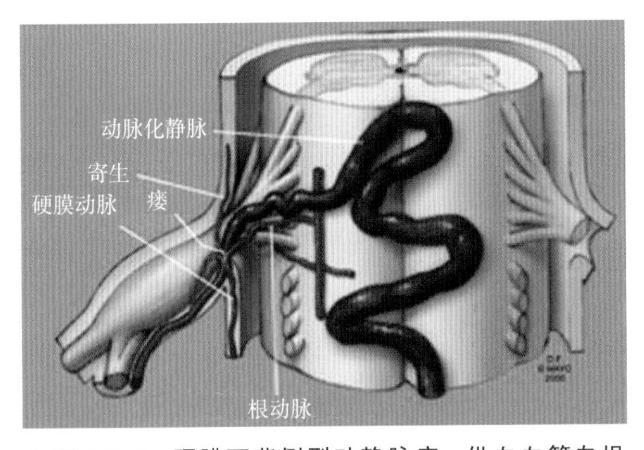

▲ 图 143-2 硬膜下背侧型动静脉瘘，供血血管自根袖部位穿入，供应粗大、色暗的引流静脉（经 **Mayo Foundation for Medical Education and Research** 许可转载，版权所有）

2. 硬膜下腹侧型动静脉瘘

硬膜下腹侧型动静脉瘘，也被称为Ⅳ型或脊髓周围型 AVM，属于一种高血流灌注的病变，常发生于脊髓腹侧的中线部位，靠近脊髓圆锥。硬膜下腹侧型动静脉瘘先前常被认为是一种脊髓的动静脉畸形病变，但后来被确定是一种单纯发生于软脊膜的蛛网膜下动静脉畸形[11]。这类病变占脊柱血管畸形病变的 10%～20%[11]。由于供血血管是脊髓前动脉（anterior spinal artery，ASA），因此这型病变常表现为由扭曲的血管与多支瘘管

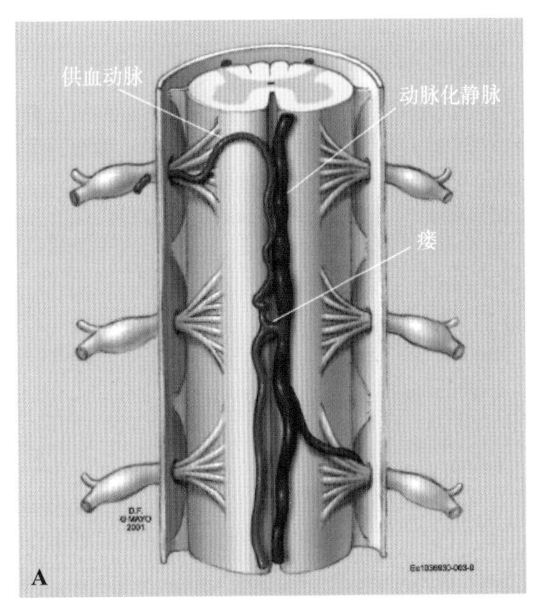

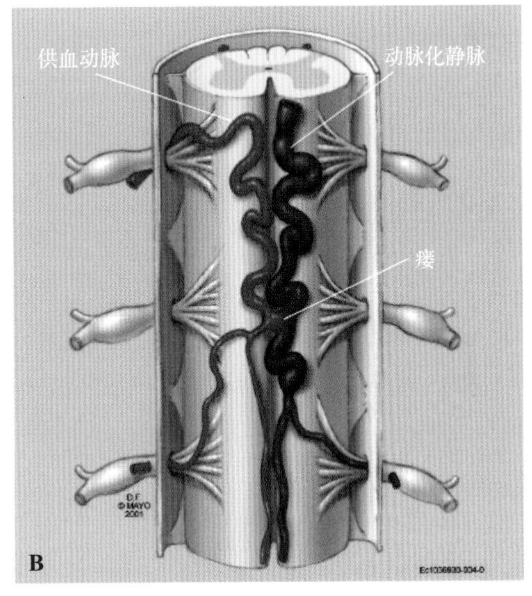

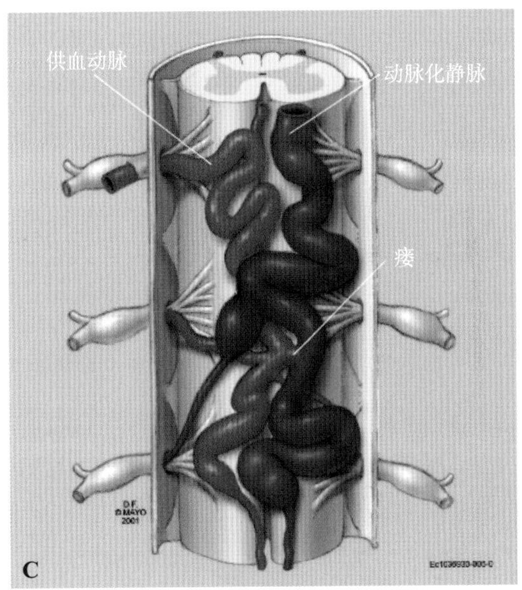

▲ 图 143-3 硬膜下腹侧型动静脉瘘

根据血流可进一步分类。A. 小动静脉瘘（单根供血血管，低血流量，引流静脉中度扩张）；B. 中动静脉瘘（常有多根供血血管，静脉进一步扩张）；C. 大动静脉瘘（多个瘘管，高血流量，引流静脉高度扩张）（经 Mayo Foundation for Medical Education and Research 许可转载，版权所有）

回流静脉相互交织进入腹侧静脉丛。根据硬膜下腹侧型动静脉瘘的供血动脉、病理生理表现和血管分流状况的不同可分为三型。A 型只有一支供血动脉且较细。B 型的供血动脉包括由脊髓前动脉发出的主要供血支和一些较细的供血支共同组成。C 型由多支根动脉经巨大的瘘口与扩张的静脉管道直接相通[1, 10, 12]。患者可因脊髓压迫、出血或静脉高压而出现逐渐加重的脊髓功能障碍[2]。由于这些病变可出现于儿童早期阶段，因此有理论认为其有先天起源的可能。然而术后出现腹侧硬膜下型动静脉瘘的报道为后天获得性起源的理论提供了证据。

3. 硬膜外动静脉瘘

硬膜外动静脉瘘或称为硬膜上 AVF（SEDAVF），表现为在根动脉分支与硬膜外静脉丛间存在高灌注流量的瘘口。这型病变通常有多支供血动脉，因此导致硬膜外静脉丛充血，因血管包块造成脊髓的压迫，临床上表现为不典型的逐渐加重的脊髓功能损伤。关于这种脊髓损伤还有两个补充的机制假说：①由于存在动静脉分流，而导致脊髓的“盗血”；②由于硬膜外静脉压增加和继发性血液流出受阻，而导致硬膜下静脉高压[2]。

（三）动静脉畸形

动静脉畸形指一支或多支动脉和静脉间存在病理性直接的连接，病变的髓内部分可直接侵入脊髓实质组织中。病变可包括硬膜外部分和硬膜下部分（称为Ⅲ型病变、异构型或幼稚型 AVM，图 143-4），或者病变完全位于髓内（称为Ⅱ型病变、血管球型或葡萄状 AVM，图 143-5）。通常脊髓实质组织的侵犯不出现于髓内型 AVM（Ⅱ型病变），但出现于硬膜外 – 硬膜下交通型 AVM（Ⅲ型病变）。与更常见的 sdAVF 不同的是，大多数的脊柱 AVM 属于先天性病变，病变的病理特点可支持这一观点。其特点表现如下：性别分布

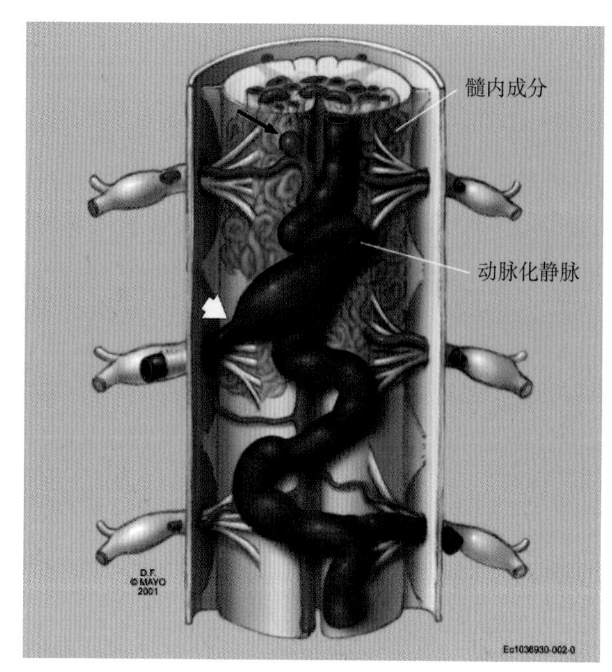

▲ 图 143-4 硬膜外 – 硬膜下动静脉畸形示意图。白箭示瘘管位置，黑箭示结节状动脉瘤，常发生于高血流灌注性病变

均匀；症状出现年龄比较小；伴发的血管畸形发生率高且沿着神经轴一致性分布。

1. 髓内动静脉畸形

髓内的 AVM，亦被称为Ⅱ型病变、葡萄状 AVM，表现为位于脊髓内高血流灌注性病变。病变可有多支供血血管，可有密实或者弥散的病灶，并通常伴有动脉瘤[9, 12]。供血动脉可直接或间接供血。直接供血血管常较粗大，只供应 AVM，而间接供血血管较细小，可能同时供应正常的脊髓组织[13, 14]。患者常表现为急性脊髓功能损伤。常见的症状还有进展性脊髓损伤和疼痛。包块压迫和出血是导致症状的主要病理机制[2]。

2. 硬膜外 – 硬膜下动静脉畸形

硬膜外 – 硬膜下动静脉畸形，亦被称为Ⅲ型病变、异构型或幼稚型 AVM。病变可侵及肌肉、骨质、硬膜外、硬膜下甚至是脊髓内，其原因明确与异常的胚胎发生有关。本型是一种高血流灌注的复杂病变，可有多支供血和回流血管，可累及脊髓各

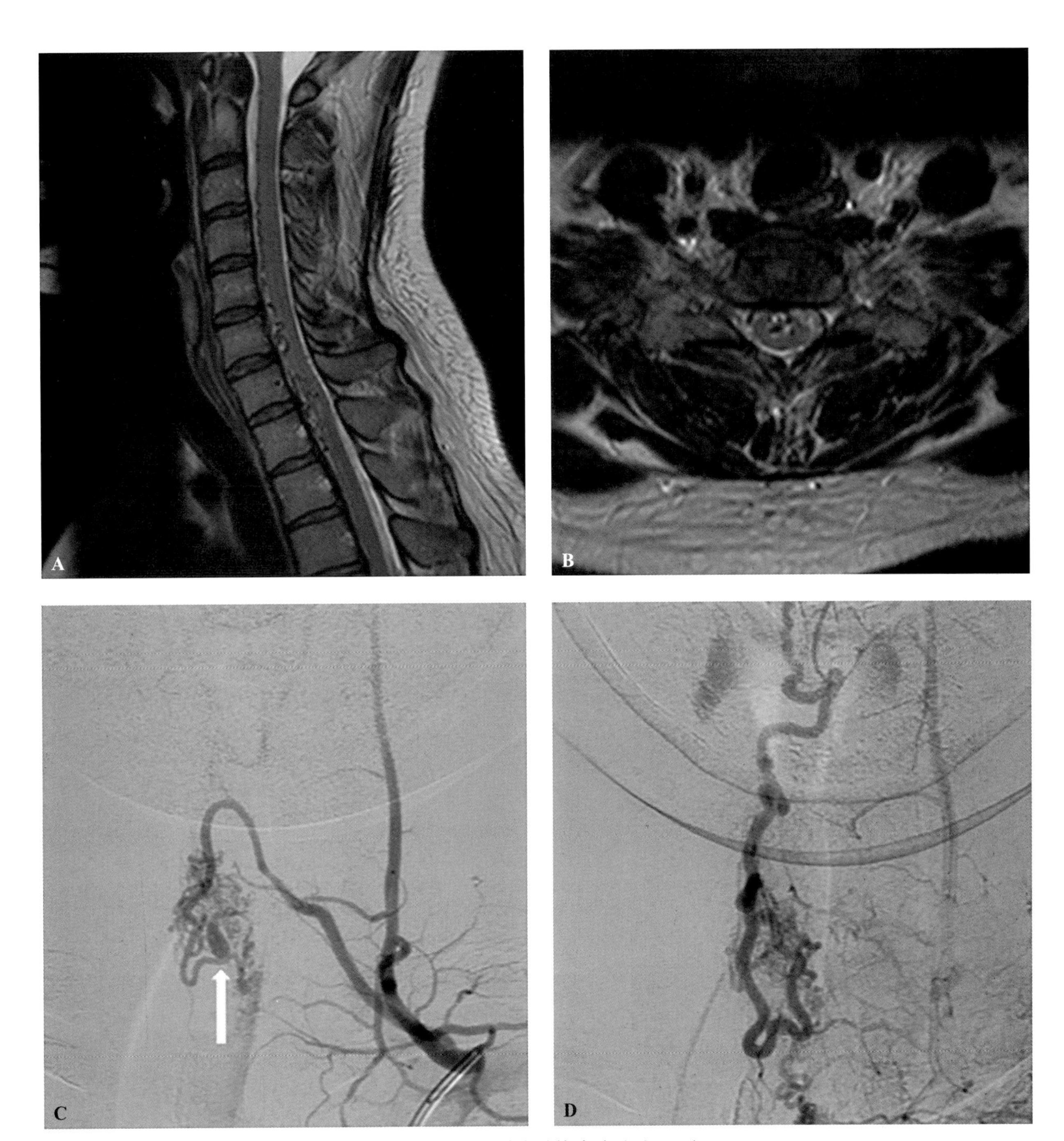

▲ 图 143-5 髓内动静脉畸形（AVM）

A. T_2 加权序列颈椎 MRI 像上可见脊髓腹侧、背侧明显的血管流空影，提示血管畸形；B. T_2 加权轴位像显示髓内病灶可能；C. 左肋颈动脉干注射对比剂，可见髓内 AVM，并有动脉瘤形成（箭）；D. AVM 静脉流出像（AVM. 动静脉畸形）（经 Mayo Foundation for Medical Education and Research 许可转载，版权所有）

层结构和其周围环绕组织的血供部分。常伴发动脉瘤 [15]。由于病变常伴有脊髓压迫、盗血和静脉高压，患者经常有疼痛和脊髓功能损伤表现。

3. 脊髓圆锥动静脉畸形

顾名思义，本型病变通常位于脊髓圆锥或者马尾神经部位，病变可累及多支由前、后椎动脉到软脊膜静脉的节段血管。典型病变的病灶位于脊髓外，但可能有髓内侵犯的部分 [2]。由于病灶区域静脉高压、压迫和缺血，患者可有根性症状和脊髓病表现，也可伴发出血。

三、自然病程和临床表现

（一）海绵状血管瘤

海绵状血管瘤患者的脊髓功能损害常与反复出现的出血有关。患者病灶出血的状况决定其临床过程。患者可表现为缓慢进展的神经功能损害，或者伴随快速出血而造成神经功能迅速恶化，或者表现为非持续的、反复加重的神经功能损害。有些病变可终身不表现出症状。MRI 显示的病灶内出现含铁血黄素环，以及术中发现的病灶内出现含铁血黄素染色的小腔隙均可证实病灶内有反复出血。

（二）动静脉瘘

1. 硬膜下背侧型动静脉瘘

由于目前尚无有关 sdAVF 真正自然病程的研究，因此有 85%～95% 患者的脊髓功能在 2～3 年内逐渐下降，被描述最多见的症状是截瘫和大小便功能障碍 [16-18]。患者通常表现出脊髓损伤的症状包括：下肢截瘫、括约肌功能障碍、常出现神经根性症状。尽管很罕见，一些患者可表现为急性脊髓功能损伤，或者更少见的急性脊髓出血症状。这些临床表现可能与动静脉瘘静脉侧的自发血栓有关。在一些病例中，有报道表现为脊髓梗死和迅速恶化的相关症状，即所谓的 Foix-Alajouanine 综合征 [19]。

有证据支持 sdAVF 是一种获得性疾病，本病患者有许多独特的临床表现。超过 80% 的患者为男性，80% 以上患者在 40 岁后出现症状，本病常发生于脊柱下胸段或腰段 [20]。由静脉高压引发的症状只能通过消灭瘘口而得到控制 [16]。由于本病常发生于有脊柱退行性疾病的人群中，因此常被误诊。

2. 硬膜下腹侧型动静脉瘘

硬膜下腹侧型 AVF 病灶位于软脊膜的表面。神经功能损伤症状的严重程度与病灶的大小有关，也就是与瘘口的血流情况、血流分流的程度、静脉瘀血程度及脊髓受压迫的程度有关。尽管患者表现出症状的年龄相去甚远，但总体上患者常在进入成人阶段的前半程出现症状，比 AVM 的发病年龄要老，比 sdAVF 的发病年龄要小。在 80% 的本病患者中，主要症状为逐渐加重的脊髓损伤和神经根损伤表现，这与 sdAVF 相似。有回顾性研究显示本病若未经治疗，将在 5～7 年内发展为完全性截瘫 [11]。另有 20% 的患者伴发蛛网膜下出血的表现 [20]。

3. 硬膜外动静脉瘘

硬膜外动静脉瘘很少见，表现为在硬膜外动、静脉间出现高血流灌注性连接。这型病变在很多有关脊柱血管畸形病变的综述中被谈到，但主要的参考文献多为病例报道。患者的症状通常会迁延数月。患者常有不甚清晰的症状描述，包括：下肢无力、感觉迟钝、伴有或不伴大小便功能障碍。伴随着硬膜外静脉的扩张和神经结构压迫的加重，可逐渐出现脊髓损伤表现，包括轻瘫 / 无力。这型病变很少出现硬膜外出血。患者开始时常被误诊为椎管狭窄、横贯性脊髓炎、脊髓肿瘤或其他病变 [21]。目前尚无有关其自然病程的资料。

（三）动静脉畸形

动静脉畸形在各个部位的发生率相似。35% 的病例可发生髓内或蛛网膜下出血 [20]，表现为急性发作的背痛、脑膜刺激或意识丧失，或者这些症状混合出现。有一半的动静脉畸形患者可逐渐出现与病变节段对应的神经功能障碍，理论上脊髓盗血、髓内高压和机械性压迫是其病理生理机制。尽管只有 35% 患者有出血的表现，但有 50% 的患者在确诊时已经有至少一次的出血表现 [20]。

脊柱动静脉畸形的自然病程尚不太清楚。一些患者的病变可以保持静止，但另一些患者则表现为节段性恶化。儿童患者则更多出现反复出血和逐步加重直至灾难性的脊髓功能损害。由于病变持续存在并造成渐进性破坏，以及病变发展的不可预测性，许多医生主张对其进行手术。由于彻底的动静脉畸形根治手术常带来严重的神经功能并发症，因此在一些病例中可采用相对保守的方式进行治疗。

四、影像

术前要对病变确诊并了解病变的解剖特点。MRI 是一个非常好的影像技术，并可帮助指导进一步的检查。钆对比剂增强核磁能更好地显示病变。磁共振血管成像（magnetic resonance angiography，MRA）能提供更多的信息，有助于指导介入影像检查，并减少对比剂的使用。海绵状血管瘤可单纯通过 MRI 检查确诊，而其他的血管畸形常规要求进行血管造影以帮助确诊并了解血管的情况。

海绵状血管瘤在核磁影像上有独特的和确诊性的表现，其他的血管畸形病变则表现各异，可帮助确诊的影像阳性表现往往非常细微。在一些病例中，病灶可表现为蛛网膜下腔迂曲的低信号血管影像。这些血流空洞影像通常在 T_1 和 T_2 加权影像上都能看到。髓内的血流空洞现象也可被发现。除了血管畸形本身，还可发现病变导致的病理生理性改变。髓内 T_2 加权影像可显示由于髓内静脉高压导致的脊髓水肿。此外，尽管随着时间发展，先前脊髓出血灶可发生一系列的理化变化，但其遗留的征象仍然能被发现。

对于 AVM，脊髓造影仍然是个敏感的检查手段，造影可发现由蛛网膜下腔匍行的异常血管造成的充盈缺损。海绵状血管瘤也可导致脊髓肿胀或者脊髓表面轮廓的破坏。一旦患者被诊断为 AVF 或 AVM，就应该进行动脉造影以确诊。由于 MRI 技术的进步，脊髓造影的应用已日趋减少。

除了海绵状血管瘤，血管造影对其他血管畸形病变的确诊都是一项重要的检查手段。通过这项检查可获得 4 个方面重要的信息：①病变的部位；②病变的性质；③病变的结构例如灌注和回流血管的情况，是否伴有动脉瘤或静脉曲张；④病变周围血管系统的状况。血管造影必须对病变受累节段和邻近节段的双侧血管均注射对比剂，从而依据椎骨骨性解剖结构清晰显示病变的位置。此外，还需显影前、后脊髓动脉，尤其是在考虑进行病灶栓塞时。本章后面部分将对不同病变的影像特点加以详细讨论。

（一）海绵状血管瘤

海绵状血管瘤有特征性的 MRI 影像特点，可据此确诊（图 143-6）。典型的影像表现为边界清晰的、爆米花样、非均匀性明亮的实质性包块，包块周围绕以暗色的圈环。围绕病变周围的暗色圈环是因血管瘤反复出血后含铁血黄素的沉积所致。由于海绵状血管瘤的血流灌注很慢，因此在 MRI 上见不到血管流空影，可显现出病变特征性外观形态，但可能形态各不相同。如果 MRI 检查的时机在一次病变的出血之后，病变的影像就可能受到极大的影响。此外，在病变周围可能看到长 T_2 信号影像，这可能是由于血块牵拉压迫而导致的水肿或脊髓软化。在大多数病例中，在血管造影时本病变会隐匿，其异常改变在脊髓造影检查时也不能被发现。

了解海绵状血管瘤的 MRI 影像特点对术前制订手术计划至关重要。仔细的 MRI 读片可发现病变突破软脊膜的部位，以便术中更安全地显露病变。此外，出血后血块凝缩也可为显露病变提供安全通道。

（二）动静脉瘘

1. 硬膜下背侧型动静脉瘘

sdAVF 患者病灶的 MRI 影像各异（图 143-7A）。

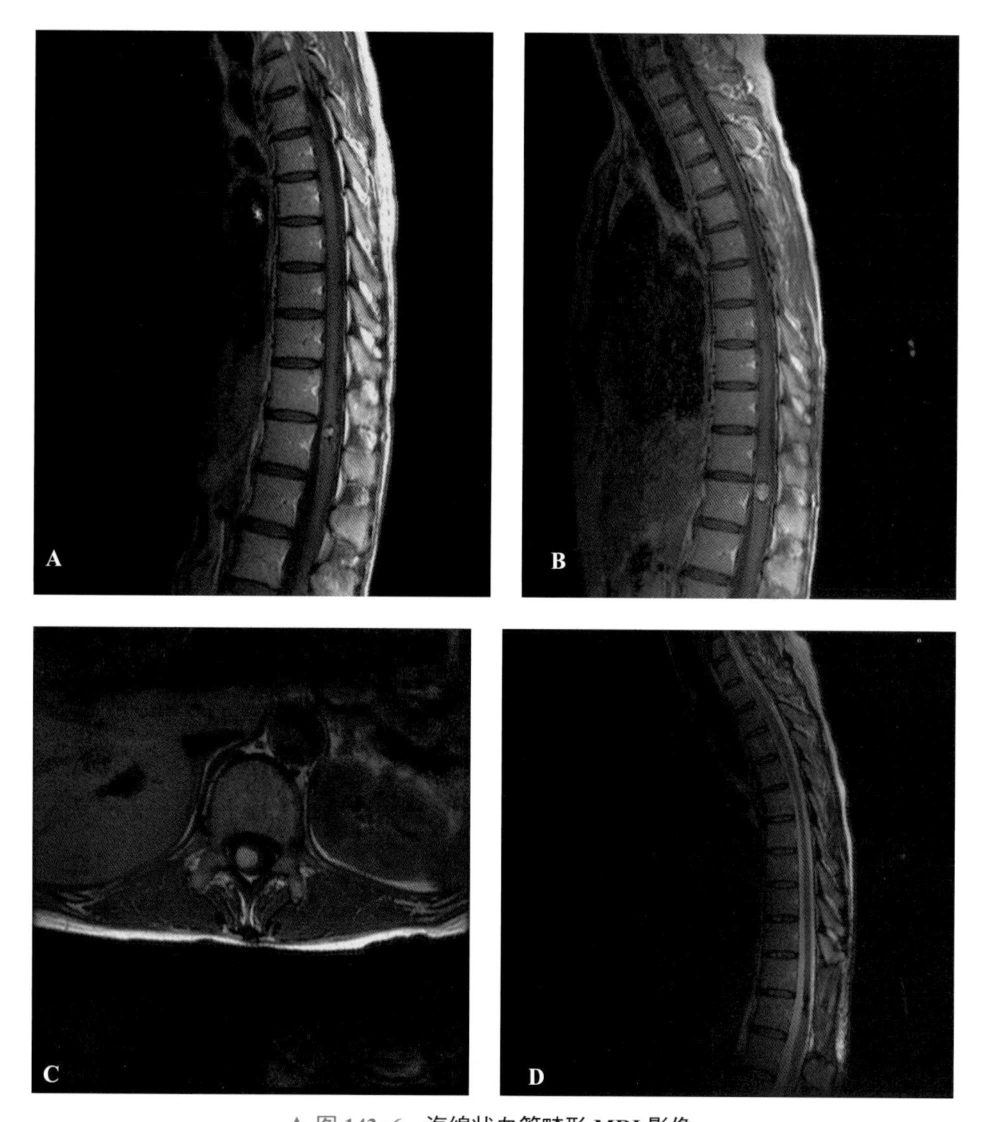

▲ 图 143-6 海绵状血管畸形 MRI 影像

A. 首次 MRI 影像显示髓内病变，含铁血黄素环明显；B 和 C. 3 个月后，患者临床症状显著恶化，MRI 示病灶增大；D. 病灶切除，患者恢复良好（经 Mayo Foundation for Medical Education and Research 许可转载，版权所有）

病变典型的 MRI 影像可发现有与静脉高压相吻合的改变，例如长 T_2 信号和脊髓宽度增加等水肿的影像。一项研究提示在所有病例中均发现长 T_2 信号影像[22]。尽管不是普遍现象，一些患者可表现出脊髓 MRI 对比剂增强的影像。此外，在病变早期的影像检查中，可发现异常血管和静脉丛的扩增。在成功的治疗之后，这些影像变化可缩小或消失。MRA 有助于指导后续的血管造影检查，可减少对比剂的用量。

在对病变进行任何处置前，实施脊柱血管造影非常重要。在造影过程中，蛛网膜下腔动脉化的脊髓回流静脉和扩张的静脉丛可在动脉期被显示（图 143-7B）。通过选择性根动脉造影，可显示供应病变的根动脉可能位于椎间孔处，这样就可以在术中直接进入到该部位。此外，还可以了解正常的血管解剖分布，如可以显示 Adamkiewicz 动脉，这个结构在术中很重要。由于 Adamkiewicz 动脉要比其他的根动脉粗大，因此可能在术中将其误认为 sdAVF 病变的一部分而造成血管误伤。

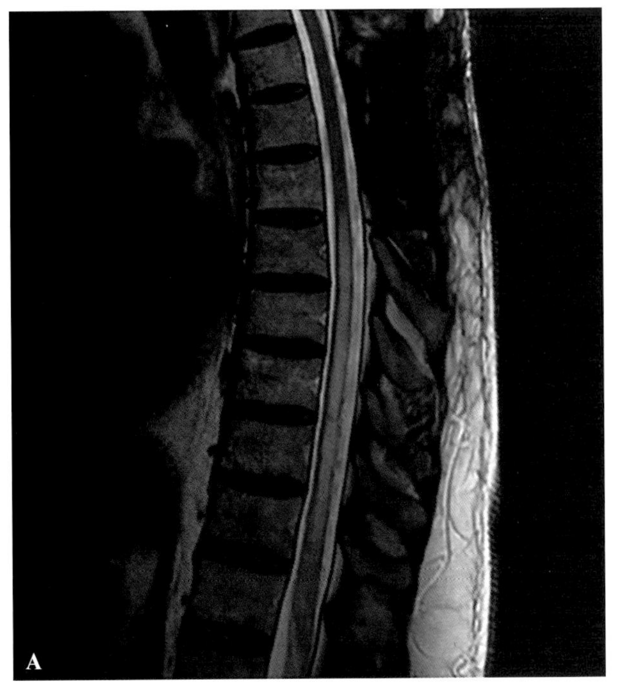

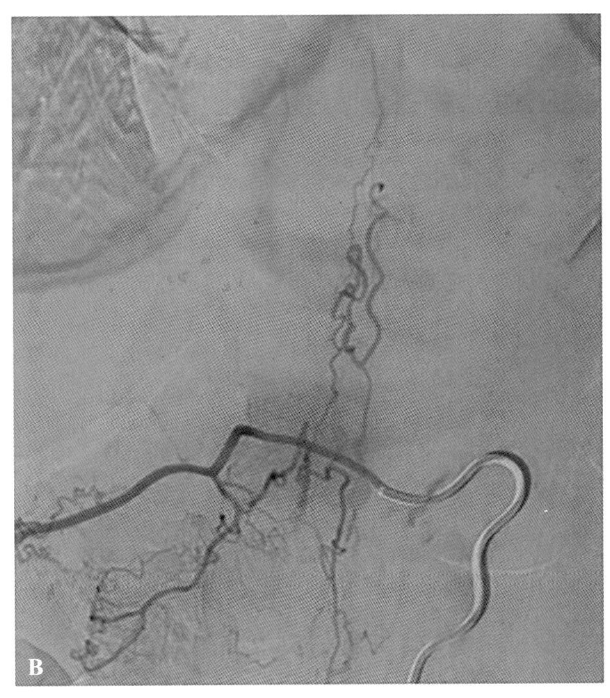

▲ 图 143-7　**一例进展性脊髓病患者的胸椎 MRI 显示自中胸段脊髓至圆锥弥漫性水肿（A）。血管造影显示 T_{11} 水平硬膜 AVF，供血动脉发自肋间动脉，回流至脊髓静脉（B）**

AVF. 动静脉瘘（经 Mayo Foundation for Medical Education and Research 许可转载，版权所有）

2. 硬膜外动静脉瘘

硬膜外 AVF 与 sdAVF 有相似的 MRI 影像表现，包括脊髓内长 T_2 信号影像和硬膜下的流空影像（图 143-8）。本病常发生于脊柱腰段和骶段[23, 24]。SEDAVF 的鉴别性影像特征是硬膜外静脉丛出现一种静脉袋样改变，可伴有或不伴硬膜下静脉的回流[21]。

（三）动静脉畸形

在许多病例中，AVM 的位置及其与脊髓表面的关系均可通过 MRI 影像进行确定。由于至少有一部分的血管由实质组织环绕，因此在 T_1 加权像上常可见流空影像。在有静脉高压的情况下，在 T_2 增强影像上常有被增强的信号及脊髓扩张的表现。病变组织内和蛛网膜下腔的出血也可能被发现，但其影像表现与出血后多长时间接受检查有关。在 MRI 影像上还可能发现伴发的血管瘤或静脉曲张。在所有的病例中，都能发现 AVM 与软脊膜接触。

与 sdAVF 相似的是，血管造影能够显示 AVM 和正常的脊柱血管结构。对于髓内的病变，病灶通常表现为一个致密的血管巢，没有侵入周围的薄层组织。在髓内和髓外（幼稚型）AVM，可见病变均有扩张性，甚至进入椎旁组织。

五、治疗和疗效

对于脊柱血管畸形，治疗的最终目标是消灭病灶，但不损伤脊髓及正常的脊髓血液供应。然而，病变的解剖特点给安全的治疗带来极大的困难。病变可通过开放手术或血管介入，或者两者联合的技术进行治疗。当前，立体定位放疗还未被证实是一个安全的治疗手段。对患者病变的类型、正常及病理性解剖特征和症状均要考虑，以确定治疗采用的手段和干预的时机。

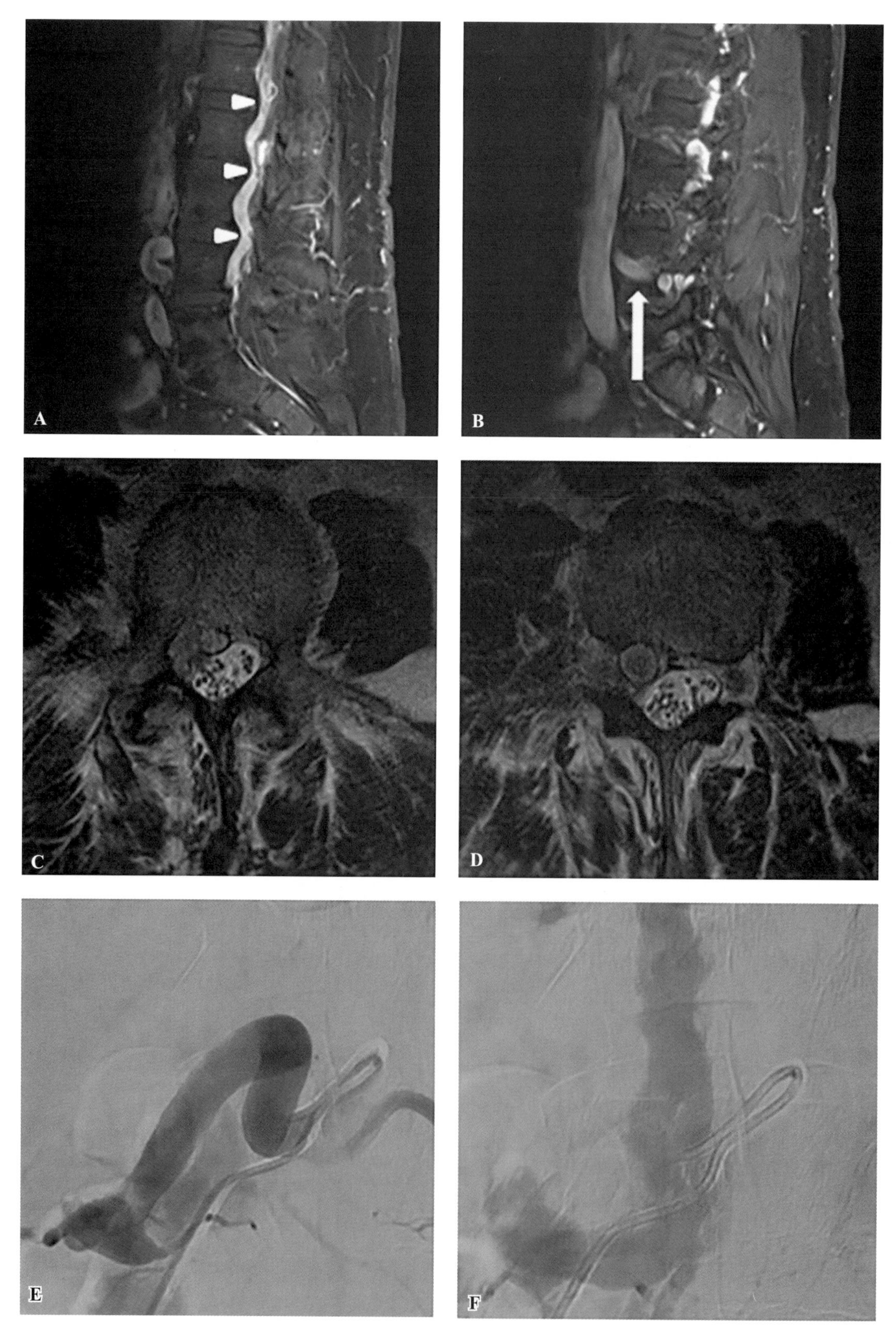

▲ 图 143-8 硬膜外 AVF。**A.** MRI T_1 加权钆增强显像，示硬膜腹侧血管扩张（箭头）；**B.** L_4 水平根动脉扩张，为供血动脉（箭）；**C** 和 **D.** T_2 加权轴位像提示血管扩张在硬膜外，为硬膜外 AVF；**E** 和 **F.** 血管造影正位图显示扩张的根动脉流入硬膜外静脉

AVF. 动静脉瘘（经 Mayo Foundation for Medical Education and Research 许可转载，版权所有）

（一）海绵状血管瘤

海绵状血管瘤可因反复出血而导致神经功能损害间歇性加重。患者通常是在病灶出血后才引起注意。尽管存在反复病灶出血的风险，但手术导致即刻神经功能损伤的风险要大于病灶切除带来的益处。

海绵状血管瘤只能通过手术达到治疗目的，介入栓塞对于这种低血流灌注的病变不是一个有效的方法。手术的目标是切除整个病灶，如果有病灶残留，可导致反复出血。手术的风险受如下因素影响：①病变侵犯软脊膜；②病灶位于脊髓内；③存在邻近区域脊髓软化灶或凝血块的隔挡，增加了手术操作的空间。患者如果有近期急性出血或神经功能加重的表现，那么手术可能带来的危害要大于可能的好处。因此，许多医生建议在症状出现后等待数周，但不要超过 3 个月，方为手术最佳时机 [3, 5]。等待时机可给予患者时间以利症状改善，同时有利于脊髓肿胀消退，以及凝血块隔挡形成，为进入到病灶提供更安全的手术途径。如果手术等待时间超过 3 个月，那么最终的神经功能会更差 [3, 5]。在一些情况下，特别是病灶小且位置深在脊髓中，观察不失为一种明智的选择。对于所有的病例，都要仔细去权衡手术的风险与病变可能导致的潜在危害之间孰轻孰重。

物理治疗可在术前、病灶出血的近期和术后广泛应用于患者。手术疗效取决于术前患者的神经功能状况 [4, 6]，15%～25% 的患者在术后出现即刻神经功能下降的现象，随着时间可得以改善。从远期疗效看，大多数患者的神经症状和体征都可保持稳定或改善 [2]。

（二）动静脉瘘

1. 硬膜下背侧型动静脉瘘

sdAVF 治疗的目标是通过封闭神经根袖处的瘘口，从而消灭髓内静脉高压。从病变的静脉端施加处理就能达到永久的治疗效果 [25]。通过开放手术最容易显露并确定根袖处动脉化的静脉和瘘口，如术前动脉造影确认的一样（图 143-9）。将此血管电凝后锐刀切断。在切断血管后，供血血管可从红色变成蓝色，冠状静脉丛也不再肿胀，颜色加深。许多患者术后静脉淤积减轻，症状得以改善 [9, 25]。据报道，只有 1 例同时有硬膜下和硬膜外回流的 sdAVF 患者，在阻断了硬膜下静脉回流后仍存在持续的瘘口 [25]。

传统的 sdAVF 手术技术通过切除 1～2 个椎板就可成功实施，且手术并发症较少 [15, 26]。术前脊柱血管造影是最重要的，能够确定供血血管和 Adamkiewicsz 动脉。虽然可以使用介入栓塞技术，但我们有众多的反对理由；①如果瘘的供血血管来源于一支脊髓的供血血管，栓塞可能导致脊髓缺血；②在经动脉栓塞后症状仍可复发，推测其原因是血管的再通和重新供血。有报道使用 isobutyl-2-cya noacrylate（IBC）作为液体栓子进行栓塞，尽管有些医院将其作为首选技术，但血管再通仍有高发生率 [9]。还有关于使用 IBC 液体栓子导致迟发性截瘫和出血的报道。介入栓塞花

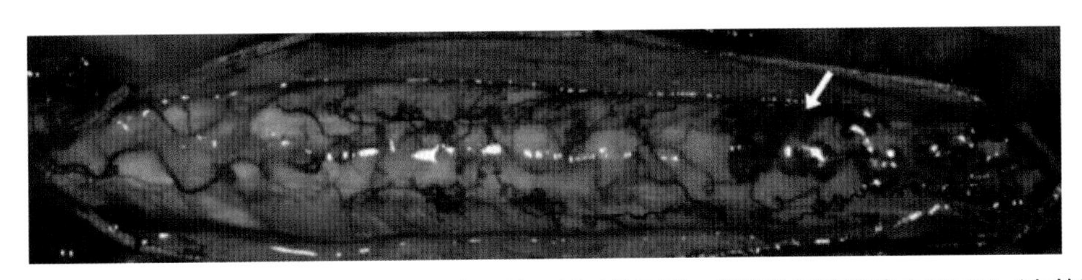

▲ 图 143-9 硬膜下背侧型动静脉瘘术中照片，透过蛛网膜，扩张的回流静脉肉眼可见（白箭）
经 Mayo Foundation for Medical Education and Research 许可转载，版权所有

费的时间也要长于手术时间，加上其高并发症发生率，所以手术阻断硬膜下回流静脉仍是最理想的治疗选择，可永久消灭静脉高压，并对正常脊髓的血供影响的危险减至最小。

术后疗效依然主要取决于术前的神经功能状况，术前神经功能状况好的依然保持良好，或者进一步改善，而术前有重大神经功能缺失的可能仍维持原样，但继续恶化的可能性也很小[23]。

2. 硬膜下腹侧型动静脉瘘

与 sdAVF 一样，硬膜下腹侧型动静脉瘘的治疗目标是消灭动静脉间的异常通道，开放手术和介入栓塞都可达到治疗目的[11]。Merland 认为治疗方法的选择与硬膜下腹侧型 AVF 的类型高度相关[12]。对于 A 型病变（病灶小，通常由单一的脊髓前动脉供血），手术通常是最安全和有效的治疗手段[27]。对于 B 型病变（病灶中等大小，有多支血管供血），介入栓塞常是有用的术前辅助措施，但不适于单独使用。对于Ⅲ型病变（病灶巨大，多支根动脉供血），单独的介入栓塞或者栓塞联合手术均是有效的治疗手段。同样，术后神经功能最优的患者其术前神经功能障碍应该是最轻的[20]。

3. 硬膜外动静脉瘘

硬膜外 AVF 极为少见，有关治疗的病例报道更为有限。SEDAVF 的治疗首选经动脉或经静脉的介入栓塞，罕见需要手术[2, 24, 28]。介入栓塞达到彻底阻断或接近彻底阻断病灶血流的比例很高（在一些病例报道中可达 90%），且并发症发生率极低[21, 28]。手术治疗可应用于介入栓塞失败的病例，或一些采用介入栓塞不太安全的复杂病变，或有硬膜外静脉包块压迫出现症状的患者。

（三）动静脉畸形

与海绵状血管瘤和 AVF 相似，AVM 治疗的目标是彻底消灭病灶，但对脊髓不造成进一步损害。同样，脊髓的解剖限制、正常血供的状况及病灶的结构共同决定了将采取的治疗手段，以及病灶是否可能获得彻底的处理。治疗的手段包括开放手术、介入栓塞和两者联合技术。手术相关的神经功能损害的危险因素包括：①病变位于脊髓腹侧；②病变有复杂的血供；③病变范围大；④病变位于近端脊髓。

术前血管造影至关重要，据此应明确病灶的大小边界、所有的供血动脉和回流静脉，以及需要处理的血管结构。在一些情况下，术前栓塞供血动脉有助于完成病灶的手术根治。

通常情况下，硬膜下病变可经后正中切口进入，然后经中线做硬膜切开，仔细的止血和显露非常重要。术前栓塞可很好辅助手术，不仅可以减少失血，还更易于帮助确定供血血管。程序化的处理方式是按顺序阻断供血的动脉，使病灶失去血供。只有在供血动脉处理后才能安全地分离回流静脉。术中对病灶血流的了解，包括血管造影和多普勒超声检查，均有助于明确病灶的解剖结构并为安全切除病灶提供监护。

治疗时应考虑实施介入栓塞，无论是作为单独的治疗手段还是术前辅助。不幸的是，在一些类型的 AVM 病变中，单独使用介入栓塞治疗有很高的血管再通发生率，因此，当这些特殊类型 AVM 仅接受介入栓塞治疗时，其远期疗效是不确定的，需要反复的随访复查。弄清 AVM 病灶的血管解剖结构，确保病灶得以治疗，而不影响供应正常脊髓的共享血管的血供非常重要。尤其是当病灶位于上胸椎以下时，这些区域脊髓供血血管的沟通较少，使得脊髓的血液供应更薄弱。最常见的术后不良事件是在术后 24～48h 出现新的神经功能损害的表现，可能是因为凝血块的不断增大引起。患者可能在第一次介入栓塞约一周后，需要接受反复的血管造影或栓塞，此后，如果没有症状，可每年 1 次或每年 2 次接受血管造影或栓塞。

1. 硬膜外－硬膜下动静脉畸形

这些巨大和复杂的病变使手术变得更有挑战性，经常是无法手术的状况。这些病变经常有众多的灌注血管、弥散分布、带有有创的薄层组织结构，使得无法做到切除病灶而不影响脊髓。据此，硬膜外－硬膜下 AVM 首选介入栓塞治疗。在一些情况下，手术的目的是进行脊髓减压[2, 29]。目前尚无关于长期疗效的数据报道，短期疗效的数据提示在患者发展到严重的神经功能障碍前实施干预会有所好处[20]。

2. 髓内动静脉畸形

与硬膜外－硬膜下动静脉畸形不同的是，髓内动静脉畸形的病灶更为密实，缺乏有创的薄壁组织结构，通常只有一支灌注动脉，使得手术切除更容易。术前要仔细分析病灶的病理解剖状况，确定治疗需处理的范围，以及明确治疗是否可行。手术内容包括切除 AVM 和阻断灌注动脉的供血。如果有可能，应将回流静脉最终阻断。从治疗的角度看，手术切除是更好的选择，但病变的位置和解剖特点可能使手术无法实施。在处理这类复杂的和富有挑战性的病变时，从计划的制订到治疗实施都要采取多学科合作的办法。

由于这类病变很罕见，目前尚无有关疗效的报道，明确结论和最佳的治疗手段也不清楚。大多数的研究都是从手术患者中选择出的小样本量的队列病例研究，无法提示全部脊柱 AVM 患者的整体情况。在更早的回顾性研究中，Rosenblum 等[20]发现 40% 的手术治疗患者在术后早期的血管造影中可见残留 AVM。至术后 3 年时，30%～50% 病例有所改善，30%～50% 病例维持不变，10%～20% 病例恶化。

3. 脊髓圆锥动静脉畸形

脊髓圆锥的动静脉畸形最好采用联合介入栓塞和手术的方法进行治疗[2]。术前血管造影可确定前、后脊髓动脉，随后可栓塞病灶的灌注动脉。手术减压可显著改善脊髓和神经根功能障碍。

六、结论

海绵状血管瘤、AVF 和 AVM 都是少见的病变，无论是诊断还是治疗都有难度。重要的是在鉴别脊髓功能障碍病例时，要想到是本病的可能，并在怀疑存在本病时能选择适当的检查。本病的疗效与患者神经功能损害的程度和时间、病变的解剖部位及其解剖结构密切相关。手术治疗通常是首选，但对于复杂病例，多学科联合是最佳选择。

第144章 脊柱感染/脊椎骨髓炎

Spinal Infection/Osteomyelitis

Francis H. Shen 著
桑宏勋 吴家昌 译

一、背景

有关脊椎感染的历史记载可以追溯到公元前400年，当时希波克拉底描述了由于感染造成的脊椎破坏。在20世纪初，研发出许多脊柱外科技术用来治疗结核性脊柱感染。当前，脊柱感染的发病率在世界各地仍在增加，这可能是由于包括老年人在内的易感人群的增加造成的。虽然结核性脊柱感染在历史上曾占主导地位，但现在，化脓性感染已被证实占脊柱感染的主要部分。除了外科技术的进步，抗菌药的发现和发展极大地改善了这些疾病的预后，但脊柱感染仍然是一个长期存在的医学挑战，诊断延误是部分原因。因此，对于临床医生来说，仍然要高度警惕这种可治疗但具有潜在破坏性的疾病。本章的目的是提供一个框架来理解脊柱感染及其内外科治疗原则。

二、病理生理

脊柱感染可由细菌（化脓性感染）、结核和真菌（肉芽肿性感染）、寄生虫和病毒引起[1]。细菌是脊椎感染的最常见原因，主要通过3种机制感染脊柱：血源性传播、从创伤（包括脊柱手术）直接接种和从邻近组织播散传播[1, 2]。血源性传播是最常见的感染机制。菌血症的潜在来源包括皮肤感染、龋齿和注射时被污染的针头。Batson静脉丛为泌尿生殖系统和胃肠道细菌进入胸腰椎提供了一条直接途径。在儿童，椎间盘髓核血运丰富，因此易发生细菌栓塞，引起原发性椎间盘炎。到了青春期，椎间盘间隙血管闭塞，因此成人椎间盘间隙几乎是无血管的[3]。相比较而言，细菌通过位于前纵韧带附近的血流缓慢的终末动脉网播散到椎体终板区域[4]。脓毒症栓子可通过栓塞局部小血管引起骨缺血性坏死并造成局部破坏，从而导致椎体终板骨髓炎（或脊柱炎）。这些破坏性的过程可以扩散到相邻的间隙，可能导致椎间盘、相邻椎体和硬膜外受累。

掌握与脊柱感染相关的术语是非常有意义的（表144-1）。值得我们注意的是，这些疾病都归属于同一系列，并在一定程度上相互重叠。此外，在大多数患者中，对这些不同类型的感染的治疗原则是相似的。

三、临床表现

背部疼痛是脊柱感染患者最常见的症状。由于背痛是一种常见的主诉，需与许多疾病进行鉴别诊断，因此加大了诊断难度。

在脊椎骨髓炎和椎间盘炎中，尽管疼痛的性

表144-1　脊柱感染命名

命　名	定　义
椎间盘炎	椎间盘感染
脊柱炎 / 椎体骨髓炎	椎体感染
脊柱椎间盘炎	椎体骨髓炎合并椎间盘感染
孤立性硬膜外脓肿	没有并发脊椎感染的硬膜外脓肿；通常在脊髓后侧
椎间盘炎伴硬膜外扩散（继发性硬膜外脓肿）	由于椎间盘感染的持续扩散引起的硬膜外脓肿；通常在脊髓前侧

质和程度各不相同，但背部疼痛往往出现在感染以后，而感染早期可能并无疼痛症状。伴随发热症状，临床医生应该警惕有感染的可能性，但只有35%～60%的患者伴随发热[5, 6]，因此，未见发热也并不排除感染的可能。大约1/3的病例会伴随神经症状[5]，通常表现为骨质破坏或其他并发症（如硬膜外脓肿）[7, 8]。一些病例可能伴随看似无关的症状，如胸腔积液，临床医生不能因此延误诊断[9, 10]。在大约一半的病例中可以确定感染源。

没有病原体培养很难区分化脓性或结核性脊柱炎，但化脓性感染倾向于剧烈疼痛，而肉芽肿则是钝性疼痛[11, 12]。此外，许多研究报道化脓性脊柱炎更易伴有发热和CRP、ESR和白细胞计数升高，而结核性脊柱炎则更倾向于病程缓慢，伴有其他器官受累及[13, 14]。

在硬膜外脓肿（spinal epidural abscess，SEA）病例中，70%～100%的患者存在背部疼痛和压痛[8, 15, 16]。大多数患者亦存在感染的显著危险因素（表144-2）[17]。在上颈椎硬膜外脓肿病例中，颈部疼痛和僵硬也很常见[18]，大约半数患者伴随发热[17]。更重要的是，据报道大约一半的病例会出现神经功能障碍，部分原因是脓肿直接压迫，可能还有脊髓和神经根的血管损伤和缺血[16]。疑似患者进行全面的神经系统查体对于早期诊断至关重要。值得注意的是，SEA典型的发热、背痛和神经障碍三联征只在少数病例中同时出现[19]。1948年，Heusner制订了SEA分期量表，该量表在帮助临床医生认识疾病的严重程度及其可能的进展方面仍然有用[20]。Ⅰ期表现为背痛、发热和压痛。Ⅱ期包括神经根性疼痛、颈项强直、颈部僵硬及神经反射改变。Ⅲ期症状逐渐严重，包括感觉异常、肌无力及大小便功能障碍。Ⅳ期导致瘫痪，通常是不可逆转的，并强调了延误诊断可能造成的灾难性后果。

表144-2　化脓性脊柱感染的危险因素

- 糖尿病
- 免疫抑制
- 肾衰竭
- 恶性肿瘤
- 心脏病
- 肝硬化
- 菌血症及其危险因素（血管内装置等）
- HIV感染
- 酗酒
- 静脉内药物注射
- 贯通伤
- 脊柱手术史
- 尿路感染
- 泌尿外科手术

在术后感染中，背部疼痛仍是最常见的症状。术后感染可分为浅表感染和深部感染。前者仅限于皮肤和皮下组织，可能出现伤口渗出、发红、发热、肿胀和疼痛[21]。深层感染涉及比皮下组织更深的层次，如筋膜和椎旁肌肉。感染通常会在术后30天内出现，尽管会有一些进展缓慢的病原菌，例如痤疮丙酸杆菌所造成的感染在术后1个月后出现[22]。也可能出现术后的延迟感染（术后3～24个月）和晚期感染（＞24个月）表现，特别是在接受内固定手术的患者中[22]。疼痛往往是轻度的、持续性的和局限性的。伤口渗液和发热是术后感染的其他常见症状。深度感染预示着潜在的严重并发症，可能包括脊椎骨髓炎、椎间盘炎或SEA。

由于脊椎感染症状的非特异性，从症状出现到诊断平均需要1～6个月[1, 23, 24]。此外，由于脊椎感染通常是原发性感染的继发表现，临床表现常以原发病症状为主。临床医生必须对新发腰痛、高风险患者（表 144–2）、发热或最近有菌血症的患者的脊柱感染提高警惕[25]。

四、诊断检查

一旦怀疑感染，所有患者都需要立即进行实验室检查。几乎所有脊椎感染患者中 CRP 都会升高并极其敏感，它是目前已知的唯一可以可靠地缩短延误诊断时间的实验室指标[23]。ESR 和白细胞计数也对诊断有所帮助，应该每周与 CRP 一起监测。

在术后感染中，临床医生应该积极复查和跟踪相关实验室指标，并进行综合分析。据报道，ESR 在术后 4～14 天达到峰值，并在术后 2～6 周恢复正常[21, 22]。显著的多样性使得单纯靠 ESR 来诊断术后感染并不准确，但若术后第 4 天后 ESR 升高，临床医生应该警惕有感染的可能。CRP 值更有参考意义，在术后 2～3 天达到峰值，而且更快恢复到基线水平[21]（在一项常规手术研究中为 10～14 天[26]）。

其他需要监测的重要实验室指标包括：营养状况、尿素氮 / 肌酐，以及由于长期使用抗生素可能产生的全身影响而进行的肝功能检测。30%～78% 的病例血培养呈阳性，但血培养样本最好在开始使用抗生素之前采集[5]。其他体液，如尿液和痰液也应进行培养，用来确定可能的原发感染源。对于血培养阴性病例，可能需要组织活检，在这种情况下也可以考虑进行广谱聚合酶链反应[27]。免疫功能低下的患者应该考虑真菌或结核杆菌感染的可能，并接受适当的临床评估。

在初步评估脊柱病变时，应进行 X 线片检查，以筛查所有可能的病因。然而，X 线片对脊椎骨髓炎的诊断并不敏感，特别是在疾病的早期阶段[8]。X 线片可见的阳性病变通常滞后于发病 2～4 周，这是造成诊断延迟的原因之一[28, 29]。因此，一定需注意 X 线片检查阴性并不能完全排除脊柱感染的可能。X 线片能够显示脊椎骨密度降低和骨溶解，这是由于感染造成的正常骨基质被替换所致。最早的改变通常是椎间盘间隙变窄，往往在 3～6 周后出现破坏性改变，如终板溶解病变（图 144–1）[30]。周围软组织密度影也可在 X 线片中显现。随着疾病的进展和骨质的破坏，脊柱前柱最终坍塌，X 线片显示后凸畸形、滑脱和（或）伴有脊柱不稳。

计算机断层扫描（CT）有助于评估骨质改变，包括早期椎体终板改变和骨坏死（图 144–2）。CT 也常规用于 CT 引导下经皮穿刺活检。

对于脊柱感染，含钆对比剂的增强 MRI 仍然是最敏感（96%）和最特异（94%）的影像学检查方法[1]。所有患者都应该进行全脊柱的 MRI 扫描，而不仅仅是对可疑或已知的感染区域进行扫描，因为在脊柱的其他节段也可能伴随有未发现的感染（图 144–3）。在疾病的后期可能出现终板侵蚀。一些患者的影像学表现与这些经典改变不同，但在 89% 的患者中可以发现软组织的影像学改变[31]。连续磁共振检查并不是常规的检测手段，因为 MRI 的变化可能有 4～6 周的延迟[32]。此外，MRI 的异常影像改变可能会永久存在。因此，只有在治疗后有临床和实验室证据证明脊柱感染持续存在的病例中才推荐使用磁共振成像复查。

如果 MRI 无法确诊或有禁忌证，放射性核素扫描可以作为有用的检测手段。对于脊椎骨髓炎，三相锝元素骨扫描是敏感的，但不具特异性，据报道其准确率为 67%，因为在骨肿瘤和骨质疏松性骨折中也可以出现阳性[33]。此外，即使脊柱椎间盘炎已经痊愈，所有的实验室检查都恢复正常以后，锝核素扫描结果仍可能呈阳性。^{111}In 标记的白细胞闪烁照相和抗粒细胞闪烁照相

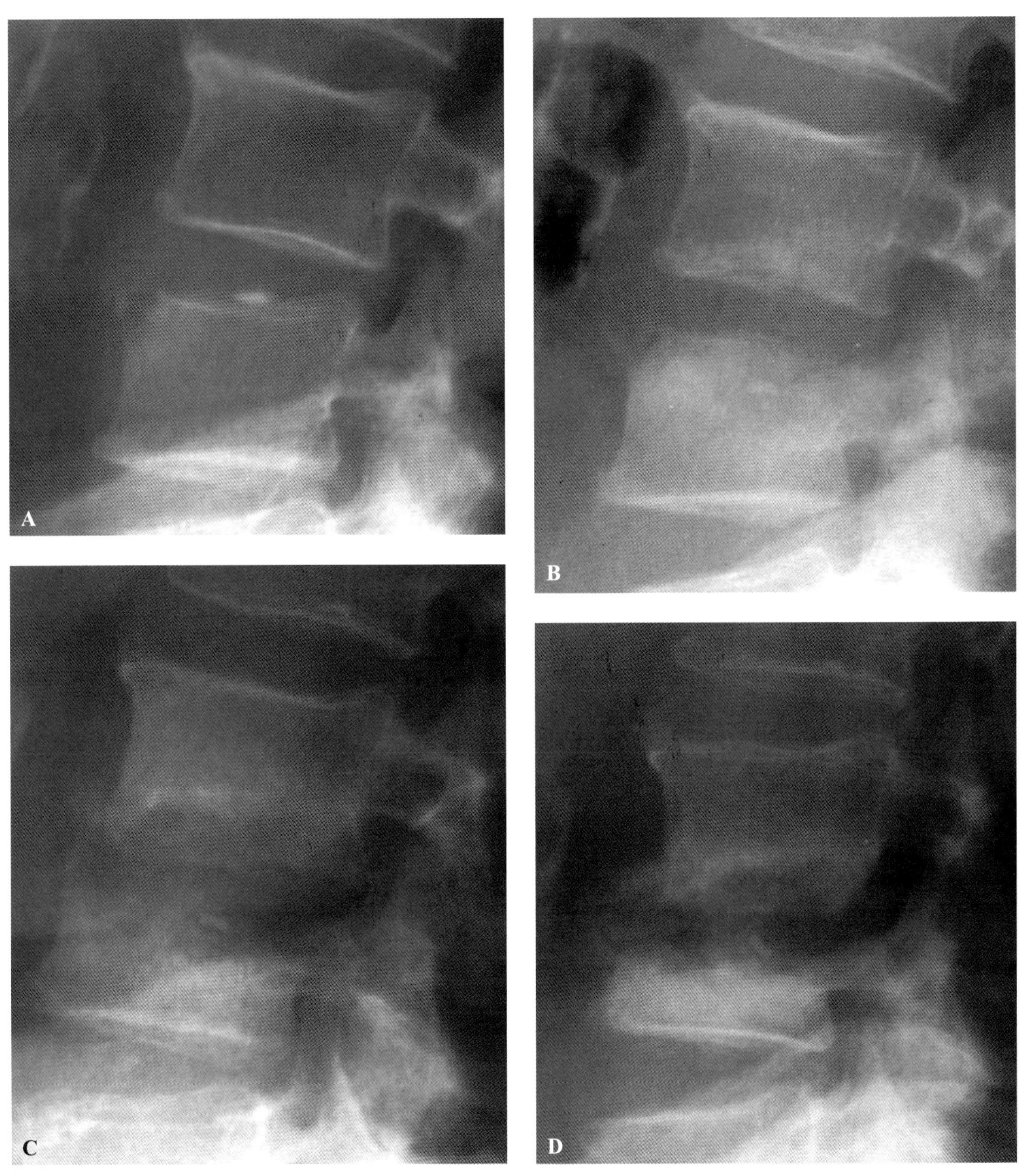

▲ 图 144-1　患者经历 8 个月抗感染治疗后椎间盘炎恶化，期间连续腰椎侧位 X 线片显示椎间盘炎进展，最终椎体溶解破坏

对 SEA 更具特异性，如对病例有怀疑时可加用。也可以使用 F- 氟代脱氧葡萄糖的正电子发射断层扫描（PET），它具有与 MRI 相似的诊断准确性[8]。

五、手术适应证

抗菌药是脊椎感染患者的主要治疗手段。在可能的情况下，抗生素的选择应针对已确定的感染微生物，在大约 75% 的病例中，药物治疗和制动就足够了。因此，手术的适应证如下：①药物治疗无效；②手术活检；③神经功能受损；④脊柱不稳定或进行性畸形；⑤严重后凸；⑥暴发性脓毒症；⑦顽固性疼痛[1, 8]。

临床医生决定是否手术还包括其他因素，例如，颈椎感染往往伴随更多神经系统并发症和

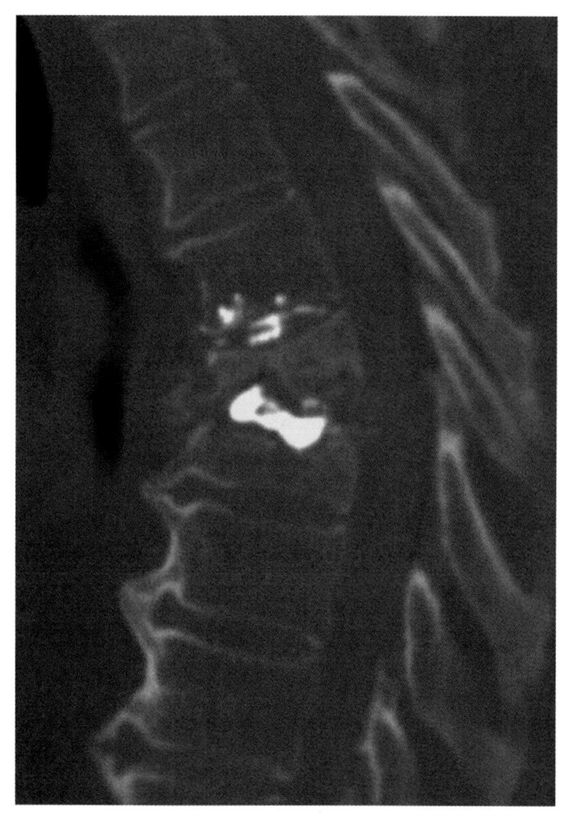

▲ 图 144-2 矢状位 CT 扫描显示感染晚期脊柱前柱破坏和后凸畸形

病残率，可能需要临床医生采取更为积极的手术方式。同样，由于长时间制动而有深静脉血栓、压疮、骨质疏松症及其他并发症风险的老年患者也受益于手术清创和稳定，以帮助他们加速康复。

在脊椎骨髓炎和椎间盘炎的病例中，手术通常用于组织活检或保守治疗失败案例。进行性畸形和不稳定的病例也需要进行手术治疗。此外，对于出现神经功能障碍或进展性败血症的晚期患者，应该尽快进行手术治疗。

在 SEA 中，由于非手术治疗存在治疗失败、并发症和死亡率高（据报道高达 41%）[34] 的重大风险，患者通常在诊断后 24h 内进行急诊手术，并辅以抗菌药物治疗。然而，随着抗生素的迭代更新和早期诊断，一些研究小组发表了大量病例系列报道，在高度精选的患者群体中，初期手术和非手术治疗的预后相似 [34-40]。不伴有已报道的药物治疗失败相关高风险因素（糖尿病、MRSA 感染、神经功能不全、急性或进展性运动功能障碍、CRP ＞ 115mg/L、白细胞计数＞ 12.5×10^9/L、MRI 环状增强或菌血症）的神经功能正常的患者，非手术治疗并密切监测可作为初始治疗方案。此外，对于脊髓完全性损伤超过 48h 的病例，首先应考虑非手术治疗，因为此时手术风险大于神经功能恢复的可能 [41]。

对于术后感染，通常推荐手术治疗，即使是保守的指南也建议对所有有或没有内固定的后路手术后感染，以及符合上述脊柱感染手术标准（例如药物治疗失败、神经功能损害和进展性破坏导致脊柱畸形）的术后椎间盘炎病例进行手术 [42]。

临床医生必须掌握手术适应证（图 144-4）。在保守治疗的患者中，持续或严重的背痛往往是治疗失败的最典型的临床表现。全身炎症体征、持续升高的炎症标志物和持续大面积 SEA 提示治疗失败的可能性较高。例如，一项研究发现，治疗 4 周后，ESR ＞ 55mm/h 和 CRP ＞ 2.75mg/dl 的患者治疗失败的风险显著增加 [43]。相反，背痛的缓解和 CRP 水平每周下降 50% 提示治疗效果良好 [44]。只有那些有实验室或临床证据提示治疗效果不佳的患者才应进行随访 MRI，重点关注脊柱旁和硬膜外软组织的变化。

六、感染的预防

术后感染的预防在脊柱外科中已变得非常重要。有几个指南详细介绍了围术期抗生素剂量的使用方法。常规诊疗中经常静脉注射对革兰阳性菌具有高针对性的抗生素，如第一代或第二代头孢菌素。对于对 β 内酰胺类抗生素过敏的患者，可以用克林霉素替代 [45]。鉴于金黄色葡萄球菌是一种术后脊柱感染非常常见的致病菌，抗菌药物应该覆盖金黄色葡萄球菌，这一点尤为重要 [45, 46]。给药的时机对于维持手术期间的高血药

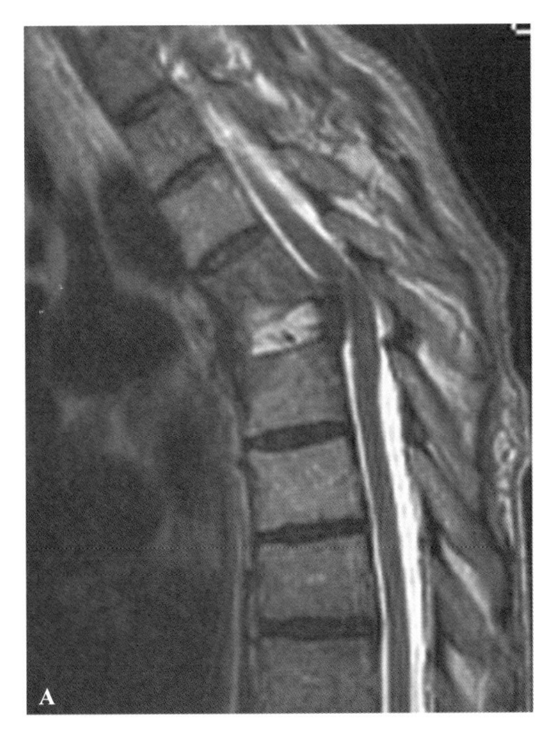

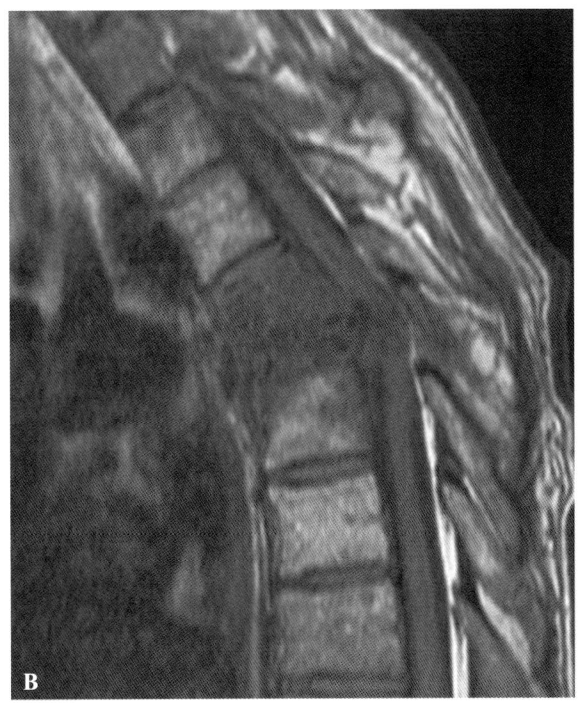

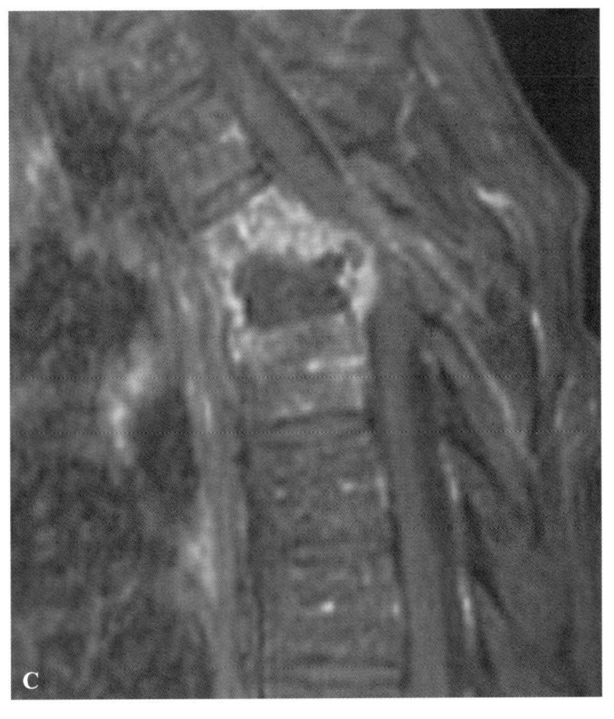

▲ 图 144-3　矢状位 T_2（A）、T_1（B）和 T_1 增强扫描（C）MRI 像显示脊椎骨髓炎伴局部后凸

浓度至关重要。抗生素应在手术开始的 1h 内使用。虽然一些专家设想在更严格的时间范围内给药会有更理想的效果，但最近在一项针对普通外科、骨科和血管外科患者的随机对照试验中没有发现在早期（预定切口前 30～75min）或晚期（预定切口前 0～30min）使用抗生素在手术部位感染方面的显著差异[47]。一般来说，对于较长时间的手术，抗生素应该每 3～4h 给药一次。尽管一些指南建议在标准情况下只使用单剂量的预防性抗生素，并根据实际需要重新调整[48]，但许多外科医生会在高危患者中延长使用抗生素 24h 或更长时间。

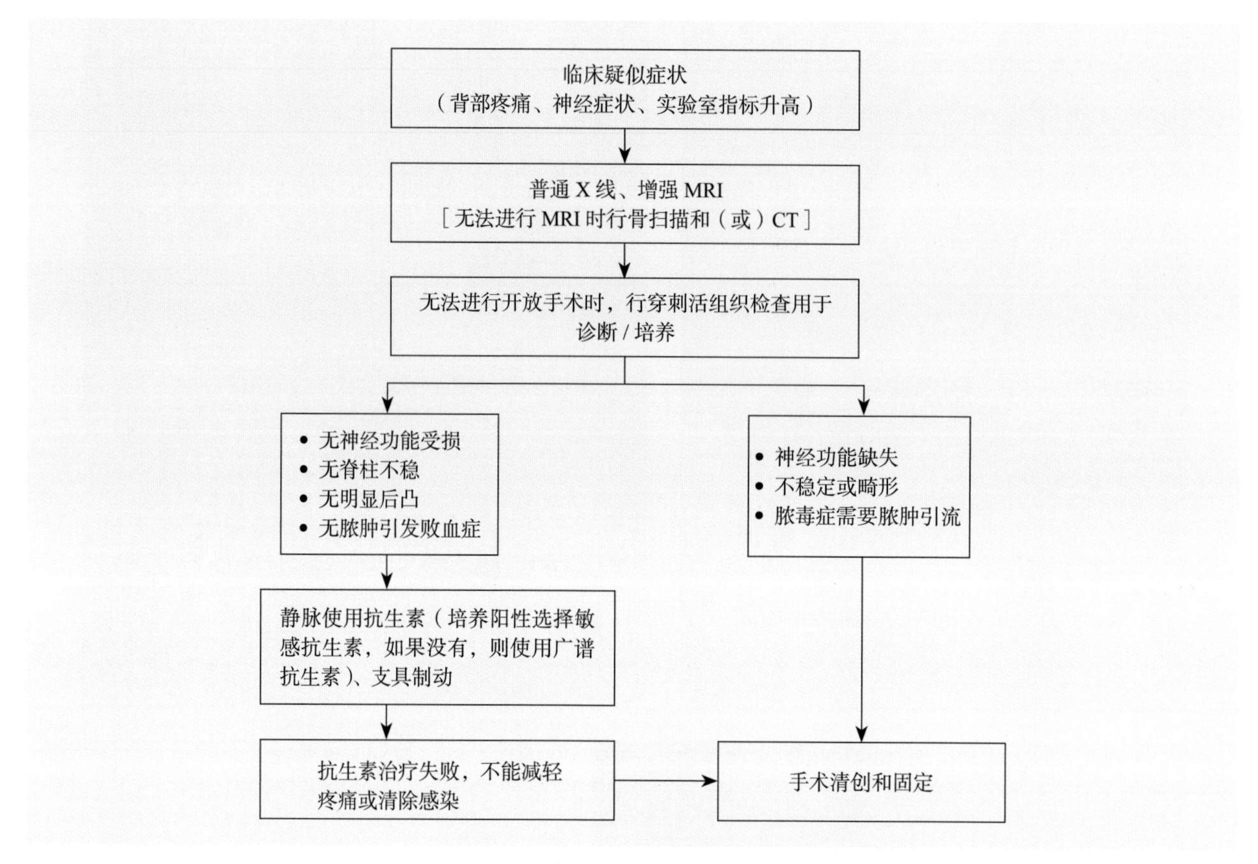

▲ 图 144-4 椎间盘炎 / 椎体骨髓炎的诊疗流程

耐药病例的不断增加促使新的预防方法的出现。最近，越来越多的外科医生在手术结束时直接在术野撒入万古霉素粉。据推测，手术部位高浓度的抗生素可能会抑制即使是中度耐药的致病菌，并将全身不良反应降至最低。在基础科学研究中，有些人担心耐药的产生和可能对骨愈合产生负面影响 [49–51]。虽然这一假设还需要更多高质量的研究来证实，但汇集的临床数据普遍支持术中使用万古霉素粉剂，因为它对感染有显著的预防作用，并且不良反应很少 [46, 49, 52, 53]。

七、外科治疗

对脊柱感染的患者进行脊柱手术是为了实现以下三个主要目的中的一个或多个：①穿刺活检不足时的诊断；②清除坏死组织，包括椎旁脓肿引流；③稳定脊柱和椎管 / 神经减压 [1]。历史上，手术一直被保留，作为药物治疗无效时的次要选择，除非在一些紧急情况下，例如 SEA 所致的神经功能障碍。然而，越来越多的文献支持更积极地开展手术治疗。例如，最近的一项研究直接比较了接受早期手术加抗生素治疗的患者和仅使用抗生素治疗的患者的疗效，发现早期手术组住院时间更短，预后更好，随后在后凸畸形和生活质量方面也有显著改善 [54]。手术的时机仍然是一个有争议的问题，但这类研究促使部分临床医生更倾向于早期手术干预。

虽然经皮穿刺技术已经变得越来越常用，但开放手术仍然是标准治疗方案，特别是在有广泛的骨质破坏的情况下。这里总结了几种开放的入路方式，外科医生必须根据特定患者的需要进行选择。开放手术可分为前路、后路和联合入路，它们最合适的手术适应证仍在争论中。一般情况下，临床医生会根据感染部位和病灶情况选择手术入路。然而，脊柱受累区域、破坏程度、椎管内是否存在跳跃性病变、患者的基本医疗情况及肥胖等因素也应该在考虑范围之内。

对于椎体和椎间盘间隙的感染，临床医生通常选择前路或前外侧入路，因为这样能直接观察和处置病灶区域。这在颈椎尤其如此，因此颈椎更倾向于前路手术[55, 56]。然而，清创和减压可能会导致脊柱不稳定，通常需要重建。近年来，虽然钛网笼在很大程度上取代了自体骨移植，但在过去，结构性自体骨移植一直是重建的金标准。后路辅助性内固定也可能需要，尤其是在多节段手术干预病例中。

虽然大多数临床医生倾向于前路减压和椎体重建，但在最近的文献中报道的外科手术方法仍然千差万别。前后路联合手术与一期开放后路手术主要适用于脊柱不稳定或骨质破坏的病例[56–61]。某些外科医生在前路清创手术前使用后路内固定，旨在先稳定脊柱，然后进行更彻底的前路清创手术。

在治疗结核性脊柱感染方面，中国香港的手术历来受到青睐；它包括前路清创至后纵韧带，脊柱减压，后凸矫正，以及自体骨支撑植骨重建[62, 63]。

针对 SEA 的入路选择取决于脓肿的位置。因此，脊椎骨髓炎和椎间盘炎相关的脓肿一般选择前入路，而孤立的后路脓肿通常选择后入路。然而，在胸椎和腰椎，可以通过单一的后方切口进行清创和前柱的重建并同时进行后路融合重建[64]。

虽然清创和活检培养是外科手术的主要目的，但在减压、引流和死骨切除后，通常需要内固定维持脊柱稳定。但内固定手术的时机一直存在争议，在过去，内固定手术一直被延迟到外科医生确信生物膜形成的感染风险已被根除时实施。虽然生物膜感染这一现象已经在关节置换的文献中得到了很好的证明，但人们认为，与肢体骨骼相比，躯干骨骼相对丰富的血液供应降低了脊柱内固定形成生物膜的风险，几项研究已经证实了在清创同时一期使用内固定是安全的[65, 66]。

前路清创后可能需要植骨来稳定脊柱。自体骨移植同时具有骨传导和骨诱导的特性，但与供区相关的并发症发生率较高，而同种异体骨移植则有较高的骨不连风险。自体髂骨移植最常用，而腓骨移植有时用于较大的缺损。重建也可以使用填充有松质骨的钛网笼来完成，许多外科医生注意到使用钛网笼术后并发症较少，并增加了对脊柱椎体支撑作用（图 144–5）[67]。有趣的是，在活动性感染的病例中，越来越多的临床医生使用钛网笼，研究表明，这种方法似乎不会增加感染率，反而能更好地稳定脊柱，促进愈合[67]。这样的研究与所有异物都会成为细菌黏附和感染的病灶的历史教条完全相反。此外，据报道 rhBMP–2 已被作为一种安全有效的融合辅助材料，可用于手术治疗化脓性椎体骨髓炎时环形植骨内固定融合[68]。然而，此项融合方法未经 FDA 批准，还需要进一步研究。

近年来，经皮穿刺微创技术在临床上得到了越来越多的推广应用，有时甚至在一些严重的病例中也可以使用。诸如经皮内镜椎间盘切除和引流等技术降低了与开放手术相关的并发症发病率，这在易受脊柱感染的老年人群中可能是有利的。此外，在开放活检手术没有手术指征或不可行的情况下，内镜、透视或 CT 引导下经皮穿刺活检是有用的。

术后手术部位感染一般需要清创和冲洗。根据伤口的外观、致病微生物的种类和感染程度，可以进行多次清创[69]。一种最新的预测模型发现，MRSA 培养阳性、伴发感染（如菌血症）、应用内固定器械、腰椎后路手术和使用非自体植骨材料是需要多次清创和冲洗的预测因素[70]。考虑到成人椎间盘无血管化，在椎间盘炎的情况下，建议尽可能多地切除椎间盘[42]。在早期感染时，应可能保留脊柱内固定，以防止出现畸形

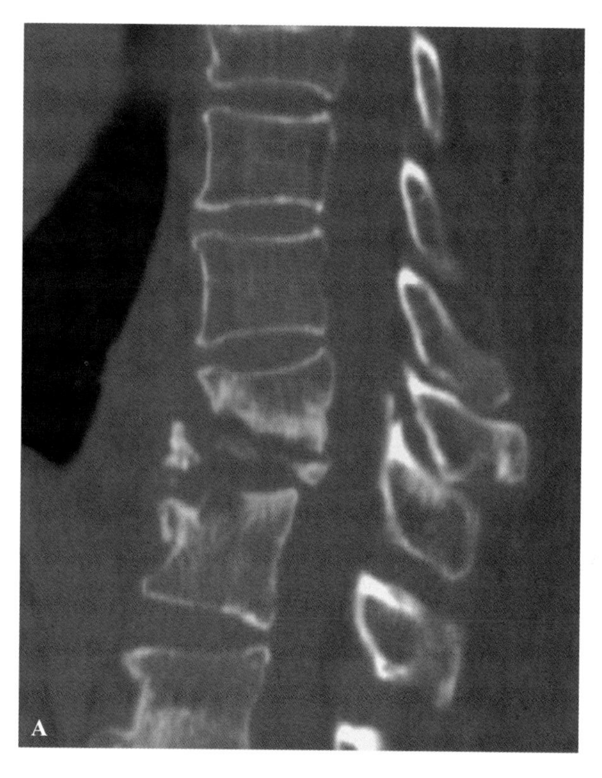

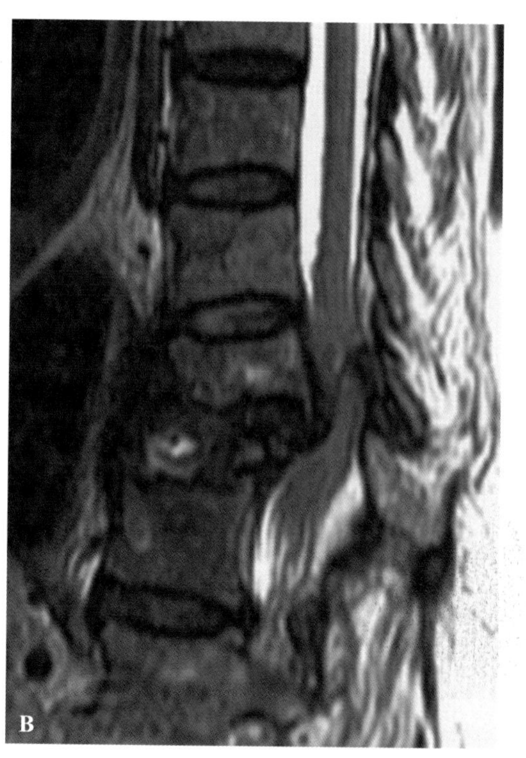

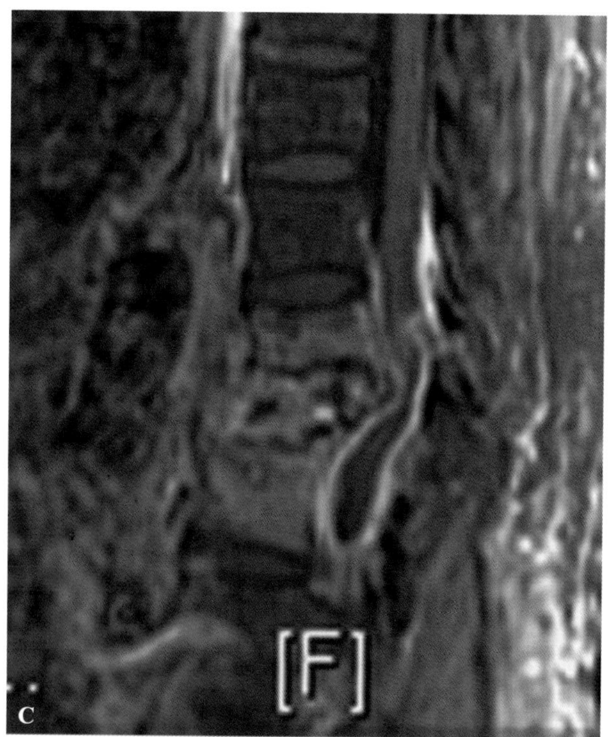

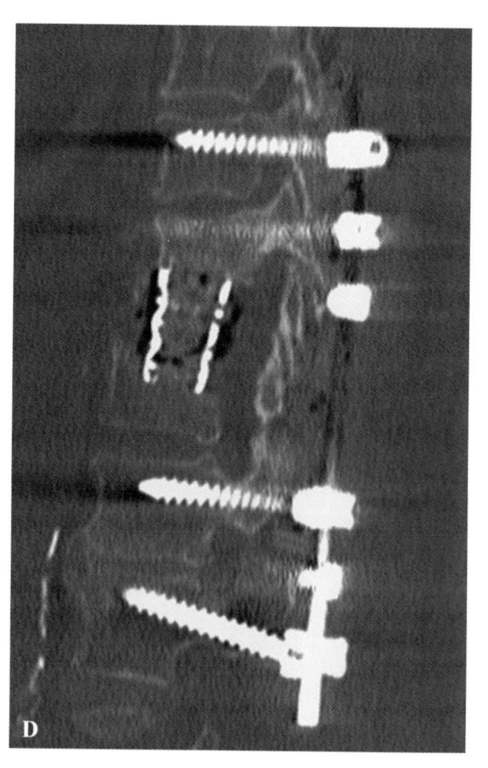

▲ 图 144-5 **一位 72 岁的女性糖尿病患者，有超过 6 个月的腰背痛并伴有进行性不完全性截瘫。穿刺活检证实金黄色葡萄球菌感染引起的 T_{12}～L_1 椎体骨髓炎。她接受了一期前路减压、清创、钛网笼和自体肋骨移植植入及后路 T_{10}～L_3 自体髂骨植骨融合内固定。术后 1 年，她已恢复到支具辅助下家中走动的状态**

A. 矢状位 CT 扫描显示 T_{12} 椎体严重破坏并伴有后凸畸形；B. T_2 加权矢状位 MRI 显示椎体破坏伴椎管受压，破坏的椎间隙内信号强度略有增加；C. 矢状位增强 MRI 像显示残存 T_{12} 椎体和邻近椎体间的信号强度明显增加；D. 术后 CT 扫描显示前方椎间融合器和后路内固定装置

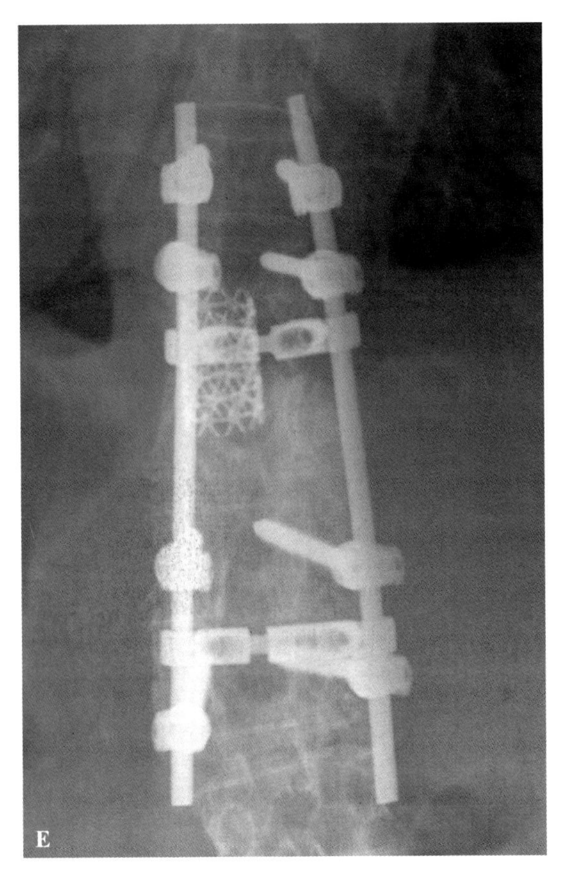
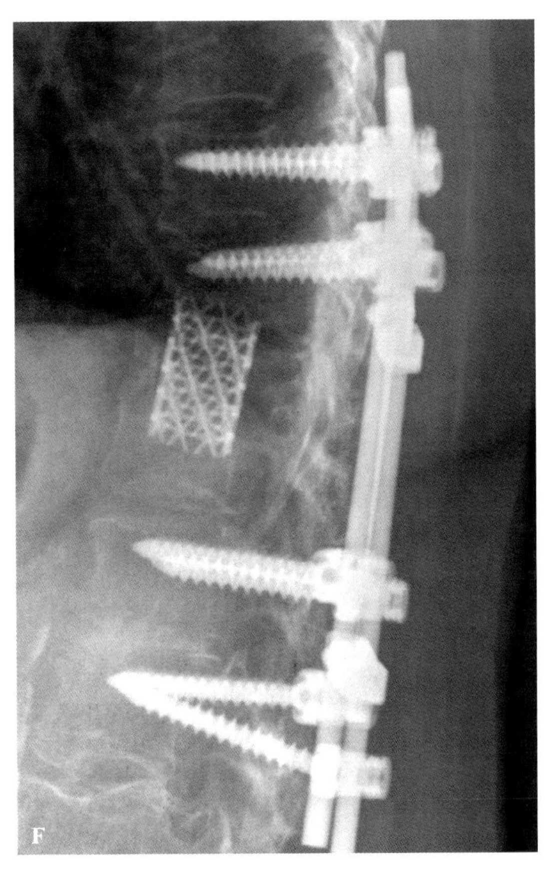

▲ 图 144-5（续） 术后 1 年患者随访时前后位（E）和侧位（F）X 线片

或不稳定而需紧急处理[42]。然而，在迟发性感染中，椎体更有可能已经融合，大多数研究支持移除内固定，因为如果内固定不去除，有感染复发或持续的风险[71-73]。内固定去除仍然伴随着畸形矫正丢失的风险，并可能需要再次手术以矫正畸形。此外，作为一般原则，应移除和或更换松动的内固定器械，松动的植骨材料同样应该被移除，但已有骨长入融合的植骨应该留在原位。

八、结论

总而言之，尽管药物和外科治疗技术取得了巨大的进步，但因为有潜在灾难性的并发症，脊柱感染仍然是一个重要的医学问题。临床医生必须对脊柱感染保持高度警惕，并熟练掌握各种外科技术，以便根据患者的特殊需要进行选择和调整。

第145章 骶骨肿瘤

Sacral Tumors

Peter S. Rose 著

严望军 徐 仑 译

一、概述

骶骨是连接躯干和下肢之间的桥梁，骶骨肿瘤可分为以下几种不同的类型。

①好发于骶骨的原发肿瘤（如脊索瘤、畸胎瘤）。

②原发于骶骨的恶性肿瘤（如骨肉瘤）。

③骶骨的转移性或血液系统肿瘤（如转移癌、多发性骨髓瘤）。

④发生于骶骨的良性骨肿瘤（如动脉瘤性骨囊肿）。

⑤神经源性肿瘤。

⑥内脏肿瘤局部侵袭（如结直肠癌）。

（一）骶骨肿瘤的评估原则

1. 临床表现

大多数骶骨肿瘤患者表现为疼痛或神经功能损害。由于骶髂关节的接触面较大，其附着的髂腰韧带和骶髂韧带也具有稳定关节的作用，因此肿瘤破坏导致骶骨结构性不稳相对少见。恶性肿瘤引起的疼痛通常是持续且渐进性的，此外，患者常会出现夜间痛（患者从熟睡中痛醒）。这些特征有助于区分肿瘤性疼痛与临床上较常见的下腰椎退行性变性性疾病引起的机械性疼痛或椎间盘源性疼痛[1]。

骶骨恶性肿瘤患者通常会出现局部疼痛和神经系统症状[2]。侵犯骶骨中央区域的肿瘤，可引起神经压迫并常常导致马尾综合征。低位骶骨肿瘤常侵犯骶骨远端或侧方，患者可表现为半侧鞍区麻木或延伸至会阴区域的神经根放射痛。

晚期骶骨肿瘤患者可出现盆腔出口梗阻和顽固性便秘。这些患者有患肾盂积水或结肠穿孔的风险且经常营养不良，采用结肠造口作为治疗方案的一部分可使患者获益。

2. 体格检查

大多数骶骨肿瘤患者的体格检查是非特异性的，下肢神经功能和血液灌注功能需要谨慎评估。此外，晚期肿瘤患者在腹部和直肠体检时可以发现局部肿块。骶骨肿瘤患者的其他特异性体征包括神经纤维瘤病相关皮肤色素沉着或神经管闭合不全相关的皮肤体征。

3. 诊断

明确诊断在治疗骶骨肿瘤时十分重要。与四肢肿瘤不同（四肢原发恶性肿瘤进行非计划操作后通常可以进行挽救治疗），由于骶骨位于中轴线且不具完整的间室，这使得在治疗骶骨肉瘤和脊索瘤时如进行非计划操作将无法进行可靠的挽救治疗[3]。

骶骨肿瘤患者多数为转移性（或造血系统）的恶性肿瘤，尤其是年龄超过50岁的患者，通常其诊断已明确。在患骶骨肿瘤的中老年患者中，最合适的初始评估方式是肿瘤分期，目前评估肿瘤分期的方式包括胸部、腹部和骨盆的 CT 扫描和骨扫描，还包括血清和尿电泳等实验室检查[4]。也可使用正电子发射断层扫描（PET）来代替 CT 和骨扫描。在转移性肿瘤患者中，这种方法可以对患者进行肿瘤分期，并能准确地确定 90% 患者的原发病灶。活检（如有必要）经常在较易取得标本的患者中应用。

对于需要行骶骨活检的患者（例如具有支持骶骨局部存在肿瘤表现的年轻患者，或用于评估老年患者肿瘤分期和追踪原发灶），CT 引导下空芯针穿刺活检是一种可靠而安全的诊断方法[5]。活检应在接近中线的路径上进行（这样可以避免污染椎管内硬膜外神经丛，且仍可通过标准的中线切口将肿瘤整块切除）（图 145-1），应避免经直肠和经臀肌活检。

4. 影像检查

在大多数情况下，磁共振成像可提供敏感性与特异性最高的骶骨病灶图像。磁共振可以在高清晰度下显示神经结构和骨髓浸润情况，这些图像是制订治疗方案和鉴别诊断所必需的。我们发现冠状面斜位图像（位于骶骨平面而非骨盆平面的冠状位图像）可以显示明确解剖关系，并发现潜在的肿瘤累及神经的情况（图 145-2）。

计算机断层扫描（CT）可以很好地显示盆腔器官和其他结构。这对评估肿瘤累及内脏的情况及确定髂血管和输尿管的位置特别有帮助。我们发现结合 CT 动脉造影、静脉造影和排泄期尿路造影对全面评估晚期骶骨肿瘤累及内脏的情况很有帮助。这种扫描方式使用单剂量的静脉对比剂进行成像，在动脉期扫描第一次，在静脉期进行第二次扫描（约 90s 后），第三次扫描在排泄期（约 10min 后）。血管和泌尿系统结构的精细解剖细节可通过 CT 对比剂的快速灌注扫描数次后获得（图 145-3）。

目前，PET 扫描在大多数骶骨肿瘤的局部成像中作用不大。其用途包括在活检时使用 PET 扫描定位高代谢区域，以及区分良性和恶性周围神经鞘瘤[6]。许多原发性骶骨恶性肿瘤（如脊索瘤）在 PET 上的 FDG 摄取量相对较低，因此这是一种不太可靠的影像学评估方法。

（二）好发于骶骨的原发性肿瘤

易累及骶骨的常见原发性肿瘤包括脊索瘤、

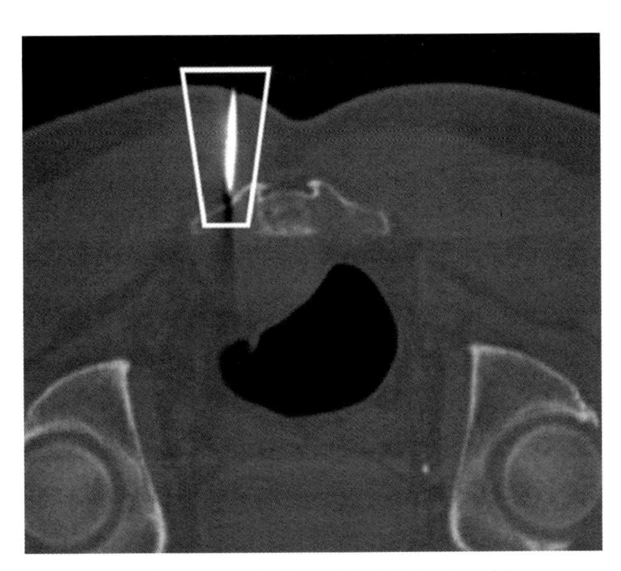

▲ 图 145-1 骶骨脊索瘤穿刺活检示例

注意中线附近的穿刺针道，这避免了硬膜外间室的污染，并可以用标准的纵向切口切除

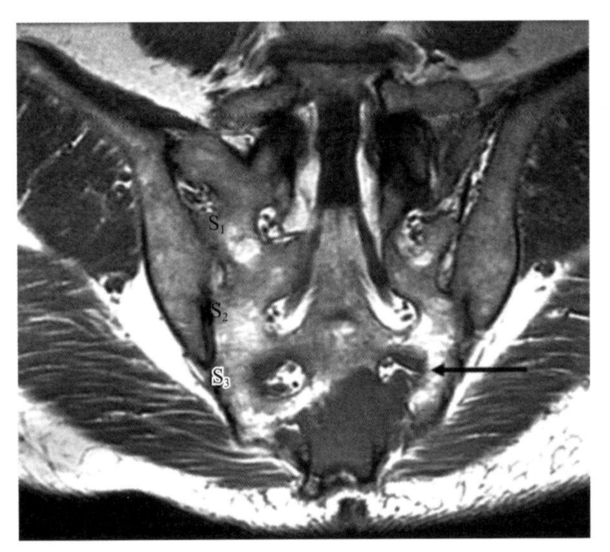

▲ 图 145-2 冠状面斜位 MRI 序列提供的骶骨切面图像

注意：左侧 S_3 孔有微小的肿瘤浸润

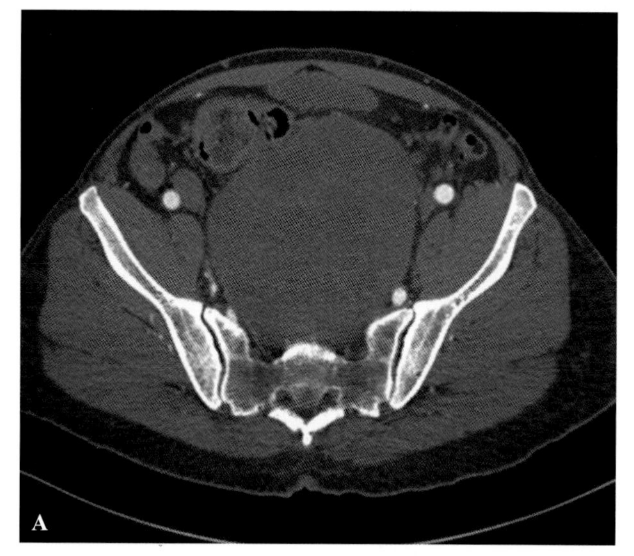

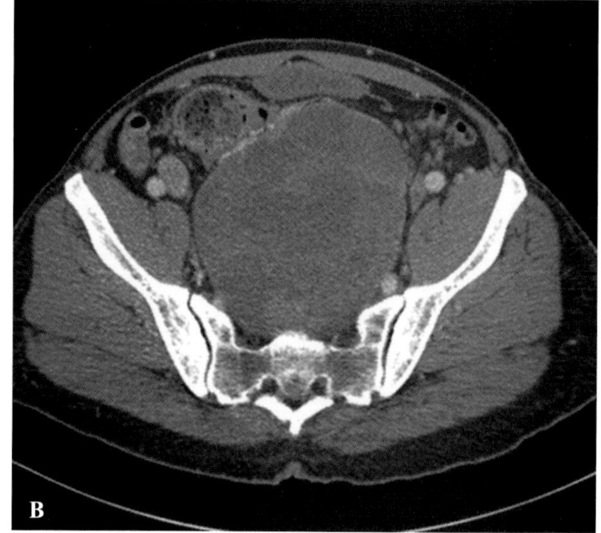

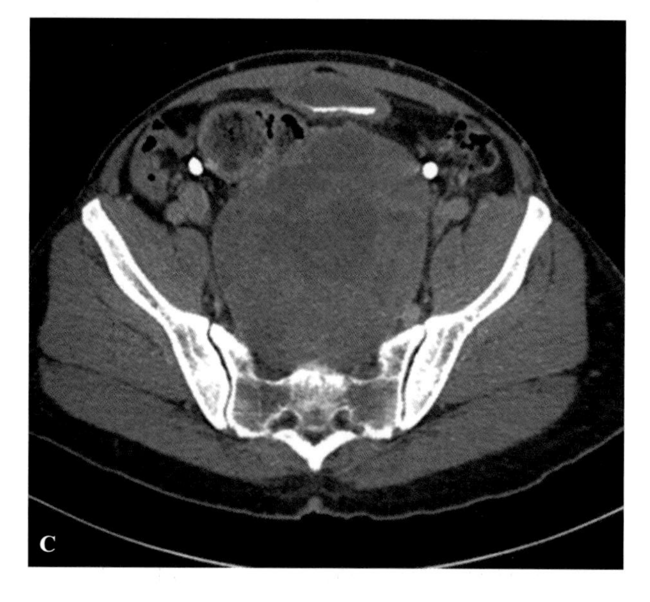

▲ 图 145-3 CT 联合动脉造影（A）、CT 静脉造影（B）和排泄性尿路造影（C）显示了左侧髂血管和输尿管与晚期骶骨局部脊索瘤的密切关系

其他脊索细胞瘤和畸胎瘤。脊索瘤是恶性肿瘤，畸胎瘤可能是良性，也可潜在转化为恶性。

1. 脊索瘤

脊索瘤是原发的恶性肿瘤，一般认为是由残存的脊索恶性退化引起（图 145-4）。大约 50% 的脊索瘤发生于骶骨，其余沿脊柱分布 [7]。原发性脊柱外脊索瘤虽有报道，但极为罕见。美国每年大约 300 名患者罹患脊索瘤。

大多数脊索瘤在就诊时即可确定位置，用于分期的诊断方法包括胸部 CT、骶骨和骨盆的局部成像及骨扫描。部分医疗机构提倡采用全脊柱 MRI 来确定多灶性病变 [8]。典型的影像学特征包括病灶位于中轴线、溶骨性破坏和骨外膨胀性生长。

骶骨脊索瘤的治疗目前尚无定论。经典治疗方式是手术整块切除肿瘤（en bloc 切除），目前文献报道的结果显示，真正的肿瘤广泛切除可使患者获益 [9-12]，但是，由于广泛切除会牺牲神经功能并潜在地损害脊柱骨盆的连续性，整块切除通常并发症也较多。而缩小手术切除范围又导致了肿瘤局部复发。

鉴于手术治疗脊索瘤具有局限性，一些中心已采用高剂量放疗作为骶骨脊索瘤的正式或辅助治疗 [13]。通常使用质子束治疗，也可能利用其他

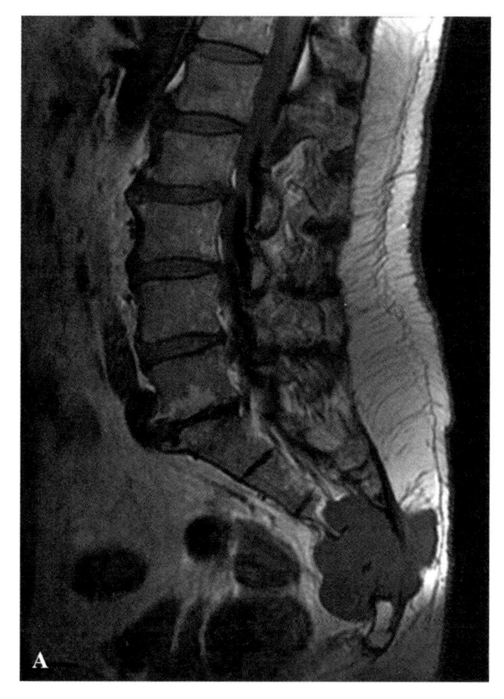

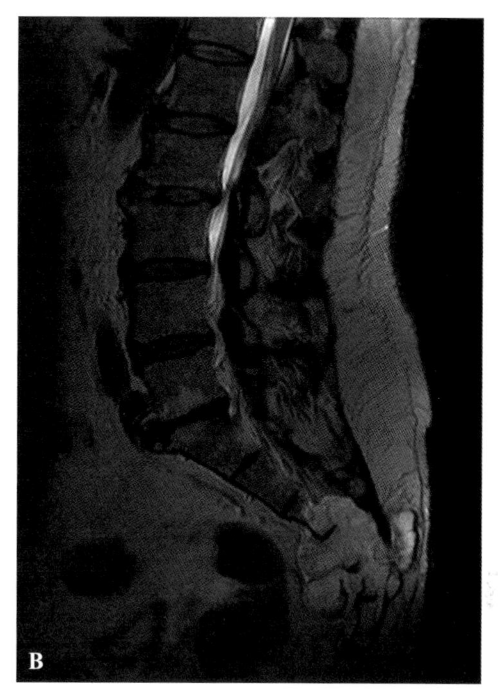

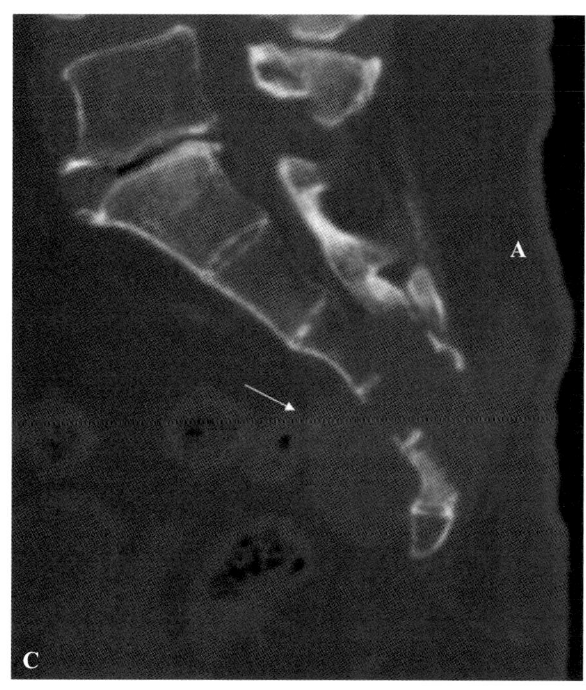

▲ 图 145-4　**脊索瘤示例。A. T_1 MRI；B. T_2 MRI；C. 骶骨脊索瘤的 CT 表现**

注意：肿瘤位于中线位置，T_2 加权像上呈高信号，有溶骨性破坏伴钙化斑（箭）

立体定向 / 高精度放射治疗技术。由于这些技术最近才开始应用，其作为治疗骶骨脊索瘤的正式或辅助放射治疗的长期结果仍在研究中。目前比较不同治疗手段疗效的数据较少，现有的数据存在争议，且并没有明确支持在手术治疗之外辅助放疗 [14]。

无论采用何种方法治疗骶骨脊索瘤，长期随访是极为重要的。大约一半的患者疾病进展发生在 5 年后，这种现象说明了延长肿瘤监测的重要性。骶骨脊索瘤的辅助治疗目前仍处于探索阶段。去分化脊索瘤是脊索瘤的一种罕见亚型，由高度恶性的肉瘤和脊索瘤同时发生而形成 [7]。这种肿瘤预后不佳，对肿瘤中肉瘤部分通常先进行化疗，然后进行整块切除。

2. 其他脊索肿瘤

随着磁共振成像在脊柱和骶骨中的应用越来越频繁，良性脊索细胞肿瘤（也称为脊索残余）的识别率越来越高。这种肿瘤通常位于中轴线，典型的表现为小的隐匿性硬化型病变，这有助于与脊索瘤鉴别。虽然这些肿瘤目前没有明确的治疗标准，但需要定期 MRI 监测以排除疾病进展或恶变可能。良性脊索细胞瘤转变为脊索瘤非常罕见，目前不建议为防止良性脊索细胞肿瘤恶变而切除肿瘤。

非典型脊索细胞瘤是近年来发现的一种肿瘤，其特点是脊索细胞表现出一些轻微的侵袭性而无明显恶性特征[15]。这种肿瘤可能有微小的扩张或延伸至软组织（以 mm 计），但不表现出脊索瘤的侵袭性生长特征和恶性潜能（图 145-5）。此类肿瘤发现较晚且对其自然史并无清晰的完整了解，目前处理这种肿瘤的方法包括观察或经皮冷冻消融治疗。

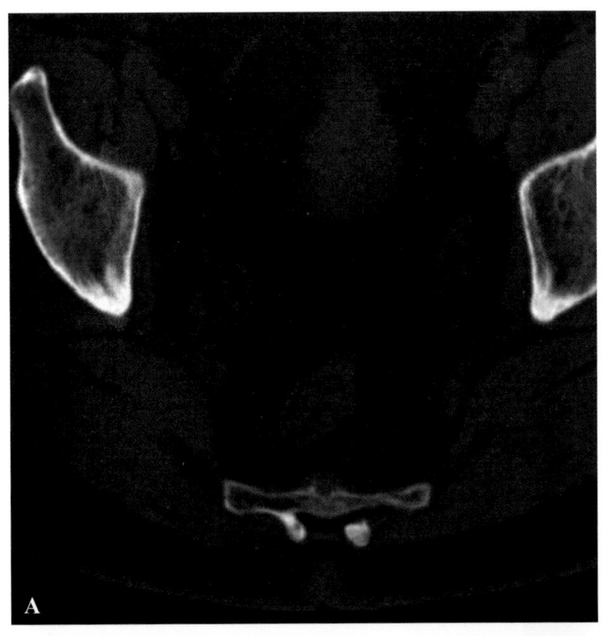

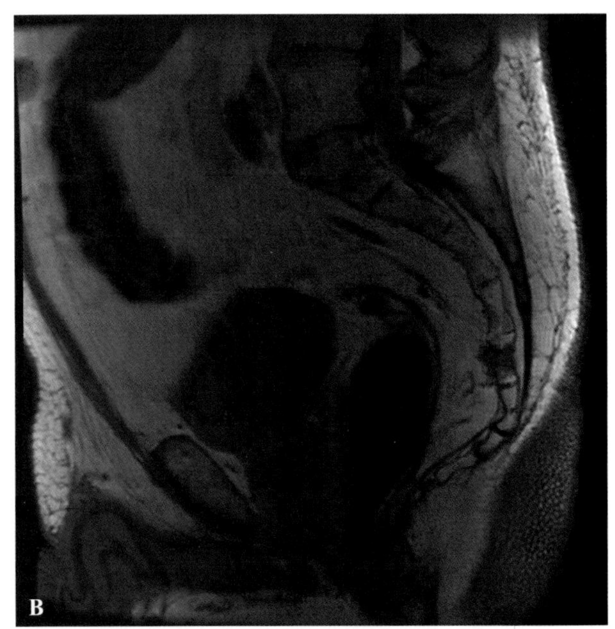

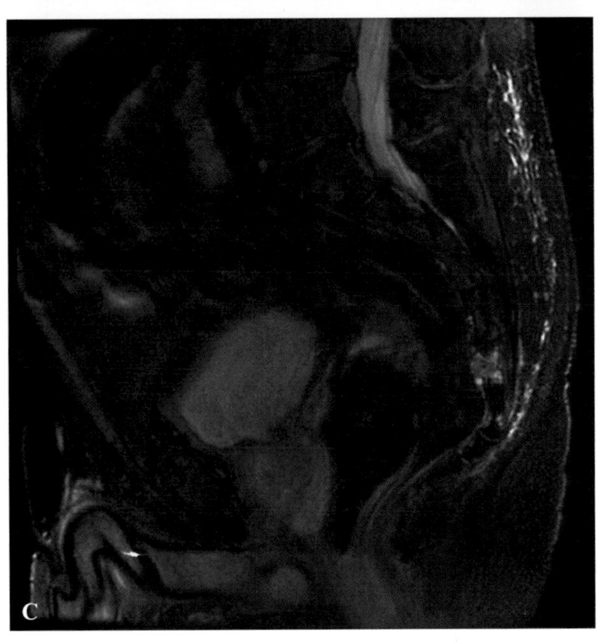

▲ 图 145-5 **非典型脊索细胞瘤**

A. 轴位 CT 图像；B. 矢状位 T_1 加权 MRI 图像；C. 矢状位 T_2 加权 MRI 图像。注意 CT 图像上可见硬化灶和骨外微小扩张，脂肪饱和 MRI 图像显示病灶内脂肪影

3. 畸胎瘤

先天性骶尾部畸胎瘤由生殖细胞组成，包含所有三个胚层（尽管其组织类型可能介于分化良好和完全未分化之间）。畸胎瘤可能在出生时即发现大的肿块，也可能在成年后才出现症状，成年后新发伴有症状的畸胎瘤应警惕其恶变可能。大约 30% 的骶尾部畸胎瘤在全标本病理检查中有恶变 [16-18]。

仅凭临床表现无法明确区分良性畸胎瘤和恶性畸胎瘤，然而高龄患者患恶性畸胎瘤的风险更高。良性畸胎瘤多为囊性，而恶性畸胎瘤多为侵袭性生长。良性畸胎瘤采用整块切除，预后良好。恶性畸胎瘤也可整块切除，非转移性患者通常不需要化疗。

（三）骶骨原发性骨肿瘤

骶骨最常见的原发性骨肿瘤（脊索瘤除外）包括骨肉瘤、尤因肉瘤和软骨肉瘤，在这 3 种情况中，肿瘤可能直接发生在骶骨，也可能继发于侵犯骶髂关节的骨盆肿瘤。

1. 骨肉瘤

骨肉瘤是最常见的原发恶性骨肿瘤，其特征为有瘤骨形成的高级别恶性肉瘤（图 145-6）。几乎所有位于中轴的骨肉瘤都是高度恶性肿瘤，大多数原发于骨盆和骶骨的骨肉瘤患者为青少年和年轻成人 [19]。

骶骨骨肉瘤的治疗包括化疗和广泛的手术切除。与四肢骨肉瘤相比，骶骨骨肉瘤的预后较差 [20]，推测其可能是由于位于骶骨的肿瘤没有明确边界，难以达到真正意义的广泛切除。此外，由于骶骨整块切除的创伤较大且并发症较多，患者很少能承受与四肢骨肉瘤患者相同的化疗强度。由于存在这些限制，曾有报道早期使用高剂量放疗局部控制肿瘤（结合化疗）[21]。笔者个人曾对有限的几个患者采用质子束治疗骶骨骨肉瘤，然而最终失败，这说明骶骨骨肉瘤仍然是非常难以治疗的肿瘤。

2. 尤因肉瘤

尤因肉瘤是一种高度恶性的小圆细胞蓝染肿瘤，比骨肉瘤更多见于骨盆和骶骨。尤因肉瘤的年龄分布与骨肉瘤相似，或略年轻于骨肉瘤（主

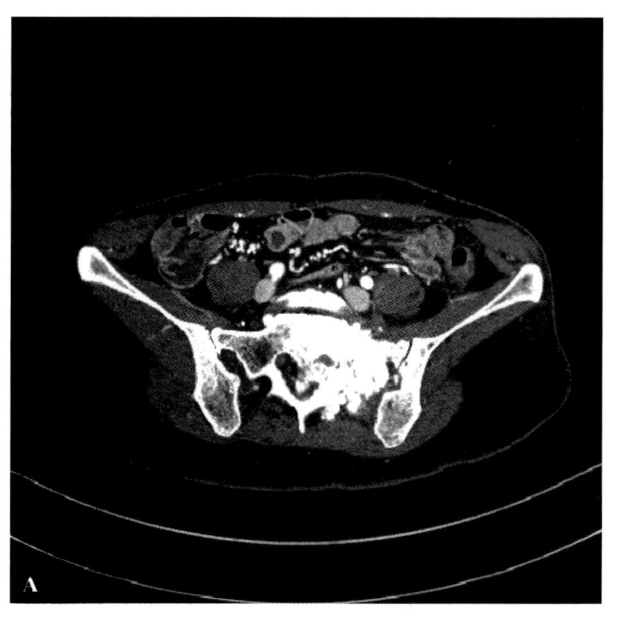

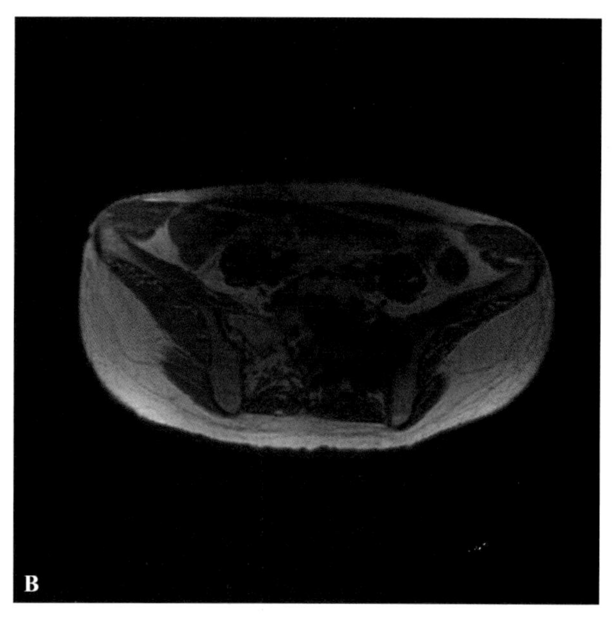

▲ 图 145-6　成骨性骨肉瘤

A. CT 上可见致密硬化灶；B. MRI T_1 加权像上可见骨髓浸润

要是儿童、青少年和年轻成人）。大约 6% 的骨肉瘤原发于骶骨；另有 13% 发生于髂骨，继而累及骶骨 [22]。

除了使用标准的解剖部位影像学检查外，骨髓活检也用于尤因肉瘤分期 [23]。此外，几乎所有中轴部位的尤因肉瘤均有膨胀性软组织肿块形成，而且，尤因肉瘤的肿块在接受新辅助化疗后几乎都会缩小（图 145-7）。因此，在尤因肉瘤治疗中很少早期手术介入，由于初期化疗后肿瘤的软组织肿块几乎都会缩小，早期难以确定相应手术切除边界。

所有的尤因肉瘤患者都需要进行系统化疗。此外，对尤因肉瘤的局部控制可以通过手术、放疗或这两种方式的结合来实现。目前还没有针对骶骨尤因肉瘤的不同局部控制疗法的比较数据。从现有的骨盆尤因肉瘤的局部控制数据显示，手术和放疗联合使用改善了局部控制的结果。然而，在最近的一项前瞻性研究中，接受不同局部控制方法的患者之间的总体生存并没有统计学差异（注意，本试验中局部控制模式并不是随机的）[24]。其他资料显示在中轴骨尤因肉瘤中联合应用放射治疗和手术治疗可改善预后 [25]。由于手术治疗尤因肉瘤存在并发症，目前大多数北美医疗中心仅采用放疗局部控制肿瘤。

3. 软骨肉瘤

软骨肉瘤是一种原发于骨的肉瘤，其典型表现是肿瘤细胞中产生肿瘤性软骨，多见于中老年人群（图 145-8）。大约 2% 的软骨肉瘤原发于骶骨；另有 15% 发生于髂骨，进而累及骶骨 [26]。

与骨肉瘤和尤因肉瘤（基本上都是高度恶性肿瘤）不同，骶骨软骨肉瘤的恶性程度从低级别到高级别不等。目前，还没有发现有效的化疗方法来帮助治疗高级别软骨肉瘤。因此，广泛的外科切除仍然是软骨肉瘤的首选治疗手段。

手术切除有明显的并发症。一些研究小组报道了使用高剂量质子放射治疗来控制局部肿瘤的初步结果 [27]。不幸的是，笔者个人用这种方法治疗少数软骨肉瘤的经验是，在 5 年内除了低级别肿瘤外，所有的其他软骨肉瘤患者最终都治疗失败。

（四）放疗后肉瘤

放疗后肉瘤是一种高度恶性的肉瘤，出现

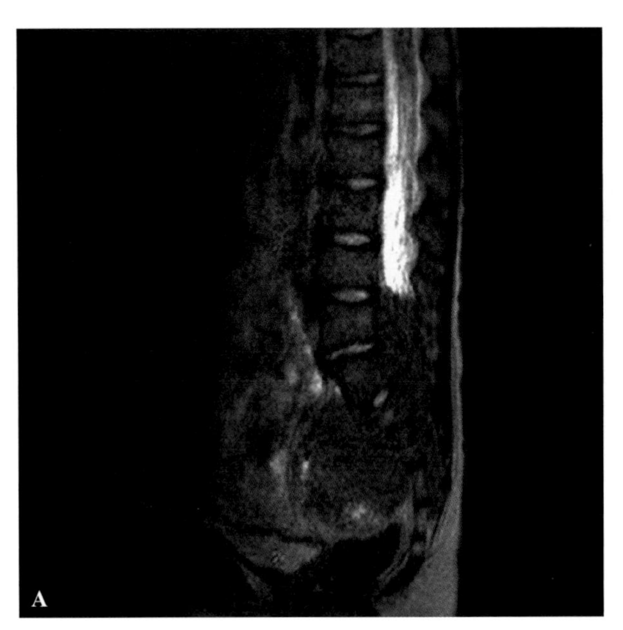

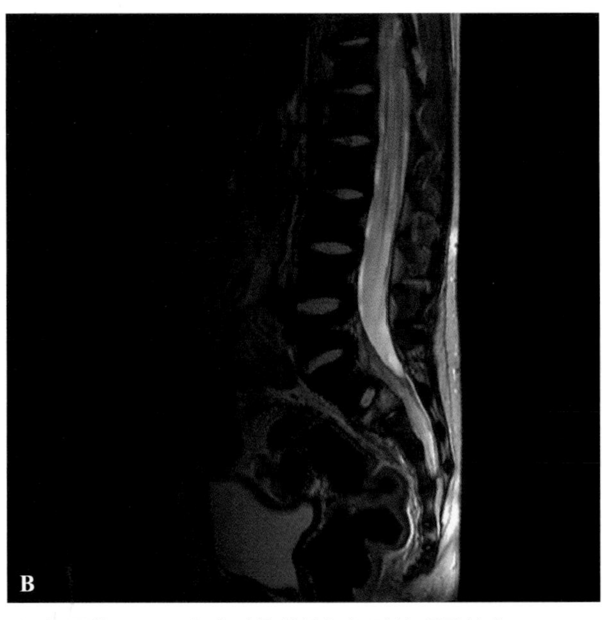

▲ 图 145-7　骶骨尤因肉瘤的治疗前（A）和化疗后（B）图像，可见化疗后骨外软组织肿块明显缩小

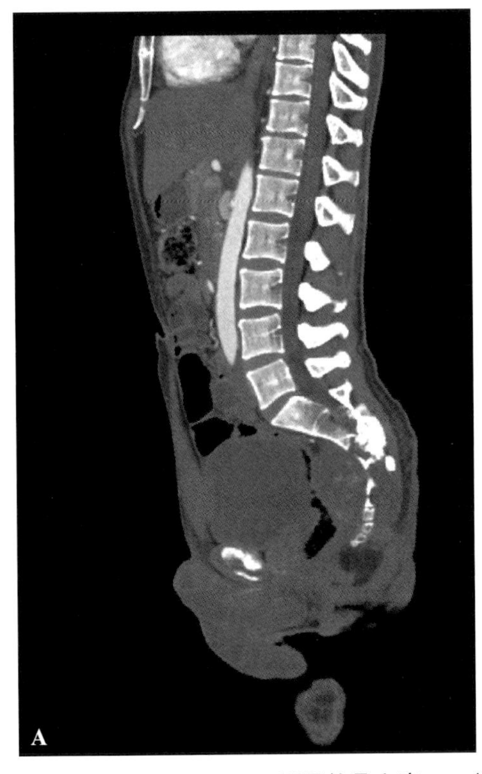
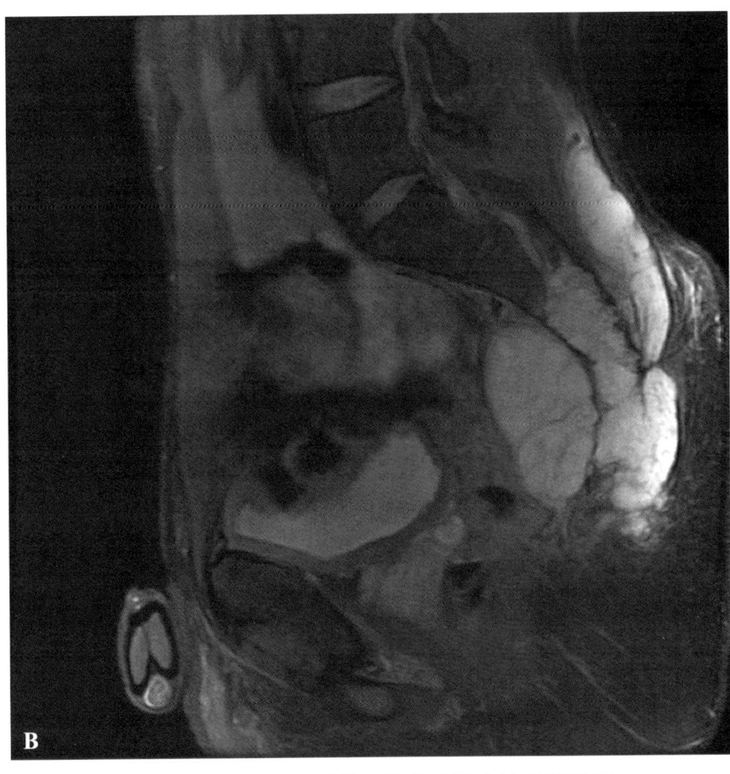

▲ 图 145-8 骶骨软骨肉瘤 CT（A）和矢状位 T_2 加权 MRI（B）图片。注意病灶内软骨样基质

在曾接受过辐射的区域。由于放射治疗在前列腺癌、结直肠癌和妇科恶性肿瘤中频繁使用，骶骨成为了放疗后肉瘤发生的常见部位。放疗后肉瘤都是高度恶性肿瘤，发生在老年人中，常见于他们接受盆腔恶性肿瘤放射治疗数年后。放疗后肉瘤的治疗通常采用化疗和手术切除，但预后较差[28]。手术处理常因肿瘤区域既往的放射治疗（通常是手术前）而变得复杂。

（五）转移性 / 造血系统肿瘤

转移性和造血系统肿瘤比原发恶性肿瘤更常见，因为这些肿瘤的患病率较高，而原发性肉瘤和脊索瘤较为罕见。最常见的引起骶骨转移的癌症是造血系统肿瘤，以及乳腺癌、肺癌、肾癌、甲状腺癌和前列腺癌等转移。其中，除了肾细胞癌外，所有的肿瘤通常都能通过全身化疗和局部外照射放疗得到充分控制。

骶骨转移性肿瘤患者手术干预的适应证包括腰椎骨盆不稳和神经压迫。由于骶髂关节的关节面较大且韧带结构非常稳定，腰椎骨盆不稳实际上罕见。神经症状包括神经根性损害和马尾综合征。这些症状通常可以用放射疗法得到有效治疗。对于一些特定的患者，外科手术干预在提高患者生活质量方面安全有效[29]。

（六）良性骨肿瘤

临床上最常见的骶骨良性肿瘤包括动脉瘤样骨囊肿（aneurysmal bone cyst，ABC）、骨巨细胞瘤（giant cell tumor，GCT）和成骨细胞瘤。这些肿瘤的特点是局部生长和组织破坏，但临床过程是良性的。

1. 动脉瘤样骨囊肿

ABC 是一种快速增长的、局部破坏性的良性肿瘤，见于儿童和年轻人。ABC 可能是原发性的（单纯 ABC），也可能是另一个良性肿瘤所继发性的，最常见的是骨巨细胞瘤。通过仔细分析影像学资料通常可以判断 ABC 是原发还是继发于其他病变。ABC 在影像学上表现为多个充满血的囊肿，在 MRI 上呈特征性的液平面伴周围骨质膨胀（图 145-9）。注意，毛细血管扩张性骨肉瘤具有与 ABC 相同的影像学特征，然而，毛细血管扩张性骨肉瘤在囊壁周围有增厚强化的组织成分，在 CT 上经常有骨样病变形成的证据。

传统的 ABC 治疗方法为扩大的病灶内刮除术。在中轴骨骼，这种疗法有很多的并发症。重复的选择性动脉栓塞或注射多西环素泡沫液在治疗骶骨的 ABC 中显示出了较好的疗效和较低的并发症发生率[30]。

2. 骨巨细胞瘤

骨巨细胞瘤（GCT）是良性肿瘤但具有局部破坏性，最常发生于年轻人。大约 3% 或以上的患者会出现或发展为肺转移，但通过肿瘤切除，患者一般预后良好。然而，对于骨巨细胞瘤的患者仍需要进行肺部监测[31]。

骶骨 GCT 治疗上比较困难，通常就诊时就表现为局部进展。整块切除并不适用于骶骨 GCT，因为在良性肿瘤治疗中，骶骨大部切除术有着很高的功能性并发症的发生风险。因此，在进行手术治疗时，除了远端骶骨外，广泛的病灶内刮除术是主要的治疗手段。与动脉瘤样骨囊肿类似，对这种肿瘤采用系列选择性动脉栓塞疗法具有一定疗效[32]。

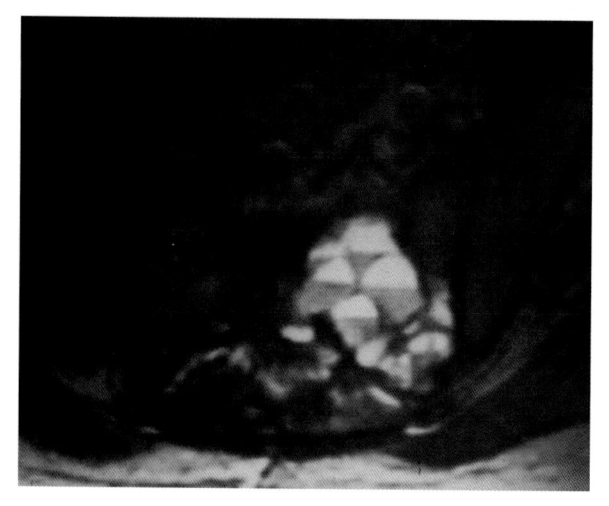

▲ 图 145-9 骶骨原发性动脉瘤性骨囊肿
MRI T_2 加权像上可见多个液平面及骨皮质扩张

值得注意的是，对骶骨 GCT 进行病灶内切除或次全切除后可采用放射治疗。但是由于放疗可能会诱发肿瘤的恶变，所以目前在治疗骶骨骨巨细胞瘤中，放疗也受到限制[33]。地诺单抗是一种新型的可快速诱导 GCT 临床缓解并使肿瘤钙化的 RANK 配体抑制药[34]。然而临床经验表明，临床获益只在用药期间才有效。此外，长期使用地诺单抗的影响尚不清楚。因此，这种治疗最好只用于无法手术且其他疗法不适用的患者。

3. 成骨细胞瘤 / 骨样骨瘤

成骨细胞瘤和骨样骨瘤是良性的成骨性肿瘤，主要根据其解剖大小来区分。虽然在组织学上非常相似，但它们之间的关系并不清楚。成骨细胞瘤在骶骨较为常见，而骨样骨瘤则较为少见。两种肿瘤都可发生于青少年和年轻成人。

成骨细胞瘤采用保留功能的扩大病灶内刮除术治疗。如果骨样骨瘤距离神经结构足够远，通常采用经皮消融术治疗[35]。如果这些肿瘤太靠近神经结构，只磨除瘤巢也可以使疾病得到很好的缓解。

（七）神经源性肿瘤

因为发生于骶骨的神经源性肿瘤起源于穿过骶骨的周围神经，所以骶骨显而易见地也会成为神经源性肿瘤好发部位，其中绝大多数为良性周围神经鞘瘤。在神经鞘瘤患者中，需要仔细的体格检查和询问家族史来确定是否存在潜在的遗传综合征（如神经纤维瘤病）。

1. 良性周围神经鞘瘤

当发现良性外周神经鞘瘤时，临床医生必须仔细检查其影像学表现、症状体征和实验室检查，以确定患者是否有肿瘤的临床表现。大多数的这些病变需要治疗，因为其自然史可能相当缓慢但肿瘤的生长不可抑制。被忽视的周围神经鞘瘤后期可以发展到非常巨大，导致盆腔器官功能障碍，需要冒较大的风险进行手术治疗（图145-10）。

在大多数情况下，良性的周围神经鞘瘤可以接受保留功能的保守手术切除治疗，即使是在病灶内切除。如果进行病灶内肿瘤切除，则需要监测患者肿瘤是否复发。一旦肿瘤复发，通常进行大剂量放疗（40～50Gy）可以有效控制肿瘤。如果患者选择观察，应进行连续和长期的影像学随访，以避免晚期肿瘤的延误诊断。如果影像学检查显示肿瘤生长，建议选择性干预。

2. 恶性周围神经鞘瘤

骶骨可发生恶性周围神经鞘瘤，不幸的是，就诊时恶性神经鞘瘤往往已经表现为局部进展。目前尚未有骶骨恶性周围神经鞘瘤特异性检查的相关研究，但在治疗上，与身体其他部位的恶性神经肿瘤的治疗方法相似[36]。

恶性外周神经鞘瘤可能偶发于神经纤维瘤病患者，也可能由其恶化而来，后者的预后更差。虽然化疗曾用于一些患者的治疗，但恶性神经鞘瘤化疗反应率很低。治疗的主要方法仍然是放射治疗和整块手术切除（类似于其他软组织肉瘤）。此种肿瘤有沿受累神经长轴延伸的倾向，骶骨肿瘤有可能硬膜内扩散；虽然这在文献中没有得到严谨的分析，但根据笔者的经验，这可能预示其预后不良。此外，由神经纤维瘤病转化为恶性外周神经鞘瘤的患者比散发的患者存活率低。

（八）内脏恶性肿瘤侵犯骶骨

晚期局部内脏恶性肿瘤（结直肠肿瘤最常见）可直接侵犯骶骨（图145-11）。虽然有恶性表现，但如果病灶相对局限，这些患者仍可作为根治性切除的候选对象[37]。治疗这些患者，建议外科医生使用放疗处理所有的病例以清除局部淋巴管的任何微小病灶（这是该部位大多数内脏肿瘤转移的机制）。

除了放疗外，几乎所有这些肿瘤都需要前/后路或后/前路手术切除。首先使用前路手术（内脏切开术、造口、皮瓣准备），然后进行骶骨后路截骨术和肿瘤切除术。这样做有两个优

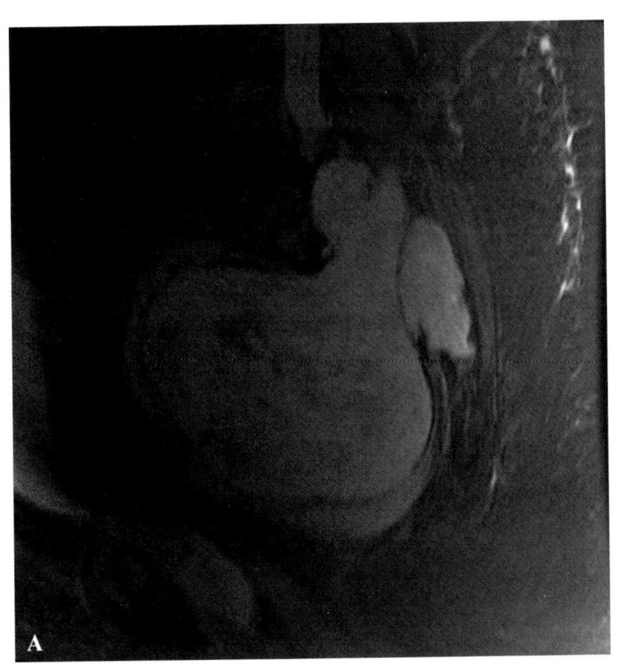

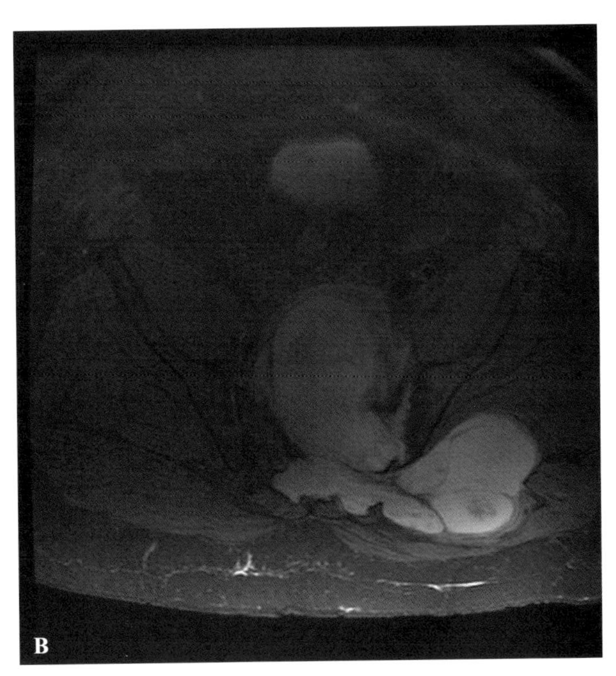

▲ 图 145-10 被忽视的骶骨良性神经鞘瘤

矢状位（A）和轴位（B）T_2 加权 MRI 像显示广泛的盆腔内外受累和骨质破坏

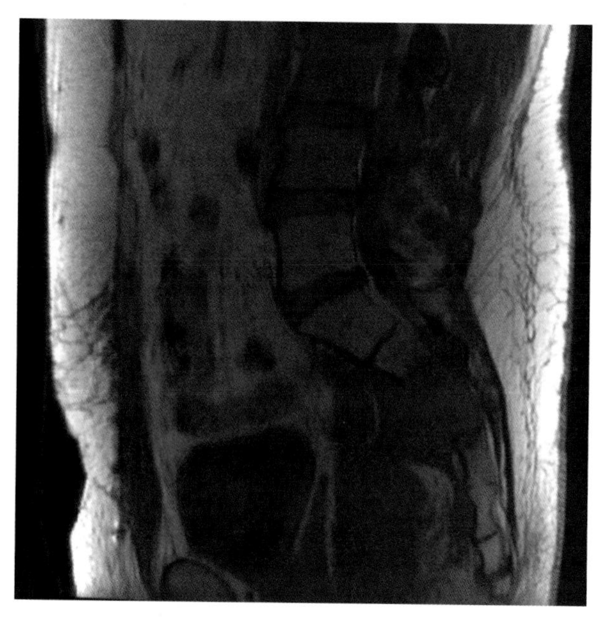

▲ 图 145-11 复发性结直肠癌伴骶骨局部侵犯

点。首先，它可探查腹腔以排除肿瘤是否发生腹膜或区域转移，否则将放弃切除肿瘤。其次，这样可以准备皮瓣以从后方帮助切口闭合[38]。然而，特别是对于肿瘤明显向前方侵犯的患者（且需要手术切除），肿瘤标本可能太大而不能从后方取出。在这些患者中，采用后路 / 前路联合骶骨截骨术更为实用。

需要注意的是，几乎所有这些手术都需要在术中切开内脏，因此手术切口并不清洁，增加了感染的风险。

（九）骶骨肿瘤切除原则

总的来说，整块切除术是治疗原发性骶骨恶性肿瘤的最佳选择。不幸的是，由于几乎所有的骶骨肿瘤切除手术都伴随着神经功能的丧失，并且高位骶骨切除或全骶骨切除手术会破坏脊柱骨盆的连续性，因此骶骨肿瘤整块切除术具有很高的并发症发生率[39]。以下所述手术技术的保守切除（病灶内切除）可用于良性肿瘤手术治疗或姑息性手术治疗。

1. 术前准备

在骶骨肿瘤整块切除术前要仔细检查诊断和分期，以确定手术的治疗指征。具体的术前影像学表现本章前文已详述。外科医生必须面对的一个关键问题是需要考虑进行单纯后路手术，还是前后联合入路手术。虽然有些医疗中心提倡进行全后路高位甚至全骶骨切除，但这种手术需要仔细选择合适的患者[40, 41]。在 S_2 神经孔水平以上的切断术常需要在髂内血管主要分支水平截骨，一旦损伤到这些前部结构，其结果可能是灾难性的。虽然这些血管可以在术前栓塞，但这会抑制臀下血管的血供，使得臀后血管穿支皮瓣直接血供受到影响。

除了从后方进行高位骶骨切除有直接损伤血管的风险外，高位骶骨肿瘤通常需要切除达骶髂关节外侧以获得合适的切缘。由于骶髂关节呈斜形走向，后方又有髂骨翼覆盖，后路手术很难做到这一点。大多数骶骨切除术的肿瘤前缘是 Waldeyer 筋膜，从后路切除肿瘤很难可靠地维持该筋膜在肿瘤腹侧，除非从近端到远端进行后侧剥离。骶骨肿瘤大到需要进行高位或全骶骨切除术时，通常可以通过腹直肌肌瓣来帮助闭合切口，腹直肌肌瓣可以在前路手术时获取。最后，高位骶骨切除会导致肠功能丧失，前路手术时可先进行结肠造口，从而避免为了切除深部晚期肿瘤而将直肠切除带来的后续问题。

从前后联合入路切除肿瘤时，手术可在一天内完成或分期进行。目前的经验表明，巨大骶骨肿瘤进行前后联合入路分期切除可以减少患者的并发症发生和医疗费用[42]。需要注意的是前路手术可能需要结扎髂内静脉。外科医生应该注意，结扎后大部分侧支血管血液将从骨盆节段回流，随后流经硬膜外静脉（即 Batson 静脉丛）。这可能导致明显的硬膜外出血[43]。

手术的目的是达到较广泛的手术边缘，不同的医疗机构对此可能有不同的标准，但合理的边缘标准包括以下几点（图 145-12）。

①在截骨处，额外切除 1cm 组织学上未累及

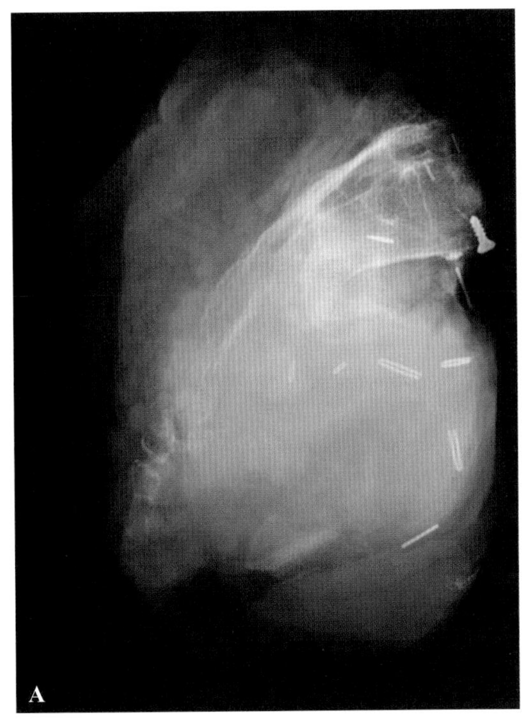

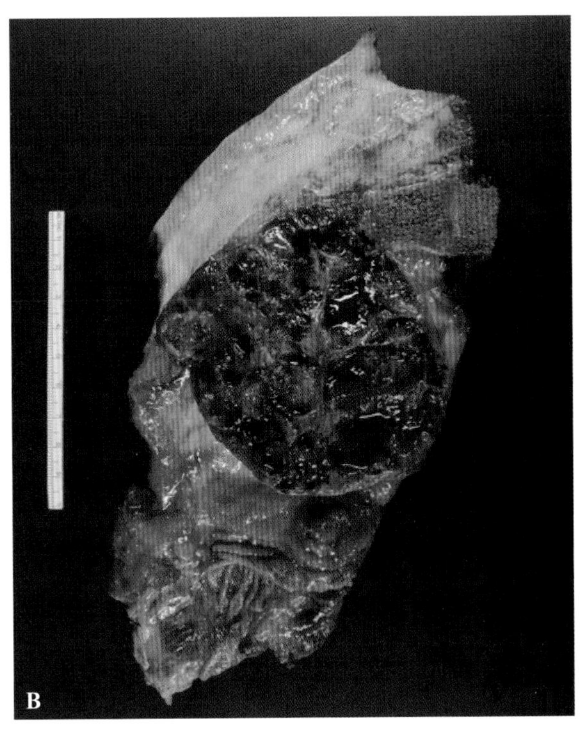

▲ 图 145-12 **标准的肿瘤组织切除术**

注意标本上组织学未累及的边缘骨骼，包括活检通道切除并在腹侧保留了 Waldeyer 筋膜

的骨质。

② Waldeyer 筋膜作为解剖学屏障（如腹侧 Waldeyer 筋膜）。

③ 沿纵向额外切除 2cm 组织学上未累及的组织。

值得注意的是，对于毗邻骶髂关节的肿瘤，建议在该关节外侧切除，因为该关节结构复杂且关节面起伏不平，使得在进行关节切除时很难避免意外的肿瘤侵犯。

2. 前路技术

患者仰卧在常规或可透过放射线的手术台上。如果肿瘤腹侧包块明显，或术前曾有手术或放疗史，则需要放置临时的输尿管支架。对于标准的骶骨切除，可采用经腹膜入路（对于半骶骨切除，可采用单侧腹膜后入路）。切除在盆腔内进行，必要时可以适当地移动或切除部分结肠；还要将肿瘤表面分布的髂内血管分支予以结扎并切断。经过术中透视和解剖定位确定病变位置之后，在骶骨进行第一步的单皮质截骨术。截骨部位用小螺钉标记，以便施行后路手术时可以尽快找到前路截骨的位置（图 145-13）。切除范围向外侧延伸至坐骨大孔[44, 45]。

完成上述步骤之后，在骶骨和易移动的内脏与血管结构之间放置硅胶片或腹部手术巾，以标记切除术的前方位置，并在行后路完全截骨术时保护这些结构。获取带蒂的腹直肌垂直皮瓣，并将其置入骶前间隙，之后使用标记缝线仔细定位皮瓣，防止蒂部扭转（图 145-14）。在肠造口术完成后即可关腹。

3. 后路技术

患者俯卧在可透过放射线的手术台上，如果术前计划不行腰椎骨盆内固定，可以使用 Wilson 可透视床以便最大限度地显露骶骨；如果术前计划实行腰椎骨盆内固定，则应将患者髋部伸直，以最大限度地增加腰椎前凸，以防止腰椎骨盆连接处产生医源性脊柱后凸。笔者倾向于在术中使用透视成像定位，但也可以使用立体定向导航技术定位。患者铺巾范围尽可能宽大，以便兼顾方

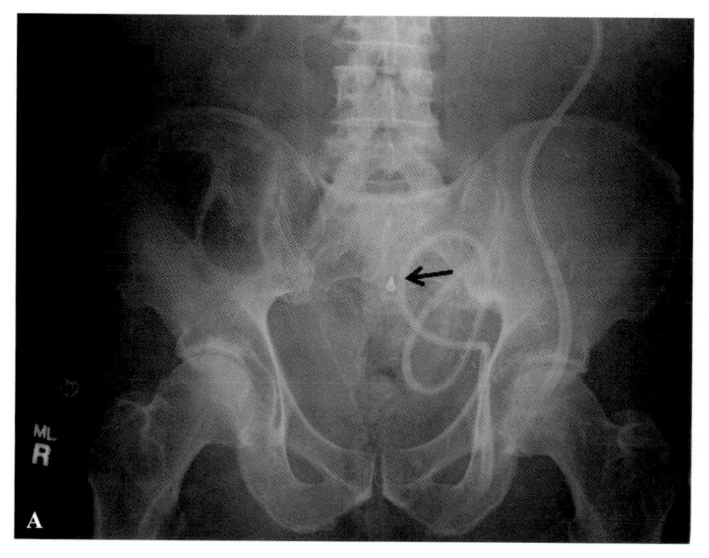

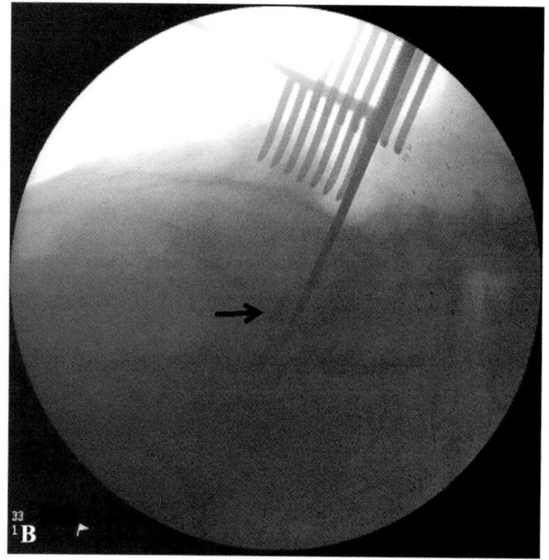

▲ 图 145-13　骶骨肿瘤手术切除。**A.** 在前路手术中放置标记螺钉标记截骨位置；**B.** 后路手术及取出肿瘤时使用标记螺钉快速定位

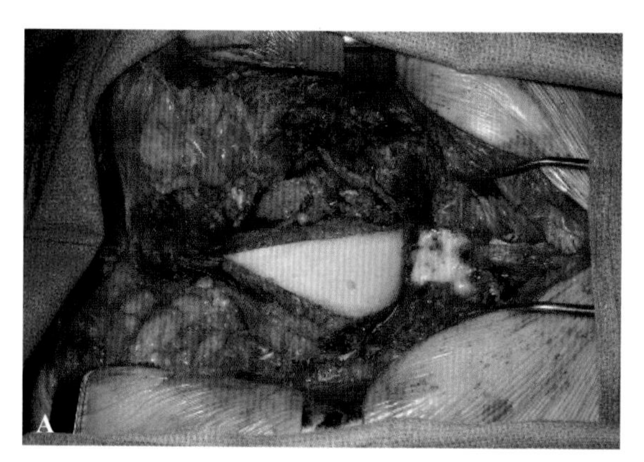

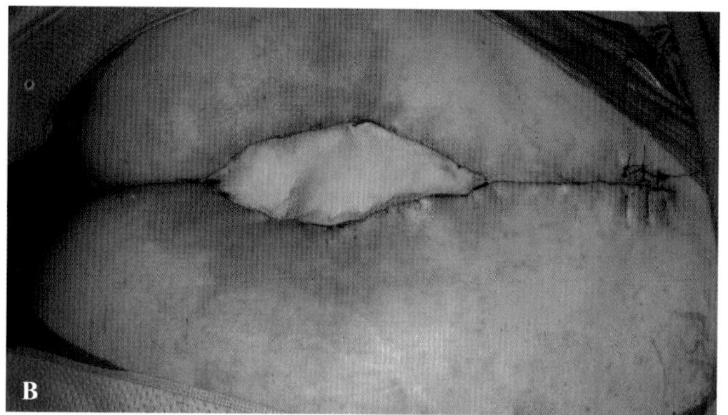

▲ 图 145-14　带蒂垂直腹直肌皮瓣（A）和移植皮瓣后扩大的闭合伤口（B）

便获取臀肌推移皮瓣和从腿部获得带血管蒂的腓骨（如有需要）[46, 47]。这些措施已证明能将手术中与体位相关的并发症发生率降至最低 [48]。

做标准的后正中线纵行切口，不过在需要切除活检通道时可能需要改良切口。一些外科医生喜欢使用三射状切口（奔驰切口），以避免切口近段太靠近肛门处，但这一切口在其连接点处容易出现伤口坏死。显露骶骨背面时，要沿着肿瘤边界分离，这样可以在肿瘤有骨外侵犯时保持很好的肿瘤切缘，任何骨结构的显露都应遵循骨膜外为边界这一方式进行。

骶骨切除从近端开始显露，直达预定的截骨平面位置进行切除术和椎板切除术；在肿瘤安全平面上方，结扎硬膜囊或马尾神经并切断；然后经由梨状肌和尾骨肌清扫骶骨旁沟；将骶棘韧带和骶结节韧带分开。对于有明显外侧侵犯的肿瘤，可能需要切除坐骨棘或髋臼后柱以达到良好的手术切缘。阴部神经位于骶棘韧带和骶结节韧带之间，可以酌情保留。

骶骨旁区清扫完毕后，即可开始行骶骨截骨术。可以用透视或导航的方式进行定位。在进行前路手术并放置了标记螺钉的情况下，可以轻易地找到截骨位置。如果可能的话，外科医生可以将手指伸入骶前间隙，以防止前部结构发生意外损伤。如果上述操作无法完成，笔者的首选是使用 5mm 磨钻磨穿骶骨并将腹侧骶骨皮质磨薄，然后使用 3mm 的 Kerrison 咬骨钳，沿着磨好的骨槽，抵住前方皮质轻松截断骶骨。

截骨术完成后，肿瘤标本最好由近段向远段分离取出，这样可以尽可能地使 Waldeyer 筋膜维持在腹侧水平。我们的做法是仔细切开直肠系膜，以确保保留合适的切缘（图 145-15）。如果在前路手术时计划整块切除，将直肠分离，就很容易到达此位置，然后将直肠与肿瘤标本完整取出。

肿瘤切缘在标本取出后需进行复核。单纯后路手术可以放置一个补片来重建后腹壁（图 145-16）。双侧臀大肌推移皮瓣可以用来帮助切口闭合。如果使用带蒂腹直肌肌瓣，则可以在后方切口嵌入该皮瓣来完成后腹壁闭合与重建（图 145-14）。通常在椎板切除术近端约 5cm 处放置硬膜外导管，以帮助控制术后疼痛。

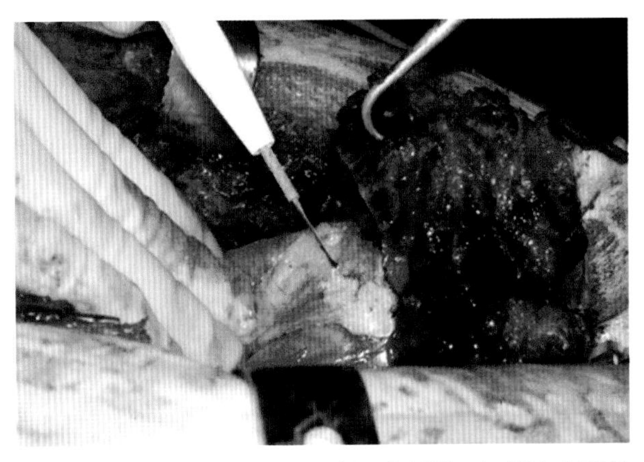

▲ 图 145-15 经直肠系膜分离，由近端至远端取出骶骨中段切除标本

4. 脊柱骨盆重建

尽管已经有多种重建脊柱骨盆连续性方法的报道[49-51]，我们团队还是倾向于使用脊柱骨盆内固定和腓骨移植进行“大教堂式”的重建。在这一术式中，通常在 L_3～L_5 处植入椎弓根螺钉以进行内固定，髂骨螺钉也与之相似地植入残余的髂骨上以进行内固定。双侧腓骨（通常带血管蒂）移植于腰椎和髋臼上方髂骨处并卡紧，在这一过程中，要注意防止腰椎后移（腰椎在伤口内有容易滑移的倾向，相对于骨盆通常易于向背侧移位）。脊柱骨盆重建的目的是恢复骶骨的前柱功能，以稳定脊柱骨盆交界处（图 145-17）。

生物力学研究表明，S_1 孔以上水平切除后有必要考虑脊柱骨盆重建[52]。此外，在每一侧使用

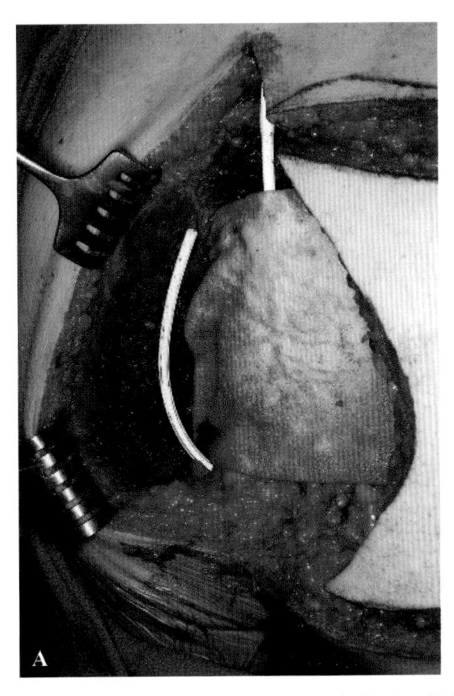

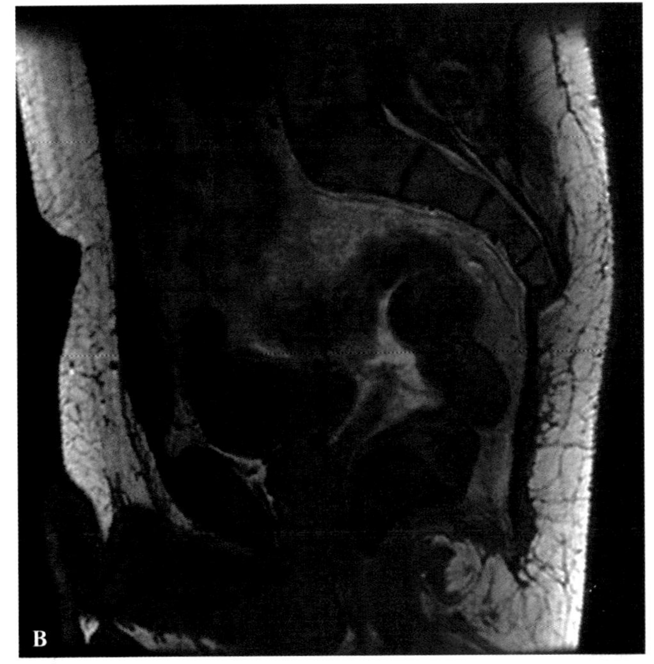

▲ 图 145-16 低位骶骨切除术后，补片重建后腹壁，并使用臀大肌推移皮瓣覆盖切口（A），MRI T_1 矢状位图像示腹壁完整重建（B）

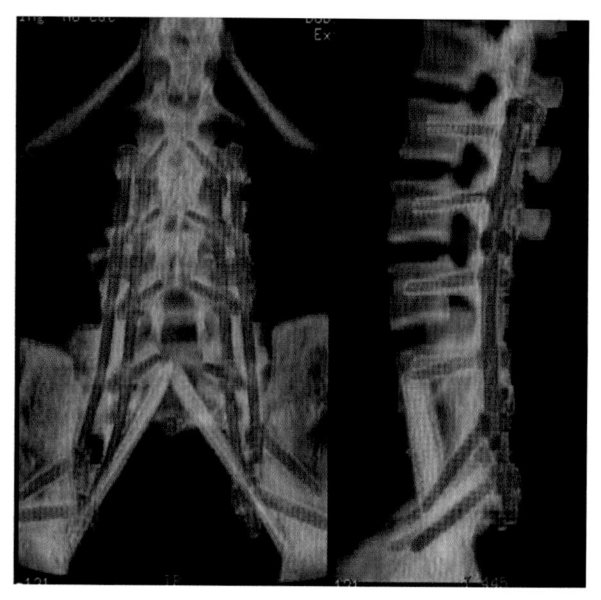

▲ 图 145-17 全骶骨切除术后的“大教堂式”重建与骶骨前柱支撑功能的重建

双棒支撑（四棒结构）已经被证明可增加局部刚度和内固定失败载荷，更接近于正常人体结构 [53]。

5. 术后监护

患者术后在低压气垫上接受护理，以分散伤口承受的压力。术后第 3 天检查局部组织肿胀已到达顶峰并开始消退时，可以让患者开始下床活动。患者接受的术式越保守，术后开始活动的时间越早。患者一开始就可以不受限制地站立和行走，也可以坐在压力分布（ROHO）床垫上，这类似于需要坐轮椅的截瘫患者。术后初期的静坐时间是每次 20min，然后根据伤口愈合的监测情况可以延长静坐时间。

如果患者进行了单侧脊柱骨盆重建，则可以用患肢承受部分体重，直到出现骨融合的迹象。双侧脊柱骨盆重建的患者只要能耐受也可以进行活动。支具因其会刺激伤口，并且需要延伸固定到大腿才能起到效果，所以很少使用。

（十）神经及功能结局

患者的神经及功能预后直接受术中神经根牺牲程度影响。[54–58] 在保留 S_2 和 S_3 神经根的患者中，几乎所有患者都恢复了直肠、膀胱的功能及性功能。在缺乏或仅保留一侧 S_2 神经根的患者中，直肠、膀胱功能与性功能恢复的可能性相当低。而大多数保留一侧 S_3 根和双侧 S_2 根的患者中功能恢复良好。需要注意的是，骶骨旁区阴部神经累及者，即使 S_2 和 S_3 根未累及，其最终的功能恢复仍然让人失望。不同中心探讨了在那些恢复肠道功能概率很小的患者中，在实施骶骨肿瘤切除手术时并行结肠造口术的问题。当保留肠道功能的可能性很小时，笔者倾向于施行结肠造口术。

对于接受较高位的骶骨切除术的患者，即使牺牲一侧，甚至双侧 S_1 神经根，几乎所有患者都能恢复基本的行走功能。我们中心的临床经验是，大多数患者至少需要保留一侧 L_5 神经根才可以维持基本行走功能。

（十一）肿瘤学结局

除了脊索瘤和畸胎瘤外，大多数骶骨肿瘤的预后很难有明确的报道，因为这些肿瘤更常见于身体的其他部位。然而，现有关于骨盆和骶骨的原发性肿瘤：骨肉瘤、软骨肉瘤和尤因肉瘤的数据表明，这些患者的生存率低于位于身体其他部位的类似肿瘤的患者的生存率 [20]。在几乎所有骶骨恶性肿瘤中，一个可控的影响预后的重要因素是能否达到组织学上的完全切除 [9, 10, 12, 59]。

二、结论

骶骨肿瘤是一组共同位于骶骨、解剖位置复杂、异质性很高的肿瘤。在大多数病例中，骶骨肿瘤的治疗适应证与其同类肿瘤在较常见部位出现时的治疗适应证相一致。手术切除和功能重建必须考虑到骶骨的神经和生物力学功能，以及邻近的内脏结构。

第146章 脊柱肿瘤的辅助治疗

Adjuvant Therapy of Spinal Tumors

John Berry-Candelario　Ilya Laufer　Yoshiya Yamada　Mark H. Bilsky　著
刘铁龙　王　静　译

一、概述

放射治疗的进步改变了脊柱肿瘤的治疗方法。本章将讨论的内容包括：组织对辐射反应的基本考量、辐射传输技术、治疗计划、治疗实施和治疗模式。虽然市场上有几种图像引导放射治疗 (image-guided radiation therapy，IGRT) 系统可供选择，包括传统的基于龙门架的调强放射治疗 (intensity-modulated radiation therapy，IMRT)，如 Trilogy（Varian Medical Systems，Palo Alto，CA）、Synergy（Elekta, Stockholm, Sweden）、Novalis（Brainlab, Feldkirchen, Germany）、CyberKnife（Accuray, Sunnyvale，CA）和 Hi-Art（TomoTherapy, Madison，WI），许多基本的放疗计划和实施原则对所有系统都是通用的。IGRT 中的关键概念包括三维（three-dimensional，3D）逆向放疗计划、患者固定、用于患者位置和肿瘤位置验证的图像引导。无论使用哪种特定系统，IGRT 都能显著提高我们治疗原发性和转移性脊柱肿瘤的能力，并显著改变肿瘤治疗模式和患者预后。

二、肿瘤辐射反应的生物学基础

DNA 是放射治疗的主要靶点。辐射通过破坏碱基对之间的化学键导致 DNA 链断裂，从而引发一连串的生物事件，最终可能导致细胞死亡。这些断裂可能涉及单链或双链。双链断裂更有可能是致命的，因为如果两条 DNA 链都被破坏，就没有修复的模板。单链断裂可以在适当的条件下修复，就不能保证细胞死亡。这些可修复和不可修复的细胞损伤的概念被纳入线性二次模型，该模型基于细胞存活率随辐射剂量（D）变化的经验性观察[1]。观察到的细胞存活曲线可以表示为一阶和二阶变量的函数。一阶分量（αD）反映了细胞固有的放射敏感性，代表了不可修复的损伤。二阶分量代表可修复损伤，与剂量的平方成正比 βD^2。因此，每次辐射杀死的细胞总数，部分可以表示为对细胞不可修复和可修复损伤的总和：$\alpha D+\beta D^2$。

细胞对辐射的敏感性具有组织特异性，与组织的自然增殖率成正比。快速分裂的组织几乎没有时间修复潜在的可修复的 DNA 损伤，因此具有很大的 α/β 比值。增殖缓慢的组织有较多的时间修复可逆性损伤，α/β 比值较低。因此，来自快速增殖组织且具有放射敏感性的黏膜或皮肤细胞的 α/β 比值为 10，表明不可修复（α）损伤在这些组织中占主导作用。然而，这些高度增殖的组织通常也更有能力替换因辐射而丢失的细胞。另一方面，脊髓的 α/β 比值为 2～3，反映了其缓慢的增殖率[2-5]。在脊髓中，由于辐射效应而丢失的细胞可能被缓慢地或根本不被替换。动物模型的数据表明，脊髓辐射损伤的修复确实会随着时间的推移而发生。辐射损伤的影响是多因素的；辐射可能损伤或导致神经元、支持细胞丢失和脱髓鞘，或微血管损伤[6-9]。

模型的可修复部分 βD^2 反映了响应调制，而响应调制被观察到是随分次剂量和剂量率的变化而变化。与 α 值相比，α/β 比值越低，作为二阶变量系数的 β 对总反应率的贡献越大。这是典型的缓慢分裂肿瘤的特征，例如大多数前列腺癌，以及正常的非恶性周围组织。与 α/β 比值高的组织相比，这些组织对增加分次剂量更为敏感[10]。这为分割放射治疗提供了基础，它的目的是通过实施多次低剂量辐射，使健康组织能够在分次辐射之间修复低剂量辐射造成的损伤，以降低辐射对周围健康组织的毒性。附加的毒性作用会作用于肿瘤，而肿瘤修复辐射损伤的能力较低。此外，高剂量分次（＞ 11Gy）放射治疗可启动内皮细胞凋亡途径，而低剂量放射治疗则不能利用该途径。这一途径表现出剂量依赖性，随着辐射剂量增加到 25Gy，内皮细胞破坏更大[11]。

当给予高剂量的辐射，如脊柱放射外科手术时，必须格外小心，尽量减少对周围正常组织的辐射剂量，以最大限度地提高正常组织从辐射效应中恢复的可能性。但是，超高剂量的辐射对肿瘤组织有较高的毒性作用。这尤其适用于 α/β 比值较低的肿瘤，因为高剂量辐射的生物学效应明显高于 α/β 比值较高的组织。尽管许多放射生物学家认为线性二次模型在 1～6 Gy 剂量最为相关，但它确实为目前向低 α/β 肿瘤（例如肾细胞癌和黑色素瘤，这些肿瘤传统上被认为是"抗辐射"的）提供高剂量聚焦辐射的方法提供了理论依据。因此，IMRT 的高控制性和结合图像引导技术的非常精确的治疗平台可以限制对附近正常组织的辐射显露，同时安全地向复杂的 3D 目标提供杀瘤剂量的辐射。

三、辐射传输技术

IGRT 是通过安装在龙门架上的光子束传输的。患者及目标肿瘤置于龙门架的中心。机架在横向平面上的旋转允许将辐射集中传输到肿瘤床，从而将对周围结构的辐射剂量减到最小。辐射是通过会聚在肿瘤上的光束从不同角度传输的，这使得光束交叉处的传输剂量最大化。然而，周围的组织只接受该剂量的一小部分。此外，光束的形状是使用一个定制的准直器，该准直器对光束进行轮廓处理，以适应在传输平面上的目标投影。多叶准直器的出现改善了这一过程，提供了光束轮廓的高精度，并允许在辐射传输过程中进行光束调制。可以将薄至 3mm 的相对钨叶放置在光束中，以在任何点改变或调制其强度。在动态多叶准直的情况下，光束形状和剂量都可以在辐射传输过程中连续调制，从而通过引导多束调制辐射在所需体积中相交来创建与目标非常紧密一致的高剂量辐射"云"。具体地修改每个辐射束的过程是 IMRT 的基础（图 146-1）。射波刀（CyberKnife）可以将多个非等中心光束从多个方向穿过目标，以提供预定目标的紧密共形覆盖。

四、治疗计划

治疗计划的目标是最大限度地向靶组织输送辐射剂量，同时最小化对正常组织的剂量。在 CT 扫描上手动描绘肿瘤和周围的正常结构（即肾脏、食管、肠道和脊髓），并三维（3D）重建。可从 PET 或 MRI 中导出关于目标的补充信息，并叠加在 CT 图像上。此外，患者接受 CT 脊髓造影，以精确确定肿瘤附近的蛛网膜下腔和脊髓位置。可以实现每毫米 10% 的剂量梯度，允许在距脊髓

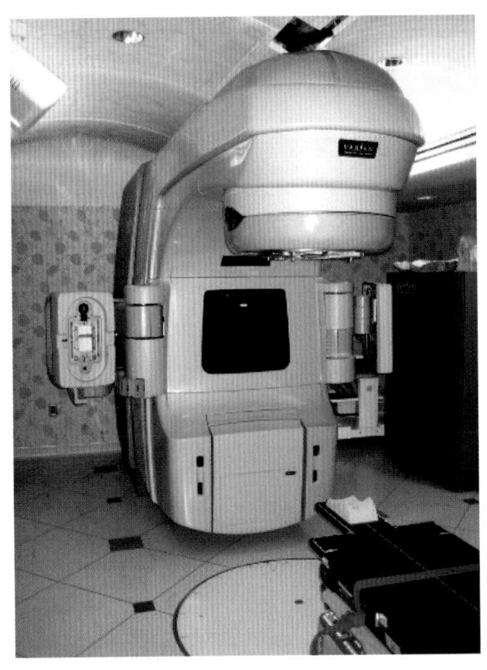

▲ 图 146-1　**Memorial Sloan Kettering 癌症中心 IMRT 套房的照片**

2～3mm 范围内安全地输送高剂量辐射[12]。

放射外科治疗的靶区轮廓勾画共识指南清晰地描绘了脊柱立体定向放射治疗（stereotactic body radiation therapy，SBRT）术前和术后的适当靶点。Cox 等[13]将大体肿瘤体积（gross tumor volume，GTV）定义为在任何可用成像方式（CT、MRI、PET）上可见的肿瘤的任何部分，包括骨性肿瘤及硬膜外和椎旁肿瘤延伸。临床靶体积（clinical target volume，CTV）包括整个容纳肿瘤的骨髓腔，以及可能发生微小肿瘤扩展的相邻骨髓腔。最后，计划靶体积（planning target volume，PTV）在 CTV 周围提供高达 3mm 的三维（3D）扩展，同时排除脊髓[13]。Redmond 等[14]为术后 SBRT 轮廓提供了类似的指南，强调将整个术前和术后肿瘤体积纳入最终治疗轮廓。

传统的前向规划方法在没有复杂调制的情况下检查光束方向和光阑的各种组合，以最大化将获得规定辐射剂量的目标体积，同时最小化周围结构的辐射。对任何给定的治疗计划都要计算剂量，并且治疗计划人员手动调整诸如光束数量、光束角度和光束能量等参数，直到完成一个符合肿瘤和正常组织结构的临床情况要求的合适计划。

另一方面，逆向治疗计划从定义最终结果、目标体积和周围组织的可接受辐射剂量开始。周围结构的允许辐射水平也可在剂量限制定义中规定。正常组织体积根据分配给每个体积的不同比例的不同剂量水平可能有几个不同的剂量限制。例如，对于 T_{12}～L_1 处的病变，需要考虑肾脏剂量。为了将放射性肾炎的风险保持在 5% 以下，整个肾脏应该一次性接受少于 10～20Gy 的照射。然而，小体积的肾脏可以接受更高的剂量，而不会增加患肾炎的风险。

在 Memorial Sloan Kettering 癌症中心（MSKCC），脊髓在单个部分中的最大剂量限制在 14Gy，而肾脏的平均剂量应该是＜ 10Gy。附近胃和肠的最大剂量应保持低于 16Gy。肿瘤的剂量是 24Gy。为了将放射性脊髓炎的风险降到最低，对脊髓的剂量限制给予最高的约束，而对其他限制给予相对于脊髓的约束。这些约束表示计算机算法试图达到的结果，控制光束位置和强度，直到找到一个可接受的解决方案。因为这个迭代过程是从期望的结果开始，然后通过寻找光束参数来实现的，所以它通常被称为逆过程。另一方面，传统的前向治疗计划从束流参数开始，然后努力实现目标体积的期望剂量。

除了将辐射剂量限制分配给正常结构外，逆向治疗规划还提供了根据生物学原理确定目标体积内剂量水平的机会。因此，有可能给 GTV 提供很高的剂量，而给疑似微小疾病的体积（clinical target volume，CTV）提供较低的剂量。这种在目标体积内有意调整剂量的方法通常被称为“剂量绘画”。此外，PTV 是一个更宽的轮廓，它考虑了辐射传输中的任何不精确性（图 146-2）。

脊髓迟发性放射毒性是一种不可逆的脊髓病，可能是脊柱放射外科手术的结果。虽然这被

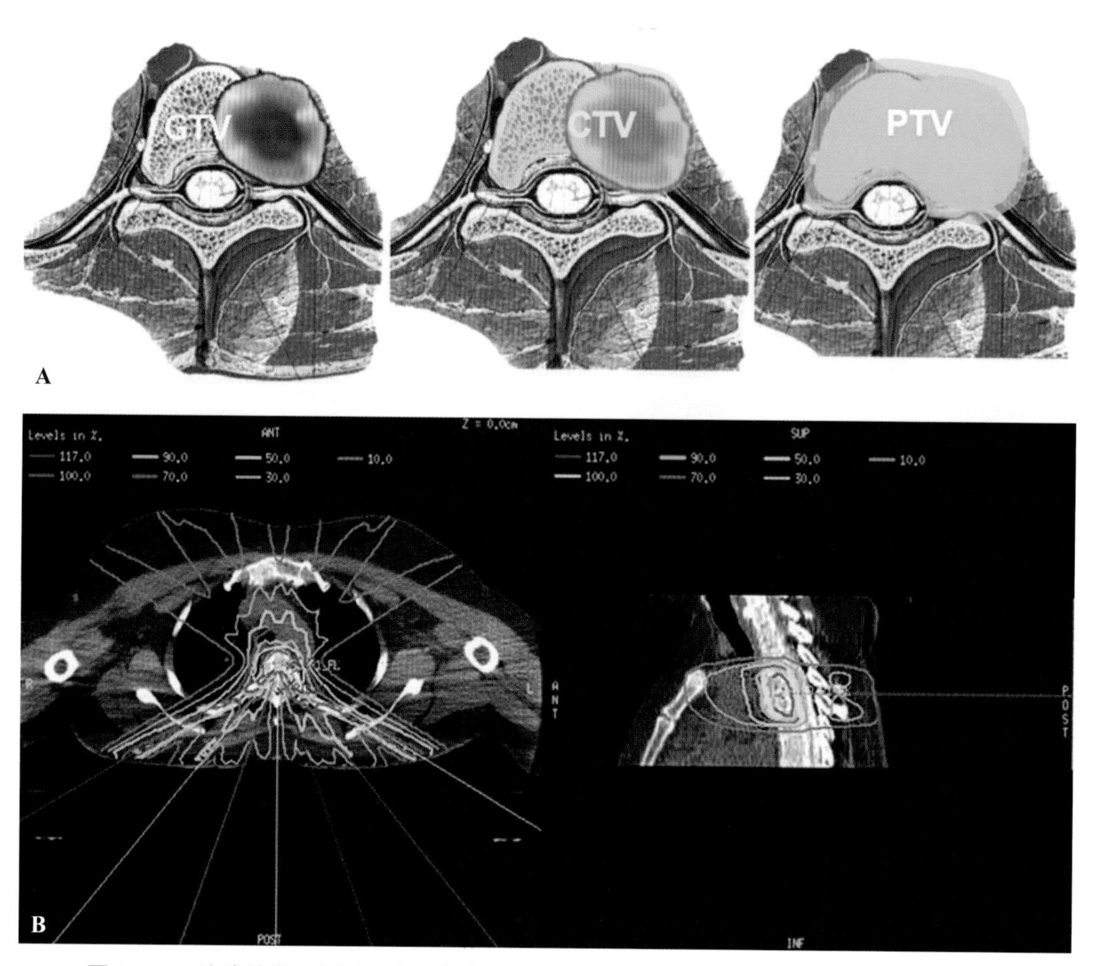

▲ 图 146-2 治疗轮廓示意图（A）。大体肿瘤体积（GTV）代表影像学上明显的肿瘤，并接受最高的辐射剂量。临床靶体积（CTV）包括假定在邻近骨中发现的微小病变。计划靶体积（PTV）是一个更宽的轮廓，它勾勒出一个更大的体积，这就解释了治疗过程中可能出现的不精确性。在 CT 扫描（B）上显示预期剂量梯度的剂量轮廓的代表性轮廓

认为是一种剂量依赖性现象，但对脊髓的安全辐射水平尚未确定。目前使用的分次治疗的上限为 45～50Gy，单次治疗的上限为 10～14Gy，这样 5 年内脊髓病发生率低于 5%。在考虑脊髓剂量时，辐射防护最优化（As Low As Reasonably Achievable，ALARA）原则是一个谨慎的策略 [15]。

五、治疗实施

在治疗实施期间，患者的体位必须始终稳定。这通常是通过患者在手术过程中的固定或频繁的放射学位置确认来实现的。使用立体定向身体框架或定位支架实现固定。这两种方法都是无创的，允许患者移动。已显示使用固定支架可在 1mm 内提供一致的精度。MSKCC 当前使用的支架如图 146-3 所示 [16]。使用红外线摄像机和临时贴在皮肤上的反射标记进一步验证患者的位置。或者，可以使用双室内千伏放射装置来频繁地确认骨标志物的位置，并且该信息可用于在治疗实施期间调整患者的位置。

治疗目标的位置必须参照一组稳定的坐标来确定。这些可能是骨性标志、植入的基准点或立体定向框架。壁挂式千伏电源可用于确定目标位置。或者，千伏电源可以安装在治疗机的机架上并用于获得正交定位 X 线。锥束（cone-beam，CB）成像使用这种安装在龙门架上的千伏电源围

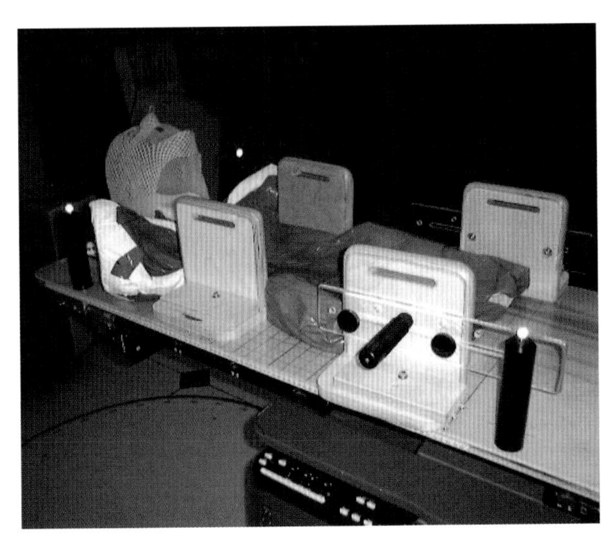

▲ 图 146-3　目前在本机构使用的固定支架，它允许对患者进行无创的精确定位

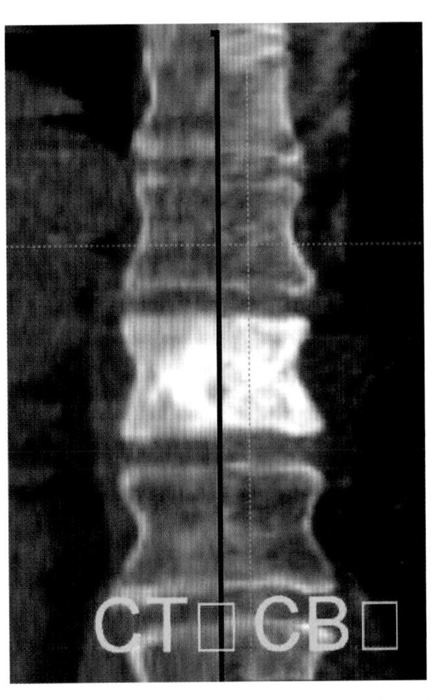

▲ 图 146-4　常规 CT（左）获得的图像与患者定位后获得的锥束图像（右）进行比较，以确保准确的目标位置

绕患者进行完全旋转，并提供与使用传统 CT 扫描仪获得的图像类似的接近实时的 3D 图像（图 146-4）。当患者的 3D 图像与用于治疗计划的参考 CT 扫描进行比较时，能可靠地计算并对 3D 空间做必要的调整，以确保肿瘤完全按照预期的方式定位进行治疗。它还提供“束眼视图”图像，可与预先定位的 CT 图像进行比较，以便检测与计划束流传输路径的任何偏差。因此，可以在最后时刻调整固定床和患者位置，以最大限度地提高治疗精度。有了这些保护措施，PTV 的宽裕度不需要超过 2mm。

六、辐射传输的替代方法

在 IGRT 出现之前，粒子束辐射（如质子束治疗）是唯一能够在脊髓附近以非常高的剂量传输脊髓辐射的方式。这种模式利用 Bragg 峰效应，即粒子（质子）具有非常陡峭的剂量衰减梯度，允许高剂量聚焦辐射的传输，因此没有“出口剂量”，而光子辐射却没有这种现象。它常被用于脊索瘤和软骨肉瘤的治疗[17, 18]。中位剂量为 77.4Gy RBE 质子治疗未切除的脊柱和骶骨脊索瘤，19 名患者的 5 年局部控制率和总存活率分别为 85.4% 和 81.9%[19]。碳离子束辐射正在发展成为一种替代质子束辐射的重粒子[20]，除了 Bragg 峰之外还具有可变线性能量转移（linear energy transfer，LET）的附加效应。由于大质量离子动能附加效应，每一个加速的碳离子更有可能沿着其线性路径长度造成组织损伤，而低质量离子（如质子）有一个类似于没有质量的光子 LET。碳离子治疗未切除的骶骨脊索瘤 188 例，5 年局部控制率为 77.2%，总生存率为 81.1%，严重毒性反应发生的风险极低[21]。

近距离放射治疗作为肿瘤治疗的辅助手段正在被探索，干净的边缘对于持久的控制至关重要。它特别适用于在保留脊髓的同时向硬脊膜边缘提供高剂量辐射。^{32}P 是一种 β 发射放射性同位素，在水中电子的最大剂量范围为 7mm。在 1mm 处 10Gy 的标准剂量可使硬脑膜表面接收 25.5Gy 的剂量。它应用于无菌斑膜（Ioban 手术膜，3M，St.Paul，MN），以尽量减少患者和工作人员的显露。Folkert[22] 报道 68 例患者的 69 处脊柱病变，平均随访 10 个月。12 个月的局部复发率和总生存率分别为 25.5%（95%CI 15.5%～37%）和 59.5%（95%CI 46%～73%）。此外，有质量安全数据表明对患者或手术人员没有额外的毒性反应。

^{90}Y 是一种 β 发射的放射性同位素，可提供高剂量辐射，但透过率有限，有效治疗距离＜ 5mm。在切除肉瘤和脊索瘤时，可在术中使用 ^{90}Y 块，方法是将钇 ^{90}Y 块直接放置在被认为有复发风险的硬脊膜上[23]。

七、治疗模式

我们采用 NOMS 评估来确定脊柱转移瘤的合适治疗[24]。简言之，NOMS 系统考虑神经功能（N）和肿瘤（O）因素、机械不稳定性（M）及全身疾病（S）的程度。一般来说，有机械不稳定迹象的患者（见第 145 章）在放射治疗前需要手术固定。此外，有相当程度的神经系统损害的患者，包括脊髓病或神经根病，或对常规外照射放射治疗有抵抗的肿瘤且影像学上脊髓高度受压的患者，要接受手术以脊髓减压。根据全身性疾病和并发症的严重程度，确定患者是否为合适的手术候选者。考虑患者的肿瘤状况，目的是通过手术、放射治疗和化疗的结合达到最大限度的持久的肿瘤控制。历史上，抗辐射的肿瘤被认为应首选手术。然而，IGRT 的出现，以及向脊柱提供高剂量局灶性辐射的能力，减少了仍然属于抗辐射类别的肿瘤数量。表 146-1 显示了肿瘤放射敏感性的传统分级。目前，大多数传统的抗辐射肿瘤可以通过首选放射治疗来达到很好的肿瘤控制。

表 146-1　肿瘤放射敏感性的传统分级

辐射敏感度	肿　瘤
敏感	骨髓瘤
	淋巴瘤
	尤因肉瘤
	神经母细胞瘤
中度敏感	乳腺癌
中度不敏感	结肠癌
	非小细胞肺癌
高度不敏感	甲状腺癌
	肾癌
	黑色素瘤
	肉瘤
	骨肉瘤
	软骨肉瘤
	脊索瘤

八、结果

单次高剂量 SBRT 提供了出色的局部控制（图 146-5）。Yamada 等[25] 报道了 2003—2015 年间治疗的 811 个病灶，整个队列的平均随访和总生存期为 26.0 个月（2～141 个月）。这些病灶均进行了一线治疗，只有 28 个病灶进展，平均失败时间为 26 个月（9.7～57 个月）。中位剂量为 24Gy（16～26Gy）。没有患者既往接受过放射治疗或脊柱手术。脊髓最大剂量为 12～14Gy，马尾最大剂量为 16～18Gy。每名患者接受横断面成像（主要是磁共振成像），每 3～6 个月随访一次，仅 19 名患者失访。结论表明，高剂量单疗程 SRS 可提供长期持久的控制，而不论组织学类型或肿瘤大小。事实上，高剂量组在 4 年时的累积失败率为 2%。与此形成对比的是一个低剂量组，在 4 年时其局部累积失败率为 14%。广泛的单次低剂量 SBRT 也被证实具有良好的局部控制和低毒性反应。

应用适形剂量可以安全地给先前放射治疗后复发的脊柱肿瘤再次放射治疗。Hashmi 等[26] 回顾了 7 家医疗机构治疗 215 名患者的 247 个靶点。

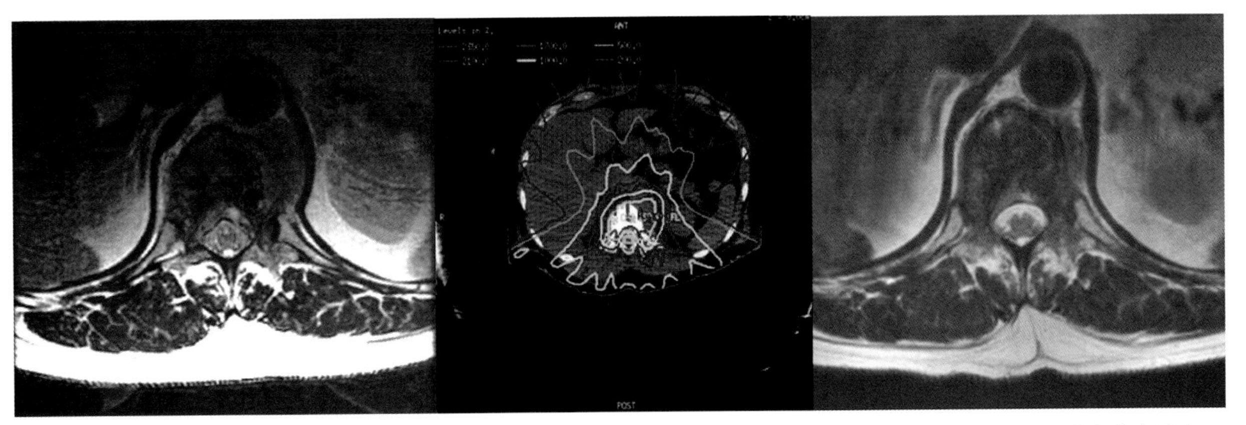

▲ 图 146-5 对伴有椎旁累及的 T_{12} 椎体前列腺转移癌患者进行整体治疗。12 个月的随访图像显示硬膜外病变消失

中位 SBRT 总剂量为 18Gy，次数为 1。60% 的患者接受单次 SBRT，40% 接受多次 SBRT（中位剂量 24Gy，3 次分割）。中位随访时间为 8.1 个月，局部失败率为 13%，6 个月和 12 个月的局部控制率分别为 93% 和 83%。更离散地分析，1 年后，接受单次 SBRT 治疗的患者局部控制率为 90%，而接受多次 SBRT 治疗的患者局部控制率为 73%。这些结果与用 SBRT 技术分析脊柱肿瘤再放射治疗结果的多项研究一致[27, 28]。

在评估结果时，了解这些患者的随访和反应评估至关重要。神经肿瘤研究组的脊柱反应评估汇集了 13 个 SBRT 中心的成员。通过这样做，该研究组能够报道肿瘤成像、临床评估和基于症状的反应标准的共识。MRI 是评价局部肿瘤控制的首选影像学检查方法，这些影像应通过放射肿瘤学和放射学进行解释。最佳的时机应该从 2～3 个月的首次 RT 治疗开始。此外，该小组还提出了统一人群和结果描述的建议，包括 ESCC 评分一致报道、SINS、神经功能和患者报道的结果[29]。

九、毒性 / 耐受性

明确界定危险器官（organs at risk，OAR）及其剂量耐受性，使我们对脊柱 SBRT 相关毒性危险因素的认识有了重大进展。SBRT 后的严重毒性反应非常罕见，大多数 SBRT 后毒性反应包括低度黏膜炎、食管炎、皮炎、疼痛耀斑和肌炎。据报道，SBRT 术后椎体压缩性骨折（vertebral compression fractures，VCF）的发生频率不确定，其危险因素包括放疗剂量增加、先前存在的骨折、溶骨性肿瘤、年龄和脊柱序列不良[30, 31]。幸运的是，SBRT 术后 VCF 很少引起值得干预的症状[32]。严重的食管毒性[33]、神经丛病变[34]和肌炎[35]也有报道，因此对这些 OAR 的剂量调整可使这些并发症消除或减少。

SBRT 后脊髓损伤的发生率也很低，对于光子放射治疗，已经提出了各种脊髓剂量限制。我们通常在脊髓的一个点上使用 14Gy 的限制。此外，还提出了低于 3 分割 20Gy 的低分割限制[36]。Chowdhry 等[37]评估了 68 名患者接受了胸腰椎区域的高剂量质子放射治疗，以确定脊髓耐受性。肿瘤包括脊索瘤、软骨肉瘤、骨肉瘤和其他肉瘤。中位随访时间为 12.9 个月，所有患者 5 年总生存率为 88.7%。中位处方剂量为 7020cGy（5940～7820cGy）。使用 RTOG/EORTC 晚期效应评分系统，5 年内无神经损伤的发生率为 92.9%（95%CI 74.6～98.2）。这些剂量限制的做法对脊髓的安全性、无并发症和可接受性提供了证据。

十、结论

我们能够将高剂量的辐射传输到一个非常精确定义的体积，这一能力的进步代表了我们的医疗设备在治疗脊柱肿瘤方面的重大进展。立体定向放射外科技术可以在保留脊髓和邻近软组织器官的同时，将高剂量的肿瘤杀伤性辐射集中到硬膜外转移瘤。这种治疗方式为那些对常规分割放射治疗（如转移性黑色素瘤和肾癌）有抵抗力的肿瘤患者提供了持久的肿瘤控制。治疗的准确性依赖于患者的固定和目标的图像引导确认。逆向治疗计划技术和剂量绘画技术与 IGRT 技术结合使用为许多患者提供一致的肿瘤控制，避免或延迟手术的需要。目前放射肿瘤学的研究旨在改善对仍然有抗辐射特性的目标肿瘤的控制。

第147章 肿瘤和感染手术治疗的并发症

Complications of Surgical Treatment of Tumor and Infection

Alekos A. Theologis　Jacob M. Buchowski　著

陆　宁　译

脊柱感染或脊柱肿瘤的手术治疗是一个日益发展的领域。手术已被证实可为脊柱感染或脊柱肿瘤患者带来重要和持久的益处，但术中或术后并发症也严重影响手术的疗效。不幸的是，脊柱肿瘤和脊柱感染的手术并发症发生率要远高于那些选择性的、退行性脊柱病变的手术。本章将对脊柱肿瘤和脊柱感染手术相关的值得注意和重要的并发症进行全面的阐述，重点讨论有关硬脊膜撕裂、术中大量失血、病灶包膜侵犯、病灶周围软组织结构的牺牲和缺失、血栓、伤口裂开和感染、肿瘤局部复发和（或）病变持续存在、假关节形成和内固定失败等问题。我们通过循证医学的研究手段来完善科学的治疗方案，采用多学科结合的策略，努力减少这些并发症的发生，从而减少各种并发症给患者带来的损害。其后的讨论将有助于脊柱肿瘤和脊柱感染患者获得最佳的手术疗效。

一、概述

脊柱感染和脊柱肿瘤患者已成为社会的沉重负担。对于脊柱转移癌的患者，手术适用于有脊柱不稳、神经功能损伤、高等级的硬膜囊外脊髓压迫、进展性脊柱畸形和对放疗无效的情况。对于有硬膜外脓肿、细菌性椎间盘感染及脊柱肉芽肿性骨髓炎的患者，手术适用于抗感染治疗无效、进展性畸形和神经功能损伤的情况。手术治疗已被证实可为上述这些情况提供肯定的治疗效果[1-9]。Patchell 等发现对于放疗不敏感并伴有硬膜外脊髓压迫的脊柱转移癌患者，手术干预要比保守治疗有更多的优点。尤其在接受手术的患者中，有非常多的患者重新获得行走的能力并能走更长距离[1]。对于脊柱原发性肿瘤，Mukherjee 等通过对美国 30 年肿瘤人群登记数据研究后，证实手术可整体延长患者的生存期，而且手术是一个独立影响因素，与年龄、肿瘤局部侵犯的范围或部位等因素均无关[4]。Gonzalvo 等发现对于脊柱骨髓炎 / 椎间隙感染病例采用病灶清除和内固定术，所有的病例在末次复查时均可达到骨质融合，神经功能获得改善，运动功能影响很小（ODI 15.5%），整体生活质量评分很高（EQ-5D 0.7～1.0）[9]。尽管手术可给患者带来这些积极的疗效，但其最终的效用、有效性和长期的可靠性均可受到术中和术后并发症的影响[10, 11]。Patil 等实施了一项全美国范围内脊柱转移癌术后并发症的评估，发现单项术后并发症就可使平均住院时间增加 7 天，死亡率增加 11%[10]。

后面的内容将聚焦于术中及术后近期和后期发生的常见和重要并发症。与颈椎、胸椎和腰椎手术切口相关的并发症在先前的章节中已有广泛阐述，在此就不赘述。

二、术中并发症

（一）硬膜囊撕裂

对于选择性脊柱常规手术，硬膜囊意外撕裂的发生率达到 1.6% [12]，而在脊柱肿瘤和脊柱感染的手术中，硬膜囊撕裂的发生率更高 [13]。在一项关于脊柱转移癌手术并发症的综述中，Luksanapruksa 等报道硬膜囊撕裂平均发生率为 8.6%（0%～16%）[13]。硬膜囊撕裂风险增大的原因是多方面的，可能与疾病导致硬膜外瘢痕粘连增加有关，还可能与患者曾经接受过其他的治疗有关 [14]。无论是脊柱肿瘤或感染，均可因疾病引起长期的炎症反应，在硬膜外产生瘢痕粘连。很多脊柱感染接受手术的患者，都有抗生素治疗失败的病史，在硬膜外间隙常有迁延的感染和肉芽组织形成。而对于脊柱肿瘤患者，术前的放疗可促进硬膜外的瘢痕化 [14]。Yokogawa 等报道术前放疗的患者比未放疗的患者在接受全脊椎整块肿瘤切除术（TES）时有显著增高的硬膜撕裂发生率（64.7% vs. 9.4%）[14]。

由于这种硬膜囊外瘢痕化无法防止，因此术中硬膜囊撕裂确已为一个问题。手术医生在脊柱肿瘤或脊柱感染手术中，进行硬膜囊减压时要格外仔细。如果出现硬膜囊撕裂，应尽量将其修复。如果无法直接缝合修复，可使用脂肪或肌肉移植作为补片的替代方法来修复撕裂口。通过数层组织的缝合来密闭撕裂口非常重要，因为脑脊液（CSF）可影响伤口的愈合并增加伤口感染的可能。此外，慢性脑脊液漏可导致灾难性并发症，包括：硬膜－胸膜瘘、硬膜下血肿、脑干疝和死亡。因此，对于有明确脑脊液瘘的患者，如果出现新的精神状态的改变时，必须停止伤口的负压吸引，恢复到重力引流状态，并紧急申请颅脑 CT 检查 [15]。如果硬膜撕裂无法得到适当修补，要考虑使用脑脊液转向分流技术（例如，腰大池引流、腰大池腹腔分流或腹侧腹腔分流）[15]。

（二）大出血

脊柱肿瘤或脊柱感染的手术常可发生术中大出血。由于术中需要进行椎体切除和环周重建与固定，以治疗累及椎体前柱和中柱的病变破坏，因此，术中大出血的风险很大。此外，由于肿瘤和感染均可使病灶的血供异常丰富，使得术中大出血非常常见。脊柱手术中，术中大出血已被证实是术后并发症发生率增高的独立相关因素，因此适当的术前准备并附加术中止血措施都是要考虑的内容。术前应备血（4 单位红细胞、4 单位新鲜冷冻血浆和 2 单位血小板）。对于脊柱肿瘤手术，常使用术前病灶栓塞作为一个预防措施，以减少术中的失血，这一方法已被证实对于部分肿瘤手术有积极的作用 [16–19]。Luksanapruksa 等在一篇系统回顾性文章中报道术前血管栓塞对于减少脊柱转移性肾透明细胞癌和各种脊柱原发肿瘤的术中出血有效，出血量可减少 700～1200ml [17]。术前血管栓塞时还能帮助确定 Adamkiewicz 动脉，有助于减少因损伤该动脉而引起的脊髓缺血 [15]。

术中减少失血的策略主要是手术全程细致的解剖和止血。最近开始使用微创和经皮技术来进行减压和后路固定，这可能带来积极的作用 [20–28]。例如，Korovessis 等发现在椎间隙感染病例手术中，前路病灶清理和重建后，微创后路采用经皮椎弓根螺钉固定，可比开放螺钉固定明显减少失血量（70ml vs. 540ml）[20]。Versteeg 等也报道对脊柱转移癌伴脊柱失稳病例采用经皮椎弓根螺钉固定，平均失血量为 100ml [27]。此外，Lau 和 Chou 进行了一项脊柱转移癌微创切开椎体病灶切除加经皮内固定与传统开放椎体病灶切除加内固定的对照研究，结果显示微创手术能显著减少失血量（918ml vs. 1697ml）、缩短住院时间（7.4 天 vs. 11.4 天），并减少并发症发生率

（9.5% vs. 21.4%）[22]。尽管应用上述这些手术技术，但术中大出血及继发性凝血障碍仍然不可避免。因此，手术医生与麻醉团队间密切及坦诚的交换意见也是非常重要，那样外科医生和麻醉团队才能及时地良好协作抢救患者。

（三）神经功能损伤

许多脊柱肿瘤或脊柱感染的患者伴有神经功能的损害。尽管手术已经被证实有助于改善这些患者的神经功能状态 [1, 19]，但手术后也可能出现神经功能恶化的状况 [13]。术中神经结构的意外损伤是毁灭性的并发症，可因神经减压或脊柱重建操作过程中直接损伤脊髓或神经根而发生，或者因损伤供血血管而导致间接损伤。术中使用多模式神经功能监护措施，监测神经功能的变化，以便术中实时防止神经损伤，从而避免术后出现新的神经功能损害或原有的损害加重。在一些情况下，需要主动牺牲神经功能。例如，在原发骶骨肿瘤手术中，为了达到肿瘤彻底切除和无瘤手术边界，需要牺牲腰骶神经根。为了保留大小便功能，必须保留双侧 S_2 神经根或者单侧 S_2～S_4 骶神经根 [29, 30]。如果牺牲的神经根过多，大小便的主动控制功能就可能丧失，术前应与患者沟通，与患者的术前谈话还要包括分流结肠造口术和耻骨上留置导尿的决定。如果手术需要切除腰椎神经根，预期可能出现相应下肢运动障碍，那么术前也应对此同患者广泛交换意见。

（四）肿瘤整块切除时病灶包膜侵扰及有计划的牺牲

原发脊柱肿瘤的最重要手术目的之一就是要达到术后的无瘤边界，既要彻底切除肿瘤，但又不侵扰肿瘤的软组织薄膜或其骨性边界。然而脊柱原发肿瘤的包膜在术中可能被有计划的侵扰，很可能导致术区肿瘤污染，不利于局部肿瘤控制和整体的生存率 [4, 5, 31–34]。Talac 等报道 30 例脊柱活动椎节原发恶性肿瘤的手术疗效，发现切除肿瘤阳性边界可导致局部复发率可增高 5 倍，在局部肿瘤复发的病例中，有 92% 死于肿瘤局部复发并发症 [34]。因此，要尽最大努力来防止这种灾难性并发症。术中一旦侵扰了肿瘤包膜，医生应尽快处理以减少和限制肿瘤的污染。如果肿瘤的骨性边界被破坏，应尽快以骨蜡封闭破口，阻止肿瘤组织扩散入周围组织 [15]。如果肿瘤软组织边界破坏，应立即缝合破口并覆盖纤维蛋白密封剂，努力达到一种水密性闭合 [15]。如果软组织包膜缺失太大，无法直接对合密闭，可使用电凝和纤维蛋白密封剂来闭合破口 [15]。如果周围组织被污染，就应将其切除。一旦破口被闭合，周围污染软组织也被切除，那么就要将接触肿瘤的手术器械全部撤下，参与手术的所有人员必须立即重新更换手术衣和手套，以减少进一步污染的可能 [15]。在随后的手术操作过程中，应减少对瘤床的触碰，避免肿瘤组织再次扩散。

为了达到肿瘤术后的无瘤边界，有时需要有计划地切除周围的神经血管和内脏结构（如肠道、肺脏、食管、椎动脉）。在遇到这种情况时，术前要进行多学科协作，根据手术计划切除病灶的复杂程度，综合制订肿瘤手术切除方案和辅助治疗的措施（例如大血管重建、分流结肠造口）[15]。尽管有详细的术前计划，在脊柱原发或继发肿瘤或脊柱感染手术中，还是会经常遇到神经血管结构或脏器的意外损伤。任何意外的损伤均应修复，并立即由相关的专家进行处理。

三、术后并发症

（一）急性 / 亚急性并发症

1. 血栓形成

在退行性脊柱病变的择期手术病例中，深静

脉血栓（DVT）和肺栓塞（PE）的发生率相对较低。与此相反，脊柱肿瘤和脊柱感染手术患者中血栓事件的发病率比较高[11, 13]。Karhade 等通过对美国国家数据库资料的分析，发现 DVT/PE 是脊柱肿瘤术后 30 天内患者再次入院治疗的主要原因[11]。除了手术导致的血管内皮细胞损伤，还有一些其他因素是出现这一问题的原因。神经功能障碍在脊柱肿瘤和脊柱感染患者中常见，可限制患者的术后活动，降低肌肉的刺激反应，并减缓下肢静脉的血流速度[35]。脊髓和中枢神经系统的损伤还可刺激组织因子释放，改变凝血相关因子的水平，促进血凝块形成（如凝血因子Ⅷ、血纤维蛋白肽 A、凝血酶 / 抗凝血酶复合物）[36–38]。高凝血状态也可因一些特殊细菌毒素而引起。例如，细菌毒力因子和 SA 释放的细菌酶可与血纤蛋白生成因子相互作用而产生血栓[39]。此外，细菌外毒素可导致血小板凝集和血管壁平滑肌痉挛，也可诱发血栓形成[39]。Panton–Valentine 杀白细胞素（Panton Valentine leukocidin，PVL）就是这样的细菌毒素之一，可由耐甲氧西林和甲氧西林敏感的金黄色葡萄球菌产生，经常在 DVT 病例中出现[39, 40]。另外，肿瘤的促凝血因素包括：肿瘤细胞能够产生并分泌炎性细胞因子和促凝血因子 / 纤维蛋白溶解物质；肿瘤细胞与血细胞和血管细胞能发生相互的物理作用；异常的蛋白分解代谢；抗肿瘤治疗诱导激发宿主细胞产生组织因子[41]。

由于存在这些危险因素，对于所有脊柱肿瘤和脊柱感染患者，无论他们的神经功能状态如何，术前均应接受下肢血管多普勒超声检查，并在手术当天夜间开始机械辅助运动预防血栓形成，并于术后第 2 天开始使用抗血栓药物（如普通肝素、低分子肝素）。当患者术前确诊深静脉血栓时，可在术前或术后即刻放置 IVC 滤网，术后应立即开始血栓治疗并持续数日。如果患者术后确诊 DVT/PE，那么要在术后数天内开始抗血栓治疗，或由手术医生决定开始的时间。

2. 伤口不愈合和感染

伤口的愈合要经历一个各方面默契配合及身体细胞复杂连锁变化和相互作用的过程。伤口愈合分为 4 个阶段：①出血停止；②炎症反应；③组织增生（新血管形成、胶原沉积、瘢痕组织产生和上皮形成）；④成熟过程，即瘢痕组织经历一段时间后，其抗张强度逐渐增大。3 周后，其抗张强度可达正常的 20%[42]；至术后 4 个月，抗张强度恢复到正常的 80%，这也是瘢痕组织所能恢复的最大的抗张强度[42]。伤口的延期愈合和不全愈合有众多干扰因素。对于脊柱肿瘤和脊柱感染的手术患者，曾接受过放疗、营养不良、继发于化疗和（或）其他伴随疾病（如 HIV、肝炎、晚期肾病、肝硬化、糖尿病）的免疫抑制状态，均是与伤口愈合密切相关的重要因素。

放疗常应用于脊柱转移性肿瘤和原发肿瘤的治疗。患者在围术期接受放疗或者放疗的时机已证实可影响手术伤口的愈合（图 147–1）[13, 14, 43]。Ghogawala 等发现对于脊柱肿瘤（原发肿瘤或转移癌）的手术患者，外粒子束照射治疗（EBRT）后 7 天内接受手术与 EBRT 后超过 7 天接受手术相比，前者伤口不愈合 / 感染发生率显著增高（46%），后者仅有 20%[43]。Yokogama 等报道在接受脊柱肿瘤全脊椎整块切除术的患者中，术前接受放疗的患者与无放疗患者相比，伤口不愈合率显著升高（22% vs. 0%），整体并发症发生率也较高（77.8% vs. 18.8%）[14]。术后放疗应尽量延后，这样有利于切口瘢痕成熟和瘢痕抗张强度增强。术后约 4 周开始放疗应该比较安全，可以降低伤口并发症。建议伤口深层使用不可吸收缝线（如 PDS），皮肤使用尼龙缝线，以增强伤口的抗张强度，减少术后伤口裂开的风险[43]。

对于脊柱肿瘤和脊柱感染患者，免疫抑制和营养不良是增加伤口并发症的危险因素。肿瘤患者的化疗是导致机体免疫抑制的外源性因素，而

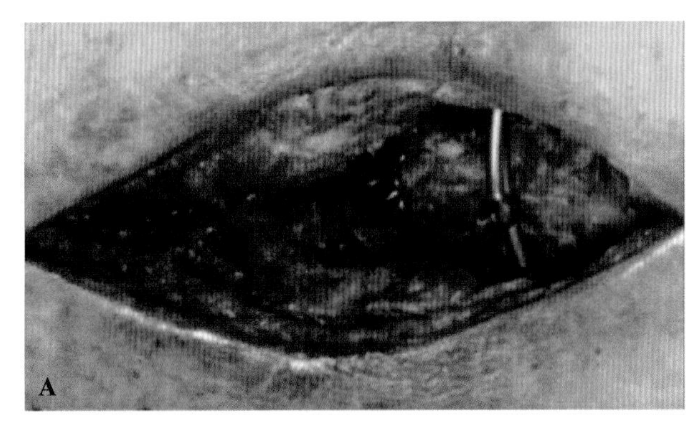

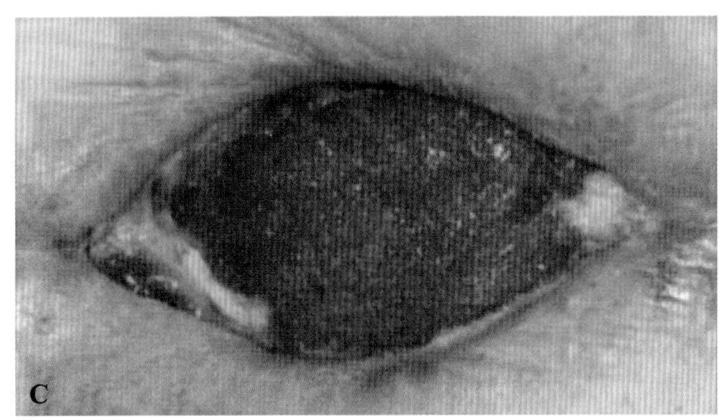

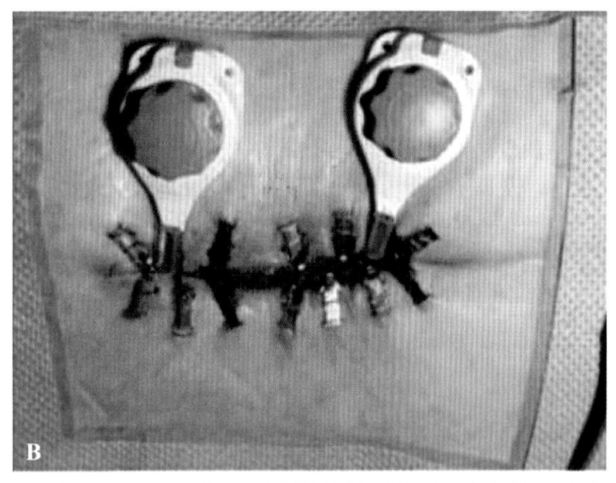

▲ 图 147-1　**1 例骶骨侵袭性血管瘤患者，在经历 3 次手术和两个疗程的放射治疗后切口裂开感染（A）。为了充分促进伤口愈合，多次行清创术，并使用切口减张装置（B）。采用负压辅助切口封闭装置，最终行带血管蒂的背阔肌瓣覆盖创面（C）**

经许可转载，引自 Clarke MJ，Vrionis FD. Spinal tumor surgery: management and the avoidance of complications. Cancer Control 2014; 21（2）:124–132. © 2014 SAGE Publications 版权所有

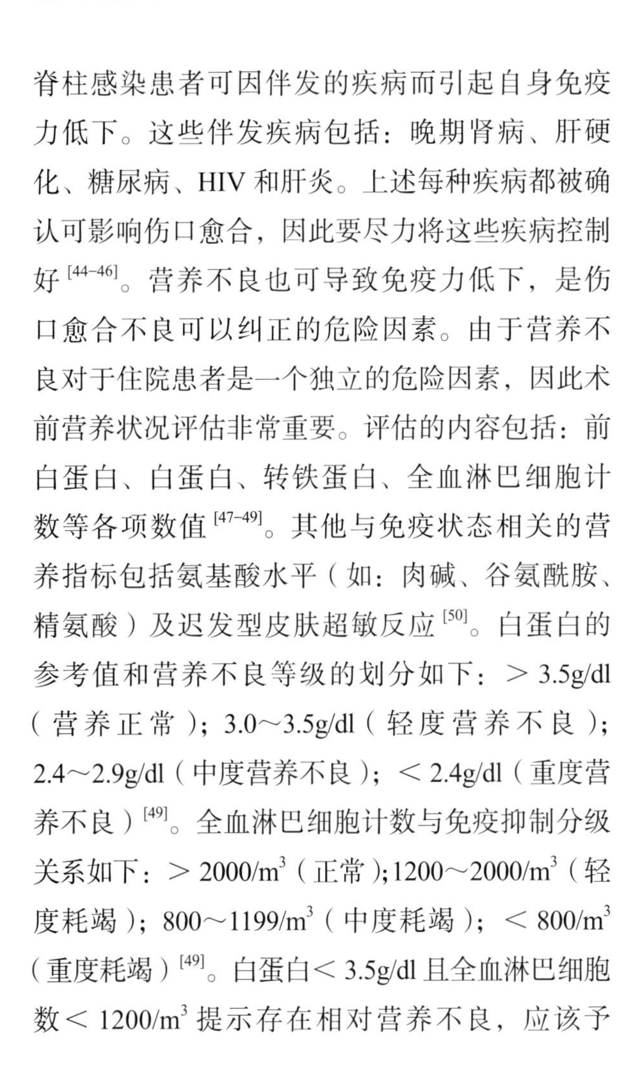

脊柱感染患者可因伴发的疾病而引起自身免疫力低下。这些伴发疾病包括：晚期肾病、肝硬化、糖尿病、HIV 和肝炎。上述每种疾病都被确认可影响伤口愈合，因此要尽力将这些疾病控制好[44–46]。营养不良也可导致免疫力低下，是伤口愈合不良可以纠正的危险因素。由于营养不良对于住院患者是一个独立的危险因素，因此术前营养状况评估非常重要。评估的内容包括：前白蛋白、白蛋白、转铁蛋白、全血淋巴细胞计数等各项数值[47–49]。其他与免疫状态相关的营养指标包括氨基酸水平（如：肉碱、谷氨酰胺、精氨酸）及迟发型皮肤超敏反应[50]。白蛋白的参考值和营养不良等级的划分如下：＞ 3.5g/dl（营养正常）；3.0～3.5g/dl（轻度营养不良）；2.4～2.9g/dl（中度营养不良）；＜ 2.4g/dl（重度营养不良）[49]。全血淋巴细胞计数与免疫抑制分级关系如下：＞ 2000/m^3（正常）；1200～2000/m^3（轻度耗竭）；800～1199/m^3（中度耗竭）；＜ 800/m^3（重度耗竭）[49]。白蛋白＜ 3.5g/dl 且全血淋巴细胞数＜ 1200/m^3 提示存在相对营养不良，应该予以处理和纠正。对于脊柱肿瘤和脊柱感染的患者，无论这些实验室检查结果如何，请营养师指导患者围术期的营养支持治疗是一个明智的做法。

伤口不愈合常意味着伤口感染。脊柱肿瘤和脊柱感染术后患者伤口愈合受很多因素影响，采用减少伤口感染的辅助性治疗非常重要。脊柱手术伤口内留置万古霉素粉有助于减少伤口的感染[51–61]。虽然尚无直接阐述脊柱肿瘤和脊柱骨髓炎术后伤口使用万古霉素的有效性的研究报道，但建议这类手术术后可在伤口内留置 1000mg 万古霉素粉，以减少伤口感染。

（二）延迟的并发症

1. 脊柱失稳

脊柱的稳定性由节段的椎间盘 – 韧带结构、脊椎骨性结构和椎间关节结构共同提供。脊柱肿瘤或脊柱感染的手术治疗需要切除病变的韧带和骨组织结构，辅以人工的内固定物进行重建，以避免脊柱医源性失稳。这一方法是由临床实践经

验而得来的，原先仅切除肿瘤或感染病灶而未进行重建固定，通常手术最终失败，患者逐渐出现脊柱后凸畸形，伴有新的神经功能损伤或原有的神经功能损伤加重（图 147-2）。采用单纯椎板切除术来治疗硬膜外脓肿一般不会导致脊柱失稳，但这种做法仍需慎重选择，尤其是在处理颈胸和胸腰交界段的病灶时。如果选择单纯椎板切除而不伴内固定的技术来进行硬膜外脓肿的清除，应做跳跃的椎板切除或半椎板切除以最大限度保留关节突和关节囊。

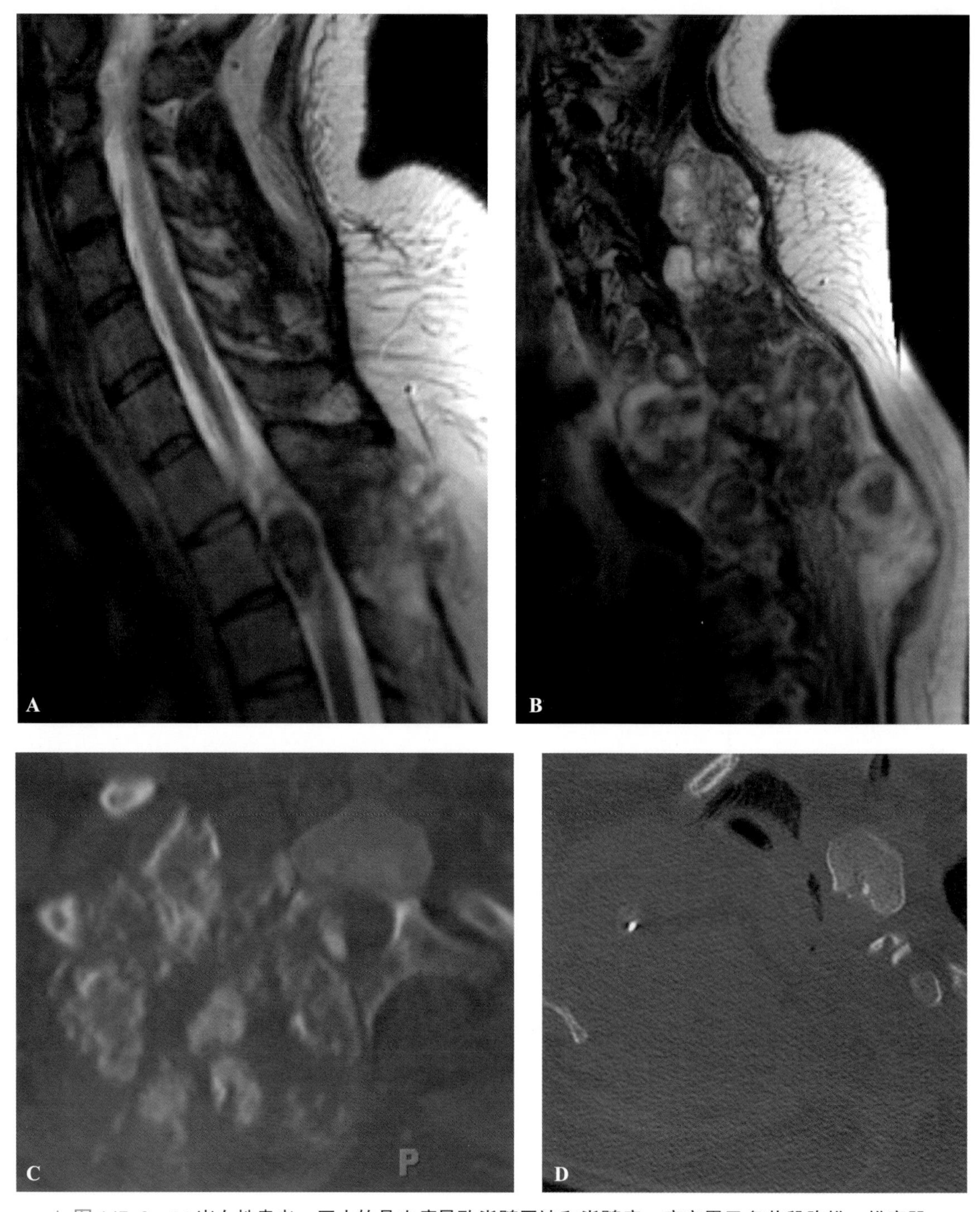

▲ 图 147-2 **34** 岁女性患者，巨大软骨肉瘤导致脊髓压迫和脊髓病。病变累及多节段胸椎、椎旁肌、肋骨、胸壁及胸腔（**A** 至 **C**）。行前后路 $C_4 \sim T_8$ 椎旁肿瘤切除、$T_1 \sim T_3$ 椎板切除，并通过肋横突切除入路行 T_2 次全切除（**D** 和 **E**）

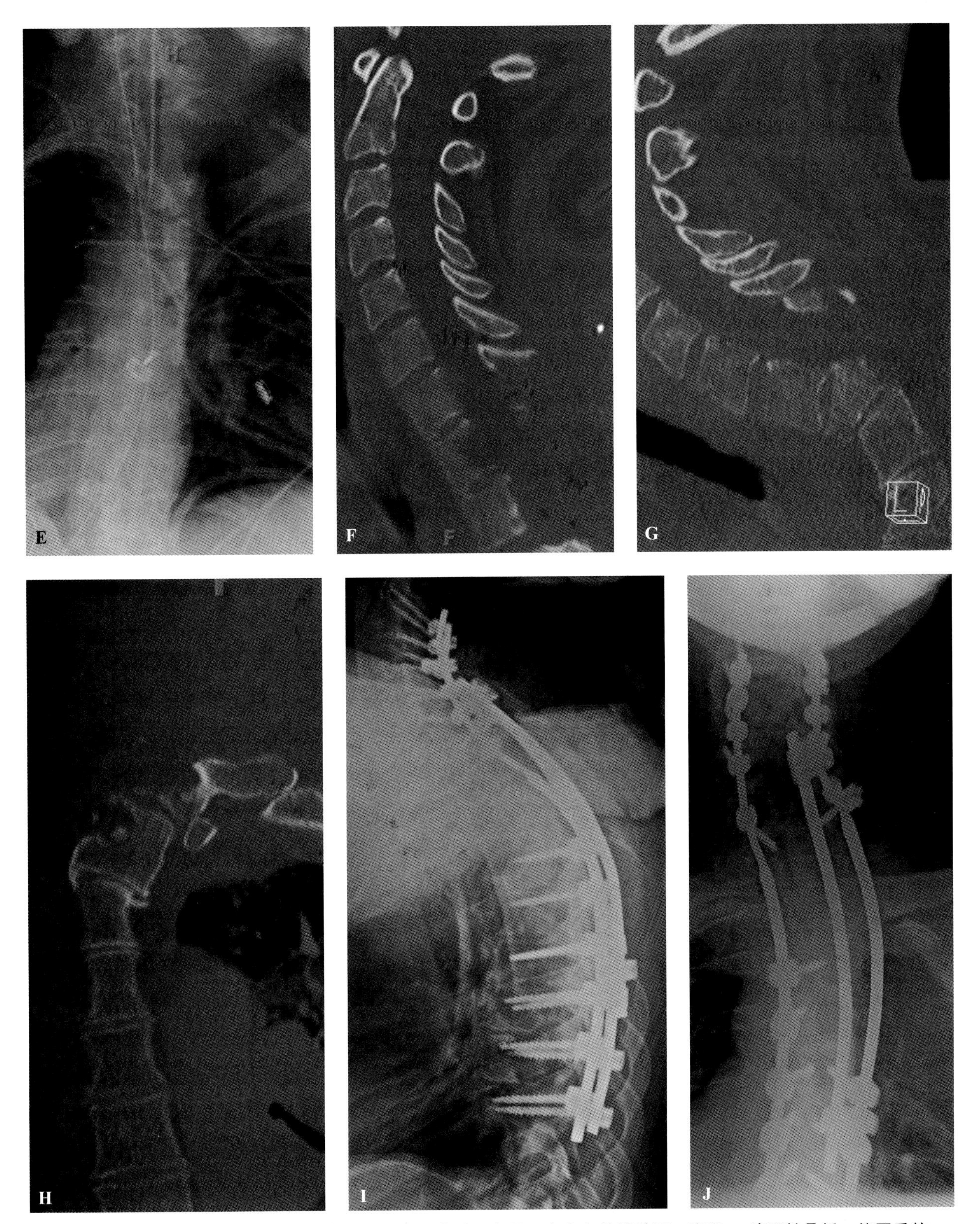

▲ 图 147-2（续） 患者未行内固定（E 和 F）。术后 6 个月，患者自轮椅跌下，出现 T_1 病理性骨折，伴严重的颈胸段后凸畸形、冠状面失代偿（G 和 H）。遂行后路畸形矫正、C_2～T_8 节段内固定融合术（I 和 J）

2. 局部复发、病灶遗留和局部进展

脊柱肿瘤或感染病灶的成功根治关键在于采用多学科联合手段，并选择恰当的辅助治疗（如抗生素治疗、抗真菌治疗、放疗和化疗）及合理的手术策略。如果没有使用正确的辅助治疗手段，任何手术均可能失败。但是，恰当的辅助治疗联合错误的手术同样是不对的，可导致病变的复发或者病灶的持续遗留。因此，合理手术方案的制订对于减少错误治疗非常关键。

脊柱肿瘤或感染导致脊髓压迫和神经功能损伤应手术直接清除压迫。脊髓的压迫可来自脊椎前柱、中柱的破坏，可从前方侵犯硬膜外间隙，手术时也应该经前侧安全处理。例如，对颈椎的硬膜囊前侧脓肿和椎体骨髓炎或者颈椎的肿瘤，应经前方入路手术，确保脊髓彻底减压，并达到病灶彻底清理或病变彻底切除。这种情况下，后路手术不合适且不安全，因为后路手术只能获得脊髓的间接减压，并且通过后路进行椎体病变清理时，容易带来严重的神经系统并发症。对于胸椎和腰椎的病变，尽管病变源自前方的椎体，后路手术就可达到脊髓的彻底减压。当然还可用各种前路手术，包括传统开胸术、胸腔镜手术、传统的腹膜外或经腹膜入路、传统前外侧腹膜后入路手术和微创侧方经腰大肌入路手术。

由于胸、腰椎前侧入路有很高的并发症发生率，因此单纯后路手术日益广泛应用。然而必须强调的是，单纯后路的手术策略无法对来自前方的肿瘤或感染病变进行彻底的处理，有较高的病变复发、病变遗留发生率，甚至可导致前方的病变进一步恶化（图 147–3）。例外的情况包括①枢椎转移癌；②多病灶的病变，此时前路手术带来的创伤太大；③放疗敏感性转移癌，但不伴有脊髓压迫。最近，所谓“分离手术”的概念被提出，即经单纯后路进行病灶切除和脊柱固定重建的操作。在处理脊柱转移癌病椎前柱受累伴肿瘤组织突入椎管并造成脊髓压迫的病例时，这个技术比前路病灶切除椎体重建手术出血更少，并发症风险更小[62–64]。经后路实施分离手术时，只将压迫脊髓的那部分肿瘤与脊髓分离开，椎体前部剩余的大部分肿瘤组织均不予处理，同时仅采用单纯的后路固定。术后采用立体定向放疗（SBRT）处理残留的肿瘤组织。Laufer 等通过一项 186 例脊柱转移癌伴硬膜外脊髓压迫病例的术后随访研究发现，接受高剂量低分割术后辅助 SBRT 的患者术后 1 年局部肿瘤发展的发生率＜ 5%，其疗效优于低剂量高分割的 SBRT。医生必须了解脊柱肿瘤接受“分离手术”后，或者术中未切除突入椎管的肿瘤组织（图 147–3），在放疗前或放疗开始后病变均可出现进展，可能造成新的神经功能损伤，或者使原有的神经功能障碍加重。与脊柱肿瘤相反，所有脊柱前部的感染性病变都需要彻底清创和前方重建（详见下文），无论对于神经功能障碍病例，或者脊柱慢性感染，手术时均应遵循这一原则。在脊柱感染手术中，使用同种异体骨、自体骨或者钛笼进行前柱重建，不会影响感染病灶根治的效果[20, 65–69]。

3. 重建和内固定失败

脊柱前部病灶切除后需要前路重建，以恢复脊柱的稳定性，维持脊柱高度和曲度。早期的手术在切除了椎体前部的病变后没有使用结构性支撑体，导致术后脊柱失稳，逐渐发展成为脊柱畸形[70]。James 等的研究可说明这一问题，其研究结果表明 60% 脊柱运动节段屈曲状态下的稳定性依赖于脊柱前部结构的完整[71]。术中可使用聚甲基丙烯酸甲酯（PMMA）骨水泥、骨块支撑体（如同种异体骨、自体骨）或钛笼（固定长度或可扩展）进行脊柱前部结构的重建。使用 PMMA 相对比较安全。Rajpal 等研究了胸椎和腰椎转移癌的手术患者，发现使用 PMMA 重建要比使用骨性支撑体和金属假体有更低的翻修手术率（0% vs. 40% vs. 3.7%），比金属假体重建有更低的手术并

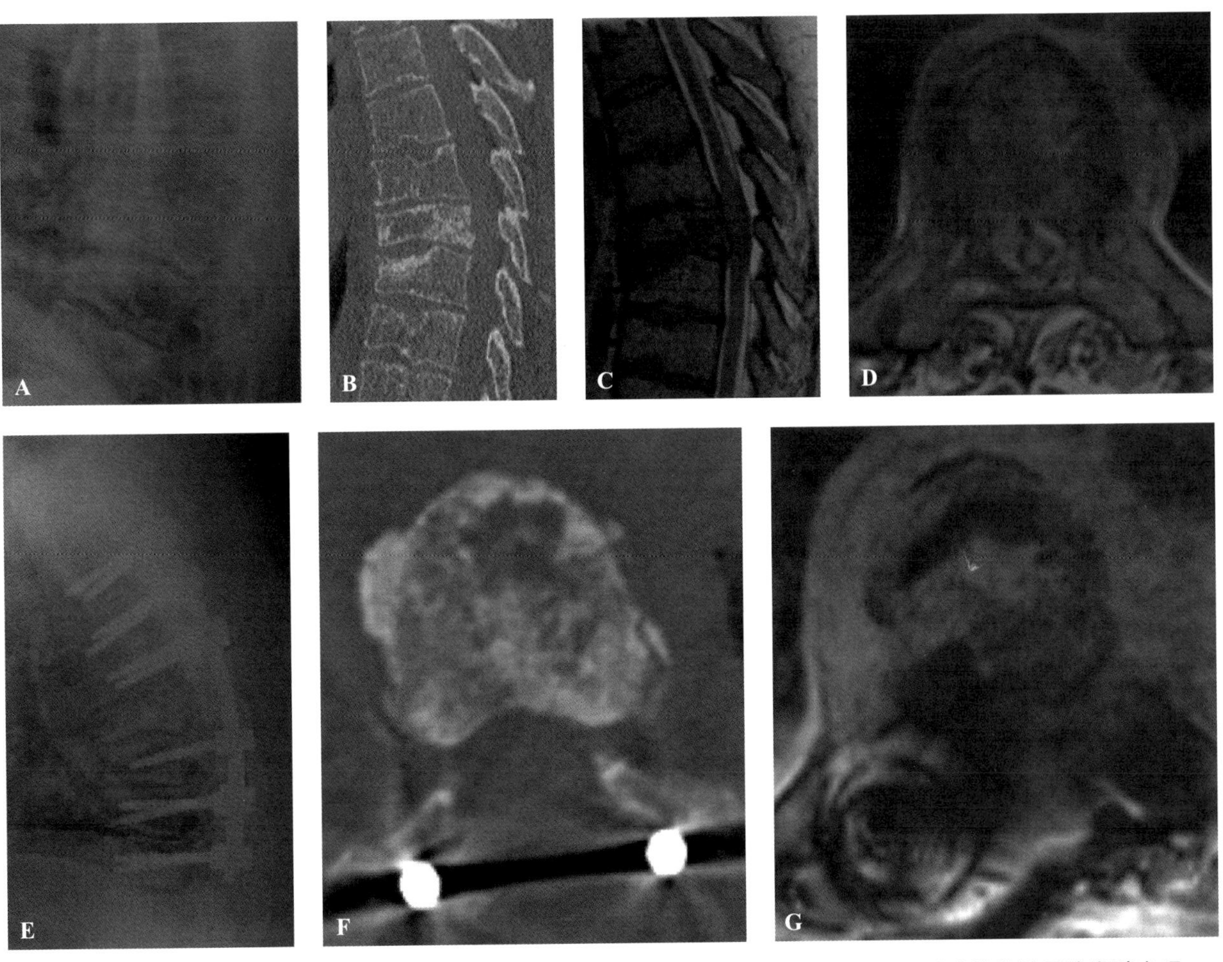

▲ 图 147-3 **56 岁男性患者，多发性骨髓瘤伴有 T_7、T_8 病理性骨折，以及 T_6～T_8 硬膜外转移灶压迫脊髓出现神经症状（A 至 D）。患者行后路 T_6～T_8 椎板切除减压、T_4～T_{10} 固定融合术（E）。未行前路肿瘤病灶清理。术后 3 周，放疗开始前，患者出现神经功能恶化、无法行走，为 T_7、T_8 局部病灶进展所致（F 和 G）。立即行外照射放疗，续以化疗**

发症发生率（52%），但与骨性支撑体有相似的并发症发生率（20%）[72]。PMMA 重建的一个潜在危险是骨水泥凝固过程中可能造成神经和脊髓的热损伤[73]，这可能也是导致许多医生喜欢在脊柱肿瘤或感染手术中使用骨性支撑体或金属假体进行脊柱重建的原因。骨性支撑体可提供即时的结构性支撑，但是有报道这一技术的许多局限性和并发症，导致其应用受限[74-78]。如果采用自体骨移植，有报道供骨区可出现疼痛、软组织疝出、感染或失去结构性支撑[74-77]。使用异体骨植骨块的并发症包括由于植骨块血供建立缓慢导致的高骨不连发生率、较长的骨愈合时间及植骨块骨折[74-77]。此外，骨性支撑植骨块在脊柱任何节段都很难通过一个后方切口来实现脊柱前部结构的安全重建。因此，在最近 20 年，钛笼的使用逐渐增加。

钛合金人工假体钛笼有多种不同的设计。第一代是固定长度的。第二代是动态 / 可伸展型，有圆形的端盖，或者带更宽的矩形终板设计[79-82]。Pekmezci 等和 Deukmedjian 等通过体外生物力学分析，发现带圆形端盖的钛笼要比矩形终板设计的可伸展假体更容易下沉，后者有更高的抵抗失败的载荷能力，甚至在出现了椎体终板中心部分塌陷断裂的情况下仍可提供支撑[81, 82]。其原因可能是由于椎体终板的后外侧部分强度最高，要比中央部分更坚强。因此，一些医生建议理想的钛笼终板最好较宽，呈矩形，能横跨于椎体周围环形骨突上，以减少钛笼相关的并发症[81, 83–87]。

如果不附加前路或后路的内固定系统，无论使用何种人工假体钛笼设计，前路重建的失败是无可避免的。Zdeblick 等报道利用犬模型做腰椎次全切除，采用骨性支撑体移植，但不辅助内固定，最终假关节形成率为 100%[88]。此外，有报道前路颈椎多节段次全切除，但不使用钢板内固定有很高的并发症发生率[89, 90]。附加内固定可以是单纯前路固定、单纯后路节段固定和同时应用前路和后路的 360° 环形固定。颈椎前路固定可使用固定板，胸、腰段可使用固定板或钉棒系统。在脊柱前路支撑重建后，360° 的环周固定能提供最稳固的生物力学环境[70, 91–95]。当颈椎接受多个节段（≥ 2 个）次全切时，应采用 360° 环周固定以减少前路固定板和椎间融合器的失败[89, 96]。胸、腰椎通常不需要采用 360° 环周固定，因为那样可能因为手术时间的延长，失血量增多和生理要求增加而使并发症增多[65, 97, 98]。但是在骨质情况差的情况下，单纯前路支撑和固定可能会使内固定失败的风险增加，在椎体次全切的部位难以达到骨愈合。此时需要辅助后路内固定。

早期内固定的失败，包括螺钉拔出和假体下沉，常发生于预期的骨愈合之前。尽管早期固定失败可能与手术技术的错误有关，但患者因肿瘤或感染而造成的骨质质量差也是原因之一。骨质质量差的可能原因包括：①肿瘤直接破坏；②骨合成代谢差（如肾病性骨营养障碍）；③骨质破坏药物的使用（如肾上腺皮质激素）[15]。减少这些早期并发症的技术包括：①通过延长固定节段，增加载荷的分散；②螺钉钉道部分攻丝或不攻丝；③使用 PMMA 骨水泥强化钉道[15]。

晚期内固定失败，包括支撑假体移位和固定棒断裂，常是假关节形成的结果（图 147–4）。脊柱肿瘤或脊柱感染患者有较高的术后骨质不愈合的风险，其原因可由于手术病灶切除后造成严重的骨质结构缺失，且术后辅助治疗，尤其是放疗，可干扰骨质的再生[78, 99–101]。Kim 等通过一项 33 例接受手术病灶切除并植骨，联合围术期放疗的脊柱肿瘤患者的队列研究，发现有 43% 的不融合率[101]。此外，Bouchard 等以兔为实验动物，研究发现放疗的时机影响后路脊柱的融合率，术后即时放疗与延期放疗（> 3 周）相比，有较少的成熟骨融合块[100]。在一项回顾性队列研究中，Pedreira 等发现脊柱放疗是与脊柱转移癌手术患者术后内固定失败显著相关的唯一因素[99]。Emery 等报道在接受前路椎体病灶切除、骨块植骨和围术期放疗的脊柱肿瘤患者中，有 16% 的假关节发生率[78]。联合后路内固定不能减轻假关节发生的危险，有两例假关节形成的患者最终出现晚期植骨骨折和继发性脊柱后凸畸形[78]。因此，医生在寻找其他的治疗策略以减少骨不连的风险。目前有两种方法可供选择，其一是使用骨形态发生蛋白（BMP），其二是使用多棒即"卫星棒"内固定技术（图 147–5）。这两种技术已被证实在成人脊柱畸形手术中可减少骨不连发生率[102–106]。尽管在脊柱感染手术中应用 BMP 未发现有不良反应，但应避免在脊柱肿瘤病例中使用，因为 BMP 理论上可刺激肿瘤在局部和全身的生长[107–109]。

四、结论

脊柱肿瘤和脊柱感染的手术治疗的目标在于努力恢复神经功能、改善疼痛、延长患者的生存期，但术中或术后的并发症可影响其作用和长期疗效。不幸的是，与择期的退变性脊柱手术相比，脊柱肿瘤或脊柱感染的手术并发症发生率更高。值得关注的术中并发症包括：硬膜撕裂、术中大量失血、肿瘤包膜破裂、病灶周

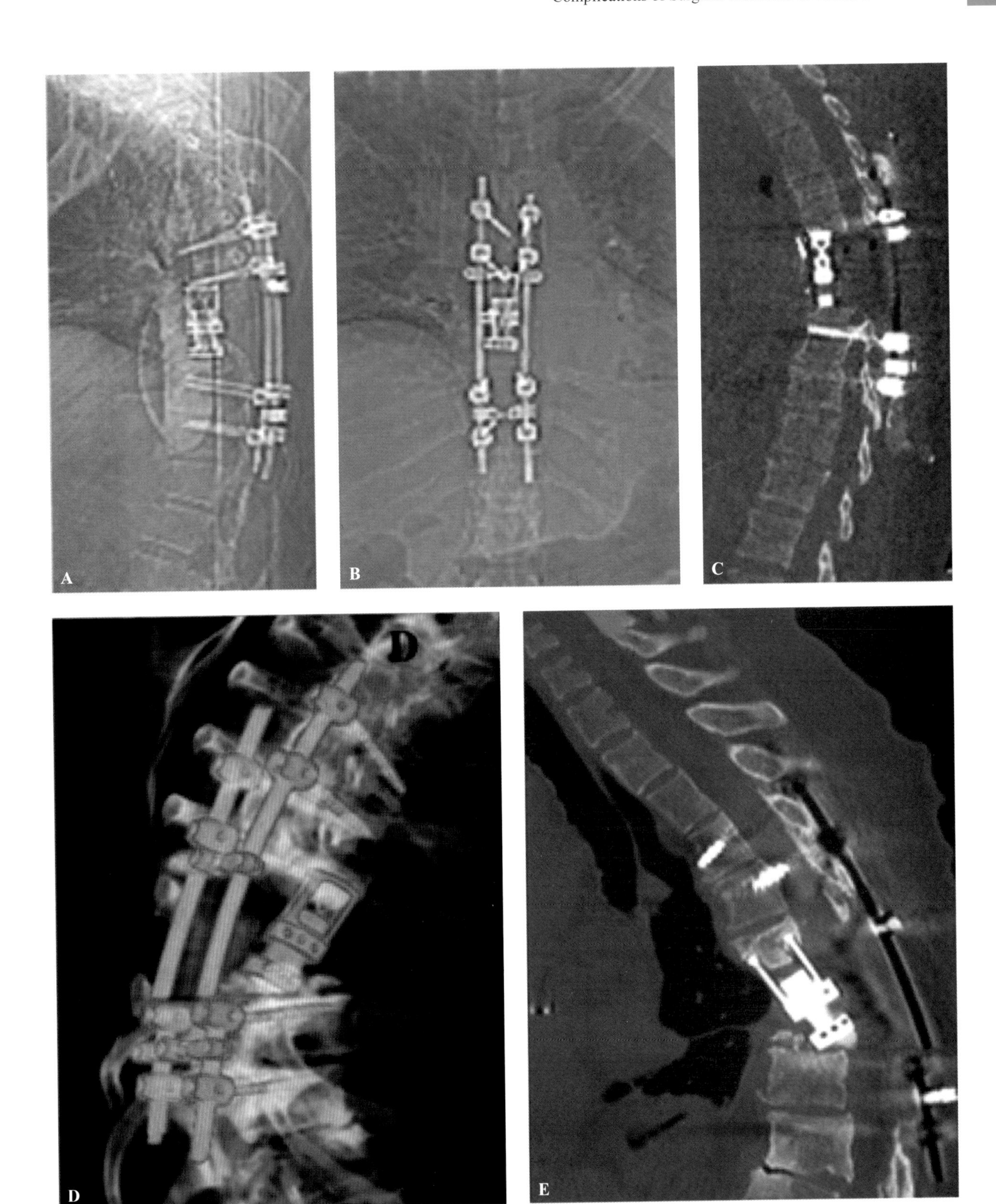

▲ 图 147-4 **60 岁女性患者，T_7 乳腺转移癌，接受后路 T_5～T_{10} 内固定融合术、T_7～T_8 椎体次全切除术，前柱重建采用圆形终板可扩张钛笼（A 至 C）。术后 18 个月患者出现灾难性内植入物失败、植骨不融合、钛笼移位和双侧固定棒断裂（D 和 E）**

经许可转载，引自 Pedreira R, Abu-Bonsrah N, Karim Ahmed A, et al. Hardware failure in patients with metastatic cancer to the spine. J Clin Neurosci 2017; 45: 166-171.

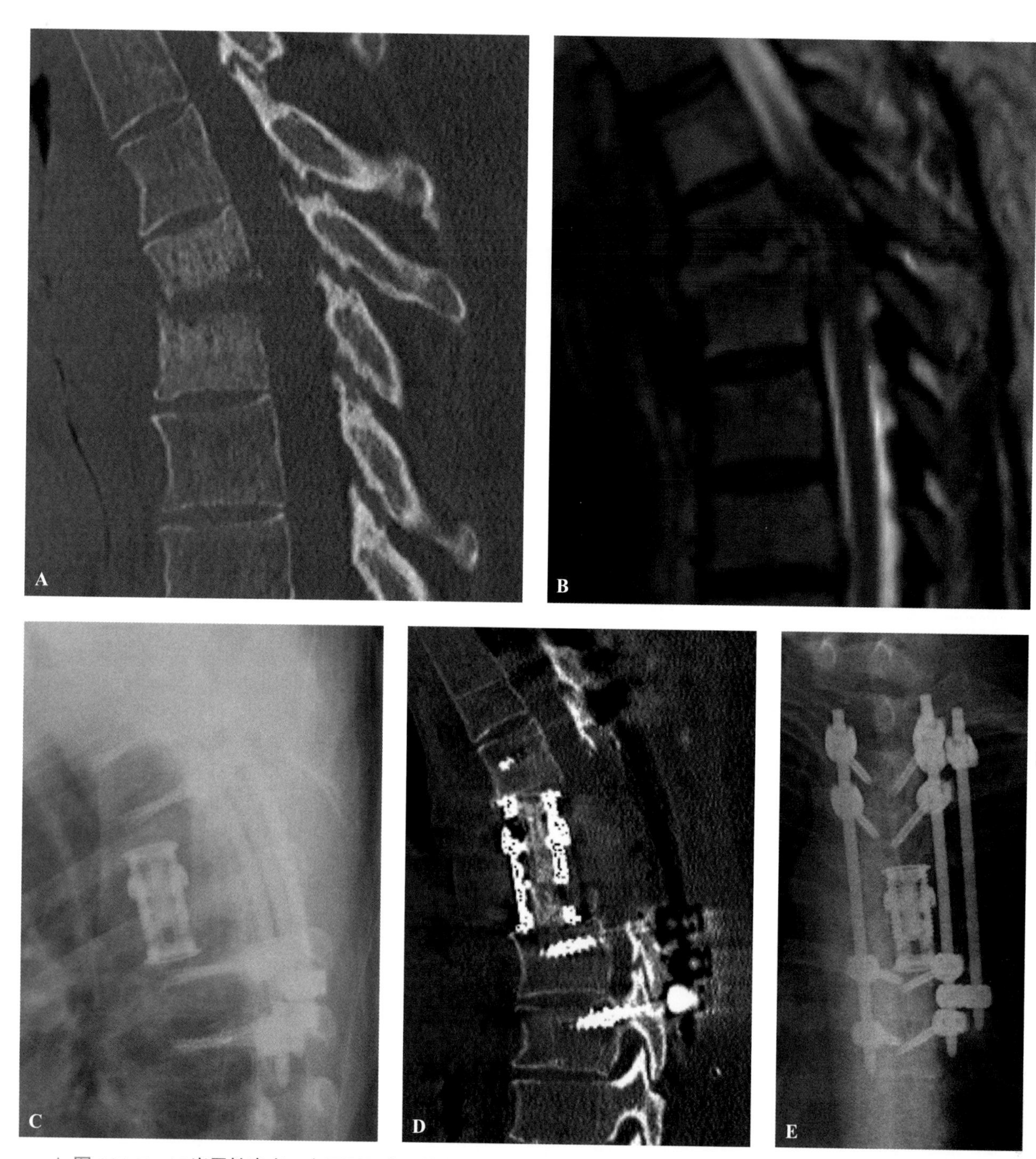

▲ 图 147-5 **46 岁男性患者，有丙型肝炎及静脉注射毒品史，表现为 $T_4 \sim T_5$ 椎间盘炎、骨髓炎和脊髓不完全损伤（A 和 B）。因神经损伤及骨质破坏，所以患者行后路 $T_2 \sim T_7$ 固定融合，并经肋横突切除入路行双节段（$T_4 \sim T_5$）椎体次全切（C 至 E）。前柱采用环形终板可扩张椎间融合器重建（C 至 E）。为增强固定，采用单根卫星棒跨过椎体次全切区域（E）**

围软组织结构的主动牺牲。值得关注的术后并发症包括：血栓形成、切口不愈合或感染、肿瘤局部复发和（或）病变持续存在、假关节形成和内固定失败。深思熟虑和精准的手术策略，以及围术期多学科联合对患者进行营养调整和恰当的辅助治疗是减少这些并发症发生的关键。归根结底，对脊柱肿瘤或脊柱感染手术并发症的类型和发生率有清晰理解和认识是取得最佳手术疗效的保证。

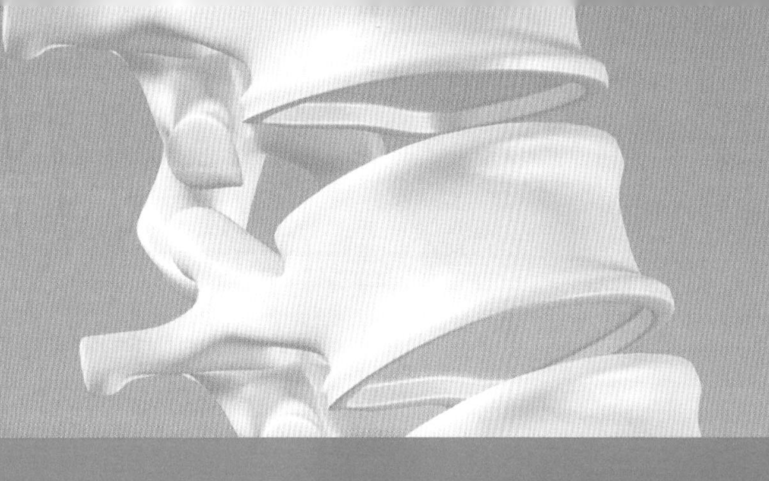

第十四篇　并发症

Complications

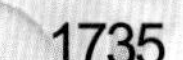

第148章 脊柱手术的神经并发症

Neurologic Complications in Spine Surgery

Martin H. Pham Meghan Cerpa Earl D. Thuet Lawrence G. Lenke 著
陈建庭 李宗泽 译

一、概述

近年来，成人脊柱畸形（adult spinal deformity，ASD）手术取得了重大进展。椎弓根螺钉技术、后柱多部位联合截骨术，甚至三柱截骨术都能够更为有效地矫正畸形。但是，神经损伤仍然是ASD手术的严重并发症，可对患者的预后和生活质量产生巨大影响。神经电生理监测已成为术中检测和保护神经功能的可靠有效手段[1, 2]。此外，机器人和图像导航系统日益普及，尤其在解剖学标志被融合骨块遮蔽的困难病例中，可减少椎弓根螺钉误置[3, 4]。本章旨在讨论复杂ASD手术急性神经并发症的处理，并提出了安全有效的治疗方法。

二、发生率

ASD患者畸形矫形术后神经并发症的发生率一直难以确定。有报道ASD术后神经功能障碍的发生率为0%～11%[5-9]。有2项研究（其中一项来自一家机构），分析了前瞻性研究的数据以确定并发症，但都未使用经过验证的评分系统来量化神经功能[10, 11]。复杂ASD术后神经并发症的准确发生率，对患者和医生做出最佳的决策至关重要。此外，能够以一种标准化的方式检测神经并发症发生率，从而准确评价ASD手术的新方法、新技术和新疗法也是至关重要的。Scoli-RISK-1试验是近期的一项前瞻性多中心观察性研究，旨在使用美国脊髓损伤协会（ASIA）评分系统（图6-1），以准确评估复杂ASD手术的神经并发症发生率[12]。该研究在15个国际医疗中心纳入了273名接受过复杂ASD手术的患者。出院时22.18%的患者有明显的下肢运动障碍（即5块主要的腿部肌肉的运动肌力均小于5/5级），术后6周和6个月该比例分别下降至17.91%和10.82%。相比之下，12.78%的患者在出院时下肢运动评分（lower extremity motor score，LEMS）有所改善，在术后6周的随访时16.42%的患者LEMS改善，术后6个月时20.52%的患者LEMS进一步提高。该研究明确给出了ASD患者预期的神经并发症发生率，为未来临床试验降低术后神经功能障碍发病率奠定了基础。

对于需行后路全椎体截骨（vertebral column resection，VCR）的严重畸形，据报道，在202例儿童和成人患者中，新发的神经功能障碍的发生率为4.0%[13]。神经功能障碍的风险与畸角比（deformity angular ratio，DAR）相关，矢状面DAR较大（≥15）的患者术后神经功能障碍的发生率更高（12.5% vs. 0%，P=0.000）。另一项回顾性研究分析了来自多中心的前瞻性研究数据，发现在行 VCR 或经椎弓根截骨术（pedicle subtraction osteotomy，PSO）进行三柱截骨的成人患者中，神经并发症的发生率为 8%[14]。

近期一项大样本的病例对照预后研究发现，在 564 名行 ASD 手术的患者中神经并发症的发生率为 17.6%，其中 13.7% 与手术相关，5.0% 为非手术源性神经并发症[15]。最常见的并发症是神经根病（30%）、运动功能障碍（22%）、精神状态改变（12%）和感觉功能障碍（12%）。翻修手术（OR 1.7，95% CI 1.2～2.4）和椎间融合（OR 2.1，95% CI 1.4～3.2）也与神经并发症发生风险的增大有关，但椎管减压和截骨（包括三柱截骨）并不会增加神经并发症的风险。

三、神经损伤的发病机制

ASD 术中发生神经功能损害的原因有很多。放置器械，如椎弓根螺钉、钩或椎板下钢丝可直接损伤脊髓、马尾神经或神经根。此外，术中矫形操作可能会激惹神经细胞，导致神经功能损害；引起局部血管过度收缩，导致脊髓缺血。脊髓缺血的其他原因还包括：长期低血压［即平均动脉压（MAP）＜ 55mmHg］、低血红蛋白继发的低氧或在前路手术中节段血管结扎引起的血管损伤[16]。对于门诊的持续高血压的患者，应该将术中血压适当升高，因为术中正常的血压实际上对于该类患者的血管来说是一种相对低血压的状态，有可能导致脊髓缺血。

与神经并发症密切相关的因素有：手术时间过长、失血多、前后路联合手术、多期手术、先天性脊柱后凸或脊柱侧弯、脊柱曲度过大或僵硬（Cobb 角＞ 90°）、既往存在的脊髓病变或神经功能障碍及脊髓内肿瘤等。其他与患者相关的解剖学危险因素包括：脊髓拴系、Arnold-Chiari 畸形、脊髓空洞症和脊髓纵裂畸形等。

四、患者评估与术前规划

基本的术前检查依旧是详细的病史和查体。应评估患者是否有先天畸形、神经纤维瘤病和骨骼发育不良等可能增大医源性神经并发症发生风险的病史。查体应包括对脊柱的三维评估，以评估患者的姿势、神经状态、髋关节屈曲挛缩、腿长不均、骨盆倾斜、身体习惯、营养状况、脊柱柔韧性，并检查俯卧位下的脊柱情况。同时，仔细检查运动、感觉和神经反射功能，并评估步态质量，这对于筛查患者在颅脊轴线上是否存在其他潜在的局部病变至关重要。充分的影像学检查对于最佳的手术计划和神经系统的预后非常重要。必须在正侧位图像上显示整个脊柱和髋关节。摄片时患者双膝完全伸直站立，以便准确测量矢状位平衡［矢状面垂直轴（SVA）］、胸椎后凸、腰椎前凸和包括骨盆入射角（PI）、骶骨倾斜角（SS）和骨盆倾斜角（PT）的脊柱骨盆参数。站立位腰椎侧位动态 X 线片可以发现局灶性不稳定或脊柱滑脱。仰卧左右侧屈位 X 线片有助于评估畸形的活动度。当完成适当的影像学检查后，就可以进行矢状位和冠状位平衡的评估。

MRI 是一种常规的术前影像学检查，用于检查神经和神经周围组织，评估椎管狭窄、小关节骨质增生、椎弓根结构异常、椎间孔侵占和退行性椎间盘病变，也有助于发现脊髓和硬脊膜内的异常。CT 有助于呈现患者的骨结构解剖学，特别是对于三维空间中复杂的脊柱侧弯病例，CT 重建图像可以帮助外科医生清楚地掌握畸形节段的特点并选择合适的矫形手术方案。对疑似骨量偏低或已确诊骨质疏松的患者应进行双能 X 线吸收骨密度仪（DEXA）扫描，以优化手术方案，并告知潜在的并发症风险，例如内固定失败、植入物脱出或由邻近节段压缩性骨折引起的近端交界性后凸（proximal junctional kyphosis，PJK）。

五、术中准备

细致的术中准备有助于安全有效地应对术中并发症的发生。在麻醉诱导前，手术团队应与麻醉和神经监测团队及手术室工作人员讨论患者的医疗状况、手术规划和手术时间安排，使所有团队在以下问题上达成一致：需要监测什么、如何保证监测数据的安全性，以及在发生明显数据变化或丢失时每个团队应如何应对[17]。

行气管插管前，可以告知和提醒患者如何在手术中进行 Stagnara 唤醒试验。动脉导管可用于持续的血压监测。放置体感诱发电位（SSEP）和运动诱发电位（MEP）导联，并在翻身到俯卧位时检查。临床上有些病例可能需要改变体位，例如有严重的脊髓压迫或脊柱结构不稳的患者，应该检查这些电极在体位改变时的位置。上肢、骨突起和受压的区域要仔细放置垫子，摆放位置要避免臂丛神经牵拉或压迫麻痹，以及术后感觉异常。充气加温毛毯可防止体温过低，尤其是在长时间的手术中。术中维持适当的血压至关重要，既要减少术中出血量和输血量，同时要维持足够的脊髓灌注。MAP < 55mmHg 与脊髓缺血的风险增加相关[18]。然而，适当低压麻醉，维持 MAP 在 65～70mmHg，常用于减少失血，特别是在手术过程中。在实施矫正操作前约 30min，麻醉团队应该逐渐升高 MAP 至 80～90mmHg，以便在脊柱操作和畸形矫正期间维持适当的脊髓灌注。术者也应与神经监测团队交流，特别是在减压和矫形期间，应该用 SSEP 和 MEP 信号多次刺激以监测脊髓功能。

六、术中神经监测

（一）体感诱发电位（SSEP）

SSEP 除了用于评估大脑皮质和外周混合神经功能外，还可评估脊髓后柱的功能。脊髓后柱支配精细触觉和本体感觉，而非痛温觉。虽然皮肤感觉和本体感觉丧失不像运动功能障碍那样明显影响患者的日常生活，但仍有显著的影响。SSEP 仍然是评估脊髓背侧柱功能完整性的最常用的术中监测方法。虽然有案例显示在 SSEP 信号改变缺失时出现术后下肢瘫痪，但 SSEP 并不能用来单独检测，应该始终与 MEP 监测结合使用，以确保获得最完整的神经电生理信息[19]。SSEP 不能有效监测单个神经根损伤，也不能鉴别神经根或单独的运动通路并发症，这些都是 SSEP 监测能力的局限性。在我们医院 SSEP 的预警标准是与基线值相比信号振幅下降超过 50% 或延迟增加 10% 以上。

（二）运动诱发电位（MEP）

MEP 通过刺激运动皮质来监测皮质脊髓束活动，并且对运动通路具有选择性。MEP 监测依靠干预丘脑突触来防止脊髓感觉束的逆行放电。经颅 MEP（transcranial motor evoked potential，tcMEP）的刺激部位位于大脑皮质。MEP 终点数据由脊髓（D 波）或末梢肌肉复合运动电位（compound motor action potential，CMAP）确定。刺激由多个小的刺激信号组成。在 2～7 个脉冲的序列中，刺激电压水平通常为 100～500V。研究发现，刺激序列可以显著减少所需的刺激量，并且极大地稳定其响应。

对于磁性 tcMEP，皮质上方的线圈提供电刺激，而运动皮质的电刺激由皮下电极提供。螺旋电极应用较多，尽管有时引起头皮水肿和不可靠的信号记录等问题，但是螺旋电极仍有低阻抗和在头皮上安全定位的优点。外周数据通过肌电图（electromyography，EMG）获得。CMAP 最好在皮质脊髓束神经分布丰富的部位监测，如四肢远端肌肉。常见的记录部位是拇短展肌或拇短屈肌，可替代部位包括上肢的前臂屈伸长肌和下肢的胫前肌。

（三）肌电图（EMG）

肌电图的临床应用及其对运动系统功能监测的特异性产生了自发性肌电图（spontaneous electromyography，sEMG）。与手术节段相协调，预先选定sEMG监测的肌节，不能使用肌松药，以避免抑制甚至阻止所有的肌肉活动。肌节出现持续的电活动，提示神经根正受到刺激。爆发性肌电活动提示神经根正受到过度的影响或侵袭，提示手术操作对神经根有严重的刺激。当神经根被完全离断时，肌电图上电信号完全消失。远端记录部位通常与麻醉诱导后手术前插入的肌内针或导丝电极相匹配。

高刺激的触发肌电图（tEMG）可用于验证椎弓根骨皮质钉道的完整性。由于骨电阻高，需要更高的阈值才能刺激邻近的神经。故当tEMG需要高度刺激时，提示该螺钉所在椎弓根骨皮质完整，未发生破壁。直接刺激一个破壁的椎弓根孔或一枚错置的椎弓根螺钉，只需要在较低强度下就可刺激邻近的神经根，在相应的肌节中诱发CMAP。该方法可应用于胸椎手术中，腹直肌或肋间肌可以作为远端记录部位来监测。通过观察椎弓根钉道至远端肌单元的电信号完整性，tEMG可提供与术中相关的数据，以确定内固定操作对神经根刺激或损伤的风险。

（四）Stagnara唤醒试验

Stagnara唤醒试验已广泛应用于神经功能的术中评估，可评估初级运动皮质、脊髓前运动通路、神经根和周围神经的功能。但是，它只给出了一个粗略的运动功能评价，并不直接测量任何感觉功能部分[20]。试验过程中需要暂时性降低麻醉的深度，要求患者移动上肢和下肢。该试验具有一定的局限性，因为该试验完全依赖于患者的依从性，不能应用于有智力发育障碍、年龄较小、术前身体虚弱或不能遵循指令的患者。这项试验本身存在一定的风险，包括试验过程中患者自我拔管、术中静脉通道丢失、体位改变、空气栓塞，以及事件的术后回忆等。尽管如此，唤醒试验历来是神经术中评估的基础，一些中心仍将其与先进的神经监测技术结合使用，作为整体判断神经状态的一种手段。如果使用得当，唤醒试验应该能完全准确地检测大体的运动变化[20]。尽管不能对精细运动变化进行准确评估，但该试验能够提醒外科医生注意临床上最明显的神经损伤，如肢体麻痹、截瘫和足下垂等。Stagnara唤醒试验的另一个不足之处是只评估特定时刻患者的神经功能，但在患者重新处于麻醉状态后，无法连续监测手术过程中神经功能变化。如果监测数据缺失，由于术中难以进行多次的唤醒试验，需要术者对已有的试验结果进行谨慎的判断。

当术中未能准确获得患者脊髓监测（spinal cord monitoring，SCM）信号，例如对于严重脊髓病患者，以及当响应不能改善而SCM信号变化超标的患者，应使用Stagnara唤醒试验。该试验还应该用于当手术与神经监测数据不相符的时候，例如监测数据丢失提示可能发生足下垂或截瘫，但手术没有导致明确数据改变。在这种情况下唤醒试验可以明确一个真实的神经障碍，或影响一个重要的手术决策，而不是去确认一个数据丢失的神经监测技术原因。唤醒试验还应该用于拔管前手术结束之时，以评估患者的神经功能。

七、多模态术中监测

值得注意的是，单一的神经监测方法难以充分监测所有的脊髓通路。如果术中神经监测的目的是同时评估感觉和运动通路功能，那么没有一种单一的监测模式可以实现这个目标。但是，已证明多种监测方法联合使用能够在脊柱手术过程中为患者的神经功能评估提供可靠的信息，从而为准确的术中判断与决策提供依据[17]。多模态术中监测使用所有的电生理技术，观察所有可能发生并发症风险的神经结构，能够同时监测上行和下行的神经传导通路，并提供实时或即将发生神经功能障碍的重要信息。

八、术中神经并发症

对于复杂的 ASD 手术，尤其在术中内固定置入和畸形矫正复位的过程中需要持续的神经监测。一旦 SSEP 和 MEP 监测信号的变化超过安全阈值，怀疑发生了脊髓或神经根损伤，需立即采取应对措施。应急预案可以帮助外科医生确定病因并启动适当的治疗。每一步治疗后需重新评估神经监测信号的强度。下面列出的每一步骤的具体时间都不是通用的；确切地说，时间是根据每个患者的情况量身定制的。如果患者在一个纠正步骤完成后神经功能仍未得到改善，则启动下一个步骤。以下是当 SCM 发生改变时需考虑的因素的一般清单。

① 与神经电生理监测团队沟通，以证实术中信号变化是"真实的"，而不是与监测技术或麻醉相关的问题引起的。信号数据的分析常常依赖于主观判断，所以神经监测技术人员及参与术中监护的神经科医生的经验是非常重要的。

② 升高血压（MAP 为 80～90mmHg），必要时使用升压药物和输血（Hgb ＞ 9）以保证脊髓适当的氧供。

③ 减少或解除术中牵引（如头 – 股骨髁上牵引等）；

④ 如果手术入路经椎板或截骨进入椎管，应触诊硬膜是否有被侵袭。

⑤ 撤销任何已有的矫形动作和（或）考虑使用临时棒通过压缩技术缩短脊柱，以减少导致血流减少的脊髓张力和牵拉。

⑥ 确认没有导致脊髓侵袭或扭曲的脊柱半脱位。对于骨性松解或截骨后不稳的脊柱畸形，可以考虑双侧放置临时棒。

⑦ 如果刚放置植入物（螺钉 / 钩 / 钢丝或线缆），应考虑其位置不当，并检查邻近硬脑膜是否有被侵袭。

⑧ 如果监测数据仍未改善或恢复到基线水平，指示麻醉医生减少麻醉药以进行 Stagnara 唤醒试验。这实际上需要一些时间来执行，此时亦要考虑其他原因，并制订一个包括临时固定以结束手术并择期的应急方案。

⑨ 对于严重的成角畸形，可以考虑通过椎板切除、椎弓根切除或部分椎体切除对脊髓神经根进行进一步的减压，以舒缓牵拉或侵袭的神经组织。由于这些操作会造成高度不稳，脊柱不稳定的半脱位会发生进一步的脊髓损伤，故此时要放置临时棒。

（一）脊髓灌注

在神经电生理监测信号发生改变后，应优化患者的血流动力学和血氧饱和度，以改善脊髓灌注。将 MAP 提高到＞ 80mmHg 或高于基线水平的 20%[21]。调控血红蛋白和血糖水平，并将体温保持在 36.5℃以上，上述措施均可增加脊髓灌注，优化神经监测[22]。

（二）Stagnara 唤醒试验

若神经电生理监测信号改变提示存在持续性神经损伤，应考虑进行验证性试验。在给患者麻醉诱导之前，应该告知患者需进行几次从麻醉苏醒后的运动强度测试。在内固定物置入和进行矫形操作时，应多次评估患者的神经功能。这使外科医生能够在术中最可靠地确定导致刺激的潜在因素，例如内固定物的误置或矫正操作引起的脊髓牵拉。因此，在等待患者从麻醉中醒来进行唤醒试验时，可以移除有问题的内固定或松解矫正。但是，必须意识到从矫形操作到 SCM 信号减弱或缺失可能存在时间延迟。因此，对于任何超过安全阈值的SCM信号改变，术者的处理对策必须基于术中所涉及的诸多因素，包括MAP、矫形操作过程、信号改变类型等。

（三）矫形松解

即使在其他参数（如MAP、温度、血红蛋白水平等）正在优化时，术者仍应考虑松解脊髓上的张力，以观察数据信号是否立即有改善，从而明确手术矫正就是数据丢失的原因。当松解后，SSEP或MEP信号仍持续异常时，可考虑进行第二次唤醒试验。若矫形松解后唤醒试验或神经电生理监测结果得到改善，术者可以选择在原位行脊柱融合或尝试更保守的矫形操作。若矫形松解后神经功能仍未得到改善，应重新评估所有的螺钉和钩，还应评估脊柱的稳定性。当移除内固定物会影响脊柱稳定性时，例如椎体切除后，术者应考虑保留现有的内固定，并在最小的张力下行脊柱融合。若已行截骨操作，应检查椎管内是否有可能压迫脊髓的碎骨片、膨胀性止血药或骨蜡等。

根据监测变化，应严格检查椎弓根螺钉的位置。每个螺钉的位置可以用一种或几种测量方法的组合进行重新评估。如果每个固定点上tEMG监测的刺激阈值较高，则提示螺钉位于电阻较高的椎弓根皮质骨内。如果任意一枚椎弓根螺钉位置的肌电图阈值明显低于其他位置（＜60%），提示可能存在椎弓根破壁，该椎弓根螺钉应重新评估[23]。螺钉的位置也可以通过术中透视或CT扫描图像来评估。如果正位X线图像显示椎弓根螺钉的尖端越过椎体中线，提示椎弓根内侧存在破壁。当出现上述任何一个或所有的表现时，可直接移除螺钉以重新评估钉道的位置是否正确，或行小范围椎板切开术，评估内侧椎弓根皮质的完整性。如果内固定不影响脊柱稳定性，那么早期取出内固定可能有助于神经功能的改善。

移除内固定可有助于提高对神经组织的成像质量。在没有内植入物产生伪影时CT和MRI扫描的质量更好。甚至钛金属内植入物在CT和MRI扫描中也能产生伪影。在有钛金属内植入物存在的情况下可以进行MRI扫描，或者要求进行CT扫描。如果保留内固定，在标准的CT或MRI扫描不能明确神经组织损伤的情况下，可行CT脊髓造影。检查结果发现异常（如螺钉误置、血肿等），应立即返回手术室行减压术或内固定取出。如果充分的影像检查并未发现神经明显受压的表现，则应密切观察患者的血压，并进行药物支持。

九、类固醇疗法

尽管甲泼尼龙使用方案仍饱受争议，但其仍是目前治疗急性脊髓损伤唯一认可的药物。术中类固醇的使用仍未得到广泛的研究。然而，在矫正和牵拉松解缓解张力后，如果患者的唤醒试验持续异常（如运动功能缺失），我们目前的方法是给予类固醇的治疗。目前推荐的方案是静脉给药剂量为30mg/kg，持续15min以上，然后是5.4mg/（kg·h）静脉滴注23h（如果在损伤后3h以内开始）[16]。甲泼尼龙用于手术中脊髓损伤的治疗鲜有报道。因此，术者必须权衡激素对恢复并改善神经功能的潜在好处，以及可能增加感染、胃肠道出血、伤口愈合不良及其他系统性不良事件的风险。美国神经外科医生协会/神经外科医生大会（AANS/CNS）脊柱和周围神经疾病指南委员会提出，24h或48h的甲泼尼龙是治疗急性SCI的一种选择。尽管如此，只有在有害不良反应的证据比临床益处的任何建议更为一致的情况下，才应该给药。

静脉注射利多卡因（2mg/kg）扩张血管已应用于治疗假定由节段性血管结扎导致的脊髓缺血[24]。在实验动物模型中，鞘内和静脉内注射血管扩张药有助于增加脊髓灌注、保护神经元。但我们缺乏这种药物的临床经验，因此不能对其有效性进行专门的评估。有研究表明，利鲁唑可通过兴奋性神经传递调节机制对神经损伤有保护作用，但仍需更多的数据验证[4]。

十、术后管理

术中发生神经损伤的患者，术后应转入重症监护病房，密切监测血流动力学参数，并进行多次的神经功能检查。MAP 必须维持在 80mmHg 以上，必要时采取静脉补液、输血（如有必要）或血管升压药等方法以维持脊髓灌注。在开始的 12～24h 内，应每小时进行一次神经功能检查并记录，以评估神经功能障碍的病程和疗效。应格外注意一直插管和接受镇静药的患者。在这种情况下，最重要的是每小时减轻一次患者的镇静程度，以有效地进行神经功能的评估。

十一、延迟的术后神经并发症

术后神经并发症较术中神经损伤发生率低，但仍应引起重视并谨慎处理。尽管相对少见，术后延迟的脊髓损伤可能是由于牵拉或血肿的发展引起的进行性脊髓缺血所致。

与任何急性脊髓损伤一样，脊髓的充分灌注至关重要。密切监测患者血压，保持 MAP > 80mmHg。必要时使用血管升压药物获得足够的血压和脊髓灌注。还应监测血红蛋白水平，以避免术后过度贫血，并确保适当的供氧。患者体温应保持在 36.5℃以上。对于有持续神经功能障碍的患者，可采用上述的类固醇疗法。

在患者重返手术室之前进行影像学检查可有助于了解造成障碍的原因。这将使外科医生能够计划适当的手术方案，包括是否重新探查以局部减压进展性的硬膜外血肿、解除矫正或取出内固定以改善脊髓缺血。如果这些方案的实施太耗时，外科医生可直接手术探查，于术中评估分析引起持续进行性神经功能障碍的原因。对于术后急性期新发神经功能障碍患者，早期减压可改善神经功能预后。相反，如果在 CT 或 MRI 上没有发现异常，可以通过支持治疗密切观察患者。

十二、总结

随着椎弓根螺钉内固定的使用，以及越来越多地采用优化畸形矫正的复合三柱截骨术，针对复杂的 ASD，外科治疗取得了显著的进展。然而，用于治疗严重畸形的技术涉及恢复脊柱骨盆力线和矢状位与冠状位平衡，增加了神经并发症的风险，并有可能造成永久性的临床和功能后遗症。重要的是脊柱外科医生要有一个明确的认知和处理程序，安全有效地管控出现在 ASD 外科手术中的神经功能障碍。

第149章

围术期脊髓损伤及脊髓病

Perioperative Spinal Cord Deficits and Myelopathy

Muhammad Ali Akbar　Jetan H. Badhiwala　Michael G. Fehlings　著
初同伟　邱奕云　译

一、概述

脊柱围术期神经损伤是一种罕见但具有潜在破坏性的并发症。对存在复杂脊柱畸形[1]、髓内肿瘤、外伤或存在脊髓病史的患者实施手术通常会增加其罹患神经系统并发症的风险。术前、术中或术后的直接或间接干扰可能引发脊柱任一节段的脊髓或神经根损伤。神经损伤根据程度的不同，可分为暂时或永久性，其表现为运动、感觉或自主神经功能障碍或丧失。损伤程度取决于多个危险因素，包括患者风险因素（如凝血障碍、心脏病）、手术条件（如术中低血压）、脊柱不稳、手术类型和部位、脊柱内固定器械的使用等。

在这一章中，我们将总结目前有关围术期脊髓损伤（perioperative spinal cord injury，POSCI）的预防、诊断和治疗的内容。

二、损伤的病理生理学机制

脊髓神经损伤可分为原发性和继发性[2, 3]。原发性损伤是指由于畸形、牵拉或能量传导对脊髓造成直接伤害，包括撕裂伤、剪切伤、压迫伤、牵拉伤或热损伤等，可直接损伤组织和细胞。原发性损伤可以发生在围术期任何时间点。

继发性损伤始于缺血，进而诱发细胞内外级联反应，最终导致细胞损伤和死亡。具体来说，原发性机械损伤导致的血管破裂、自身调节功能受损、血管痉挛、出血和血栓形成，最终会引起缺血。随后会出现：①胞内钙离子和胞外钾离子增加，导致电解质失衡；②细胞内神经递质的堆积，如5-羟色胺和谷氨酸；③自由基的产生、花生四烯酸的释放和脂质过氧化；④水肿和炎症发生；⑤厌氧细胞代谢过程；⑥程序性细胞死亡或者凋亡。这种渐进性的病理过程可能发生在损伤后的几分钟到几小时。一旦发生，神经系统恢复的可能性微乎其微。因此，尽早发现围术期脊髓损伤，是防止上述病理改变至关重要的一步。

在某些情况下，原发性损伤并非急性，而是慢性和渐进性的，如退行性颈脊髓病（degererative cervical myelopathy，DCM）。通过动物模型研究，可以直观发现这种病理过程由慢性压迫状态导致微血管破裂，脊髓血流分布改变，从而使脊髓处于缺血状态[4]。另一种损伤机制是缺血再灌注损伤。由于血流动力学的突然变化而导致神经结构氧化损伤[5]。这些损伤机制有助于解释退行性颈脊髓病或C_5神经根麻痹术后患者为何会偶尔出现早期神经功能恶化[5, 6]。

三、损伤的危险因素

（一）术前和术后

神经系统并发症为术中或术后损伤脊髓或神经根。在术前、术后应当充分考虑到多种可能会导致神经损伤的危险因素。首先，根据损伤的原发和继发机制，因脊髓压迫发现较晚、处理不及时导致的继发性损伤，这些本身即是一个非常重要的危险因素。其次，应该慎重考虑患者的体位。颈椎手术中，颈椎管严重狭窄的退行性疾病如后纵韧带骨化（OPLL），或是类风湿关节炎、唐氏综合征、Klippel-Feil 综合征等脊柱不稳的疾病，在插管时因过伸致使脊髓损伤风险极高[7, 8]。表 149-1 概括部分可能增加围术期脊髓损伤（perioperativo spinal cord ininry，POSCI）概率的患者和手术相关危险因素。这些危险因素应在术前予以充分评估。

表 149-1 围术期脊髓损伤（POSCI）术前评估的关键危险因素

患者因素	高龄
	先天性凝血病
	既往放射治疗史
	脊髓病病史
	重度狭窄
	外伤
	髓内肿瘤
	成人脊柱畸形（如僵硬性后凸畸形）
	先天性脊柱畸形
	神经纤维瘤病
手术因素	多节段手术
	翻修手术
	三柱截骨术（用于僵硬性畸形矫正）
	前后路联合手术
	髓内探查

POSCI 的另一个主要危险因素是脊髓损伤可以影响血管收缩出现低血压，进一步导致脊髓血流灌注减少[9]。低血压可能发生在高位脊髓损伤，或在麻醉诱导和手术刺激之间的短时间内由于麻醉操作所致。如果需要使用血管升压药保持脊髓灌注，则应将平均动脉血压维持在 80mmHg 以上[10]。

术后同样存在多种损伤危险因素，包括术后血肿、感染和硬膜外脓肿。有凝血障碍或行多节段手术的患者发生硬膜外血肿的风险更高[11]，虽然大多数血肿很小，可以被重吸收而不会导致脊髓压迫，但仍有 0.1% 的患者需要进行干预[12, 13]。外科医生可根据自身判断在伤口内放置引流管以减少血肿形成。全球范围内硬膜外脓肿发生率为 0.02‰～0.2‰[14]，占术后感染病例的 16%[15]。既往有糖尿病、外伤史、药物和酒精滥用史的患者发生脓肿风险较高。其中最常见的病原体是金黄色葡萄球菌[14]。术后早期内置物移位或内固定失败也会引起相应并发症。这可能是术后支撑内置物移位或内置物断裂、内固定松动和长期不融合导致[16, 17]。所有内固定失败都可能导致脊柱不稳定、脊髓受压。

（二）颈椎

颈段脊髓损伤可引起损伤平面以下的短暂或永久性神经功能障碍，根据损伤程度，由轻到重分为损伤平面以下感觉异常到完全性四肢瘫 / 截瘫。术前应常规进行 MRI 和 CT 检查，可以了解每个患者解剖的细微差别，评估颈椎不同的手术入路和内固定技术的可行性。

颈椎前路手术引发颈段脊髓损伤非常罕见。但在伴有颈椎管狭窄、既往脊髓病史和严重颈椎畸形的情况下，颈脊髓损伤的发生率则要高得多，估计为 1%～3%[18]。在伴有 OPLL 的患者中，损伤风险可能会增加到 10%[19]。在前路手术中，颈段脊髓损伤通常发生在咬除骨赘、钻取钉道或

植骨 / 融合器放置位置不当时。与椎间盘切除术相比，内置物移位更易发生于椎体次全切除术后[17]。内置物移位的风险随着椎体融合节段的增加而增加[20]。外科医生应注意患者体位，避免颈部过伸。尤其需要注意的是，不应对脊髓施加任何压力或者牵拉脊髓。所有钻头、螺钉和探针（pin）的长度均应小于颈椎椎体的矢状径。在后方稳定性较差的情况下，涉及 3 个以上节段的椎体次全切除术可能需要行后路融合术。

颈椎后路减压和（或）融合内固定术则相对安全，神经系统并发症的发生率为 0.18%～0.64%[21, 22]。重度颈椎后凸矫正发生神经损伤的风险则相对更高。预防性后路颈椎椎间孔扩大有助于减少脊柱后凸矫正的神经损伤风险，但其手术本身有 1%～2.3% 的神经损伤风险[23]。内固定装置损伤神经根和椎动脉的风险通常比脊髓损伤更高。侧块螺钉是一种安全的技术，因为螺钉是侧向的，所以不太可能出现椎弓根内侧壁破裂。文献报道侧块螺钉神经根损伤的发生率为 1.8%[24]。上段颈椎椎弓根螺钉置入轨迹为外侧到内侧，因此更具挑战性。但借助于图像辅助技术和术者的丰富经验，其神经血管并发症仍然较低[25, 26]。进行椎弓根螺钉固定操作的外科医生应该充分掌握颈椎骨性结构解剖，并考虑到导航技术存在不准确性。C_1～C_2 经关节突螺钉的神经损伤发生率也很低，只有 0%～0.2%[27, 28]。但如果 C_1 侧块前方有骨皮质破裂，就可能发生神经损伤。C_1～C_2 对线不良或存在椎动脉高跨，导致无法行关节突螺钉固定的情况下，可以使用 C_1 侧块～C_2 峡部固定，其安全性优于其他替代方案[29]。

中段颈椎减压术（用或不用内固定装置）的主要风险之一是 C_5 神经根麻痹。其通常在术后早期，即 30 天内发生[30]。前路手术通常比后路手术更安全。Basaran 和 Kaner 的系统回顾发现，带或不带有融合术的椎板切除术较单纯椎管成形术相比并发症发生率更高[31]。C_5 神经根麻痹的病因尚不清楚，有假说将其归因于术后脊髓后移引起的神经根牵拉损伤。C_5 神经根最短，因此最容易受影响。C_5 神经根麻痹的另一个可能机制为缺血再灌注损伤。如前所述，缺血再灌注会诱发减压后神经根的氧化损伤[5, 32]。大部分 C_5 神经根麻痹在 6～12 个月内可自行缓解[33]。外科医生可采取前期选择性椎间孔扩大术避免 C_5 神经根麻痹。

（三）胸腰椎

胸椎的手术入路可以为前方、侧方或后方。外科医生应精通该区域解剖的细微差别，以及各节段的骨骼解剖和脊髓相对于骨性结构的位置。特别是上胸椎，因为其较小的椎管容积和较细的椎弓根直径，使该部位脊髓更贴近于椎弓根内壁。胸腰段的前路手术具有较低的神经并发症发生率，据报道约为 1%[34]。其主要风险之一是脊髓血管受损，导致缺血或梗死。T_4～T_9 的胸段脊髓区域是一个血管分水岭，也被称为胸段临界区。该区域的血供或血流动力学受影响可导致脊髓缺血性损伤，引发延迟性截瘫或瘫痪。在显露和解剖胸椎时，应避免损伤 Adamkiewicz 动脉和其他脊髓神经根动脉。阻断椎体中部脊髓单侧节段动脉是相对安全的操作。在经颅运动诱发电位（TceMEP）或体感诱发电位（SSEP）的监护下，暂时夹闭节段血管有助于避免关键供血血管损伤。据报道，单纯阻断左侧节段血管的风险约为 0.75%[35]，而阻断双侧节段血管被认为是一种不安全的选择[36]。过度矫正胸椎后凸畸形可能导致对脊髓前动脉的牵拉，损害脊髓血供，导致脊髓梗死[37]。在下腰椎位置，腰交感神经链向下形成腹下神经丛，剥离前方腰大肌会增加其损伤风险。神经丛的损伤会导致逆行射精。据报道，接受过前路腰椎椎间融合术（ALIF）治疗的男性患者的发生率为 5.9%[38]。在行翻修的前路和后路腰椎减压术中因神经结构瘢痕形成和脊髓拴系，发生神经损伤的风险更高[39]。

此外，有内置物的手术病例出现新发神经损伤的概率是没有内置物病例的 2 倍[39]。然而，随着新手术技术及器械的应用，手术安全性正逐步提高。胸腰段椎弓根螺钉相对安全可行。一个大样本的病例系列报道指出，新发神经功能障碍的发生率为 0.8%[40]。胸腰段椎弓根螺钉在置钉过程中若出现内壁破裂，可能引起神经功能损伤。置钉过程中可以通过直接观察和触摸感知椎弓根内壁来避免神经损伤，但需要行椎板切除术。如果在微创手术过程中对椎弓根解剖有明显的疑问，或者担心操作过程中内壁破裂，这时需要转换为开放手术。腰椎后路椎间融合术（PLIF）曾被认为与神经损伤的高发生率有关，其主要原因在于内置物的移位。但现在新式 PLIF 技术除了革新椎体间植入物外还采用了新的内固定装置，有效降低了神经损伤的风险[41]。PLIF 的另一种替代方法是经椎间孔入路腰椎椎间融合术（TLIF），该手术过程中神经操作需求较少，同样降低了短暂或永久性神经损伤的风险[42]。

四、预防

围术期脊髓损伤（POSCI）对任何一个外科医生而言都是一种令人生畏的并发症。但这些并发症中的相当一部分是可以预防的。除了前几节所述的减少某些并发症的具体方法外，外科医生还可采取一些医疗手段和技术上的预防措施减少脊髓损伤概率。下面我们概述预防 POSCI 的循证依据。

（一）一般措施

对脊柱手术患者进行仔细术前检查，确定脊髓损伤或神经系统并发症发生率较高的高危人群。若术前存在脊柱不稳、严重狭窄、血管畸形或骨骼解剖异常，均会使手术风险增大。术前还应该与麻醉医生共同制订合理的气道管理方案。颈椎不稳或严重狭窄的患者应行清醒下纤维支气管插管[43]，但对于焦虑、不合作的患者或创伤患者并不适用。清醒状态下的光纤插管应选择视频喉镜或直接喉镜。提前计划好患者的手术体位，保持脊柱力线，用最精简操作调整优化内固定装置。为了让患者从仰卧位转为俯卧位进行手术，采用专业的手术床（如 Jackson 手术台）已被证实能更好地固定颈椎和某些情况下的胸腰椎[44]。Jackson 手术台采用放射透视旋转框架，患者最初仰卧位，将头部固定于旋转框架上，置碳纤维框架于腹侧面，保持在旋转框架内。随后将脊柱轴性固定后整体旋转为俯卧位。此过程应避免固定颅骨时过度伸展颈椎。

对于已经存在脊髓损伤的严重椎管狭窄的患者，术中平均动脉压（MAP）应该保持在 85～95mmHg[10, 45]。从技术角度来看，手术应具有良好的照明，术野有一定放大倍率。外科医生应该有一个助手，并且应该毫不犹豫地寻求高级别同事对手术进一步协助。在某些情况下，可能需要一个多学科团队。例如胸椎前路手术可能需要一名胸外科或普通外科医生。在手术过程中，应该从狭窄最轻的区域开始再到狭窄最重的区域逐步减压。手术应使用精细的仪器，并且双手握持。Kerrison 咬骨钳在进行咬除操作时应始终保持与脊髓或硬脊膜平行，避免对脊髓进行任何操作或压迫。

（二）神经导航

最新的计算机导航技术已广泛应用于脊柱内固定手术中，尤其是颈椎手术。据报道计算机导航技术已用于经关节突螺钉寰枢椎融合术、枕颈融合术，甚至齿状突切除术。导航系统通过提供术中未显露解剖结构的即时信息，为术者提供附加损伤预防机制，能够最大限度地提高内固定放置的准确性，并规避重要的血管和神经结构。计算机导航使用患者的CT或X线片图像数据对脊髓和周围结构进行三维（3D）重建，然后将重现信息与附加到患者身体上的固定点的动态参考数组（DRA）合并。DRA有发光二极管（LED），可以通过导航系统上的跟踪器观察到。手术的工具装有反射球，反射红外线回到导航系统，这样导航系统可以实时精确地计算出它们相对于脊柱结构的位置，并将其投射到屏幕上[46]。传统的二维透视图像不能为高质量的图像提供足够的三维信息。因此可以使用O形臂、三维C形臂或术中CT建立三维透视。一些导航技术也允许使用术前CT图像，但由于每个脊柱之间的节段存在活动性，导致准确性较差。

导航的传统问题在于设备的成本、术中图像采集的时间或术前CT成像在手术中的配准[47]，以及透视下患者和手术人员承受较多辐射剂量[48]。这项技术存在学习曲线，外科医生需要熟悉软件，以及与导航系统兼容的特定工具和设备。外科医生还必须明确图像引导系统的缺陷及其在准确性方面的局限性。例如，对于肥胖、骨质疏松或有复杂畸形的患者，透视图像的质量低于标准图像质量。这些患者在术中或术前使用CT可能更为合理。导航系统的精确度随着远离DRA而降低，这对于多节段内固定可能是个问题。在此过程中，任何可能使DRA移位的移动都会使导航失效，需要重新配准。与胸椎和腰椎相比，颈椎在各节段之间的活动性更大，因此需要更频繁地进行准确性检查。

尽管导航有一些缺点，但其在内固定上的应用已被证明是可行的、有效的，且比文献中的替代方法更有效。Kotani等比较计算机导航下颈椎椎弓根螺钉置钉与传统手法置钉，椎弓根损伤概率分别为1.2%和6.7%，统计有显著性差异。与计算机导航置钉组相比，常规置钉组神经系统并发症的发生率为2%[49]。Shin等通过大型系统回顾和Meta分析比较了4814枚导航椎弓根螺钉和3725枚非导航椎弓根螺钉，发现椎弓根损伤率分别为6%和15%。他们还发现两种手术方式的总手术时间没有显著差异[50]。

计算机导航的使用有助于提高脊柱内固定手术的安全性和准确性。新技术使术中图像的采集和使用变得更快、更容易和更可靠。现在有各种各样的软件和系统，可以根据外科医生的喜好编排、处理和呈现采集到的图像。这项技术在常规手术和微创手术中具有很大的潜力，同时其在异常解剖和畸形矫正中的重要性也是不可低估的。

（三）神经功能监测

手术器械直接接触或损伤神经结构通常可以被外科医生发现，有时也可以被外科医生纠正，但是牵张力、热能甚至术者位置以外的直接损伤可能在手术结束后才能被发现。为了评估患者的术中神经功能，传统的方法之一是Stagnara唤醒试验。在这个测试中，患者被暂时解除麻醉，并被指示进行某些上肢和下肢动作。该测试能够提供皮质脊髓通路的大体神经学评估。然而它不能评估感觉通路或精细运动功能。除此之外，它还具有一些缺点和风险，包括患者不适、静脉输液的风险、自行拔管的风险、空气栓塞和体位改变。同时对于不合作或无法遵循指示的患者毫无帮助[51]。

神经电生理监测是利用术中的电生理记录来追踪脊柱神经束功能状态的变化。利用不同的反馈机制，已经发展了许多方法来进行特定的神经束监测。这些方法包括：①用于脊髓后柱监测的SSEP；②用于监测皮质脊髓束功能的tceMEP；③自发肌电图（spEMG）则用于检测神经根刺激，但对神经根缺血、锐性分离或缓慢牵拉不敏感；④刺激肌电图（stEMG）用于识别显露的神经根，例如在内固定植入过程中检测椎弓根是否破裂[52]。这些方法的组合监测可以克服唤醒试验的许多局限性。上述电生理方法均不能单独有效地监测所有脊髓通路，必须结合使用。多模式术中神经生理监测（IOM）的发展有可能帮助外科医生早期发现神经刺激，并在永久性损伤发生前迅速逆转神经刺激[53]。在一项系统综述中，Fehlings等发现多模式术中神经监测（IOM）对脊柱手术中的神经损伤具有较高敏感性和特异性。然而，研究发现，术中使用IOM和对阳性事件的预警反应降低了神经系统事件的总体发生检测率[54]。

系统回顾中也强调了使用IOM对术者来说存在一项更具难度的挑战，即术中神经监测信息的解释和使用。外科医生和神经监测团队必须充分了解这些方法的潜在原理及其局限性。例如，神经生理学阈值的变化可能是由外科医生的机械性破坏、脊髓的低灌注或意外使用麻醉药（如吸入性气体或肌肉松弛药）引起。这些术中变化应根据发生变化的部位、手术类型和手术阶段来进行解读。外科、麻醉学和神经监测团队之间必须具备高效沟通，才可以充分地协助外科医生做出决策。

五、治疗

（一）早期治疗

尽管采取了预防措施来避免POSCI发生，但仍有少数患者无法避免。外科医生可以采取若干步骤来尽量减少最初损伤，并阻止损伤恶化。首先，手术团队对早期损伤迅速做出反应至关重要。如果损伤原因在术中或术后通过影像学检查探明，例如内置物移位、内固定位置不当或畸形矫正过度（特别是脊柱后凸），应立即取出内置物，并矫正由此造成的畸形。动物模型提示通过放置脑脊液引流管可以降低脑脊液压力从而有助增强脊髓灌注[55]。此外，胸腹主动脉瘤修补术后脑脊液的充分引流能够降低神经功能缺损或截瘫的发生率[56]。我们建议引流率为15～20ml/h，最长72h，因为脑脊液引流过度或时间延长增大了感染或脑膜炎、硬膜下或硬膜外血肿、椎管内血肿和小脑扁桃体疝等风险[57]。

发现POSCI的患者都应该在术后进入重症监护室。血流动力学参数如术后前7天MAP应严格地维持在85～95mmHg，必要时使用静脉液体或血液进行容积复苏。外科或ICU团队可自行决定使用血管升压药，以满足MAP控制标准，因为目前没有关于脊髓损伤药物使用选择的建议。围术期应当严格控制血糖和血红蛋白以使其维持在正常水平。甲泼尼龙琥珀酸钠（methylprednisolone sodium succinate，MPSS）在脊髓损伤中的应用已成为一个有争议的问题。Fehlings等大样本系统综述中提到，在受伤后8h内给予大剂量MPSS，6个月～1年的运动评分均有所改善[58]。他们还发现，超过8h用药和持续给药时间超过24h增加了不良反应（包括感染、败血症和胃肠道出血）的发生率[59-61]。因此，AOSpine指南建议在急性脊髓损伤后8h内成人只需24h输注大剂量MPSS[58]。初期应每小时进行一次常规的神经系统评估。如果患者插管或镇静会增加评估难度，在这种情况下，患者可以暂时停用镇静药物进行评估。

发生POSCI时可以考虑使用神经保护药以防止继发性损伤。尽管一些药物治疗已经进入临床试验阶段，但仍尚未发现一种能有效治疗脊髓损伤的药物。最有希望的药物之一可能是谷氨酸钠拮抗药利鲁唑，这是目前美国食品药物管理局唯一批准用于肌萎缩侧索硬化（ALS）患者的神经保护药。然而，在急性[62]和慢性脊髓损伤[63]及脊髓缺血再灌注损伤[5]的动物模型中，它也被证明具有神经保护作用。利鲁唑治疗的急性脊髓损伤患者与对照组相比，在美国脊髓损伤协会（ASIA）运动评分方面有显著改善[64]。利鲁唑目前正在进行急性脊髓损伤（RISCIS）和脊髓型颈椎病（CSM Protect）的ⅡB/Ⅲ期试验，以评价临床疗效。

（二）后期治疗

可以理解，POSCI 的自然史根据损伤的位置和程度是可变的。这些患者有发生特定并发症的风险，其中一些继发于肢体不活动，如压疮和深静脉血栓形成，而另一些继发于神经功能障碍，如自主神经反射障碍和肠道或膀胱失禁等。这些患者发生常规医学相关并发症（如心血管疾病和感染等）的概率也更高。

POSCI 患者的长期治疗是以康复和增强其自主性为基础的。最好在专门的脊髓康复中心和高度专业化的多学科团队中进行。低于 C_7 水平的脊髓损伤患者通常可以通过这个过程实现完全自主活动[65]。如前所述，POSCI 患者应该避免长时间插管。这容易导致使患者发生呼吸机相关性肺炎等呼吸系统并发症，这种并发症的发生概率每天增加 1%～3%[66]。对于人工通气患者应常规进行干预，如辅助咳嗽、频繁吸痰、拍胸拍背排痰和体位变换等，以尽量减少并发症的发生。如果有必要，对于预期人工通气支持时间超过 2～3 周的患者，应考虑早期气管切开术，这可以提高患者耐受性、减少脱机时间，同时降低气道阻力[67]。有些高位颈椎损伤的患者可以使用膈肌刺激器。肢体不能活动的患者应每 2h 翻身一次，以免形成压疮。为了防止高血压危象引起自主神经反射障碍，患者可能需要学习使用定制的饮食计划，使用大便软化药、栓剂和灌肠药，以便进行自我导尿和肠道训练。脊髓损伤患者及其家属也可以从心理咨询和精神评估中受益。

第150章 复杂脊柱切口的修复重建

Reconstruction of Complex Spinal Wounds

David M. Brogan　Steven L. Moran　Martin I. Boyer　著

高延征　杜　琳　译

一、脊柱切口愈合不良：病因和发生率

对于脊柱后路手术，良好的软组织覆盖是切口愈合的前提。一般情况下，脊柱后路切口愈合不良的治疗方法包括：扩创、保留内固定和延迟一期缝合[1]；然而，对于无法一期缝合的创口，或者直接缝合后切口并发症风险高的患者，必须施以增加软组织覆盖的手术。决定最终手术效果的因素包括：扩创的时机和范围、是否保留内固定、直接缝合还是组织瓣覆盖切口。

据估计，脊柱手术术后感染率为2.8%～6%[1-3]。浅层感染发生率高于深部感染；但是，两种感染均导致住院时间延长，病死率和再手术率增加。脊柱手术感染率增高的独立危险因素包括：转移性肿瘤、脊柱融合、手术时间大于3h、抗生素使用不合理、翻修手术[2, 4]。有一些危险因素是可控的，包括：1型糖尿病、吸烟、营养不良（血清白蛋白＜3.5g/dl、总淋巴细胞计数＜1500/mm^3），如果术前不能充分纠正，可导致感染风险增加[5, 6]。

大部分的脊柱手术部位感染发生在术后3个月以内[7]。典型的病原菌是葡萄球菌和丙酸杆菌，前者是术后第1年的感染中的典型病原菌，后者是潜伏性感染的典型病原菌[7, 8]。在一项为期10年的病例对照研究中，1568例腰椎或胸腰椎后路内固定的患者，36例发生切口深部感染，金黄色葡萄球菌是最常见的病原菌。从手术到感染确诊的中位时间是13.5天，感染平均增加手术次数为2.1次。本组患者累计增加住院时间1121天[9]；毫无意外，确诊脊柱深部感染的患者，医疗费用较未感染者增加了4倍[10]。

手术部位和手术入路是感染率和感染处理方法的影响因素。相对于腰椎手术和胸腰椎手术，颈椎手术感染率较低[4]。另一方面，脊柱后路手术也是手术部位感染的独立影响因素[11]。

影响复杂脊柱感染的临床表现和疾病过程的因素还包括患者的生理状况和健康程度，以及病原菌的特征。Thalgott等[12]提出了含内固定的脊柱感染分级系统（表150-1）。第1、2组感染可以通过多次扩创，直接缝合闭合创口；然而，对于第3组感染，特征是伴有椎旁肌坏死，往往需要组织瓣转移修复重建。对于此类患者，建议在感染治疗的早期请修复重建外科医生会诊，以便扩创时对后期创口闭合方案有所准备。

如果治疗有效，感染根治的总体治疗效果还是令人满意的。Mok等[13]评估了16例脊柱后路内固定术后切口深部感染患者的治疗效果，包括：SF-36主观生活质量量表、放射学融合率、再手术率。对照组是一组接受类似手术，但未发

生术后感染的患者。通过平均62个月的随访，结果显示，虽然多种微生物感染可增加再手术次数和假关节发生率，两组SF-36量表的生理健康评分没有显著差异。

表150-1 脊柱切口感染分级系统

组	解剖类型	级	宿主反应
1	单一病原菌（表浅感染或深部感染）	A	正常
2	多重病原菌（深部感染）	B	局部或多重系统性疾病（包括吸烟）
3	多重病原菌感染伴肌坏死	C	免疫功能不全

改编自Thalgott JS, Cotler HB, Sasso RC, LaRocca H, Gardner V. Postoperative infections in spinal implants. Classification and analysis—a multicenter study. Spine（Phila Pa 1976）1991；16（8）：981–984.

（一）临床表现和初步处理

处理复杂脊柱切口，首先要识别感染并彻底扩创。在一项研究中，2391例脊柱手术有46例诊断出术后感染。93%的感染发生在正在引流的切口，只有不足1/3表现出体温增高[1]。术后感染病例的白细胞计数升高（平均13.5），红细胞沉降率升高（平均71.5mm/h）。由于C反应蛋白（CRP）和红细胞沉降率水平在术后会出现波动，故带引流管的患者出现两者的增高应怀疑感染的存在，除非有证据证明没有感染[14]。扩创时，应送细菌培养，并将失活组织彻底去除，再以无菌盐水冲洗伤口。开始静脉抗生素治疗，并根据培养结果调整抗生素。扩创后的洁净伤口可予一期缝合，同时在伤口深部置引流。不能或不应一期缝合的切口可以纱布填塞开放或使用负压切口引流闭合，此时要做好再次进手术室进行扩创的准备。重复进行扩创，直到伤口内全部为健康组织[15]。在一项文献回顾中，Picada等发现，上述策略在后路内固定融合术后感染的治疗中，是保留内固定装置的有效方法[15]。

（二）重建阶梯

彻底的扩创清除全部坏死组织，可能导致损失部分皮肤或毗邻的椎旁肌肉。考虑到彻底扩创的重要性，术者应积极去除全部失活组织，包括皮缘。复杂伤口治疗过程中，修复重建外科的早期参与可以为后期伤口闭合提供帮助，同时，也可以让脊柱外科医生在随后的扩创过程中更加自信。

一旦切口变成清洁伤口，就要考虑采用合适的重建方法闭合切口。经典的重建阶梯（reconstructive ladder）（图150-1）强调优先采用最简单的方法闭合切口。随着伤口复杂程度的增加，选用的重建方法沿阶梯依次上升，复杂程度也增加[16]。重建阶梯的理念遭受的批评是：当较复杂和较简单的方法都可以用来修复创口时，即使有使用指征，也不鼓励，甚至不允许采用较复杂的修复方法修复创口。Gottlieb和Krieger提出一个不同于重建阶梯的理念，称为重建电梯（reconstructive elevator），本理念建议术者可以跳过简单重建方法，直接选择可以实现最佳治疗效果的复杂重建方法，也就是说，即使

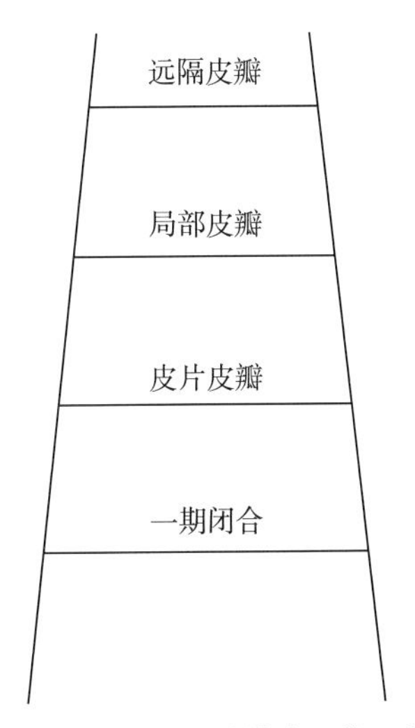

▲图150-1 经典的重建阶梯描述了伤口闭合方法的选择顺序

经许可转载，引自Janis JE，Kwon RK，Attinger CE. The new reconstructive ladder：modifications to the traditional model. Plast Reconstr Surg 2011；127（Suppl 1）：205S–212S.

简单方法可以获得满意的疗效，但却不是最佳疗效时，应选择较复杂的修复重建方法[17]。重建电梯的概念又经过 Janis 等的修订，加入了新的手术方法，包括真皮基质和负压伤口引流的应用[16]（图 150-2）。

伤口部位不同，重建方法的选择也不同，但是必须遵循基本的原则。伤口必须洁净，如果尝试一期闭合皮肤，必须确保皮肤无张力，以减少皮缘缺血。如果骨质或金属内置物外露，直接进行皮肤移植、负压引流或真皮基质移植是不可能成功的。但是，对于健康组织完全覆盖的洁净伤口，皮肤移植是可行的。总的来讲，按照我们的经验，皮肤移植达不到最佳的修复效果，只有在没有其他重建方法可选时才可使用。

二、脊柱不同部位重建方法的选择

（一）脊柱旁区及相关肌肉解剖

对背部肌肉和血管解剖的详细了解有助于术者规划重建手术。颈后部的肌肉结构包括起于 C_3～T_3 的棘突，止于上项线的头夹肌；以及深层稍偏尾侧的颈夹肌（起于 T_3～T_6，止于 C_1～C_3）。有报道将头夹肌作为局部组织瓣，用于颅后方的伤口重建。头夹肌有多条滋养血管，包括枕动脉、颈横动脉深支和椎动脉。丰富的血供允许移用头夹肌的上半部分用于伤口覆盖[18]。头夹肌的深面还有头半棘肌和头最长肌，这两块肌肉和颈半棘肌、多裂肌共同发挥后伸头部的功能[19]。

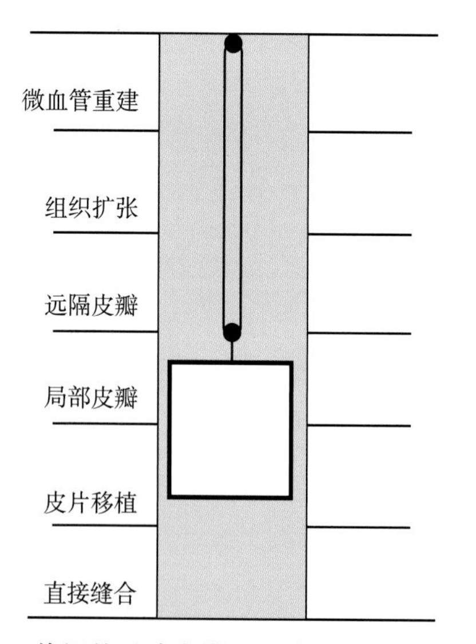

▲ 图 150-2 修订的重建电梯强调跳跃顺序进行重建方法选择的可行性，应根据临床问题的实际情况选择更合适的重建方法

经许可转载，引自 Janis JE，Kwon RK，Attinger CE. The new reconstructive ladder：modifications to the traditional model. *Plast Reconstr Surg* 2011；127（Suppl 1）：205S–212S.

类似的，胸椎旁的肌肉也可分为深、浅两层。从头端至尾端，胸背部浅层肌包括：斜方肌、背阔肌、菱形肌和肩胛提肌[20]。斜方肌的起点位于枕骨至 T_{12} 的棘突，止点位于肩胛骨、锁骨和肩峰[21]。斜方肌最稳定的滋养血管蒂由颈横动脉降支组成，但是，部分斜方肌被覆的皮肤却由肩胛上动脉和颈部血管滋养。背阔肌的起点是一宽大的腱膜，附着于 T_7 至骶骨，其止点位于肱骨近端[20]。背阔肌的血管蒂是胸背动脉，此血管通常起于旋肩胛动脉，而后者是肩胛下动脉的分支。如果把血管蒂向近心端一直解剖分离至腋动脉，背阔肌的蒂可达 20cm 长[22]。菱形肌起于 C_7～T_5 的棘突，止于肩胛骨的外侧缘。菱形肌的滋养血管蒂来自肩胛背动脉，后者通常是锁骨下动脉的分支，然而，当肩胛背动脉在前斜角肌的内侧上行时，其常为颈横动脉的分支[23]。椎旁肌的深层一般称为竖脊肌，根据跨越脊柱部位的不同，竖脊肌可分为不同柱形结构。最外侧柱是髂肋肌，由髂嵴延伸至肋。中间柱是背最长肌，从骶骨延伸至椎骨的横突；最内侧柱是棘肌，位置紧靠棘突[20]。

腰椎椎旁肌的结构类似胸椎。多裂肌是毗邻棘突的肌，竖脊肌（背最长肌和髂肋肌）从胸椎向下延伸至腰椎，此肌也是背阔肌最尾端的附着处[20]。

（二）颈椎和上胸椎

皮瓣选择

肩部和椎旁的肌肉血供丰富，为颈椎和上胸椎的伤口覆盖提供了多种选择。最常见的情况是把斜方肌用作肌瓣或肌皮瓣覆盖颈部和枕部的伤口；背阔肌也可以用来覆盖上胸椎伤口。然而，有些专家建议背阔肌最适用于覆盖中、下胸椎伤口 [24]。

单侧斜方肌肌皮瓣的最大尺寸是 12cm × 42cm，这个尺寸可以做成岛状皮瓣，并成功地用于覆盖颈部根治性淋巴结清扫造成的皮肤缺损 [21]。对于较小的缺损，可以肩胛背动脉为基础构建斜方肌下部肌皮瓣 [25]。这个肌皮瓣的皮蒂可以延伸到肩胛骨下角以下 15cm。

斜方肌垂直皮瓣为颅底和颈后部伤口的重建提供了不错的选择。皮瓣呈垂直走向，位于斜方肌的中 1/3 和下 1/3，旋转中心是甲状颈干的下降支（颈横动脉）（图 150–3）。此设计使得此皮瓣的旋转弧足够覆盖颅底伤口，同时还能保存斜方肌的上部 [26]。

（三）手术技术——斜方肌肌皮瓣

1. 皮瓣设计

基于颈横动脉降支的肌皮穿支动脉设计垂直的岛状皮瓣。在肩胛骨的内侧缘和棘突之间切取 6cm 宽的皮岛。皮岛的上界大致位于肩胛骨的中部，下界向远端延伸至肩胛骨下缘和髂嵴连线的中点。对于下颈椎和上胸椎的缺损，也可以使用横向的皮岛。

2. 皮瓣切取

从斜方肌的外侧缘开始切取，小心地在斜方肌的底面分离，并保护肌肉和皮肤之间的连接。皮瓣切取中的关键点在于斜方肌和菱形肌的分离 [26]。在两肌的分离中，会看到来自肩胛背动脉的穿支动脉从菱形肌进入斜方肌内。如果可以使用局部推进皮瓣，保留这些肩胛背动脉和颈横动脉的吻合支可以使斜方肌皮瓣的血供最大化。但是，如果需要对皮瓣进行大角度的旋转来覆盖创面，这些肩胛背动脉的穿支必须离断。从肩胛骨和棘突分离后，皮瓣可以旋转至目标区域，用于覆盖缺损。寻找皮瓣的血管蒂一般没有必要，如

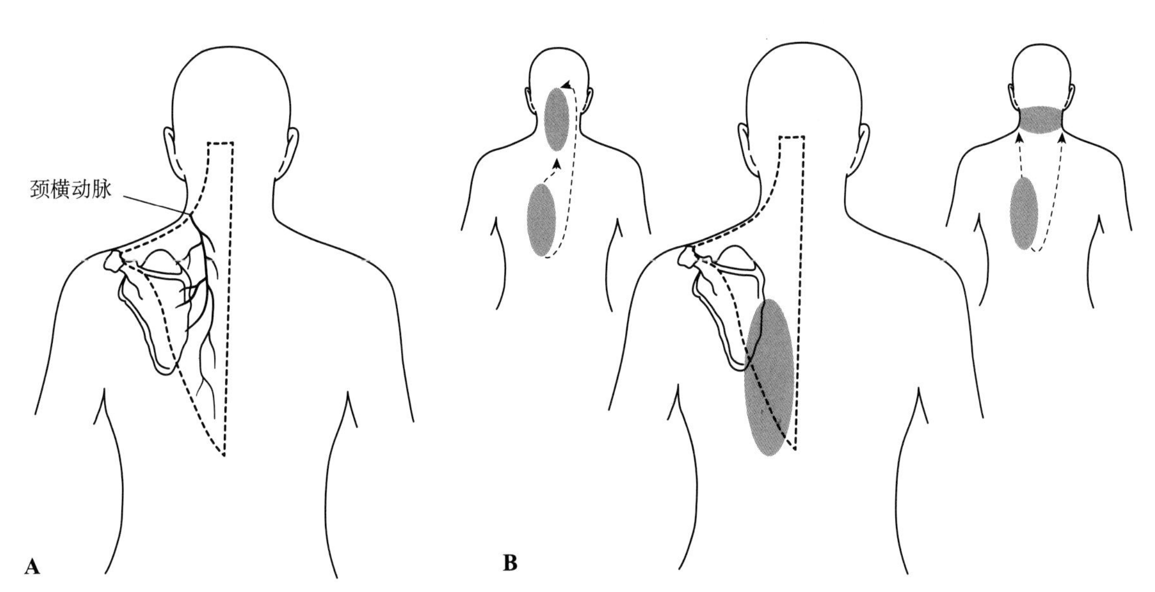

▲ 图 150–3　斜方肌皮瓣在颈椎和上胸椎切口中的应用。**A.** 斜方肌皮瓣的血管解剖。**B.** 斜方肌皮瓣的设计：通过旋转皮岛覆盖颈部伤口

经许可转载，引自 Mathes SJ，Stevenson TR. Reconstruction of posterior neck and skull with vertical trapezius musculocutaneous flap. Am J Surg 1988；156（4）：248–251. © 1988 Elsevier 版权所有

果一定要寻找，可以发现血管蒂恒定地位于皮瓣深面的近端（图 150-4）。

Mathes 和 Stevenson [26] 报道了 13 例使用斜方肌垂直肌皮瓣重建颅和颈后部缺损的患者。手术指征包括：颅骨骨髓炎、放疗后组织坏死、椎板切除后伤口不愈合。全部患者皮瓣均成活，13 例患者中 12 例实现一期伤口闭合。

由于斜方肌垂直皮瓣位于斜方肌的中 1/3 和下 1/3，保留了斜方肌的上部，故又称斜方肌下部皮瓣。此皮瓣也可作为旋转皮瓣，覆盖上胸部和颈部伤口，保留肩胛骨头侧正常的组织附着。Disa 等 [24] 报道了 6 例此皮瓣的临床结果，应用指征为复发性颈椎或胸椎肿瘤、一期无法闭合手术切口或切口感染。即使放疗照射和全身类固醇的应用会影响皮瓣愈合，但全部 6 例患者均实现皮瓣存活和伤口愈合。

（四）中位和下位胸椎

皮瓣选择

对于胸椎，皮（组织）瓣的选择取决于缺损的大小和深度（图 150-5）。较深的伤口可能需要两个组织瓣进行重建：一个位于深部，用于消灭

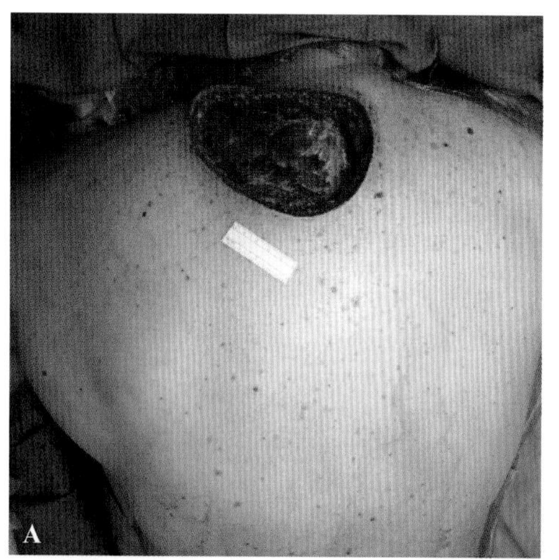
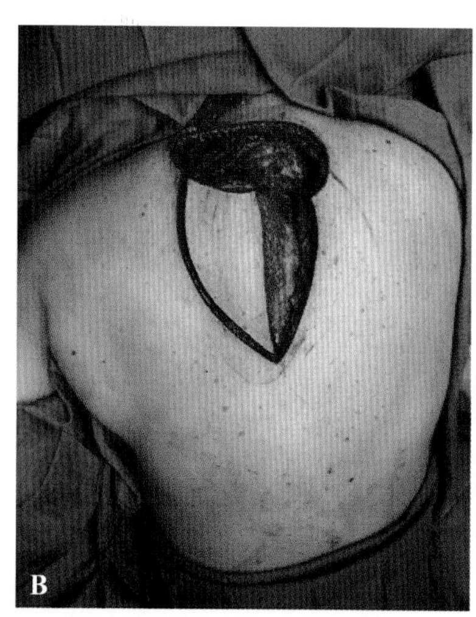
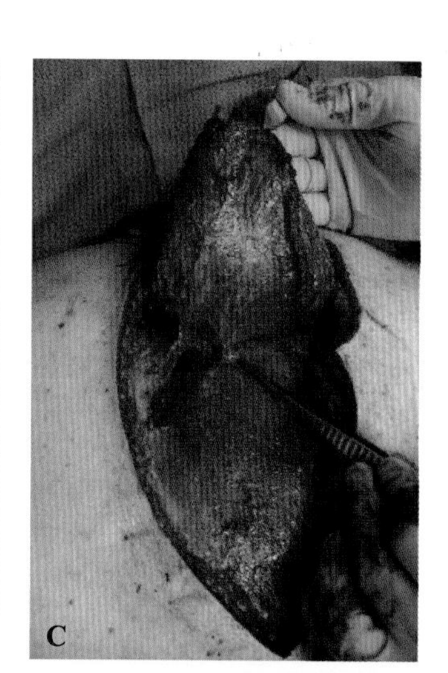
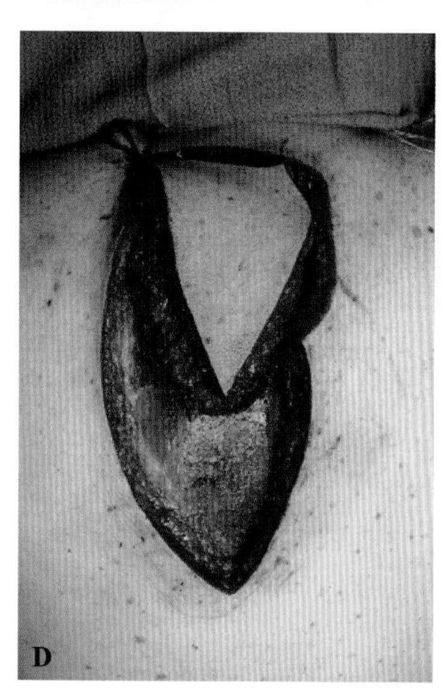
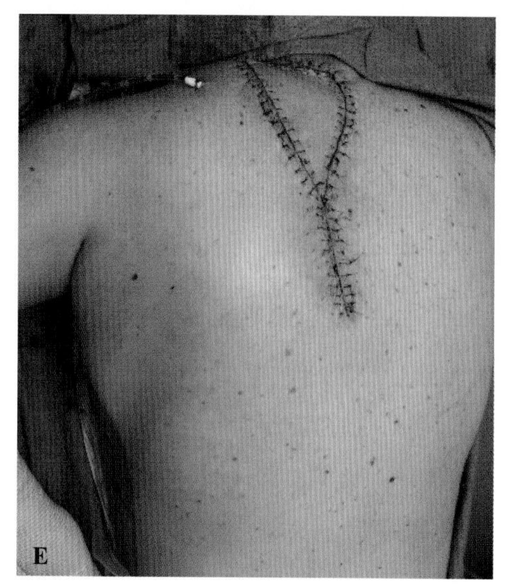
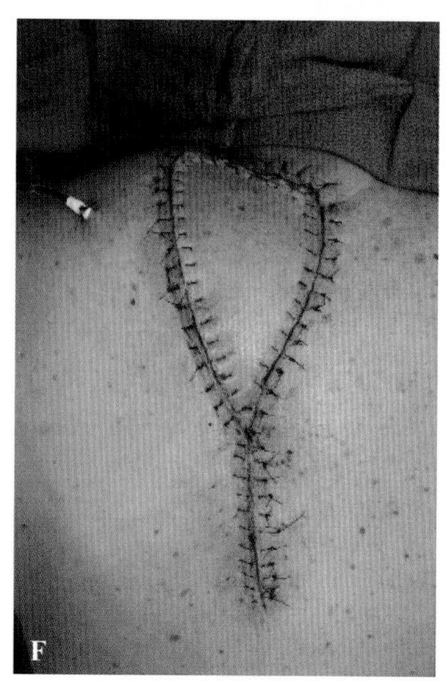

▲ 图 150-4 **35 岁男性，上颈部和颈椎软组织肉瘤切除术后。术后保留了颈横动脉，因此可以通过斜方肌肌皮瓣覆盖伤口（A）。在斜方肌表面切除皮岛（B）。从下方开始切取肌层，在斜方肌深面的筋膜层分离。箭头所指是颈横动脉的降支（C）。推进移动皮瓣并缝合（D 至 F）**

无效腔；另一个位于浅层，用于提供良好的移植受区，如植皮或局部皮瓣缝合[27]。

无论是背阔肌肌瓣，还是背阔肌肌皮瓣，均可为全胸椎区域的缺损提供良好的浅层覆盖。背阔肌可以通过推进覆盖位于中线的伤口，也可通过以胸背动脉血管蒂为中心旋转，实现伤口覆盖。同样，斜方肌皮瓣可以覆盖中位胸椎及头侧伤口（图150-5）。

最后，竖脊肌肌瓣（或称为椎旁肌肌瓣）在胸椎伤口的修复中具有重要价值。Wilhelmi等通过尸体研究描述了竖脊肌内外侧的血供特点，以及把竖脊肌设计成双蒂肌瓣用于缺损填充[28]。

（五）手术技术——背阔肌（肌）皮瓣

1. *皮瓣设计*

背阔肌皮瓣用途广泛，这是因为此皮瓣可以其第一血管蒂或第二血管蒂为轴进行移动或转移。以胸背动脉为基础的肌瓣或肌皮瓣是上胸椎或中胸椎软组织缺损的常用选择。背阔肌表面皮岛血流灌注最可靠的部位位于背阔肌的近2/3（图150-6）。在此区域切取皮岛还可以提供较大的转移弧度，可用于全部上、中胸椎区域。如果切取时包括旋肩胛动脉滋养的胸背筋膜，此皮瓣

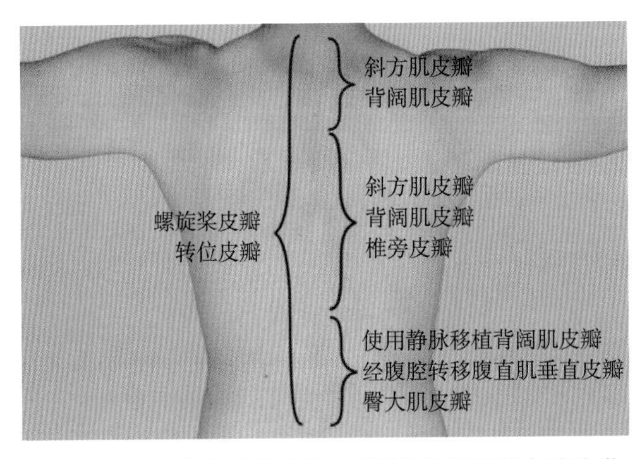

▲ 图150-5 **根据脊柱节段对常用软组织重建方法分类**

引自 Behr B，Wagner JM，Wallner C，Harati K，Lehnhardt M，Daigeler A. Reconstructive options for oncologic posterior trunk defects：a review. *Front Oncol* 2016；6：51. © 2016 Behr，Wagner，Wallner，Harati，Lehnhardt and Daigeler.

范围还可以进一步扩大[29]。下胸椎的软组织缺损可以通过背阔肌覆盖，但可能需要结合断层皮片移植使用。大块展平的背阔肌可以覆盖多至30cm×40cm的缺损[30]。另有一种扩大背阔肌覆盖范围的方法是结扎胸背血管蒂，保留肋间和腰动脉的血供，即背阔肌反转肌瓣。此反转肌瓣可用于下胸椎和腰椎的软组织缺损修复，但其前提是椎旁穿支动脉必须完整。但是这些动脉供应经过前期放疗或手术后，变得非常脆弱，因此，有的专家认为应谨慎地选择背阔肌反转肌瓣[30]。

2. *皮瓣切取*

背阔肌推进肌皮瓣的切取，始于后正中线的脊柱切口。向外侧游离肌皮瓣至椎旁肌的外侧，小心避免皮肤和肌层的分离，以防止皮瓣缺血坏死。额外的穿支动脉位于后正中线旁开8cm处，保留此穿支动脉，同时保护前锯肌和胸长神经。如果需要长距离地推进皮瓣，也可以将这些额外的穿支动脉结扎，但此时皮瓣蒂部的皮肤必须保持完整。皮瓣切取完成的标志是背阔肌外侧缘与筋膜离断[31]。此时，（肌）皮瓣即可推进至中线，或者，如果需要，背阔肌的止点可以离断，以方便（肌）皮瓣向近端旋转（图150-7）。皮瓣切取过程中，必须小心保护位于腋窝顶下方10cm的胸背血管蒂[31]。

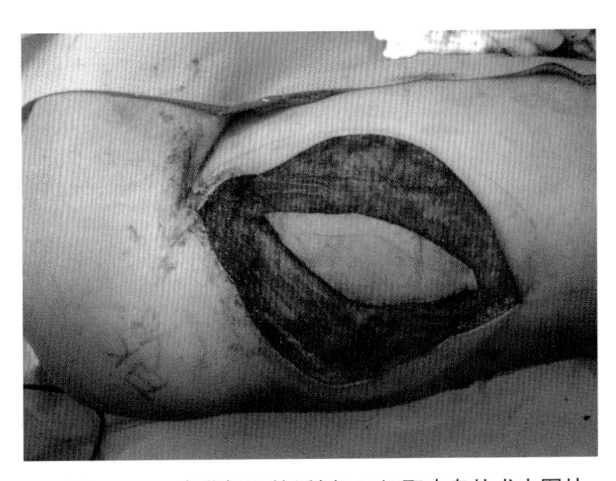

▲ 图150-6 **在背阔肌的近侧2/3切取皮岛的术中图片**

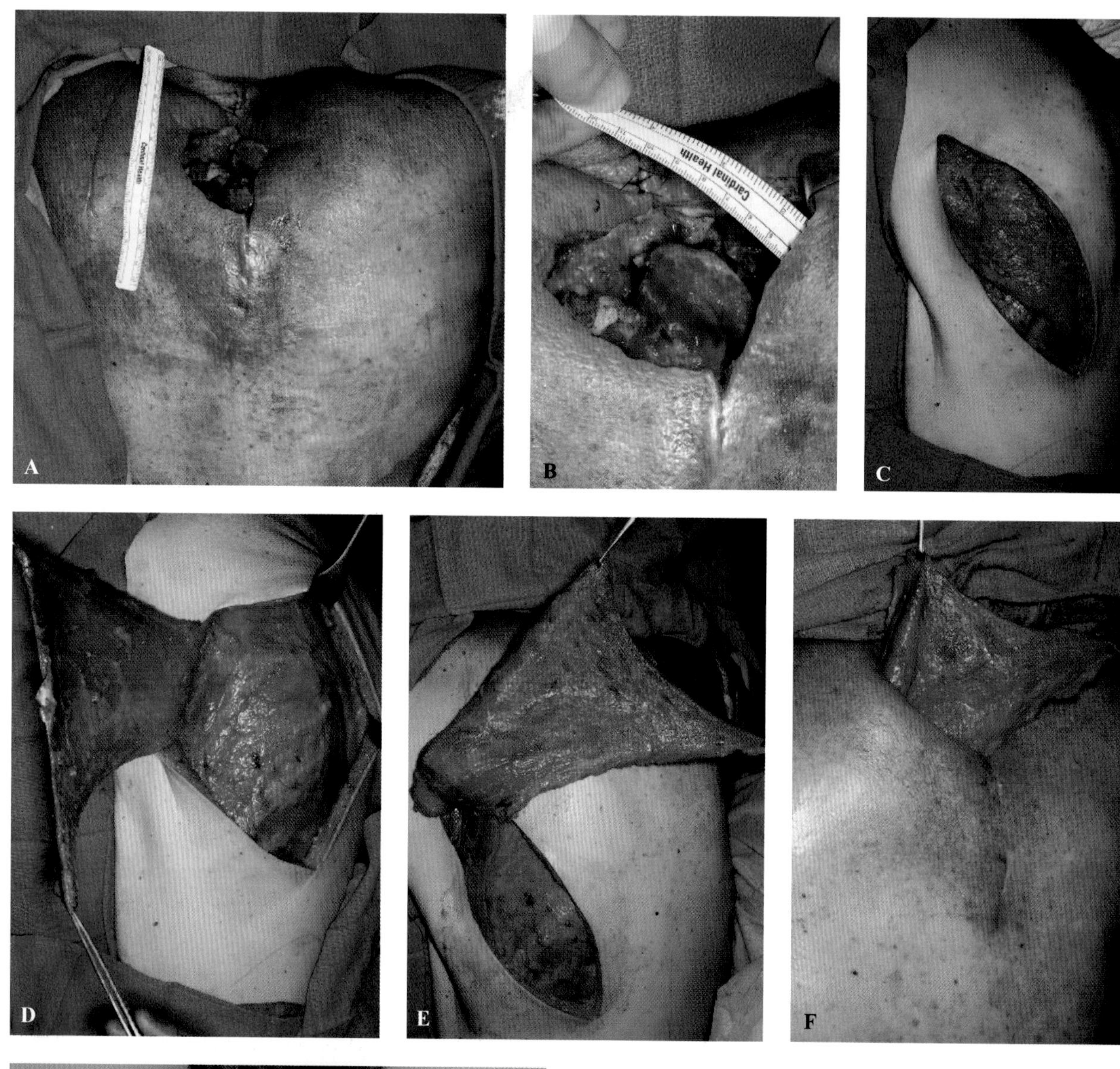

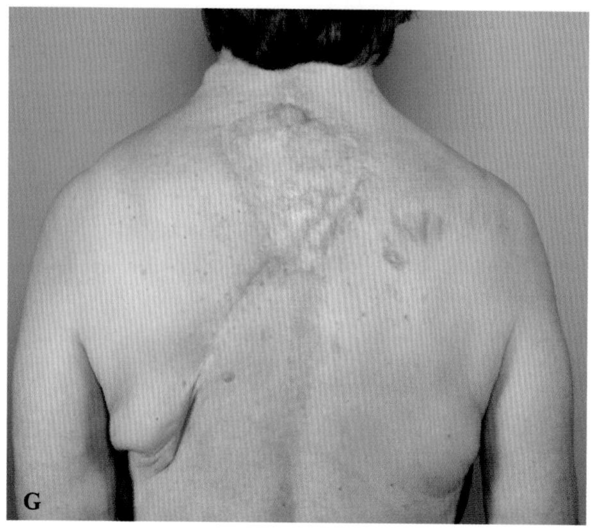

▲ 图 150-7 **67** 岁女性，颈部放疗术后，行颈椎融合术，术后发生切口裂开（**A** 和 **B**）。彻底扩创后，经过腋后切口切取左侧背阔肌带蒂肌瓣。将背阔肌止点从肱骨离断，以增大旋转范围（**C** 至 **E**）。**F.** 将骨瓣通过皮下隧道转移到缺损部位。在非放疗的患者，也可以将伤口部位斜向延长，通过延长切口切除肌瓣。例如，**1** 名 **65** 岁女性，颈椎内固定术后切口感染不愈合，通过斜向延长切口进行左侧背阔肌带蒂肌瓣切取重建，肌瓣表面植皮覆盖（**G**）

（六）手术技术——竖脊肌肌瓣

1. 肌瓣设计

竖脊肌肌瓣依赖椎旁肌的双重血供，两组血供分别为来自肋间后动脉的内侧穿支动脉和外侧穿支动脉。仅外侧穿支动脉的血供就足以灌注竖脊肌的最内侧部分[28]；因此，向外侧剥离椎旁肌并结扎内侧穿支不会降低肌瓣的生存能力。此肌瓣没有皮肤结构，如果肌瓣重建后无法直接缝合皮肤，可在竖脊肌的表面植皮。

2. 肌瓣切取

竖脊肌肌皮瓣的切取开始于后正中的伤口；将皮肤与深层分离，如果可能，使用钝性分离。需要注意的是，皮肤的分离应在胸背筋膜的浅面进行，因为随后将纵向切开胸背筋膜，这样有利于肌瓣的移动。在向外游离皮肤的过程中，可能会遇见节段性的皮肤穿支动脉，如果可以，尽可能地保留这些动脉。然后处理深层结构，自内向外将椎旁肌从椎体剥离。把棘肌和髂肋肌轻轻地自椎弓根和横突表面推开[32]。注意仅在外侧穿支动脉的内侧剥离，以保护该动脉，防止肌瓣缺血坏死。在纵向切开最长肌表面的胸背筋膜后，椎旁肌可以牵拉扁平，并向内侧移动，以提供良好的创口覆盖。在脊柱的两侧同时做此肌瓣，使伤口在中线处可以无张力的闭合（图150–8）。

Dumanian等[32]报道了一组使用局部肌瓣或

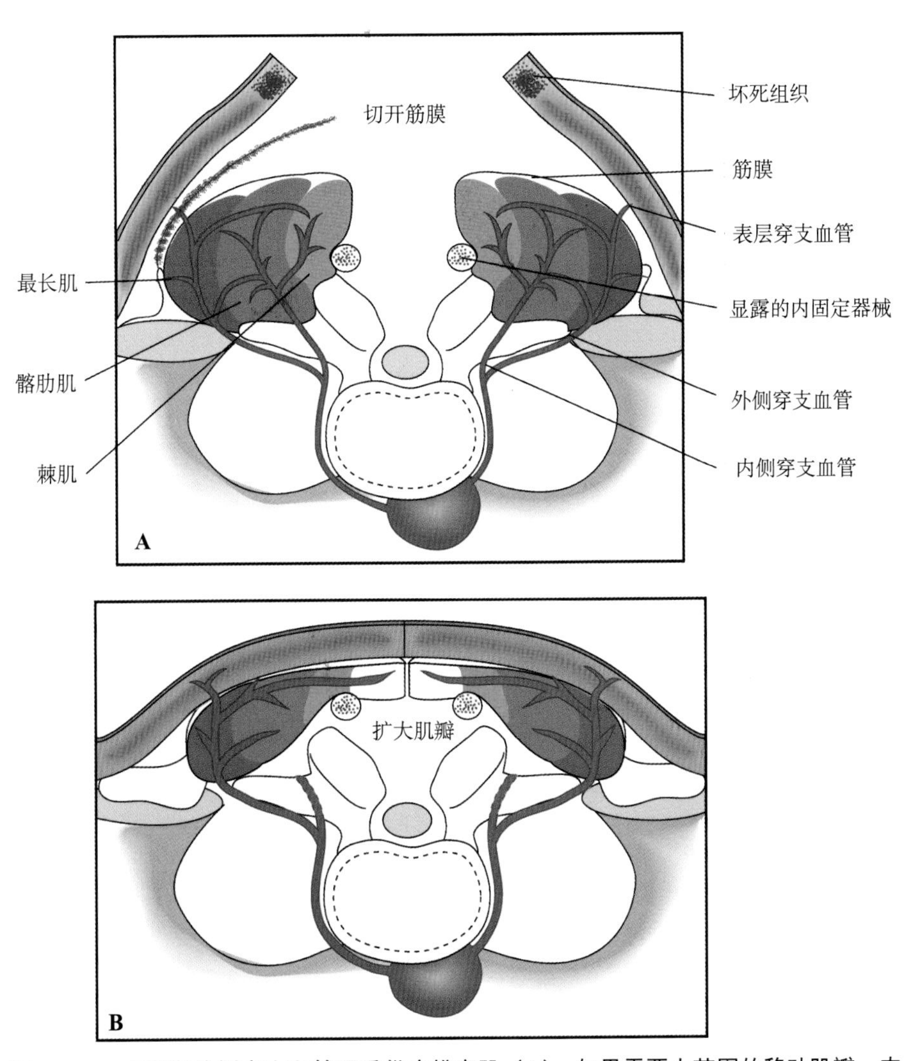

▲图150–8 内侧和外侧穿支血管双重供应椎旁肌（A）。如果需要大范围的移动肌瓣，内侧穿支可以离断，使椎旁肌仅接受外侧穿支滋养（B）

游离肌瓣修复后路脊柱融合术后伤口的病例。本组病例的重建方法包括：使用竖脊肌肌瓣修复胸椎伤口、斜方肌肌瓣修复颈椎伤口、臀动脉穿支肌瓣修复感染或愈合不良的病例，也用于高危伤口的预防性填充覆盖。背阔肌游离皮瓣用于 3 例放疗后切口愈合不良或复发性假性硬脊膜膨出的患者。术中使用静脉移植，与颈外动脉或股动脉吻合，形成动静脉瘘管。然后，将瘘管离断，分别与肌瓣的血管吻合。在本组 20 例存活患者中，19 例实现了伤口愈合，并保留了内固定（图 150-9）。

（七）腰椎

皮瓣选择

包括胸椎和腰椎的大范围伤口可能由于缺损太大，超过了任何单一一个皮瓣的覆盖能力。此时，一个双蒂的背阔肌臀大肌联合皮瓣可能覆盖这种巨大的缺损。切取皮瓣时，应在两个穿支动脉间保留皮肤筋膜桥[33]。巨大缺损的另一种选择是前面讲过的背阔肌反转肌瓣。但是，如果患者前期接受过放疗或者脊柱手术，椎旁穿支动脉血供就会不稳定，导致肌瓣的修复效果不够可靠，因此，有些专家反对将背阔肌反转肌瓣用于腰骶部缺损的重建[30]。

一般情况下，以臀动脉为基础的局部皮瓣可为骶骨部缺损的重建提供良好的选择。Garvey 等报道了 50 例骶骨部分切除患者的重建效果。基于患者的缺损大小（大、中、小）和皮瓣类型进行分层。一半的患者基于臀动脉进行重建（穿支皮瓣、臀部 V-Y 推进皮瓣、臀肌反转皮瓣），超过 1/4 的患者采用腹直肌垂直皮瓣进行重建。比较少用的重建方法包括臀股皮瓣、椎旁皮瓣，以及 1 例游离皮瓣。报道的并发症发生率高达 44%，但是并发症发生率的高低与皮瓣种类和面积无关[34]。该作者同时提到，在切取臀肌皮瓣时经常会危及臀动脉的血供，因此限制了臀肌皮瓣作为穿支血管营养皮瓣的使用。

在使用局部组织修复创面的方法中，螺旋桨皮瓣的使用越来越广泛。之所以叫螺旋桨是因为这种皮瓣纵轴较长，且围绕单一的穿支动脉旋转，此类皮肤筋膜岛状皮瓣切取时可以包含深筋膜，也可以不包含深筋膜，将皮瓣旋转 90°～180°，实现缺损填充（图 150-10）[35]。螺旋桨皮瓣可以保留自身穿支血管的血供，同时，在供区周边近半的穿支血管由于部分血管的阻塞出现管腔扩大，因而其血供也得以维持[36]。许

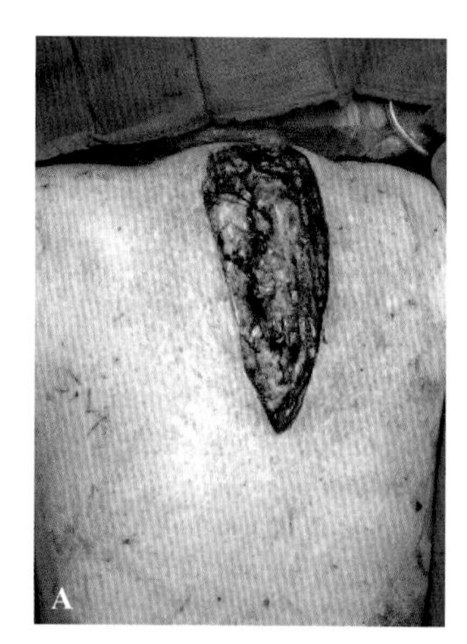

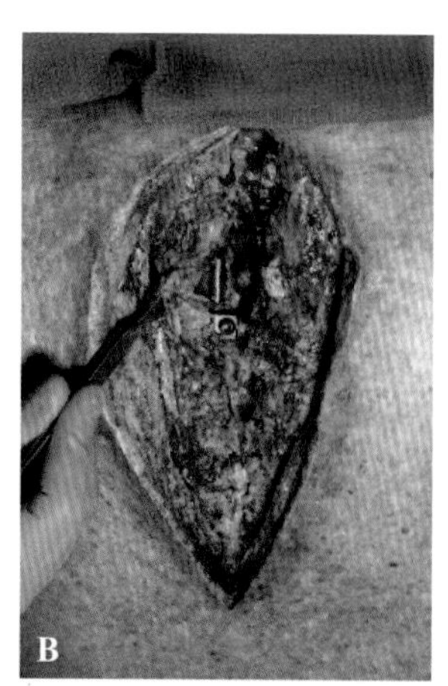

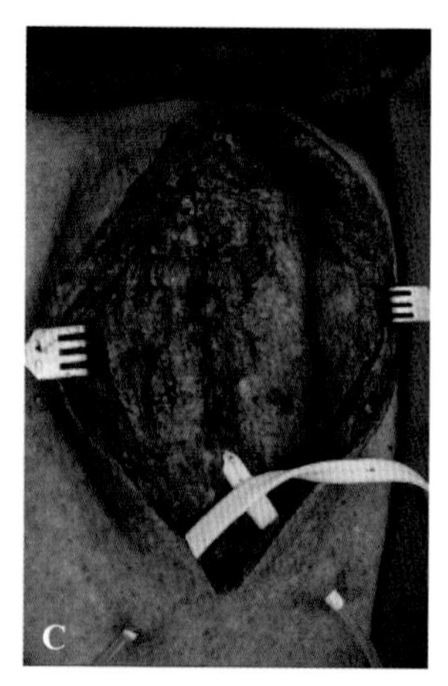

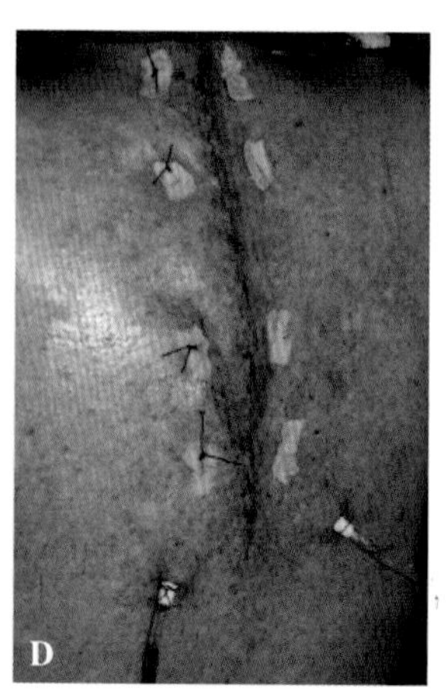

▲ 图 150-9　一位 67 岁的男性，身患多种内科疾病，脊柱后路术后出现严重的感染（A）。首先，进行彻底的伤口扩创，直到显露出健康椎旁肌组织（B）。先用椎旁肌肌瓣覆盖内置物，再用斜方肌肌瓣在椎旁肌的浅面缝合，以消灭无效腔。在肌瓣的上方和下方均置引流，以防术后伤口内液体积聚（C）。术后 4 周，拔除引流管时的伤口外观。对伤口进行加强缝合，并在缝线的下方垫 Xeroform 棉条，这样做的目的是减小下方肌肉和皮肤的张力（D）

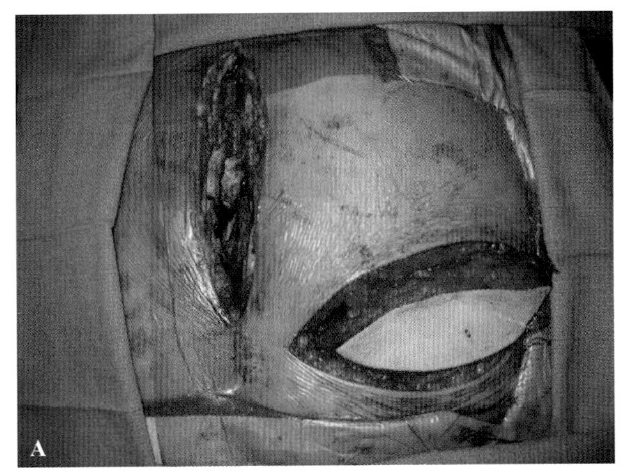

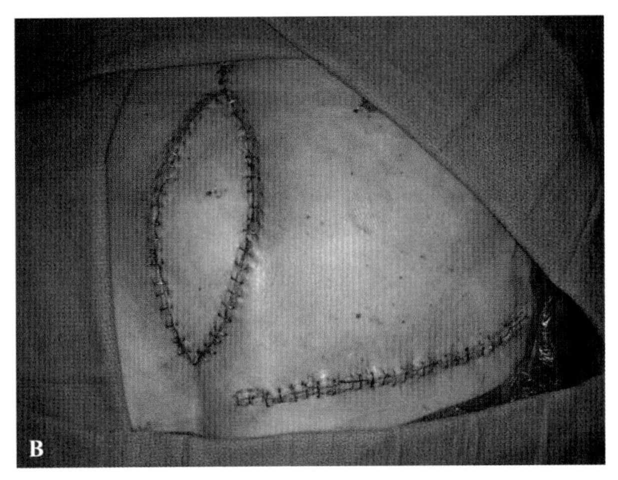

▲ 图 150-10 一位 L_2 复发性神经鞘瘤的患者，由于术前接受辅助放疗，伤口出现不愈合。臀上动脉穿支带蒂皮瓣覆盖伤口远 1/3 缺损。皮瓣基于臀上动静脉伴行的唯一穿支血管设计（A）。皮瓣填充并缝合（B）

多研究已经表明了使用臀上动脉或臀下动脉穿支螺旋桨皮瓣进行骶部缺损重建的可行性和适用性[37]。同时，可以设计较大的螺旋桨皮瓣，通过部分皮瓣的去表皮化，用于填塞无效腔[38]。

填充下腰椎和骶骨缺损的另一种主要皮瓣是腹直肌垂直皮瓣（vertical rectus abdominis muscle flap，VRAM），此皮瓣可以肌皮瓣的形式切取，也可以仅切取肌瓣。对于大的骶部缺损，尤其是在骶骨切除时，此皮瓣是一个良好的选择。接受过腹部手术的患者是切取 VRAM 皮瓣的禁忌证，因为患者可能存在肌肉与腹腔内结构的粘连，也可能上次手术已经破坏了腹直肌的血管蒂。对于 S_2～S_3 以下的部分骶骨切除患者，使用 VRAM 皮瓣的技术挑战很大，这是因为切除空间太小，没有足够大的空间作为肌瓣转移的通道，这可能导致血管蒂的卡压[34]。

（八）手术技术——腹直肌垂直皮瓣

1. 皮瓣设计

腹直肌有两个主要的血管蒂，分别是腹壁上动脉和腹壁下动脉，两个中的任何一个都足以滋养整块肌肉。可以同时切取腹直肌表面的皮岛，皮肤的血供来源于脐周丰富的血管吻合发出的肌皮穿支血管。一个实用的变化是将皮瓣向胸腹壁动脉系统延伸，切取皮瓣时，向上沿肩胛骨方向延伸，直到腋窝前壁。通常切取蒂在下方的肌皮瓣，通过坐骨大切迹或腹部到达腰部。使用笔形超声探头可以辨明滋养血管的位置，因此对皮瓣的设计具有很大价值。

如果仅切取肌瓣，可采用旁正中切口，或者，可以利用前期骶骨切除时的部分前正中切口。如果需要做结肠造口或者其他结直肠手术，治疗团队之间的全面协作和完整计划则非常重要。因为造口术可能损伤腹壁下动脉，从而影响肌瓣的成活；因此，应该小心地在对侧切取肌瓣。

2. 皮瓣切取

如果计划切取肌皮瓣，我们建议在脐以上切取皮岛，这是因为肌皮穿支血管位于腹直肌的上 1/3 和中 1/3。在脐以下切取皮岛也是可以的，但是对于下腰椎的伤口重建，肌皮瓣需要经过腹腔转移，在脐下切取的皮岛由于无法转移到后方，因此无法起到修复作用。此外，在脐以上切取肌皮瓣时，可以在弓状线以上闭合腹直肌后鞘，在弓状线以下闭合腹直肌前鞘。这样可以避免使用补片修补腹壁的必要。

在腹直肌的表面设计一个椭圆形的皮岛。皮岛的宽度通常不超过 5～6cm，因此可以一期闭合供区。首先切取皮瓣的内侧，向深面分离至腹直肌前鞘和白线。此时，可以辨识腹直肌的内侧缘。许多患者可能有腹直肌外侧偏移，因此，肌肉的内侧缘偏向外侧。从内侧开始切取可以发现这一变化，从而可以对皮肤切取的范围做出调整。切开腹直肌前鞘显露肌肉。此时，可以向外侧切取皮岛。注意不能使筋膜层从肌肉分离，以防穿支血管损伤。当腹直肌的内侧和外侧缘均清楚地解剖后，小心地将肌肉从肋缘分离，腹壁上动脉应予结扎或夹闭。将腹直肌从头侧向尾侧提起，直到弓状线处，使其与腹直肌后鞘分离。肌肉的腱划部位连续较紧密，分离必须小心，因为对肌肉的任何损伤均可能导致肌肉血管的损伤。在皮岛以下的部位，将腹直肌前鞘从肌肉表现分离，并使之易于缝合。腹直肌可以一直游离至其在耻骨的起点。为使肌肉近端可以移动，大的肋间穿支血管必须依次结扎。肌皮瓣切取完成后，可暂置于盆腔内，开始一期前方骶骨切除，如果可能，应保留肌瓣在骨盆上的止点，以防术中血管蒂损伤。可以在肌皮瓣的近端缝一针，用作标记。二期骶骨切除完成后，将肌皮瓣从盆腔内拉出，填充至手术缺损部位。此时，皮瓣翻转了180°，也就是说，皮瓣的头端与缺损区域的尾端缝合（图 150–11）[35]。

对于腹直肌肌皮瓣，皮岛的切取可以根据受区的需要进行修剪。与肌瓣长轴一致的皮瓣的优点是保留的肌皮穿支血管较多。据 Taylor 和 Boyd 描述[39]，基于脐周穿支血管和肋间动脉系统的交通，皮瓣可以进一步地扩大。此即是 Lee 和 Dumanian 所称的腹直肌斜形皮瓣（the oblique rectus abdominis musculocutaneous, ORAM）（图 150–12）[36]。ORAM 的优势在于具有较宽的皮岛，同时有较长的长度。除了在会阴[38, 40]、骶骨部位修复重建中的成熟应用（图 150–13）[35]，ORAM 还以有效用于覆盖会阴、大腿，甚至同侧膝部的软组织缺损[37]。

（九）游离皮瓣

关于二期或一期游离皮瓣用于腰骶部缺损覆盖，已有文献报道。此区域应用游离皮瓣最复杂的问题在于缺少合适的受区血管；因此，通常需要长的静脉移植来解决。Nahai 和 Hagerty[41] 报道了在前期局部皮瓣修复失败的骶骨缺损中，应用背阔肌游离皮瓣修复重建的技术。手术中，离断胸背肌皮瓣蒂，然后切取背阔肌肌皮瓣并移植到受区。对胸背血管蒂的断端和长的隐静脉移植血管进行端端吻合。Hung 等[42] 报道了 6 例骶骨复杂伤口，前期局部皮瓣修复失败，二期再行游离皮瓣转移；或者是伤口太大，不适于局部皮瓣修复。本组患者 4 例采用了背阔肌游离皮瓣，2 例采用了小腿去骨游离皮瓣，受区吻合血管包括上腹下血管、股血管或臀血管。全部皮瓣均成活，但是患者需要采用俯卧位 4 周，以避免皮瓣或蒂部受压。

（十）术后处理

至少有一项随机对照临床研究证实：气垫床在大面积骶部压疮的治疗中有效[43]。因此，笔者通常对有高危脊柱伤口的患者使用气垫床，特别是预计将长期卧床的患者。

负压伤口吸引已经是复杂脊柱伤口处理中的一项辅助方法。文献报道的疗效尚不一致。有文献报道了由于负压吸引，导致患者出血，最终死亡的病例，负压吸引至少是此类患者死亡的部分原因[44]。对于大面积的脊柱伤口，在选用负压装置作为主要治疗方法之前，必需充分地考虑其优缺点，谨慎选用。一项最近的系统回顾研究发现，目前尚没有关于负压吸引装置在脊柱伤口应用的随机对照研究[45]。大部分的研究都是回顾性的，报道了伤口灌洗、扩创结合负压治疗在复杂脊柱创口中的应用，应用的伤口类型包括高危伤口、伤口裂开或手术部位感染。多项研究发现，

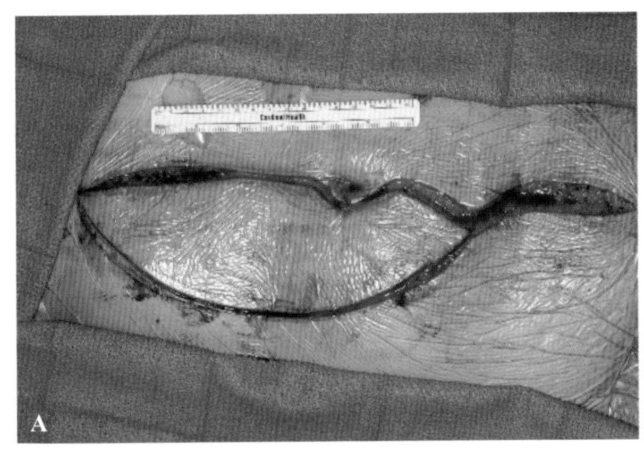

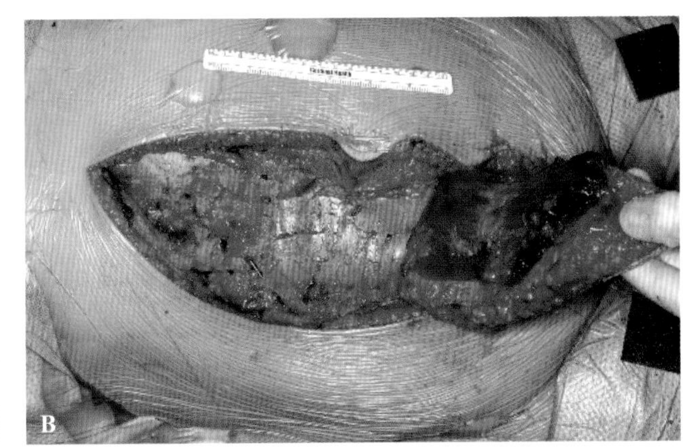

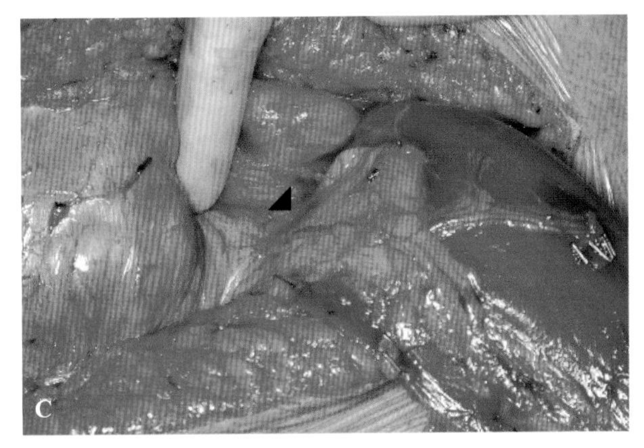

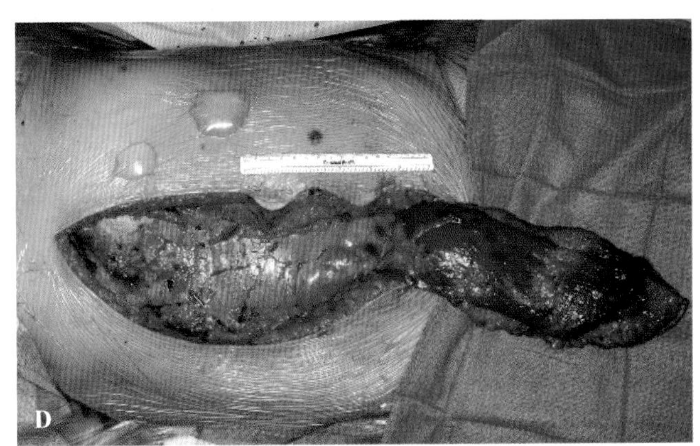

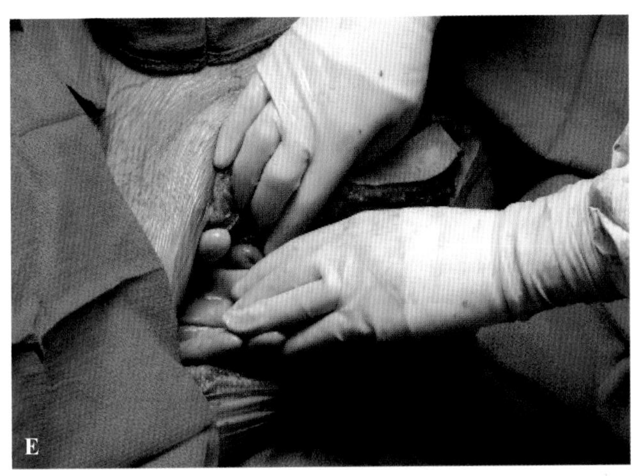

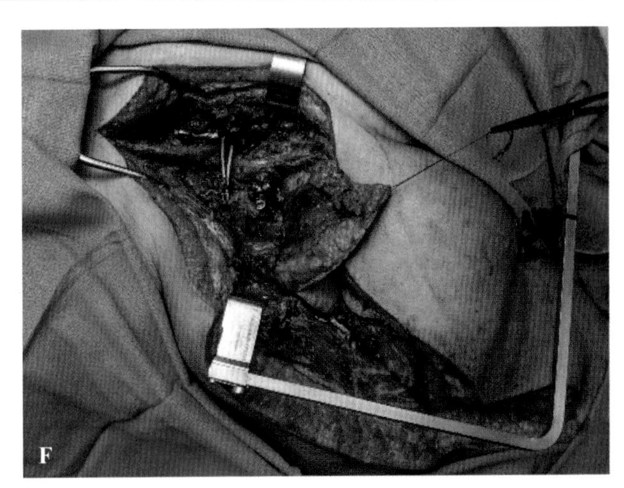

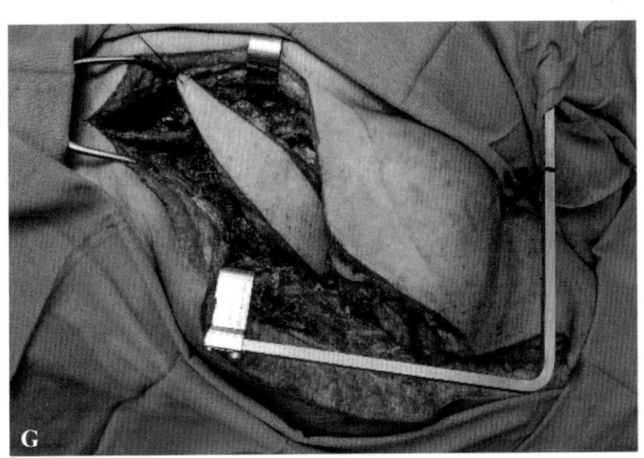

▲ 图 150-11　**VRAM 皮瓣术中应用示例**

A. VRAM 肌皮瓣典型的皮肤切口。大部分的皮肤应位于脐以上，以方便皮肤和筋膜的闭合。B. 和表面皮肤筋膜一起切取肌肉，向下一直游离到腹壁下动脉进入腹直肌外侧缘处；C. 图中显示弓状线（腹直肌后鞘的下缘，即术者所指）及腹壁下动脉血管蒂进入肌肉的部位（箭头）；D. 切取完成的 VRAM 肌皮瓣；E. 通过腹腔和坐骨大切迹通道将肌皮瓣推进至后方。图中示患者在侧卧位下，坐骨大切迹皮瓣通道的准备。F 和 G. 一例 63 岁男性患者，骶骨肿瘤从骶骨向下延伸并累及坐骨神经。在本例患者术中，VRAM 经腹腔通道推进至后方缺损

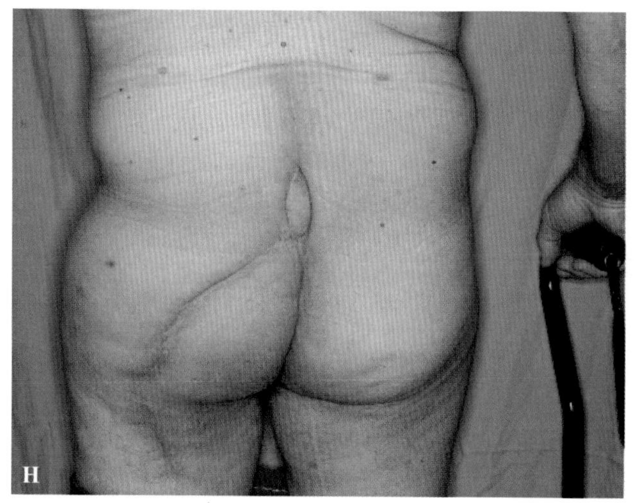

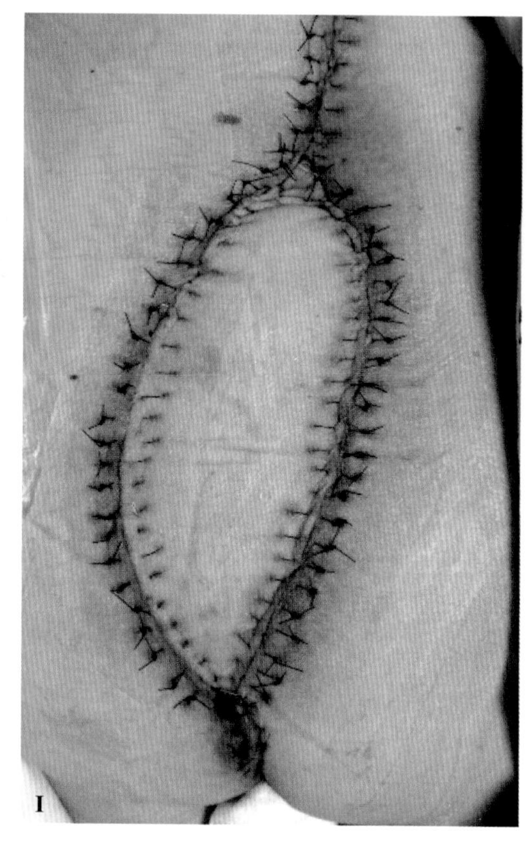

▲ 图 150-11（续） 如果皮肤缺损较小，肌皮瓣可以去表皮化，用于填塞闭合无效腔（H）；然而，肌皮瓣也可以用以覆盖大块缺损（I）

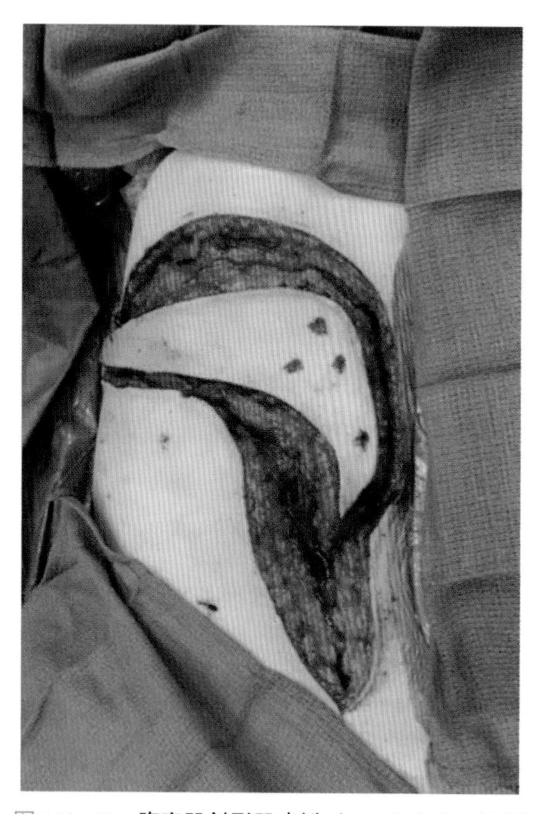

▲ 图 150-12 腹直肌斜形肌皮瓣（ORAM）可以切取大块的皮岛。皮岛位于脐周穿支血管附近，穿支血管的存在和位置通过术前 CT 明确，并在术中进一步确认

负压引流是处理此类伤口可靠、有效的方法，但是，活动性脑脊液漏或伤口出血是负压引流的禁忌证。

三、总结

复杂脊柱伤口的处理需要初次手术的团队、重建外科团队的通力协作，有时，感染科医生的参与也很重要。早期诊断和扩创可能避免复杂的软组织重建手术。但是，如果确实需要伤口重建，多个局部皮瓣可以提供强大的软组织覆盖能力。清洁的伤口对重建手术至关重要，重建外科团队的早期参与有助于达到更好的治疗效果。皮瓣选择的依据取决于患者的要求和伤口的类型，但也取决于伤口所在的脊柱节段、软组织缺失的程度和患者的并发症。

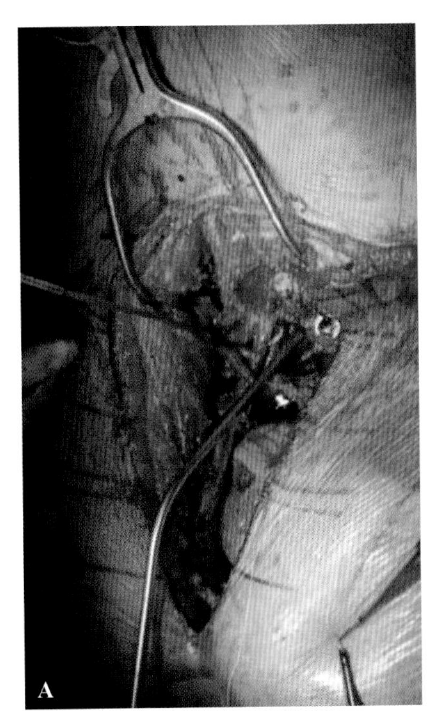
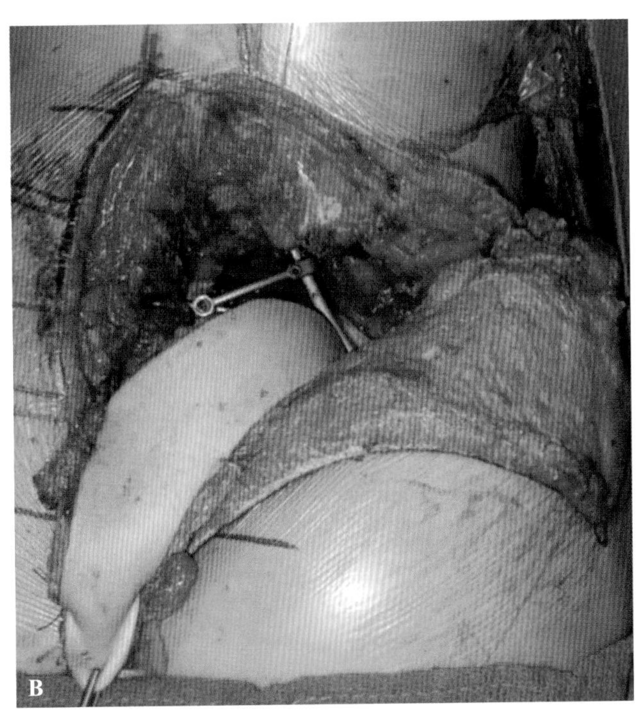
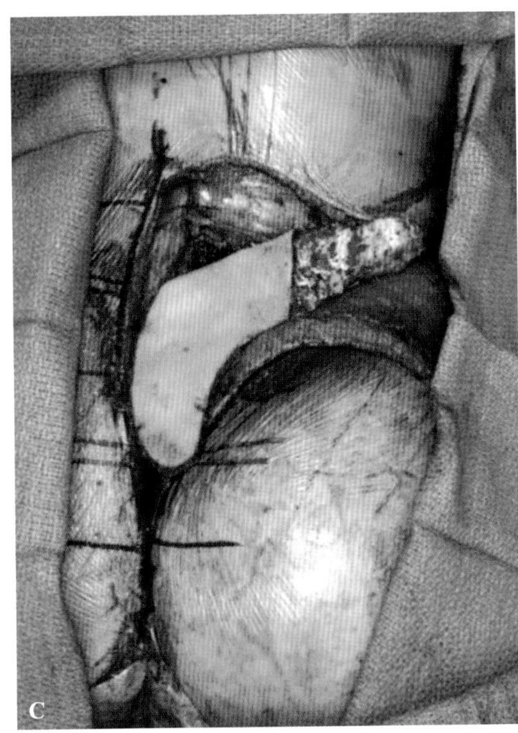
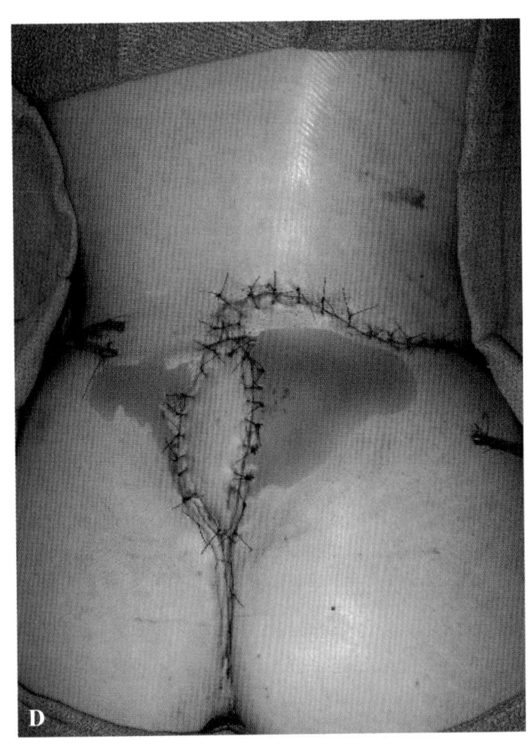

▲ 图 150-13　骶骨骨肉瘤切除术后，后方骶骨部遗留大的缺损（**A**）。一期前路手术时，切取 **ORAM** 皮瓣，并暂存于盆腔，方便二期手术时拉出，用于缺损重建（**B**）。皮瓣的尾侧置于伤口的头侧，并通过去表皮化，填充切除区域的无效腔（**C**）。最终，移入皮瓣，并闭合伤口（**D**）

第151章 血管并发症

Vascular Complications

Gregory Gebauer　A. Jay Khanna　著
刘向阳　沈雄杰　译

一、概述

人体主要神经和血管结构之间的密切解剖关系使任何接受脊柱手术的患者都有血管损伤的危险。这类损伤包括轻微出血，可能会使手术视野变得模糊，或导致大量失血甚至死亡。脊柱或其他部位手术的血管并发症的处理应该从预防开始。对脊柱解剖、显露牵拉的细致操作及脊柱内固定的植入等知识的全面了解是非常有必要的。一旦出现并发症，外科医生必须熟悉并发症的处理技术和策略。在这一章中，我们描述了颈椎、胸椎和腰椎前后入路的危险解剖结构，回顾了损伤的相对风险，并提供了预防和治疗这些损伤的一般和具体策略。

二、颈椎

（一）解剖

颈椎手术中有六种主要的血管结构处于危险之中（图 151–1）。

- 颈动脉（内、外）。
- 颈静脉（内、外）。
- 甲状腺上动脉。
- 甲状腺下动脉。
- 椎动脉。
- 胸导管。

颈动脉左起主动脉弓，右起头臂动脉。它沿着颈静脉和迷走神经，在颈动脉鞘内经过颈部前外侧向头端走行。在甲状腺软骨上缘水平，颈动脉分为颈内动脉和颈外动脉，颈内动脉继续向颅内走行，为 Willis 环组成前支。颈外动脉为头部、面部和颈部提供循环。甲状腺上、下动脉非常重要，因为它们不仅是潜在出血的重要来源，而且与主要神经有着密切的解剖关系。甲状腺上动脉是颈外动脉的一个分支，在 C_3～C_4 水平横穿颈部。它常在喉上神经附近。甲状腺下动脉是锁骨下动脉甲状腺颈干的一个分支，通常位于 C_6～C_7 水平，位于喉返神经附近。

椎动脉由双侧锁骨下动脉发出，在 C_7 横突前方通过，在 C_6 水平进入横突孔（图 151–2）。椎动脉在交感神经纤维和广泛的静脉丛的伴行下走行于横突孔内。横突孔在椎体水平保护椎动脉；在椎间盘水平，椎动脉除了在内侧的钩突外，没有受到保护。通过影像学[1]和尸体[2, 3]研究，对横突孔的解剖结构进行了评估。随着椎动脉沿着脊柱向颅骨方向走行，横突孔的直径减小，其到椎体后缘的距离也减小，从而使椎动脉在较高的椎体水平上更容易受到损伤。在 C_1 水平，椎动脉从横突孔发出后，在后内侧进入枕骨

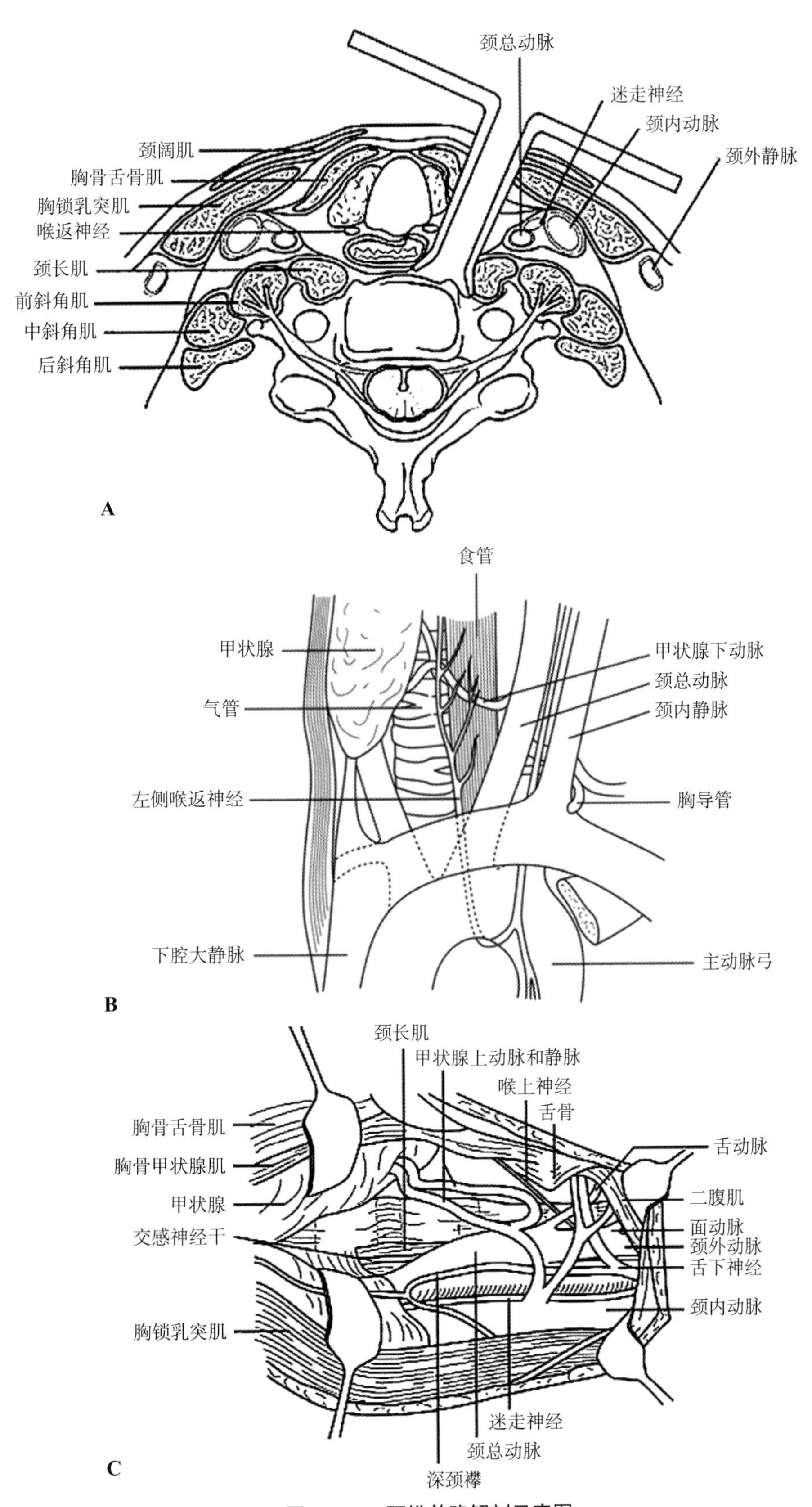

▲ 图 151-1　颈椎前路解剖示意图

A. 颈部解剖轴位图和最常用的入路手术平面。注意颈动脉鞘的密切关系。B. 颈胸交界处的血管解剖。注意甲状腺下动脉与喉返神经的密切关系。C. 颈椎上段的血管解剖。注意甲状腺上动脉与喉上神经的密切关系。（经许可转载，引自 Rao R，Bagaria V. Anterior approaches to the cervical and cervicothoracic spine. Orthopaedic Knowledge Online. Rosemont，IL：American Academy of Orthopaedic Surgeons；2005.）

大孔，与对侧动脉连接，形成基底动脉，然后形成 Willis 环的后部（图 151-3）。虽然 Ebraheim 等[3]提出了更为保守的测量，即 C_1 下缘 12mm 和上缘 8mm，但据报道，从 C_1 中线向外侧显露的最小安全距离为 15mm[4, 5]。椎动脉有相对较高的异常解剖发生率[6, 7]。15% 的人群中存在椎动脉发育不良或缺失，有报道称在高达 2.7% 的人群中，存在椎动脉弯曲或有异常走行[7]，Bruneau 等[6]报道单侧异常椎动脉发生率为 12.4%，双侧异常发生率为 0.8%（图 151-4）。Wakao 等[8]报道在 1251 例患者中发现 10 例（1%）椎动脉内侧环（定义为椎动脉向内延伸至钩突关节）。有趣的是，在计算机 CT 平扫中只有一半是可以辨别的，另外 5 例需要计算机断层血管造影来辨别[8]。

胸导管在上胸椎及下颈椎手术中有损伤风险，它从颈部底部进入食管左侧，在 T_1 水平穿过锁骨下动脉，进入胸腔右侧上纵隔的上腔静脉。

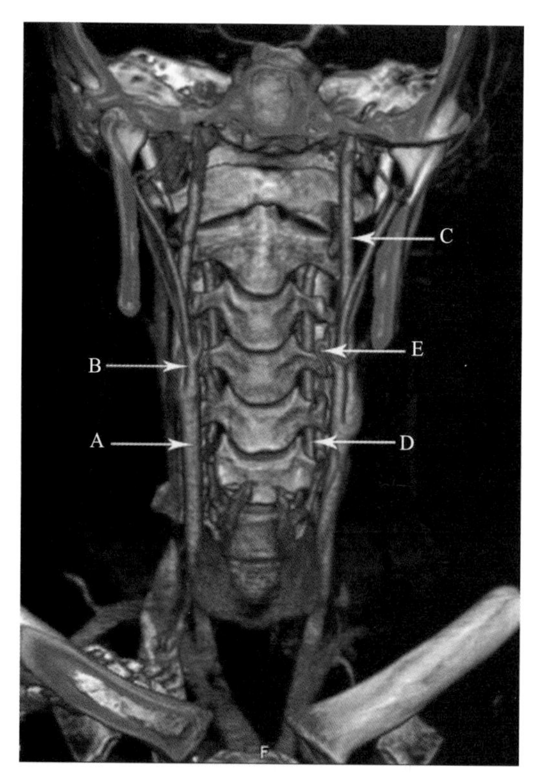

▲ 图 151-2 **颈椎血管解剖的 CT 血管造影重建图像中的椎动脉解剖**

注意颈椎横突孔内的椎动脉和颈内、外动脉的走行。A. 颈总动脉；B. 颈外动脉；C. 颈内动脉；D. 椎动脉；E. 喉上动脉

（二）前路手术

尽管已有颈动脉直接损伤的报道[9, 10]，但人们相信这是相对罕见的。颈内动脉血栓形成也有报道[11, 12]。这些栓塞血管中的栓子可导致偏瘫。动脉血栓形成被认为与手术中血管的牵拉有关。年龄的增加、动脉粥样硬化和较长的牵拉时间是血栓形成的危险因素[11]。

颈动脉损伤的预防需要在颈椎前路手术过程中进行仔细的切开显露。异常解剖，如颈动脉内侧环，虽然罕见（0.2% 的病例），但应进行术前影像学检查[8]。在手术过程中，颈动脉可以在术野外侧触及。颈椎显露后，应避免过度牵拉，在手术过程中应间歇松开牵引器。在术前评估中，听诊颈部有无杂音可能有助于鉴别有颈动脉血栓形成风险的患者。高危患者的超声检查可能有助于确定手术入路的侧别，或者使用后入路是否更为谨慎。在手术过程中，麻醉医生可以触诊颞浅动脉，以监测是否可能阻塞。

颈动脉直接损伤应立即修复。如果真的发生了损伤，强烈建议术中立即请血管外科会诊。如果术中发现颈动脉血栓形成，也应咨询血管外科医生。术后血栓的治疗应包括抗凝，可能还包括神经科和血管外科会诊。

颈前路手术易损伤甲状腺上、下动脉。甲状腺上动脉常位于 C_3～C_4 水平，甲状腺下动脉常位于 C_6～C_7 水平。这些动脉的出血通常可以通过结扎或电凝来控制。必须注意避免损伤伴随这两条血管的神经（喉上神经伴随甲状腺上动脉和喉返神经伴随甲状腺下动脉）。

据报道，在前路手术中椎动脉损伤的发生率为 0.3%～0.5%[13-15]。损伤的危险因素包括异常解剖、偏离中线的操作、先前的放疗史、骨髓炎或肿瘤的存在改变了骨的解剖[15, 16]。损伤可能发生在磨钻减压过程中、在螺钉置入期间或来自牵拉。与椎间盘切除术相比，椎体切除术中椎动脉

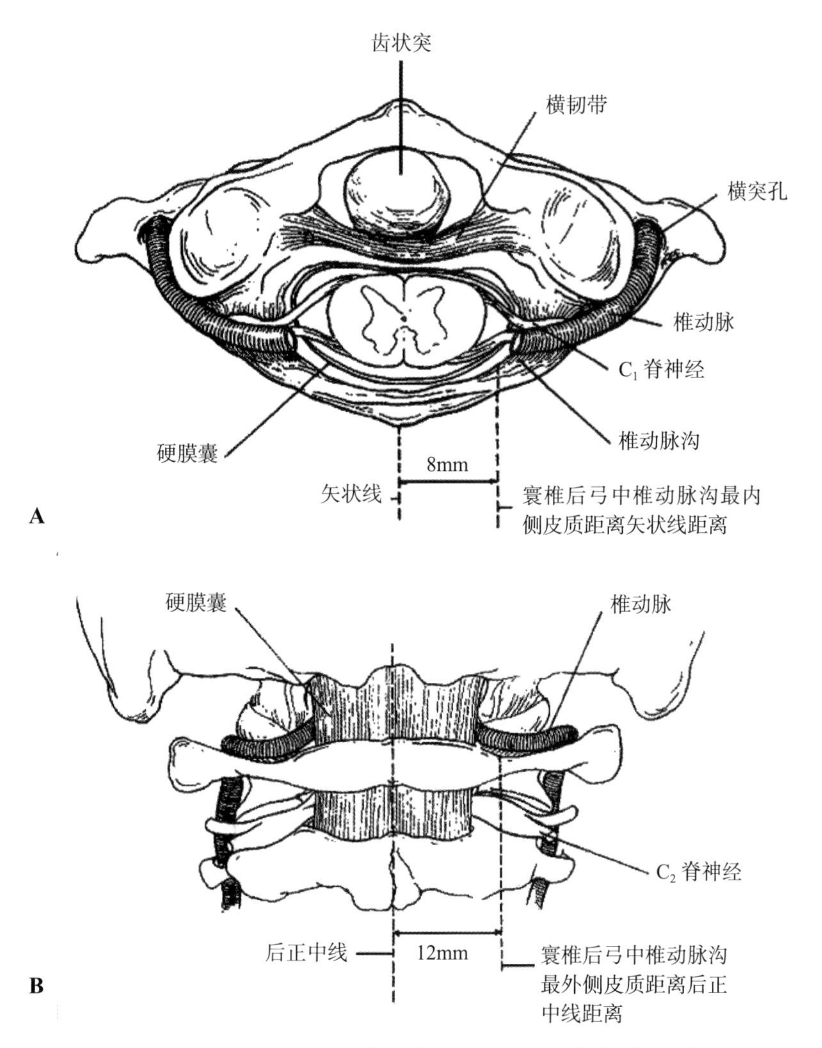

▲ 图 151-3 椎动脉和枕颈交界处的解剖示意图

轴位图（A）和冠状位图（B）显示椎动脉的走行：椎动脉通过 C_1，进入椎动脉沟，并通过枕骨大孔组成 Willis 环［经许可转载，引自 Ebraheim NA，Xu R，Ahmad M，Heck B. The quantitative anatomy of the vertebral artery groove of the atlas and its relation to the posterior atlantoaxial approach. Spine（Phila Pa 1976）1998；23（3）：320–323.］

损伤的风险更大[12]。该动脉损伤可导致大量失血（300～4500ml）[15]。此外，也有缺血性和栓塞性脑血管意外的报道[12]。损伤导致的迟发并发症包括假性动脉瘤、迟发性出血和动静脉畸形[16]。

Daentzer 等[16]回顾性研究 29 例椎动脉损伤病例，其中 5 例导致永久性神经功能缺损，3 例死亡。Smith 等[15]报道在 10 例患者中 6 例神经功能缺损：短暂 C_5 麻痹（2 例）、小脑共济失调（2 例）、四肢瘫痪（1 例）和 Wallenberg 共济失调（1 例）。10 例患者中有 9 例损伤来源于使用磨钻。

在颈椎前路减压手术中小心使用磨钻是预防椎动脉损伤的关键[17]。磨钻应保持垂直于手术野。保持正中方向也是必要的，以避免过度的侧方磨除。钩椎关节可作为侧方减压范围的标志。如有必要，增生骨赘则可去除以保持方向。Heary 等[18]建议在上、下椎体上标记中线作为定向点。Smith 等[15]建议仅对颈长肌边缘减压。术中透视或放射自显影可用于确定手术过程中相对于中线的位置。放射性不透明对比剂在椎体切除术后缺损处的应用使得在前后位片或透视图像上测量缺损到椎动脉的距离更精确[19]。

如确定有椎动脉损伤，最重要的是尽量减少

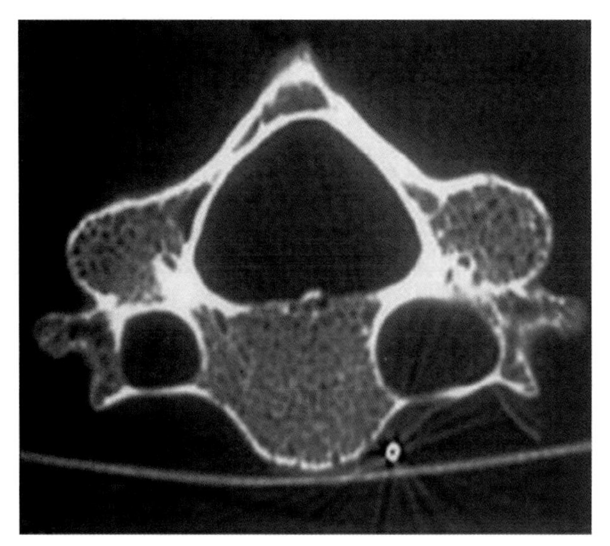

▲ 图 151-4 轴位 CT 图像上显示的椎动脉的异常解剖：横突孔内弯曲的椎动脉

经许可转载，引自 Curylo LJ，Mason HC，Bohlman HH，Yoo JU. Tortuous course of the vertebral artery and anterior cervical decompression：a cadaveric and clinical case study. Spine（Phila Pa 1976）2000；25（22）：2860–2864.

和停止出血，并防止缺血和血栓的形成。通常，远端损伤比近端损伤更容易控制。初期治疗应包括填塞和使用止血药。建议直接修复动脉，并可通过 Pfeifer 等 [20] 所描述的技术进行。在该技术中，分离显露切除椎动脉周围的重要结构，包括椎间孔的前缘。接下来，利用血管环控制近端和远端。然后分离显露椎动脉，缝合修复撕裂伤。如果不能直接修复，则于损伤区近端和远端予以结扎。如果对侧血管正常，结扎后脑血管梗死的风险左侧为 3.1%，右侧为 1.8% [21]。仅结扎近端椎动脉会增加迟延栓塞、出血和瘘管形成的风险 [15]。手术后，建议做血管造影以评估血管并检查有无持续出血。Park 和 Jho [22] 报道了 39 例单纯用填塞和止血药治疗的患者，45% 出现延迟性血管并发症。如果术中不能获得局部控制，或者术后影像显示持续出血，可以通过介入放射技术栓塞或支架植入动脉。Mwipatayi 等 [23] 报道了使用栓塞技术控制创伤性椎动脉损伤的良好结果。Choi 等 [24] 报道 2 例颈前路手术中医源性损伤的相似结果。

胸导管损伤相对少见，发病率低至 0.3% [25]，胸导管损伤可导致纵隔乳糜肿或乳糜胸。胸导管的轻微损伤通常会自然愈合。如果术中发现严重损伤，可使用外科手术夹进行双重结扎。纤维蛋白胶可以帮助密封损伤。由于管腔壁的易碎性，直接修复可能在技术上比较困难。如果术后发现损伤，可以用淋巴管造影术定位。通过介入放射技术可以放置一个引流管来减压淋巴液。手术后，应停止进食，患者应接受低脂肠外营养，直到渗漏得到解决 [26]。奥曲肽或依替福林可能有助于减缓渗漏率 [27]。患者应监测败血症和菌血症，并应考虑预防性使用抗生素。如果伤后第 5 天引流量＜ 10ml/（kg・d），一般预示持续非手术治疗预后良好 [28]。如有必要，可在淋巴管造影进行损伤定位后进行手术干预，并可采用上述双重结扎法结扎导管。据报道，这项技术的成功率高达 95% [29]。

（三）后路手术

椎动脉是颈椎后路手术中的主要危险血管结构，尤其是在 C_1 和 C_2 椎体水平的固定术中。在离开 C_2 横突孔后，椎动脉在 C_1 环的内侧和后方移动，然后通过枕骨大孔进入颅底。据报道，C_1 后弓向外侧剥离显露的极限是距离中线 12～15mm；儿童的距离更小 [3–5]。椎动脉沿 C_1 的上缘损伤的风险最大。

枕颈固定方法有许多种。线缆技术的血管损伤风险相对较低，而 C_1～C_2 经关节突螺钉固定的血管损伤风险相对较高（4.1%～8%）[30, 31]。经关节突螺钉固定的血管损伤风险因素包括女性和狭窄的峡部（＜ 4mm）[32]。通常左侧较大，因此比右侧更安全。由于硬膜外血管丛位于螺钉起始点上方，放置 C_1 侧块螺钉可能导致硬膜外血管丛大量出血。此外，过度解剖颅骨到 C_1 后弓有损伤椎动脉的风险。C_2 椎弓根螺钉相对安全，但是若螺钉外侧穿破骨质则会损伤椎动脉 [33]。

颈椎下段内固定也使椎动脉处于危险之中。危险程度取决于螺钉放置技术，以及是否为双皮质骨螺钉。Heller 等 [34] 回顾 78 例患者放置 654 枚侧块螺钉，没有发现椎动脉损伤的迹象。Abumi 等 [33] 回顾性分析了 45 例患者（183 枚螺钉）和前瞻性研究了 189 例患者（669 枚螺钉）的颈椎椎弓根螺钉。他们报道了 13 枚螺钉在术后的影像学检查中描述为“有风险”，并且有 1 例椎动脉损伤，没有后遗症。Kast 等 [35] 检查了 16 例患者（94 枚椎弓根螺钉）的术后 CT 扫描图像，发现 4 枚螺钉压迫椎动脉管超过 25%。这些患者均未发现有任何血管问题。

预防椎动脉损伤需要对椎动脉解剖有全面的了解。手术前应回顾影像学研究，以评估椎动脉的异常解剖。所有术前磁共振成像研究都应在轴面和矢状面上进行，特别注意椎动脉的走行。对于 C_1 和（或）C_2 水平复杂畸形或内固定的病例，还应考虑术前计算机断层扫描 [36]。为了准确置钉，应充分显露，以确保进钉点和局部解剖标志完全可见。手术中发现损伤后，可以用骨蜡止血。置钉可以提供额外的填塞效果。如果不能控制出血，可能需要显露和结扎椎动脉。术后如有残留出血，应进行术后血管造影。

三、胸椎

（一）解剖

胸腔内脊柱和大血管关系密切。主动脉沿胸部左侧走行，并向后达肺血管（图 151-5）。脊柱侧弯患者中，随着 Cobb 角的增加，主动脉的位置倾向于进一步后移和侧移（图 151-6）。腔静脉在右侧，通过肺血管的前方。此外，在胸椎手术中有几个小血管也处于危险之中。奇静脉位于胸椎椎体右侧的近端，胸导管位于奇静脉和主动脉之间的脊柱前方。它在 T_5 椎体的前方穿过左侧胸腔。节段性动脉从主动脉发出，沿椎体中部走行。在后壁，它们分开形成脊髓前动脉和肋间动脉。许多交通支连接这些动脉。肋间静脉从奇静脉和半奇静脉分出，沿肋骨下缘走行。这些交通血管可将较大血管固定在脊柱上。

（二）前路手术

胸椎前方可以通过开胸或胸腔镜技术从右侧或左侧入路。主动脉壁比腔静脉厚，因此操作更容易，更安全。因此，许多外科医生更喜欢左侧入路。然而，值得注意的是，对于心血管结构来说，左侧入路比右侧入路风险更高。在畸形的情况下，从侧弯的凸侧进入可能更有利。在解剖过程中，应注意保护供应脊髓的节段动脉。Winter 等 [37] 报道，在 1000 多名患者中没有神经后遗症的发生。为保持侧支血流量，建议需要结扎时，在椎体中部水平单侧结扎动脉，并在脊柱侧弯的凸侧结扎。此外，为了保持灌注压力，麻醉应避免使患者低血压。Orchowski 等 [38] 报道了 2 例节段动脉结扎后出现瘫痪（发生率为 0.75%）。脊髓前根动脉（Adamkiewicz 动脉）是脊髓下半部分的主要供应血管，通常位于左侧，从 T_5 到 L_2 的任意部位发出。最常见的情况是在 T_9～T_{12} [39] 水平。虽然结扎该动脉与主动脉血管手术后的神经并发症有关，Burrington 等 [40] 表明，如果侧支循环得到保护，该动脉可以安全结扎。

总的来说，胸部前路手术中的血管损伤很少见，但是它可能发生于错误的牵拉、磨钻或其他器械的使用中 [41]。Sucato 等 [42] 对 14 例脊柱侧弯患者的 106 枚胸椎螺钉进行评估。他们发现 14% 的螺钉位于主动脉附近，12% 的螺钉使主动脉变形，但没有与这些螺钉相关的并发症。Kuklo 等 [43] 发现，脊柱侧弯顶椎的前路螺钉中有 26% 位于主动脉的 2mm 范围内，但这些螺钉均未使主动脉变形。损伤的预防需要充分的可视化和器械的小心放置。大血管损伤需要立即控制出血和紧急的术中血管外科会诊。麻醉医生需要提供积极的血流动力学稳定。

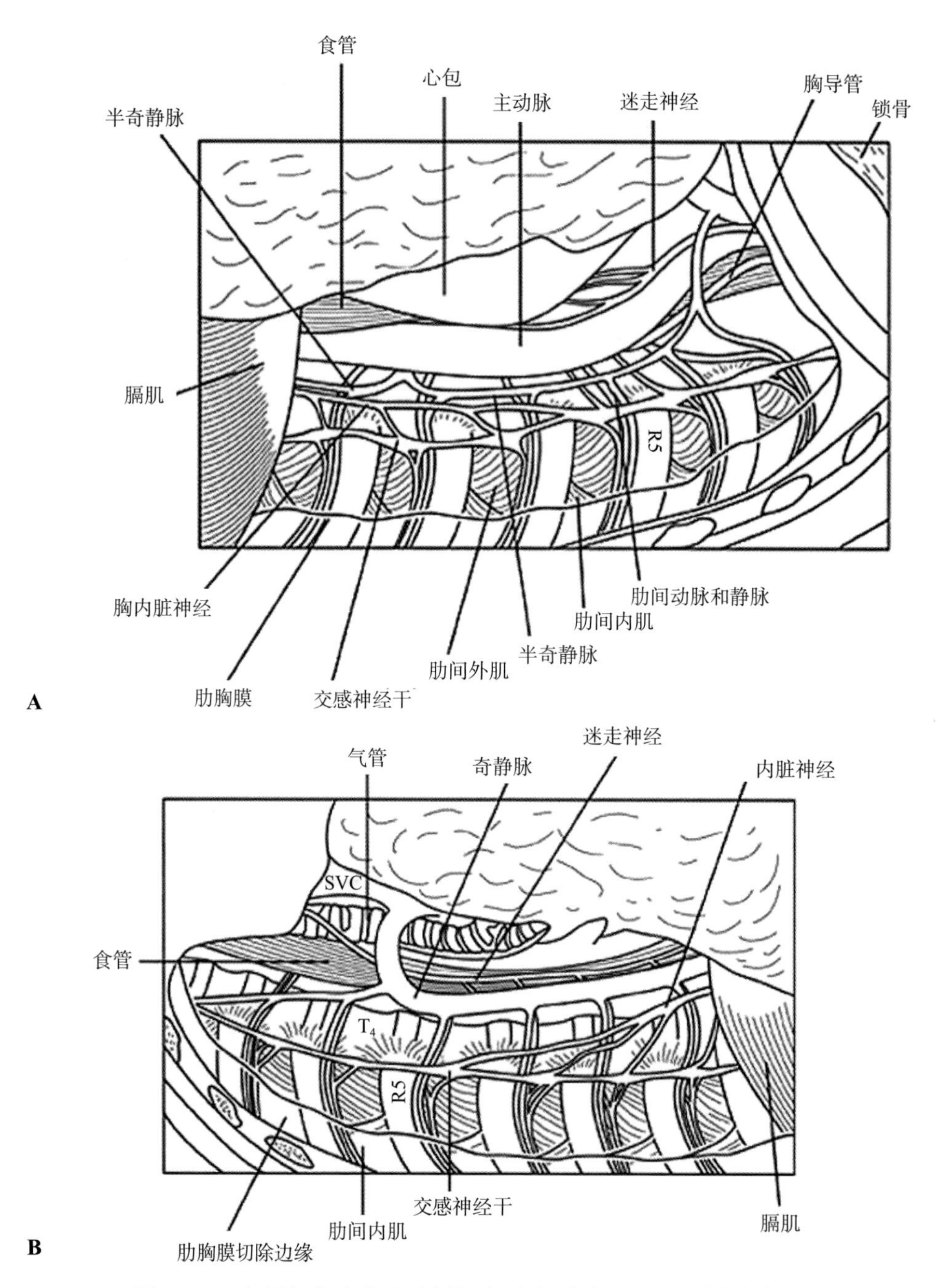

▲ 图 151-5 左侧入路（A）和右侧入路（B）胸廓切开显露胸椎解剖示意图

经许可转载，引自 Rao R，Bagaria V. Anterior approaches to the cervical and cervicothoracic spine. Orthopaedic Knowledge Online. Rosemont，IL：American Academy of Orthopaedic Surgeons；2005.

（三）后路手术

胸椎内固定手术时，若椎弓根螺钉置钉时不够准确，导致穿破椎体前方皮质骨，可能会引起血管损伤（图 151-7）。Suk 等[44] 回顾分析 4600 枚椎弓根螺钉的置钉位置，发现 1.5% 的螺钉置钉位置不正确。Kim 等[45] 则研究了 3204 枚螺钉的位置，发现 6.2% 的螺钉攻破了皮质骨。Parker 等[46] 研究发现，0.22% 的螺钉（15/6816）存在侵蚀血管结构的现象。以上文献的作者均未报道相应的血管并发症。椎弓根螺钉穿破皮质骨冲撞主动脉的风险在脊柱侧弯畸形患者中显著增加，

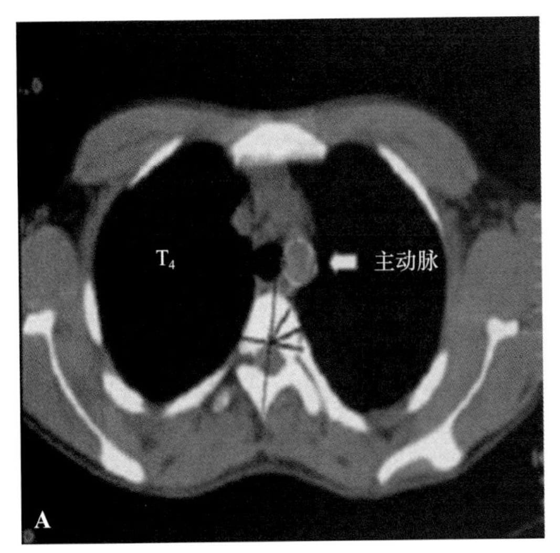

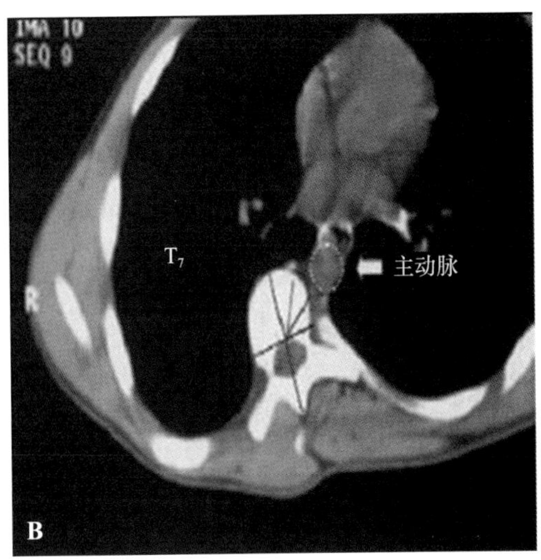

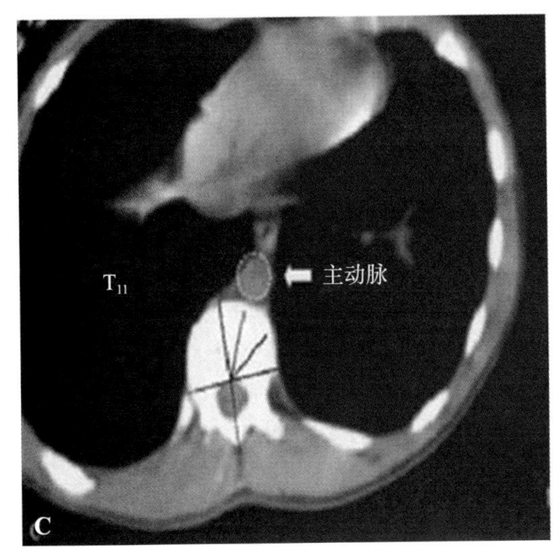

▲ 图 151-6 脊柱侧弯患者轴位 CT 图像显示在 T_4 水平胸主动脉位置改变（A）。注意在侧弯顶椎区域（T_7 水平）的主动脉位置从常见的椎体侧前方转为侧后方（B）。下胸椎区域（T_{11} 水平）的胸主动脉再次回到椎体侧前方（C）

经许可转载，引自 Kuklo TR，Lehman RA，Lenke LG. Structures at risk following anterior instrumented spinal fusion for thoracic adolescent idiopathic scoliosis. J Spinal Disod Tech 2005；18（Suppl 1）：S58–S64.

尤其是侧弯的凹侧。Kuklo 等[43]报道，在 90° 以上的侧弯患者中，发生率可达到 96.3%。术中发现螺钉穿破骨皮质应该立即取出并重新置钉。而术后发现该现象，则需要仔细评估血管损伤风险并决定是否需要翻修。一些作者建议翻修术前放置血管支架可以减少大血管损伤的风险[46, 47]。

四、腰椎

（一）解剖

主动脉和下腔静脉穿过胸腔进入腹腔后，位于腰椎椎体前外侧（图 151–8）。主动脉和下腔静脉一般会在 L_4 椎体平面分叉形成髂总动脉和髂静脉，而髂总动脉和髂静脉在 S_1 椎体平面再次分叉分成髂外和髂内动静脉，其中髂内动静脉位于髂外动静脉的内侧。左髂静脉沿着髂总动脉的后方走行至髂总动脉的内侧。右髂总动脉走行于左髂静脉内侧。据报道，大血管的解剖变异高达 30%[48]。骶正中动脉起源于主动脉分叉并到达骶岬。髂腰静脉是髂总静脉的分支，常分布于 L_5 椎体前方，髂腰静脉在 L_5 节段手术中容易被损伤。

（二）前路手术

腹腔和盆腔的血管解剖结构在前路入路手术中容易因剥离和牵拉而损伤。前路手术中长时间使用并很少移动或松开的拉钩更加重了血管损伤。L_5～S_1 椎间盘常位于下腔静脉分叉的下方。而

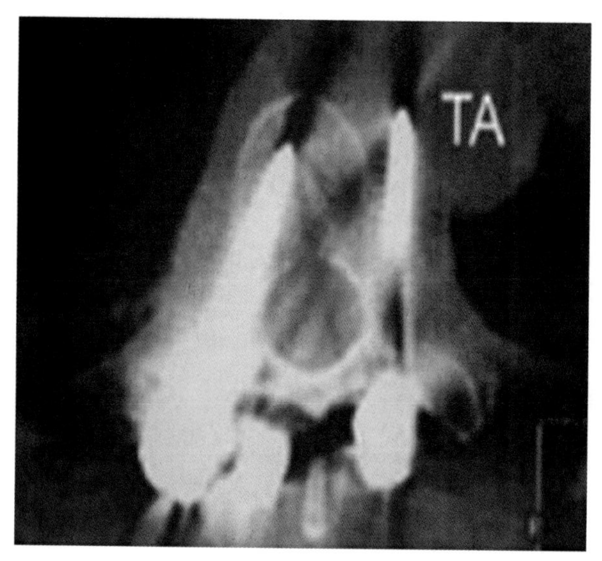

▲ **图 151-7 轴位 CT 图像显示一枚胸椎椎弓根螺钉穿过椎弓根外壁冲击胸主动脉**

经许可转载，引自 Minor ME，Morrissey NJ，Peress R，et al. Endovascular treatment of an iatrogenic thoracic aortic injury after spinal instrumentation：case report. J Vasc Surg 2004；39（4）：893–896. © 2004 The Society for Vascular Surgery and The American Association for Vascular Surgery 版权所有

L_4～L_5 及其他节段的腰椎间盘常需要牵拉大血管或者外侧入路才能显露。必要时，需要结扎椎体前方的节段血管，避免因节段血管损伤而止血困难。

在前路入路手术中最常损伤的血管是左髂总静脉（发生率为 0.7% [49]），以及下腔静脉和髂腰静脉 [41]，而动脉损伤不常见。最常见的动脉损伤是髂总动脉 [50, 51]。文献报道前路手术的血管并发症发病率为 1.4%～15.6% [52, 53]。Oskouian 和 Johnson [54] 研究 207 例前路开放手术的病例，血管并发症发生率为 3.4%，其中有 1 例患者死亡。微创技术仍然可以导致腹部血管损伤。Escobar 等 [55] 报道，内镜微创前路手术的损伤发生率是 3.7%，而小切口开放手术的风险是 8.7%。Katkhouda 等 [56] 报道 24 例患者行腹腔镜下前路脊柱手术，其中 4 例需要改为开放手术行髂静脉损伤修补。

Chung 等 [57] 依据左髂总静脉的位置和形态将其分成 3 种类型 [58]：Ⅰ型，即不需要牵拉静脉就可以显露 L_5～S_1 椎间盘 [33]；Ⅱ型，静脉覆盖了 L_5～S_1 椎间盘，但是静脉和椎间盘之间有丰富的脂肪分隔；Ⅲ型，静脉覆盖了 L_5～S_1 椎间盘，但是静脉和椎间盘之间仅有少量的脂肪分隔 [59]。人群中Ⅰ型占比为 49.2%，Ⅱ型为 27.7%，Ⅲ型为 23.1%。Ⅲ型结构的静脉损伤最常见，Ⅰ型的静脉结构不会发生损伤。

血管损伤的危险因素包括吸烟、血管疾病史和腹腔手术史 [51]。Kim 等 [60] 发现，术中采用屈髋体位可以减少腹部血管张力，更容易减少术中血管损伤的风险。

除了术中直接损伤血管之外，术中持续的牵拉还可以导致深静脉血栓形成，甚至肺栓塞。Brau 等 [53] 报道了 1315 例行腰椎前路融合术患者，术后有 6 例出现血栓形成的并发症，发生率为 0.45%，其中 4 例行血栓切除术，2 例行搭桥术，有 2 例最终发展成筋膜间室综合征。Castro 等 [61] 报道了 1 例由前路术中牵拉导致的主动脉血栓形成的病例最终死亡。

（三）侧路手术

侧路手术在腰椎手术中逐渐流行和推广。外侧入路为经腰大肌显露 L_1～L_5 椎体及椎间盘。而最近发展起来的斜外侧入路（经腰大肌表面）可以直接显露 L_5～S_1 椎间盘。虽然外侧入路（包括斜外侧入路）并不需要像前入路那样持续牵拉大血管，但是，血管毗邻腰椎的解剖结构仍然使其面临损伤的风险。目前，Moro 分区系统可用于描述腰丛与椎间盘的位置关系 [62]。Sakai 等 [63] 在一项 323 例患者的研究中，最先应用 Moro 分区系统描述大血管和 L_3～L_4 及 L_4～L_5 节段的位置关系（图 151-9）。虽然主要的动脉通常位于椎间盘前方（A 区），但是仍有少数情况例外。Sakai 的研究发现，在 L_3～L_4 节段，7.1% 的患者的动脉位于 1 区；在 L_4～L_5 节段，12% 位于 1 区，仅有 1% 位于 2 区。而对于主要的静脉来说，在 L_3～L_4 节段，74% 位于 1 区，8% 位于 2 区；在 L_4～L_5

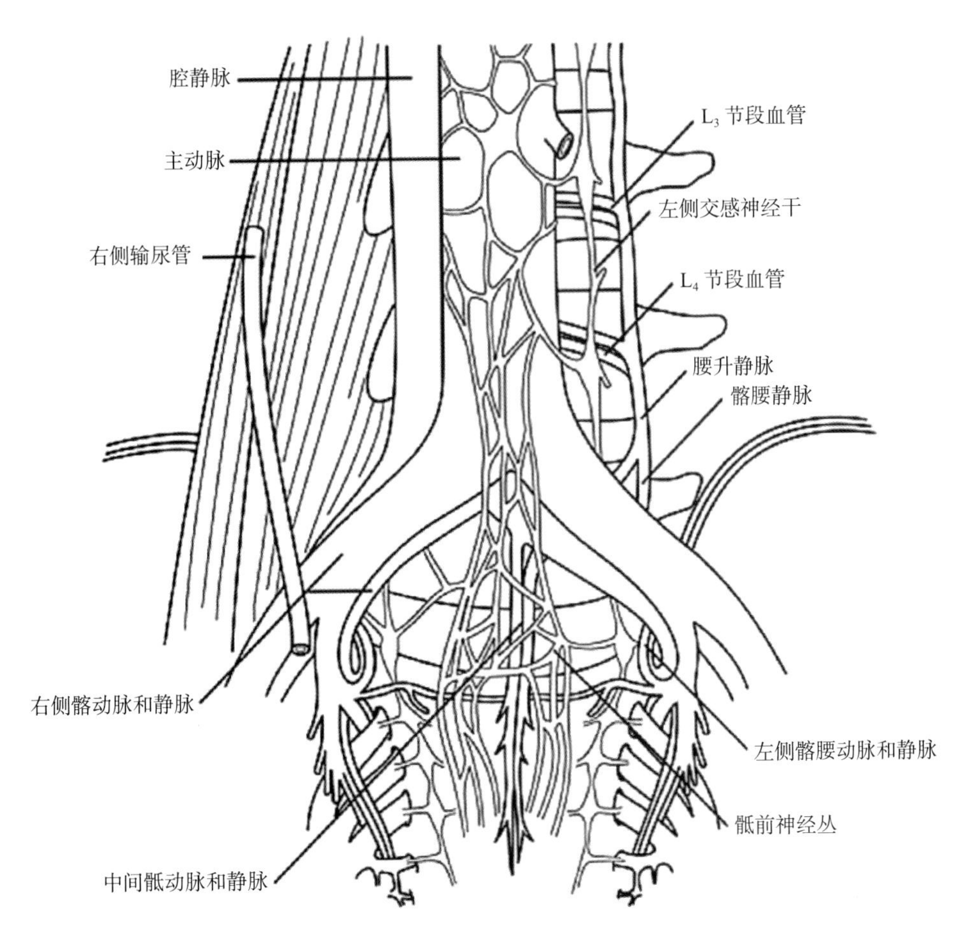

▲ 图 151-8 腰椎前路解剖示意图

经许可转载，引自 Rao R，Bagaria V. Anterior approaches to the cervical and cervicothoracic spine. Orthopaedic Knowledge Online. Rosemont，IL：American Academy of Orthopaedic Surgeons；2005.

节段，75% 位于 1 区，20% 位于 2 区。仅有 1 位患者（0.3%）的主要静脉位于 3 区。作者认为，女性的主要血管相对男性更加靠后，而血管位置靠后更容易在外侧入路手术中发生损伤[64]。

Hijji 等[65]回顾分析 6819 例外侧经腰大肌间隙入路的病例，发现血管并发症的发生率为 0.81%，高于 Kueper 等[66]报道的 0.056%，其中 1 例为腹主动脉损伤，4 例为节段动脉损伤。Uribe 和 Deukmedjian[67]对 13 000 多例行外侧入路手术的患者进行问卷调查后发现，血管相关并发症发生率为 0.1%。Abe[58]评估了 155 例行斜外侧入路腰椎手术的患者，血管损伤发生率为 2.6%，均为节段血管损伤。术中清理对侧椎间盘纤维环时可能会损伤对侧节段动脉。Beckman[68]报道了 7 例（总共 3950 例）外侧经腰大肌间隙入路腰椎术后发生对侧腰大肌血肿的患者，其中 3 例存在持续的神经损伤。

外侧入路技术的核心操作仍然是椎体椎间盘的前方减压，临床上主要用于纠正和治疗脊柱矢状位退变和畸形。手术中，需要将拉钩放置于前纵韧带和大血管之间。接着切除前纵韧带和椎间盘，以便放置融合器。尽管腹主动脉和下腔静脉毗邻腰椎和椎间盘，但 Saigal[69]报道，在 75 例采用外侧入路手术的患者中仅有 1 例发生血管并发症。

外侧入路术中时刻需要关注和保护节段血管，以避免其损伤。建议术中使用双极电凝、缝线结扎或血管夹夹闭。如果术后发现节段血管损

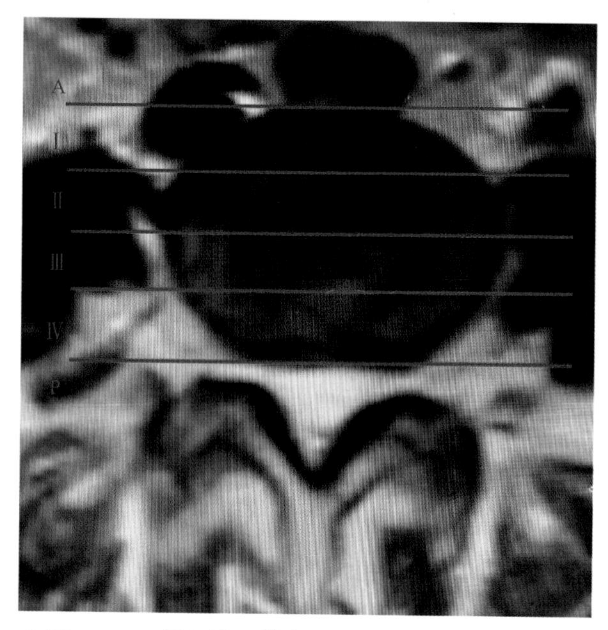

▲ 图 151-9　**最初用于描述腰丛与椎间盘的位置关系的 Moro 分区系统**

该分区系统通过四等分椎间盘（椎体），将椎间盘区域划分为 6 个区间。椎间盘前方为 A 区，后侧为 P 区，椎体椎间盘则平均划分为 1～4 区间，每个区间占椎体椎间盘的 25%。该系统亦可在外侧入路腰椎手术前用来描述血管结构和椎间盘的位置关系。位置靠后的血管在手术中损伤的风险越高

伤，可以考虑介入血管栓塞。如果术中发生大血管损伤，必须立即行按压止血，并请血管外科医生台上急会诊。大多数情况下需要扩大切口以增加视野和显露，并小心地逐步将损伤血管钝性显露出来。首先考虑的策略是修补损伤的大血管。血管修补成功后，患者需要重症监护，监测患者的生命体征，纠正内环境紊乱，预防下肢深静脉血栓形成和肺栓塞，尤其是在主要的静脉损伤后。

（四）后路手术

对于血管损伤来说，腰椎后路置入椎弓根螺钉的操作相对比较安全。虽然有文献报道几例腰椎后路术中发生血管损伤的病例，但学术界公认的真实发病率很低[70, 71]。Lonstein 等[72]对既往的临床手术病例进行回顾性分析，所有病例共置入了 4790 枚椎弓根螺钉，仅有 2.8% 的螺钉刺穿椎体前方皮质骨，但无一例发生血管损伤。

后路椎间盘切除和 TLIF（经椎间孔减压融合）操作亦会带来血管损伤的风险。左髂动脉损伤最常见，因为其毗邻 L_4～L_5 椎间盘[73]。其他易损伤的血管是右髂动脉、下腔静脉、主动脉及髂静脉。文献报道，血管损伤的发生率是（1.6～17）/10 000[59, 73–75]。血管损伤风险因素包括患者因素和手术因素两大类（表 151-1）。临床上，这些血管损伤很难直接发现，绝大多数都表现为术中椎间隙出现持续出血，然而这些征象的特异性并不高，而且即使没有出现椎间隙出血，也不能排除血管损伤的发生[76]。严重的血管损伤会导致术中血压下降，甚至急性血容量丢失，但仍可能会被术中麻醉医生的扩容处理而掩盖。术中没有及时发现的血管损伤，患者术后会出现腹胀不适、恶心呕吐[73]，极易与一般术后胃肠道症状相混淆。一旦怀疑存在血管损伤，可以采取血管造影以明确诊断。据文献报道，血管损伤的死亡率为 15%～61%[77, 78]。血管源性迟发性并发症还包括动静脉瘘和动脉瘤[79]。

表 151-1　**血管损伤的危险因素**

患者因素	手术因素
解剖变异（椎体结构变异或血管解剖结构变异）	不合适手术体位，导致腹腔压力升高
纤维环或韧带结构缺失	器械持续牵拉或放置过深
肥胖	缺少中线定位
既往手术史 / 组织结构粘连	过度牵拉
既往放疗史	术前没有详细阅片（影像学资料）
血管性疾病	

术中急性血管损伤的处理需要紧急请血管外科医生会诊，如果患者病情不稳，应该积极输血输液扩容复苏，将患者置于仰卧位以便剖腹探查。病情平稳或者术后发现血管损伤的患者可以行血管造影、栓塞或者血管支架手术[80]。

五、特殊情况

（一）植骨相关损伤

后路髂骨取骨的一个罕见并发症是臀上动脉损伤[81, 82]。臀上动脉是髂内动脉的一个分支（图151-10）。臀上动脉损伤来自于拉钩、刮匙和骨刀的截骨操作。臀上动脉损伤后会回缩至盆腔，导致定位困难。寻找臀上动脉需要扩大切口，剥离臀肌。血管造影和栓塞也是一种可行的选择。避免臀上动脉损伤的措施包括控制截骨取骨的深度，以及尽量直视下操作。

（二）椎体成形 / 后凸成形（PVP/PKP）

虽然PKP/PVP属于微创低风险的局麻手术，但是仍然有血管损伤风险。Biafora等[83]报道了1例PKP术中发现节段动脉损伤的病例。该患者术中发现手术区域出血，随后使用血管栓塞治疗。此外，学术界公认PKP/PVP可能会引起肺栓塞，因为骨水泥弥散进入下腔静脉或者脂肪栓塞[84, 85]，已经有数例因栓塞死亡的报道。然而，PVP/PKP的血管并发症仍然是比较罕见的。

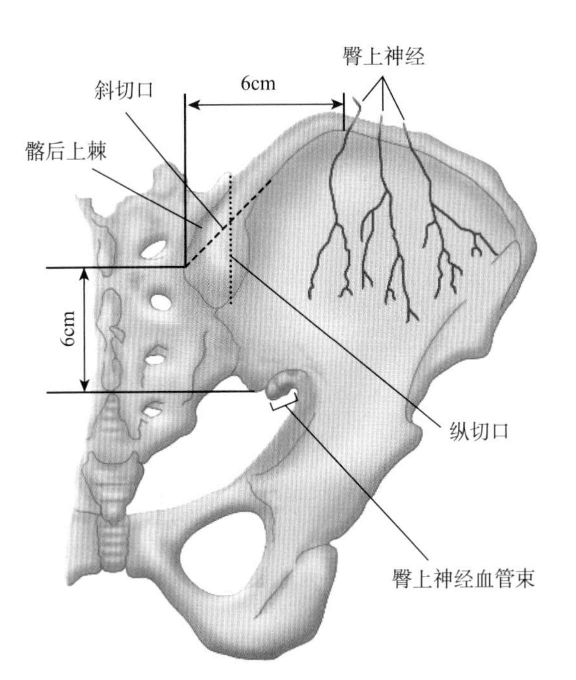

▲ 图151-10　臀上动脉解剖图

注意该动脉离开坐骨切迹的位置。在髂骨取骨过程中易发生损伤［经许可重绘，引自Ebraheim NA，Elgafy H，Xu R. Bone-graft harvesting from the iliac and fibular donor site：techniques and complications. J Am Acad Orthop Surg 2001；9（3）：210–218.］

六、结论

脊柱手术的血管并发症比较少见，但一旦发生，后果严重。颈椎手术中，最重要的血管是颈动脉。手术中需要触摸颈动脉搏动以确定颈动脉所在位置，操作过程中应尽量减少拉钩牵拉的时间以减少血栓形成的风险。

椎动脉是颈椎前路手术中另一重要血管。术中需要尽量在中线操作，并安全放置拉钩。如果椎动脉损伤，必须及时压迫控制出血，再行血管栓塞。椎动脉亦可能在后路手术中因椎弓根螺钉而损伤。当一侧椎动脉发生损伤，则不建议在另一侧置钉，以避免损伤对侧椎动脉，一旦发生将是灾难性的后果。术前应该完善影像学检查，明确椎动脉的位置、有无解剖异常，做到术前心中有数。此外，还需要特别观察枕颈区的解剖关系。

胸椎和腰椎手术容易损伤的主要血管包括腹主动脉、下腔静脉、髂部血管及腰骶静脉。一旦确诊主要血管损伤，必须立即行急诊血管外科会诊以决定下一步治疗方案，同时积极进行抗休克治疗。虽然后路手术相对安全，但螺钉过长穿过椎体前方皮质骨亦会有损伤大血管的风险，故发现过长的螺钉应该进行翻修。

第152章 术后早期晚期伤口或内置物感染

Postoperative Early and Late Wound/Implant Infections

Pooria A. Salari　Sumeet Garg　Jacob M. Buchowski 著
王 征 周江军 译

一、概述

美国急诊医院（acute care hospital）每年有超过1600万台手术。手术部位感染（surgical site infection，SSI）是最常见的医疗相关感染（health care–associated infection，HAI），占住院患者所有医疗相关感染的31%[1]。美国疾病控制和预防中心（Centers for Disease Control and Prevention，CDC）根据全美国出院汇总的数据（National Hospital Discharge Summary，NHDS）显示，手术部位感染发生率为1.9%[2]。

手术部位感染是脊柱退行性疾病和脊柱畸形最常见的术后并发症之一，分为浅表感染和伴有全身脓毒症的深部脓肿，通常需要多次清创彻底清除感染，这给外科医生和患者带来巨大负担。尽管脊柱手术技术取得巨大进步，微创手术技术日新月异，但SSI发生率仍达1%～10%。

脊柱术后感染可发生在术后早期或术后数年内，可能会累及深部内置物。深部感染有可能需要取出内置物，如果假关节形成则需要翻修手术；对于早期感染，内置物通常保留至脊柱融合，以维持脊柱的稳定性。绝大多数感染为细菌感染，但多重耐药细菌感染越来越多。除浅表感染，深部感染治疗的主要方法是彻底冲洗和细致清创，全身使用静脉抗生素治疗。严重感染导致软组织缺损出现空腔无法闭合伤口时，则需要皮瓣覆盖。

通过改善患者、医生和全身因素降低感染率是所有外科医生追求的目标。如果脊柱患者术后出现感染时，采用严格、系统的内外科治疗手段仍然可以获得成功的预后。

二、背景

过去几十年中，有多个大样本回顾性研究分析了脊柱术后感染的发生率和明确的危险因素。CDC将SSI分为浅表感染和深部或器官/间隙感染（图152–1）。如果植入内置物，SSI可以发生在术后30天甚至1年内。表152–1列出了每个分类的标准[3]。较小的脊柱手术，例如微创椎间盘切除术、单纯减压和单侧椎板切除术的感染率低于退变性脊柱侧弯和脊柱畸形等大型手术。近期，联邦CDC根据超过12年的美国国家医院感染监测报道，发现脊柱融合术感染率为2.1%，椎板切除术感染率为1.25%。脊柱术后感染会导致假关节发生率、住院时间、医疗费用增加，加剧患者的身心负担。这几项研究明确了感染的危险因素，且有些因素相互交叉影响。例如时间更长的手术感染率也更高；肿瘤手术会有更多的出血、更多的融合节段，以及需要更多的手术助

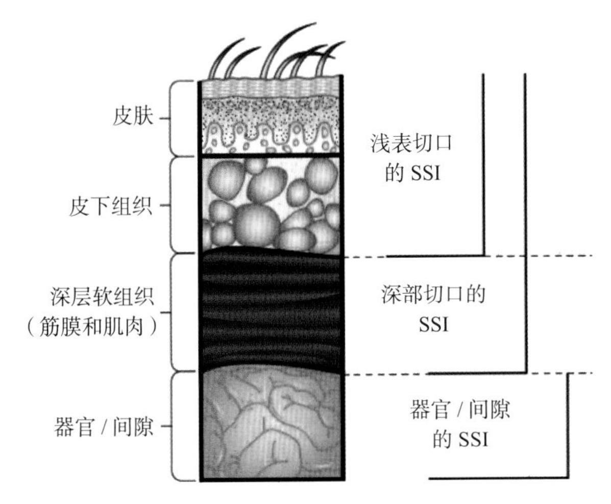

▲ 图 152-1 **浅表、深部和器官 / 间隙手术部位感染的定义**

经许可重绘，引自 Horan TC，Andrus M，Dudeck MA. CDC/NHSN surveillance definition of health care–associated infection and criteria for specific types of infections in the acute care setting. Am J Infect Control 2008；36（5）：309–332. © 2008 Association for Professionals in Infection Control and Epidemiology，Inc. 版权所有

手。这些都是单因素分析中明确的脊柱术后感染的危险因素。表 152–2 总结了术后感染的患者及医生方面的危险因素。

为了确定感染的独立危险因素，Olsen 等回顾了 1998—2002 年单一机构的 2316 例脊柱手术，按照 CDC 定义的 SSI，总感染率为 2%（46/2316），其中 18 例感染是浅表感染，其余为深部感染[4]或器官 / 间隙感染[5]。将这些病例与 227 例未感染的对照组患者进行比较，采用多因素 Logistic 回归法确定感染的独立危险因素，典型的相关危险因素为肥胖、糖尿病、预防性使用抗生素的时机不当，以及颈椎手术感染风险降低。值得注意的是，血清葡萄糖水平升高，无论是术前（＞ 125mg/dl）还是术后（＞ 200mg/dl），都显示 OR 值为 3.3。这项风险因素独立于糖尿病。作者推测，积极控制血糖能够预防术后感染。与以前的研究相比，没有证据表明翻修手术、使用内置物或植骨会导致感染率增加[6]。Olsen 团队还回顾了许多神经外科患者的术后脊柱感染情况，总感染率为 2.8%（41/1918），其中有 7 例浅表感染、25 例深部感染和 9 例器官 / 间隙感染。多因素分析明确危险因素包括术后大小便失禁、后入路手术、肿瘤手术和病态肥胖，但并未发现使用内置物会导致感染率增加。几乎一半的培养结果是革兰阴性菌感染，腰椎或腰骶手术革兰阴性菌感染率较高，提示后路切口感染是直接污染[7]。

神经肌肉型脊柱侧弯的术后感染率和其他并发症发生率最高。一项为期 10 年的多中心回顾研究发现，210 例神经肌肉型脊柱侧弯的矫形手术的感染率为 12%。该研究包括所有患有脊髓发育不良或脑瘫的接受脊柱融合手术的儿童。结果发现，认知障碍和大量使用同种异体骨是感染的危险因素。阳性培养结果中，50% 以上是多种病原菌感染，提示多数术后感染来源于肠道。本组病例中，革兰阴性菌感染较为普遍[8]。

研究表明，创伤手术也是术后感染的危险因素之一。Rechtine 等[9]和 Blam 等[10]的 2 项研究分析了脊柱创伤患者的感染率。Rechtine 回顾了 1986—1997 年在一个单一机构治疗的 235 例脊柱骨折患者，其中 117 例患者手术，12 例发生术后感染（10%），超过 2/3 是多种微生物感染，最重要的发现是，完全神经损伤患者的感染率比没有神经损伤的患者高得多（41% vs. 5%）。Blam 等[10]比较了 256 例脊柱创伤手术和 2990 例脊柱择期手术的感染率[10]，发现创伤手术感染率为 9.9%，择期手术为 3.7%。感染的独立危险因素包括：ICU 住院时间的增加、延期手术，以及单一手术团队或联合手术团队。其中一半患者是多重细菌感染，单变量危险因素已在表 152–2 中列出。作者推测创伤手术感染率较高的原因是创伤患者合并更严重的软组织损伤及神经损伤所致的能量耗竭。建议脊柱创伤后应迅速进行手术并密切监控营养状况，以逆转创伤后机体出现的分解代谢状态。

目前有两种导致脊柱手术伤口感染的机制：

表 152-1 确定手术部位感染（SSI）的标准

浅表切口感染

感染发生在术后 30 天内，仅累及切口皮肤或皮下组织，至少包括以下一项：
- 浅表切口脓性分泌物流出，有或无实验室确认
- 严格无菌操作从浅表切口获得的液体或组织培养分离得到病原菌
- 至少存在以下一种感染症状或体征：疼痛或压痛、局部肿胀、发红或发热、外科医生打开浅表切口，但切口培养阴性除外
- 外科医生或主治医生诊断为浅表切口感染

不要将下列情况诊断为浅表切口感染：
- 缝线脓肿（局限于缝合针眼的微小炎症和渗出）
- 会阴切开术或新生儿包皮环切部位感染
- 烧伤感染
- 累及到筋膜和肌肉层的切口感染（见深部切口感染）
- 涉及浅表和深部切口部位的感染（分类为深部切口感染）

注：会阴切开术引起、包皮环切术、烧伤创面引起的感染分类有具体标准

切口深部感染

感染发生于无植入物[①]手术后 30 天内，或有植入物手术后 1 年内，感染与手术明确相关，累及切口的深层软组织（如筋膜和肌肉层），且至少包括以下一项：
- 从深部切口引流出脓液，但不是从手术部位的器官 / 间隙中引流
- 深部切口裂开或患者出现发热（＞38℃）、局部疼痛或压痛的一个 / 多个体征或症状时，外科医生打开切口，但切口培养阴性除外
- 在直接检查、再次手术、组织病理学、放射学检查中发现的切口深部的脓肿或其他感染的证据
- 外科医生或主治医生诊断为切口深部感染

注意：
- 浅表和深部切口均有感染属于切口深部感染
- 器官 / 间隙感染通过切口引流诊断为切口深部感染

器官 / 间隙感染

感染发生于无植入物[①]手术后 30 天内，或有植入物手术后 1 年内，感染与手术明确相关，累及切口以外、术中操作涉及的任何解剖部位（如器官或间隙），且至少有以下一项：
- 通过穿刺方法[②]放置的引流管内有脓性分泌物渗出
- 用无菌方法在器官 / 间隙中获得的液体或组织，经培养分离获得病原菌
- 在直接检查、再次手术、组织病理学、放射学检查中发现的累及器官 / 间隙的脓肿或其他感染的证据
- 外科医生或主治医生诊断为器官 / 间隙感染

①. 美国国家医院感染监测定义：非人类来源的植入性异物（如人工心脏瓣膜、非人类血管移植物、机械心脏或髋关节假体），永久植入人体
②. 如果穿刺放置引流管的区域感染，则并非 SSI。根据感染的深度，属于皮肤或软组织感染
经许可转载，引自 Horan TC，Andrus M，Dudeck MA. CDC/NHSN surveillance definition of health care–associated infection and criteria for specific types of infections in the acute care setting. Am J Infect Control 2008；36（5）：309–332. © 2008 Association for Professionals in Infection Control and Epidemiology, Inc. 版权所有

细菌直接从皮肤、手术环境进入伤口或通过血源性传播。近期一项研究对皮肤和内置物的术中培养进行分析，发现皮肤污染率很高。大量的多种致病菌感染和革兰阴性感染也表明，直接伤口污染是一个常见感染原因，可以发生在术中，也可以发生在术后，例如大小便失禁与术后感染存在明确相关性，常见的病原菌见表 152-3。手术后数月至数年的感染可能是由于血源性传播所致，虽然在手术后 1 年以上发生的感染不符合 CDC 指南的 SSI 标准，但它们对患者同样是灾难性的。

在一项脊柱畸形病例系统回顾研究中，Buchowski 等[5] 发现感染时间呈双峰分布，在 58 例术后脊柱感染患者中，其中 33 例出现在术后 6 个月内，25 例出现在 6 个月以后（10 例在手术 3 年后）。病原菌可在内置物表面产生生物膜，这对抗生素和免疫系统具有抵抗作用。由于可以通过拆除内置物而更快地控制感染，因此晚期感染通常比急性感染更容易治疗。但是，急性和慢性感染的假关节率是相似的，Buchowski 报道中大约有 25% 的假关节率。

表 152-2 术后脊柱感染的危险因素

患者因素	外科医生因素
高龄	手术时间
高体重指数	失血
吸烟	手术复杂性
糖尿病	过多的住院医生 / 实习生
高血糖（术前＞125mg/dl，术后＞200mg/dl）	后侧入路
营养不良（白蛋白＜3.5g/dl）	肿瘤手术
术后大小便失禁	创伤手术
酗酒	预防使用抗生素不足
术前脊柱感染	使用类固醇
美国麻醉医生学会（ASA）评分	

表 152-3 脊柱术后感染的常见病原微生物

- 金黄色葡萄球菌
- 凝固酶阴性葡萄球菌
- 铜绿假单胞菌
- 大肠埃希菌
- 棒状杆菌
- 丙酸杆菌
- 黏质沙雷菌
- 肠杆菌

三、诊断

通过病史和临床检查很容易立即确诊浅表感染。浅表感染通常发生在术后几周内，出现引流或伤口不愈合；在这种情况下，确诊后可以立即进行治疗。但有些浅表感染表现为已愈合手术切口的周围出现红斑、皮温升高和压痛，则需要密切的临床观察和评估，最常见的原因是术后感染。触诊伤口往往发现有“液波感”区域，尽管临床已经愈合的切口，但出现液体或脓液往往提示感染。任何不愈合或伤口渗出应进行探查，以确定其感染深度。小的伤口往往会掩盖深部感染。在探查伤口时应注意，特别是在以前的椎板切除术后，因为脊髓或神经根没有被保护，大量脓肿可能会导致脊髓或神经根受压，应进行全面的神经系统查体。急性感染患者常出现发热和不适，严重者甚至可能出现脓毒性休克，需要气道和循环支持。脊柱患者的器官 / 间隙感染可能表现为脑膜炎，实验室检查显示白细胞计数升高左移。

四、实验室检查

对于脊柱手术怀疑 SSI 的患者，最常用的诊断和随访的实验室检查是：白细胞计数、红细胞沉降率（ESR）和 C 反应蛋白（CRP）。所有患者术后白细胞计数均升高，然而感染患者会在术后第 4 天继续上升，而不是恢复正常 [11-13]。但仅有不到 50% 的 SSI 病例白细胞升高，因此白细胞计数并非是一个可靠的诊断指标 [14]。通常术后患者 ESR 和 CRP 水平升高，在评估感染时需要定期复查。非感染患者术后第 3 天 CRP 达到峰值，第 10～14 天降至正常基线 [15]。另一方面，ESR 大约在 14 天达到最高值，术后约 6 周恢复正常。与 ESR 相比，CRP 早期恢复正常使其在 SSI 的诊断中具有更高敏感性（95% vs. 80%），是更有用的诊断指标 [15-18]。如果怀疑 SSI，对比术后第 7 天与第 3 天的 CRP 值非常有用，第 7 天 CRP 升高将高度怀疑感染。

Mok 等研究结果表明，许多手术因素可能会影响 CRP 的峰值，包括手术时间、手术部位、手术类型、术前 CRP 值等 [18]。与其他部位手术相比，腰椎手术后 CRP 更高 [18]。即使诊断明确，ESR 和 CRP 值的降低也可以用来评估感染的治疗情况；当然鉴于 CRP 和 ESR 存在不确定性，需要其他方法来辅助鉴别术后是否感染 [19]。一项研究观察了脊柱融合术后绝对中性粒细胞计数（ANC）的变化，术后 4 天内正常组和感染组 ANC 值无显著性差异，感染组患者术后 4～7 天和 8～11 天 ANC 值显著升高（$P < 0.0001$）[20]。

血清淀粉样蛋白 A（SAA）是另一种被关注

的炎性因子。Deguchi 等[21]的研究比较了脊柱后路手术术后血清 CRP 和 SAA 水平，发现两个指标均在第 3 天达到了峰值；随后数值下降，但 SAA 恢复正常的速度比 CRP 快。非感染病例中 SAA 快速下降的特点非常有助于消除早期 SSI 诊断中的争议[21]。此外，SAA 水平不随性别或年龄而变化，并且该指标保留了皮质类固醇治疗的类风湿关节炎患者的反应性。因此，SAA 可被认为是脊柱手术后诊断 SSI 较好的炎性标志物。[21]

其他炎性标志物，如降钙素原（PCT），在 SSI 的诊断中作用较小[22]。PCT 是降钙素的前体，以往被认为是脓毒症患者的炎性标志物。Nie 等[22]研究了 PCT 在脊柱术后 SSI 的预测作用。PCT 和 CRP 与 SSI 具有明确的相关性，这两种标志物的 ROC 曲线（receiver operating characteristic curve）提示 PCT 具有较好的敏感性和特异性。同时还对许多炎性标志物在骨科其他手术领域也进行了研究，并可能被证明有助于预测脊柱术后感染。值得一提的是，白细胞介素 -6 在关节置换手术中得到了很好的研究[23, 24]。然而，每一项检测指标在被用于诊断标准之前仍需要进一步研究。需要特别指出，还没有实验室指标被确认为 SSI 的“金标准”。考虑到影响术后患者 CRP 和白细胞的混杂因素较多，SAA、PCT 和白细胞酯酶等检查被证实是重要的辅助诊断指标[21, 25]。但是，作者所在医院的做法仍然不使用这些未经确认的实验室指标。

我们的建议是对于接受有创脊柱手术的患者，如果怀疑 SSI 则需要全面随访，综合比较多项炎性标志物，如术前、术后 1、3、7 和 14 天的白细胞、CRP 和 ESR 值。

迟发性感染的诊断通常难于急性感染。尽管有时出现伤口裂开或伤口渗出，但手术切口通常是完整的；这时如果患者出现发烧、体重减轻或症状恶化，则应怀疑感染。临床医生须进行全面的实验室评估，如白细胞计数、ESR 和 CRP。在慢性感染的情况下，血液培养通常作用有限；但如果血培养阳性，将会为诊断与治疗提供依据。

五、影像学研究

影像学评估应该从 X 线片开始。急性感染的 X 线片通常是正常的，迟发感染的 X 线片更有益于诊断。内置物断裂提示可能有假关节形成，这种情况往往同时合并感染；慢性骨髓炎感染可以看到椎体或后方附件破坏或出现透亮带。CT 可用于评估骨髓炎骨破坏程度，磁共振成像（MRI）可部分代替 CT，对于神经和其他软组织结构则具有更好的分辨率（图 152-2）。

MRI 是诊断急性和迟发性脊柱感染不可缺少的检查，尽管有金属伪影，但可以很容易地识别脓肿，并确定其范围[26]。MRI 还可以看到脊髓或神经根受压迫情况。脓肿在 T_2 成像上表现为高信号，增强常伴有强化；迟发性感染的 MRI 可以显示脊柱和骨髓炎周围的积液。所有怀疑迟发性感染的病例都应该行 MRI 检查，但明确临床诊断的急性感染患者则不必；但如果存在神经功能障碍或者保守治疗需要确诊是否存在深部脓肿的情况，则需要行 MRI 检查。对于需要手术的患者，探查手术可以免去术前 MRI。

骨扫描和标记白细胞扫描有助于诊断骨髓炎，骨扫描主要识别骨转换的区域，而标记白细胞扫描可识别白细胞池的区域，这通常与感染区域有关。

围绕脊柱手术 SSI 放射学诊断的争议和局限性，最近有许多学者对成像技术进行研究。^{18}F- 氟脱氧葡萄糖 - 正电子发射断层扫描（^{18}FDG-PET）成像是鉴别 SSI 的一种有效方法[27]。Ohtori 等在一项纳入 300 多名患者的前瞻性队列研究中发现，使用 ^{18}FDG-PET 更容易确诊 SSI[28]。还有作者报道脊柱感染患者在 MRI 上表现为 Modic 1 型改变，这可将常见的 Modic 改变和疑似 SSI 区

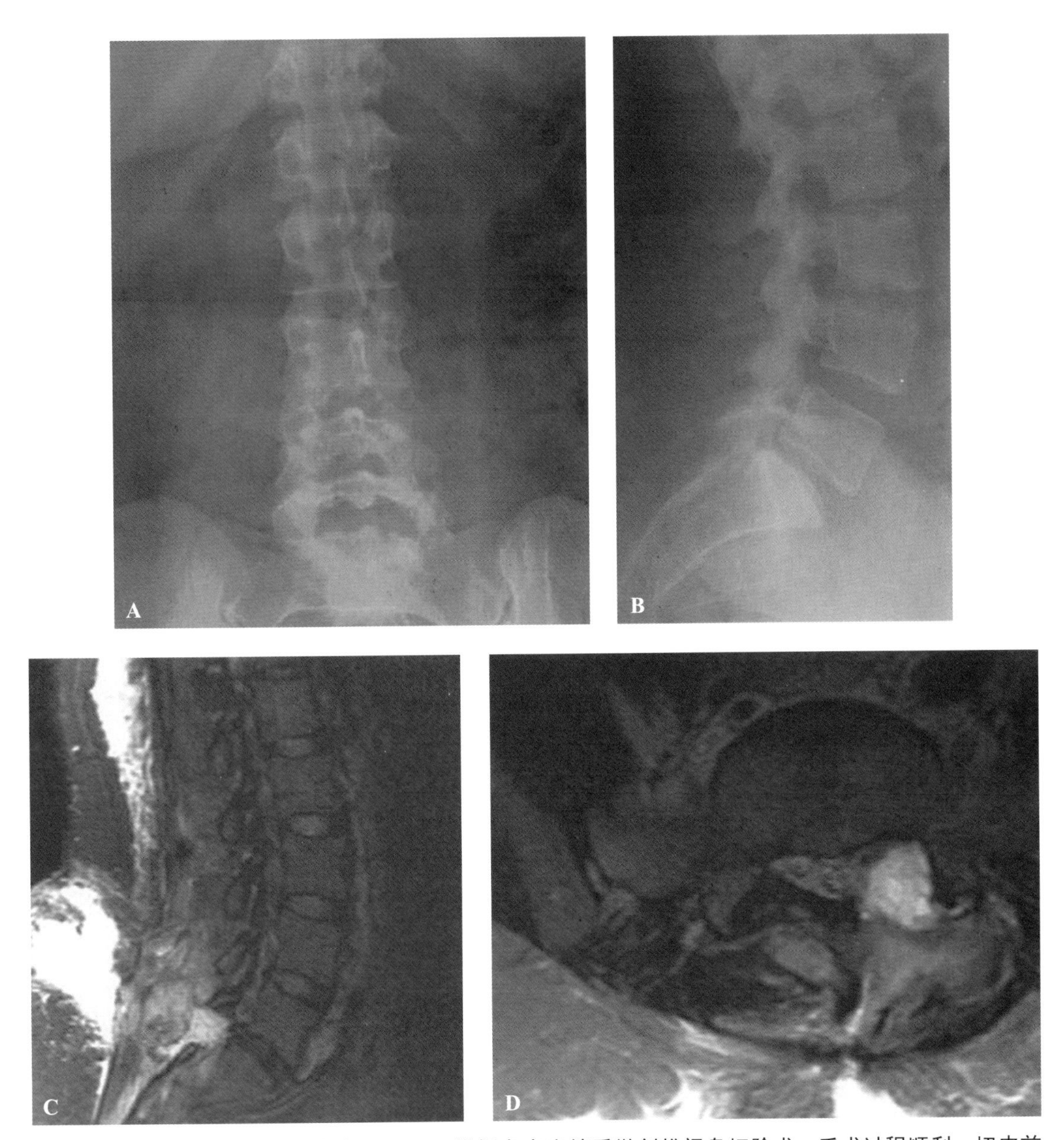

▲ 图 152-2 一名 42 岁女性患者因 L_5～S_1 椎间盘突出接受微创椎间盘切除术。手术过程顺利，切皮前 30min 内进行头孢唑啉治疗。2 周后，患者于急诊科就诊，发现伤口有棕色渗出物。X 线片没有特征性改变（A 和 B），MRI 显示在椎板切开的手术部位（C 和 D）有一个清晰和明确的液体聚集灶。实验室检查结果显示：红细胞沉降率（ESR）57mm/h，C 反应蛋白（CRP）28.3mg/L，白细胞计数 8.6×10^9/L。急诊科给予伤口排脓，涂片显示革兰阳性球菌阳性，培养结果为 B 组链球菌，给予手术清创。术中深层组织培养证实病原菌为 B 组链球菌，患者接受 4 周的敏感抗生素治疗，伤口愈合，症状缓解。实验室检查 ESR 100mm/h 和 CRP 1.07mg/L，与预测的相同，CRP 比 ESR 更快恢复正常

分开来[28, 29]。^{18}FDG-PET 成像的优点是不受伪影影响，对有金属内置物的患者仍然适用。但由于其成本高昂及设备数量有限，使得这项技术的使用仍然受到限制，可以在 MRI 禁忌时采用，是复杂患者明确诊断的二线选择[28-31]。

环丙沙星标记扫描也可用于诊断晚期延迟感染。标记的抗生素会浓聚在存活细菌上并用核素成像进行检测。该技术的敏感性为 100%，在评估迟发感染时特异性增加，但是急性期使用会受到假阳性结果的影响[33]。正电子发射断层扫描（PET）也有助于诊断迟发性感染，在 57 例脊柱术后疑似感染患者的前瞻性研究中，PET 具

有 100% 的敏感性和 100% 的阴性预测值。尽管术后 6 个月内有数例患者出现假阳性，导致特异性仅为 81%；当只评估迟发性感染时，假阳性率会下降[34]。值得注意的是，环丙沙星标记和 PET 扫描都不受金属内置物的影响，这些技术正在兴起但尚未广泛应用。

六、治疗和结果

外科感染治疗的基本原则适用于脊柱手术。在大多数早期感染的情况下，建议在手术室进行冲洗和清创，以彻底清除伤口中的所有感染和坏死组织；应该清除零散、感染的植骨。但是大多数外科医生建议保留看上去健康、愈合良好的植骨，并建议进行手术探查以鉴别浅表感染和浅筋膜感染。与临床评估相比，麻醉后广泛显露伤口更容易明确感染情况。在一些情况下，浅表感染不应该进行深入探查；可以考虑局部伤口护理和抗生素治疗。如果患者的病情没有改善或恶化，外科医生必须密切观察伤口情况，必要时去手术室清创（图 152-3）。没有文献能够指导外科医生，哪些患者适合两期手术（冲洗和清创与延迟一期闭合），哪些患者适合一期手术（一期闭合）。使用负压吸引有助于保留内置物[35, 36]。一般情况下，建议分层缝合能够预防伤口张力。如果计划反复冲洗，伤口应松散缝合。如果能彻底清创而不计划常规再次手术，应在充分引流的基础上逐层紧密缝合伤口。如果怀疑感染或者医生对手术清创过程存在疑虑，在 48～72h 内进入手术室“回头看”（second-look）也是可取的策略。患者应持续重复冲洗和清创，直到伤口没有感染及坏死组织。在整个治疗过程中，应提高患者的营养状况，通常需要全肠外营养或饮食补充，以维持或恢复正常的营养指标。

大多数外科医生建议使用封闭负压管引流术后的液体和血液，这能够缩小细菌聚集增殖的无效腔。引流管应保持在适当的位置，直到引流量最小，缝合引流管有助于防止在更换敷料过程

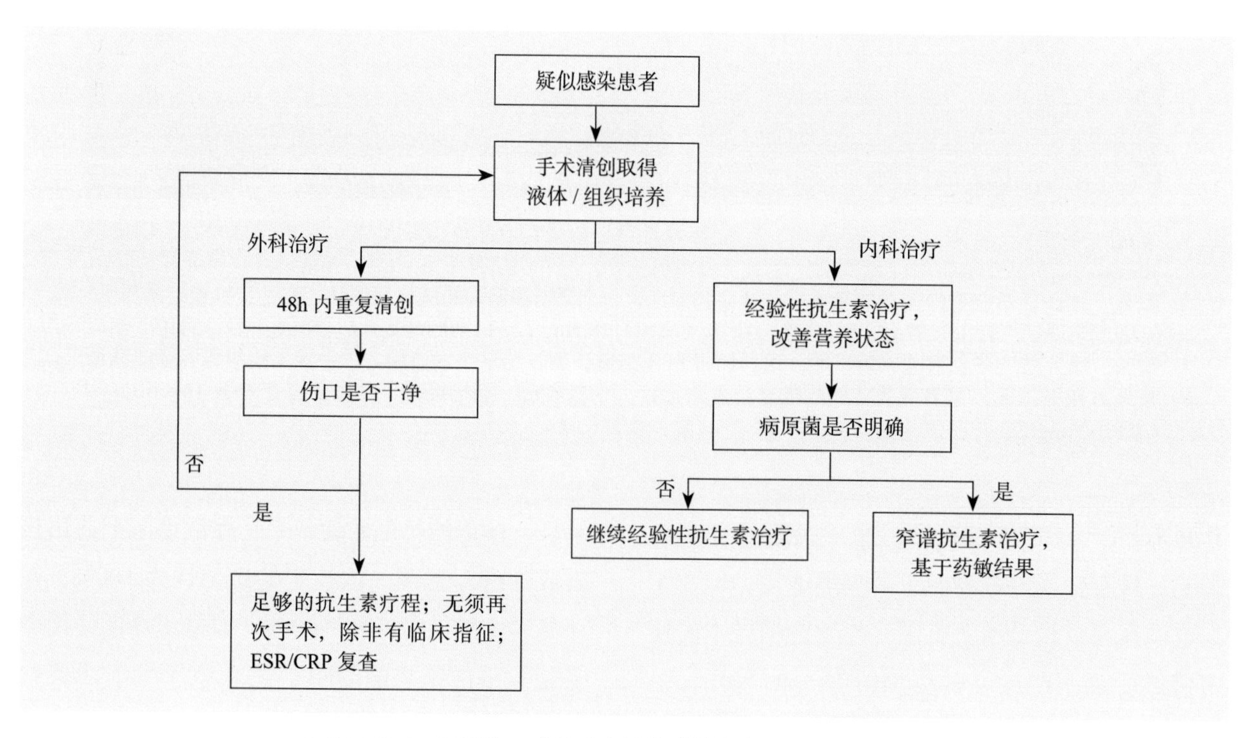

▲ 图 152-3 可疑伤口感染或内置物感染的内科和外科治疗原则

CRP. C 反应蛋白；ESR. 红细胞沉降率

中意外脱出。一些外科医生成功联合使用留置冲洗和负压吸引引流系统。Vender 报道了 452 例脊柱融合患者，感染率为 3.8%，所有 17 例术后感染患者均采用标准手术治疗并置入封闭负压吸引 / 冲洗系统。使用的冲洗液是含有抗生素的生理盐水，使用该系统持续冲洗引流，直到培养液为阴性。所有感染均获得成功治愈并没有拆除内置物；只有 1 例患者感染复发，再次采用冲洗 / 吸引系统后成功治愈。所有感染患者均全身应用抗生素治疗 [37]。

金属内置物为细菌增殖提供了场所，使它们容易附着在金属上，形成保护性生物膜 [38]。临床研究表明，与不锈钢相比，钛内置物感染率较低。可能的机制是钛合金生物相容性更好，机体组织更多地与钛合金结合，反而导致细菌生物膜生长更少。但在体外研究中比较不锈钢和钛内置物表面细菌定植情况时，结果是不一致的。因此，在没有确凿证据的情况下，两者仍然是脊柱内置物的合适选择，外科医生应该根据其他因素决定使用哪种材料，如 MRI 相容性或结构特性等。对于脊柱融合坚固的迟发性感染患者，建议移除内置物以减少感染可能性。依赖牢固的融合，内置物将不再为脊柱提供重要的结构性支持。Buchowski 等 [5] 报道的迟发性感染患者有 2/3 在感染治疗期间取出了内置物。Soultanis 等 [39] 还推测大部分内置物（特别是横联）会导致感染的加重，他们报道所有 60 例感染患者均出现通向横联的窦道。他们认为成功解决迟发感染的办法就是移除内置物及使用封闭的冲洗 / 吸引系统。然而，在迟发感染治疗中并非必须拆除内置物。椎间融合器很难取出，强行取出的并发症可能超过取出获得的益处。Mirovsky 等 [40] 报道了 8 例后路腰椎椎间融合术后感染成功治愈而没有取出内置物的病例，在 Buchowski 报道的 58 例术后感染患者中近一半不需要取出内置物 [5]。然而，在可以取出的情况下保留内置物需要非常谨慎。最近有报道，术中确认牢固融合的患者在取出内置物后出现矢状面脊柱畸形的进展 [41]。

随着耐药细菌的出现和多重细菌感染的增加，让感染科专家参与脊柱术后感染患者的抗生素使用是明智的决策。建议早期使用一种广谱抗生素，直到实验室的培养和药敏实验结果出来再予以相应更换。一般情况下，至少使用 6 周的静脉抗生素，通常还需要补充口服抗生素，以协同对抗感染微生物。在伤口最终闭合后，患者可在家中进行抗生素治疗或者留置一个中心静脉导管，并在相应有经验的医疗照护机构接受精心治疗。在手术伤口清洁前，不应留置导管以防止继发性脓毒症。

对于局部大面积感染，手术伤口因严重组织缺失或过度污染而不能闭合。在后一种情况下，外科医生可能因为害怕手术伤口闭合后脓肿复发而选择敞开伤口。通常，在多次手术清创后，一旦形成干净的软组织床，伤口仍然可以关闭。极少数伤口无法闭合的情况才需要软组织皮瓣覆盖脊柱和脊柱内置物。

最近提出使用负压封闭引流装置（VAC，Kinetic Concepts Inc.，San Antonio，TX）来改善伤口愈合，防止组织回缩，并尽量避免行软组织皮瓣手术或者减小皮瓣范围。该装置将开孔聚氨酯泡沫海绵放置在伤口内，海绵连接到负压吸引系统以提供恒定或间歇吸引。通常首选恒定的负压吸力，若患者出现不适可改为间歇性吸引。VAC 系统已被广泛应用于各种伤口的手术治疗，并取得良好的效果。该系统通过多种机制来改善伤口愈合，防止伤口回缩，并降低感染发生率。动物研究表明，VAC 应用部位的微循环增加了 4 倍，伤口处氧含量增加 [42]，而且还能够清除坏死组织，减少细菌数量、组织水肿及伤口大小。采用标准“湿对干”的 VAC 密封方法，每 48～72h 更换一次敷料，而不是每天 2～3 次，可显著提升患者的舒适度。该系统已成功地用于术后脊柱感染，并可减少软组织覆盖的问题，最近还研发出含有抗菌成分的新型海绵。

在极少数情况下，治疗脊柱感染后无法一期闭合伤口。这种情况通常发生于脊柱融合术后大范围感染的情况。建议在整形重建外科医生的帮助下完成软组织覆盖。金标准整形手术是旋转皮瓣，如斜方肌皮瓣[43]。多种皮瓣均可用于覆盖感染后的脊柱伤口，图 152-4 列出了不同后路脊柱区的皮瓣选择。

总之，文献报道了多种方法治疗脊柱术后感染并取得良好效果。Buchowski 等[5]发现即使假关节率很高，脊柱感染治疗后的 Oswestry 和 SRS-22 评分也高于术前。其他许多作者也已经证明，只要遵循外科感染治疗的基本原则，大多数患者可以彻底消除感染并获得良好预后。建议采用密切监测、彻底清创和多学科联合的方法，才能最大限度改善脊柱术后感染患者的预后（表 152-4）。

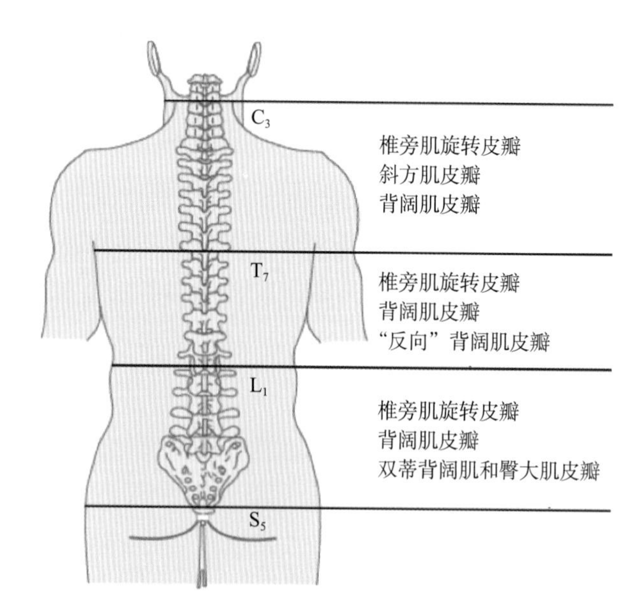

▲ 图 152-4 后路脊柱软组织覆盖的选择

经许可重新绘制，引自 Singh K，Smartzis D，Heller JG，An HS，Vaccaro AR. The management of complex soft-tissue defects after spinal instrumentation. J Bone Joint Surg Br 2006；88（1）：8–15.

表 152-4 伤口感染后改善预后的方法

内 科	外 科
• 足够的抗菌谱覆盖 • 营养支持（肠内或肠外） • 患者的活动能力 • 积极血糖控制 • 排便卫生	• 彻底的伤口清创 • 连续性手术评估（每 48~72 小时）直至伤口清洁 • 早期覆盖外露的骨 / 内置物 • 如有可能移除内置物 • 尽量减少无效腔

七、预防

2008—2013 年，10 种手术的 SSI 下降了 19%[44]。脊柱感染的预防需要控制患者和外科医生的危险因素，如表 152-2 所列。从患者的角度来看，减轻体重、戒烟和控制饮酒都是可改变的危险因素。术前就应建议患者改善感染风险因素，临床医生应采用适当的方法来帮助患者减肥、戒烟及戒酒；如果可能的话，这些危险因素应该在脊柱手术之前进行改善。对于任何怀疑存在营养不良的患者，应通过人体特征数据和实验室检查评估营养状况，如血细胞计数、白蛋白和前白蛋白。术前可以通过营养补充剂、奶昔和饮食调整改善患者营养状态。

糖尿病患者应进行彻底的内分泌评估，以改善术前血糖。Olsen 等[6]研究结果表明，高血糖是脊柱术后感染的独立危险因素，OR 值为 3.3。术后血糖应由主管医生谨慎控制。即使没有糖尿病的患者，也应该监测血糖并保持在正常范围内。但这种措施是否能降低脊柱术后感染率，仍需进一步研究。

大小便失禁是脊柱感染的独立危险因素。使用密封敷料可以降低大小便失禁患者的伤口污染风险。其中包括脊柱创伤、脑瘫或其他神经肌肉或综合征型脊柱患者。放置直肠导管也可以降低大小便失禁患者的伤口污染率。应由专业护理人员进行术后期间伤口的常规检查，如果敷料有任何污垢均需更换无菌敷料。

控制医生因素也可以降低感染率（表 152–5）。手术团队所有成员必须严格坚持无菌技术，建议常规冲洗伤口，定期更换手套，并限制手术室的人员流动。表 152–2 中列出的许多危险因素与手术时间有关，这是由手术的复杂性决定的，难以改变。研究最多的危险因素是抗生素的预防性使用。在许多外科领域里，使用预防性抗生素来预防 SSI 已经有了充分的研究。有报道称，抗生素必须在手术切开后 1h 内使用才有效。预防性使用抗生素可以防止脊柱后路手术中的皮肤污染。文献中广泛支持使用第一代头孢菌素。如果没有意外损伤肠道，胸腰椎前路手术也可以采用第一代头孢菌素。为了保持血循环系统中的药物浓度，在整个手术过程中建议每个半衰期都重复一次抗生素剂量。在术前最后核查中增加确认使用抗生素，能够有效提高切皮 1h 内给药的依从性[45]。

表 152–5　手术部位感染预防方法

- 选择合适的术前抗生素种类和剂量
- 手术切开 60min 内应用抗生素
- 根据手术时间追加抗生素
- 根据失血量情况追加抗生素
- 限制手术室人员流动
- 尽量减少术中透视 /X 线片
- 改善患者术前内科情况
- 分期手术
- 排便卫生
- 定期伤口冲洗
- 定期手套更换

预防用药不应超过术后 24h。一些作者研究发现延长抗生素使用时间并无更多益处。Kanayama 等进行分组对比，1113 例腰椎患者术后 5～7 天多次使用抗生素，464 例在 24h 内使用，所有患者在切皮 1h 内接受预防性剂量抗生素，结果发现两组感染率无差异[46]。Dobzyniak 等[47]对 600 多名接受微创椎间盘切除术的患者的回顾性研究发现类似结果。延长抗生素的使用时间似乎不会降低感染率，反而可能导致耐药菌株的发生，增加出现药物不良反应的风险，例如艰难梭菌结肠炎和其他药物特异性不良反应。抗生素应在手术前和手术中合理使用：使用头孢唑啉时，80kg 体重患者应在术前接受 2g 头孢唑啉，而不是 1g。头孢唑啉应每 4 小时或失血每 2000ml 追加 1 次，以维持足够的血清抗菌水平。

局部使用抗生素是一个安全有效的措施，因为它能够在防止深部伤口感染的同时，避免大剂量口服或静脉注射抗生素引起的全身反应[48]。Sweet 等[49]测量了 178 例患者的伤口和血清万古霉素水平，80% 受试者的血清中未检测到万古霉素，仅 6% 的患者在术后 1 天检测到血清药物水平。近年来，万古霉素粉末已用于手术部位，并已在多项研究中进行了观察，结果显示对 SSI 发生率的降低有统计学意义[50, 51]。Pahys 等[52]和 Godil 等[53]在所有伤口中局部使用万古霉素粉，并以 SSI 为研究终点，包括深部和浅表感染。研究结果表明，使用万古霉素后，SSI 显著减少（13% vs. 0%，$P < 0.02$）。Godil 等[53]评估了这一干预措施的成本效益，作者认为治疗脊柱术后感染的费用约为每名患者 33 705 美元；如果使用万古霉素粉控制感染，100 名患者仅花费 4 400 美元，则能够让每 100 名脊柱融合患者节省约 433 765 美元。其他外科领域局部应用庆大霉素成功预防 SSI 的案例已有相关报道，并被建议用于脊柱手术[54–56]。局部抗生素的应用也可以通过将抗生素混入同种异体骨移植来实现，两位独立作者已经验证了这种方法在脊柱手术患者中的效果。Borkhuu 等[57]研究了同种异体骨复合庆大霉素在脑瘫患儿中的应用，证实深部 SSI 发生率显著性降低（3.9% vs. 15.2%）。

术后方案也是感染风险因素。Rao 等[58]通过回顾性研究发现感染患者比非感染患者的平均封闭吸引引流天数增加（5.1 天 vs. 3.4 天）。此外，有学者建议使用 2–辛基 –氰基丙烯酸酯缝线（Dermabond，Ethicon Inc.，Somerville，NJ，

USA）进行皮肤缝合可能会降低感染率，这可能是因为不需要绷带加压包扎。一项对235例脊柱手术患者的前瞻性研究结果表明，使用Dermabond缝合的术后感染率低至0.43%。

另一种新兴技术也可能在脊柱融合术的预防感染方面发挥作用。骨形态发生蛋白（BMP）在世界范围内广泛使用以辅助脊柱融合。除了在腰椎前路椎间融合手术外，其他脊柱手术中仍然不会使用BMP。在动物模型中，在使用抗生素基础上，使用BMP能使金黄色葡萄球菌感染的股骨骨折实现愈合[59]。临床研究表明，Ⅲ型开放性胫骨骨折使用髓内钉固定后，在骨折部位注入BMP可降低50%的感染风险[60]。这些结果能否转化用于脊柱手术降低感染率仍有待进一步研究。

八、结论

脊柱术后感染对于患者而言是一个灾难性的并发症，可显著增加并发症发生率和死亡率。感染导致的住院时间延长和医疗费用剧增对于患者、医院和社会均是巨大的负担。遵守规范化的手术原则是术后感染的最佳解决方式。急性感染和脓毒症需要内科甚至重症监护的支持。消除感染必须合理地选择抗生素和使用途径。为了获得最好的治疗结果，必须采用多学科联合的方法。所有脊柱手术中，各类感染率达10%，并影响所有接受治疗的患者群体。虽然已经明确了一些患者和手术医生的危险因素，但在过去的10年里，感染率几乎没有改善。预防术后感染仍然是一个挑战，我们仍需继续研究寻求解决方案，以降低这种严重并发症的发生率。

硬膜囊破裂、脑脊液瘘道、假性硬脊膜膨出及修复策略

Dural Lacerations, CSF Fistula, Pseudomeningoceles, and Strategies for Repair

第153章

Afshin Salehi　Richard L. Price　Neill M. Wright　著

陶惠人　李　宪　译

一、概述

脑脊髓液（简称脑脊液）在脊髓、大脑和神经根的存活和功能中起着至关重要的作用。脑脊液在脑室内生成并通过大脑的蛛网膜绒毛重吸收，在这两者之间存在着紧密的平衡[1]。脑脊液不仅为中枢神经系统提供营养物质和水合条件，也可以清除代谢废物[2]，而且为大脑和脊髓提供了重要的屏障和缓冲[3]。

脊髓、神经根和周围的脑脊液都被包绕在由三层脊膜组成的硬膜囊中。硬膜囊的最内层是软脊膜，它与脊髓紧密相连，脑脊液主要就在软脊膜与蛛网膜之间的腔隙中循环流动。硬脊膜构成了硬膜囊的最外层。尽管脑脊液产生的速率与再吸收的速率相当，但是由于硬脊膜的屏障作用，导致脑脊液在颅内（颅内压，ICP）和脊髓内（脊髓内压）均为正压。脑脊液在脑与脊髓之间可自由流动。这种压力会随着呼吸和心功能的变化而变化，并且可以通过 Valsalva 试验(Valsalva 动作）而瞬间增加。正常情况下，颅内压和脊髓内压的压力范围保持在 7～15mmHg [4]。因此任何硬膜囊的损伤都会导致脑脊液从压力较高的囊内漏出到压力相对较低的周围组织中。

许多脊柱和神经外科手术都需要主动切开硬膜囊，比如为了获得硬膜囊内脊髓和神经根的肿瘤的病理；或为了在颅颈交界区行 Chiari 畸形减压。这些手术的基本原则是要求术后严密闭合硬膜囊，从而大大降低由于脑脊液漏或低颅内压引起的术后并发症的发生率。尽管采用了严密的硬膜囊修复技术并充分重视修补的重要性，脑脊液漏仍然是脊柱和神经外科手术中常见的并发症。

脑脊液漏是脊柱外科手术中常见的潜在并发症，常常由于手术过程中硬膜囊的意外破裂造成。由于在许多脊柱外科手术中都需要常规显露硬膜囊，并在硬膜囊和神经根周围放置手术器械，因此硬膜囊可能会在不经意间被损伤破裂。如果内层的蛛网膜也被破坏，脑脊液往往会漏出在术野中，此时需要进行硬膜囊修补。但是，如果蛛网膜依然保持完整，则硬膜囊的损伤可能无法被发现。迟发性脑脊液漏或持续性脑脊液漏可导致脑脊液通过伤口（脑脊液瘘道）漏出或脑脊液在椎管外聚集（假性硬脊膜膨出）。

假性硬脊膜膨出和脑脊液瘘道本质是相似的，被认为是同一疾病的不同表现。假性硬脊膜

膨出是指蛛网膜 – 硬脊膜层的异常破裂导致脑脊液外渗到硬膜外的空间。当假性硬脊膜膨出形成了脑脊液可以流入其他体腔甚至流出至皮肤的通道时，瘘道就形成了。

脑脊液漏产生的社会经济成本和带给医生的法律风险是严峻的。Grotenhuis 对 412 例颅底手术患者的治疗费用进行了回顾性分析，发现其中脑脊液漏的治疗产生了巨大的医疗费用。在这项研究中，44 名患者发生了脑脊液漏，而脑脊液漏的治疗费用占了全部手术费用的 21.7% [5]。一项包含 146 例腰椎手术患者的医疗事故回顾分析发现：在所有的病例中，所谓的并发症和（或）后遗症都与意外的硬膜囊损伤有关 [6]。

二、脑脊液漏的病因

（一）医源性

引起脑脊液漏、假性硬脊膜膨出或脑脊液瘘道的医源性非手术相关的硬膜囊破裂包括腰椎穿刺、脊髓造影、硬膜外置管或腰椎引流的放置 [7]。

绝大多数的脑脊液漏是由于手术操作过程中的意外损伤导致硬膜囊破裂引起的。脊柱手术的区域（腰椎发生率大于颈椎）和手术的类型（腰椎后路手术发生率大于颈椎前路手术）不同，硬膜囊破裂的发生率存在着差异。此外，硬膜囊破裂的发生率还受以下几个因素的影响：外科医生的技术 [8]、手术的复杂程度和手术部位的既往手术史 [9, 10]。

硬膜囊破裂在前路颈椎间盘切除及椎间融合术中发生率较低，仅有 0.1%～1.0% [11, 12]，而最常见的发生部位在椎间孔减压时的神经根袖。脑脊液漏在前路颈椎体次全切除术中发生率较高，尤其是对于后纵韧带骨化症（ossification of the posterior longitudinal ligament，OPLL）的患者，其发生率可以达到 13.3%～42% [13, 14]。若 OPLL 累及硬膜囊，治疗过程中需要采用颈前路手术切开硬膜囊。一旦切除增厚的 OPLL，硬膜囊缺损处将无硬膜覆盖 [15]。在一项研究中表明：在颈椎 OPLL 治疗的过程中发生假性硬脊膜膨出的风险高达 32% [16, 17]。

颈后路减压手术发生硬膜囊破裂的报道率不足 1% [18, 19]。然而，Rumalla 等对于全美国再入院数据库进行了回顾，检查了近 30 000 例颈后路手术病例，其中有 1034 例发生硬膜囊破裂（发生率 3.4%）[20]，这与术后 30 天和 90 天再入院率相关。微创颈后路椎间孔成形术的硬膜囊破裂发生率甚至不足 0.5% [21, 22]。Zheng 等报道了 252 例颈后路微创椎间盘切除术中只发生了 1 例脑脊液漏 [21]。

胸腰段手术是脊柱手术中硬膜囊破裂发生率最高的，可达 0.3%～13% [23–25]。有研究表明，在 3038 例患者中有 5.9% 的患者在做截骨或硬膜囊相关操作时发生了硬膜囊破裂。在一项包含 4652 例因退行性疾病行后路脊柱手术患者的大型前瞻性研究中，硬膜囊破裂的发生率为 8.2%，其中的独立危险因素是复杂的手术方式，如截骨矫形手术和翻修手术 [26]。尽管这种硬膜囊破裂的发生率更高，但是假性硬脊膜膨出的发生率相对较低，为 0.07%～2% [27]。

微创手术不能降低硬膜囊破裂发生的风险，但是可以减轻硬膜囊破裂相关的并发症。在 544 例 MIS–TLIF 的病例中，6.2% 的患者发生了硬膜囊破裂，其中肥胖患者的发生率更高，但是不影响住院的时间。所有的患者都在术后第二天下地活动，也没有与硬膜囊破裂相关的并发症报道 [28]。在另一个包含 563 例脊柱微创手术病例的报道中，硬膜囊破裂的发生率为 9.4%，但是同样未见硬膜囊破裂相关的并发症，如脑脊液漏、假性硬脊膜膨出 [29]。

在需要打开硬膜囊的手术中，尽管在手术结束时努力缝合硬膜囊，但是它的假性硬脊膜膨出和脑脊液漏的发生率还是最高的。脊髓粘连松解术中发生假性硬脊膜膨出的风险为 43%，发生脑脊液瘘道的风险为 13%[30]。据报道，术后脑脊液漏（包括假性硬脊膜膨出）在硬膜囊内探查术与硬膜囊内脊柱肿瘤切除术的发生率一致且高达 10.4%[31]，在脊髓拴系综合征的外科治疗中发生率为 17.6%[32]，Chiari 畸形的矫正手术中发生率约为 13%[33]。此外，Chiari 畸形患者有特别高的并发症风险，其中假性硬脊膜膨出的发生率高达 23%[34]。由于外科手术技术和硬膜囊修复的方法不同，Chiari 畸形患者的脑脊液漏发生率为 10.7%～13.3%[33]。

假性硬脊膜膨出的真实发生率可能超过其报道的发生率，因为许多患者是无症状的[35]。

（二）创伤性

创伤性假性硬脊膜膨出和脑脊液漏较罕见，由于这样的病例很少报道，其真正的发生率仍然是未知的。钝挫伤后假性硬脊膜膨出经常发生于神经根撕脱处或高冲击性骨折部位[36, 37]。脑脊液漏可能发生在损伤部位，但发展为假性硬脊膜膨出或脑脊液瘘道少见。枪伤可能导致脑脊液漏，穿过硬膜囊的子弹会导致脑脊液漏。脑脊液可以沿着弹道流出体外形成瘘道。迅速封闭子弹形成的皮肤损伤是非常必要的，以防止脑脊液瘘道的形成[38]。

由创伤性硬膜囊损伤引起的特发性脊髓疝（idiopathic spinal cord herniation，ISCH）罕见，可能发生在创伤性硬膜囊破裂的数月至数年后，并伴有隐性脊髓病的发生[39]。其发生的机制被认为是由于流体动力学和硬膜囊内外之间的压力差，导致相邻近的脊髓缓慢地通过缺损区而疝出[40]。特发性脊髓疝的患者可能会出现脊髓病症状[41–44]、脊髓损伤（脊髓半切综合征[44, 45]）、神经根卡压或扭曲引起的胸神经根炎[46]。ISCH 的诊断相对比较困难，因为 ISCH 的影像学表现不典型，或与蛛网膜囊肿影像学表现类似[47, 48, 49–51]。慢性非典型的表现和诊断困难常常导致诊断和治疗的延误[52–59]。

（三）先天性

先天性或自发性假性硬脊膜膨出是非常罕见的。硬脊膜膨出最常见发生在胸椎或胸腰椎区域且为真性硬脊膜膨出[60]。这是由于脑脊液产生的压力，导致硬膜囊在椎体解剖异常处逐渐膨大，从而形成真性硬脊膜膨出。神经纤维瘤病和 Marfan 综合征的患者常伴有先天性假性硬脊膜膨出[61]。这可能与这些患者的硬脊膜膨大发生率高有关。这些假性硬脊膜膨出或真性硬脊膜膨出通常是无症状的，但也可能表现为神经根卡压、脊髓病或者腹部异常肿块[62]。

三、脑脊液漏的并发症

硬膜囊不能完全闭合可能会产生相应的临床症状。较小的无症状的硬膜囊破裂可以自发愈合，而不会出现症状或形成脑脊液瘘道；然而许多情况下，硬膜囊破裂是不能自愈的。导致硬膜囊破裂愈合不良的因素包括：放疗、感染、脑脊液压力高、切口愈合不良、糖尿病、营养不良、内固醇药物使用和翻修手术。

脑脊液漏最常见的并发症是体位性头痛，有时伴有恶心、呕吐、头晕、畏光和耳鸣[63–65]。这些神经症状与椎管内压力降低有关，进而导致了颅内压的降低。脑脊液动力学的改变导致了脊髓和大脑向远端沉降，脆弱的桥接静脉被拉伸，可能导致其在硬膜下间隙内破裂[66]。脑脊液漏也与小脑出血和颅内硬膜下血肿的进展存在相关性，但这种情况少见[66–68]。脊柱手术后出现确诊或疑似脑脊液漏的患者，如果出现中枢神经系统症状应立即进行头颅影像学检查，首先是头颅 CT 平扫，用以排除这些潜在的灾难性后遗症。

假性硬脊膜膨出是由于脑脊液通过硬膜囊裂

口向外流出造成的。与脑脊液瘘道不同，假性硬脊膜膨出没有脑脊液漏出的迹象。蛛网膜层可能保持完整，也可能被破坏。当蛛网膜层完整时，蛛网膜层会变成假性硬脊膜膨出的一部分。有假说认为，完整的蛛网膜从硬脊膜突出时，这种硬脊膜有可能长期维持扩张状态，从而形成了假性硬脊膜膨出，这与蛛网膜同时破裂相比，后者反而愈合的更快。

此外，神经根可能卡压在假性硬脊膜膨出中，阻碍硬膜囊缺损的愈合 [27]。神经根卡压经常导致神经根相关的放射痛等症状。

脑脊液在皮下积聚将在一定程度上影响伤口的愈合，并可能导致切口开裂、切口感染或者两者同时发生 [63]。若脑脊液持续保持流动且硬膜囊裂口不愈合，脑脊液就有可能最终到达皮肤表面，形成脑脊液瘘道。脑脊液漏可在术后早期通过手术切口流出，也可通过延迟愈合的切口漏出。

硬膜囊 – 皮肤瘘道可能最终会导致脑膜炎、蛛网膜炎或者硬膜外脓肿 [27, 69–71]。脑脊液漏的发生也会增加住院时间和医疗费用 [5]。

四、硬膜囊破裂的治疗

应对硬膜囊破裂最有效的办法就是提前预防。尽管医源性硬膜囊破裂的发生不能完全避免，但是通过细致的术前规划、术中截骨和切除瘢痕组织、谨慎的置钉操作可以减少其发生率。在使用椎板咬钳（Kerrison 咬骨钳）咬除骨头之前，应仔细地把硬脊膜的外侧结构解剖游离。在进行截骨操作的时候要注意不要使用椎板咬钳的边缘撞击硬膜囊。患者的解剖结构和骨缺损可能是先天性的，也可能是前期手术后留下的结果，术前应仔细阅片以排除其他异常。在置钉的过程中通过用棉片覆盖以保护硬膜囊。

如果存在硬膜囊破裂，有时需要去除比原计划更多的骨头，以充分显露破损区域来完成修复。硬膜囊外科缝合术大大降低了脑脊液漏或低颅内压相关并发症的发生率，这也是在发现硬膜囊破裂后立即进行治疗的目的。尽管给予了足够的重视并采取了精细的硬膜囊缝合技术，但是“真正的无渗漏缝合”仍然是一个难以实现的目标。

术后蛛网膜下腔的压力可能导致即刻或迟发的脑脊液从缝合针孔和缝线之间的间隙漏出 [65]。Valsalva 试验是一种有效的术中检测方法，用于检验硬脊膜修复后的密闭性，进而预测术后的效果 [27, 63, 72]。如果在术中成功地阻止了脑脊液的渗漏，术后硬膜囊通常也会一直保持密闭性而不渗漏 [73]。

术后诊断有脑脊液瘘道时，可采取的保守治疗措施非常有限。对于一个症状程度轻、没有感染迹象的少量脑脊液漏的患者，卧床休息、伤口缝合 [27, 74]、经皮硬膜外自体血注射 [75]、脑脊液引流 [76] 或许是有效的。虽然缺乏文献证明硬膜外自体血注射的实用性 [75]，但是它也被用来治疗术后脑脊液瘘道 [77]。在这个过程中，10～25ml 的新鲜自体血注射到硬膜囊破裂处附近的硬膜外腔。从理论上讲，血液会在破裂部位形成一个堵塞裂口的血块 [75]。在保守治疗失败的情况下，手术修复破裂的硬膜囊是有必要的。

作者的经验是，像严密缝合切口这样的保守治疗方式从远期效果上来看难以取得成功，但是提供了一个令人满意的暂时性封堵脑脊液漏的效果，并尽可能小的减少了感染的风险，直到可通过外科手术实现硬脊膜最终的缝合。

对于腰椎手术的硬膜囊破裂，尝试平卧休息 48h 是合理的，颈椎手术中硬膜囊破裂的治疗方法是将床头抬高 30° 或者更高，并维持 48h。

（一）缝合技术和缝线类型

许多用于脊柱硬膜囊缝合的各式缝合技术都被报道过，但是没有证据显示其中的一项技术相较于其他技缝合术有明显优势。Dafford 和

Anderson在小牛脊柱模型中，使用锁边缝合、连续缝合或者简单连续缝合来检查各种缝合的严密程度，发现两者的渗漏程度是相当的，都趋向于在针孔部位渗漏而不是在硬膜囊的缝合间隙[78]。在相同的模型中，6-0的Prolene缝线比5-0的Surgilon缝线能获得更好的水密性，而与缝合的方法无关。同样，Ghobrial等对比了在硬膜囊闭合技术中的单纯连续缝合、连续锁边缝合及间断缝合，发现这些缝合技术在实现闭合方面没有明显的差异[79]。

在以上研究中发现，不同缝线类型之间存在显著的差异。Dafford和Anderson通过对比6-0的Prolene缝线和5-0的Surgilon缝线，发现前者能获得更好的缝合水密性[78]。Ghobrial等将Gore-Tex缝线（CV-6/5-0和CV-5/4-0）与Nurolon缝线（4-0、5-0和6-0）进行了比较，发现无论使用何种缝合技术（连续缝合、锁边缝合、间断缝合），Gore-Tex缝线相较于类似型号的Nurolon缝线，在相同的峰值压力下都能更好地防止脑脊液漏的效果。Ghobrial认为Gore-Tex缝线在硬膜囊缝合方面的效果更佳[79]。

一项多中心研究发现不同中心在硬膜囊修补所使用的缝合技术、缝线类型和缝线粗细仍然存在显著的差异。Gautschi等报道了关于腰椎硬膜囊破裂的治疗方式的调查结果，调查对象包含了来自三个欧洲国家的175名外科医生，发现他们的治疗方式存在巨大的差异[80]。几项大型的美国多中心研究中，以单纯缝合作为对照组来研究硬膜囊封堵剂的效果时，发现外科手术参与者在缝线粗细和缝合方式选择上存在明显的差异[81, 82]

最近，采用非缝合方法来实现硬膜囊的闭合已经有报道。Epstein和Hollingsworth讨论了在前路颈椎椎体次全切除术治疗OPLL的过程中发生硬膜囊破裂时，硬膜囊吻合器的使用取得了成功[16]。

（二）硬膜囊封堵剂

硬膜囊缝合修补是治疗硬膜囊破裂的首选方法。然而，严密缝合不成功或可能失败的情况下，可超说明书使用各种止血材料或明胶海绵材料进行辅助，以降低复发性脑脊液漏的发生率，否则其发生率可高达17.4%[24, 31, 32, 65, 83–87]。谨慎地使用这些产品和术后密切监测患者的症状体征是非常必要的，因为这些产品在局部膨胀可能会压迫到脊髓和神经根。

目前基本的硬膜囊修补技术是采取连续缝合的方式充分缝合裂口[63, 64, 72]。根据裂口的位置和长度，必要时可使用脂肪[88]、肌肉、筋膜的补片[89]移植。如果持续存在脑脊液漏，可用手术止血药和纤维蛋白胶来加强硬膜囊的修补[63, 64, 66, 72, 90]。近期，牛源性胶原蛋白相关产品已经投入使用，相关产品有：DuraGen® Dural Graft Matrix（Integra LifeSciences，Plainsboro，NJ）和Duraform Dural Graft（Codman & Shurtleff，Raynham，MA）。然而，这些材料的以上用法都属于超说明书应用，因为这些产品的适应证中不包括硬膜囊的修复。

外科医生熟悉产品的特性是非常重要的，因为有些产品之间的聚合作用可能会产生膨胀作用。在一些罕见的病例报道中，提到了产品的膨胀使神经受压的情况[91]。纤维蛋白胶只能在体内存留5～7天，胶体将随着时间延长而失去封堵作用，因此必须要辅助以硬膜囊修补、肌肉或脂肪的补片移植[16, 92]。此外，纤维蛋白胶来源于动物或者人类，存在传播疾病和过敏的风险[93]。

Shaffrey等回顾分析了134例使用纤维蛋白胶作为辅助材料修补硬膜囊破裂的患者，发现手术中修复了原发性破裂的患者中，总体的修补失败率为7%[93]。Cammisa等评估了67例硬膜囊切开术后使用移植物补片或纤维蛋白胶来增强硬膜囊缝合效果的患者[63]，其中有7名患者发生了与脑脊液漏相关的术后并发症（2名患者出现严重头痛，5 名患者出现深部切口感染），总体失败率为 10%。在一项由 Hodges 等进行的回顾性研究中，20 例患者在脊柱手术中发生硬膜囊破裂，术中使用硬膜囊缝合和纤维蛋白胶联合进行修补[64]。这 20 例患者中，25% 出现了硬膜囊破裂的相关症状，1 例（5%）因缝线松动而需要翻修手术。

DuraSeal Exact 是一种可吸收的聚乙二醇（PEG）水凝胶封堵剂，经过重新构造后，使用时间更长（9～12 周）并减少了膨胀率（12%），已经被证明是硬脊膜修补的有效辅助材料[81, 82]，并且是唯一经 FDA 特别批准用于脊柱手术中硬脊膜修补的封堵剂产品。与单独缝合相比，以 DuraSeal Exact 作为辅助材料的缝合具有更高的术中封闭率（100% vs. 79%），术后脑脊液漏发生率更低（6.8% vs. 12.5%），其他并发症发生率基本持平[82]。

（三）引流

筋膜层下放置引流仍存在争议[94]。筋膜层下引流脑脊液可以消除肌肉和筋膜层的潜在空腔和压力，更有利于切口和硬膜囊的愈合。但是，负压引流会促进脑脊液通过硬膜囊裂口处向外流出，从而破坏硬膜囊的水密性。引流出口应远离皮肤切口，引流管应使用缝线固定在皮肤上。要密切观察引流量，如果引流量较多或引流液类似脑脊液，应及时拔出引流管。

在腰椎放置引流管，以引流速度为 5～10ml/h 持续放置引流 3～5 天，可作为其他硬膜囊修补术的补充，或作为治疗术后脑脊液瘘道的首选方式[95]。脑脊液引流降低了脑脊液通过硬脊膜破裂处的流动速度，并可能促进局部愈合。虽然只是一个小手术操作，但是也有脊柱相关头痛（60%）、包含脑膜炎在内的感染（2.5%）、椎间盘感染（5%）、伤口感染（2.5%），以及短暂性神经根刺激和复发的风险[95]。值得注意的是，在极少数情况下，脑脊液引流过度可导致颅内硬膜下血肿[96, 97]。接受脑脊液引流的患者应该由经验丰富的医护人员进行神经系统查体。

（四）难治性脑脊液瘘道

一期闭合硬膜囊裂口、采用封堵剂、在腰椎手术中放置引流管临时进行脑脊液引流，以上操作都是为了最大限度地避免脑脊液漏，但是一些脑脊液瘘道仍会持续存在，这使患者和外科医生都感到非常头疼。针对这些病例，外科医生应该考虑到患者颅内压升高的可能性。未确诊和早期无症状的颅内压升高可由代偿性脑积水导致，这可能源于早期创伤、感染或先天性解剖异常[98, 99]。虽然颅内压升高未引起症状，但是相应增加的硬膜囊内外的压力差促进了脑脊液穿过硬膜囊裂口，降低了硬膜囊愈合或硬膜囊手术密闭缝合的成功率。

在一些罕见的情况下，可能需要长期或永久放置腰大池－腹腔分流、脑室－腹腔分流或脑室－心房分流以引流脑脊液。Epstein 报道了使用腰大池－腹腔分流用于治疗颈椎 OPLL 术后持续性脑脊液漏[16]。Yeager 讨论了使用脑室－心房分流术治疗颈椎硬膜囊内肿瘤切除术后出现的持续性脑脊液漏[100]。由于分流术有引流过多或引流不足的风险，并伴有相应症状性颅内低压或高压、分流移位或堵塞及感染的风险[101]，因此这种治疗策略应谨慎使用。

五、外科技术——具体手术方式

（一）颈椎前路

在前路颈椎间盘切除术中，硬膜囊破裂是罕见的。在椎间孔减压操作中，硬膜囊破裂通常发生在神经根袖处。由于入路术野狭窄，直接修补硬膜囊几乎无法做到。而由于神经根袖近端周围缺乏脑脊液，大多数这种硬膜破裂都是可以自行愈合的。同时，大多数情况下也可以使用补片和封堵剂间接修复 [102]。然而，由于局部空间有限和术后脊髓或神经根可能因产品的膨胀而受到压迫，因此封堵剂必须谨慎使用。

颈椎体次全切除术治疗 OPLL 中行硬膜囊修补比较复杂，常见原因是：大于常规的硬脊膜破损、术野受限、缝合修补技术的缺陷难以保障无渗漏闭合，即使采用组织移植也难以保障缝合后硬膜囊不再出现渗漏。Mazur 等 [15] 的文献回顾表明，对于硬膜囊缺损可以术中联合使用封堵剂和移植物，并在术后保留引流管 4～5 天，在这种情况下大多数的硬膜囊破损都能被修复。椎体次全切除术比椎间盘切除术减压面积更大，尽管术后压迫的可能性依然存在，但可以大量使用封堵剂。无论是脑室 – 腹腔分流术还是切口 – 腹腔分流术，脑脊液分流都应是作为最难治病例的最后手段 [16]。对于复杂脑脊液瘘道的修复，带血管蒂的肌瓣移植也被成功应用 [103]。

在麻醉苏醒期间，应避免使用 Valsalva 呼吸，以减少椎管内压力。在咽后壁局部使用利多卡因可以减少咳嗽，同时可以在患者完全清醒前拔管，以减少咳嗽症状。术后保持床头抬高 30° 以上。在术后即刻出现的类似肿块的假性硬脊膜膨出通常也随着时间慢慢消失，或者只需临床随访观察，除非膨出影响到吞咽功能。与伤口血肿不同，颈椎前路假性硬脊膜膨出压力低，不会引起呼吸困难。

对于顽固性的脑脊液漏，腰大池引流往往能取得成功 [12]。

（二）颈椎后路

在颈椎后路手术中硬膜囊破裂相对较少 [22]。由于后路手术切口大且术野较好，无论是简单的重新缝合硬膜囊裂口边缘，还是结合移植物缝合硬膜囊，直接缝合通常都可以闭合硬膜囊。由于骨减压区域较大，可以适当使用低膨胀的封堵剂进行硬膜囊修补。与上述颈椎前路手术相似，麻醉苏醒期应避免 Valsalva 呼吸，以减少椎管内压力。在咽后壁局部使用利多卡因可以减少咳嗽，在患者全面苏醒前拔管以减少咳嗽症状。术后保持床头抬高 30° 以上。腰大池引流可用于治疗持续性脑脊液瘘道，如果不能成功则再次行手术探查。

（三）微创治疗

微创手术方式的脑脊液瘘道形成或假性硬脊膜膨出的发生率较低，因为肌肉牵拉损伤较轻且潜在腔隙较小。然而，该术式的硬膜囊破裂概率较高 [28, 29]。通过管道进行肌肉的分离 、扩张有助于减少脑脊液积累的潜在腔隙。

微创手术的管状入路使假性硬脊膜膨出和脑脊液漏道形成的潜在腔隙减小，但同时也对硬膜囊破裂后修补产生了限制。Ruban 等讨论了 563 例微创手术中发生硬膜囊破裂的 53 例患者的治疗策略 [29]。使用专门的微创手术镊子和打结推子直接缝合硬膜囊。在条件允许时，严密缝合硬膜囊后可以使用硬膜封堵剂。如果不能严密缝合硬膜囊，就填塞缝合一小片肌肉组织，然后覆盖硬膜封堵剂。如果无法一期修复，用明胶海绵覆盖缺损，然后用硬膜封堵剂覆盖。随后慢慢抽出通道，移除通道后，对分离的肌肉组织进行充分止血。不需使用引流管，患者在术后第一天就可以下地活动。这种治疗方法没有出现硬膜囊破裂相关的并发症。

Klingler 等报道了类似的治疗效果，在 372 例接受 MIS-TLIF 治疗的患者中有 32 例出现硬膜囊破裂 [28]。使用专门的微创器械尽可能地缝合硬膜囊后，辅助使用封堵剂。同样要求所有患者都在 24h 内进行活动，没有出现硬膜囊破裂相关的并发症。

六、假性硬脊膜膨出的治疗

无症状的假性硬脊膜膨出病例通常都是临床随访发现。在某些情况下，病情可能进展成脑脊液皮肤瘘道，这将需要更积极的治疗。

在保守治疗无效或保守治疗预计失败的情况下，应考虑选择手术治疗[62]。最初应该尽可能对硬膜囊的缺损进行修补。除此之外，应细致地逐层关闭硬膜囊以外的软组织，特别是筋膜层的严密缝合非常重要。如果出现明显的脑脊液漏，应首先考虑手术治疗。术前规划非常重要，外科医生应该利用 X 线、计算机断层成像（CT）、脊髓造影和磁共振成像（MRI）对可疑区域进行扫描检查，以了解硬膜囊破裂的程度和范围。此外，对于伤口开裂、骨髓拴系综合征和营养不良的患者，术前可能需要请整形科协助会诊。

充分的显露对于硬膜囊缺损修补手术是非常必要的。因此，可以采用大的皮肤切口。在翻修手术的病例中，从正常的头侧骨组织向着尾部结构进行解剖显露很重要，以便安全地建立一个可识别的结构平面，然后在术前规划手术区操作。一旦确认了漏出部位，应该用棉片覆盖硬膜囊破损处。必要时可以将患者摆头低足高位，以减少脑脊液渗漏。因为严密的硬膜囊修补可能会受到骨头或韧带的限制，所以必须充分地显露硬膜囊的缺损部位。在保障结构稳定性的同时，根据需要可进一步切除骨头和韧带。如果遇到疝出的神经根，应该轻柔地使用棉片、小直径 Frazier 吸引器头和显微解剖仪器进行操作，如钝性神经钩或 Penfield 分离器。使用具有照明功能的手术显微镜器械对硬膜囊进行闭合 / 修复。对于小的缺损，应该尽可能地进行硬脊膜的一期修复。较大的缺损可能不适合一期修补。如果预计硬膜囊的闭合会使硬脊膜处于高张力状态或引起神经根牵拉紧张，则不应尝试一期缝合，而应使用硬脊膜补片（如筋膜移植或人工硬脊膜）进行硬膜囊成形术。补片很好地匹配硬膜囊缺损大小是非常重要的，因为冗余的补片可导致神经的折叠、扭结，甚至对神经系统造成挤压。

第154章

脊柱畸形手术假关节

Pseudarthrosis in Spinal Deformity Surgery

Jun S. Kim　Samuel K. Cho　著

康学文　王永刚　译

一、概述

自从1911年Hibbs和Albee提出脊柱融合手术以来，假关节和融合失败就成为大家关注的话题[1,2]。在成人脊柱畸形（adult spinal deformiay，ASD）手术中，很多情况下会选择长节段脊柱融合，尤其是在老年脊柱畸形病例中最多见[3,4]。成人脊柱畸形的病因包括：退变性侧弯、特发性侧弯、医源性畸形、和冠状面矢状面失平衡等。

脊柱出现假关节后可能表现为反复发作性或持续性疼痛、神经功能减退、矫正丢失、畸形进展等表现。脊柱融合后假关节发生率为5%～35%[5]。有Meta分析指出在成人侧弯中假关节发生率为12.9%[6]。鉴于此，尤其在ASD中，提高对假关节的认识和处理，防止内置物失败、侧弯进展或者神经功能减退等显得非常重要。在本章中我们重点讨论假关节，尤其是ASD时长节段融合后所出现的非预期的假关节。我们将讨论ASD假关节的定义、特征、诊断、风险因素及处理。

二、定义

虽然，现代脊柱后路内置物及骨生物制剂的应用提高了脊柱融合率，但是，长节段脊柱融合后的假关节仍然是一严重问题。假关节通常指脊柱融合术后1年以上时存在的脊柱融合失败[7]，然而，有几项研究认为ASD内固定术后2年才能判断是否骨融合。按照这个标准，Kim等统计ASD术后2年脊柱内固定失败的假关节发生率为29%[8,9]，甚至在随访的7年中仍有假关节出现[10]。如逐渐出现持续背部疼痛、畸形进展、背部异响等临床表现，就需要再次评估脊柱是否已经融合。

在长骨骨折中如果固定不稳定会出现很多骨痂，形成肥大性骨不连；相反，如果供血障碍、骨形成障碍则出现营养不良骨萎缩，阻止了骨愈合。虽然这些是四肢骨愈合理论，同样也可以推断脊柱假关节的形成原因。Heggeness和Esses依据85例脊柱假关节患者的影像资料和手术记录，提出脊柱假关节分类系统[11]，将其分为四种形态类型：萎缩型、横向型、砾石型和复合型。萎缩型指在相邻椎体间没有骨桥形成；横向型指在融合平面有大量的新生骨，但是在轴位骨痂不连续，回顾分析指出这种类型通常没有应用内固定；砾石型指有大量的融合骨痂但是从斜矢状位看没有骨痂；复合型指在相邻椎体间没有融合骨痂形成。作者推断横向型、砾石型、复合型假关节可能是由于融合节段过度活动导致的。据我们所知，这是唯一的一种关于脊柱骨不融合的分类研究，可能会对分析脊柱假关节的因果关系提供一定帮助。

三、ASD 假关节特征

Kim 等的几项研究阐明长节段融合到骶椎时假关节形成的风险因素[8]，他们研究平均内固定 13 个椎体（6～17 个椎体）时的脊柱融合情况，总体假关节发生率为 24%。假关节主要集中在胸腰段（T_{10}～L_2）和腰骶结合部。高生物力学负荷和剪切力很容易引起胸腰段不稳定，长节段融合增加了腰骶段力矩，增加了局部应力。融合节段越长，机械力越大，腰骶段假关节发生率越高。由此强调为了达到 L_5～S_1 的稳定有必要行坚强的内固定。脊柱关节融合术后胸腰段持续的后凸与胸腰段假关节形成有关。此外，从比较僵硬的胸椎到活动范围较大的腰椎的移行，以及从胸椎后凸到腰椎前凸的移行，使得该区域更易出现骨不连。髋关节骨性关节炎、胸腹入路（相对于旁正中入路）手术、术后 8 周矢状面正平衡＞ 5cm、手术年龄＞ 55 岁，以及不完全骶骨骨盆固定都会增加假关节的风险（表 154–1）[8, 9]。

表 154–1　ASD 中假关节的危险因素

负向预测因素	正向预测因素
• 长节段融合到骶骨 • 髋关节骨性关节炎 • 胸腹入路到 L_5～S_1 • 旁正中入路到 L_5～S_1 • 三柱脊柱截骨 • 胸腰段后凸 • 年龄＞ 55 岁 • 融合少于 12 节段 • 吸烟 • 移植骨量不足	• 完全骶骨骨盆固定 • 术后 SVA ＜ 5cm • 使用 rhBMP–2 • 戒烟

SVA. 矢状面垂线；rhBMP–2. 重组人骨形成发生蛋白 2

四、诊断

当怀疑假关节时，必须仔细询问病史和查体。当出现疼痛和进展的脊柱后凸时要考虑其原因，确定是否存在感染、内固定失败或松动、相邻节段退变，以及近侧端后凸等。为了明确诊断需要进行多种影像学检查，比如脊柱 X 线片、CT 扫描等，50% 的假关节在早期不容易诊断。Kim 等报道在 232 例 ASD 患者中，术后 5～10 年随访，出现有症状的假关节 40 例（40/232），其中只有 9 例（23%）可以从影像学检查中发现[8]。

按照作者经验，以下表现有助于对假关节诊断：①在平时疼痛基础上出现新发疼痛；②脊柱畸形进展；③有或者没有疼痛的背部异响；④内置物失败、棒或钩移位或者椎弓根钉周围透亮光圈影；⑤在融合节段内逐渐出现椎间隙塌陷或退变；⑥在侧屈、前屈、后伸位 X 线片可见某节段活动；⑦在外科探查中发现异常活动（表 154–2）。

表 154–2　脊柱假关节临床和影像特征

临床特征	影像特征
• 新发或持续疼痛 • 畸形加重 • 新的神经症状和体征 • "异响"	• 棒或螺钉失败 • 影像学进展的畸形 • 融合节段内进展的椎间盘塌陷 • 螺钉拔出或钩移位 • 椎弓根钉周围透亮光圈影 • 移植区没有骨桥连接 • 动力位片见节段异常活动

（一）影像检查

在诊断脊柱假关节时需要拍摄前后位、侧位、动力位（过屈过伸位、双侧侧屈位）X 线片。这些相对容易实现并且价格低廉，在前后位和侧位片可以发现内置物失败（图 154–1）和逐渐增多的模糊的骨桥。斜位片可以看到脊柱后外侧融合骨痂。Ferguson 位通常用于评估腰骶段的融合情况。钉道周围环形透亮影说明钉子松动和继发的脊柱不融合。在 CT 扫描时更容易看到植入物周围透亮影。在融合区的透亮线说明此处存在假关节，但是往往由于内置物遮挡透亮线不很清楚。鉴于此，在怀疑假关节时，我们不能只行 X 线片检查。事实上，X 线片在诊断假关节时不是很敏感，在外科探查的假关节病例中只有

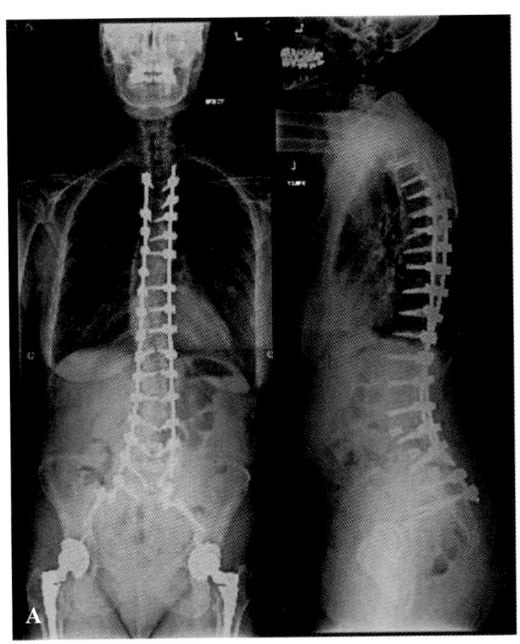

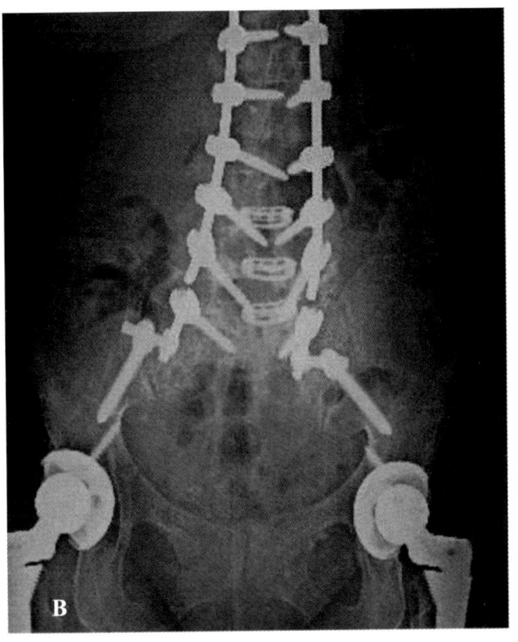

▲ 图 154-1　前后位和侧位 X 线片（A）及前后位放大图（B）显示腰骶段双侧连接棒断裂

经许可转载，引自 Merrill RK，Kim JS，Leven DM，Kim JH，Cho SK. Multi-rod constructs can prevent rod breakage and pseudarthrosis at the lumbosacral junction in adult spinal deformity. Global Spine J 2017；7（6）：514-520. © 2017 SAGE Publications 版权所有

64%～69%X 线片阳性[12, 13]。

目前，没有一种特殊的技术可以在动力位 X 线片上评估长节段融合后是否骨融合，也没有一个标准的方法来评估动力位 X 线片中角度的变化情况，同样，也没有 ASD 术后动力位片的拍摄标准。通过对腰椎和颈椎短节段融合的分析有可能得出一些相似结果。可通过过屈过伸 X 线片中 Cobb 角度变化评估融合节段之间位移，但在坚强融合节段中能够接受的可以变化的角度一直存在争论。FDA 要求对一种新的内置物要做动力位放射学评估。在脊柱系列 IDE 文件中，FDA 规定成功融合的腰椎放射学指标是横向移动不超过 3mm，可动角度不超过 5°。

文献报道椎体间角度变化为 0°～5°。Bono 等寻求分类理论，并对 L_3～L_4 腰椎融合模型进行非线性有限元分析。在他们的模型研究中模拟了 4 种融合类型，即 ALIF、PLIF、横突间融合、棘突间融合。他们的研究显示矢状面上角度变化范围很大。对于横突间融合，坚强融合后活动最小，而中等愈合后活动为 2.0°；对于 PLIF，变化角度从 0.7°（完全融合）到 6.9°（后方椎间盘的 25% 面积坚强融合）。这就是有些发表的阈值标准，即建议融合后可以容许有＞ 5° 的活动[14]。必须指出的是，小于 5° 的角度太小，很难准确测量。Cannada 等评估了 Cobb 角法，报道 Pearson 相关系数为 0.28，受试者工作特征曲线下面积（AUROC）为 0.66[15]。

在长节段融合下应用这些测量方法是有问题的。然而在 ASD 中假关节主要集中在胸腰段和腰骶连接部，评估这些重点部位的假关节时值得思考这些问题。在长节段融合时 X 线片中内置物失败、畸形进展是最容易得到的假关节证据。在 ASD 术后，因有残存畸形或内置物影响，X 线片中很难发现桥状骨小梁。

（二）CT 扫描

通过高分辨率的 1mm 层厚 CT 扫描可以更加准确地评估骨桥骨小梁（图 154-2）。另外，CT

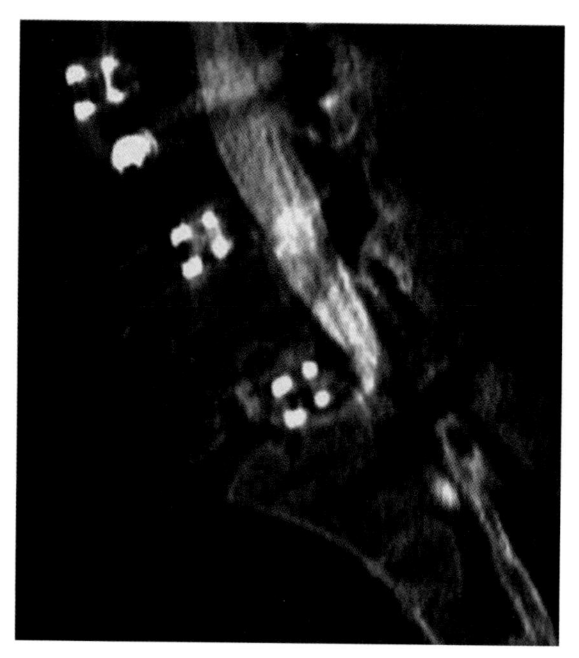

▲ 图 154-2 矢状位 CT 扫描显示腰骶段结合处假关节
经许可转载，引自 Merrill RK, Kim JS, Leven DM, Kim JH, Cho SK. Multi-rod constructs can prevent rod breakage and pseudarthrosis at the lumbosacral junction in adult spinal deformity. Global Spine J 2017; 7 (6): 514-520. © 2017 SAGE Publications 版权所有

平扫也可以发现内置物松动后椎弓根钉周围环形透亮区。由于存在内固定物或 MRI 禁忌（如心脏除颤器或起搏器）等限制，CT 脊髓造影（CTM）可以用来观察骨和神经状况。MRI 与 CTM 相比，CTM 对椎间孔狭窄和骨缺损有一定的诊断价值，但是其对椎间盘异常和神经根受压方面评估有限。

经术中探查证实 CT 比 X 线片更加准确。Buchowski 等在 ACDF 术后假关节病例中，总结了外科探查与影像检查之间关系的临床经验，发现术中存在假关节病例中 CT 是最强推荐的影像检查（kappa 值为 0.81）[16]。作者推荐虽然 CT 是最可信的无创检查，但是需要注意的是，在金属内置物的伪影影响下显影也会不清楚。

（三）MRI

MRI 在诊断脊柱假关节中不作为常规检查，金属内置物尤其是不锈钢降低了解剖清晰度。一项前瞻性研究证明 MRI 和外科探查之间的一致性为 66.7%，kappa 值为 0.48 [16]。然而，Kröner 等发现冠状位 MRI 扫描有很高的可靠性（kappa 值为 0.88），但仅在植入碳纤维融合器的情况下，与金属内置物相比，产生的 MRI 伪影更小 [17]。MRI 可能不作为评估 ASD 假关节的首选影像学检查。

（四）骨扫描

放射性 Tc-99m 单光子发射 CT 扫描（SPECT）可以观察脊柱不融合时骨转换和骨代谢活性。骨扫描在假关节诊断中敏感度和阳性预测值低。1998 年，Albert 等通过 SPECT 与术中结果比较发现 SPECT 的敏感度为 50%，而特异性为 58%。骨扫描与检查时机有关，术后 6 个月骨扫描的假阳性率为 50%[18]。在骨不连诊断中骨扫描没有高敏感性和特异性，故不能作为常规检查来诊断假关节。

仔细的手术探查仍然是诊断假关节的金标准。在假关节翻修期间，应该准确记录假关节的部位和数量，再与临床、诊断性评估对照。应该显露所有内置物失败区异常活动的节段或者怀疑活动的全部区域。去除骨融合区周围纤维组织后，通过牵拉相邻节段脊椎确定是否有反常活动，通常要观察椎弓根螺钉周围是否有活动。有时候虽然看不到明显的裂隙或者骨缺损，但是未完全连接的很薄弱的骨痂也有可能引起矢状位或冠状位逐渐不平衡和内固定失败。

五、危险因素

成功的骨性融合有赖于适宜的生物和机械因素。通过仔细手术处理、植骨床去皮质、植骨床局部充足的血液供应，以及充足的具有骨诱导和骨引导作用的植骨是骨融合的理想环境。不利于骨融合的全身因素包括有吸烟、尼古丁和多种并发症，如糖尿病、感染、营养不良、周围血管疾病、自体免疫疾病等。脊柱稳定、整体和局部的矢状面、冠状位平衡是达到坚强关节融合的必要机械因素。

六、生物学危险因素

不融合的原因是多方面的，形成脊柱假关节的病因仍然不清楚。Toribatake 等认为周围软组织的血供不能促进骨融合，而是通过去皮质植骨床的血液供应促进了骨融合[19]，植骨床处理不好会影响植骨融合过程。另外，在去皮质的植骨床要植入足够数量的移植骨以及促进骨诱导和传导潜能的植骨材料才能促进骨融合。

高龄和吸烟是严重影响骨融合的两个因素。Kim 等统计在＞ 55 岁的 ASD 手术患者中累计骨不融合率为 29%，在＜ 55 岁患者中假关节发生率为 13%。他们的报道结果具有非常显著的统计学意义（P=0.0001）[8]。众所周知，在慢性吸烟者中，吸烟能够使血管收缩、组织灌注减少、氧合不良、骨强度和形成率降低，以及功能成骨细胞缺乏，从而限制了骨移植区血管形成，影响骨融合过程[20]。除此之外，吸烟限制了去皮质植骨区的血管形成，减少了氧含量。因此，作者更倾向任何 ASD 患者都要在手术前戒烟。

植骨量不够也可能是影响骨融合的重要因素。有研究证明对于成人特发性脊柱侧弯中应用髂骨取骨植骨（ICBG），融合节段多于 12 个椎体者累积不融合率为 26%，而融合节段在 6～12 个椎体之间者累积不融合率为 9%，多于 12 个椎体者累积不融合率明显增高（P=0.03）[8]。应用髂骨取骨植骨的不融合率似乎与其他文献一致。Lapp 等报道在成人中初始行脊柱畸形融合的假关节发生率为 22%[21]。Weistroffer 等报道从 T_{10} 或更高节段到骶骨融合的假关节发生率为 24%[22]。随着重组人骨形态发生蛋白 2（rhBMP-2）的广泛应用，近年长节段脊柱畸形融合手术中融合率有所提高。Maeda 等报道应用 BMP 时假关节发生率为 4.3%，而应用髂骨取骨植骨时假关节发生率为 28.1%[23]。Mulconrey 等报道在多节段脊柱畸形融合术中应用 rhBMP-2 时假关节发生率为 5%[24]。FDA 认为在脊柱后路手术时应用 BMP 是超范围使用。此外，值得关心的是 BMP 具有潜在致癌作用。所以，在使用前要告知患者并征得同意。

新陈代谢异常比如骨质疏松、维生素 D 缺乏、酗酒、吸收障碍综合征，都会导致骨不融合。然而，新陈代谢异常不是腰椎骨不融合的最主要原因。另一项研究也未能证明在 ASD 融合手术中假关节与医源性因素有关（P=0.25）[9]。

七、生物力学危险因素

假关节的生物力学危险因素包括融合节段的过度运动、固定不牢固、不当负荷、牵张而非压缩状态下的骨移植，以及不能抵消的剪切力等。没有可靠的内固定或者外固定可能导致脊柱过度活动，从而阻止了骨融合。外科技术和患者依从性也是不融合的因素。

长节段融合增加了应力，更易导致假关节形成。Kim 等报道长节段固定到骶椎的 144 例患者中，至少随访 2 年，假关节发生率为 24%（34/144），其中 46% 发生在胸腰段，25% 发生在腰骶段（图 154-1 和图 154-2）。危险因素包括术前胸腰段后凸≥ 20°、阳性 SVA ≥ 5cm、髋关节骨性关节炎、胸腹部手术入路，以及不完全腰骨盆固定[8]。腰椎承担的负荷较胸椎大，另外腰骶结合部负荷大，骶椎骨质较差，也增加了由于该区域钉棒断裂而出现假关节的几率。Hyun 等报道腰椎经椎弓根截骨术（PSO）中增加后路固定的同时行前路支撑，能够明显减少假关节发生率[25]。他们推测 PSO 截骨越靠近尾侧时，脊柱后方结构就需要越大的力来对抗剪切应力，这可以更好地解释腰椎 PSO 截骨后为何容易出现螺钉的断裂松动。

由于脊柱矢状面整体的力线特点，在腰骶段很难达到坚强的骨性融合。在术后 8 周，L_5～S_1 节段假关节多发的因素包括整体矢状面不平衡（SVA ＞ 5cm）和严重的髋关节炎。逐渐增加的 SVA 增加了运动时 L_5～S_1 部位力臂，从而增加了局部负荷。另外，活动范围减小和吸收震动应力能力减小使得 L_5～S_1 处应力增加，由此增加了假关节发生率。

三柱脊柱截骨也是假关节发生的危险因素。在 PSO 截骨后，如果脊柱固定在矢状面失平衡的状态下，就容易出现假关节。Dickson 等报道了 171 例行腰椎 PSO 截骨融合到骶骨的病例，发现假关节发生率为 10.5%，其中 61%（11/18）发生在 PSO 截骨的位置。所有 PSO 截骨的患者中 6.4% 发生假关节，大多发生在 L_3。PSO 截骨术后假关节形成的危险因素中，在 PSO 截骨水平、腰椎减压、术前放疗、炎症或神经系统疾病（强直性脊柱炎、脊髓灰质炎）等情况下容易形成假关节。

与其他部位相比，生物力学因素也是胸腰段假关节形成的原因，这些因素包括胸腰段椎板植骨床面积相比腰椎的植骨床面积小，尤其在 T_{12}～L_1 处最小。从相对固定的胸椎到活动范围较大的腰椎的过渡，以及从胸椎后凸到腰椎前凸的过渡，使得应力集中在胸腰段[9]。在这个区域，尤其要注意植骨床的准备和充足的植骨量、自体骨植骨的质量。胸腰段 Frank 后凸不利于融合，也是骨不融合的危险因素。

应该注意的是，脊柱术后正常的力线比术前脊柱畸形显得更重要。术前胸椎过度后凸（T_5～T_{12} 水平 40° 后凸）、冠状面主弯＞ 70°、脊柱整体冠状面不平衡（C_7 垂线距骶骨中线间距＞ 40mm），以及整体矢状面不平衡（SVA ＞ 50mm），这些似乎与不融合增加没有关联。

八、结局

（一）患者结局

脊柱侧弯研究学会（Scoliosis Research Society，SRS）通过对骨融合与没有翻修的不融合患者最终的随访检查对照，其评分结果显著不同，骨不融合的病例总 SRS 评分平均为 3.3 分（总分 5.0 分），而骨融合病例评分平均为 3.9 分（总分 5.0 分）$P < 0.001$。骨不融合的病例平均疼痛程度、自我形象、功能量表评分显著低于完全骨融合的病例。假关节患者与骨融合患者的满意度评分（2 个问题）比较没有显著性区别（P=0.09）。

（二）治疗

手术翻修假关节前，应该明确引起症状的可疑原因。对于有些患者尽管存在假关节但没有疼痛，如果没有明显的机械性不稳或神经症状，即使骨不连也不需要治疗。对特发性脊柱侧弯行脊柱融合手术后骨不融合的患者，早期处理与观察一段时间再处理的结果没有区别[26]。对这类患者在推荐手术之前，需要临床观察他们的力学稳定、神经症状、内置物失败等情况。

全面评估有症状的患者，比如疼痛、逐渐加重的畸形是否合并矢状位失衡、神经功能损伤，分析引起骨不融合的各种原因，是否存在轻度感染、吸烟、贫血、代谢异常等。同时，必须纠正代谢异常和贫血，鼓励术前戒烟。

对一些有症状的患者，依据疼痛程度、力学不稳程度和患者临床条件，可以采取非手术治疗。对有症状但临床条件差的患者也可采取能够促进骨融合的无创方法。可植入的直流电刺激装置已经成功应用于多节段非器械固定的脊柱关节融合患者的治疗中，电刺激是另一种促进骨融合的无创方法。其他非手术治疗方法包括脉冲电磁场，同样也可刺激骨形成。

九、假关节外科干预

（一）入路

有持续的难治性疼痛或者植骨不融合后的不稳定但临床条件良好的患者可以行手术干预。外科的目的是达到坚固的融合，消灭局部或整体的疼痛，恢复冠状面及矢状位平衡。外科计划一般比较复杂，最终的手术策略会受到多种因素的影响。手术策略决定手术方案，确定最有可能达到手术目的的手术方案。同时，必须要有过硬的技术才能完成翻修手术（表154-3）。

表154-3　手术注意事项

临床特征
• 手术显露时仔细保护软组织和手术结束时清除坏死组织 • 骨移植前彻底切除软骨和软组织 • 充足的骨移植，必要时四周植骨 • 除非患者有禁忌，长节段脊柱融合时使用rhBMP-2 • 胸腰段、腰骶段、三柱截骨区使用多棒固定 • 长节段融合到骶骨时用足够的钩、椎弓根螺钉、骨水泥螺钉固定骶骨骨盆 • 仔细考虑多米诺接头或横联的安装及部位 • 按照体重、后凸情况、是否固定到骶骨，选择连接棒的直径和材料 • 恢复矢状面的整体平衡（SVA＜5cm）和局部平衡

有多种手术入路可以翻修有症状的假关节。通常，包括单纯后侧入路、单纯前侧入路、前后入路等。这些手术包括后前、后前后手术、后路环周椎间植骨融合手术，以及近期发展的侧路手术。决定手术入路时应该考虑前期手术情况、内置物需要取出还是更换、患者一般临床状况、医生经验、医生能力和预计手术时间。翻修手术比初次手术更需要考虑手术入路方面的策略，比如对于脊柱侧弯前路固定融合术后的假关节，后路的翻修手术是有效的。对于前期后路固定失败的患者，可在没融合节段采用侧路手术重建脊柱前柱力线（anterior column realignment，ACR）（图154-3）。大的融合器可以矫正局部和整体矢状面脊柱力线，提供另一融合界面。可以通过后路手术处理植入物的松动和失败并恢复生物力学。也可考虑分期手术，手术当天即可下地活动，缩短住院时间，如果外科治疗能在12h之内完成则更好。

（二）内置物

应该仔细考虑内置物的使用，一定要有足够的固定点保证局部稳定。每个固定点应手动测试确保可靠，取出松动的螺钉，更换为更大直径、更长的螺钉，也可选骨水泥强化松动的螺钉。通常，最好在松动的钉道压迫骨移植。前侧过度的负荷可导致脊柱后凸、局部内固定物断裂及脊柱局部移位，所以，尽量确定固定点达到牢靠的固定。把钩植入坚硬的融合骨块中再用第三根棒连接来加强固定，亦可将多棒横向连接形成坚固的网。

在L_5～S_1翻修中多点坚强固定尤为重要。有几项选择可以增加S_1螺钉强度，如骶骨翼螺钉、S_2螺钉、背侧孔钩、传统髂骨螺钉、S_2骶骨翼髂骨螺钉（S_2AI）。对于一些高要求的翻修，比如合并有冠状面、矢状面不平衡的Chorcot脊柱或L_5～S_1不融合的翻修，可以采用双侧分散的多个髂骨螺钉固定。我们更倾向于双侧S_2AI固定增加S_1螺钉强度。有几种固定骨盆的技术和器材可增加局部稳定，从而增加融合概率。尽管有了这些进步，假关节和断棒仍然是长节段融合到骶骨的常见问题。多棒结构（图154-4）相对于双棒固定更加稳定（图154-5）。Merrill等对31例患者进行回顾性研究，其中16例多棒固定，15例双棒固定，他们发现相对于多棒固定组，双棒固定组的腰骶段假关节形成和断棒的概率更高。多棒固定在出血量和手术时间方面并没有显著区别，建议需要固定到骶骨或骨盆时多棒可以替代双棒固定。他们研究发现双棒固定组腰骶段假关节发生率为26%，与文献报道一致[27]。

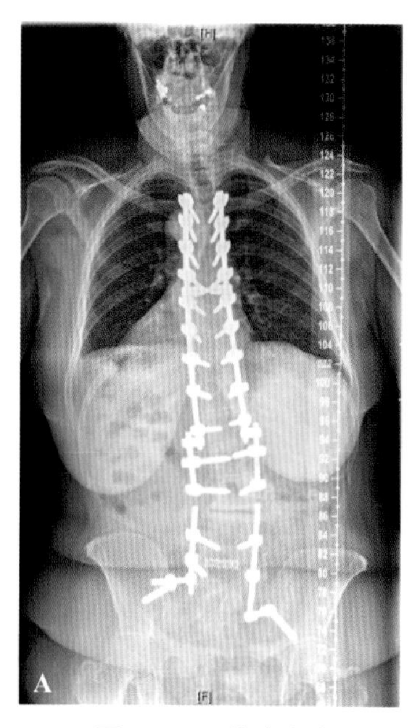

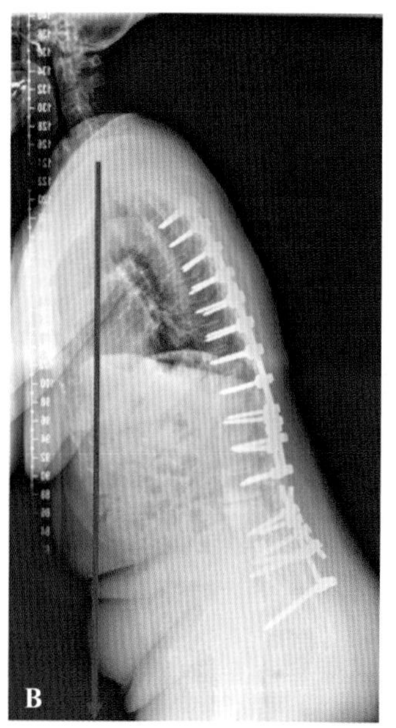

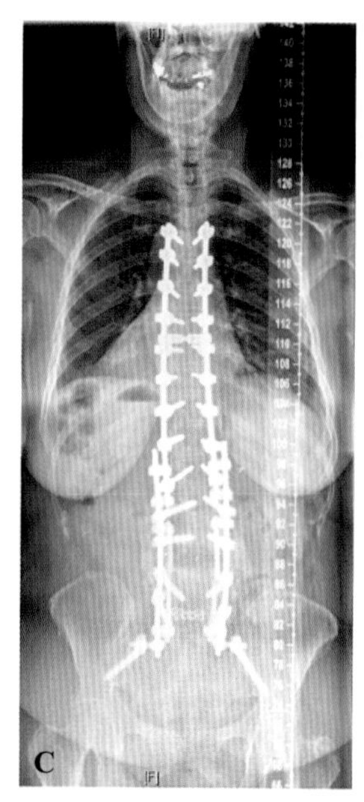

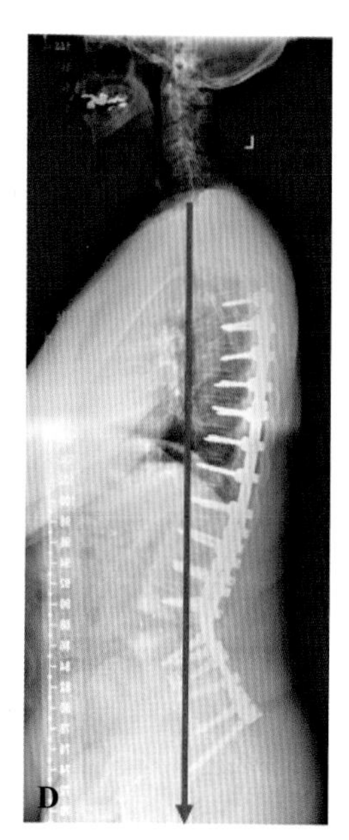

▲ 图 154-3 外院治疗的患者出现连接棒断裂、假关节形成和畸形进展（**A** 和 **B**）。术后影像学图片显示胸腰段和腰骶段应用四棒固定，前栓松解纠正矢状面力线（**C** 和 **D**）

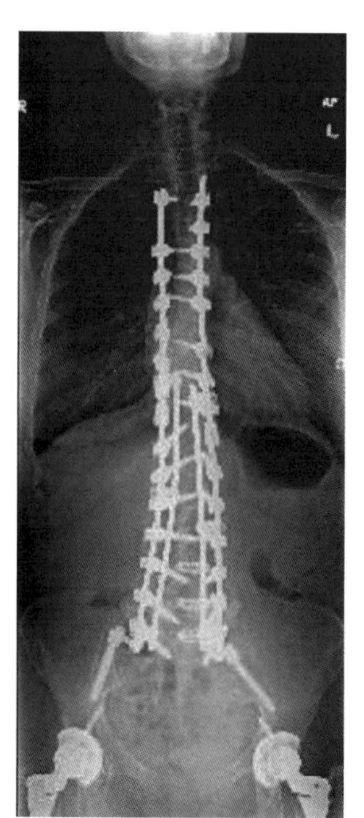
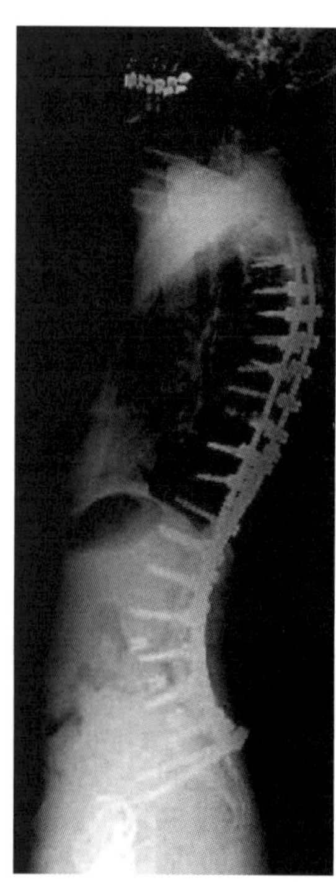

▲ 图 154-4 典型多棒结构固定的正侧位片

经许可转载，引自 Merrill RK, Kim JS, Leven DM, Kim JH, Cho SK. Multi-rod constructs can prevent rod breakage and pseudarthrosis at the lumbosacral junction in adult spinal deformity. Global Spine J 2017; 7（6）: 514 -520. © 2017 SAGE Publications 版权所有

在翻修手术时脊柱截骨重建矢状面和整体平衡，合理选择截骨类型和截骨部位非常重要，通常在后凸、假关节部位单纯行 Smith-Pctersen 截骨术（SPO）。多个 SPO 截骨常用于没有整体矢状面失平衡的长节段胸椎或胸腰段假关节后凸的矫形。下腰椎 PSO 截骨用于处理整体矢状面失平衡的骨不融合。有时不对称的 PSO 截骨用于整体冠状面和矢状面不平衡。

虽然 PSO 截骨能从本质上矫形，但是其也可以引起在截骨平面的骨不融合和断棒（图 154-6）。Smith 等报道 PSO 截骨后由于早期反复的应力导致内固定失败，最常发生于截骨平面[28]。三柱截骨区放置多棒可以增加固定强度和稳定，达到植骨融合。多棒固定相对于双棒固定可有效防止内固定失败（图 154-7）。Hyun 等报道在多棒固定组中有 2 例在截骨区内固定部分断裂，相比之下，双棒固定组中有 11 例患者（17%）在截骨平面出现假关节，6 例因假关节和内固定失败而重新翻修[29]。虽然多棒固定后在 X 线片上增加了评判假关节的难度，但是我们还是强烈建议三柱截骨长节段畸形矫正时使用多棒固定。

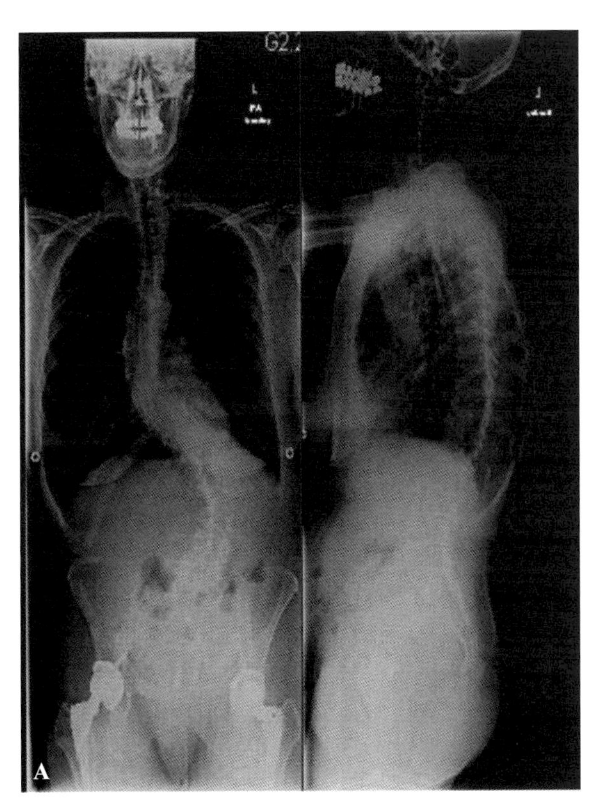
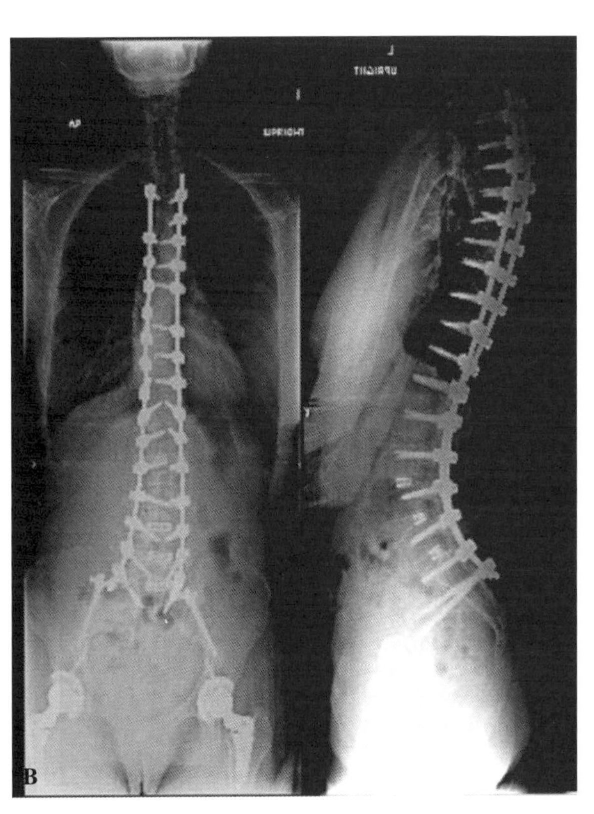

▲ 图 154-5 典型双棒结构固定的正侧位片

A. 术前；B. 术后［经许可转载，引自 Merrill RK, Kim JS, Leven DM, Kim JH, Cho SK. Multi-rod constructs can prevent rod breakage and pseudarthrosis at the lumbosacral junction in adult spinal deformity. Global Spine J 2017；7（6）：514–520. © 2017 SAGE Publications 版权所有］

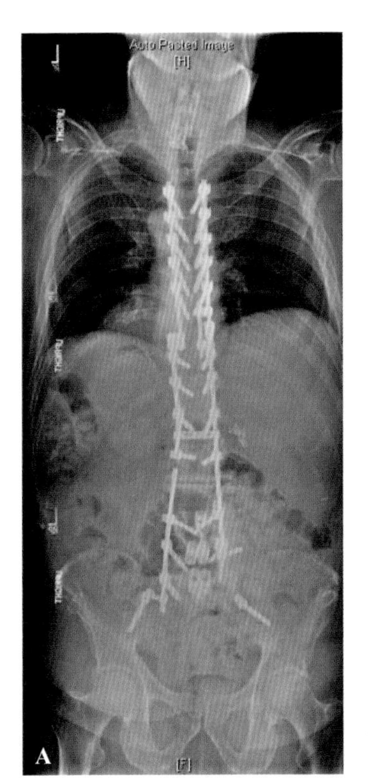
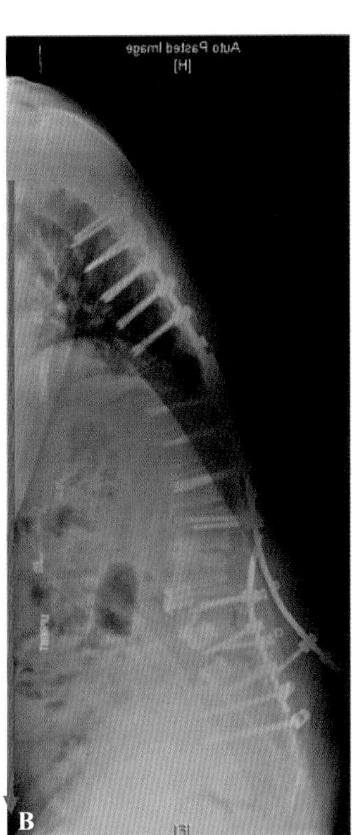
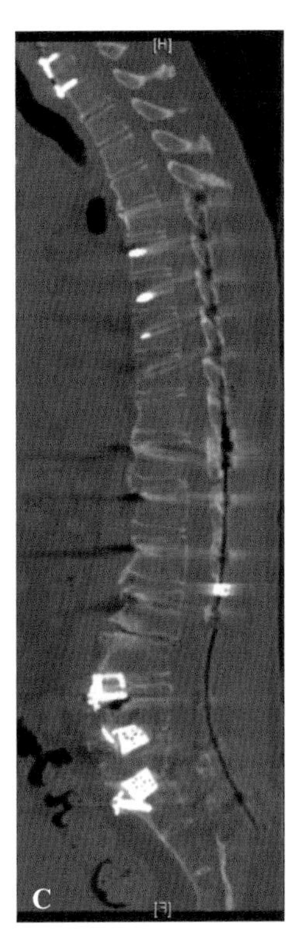
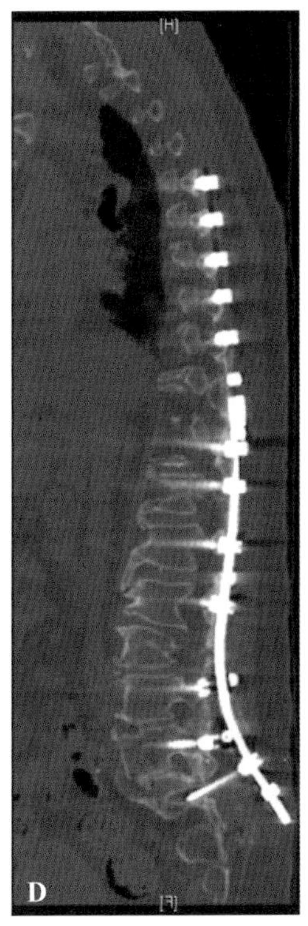

▲ 图 154-6 外院治疗的患者接受 T_3～S_1 后路脊柱融合术后出现连接棒断裂，螺钉拔出，矢状面畸形和假关节形成（**A** 和 **B**）。矢状位 **CT** 扫描显示 L_3 **PSO** 截骨和骨不融合（**C** 和 **D**）

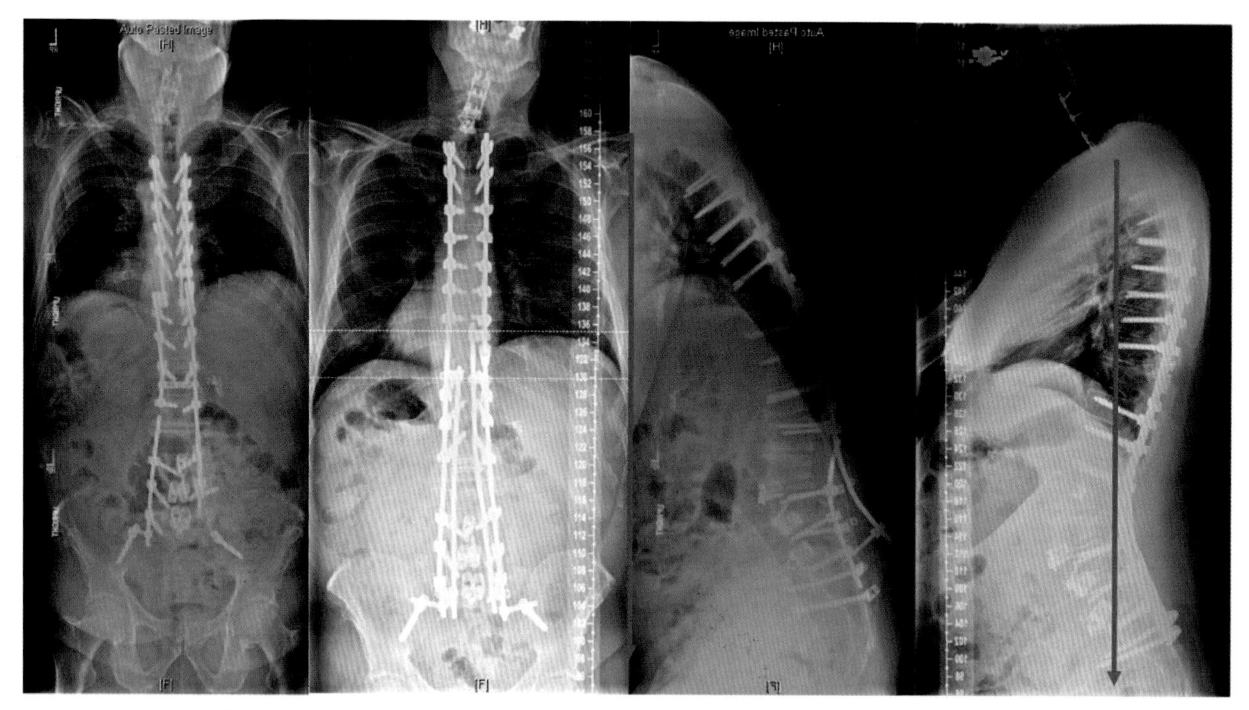

▲ 图 154-7 术前和术后 X 线片显示初次手术为 L_3 PSO 截骨和多棒固定，后行 L_2 PSO 截骨和 T_3～S_1 后路融合翻修术，C_7 垂线显示 SVA 恢复

（三）骨移植替代物和骨生物制剂

合理选择和使用骨移植是脊柱翻修手术成功的关键。最常见的取骨方法是局部取骨或髂骨来源的非结构型自体骨移植［包含或不包含辅助材料如 rhBMP-2 和脱钙骨基质（DBM）］，rhBMP-2 和 DBM 是目前唯一能诱导骨形成的移植物。虽然在假关节治疗中生物制剂 rhBMP-2 没有得到 FDA 许可，但是经常用于翻修时的骨移植。rhBMP-2 的使用量从 2002 年的 1116 例上升为 2011 年的 79 294 例，大约 85% 属于超范围使用 [30, 31]。这些发现背后的原因是多方面的，部分归因于髂骨取骨的局限性，例如取骨量有限，以及供区并发症，如疼痛、出血、骨折、臀部血管损伤、感染、潜在的伤口并发症 [32]。多个临床研究证明其优于或相当于髂骨取骨植骨的融合率。Boden 等进行了一项关于使用 rhBMP-2 后外侧融合的前瞻性随机对照临床研究，将患者分为 3 组：内固定加自体骨移植、内固定加 rhBMP-2 陶瓷颗粒植骨，没有内固定的 rhBMP-2 陶瓷颗粒植骨。他们报道 rhBMP-2（有或者没有内固定）的融合率为 100%，内固定加自体骨移植融合率仅为 40% [33]。在 ASD 长节段融合病例中，rhBMP-2 能有效促进骨融合。使用适合剂量的 rhBMP-2，其融合率高于髂骨取骨植骨 [23, 34]。

Kim 等对照研究了 63 例病例，随访 4 年以上，其中 31 例使用 BMP，32 例使用髂骨取骨植骨，BMP 组假关节发生率为 6.4%，髂骨取骨植骨组假关节发生率为 28.1%（P=0.04）。BMP 组融合率为 93.5%，髂骨取骨植骨组融合率为 71.9% [34]。对于有明显的骨不愈合风险因素且无相关禁忌证（如恶性肿瘤病史）的假关节翻修患者，作者倾向于使用 BMP 与局部自体骨移植和 DBM 联合治疗。

结构性植骨可用于改善或保持脊柱力线，增加坚强关节融合的可能性。可以通过后路、侧路、前路或侧前路植入椎间装置。如果长节段融合时单纯周围植骨存在风险，作者倾向于在长融合节段的底部如 L_5～S_1 间隙放置融合器。

有症状的椎管狭窄必须完全减压，减压水平和长度范围将会影响手术计划，广泛的后侧减压会减小后侧植骨床面积，这样就需要腹侧植骨。怀疑感染时，即使没有明显的感染征象，也需要在手术时多次细菌培养，排除轻度感染引起的骨不融合。手术前有必要检测 ESR 和 CRP 基线值。

十、结论

不融合仍然是 ASD 长节段融合术后中长期存在的严重问题。应当考虑患者因素和可能导致不融合的外科因素，采取一些预防性措施，减小不融合风险。对于假关节有效管理的关键是基于临床表现和影像学检查的早期诊断、理性随访观察、处理计划，必要时行翻修手术。同时应该考虑引起不融合的原因：吸烟、患者营养、手术入路、内固定物、棒的数量和直径、骨移植、骨生物制剂等。

第155章 相关法律问题及应对策略

Legal Implications and Strategies

Ra'Kerry K. Rahman 著

马真胜 黄约嘉 译

这一章并不是按照典型的医学教科书章节来呈现的。我们用“法律”脚注的方式引用参考文献，使本章较之于其他正式医学专业教科书在章节末尾列出参考书目的方式更便于阅读。根据法律界惯例，我们在脚注中使用了“Id”，把它与正文放在一起，希望能让你觉得本章节有趣，且对你有所帮助。

一、概述

我们试图在本章对脊柱外科医生执业的医疗法律环境做研判。同时本文也揭示参与该领域的律师的思维过程。这一点很重要，因为打官司会对成本、医疗服务效果及最终的净薪酬方面均具有系统性的影响[1]。

读者将了解最有可能的指控，从而有机会降低风险。手术过失（surgical negligence）是最常见的指控，其次是未能诊断或治疗（failure to diagnose or treat），以及未能获得知情同意（failure to obtain informed consent），这是脊柱外科医生被起诉的三大原因。

最后，本章对于很少考虑到的法律问题，如刑事诉讼，没有进行深入的讨论。针对外科医生的刑事诉讼不在医疗事故保险的覆盖范围内，白领犯罪辩护非常昂贵，并且不利于被诉者的职业生涯。当然，每个人也应该记住，法律并不是停滞不前的。它每年都会有轻微的变化，有时甚至有很多变化。

二、法院系统概述

本章第一节将涵盖医疗事故诉讼从开始到结束所涉及的法律程序。它特别关注诉讼每个阶段的适用法律和程序。虽然这一部分有助于从法律角度理解医疗事故诉讼，但它只是一个概括性提纲，只涉及对这些主题的粗略检索。因此，以下内容不应被视为法律建议，如果你碰巧发现自己不幸地处于医疗事故索赔的被告位置，你应该立即向具有医疗事故诉讼经验的律师寻求专业意见。

（一）法院结构

从法律的角度理解医疗事故诉讼，首先要对美国法院是如何架构的，以及哪些法院对医疗事故具有管辖权有一个初步的了解。这一段将仅作为简短的复习内容。

[1] Makhni M, Park P, Jimenez J. The medicolegal landscape of spine surgery: how do surgeons fare? The Spine Journal 2018;18:209–215.

美国法院系统包括联邦法院（Federal Courts）和州法院（State Courts）。州法院通常对医疗事故索赔拥有管辖权。由于大多数医疗事故将在索赔发生地附近提起诉讼，故而州法院通常拥有管辖权。在某些有限的特殊情况下，联邦法院对某一特定索赔拥有管辖权，其原因是这些索赔被认为属于跨州当事人之间的诉讼。跨州诉讼通常意味着原告和被告来自不同的州，且原告的索赔金额超过 7.5 万美元。需要重点说明的是，跨州管辖权在法律领域是一个错综复杂且难以解释的概念，前面的表述中对于这一概念的解释过于简单和概括。由于前述表述的过于简单化，其中包含的信息不应被视为对该主题的完整探索。虽然跨州诉讼是联邦法院对医疗事故诉讼拥有管辖权的一种来源，但它不是唯一的来源。如果医疗事故诉讼涉及联邦法律的某些方面，联邦法院也可能对其拥有管辖权。一个常见的例子是，医疗事故索赔还涉及与医疗器械有关的产品责任索赔。联邦法院将对这类索赔拥有管辖权，因为医疗器械受联邦监管，因此索赔涉及联邦法律的一个方面。然而，鉴于大多数医疗事故诉讼是在州法院审理的，本章的其余部分将更侧重于州法律及其更新。

美国的所有州法院一般都是以相同的方式设立。州法院都由三个审级构成。虽然州法院的三级结构在整个美国可能是相同的，但每个州对每一审级的叫法可能有所不同。这种命名差异的典型例子就是纽约州。在纽约，第三审级也是最高一级被称为上诉法院。在大多数其他州，第三级也是最高一级通常被称为州最高法院。因此，尽管如前所述，每个审级的名称可能因州而异，但总体结构保持不变。

州法院的第一级也是最低一级法院，通常被称为初审法院（trial court level）。在大多数律政剧中呈现的场景是对初审法院很好的展现。在这里，律师们会进行冗长而烦琐的开庭陈词和结案陈词发言，案件由陪审团裁决。虽然这些连续剧里的呈现并不完全准确，它们所描绘的故事情节也不一定是初审法院每一次审判的真实审判过程，但它有助于了解这一审级法院。初审法院也是审理和解决大部分医疗事故诉讼的一级法院。医疗事故索赔也可以通过仲裁、调解或和解等其他方式解决，而永远不需要提交到陪审团的面前。若通过庭外方式解决，可在审判之前或审判期间撤诉。

第二级亦或是中间级通常称为上诉法院级（appellate court level）。大多数医疗事故诉讼会在初审法院得到解决，永远不会进入上诉法院的审级，但一些涉及法律、程序或司法错误的无先例可循的案件可能会进入上诉法院的审理。上诉法院与下级审判法院有很大不同，没有陪审团和庭审的“戏剧性元素”，取而代之的是法官或法官小组，并以摘要的形式书面研究法律争点。这些通常是关于法律争点的冗长论据，或者是法官允许的可能推翻以前审判结果的事情。在此关头，必须指出的是，如果医疗事故案件要提起上诉进入上诉法院，该上诉案必须首先在初审法院立案，并至少在初审法院进行初步的审查。这意味着，在上诉法院二审审理之前，该上诉案件必须要经过初审法院的审查。仅有很少的案例能够通过初审法院的审查而进入上诉法院的二审程序。

第三级，也是最高一级，通常称为最高法院（supreme court level）。这一级法院应该不需要介绍，这一级别相当于州版本的美国最高法院。需要重点注意的是，像美国最高法院一样，无论是医疗事故还是非医疗事故，只有极少数的案件可以进入州最高法院。所有提交给州最高法院的案件，必须是先经过初审法院和上诉法院审理，且未能得到解决的案件。以上就是美国的广泛差异性而导致美国法院系统的总体架构。如果你有涉及这方面的任何法律问题，强烈建议你寻找专业律师。简单来说，本章所写的资料完全不足以构成法律建议。

（二）诉讼的步骤

下一步我们将检视医疗事故索赔从提出索赔到在初审法院获得解决的过程中所涉及的相关法律程序。原告律师发起医疗事故索赔的第一步是提交所谓的诉状（petition）。诉状是向相关州的初审法院提交的文件，列举原告对医生的正式法律诉请。起诉书中通常包含的信息包括患者和他们律师的姓名、医生姓名、造成伤害的诊疗过程及诊疗所造成的伤害、医生对所述伤害负有过错的法律依据，以及寻求什么样的损害赔偿措施。

虽然起诉书中通常包括上述信息，但每个州都有自己的法律规定列明诉状需要包括哪些信息。在大多数州，向相关的州初审法院提交起诉书是第一步，可以认为是医疗事故索赔法律程序的开始。然而，在一些州，在提交起诉书之前，有一些法定程序必须遵循。例如，在德克萨斯州，原告律师提交起诉书之前，必须提前至少 60 天通知医生他们打算提交医疗事故索赔起诉书。此外，德克萨斯州还要求原告律师在通知中附上一份授权获取原告完整病史的请求书。这表明，医疗事故诉讼的起诉程序和法律程序可能会因索赔所在州的不同而有很大不同。一般情况下，考虑到法律程序的复杂性，关于医疗事故诉讼程序，建议你咨询所在州有执照的律师，这一点非常重要。

提交起诉书后，原告律师进入医疗事故诉讼的第二步，提交的起诉书正式送达（formally served）被告。接到正式送达是指被起诉的医生获得相关起诉文件，表明他在诉讼中被列为被告的过程。值得注意的是，虽然每个州都要求某种形式的正式送达，但关于必须以何种方式送达被告，以及在送达期间提交的文件中必须包括哪些信息的具体法律规定可能会有所不同。如果你对你所在州的具体法律有任何疑问，你应该咨询律师。

医疗事故诉讼的第三步为证据开示（discovery）。证据开示是诉讼过程中的一个阶段，在这个阶段，各方都会收集支持他们诉请或抗辩理由的证据。双方律师将通过用传票调取文件、传召证人和其他经批准的法律手段收集证据。在此阶段，可能会举行预审听证，涉及双方必须提交哪些证据，以及哪些证据在审判期间可能被接受或可能不被接受。虽然上述表述对证据开示阶段做了基本解释，但规制该阶段的程序和规则可能因州而异。由于证据开示可能因州而异，如果你需要其他信息，请联系你所在州的执业律师。

医疗事故诉讼证据开示阶段后的第四步是审理（trial phase）。这是诉讼程序中大众最熟悉的一个步骤，但这一阶段依然存在有助于理解诉讼程序但并不广为人知的某些方面的知识。诉讼审判阶段活动的实质是原被告双方提交证据，以便陪审团确定被告有罪或无罪。上述审理阶段的核心概念看起来可能相当简单，但规制它的规则和程序并非如此。陪审员的挑选和法官对陪审员的指示是两个对于诉讼非常有帮助，但同时又比较复杂，且普通人都不太熟悉的程序。挑选陪审员是指庭审前由双方代理律师从陪审员候选人中选取组成陪审团、参加庭审的陪审员的过程。正如所料的那样，这是诉讼过程中的一个关键步骤，因为这里选出的陪审员将根据审判期间提交的证据做出有罪或无罪的最终决定。

法庭辩论在法官对陪审团做出指示后进行。该等指示是对陪审团的陪审员做出的，陪审团收到的如何决定被告有罪或无罪的指示是法官基于法律做出的。陪审团审理只是法庭解决问题的一种方式。有些州不允许陪审团审判医疗事故诉讼。其他一些州允许当事人可以根据各州各不相同的一系列规则，选择按照自己希望的方式来审理自己的案件。

诉讼审判之后，是医疗事故索赔的第五步，通常称为裁决（verdict phase）。根据案件是否有陪审团、法官或合议庭参与，每一个案件在本步骤会略有不同，但正是在这一步，他们将裁定案件是否构成法律事实。裁决阶段也是陪审团、法官或合议庭裁定是否需要判决损害赔偿的阶段。一旦作出裁决，初审法院的诉讼程序就完结了。

审判阶段对裁决的公布是初审法院审理活动的结束，但并不必然导致所有诉讼的终结。如果任何一方律师认为有必要，他们可以向更高级别的法院提出上诉。如果上级法院批准上诉，则在该法院审理该案件，诉讼程序继续进行，直到索赔得到解决，如果没有提出上诉，则诉讼终结，判决生效。有一件提醒注意的重要的事情是，即使陪审团认为医生有责任并裁定损害赔偿，且上诉被驳回，这也不是法律程序的终结。原告律师不得不设法寻求获得裁定的损害赔偿金，这是另一个完全独立的程序。在法律程序的这一阶段，咨询律师非常重要，因为在裁决的支付和金额方面可能有一些选择。

并不是所有的索赔都会进入审判阶段。一些医疗事故索赔在审判前即可得到解决。如果在诉讼程序的审理期间或审理前的任何时候，双方达成和解协议，则被认为索赔已经得到解决。和解协议是原告和被告之间达成的一项协议，即被告提出的损害赔偿金额能满足原告的索赔要求，原告撤回他们的起诉。这意味着，由于双方当事人达成协议，案件已在庭外结案，原有的正式法律诉讼被撤销。

（三）过失侵权责任

这些段落将讨论在这一过程中适用的相关法律。在涉及医疗事故的索赔中，有许多责任理论，可以根据这些理论追究医生的责任。然而，在医疗事故诉讼中，这些责任理论中最常用的是过失侵权责任。

过失侵权本身是一个很难定义的术语，但却是一个容易掌握的概念。从法律意义上讲，过失侵权的本质是指一方因不小心或疏忽未能履行其对另一方的义务，而导致另一方遭受损害，过错方所应承担的责任。鉴于上述定义过于宽泛，以至于不能建立一个统一的制度来确定一个人何时对过失负责，为此，法院已经设立确定责任的标准。这种过失侵权的法律构成包括4个要素，如果医疗事故诉讼中的原告能够证明其过失侵权索赔符合上述4个要素，则医生被视为过失侵权，并将承担责任。因此，这4个要素可被视为过失侵权的法律定义。过失侵权的4个构成要素包括：义务（Duty）、违约（Breach）、事实原因（Actual Cause）和最近原因（Proximal Cause）。

在医疗事故过失索赔中，原告必须证明的第一个要素是义务。最广义的义务是避免对他人造成伤害的合理注意责任。这种法律义务必须来自一个人对另一个人的责任。雇佣一名医疗专业人员就形成这一责任。因此，在医患关系中，义务可以定义为医生对患者进行照护的标准。在医疗事故诉讼中，这种对患者的标准照护通常定义为同一领域的合格从业者在相同或相似的情况下，会采取的处理措施。虽然没有一个统一的标准来确定这一点，但法院在如何确定这一点上有一些指导方针。

在一些州，法院遵循这样一条准则，即在相同的情况下，同一或相似地区执业的同一个领域的医生会采取什么样的处理措施来判断被告医生是否尽职尽责。这就是所谓的地域性规则（locality rule），虽然它曾经是法院最常使用的规则，但近年来对它的使用有所减少。现在各州法院最常采用的指导方针是同一领域的其他医生一般会采取什么样的处理措施。这意味着，与被告医生进行比较的医生样本不仅是同一地区或类似地区的医生，而是全美国范围内的医生。该指导原则提高了医生对患者的照护标准，因为它扩大了合理照护的参照样本量。虽然上述有关照护义务的信息是对该信息的一个很好的概括，但每个州在确定应承担的照护义务方面都有各自的特殊性，因此，如果你需要更多信息，应该咨询你所在州的律师。

医疗事故赔偿中原告必须证明的第二个要素

是违约。要证明违约，原告必须证明医生没有达到照护标准。虽然法院在确定是否符合违约要素时会适用若干标准，但所有这些标准都以某种方式衡量作为或不作为的效用与其危险性。一个很好的例子是 Learned Hand 过失认定。如果履行义务时的负担比作为或不作为发生时所发生的损害要轻，则个人违反了注意义务。它权衡所发生事情的好处和后果。有人喜欢把它看作一个数学公式。用 B 代表负担，P 代表伤害的可能性，L 代表伤害的严重程度，即可得 B < PL 的公式。所以，如果 B > PL，那么被测试者违反了注意义务，这个要素即可满足。当然，如果 B < PL，则被测试者没有违反注意义务，即不满足该要素。此为简化，所以很容易理解。在法庭上，这可能成为一个非常复杂的法律问题。因此，这决不会适用于每一种情况和每一个州。为了获取更多信息，了解各州在确定是否符合违约要素时采用的检验标准，最好咨询律师。

在我们进入过失侵权的第三和第四要素之前，过失侵权的最后两个要素，即事实原因和最近原因是极其复杂的。围绕它们的判例法也同样复杂。这两个要素需要大量的时间去掌握和更多的时间去适用。因此，由于时间所限，本段只会概括介绍它们能做什么，而不会深入探讨实际的法律，因为这些概念通常会在整册书籍中讨论。

医疗事故赔偿中原告必须证明的第三个要素是事实原因。理解事实原因的最简单方法是从法律上理解一个过于简单化的测试版本。这个测试被称为“but for（如果不是，要不是）”测试。如果不是因为医生违反了注意义务，患者所遭受的伤害就不会发生，即可满足“but for”测试的标准。一个例子就是“要不是”医生不给他的手消毒，患者就不会患上脓毒症。如果满足“but for”测试的标准，那么就满足了事实原因的要素。

在医疗事故过失侵权索赔中，原告必须证明的最后一个要素是最近原因。最近原因可以被认为是在一定程度上分割责任的一种方式。理解这个要素的最简单的方法是通过一个例子，比如一起四辆车连续撞车事故。假设 1 号车闯红灯，撞上一辆加油车，卡车泄漏，导致 2 号车迅速着火，3 号车因为火焰看不清楚，不能及时停车，撞上一根杆子。从法律上讲，一些法院可以说，1 号车是 2 号车和 3 号车发生事故的最近原因。他们并不是像被 1 号车撞到的加油车这种直接受害者，最近原因也就应运而生了。各法院有可能会因为对州规则的理解不同，而处理有所不同。有些法院可能会说 1 号车是 2 号车的起因，但不是 3 号车的起因。因此，总而言之，最近原因是一种切断过失侵权索赔责任的方法，这些事件在因果关系链中关系过于弱化，不足以施加责任。如果根据审判中提出的证据，陪审团认为所有 4 个过失侵权要素都符合要求，那么医生将被视为过失侵权，在适当的情况下，原告可以获得损害赔偿。

（四）损害赔偿的类型

这就引出一个问题，如果陪审团认为医生过失侵权，原告有权获得什么样的损害赔偿。一般来说，损害赔偿分为三类。

首先是经济损害赔偿。经济损害赔偿最好理解，就是伤害给原告带来的经济损失。经济损失的例子包括工资损失、医疗账单和任何其他实际财产损失或未来的利息价值。一般来说，经济损失将是实际或未来的货币性质的损失。

第二类损害赔偿是非经济损害赔偿。非经济损害是指本质上不是经济的损害，因此不等同于金钱损失。非经济损害赔偿的例子包括因疼痛和痛苦、精神折磨、配偶权利的丧失（也称为陪伴的丧失）和失去生活享受而判给的损害赔偿。

第三类也是最后一类损害赔偿是惩罚性赔偿。顾名思义，惩罚性赔偿是对特别严重的过失侵权或其他形式的实施作为或不作为所导致的责任的经济惩罚。必须指出的是，惩罚性赔偿并不总是适用于每一个案件的原告。这是因为每个州都有关于原告何时享有这些权利的规则，因为这些规则不是对实际损害的赔偿。相反，惩罚性赔偿是一种工具，既可以劝阻未来的类似行动，又可以惩罚实施当前行为的个人。

三、原告律师视角

“医疗事故（medical malpractice）”这个词对医生来说可能听起来很邪恶。使用这个词可能会被认为是无能的指控，甚至是故意伤害的指控。然而，对于医疗事故律师来说，这个术语没有这样的包袱。对律师来说，“渎职（malpractice）”一词不过是“职业过失”：指该医生在相同或相似的情况下，采取或没有采取其他医生会采取的行动。

当因医疗事故被起诉时，医生经常指责原告的律师，但统计数据表明，许多索赔都有真实的依据和基础。医学研究所（Institute of Medicine，IOM）在其题为“是人都会犯错”的报道中指出，美国每年发生的医疗差错数量惊人[2]，每年有多达 9.8 万美国人死于医疗差错。报道还发现，“医疗健康服务在确保基本安全方面比其他高危行业落后 10 年甚至更久。”

哈佛医学实践研究（Harvard Medical Practice study）[3] 建立了衡量不良事件的标准，并为有关患者安全的政策讨论奠定了基础[4]。哈佛大学的研究发现包括以下几点。

① 在所回顾的住院患者中，有 3.7% 发生了不良事件。

② 37.6% 的不良事件是由过失 / 治疗不达标引起的。

③ 13.6% 的不良事件导致死亡，2.6% 的不良事件造成永久性致残损伤。

④ 可归因于疏忽的不良事件的百分比随着损伤的严重程度而增加。

哈佛大学的研究进一步得出结论，绝大多数因治疗未达标而受伤的人没有提出索赔。

许多人担心他们可能会成为无良律师的受害者。这样的事情当然是存在的，必须继续努力加以治理。然而，在医疗事故案例中，这只是问题的一小部分。如果一个人想要驾驭复杂的医疗事故诉讼世界，他需要了解许多概念。下面将讨论其中的一些内容。

（一）律师如何决定

大多数原告律师会代表任何被医生伤害的人提起诉讼，这是一种误解。通常情况并非如此，有能力的原告律师会仔细审查诉讼请求。医疗事故诉讼的费用极其昂贵，如果案件没有可取之处，律师将无法获得胜诉，他们花在案件上的时间也不能获得相应的酬金，因为他们采取的是只有胜诉才能收费的风险代理方式。风险代理费是达成和解或经陪审团裁决后获得的总赔偿金的一定比例。很少有原告能够按小时费率的计费方式支付医疗事故索赔的律师费用，因为费用太贵以致当事人无法承受。此外，医疗事故诉讼败诉通常意味着代表原告提起诉讼的律师还会损失他 / 她预支的所有专家证人的费用。

出于这些原因，经验丰富、有能力的原告医疗事故律师会为他们接手的每个案件进行筛选，100 个或者更多案子里只接手一个案件也是常见

[2] Corrigan JM, Donaldson MS, Kohn LT, McKay T, Pike KC. For the Committee on Quality of Health Care in America. To err is Human: Building A Safer Health System. Washington, DC: National Academy Press; 2000.

[3] Brennan TA, Leape LL, Laird NM, et al. Incidence of adverse events and negligence in hospitalized patients: Results of the Harvard Medical Practice Study. N Engl J Med 1991;324:370–377.

[4] The HMPS considered the medical histories of more than 30,000 randomly selected New York City patients who had had “adverse events” during the course of their treatment. “Adverse events” were defined as injuries caused by medical management, and a subgroup of these injuries that resulted from “negligent or substandard care.”

情况[5]。通过了解患者的律师如何选择潜在医疗事故诉讼进行起诉，以及他们为了审理如何准备此类案件，医生可能会学习如何改善他们的医疗实践，降低作为目标被告而被起诉的概率。或者，这些信息也可以指导医生知道何时应解决潜在的索赔，以避免旷日持久的诉讼。

（二）患者所受损伤的性质和程度

因医生的错误造成的伤害越轻，恢复时间越短，被起诉的概率就越小。因为即使胜诉，患者（和律师）也不太可能获得足够的赔偿金使案件物有所值，除非患者遭受了持久性伤害和（或）实质性的重大损害。

损害赔偿金相对较低的案件很难成功的原因是，除了律师费之外，与医疗事故案件相关的自付费用也很高。这些成本是相当可观的，而且还在不断上升。绝大部分费用用于支付专家证人的费用，要求专家就合理的医疗标准、因果关系和损害赔偿等问题作证。

许多州“限额”或限制患者从灾难性和永久性的疼痛和痛苦折磨中获取高额赔偿金，对律师费也有相应的限额，但专家证人的费用没有上限。因此，医疗官司越来越难打，患者所承担的费用也越来越高。医疗事故诉讼审理专家费用高达数十万美元是很常见的。

大多数州对经济损害赔偿设定上限。很少有州对非经济损害赔偿设定上限。由于一般损害赔偿的限额，通常只有未来医疗费用巨大、收入损失 / 收入能力损失较大的案件才有可能在经济上进行起诉[6]。因此，如果医生的过错导致永久性和实质性的伤害，需要终身医疗或终身照护，则更有可能引起诉讼。另一个可能被提起诉讼的案例是，患者在未来无法工作，收入能力大幅丧失，因为此类案件并没有限制康复的上限。

（三）老年人及无自理能力成年人的特殊问题

加利福尼亚州和其他许多州都通过了老年人虐待法案（Elder Abuse Acts）[7]。这项法定计划之所以编成法典，是因为立法机构认识到，与普通民众相比，老年人和无自理能力的成年人[8]“更容易受到虐待、忽视和遗弃的风险”。

与典型的医疗事故诉讼不同，如果有明确和令人信服的证据证明服务提供者对身体虐待、忽视，或受托虐待负有责任，并且被告在实施虐待时犯有鲁莽[9]、压迫、欺诈或恶意虐待行为[10]，

---

[5] The vast majority of the calls involve people who have had an adverse result, but there may be absolutely no underlying negligence on the part of the health care provider, or there may be actionable negligence but little, if any substantial, or lasting, damage. Many patients have allowed the requisite statute of limitations to expire, legally barring any case from being brought. Some people call a lawyer because they are upset about the way they were "treated" (pardon the pun). Often, people contact an attorney because they perceive they are being stonewalled by the doctor and want an explanation of what happened to them.

[6] As a result, in certain types of medical malpractice cases, particularly involving the death of children, people are finding it increasingly difficult to find competent representation to represent them in a malpractice lawsuit. These cases have little, if any, economic loss (because children are not employable) and, therefore, potential recovery can be limited depending on individual states' caps on damages for pain and suffering. The cost and fees of prosecuting these malpractice lawsuits can nearly equal the cap on damages available to pay these claims.

[7] The Elder Abuse and Dependent Adults Civil Protection Act ("EADACPA"), *California Welfare & Institutions Code* §15657, et seq.

[8] A dependant adult is someone aged 18 or older who is totally disabled.

[9] RESTATEMENT SECOND OF TORTS §500 defines recklessness as follows: "... the actor's conduct is in reckless disregard of the safety of another if he does an act ... which it is his duty to the other to do, knowing or having reason to know of facts which would lead a reasonable man to realize, not only that his conduct creates an unreasonable risk of physical harm to another, but also that such risk is substantially greater than that which is necessary to make his conduct negligent."

[10] Another difference between traditional medical malpractice lawsuits and Elder Abuse cases is that in medical malpractice actions, damages for pain and suffering typically die with the victim and are not recoverable by surviving family members. In an Elder Abuse action, in many states, including California, the patient's damages for pain and suffering may be awarded after the death of the patient, as long as the higher standard of clear and convincing evidence of reckless or intention neglect or abuse is proven.

则许多州的老年人虐待法案允许增加损害赔偿，包括律师费。

在匆忙得出只有疗养院才会害怕此类诉讼的结论之前，请考虑“过失”是一个宽泛的术语，它涵盖的不仅仅是一个陈规定型的虐待案例[11]。例如，在Bergman控诉Chin的突破性案件中[12]，一名医生因未充分治疗住院患者的顽固性疼痛而被判对虐待老人负有责任[13]。

William Bergman，85岁，因晚期癌症和双侧胸腔积液引起的严重慢性疼痛住院。但他无法口服用药。住院期间，医生给他使用哌替啶（Demerol）。患者女儿发现她父亲在住院的5天里一直处于持续、极度的疼痛中，这让她心烦意乱。出院时，Dr. Chin给他开了维柯丁（Vicodin）。Chin医生拒绝开硫酸吗啡或类似效力的止痛药。Bergman离开Chin医生接受另一名医生的治疗，该医生立即给他开了硫酸吗啡，此药可以减轻疼痛，直到他去世。

Bergman的子女以虐待老人为由对Chin医生提起诉讼。原告的控诉依据是，这位医生未能向Bergman先生提供有效的疼痛管理计划是残忍的，违反了《老年人虐待法》的法定条款。

原告强调，Chin医生知道，或者应该知道，Bergman先生肯定会因为他的晚期癌症遭受持续剧烈的疼痛，医生开维柯丁处方是错误的，因为Bergman患有吞咽功能障碍，无法吞咽药片。专家证词证实了Chin医生的鲁莽行为，由于哌替啶的短效特性和其他缺点，它不应该用于老年患者、癌症疼痛患者或其他慢性疼痛患者。此外，在哌替啶明显不能持续止痛后，Chin医生仍然无所作为是不合适的。最后，活着的后嗣辩称，这位医生从未咨询过疼痛管理专家，也没有注意或依据病历中记录的疼痛程度进行治疗。

12名陪审员中有9名一致认为，根据老年人虐待法案，Chin医生对Bergman先生的治疗实际上是残忍和渎职的。因为医生未能充分治疗疼痛，使患者遭受剧烈的疼痛和痛苦，陪审团判决医生赔偿150万美元。因为超过了加州MICRA法案[14]规定的非经济损害赔偿上限，且陪审团在Chin医生是否犯有恶意、压迫或故意精神伤害问题上陷入僵局，判决中也没有进行惩罚性赔偿，所以最后赔偿金降至25万美元。原告数十万美元的律师费也获得了赔偿。

为避免出现类似问题，治疗所有患者，要特别关注老年人和无自理能力成年人的特殊需要，一定要尊重他们，认真听取他们的意见。如果患者没有能力做出自己的医疗决定，请确保患者的家属或利益相关伴侣持有一份经有效签署的关于诊疗的授权委托书，允许他们代替患者做决定。如果是这种情况，则与该家庭成员沟通有关治疗选择，并记录在案。

亲自记录患者对疼痛有无抱怨。根据患者的问题，及时将患有顽固性疼痛的患者转诊给疼痛管理专家或其他专家。

（四）强有力的证据

分析原告律师是否会受理案件时，需要考虑医生被指控的不当行为是否会增加损害赔偿。许多人认为任何医疗错误都会导致陪审团审判。事实上，如果没有另一位有资质的医生作证，证明被起诉的医生违反了医疗操作标准，案件将会被抛出法庭，永远不会提交陪审团。

[11] In Mack v. Soung (2000) 80 Cal.App. 4th 966, the California appellate court held that the Elder Abuse Act is not limited to nursing homes or other health care facilities, but that the Act also applied to physicians who neglect their elder and dependant adult patients.

[12] Bergman v. Eden Med.Ctr., Chin, M.D. (June 13, 2001), Alameda Superior Court Case No. H205732–1.

[13] There was no finding of medical malpractice because there is no recognized cause of action for medical malpractice where the physician is following the standard of care; and since undertreatment of pain is the standard in the medical community, Dr. Chin could not be held liable for negligence.

[14] California Civil Code § 3333.2. “MICRA” is California’s Medical Injury Compensation Reform Act.

即使违反了医疗操作标准，有能力的律师也不太可能接手此案，除非医生的过失造成持久伤害和（或）重大损害。

对于患者的伤害得有多大，律师才会受理此案，并没有严格的规定，但有些案件可能会由律师受理，因为医生的行为非常恶劣，从而增加了潜在的损害赔偿。

许多州对疼痛和痛苦的非经济损害赔偿设置上限，但对于侵犯[15]或欺诈（battery or fraud）行为，损害赔偿不设上限。这意味着，如果医疗健康服务提供者的行为上升到侵犯或欺诈的程度，患者可以获得比他们的伤害本来应该得到的更多的损害赔偿。

四、知情同意

在我们进一步探讨侵犯和欺诈之前，我们必须先讨论知情同意的错综复杂之处，因为如果医生获得了患者的知情同意的话，就不存在侵犯和欺诈。如果给予患者合理的知情同意，许多法律诉讼都可以避免。如果患者在手术前已获得医生的告知，并同意医生的医疗操作行为，在某些情况下甚至不允许提出指控。

1972年哥伦比亚特区巡回法院在审理的里程碑式知情同意案，即Canterbury起诉Spence一案中认为，医生必须披露医疗操作中的所有可能风险，以便让“理性的人”判断这些风险是否与要进行的医疗操作相关，使该“理性的人”站在患者的角度，在这些风险存在的情况下，做出是否继续接受或放弃拟议医疗操作的决定。

自此后，有相当多数量的案件是由于缺乏知情同意而引起。近期，Grauberger等在JAMA Surgery杂志发表文章（2017），认为知情同意不足是医疗事故诉讼的重要原因。他们研究Westlaw数据库，发现233起缺乏知情同意造成的案件。用关键词“医疗事故”和“知情同意”，并限定于“脊柱手术”进行搜索，搜索时间为1980—2010年，将未获知情同意列为主要或次要指控的案件有153个。目前还不清楚这些是否包括介入性疼痛治疗手术。最常见的知情同意指控是没有解释手术风险和不良后果（30.4%）和没有解释替代治疗方案（9.9%）。双变量分析显示，对照组患者（提起知情同意之外指控的患者）更有可能接受额外的手术，遭受更多永久性伤害。知情同意组的伤害和辩护后果则不太严重。对于已明确告知并获知情同意的案例，有些提出了特定的指控，有些则未提出指控，作者将这两组进行比较，发现即使是提出了特定的指控，两组结果相比较无显著性差异，无统计学意义。

美国医学会（American Medical Association）提出知情同意是医学伦理和法律的基础。获得知情同意的最重要的行动是说出真相[16]。任何谎言或歪曲都可能被认为是欺诈和后续手术侵犯（surgery battery）[17]。

在美国，法律规定每个人均有合法自决权和身体自由处置权[18]。任何具有法律上的行为能力的成人患者都可以有权决定其是否承受拟提供治疗的风险和好处，以及决定是否接受他们能够选择的任何替代方案[19]。如果不向他们提供这一重要信息，涉及的外科医生可能会承担法律后果。在任一手术或治疗之前，外科医生应该确保患者已经完全了解正在发生的事情，并且已经完成了所有必要的文书工作。

---

[15] Perry v. Shaw (2001) 88 Cal.App. 4th 658, 666–667.
[16] Dickerson DA. A doctor's duty to disclose life expectancy information to terminally ill patients, Cleveland State Law Review 1995: 320, 322.
[17] Id at 330
[18] Id at 322.
[19] Id at 322–323.

知情同意的法律原则要求医生在获得患者同意之前，与患者讨论所有对治疗有重要意义的信息[20]。为了便于理解，这一学说有时被分成4个部分。每个部分都必须完全遵守，才能实现知情同意。

首先是充分披露治疗的风险和益处，以及患者可获得的替代治疗[21]。这可以通过视频、图表、讨论或者通过护士来完成，只要患者完全理解[22]。与其他团队成员相比，术者亲自与患者谈话，告知手术风险和益处，以及可选替代方案供患者选择，获得患者的知情同意可降低医疗事故索赔的风险。此外，在办公室进行谈话，签署知情同意书，而不是在手术开始前的所在区域进行谈话，也会降低医疗事故索赔的风险[23]。知情同意书应该涵盖的信息包括治疗措施、使用的技术、风险、益处、其他可选替代方案，以及治疗和不治疗情况下疾病的预后[24]。其次，还要明确治疗过程中，参与的其他医生的医疗操作所带来的风险[25]。麻醉就是一个例子[26]。麻醉医生应该和患者一起检查这些信息，但主诊医生应该再检查一下，以防麻醉医生没有与患者进行核对[27]。

这信息量看起来似乎很大，但医生不必涵盖所有可能发生极小概率的可能性。医生必须只涵盖对治疗有实质性意义的信息[28]。这意味着医生必须仔细检查将要发生的事情、可能发生的事情，以及有相当概率发生的事情[29]。如果伤害发生的可能性很小或根本没有，那么它就不具备实质性意义[30]。更常见的轻微损伤应该告诉患者[31]，因为这可能会导致他们在是否想要做这个手术的问题上改变主意。

根据法院类型和诉讼状态，有两个标准可以用来判断所告知的信息是否充分。一个标准是基于社会上其他医生会向患者告知什么，另一个标准是一个理性的患者想知道什么[32]。这些标准在很大程度上因地点而异。

知情同意的第二个要素是，被告知信息的人必须容易理解和掌握所提供的信息[33]。医生在决定要告诉他们什么时，必须单独对待患者，因为每个人的知识面和理解都会有所不同[34]。如果一个患者做过几次同样的手术，医生可能就不需要像对待不知道这一手术的人那样，解释更多的事情[35]。医生在向患者及家属解释信息时，应该尽量让患者及家属保持冷静，不要烦躁[36]。

知情同意的第三个要素是患者必须自由表示同意。一个人应该能够对自己的身体行使自由处置权[37]，有权自由选择如何处置自己的身体，而

[20] Id at 323.
[21] Id at 324.
[22] Id.
[23] Bhattacharyya T, Yeon H, Harris MB. The medical-legal aspects of informed consent in orthopaedic surgery. J Bone Joint Surg Am 2005;87:2395-2400.
[24] *Denise* supra 8 at 324.
[25] Id.
[26] Id.
[27] Id.
[28] Id at 325.
[29] Id.
[30] Id.
[31] Id.
[32] Id at 326.
[33] Id at 324.
[34] Id at 325.
[35] Id.
[36] Id at 324.
[37] See Doctor's Duties, supra note 1, at 324.

不受任何强制、欺诈、欺骗或胁迫因素的干预[38]。虽然医疗领域是一个工作压力很大的领域，但法律在确定案件的事实时会考虑到这一点。

紧急情况下，人的生命可能处于危险之中，患者无法对所要采取的治疗措施及时做出反应时，则无须签署知情同意书[39]，如果无法获得知情同意，则不能进行医学试验或实验[40]。试验和实验必须在知情同意的情况下进行[41]。

知情同意的第四个要素是该患者必须有自主表达他或她同意的行为能力。当一个人在法律上没有能力理解所提供的信息时，如果医学上可行，治疗应该推迟到患者恢复完全理解治疗的能力为止[42]。如果该人未成年或残疾，其父母或法定监护人是应获得知情同意的人[43]。医生在治疗未成年人和法律上无行为能力的人时，应该尽最大努力确保他们得到了正确的监护人的知情同意[44]。此外，各州对未成年人心智健全或不健全的定义也各不相同。例如，在一些州，18 岁以下的青少年可以做出一些医疗决定，而在另一些州，他们在 18 岁之前是不允许的[45]。

获得知情同意的一个例外是，如果医生认为所披露的信息完全超出了患者做知情决定的能力[46]，这肯定不只是患者有可能倾向于停止一种治疗方案或接受另一种治疗方案那么简单[47]，必须以科学知识为基础，认为所披露的相关信息会对患者的身心健康造成极大伤害[48]。

（一）知情同意与患者教育

外科医生应该优先考虑一套完善的术前降低风险的策略：术前患者沟通、患者教育和知情同意。重要的是要使患者和家属对预期的手术结果、康复、康复需求，以及可能出现的并发症或不良结果保持一致的态度。对术前沟通、患教和知情同意谈话而言，进行书面记录与有效沟通同样重要。

忙碌的专家和大量的外科手术在工作量方面面临着各种的压力，这往往会使这些术前沟通策略变得不足。为了确保可靠地提供全面和有效的术前沟通和教育，许多诊所将这些职能委托给医生助理，或利用商业教育产品。这两种策略作为辅助手段都是有效的，但不能替代手术医生与患者及家属的面对面交流。

（二）患者教育辅助工具

患者教育不仅仅加强了知情同意过程，它还为调整患者预期奠定了基础，这是一种众所周知的风险缓解策略。现在可以使用几种基于网络的交互式患者教育工具来加强知情同意过程。这些工具的一个例子是 EMMI 解决方案（Emmi Solutions），该方案以视频和文本的形式提供关于各种手术操作的详细的患者教育内容。它还创建基于 Web 的文档，记录患者在患者教育中对关

[38] Id at 324.
[39] Understanding informed Consent and Your Rights as a Patient (Jun 21, 2018), https://healthcare.findlaw.com/patient-rights/understanding-informed-consent-a-primer.html.
[40] Id.
[41] Id.
[42] Informed Consent: When the Patient Can't Consent (Jun 21, 2018), https://www.medicalmutual.com/risk/practice-tips/tip/informed-consent-when-the-patient-cant-consent/69.
[43] *See* Understanding, supra note 19.
[44] Id.
[45] Id.
[46] See Doctor's Duties, supra note 1, at 324.
[47] Id at 330.
[48] Id at 330.

键点的理解，这些文档可以移植到患者病历中，并已成功地用于医疗事故索赔辩护。(http://www.emmisolutions.com/patient_education_solutiontions.html)。

（三）财务关系的披露

在过去的几年里，患者的权益问题在外科医生与设备制造商的财务关系（研究、付费咨询和投资）上有所表现。现在许多倡导患者权益的原告律师辩称，某一个体外科医生与特定制造商的财务关系可能会在手术决策中产生对该制造商的偏袒。对这一问题的深入讨论超出了本章的范围，然而，可以肯定地说，医疗健康服务标准正在演变，当患者的植入内置物出现不良后果时，如果医生未向患者披露其与相应厂商之间的财务关系并做详细记录，原告律师就可能会将其作为缺乏知情同意的因素进行起诉索赔。

许多医院和专业组织正在努力实现将这种关系作为知情同意的一部分进行披露。例如，St.Louis州的华盛顿大学规定："如果医生与生产永久性植入式医疗器械的公司有实质性的财务关系，在获得患者同意之前需向其披露这一关系，并记录在患者的医疗病历中。"(http://wuphysicians. wustl.edu/page.aspx?pageID=249)。

（四）侵犯

在医疗事故案件中，"侵犯（battery）"意味着医生未能获得患者对医疗操作的知情同意，无论该操作是否对与错，即使是手术做得很完美，也仍然属于侵犯。从法律上讲，侵犯是指在日常触摸之外非法触摸他人的行为。当进行手术时，在同意许可的治疗操作之外进行任何手术都可以被认为是侵犯。

加利福尼亚州 Perry 诉 Shaw 案的关键案例在知情同意问题上具有指导意义，尽管患者同意实施一种类型的手术，在该案中患者得到的索赔金额并没有受到损害赔偿的限额的限制，因为医生最终实施的是另外一种完全不同的手术[49]。在 Perry 案中，陪审团认定这名医生同时犯有过失侵权和恶意侵犯罪。判决患者获得 5.9 万美元的医疗费，以及 100 多万美元精神损害赔偿金[50]。

为防止出现此类问题，医生应与患者讨论计划好的手术操作，然后将讨论的所有内容记录在病历中。详细讨论要做什么手术及手术可能面临的重大风险之后，让患者在书面同意书上签字。这个讨论必须在给患者用药之前进行。知情同意书中应该注明这一点。请确保知情同意书的表格中包含正确的操作，以及在计划的操作出错时可能需要的任何其他替代操作。所有知情同意书应由患者和一名证人见证和签署。

与你的手术室团队一起制订有效的核对策略和程序，以确保每个病例和每一种情况下，签署的知情同意书与计划的手术操作一致，包括确认要手术的具体身体部位。在脊柱手术中，则需要核对具体的手术脊柱节段。此外，在每个病例和每一种情况下，手术医生在开始手术前也应该亲自核对确认，这种术前再次核对程序，也叫手术室 time-out 流程，手术开始前暂停－核对患者及

[49] In Perry v. Shaw, supra, following a very substantial loss of weight, Perry asked Dr. Shaw to surgically remove excess skin from various parts of her body. She repeatedly and expressly declined a breast enlargement procedure. At the hospital, Ms. Perry was asked to sign a form that included a consent to the breast lifting procedure. Ms. Perry twice refused to sign the form and only changed her mind after she was medicated, taken to the operating room, and reassured by Dr. Shaw that he would not perform breast surgery. Ms. Perry awoke to discover that, in addition to the skin removal procedures, Dr. Shaw had performed a breast enlargement procedure by moving tissue flaps from the sides of her chest into her breasts. To her shock and dismay, Dr. Shaw had substantially augmented her breasts (from a 34B to a 40DD), making them "many, many times bigger" than they had been. When Ms. Perry questioned Dr. Shaw, he told her that although she might then be upset, she would be happy within a year—after one or two additional surgeries for minor revisions.

[50] Id.

手术相关信息流程。该 time-out 流程现已被多数手术室采用或为必需的步骤。这一核对流程应记录在手术记录中。

另一种形式的侵犯为“幽灵手术”，在这种情况下，手术的任一部分由指定的手术医生以外的其他人完成。这必须事先与患者讨论，并记录在签署的知情同意书中[51]。

（五）欺诈

医疗服务提供者超额计费、虚报医疗费用、做虚假成本报告和（或）对未提供的服务进行计费都属欺诈行为，可能会使医生面临不受大多数法定损害赔偿限额保护的损害赔偿，并且容易受到惩罚性赔偿。这些损害赔偿往往远远超过案件中的实际损害赔偿。

看上去不经意间犯的错误可能会造成比当时预想的更糟糕的后果。有一个例子，一名外科医生宣誓后辩解说，手术日之后，他将患者移交给其他医生照护后，再也没有见过患者。这位外科医生声称他对于术后未被发现且未获治疗的败血症引发患者呼吸、心脏骤停，最终导致患者受到可怕的永久性损害等医疗事故均一无所知，也不应对此负责。

外科医生没有任何随诊记录，这与医生声称他在手术后的日子里没有见过患者的说法是一致的。不幸的是，医生办公室对患者在住院期间的每一天医生查房有开账单，并有收费。根据账单记录，外科医生的欺诈行为是成立的。

如果对医疗补助（Medicaid）、医疗保险（Medicare）或其他联邦（或许多州）医疗保障项目超额收费，后果可能会更加严重。公益代位诉讼（Qui Tam）是联邦民事虚假索赔法案的一项条款，允许普通公民以美国政府的名义对任何因欺骗而获取政府资金的实体或个人提起诉讼。根据虚假索赔法案，不法行为人或机构将面临政府实际损害的 3 倍赔偿金。提起诉讼的一方可以是患者、员工、竞争对手或任何知道虚假账单的人。

为了防止这种情况的发生，有必要让专业的工作人员准备账单，并对账单的内容和用途进行详细记录。

（六）医疗记录被篡改的证明

如果医疗记录被篡改，对医疗服务提供者的责任的怀疑程度就会上升，医生的可信度就会下降。因为这看起来像是承认有罪，也可能构成意图掩盖事实的证据。专业文档审查员通常能够判断记录何时被更改，是用笔、打字机还是计算机更改的。如果有篡改记录的嫌疑，患者的律师将从法院获得许可令，允许专家访问原始病历或医生的计算机系统。

如果需要在记录中添加、澄清或更改某些内容，最好添加补充条目，而不是尝试对现有记录进行任何更改。如果你已经更改了记录，唯一要做的就是立即向你的律师披露这一信息。事实上，不要向你的律师隐瞒任何对你不利的事情。你的律师最好知道案件的弱点并为之做好准备，而不是在审判中真相出现时措手不及。

（七）告知检查结果的保障措施不足

由于检查结果没有及时告知患者，已经发生了无数的不良事件。应建立相应的流程，以便及时审核、告知和记录检查结果。还应该制订第二个备份方案，以进行复查，并确保实验室结果准确。

[51] No “malice” or intent to injury, however, is required to establish battery in general, or, specifically, “ghost surgery.” In Perna v. Pirozzi 92 N.J. 446, 457 A.2d 431 (1983), the New Jersey Supreme Court held that such a battery results when a medical procedure is performed by a “substitute” doctor regardless of good intentions.

（八）没有转诊给专科医生

如果有疑问，请把患者转诊给专科医生。在许多州，如果医疗操作标准要求专业技能时你不将患者转诊专科医生，意味着你将被置于更高专业技能标准，并被推定为拥有专科医生所需的教育、培训和技能[52]。

（九）未能推荐和记录会诊意见

如果患者选择不需要会诊意见，这是他们的选择。但如果你能证明你推荐了会诊医生，那么事后当你的行为被质疑应该对患者进行会诊时，这将对你有帮助。

五、外科医生责任的来源

外科医生承担责任的原因有很多。图155-1显示了外科医生责任的复杂相互作用。这对外科医生了解他们的暴露情况，以便在起草合同时询问律师是有指导意义的。大多数医疗事故诉讼涉及代表雇员、雇主或两者的过失侵权；这种过失侵权引发针对雇员和雇主的诉讼。在这些情况下，医院、医生和其他与合同有关的实体有权寻求承担连带赔偿责任[i]。

一般说来，连带赔偿责任通常被定义为：应100%转移给“对损害赔偿承担责任更为适当”的实体的责任[ii]。法院通常通过两种方式确认连

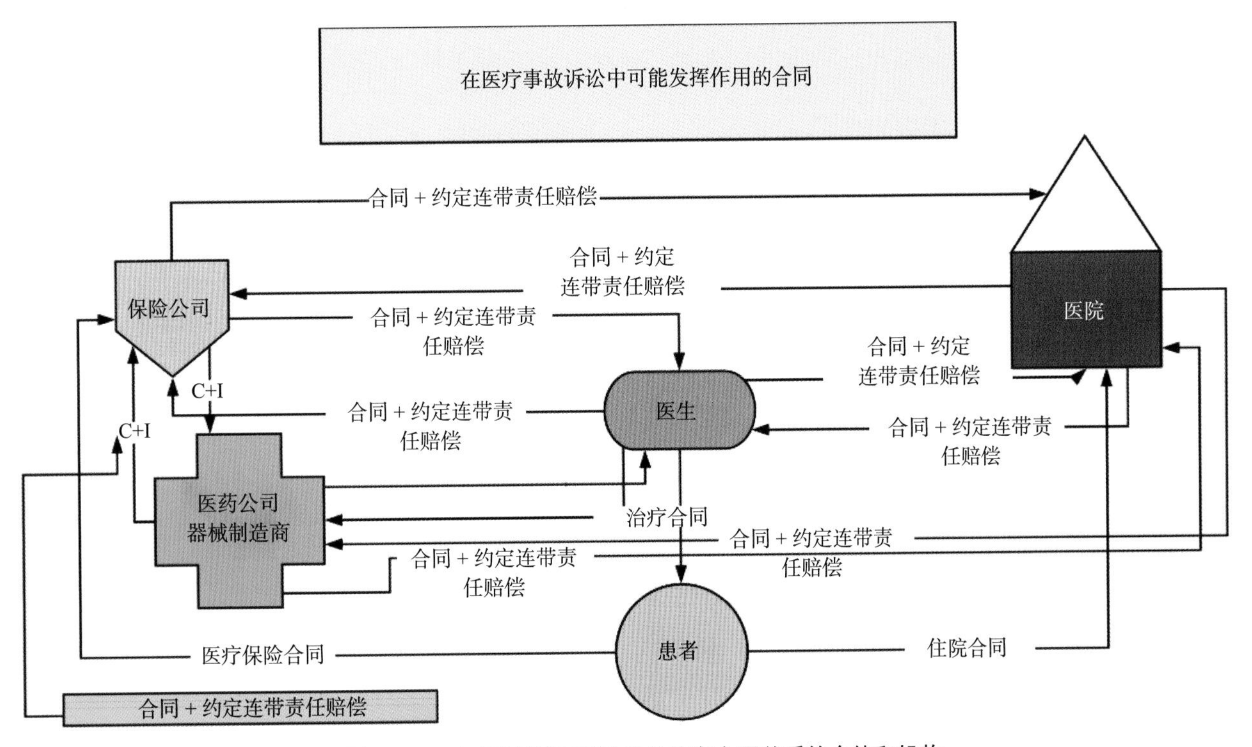

▲ 图155-1　与医疗事故诉讼相关的有合同关系的个体和机构
C+I. 合同＋约定连带责任赔偿

[52] Physicians who elect to treat a patient even though the patient should have been referred to a specialist will be held to the standard of care of that specialist. If the physician meets the higher standard of care, he or she is not negligent. [Simone v. Sabo (1951) 37 Cal.3 d 253, 257 (231 P. 2 19) .]

[i] 76 N.Y. Jur. 2d Malpractice § 129— "Generally, where the employee commits negligence, a cause of action lies against both the employee and the employer, and the employer has the right to seek indemnification. Accordingly, a hospital is entitled to indemnification if a patient recovers damages against it based on the negligence of defendant physicians acting as its servants."

[ii] §10:30.Indemnification, 14 N.Y. Prac., New York Law of Torts §10:30— "Indemnification" is the shifting of an entire loss from one who is compelled to pay damages to another party who more properly should bear responsibility for the damages. An indemnitor must pay 100% of the liability, unlike a claim for contribution in which the parties share payment of damages according to their respective degrees of fault.

带赔偿责任：通过合同中的赔偿协议，或一方被证明负有 100% 责任[iii]。故意侵权或主动过失的案件不涉及连带赔偿责任[iv]。在大多数司法管辖区，连带赔偿责任通常可以作为最初医疗事故诉讼的一部分或在单独的诉讼中提出[v]。例如，如纽约州的一些州，作为所有索赔的独立诉讼部分，允许当事人在确定损害或已获损害赔偿之后继续寻求连带赔偿责任[vi]。

流程图中的医院、医生、医疗器械制造商、制药公司和保险公司彼此之间均有约定连带赔偿责任。在医疗事故案件中，这些实体中的每一个个体都可能会发生独立的过失侵权或负有责任。因此，如果一方被认定负有责任，而另一方未承担责任，那么他们中的每一个都可以相互请求连带赔偿责任。

（一）不称职或监管不足的员工

如果员工疏忽大意或监管不力，医生被起诉的概率也会增加。医生对他 / 她的员工负有责任。许多医疗事故诉讼源于疏忽大意或粗鲁的接待员、不称职的医生助理或冷漠的护士。

确保所有员工接受过良好的培训，能够倾听患者的意见，回复电话，并就任何潜在问题与你进行沟通。此外，当有难缠患者时，不要躲在你的工作人员后面。有些纠纷是因为患者在出现问题时找不到医生所致。医生给患者亲自打电话可以很大程度上化解潜在的问题，并可能阻止沮丧的患者打电话给律师。

了解你所在的州允许你委托给员工的权限。这些法律在美国各地差异很大。如果你不确定能委托多少，请咨询当地精通这一领域的律师。许多保险公司会应要求提供此类建议。监管你的员工，必要时随时提供后援服务。

（二）与医疗组中不称职或粗心大意的合作伙伴一起执业

如果出现医疗事故，大多数患者的律师会起诉作为集体的医疗机构和医生个人。因为根据法律，如果个别医生是医疗机构的代理人，医疗机构要对医生的过失负责。如果医疗事故保险不足以支付患者的损害赔偿，医疗集团及其负责人可能要对判决负责。

大多数医疗机构执业都有医疗事故保险，既保护医生个体，也保护整个机构。在某些情况下，比如某一年有多起诉讼，保险额度不能够覆盖多项判赔。所以一定要为机构购买足够的保险，并考虑为自己购买一份伞形保单（或超额保单）。

如果你有一个众所周知粗心或经常有患者或员工抱怨的合伙人，一定要小心。工作人员通常是第一个知道医生可能有危险的人。一定要鼓励而不是惩罚他们分享这样的信息。

（三）外科医生责任与麻醉提供者

大多数麻醉医生和外科医生之间是良好的合作关系。尽管如此，在每一例手术中都需要做出诸多决定，外科医生应该理解这些决定的后果。麻醉医生、麻醉护士和外科医生之间的法律关系是，在判断外科医生是否对麻醉提供者的行

[iii] §10:30.Indemnification, 14 N.Y. Prac., New York Law of Torts §10:30—Generally, courts recognize two types of indemnity: (1) express indemnity, based upon an express agreement; and (2) implied indemnity, employed to prevent unjust enrichment and to avoid an unfair result.

[iv] 76 N.Y. Jur. 2d Malpractice § 129—public policy precludes indemnification for those who commit intentional torts or active negligence.

[v] § 9:21.Procedure for claiming indemnity, 1 Comparative Negligence Manual §9:21 (3d ed)—In most jurisdictions a claim for indemnity may generally be asserted either in a separate action, or by cross-claim or impleader in the original action.

[vi] § 10:30.Indemnification, 14 N.Y. Prac., New York Law of Torts § 10:30—While, technically, an action for indemnification does not arise until a party has been forced to pay damages that were caused by someone else, New York law permits the party seeking indemnification to commence an action prematurely, so that all claims can be tried and resolved in a single proceeding.

为负责时，法院通常采用相同的标准，而不考虑麻醉行为是由麻醉医生还是麻醉专家提供。法院将审查外科医生对麻醉提供者的控制程度。要求麻醉不属于一种会让外科医生对麻醉行为负责的“控制”行为。然而，在 Kitto 诉 Gilbert（Colo，1977 年）案，和 Schneider 诉 Einstein 医学中心（Penn，1978 年）案中，法院认定外科医生对麻醉提供者，也就是麻醉医生的过失负有责任，因为外科医生“控制”了麻醉管理者的行为[53]。对于外科医生的控制行为需承担多少责任各州可能会有所不同，它们对控制的定义也有所不同。

有许多案例表明，仅仅监督或指导麻醉护士不足以追究外科医生的责任。这些案例包括 Sesselmen 诉 Mulenberg 医院案（NJ，1973 年）、Baird 诉 Sickler 案（1982 年）、Whitfield 诉 Whittaker Mem 医院案（VA，1969 年）和 Elizondo 诉 Tavarez 案（TX，1980 年）。因此，指导或监督本身并不使外科医生承担责任。

许多针对麻醉护士的过失侵权案件中，外科医生并没有承担责任，因为他 / 她没有受到“控制”。例如：Franklin 诉 Gupta（MD，1990 年）、Hughes 诉 St.Paul 火灾与海事保险公司（St. Paul Fire and Marine Insuance Company，AL，1981）、Fortson 诉 McNamara（FL，1987 年）和 Pierre 诉 Lavallie Kemp 慈善医院（LA，1987 年）。从本质上讲，外科医生在与麻醉提供者合作时不会自动承担责任；当然外科医生也不可能免责。问题归根结底是谁真正控制了违法者的行为。

六、外科医生的责任、医生经销商和公司关系

外科医生与同行业之间的关系可以激发智力，提高技术水平，并获得经济回报。尽管存在这些积极因素，但这些关系可能会增加外科医生的责任。这些关系可能导致外科医生处于潜在和（或）实际的利益冲突的复杂环境。分销植入物、亲属担任植入物销售代表，甚至是诊所作为植入物的零售店都属于需要仔细检查的领域。这些关系不一定是非法的；但是，强烈建议寻求专家法律顾问来了解相关责任，并构建适当的防火墙、法律结构和隔离机制[54]。

最近搜索司法部（Department of Justice，DOJ）网站显示，有几起因医生分销（physician-owned distributorships，POD）导致被诉的案件。这些案件中的主要问题是外科医生想要致富而导致的“不恰当判断”或欺诈性的转诊 / 计费方案。到目前为止，并没有任何个案是因为纯粹参与“医生分销”而被控诉的。请注意，这是一个不断发展的问题。国会，特别是参议院财政委员会，发布了关于医生分销的报告。在那份报告中，他们写道：“我们相信，司法部继续关注这些安排，可能会说服拥有分销权的外科医生切断他们与经销商的关系，并提醒医疗健康行业，医生分销的商业结构会导致不道德和潜在的非法行为[55]。”这种类型的关系是骨科医生和脊柱外科医生所独有的。因此，作为医生群体中的一小部分，风险会增加。

通过加州一名骨科医生的案例可以进一步阐明公司关系与外科医生的责任。他在他的诊所出售和出租一种设备，可以直接给贴敷于皮肤的冷敷垫子泵送冷水。该医生在手术后给 15 岁的患者使用这个设备。显然，她被告知要尽可能多地使用它。术后 3 周，其中一个冷敷垫下出现黑色焦痂。患者需要进行多次软组织手术，导致瘢痕

[53] American Association of Nurse Anesthetists. Surgeon liability. *AANA Journal* 2007.
[54] Bal B, Brenner L. Medicolegal sidebar: corporate relationships and increased surgeon liability risk. *Clin Orthop Relat Res*. February 2013.
[55] Physician Owned Distributorships. An update on key issues and areas of Congressional concern. Senate Finance Committee Majority Report. May 2016.

和感觉改变。两人未能达成和解，手术 9 年后经过陪审团审判后做出判决，原告获得总损害赔偿金为 12 696 220 美元，其中过失侵权的比例如下：骨科医生 50%，骨科医生诊所 10%，设备制造商 40%，综合考虑到了经济、非经济和惩罚性损害赔偿。

这一判决非同寻常的大，目前尚不清楚这名骨科医生在其中是否有适当的架构关系。然而，它突显了某些关系可能存在的风险程度。审判细节没有公布，但人们认为这一判决是因为义愤填膺的陪审团或准备不足的被告，或者两者兼而有之所导致的结果[56]。陪审团很可能认为被告骨科医生是出于经济动机，因为他与设备制造商达成了财务协议。

七、超说明书使用

外科医生有权酌情使用他们认为合适的医疗器械或药物，即使是“超说明书”使用。对 Westlaw 数据库的搜索显示，有 5 起针对脊柱外科医生的超说明书使用诉讼[57]。FDA 对制造商产品应用的批准非常具体。这些适应证可以在后期增加和扩大，但需要制造商进一步投资和花时间去完成这一过程。FDA 的批准是一个监管过程，而治疗决定完全在外科医生的范围内。超说明书使用积极的一面是识别产品的额外用途及减轻患者的痛苦。胸腰椎椎弓根螺钉多年来一直处于“超说明书使用”状态，但它们的安全使用显然对脊柱患者有利。

1999 年，骨科器械制造商 Synthes 公司收购了用于椎体成形术的 Norian 骨水泥。2001 年，Norian 骨水泥获得 FDA 的批准，可以用于脊柱手术，但如果与其他物质混合，则不能使用。几个月后，动物研究表明，骨空洞填充物 Norian 骨水泥如果进入血液可能会有致死性。法庭文件显示，一名脊柱外科医生为两名老年患者使用了 Norian 骨水泥，这两名患者在经历急性低血压后，需要进行积极的复苏。Synthes 没有被吓倒，继续推广 Norian 骨水泥用于椎体成形术。

Norian 骨水泥的治疗取得了成功，但与心血管衰竭有关的零星死亡也在持续发生。法院发现，Synthes 没有向 FDA 披露不良事件，几名高管被指控犯有刑事不当行为，并因此被判入狱。对于卷入 Norian 骨水泥案例的脊柱外科医生来说，后果正在发展，但可能是很严重的。美国司法部显然试图加大对企业渎职者的压力。对使用 Norian 骨水泥的外科医生提起刑事诉讼后，民事诉讼也被提起。许多外科医生最终洗清了不当行为。在某些情况下，陪审团认为，外科医生没有告知患者骨水泥的风险，但这些信息不会阻止“理性的人”继续进行手术。此外，联邦政府还对脊柱手术中常用的处方药加巴喷丁（Neurotin）采取了额外的行动。

很明显，制造商不能宣传或推广任何超说明书的使用方法，但外科医生可以使用他们认为合适的设备进行治疗。FDA 不鼓励产品的超说明书使用，医生使用超说明书产品时需要非常谨慎，因为它可能没有得到应有的彻底研究。上述案例说明了公司渎职行为如何会放大外科医生的责任。超说明书使用应该建立在合理的临床判断、同行评审和科学严谨的支持基础之上。此外，应该对患者进行适当的教育，使其了解药品或医疗器械的超说明书使用状态。提前预判潜在的诉讼风险，陪审员可能会误认为“超说明书使用”等同于外科医生的过错。记录知情同意书将有助于减轻陪审员的特殊质疑。以下是“超说明书使用”的记录要点：①披露“超说明书使用”的建议；

[56] Bal B, Brenner L. Medicolegal sidebar: corporate relationships and increased surgeon liability risk. Clin Orthop Relat Res. February 2013.
[57] Grauberger J, Kerezoudis P, Choudhry A. Allegations of failure to obtain informed consent in spinal surgery medical malpractice claims. JAMA Surg. 2017 June;152(6).

②“超说明书使用”的理由；③临床证据或认为益处大于风险的依据；④“超说明书使用”的替代方案。

八、脊柱相关医学法律环境

对于骨科脊柱外科医生和神经外科医生来说，了解当前的医学法律环境对于从业者的保护和患者的安全至关重要。笔者查阅了大量资料，以了解诉讼文献和脊柱外科诉讼的现状。需要注意的是，法律意见和结果是随着时间的推移而变化的。它们受到许多因素的影响，比如侵权法改革和当时的社会问题。对于医生来说，在他们的专业领域里，努力跟上医学和法律的变化很重要。如果他们与儿童或老年人等这样值得尊重的患者一起，或者在诸如医学研究等不稳定的领域工作，情况尤其如此。外科手术的决定大多被认为是非黑即白的，而法律决定却各有不同。

鉴于法律数据的机密性和有限性，需要采用其他方法来更好地了解法律情况。选择和查阅了三个数据库，即 WestlawNext、Verdict Search 和 Lexis Nexis，直接从数据库获取信息，或者总结数据库最新搜索结果的文章。

Makhni 等在 WestlawNext 数据库中，发现 2010—2014 年有 103 起医疗事故案例。作者更新了数据库，将所有相关案例包括在内，搜索内容扩展到 2018 年。对于下面讨论的变量，这项研究的百分比没有显著变化。

大多数诉讼是由于技术 / 判断错误、神经损伤或知情同意问题而提起的。大多数知情同意问题（23%）与腰椎手术有关。乐观的是，他们发现外科医生成功地辩护或赢得了 76% 的诉讼。然而，与和解相比，一次成功的辩护往往会导致案件延长（5.5 年 vs. 4.3 年）。如果案件旷日持久，就会存在持续的精神压力和财务压力。值得注意的是，来自 Epstein 等的较早数据并没有显示外科医生有获胜的优势。相反，外科医生只有 38% 的概率获胜 [58]。这种二分法反映了不断变化的医学法律环境，在某种程度上也反映数据的来源不同 [59]。

骨科脊柱外科医生的诉讼略多于神经外科医生（49% vs. 42%）。当原告赢得和解时，平均已获赔金额约为 240 万美元。相比之下，原告通过陪审团胜诉，平均获赔金额约为 400 万美元 [60]。

Daniels 等对法律数据库 Verdict Search（ALM Media Properties，LLC）进行了研究，发现 1988 年 2 月— 2015 年 5 月期间有 234 起相关案件。脑损伤、脊柱损伤和死亡被归类为灾难性案件。外科医生更有可能输掉这些案例。灾难性案例原告判决的平均赔偿金额为 607 万美元，非灾难性原告判决的平均赔偿金额为 290 万美元。灾难性和非灾难性案例判决的平均和解金额分别为 235 万美元和 154 万美元。为了了解可能的金钱损害赔偿的范围进行调查，他们发现灾难性和非灾难性的金钱赔偿分别为 40 万～2680 万美元和 13.4 万～3830 万美元。最后，灾难性与非灾难性的和解赔偿金分别为 12.5 万～900 万美元和 22.5 万～660 万美元。该数据库显示外科医生 / 被告的判决率为 54%，低于 WestlawNext 的 76% 和所有医生 75% 的全美国平均水平 [61]。

Daniels 等还发现诊断或治疗的延误是导致原告获得胜诉判决或庭外和解的重要因素。无论陪审团裁决还是和解，每一类别的金钱赔偿都没有

[58] Epstein NE. A review of medicolegal malpractice suits involving cervical spine: what can we learn or change? J Spinal Disord Tech 2011;24:15–19.

[59] Jury verdicts are affected by changing societal views of physicians. Verdicts are also a function of the evolution of the law as cases are brought forth which subsequently effect the precedent.

[60] Daniels A, Ruttiman R, Eltorai A. Malpractice litigation following spine surgery. J Neurosurg Spine 2017;27:470––475.

[61] Ibid.

显著差异。对年龄、性别和提供者专业的 Verdict Search 搜索没有显示出对法律结果有统计学意义的影响，除了 18 岁以下的患者更有可能达成和解 [62]。Verdict Search 数据结果来自律师择期性提交的案件，这些案件在发布前均已由编辑人员编辑。

Lexis Nexis 是第三个合法的可订阅数据库。使用逻辑检索（Boolean search）词“Spine Surgery”和“Spine and Surgery and Malpractice”进行广泛搜索的结果是偏差的，因为它们只包含上诉数据，并且可能包含不适用的案例，它们主要由单词搜索自动生成。我们的法律制度通常倾向于陪审团裁决。外科医生被告比原告更有可能上诉。然而，在没有重大法律程序问题的情况下，很难推翻陪审团的裁决。

搜索“Spine and Surgery and Malpractice”显示的结果与之前的数据库相似。多年来，在搜索中包括的被告方判决比原告判决占优势。同样值得注意的是，诉讼数量达到顶峰后大幅下降。这一趋势可能与美国主导的侵权法改革有关，该改革对损害赔偿进行了限额。如果损害赔偿设定上限的话，采取风险代理方式接手这些案件的律师就负担不起这些案件的费用。如果结合仲裁和判决的结果，被告胜诉 60%，原告胜诉 13%。

综上所述，这项研究显示，脊柱外科医生的胜诉取决于所选的数据库。对于没有胜诉的案件，伤害越严重，原告赢得的钱就越多。涉及儿童的案件增加了和解的可能性，一般来说，外科医生不和解的案件需要更长的时间才能得到解决。这些年来，由于损害赔偿上限的原因，案件数量有所下降（我的结论是，这有助于完成这一部分内容）。

九、辩护律师视角

避免医疗事故诉讼的主要途径是常识：①行善治病；②如果保险公司或健康管理组织（HMO）试图限制或拒绝你认为在医学上必要的检测、转诊给专家和（或）治疗，请为你的患者辩护；③在病历中做好详细记录；④与你的患者进行有效的沟通。除了这些明显的措施外，还有一些进行中的措施正在以其他方式减少诉讼。下面将讨论其中的几种方法。

（一）制订和使用更多的患者安全系统

减少诉讼和降低医疗事故保险费的一种方法是建立更多的患者安全系统。患者安全系统的前提假设是，绝大多数事故的原因“不是粗心大意的人，而是有缺陷的系统 [63]”。单一不良事件最常归因于多种促成因素的汇聚。责怪一个人并不能改变这些因素，同样的错误很可能还会重演。防止差错和提高患者安全性需要更多的患者安全系统。通过改变导致错误的条件，可以避免不良事件的发生。

北美脊柱协会实施的“Sign，Mark，&X-ray”（SMaX）方案就是近年来采用的有效且廉价的患者安全系统的一个例子。SMaX 包括要遵循的检查清单，以防止在错误的部位手术 [64]。

从事医疗健康工作的人是所有行业中受教育程度最高、最敬业的劳动力之一。通过研究以前的不良事件，可以设计补充方案和系统，以改善医疗保健的提供并减少未来的医疗差错。

（二）医生的道歉

一些起诉医生的患者说，如果医生道歉了，

[62] Ibid.

[63] Leape L, Epstein AM, Hamel MB. A series on patient safety (Editorial). N Eng J Med 2002;347(16):1272.

[64] For more information, see www.spine.org or call the North American Spine Society at 877-SPINEDR, or see the American Academy of Orthopaedic Surgeons information at http://www.aaos.org/wrong/iewscrp.cfm.

或者如果解释导致不良事件的原因，他们就不会起诉。许多医生说，如果他们犯了错误，他们通常不会道歉，因为担心他们的道歉会被用来证明负有责任。

大约有25个州[65]已经颁布或正在通过法规，允许医生和其他卫生健康专业人员道歉和表示慰问，而不必成为在法庭上被指控的言词。美国国会也出台了这方面的联邦立法。

道歉分为两类：①表示同情或悔恨，但不承认有错（“对不起，你受伤了”）；②表示同情或悔恨，承认错误（“很抱歉，我的所作所为伤害了你”）。

道歉的方式和内容必须谨慎，因为只有一个州，即科罗拉多州，不会将伤害患者的医疗服务提供者的承认过失作为医疗事故诉讼中的证据。在所有其他州，虽然道歉在后来的民事审判中被排除在证据之外，直接承认责任可能在法庭上对医生不利。

因此，医生和其他医疗服务提供者必须接受培训，以帮助他们确定最有效的方式向患者和家人传达有关意外结果的信息。

在道歉之前，最好向你的医疗事故保险公司寻求法律咨询或与风险管理部门的人员咨询最有效的道歉方式，而不至于在后续的审判中作为证据。

十、尽量减少暴露

（一）病历记录

准确的病历记录对案件的受理或者驳回有重大意义。除了病史、体格检查和实验室辅助检查等基本内容以外，病历的目的应该是解释以下内容。

1. 确定诊断的思维过程

例如，避免简单地将腰神经根病列为放射性下腰痛患者的诊断，应该包括鉴别诊断，需要记录“患有膝以下放射性疼痛的腰神经根病病史，骶髂关节功能紊乱时，4字试验（FABER试验）、Stork试验、Gaenslen试验不应该为阴性表现。单纯腰痛则不应该存在放射痛和直腿抬高试验阳性”。

2. 病历信息共享决策制订

这涉及到教育患者了解替代治疗的方法、风险、益处，更重要的是要……同意你的方案。“风险－收益评估已讨论”是例行公事的语言，不会提供太多保护。取而代之的是，包括患者的名字，谁在场，具体讨论了什么，以及患者“表达了对讨论内容的理解并同意了治疗方案”，应该有一个详细的列表清单可以让医生在办公室与患者进行有效地讨论。外科医生也可以考虑让患者专门来一趟进行术前手术方案讨论。等你反复阅读MRI/CT片子后，感到有压力，但你还得去跟患者及家属进行手术方案的讨论，这个时候才会挑战你的技能。作者建议为应对这种不可避免的工作，应该建立一套完整的工作流程。

3. 病历记录的目的及期望

医疗健康服务工作者需要记录患者的治疗情况，这一点非常重要。错误的记录和遗漏都可能会带来严重后果。从医学角度来看，缺乏或不恰当的病历记录可能会导致重复或不正确的治疗，这可能会对患者的健康产生有害影响[66]。从法律的角度来看，病历记录等同于诊疗活动；它可能是提供了诊疗行为的唯一证据[67]。从财务角度

[65] Arizona, California, Colorado, Connecticut, Delaware, Florida, Georgia, Hawaii, Idaho, Illinois, Iowa, Maryland, Massachusetts, Montana, North Carolina, Ohio, Oklahoma, Oregon, South Carolina, Texas, Utah, Vermont, Virginia, Washington, and West Virginia.

[66] Ibid, p766

[67] Frank J. Cavico, Nancy M. Cavico. The Nursing Profession in the 1990s: Negligence and Malpractice Liability. 43 Clev. St. L. Rev 1995; 557.

看，就会存在收费问题，而患者的病历是验证治疗是否发生的唯一途径[68]。

美国医疗机构评审联合委员会（Joint Commission on Accreditation of Healthcare Organizations，JCAHO）、一些州和许多法院制订了关于病历书写记录的指南、法律和评论[69]。普遍的共识是，患者的病历应该详细全面、实事求是地记录患者的病情进展、生命体征，以及所有与患者有关的信息[70]。

医生应当对于病历中应该记录什么、不记录什么负责。路易斯安那州的一家法院秉承“病历中无记录就证明没做”的原则，允许原告专家作证的观点，认为如果监护标准不符合要求，那么对于死亡患者的监护就不达标[71]。

一项对初级保健医生（primary care practitioner，PCP）的研究显示，使用更具针对性的语句，如接下来可能发生的事情，被起诉的可能性较小[72]。记录任何预警或风险，记录知情同意，征求患者的意见，提供访问后的总结，然后记录所有规定的这些项目，非常有用，且都应该放在患者的病历档案中。

（二）当着患者的面口述或记录笔记

这样做有很多好处。会让患者在他/她的医疗记录中有参与感，有助于减少偏差，并可反复讨论。此外，还有机会检查常规讨论中容易被忽略的部分。也许，患者容易跑题，偏离了讨论的内容和方向，而且就诊的时间也有限。这种正式的口述将/应该会让患者安静下来，使外科医生有更多的时间给他们交代其他风险、好处和替代方案。

（三）手术节段与手术变更

正如前面所述，所有手术都应该征得患者及家属的同意并签署知情同意书，除非有些紧急情况下，患者及家属不能签署知情同意书。任何手术方式的改变都可能导致刑事或民事过失侵权或侵犯的指控。手术前所有与手术有关的必要操作，最好征得患者的同意后再去做。

话虽如此，医生仍有一定的自由空间做出自己最好的判断。总会有一些无法预见对身体造成损伤的情况，例如常规腰椎间盘切除术中导致腰椎峡部骨折，或者腰椎融合术中可能破坏头侧小关节突，或者在反复建立钉道过程中导致椎弓根爆裂。前者发生时可能需要将手术转换为融合术，而后者发生后则需要延长内固定和多融合一个节段。基于此经验教训，所有在办公室签署知情同意书的时候，腰椎间盘切除术需要说明有可能需要做融合，腰椎融合术应该说明根据术中情况可能需要延长固定手术节段。

手术仅在需要时才可扩大范围。术中发现问题，医生确实需要处理，但术中的这些意外情况，医生应该在术前就向患者解释清楚，以及发生意外时采取的应对措施，不应该让患者感到意外，也不应该在手术后再去解释术中所发生的意外情况及应对措施。如果在处理术中意外时未获得患者及家属的知情同意，医生就会存在很大的风险。医生也应该尽力避免意外地做错了节段。虽然这看起来确实不言而喻，但手术做错节段发生的概率却要比人们想象的多。

---

[68] Reiss JB, PhD, Esq. [see generally, "Coding, Documenting, and Billing Physician Services: A Growing Target for Government Enforcement Agencies?" The Health Lawyer. 9 No. 4 Health Law. 9 (1997)].
[69] Joint Commission on Accreditation of Health Care Organizations regulations.
[70] Smith v. State, 517 So.2d 1072 (1987).
[71] Harrington v. Rush-Presbyterian, 569 N.E.2d 15 (1990).
[72] Levinson W, Roter D, Mullooly J. Physician-patient communication. The relationship with malpractice claims among primary care physicians and surgeons. JAMA 1997;277:553–559.

作者使用三人确认以帮助降低这种风险。要求手术医生、医生助理（physician assistant，PA）或执业护士（nurse practitioner，NP）和术中透视技师各自独立安静地判断透视节段。如果三人都同意节段正确，那么手术就继续进行，如果有人不同意，就会重新再仔细检查和判断。有时，第四方意见更有帮助，但不记录在病历中，那就是有经验的植入物器械代表的意见。虽然，这些人没有能力或没有资格提供临床服务；但是许多人工作了十年的时间协助脊柱外科医生，能够判断齿状突或骶骨内固定的位置。重要的是建立一个暂停手术进行术中确认节段的工作习惯，手术室内所有人都应该参与进来，畅所欲言，与手术医生共同确定正确的手术节段。

关于知情同意和脊柱手术，脊柱畸形手术比较麻烦一些。许多医院要求在知情同意书上列出具体的固定节段，也有一些医院则相对模糊一些。这些选项包括同意患者接受尽可能多的能想到的手术方案，以及最终根据术中情况做较少的手术方案，或者使用诸如“上胸椎到髂骨”或“上胸椎到上腰椎”之类的模糊说法。所有这一切的关键是向患者解释清楚各种可能性，并做好记录以确保他们理解。

（四）医生团队

脊柱手术，特别是腰椎前路手术和复杂的畸形手术经常需要第二名外科医生的参与和协助。知情同意书中应该明确记录并告知患者第二名外科医生的参与及其作用。应告知患者另一名训练有素的医疗健康专业人员会有参与，包括他们是独立参与还是在主刀医生的亲自监督下参与。

十一、保险公司及你的律师

（一）所有人都有足够的医疗事故保险

一定要在信誉良好的保险公司投保足够的医疗事故保险[73]。

避免降低医疗事故保险单的保额。有些医疗事故保险单在保额中包含了辩护费用。这指的是你自己发生的律师费。这是一个很好的保险覆盖范围，因为如果案件进入审判阶段，费用总额可能达到数十万美元，如果案件随后上诉或不得不重审，费用可能会更高。如果没有足够的保额来支付判决费用，那么保险支付后剩余部分就只能由个人自行承担了。

首先，降低保额一开始听起来可能很有吸引力，因为保费更便宜。但这是一个赔了夫人又折兵的典型例子，最后钱没少花，还落个后悔。这种保单可能会在你和你的律师之间造成潜在的内在利益冲突。当然，你需要经验丰富的律师和一流的专家站在你的位置上进行有力的辩护。另一方面，这样的辩护成本越高，就说明你越有可能面临更多的审判，因此应避免购买保险时降低保额。

要有足够的保额。你在一个有损害赔偿上限的州执业，并不意味着你就可以购买最低保额的保单。大多数损害赔偿限额仅限于对疼痛和痛苦的损害赔偿。如果起诉你的患者很年轻，并且有永久性进行性加重性损伤，或者如果起诉者是一名丧失了实质性谋生能力的高收入患者，尽管对非经济损害赔偿有法定上限，但对你不利的判决仍可高达数百万美元。

如果你改变执业或退休，就应该购买“意外事故”保险或“长尾保险”。许多医疗事故保险单都是“基于索赔”保险单。这意味着，除非在

[73] What is a “reputable” insurance carrier? Check their solvency by assessing their Standard & Poor’s ratings. For more information, see www.standardpoor.com. Also, check with other physicians who have been sued and find out their experience with the carrier during the course of the lawsuit.

保单期间内报告索赔或通知索赔，否则你就不在承保范围内。"意外事故保险"更可取，因为它可以为保单生效后产生的所有索赔提供保险，即使是数年后发生索赔。

如果你确实有一份"基于索赔保单"，并且你退休或改变了执业，如果你后来因过去的治疗遇到索赔，你可以通过"长尾保险覆盖"保护自己。即使你所在州针对医疗事故诉讼时效相对较短，但这并不意味着你不需要长尾保险或意外事故保险。即使在加州，医疗事故的诉讼时效一般只有 1 年，但未成年人的诉讼时效要长得多。此外，在患者知道或合理地应该意识到专业失职已经发生之前，就不会进入法律程序。例如，无意中留在患者体内的异物可能在几年内没被发现，那么就不会引入法律程序。但一旦发现，就会引发法律程序，而这种触发情况可能是提供治疗后的数年才发生。

在一个案例中，磁共振成像检查漏报了主动脉瘤，一直按严重的背痛在治疗。几年后，动脉瘤破裂，患者失去了双腿，起诉经治医生和放射科医生，获得相当大的损害赔偿。法院认为，在发现主动脉瘤（主动脉瘤破裂时）之前，漏诊主动脉瘤的诉讼时效并未开始生效。如果医生已经退休或改变了执业方式，并且没有长尾保险或意外事故保险，他们自己的个人资产将面临风险。

许多医生被建议，可撤销的生前信托可能会保护他们的资产，或者破产可能会保护他们免受潜在的风险。正如医生应该建议患者了解他人意见一样，只有从熟悉联邦和州法律的保守且经验丰富的财产规划律师那里获得第三方意见后，才会知道应该遵循的法律建议。预期的保护可能并非在所有情况下都可用。

（二）及时报告所有索赔

对被起诉感到震惊是可以理解的，但不要做出不理性的回应。不要试图向患者解释自己，也不要打电话给他们雇来起诉你的律师。你所做的任何陈述都可能对你不利。如果你的患者已然聘请律师起诉你，你不可能在电话中说服你的患者放弃诉讼。如果你收到诉讼，甚至是诉讼通知，请立即通知你的保险公司。

（三）索赔评估

一旦你向你的保险公司报告了索赔，保险公司的代表，或者如果是自保医院、风险经理或第三方管理人将评估和管理案件。通常情况下，内部医务人员同行的审核调查会与医疗事故索赔同步进行。同行审查委员会给出认为外科医生的诊疗行为符合医疗操作标准的这一结论，与索赔审查员看到案件的漏洞并不矛盾。当风险经理或保险公司代表评估一个案例时，他们会评估几个因素的优缺点。除了寻求外部医生顾问对临床医疗操作标准确定的意见外，风险管理还评估索赔在非专业陪审团面前成功辩护的可能性。应该考虑的因素总结如下：①伤害的严重程度和性质，包括未来诊疗的需要，以及恢复工作或进行正常生活活动的能力；②原告的特征及患者和家庭的可信度；③可能存在互相推卸责任的多名被告；④其他可能妨碍辩护的案件复杂性或弱点。保险公司不会轻易与索赔进行和解，但当辩护的成功存在疑点时，保险公司可能会主张与索赔进行和解。

（四）找一个好律师

医疗事故保险公司可能会给你指派律师。你可以通过以下方面判断该律师是否是好律师：首先律师能够倾听你的意见。其次，与此律师代理过的其他医生进行沟通，了解他们对此律师的认识和印象。

如果你对律师的能力没有信心，请预约与律师会面并表达你的顾虑。这可能因为沟通不畅或诉讼紧张所致。一般来说，这应该可以解决大多数问题。然而，如果这不能解决问题，请向你的保险公司表达你的担忧。如果还不行，你可能需要自费聘请自己的律师，让你的律师监督诉讼进程，并确保你的利益得到保护。

（五）配合你的辩护律师

一定要告诉你的律师任何事情和所有可能影响案件的事情。对你的律师隐瞒任何事情都是绝对错误的，可能会危及你的辩护。

听从你的律师的指示，相信你的律师。你不是律师，不要干了律师该干的活，也不要事后猜测他或她的建议。作为你保险单的一个条件，你必须与你的律师合作。阻挠你的律师或不合作可能会危及你的保险范围。

（六）如果你有错的情况下，同意与在保单范围内的索赔进行和解

在大多数州，未经医生同意，医疗事故保险公司不能与针对医生的索赔案件进行和解。这是因为和解可能会报告给美国执业医生数据库（National Practitioner Data Bank，NPDB）或州医学委员会。

然而，如果代表你审查案件的专家认为你有过错，或者如果你的代理律师建议你同意和解，在拒绝这样的意见之前要三思而后行。考虑同意和解这类案件的理由如下。

① 在大多数州，如果你同意在保单限额内和解以解决案件，但因你的医疗事故保险公司拒绝支付索赔而导致案件无法解决，你的医疗事故保险公司可能需要支付全部赔偿金，哪怕判决超出了你的保单限额。这意味着即使是超额赔偿判决的情况下，你自己的个人资产也能得到保护。

② 在大多数州，和解是可以保密的。除了执业许可要求报告外，没有人需要知道和解的条款，也不需要知道你的行为受到质疑。另一方面，如果你是在审判或有约束力的仲裁中败诉，你将无法对案件的细节保密。互联网和报纸上会充斥着医疗事故的细节。

③ 医疗事故诉讼会给医生和医生的家人带来情感上的创伤。许多医生因为医疗事故诉讼而在某些临床情况下遭受情绪折磨或“失去勇气”。即使在审判中获胜，也会在时间和精力上给从业者带来情感上的创伤。

尽管统计数据显示绝大多数医疗事故诉讼在审判中获胜，但这些研究并没有包括所有审判前和解的有价值的案件或通过有约束力的仲裁解决的案件。

这并不意味着你应该对所有针对你的案件屈服和进行和解。然而，在考虑是否应该和解某个特定的索赔问题时，要现实一点，尽量客观一些。撇开自尊不谈，在你内心深处，你认为你在治疗起诉你的患者期间是否有犯错误？听听你的专家和律师的意见。如果有必要，就像你建议患者寻求会诊意见一样，如果你不确定如何进行，可考虑从你自己的私人律师那里获得第三方法律意见（不是保险公司聘请的律师）。

（七）监管报告

无论索赔是在审判前和解，还是在审判中败诉，都有一定的监管报告要求。在所有州，都可能存在向美国国家执业医生数据库报告的问题。一般来说，如果一名医生被指定为案件的被告，而该医生的保险公司支付了和解费用，那么这一和解必须报告给NPDB。无论和解的规模有多大，即使医生的名字从案件中被删除作为达成和解的条件，这一点都是确实无误的。在许多州，和解（通常超过既定的货币门槛）必须向该州的医疗许可委员会（州委员会）报告。向州委员会报告和解方案对教学医院和其他自保组织机构来说是一个巨大的挑战，当他们多名参保医生均有涉案时，这些组织机构可能已经达成统一和解。然后，由自保组织机构的内部委员会来决定哪些医

生需要报告。自保组织机构通常不愿向州委员会报告个别医生。然而，如果要求的报告没有及时完成，大多数州都会实施经济处罚。最好的建议是尽早诚实地向医院和保险风险经理或律师寻求建议。

十二、风险管理意识

（一）医疗差错概述

医疗差错严重影响美国的医疗健康系统。它们不仅会造成毁灭性和进行性加重的损伤和意外死亡，而且还会造成不必要的经济损失。此外，据估计，由于长时间住院和并发症，医疗差错每年造成数百万美元的额外成本。医疗差错的例子包括误诊、不正确的药物处方（例如，错误的患者、错误的剂量、错误的药物）、具有危险相互作用的药物处方，以及在错误的位置进行手术。这些错误可能与临床医生缺乏经验、新手术技术和（或）复杂的急诊救治有关。医疗差错的其他原因包括沟通不畅、记录不充分和（或）不准确、字迹难以辨认，以及医 - 患比例不匹配。患者原因 / 比较过失也可能导致医疗差错。认识到减少医疗差错的必要性，医疗机构评审联合委员会（JCAHO）在 1996 年建立了警讯事件制度（Sentinel Events Program）。

警讯事件制度后来被修改为包括规则 1.2.2。这一规定要求患者，以及必要时患者的家属获知治疗的结果及意外的结果。根据 JCAHO 的指导原则，只要特定的监测指标与 JCAHO 的定义一致，各个组织就可以自行设置这些检测指标。

（二）事前降低风险策略

医学研究所（IOM）2000 年的突破性报告之后，全美国各地的患者安全专家都在争先恐后地为医生设计策略，以减少差错和患者受伤的频率。人们对医疗事故成本稳步上升的看法促使医院风险管理人员与安全专家并肩工作，以帮助降低患者伤害事件的发生率和成本。已经提出了太多的解决方案，无论是大的还是小的，但效果甚微。有效降低风险的策略应该建立在对手术差错原因进行循证分析的基础上。2006 年，哈佛风险管理基金会（Harvard Risk Management Foundation）和哈佛公共卫生学院（Harvard School of Public Health）发表了一篇关键文章，阐明了外科差错的原因，以及降低外科医疗事故风险的现有路线图。

哈佛外科研究分析了 1986—2004 年关闭的 4 家医疗事故保险公司的 400 多项索赔。38% 的案例涉及临床医生错误（技术错误或判断错误）。在超过 80% 的案例中，个体错误与其他促成因素“协同”作用，包括沟通问题和其他系统错误，最后导致对患者的伤害。大多数案例涉及多个层面的失败。对这批医疗事故索赔的分析明确了错误的模式。

哈佛大学的这项研究对错误的分析集中在降低风险策略的两个优先领域：①减少外科医生技术错误的方法；②减少团队沟通错误的方法。外科医生经验不足时最易发生技术性错误，特别是患者相关临床因素（例如病态肥胖、解剖困难）存在的情况下。降低风险策略包括与有经验的同事进行常规合作和咨询、额外的准备或认证，以及转诊到手术量更大、经验更多的外科医生那里。

改善手术团队沟通的创新策略可能在减少非技术性错误方面具有最大潜力。本研究推荐了 3 种应采用的循证沟通策略。首先，外科医生应该检查他们在信息沟通过程中的交接和签退流程，并制订严格、标准化的交接流程。其次，许多手术索赔涉及手术团队成员未能及时与主治外科医生沟通。创建预设触发器来触发通知和清晰的沟通流程是解决这个问题的工具。第三个策略是由联合委员会推动的以航空培训为基础的团队培训计划，被称为机组资源管理（crew resource management，CRM）。CRM采用在军事和商业航空中发展起来的团队沟通策略，并将飞行前检查清单表等战术转化为外科医生可以使用的方法，如术前简报。CRM的详细描述超出了本章的范围，但在互联网上有广泛的参考资料。

（三）医疗差错及披露规定

当医疗差错发生时，通常会需要合适的人选将负面信息传达给患者和家人[74]。例如，如果是外科医疗差错，外科医生就是最佳人选[75]。然而，有时假设的最佳人选可能会受到太多情绪的影响，以至于无法传达信息[76]。在这种情况下，建议让医务人员中的另一个人传达信息，或者至少在与受牵连的医生讨论不良后果时在场[77]。传达信息的医生或医务人员应该叙述事件的事实、事件的影响、纠正或未来的步骤，并表达歉意[78]。任何谈话的内容都应该记录在患者的病历上[79]。

值得注意的是，表达歉意不应等同于承认责任。根据美国医疗风险管理协会（American Society of Health Care Risk Management，ASHRM）的说法，“对检查或治疗结果的解释不需要表达过错或责备。事实上，在知道发生了什么、牵涉到什么系统等所有事实之前，可能只需要对意外结果做出解释就好了”[80]。对于医生来说，认识到并假设任何与责任相关的陈述很可能会在证据开示阶段被开示和深究，这一点很重要。一些州确实有“道歉规则”法规，以确保医生的部分或全部道歉不被开示。

医生可能会因为泄露太多信息而承担责任。例如，患者可以控告医生与辩护律师的谈话涉嫌诽谤，因为谈话中涉及了与诉讼无关的信息[81]。如果医生告诉患者配偶，对方患有性传播疾病，患者也可能提起诉讼[82]。

医生也可能因为披露的信息太少而承担责任。这样做也可能影响法律抗辩。例如，如果事件发生时没有披露错误，法院就禁止医生主张诉讼时效抗辩，这样的披露将允许患者在诉讼时效内提起诉讼[83]。

十三、现代风险因素

（一）远程医疗

远程医疗[84]有望改变医学的面貌。虽然医生可能会对远程医疗提供的技术进步感到敬畏，但他们也会感受到它带来的法律问题的挑战[85]。技术使医疗数据几乎可以即时传输到世界上任何地方。其他国家的放射科医生读取美国患者的扫描结果的频率在不断增加。

[74] Lewis JM, Hansen HE, Gross JJ, Garfin SR. Legal implications and strategies for managing complications in spinal surgery. In: Vaccaro AR, et al., eds. Complications of Pediatric and Adult Spinal Surgery. New York: Marcel Dekker; 2004:766.
[75] Ibid., p. 767.
[76] Ibid.
[77] Ibid.
[78] Ibid.
[79] Ibid.
[80] American Society of Healthcare Risk Management. Perspectives on Disclosure. April 2001.
[81] Moses v. McWilliams, 549 A.2d 950 (1988).
[82] Haddad v. Gopal, 787 A.2d 975 (2001).
[83] 54, 55, 57.
[84] Telemedicine is the use of medical information exchanged from one site to another via electronic communications to improve patients' health status. American Telemedicine Association, http://www.atmeda.org/news/newres.htm.
[85] Hal's on Call: The Robot Will Now See You: Advances in Medical Technology Intersecting Tort Law, Cooner, David J, Mulligan, Janice F, American Bar Association, Tort & Insurance Practice Section, Annual Meeting (August 7, 2005).

远程医疗内在的问题有多种，包括存在远离外科医生居住地和偏远执业地点被起诉的问题，存在不受损害赔偿限额或医疗事故保险限制的损害赔偿。

远程医疗内在问题之一是医生和患者之间的诊疗活动发生地的不确定性。在医疗事故背景下，诊疗地点是管辖权、法律选择、执照和其他问题的基础。然而，当加州医生咨询澳大利亚的放射科医生，或者在另一个地方（或州）操作机器人设备治疗患者时，诊疗的地点并不明确。

远程医疗可使不同州或国家医患双方建立医患关系。虽然远程医疗可能会使维持传统面对面医患关系的规范变得困难，但在某些情况下，向其他州甚至外国的患者提供远程医疗服务的医生可能会被追究责任[86]。

在非现场咨询构成医患关系之前，双方之间的沟通水平需要考虑几个因素。法院会考虑会诊医生是否与患者直接沟通；医生是否检查过患者；会诊医生是否查阅过患者的病历；会诊医生是否知道患者的名字；以及是否需要付费[87]。

更复杂的是，每个州都有自己版本的"长臂法规"[88]。分析将不得不随着每个州的变化而变化，这使得很难预测医疗服务提供者在一个州的行为是否会在另一个州产生管辖权的问题[89]。

例如，伊利诺伊州的一名外科医生通过操作机器人在阿肯色州的一家诊所进行手术，这名外科医生很有可能最终在阿肯色州法院被起诉。这是因为正是通过伊利诺伊州外科医生的行为，才有了与患者的接触。据推测，外科医生会因在远程诊疗平台所在州提供的服务而获得补偿。也很可能会在远程诊疗平台上对患者进行随访，以确保患者的康复。由于伊利诺伊州外科医生和阿肯色州患者之间的所有这些可能的联系，外科医生的行为似乎满足了正当法律程序的关切。这意味着这名外科医生可能会在阿肯色州法院被起诉，并不得不对诉讼做出回应。

（二）有关远程医疗及许可的问题

30 多个州已经通过法规解决了州外医生的行医资格许可要求。在向本州内患者提供远程医疗服务时，是否需要州外医生的全面医疗行医执照许可，各州法律差异很大。在大多数州，这些例外规定是远程医疗出现之前制订的，但大多数州仍然禁止这种做法，因为它确实涉及到州外从业者的治疗。其他州已经制订了"咨询例外"，允许在一个州没有执照的医生在另一个州应转诊医生的要求并与转诊医生协商后在该州行医。大多数咨询例外禁止州外医生在该州开设诊所或接听电话问诊。然而，一些州每年只允许有限数量的咨询例外[90]。

当州外的医生向其他州的居民提供远程医疗服务时，粗心大意的医疗服务者会落入一个陷阱[91]。根据提供服务时患者所在的州法律，由未在该州获得执照的医生进行远程医疗可能会对医生产生刑事和民事责任后果。

[86] See Kuszler PC. Telemedicine and integrated health care delivery: Compounding malpractice liability. Am J Law Med 1999;25:297.

[87] See St. John v. Pope (Tex. 1995) 901 S.W. 2d 420, 424.

[88] Long arm statutes allow for a resident of one state to be sued and made to defend a lawsuit in another state under certain circumstances, including if the out-of-state resident has had sufficient contacts with the other state.

[89] In order to determine whether there are "minimum contacts," the court typically employs a two-step analysis. Initially, it determines whether the defendant has the requisite minimum contacts with the jurisdiction. Then, it is called upon to evaluate those contacts in order to determine whether the assertion of personal jurisdiction W.

[90] Hawaii, Colorado, and California allow significant consulting exceptions. In these states, consulting certification is required for a limited and very restricted practice of telemedicine within the state.

[91] See generally, Wachter, Glenn W., Malpractice and Telemedicine Liability: The Unchartered Waters of Medical Risk; Telemedicine and Telehealth Articles, Telemedicine Information Exchange, July 2002.

（三）缺乏许可证危及保护

潜在的处罚之一是，在医疗事故诉讼中，从事州际远程医疗的医生可能无法获得损害赔偿限额的保护，而这种损害赔偿限额用以保护患者所在州的持牌医疗服务提供者。例如，在加利福尼亚州，遵守许可证和注册法规是提高损害赔偿限额保护的先决条件[92]。提供远程医疗服务的州外医生无法获得损害赔偿保护限额的好处，除非他们完善加州的许可 / 认证要求[93]。

没有行医执照也会危及你投保医疗事故保险的能力。大多数医疗事故保险不包括未经许可的医疗行为。如果一名医生在他或她没有行医资格的州提供远程医疗服务，并且该州要求提供全面的行医资格，保险公司可能会拒绝承保。

（四）网络医学

网络医学允许患者接受来自“网络医生”的在线建议，这些医生在互联网网站上自称是医疗专业人员。网络医学和远程医疗是如此紧密地联系在一起，以至于在一个领域控制诉讼很可能会在另一个领域产生影响。

通过互联网或电子邮件行医有潜在的法律后果。对于医患沟通中的粗心大意者来说，电子邮件是一个特别危险的陷阱。在 Eysenbach 和 Diepgen 的一项研究报道中，一名虚构患者向近 60 名医生寻求电子邮件建议时，50% 的人做出了回应[94]。

州医学委员会联合会发布了在医疗实践中适当使用互联网的示范指南。根据这些示范指南，医患关系的建立“始于个人就健康问题向医生寻求帮助，而医生接受并为之提供诊疗帮助，无论医患之间是否有过真实的个体接触”[95]。根据这些模型指南，Eysenbach 和 Diepgen 研究中通过电子邮件向患者提供诊疗建议的医生可能会承担责任，如果这些医生的建议对真实的患者造成伤害的话[96]。

医生应该有一份服务提供协议，详细说明使用患者 – 医生电子邮件的书面政策和程序。这些书面条款应包括以下几个方面。

① 1996 年“健康保险携带与责任法案”（the Health Insurance Portability and Accountability Act，HIPAA）对隐私的关注（你怎么知道给你发电子邮件的人真的是你的患者？）。

② 哪些医疗健康人员会实际处理这些邮件，以及处理的频次。

③ 操作时数（以便不期望在紧急情况下立即作出反应）。

④ 电子方式允许进行的交易类型（电子邮件的使用限制，例如仅用于续开处方、在什么情况下患者需电话联系医生办公室或预约与医生面诊而不是通过电子邮件进行沟通；安全措施；如果出现技术故障则保留无害条款等）。

⑤ 通信中应包含所需的患者信息。

⑥ 归档和检索政策。

⑦ 质量监督机制。

⑧ 知情同意。

这些政策应该在医生的网站上公布，免责声

---

[92] For example, California’s statutory cap on damages is set forth in California Civil Code §3333.2. That section specifically cautions that the protection afforded is “provided that such services are within the scope of services for which the provider is licensed and which are not within any restriction imposed by the licensing agency….”

[93] California allows nonresident practitioners to provide services if in consultation with a California licensed practitioner and if the nonresident is licensed in the state in which he or she resides. The consultant may not open an office, appoint a place to meet patients, receive calls from patients within California, give orders, or have ultimate authority over the care or diagnosis of the patient. California Business & Professions Code §2060.

[94] Unsolicited Patient E-mail Requests for Medical Advice on the World Wide Web. JAMA 1998;280(15):1333.

[95] Model Guidelines for the Appropriate Use of the Internet in Medical Practice (2002): http://www.fsmb.org/.

[96] *Ibid*, Section III.

明应该写在医生的书面免责声明中，并与任何回复的电子邮件一起自动发送。此外，所有这类与患者相关的电子邮件都应该下载、打印，并成为患者永久病历记录的一部分。

显然，使用互联网治疗那些与他们没有持续关系的患者的医生如履薄冰，面临潜在的责任。通常不清楚电子邮件发件人位于何处。由于这些电子邮件可能来自医生没有行医资格州的患者，因此关于缺乏医疗事故保险和无法获得州损害赔偿限额保护的讨论，适用于通过互联网或电子邮件提供诊断和治疗的失误医生。

医生在网上执业时承担责任的潜在风险并不意味着他们将面临灾难。医生将继续因他们的技能、智慧和奉献精神而赢得尊重。绝大多数医生有能力克服潜在的医疗事故诉讼的大部分风险，并成为更好的从业者。最终的结果，希望是积极的——更好和更安全的患者照护。

（五）致谢

感谢 Dr. Melvin Makhni 对于本章节的协助。

（六）参考文献

Achar S, Wu W. How to reduce your malpractice risk. Fam Pract Manag 2012;19(4);21–26. Jena A, Seabuty S, Lakdawalla D, et al. Malpractice risk according to physician specialty. N Engl J Med 2011;365:629–636

第156章

脊柱术后疼痛

Unresolved Postoperative Spine Pain

Lesley K. Rao 著
王 冰 潘长瑜 译

一、概述

脊柱疼痛是一个广泛关注的世界性问题，影响着各个年龄段的人群。据估计，一生中发生非特异性腰痛概率约60%～85%[1]。多数脊柱疼痛能够通过非手术治疗得到缓解。然而，随着人口老龄化，以及腰痛发病的年轻化，脊柱手术数量也持续增长[2]。虽然合理选择适应证有助于患者术后症状获得改善，但仍然有一定比例的患者术后存在明显疼痛。腰椎手术失败综合征（failed back surgery syndrome，FBSS）是指一类患者虽然接受了手术治疗但是仍然残留疼痛的情况。疼痛可能是持续性、手术并不能缓解，亦可能是新发、术后即刻出现，抑或突然发生在术后某个时间节点。

随着科技的发展进步，患者术后症状改善的比例得到了持续提高。然而，脊柱外科手术数量的增加，亦会使得术后疼痛未缓解或复发的患者相应增多。这是一个具有挑战性的问题，术前采用各种保守治疗方法，但通常难以奏效。因此，临床上需要有规范和系统的流程来指导正确的诊断和有效的治疗。

脊柱疼痛患者的评估包括详细的病史和体格检查，适当的影像学检查，以及潜在的临床诊断。整合分析从多种疼痛评估途径获得的信息，对于制订合理的治疗计划至关重要。对于术后持续疼痛的患者，治疗常需要包括物理治疗、行为治疗、医疗管理和介入治疗等多学科合作。

二、患者评估

（一）鉴别诊断/病因学

诊断首先要评估各种可能的FBSS致病因素，导致患者术后持续疼痛的原因大致分为3种，即术前、术中和术后因素（表156-1）[3, 4]。

1. 术前

多种术前因素影响手术疗效，包括术前并发症风险和心理问题。例如，吸烟已被证明是一种危险因素，对伤口愈合、感染、骨不愈合、镇痛药的使用及功能恢复都会产生不良影响[5]。其他并发症包括糖尿病、血管疾病和术前感染。心理因素如焦虑症、抑郁症、躯体化、疑病症、恐惧症或幻想症也都可能影响术后疗效[3]。其中，抑郁症已被证实是预后不良的一个强有力的指标[5]。除了心理因素外，经济水平的影响也不容忽视。与工人相关的赔偿和诉讼问题可能会间接影响术后疗效[5]。然而，以上因素并不能影响诊断和适应证明确的患者的手术治疗。实际上，对于需要手术的患者应尽快安排手术，因为持续的

表 156-1　术后持续疼痛的病因

术前因素	术中因素	术后因素
并发症 • 吸烟 • 糖尿病 • 血管疾病 • 感染	• 错误定位 • 椎间盘物质残留 • 不完全减压 • 过度减压 • 神经根损伤 • 植入物不合理放置 • 技术挑战 • 患者并发症	**术后即刻** • 硬膜外血肿 • 手术部位感染 • 肌肉损伤 • 假性脊膜膨出
心理问题 • 焦虑症 • 抑郁症 • 躯体化 • 疑病症 • 恐惧症 • 幻想症		**亚急性期** • 感染（硬膜外脓肿、刀口感染、椎间盘炎、脑膜炎） • 瘢痕组织、纤维化 • 蛛网膜炎 • 生物力学改变导致肌筋膜受损、关节炎 • 邻近节段病变（小关节病变、椎间盘突出）
经济影响 • 工人赔偿 • 诉讼		**术后远期** • 感染（内置物周围） • 生物力学改变导致肌筋膜受损、关节炎 • 椎间盘突出复发 • 邻近节段病变（小关节病变、椎间盘突出、进行性退变） • 假关节 • 内置物失效
术前手术因素		
• 翻修手术		
患者的选择（存在手术适应证）		
手术计划（针对病情制订适当的计划）		

疼痛及相关生理、心理的压力可能会对预后产生消极影响[3]。但无论何时手术，手术前后都应采取积极措施以控制上述危险因素，尽可能减轻其负面影响。

与手术相关的某些术前因素亦影响预后。为获得更好疗效，应合理选择手术方案和患者。尽管有时需要再次手术，但需要注意再次手术的成功率往往会降低。术前谈话时应明确告知患者可能的结果，这对于降低患者不现实的预期并且提高患者满意度至关重要[3]。

2. 术中

术中诸多因素可影响术后持续性疼痛的发生。手术节段错误不仅不会解除疼痛来源和缓解疼痛，甚至可能加重术后疼痛。手术节段错误可能是由显微手术显露区域有限或者接受手术的患者存在解剖变异造成的。残留的或持续存在的椎间盘组织也成为持续性疼痛的另一潜在来源。手术节段不完全减压可能导致持续疼痛，而过度减压则会造成脊柱不稳而产生疼痛。螺钉或内置物植入不当可引起神经挤压和（或）神经损伤。此外，由于技术问题、其他术中挑战或并发症而未能完成手术，也可能会产生持续性疼痛。

3. 术后

术后因素与术后持续或反复疼痛亦相关。术后即刻可能出现的问题，包括硬膜外血肿或手术部位感染，后者以伤口感染、椎间盘感染、硬膜外脓肿或脑膜炎的形式出现。神经根损伤可导致局部神经症状和根性疼痛。由于术中切割和缝合，患者可能会感到肌肉损伤疼痛。假性脊膜膨出是一种少见并发症，可造成术后疼痛未缓解或新发疼痛。即使早期发现和处理，这些并发症也会增加术后持续性疼痛的风险[3]。

腰椎椎间盘炎的发生并不多见，但其处理则令人棘手。其病理机制尚不清楚，推测可能是由于在椎间盘切除术时，菌落在无血管的椎间隙直接种植。患者通常在术后数周出现急性背部疼痛伴功能障碍，可出现低度发热或不适。

感染的风险随着内置物的使用而增加。急性和亚急性感染通常表现为伤口愈合问题，对于在无痛间期后出现反复背痛的患者，应考虑迟发性感染。在这种情况下，患者可能出现伤口延迟愈合，但亦可能正常愈合。

术后均可见瘢痕组织，但其意义不同。硬膜外纤维化和神经周围瘢痕可引起紧缩，导致术后疼痛。有学者提出，瘢痕组织可能通过破坏手术区域的血管供应而导致脑脊液介导的营养中断，从而诱发神经根过敏[3]。粘连可引起神经根的牵拉，随脊柱活动而产生疼痛，影响脊柱结构对退行性改变的自我调节能力。症状性硬膜外纤维化患者于术后数月到数年发病，通常为渐进性，大多数情况下伴有背部疼痛和下肢疼痛。

蛛网膜炎定义为脊髓和马尾周围蛛网膜的炎症。瘢痕的严重程度不一，从轻度的脑脊膜增厚到严重的粘连。其病因尚不清楚，但一些因素已被确定与蛛网膜炎的发生有关。蛛网膜炎并没有统一的临床表现，影像学检查的意义亦不清楚。症状通常在术后1个月到数月出现。

一般来讲，脊柱手术能成功地解决患者的疼痛和神经问题；然而，生物力学的改变会导致椎旁肌张力增加，从而影响脊柱的运动、手术部位邻近节段的压力（导致加速退变）和（或）原有问题的复发。不同类型的手术会导致脊柱结构中不同力学权重分布的改变。例如，椎板切除和减压可能会影响小关节的功能，导致不稳和轴性疼痛；椎间盘切除术可能通过降低关节间隙的高度来影响小关节的应力，这可能造成小关节病变和神经孔狭窄；融合也会改变骶髂关节的重量分布，促使骶髂关节功能障碍和疼痛发生。

减压节段再次出现椎间盘突出，通常会表现为与术前相似的根性疼痛，但有明确的无痛间期。患者也可能在完全不同的节段或同一节段的另一侧出现新的椎间盘突出，典型的描述是术后经过一个无痛的间期之后，再次出现新的神经根性症状。通常为邻近节段的退行性改变，包括关节病变、新的或复发的椎间盘突出、腰椎不稳和椎管狭窄。这些问题可能会在术后数月、数年甚至数十年的时间发生。

脊柱融合术后假关节或不愈合是常见现象，但并非均会出现临床症状。融合失败的危险因素包括吸烟或使用尼古丁、多节段融合和融合时不恰当的固定。对于有症状的假关节，背痛是常见的临床表现；在某种情况下，亦会伴随腿痛。术后无痛间期有时难以确定，某些患者甚至强调术后背痛没有得到缓解；然而，多数会表述疼痛在数月甚至数年的时间里得到良好缓解。如果腰椎融合术后数月或数年患者腰痛得到了缓解，之后又出现反复的机械性腰痛，应当注意新的断裂或松动发生，此类患者可能存在假关节，但可能会被稳定的完整内固定所掩盖。需要注意的是，与多数接受单纯椎间盘切除术的患者描述症状得到完全缓解有所不同，行脊柱固定融合的患者，术后背部疼痛症状往往不会完全消除。

手术后也可能出现明显的筋膜源性疼痛。除了椎旁肌手术损伤外，姿势和生物力学的改变也会导致肌肉疼痛。椎前和椎后肌肉张力的改变会造成肌肉痉挛、炎症、僵硬和疲劳感。

（二）病史

由于病史复杂，良好的病史记录非常重要（表156–2）。仔细查阅术前记录有助于掌握病情。应特别注意当前症状与术前症状的比较。疼痛部位的差异、术前/后背部和肢体疼痛分布，以及神经功能问题的变化都可以为寻找病因提供线索。疼痛与手术之间的时间关系也应该了解。根据症状改善的时间可分为三个诊断过程。例如，一位患者因为腿部疼痛而接受手术治疗，但是在术后没有立刻得到缓解，假设诊断正确，那么这些症状可能是由残留的椎间盘或者减压不彻底造

表156–2　重要的病史

目前症状与术前症状的对比
目前症状和术前症状之间的时间关系
功能评估—比较目前功能状态与术前功能状态
情绪评估—确保期望是现实的
危险信号 • 大小便失禁 • 感染信号/症状 • 新发无力/麻木 • 考虑非脊柱病因：肿瘤、胰腺炎、主动脉瘤、腹膜后出血

成的。当疼痛在术后 6 个月内复发，更多可能是由于神经周围的瘢痕组织。术后超过 6 个月疼痛复发，则原因多样，包括新的椎间盘突出、狭窄或不稳等。

功能和情绪的评估可能会揭示患者不现实的期望或被误导的认知。例如，一些患者因为持续疼痛和功能受限而反复求医；然而，尽管仍然存留着功能障碍和生活质量的问题，但是详细的病史显示患者术前症状已得到明显的改善。

应该始终对一些危险信号保持警惕。一些可能表现为背痛的重要诊断还包括：肿瘤、胰腺炎、主动脉瘤、大小便问题、感染或脓肿（位于脊柱、背部软组织、腹腔或盆腔器官）和出血（位于腹膜后或硬膜外隙）。另外，对大小便失禁问题也应该审慎评估。

1. 体格检查

与其他任何患者检查一样，对有脊柱病史的患者详细检查有利于识别疼痛来源及评估关键问题。患者的一般外观和行为也应被关注。过度的疼痛行为可能仅仅是因为患者需要表达他们正在经历的痛苦。疼痛行为也可能是一种心理困扰的信号，在制订治疗计划时应加以考虑。

脊柱的检查应确保手术部位愈合良好。触诊时触及触痛点，提示肌肉痉挛；触及阶梯感，提示脊柱滑脱。神经检查应详细，如果可能，应与术前检查相比较。例如，有关足下垂，如果出现在术前，术后可能有恢复或者无变化，然而，如果是新发足下垂，其处理策略则完全不同。

最后，骶髂关节亦可能是术后持续疼痛的来源。单次骶髂关节诱发试验阳性不能提供明确信息，需要通过反复诱发以明确诊断。

（三）影像学检查

1. X 线片

初始检查包括站立位脊柱过屈过伸 X 线片，可以帮助确定椎板切除术的范围、既往手术的节段、峡部裂、脊柱畸形或塌陷。在前后位 X 线片上有时可以发现后方结构不全。动力位片有助于诊断脊柱节段性不稳。任何新的影像都应尽可能与术前影像进行比较。在单次摄片上，虽然与以往影像相比，改变可能并不显著，然而一旦发生则意味着不稳或新问题的出现。

X 线片能够诊断是否发生峡部裂性滑脱、退行性滑脱或术后滑脱。手术后脊柱滑脱可出现在任何节段，可继发于过度的椎板、峡部、一侧或双侧下关节突切除或术后峡部骨折。

X 线片对诊断融合手术失败亦有所帮助。成功的椎间融合通常表现为骨痂连续穿过上位椎体到下位椎体的椎间隙。而后外侧融合失败的证据却很难判断。过屈 / 过伸位片上明确的脊柱力线改变是假关节最可靠的指标。后外侧融合骨量缺如、稀疏或不连续，可诊断不愈合可疑；其他发现也能提示假关节形成，包括内固定失败，如骨溶解（螺钉周围的透光环）、螺钉的断裂或棒的断裂。

与静态 X 线片相比，动力位 X 线片在某些方面具有一定优势；但多数情况下，需要更先进的影像技术来全面评估脊柱。普通 X 线片的局限性包括不能显示脊柱的三维结构，以及软组织、术后粘连、椎管狭窄、椎间盘形态异常及神经根压迫。

2. 磁共振成像

对于有脊柱手术史患者，磁共振成像（MRI）是一种可靠的检查方式。对诊断椎间盘突出、椎管或椎间孔狭窄、退变性椎间盘疾病、小关节病变和蛛网膜炎等具有重要价值。MRI 能够提供脊柱椎间盘的最佳影像、椎间盘失水和皱褶的程度以及椎体反应性改变等信息。

在术后急性期或亚急性期，MRI 可用于血肿、骨髓炎、椎间盘炎、蛛网膜炎和纤维化的诊断。MRI 增强技术可用发现感染性或肿瘤性病变。

3. 计算机断层扫描

MRI 显示软组织具有优势，但对于有骨性改变和由于内固定引起 MRI 伪影时，建议用计算机断层扫描（CT）。除了 CT 扫描能够提供良好的骨组织细节外，CT 脊髓造影还可以发现影响椎管和神经根的病变，包括椎间盘突出、神经根受压和椎管狭窄。

多层面 CT 扫描，联合矢状面和冠状面重建技术常被用来评估腰椎融合情况。在确定融合是否牢固时，将冠状面和矢状面重建的图像相联系，同时考虑动力位 X 线片的信息，可以提供有价值的诊断线索。融合手术后的 CT 扫描也有助于评估小关节的状态，以及融合邻近节段存在狭窄性改变，有时这些可能是手术后新发疼痛的来源。CT 可用于发现无症状性椎弓根螺钉移位，这种情况有一定的发生率，需要将 CT 检查结果与症状、体征及出现问题的时间进行综合分析。

4. 其他诊断技术

当怀疑感染或出现全身症状时，应完善实验室检查，如白细胞计数、红细胞沉降率、C 反应蛋白及血培养等。

肌电图 / 神经传导检查可以辅助确定神经功能问题或疼痛是否与非脊柱疾病有关。例如，电生理检查可用于诊断导致患者症状的周围神经病变，如弥漫性小纤维神经病变或单一神经损伤或卡压。

（四）诊断方法

理想情况下，临床表现、体格检查和影像学检查需要结合起来，从而得出适当的诊断。然而，在某些情况下，诊断性技术操作可以用来支持或否定原先的诊断结果（表 156-3）。

表 156-3 诊断性技术操作

- 椎间盘造影技术
- 选择性神经根注射
- 骶髂关节注射
- 小关节突注射 / 内侧支封闭
- 螺钉周围麻醉药局部浸润

1. 椎间盘造影技术

该影像学可以检查无 / 有症状患者的椎间盘病变。历史上，椎间盘造影术用于验证影像上的椎间盘病变是否为疼痛的来源。近年来，由于不确定性和相互矛盾的结果，传统的诱发性椎间盘造影术在技术有效性和临床应用方面受到质疑。主要顾虑在于术后可能出现严重的不良结果，如椎间盘炎或健康椎间盘损伤[6]。尽管如此，椎间盘造影术仍然是评估有背痛和脊柱手术史患者的一种合理的检查方法。椎间盘造影术主要适用于评估轴性背痛、数月或数年前经历过脊柱手术的患者。MRI 可能会发现与患者疼痛相关的椎间盘病变。在制订再次手术计划之前，椎间盘造影术可以作为一种辅助诊断工具来明确椎间盘是否是疼痛的来源。目前为止，鉴于对椎间盘源性腰痛认识尚不明确，应该权衡这项技术的风险和局限性。

2. 选择性神经根阻滞

选择性神经根阻滞可用于诊断和治疗。与尾侧和椎板间硬膜外注射相比，选择性神经根阻滞具有分离单个神经根的优点。精准注射到单一节段有助于确定每个节段在整体疼痛中所占比例。诊断性阻滞的预期在于，阳性结果能够预测在该节段进行手术的效果。注射针置入目标椎间孔后，注射长效局麻药（多数情况下添加类固醇）。术后疼痛立即缓解是局麻的结果。治疗效果通过在局麻期间疼痛减轻或功能恢复的程度来衡量。这是该技术的诊断的一部分。类固醇效应有望延长注射局麻药物缓解疼痛的时间。在连续间隔、依次阻滞数个节段的情况下，可能会对诊断有所帮助。每个神经根注射局麻药的缓解程度可以帮助区分疼痛产生的程度，而不会与在另一节段注射类固醇的作用产生混淆。

应当指出的是，无论是诊断还是治疗，选择

性神经根封闭均依赖于脊柱专家的技术、影像质量的提高，以及患者合作的过程。由于很多患者会抱怨"封闭无效"，但仔细询问后会有几个小时到几天内症状明显缓解、随后又复发的真实情况，因此要鼓励患者坚持自我疼痛记录。诊断性阻滞（局部麻醉）对这些患者产生积极的结果，有助于做出正确的手术决策。

3. 骶髂关节封闭

封闭也有助于对骶髂关节疼痛的诊断和治疗。腰椎手术常会改变生物力学状态，因而会对骶髂关节造成异常应力[3]。骶髂关节功能障碍是引起腰痛的常见原因，疼痛通常放射至大腿和臀部。体格检查中诱发阳性提示骶髂关节炎，但诊断方法是通过在骶髂关节内注射局麻药并评估其效应[7]。与骶髂关节炎相关的疼痛在影像学上尚未有所发现[7]。注射时应在透视下进行，以确保麻醉药被注射到合适的目标区。为达到治疗和诊断目的，应常规在局麻药注射中加入类固醇。

4. 小关节封闭

小关节病变是背痛的另一个常见原因，可以通过使用局部麻醉来协助诊断。有两种麻醉阻滞的方法来诊断小关节源性疼痛。第一种方法是在透视下直接进入小关节，将局麻药和类固醇注射到关节内。疼痛程度减轻和功能改善应持续数小时，直到局麻效果消失。另一种方法是阻断腰椎背内侧支，该支支配小关节；对局部麻醉的反应需要密切监测。小关节注射既可用于诊断，也可用于治疗，而内侧支阻滞仅用于诊断。

三、治疗选择

疼痛既是一种感觉过程，又是一种情绪反应。FBSS 的患者既往会有长期疼痛史和相关的功能障碍。对于大多数术后残留或复发疼痛的患者，疼痛治疗可以缓解症状。然而，在治疗过程中的某个节点上，重点目标可能需要从"疼痛消除"转移到"疼痛管理"。从医疗角度来讲，治疗目标、预期结果及每种治疗方案相关的风险因素对患者保持透明非常重要。治疗目的一般包括恢复功能、提高生活质量和应对策略。考虑到 FBSS 病情的复杂性，患者不应指望通过单药、单次注射、手术或再手术将其复杂问题得到完美解决（表 156-4）。术后持续性疼痛的治疗一般从保守治疗开始（表 156-5）。与初次手术相比，翻修手术减少了症状缓解的机会，增加了手术并发症的风险[8]。因此，只有在保守治疗不能充分控制症状时才考虑翻修手术。

表 156-4　沟通目标

- 疼痛管理 vs. 疼痛缓解
- 功能性和生活质量目标
- 期望结果和各种处理伴随的危险因素
- 告知患者术前疼痛状况的复杂性

表 156-5　治疗选择

- 物理疗法
- 药物疗法
- 心理疗法
- 微创介入疗法
- 神经调节
- 再次手术

（一）物理疗法

在长期经历疼痛和（或）术后恢复的患者中，失能状态几乎普遍存在。物理疗法可以用来优化身体机能，改善姿势、步态。提高支持脊柱的背部肌肉和核心肌肉的力量以帮助改善姿势、稳定不稳节段、提高体能、减少对脊柱结构的机械压力、减轻疼痛并可以增加或恢复功能[3]。运动也被证明可以改善心情，提供健康的反应机制。有规律的伸展、锻炼可以让患者对自己的情况有所控制。研究证明，最有效的干预是一个有监督的、个体化设计的物理治疗方案，包括伸展和力量锻炼并不断鼓励坚持该方案。其他保守治疗，如非甾体抗炎药（NSAID）、保持活动及按摩治疗，可以提高物理治疗的效果，包括减轻疼痛和恢复功能[9, 10]。

（二）药物治疗

单一药物难以根治慢性疼痛。对于背部手术失败的患者，医疗管理通常涉及多元化的途径，包括优化非阿片类药物、尽量减少阿片类药物使用，以达到减少疼痛、促进运动和改善功能的目的。当使用多种辅助药物时，可观察到协同效应，与单一治疗相比可提高疗效。虽然一般的辅助药物已被证明对某些患者有效，但并非对所有患者有效。因此，在可能的情况下，应错开使用不同的药物，以便跟踪其疗效和不良反应。如果药物无效，应该停止用药，尽量减少用药种类。用于慢性疼痛和 FBSS 的常见药物包括 NSAID 和 COX-2 抑制药、对乙酰氨基酚、抗抑郁药和抗癫痫药。当这些药物不能充分缓解疼痛时，可以考虑阿片类镇痛药。

1. 非甾体抗炎药

NSAID 和 COX-2 抑制药通常用于所有类型的背痛。作为非处方药，经常用于治疗各种疼痛。在治疗腰痛方面，NSAID 已被证明比安慰剂更有效[11]。然而，在长期服用这些药物时，应该考虑胃肠道、肾脏和心血管风险。从风险和益处考量，其最佳用途是用来缓解急性期疼痛加重或者促进康复。

2. 对乙酰氨基酚

对乙酰氨基酚长期用于治疗慢性和急性疼痛，经常被推荐为一线止痛药，是世界上使用最广泛的非处方止痛药[12]。但对于慢性腰痛的治疗，尚缺乏深入研究，现有证据也不足以证明其比安慰剂更有效。与其他镇痛替代药物相比，其具有良好的安全性并易于获取，因而经常用于治疗疼痛。然而，该药物亦有风险，过量服用亦可能致命。

3. 抗癫痫药

钙离子通道 $\alpha_2\delta$ 亚基配体（如加巴喷丁和普瑞巴林），是一种抗癫痫药物，常用于治疗神经性疼痛。神经性疼痛通常出现在 FBSS 中（疼痛常与脊柱相关）。这些药物在肾脏中清除，因此肾功能损害的患者应减少剂量。由于肾损害减少了消除率，患者易受其不良反应的影响。常见的不良反应包括困倦、思维模糊和头晕。据统计，3%～10% 的患者出现周围水肿和体重增加。加巴喷丁和普瑞巴林都没有明显的药物相互作用。然而，其潜在的镇静药物的成瘾效应不应被忽视。

4. 三环类抗忧郁药

三环类抗抑郁药是一类治疗多种神经性疼痛的药物。其作用机制尚不完全清楚，通常被认为是通过抑制 5-羟色胺、去甲肾上腺素或者其他机制起作用[13]。由于清除半衰期较长，其用量为 1 次 / 天。常见的不良反应是嗜睡，有时这对缺乏睡眠的患者来说可能是一种好事。此类药物睡前服用，可以改善睡眠，很大程度上帮助患者应对慢性疼痛带来的日常压力。其他重要的不良反应包括 QT 间期延长、心律失常、口干、体重增加、便秘及尿潴留。对于潜在的心律失常、闭角型青光眼、老年人、癫痫，以及服用其他 5-羟色胺类药物的患者应慎用[13]。

5. 5-羟色胺－去甲肾上腺素再摄取抑制药

5-羟色胺－去甲肾上腺素再摄取抑制药（SNRI）是另一类抗抑郁药物，用于治疗慢性神经性疼痛患者。这类药物包括度洛西汀和文拉法辛。镇痛作用与抗抑郁作用无关。给药通常是每天 1 次，与三环类抗抑郁药相比，镇静作用不明显。常见的不良反应包括头晕、嗜睡和胃肠道反应，如恶心、便秘或腹泻[13]。虽然三环类抗抑郁药会导致体重增加，但是 SNRI 却与体重减轻有关。对于服用 NSAID、糖皮质激素或其他抗凝药物患者，5-羟色胺由于作用于血小板，从而增加了胃肠道出血的风险[13]。三环类抗抑郁药亦有此类作用，在一些高风险患者的治疗过程中应予以重视。

6. 肌松药

某些肌松药亦常用，但每种都有其不同的作用机制。这类药物治疗急性疼痛已被证明有效。然而，对慢性背痛的疗效尚缺乏深入研究。尽管如此，生物力学的改变常会导致肌肉疼痛这一情况，可以通过使用肌松药来改善。

7. 阿片类药物

对于急性中重度疼痛，阿片类镇痛药一直以来是一种有效的药物。现逐渐用于治疗慢性疼痛，如处理 FBSS。然而，阿片类药物在减轻疼痛、改善功能或提高生活质量长期受益方面存在较多争议[14, 15]。阿片类镇痛药的益处亦受到质疑，除了阿片类镇痛相关的致残率和致死率，不良反应包括便秘、恶心、嗜睡和头晕，还有痛觉过敏、激素紊乱、抑郁率增加和免疫抑制。然而，最令人忧虑的是存在滥用、成瘾和致命的过量用药的风险。在面临生命危险的情况下，争议可以促使政府和医学界积极努力减少阿片类药物的使用。考虑到阿片类药物常见的公共健康危机，2016 年美国疾病预防控制中心发布了官方的阿片类药物治疗慢性疼痛的指南[16]，应用于大于 18 岁或老年患者，该指南亦被建议作为跨医学学科阿片类药物使用的基本框架。

曲马朵是弱阿片类药物，作用于 μ 型阿片受体。亦是 5- 羟色胺和去甲肾上腺素再摄取的抑制药。因此，当考虑药物之间相互作用时，应兼顾阿片类和 5- 羟色胺 - 去甲肾上腺素的效应。

（二）心理治疗

背部疼痛常妨碍个人参与家庭生活、完成工作、奉献社区或从事业余爱好的能力。这会导致经济压力、人际关系紧张，并影响自我价值。脊柱手术本身存在一些固有限制，可以发挥心理治疗在疼痛管理、缓解压力方面的重要价值。认知行为疗法是心理干预的基石，其重点是放松技术、目标设定、逐步策略、改变认知和促进自我管理。

（三）介入治疗

1. 硬膜外类固醇注射

有创技术可用于治疗术后持续性疼痛，包括硬膜外类固醇注射或选择性神经根阻滞。这些注射的长期获益因人而异，但有一定比例的患者在硬膜外类固醇注射后症状持续缓解[4]。有效的注射能够获得疼痛缓解周期，在此间隔内可以制订一个更有效的物理治疗或康复计划。

进入硬膜外隙有 3 种主要入路，包括骶管入路、经椎板间入路和经椎间孔入路。每一种手术入路均能有效地将局麻药及类固醇输入至硬膜外隙，各有其优缺点。为了达到治疗目的，硬膜外类固醇注射常用于处理根性疼痛，因此适合神经孔狭窄、椎管狭窄、纤维化和椎间盘突出的治疗。术后变化包括解剖学改变、瘢痕组织、内固定和植骨物材料，均可能影响目标节段的药物扩散，因而使得注射技术具有挑战性。

选择性神经根封闭在之前诊断部分中已有讨论。临床上，选择性神经根阻滞和经椎间孔硬膜外类固醇注射常被交替使用。为了更为精准，选择性神经根阻滞需要分离特定的神经根并注射（理想的诊断性注射）。经椎间孔硬膜外类固醇注射技术，需要逐渐推进深入至目标椎间孔并在硬膜外隙进行注射，使得药物能够潜行扩散至邻近节段。

硬膜外类固醇注射镇痛的确切机制尚不完全清楚，推测与抗炎、降低血管通透性和钠通道阻断机制有关[3]。也有学者认为，以局麻药、类固醇甚至生理盐水的形式进行注射亦可能有助于松解粘连和纤维组织。

2. 小关节封闭和射频消融

如前所述，关节突和内侧支注射可用于评估和治疗轴性背痛。基于诊断和治疗目的，需将类固醇和局麻药注射到小关节内，但症状缓解的时间不一。

射频消融是一种微创手术，小关节的去神经化可以获得更持久的症状缓解。标准的流程是首先确认小关节是疼痛来源，即对支配责任小关节一侧或双侧的内侧支神经实施诊断性封闭。如果诊断性封闭能获得疼痛缓解，对内侧支神经施行射频消融术亦能达到减轻疼痛的类似效果，疗效可持续6～12个月。

3. 经皮硬膜外粘连松解术

硬膜外纤维化或粘连可能导致背痛和根性疼痛[3, 4]。经皮硬膜外粘连松解术能够治疗继发于粘连的疼痛。除了引起疼痛外，粘连还可能限制硬膜外类固醇在疼痛部位的扩散[3]。粘连松解术既可以解除粘连，又可改善药物在硬膜外隙的扩散。将透明质酸酶和高渗盐水注入硬膜外隙可以先进行粘连松解，然后再注射类固醇。

4. 骶髂关节封闭

脊柱手术会造成生物力学改变，骶髂关节常成为疼痛的来源。在骶髂关节内注射局麻药和类固醇既可用于诊断和治疗，注射后疼痛缓解提示骶髂关节是疼痛来源。由于类固醇可以提供持续的疼痛缓解，因而是治疗腰骶背部疼痛的有效方法。但某些情况下，通过药物注射不能获得持续的疼痛缓解，射频神经切断术则是一种替代选择。通过对 S_1～S_3 外侧支和 L_5 背侧支进行射频消融，使骶髂关节失去神经支配，可以获得至少6～12个月的缓解期。在此期间，患者可以进行物理治疗、家庭活动和改善生物力学等方式延长缓解期。

（四）神经调节

FBSS 是脊髓刺激器（spinal cord stimulator, SCS）置入的主要适应证，尤其适合缓解肢体疼痛。然而，随着技术进步，SCS 的适应证逐渐拓展，包括腰痛、胸壁痛和其他与脊柱疾病无关的疼痛。

传统的 SCS 导联放置于硬膜外隙，刺激脊髓背侧。近年来，神经调节已经用于脊髓以外的结构，包括背根神经节和周围神经。

电极放置于硬膜外隙，既可以经皮放置，也可以经椎板切开术放置。然后将电极连接到内部脉冲发生器，该发生器通过脊柱电极阵列传递电脉冲。目前市场上有各种设备，每一种都有其特定的优缺点，关键的区别包括 MRI 兼容性、电极配置、刺激参数和波形变化。

在永久植入 SCS 之前，SCS 试验通常使用临时导线和外部脉冲发生器进行。典型的试验持续数天到1周。根据疼痛强度、活动耐受性、药物消耗量或其他客观指标，如疼痛减轻50%以上，则认为 SCS 试验成功。

（五）手术适应证

对于保守治疗无效、客观存在不稳或机械性神经根受压、无法忍受的疼痛，则需要进行翻修手术。对于背部疼痛和高度怀疑椎间盘源性疼痛者亦为适应证。其他包括椎间盘突出复发、邻近节段病变、残留复发性狭窄、节段不稳或疼痛性假关节等。以上患者处理困难，且翻修手术的失败率高，主要原因在于如何将患者的症状、体征与诊断技术结合来获得正确的诊断。翻修手术必须要遵守与初次手术相同甚至更严格的指导原则。由于临床表现的不确定性，扩大手术适应证往往会导致疗效不佳。

对不恰当的病例进行翻修难以获得满意疗效，但符合以下3种情况之一，可以考虑进行翻修手术：①下肢根性放射痛，神经影像确认是由复发性椎间盘突出或腰椎狭窄造成的神经根受压（建议通过一个或多个选择性神经封闭来确定压迫性质，从而有助开展翻修手术）；②影像学不稳造成的背部疼痛，可以通过进展性畸形（脊柱侧弯或脊柱滑脱）、过屈过伸侧位片上过度活动或动力位X线片显示与融合失败相关的活动进行证实；③椎间盘造影诱发试验可以证实背痛来源于 1～2 个退变性椎间盘。虽然对符合上述标准的患者实施手术均可获得较好疗效，但在 FBSS 患者中所占比例较低。

椎弓根钉内固定、融合器融合以及多种微创方法的涌现，已彻底改变了北美脊柱外科的临床操作。这些进步带来了明确受益，但也使得 FBSS 的情况愈加复杂。更多的患者有时是在缺乏传统、客观的适应证情况下接受腰椎融合手术。内置物的存在给诊断和治疗带来技术上的问题，包括成像模式的困难。内固定问题可以表现为螺钉断裂、内置物松动、感染、螺钉或融合器移位伴随神经损害等。

应注意，内固定本身失败并非一定与不融合相关，内固定失败不能作为下一步手术的指征。螺钉断裂少见，但不能排除牢固融合的可能。在 X 线片或 CT 扫描中，一个或多个螺钉的"透亮光晕"提示螺钉松动，这种现象更为常见。与不锈钢金属材料相比，钛合金植入物更容易引起骨质疏松，而且很难与症状相关联。需向患者强调，螺钉松动或断裂并不危险，可能与患者目前的症状有关，也可能无关。另一方面，腰椎内固定融合术后数月或数年背部疼痛得到良好缓解，然后又复发机械性背痛，应当注意发生新的断裂或松动。当内置物完整时，患者不融合状态能够被内固定所稳定。翻修手术可以使此类患者受益。

一枚或多枚椎弓根螺钉误置可导致神经根损害，表现为腿部疼痛和（或）感觉异常、无力或感觉丧失。在多数情况下，该症状可在住院期间出现，亦可发生在出院数周、数月甚至数年以后，由椎弓根螺钉误置导致的根性症状并不少见。症状可以被术后药物治疗掩盖，也可能在术后恢复过程中被其他事件所掩盖，或者可能只是患者或医生的忽视。椎弓根螺钉植入后出现新发根性症状和体征，至少提示有螺钉误置的可能。使用骨窗进行薄层 CT 扫描是一种敏感但并不完善的鉴别螺钉误置的方法。无症状螺钉误置率高达 20%。因此，选择再次手术之前，必须将患者的症状和体征与 CT 检查结合分析。螺钉损伤神经根最常见的位置是在椎弓根内侧，与围绕椎弓根的神经根发生接触（例如 L_5 椎弓根处的 L_5 神经根）。然而，S_1 螺钉向外侧偏离、穿过骶骨翼挤压 L_5 神经根情况亦不少见，因为 L_5 神经根穿过骶骨岬，在评估影像学时需要考虑这种可能性。一旦诊断为有症状的螺钉误置，则要取出螺钉。

症状性假关节可能是翻修手术的另一适应证。使用经椎弓根内固定不能完全消除此类并发症。牢固的椎弓根螺钉可提供暂时的稳定性，但如果没有获得坚强的骨融合，螺钉通常会发生松动。因此，机械性背痛可能会在无痛间歇后复发。体格检查通常不具有特异性。X 线片可显示螺钉周围松动，CT 扫描可提高诊断的敏感性，过屈过伸位片上的异常活动支持症状性不愈合的可能。经历内固定手术后患者存在或不存在假关节，都有相同不确定因素；还需要考虑其他多种潜在的疼痛源，翻修融合术后的结果存在一定的不可预测性。

翻修手术常见的适应证是内置物取出。例如，患者体瘦，内置物容易被扪及，并可能会造成组织挤压。其他包括患者主观上厌倦内置物，要求取出内固定。然而，很多腰椎融合术后出现持续性或反复性疼痛的患者，内固定存在是否会导致疼痛，以及常规取出是否会有帮助，均受到质疑。应向患者解释内固定取出后疼痛是否会明显缓解并不能确定，与患者讨论明确后再决定是否取出内固定。

四、结论

许多患者在接受脊柱手术后会出现疼痛未缓解、未完全缓解及复发的情况。如果不考虑比例，患者数量是明显增加的。在多数情况下，通过非手术治疗，患者症状都可以得到改善。系统诊断后再实施适当的治疗非常必要。详细的病史是诊断最重要的因素，包括无痛间期、疼痛复发、术前/后疼痛的描述。体格检查亦重要，但往往缺乏特异性。影像学检查结果分析，要根据普通人群中详细的异常谱来加以对比解读。充分进行非手术治疗，然后综合考虑患者的症状、体征和影像学检查结果，在特定的病例中选择合理的手术并制订手术方案，多数患者的症状能够缓解。

第157章

脊柱外科手术并发症

Medical Complications Associated With Spinal Surgery

Remi M. Ajiboye　Ivan Cheng　著

宋滇文　周　磊　译

一、概述

脊柱外科手术在术中和围术期间存在并发症的风险。了解并发症的风险对脊柱外科医生和患者均十分重要，有助于共同参与手术方案的制订。尽管有关并发症的定义在文献中尚未明确，但其代表了脊柱外科手术的不良后果[1]。一些研究显示高龄、并发症、目前疾病以及手术复杂程度为脊柱手术后并发症的危险因素[2, 3]。术前进行多学科的全面评估，包括心脏、肺、代谢、血液、营养状况、社会精神状况，有助于发现并发症的诱发因素，并制订相应策略以减低并发症风险。但即使有完善的术前准备，围术期并发症仍无法完全避免。就本章而言，脊柱外科手术并发症定义为发生在脊柱外科术中或者围术期间，与手术技术无直接相关，但显著影响了患者康复和（或）预后的病理过程。本文介绍了与脊柱外科相关的并发症，帮助外科医生熟悉围术期可能发生的不良医学事件，并协助外科医生确定这些并发症、选择可行的治疗方法及首要采取的预防措施。在本章中，我们按系统详述与脊柱外科手术相关的并发症，包括肺、胃肠道、心脏、血液、肾脏、神经系统和其他相关并发症。

二、肺部并发症

肺部并发症是脊柱外科手术重要的并发症之一。Jules-Elysee 等[4]报道了一组行前后联合入路融合术的脊柱畸形病例，发现 64% 的患者术后胸片异常，包括胸腔积液（66%）、肺不张（53%）、肺浸润影（21%）和肺叶萎陷（13%）。与术后胸片正常的患者相比，术后胸片异常的患者更有可能需要接受开胸手术、住院时间更长，但两组间年龄、美国麻醉医师协会插管分级、体重、吸烟史、肺功能检查、失血量、围术期血液与晶体液需求量，以及是否择期手术等因素无统计学差异。这些患者中只有 3.4% 临床诊断为肺炎。经胸腔入路手术可能是肺部并发症的另一个危险因素。

脊柱外科手术肺部并发症的发生率在预防措施下可以明显下降。胸膜内镇痛 / 鞘内镇痛可减少术后胸部夹板的使用，有利于降低肺不张的发生率。此外，胸部物理治疗、肺活量锻炼和早期制动可预防肺不张的发生。应定期检查胸管和胸腔引流情况，以确保它们正常工作。对于易发生支气管痉挛的患者，应预防性地给予支气管扩张药与化痰药。此外，有严重急性呼吸衰竭风险的患者应考虑进行选择性术后机械通气。术后呼吸衰竭的危险因素包括右心室衰竭、肥胖、合并神经肌肉疾病和严重的限制性肺功能不全（术前肺活量低于预计值的35%）。需较长时间术后机械通气的其他手术相关因素包括开胸手术、手术时间长，以及失血量超过20ml/kg [5]。

特殊类型脊柱外科手术可能存在其他气道和呼吸系统危险因素，包括颈椎前路手术相关的气道高风险并发症。胸腰椎骨折固定手术也可发生呼吸衰竭。一项纳入1032名患者的回顾性研究显示危险因素包括：年龄＞35岁、损伤严重度评分＞25分、Glasgow昏迷量表评分≤12分、胸部钝挫伤，以及手术晚于入院后2天 [6]。该病例组中，早期手术固定可以降低呼吸衰竭的风险。

（一）肺炎

肺炎是微生物感染所导致的肺实质炎症，发生于脊柱外科术后的一种肺部并发症。脊柱外科术后肺炎的发生率尚不明确。医院获得性肺炎的诊断基于感染的临床证据，包括发热、肺部听诊异常、脓痰和（或）白细胞增多，以及胸片上显示肺浸润影。辅助诊断性检查包括支气管镜检查、支气管肺泡灌洗、气管内抽吸液革兰染色。术后发生肺炎的危险因素包括吸烟史、年龄超过70岁、慢性阻塞性肺病、营养不良、牙菌斑、手术时间长、饲管与肠内营养、脊柱前路或经胸腔入路及长节段固定手术 [7]。吸入性肺炎也可发生在误吸入含菌口咽分泌物后所引起的下呼吸道感染。肺炎的治疗依靠合理地使用抗生素，以及采取促进肺内分泌物排出的措施。

术前可将发生肺炎的危险因素降至最低。所有既往史存在肺炎风险因素的患者均应积极采取肺部清理：鼓励术前至少戒烟8周；肺康复计划对接受脊柱外科手术的慢性阻塞性肺病患者有帮助；术后即刻应用支气管扩张药；术前改善营养状况；所有采取饲管的患者应将床头抬高30°～40°，以免误吸；强调早期运动，因为它可以减少发生肺炎的风险 [7]。

（二）急性肺损伤

炎症反应引起的急性肺损伤是另一种可能发生的脊柱外科手术肺部并发症 [4]。急性肺损伤与多种因素有关，包括输血相关性肺损伤和脂肪碎屑微栓塞等。前路经胸腔施行椎间盘/椎体手术时，肺复张后可发生肺水肿 [8]。严重的急性呼吸窘迫综合征（acute respiratory distress syndrome，ARDS）较少见。当胸片显示弥漫性肺部浸润影、氧疗无法改善动脉低氧血症时，则可诊断为ARDS。其他诊断标准包括肺动脉毛细血管压力≤18mmHg，无左心房高压，PaO_2/FiO_2 比值≤200mmHg。当 PaO_2/FiO_2 比值为≤300mmHg时，临床上诊断为急性肺损伤。已经明确的ARDS危险因素包括误吸、肺挫伤和肺梗死；间接危险因素包括高血压、多次输血和败血症。通常采取低通气量（6ml/kg）、平台压低于30mmH_2O（水柱）的机械通气治疗ARDS [9]。尽管进行了大量试验，但未能证明药物有助于增加ARDS患者的生存率，ARDS的死亡率仍然很高。输血相关性急性肺损伤可能是输血后死亡的最常见原因。该综合征表现为输血后出现急性低氧血症和非心源性肺水肿，大量输血是已知的主要危险因素。通常，症状和体征会在输血后6h内出现 [10]，主要治疗措施是支持治疗。

（三）气胸与血胸

尽管气胸和血胸仅仅只是潜在的手术并发症，但在任何与脊柱手术相关的肺部并发症的讨论中都应该考虑到。它们也可在机械通气的患者中自发产生。尽管在脊柱外科手术中的总体发生率尚不清楚，但在青少年特发性脊柱侧弯的文献报道中，其发生率为1%～2.2% [11]。

（四）肺栓塞

深静脉血栓（deep venous thrombosis，DVT）引起的肺栓塞是经常讨论的脊柱外科手术肺部并发症。脊柱手术后DVT和肺栓塞的实际发生率尚不明确，据报道在脊柱畸形病例中发生率为0.3%～14%[12, 13]。脂肪和空气栓塞虽不常见，但却是脊柱手术的严重并发症。虽然施行较大的脊柱外科手术（如畸形矫正术）时会很自然地考虑到肺栓塞的可能性，但即使在较小的择期手术病例（如显微椎间盘切除术）中也会发生。

所有接受脊柱外科手术的患者均应考虑采取措施预防DVT。最常见的措施包括加压弹力袜、序贯加压装置和（或）加压靴，它们可以在术中和手术后使用。除机械辅助预防措施以外，低分子量肝素和（或）普通肝素也是有用的。但是，在使用药物预防深静脉血栓时，必须特别关注近期行硬膜外置管和硬膜内镇痛的患者，以及接受椎管减压或硬膜内手术的患者[14]。对于深静脉血栓风险较高的患者，下腔静脉（inferior vena cava，IVC）滤器植入是一种治疗选择[15]，尤其是临时/可移动过滤器。

如果怀疑有深静脉血栓，通常使用多普勒超声探查静脉。如果怀疑有肺栓塞，则使用螺旋CT和（或）通气灌注扫描。

如果在脊柱外科手术后发现DVT或肺栓塞，脊柱外科医生有多种治疗选择，包括给予低分子量肝素、普通肝素、Xα因子抑制药、华法林、IVC滤器放置，以及在某些情况下进行溶栓[16]。如果在手术后数天（在我们的经验中，手术后7天或更长时间）发生血栓栓塞事件，抗凝药可能比放置IVC过滤器更为可取。在高风险手术中，可以考虑术前预防性使用临时IVC滤器，通常术后2～3周可移除过滤器[14]。

三、心脏并发症

尽管在美国接受脊柱外科手术的大多数患者都超过40岁，但脊柱外科手术相关心脏并发症的文献报道很少。Fujita等[17]在169例因各种适应证接受脊柱融合术的患者中发现，合并心电图改变相关的术后胸痛发生率为1.8%，心律失常发生率为0.6%。其他文献报道了相近的心脏损伤发生率。

任何手术后的心肌梗死都是非常严重的并发症，据报道死亡率高达70%[18]。脊柱手术后心肌缺血可能很难察觉，因为患者在术后常应用大量的麻醉药物掩盖疼痛。此外，如果进行了开胸手术，本身就可引起胸痛[19]。由于这些原因，外科医生应保持警惕，及时行心脏缺血相关检查，包括心电图检查和连续的肌钙蛋白、肌酸激酶监测。如果术后发生了心肌梗死，应考虑转移到监护病房，并请心脏专科医生会诊。术前应用β受体拮抗药可以显著降低存在1种或2种危险因素的患者发生心肌梗死的风险，存在3种或更多危险因素的患者在进行择期手术前应接受无创检查，以便于心脏疾病风险分级[14]。

四、肾脏与泌尿系统并发症

（一）尿路感染

尿路感染可能是脊柱手术中最常见的并发症，据报道，感染发生率高达20%[17, 20]。原因与使用Foley导尿管有关，因为它可能导致膀胱黏膜受损，有利于细菌黏附至暴露的膀胱细胞上。此外，导管影响膀胱排空，少量的残余尿成为细菌的培养基。50%的尿路感染病原菌为大肠埃希菌，另外1/3来源于其他革兰阴性杆菌，其他常见的院内尿路感染病原菌包括念珠菌和革兰阳性细菌[21]。

当患者出现发热、尿急、排尿困难、尿培养10个以上菌落且分离出的细菌种类不超过两种时可诊断为尿路感染。其他有助于诊断的指标还包括：试纸法检测亚硝酸盐阳性、白细胞酯酶阳性、脓尿、革兰染色细菌呈阳性，以及重复培养显示超过10的2次方个菌落。通常，尿路感染应用抗生素进行治疗，如第三代头孢菌素或喹诺酮类抗生素。Foley导尿管应尽快更换或拔除，尤其在念珠菌感染的情况下[21]。导尿时注意手卫生、使用具有抑制生物膜形成的抗菌涂层的导尿管，以及尽早移除导尿管，可使脊柱外科术后尿路感染的发生率降至最低[22]。

（二）肾衰竭

脊柱外科术后肾衰竭较少见。肾衰竭可定义为肾小球滤过率的突然减少和随后的下降，导致含氮产物和其他代谢产物蓄积在血液中，也可定义为血清肌酸激酶超过3.3mg/dl和（或）血尿素氮含量超过240mg/dl[23]。急性肾衰竭的最常见原因是肾前性急性肾衰竭和急性肾小管坏死，而尿道梗阻和输尿管梗阻等肾后性病因较少见。肾前性急性肾衰竭是由肾灌注不足引起的，常见原因有血容量不足、低血压、心力衰竭和败血症。通过支持治疗和纠正引起肾脏低灌注的潜在病因后，肾前性急性肾衰竭通常可以迅速解决。

非原发性血管、间质性疾病或肾小球疾病引起的肾内肾衰竭称为"急性肾小管坏死"，最常见的原因是肾前性急性肾衰竭因治疗不及时而引起的细胞坏死。其他与脊柱手术相关的肾毒性物质包括各种抗生素、内源性色素如肌红蛋白和血红蛋白、对比剂和高钙血症[23]。

许多危险因素与术前急性肾衰竭的发展有关。慢性肾衰竭、高龄或糖尿病患者术前扩容可降低急性肾衰竭的发生率[23]。术中保持血流动力学稳定可降低急性肾衰竭的发生率[23]。除非明确有其他原因，否则，术后出现少尿应考虑与血容量不足有关。肾衰竭的治疗包括维持适量血容量、清除肾毒性物质、纠正电解质异常，必要时采取透析[24]。呋塞米在肾衰竭的治疗中没有作用；除应用于全身性低血压患者以稳定血流动力学之外，多巴胺的作用也很小[23]。

五、胃肠道并发症

脊柱外科术后可出现各种胃肠道并发症，常见并发症包括术后肠梗阻和便秘，较少见的并发症包括胆囊炎、胰腺炎和肠系膜上动脉（superior mesenteric artery，SMA）综合征。

（一）肠梗阻

脊柱手术患者术后肠梗阻的发生率为5%～12%[25]，在畸形矫正的患者中尤为常见[14]。术后肠梗阻通常采用保守治疗，即禁食、经静脉充足补液和纠正电解质紊乱。早期经口进食和电解质紊乱与术后肠梗阻的发展有关[25]。

（二）便秘

便秘常见于脊柱外科手术的患者，通常与围术期使用阿片类药物有关。其他与便秘有关的药物还包括抗酸药、抗胆碱能药、抗组胺药、钙通道阻断药、抗抑郁药、可乐定、利尿药、铁剂、精神药物和拟交感类药物[26]。合理进食流质饮食、早期运动、进食膳食纤维促进粪便形成，必要时使用泻药和粪便软化药，可有效避免便秘的发生。合理使用镇痛药以减少阿片类药物相关便秘的风险。

（三）胃肠道出血

胃肠道出血是一种易预防的脊柱外科手术并发症。其最常发生于既往有胃炎或十二指肠溃疡病史的患者，或者术前使用易引起溃疡的药物的患者。预防胃肠道出血的措施包括预防性使用H_2

受体阻断药、质子泵抑制药和硫糖铝。一旦发生出血，则应转入重症监护病房，进行液体复苏，并请消化科和普通外科会诊[19]。

（四）胆囊炎

胆囊炎是危及生命的脊柱外科术后并发症。其原因尚不明确，可能与禁食和围术期溶血引起的胆汁过饱和，以及随后形成的胆泥和胆结石的协同作用有关。当胆囊出现水肿、肿大、充血和压力增高时可发生胆囊炎[27]。脊柱外科手术是否会导致胆结石发病率的增加还存有争议。当出现发热、心动过速、上腹部疼痛和其他腹膜刺激征时，应怀疑胆囊炎的可能。诊断或拟诊胆囊炎时，应请消化科或普外科会诊。延误诊断可能导致严重并发症，包括坏疽性胆囊炎、胆囊穿孔和胆汁性腹膜炎，所有这些并发症均可能导致死亡。超声可评估胆囊炎病理形态变化，协助诊断，据报道其敏感性为 88%。某些病例可选择行胆道闪烁显像，据报道其敏感性为 97%[28]。出现胆囊炎的患者应马上进行液体复苏，生命体征稳定后尽快采取手术治疗。危重患者和无法转运到手术室的患者应给予静脉输液、止痛和抗生素治疗；某些如保守治疗失败的患者，可能需行经皮胆囊切除术，研究显示，80% 的患者在手术后 5 天内临床症状获得改善[28]。

（五）胰腺炎

胰腺炎是一种罕见的脊柱手术并发症，死亡率很高，其在围术期的发生原因是不确定的。胰腺炎的诊断主要依靠临床表现，通常需要依据血清淀粉酶和血清脂肪酶等指标的升高来作出诊断。通常，脂肪酶升高的时间比淀粉酶长，因此对胰腺炎的诊断敏感性更高。胰腺炎的症状和体征缺乏特异性，但典型症状是腹痛、恶心和呕吐、背痛和发热。体征包括 Grey-Tarner 征和 Cullen 征（侧腹和脐周瘀斑），见于出血性胰腺炎，也见于心动过速和白细胞增多症的非特异性征象[29]。尽管有研究指出，多种危险因素可引起胰腺炎，这些因素包括术中体位所致的腹部受压、胰腺缺血、血压升高、失血、药物性因素及代谢性因素等，但确切的原因仍不清楚。在大多数情况下，胰腺炎可采取保守措施和液体复苏等非手术治疗。然而，病情复杂的病例需要行手术干预[11]。

（六）肠系膜上动脉综合征

肠系膜上动脉（SMA）综合征是罕见的脊柱外科术后并发症，在儿童和成人的畸形矫正病例中均有报道。可能导致 SMA 综合征的因素包括身高增加而体重没有相应增加后，SMA 与主动脉夹角的减小，以及后腹膜剥离所致的肠自主神经功能紊乱[30]。Zhu 和 Qiu[31] 等提出了脊柱侧弯手术后发生 SMA 综合征的几个危险因素，包括身高百分比＜ 50%，体重百分比＜ 25%，后凸畸形，以及前路松解后 Halo 架 - 股骨牵引过快、过重。

典型的 SMA 综合征通常在术后滞后一段时间后才会确诊，因为相应的症状常出现在术后大约一周，甚至可能在术后 40 天出现。SMA 综合征的典型症状是持续呕吐。查体常发现上腹部压痛、鼓音、腹胀，有时还会出现振水音。检查振水音时，患者取仰卧位，将听诊器放在上腹部，通过来回摆动患者臀部进行听诊。如果听到振水音，则提示可能为胃出口梗阻或胃痉挛导致的胃内容物潴留。当怀疑上述诊断时，需请普通外科会诊。腹部 X 线片显示胃扩张有助于诊断。此外行钡剂造影检查时在 L_3～L_4 椎间隙水平、十二指肠的第三段可出现对比剂中断现象[30]。SMA 综合征通常采取保守治疗，包括经鼻胃管胃肠减压、禁止经口进食，必要时给予静脉肠外营养。其他有效的处理措施包括俯卧或左侧卧位下经鼻腔肠管肠内营养；极少数病例可能需要手术治疗，包括分离 Treitz 韧带、十二指肠移位或十二指肠旁路手术[30]。

（七）结肠炎

艰难梭菌感染引起的假膜性结肠炎是另一种脊柱外科术后胃肠道并发症，文献报道的发生率为0.1%[32]，可能与围术期抗生素的使用有关。其他危险因素包括前/后联合入路腰椎融合术、高龄、低白蛋白血症和贫血。一般情况下，确诊依靠免疫学检测、聚合酶链反应或结肠黏膜活检[33]。这种感染通常采用口服抗生素治疗，但严重病例可能需要手术[14]。

六、脊柱外科术后神经系统并发症

（一）谵妄

神经系统并发症是令人生畏的脊柱外科手术并发症，总体发生率尚不明确，但在脊柱手术的患者中，尤其是老年人中，谵妄可能是最常见的神经系统并发症。谵妄可定义为一种波动的急性精神紊乱状态。典型症状为认知功能障碍，可引起注意力、方向感和记忆损害[34]。据报道，在70岁以上的脊柱外科手术患者中，谵妄的发生率为12.5%，并与术后第一天血红蛋白和红细胞压积降低有关[34]。已明确的引起术后谵妄的多种危险因素包括：先前存在的认知障碍、先前存在的电解质异常、视力障碍、酒精成瘾、脱水、使用诱发谵妄的药物、术后缺氧、低二氧化碳血症、电解质紊乱、败血症和疼痛。感觉剥夺和感觉超载也可导致术后谵妄[35]。一旦发生谵妄，应尽可能找出可疑药物。可以采取一些预防措施以降低脊柱手术后谵妄的发生率。对于老年人，应请老年医学科会诊，可能采取的干预措施包括：纠正所有的电解质和血糖异常，给予氧疗，必要时输血，保证足够的营养摄入和充分镇痛。此外，应发现及停用哌替啶和苯二氮䓬类等高风险药物[36]。

（二）酒精戒断综合征

酒精戒断综合征经常在术后遇到，通常发生在停止饮酒后24～48h内，症状包括躁动、震颤、全身自主神经功能亢进和失眠，更严重者可表现为癫痫发作和产生幻觉。酒精戒断综合征最严重的结果是震颤性谵妄状态，表现为严重的意识混乱、自主神经功能不稳定、幻觉、出汗、发热和瞳孔扩张，可危及生命。发生酒精戒断综合征的患者除了液体复苏、吸氧和纠正体温过高等必要的支持治疗外，还应考虑采取苯二氮䓬类药物治疗和重症监护等积极的治疗手段[37]。对于所有有饮酒史的患者都应考虑采取预防措施，包括苯二氮䓬类、维生素B_1、叶酸等药物的应用，甚至可在进食时适当地摄入酒精。

（三）脊髓缺血

脊髓卒中是一种少见的脊柱外科手术并发症，无论使用何种手术技术，都可能发生。脊髓缺血最常继发于脊髓前动脉损伤或根动脉损伤[38]。脊髓损伤的其他原因包括内固定移位、骨移植物移位和术后血肿引起的机械性损伤。据报道在行脊柱融合术的患者中医源性截瘫的总体发生率为0.5%[38]。脊髓损伤和神经根损伤在本书的其他章节中进行详细讨论。

（四）脑缺血

脊柱外科手术中可发生缺血性脑卒中。据报道，这种情况的发生率为0.25%[39]。术中缺血性脑卒中发生的潜在危险因素包括高血压、心律失常和贫血。此外，合并血管疾病的患者在手术过程中易出现脑缺血事件。一旦发生脑缺血事件，除进入重症监护病房外，还应进行头颅CT平扫、脑磁共振成像、心电图、超声心动图、遥感监测、全血细胞检查、血小板计数、凝血功能检测，以及神经功能评估等措施[40]。

七、脊柱手术相关的血液系统并发症

（一）贫血

脊柱手术后可出现贫血。贫血可定义为血红蛋白、红细胞数量或血细胞容量低于平均值的两个标准差[41]。纠正贫血非常重要，因为贫血可增加死亡率、围术期感染和住院时间延长等风险[42]。手术前应完善检查，明确是否存在贫血，应用铁剂、维生素 B_{12}、叶酸等治疗，纠正凝血异常。术后贫血也应给予治疗，对于术中失血量难以解释贫血的病例，应该进行系统的血液学检查[14]。尽管价格较高，但对于手术后输血可能性较大，尤其是术前低血红蛋白的患者，术前应用促红细胞生成素 α（EPO）是经充分研究确认有效的血液管理办法。

（二）凝血功能障碍

围术期凝血功能障碍常见于大型脊柱外科手术后，实验室检查可发现与手术和术后出血量相关的凝血指标和血小板计数的异常。这与液体复苏或补液引起的稀释、先前存在的疾病、围术期用药，以及术中纤溶系统的激活有关。围术期凝血功能障碍的治疗应以血实验室指标和临床观察为指导。

大量研究曾报道了脊柱术后发生弥散性血管内凝血（disseminated intravascular coagulopathy，DIC）。DIC 可定义为一种因不同原因引起的血管内凝血系统激活且无局限化的综合征[43]。有多种可能因素涉及术后 DIC 的发生，包括去皮质骨、进入血管的微血栓、库存血与自体血回输，以及分离过程中肌肉损伤引起组织促凝血酶原激酶的释放。DIC 可表现为一系列不同程度的症状与体征，从手术部位少量渗血到严重的低血压和器官功能障碍。

DIC 的诊断通常依靠临床评估和各项实验室检查指标，表现为血小板减少、纤维蛋白降解产物升高、D–二聚体升高和凝血时间延长[44]。常规治疗措施主要是替代疗法，包括输注浓缩血小板、新鲜冰冻血浆或冷冻保存的浓缩纤维蛋白原。肝素和各种重组凝血因子也可能有作用。

成分输血在脊柱外科手术中比较普遍，外科医生应重视可能发生的输血不良反应。除了罕见的长期病毒感染可能性以外，还可发生急性输血反应，包括过敏性溶血反应、发热反应、心血管不稳、细菌污染引起的败血症、输血相关性急性肺损伤、循环超负荷、肾衰竭和空气栓塞等。在脊柱外科病程中发生任何上述表现，应考虑与输血相关的可能性。从理论上讲，减少术中出血的各种技术和自体血回输可以降低自体产物反应风险。

八、脊柱外科手术后其他并发症

（一）失明

脊柱外科术后失明是经常讨论的一种罕见并发症。引起脊柱外科术后失明的多种原因包括视网膜中央静脉 / 动脉阻塞、围术期缺血性视神经病变和枕叶卒中[45]。视网膜中央动脉阻塞可能与眼球受压有关。围术期缺血性视神经病变是脊柱外科术后失明最常见的原因，报道的发生率为 0.28%～0.12%[45, 46]。已发现的各种危险因素还包括术中和术后贫血、低血压、长时间俯卧位和脱水[46]。俯卧位时避免眼球受压，维持体液平衡及血压稳定可降低发生失明的风险。如果围术期出现视力下降的情况，应请眼科会诊。

（二）低钠血症

低钠血症和抗利尿激素分泌异常综合征（syndrome of inappropriate secretion of antidiuretic hormone，SIADH）可发生在脊柱外科手术后。

低钠血症可引起轻度头痛、厌食、肌肉痉挛、恶心、呕吐、意识模糊、昏迷、抽搐，甚至死亡。Callewart 等[47]报道在脊柱外科手术中低钠血症的总体发生率为 44.6%。最常见的原因是血容量不足，占 18%，其次是 SIADH，占 6.9%。SIADH 主要发生在翻修手术中。通常 SIADH 的首发征象是尿量减少且尿比重增加[48]。SIADH 的诊断依据包括血浆渗透压＜ 275 mOsm/kg，尿液异常浓缩（渗透压＞ 100 mOsm/kg），临床表现为体液平衡或增多，正常摄入水的情况下尿钠排出增加，同时排除其他引起抗利尿激素增加的原因，包括利尿药的使用、甲状腺功能减退、肾脏疾病和肾上腺功能减退[48]。确诊 SIADH 需借助肾脏病科或内分泌科的会诊。治疗措施包括限制液体量、增加饮食中盐摄入，严重病例采取经静脉输注电解质溶液，但必须谨慎、缓慢地进行纠正，以最大限度降低桥脑中央髓鞘溶解症的发生风险。

（三）横纹肌溶解症

横纹肌溶解症也曾报道发生在脊柱外科手术后。横纹肌溶解症是一种临床综合征，表现为肌无力、肌肉疼痛、肌红蛋白尿。据报道发生在肥胖患者中，术中俯卧位引起腹部受压与内脏灌注不足[49, 50]。尽可能地减少腹部和肌肉受压，尤其是将患者置于俯卧位时，可以降低其发生率。横纹肌溶解的常规治疗措施是经静脉补液联合碳酸氢钠。在某些病例中甘露醇也可起到一定作用。严重的横纹肌溶解症病例需行血液透析治疗[14]。

（四）褥疮

脊柱外科术后可出现褥疮。据报道在行胸椎或腰椎融合术的患者中发生率为 1.34%[17]。褥疮通常是由于局部长时间受压导致毛细血管闭塞，随后出现局部缺血而引发的。正常活动能力的患者，通过有意识和无意识的活动变换体位，可最大限度地减轻组织损伤。因此褥疮往往发生在无活动能力、老年、瘫痪或无意识的患者中[51]。其他危险因素包括脱水、营养不良、感觉障碍和局部潮湿[52]。

理想情况下，在进行手术之前应确定有褥疮风险的患者。使用合适的床面、衬垫、变换体位和移动患者，可使局部压力降至最低。进行营养与饮食评估，提供足够的营养支持。如果已经发生了褥疮，合理的伤口处理至关重要，须保持伤口清洁，促进有效的引流和吸收，并保护邻近的皮肤。伤口护理专家或整形外科医生的会诊评估可提供帮助[51, 52]。

九、结论

脊柱外科手术经常伴随并发症。虽然尿路感染可能是最常见的脊柱外科手术相关并发症，但肺部并发症也很普遍，甚至可危及生命。许多肺部并发症可以在术前即进行处理，在术后继续进行合理的治疗。此外，应常规预防 DVT。择期手术前应常规进行心脏风险分级。全面了解脊柱外科手术并发症的表现、治疗和预防措施，有助于脊柱外科医生预见并最大限度地降低并发症的发生率。

附录A

本书第3版以来儿童脊柱外科的进展

The Evolution of Pediatric Spine Surgery Since the Third Edition of: The Textbook of Spinal Surgery

Patrick J. Cahill Behrooz A. Akbarnia 著

毛克亚 韩振川 译

在过去的几年里，早发性脊柱侧弯（EOS）领域出现了一系列创新性研究。美国食品药品管理局（FDA）已批准了几种重要相关产品的临床使用，包括生长棒、磁控生长棒（MAGEC）、Shilla生长引导系统和垂直可膨胀钛肋骨假体（VEPTR；FDA已将VEPTR的状态从人道主义使用升级为上市前通知状态）。同时，EOS领域的技术水平也有所提高，目前EOS已被视为一个专门的研究领域。现在，脊柱侧弯研究协会（SRS）的年会专门设有讨论这一领域的年度会议"国际早发性脊柱侧弯大会"（ICEOS），并已成为一个常年参会人数众多且备受好评的全球性大会。儿童脊柱研究组（CSSG）和脊柱生长研究组（GSSG）也积极开展了众多丰富多彩的学术活动。

新的技术条件为EOS和胸廓功能不全综合征（TIS）提供了更多治疗选择。北美儿科矫形学会、脊柱侧弯研究协会和CSSG、GSSG研究组均采纳了EOS的定义，即"在10岁之前的脊柱侧弯诊断为早发性脊柱侧弯"。外科医生意识到早期融合对患儿肺发育和功能存在负面影响[1, 2]。因此，制订了新的解决方案。Skaggs等将植入策略大致分为生长友好型、牵张型和生长导向型[3]。Akbarnia及Thompson等[4, 5]的研究成果——双生长棒技术奠定了开创性的基础；Campbell和Smith[6]发明了VEPTR。许多外科医生开始借鉴这些技术的原理和理念，并积极融合使用这些技术。Campbell及其同事继续对VEPTR进行创新，开创了一种效果显著的新型手术技术，利用VEPTR扩大了Jeune综合征患者的胸腔[7]。据报道，他们已将Jeune综合征患者10年内的死亡率从近80%降低至20%以下。McCarthy和McCullough研发的Shilla技术，作为一种引导脊柱生长和控制脊柱弯曲顶点而设计的可增长系统，其装置内椎弓根螺钉可不限制棒的滑动[8]。然而，最大的改变来自于磁控生长棒的出现。MAGEC棒在临床前研究中被认为是安全、有效的，在亚洲和欧洲率先上市，因此早期的相关文献均来自上述地区，这些地区的外科医生经验为美国外科医生的实践提供了参考[9–11]。该装置可在不进行有创手术的情况下达到周期性延长的效果。外科医生已能够将这套装置植入到他们熟悉的系统中。越来越多的证据表明，反复使用麻醉药物会对大脑发育产生负面影响，而这种技术的出现无疑是及时的[12]。这项技术的开发和改进有望减少患者手术次数，减轻心理压力，甚至能模拟出脊柱正常发育的效果[13, 14]。

对早发性脊柱侧弯（EOS）科学领域的研究

进度与其相关技术的迅猛发展是同步的。该领域不再只专注于外科技术领域，而是拓展了对疾病特异性、健康相关生活质量（HRQoL）量表、分类系统和前瞻性登记注册领域的研究。Vitale等编制了早发性脊柱侧弯问卷（EOSQ）并对其进行了验证[15]，该问卷现已被广泛应用。Williams等[16]与GSSG、CSSG共同开发了一套全面的EOS分类系统，这将有助于对不同的病理类型进行报道。CSSG和GSSG是拥有众多成员的大型国际学术组织，致力于TIS和EOS的临床及基础科学研究。这两个学术组织在2013—2018年共发表了85篇同行评议文章。我们期望该领域的焦点将更多地关注肺功能、发育及HRQoL，而不是局限于报道放射学结果（除非它们能被证明是肺结局的有力指标）。

在骨骼成熟或接近骨骼成熟的患者中，青少年特发性脊柱侧弯（AIS）和神经肌肉（NM）脊柱侧弯的状况比EOS处于更为成熟的阶段。该领域并未讨论创新技术的适应证、风险和应用方面的不确定性。相反，该领域处于对接受脊柱后方融合（PSF）患者的决策技巧和护理的完善阶段。在脊柱植入物融合方面，从Harrington棒到Luque内固定，从钩状内固定再到前路内固定，该领域在过去20年左右的时间里一直专注于椎弓根螺钉结构。儿童脊柱侧弯外科医生在这些领域不断努力，旨在完善决策并逐步改善整个护理过程。这样的进展在很大程度上得益于外科医生的细致记录和一个庞大且有力的预期注册机构——Harms研究组。

目前，儿童脊柱融合研究的重点主要集中在两个领域，即融合范围的决策及降低护理负担。脊柱侧弯研究协会在2017年学术年会上发表的摘要分析显示，AIS部分每15篇摘要就有1篇是关于这两个领域的。Harms研究组在2013—2018年发表了至少10篇关于AIS融合节段选择的论文。学者们对确定哪些病例可以仅用胸弯融合术进行可靠治疗有着浓厚的兴趣。Sullivan等研究发现，对于Lenke 1～4型腰椎修正C型左侧冠状位失衡患者，选择性胸段融合（selective thoracic fusion，STF）会导致术后冠状位失代偿发生率升高，相对于中立椎，STF对术后失代偿风险没有影响[17]。Cahill等报道仅根据具有相似Cobb角的胸弯和腰弯对病例进行分类缺乏实用性[18, 19]。

其他学者试图阐明不寻常的AIS病例结果并提出治疗建议。Cho等报道了一组被称为“1AR”的AIS病例——L_4的上终板在典型的Lenke 1型中向右倾斜[20]。对于这种类型，他们发现冠状位失代偿率更高，建议延长融合范围。

临床研究也趋向于改善脊柱融合治疗的经济负担。外科医生严格评估患者表现，将他们的结果与同行进行比较，并从表现出色的医疗中心和外科医生那里寻找最佳实践。Lehman等报道了在AIS外科医生中存在Heisenberg不确定性原理，即当外科医生知道他们的结果与同行进行比较时，外科医生的结果相比他们之前的表现，总体上得到了改善[21]。根据Harms研究组收集的相关数据，Lonner等报道了近20年来AIS的发展趋势，平均住院时间、手术时间、估计出血量和输血率都出现了稳步显著性下降[22]。例如，AIS融合的平均失血量从1995—1999年的平均1126.69ml下降为2010—2013年的901.61ml。Muhly等发表了关于专门从事AIS手术的团队手术效果的文章[23]，在不增加风险的情况下，团队减少了手术时间及出血量。Gornitzky等报道了AIS手术中疼痛管理的方法[24]，回顾性分析患者对镇痛药的需求，结合最新实践，减少患者对术后麻醉药物的依赖，并更快过渡为口服镇痛药。类似的，Fletcher等研究出一种AIS融合术后快速出院的路径，在不增加再住院率的情况下，显著减少了平均住院时间[25]。这些努力的最终结果是减轻了PSF患者的疼痛和缩短了恢复时间。

并不是所有改善 PSF 结果的努力都只针对过程，一些技术上的进步也已被采用。Bartley 等报道，超声骨刀的应用使失血量（EBL）和输血率显著降低[26]。Zeh 等报道，使用双极射频止血，估计失血量（EBL）减少[27]。抗纤溶止血药物也已被广泛采用。Verma 等进行了一项前瞻性随机试验来对比氨甲环酸和安慰剂的使用效果[28]，他们发现氨甲环酸和氨基己酸可减少手术失血量，但不能降低输血率。同样，止血海绵也被用于军事领域以减少 AIS 融合术中的失血量[29]。

无缝扫描仪成像技术的一项重要进展已得到广泛采用。目前，扫描仪已可从市场上获取，它仅需利用标准脊柱 X 线辐射的一小部分，即可获得站立位图像，同时还可获得前后位图像和侧位图像。这一功能还允许三维图像重建并量化轴平面畸形和相对畸形段[30, 31]。我们期望这些信息有助于对 AIS 进行更详细的分类并为外科决策提供建议。

AIS 的非手术治疗也取得了一些重大进展。美国预防服务工作组（USPSTF）不建议对学校进行脊柱侧弯筛查，部分原因是缺乏对支具等预防措施的证据，随后出现新的证据支持支具的有效性。Katz 等发表了一项利用热传感器测量佩戴支具时间的前瞻性研究[32]。他们发现了一种剂量依赖性效应，佩戴支具时间越长，避免融合的机会就越高。青少年特发性脊柱侧弯试验中的支具试验（BrAIST）是一项关于支具治疗 AIS 的多中心、对照、前瞻性研究，在得出结论证明支具在避免融合方面的优越性后提前结束。基于这些发现，USPSTF 将他们的建议改为不完全（Ⅰ）[33]。脊柱侧弯特异性治疗的使用也越来越流行，但没有支撑的证据[34]。Schroth 法的目的是重新训练患者，使他们的核心肌肉恢复到正确姿势，以推动畸形的矫正。患者对这种疗法兴趣激增，从而推动了该治疗方法的发展。

针对青少年特发性脊柱侧弯患者的植入技术又出现再次飞跃进步的迹象。许多研究都集中于这样一种装置上，即在脊柱畸形的凸侧上施加拉力，同时允许凹侧自由增长，从而允许凹侧增长产生修正。美国 FDA 批准了一种新的非融合钉的Ⅱ期试验，这种钉可以连接椎间盘间隙和运动节段的隆突[35]。Cahill 等还发表了更多关于以类似方式使用镍钛合金钉的有效性数据，其中有关腰椎的数据尤其鼓舞人心[36]。最令人兴奋的似乎是脊椎系绳的形式。这些新装置包括一条编织的、可弯曲的绳索，固定在节段性前路螺钉上，并通过拉伸以矫正畸形。Samdani 等发表了使用椎体拴系术的经验，报道此技术可避免脊柱融合，同时有效降低并发症的发生率[37]。本文的第一作者（Patrick J. Cahill）目前正在进行椎体拴系技术的前瞻性试验[38]。我们猜测，本书下一次修订再版时，椎体拴系技术将成为青少年特发性脊柱侧弯的主要治疗方法。

本书第 3 版以来成人脊柱外科学的发展

The Evolution of Adult Spine Surgery Since the Third Edition of: The Textbook of Spinal Surgery

Munish C. Gupta 著

毛克亚 韩振川 译

附录B

自本书第 3 版问世以来，脊柱外科学取得了重大进展。患者的术前评估、畸形矫正的外科技术、处理各种脊柱疾病的微创技术及术后护理方面均有所改进。本书新增加的许多章节详细介绍了所有进展。本文旨在总结或强调一些进展，但并不全面。

一、成人脊柱畸形

随着人口的增长和老龄化，全世界有大量需要进行脊柱手术的患者[1-3]。总的来说，儿童脊柱畸形手术已在世界各地开展了数十年[4]。成人脊柱畸形手术的数量正持续增加，然而增加的频率不尽相同[5]。

由于儿童健康且脊柱灵活，因此儿童畸形手术的宽容度更高。由于成人患者并发症较多，脊柱僵硬或强直，成人脊柱畸形手术治疗更加困难且并发症发生率很高[6-8]。患者不仅有明显的并发症，而且还可能有骨质疏松症与不融合[9, 10]。因此，出现明显围术期并发症和长期并发症，这与成人患者手术的耐受性有关[11]。

成人脊柱畸形的非手术治疗在长期受益性方面并没有显示出明确的优势，而且与之相关的成本很高[12-16]。越来越多的研究表明，成人脊柱畸形手术能显著改善患者的疼痛和残疾程度[6, 17, 18]。即使老年人面临更大的并发症风险，他们仍可在功能和疼痛方面获得很大的远期改善[6]。近年来，各种机构对选择合适的手术治疗患者进行了研究[11, 19]。对成人脊柱畸形手术患者进行筛查，可有效降低围术期并发症的发生率[20]。额外的术前优化已被证明是有益的，如戒烟、控制糖尿病使糖化血红蛋白水平＜7、评估营养状况和术前康复[11]。

自本书前一版以来，手术计划一直是一个巨大的创新领域。文献中广泛报道了用整个躯干和全长 X 线对脊柱畸形进行影像学评价[21, 22]。

目前已描述了脊柱与骨盆之间存在的重要关系[23]。

这种关系已被用于规划外科手术，以达到最佳矢状位平衡[22, 24]。

此外，还对颈椎畸形进行了广泛研究[21]。对颈椎畸形参数也进行了描述[21]。

颈椎、胸腰椎和骨盆参数之间存在相关性[25]。髋关节伸展、骶骨后倾和屈膝的代偿机制已被详细描述[25]。EOS 成像对进一步描述这些参数和规划畸形矫正手术程序非常有帮助[21]。

计算机辅助工具和手术计划软件已被开发出来，可自动运算出许多参数，并帮助外科医生完成从前需要通过切割和粘贴放射胶片来完成的工作[23, 25]。

复杂的腰椎和颈椎畸形矫正手术已有了很大进步[26–28]。胸椎、腰椎和颈椎的截骨术分类也已形成[29]。

Schwab 等和 Ames 等的截骨术分类提高了对不同类型截骨术的理解，并促进了外科医生之间关于不同矫正脊柱畸形手术的交流[29–32]。

由于文献和学术会议，脊柱截骨术在全球范围内的应用越来越广泛。尽管截骨术的使用逐年增加，然而最初被广泛应用的三柱截骨术，现在呈逐年减少趋势[33, 34]。

外科医生已意识到，大多数矫形手术可通过椎间盘松解和后柱截骨来完成，而不是三柱截骨术[2]。

三柱截骨术具有更高的手术难度和并发症发生率，包括出血量增加、神经损伤风险增加及长期内固定失败率更高[35]。起初，所有椎弓根螺钉结构的后柱截骨术在所有后路入路中都很流行，但后来外科医生们意识到，前路椎间盘内松解非常有用[35]。外科医生发现前柱有明显僵硬，很难仅从后入路矫正脊柱[26, 34]。

通过后路腰椎椎间融合、经椎间孔椎间融合、侧方椎体间松解融合来松解前路椎间盘，增加前路椎间盘内松解或腰椎前路椎体间融合术对前路脊柱的松解非常有帮助，使脊柱的矫正更加容易[26]。在过去几年中，人们更愿意采用椎间盘内松解结合后柱截骨术来纠正僵硬的脊柱畸形，而非三柱截骨术。目前，三柱截骨术，如椎体切除和经椎弓根截骨，正用于更严重的病例或脊柱僵硬无法用其他方式处理的患者[34]。

在成人脊柱畸形的治疗中，内固定的可靠性一直是一个巨大的挑战[36]。据不同报道，假性关节形成和内固定失败的发生率为 9%～22%[27]。三柱截骨术的失败率似乎更高[27]。棒断裂常发生于胸腰椎交界处和腰骶交界处[37]。多棒固定似乎有助于减少早期棒断裂的发生率，例如经椎弓根截骨术（PSO）部位放置多个棒（卫星棒），可降低棒的失败率[27, 28]。

近端交界性后凸（PJK）对于成年脊柱畸形患者来说仍是一个难以解决的问题[38–40]。各种技术和原则已被用来降低相关风险[38, 41–43]。Yagi 等[44]报道，使用特立帕肽增加骨密度，有助于降低 PJK 的发病率。其他研究也提到了使用椎板钩、各种绳索装置、仔细选择上部固定节段水平、建立足够的近端后凸等方法似乎均有效果，但却无法完全消除 PJK 的发生[45, 46]。

Lenke 等进行的一项前瞻性研究发现，成人脊柱畸形手术造成的神经并发症比之前认为的要多得多[7, 18]。神经功能下降的发生率高达 22.18%，但随着时间的推移，神经功能会有显著改善[7]。这一研究报道强调了前瞻性研究收集数据的重要性远高于回顾性研究[7]。在这项研究中，三柱截骨术似乎有更高的神经损伤发生率[7]。在长时间的手术过程中，使用抗纤维蛋白溶解的氨甲环酸（TXA）和适当使用止血材料，如明胶基质凝血酶封闭药、明胶海绵和可吸收止血纱，可以减少大量失血[47]。

同样，在手术结束时使用稀释的聚维酮碘冲洗伤口和伤口使用万古霉素粉末，感染率也有所下降，但这一点尚未在大规模前瞻性研究中得到证实[48, 49]。

在过去 8 年中，微创手术在成人脊柱畸形中已进行了广泛尝试[50, 51]。许多微创方法可以实现腰椎椎间融合、侧方椎间融合、微创后路腰椎间融合来融合脊柱[51]。椎间盘松解与椎间融合相结合，加上侵袭性较小的椎弓根螺钉和棒的放置，已被证明可降低患者的并发症发生率[43]。

微创内固定系统和手术技术也有了显著改进，除了胸腰椎椎弓根螺钉外，骨盆或 S_2AI 螺钉的微创置入也得到了显著改善[52]。外科医生们制定了一些可以确定哪些患者可以有效接受微创畸形手术而不是开放性手术的标准[53]。微创畸形的算法称为MISDEF算法[53]。该算法正在不断改进，增加了更多的患者类别，并进一步定义了微创手术在畸形矫正中的作用。困扰微创手术的两个问题是难以实现足够的畸形矫正，尤其在矢状位矫正中，以及难以获得具有持久稳定的牢固融合[54, 55]。脊柱外科医生和脊柱行业正在深入研究这两个问题。

患者问卷结果反馈被广泛用于研究成人脊柱畸形手术的获益评价，包括SF-36、EQ-5D、Oswestry残疾指数和脊柱侧弯研究协会问卷SRS-22[14, 30, 56, 57]。这些问卷对发病率和并发症发生率较高的大型成人脊柱畸形手术的益处进行了评估。目前，美国国家卫生研究所开发了一个患者报道结果测量信息系统（PROMIS），计算机自适应测试被用作一种收集相同结果数据的方法，应用这种方法的患者负担更轻[56, 58]。

成人脊柱畸形手术的成本效益仍是未来的一个挑战[59]。目前正在进行相关研究，以证明目前所做的非常昂贵的成人脊柱畸形手术的持久性和长期获益[59, 60]。多学科小组术前评估患者情况将持续帮助成人畸形患者合理选择手术。将来机器人和导航技术可能会提高脊柱植入物手术过程的简易性和安全性[61, 62]。进一步的研究将有助于改进手术治疗患者的导航技术，以优化护理，同时避免并发症[63]。

预测分析和计算机学习有助于进一步确定患者的特征，这些患者应采用特定的手术方式，以提高疗效，减少并发症[32]。通过合理的患者选择及适当的手术计划与执行，利用风险计算器，达到提高安全性和最小化风险的作用[19]。计算器的计算机化可以确定不同手术方式患者的相对危险度。

二、术中神经电生理监测

自1973年Stagnara唤醒试验在评价术中脊髓运动功能方面取得了显著进展。目前，世界各地的脊柱畸形中心已常规应用体感诱发电位（SSEP）、神经源性运动诱发电位（NMEP）、下行神经源性运动电位（DNEP）及经颅运动诱发电位（TCMEP）。多模式术中监护已成为减少术后神经功能缺损的护理标准。神经监测是一种早期预警系统，可帮助指导手术，实时逆转或处理任何脊髓功能的变化。当脊柱畸形手术期间出现神经监测警报时，外科团队已开发出各种技术来采取处理[7]。神经监测在世界范围内得到了广泛应用。一个优秀的麻醉团队，使用全静脉麻醉，对能够使用适当的神经生理学监测是极为重要的。麻醉小组必须在各个方面保持警惕，例如，血流动力学提供足够的脊髓血流量、适当的神经生理学监测温度、避免吸入药物。

三、颈椎外科

颈椎手术在治疗脊髓和神经根压迫、脊髓病和退行性椎间盘疾病方面非常成功。前后方的各种减压技术都得到了很好的利用，但随着寰椎侧块、C_2椎弓根、C_7椎弓根及侧块的后路螺钉固定增加，减压技术得到了改进。枕颈交界处钢板结合侧块螺钉固定效果明显改善。在下颈椎和上胸椎采用侧块螺钉联合椎弓根螺钉固定的颈胸段内固定方法也有了很大改进。内固定的改进提高了融合率和矫正脊柱畸形的能力，在过去几年里发展了许多内固定的选择。更重要的是，随着各种颈椎参数的发展，颈椎畸形得到了系统研究，这些参数与胸腰椎脊柱参数及骨盆参数相关[21, 23, 25]。总的来说，对患者进行更全面的评估，可以理解颈椎畸形的发病机制，同时结合胸廓畸形而不是孤立地解决颈椎畸形问题[25]。

Ames等提出了颈椎截骨术分类[64]。从前路椎间盘切除术到经椎弓根截骨术，各种截骨术都得到了很好的描述[64]。高位胸椎切除术也被更频繁地用于矫正颈椎畸形[65]。

颈椎间盘置换术比腰椎间盘置换术更普遍，也更成功，有许多不同的假体可供选择。

四、脊柱肿瘤的外科治疗

脊柱转移瘤比原发性肿瘤更常见。转移性脊柱肿瘤的治疗在姑息与维持神经功能、恢复机械稳定性、实现局部肿瘤控制等方面均有所改善[66]。

自本书第 3 版以来，随着后凸成形术和椎体成形术等经皮穿刺技术的广泛使用，治疗方法发生了重大进步[66, 67]。

转移性肿瘤患者因其疾病而致并发症发生率显著增加，由于立体定向放射手术的改进，使得其对肿瘤的控制比传统电离辐射更好，椎管旁肿瘤切除术有创减少，患者因此受益[68]。外科手术通过实现神经减压、机械稳定与放射治疗相结合，有效降低了转移性脊柱疾病的并发症发生率。各种决策工具，如 NOMS 已经开发出来，用以指导转移性脊柱疾病的治疗[69]。脊柱肿瘤的血管栓塞术还可通过减少手术过程中的出血来改善手术并发症的发生率。随着椎体置换植入物及钉棒在提供足够稳定性方面的不断改进，肿瘤内固定得到了不断发展。微创手术入路和术中导航技术仍未完全确定，但将来会继续发展。